TRAITÉ ÉLÉMENTAIRE

D'OPHTHALMOLOGIE

PAR

LE DR A. SICHEL FILS

TOME PREMIER

MALADIES DU GLOBE OCULAIRE

Avec 3 planches et 104 figures dans le texte

DESSINÉES PAR L'AUTEUR

PARIS
G. MASSON, ÉDITEUR
LIBRAIRE DE L'ACADÉMIE DE MÉDECINE
Boulevard Saint-Germain et rue de l'Éperon
EN FACE DE L'ÉCOLE DE MÉDECINE
1879

AVIS. Le tome II qui complétera cet ouvrage paraîtra au mois de novembre 187[illegible]
Le prix de l'ouvrage complet est fixé pour les souscripteurs à 34 fr., on pay[illegible]
18 fr. en retirant le premier volume.

TRAITÉ ÉLÉMENTAIRE

D'OPHTHALMOLOGIE

I

PARIS. — IMPRIMERIE ÉMILE MARTINET, RUE MIGNON, 2.

TRAITÉ ÉLÉMENTAIRE

D'OPHTHALMOLOGIE

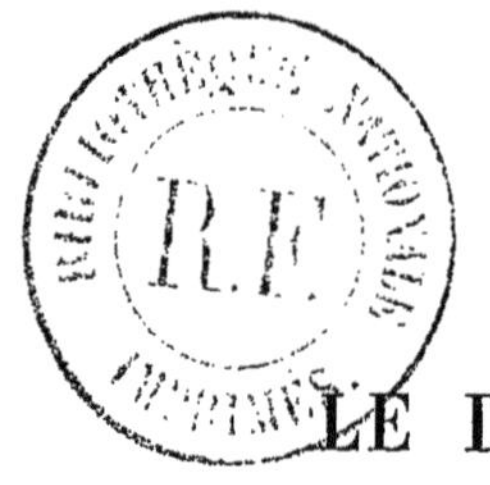

PAR

LE Dr A. SICHEL FILS

TOME PREMIER

MALADIES DU GLOBE OCULAIRE

Avec 3 planches et 104 figures dans le texte

DESSINÉES PAR L'AUTEUR

PARIS

G. MASSON, ÉDITEUR

LIBRAIRE DE L'ACADÉMIE DE MÉDECINE

Boulevard Saint-Germain et rue de l'Éperon

EN FACE DE L'ÉCOLE DE MÉDECINE

1879

A LA MÉMOIRE

DE

JULES SICHEL

DOCTEUR EN MÉDECINE DES FACULTÉS DE BERLIN ET DE PARIS

NÉ A FRANCFORT-SUR-MEIN, LE 14 MAI 1802

MORT A PARIS LE 11 NOVEMBRE 1868

ET DE

ALBRECHT VON GRÆFE

PROFESSEUR D'OPHTHALMOLOGIE A L'UNIVERSITÉ DE BERLIN

NÉ A BERLIN LE 22 MAI 1828

MORT A BERLIN LE 20 JUILLET 1870

TÉMOIGNAGE DE PIÉTÉ FILIALE ET D'INALTÉRABLE RECONNAISSANCE

PRÉFACE

Lorsqu'en 1837, mon père publia le TRAITÉ DE L'OPHTHALMIE, LA CATARACTE ET L'AMAUROSE, l'ophthalmologie, malgré les travaux si importants de Richter, Beer, Himly, Græfe père, von Walther, von Ammon, Weller, Jæger père, etc., en Allemagne; de Wardrop, Saunders, Gibson, Adams, Mackenzie, etc., en Angleterre, était, en France, pour ainsi dire, au berceau.

Aussi ce livre fit-il, au moment où il parut, une sorte de révolution, en introduisant, dans notre pays, les idées nouvelles de l'étranger. Plaçant l'ophthalmologie sur le véritable terrain scientifique, mon père montra que, pour avoir le droit d'être spécialiste, il était indispensable d'être, à la fois, médecin érudit et observateur scrupuleux.

Des critiques parfois acerbes, quelquefois injustes, n'empêchèrent pas ce livre d'avoir un immense succès. Traduit en deux langues, l'édition en fut rapidement épuisée.

Malgré cet accueil si favorable fait à son œuvre, mon père ne se considérait pas comme satisfait et il caressait, depuis longtemps déjà, l'idée qu'il devait mettre à exécution dix-sept ans plus tard, celle de son ICONOGRAPHIE OPHTHALMOLOGIQUE.

Malheureusement, une longue et douloureuse maladie vint retarder de trois ans l'achèvement de cette grande œuvre, de ce trésor d'érudition et d'observation. Pendant ce temps, par suite des travaux des

Helmholtz, des Ruete, des de Græfe, des Donders, une nouvelle révolution, celle-là plus radicale encore, s'opérait en Allemagne dans l'Ophthalmologie. L'œuvre pour laquelle, pendant près de trente ans, mon père avait accumulé matériaux sur matériaux, observations sur observations, dessins sur dessins, était tout à coup distancée, et presque aussitôt oubliée qu'achevée.

L'auteur, véritable savant, amoureux de son œuvre, en ressentit un profond chagrin, chagrin dont il ne se consola jamais, quelque effort qu'il fît pour cela, en se consacrant à des études scientifiques d'un ordre tout différent.

A ce moment, je venais de commencer mes études médicales, et mon père, voyant les progrès énormes que faisait chaque jour l'ophthalmologie en Allemagne, m'envoya en 1860-61 auprès de l'illustre et regretté professeur de Berlin : Albrecht Von Græfe.

A mon retour d'Allemagne, mon père me fit part du projet qu'il avait conçu, pendant mon absence, de publier, aussitôt après mon doctorat, un *Manuel* ou un *Traité élémentaire d'ophthalmologie*, en collaboration avec moi. A différentes reprises, plusieurs articles furent même donnés par nous à divers journaux de médecine, articles ayant pour but d'annoncer cette publication. Mais, les nécessités de mes études, un nouveau séjour que je fis à Berlin, en 1866-67, et, surtout, la santé de mon père, ébranlée depuis de longues années par la cruelle affection qui finit par l'emporter à la fin de 1868, ne nous permirent pas de mettre notre projet à exécution.

C'est ce traité que je soumets aujourd'hui à l'appréciation du public médical.

A côté des idées généralement admises aujourd'hui, on en trouvera d'autres qui appartiennent en propre à mon père ou à moi. Mais, jamais on ne les rencontrera sans voir figurer, à côté, l'opinion des auteurs modernes les plus autorisés en cette matière.

Les pages qui vont suivre contiennent donc, à la fois, un résumé de la science ophthalmologique actuelle, et une sorte de guide, pour ceux de nos confrères qui ne font pas de l'ophthalmologie l'unique objet de leurs études. On y trouvera consignés, en même temps, les résultats des observations que vingt années d'études ophthalmologiques m'ont permis de recueillir.

Le lecteur s'étonnera peut-être de la place relativement restreinte que j'ai réservée aux figures; mais, qui pourrait dire ce que lui ont jamais appris les planches et dessins noirs, dont sont ornés, en général, tous les ouvrages récents, dessins représentant, tantôt des maladies externes, tantôt des affections internes de l'œil, tantôt enfin les instruments extraits du catalogue de nos fabricants en renom?

Et surtout, comment oserais-je, après les admirables figures de l'ICONOGRAPHIE de mon père, auxquelles il m'est si facile de renvoyer le lecteur, offrir au public des dessins qui, dans la plupart des cas, ne donnent qu'une idée fausse de ce qu'ils doivent représenter?

Les seules figures que l'on trouvera donc ici, ne sont que des *figures théoriques*, expression que je préfère à celle, peu française, de *figures schématiques;* elles sont destinées à élucider quelques phénomènes que la description, seule, ne suffirait pas à rendre saisissables.

Payer un juste tribut à la mémoire de mes maîtres bien-aimés, à celui qui a guidé mes premiers pas dans la science et dont les précieuses leçons ont su m'inspirer l'amour de notre art, à mon excellent et regretté père, ainsi qu'au meilleur des amis et au maître le plus bienveillant, à l'illustre Albrecht von Græfe, et chercher, en même temps, à faire une œuvre quelque peu utile, voilà le but que je me suis proposé.

Que mes efforts soient couronnés de quelque succès, ce sera pour moi la plus douce façon de m'acquitter de la dette que j'ai contractée envers ceux qui m'ont appris ce que je sais.

SICHEL.

Paris, 15 mars 1879.

TABLE DES MATIÈRES

CONTENUES DANS LE TOME PREMIER

FIN DE LA TABLE DES MATIÈRES DU TOME PREMIER.

ERRATA

A CORRIGER AVANT DE COMMENCER LA LECTURE DE CET OUVRAGE.

Page 9, ligne 21, au lieu de : foyers *conjugés*, lisez : foyers CONJUGUÉS.
— 10, au milieu, au lieu de : $pr - pp' = pp' - rp$, lisez : $pr - pp' = pp' - rp'$.
— 22, ligne 23, au lieu de : $O'n'$, lisez : $O'm'$.
— 22, ligne 24, au lieu de : $O'm'$, lisez : $O'm$.
— 47, remplacez partout L par F, et L' par F'.
— 51, ligne 26, remplacez S par F, et O par B.
— 52, ligne 1, remplacez O par B.
— 53, ligne 4, remplacez L par C.
— 106, ligne 44, au lieu de : *(Gallien)*, lisez : (CELSE).
— 233, ligne 23, au lieu de : *disposés* et tombés, lisez : DÉPOSÉS et tombés.
— 612, ligne 5 de la note, au lieu de : couche *externe* des grains, lisez : couche INTERNE des grains.
— 619, ligne 26, au lieu de : d'autant plus *marquées*, lisez : d'autant plus MASQUÉES.
— 729, ligne 2, au lieu de : visus *dimitatus*, lisez : visus DIMIDIATUS.
— 780, ligne 1, au lieu de : C. Amblyopies *dioplasiques*, lisez : C. Amblyopies DIAPLASIQUES.
— 847, ligne 14, au lieu de : *il est de* 2mm, 5, lisez : IL EST DE 23mm, 5.

TRAITÉ ÉLÉMENTAIRE

D'OPHTHALMOLOGIE

INTRODUCTION

L'ophthalmologie, comme toutes les spécialités d'ailleurs, a été de tout temps et est encore aujourd'hui, de la part de certains médecins, l'objet de critiques amères et souvent injustes. On a reproché surtout aux ophthalmologistes de vouloir séparer du reste de la médecine une de ses branches qui lui est étroitement unie, et qui, si on l'étudiait isolément, exposerait aux plus durs mécomptes et aux erreurs les plus funestes.

Sans doute, ce reproche est juste et fondé lorsqu'il s'adresse au spécialiste ignorant et empirique qui, oubliant que l'organe particulier fait partie de l'organisme en général, ne voit et ne sait apprécier rien au delà des phénomènes locaux qu'il observe. Mais il ne saurait atteindre ceux qui ne se dirigent vers un point particulier de la médecine qu'après avoir fait des études sérieuses sur tout le reste de l'art.

« *La spécialité, c'est l'art* », a dit le célèbre Delpech, de Montpellier; par là il voulait montrer que ce n'était qu'en étudiant à fond chaque branche de notre science qu'on pouvait arriver à lui faire effectuer de réels progrès. Le domaine de la science devient chaque jour plus vaste, et nous sommes loin aujourd'hui du temps où Pic de la Mirandole croyait pouvoir écrire sa célèbre encyclopédie!

L'esprit humain aurait trop de peine à embrasser tout à la fois; il est impossible de connaître une science à fond, à moins de s'astreindre à y travailler chaque jour, non pas à l'exclusion de toute autre, mais plus particulièrement qu'à toute autre.

Celui qui, chaque jour, s'adonne à l'étude d'une même science, acquiert dans cette voie une expérience, une finesse de diagnostic, une dextérité opé ratoire qui ont rendu célèbres certains de nos maîtres, et que l'encyclopédiste ne saurait obtenir.

En un mot, le spécialiste, en travaillant sans cesse à une partie restreinte d'une science quelconque, finit par acquérir les connaissances les plus étendues et les plus approfondies. L'encyclopédiste, au contraire, obligé d'étudier la science tout entière, est obligé de s'en tenir à des connaissances toujours superficielles et souvent incomplètes.

En ce qui concerne l'ophthalmologie, son domaine est si vaste, les phénomènes morbides de son ressort sont si complexes, les travaux dont cette importante branche de la pathologie est chaque jour le sujet, sont si nombreux que « *ce n'est pas chose facile* », ainsi que l'a fait si judicieusement remarquer le professeur Bowman, de Londres, « *pour un cerveau humain, de posséder à fond toutes les connaissances se rattachant à la région oculaire.* »

Bowman, Donders, Helmholtz, avant d'avoir abordé les études spéciales qui les ont rendus célèbres à jamais, ne s'étaient-ils pas livrés pendant longtemps à des études générales qui leur avaient donné un brillant éclat sans doute, mais qui seules ne leur auraient jamais fait conquérir le rang mérité qu'ils occupent parmi les savants de l'Europe, depuis qu'ils ont abordé l'ophthalmologie et qu'ils se sont par conséquent *spécialisés ?*

L'ophthalmologie, du reste, on ne doit pas l'oublier, plus que toute autre branche des sciences médicales, a rendu et rend encore journellement d'importants services à la pathologie générale.

La plus grande entrave au progrès des sciences médicales réside surtout dans l'inaccessibilité des organes internes aux regards de l'observateur, et dans l'imperfection de nos connaissances à l'égard de leurs fonctions (de Græfe).

Situé à la surface du corps, comme la peau et certaines cavités, l'œil, depuis l'immortelle découverte de Helmholtz, est devenu accessible aux regards presque dans ses moindres détails. De la sorte, il offre un champ libre à l'analyse exacte et permet de rectifier rapidement les erreurs de diagnostic.

Dans l'œil, on aperçoit, et souvent avec facilité, les phénomènes les plus variés qui, dans les autres organes, nous sont, sinon complétement cachés, du moins fort dissimulés. Sur la conjonctive à l'état sain, et sur la cornée dans certains états pathologiques, on peut voir les vaisseaux sanguins avec une netteté qu'on ne saurait rencontrer nulle autre part. La possibilité d'employer dans ce cas des grossissements microscopiques permet les observations les plus fines sur la circulation à l'état physiologique ou pathologique, de même qu'elle facilite aussi l'étude de l'action de certains médicaments.

La circulation rétinienne fournit à ce sujet une source d'études encore plus précieuse. L'extrême transparence des parties nous permet, à l'aide de l'ophthalmoscope, par le procédé de l'image droite, d'examiner, avec un grossissement de près de vingt fois en surface, la circulation artérielle, veineuse ou capillaire. Là on a sous les yeux, un cercle circulatoire complet depuis l'artère jusqu'à la veine satellite.

N'oublions pas surtout, que suivant l'expression d'Arnold, l'œil n'est qu'une portion du cerveau projetée à l'extérieur, que, par conséquent, la circulation, dont nous venons de parler, n'est qu'une partie de la circulation cérébrale, et que, pour ce motif, elle atteint une immense valeur pour la connaissance de la circulation intra-crânienne. Dans la rétine on peut étudier sans peine et de la façon la plus immédiate, les phénomènes de *stase sanguine*, d'*ischémie artérielle*, d'*embolie* et d'*extravasation*. Rien ne s'oppose à ce qu'on suive pas à pas toutes les phases de ces différents états, et on arrive ainsi à des conclusions qui, basées sur l'observation directe, échappent aux reproches d'être inexactes, incomplètes ou hypothétiques.

Le nerf optique nous fournit également un sujet d'études encore plus intéressantes. Seul de tous les nerfs de l'organisme, il est nettement accessible à nos regards et étale devant nos yeux son tronc, sa coupe et sa terminaison. Nous pouvons donc ici suivre avec soin, et avec une exactitude pour ainsi dire mathématique, dans toutes leurs phases, la *névrite*, les différentes formes d'*atrophie* ou de *dégénérescence*. Aucun autre nerf de l'organisme n'est, en outre, dans un rapport aussi intime avec le cerveau, que le nerf optique. L'embryologie nous montre, en effet, le nerf optique et la rétine comme des parties intégrantes du cerveau projetées à la surface du corps. Rien de plus facile à comprendre, par suite, que les altérations du cerveau se révèlent à nos regards dans l'extrémité intraoculaire du nerf optique.

Aussi combien l'ophthalmoscope n'a-t-il pas jeté de jour sur le diagnostic de certaines affections cérébrales dont le début est si souvent osbcur? Et pourtant cette partie de l'ophthalmologie est encore au berceau!

Est-il besoin de citer encore les nombreux services qu'a rendus l'ophthalmologie moderne à la médecine générale? Rappelons seulement les progrès réalisés dans la connaissance et le diagnostic *des affections du cœur* et *du rein*, dans l'*artério-sclérose*, l'*anémie*, la *leucémie*, la *syphilis*, la *glycosurie*, etc. Parmi toutes ces affections diverses, la *maladie de Bright*, n'est-elle pas une de celles dont le diagnostic n'a souvent été établi, tout d'abord, que par l'examen ophthalmoscopique de la rétine?.

Mais inutile d'insister davantage. L'ophthalmoscope a rendu de trop grands, de trop éclatants services à la médecine, pour qu'il puisse venir à l'esprit de qui que ce soit, aujourd'hui, de nier ses mérites et son importance.

Mais, outre l'ophthalmoscopie, d'autres points de la pathologie oculaire ont été d'une haute importance pour la médecine. La connaissance exacte des fonctions des muscles moteurs de l'œil, et surtout celle des phénomènes liés à leur paralysie, ont souvent été d'un grand secours, pour l'étude des maladies cérébrales parfois si ténébreuses.

L'étude judicieuse et plus approfondie des fonctions a surtout été poussée très-loin dans la recherche des propriétés dioptriques de l'œil. Des *mathématiciens*, des *physiciens*, des *physiologistes*, des *médecins* se sont adonnés avec un zèle infatigable à l'étude des différentes fonctions optiques de l'œil, et ont fait de cette partie de notre science, dans laquelle avaient régné pendant si longtemps les plus préjudiciables erreurs et les plus grossiers préjugés, une des branches les plus précises, non-seulement de l'ophthalmologie, mais peut-être de la médecine tout entière.

Afin de faciliter l'étude de l'ophthalmologie, on a depuis longtemps cru devoir y établir trois grandes divisions principales, ou groupes :

Premier groupe. Il comprend l'œil proprement dit, l'appareil essentiel ou intrinsèque de la vision, et présente à considérer successivement la conjonctive, la cornée, la sclérotique, l'iris, le corps ciliaire, la choroïde, la rétine, le nerf optique, le cristallin et le corps vitré. Ce groupe est incontestablement le plus important et celui dont l'étude présente les plus grandes difficultés.

Deuxième groupe. Ce groupe renferme les annexes de l'œil, *tutamina oculi* (Haller), qui ont des fonctions de protection, de nutrition, de lubrifaction et de locomotion. Il présente à l'étude les muscles moteurs de l'œil, les voies lacrymales, les paupières et l'orbite.

Troisième groupe. Ici l'œil est considéré comme *instrument d'optique.* L'étude de ce groupe est consacrée à l'examen des fonctions visuelles proprement dites, et embrasse les lois physiques de la vision, l'accommodation et la réfraction.

C'est donc en suivant cet ordre que nous procéderons à la description des affections oculaires.

(Cette introduction est en grande partie empruntée à une remarquable conférence de notre maître A. von Græfe, intitulée « *Sehen und Sehe Organ* », faite par lui à Berlin en 1867, et qu'on consultera avec fruit.)

PROLÉGOMÈNES

Les phénomènes et les lois de la réflexion et de la réfraction de la lumière sont d'une application très-fréquente en ophthalmologie, et surtout en optique physiologique. Nous avons donc pensé être utile au lecteur en faisant repasser brièvement sous ses yeux, avant de commencer notre travail, les lois pincipales de la réflexion et de la réfraction de la lumière.

Ces lois, il n'est plus permis aujourd'hui au médecin de les ignorer. L'ophthalmologiste, plus que tout autre, doit les savoir d'une façon absolue, car elles sont pour lui ce que la table de Pythagore est pour le mathématicien.

Nous faciliterons par là, pensons-nous, l'étude de certaines questions, telles que la théorie de l'ophthalmoscope et les anomalies de la réfraction de l'œil, dont la compréhension et la clarté seraient singulièrement entravées en suivant une autre méthode.

De même, avant de décrire les caractères anatomiques, les symptômes, le traitement, etc., des maladies de la région oculaire, nous avons pensé qu'il serait bon d'indiquer au lecteur comment il devra procéder lorsque, passant de la théorie à la pratique, il voudra constater sur le malade les phénomènes que nous aurons indiqués.

Sous le titre commun de PROLÉGOMÈNES, nous avons donc réuni dans les pages qui vont suivre : I. Des *Notions élémentaires d'optique;* — II. Un exposé des *Divers modes d'exploration de l'œil et de ses annexes.*

I. — Notions élémentaires d'optique pour servir à l'étude des phénomènes de la vision.

Deux hypothèses ont été émises pour expliquer les phénomènes lumineux.

La plus ancienne est celle de l'émission, due à Newton et dans laquelle on suppose que tout corps lumineux envoie dans tous les sens des molécules impondérables d'un fluide particulier, qui produisent sur notre rétine la sensation de lumière. Cette hypothèse, contredite par les faits, est aujourd'hui universellement rejetée.

La seconde hypothèse est celle des ondulations. Ici, la lumière n'est plus un corps; elle résulte des mouvements ondulatoires d'un milieu élastique, l'éther, qui remplit le monde entier, les espaces vides interplanétaires, comme les méats intermoléculaires des corps. La lumière, dans ce cas, serait comparable au son, lequel est bien manifestement produit par les vibrations des corps qui nous environnent.

Cette manière de voir répond d'une façon si exacte aux phénomènes lumineux les plus divers que, malgré l'impossibilité dans laquelle on est de démontrer directement l'existence de l'éther, on est en droit de considérer cette hypothèse presque comme une certitude.

La lumière se propage dans le vide avec une vitesse de 75 000 lieues par seconde. Dans l'air et dans les autres corps transparents, sa vitesse est moindre; elle diminue généralement proportionnellement à la réfringence du milieu qu'elle traverse, sa vitesse dans l'air étant V, sa vitesse dans l'eau est $3/4 \times V$.

Réflexion de la lumière. — Lorsqu'un rayon lumineux rencontre un corps poli, ce rayon, au lieu de continuer sa route, est réfléchi, et cette réflexion est soumise aux deux lois suivantes :

1° *Le plan dans lequel sont situés les deux rayons lumineux, incident et réfléchi, est perpendiculaire à la surface réfléchissante,* ou, ce qui revient au même, ces deux rayons se trouvent dans le même plan que la normale au point d'incidence.

En géométrie, on désigne par ***normale*** d'un des points d'une surface plane, la perpendiculaire élevée en ce point sur la surface. La normale à un point d'une surface sphérique, est le rayon de la sphère, ou son prolongement, passant par ce point.

2° *L'angle formé par le rayon incident et par la normale au point d'incidence, est égal à celui formé par cette même normale avec le rayon réfléchi.*

Des miroirs plans. — Un rayon émané d'un objet lumineux, tombant sur une surface plane, paraît provenir d'une image symétrique de l'objet situé de l'autre côté de cette surface. Soit :

SI (fig. 1) un rayon émané du point S, il se réfléchira suivant IR de telle sorte que l'angle SIN sera égal à l'angle NIR. (Définition.)

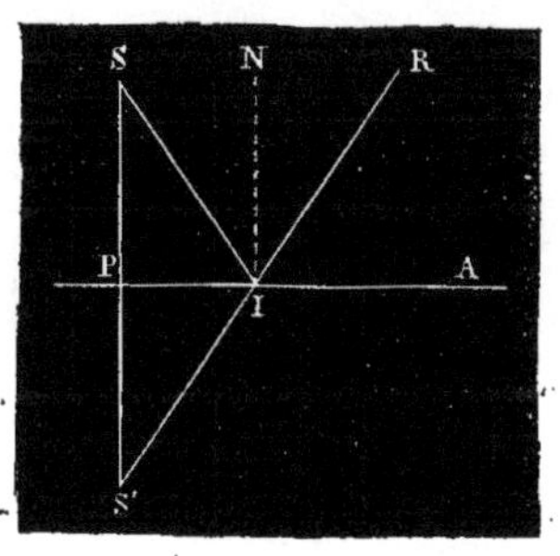

Fig. 1.

Si on prolonge IR d'une quantité S'I, égale à IS, S' sera situé sur la perpendiculaire abaissée de S sur le plan d'incidence, et à une distance S'P de ce plan égale à SP.

Pour le démontrer, on remarquera que les deux triangles SPI et S'PI sont égaux comme ayant un côté commun IP, un côté IS égal au côté IS'; de plus, l'angle PIS égal à l'angle AIR comme étant les compléments de l'angle de réflexion et de l'angle d'incidence que nous savons être égaux; mais l'angle AIR égale l'angle PIS', comme opposés par le sommet, donc PIS = PIS'. D'où SP = S'P, ce qu'il fallait démontrer.

Si, au lieu d'un point lumineux, il s'agissait d'un objet, on ferait le même raisonnement pour chacun de ses points en particulier.

Miroirs sphériques. — On donne le nom de miroirs sphériques, ou calottes, à des miroirs dont les surfaces sont des parties de sphères. On les appelle concaves, lorsque l'on considère la partie qui regarde le centre de la sphère, convexes lorsqu'on regarde la partie opposée.

On donne le nom d'*ouverture* du miroir à l'angle formé par deux rayons CM, CM′ (fig. 2) menés aux bords opposés de la calotte : son *diamètre* est la ligne MM′ qui joint ces deux bords.

Le point C, centre de la sphère sur laquelle a été pris le miroir est *le centre de courbure*; le point A, centre du miroir, est le *centre de figure.*

La ligne CA qui joint le centre de figure A, au centre de courbure C, est l'*axe principal* du miroir; toute autre ligne passant par C et allant couper le miroir en un point I quelconque, est un *axe secondaire.*

Miroirs concaves. — Nous allons étudier maintenant quelle est la marche des rayons lumineux réfléchis par un miroir concave.

Si nous considérons tout d'abord ces rayons par rapport à l'axe principal, nous voyons qu'ils peuvent être parallèles, DI, convergents, BI, ou divergents, EI, vers le miroir (fig. 3).

Voyons ce qui se passe dans le premier cas :

Théorème. *Les rayons parallèles à l'axe principal d'un miroir concave, lorsque ce miroir n'a pas une trop grande ouverture, viennent tous se rencontrer sur l'axe principal, à égale distance du centre de courbure et du centre de figure.*

Soit : MM′ (fig. 4) un miroir concave; OA son axe principal, XI un rayon parallèle à cet axe, c'est-à-dire provenant de l'infini. Ce rayon va se réfléchir

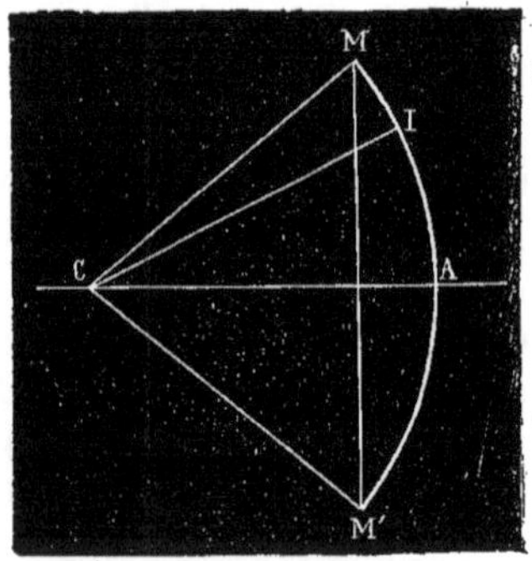

Fig. 2.

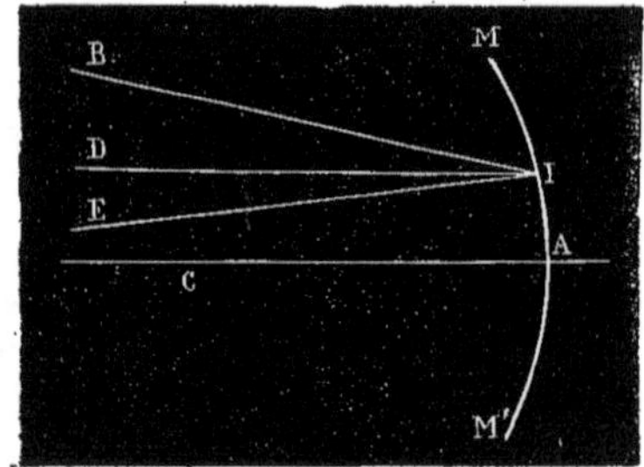

Fig. 3.

suivant IF, de telle sorte que cette ligne forme avec la normale au point d'incidence OI, un angle OIF égal à l'angle d'incidence XIO.

Or le triangle OFI est isocèle; en effet, FOI = XIO comme angles alternes internes par rapport aux parallèles XI, OA et à la sécante OI.

Mais on a aussi, d'après la deuxième loi de la réflexion, OIF = XIO. L'angle XIO égalant chacun des deux angles IOF et FIO du triangle OFI, ces deux angles seront égaux, en vertu de cet axiome que deux quantités égales à une troisième sont égales entre elles, ce qui démontre que le triangle considéré est bien réellement isocèle.

Ses côtés OF et FI seront donc égaux.

Mais le miroir étant supposé très-petit, on peut considérer FI comme égal à FA et le point F dès lors est sensiblement sur le milieu de OA.

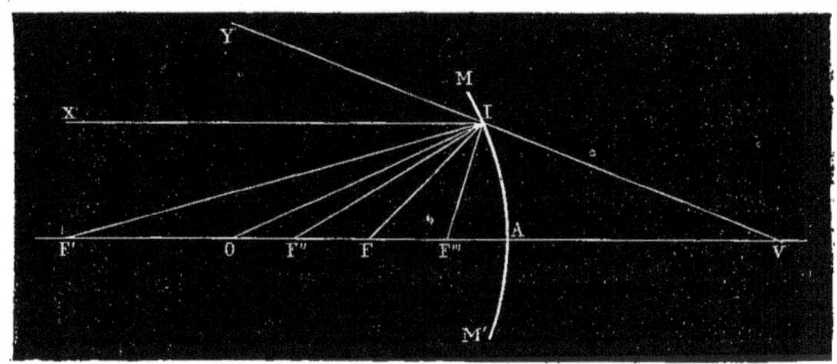

Fig. 4.

Ce qui a été dit pour XI est applicable à tout autre rayon parallèle à l'axe principal; par suite, le point F est le point de rencontre de tous ces rayons. On lui donne le nom de **foyer principal** du miroir. Il sera d'autant plus éloigné du miroir, que le rayon de courbure de celui-ci sera plus considérable et s'en rapprochera, au contraire, lorsque ce rayon de courbure diminuera, c'est-à-dire lorsque le miroir deviendra plus concave.

Ce phénomène applicable à tous les foyers, qu'il nous reste à étudier et que nous indiquons ici, une fois pour toutes, nous sera d'une grande utilité lorsque nous aurons à faire comprendre les variations des *images de Purkinje*, lors de l'accommodation de l'œil.

Il convient toutefois de faire remarquer que ce qui vient d'être dit n'est pas parfaitement exact, et que s'il est bien vrai que l'immense majorité des rayons incidents vont se rencontrer au foyer principal, quelques-uns vont en deçà ou au delà de ce foyer, surtout si le miroir a des dimensions un peu grandes.

Il résulte de là que, si l'on plaçait au foyer principal un écran destiné à recevoir les rayons lumineux après leur réflexion, on n'obtiendrait pas un point brillant unique, mais bien un point brillant entouré d'un cercle lumineux moins intense.

Si, au lieu de considérer les rayons lumineux comme venant de l'infini, on les fait partir du foyer principal, on conçoit facilement que ces rayons suivront la même marche que tout à l'heure, mais *en sens inverse*, c'est-à-dire que *tout point lumineux placé au foyer principal d'un miroir sphérique concave, émet des rayons qui, après s'être réfléchis, sont parallèles à l'axe principal du miroir.*

Supposons maintenant des rayons divergents par rapport au miroir, le rayon F'I, par exemple, qui peut être considéré comme émané d'un point lumineux situé en F' et voyons quelle est sa marche.

Il est facile de constater sur la figure, que l'angle d'incidence F'IO *sera moindre* que l'angle d'incidence lorsque les rayons étaient parallèles; l'angle de réfléxion, par suite, sera donc, lui aussi, moindre que l'angle OIF et par suite le *rayon réfléchi ira rencontrer l'axe principal en un point F'' qui sera situé forcément entre le centre de courbure et le foyer principal du miroir.*

On se rend aisément compte, en outre, de ce fait que la direction des rayons divergents se rapprochant d'autant plus d'une direction parallèle que le point F' s'éloigne davantage, *le foyer secondaire F'' se rapprochera du foyer principal, lorsque le point lumineux se dirigera vers l'infini; il se rapprochera du centre de courbure, lorsque le point lumineux se rapprochera du miroir.*

Dans le cas où ce point lumineux serait placé au centre de courbure lui-même, les rayons réfléchis, se réfléchissant sur eux-mêmes, reviendraient à leur point d'origine et il n'y aurait pas de foyer secondaire.

Notons enfin que, pour les rayons lumineux qui nous occupent, comme pour les rayons parallèles, si le point F'' est le lieu de réunion des rayons émanés du point F', réciproquement le point F' est le lieu de réunion des rayons émanés de F''. En raison de cette propriété, ces deux points ont été appelés **foyers conjugés;** ils sont appelés réels, comme aussi le foyer principal, parce qu'ils vont bien réellement couper l'axe principal en un point de son étendue.

Ces données suffisantes lorsqu'il s'agit de déterminer approximativement la position des points F' et F'' sont insuffisantes lorsque l'on veut connaître leur position exacte.

Pour y arriver, il faut faire le calcul suivant :

Soit PI (fig. 5) un rayon lumineux tombant sur un miroir concave dont le centre est O, en un point I, voisin de l'axe principal PA. IP' sera son rayon réfléchi.

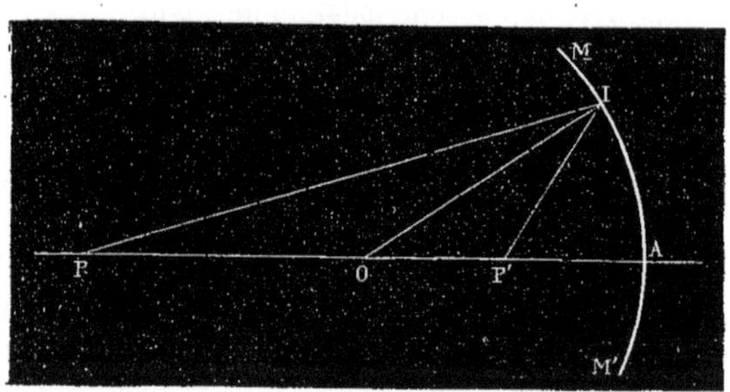

Fig. 5.

Il s'agit de trouver une relation entre le rayon de courbure du miroir $OA = r$ et les distances $P'A = p'$ et $PA = p$, auxquelles se trouvent les deux foyers conjugués.

Je remarque tout d'abord que, en raison de la faible distance AI, on peut considérer :

$$P'A = P'I$$
$$\text{et } PA = PI$$
$$\text{d'où } \frac{P'A}{PA} = \frac{P'I}{PI} \qquad (1)$$

Mais les rayons lumineux, incident et réfléchi, faisant avec la normale OI deux angles égaux, cette normale peut être considérée comme la bissectrice du triangle PIP'. Or on démontre en géométrie que « *la bissectrice de l'un des angles d'un triangle divise le côté opposé à cet angle en deux parties proportionnelles aux deux autres côtés,* » ce qui se caractérise ici par la formule :

$$\frac{OP'}{OP} = \frac{P'I}{PI}$$

qui peuvent s'écrire, en tenant compte de l'égalité (1) :

$$\frac{OP'}{OP} = \frac{P'A}{PA} = \frac{p'}{p} \qquad (2)$$

Mais il suffit de considérer la figure pour voir que :

$$OP' = r - AP' = r - p'$$
$$OP = AP - r = p - r$$

Ce qui donne pour (2) :

$$\frac{r - p'}{p - r} = \frac{p'}{p} \text{ ou } (r - p')\, p = (p - r)\, p' \qquad (3)$$

en effectuant les opérations de l'équation (3) on a :

$$pr - pp' = pp' - rp$$

qui devient en faisant passer les termes semblables d'un même côté :

$$pr + rp' = 2\, pp' \qquad (4)$$

formule qui nous permet de calculer facilement l'une quelconque des trois quantités p, p', r, lorsque les deux autres sont connues.

Soit par exemple comme exercice à calculer p' :

Résolvant l'équation suivant les règles, nous tirons successivement de la formule (4) :

$$p'r - 2pp' = pr$$
$$p\ (r - 2p) = pr$$
$$p' = \frac{pr}{r - 2p}$$

Enfin les rayons peuvent arriver au miroir en convergeant, tel sera le rayon YI (fig. 4).

Il est facile de constater, sur la figure, que l'angle d'incidence YIO *sera plus grand* que l'angle d'incidence, lorsque les rayons étaient parallèles. L'angle de réflexion sera donc lui aussi *plus grand* que l'angle OIF et, par suite, le rayon réfléchi ira rencontrer l'axe principal en un *point* F''' *qui sera situé forcément entre le foyer principal et le centre du miroir.*

On se rend aisément compte, en outre, de ce fait que, *si la convergence des rayons incidents diminue, c'est-à-dire s'ils se rapprochent de la parallèle, le point* F''' *se rapprochera du foyer principal.*

Dans le cas où le point lumineux est en F‴, les rayons émis par lui sortent du miroir en divergeant; ils ne rencontrent donc pas l'axe du miroir et l'on n'a pas de foyer conjugué, comme dans le cas précédent; mais si l'on suppose les rayons prolongés vers la partie postérieure du miroir, on voit qu'ils rencontrent l'axe en un point V, situé derrière le miroir, et qui a reçu le nom de *foyer virtuel*, parce que les rayons réfléchis semblent partir de ce point. Il est facile de comprendre que le foyer virtuel, se trouvant à la réunion des rayons réfléchis et de l'axe, sera d'autant plus éloigné du miroir que les rayons divergeant se rapprocheront d'une direction parallèle à l'axe.

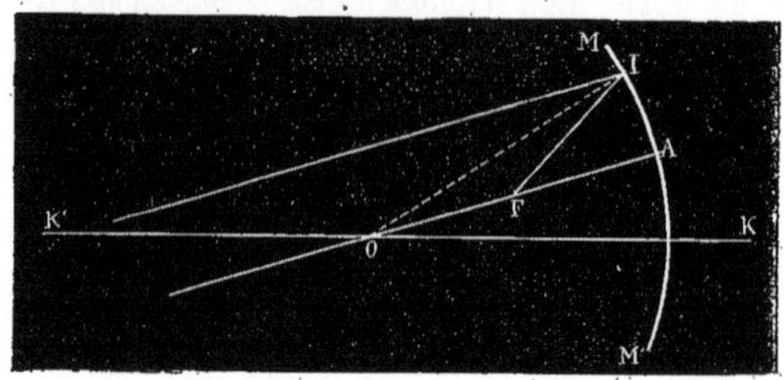

Fig. 6.

Mais les rayons peuvent affecter les directions : parallèle XI (fig. 6), divergente F'I (fig. 7), convergente YI (fig. 8), par rapport, non plus à l'axe principal, mais bien à un axe secondaire du miroir. C'est ce point qu'il nous faut examiner maintenant.

Le miroir étant partout symétrique, il est évident que ses différentes parties jouissent des mêmes propriétés, et que l'axe secondaire OA (fig. 6) pouvant être considéré comme axe principal de la portion de miroir située au-dessus de l'axe KK' nous retrouverons, à propos de lui, les propriétés signalées plus haut.

C'est-à-dire que les rayons parallèles à un axe secondaire OA viennent rencontrer cet axe en un point F situé à égale distance des points O et A et que, réciproquement, les rayons lumineux émanés du point F sortent du miroir, parallèles à l'axe secondaire considéré.

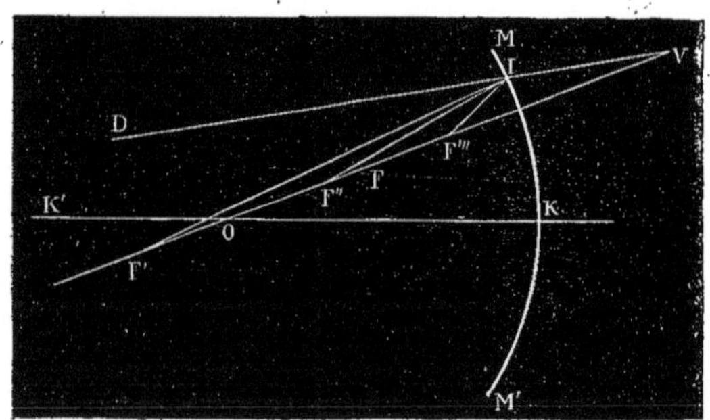

Fig. 7.

Il convient toutefois de remarquer que, en raison de l'entre-croisement de l'axe principal et de l'axe secondaire, les rayons parallèles, dont le point de départ est *au-dessous* de l'axe principal, viennent se rencontrer sur l'axe secondaire *au-dessus* de l'axe principal, et réciproquement.

Grâce à cette propriété des foyers des rayons parallèles de se trouver sur le milieu d'un rayon de la sphère lorsque le miroir a peu d'étendue, on démontre que ces divers foyers sont situés dans un même plan perpendiculaire à l'axe principal, qui est désigné sous le nom de *plan focal.*

De même *si les rayons F'I* (fig. 7) *sont divergents par rapport à l'axe secondaire OA, ils iront se rencontrer sur cet axe en F'', entre le plan focal et le centre du miroir. Réciproquement, si c'est du point F'' que partent les rayons lumineux, ils iront se rencontrer en F'.* F' et F'' sont donc aussi deux foyers conjugués.

Comme dans le cas précédent, et pour la même raison, si le point lumineux, origine des rayons divergents, est situé *au-dessous* de l'axe principal après réflexion, il viendra rencontrer cet axe *au-dessus* de l'axe principal.

La distance qui séparera F'' du plan focal sera d'autant moindre que le point lumineux sera plus éloigné; en d'autres termes, le foyer F'' se rapproche du miroir quand le foyer F' s'en éloigne.

Enfin, *si les rayons YI* (fig. 8) *sont convergents par rapport à l'axe secondaire, ils iront, après réflexion, rencontrer cet axe secondaire au point F''' entre le miroir et le foyer F.* Réciproquement, si le point F''' est l'origine des rayons divergents, ceux-ci sortiront du miroir en divergeant suivant la direction YI.

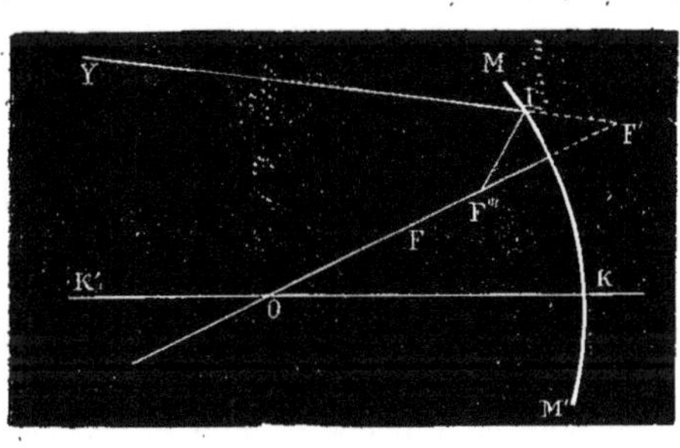

Fig. 8.

On voit que ce rayon ne pourra pas aller rencontrer l'axe OA du côté de la concavité du miroir; mais il n'en sera plus de même, si on le suppose prolongé en arrière; il rencontrera l'axe secondaire en un point F', qui sera le *foyer virtuel* des rayons émanés de F'''.

On doit faire observer ici que ce foyer et le point d'où émanent les rayons lumineux se trouvent tous les deux placés au delà de l'entre-croisement des axes principal et secondaire; il n'y aura pas ce renversement que nous signalions tout à l'heure pour les rayons divergents et parallèles, c'est-à-dire que le point d'origine des rayons YI étant *au-dessus* de l'axe principal, le point où ils semblent se rencontrer est aussi *au-dessus* de ce même axe.

Ceci posé, il va être très-facile de comprendre la formation des images après leur réflexion sur des miroirs concaves; il suffira de se souvenir que tout objet lumineux est un ensemble de points lumineux desquels partent des rayons divergents, dont le point de rencontre, après réflexion, se trouve en appliquant les règles précédentes.

Nous supposerons d'abord l'objet placé au delà du centre du miroir.

Soit MM′ (fig. 9) le miroir; OA son axe principal; F son foyer principal; PQ l'objet qui coupe l'axe principal en D; je mène les axes secondaires par les points P et Q.

Je remarque tout d'abord que le point D, situé sur l'axe principal, envoyant des rayons divergents, ceux-ci iront se rencontrer au point D′, entre le foyer principal et le centre du miroir, et y donneront une image du point D. Quant au point Q, situé sur l'axe secondaire QI, *au-dessus* de l'axe principal, il envoie des rayons divergents par rapport à cet axe; ces rayons vont se rencontrer sur l'axe secondaire au point Q′, foyer conjugué du point Q, *au-dessous* de l'axe principal, entre le plan focal et le centre du miroir.

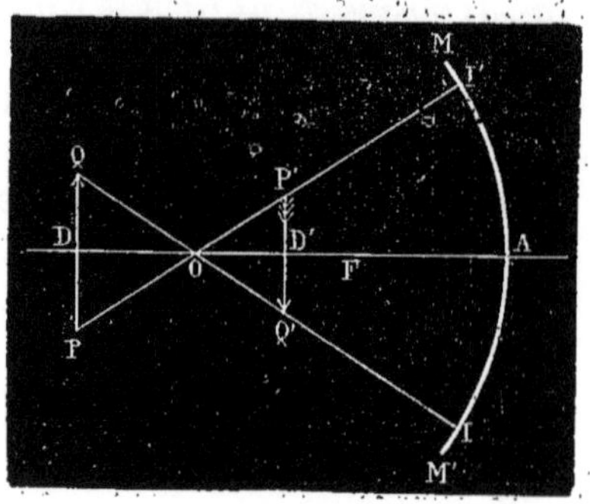

Fig. 9.

De même le point P situé sur l'axe secondaire PI′, *au-dessous* de l'axe principal, aura un foyer conjugué en P′ *au-dessus* de l'axe principal.

Ce que nous venons de dire pour les points extrêmes de l'image s'applique aux points intermédiaires, et l'on démontrerait facilement que la partie QD de l'image vient se peindre suivant Q′D′, la portion PD suivant P′D′.

De là on peut conclure que :

Tout objet placé au delà du centre d'un miroir concave, fournit une image réelle, renversée entre le centre du miroir et son plan focal.

Pour se rendre compte de la grandeur de l'image, il suffit de considérer les deux triangles semblables, OPQ, OP′Q′, et l'on verra que le rapport des deux images est égal au rapport entre les distances DO, D′O, qui les séparent du centre du miroir.

Lorsque l'objet s'éloigne du miroir, son image s'en rapproche, puisque, ainsi que nous l'avons vu dans de semblables conditions, le foyer conjugué des divers points lumineux se rapproche du plan focal.

En outre, la grandeur de l'image diminue parce que la distance qui sépare l'objet du centre de courbure augmente beaucoup plus rapidement que celle qui sépare ce même centre de courbure de l'image.

De semblables résultats peuvent être obtenus, la distance qui sépare l'objet du miroir ne variant pas, mais les courbures de ce dernier diminuant. Nous avons expliqué ce phénomène à propos du foyer principal.

L'objet peut être placé au centre du miroir; mais, dans ce cas, les rayons réfléchis par ce dernier, revenant à leur point de départ, il n'y aura pas d'image.

Si, continuant à avancer l'objet vers le miroir, on le place entre le plan focal et le centre de courbure, en vertu des propriétés réciproques des foyers conjugués, l'image ira se peindre au delà du centre du miroir, et nous serons dans les mêmes conditions que tout à l'heure, avec cette différence que l'image sera placée au point où était l'objet, et réciproquement.

Lorsque l'objet est placé au foyer principal lui-même, ses rayons réfléchis se trouvant parallèles, n'iront pas former d'image, et on n'aura pas autre chose que la sensation de lumière.

Nous arrivons enfin au cas où l'objet est placé entre le miroir et son foyer principal.

Soit ACB cet objet (fig. 10).

Comme tout à l'heure, je vais chercher successivement les points de rencontre des rayons lumineux émanés des divers points de l'objet. Je commencerai par le point C.

Nous savons que les rayons lumineux émanés suivant CD, par exemple, quittant, après réflexion, le miroir en divergeant dans la direction DG, par rapport à l'axe principal, ne rencontreront pas celui-ci en avant du miroir; mais il n'en est pas de même si on prolonge leur direction en arrière; ils formeront en C′ un foyer virtuel du point C.

Pour le point A, ses rayons divergents, prolongés en arrière, iront rencontrer l'axe secondaire OI en un point A′, foyer virtuel du point A, placé du même côté que lui par rapport à l'axe principal. De même pour le point B, dont les divers rayons sembleront provenir du point B′.

Comme on pourrait répéter le même raisonnement pour tous les points situés entre ACB, il en résulte que *la réflexion des rayons lumineux émanés d'un objet situé entre un miroir et son foyer principal donne lieu à la formation d'une image virtuelle droite et agrandie;* les rapports entre la grandeur de l'objet et celle de son image pouvant être représentés par le rapport entre leur distance réciproque au centre de courbure.

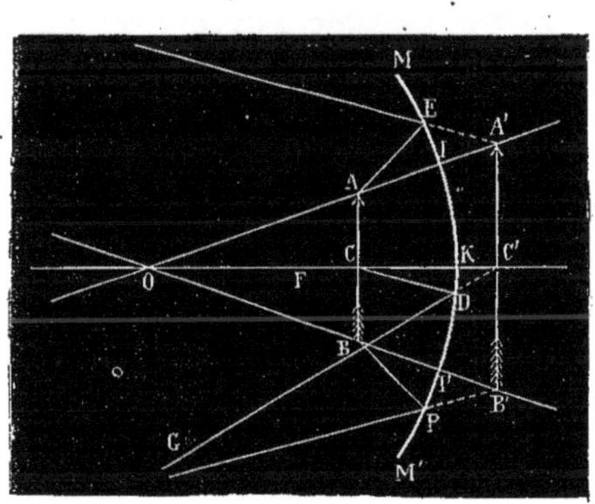

Fig. 10.

Lorsque l'objet se rapproche du foyer principal, les foyers virtuels de ses divers points s'éloignant du miroir, l'image de l'objet s'écarte et devient plus grande. Le même résultat peut être obtenu par l'augmentation des rayons de courbure du miroir, la distance de l'objet restant invariable.

Miroirs convexes. — Nous pourrions reprendre, au sujet de la marche des rayons lumineux après réflexion sur des miroirs convexes, la discussion dans laquelle nous sommes entrés relativement aux miroirs concaves; mais cela nous paraît inutile. Il nous suffira de faire remarquer que, sur de semblables miroirs, les rayons réfléchis AB (fig. 11), même ceux produits par des rayons parallèles, tels que AX, seront toujours divergents; que, par suite, ils ne pourront pas rencontrer l'axe suivant lequel on les considère, et que cette rencontre ne pourra avoir lieu qu'à l'aide de leur prolongement AF. En d'autres termes, les foyers de ces miroirs seront toujours virtuels.

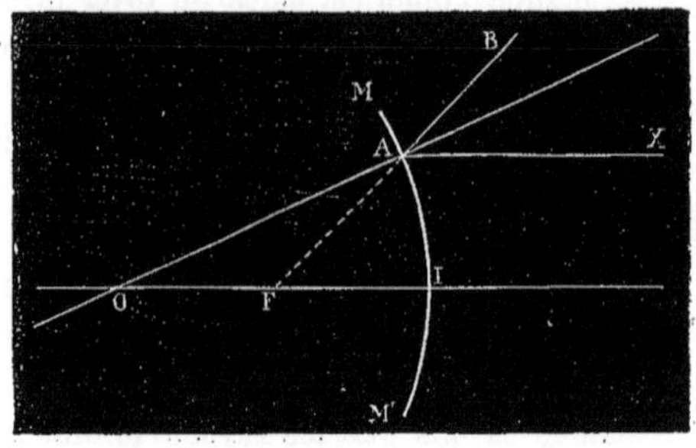

Fig. 11.

Mais ces foyers virtuels auront toujours la même position que les foyers réels des mêmes rayons, dans le cas où le miroir était concave et où les rayons arrivaient en sens inverse ; et l'on a le droit de dire que : *tout miroir convexe peut être considéré comme un miroir concave relativement à la position des foyers, avec cette restriction que les foyers sont toujours virtuels.*

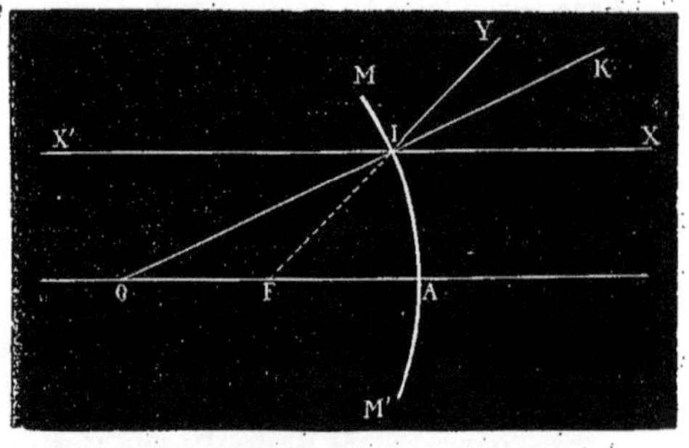

Fig. 12.

Nous ne démontrerons qu'il en est bien ainsi que pour les rayons parallèles ; si l'on veut vérifier l'exactitude de ce que nous avançons pour tous les autres cas, on n'aura qu'à répéter les raisonnements que nous avons faits à propos des miroirs concaves, en les modifiant légèrement ; ce sera là même un excellent exercice pour l'élève qui tient à avoir des idées parfaitement nettes sur ces connaissances d'optique absolument indispensables en ophthalmologie.

Soit MM' (fig. 12) un miroir convexe, OA son axe principal, XI un rayon parallèle à l'axe principal. Ce rayon se réfléchira suivant IY, de telle sorte que cette ligne forme, avec la normale OI au point d'incidence, un angle YIK = XIK. Si nous prolongeons XI suivant X'I et IY suivant IF, nous constatons que X'IO = FIO.

Ces angles étant respectivement égaux, en vertu de la propriété des angles opposés par le sommet, aux deux angles d'incidence et de réflexion des rayons lumineux, les lignes XI, IF se trouvent donc dans les conditions des rayons parallèles à l'axe principal d'un miroir concave (page 7) et par suite YI prolongé, va bien rencontrer OA à peu près exactement en son milieu. Ceci démontre bien que : *le foyer des rayons parallèles à l'axe principal d'un miroir convexe est virtuel et situé sur l'axe principal à égale distance du centre de courbure et du centre de figure.*

Les images des miroirs se construisant à l'aide des foyers des rayons lumineux envoyés sur le miroir par les différents points de cette image, on conçoit facilement, et nous n'insisterons pas davantage sur ce sujet, que ce qui vient d'être dit des foyers s'applique aux images, et que, par suite, la position de l'image, ses diverses variations, suivent exactement les modifications de l'image des miroirs concaves, seulement elle est virtuelle au lieu d'être réelle.

Réfraction de la lumière. — Lorsqu'un rayon lumineux passe d'un milieu transparent dans un autre, il se dévie de sa direction primitive, se rapproche de la normale lorsque le second milieu est plus dense que le premier et s'en éloigne au contraire, lorsque ce second milieu est moins dense. C'est ce phénomène qui a été désigné sous le nom de *réfraction.*

Les rayons d'incidence et de réfraction sont liés l'un à l'autre par les deux lois suivantes :

1° *L'angle de réfraction reste dans le plan d'incidence;*

2° *Le sinus de l'angle d'incidence et le sinus de l'angle de réfraction pour un même milieu sont dans un rapport constant,* c'est-à-dire que si le sinus i (fig. 13) de l'angle d'incidence SIN, pour un rayon quelconque SI, est deux, trois, quatre fois plus grand ou plus petit que le sinus r d'un angle de réfraction RIN′, ce rapport sera toujours le même, quel que soit le rayon incident.

Ce rapport s'exprime par la formule : $\frac{\sin i}{\sin r} = n$. n variable suivant chaque milieu, est appelé l'*indice de réfraction* du second milieu par rapport au premier. L'indice de réfraction de l'eau par rapport à l'air est 4/3 ou 1,3333.

Nous verrons que celui de l'humeur aqueuse est 1,3365, — celui du cristallin 1,4318, — celui du corps vitré 1,3382, — et celui de la cornée 1,3525.

On démontre en physique que l'indice de réfraction représente aussi le rapport des vitesses de la lumière dans les deux milieux.

La propriété qu'ont les rayons passant d'un milieu plus réfringent dans un milieu moins réfringent, de s'écarter de la normale, c'est-à-dire de former un angle de réfraction NOR (fig. 14) plus grand que l'angle d'incidence IOM, nous fait con-

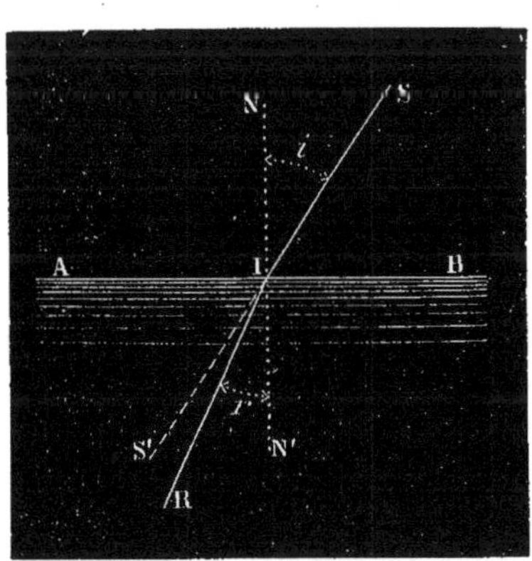

Fig. 13.

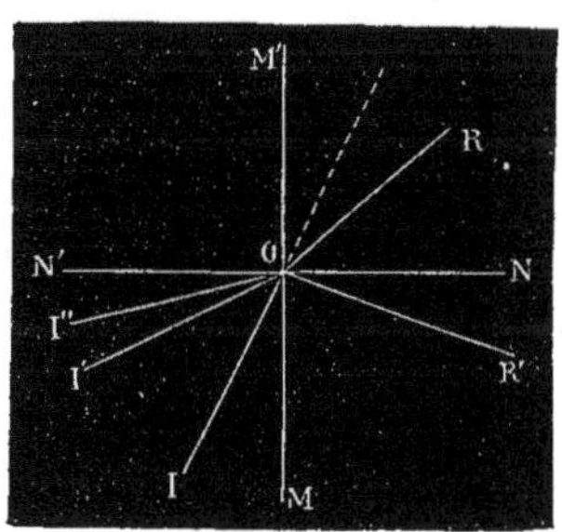

Fig. 14.

evoir facilement que si l'on augmente graduellement la grandeur de l'angle IOM en faisant prendre successivement au rayon IO la position I'O,I"O, l'angle de réfraction atteindra 90°, c'est-à-dire que le rayon réfracté sera parallèle à la surface de réfraction, alors que

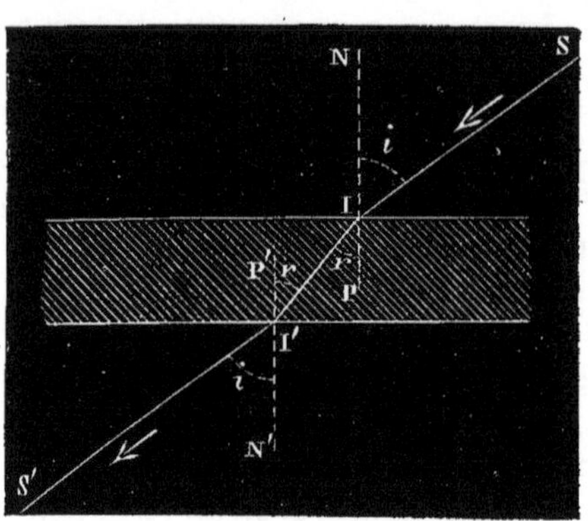

Fig. 15.

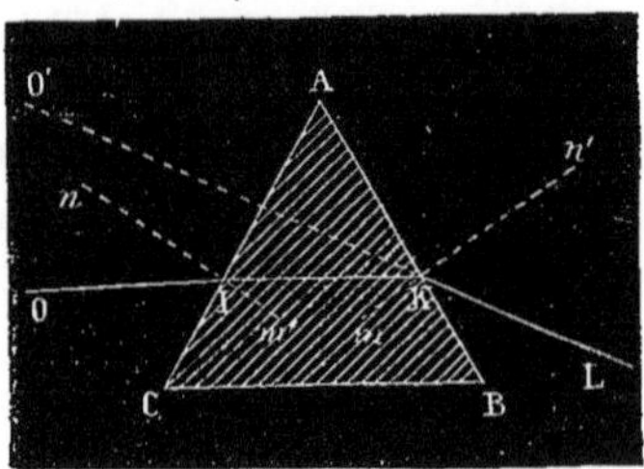

Fig. 16.

l'angle d'incidence fera encore avec la normale un angle de moins de 90°; cet angle est appelé *angle limite.*

Si l'on continue à faire mouvoir le rayon IO de façon à ce qu'il fasse un angle d'incidence plus grand que l'angle limite, l'angle de réfraction étant plus grand que 90°, le rayon réfracté OR' et le rayon incident seront contenus dans le même milieu et il y aura *réflexion totale.*

Quand un rayon lumineux SI (fig. 15) traverse obliquement une lame à surfaces parallèles, il est facile de se rendre compte, ainsi que le montre la figure, qu'il n'est pas dévié de sa direction; il reste parallèle à lui-même; il est vrai qu'il est déplacé, mais ce déplacement peut être négligé lorsque la lame présente une faible épaisseur.

Mais, lorsque le rayon incident traverse un prisme, la marche du rayon réfracté n'est pas aussi simple.

Soit ABC (fig. 16) la coupe d'un prisme triangulaire; OI un rayon parallèle au plan suivant lequel est faite cette coupe. Ce rayon passant d'un milieu moins réfringent dans un milieu plus réfringent, va se rapprocher de la normale, *nm*, qui n'est autre que la perpendiculaire au point d'incidence. Il prendra donc la direction IK, déterminée par le rapport : $\frac{\sin i}{\sin r}$.

Arrivé à la surface AC, ce rayon IK', passant d'un milieu plus réfringent dans un milieu moins réfringent, va s'éloigner de la normale *n'm'*, c'est-à-dire qu'il prendra la direction KI déterminée par le même rapport, de sorte que ce rayon semblera venir d'un point O', situé sur le prolongement de KL.

Par suite, *un rayon lumineux, après avoir traversé un prisme, est dévié de sa direction primitive et cette déviation le rapproche du sommet du prisme.*

La déviation du rayon lumineux varie avec le pouvoir réfringent de la substance dont est constitué le prisme; elle augmente avec la réfringence; elle varie aussi avec l'angle A et est d'autant plus considérable que l'angle A est plus ouvert.

Dans ce qui vient d'être dit, nous avons supposé que le rayon traversant le prisme était un rayon simple; mais cette hypothèse n'est pas vraie pour la lumière blanche. Newton, en effet, a démontré que le rayon blanc est composé d'un nombre indéfini de lumières simples qui ne diffèrent les unes des autres que par la rapidité des vibrations qui leur donnent naissance, rapidité qui va en décroissant dans les couleurs suivantes de l'arc-en-ciel :

Violet, indigo, bleu, vert, jaune, orangé, rouge.

Ces lumières étant inégalement réfrangibles, elles se sépareront forcément (fig. 17) lorsqu'elles se réfracteront simultanément, et cette séparation, lorsqu'elles traversent un prisme, sera des plus manifestes, parce qu'à la dispersion, qui résulte de l'entrée du rayon blanc dans le prisme, s'ajoutera la dispersion résultant de la sortie du prisme des différents rayons colorés. L'œil ne perçoit que les rayons du rouge au violet, que nous venons d'indiquer; mais il en existe d'autres appelés *radiations non lumineuses*, que l'œil ne perçoit pas. *Ces radiations* sont dites *calorifiques* au delà du rouge, et sont sensibles à la pile thermo-électrique de Melloni; on les nomme *chimiques* au delà du violet, et elles sont rendues sensibles à l'aide de l'actinomètre de Becquerel.

J. Regnault et Jansen ont démontré que, si les radiations ultra-violettes et ultra-rouges ne sont pas perçues par l'œil, c'est qu'elles se trouvent arrêtées par les milieux transparents de l'œil et qu'elles n'arrivent pas jusqu'à la rétine.

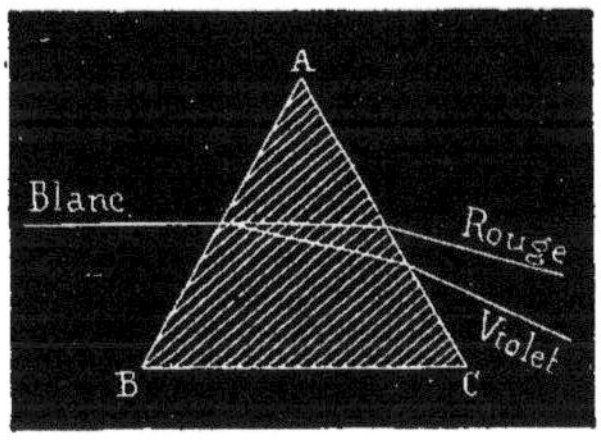

C'est ce qui permet de dire qu'un animal dont l'humeur vitrée ne posséderait pas ces propriétés pourrait très-bien voir, dans quelques circonstances, qui seraient pour nous l'obscurité.

Fig. 17.

Newton croyait que la dispersion qui, sur la figure 19, est mesurée par l'angle formé par PM avec NQ prolongé, était

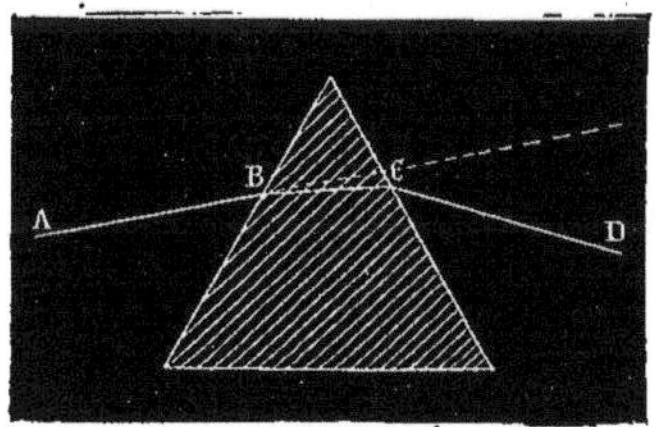

Fig. 18.

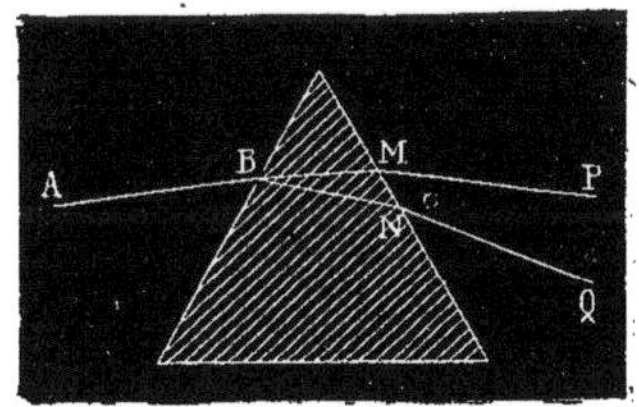

Fig. 19.

proportionnelle à la déviation qui, sur la figure 18, est représentée par l'angle formé par AB prolongé avec CD. S'il en était ainsi, on ne pourrait produire la déviation, autrement dit, on ne pourrait réfracter la lumière sans la décomposer.

Cette manière de voir est vraie, si l'on n'emploie qu'un seul prisme, mais

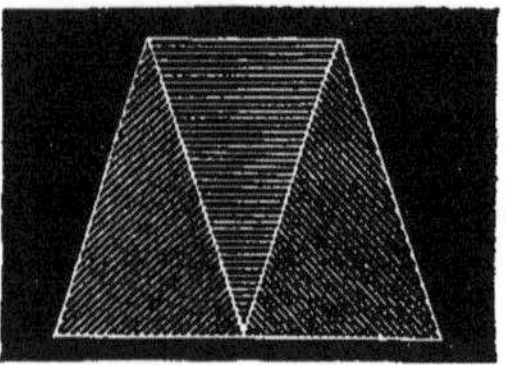

Fig. 20.

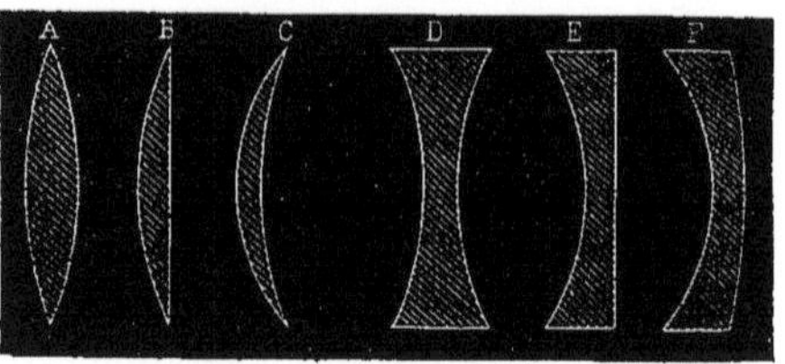

Fig. 21.

il est démontré aujourd'hui que la déviation peut ne pas être annulée, bien que la dispersion le soit. Pour arriver à ce résultat, on doit employer un prisme formé par la juxtaposition de plusieurs substances transparentes de réfrangibilité différente, comme l'indique la figure 20. On leur donne le nom de *prismes achromatiques*.

Lentilles. — On donne le nom de lentille à des corps transparents limités par des surfaces dont *une au moins est sphérique;* elles ont été divisées en deux grandes catégories :

1° Les lentilles convergentes, qui sont plus épaisses au centre qu'au bord;

2° Les lentilles divergentes, plus épaisses au bord qu'au centre.

Lentilles convergentes. — 1° Lorsque les deux surfaces sphériques limitant la lentille sont toutes deux convexes, on a les lentilles *biconvexes* (A fig. 21);

2° L'une des surfaces est concave, l'autre convexe, mais de courbure différente; on a alors les lentilles concaves-convexes, appelées aussi *verres périoscopiques* de Wollaston (C fig. 21);

3° Si l'une des faces est plane, on a la lentille *plan-convexe* (B fig. 21).

Lentilles divergentes. — 1° Les deux faces de la lentille sont concaves; c'est ce qu'on appelle la lentille *biconcave* (D fig. 21).

2° L'une des faces est concave, l'autre convexe; mais, contrairement à ce qui a lieu pour les verres périoscopiques, le bord des calottes sphériques est séparé par un certain intervalle (F fig. 21); la lentille s'appelle encore *concave-convexe;*

3° L'une des faces est concave, l'autre plane; on a les lentilles *plan-concaves* (E fig. 21).

A ces lentilles, nous ajouterons les lentilles *cylindriques* que l'on obtient en coupant un cylindre par un plan parallèle à son axe (portion ABCDEF ombrée de la fig. 22).

On donne le nom de *centre optique*, dans une lentille convergente ou divergente, à un point mathématique qui peut être extérieur à la lentille et qui a pour définition géométrique que, toute droite menée par lui rencontre les deux portions de sphère qui limitent les lentilles en des points tels que, si on mène par eux des plans tangents, ces plans sont parallèles.

Il en résulte que tout rayon lumineux qui passe par le centre optique n'est pas dévié de sa direction, mais bien déplacé comme par une lame à faces parallèles; si, de plus, la lentille est très-mince, ce qui est le cas général, on peut négliger ce déplacement et dire que : *tout rayon lumineux qui passe par le centre optique traverse la lentille sans subir de modification dans sa marche.*

Le centre optique se trouve toujours sur la ligne des centres des deux sphères; on donne le nom d'*axe principal* à la droite qui réunit ces trois points.

On donne enfin le nom d'*axe secondaire* à la ligne qui passe par le centre optique seulement.

Il résulte de ce qui a été dit plus haut, qu'un rayon lumineux qui suivrait cet axe secondaire ne serait pas dévié de sa direction primitive.

Bien que l'on puisse négliger le plus souvent le déplacement du rayon émergeant d'une lentille parallèlement au rayon incident, il peut être nécessaire d'en tenir compte, et dans ce cas, on appelle *points nodaux*, les points K et K' (fig. 23), situés à la rencontre de l'axe principal et de chacun des rayons lumineux prolongés. Le point nodal formé par le rayon incident se nomme *premier point nodal;* celui qui est formé par le rayon émergent est le *second point nodal.*

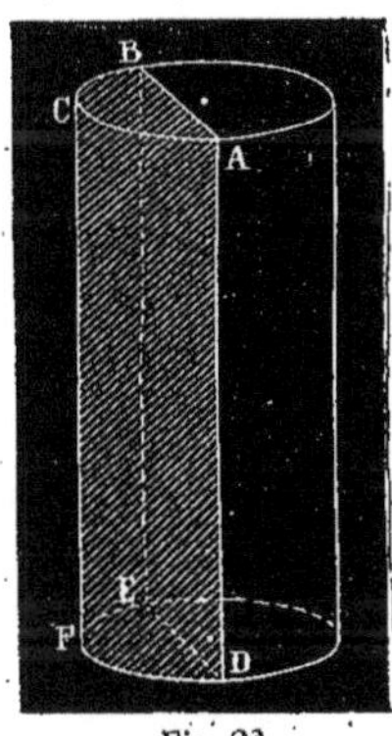

Fig. 22.

Examinons maintenant la marche des rayons lumineux dans les lentilles en suivant la même méthode que pour l'étude des propriétés des miroirs; nous commencerons par la lentille biconvexe.

Les rayons lumineux peuvent être parallèles à l'axe principal de la lentille.

Soit SI (fig. 24), un rayon lumineux parallèle a AB, axe principal. En traversant la première face de la lentille, ce rayon éprouvera une première dé-

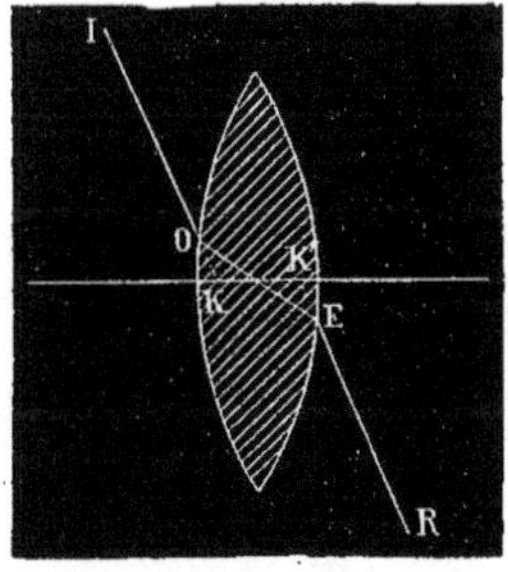

Fig. 23.

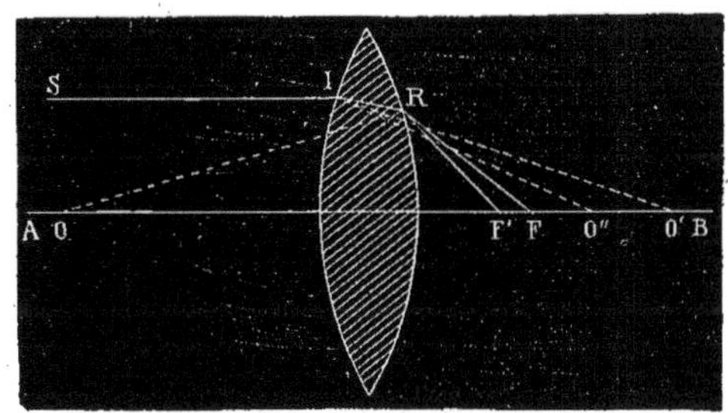

Fig. 24.

viation IR, qui le rapprochera de la normale au point I, c'est-à-dire du rayon O'I de la sphère à laquelle appartient la surface sur laquelle se produit l'incidence.

Arrivé sur la deuxième surface sphérique, le rayon émergent éprouve une seconde déviation qui, cette fois, l'éloigne de la normale OR, puisque le passage se fait d'un milieu plus réfringent vers un milieu moins réfringent.

Il est facile de voir sur la figure que ces déviations successives, ont pour effet de faire converger le rayon lumineux vers l'axe principal et que ces deux droites doivent forcément se rencontrer au delà du miroir en un point F.

Ce qui a été dit pour le rayon SI étant vrai pour tous les rayons parallèles, on voit qu'*un faisceau de rayons parallèles va se rencontrer en un même point situé au delà de la lentille et que l'on désigne sous le nom de* **foyer principal.**

En outre, chaque lentille a *deux* foyers principaux, puisque des rayons peuvent venir la rencontrer sur l'une ou l'autre de ses faces.

On donne le nom de plan focal de la lentille au plan perpendiculaire à l'axe principal passant par le foyer principal de la lentille.

On peut calculer la distance à laquelle le foyer principal se trouve de la lentille.

Nous ne ferons pas ces calculs, nous nous bornerons à indiquer que la position F varie avec la courbure de la lentille, et que ce point se rapproche de la lentille lorsque le rayon de courbure des deux faces de la lentille ou même d'une seule, diminue.

Supposons, en effet, que le rayon de courbure de la face incidente, devienne plus petit, le point O′ se rapprochera de la lentille et la normale au point I deviendra O″I.

Le rayon SI se rapprochant de O″I d'une quantité équivalente à celle dont il s'était rapproché de O′I, la déviation vers l'axe principal sera plus considérable dans ce second cas que dans le premier et en admettant même que rien ne change dans la courbure de la face d'émergence, on conçoit facilement que le rayon émergent rencontrera l'axe principal en un point F′ plus rapproché de la lentille.

Mais ce qui vient d'être dit, relativement au point de rencontre des rayons au foyer principal, vrai pour les lentilles dont l'ouvertnre est très-petite, ne l'est plus pour les lentilles plus grandes. Dans ces circonstances, en effet, les rayons périphériques vont rencontrer l'axe principal au delà du foyer principal; de telle sorte que si l'on place, au foyer d'une semblable lentille, un écran destiné à recevoir les rayons lumineux, au lieu d'avoir un point brillant produit par la réunion de tous les rayons émergents, on obtient un point brillant entouré d'une auréole lumineuse produite par les rayons qui doivent aller rencontrer plus loin l'axe principal. Ce phénomène a été désigné sous le nom d'*aberration de sphéricité des lentilles*.

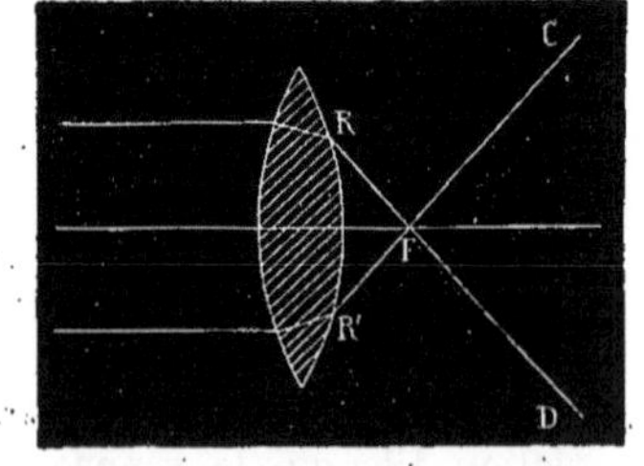

Fig. 25.

Notons enfin que, pour venir se rencontrer en F, les rayons lumineux ne s'y arrêtent pas, et que, après avoir dépassé ce point, ils donnent naissance à un cône lumineux CFD (fig. 25) de même ouverture, que le cône résultant de la convergence des rayons émergents RFR′ de telle sorte que, si l'on place en deçà et au delà de F′ un écran destiné à recevoir les rayons émergents, ces rayons, au lieu de se peindre sous la forme d'un point brillant très-net, se peindront sous la forme d'un cercle lumineux d'autant plus étendu que l'on s'éloignera davantage de F, mais aussi d'autant moins brillant qu'il sera plus étendu, puisque le nombre des rayons est toujours le même. Ces cercles lumineux portent le nom de *cercles de diffusion*.

Comme pour les miroirs, les rayons incidents peuvent être considérés comme émergents et réciproquement; de telle sorte que l'on peut dire qu'un point lumineux situé au foyer principal d'une lentille lui envoie des rayons divergents, qui, après l'avoir traversée, en sortent parallèles entre eux.

Les rayons peuvent être divergents; tels seront ceux émanés d'un point A

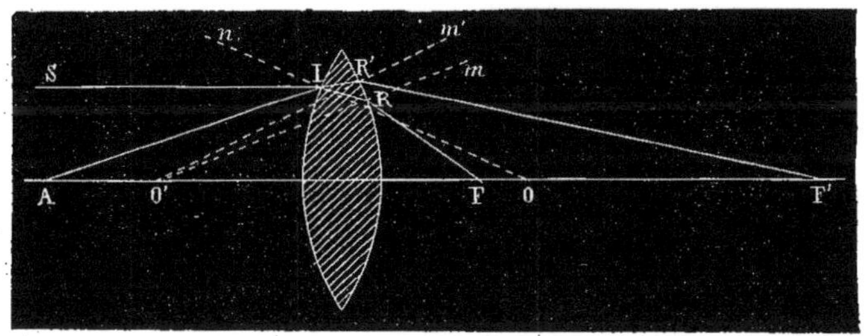

Fig. 26.

situé sur l'axe principal à une distance quelconque de la lentille (fig. 26). Comme pour les miroirs, nous étudierons la marche de semblables rayons, en la comparant à celle des rayons parallèles SI.

Soit AI l'un de ces rayons; l'angle d'incidence AI*n* étant plus grand que l'angle d'incidence SI*n*, des rayons parallèles et de la normale, le rayon réfracté IR′ se rapprochera bien, il est vrai, de la normale O*n*, mais il s'en rapprochera *moins* que IR, et l'angle d'incidence IR′O′ sur la surface sphérique d'émergence sera moindre que l'angle IRO′, formé par le rayon primitivement parallèle.

Dès lors IR′ en sortant de la lentille, tout en s'écartant de la normale O′*n*′, s'en écartera moins que IR ne s'écartait de O′*m*′ et ira rencontrer l'axe principal en un point F′, de l'axe principal, plus éloigné de la lentille que ne l'est le point F.

Ce qui vient d'être dit s'appliquant à tous les rayons émanés du point A, on voit que des rayons divergents, émanés d'un point situé sur l'axe principal d'une lentille biconvexe, ont un foyer situé sur l'axe de cette lentille, au delà du foyer principal.

Réciproquement A sera le foyer de F′ et ces deux foyers sont appelés *foyers conjugués*.

On peut encore constater sur la figure que plus le point A se rapproche de la lentille, plus son foyer conjugué s'en éloigne; nous savons déjà que ce foyer se trouve à l'infini lorsque A se trouve sur l'un des foyers principaux de la lentille.

Nous ne répéterons pas ici les remarques que nous avons faites à propos

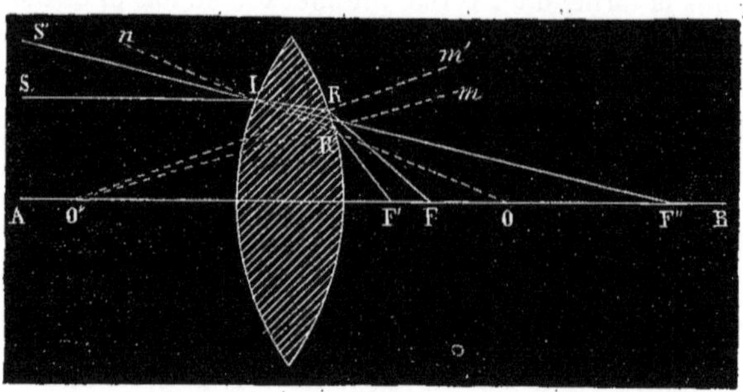

Fig. 27.

du foyer principal, relativement à l'aberration de sphéricité et aux phénomènes observés, lorsqu'on place un écran en deçà ou au delà de F'; il nous suffit de dire, une fois pour toutes, que ces remarques s'appliquent aux rayons lumineux quelles que soient leur marche et la position de leur foyers.

Les rayons peuvent arriver à la lentille en convergeant, tel sera le rayon S'I (fig. 27).

Il est facile de constater sur la figure que l'angle d'incidence S'I*n* est plus petit que SI*n*, que, par conséquent, l'angle de réfraction R'IO sera aussi plus *petit* que l'angle RIO du rayon parallèle réfracté.

Sa convergence vers l'axe principal est donc plus grande que celle du rayon parallèle. Ce résultat persistant à l'émergence du rayon lumineux, il devra aller rencontrer l'axe principal en un point F'', plus rapproché de la lentille que n'en était le point F.

Par suite, *des rayons convergents vers une lentille biconvexe ont un foyer situé sur l'axe principal entre la lentille et le foyer principal;* de plus, le foyer de semblables rayons est d'autant plus voisin de la lentille que la convergence des rayons est plus prononcée.

Réciproquement, des rayons émanés du point F'' sortiront de la lentille en divergeant, ils ne pourront donc pas aller rencontrer l'axe principal de la lentille, après leur émergence; mais, si on les suppose prolongés en arrière, ils sembleront aller rencontrer l'axe principal en un point F''', situé du même côté que leur point d'origine, mais qui sera à une distance plus grande de la lentille.

Par suite, *les rayons lumineux émanés d'un point placé entre une lentille et son foyer principal, vont former un foyer virtuel du même côté de la lentille, mais à une plus grande distance.*

La figure montre de même que le point F''' est d'autant plus éloigné de la lentille que le point F'' est plus rapproché du foyer.

Mais les rayons peuvent affecter une direction parallèle SI (fig. 28), divergente AI, convergente S'I, non plus par rapport à l'axe principal, mais bien par rapport à un des axes secondaires AB de la lentille.

La lentille étant partout symétrique, il est évident que ses différentes parties jouiront des mêmes propriétés et que l'axe secondaire AB, pouvant être considéré comme l'axe principal d'une lentille dont les deux faces seraient EL, GL', nous retrouverons, à propos de cet axe, les propriétés signalées plus haut.

C'est-à-dire que : *les rayons parallèles à l'axe secondaire AB viendront rencontrer cet axe en un point F, analogue au foyer principal de la lentille et situé sur le plan focal.*

Réciproquement, *les rayons émanés du point F sortiront de la lentille parallèlement à l'axe secondaire AB.*

Il convient, toutefois, de remarquer qu'en raison de l'entre-croisement de l'axe principal et de l'axe secondaire à l'intérieur de la lentille, les rayons dont le point de départ est *au-dessus* de l'axe principal, viennent après émergence se rencontrer *au-dessous* de cet axe, et réciproquement.

De même, *si les rayons AI sont divergents par rapport à l'axe secondaire AB, ils iront se rencontrer sur cet axe en F' au delà du foyer F; réciproquement, si c'est de F' que partent les rayons, ils iront se rencontrer en A* : F' et A sont donc aussi deux *foyers conjugués.*

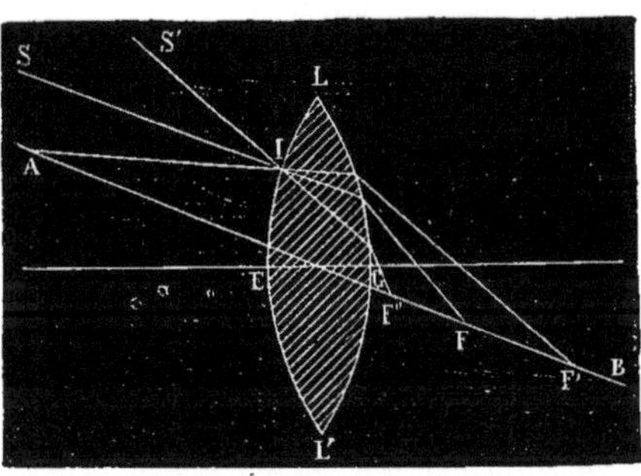

Fig. 28.

Comme dans le cas précédent et pour la même raison, si le point lumineux est situé *au-dessus* de l'axe principal, ses rayons iront se rencontrer, après émergence, *au-dessous* de l'axe principal.

Enfin, *si les rayons SI (fig. 29) sont convergents par rapport à l'axe secondaire, ils iront rencontrer cet axe secondaire en un point F'' situé entre la lentille et le foyer F.*

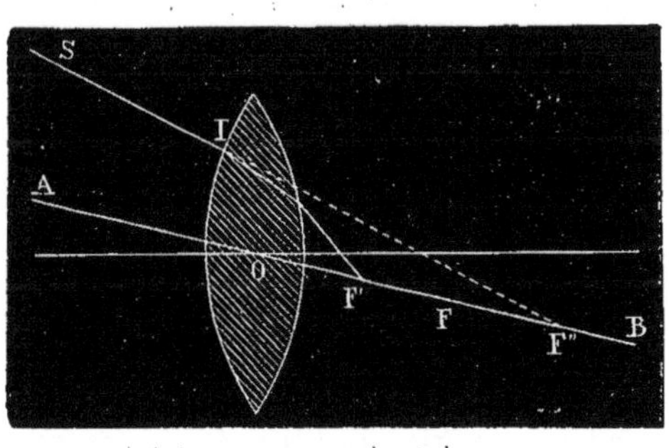

Fig. 29.

Si c'est le point F'' qui est le point lumineux, les rayons sortant en divergeant ne pourront aller rencontrer l'axe secondaire au delà de la lentille; mais le prolongement de ces rayons IF''' ira former en F''' un foyer virtuel plus éloigné de la lentille que n'en était le point F''.

Seulement, comme ce foyer virtuel se forme sur l'axe secondaire avant son entre-croisement avec l'axe principal, il sera *au-dessous* de l'axe principal, si le point lumineux est *au-dessous; au-dessus,* si ce point lumineux est *au-dessus.*

Ces détails connus, la formation des images avec les lentilles biconvexes va s'expliquer facilement. Comme pour les miroirs concaves, il suffira de se rappeler que tout objet lumineux est un ensemble de points d'où partent des rayons divergents dont le foyer se trouve en appliquant les règles précédentes.

Nous supposerons d'abord l'objet CD (fig. 30), placé au delà de l'un des foyers principaux F de la lentille, et nous mènerons les axes secondaires CY, DX.

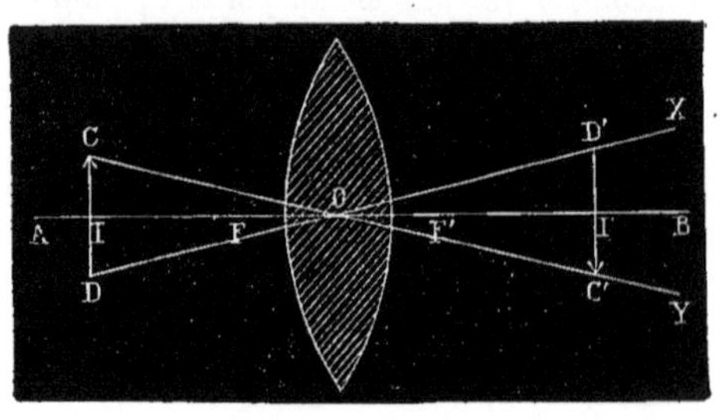

Fig. 30.

Je remarque tout d'abord que le point I étant situé sur l'axe principal, ses rayons lumineux iront se rencontrer de l'autre côté de la lentille en un point I', au delà du deuxième foyer F' de la lentille.

Quant au point C, situé sur l'axe secondaire CY, *au-dessus* de l'axe principal, ses rayons iront se rencontrer en C', foyer conjugué du point C, *au-dessous* de l'axe principal; de même le point D, situé *au-dessous* de l'axe principal, ira se peindre en D' *au-dessus* de cet axe.

Ce qui vient d'être dit pour les points extrêmes de l'image s'applique aux points intermédiaires, et l'on démontrerait de la même manière que la partie IC de l'image vient se peindre suivant I'C'; la partie ID, suivant I'D'.

On peut donc conclure de là que *tout objet placé au delà de l'un des foyers principaux d'une lentille biconvexe vient former une image réelle, renversée, placée de l'autre côté de la lentille, au delà du second de ses foyers principaux.*

La grandeur relative de CD et de C'D' est donnée par la comparaison des deux triangles semblables COD, C'OD' et dépend par conséquent de la distance à laquelle se trouve l'objet.

Lorsque l'objet est très-éloigné, les foyers de ses différents points se rapprochant de la lentille, le triangle COD sera plus grand que le triangle C'OD', et, par suite, l'image sera plus petite que l'objet.

Lorsque l'objet se rapproche, son image s'éloignant, il arrive un moment où les deux triangles sont égaux et où par conséquent l'image a la même grandeur que l'objet.

Si l'objet se rapproche davantage, son image continuant à s'éloigner, le triangle C'OD' devient plus grand que le triangle COD, et l'image est plus grande que l'objet.

La diminution du rayon de courbure de l'une des faces de la lentille produisant, ainsi qu'il a été dit, le rapprochement de ses divers foyers, son augmentation amenant au contraire leur éloignement, on conçoit que si la position réciproque de l'objet et de la lentille ne change pas, mais que les rayons de courbure de celle-ci se modifient, la diminution du rayon de courbure produira le même effet que l'éloignement de l'objet, c'est-à-dire rapprochera l'image de la lentille ; l'augmentation de ce rayon, au contraire, éloignera l'image de la lentille.

Si l'on place derrière la lentille, au point où vient se former l'image, un écran de verre dépoli, l'objet viendra se peindre sur cet écran et pourra être perçu ensuite en différents points de l'espace. Il convient toutefois de faire remarquer que l'objet ne sera parfaitement net *que si la lentille est très-petite*, afin que son aberration de sphéricité puisse être négligée.

Dans le cas contraire, en effet, les rayons émanés de chacun des points de l'objet viendraient se rencontrer de façon à former non plus seulement un point brillant unique, mais bien un point brillant entouré d'une auréole lumineuse. Cette auréole, empiétant sur les parties voisines, en troublerait la netteté, et l'objet tout entier serait entouré d'une zone lumineuse indécise, qui en cacherait les contours comme sous une espèce de voile.

Le même phénomène se produirait si l'écran était placé en deçà ou au delà du foyer conjugué de l'objet; nous savons, en effet que dans ces cas encore, l'image de chaque point lumineux n'est pas représentée par un point, mais bien par un cercle lumineux; nous retrouvons donc dans ces cas, les conditions défavorables à la netteté de l'image, qui résultent de l'aberration de sphéricité. Ces zones nuageuses qui entourent l'image, portent encore le nom de *cercles de diffusion*.

Ce que nous avons dit plus haut à propos de la décomposition de la lumière par les prismes, se produit également dans les lentilles, celles-ci pouvant être considérées comme une série de troncs de prismes superposés ; on comprend qu'on a dû chercher à empêcher cette décomposition de la lumière de se produire dans les lentilles. On obtient ce résultat en les construisant par la juxtaposition de deux lentilles, l'une bi-convexe, l'autre concave-convexe, chacune d'une substance transparente, de pouvoir réfringent différent de façon à empêcher la décomposition de la lumière. Ces lentilles ont reçu le nom de *lentilles achromatiques*.

Notons enfin que si la lentille n'est pas achromatique, la lumière blanche qui la traverse étant décomposée, l'image sera entourée des couleurs de l'arc-en-ciel.

Lorsque l'objet est placé à l'un des foyers principaux de la lentille, ses rayons sortant tous parallèlement entre eux, il n' y aura pas d'image.

Examinons maintenant le cas où l'objet CD (fig. 31) se trouve placé entre le foyer principal et la lentille, et cherchons le foyer de ses différents points.

Nous remarquons, tout d'abord, que les rayons lumineux, *Im*, par exemple, émanés du point I situé sur l'axe principal, sortent de la lentille en divergeant ; qu'ils ne peuvent donc pas aller former de foyer réel, et que leur prolongement *mI'* va former un foyer virtuel en I'.

De même les rayons *Cn* émanés de C sortent de la lentille en divergeant par rapport à l'axe CO, et ils iront former un foyer virtuel en C', le point C' étant situé, comme nous savons, au delà du point C et du même côté que lui de l'axe principal.

Enfin on pourrait répéter la même construction pour le point D situé au-dessous de l'axe principal et montrer qu'il a pour foyer virtuel D' plus éloigné de la lentille et situé sur l'axe secondaire au-dessous de l'axe principal.

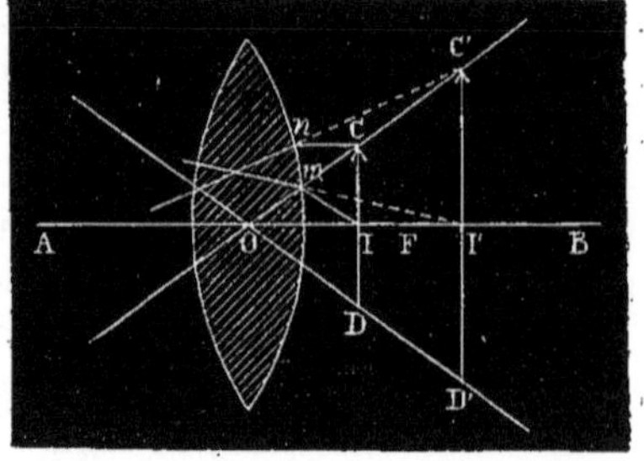

Fig. 31.

On peut donc dire, que *l'image d'un objet placé entre une lentille et son foyer principal, est virtuelle, droite et agrandie.*

La divergence des rayons diminuant lorsque l'objet se rapproche du foyer principal, le foyer virtuel des divers points de l'objet s'éloigne aussi et par suite l'image s'éloigne et devient plus grande.

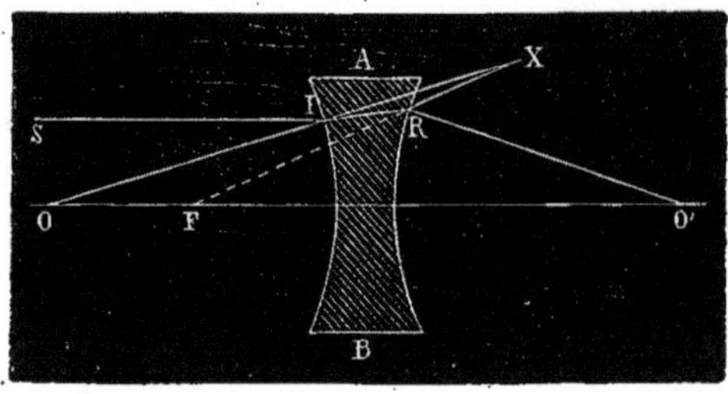

Fig. 32.

Une pareille image ne peut venir se peindre sur un écran, mais un observateur, placé derrière la lentille, perçoit les rayons réfractés, comme s'ils émanaient de l'image amplifiée.

Lentilles concaves. — Nous considérerons la lentille biconcave et nous rechercherons la marche des rayons parallèles à l'axe principal de la lentille.

Soit AB (fig. 32) la lentille; O et O' les centres de courbure de chacune de ses faces. La ligne OO' représente l'axe principal, et SI un rayon qui lui est parallèle; ce rayon en pénétrant dans la lentille éprouve une première déviation qui le rapproche de la normale OI et qui lui fait prendre la direction IR. En sortant de la lentille au point R, il va s'éloigner de la normale O'R et prendra la direction RX. Il sera donc divergent, et par conséquent ne pourra aller rencontrer l'axe OO', de l'autre côté de la lentille. Mais si on le suppose prolongé, il ira rencontrer l'axe en F, qui sera le foyer virtuel, ce foyer, d'ailleurs, se trouvant dans les mêmes conditions que si la lentille était biconvexe.

Ce raisonnement, qui est le même que celui que nous avons fait pour les lentilles biconvexes, pourrait-être répété pour toutes les directions que peut avoir le rayon incident; nous ne le ferons pas, pour éviter les redites, tout en invitant le lecteur à s'exercer à le répéter pour chaque cas en particulier. Nous nous bornerons à dire, comme pour les miroirs convexes, que :

Toute lentille biconcave peut être considérée comme une lentille biconvexe, relativement à la position des foyers, mais ces foyers sont toujours virtuels.

Les images fournies par les lentilles, se construisant à l'aide des foyers des rayons lumineux envoyés sur la lentille par les différents points de l'objet, les images fournies par les lentilles biconcaves seront donc dans les mêmes conditions que les images fournies par les lentilles biconvexes, de courbure semblable, seulement ces images seront virtuelles, et de plus, droites, puisque la rencontre des rayons lumineux prolongés et de l'axe secondaire se fait avant l'entre-croisement de celui-ci et de l'axe principal au centre optique.

Ces détails sur les lentilles étant connus, il est très-facile de comprendre ce qui a lieu, lorsqu'on combine plusieurs lentilles.

Cette intéressante question, sur la connaissance de laquelle est fondée la construction des instruments d'optique, ne présente aucune difficulté, lorsqu'on est bien pénétré des détails qui précèdent; il suffit de se souvenir que l'image réelle d'un objet peut être, comme l'objet qui l'a fournie, l'origine de nouveaux rayons divergents qui se comportent vis-à-vis d'une seconde lentille de la même façon que se serait comporté l'objet lui-même.

Cela résulte de ce que nous avons dit relativement aux rayons lumineux qui après avoir formé un foyer, continuent leur marche en ligne droite et en divergeant, mais sans déviation aucune.

Nous n'entrerons pas dans le détail de tous les instruments d'optique construits sur ces principes; nous nous bornerons, pour bien faire comprendre ce qui se passe dans l'association des lentilles, à expliquer la marche des rayons lumineux et la formation des images, dans la lunette astronomique et dans la lunette de Galilée; les principes qui ont servi à la construction de ces deux instruments, étant d'une application fréquente en ophthalmoscopie et en optométrie.

La lunette astronomique est composée essentiellement d'une première lentille *biconvexe* tournée du côté de l'objet situé à gauche de LC dans la direction AB (fig. 33) que l'on se propose d'examiner. Pour cette raison cette lentille porte le nom d'*objectif*. Une seconde lentille L', également *convergente*,

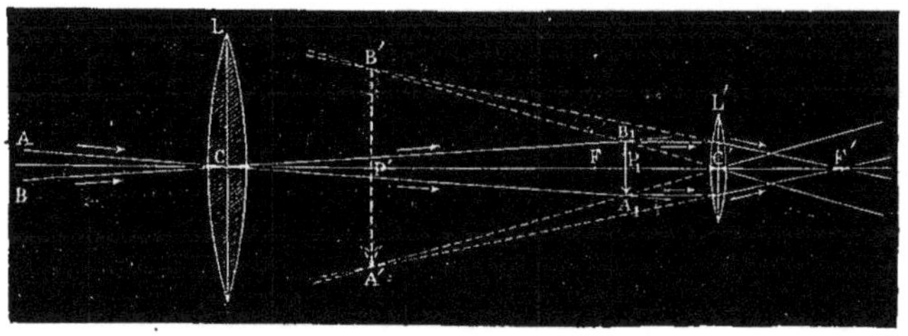

Fig. 33.

est placée du côté de l'œil observateur, et à cause de cela est nommée *oculaire*. L'objectif L, en vertu des propriétés précédemment indiquées, donne une première image réelle et *renversée* de l'objet, *plus petite* que l'objet lui-même. On regarde alors cette image aérienne A_1B_1 à *la loupe* à travers l'oculaire L' placé à une distance $C'P_1$ *plus petite* que sa longueur focale principale. L'œil voit alors uue image B'A' *virtuelle agrandie* et *renversée* de l'objet.

La lunette de Galilée, se compose essentiellement d'une première lentille convergente LC (fig. 34) tournée du côté de l'objet et d'une seconde lentille *divergente* L'C', tournée du côté de l'œil de l'observateur. Cette dernière lentille

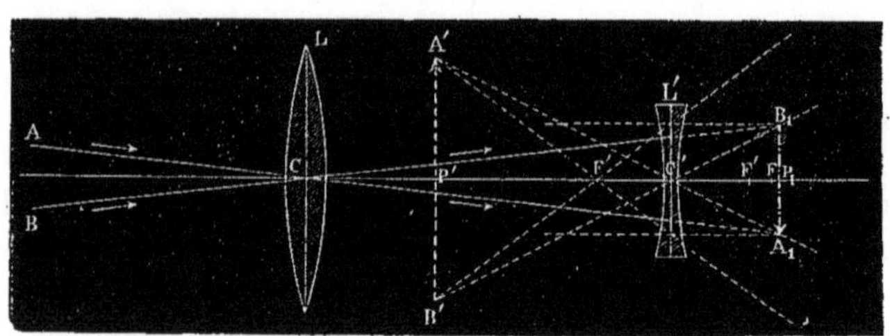

Fig. 34.

est placée plus près de l'objectif que l'image *réelle* B_1A_1 que fournirait cet objectif. Les rayons qui convergent vers les différents points de cette image sont ainsi rendus *divergents* par l'oculaire, et vont former l'image *virtuelle droite*, et *agrandie* A'B' dont les points A' et B' sont situés à la rencontre des axes secondaires C'A' et C'B' avec les rayons divergents prolongés après leur émergence hors de l'oculaire (Lignes ponctuées sur la fig. 34).

Consultez : GAVARRET, *Des images par réflexion et par réfraction*. Paris, 1867. — DAGUIN, *Traité de physique*, t. IV, Paris, 1862. — E. FERNET, *Cours de Physique pour la classe de mathématiques spéciales*. Paris, 1876.

I°. — Des divers modes d'exploration de l'œil et de ses annexes.

Différents modes d'exploration doivent être mis en usage pour arriver à reconnaître les affections oculaires. Ces méthodes varient suivant les parties à examiner; mais elles peuvent cependant être toutes ramenées à trois procédés principaux, savoir :

1° L'exploration à l'œil nu;

2° L'exploration avec le secours de certains instruments d'optique;

Ces deux modes d'exploration constituent l'examen objectif.

3° L'examen fonctionnel ou subjectif de l'œil.

1° EXPLORATION A L'ŒIL NU. — La première condition pour procéder fructueusement à l'examen de la région oculaire est de disposer d'une lumière favorable. Peu importe qu'on utilise pour cela la lumière du jour ou au contraire un éclairage artificiel. Contrairement au préjugé encore généralement admis dans le public, la lumière artificielle a peut-être même de grands avantages sur la lumière solaire. Le principal est qu'étant moins intense, elle est parfois mieux supportée dans certains cas où se montre une véritable crainte de la lumière (photophobie). Mais ce qui est indispensable, c'est que le malade soit placé de façon qu'aucune partie de son visage n'échappe aux regards de l'observateur. La meilleure position, par conséquent, sera celle où l'observateur aura la lumière derrière lui et un peu à gauche. Pour procéder à l'examen, nous conseillons au médecin de faire asseoir le malade en face de lui et de prendre place lui-même sur un siége un peu plus élevé. De cette façon, le malade est plus à son aise et l'observateur lui-même éprouvera moins de fatigue, circonstance qui n'est pas à dédaigner lorsqu'on a à répéter de fréquents examens.

Les choses ainsi disposées, on peut commencer par adresser quelques questions au malade, afin d'avoir de lui quelques renseignements sur son affection. Mais, en général, il est préférable de procéder à un examen méthodique avant de questionner le malade, dont les paroles peuvent souvent induire en erreur.

On commencera par se rendre compte de l'attitude et du port de la tête en général; on verra si le malade cherche plutôt l'obscurité et porte la tête basse, comme le font les cataractés par exemple; ou si, au contraire, il recherche le grand jour et la vive lumière, comme le font presque tous les amaurotiques et les héméralopes. On examinera également si le sujet ne porte pas la tête en rotation vers l'une ou l'autre épaule, en évitant avec soin le regard vers le côté correspondant, signe fort important dans certaines paralysies des muscles moteurs de l'œil (de Græfe, Giraud-Teulon); enfin on verra si le malade peut faire mouvoir la tête en différents sens et s'il n'existe pas de roideur du cou, ainsi qu'on l'observe parfois dans certaines affections cervicales.

Cet examen général de l'attitude de la tête terminé, on cherchera, par un rapide coup d'œil et sans toucher les yeux du sujet, à se rendre compte de l'habitus extérieur de la région oculaire, en la comparant à celle du côté opposé. On verra si les yeux ne sont pas trop saillants (exophthalmos), ou si l'un des deux ne l'est pas plus que l'autre. On examinera si l'une des deux fentes palpébrales n'est pas plus étroite que l'autre (blépharophimosis), et si les paupières des deux côtés sont également entr'ouvertes; si la paupière supérieure de l'un des yeux ne tombe pas plus bas que celle de l'autre (ptosis); enfin si les deux paupières supérieures ne tombent pas toutes les deux.

Cet examen achevé, le regard se portera sur les sourcils et cherchera s'il n'y existe ni tumeur ni cicatrices. En même temps, le doigt sera porté sur chaque sourcil et on explorera soigneusement la région, pour s'assurer que la conformation est la même des deux côtés, qu'il n'y existe ni tumeur, ni point douloureux. A cet égard, on fera bien de ne pas oublier d'exercer une légère pression au niveau de l'échancrure ou du trou orbitaire interne, point d'émergence du nerf frontal, afin de s'assurer qu'il n'existe point de douleur du côté de ce nerf; puis l'examen se portera sur la face externe des paupières.

On examinera d'abord la supérieure en tenant compte de sa teinte, de son aspect, de son volume, de sa mobilité; puis on la déplissera pour s'assurer qu'il n'y existe ni ulcérations (eczéma), ni sécrétion exagérée de sueur (éphidrose), ni productions morbides (xanthelasma, verrues); on y promènera doucement la pulpe du doigt indicateur, afin de reconnaître s'il y existe de certains petits kystes (chalazions) souvent peu volumineux, et qui, partant, échappent facilement au regard. Ce même examen se répétera pour la paupière inférieure.

Cela fait, on promènera doucement la pulpe du doigt auriculaire entre le rebord orbitaire et la saillie du globe oculaire, pour s'assurer que les parties situées dans l'orbite sont à l'état normal. Cet examen de l'orbite, précisément parce que la cavité orbitaire est peu accessible, devra surtout être fait avec soin dans le cas d'*exophthalmos*.

On pourra même pratiquer alors le *toucher sous-palpébral* (de Græfe), mode d'exploration assez douloureux, et qui consiste à introduire l'extrémité du doigt auriculaire dans le sac conjonctival, d'abord sous la paupière supérieure et en luxant autant que possible le globe oculaire en bas, afin de pénétrer le plus profondément possible dans l'orbite. La même exploration se fait ensuite tout autour du globe, et on peut parfois acquérir de la sorte de précieux renseignements que le toucher à travers les paupières n'eut pas permis de se procurer. Mais cette exploration ne saurait jamais être faite sans le secours de l'anesthésie complète par le chloroforme, d'abord à cause de la douleur qu'elle provoque, et ensuite parce que la contraction synergique des muscles tend à attirer le globe en arrière, vers le fond de l'orbite, et en empêche ainsi la luxation, point capital de cette exploration.

Mais, nous le répétons, seule la présence d'un exophthalmos *d'un seul côté* autorise l'emploi de ce mode d'exploration qui, somme toute, n'est pas exempt de danger.

Si les circonstances n'exigent pas ce dernier moyen d'investigation, après avoir exploré la région orbitaire à travers les paupières, on invitera le malade à ouvrir les yeux aussi largement que possible. On examinera la quantité et la qualité du liquide qui baigne l'œil, et si cette quantité ou cette qualité paraissent suspectes, on explorera avec soin la région du sac lacrymal, en exerçant sur ce dernier une pression un peu énergique de bas en haut et d'avant en arrière, afin de s'assurer que cette pression ne fait pas refluer une certaine quantité de liquide vers la conjonctive (catarrhe du sac lacrymal). A cet égard, on ne saurait trop porter son attention, pendant qu'on exerce cette pression, sur les points lacrymaux par lesquels le liquide, s'il y en a de retenu dans le sac lacrymal, devra infailliblement refluer. Parfois on est mis de suite sur la voie du diagnostic d'obstacle au cours des larmes, par la présence vers le grand angle de l'œil, entre le sillon naso-palpébral et la région latérale du nez, d'une petite bosselure ou tumeur (tumeur lacrymale), qui exige une comparaison soigneuse entre le côté malade et le côté sain.

Pendant que les paupières seront ainsi largement ouvertes, on examinera attentivement les bords palpébraux. On s'assurera alors qu'il n'y existe ni tumeurs furonculeuses, ni ulcérations, ni croûtes, ni exfoliations, ni différence de coloration entre les bords et la peau du reste de la paupière (blépharite). En même temps, on vérifiera la disposition des cils; on s'assurera qu'ils sont normalement implantés et dirigés en avant, qu'aucun d'eux n'est dévié en arrière (trichiasis); qu'il n'en existe pas de rangée supplémentaire (distichiasis), et surtout qu'il n'existe pas de ces petits cils *follets*, pâles, imperceptibles, situés au bord conjonctival même de la paupière, et parfois si incommodes pour le malade.

Cet examen du bord ciliaire terminé, on devra voir dans quel état se trouvent les commissures, si elles ne présentent ni érosions, ni fissures. On examinera le rapport du bord palpébral tout entier avec le globe oculaire, avec lequel il doit, à l'état normal, être en contact intime et si, par conséquent, ce bord n'est pas écarté et renversé en dehors (ectropion), ou au contraire anormalement enroulé en dedans (entropion).

En même temps, on dirigera le regard vers les points lacrymaux; on s'assurera qu'ils plongent bien dans le liquide du sac lacrymal, qu'ils ne sont pas dirigés en avant, au lieu de regarder en arrière, qu'ils sont largement perméables et ne présentent ni insuffisance, ni oblitération. Cela fait, la caroncule lacrymale et le pli semi-lunaire devront attirer le regard, pendant quelques instants, afin de nous apprendre si leurs dimensions, leur coloration et leur volume ne présentent aucune anomalie et s'il n'y existe pas de poils.

Jusqu'ici les différentes parties ont été examinées *in situ*, c'est-à-dire, qu'on n'en a en rien modifié les rapports par des manœuvres quelconques. On devra maintenant examiner la face interne des paupières. Cet examen est très-facile pour la paupière inférieure; on invitera d'abord le malade à porter le regard fortement en bas, et à l'aide de l'index et du médius de l'une des mains, on attirera le bord libre de la paupière vers la joue; on ordonnera alors au malade de regarder fortement en haut, en même temps qu'on exercera à l'aide du pouce de l'autre main une légère pression sur le globe oculaire, à travers la paupière supérieure ou, mieux encore, en enfonçant légèrement ce doigt entre le rebord orbitaire supérieur et le globe; par ce moyen, toute la face interne de la paupière inférieure et le cul-de-sac conjonctival correspondant deviendront visibles en entier.

Mais si cet examen est très-facile pour la paupière inférieure, il n'en est plus de même pour la paupière supérieure.

Pour arriver à renverser facilement cette paupière, un petit *tour de main*, parfois assez long à acquérir, est nécessaire. On commence par inviter le malade à regarder en bas, à n'opposer aucune résistance, à s'abandonner complétement, en un mot à mettre les paupières dans un état de relâchement aussi complet que pendant le sommeil. Le chirurgien saisit alors, entre le pouce et l'index de la main gauche, les cils aussi largement que possible; si ceux-ci manquent, on y suppléera, en saisissant le bord ciliaire lui-même. La paupière ainsi maintenue est attirée directement en avant et en bas, de façon à la tendre et à l'écarter le plus possible du globe oculaire. Cela fait, et c'est ici ce qui constitue le petit tour de main, on exerce sur la paupière, un peu au-dessus du bord supérieur du cartilage tarse, une légère pression d'avant en arrière et de haut en bas, à l'aide de l'extrémité du petit doigt, ou mieux à l'aide d'un objet mousse quelconque, le manche d'un instrument ou d'un porte-plume par exemple. Par l'effet de cette pression, le cartilage tarse bascule et la paupière se renverse en dehors. *Il est essentiel, pendant tout ce temps, que le malade continue à regarder en bas*, sous peine de voir la paupière reprendre sa place.

Dès que la paupière est ainsi renversée, on maintient les cils étroitement appliqués à l'aide du pouce de la main gauche, sur l'arcade sourcilière correspondante, et on peut alors l'examiner facilement.

Il s'agit alors, comme pour la paupière inférieure, d'examiner le cul-de-sac correspondant. Pendant que la paupière est renversée, on déprime avec la pulpe du doigt indicateur de la main droite, appliquée sur la région moyenne de son bord libre, la paupière inférieure, en ayant soin d'en éviter le renversement, et en même temps on presse au-dessous du globe, sur le cul-de-sac inférieur et sur le tissu cellulaire de l'orbite ; aussitôt le cul-de-sac conjonctival supérieur fait saillie, se déplisse et s'étale aux yeux de l'observateur.

Il est bon, lorsque l'une ou l'autre paupière est ainsi renversée, d'explorer à l'aide d'une curette les replis des culs-de-sac conjonctivaux supérieur et inférieur, afin de s'assurer qu'ils ne renferment pas de corps étrangers.

Une fois les paupières scrupuleusement explorées, sur leurs deux faces, on doit les écarter largement en appliquant la face palmaire de la main gauche ouverte sur le front ou la tête du malade, et en soulevant la paupière supérieure à l'aide du pouce de cette main, pendant qu'on attirera la paupière inférieure en bas, à l'aide du médius et de l'index de la main droite.

De la sorte, on pourra jeter un coup d'œil d'ensemble sur la conjonctive, la sclérotique, la cornée, l'iris, la pupille, en un mot sur tout l'hémisphère antérieur du globe. Pendant que les paupières seront ainsi maintenues écartées, on fera exécuter au globe des mouvements dans les différentes directions cardinales, en haut, en bas, en dedans et en dehors. On s'assurera ainsi que le globe en entier possède ses courbures normales et que son axe antéro-postérieur ne semble ni plus long (myopie), ni plus court (hypermétropie) qu'à l'état normal, et à cet égard on prêtera, à la région équatoriale, une attention particulière, en faisant diriger le globe le plus en dedans possible.

Mais, l'écartement des paupières n'est pas toujours chose facile. Quelques malades, les jeunes enfants surtout, sont parfois rebelles à tout examen ; d'autres fois, des circonstances physiques, telles que la photophobie, ou la contracture involontaire du muscle orbiculaire des paupières (blépharospasme), rendent cette manœuvre, à peu de chose près, impossible. On doit alors employer des moyens plus énergiques, des instruments spéciaux, nommés élévateurs ou écarteurs des paupières.

Pour les enfants, voici comment on doit procéder : un aide s'assied vis-à-vis de l'opérateur, prend l'enfant sur ses genoux, le dos de celui-ci tourné vers l'opérateur, et lui fixe les bras et les jambes. L'opérateur se place sur un siége un peu plus élevé que celui de l'aide, et pose ses pieds sur un escabeau; l'aide place l'un de ses pieds entre ceux de l'opérateur; aussitôt, l'opérateur saisit l'enfant, le renverse en arrière, et applique le dos sur le genou de l'aide, correspondant au pied placé entre ceux de l'opérateur sur l'escabeau. Alors, appliquant la main droite sur le front de l'enfant, il place la tête entre ses deux genoux, à l'aide desquels il fixe celle-ci. Puis soulevant légèrement la paupière supérieure à l'aide de l'index de la main gauche, l'opérateur introduit sous cette paupière un écarteur ou élévateur en métal, qu'il tient de la main droite, et comme une plume à écrire. Il passe alors le manche de l'élévateur dans la main gauche, et à l'aide de l'index de la main droite il écarte la paupière inférieure; l'hémisphère antérieur du globe devient alors visible.

Pour les adultes, l'introduction des élévateurs s'exécute de la même façon, sauf que le patient est assis en face du chirurgien et non couché.

En même temps que la conjonctive, on peut examiner facilement la sclérotique qui lui est sous-jacente. On s'assurera qu'elle ne présente ni bosselures (ectasies), ni tumeurs, ni coloration anormale en rouge (sclérite, épiscleretis) ou en noir (staphylômes) ou en brun (nævi pigmentaires).

Pendant que les paupières seront écartées, on examinera la cornée. Il convient d'abord de s'assurer qu'il n'y existe, ni opacité, ni corps étranger, ni perte de substance. Pour cela, il convient de la faire miroiter à la lumière et de l'examiner obliquement sous différents angles.

Pour cet examen, on ne doit pas perdre de vue les propriétés des miroirs convexes (voy. p. 14) et examiner attentivement, si les images des objets environnants, celle de la fenêtre par exemple, en se réfléchissant sur la cornée, ne s'y déforment pas ou ne s'y peignent pas plusieurs fois, ce qui indiquerait des anomalies de courbures (facettes). En même temps, pendant que le malade fixera un objet situé droit devant lui, l'observateur se plaçant du côté de la tempe correspondante, examinera la cornée latéralement, pour s'assurer que celle-ci ne présente pas de déformation générale (cornée conique, cornée globuleuse). Ce mode d'examen, parfaitement suffisant pour des altérations prononcées, ne l'est plus pour de faibles degrés d'anomalies, et nous verrons plus loin comment procéder avec plus de délicatesse dans ces cas. Bien entendu cet examen de la cornée doit toujours être fait sur les deux yeux comparativement.

Un dernier point, d'une extrême importance dans l'examen de la cornée, est l'exploration de la sensibilité de cette membrane au contact des corps étrangers. Pour s'assurer que la cornée possède bien sa sensibilité normale, ou une sensibilité égale à celle de l'autre œil, on promènera doucement à sa surface les barbes d'une plume d'oie ou simplement un petit tortillon de papier de soie ou de papier à cigarettes. A l'état normal, la sensibilité de la cornée est telle que le moindre contact de ces objets, cependant si délicats, est intolérable et oblige à faire cligner les paupières et même à retirer la tête en arrière.

On n'abandonnera pas l'examen de la cornée, sans observer attentivement la chambre antérieure et sans acquérir la certitude qu'elle est normale, quant à son contenu et quant à sa profondeur. A l'état normal, l'humeur aqueuse qui la remplit est d'une transparence parfaite, et ne doit renfermer aucun corps étranger; quant à la profondeur, elle est mesurée par la distance qui sépare la face postérieure de la cornée de la surface antérieure de l'iris et de l'espace pupillaire; à l'état normal, cette profondeur varie suivant les cas particuliers entre 2 et 3 millimètres.

L'examen de la cornée et de la chambre antérieure est inséparable de celui de l'iris. Celle-ci doit présenter une couleur nette et franche, en tout analogue à celle de l'autre œil, sauf dans quelques cas particuliers, fort rares à la vérité, ou les deux iris présentent une couleur différente (œil véron, hétéroglaucose). La surface ne doit présenter aucune inégalité, doit avoir un aspect nettement strié et fibrillaire, et être divisée en deux cercles d'inégale dimension, dont l'un, contigu au bord de la cornée, présente des stries radiées, est plus large, et a reçu à cause de cela le nom de *grand cercle* et l'autre contigu à la pupille, à stries circulaires, plus étroit que le précédent, a reçu le nom de *petit cercle*.

L'examen de l'iris entraîne à son tour celui de la pupille, ouverture circulaire dont est percée l'iris. Cette ouverture doit être parfaitement circulaire, ne présenter ni encoches ni dentelures; elle doit être de dimension parfaitement égale à celle de l'autre œil et avoir un diamètre qui présente des différences individuelles variant entre 2 et 6 millimètres. La pupille doit en outre être munie de mouvements de contraction et de dilatation, suivant les variations de l'intensité lumineuse. Ces mouvements de contraction et de dilatation sont de deux ordres. Ils sont soit spontanés, soit sympathiques ou synergiques.

Les mouvements spontanés sont ceux qui se produisent sur l'œil exposé lui-même aux variations d'éclairage; les mouvements sympathiques sont ceux qui se produisent par sympathie sur le second œil, tandis que le premier est en expérience. Pour examiner les mouvements spontanés, l'un des yeux étant couvert à l'aide de la paume de l'une des mains, l'observateur place la seconde main au-devant du second œil, puis la retirant vivement, il expose brusquement l'œil à la lumière. La pupille qui, à l'obscurité sous la main, s'était dilatée, se resserrera sous l'influence de l'accès de la lumière dans l'œil (action réflexe).

La rapidité avec laquelle cette contraction pupillaire s'effectuera nous montrera l'intégrité plus ou moins grande des fonctions de l'iris, et aussi le degré de sensibilité de la rétine; à l'état normal, cette contraction doit être, pour ainsi dire, instantanée. Lorsqu'elle a lieu plus lentement, on dit que la pupille est *paresseuse*.

Pour examiner les mouvements sympathiques, pendant que la main est tenue au-devant de l'un des yeux, comme nous le disions tout à l'heure, le second œil est laissé ouvert; au moment où on enlève la main placée au-devant du premier œil, au lieu de diriger le regard vers la pupille de celui-ci, on observe la pupille de l'œil resté ouvert. Celle-ci doit se contracter synergiquement sous l'influence de l'excitation de la rétine du premier œil par la lumière. On répète la même expérience sur les deux yeux. Les mouvements sympathiques doivent se produire également sur l'un et l'autre. Si, sous l'influence des tentatives faites pour provoquer l'excitation rétinienne sur le premier œil, la pupille du second ne montrait pas de contraction synergique, ou si celle-ci ne se montrait qu'à un faible degré, il faudrait en conclure que la perception rétinienne n'existe pas ou est affaiblie sur le premier œil.

Il est parfois nécessaire aussi dans certains cas, lorsqu'on a un doute sur l'intégrité de la pupille, sur sa mobilité, ou enfin pour obéir à certaines nécessités de l'examen, d'en provoquer la dilatation artificielle.

On se sert à cet effet de certains agents pharmaceutiques connus sous le nom de *mydriatiques*, et dont le plus employé est l'atropine. Cette dilatation de la pupille permettra dans quelques cas de reconnaître la présence d'adhérences entre l'iris et la cristalloïde (synéchies postérieures) jusque-là cachées aux regards. Nous reviendrons du reste, à la fin de ce chapitre, sur les moyens à employer pour provoquer la dilatation artificielle de la pupille.

La teinte de la pupille doit également fixer notre attention. A l'état normal, et pendant la jeunesse, elle doit être d'un noir d'ébène. Toutes les fois donc qu'elle présentera une coloration différente de celle-ci, on devra suspecter quelque anomalie. Mais on ne doit pas oublier qu'à partir d'un certain âge surviennent dans le cristallin, qui est immédiatement derrière la pupille, des modifications séniles, qui bien qu'altérant un peu la teinte de cette lentille biconvexe, n'en modifient néanmoins pas la transparence (sclérose sénile), sans quoi, on serait exposé à faire des erreurs de diagnostic, et à conclure à une opacité morbide du cristallin (cataracte), tandis qu'il ne s'agit en réalité que d'une modification physiologique. Cette sclérose du cristallin se manifeste par une teinte plus ou moins verdâtre ou jaunâtre que prend alors la pupille.

Lorsqu'on examine ainsi la pupille, il ne faut pas oublier que le cristallin est borné par deux surfaces sphériques, l'une, l'antérieure, convexe; la seconde, la postérieure, concave.

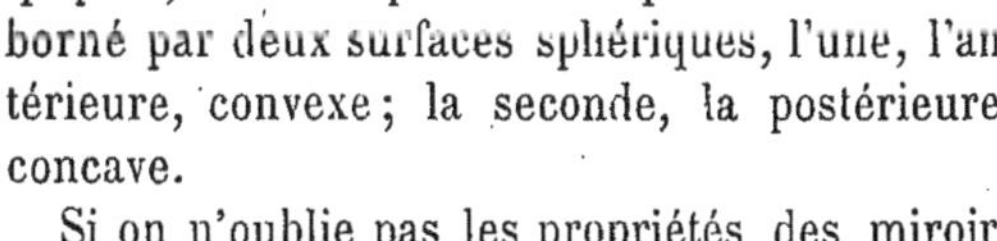

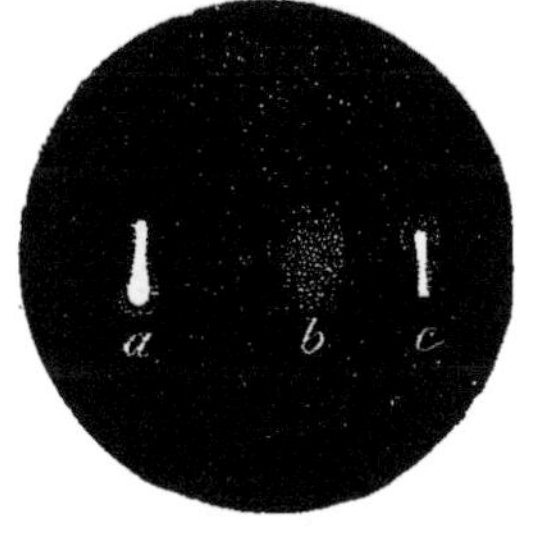

Fig. 35.

Si on n'oublie pas les propriétés des miroirs sphériques, on voit de suite que ces deux surfaces sphériques, dans le cas où le cristallin lui-même est transparent, doivent fournir, des objets voisins, la première, une image droite et plus petite, la seconde une image renversée et plus petite encore. Supposons, par exemple, qu'on place sur le côté de l'œil en expérience une bougie allumée; la flamme de celle-ci viendra se peindre sur la cornée (fig. 35) et y produira une première image *a*, très-brillante, droite virtuelle, plus petite que l'objet et qui occupera le voisinage du bord cornéen du côté correspondant à la bougie. Une seconde image *b*, également droite et virtuelle, plus grande que la précédente, mais moins brillante et moins nette, occupera à peu près le centre de la pupille et sera produite par la surface antérieure du cristallin. Enfin une troisième image *c*, renversée et réelle, plus petite que les deux autres, mais assez brillante et bien nette, se fera tout près du bord pupillaire opposé au côté où est située la bougie et sera due à la surface postérieure du cristallin.

Ces trois images, découvertes par Purkinje en 1823, peuvent être utilisées, ainsi que l'a fait le premier Samson en 1837, pour le diagnostic de certaines cataractes (cataractes noires) pour lesquelles les signes objectifs ordinaires, aspect et coloration, font défaut. Ces images sont connues sous le nom d'images de Purkinje ou de Samson, mais ne sont plus utilisées aujourd'hui au point de vue du diagnostic.

Enfin, on terminera l'exploration du champ pupillaire, en s'assurant qu'il n'y existe ni stries grisâtres (cataracte commençante), ni dépôts de matières étrangères (fausses membranes, fausse cataracte, cataracte capsulaire, dépôts de pigment).

Ces différentes parties une fois examinées, on devra rechercher si l'œil possède sa consistance normale, due à la tension intraoculaire, et si celle-ci n'est pas augmentée ou diminuée. Pour cela, on conseillera au malade de fermer les yeux et de les tourner en bas et, appliquant la pulpe de l'index de l'une des mains, sur un point quelconque de la partie supérieure du globe, et la pulpe de l'index de l'autre main sur un point voisin, on procédera à une série de douces pressions alternatives de l'un et de l'autre doigt, comme s'il s'agissait de rechercher la fluctuation dans un abcès. Cela fait, on répétera la même expérience sur l'autre œil, et procédant par comparaison, on constatera si l'un des yeux est plus dur ou plus mou que son congénère. On peut également faire cette exploration sur la partie inférieure du globe à travers la paupière inférieure (Coccius), afin de mieux pouvoir contrôler la direction du regard pendant l'expérience et être sûr que les deux yeux, lors de la comparaison, ont une direction identique. Si on a des doutes sur la tension de l'un des yeux et qu'on ne trouve pas les renseignements suffisamment exacts, on peut employer pour cet examen les instruments connus sous le nom d'ophthalmo-tonomètres (Donders, Dor, Weber).

Une fois la tension explorée, et le résultat noté, il ne reste plus qu'à constater de quelle façon les yeux exécutent leurs divers mouvements de rotation, d'abord pour chaque œil isolément, puis pour les deux simultanément. En d'autres termes, on examinera la mobilité absolue et relative de chaque œil. On fera fixer par chaque œil, isolément d'abord, un objet qu'on dirigera dans les différentes directions cardinales, en haut, en bas, en dedans, en dehors, puis successivement dans les différentes directions intermédiaires, en haut et en dedans, en haut et en dehors, en bas et en dedans, et enfin en bas et en dehors. Puis on répétera la même expérience pour les deux yeux ensemble, et on constatera si pendant l'expérience l'un des yeux ne prend pas une position vicieuse (strabisme).

Enfin, l'examen se terminera par l'exploration de la synergie musculaire. On ordonnera au malade de fixer, dans le plan médian, un objet, qu'on éloignera et rapprochera alternativement, pour constater si, pendant toute la durée de l'expérience, les deux yeux continuent bien à rester en fixation et s'il ne survient pas, à un certain moment, de position vicieuse de l'un des yeux (strabisme dynamique, insuffisance musculaire, de Græfe). Telles sont les seules parties dont l'exploration à l'œil nu nous soit permise.

2° — Exploration avec le secours de certains instruments d'optique.

Nous venons de voir comment on devait et comment on pouvait explorer à l'œil nu toutes les parties extérieures de l'œil, jusqu'au champ pupillaire; mais à partir de ce point notre regard est absolument arrêté, et il lui est impossible de pénétrer au delà, à moins de se servir dans ce but de certains moyens artificiels et surtout de certains instruments.

Mais, avant de chercher à pénétrer au delà de la pupille, il est souvent utile de procéder à un examen plus minutieux des parties antérieures, pour acquérir des renseignements plus précis. Pour cet examen plus délicat, on se servira avec fruit de quelques instruments d'optique.

Le premier de ces instruments, c'est la loupe. Nous avons indiqué sommairement plus haut la théorie du phénomène de grossissement; aussi n'y reviendrons-nous pas. Nous nous bornerons à indiquer les divers instruments les plus pratiques et les plus généralement employés. Le plus simple et en même temps le moins cher de tous est celui que les opticiens désignent sous le nom de *loupe de naturaliste*. Mais cet instrument ne fournit qu'un faible grossissement, 2 à 3 diamètres, et n'est pas achromatique.

Un autre instrument un peu plus parfait est la loupe de Frauenhöfer. Mais, bien que cet instrument donne un grossissement de 3 à 6 diamètres, l'inconvénient d'un foyer très-court, qui force l'observateur à se rapprocher beaucoup de l'objet, le rend peu pratique.

L instrument le plus parfait, assurément, est la loupe de Brücke. Il se compose de deux tubes rentrant l'un dans l'autre et renfermant, comme la lunette de Galilée, une lentille objective convexe achromatique et une lentille oculaire concave, également achromatique. Cette disposition donne à l'instrument un foyer beaucoup plus long. Le grossissement qu'il fournit peut aller jusqu'à 10 ou 12 diamètres.

Toutes les fois donc qu'on voudra acquérir des renseignements plus exacts sur une lésion de l'une des parties que nous avons indiquées tout à l'heure, et notamment sur l'état de la conjonctive palpébrale ou oculaire, de la chambre antérieure, de la cornée, de la pupille ou de la face antérieure du cristallin, on se servira avec avantage des instruments que nous venons d'indiquer, et particulièrement du dernier. C'est ainsi que certaines affections de la cornée accompagnées de lésions directes de cette membrane (corps étrangers, plaies, ulcérations) ou de développement de vaisseaux à sa surface, seront utilement examinées à la loupe.

Il en sera de même pour certains corps étrangers de la chambre antérieure (cysticerques) et pour certaines tumeurs de l'iris (condylômes, kystes).

Les lésions de la pupille (dépôts de pigment, fausses membranes, membrane pupillaire persistante) et quelques altérations du cristallin (cataracte pyramidale, cataracte capsulaire, cataracte corticale antérieure) nécessitent presque toujours aussi l'emploi de ce mode d'exploration.

Dans tous ces cas, on pourrait remplacer la loupe de Brücke par le microscope oculaire de Wecker ou par le nôtre. Mais ces instruments, à cause de leur prix élevé, et surtout à cause de la difficulté de leur emploi, due à l'impossibilité de rendre l'objet de l'examen absolument immobile, ne trouvent que fort rarement leur application. On peut, avec leur secours, obtenir un grossissement qui varie de 18 à 30 diamètres, grossissement très-suffisant lorsqu'on veut examiner les vaisseaux de nouvelle formation à la surface de la cornée, par exemple.

Mais le mode d'exploration le plus pratique assurément, celui qui nous fournit les résultats les plus précieux, est celui connu sous le nom d'*éclairage latéral*, d'*éclairage oblique*, ou d'*éclairage focal*. Il consiste à concentrer, au moyen d'une lentille biconvexe à court foyer, sur la partie à examiner, les rayons lumineux émanés d'une source de lumière artificielle.

Voici comment on doit y procéder :

Dans une pièce préalablement rendue obscure, le malade est assis à côté d'une table sur laquelle, à quelques pieds de distance et en avant de lui, est placée une lumière artificielle dont la flamme doit être sensiblement à la même hauteur que l'œil à examiner. Le malade doit en outre être placé de façon que l'œil à examiner soit du côté de la lumière.

L'observateur alors, relevant légèrement la paupière supérieure du sujet avec le pouce de l'une des mains, approche de l'œil à explorer une lentille biconvexe de un pouce et demi à un pouce trois quarts de longueur focale, tenue entre le pouce et l'index de l'autre main. Il appuie les trois autres doigts sur la tempe du côté correspondant et rapproche la lentille, jusqu'à ce qu'il voie se peindre, au voisinage de la partie à examiner, l'image de la flamme de la lumière. Puis, en même temps qu'il conseille au malade de porter l'œil dans la direction qu'il juge convenable, il fait déplacer la lentille de façon à en amener le foyer exactement sur le point à explorer.

Nul mode d'examen ne peut être comparé à celui-là.

Par ce moyen, on obtient des effets de contraste des plus saisissants. La partie ainsi éclairée tranche, de la façon la plus vive, sur les parties environnantes restées dans l'ombre, le regard n'est plus distrait par les parties voisines et se concentre tout entier sur l'objet de l'examen ; enfin, l'éclairage, très-vif, montre les parties à examiner avec une netteté telle que les moindres détails ne peuvent passer inaperçus.

On comprendra sans peine que cette méthode d'investigation ne puisse pas être employée avec la lumière solaire, car chacun sait que les lentilles biconvexes, en même temps qu'elles jouissent de la propriété de colliger les rayons lumineux, possèdent aussi celle de concentrer les rayons calorifiques ; mais même avec les rayons de lumière diffuse, exempts de propriétés calorifiques, ce moyen doit être repoussé, à cause de l'excitation, parfois fort pénible, qu'il occasionne sur la rétine.

Si on veut pousser l'examen jusqu'aux dernières limites de l'exactitude, on peut employer simultanément la loupe ou le microscope et l'éclairage latéral.

Ici se place une question assez importante de pratique, le choix de la source éclairante.

La source de lumière la plus simple, celle que l'on a presque partout à sa disposition, c'est une bougie. Certes, on peut déjà voir bien et beaucoup avec cette lumière peu intense, et dans bon nombre de cas, surtout quand il existe de la photophobie, ou lorsque nous redoutons une trop vive excitation rétinienne, nous lui donnons la préférence sur toute autre. Mais nous venons de le dire, son intensité est très-faible et par des essais au photomètre on est arrivé à démontrer que si la lumière solaire représente une intensité mesurée par 350 unités de lumière à peu près, celle d'une bougie n'atteint guère que 7 unités environ. On comprendra qu'il faille, dans certains cas, avoir recours à une source lumineuse plus éclairante. On peut alors faire usage d'une lampe carcel ou à modérateur; mais ces lampes ont un inconvénient, elles sont en général pourvues de verres présentant un coude dont la présence se révèle dans l'image de la flamme sous forme d'une bande noire, la divisant transversalement, et qui est parfois fort gênante. En outre, ces lampes fument souvent, réclament des soins minutieux de propreté, exigent qu'elles soient d'un assez fort calibre et nécessitent des soins qui en rendent parfois l'usage immédiat très-difficile ou très-ennuyeux. On leur préfère donc souvent la lumière du gaz d'éclairage.

Dans les locaux où un nombre plus ou moins grand de personnes doivent examiner en même temps, ce qui nécessite l'emploi de plusieurs lampes, dans nos cliniques ou dans les hôpitaux, par exemple, les lampes à gaz sont incontestablement préférables; pas de bande obscure dans l'image, pas de soins d'entretien, possibilité d'emploi immédiat, consommation peu coûteuse, tout cela est fort avantageux. Mais cependant ce mode d'éclairage possède de grands inconvénients, qui, pour nous, ne contre-balancent pas seulement ses avantages, mais l'emportent même sur eux.

La lumière du gaz présente un vacillement et une crépitation insupportables; elle a un pouvoir calorifique considérable, et un éclat blanchâtre parfois très-pénible à supporter. Le gaz lui-même a une odeur peu agréable. De plus, si nous nous sommes plaints tout à l'heure que la bougie éclairait trop peu, on doit reconnaître, qu'excepté certains cas où une lumière très-intense est nécessaire (opacité un peu prononcée du cristallin ou du corps vitré) la lumière du gaz a une trop grande intensité qui éblouit le malade et l'observateur.

Nous préférons donc de beaucoup la lumière fournie par une bonne lampe et particulièrement par les lampes dites à double courant d'air, en usage dans les hôpitaux de Paris et dans la marine de l'État.

Ces lampes, grâce à une ingénieuse disposition, sont munies de verres *droits* analogues aux verres à gaz, de sorte que l'image de leur flamme ne présente pas de bande obscure. Constance et immobilité de la flamme; pouvoir éclairant presque égal à celui du gaz et dépourvu de l'éclat blanchâtre si fatigant et si pénible de celui-ci, tels sont leurs avantages.

Du reste, au point de vue du pouvoir éclairant et d'après les mêmes expériences photométriques, dont nous parlions tout à l'heure, on a pu montrer que l'intensité lumineuse d'une bonne lampe, dont le bec mesure de 13 à 14 lignes de diamètre (29 à 32 millimètres) était représentée par 25 à 27 unités de lumière, ce qui est parfaitement suffisant, tandis que celle d'un bec de gaz ordinaire l'était par 75 à 80 de ces mêmes unités.

Au moyen de l'éclairage latéral, donc, on peut exactement explorer toute la partie antérieure du globe, les paupières, la conjonctive, la cornée, la chambre antérieure, l'iris et la pupille, avec une netteté et une précision que la lumière du jour ne saurait nous donner. En outre, il devient ainsi possible d'explorer le cristallin tout entier, sa face antérieure, ses couches périphériques antérieures, son noyau, ses couches périphériques postérieures, et enfin sa surface postérieure elle-même. Bien plus, il peut même nous fournir de très-précieux renseignements sur l'état de la portion antérieure du corps vitré.

A cause de tous ces avantages et aussi à cause de l'impossibilité d'observer les parties profondes sans le secours de la lumière artificielle, ainsi que nous e verrons bientôt, on voit qu'aujourd'hui la lampe doit brûler en permanence dans le cabinet de consultation des ophthalmologistes, et on comprendra facilement pourquoi certains d'entre eux, et nous-même, préférons observer constamment à la lumière artificielle, d'autant mieux que, dans bien des cas, la photophobie, ce symptôme si pénible pour le malade et si souvent gênant pour l'examen du médecin, est beaucoup moins violente à l'éclairage artificiel qu'à la lumière du jour, ce qui évite d'employer la rigueur pour procéder à l'examen.

Nous devrions aborder maintenant l'étude des modes d'exploration de l'œil dans ses parties profondes.

Mais ici se présentent à nous deux problèmes d'une extrême importance et dont le manque de solution a pendant bien longtemps empêché le regard de nos devanciers de pénétrer dans la cavité oculaire.

1° Pourquoi les yeux de quelques personnes et surtout de quelques animaux présentent-ils, à certains moments, le phénomène du *chatoiement* ou *miroitement*, et 2° pourquoi, lorsque nous regardons une personne ou un animal placé en face de la lumière, leurs pupilles restent-elles noires?

Ces deux questions, que nous séparons ici, sont en réalité absolument connexes; elles ont arrêté pendant longtemps l'attention des physiciens et des physiologistes, car, nous le verrons tout à l'heure, la possibilité de provoquer le miroitement à volonté était la clef de la découverte de l'ophthalmoscope. La solution de ces questions est pourtant si simple qu'on s'étonne qu'elles n'aient pas été résolues plus tôt.

Tout le monde connaît le phénomène du miroitement pour l'avoir observé fortuitement. Pendant longtemps, on a cru devoir l'expliquer par la phosphorescence, suivant la théorie de Dessaigne (1) : « Les yeux de certains animaux, dit-il, possèdent la faculté de s'enflammer et de briller comme le feu dans l'obscurité ». On pensait que ces yeux possédaient la faculté de retourner au dehors, pendant la nuit, les rayons solaires absorbés pendant le jour; on attribuait à ce phénomène la faculté que possèdent le chat et certains autres animaux, de voir distinctement la nuit. Mais peu après, Bénédict Prevost (2) réfute l'opinion de la phosphorescence spontanée et conclut que le phénomène du chatoiement est dû à la réflexion des rayons lumineux, que ce phénomène n'a rien de commun avec la volonté, qu'on ne peut l'observer dans l'obscurité absolue ou presque absolue et qu'il ne saurait aucunement aider l'animal à s'orienter. Cette opinion eut beaucoup de peine à se faire jour; néanmoins, c'est elle qui servit d'assise à l'édifice qui plus tard fut couronné par la découverte de l'ophthalmoscope. On attribua même bientôt le chatoiement non-seulement à la réflexion de la lumière, mais à sa réflexion par le tapis (*tapetum lucidum*) qui se trouve au fond de l'œil de certains animaux.

Rudolphi même (3) fait observer que le phénomène ne peut se produire que dans certaines positions des yeux et, en outre, pour montrer, qu'il ne s'agit pas d'une propriété phosphorescente ou électrique liée à la vie, comme on l'a aussi prétendu, il fait voir que le miroitement se produit même dans les yeux du chat décapité.

Peu après Esser (4) montre que ce phénomène s'observe sur les yeux du chat mort avec bien plus de netteté que pendant la vie, parce qu'après la mort, la pupille est dilatée, ce qui permet l'entrée et la sortie d'une plus grande quantité de lumière. Pour lui, la réflexion est produite par le tapis.

Jusqu'alors on n'avait observé le phénomène que par hasard, lorsque E. Brücke (5), l'ayant observé aussi fortuitement, s'appliqua à le produire à volonté et imagina l'expérience suivante. Il prend une lampe ordinaire et la place entre lui et l'observé; il fait fixer à ce dernier un objet placé à 8 ou 10 pieds devant lui, mais dans une direction telle que ses yeux se trouvent à la même hauteur que la flamme de la lampe. Il cache alors, pour ses propres yeux la flamme à l'aide d'un écran, place ses yeux à la même hauteur que la flamme et regarde les yeux du sujet en rasant la lampe. Si l'observé regarde du côté de l'obscurité en rasant également la lampe ou qu'il fasse mouvoir lentement ses yeux de côté et d'autre, la pupille ne tarde pas à paraître éclairée en rouge. La pièce où se fait l'expérience doit être obscure et la lumière d'une faible intensité, afin que les pupilles soient aussi dilatées que possible.

A cette époque, un ami de Brücke, von Erlach, myope et portant des lu-

(1) *Mémoire sur la phosphorescence, couronné par l'Institut*, Paris, 1809.

(2) *Considérations sur le brillant des yeux du chat et de quelques autres animaux.* (*Revue Britannique*, T. XLV, 1810.)

(3) *Grundriss der Physiologie*, Bd. I, Berlin, 1821.

(4) *Archiv von Kastner*, Nürnberg, 1826.

(5) *Müller's Arch.*, 1847.

nettes, lui apprit qu'il avait déjà constaté ce phénomène et que chaque fois qu'il l'avait observé il avait remarqué que ses lunettes *miroitaient*.

Peu de temps après, Helmholtz, amené par ses études d'optique physiologique à étudier ce même phénomène, dut s'arrêter d'abord à la deuxième question, et se demanda pourquoi, lorsque nous regardons un sujet ou un animal placé en face de la lumière, sa pupille reste noire?

Pendant longtemps, on avait cru que la raison pour laquelle la pupille reste noire dans les conditions ordinaires, reposait sur ce fait que la rétine est absolument transparente et ne réfléchit par conséquent point de lumière et que toute la lumière qui entre dans l'œil est absorbée par la choroïde. Helmholtz fit voir que ce n'était pas là la véritable explication du phénomène, car, en négligeant même ce fait, que la rétine réfléchit une faible quantité de lumière, et que la choroïde en réfléchit une quantité assez notable, il existe dans le fond de l'œil des parties d'où une quantité considérable de rayons lumineux sont retournés au dehors, telles que l'entrée brillante du nerf optique et les vaisseaux sanguins, par exemple.

Mais, fait-il remarquer en outre, si la teinte du fond de l'œil n'a aucune influence sur l'aspect noir de la pupille, la raison de ce phénomène doit résider tout entière dans la réfraction que subit la lumière à travers les milieux réfringents de l'œil. Voilà, en effet, la clef de ce problème resté si longtemps insoluble!

Lorsqu'on fixe avec attention un objet brillant, la flamme d'une bougie, par exemple, il se fait sur la rétine de l'observateur une image renversée très-brillante de cette flamme. A cet endroit, la rétine est par conséquent fortement éclairée; mais toute la lumière qui est réfléchie de ce point lumineux et qui n'est pas absorbée par la choroïde située derrière, retourne se réunir dans le lieu de l'objet lumineux, en suivant, pour sortir de l'œil, exactement le même chemin que lors de son entrée. Les différents points de la flamme et les images de ces points sur la rétine sont des *foyers conjugués* de lumière.

Si donc, quand on observe un objet lumineux, la lumière réfléchie doit toujours retourner vers son point de départ et ne peut jamais dévier de sa route, il en résulte que nous ne pouvons pas voir la pupille éclairée et chatoyante, parce que la lumière, n'émanant pas de notre œil, il ne peut en revenir de l'œil observé vers le nôtre. En d'autres termes, *nous ne pouvons pas placer notre œil sur le chemin des rayons de lumière réfléchis, émanés de l'œil observé, sans en même temps intercepter les rayons de lumière incidente.*

Si, par conséquent, l'observateur veut se placer dans la direction nécessaire pour percevoir une partie de la lumière qui retourne de l'œil observé vers la source de lumière, il lui faudra nécessairement placer sa tête entre l'œil observé et la lumière, condition qui, interceptant aussitôt l'accès de la lumière dans l'œil observé, empêchera naturellement qu'il en émane. Mais on verra chatoyer la pupille d'un sujet dont les yeux sont normalement pigmentés, en changeant légèrement les conditions de l'expérience; par exemple, en regardant dans cet œil à peu près dans la direction de la lumière incidente, c'est-à-dire en plaçant son propre œil très-près de la source de lumière. Un second moyen en outre, pour provoquer le phénomène, consistera dans l'emploi de moyens adjuvants.

C'est alors que Helmholtz, se rappelant la remarque faite par von Erlach et par lui communiquée à Brücke, fit observer d'abord que, si l'on perçoit le phénomène du miroitement d'autant plus facilement que l'on se rapproche de la direction de la lumière incidente, on devra produire le phénomène avec bien plus d'intensité, si l'on peut arriver à placer l'œil observateur exactement dans la direction de la lumière incidente, de façon que la lumière semble émaner de cet œil lui-même. C'était pour lui l'explication de l'observation toute empirique de von Erlach.

Il pensa que les verres de lunettes devaient jouer le rôle de ces moyens adjuvants dont nous venons de parler. Dans ces conditions, toute la lumière qui n'est pas absorbée par l'œil observé, devra revenir directement vers l'œil observateur, et le phénomène se produira dans sa plus grande intensité.

Mais, au lieu de se servir de verres concaves (verres de lunettes de myopes) il utilisa des verres plans et voici l'expérience mémorable qu'il institua et qu'il décrivit en 1851 (1).

Entre l'œil A de l'observateur (fig. 36.) et l'œil B de l'observé, on place

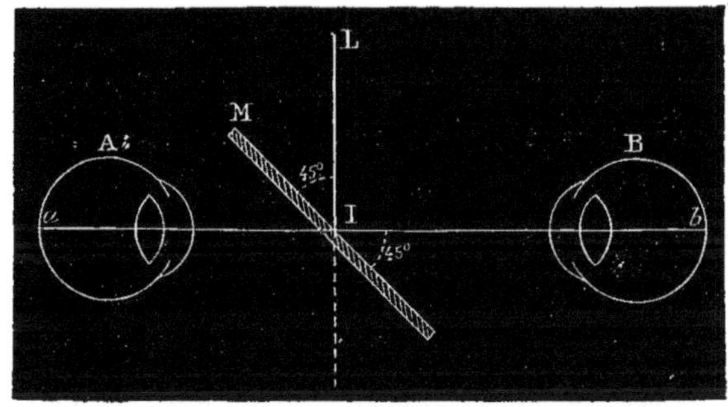

Fig. 36.

une plaque de verre M, à surfaces planes et parallèles, et sur le côté de cette plaque de verre une source éclairante L, une lampe, par exemple. On donne alors à la plaque de verre une position telle que les rayons lumineux émanés de la source de lumière après s'y être réfléchis, tombent dans l'œil B. Les lignes visuelles des deux yeux, A et B, doivent se trouver sur une ligne droite commune *ab*. La plaque de verre doit former avec cette ligne, en I, un angle de 45°. La lampe doit occuper une position telle que le rayon LI qui en part pour arriver sur la plaque M, forme avec elle, en I, un autre angle de 45°. Une partie du rayon lumineux LI traverse la plaque M et se perd dans l'espace; mais une autre partie sera réfléchie, et ce rayon réfléchi formera également avec la plaque M un angle de 45°.

(1) *Beschreibung eines Augenspiegels, zur Untersuchung der Netzhaut im lebenden Auge*, Berlin, 1851.

Ib nous donnera par conséquent la direction du rayon réfléchi. Par suite, le rayon LI, après sa réflexion sur la plaque de verre, continuera sa route dans la direction de la ligne visuelle de l'œil B, pénétrera à travers la pupille de cet œil, en atteindra le point *b* et l'éclairera. Arrivée en *b*, une partie de la lumière sera absorbée par le pigment choroïdien. Une autre partie sera réfléchie dans la direction qu'elle avait suivie pour entrer dans l'œil et en ressortira suivant la direction *b*I. Continuant son chemin, elle atteindra de nouveau la plaque de verre en I; là encore une partie de ce rayon sera réfléchie vers L, son point de départ; une autre partie traversera la plaque de verre. Cette seconde partie, qui n'est pas réfléchie, suit la même direction, ou plutôt une direction légèrement parallèle, et par conséquent négligeable si la plaque est très-mince et exactement dans la direction de la ligne visuelle de l'œil A. Le rayon pénètre à travers la pupille de cet œil, en atteint la rétine et est perçu par elle. L'œil A voit ainsi le fond de l'œil B miroiter, parce que l'œil A regarde maintenant exactement dans la direction de la lumière incidente dans l'œil B. Pour l'œil B, en effet, la source de lumière ne se trouve plus en L, mais bien sur le prolongement du rayon I*b*, dans la direction I*a*.

En disposant l'expérience comme nous venons de l'indiquer, les deux lignes visuelles se confondant ensemble, l'œil observé semble éclairé au minimum, parce que c'est la tache jaune (*macula lutea*) qui est alors éclairée, et que c'est précisément dans cette région que le pigment choroïdien est le plus abondant et qu'il y a le moins de lumière réfléchie. Mais si, sans rien changer du reste à l'expérience, on fait exécuter à l'œil des mouvements dans différents sens, l'éclairage devient immédiatement plus brillant, parce que tous les autres points du fond de l'œil réfléchissent plus de lumière que celui-là. Pour la même raison, le fond de l'œil paraît le plus brillant lorsque l'extrémité de la ligne I*b* atteint le point d'entrée du nerf optique dans l'œil, parce que c'est précisément là le seul point où toute la lumière incidente est réfléchie, vu l'absence de la choroïde en ce point.

Après que Helmholtz eut ainsi montré comment on pouvait provoquer le miroitement de l'œil, parut en 1852, dans la « *Deustche Klinik* » un article sur un prétendu cas de miroitement spontané. Coccius alors (1), afin de réfuter ce cas, montra qu'il était même possible de voir chatoyer l'œil humain, lorsque la source lumineuse est placée derrière la tête du malade, phénomène qui, au premier abord, semble plaider en faveur du chatoiement spontané. Ce phénomène se produit le plus facilement au moment d'examiner un chat ou un chien à l'ophthalmoscope. La lumière est alors derrière la tête de l'animal et souvent, bien avant que le miroir éclaire l'œil, on voit celui-ci miroiter brillamment. Bien entendu, dans ce cas, il ne peut pas pénétrer de lumière de la lampe dans l'œil de l'animal. Si on ne veut pas admettre dans ce cas le miroitement spontané, il faut rechercher où se trouve alors la source de lumière. Ne pouvant atteindre directement l'œil du sujet, derrière

(1) *Ueber die Anwendung des Augenspiegels*, etc. Leipzig, 1853.

la tête duquel elle est placée, il faut que la lumière soit d'abord réfléchie d'un point quelconque dans l'œil à observer. Ce point de réflexion est fourni ici par la figure claire de l'observateur; aussi jamais un nègre ne pourra-t-il percevoir ledit phénomène. Le peu de lumière ainsi réfléchie par le visage de l'observateur est suffisant pour provoquer le chatoiement dans les cas où se rencontrent les conditions les plus favorables pour sa production, tel l'œil d'un animal pourvu d'un tapis brillant, ou l'œil d'un homme peu pigmenté et présentant une pupille large (Mauthner).

C'est pour cette raison aussi que lorsque parfois un chat ou un chien se trouvent le soir sous une table couverte d'un tapis, dans une chambre éclairée par une lampe, et que, placé en face de cette lampe, on regarde sous la table on ne voit souvent que les deux yeux de l'animal, brillant comme des escarboucles. Dans ce cas encore, les yeux de l'animal sont éclairés par la lumière réfléchie par le visage de l'observateur (Mauthner).

Enfin, en dehors de ces diverses méthodes de provoquer le miroitement de l'œil, il en existe une autre, imaginée par Czermack. On sait que, chez l'albinos, le prétendu miroitement spontané de l'œil repose sur ce fait que, vu le manque de pigment choroïdien et iridien, il pénètre de la lumière diffuse dans l'œil à travers l'iris et la choroïde. Czermack a donc montré qu'on peut éclairer ainsi tous les yeux artificiellement, en faisant diriger l'œil fortement en dedans et en concentrant, au moyen d'une lentille très-convergente, sur un point quelconque de la partie externe de la sclérotique, une grande quantité de lumière. La lumière pénètre en partie à travers la sclérotique et la choroïde et éclaire l'intérieur de l'œil. La lumière, réfléchie par chacun des points du fond de l'œil, obéit aux lois de la réfraction et ressort par la pupille. Il est alors aisé pour l'observateur de se placer sur le chemin des rayons émergents et il voit alors la pupille éclairée en rouge.

Maintenant que nous connaissons le moyen d'éclairer l'intérieur de l'œil, nous devons nous demander comment il se fait qu'une fois le fond de l'œil éclairé ainsi, on ne puisse pas toujours arriver à en saisir les différents détails. C'est encore à Helmholtz que nous sommes redevables de cet immense service rendu à l'ophthalmologie; car, en indiquant l'expérience ci-dessus, il indiquait du même coup le moyen de voir les détails du fond de l'œil. Dans l'expérience que nous avons indiquée tout à l'heure, nous n'avons tenu compte que d'un seul rayon lumineux, et nous avons fait abstraction de l'action du cristallin de l'observé et de celui de l'observateur; mais il faut tenir compte de ces divers éléments du problème, et même nous devons dire qu'en pratique, ces conditions varient suivant chaque cas particulier, c'est-à-dire suivant la construction de l'œil de chaque sujet et suivant la construction de celui de chaque observateur.

Nous supposerons donc, d'abord, le cas le plus simple, celui où les deux yeux sont normalement construits, c'est-à-dire celui dans lequel ces yeux jouissent de la faculté de réunir sur leur rétine respective des rayons lumineux parallèles, ou, si on aime mieux, des yeux dans lesquels la rétine se trouve au foyer principal du cristallin.

Les choses étant disposées ici comme dans l'expérience simple, voyons ce qui va se passer :

Soit A (fig. 37) l'œil observateur, B l'œil observé, L la lumière, M le miroir. Comme la lumière L se trouve à une distance finie, les rayons lumineux qu'elle envoie vers B, après avoir traversé le cristallin, continueront leur route en convergeant et iront fournir, au delà de la rétine, au foyer conjugué du cristallin par rapport au point L, une image L' de la lumière. Il en résultera sur la rétine, en *b*, un cercle de diffusion qui transformera cette portion du fond de l'œil en une nouvelle source de lumière. Les rayons lumineux partis de ces points, qui sont au foyer principal du cristallin, après leur réfraction par ce dernier, sortiront de l'œil dans une direction parallèle, traverseront, sans être déviés, le miroir M et atteindront l'œil observateur A. Là les rayons réfractés par le cristallin iront atteindre la rétine placée exactement au foyer principal, et si la lumière est assez vive, et surtout si l'observateur est placé assez près pour que le champ de vision soit aussi large que possible, cet observateur verra l'image droite du fond de l'œil exactement comme il la verrait à l'aide d'une loupe simple dont le cristallin fait ici les fonctions.

Mais les choses ne se passent pas toujours ainsi. La construction des yeux diffère et en outre, l'œil est pourvu d'une faculté appelée *pouvoir d'adaptation* ou *pouvoir d'accommodation*, qui, sauf quelques exceptions, rarement soumis à la volonté, agit d'une façon presque continue et constitue un élément parfois fort gênant dans l'examen à l'ophthalmoscope. Il faut alors employer des moyens adjuvants. Le plus simple de tous est celui indiqué par Helmholtz; il consiste à placer, entre l'œil observé et l'œil observateur, une lentille *biconcave*, qui, quel que soit le cas, permettra toujours de voir une image droite du fond de l'œil. Examinons donc comment les choses vont se passer dans les hypothèses suivantes :

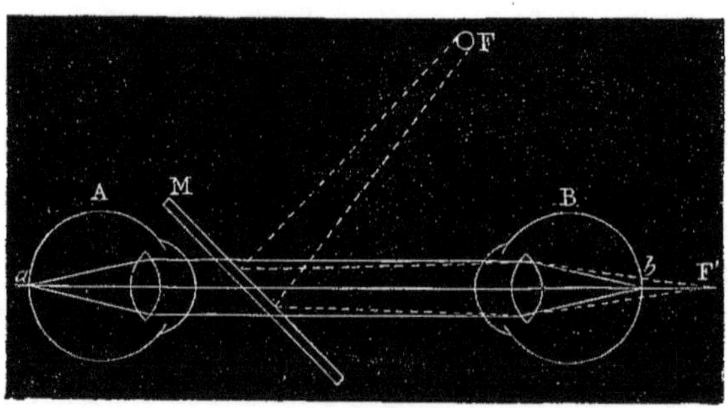

Fig. 37.

1° L'œil observé est myope, c'est-à-dire, qu'il ne peut réunir sur sa rétine, que des rayons de lumière divergents;

2° L'œil observé est hypermétrope, c'est-à-dire qu'il ne peut réunir sur sa rétine que des rayons de lumière convergents.

Dans le premier cas, les rayons lumineux partis de la lumière F (fig. 38) iront, si la myopie est modérée, se réunir sur la rétine; si celle-ci se

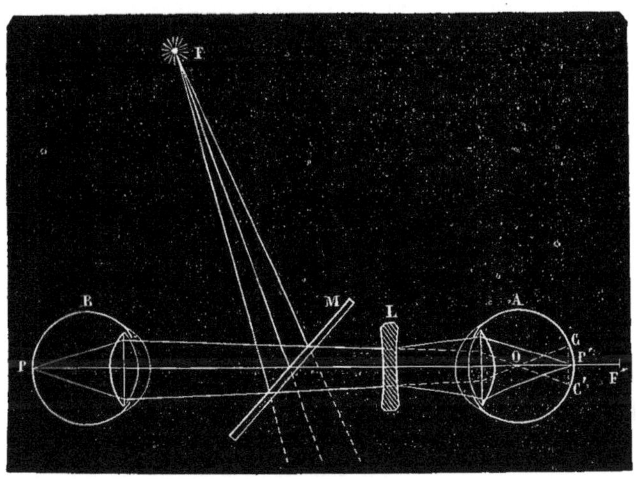

Fig. 38.

trouve par hasard au foyer conjugué du cristallin, par rapport à la position de la lumière, ou en avant d'elle, si la myopie est forte. De la sorte, le point P de la rétine de l'œil B deviendra lumineux à son tour. Les rayons, partis de ce point suivront, pour sortir de l'œil, le même chemin que lors de leur entrée et après avoir traversé le cristallin, ils seront convergents, de façon à venir au point O, situé en avant de la rétine de l'œil observateur, faire une image renversée du point F. Pour que l'œil de l'observateur puisse percevoir cette image, il faudra placer, entre l'œil observé B, et l'œil de l'observateur A, une lentille biconcave L de longueur focale variable suivant le cas, qui transformera les rayons convergents en rayons parallèles ou divergents et partant, permettra à ces rayons de se réunir, comme dans le cas précédent sur la rétine de l'observateur.

2° Dans le second cas, les rayons lumineux partis de F (fig. 39) atteindront l'œil B en divergeant. Ils iront en F′ former une image de F. Sur la rétine, en *b*, se fera un cercle de diffusion. Les rayons lumineux partis de ce point, situé entre le foyer principal et le cristallin, ressortiront de l'œil en divergeant et devront aller fournir en *b′* une image droite, virtuelle et agrandie de *b*, en arrière de l'œil B. Mais les dimensions de cette image, sont telles, qu'à moins de se placer très-près, de façon à augmenter le champ de vision, l'œil A ne peut en observer que de petites parties. Pour voir cette image à distance, on devra placer entre l'œil A et l'œil B, une lentille biconcave L qui, rendant les rayons émanés de *b* encore plus divergents, leur donnera une direction telle qu'ils sembleront être partis de b''. Cette image semblera donc plus petite et plus rapprochée de l'œil observateur.

Nous avons dans les deux cas précédents supposé l'œil observateur normal ou emmétrope. Si cet œil était myope, il suffirait dans les deux cas, que l'observateur neutralisât sa propre myopie, en choisissant le verre biconcave, à placer entre son œil et l'œil à observer, d'une puissance réfringente supé-

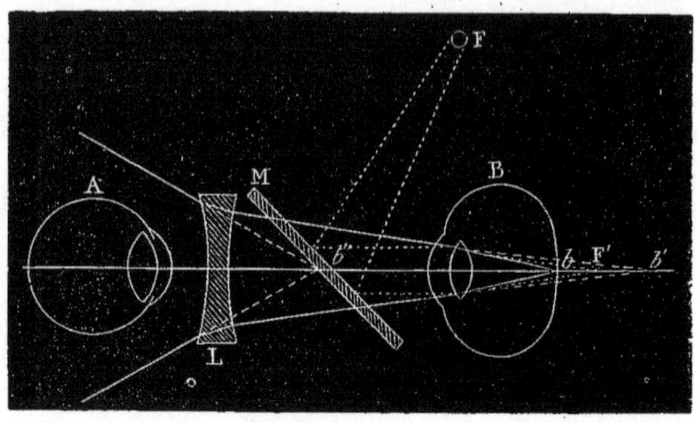

Fig. 39.

rieure à celle du verre que devrait employer l'emmétrope. Si l'œil observateur était hypermétrope, il lui suffirait, au contraire, de choisir ce même verre de puissance réfringente plus faible.

Telles sont les données que Helmholtz indiquait lui-même dans sa célèbre brochure de 1851 et dont l'apparition fut le signal d'une véritable révolution en ophthalmologie.

Aussitôt une foule d'hommes éminents entreprirent en Allemagne, de tirer parti de la nouvelle découverte. Mais, vu le peu de lumière que fournissait l'instrument de Helmholtz, et, vu surtout l'incommodité du procédé d'observation indiqué par le célèbre physiologiste, on dut chercher une solution plus pratique du problème.

Peu de temps après la description de son ophthalmoscope, Helmholtz montra (1), qu'on pouvait déjà obtenir une image réduite, plus lumineuse et située plus près de l'observé, en plaçant au-devant de l'œil de celui-ci, une lentille biconvexe à court foyer. Celle-ci, transformant cet œil en un œil myope, modifie la marche des rayons lumineux, partis de la surface de la rétine éclairée par diffusion, et les fait converger au voisinage de son foyer principal. Seulement, et c'est un grand inconvénient, cette image, comme toutes celles fournies par les lentilles biconvexes, est renversée, et de plus elle est beaucoup plus petite que celle produite, lors de l'examen à l'image droite.

(1) *Vierordt's Arch.* Bd. II, p. 827. 1852.

Un autre inconvénient de l'exploration à l'aide de l'instrument de Helmholtz, était, nous l'avons dit, le peu de lumière fournie par les plaques de verre non étamé. On devait donc songer de suite à utiliser les miroirs de verre étamé, dépourvus de leur tain au centre, ou percés d'un trou, ou bien encore des miroirs métalliques également et forcément toujours percés au centre. C'est ce qui fut fait en effet, et bien qu'il soit impossible de contester à Helmholtz son admirable découverte, on doit faire remarquer que Warton Jones (1), affirme que quatre ans avant la découverte de Helmholtz, Babbage lui aurait fait voir un instrument construit par l'opticien Epkens, d'Amsterdam, et destiné à explorer l'intérieur de l'œil. Dans cet appareil, le réflecteur était un miroir de verre étamé, dans le centre duquel, sur une petite partie ovale, le tain manquait.

Bien que de semblables miroirs fournissent déjà plus de lumière que les plaques de verre simple de l'instrument de Helmholtz, leur pouvoir éclairant est encore faible; aussi Ruete (2) proposa-t-il de se servir pour l'examen du fond de l'œil, de miroirs concaves, de dix pouces de longueur focale. La lampe dans ce cas doit se trouver à une distance du miroir supérieure à sa longueur focale et inférieure au double de cette distance. De là résulte une image renversée, agrandie, réelle, située en avant du miroir et qui devient, pour l'œil observé, la source lumineuse. En associant à un semblable miroir une lentille biconvexe, placée entre le miroir et l'œil à observer, de telle façon que les rayons lumineux convergents, réfléchis par le miroir avant de former l'image de la lumière, rencontrent cette lentille, on obtiendra une image lumineuse plus rapprochée du miroir. L'association du miroir concave et de la lentille fera l'office d'un miroir concave à court foyer. Peu après, W. Zenhder (3) proposait l'emploi des miroirs convexes associés à une lentille collective placée près du miroir et d'une autre lentille placée près de l'œil à observer. Mais, malgré quelques avantages, ce procédé est resté peu usité, aussi nous contentons-nous de le signaler.

Enfin Ulrich, de Goettingen (4), a proposé d'utiliser pour l'examen du fond de l'œil, la réflexion totale des prismes rectangles. Ce principe qui depuis lors a reçu, comme nous allons le voir, d'autres applications, ne présente aucun avantage, au point de vue dont nous nous occupons; aussi cet ophthalmoscope est-il tombé rapidement dans l'oubli.

Tels sont les quatre principaux types d'ophthalmoscopes auxquels tous ceux construits depuis peuvent être ramenés.

Signalons encore, mais très-sommairement toutefois, les tentatives qui ont été faites, dans un but beaucoup plus spéculatif que pratique, de procéder à l'exploration de l'œil de l'observateur lui-même. Ce mode d'exploration a reçu le nom d'auto-ophthalmoscopie. Les trois principaux procédés en sont dus à Coccius, Heymann, et Giraud-Teulon. Tous trois sont basés sur des

(1) Follin, *Arch. gén. de méd.* t. II, p. 723, 1854.
(2) *Der Augenspiegel und das Optometer.* Goëttingen, 1852.
(3) *Arch. f. Ophth.* Bd. I, Abt. 1, p. 121. Berlin, 1854.
(4) *Henle und Pfeuffer's Zeitschrift*, 1853.

principes différents. Dans le procédé de Coccius, l'œil exploré l'est par lui-même. Dans le procédé de Heymann, l'observateur à l'aide de l'un de ses yeux, explore l'autre œil, en utilisant pour cela la réflexion totale des prismes. Dans celui de Giraud-Teulon, l'observateur explore son œil gauche à l'aide du droit, ou vice versa, en utilisant pour atteindre ce but, la réflexion de la lumière sur deux miroirs placés à 45° sur les deux lignes visuelles.

Sauf quelques-uns d'entre eux les instruments multiples imaginés depuis cette époque, ne méritent réellement pas une description détaillée, et nous n'en citerons que quelques uns présentant de réels avantages.

Le premier que nous rencontrons, dans l'ordre chronologique, est celui que proposa Coccius en 1853. Il se compose d'un miroir de glace étamée, plan, très-mince, au centre duquel le tain a été enlevé dans un espace circulaire de 1 millimètre $^1/_2$ de diamètre. La tige de l'instrument à laquelle est fixé le manche, est munie d'une petite barrette transversale, mobile, à l'autre extrémité de laquelle est fixée une tige portant un anneau destiné à recevoir une lentille collective de 10 à 12 pouces de longueur focale. La longueur de ce porte-lentille est telle, que le centre de la lentille se trouve à la même hauteur que le trou du miroir. Cette lentille, en faisant converger les rayons lumineux de la lampe sur le miroir plan, donne à celui-ci les propriétés d'un miroir concave, avec cet avantage toutefois que, comme on peut à volonté changer la lentille collective et la remplacer par une autre de longueur focale inférieure ou supérieure, on est par là en possession d'un miroir à *foyer variable.* La figure 40 est destinée à faire comprendre la marche des rayons lumineux fournis par cet instrument.

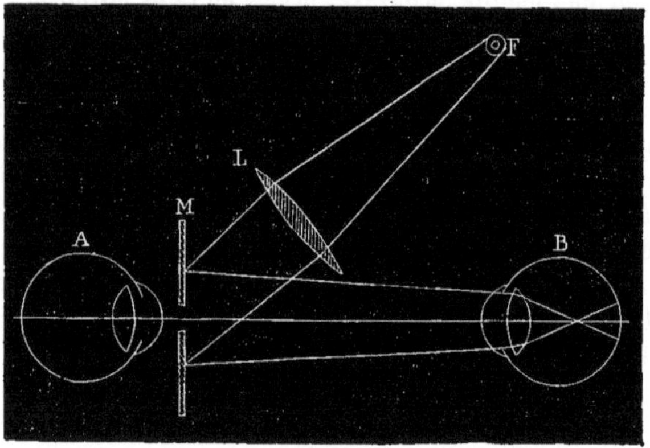

Fig. 40.

Soit : M le miroir, S la source de lumière, L la lentille collective et O l'œil à observer.

On voit que les rayons divergents partis de la lumière sont transformés par la lentille en rayons convergents, et si la lentille est convenablement choisie, ils viennent fournir sur la rétine de l'œil O, une image renversée de la flamme. C'est là une fort ingénieuse disposition et qui rend les plus grands services. En outre, un avantage encore très-réel de cette disposition est que, pouvant supprimer la lentille collective, l'observateur est ainsi en possession, s'il le désire, d'un miroir à faible pouvoir éclairant, ce qui, comme nous le verrons plus loin, est parfois d'un précieux secours.

Peu après que Ruete eut proposé l'emploi du miroir concave, il fit assujettir le miroir et la lentille sur une tige métallique rigide, munie d'une mentonnière, et construisit ainsi le premier ophthalmoscope fixe (1).

Bientôt, de Hasner (2) songea à enfermer le miroir concave et la lentille de Ruete à l'intérieur de deux tubes de cuivre, rentrant l'un dans l'autre, et mesurant, ainsi repliés, une longueur telle, qu'on pouvait facilement mettre l'instrument dans la poche. Dans cet instrument la distance du miroir à la lentille, une fois réglée, reste invariable et de plus, en entourant l'extrémité de l'instrument qui porte la lentille, avec la main, et en appuyant celle-ci sur le rebord orbitaire de l'œil à observer, cette main fait l'effet d'une sorte de chambre noire qui permet d'examiner l'œil à observer, même dans une pièce où ne règne pas une obscurité absolue. C'est cet ingénieux instrument, qui monté sur un pied et pourvu de vis, de pignons, de crémaillères etc. par les uns et enrichi (?) d'une prétendue chambre noire fixe par d'autres, a successivement été présenté, comme un nouvel instrument, tandis que ces modifications ne constituent à la vérité que les plus manifestes plagiats.

Une application fort heureuse du principe de la vision stéréoscopique à l'ophthalmoscopie a été faite par notre savant ami Giraud-Teulon. L'instrument que cet érudit confrère a fait construire, repose sur le principe suivant : lorsqu'un rayon de lumière rencontre, sous un angle de 45°, la surface hypothénusienne d'un prisme rectangle, ce rayon lumineux subit dans sa marche, une déviation à angle droit, ou si on aime mieux, ce rayon se réfléchit sur cette surface, en formant avec elle un nouvel angle de 45°. Ce rayon se réfléchit donc à l'intérieur du prisme et pour un observateur placé du côté de la surface opposée à la surface hypothénusienne, ce rayon lumineux semblera venir d'un point situé exactement en face de lui. Cette réflexion a reçu le nom de *réflexion totale*. Si au lieu d'employer un simple prisme, on utilise pour faire l'expérience un rhomboèdre, la *réflexion totale* s'y produira deux fois; une première fois, sur la première surface hypothénusienne et une seconde fois sur la seconde. De la sorte, en quittant le rhomboèdre, après sa deuxième réflexion totale, le rayon lumineux ressortira dans une direction parallèle à celle qu'il avait primitivement. De là résulte que, pour un observateur placé au point d'émergence de ce rayon, celui-ci semblera venir d'un point placé en face de l'observateur et latéralement de son véritable point de départ; la figure 41 ci-contre montre la marche des rayons lumineux dans l'instrument

(1) *Ophthalmologische Vorträge*, Prague, 1850.
(2) *Klinische Vorträge*, Bd. I, Abt. 1, Prag, 1860.

de Giraud-Teulon. Nous ferons ici abstraction de la source de lumière et des rayons qui en partent pour atteindre le miroir.

Nous supposerons que ceux-ci après avoir atteint la rétine, ont fourni, à travers la lentille L (fig. 41), une image renversée, qu'il s'agit de voir maintenant avec les deux yeux à la fois, de façon à obtenir la sensation des trois dimensions, ou mieux le sentiment du relief.

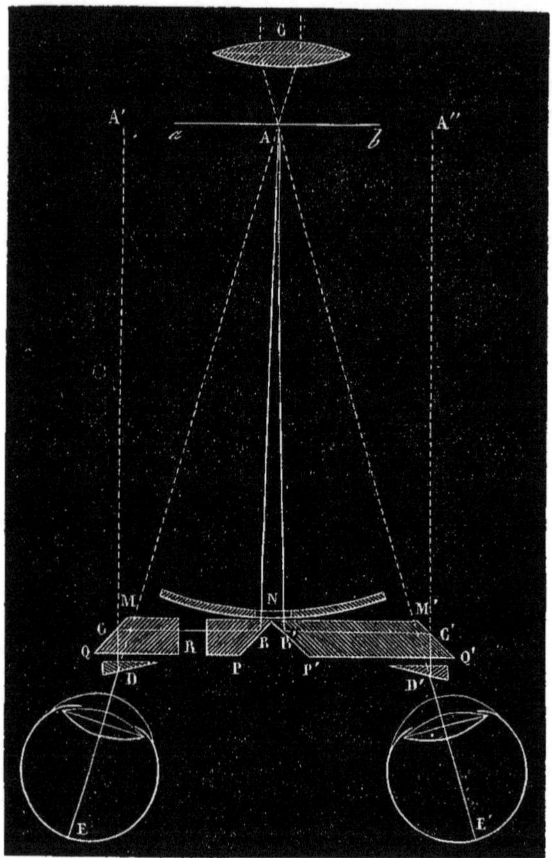

Fig. 41.

Soit donc *ab* cette image; chacun des points de cette image envoie vers l'œil de l'observateur, une série de rayons lumineux, dont nous ferons abstraction. Ne considérons que le point A de cette image. De ce point A partent les rayons AB et AB' qui atteignent le trou du miroir N tangentiellement à ses bords. En arrière du trou et adossés par leurs arêtes, se trouvent deux rhomboèdres, MNPQ, et M'NP'Q'. Les rayons AB et AB' atteignent les deux premières surfaces hypothénusiennes de ces rhomboèdres en B et B' et y subissent une première réflexion totale. De cette façon, ils atteignent la seconde surface hypothénusienne des rhomboèdres, y subissent une nouvelle réflexion totale en C et C', et sortent des rhomboèdres dans une direction telle, qu'il en résulte *deux* images du point A, en A' et A''.

Si l'observateur a ses deux yeux placés en E et E', il verra deux images du point A. Il suffira donc de faire superposer ces deux images pour que *l'effet stéréoscopique* se produise. Pour obtenir ce résultat, l'observateur n'aura qu'à armer chacun de ses yeux d'un prisme à réfraction interne, D et D' et les rayons lumineux CA' et C'A'' subiront dans leur marche une déviation telle qu'ils sembleront à l'observateur avoir la direction EA et E'A. L'observateur verra ainsi l'image du point A en relief et ainsi de tous les points de l'image *ab*.

En utilisant de même le principe de la réflexion totale, nous avons fait construire un instrument destiné à permettre à deux personnes l'observation d'un même point du fond de l'œil. Cet instrument très-commode pour les démonstrations ou pour les consultations entre médecins, a été de la part de notre vénéré maître le professeur Gavarret, l'objet d'une présentation à l'Académie de Médecine dans sa séance du 9 janvier 1872, nous en avons donné nous-même une description détaillée dans les *Annales d'oculistique* (1), note à laquelle nous empruntons les lignes suivantes :

Cet instrument se compose essentiellement d'un miroir concave MR (fig. 42), de 13 pouces de foyer, analogue à celui des ophthalmoscopes ordinaires, et auquel est adaptée une caisse métallique isolatrice, sur laquelle il peut se mouvoir en différents sens. Le trou du miroir a la forme d'un ovale à grand axe transversal. La caisse renferme à l'intérieur un prisme rectangle P, dont le plan hypothénusien est placé à 45° sur l'axe de la caisse.

Le plan correspondant à l'un des côtés de l'angle droit du prisme avance dans le champ du trou du miroir, de façon à en occuper les 2/3 et à laisser libre le 1/3 restant. L'extrémité de la caisse présente une ouverture par laquelle regarde l'observateur secondaire OS.

En raison de ses dimensions, l'instrument est facilement transportable; on peut à volonté le visser sur un manche mobile, que l'on tient dans la main, comme celui de tous les autres ophthalmoscopes, ou bien encore l'établir sur un pied qui le rende entièrement fixe. Il est très-facile de comprendre la marche des rayons lumineux dans cet instrument.

Une portion *b* du fond de l'œil observé OM (fig. 42) éclairée par le miroir MR, réfléchit la lumière à travers la lentille VC et vient se peindre en avant de celle-ci en B. Les rayons qui émanent de cette image, divergents comme ceux de tous les objets que nous voyons, fournissent deux faisceaux; l'un d'eux, représenté sur la figure par les lignes B*c* traverse le trou du miroir par la partie laissée libre et est vu par l'observateur principal OP.

Le second représenté par les lignes BP, partant de ce même point B, vient sur la face hypothénusienne du prisme, se réfléchir à angle droit, suit l'axe de la caisse et arrive en *c'*; là l'observateur secondaire OS voit l'image de B sur le prolongement des rayons réfléchis, en B'.

(1) T. LXVII, 1872.

On devra faire remarquer, toutefois, que l'image aérienne du fond de l'œil, qui subit la réflexion totale, est transposée; c'est-à-dire qu'on voit à droite les parties situées à gauche de l'image primitive et réciproquement, ainsi qu'il arrive pour toutes les images vues par réflexion. Nous devons dire, en outre, que les avantages théoriques de cet instrument ont été pleinement confirmés par la pratique, et que nous nous en servons journellement et utilement, dans notre clinique, pour faire des démonstrations aux élèves, que

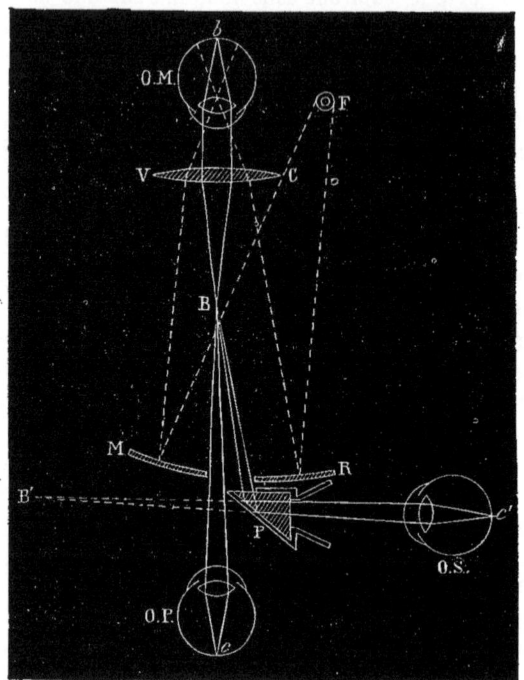

Fig. 42.

nous habituons de la sorte très-rapidement à reconnaître les maladies qu'ils s'accoutument à voir ensuite d'eux-mêmes avec l'ophthalmoscope ordinaire.

Après ces détails théoriques un peu longs, mais indispensables à la compréhension de notre sujet, nous devons aborder l'étude pratique de l'emploi de l'ophthalmoscope.

Ici plusieurs conditions doivent être réalisées :

1° *Position de l'observateur et de l'observé.* L'observateur et l'observé seront assis en face l'un de l'autre sur des chaises de hauteur telle, que les yeux de l'un et de l'autre, ou mieux leurs lignes visuelles soient dans un même plan horizontal. Ils seront placés en outre à proximité de la table sur laquelle se trouvera la source éclairante.

2° *Mode d'éclairage et position de la source éclairante.* A propos de l'éclairage latéral, nous avons déjà dit les raisons qui nous font préférer la lumière de la lampe à celle du gaz, et à celle de la bougie, et nous avons, de plus, indiqué le genre de lampe auquel nous donnons la préférence; nous n'y reviendrons donc pas. Mais, quelle que soit la source de lumière dont on ait fait choix, celle-ci doit être placée dans de certaines conditions déterminées. Elle doit être avant tout à la même hauteur que les yeux de l'observateur et de l'observé. On la placera de préférence du côté de l'œil à examiner, et un peu en arrière de la tête du sujet. On pourra, si on le juge à propos, interposer un écran entre la lumière et la tête de l'observé, afin d'éviter la chaleur rayonnante. La lumière sera de moyenne intensité. La lampe ne sera pourvue d'aucun abat-jour ou réflecteur.

3° *Choix de l'instrument*. Au milieu de l'innombrable quantité d'ophthalmoscopes que les médecins et surtout les fabricants d'instruments ont imaginés, il serait presque impossible de faire un choix, car tous se ressemblent, quant au principe; la forme seule varie. Il est donc impossible de donner un avis, telle disposition pouvant être préférée à telle autre, par tel ou tel praticien. Nous ne saurions trop conseiller pourtant l'emploi du miroir de Coccius, dont nous avons signalé déjà l'incontestable supériorité.

Malgré cela, et bien que nous lui donnions la préférence, nous pensons qu'il est infiniment préférable de ne pas être exclusif. *On doit savoir se servir de tous les instruments indistinctement; tous sont bons, pourvu qu'on sache s'en servir, et surtout que l'on sache interpréter ce que l'on voit.*

Néanmoins, quel que soit l'instrument dont on fasse choix, celui-ci doit réunir certains avantages et être dépourvu de certains défauts.

D'abord, en principe, les miroirs métalliques sont incontestablement supérieurs aux miroirs de verre étamés. En effet, ces derniers fournissent toujours deux images, l'une due à la surface antérieure de la glace, l'autre résultant de la réflexion sur la surface métallique ou tain. Cet inconvénient, sera surtout très-marqué, lorsque la plaque de verre sera un peu épaisse. Dans les miroirs métalliques, l'inconvénient de la double réflexion disparaît, mais un autre plus grave se montre: c'est celui qui résulte de la matière dont est fait le miroir. Or, on ne peut guère employer que deux matières: l'acier et l'argent polis. L'acier à l'énorme inconvénient de se rayer et de se rouiller, au contact de l'humidité des doigts; l'argent se raye encore plus facilement que l'acier, se ternit ou s'oxyde promptement et les tentatives de nettoyage déforment la surface de ce métal si peu résistant. Je leur préfère par conséquent un miroir de verre très-mince à surface bien plane.

Au point de vue de l'ouverture centrale, deux distinctions doivent encore être faites. Les miroirs percés et ceux où le tain est simplement enlevé.

Les miroirs percés ont un très-grand inconvénient, ceux de verre surtout; sur les bords du trou se réfléchissent un certain nombre de rayons de lumière, qui donnent lieu dans le champ de l'ouvertnre à une diffusion fort désagréable et dont la présence gêne parfois énormément l'observation ophthalmoscopique. Avec les miroirs métalliques, on peut faire disparaître cet inconvénient en *fraisant* le trou de façon que l'ouverture soit en forme de biseau taillé aux dépens de la face postérieure. Mais cet avantage ne contrebalance pas les inconvénients signalés tout à l'heure, aussi leur préférons nous les miroirs de verre, dépourvus de tain à leur centre, dans une petite région circulaire de 1 millimètre 1/2 de diamètre, *au maximum*. Nous verrons en effet tout à l'heure, que l'étroitesse de cette ouverture facilite beaucoup certaines conditions de l'examen.

Enfin, la lentille objective mérite également un choix attentif. On préférera celles de deux pouces et demi à trois pouces de longueur focale. On les choisira de bon crown-glass, et on pourra, si on veut, les faire encastrer dans une monture métallique, plus large que leur épaisseur centrale.

Cette monture a un double avantage, 1° si on pose la lentille à plat, la surface sphérique ne repose pas sur la table et ne s'y raye pas, 2° lorsqu'on saisit la lentille entre les doigts, la chaleur de ceux-ci ne la ternit pas. Les lentilles de trois pouces de foyer, fournissent une image suffisamment grande et leur longueur focale permet de les tenir assez près de l'œil.

4° *Mode d'observation.* — Plusieurs règles doivent être mises en pratique pour l'examen ophthalmoscopique.

A. Pour observer facilement le fond de l'œil, il est bon de s'habituer à examiner indifféremment de l'œil gauche, comme de l'œil droit. Il faut par conséquent apprendre tout d'abord à fermer isolément chaque œil; il est bien entendu, que nous supposons ici que l'observateur voit aussi bien de chacun de ses yeux. Cette habitude une fois prise, lorsqu'on examinera par le procédé de l'image droite, l'observateur emploiera l'œil gauche pour l'examen de l'œil homonyme du sujet et vice versa, et lors d'examen à l'image renversée, il emploiera l'œil droit pour observer l'œil gauche de l'observé, et vice versa.

B. L'ophthalmoscope sera tenu dans la main opposée à l'œil qui observe, c'est-à-dire que l'instrument sera tenu de la main gauche, lors de l'emploi de l'œil droit et réciproquement. Si l'on examine par le procédé de l'image renversée et que le secours de la lentille soit nécessaire, celle-ci sera tenue de la main correspondant à l'œil qui observe, entre le pouce et l'index, de telle sorte que le plan de la lentille coïncide avec le plan passant par ces deux doigts. Les trois autres doigts de la main qui tiendra la lentille seront appuyés sur la tempe du malade du côté correspondant à l'œil en observation. Ce mode de procéder aura l'avantage de toujours laisser libre le second œil du sujet, qui pourra ainsi porter librement le regard dans l'une ou l'autre direction, suivant que l'observateur voudra avoir devant lui, telle ou telle autre partie du fond de l'œil.

C. On se demandera sans doute, pourquoi nous donnons le conseil, lors d'examen par le procédé de l'image renversée, de toujours observer, à l'aide de l'œil opposé à celui en observation. En voici la raison: l'extrémité intraoculaire du nerf optique, ou papille du nerf optique, tranchant d'ordinaire d'une façon très-accusée sur le fond de l'œil environnant et étant, dans un grand nombre de cas, le siége de l'altération qui motive l'examen ophthalmoscopique, c'est elle qu'il importe de chercher à voir tout d'abord.

Or, la situation topographique de cette partie du fond de l'œil est telle que, si le sujet dirige le regard de son œil resté libre G′ (fig. 43) vers l'oreille O de l'observateur, opposée à l'œil G à l'aide duquel celui-ci examine, la ligne visuelle GD′ de ce dernier tombera exactement sur la partie recherchée. Au contraire, lors d'examen à l'image droite, où il est nécessaire que l'œil observateur et l'œil observé soient très-près l'un de l'autre, il est préférable que l'observateur examine l'œil gauche de l'observé, avec son propre œil gauche, parce que ainsi les deux visages sont situés latéralement, l'un par rapport à l'autre, ce qui leur permet de s'approcher le plus possible.

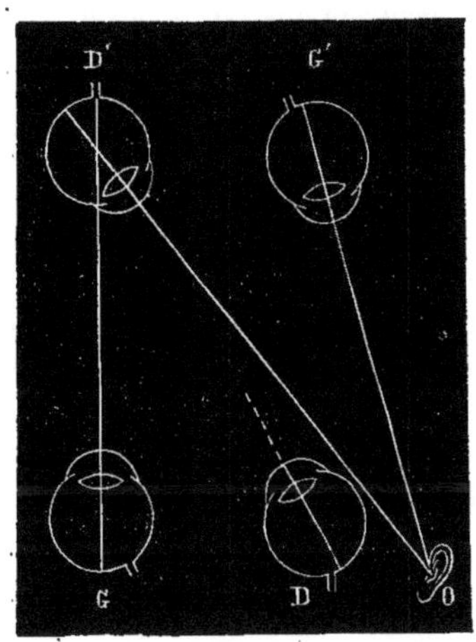

Fig. 43.

D. Si le procédé d'examen employé est celui par l'image renversée, *la lentille doit être tenue devant l'œil à observer, à une distance, mesurée en pouces, à peu près égale à sa longueur focale, moins un.* Si, par exemple, on se sert d'une lentille de 3 *pouces de foyer*, celle-ci devra être tenue au-devant de l'œil, à une distance de 3 *pouces moins un*, c'est-à-dire, *deux pouces*.

Si, au contraire, on veut examiner par le procédé de l'image droite, il faut que l'œil observateur soit lui-même très-près du cristallin de l'œil observé, celui-ci devant faire l'office de loupe. Cette distance varie suivant les cas particuliers, mais elle est en moyenne de un pouce à un pouce et demi, comptée à partir de la surface de la cornée de l'œil observé. Nous reviendrons plus tard sur ce point assez délicat, quand nous nous occuperons de l'optométrie ophthalmoscopique.

5° *Choix de la méthode d'examen.* — Nous avons vu qu'il existe, pour l'observation de la surface du fond de l'œil, deux procédés d'examen principaux, celui de l'image droite, et celui de l'image renversée. Chacun de ces procédés se subdivise encore, et, par exemple, le procédé de l'image droite, c'est-à-dire l'examen à l'aide du miroir seul, peut être employé, soit comme simple moyen d'éclairer l'intérieur de la cavité oculaire, soit comme moyen d'observer le fond de l'œil à la loupe, c'est-à-dire, avec un assez fort grossissement, mais dans une étendue restreinte. Le procédé de l'image renversée, peut être employé pour obtenir une vue d'ensemble, ou, plus exactement, pour observer un champ plus vaste, mais avec un moindre grossissement. Donders a indiqué un mode d'examen par l'image renversée, qui réunit à la fois les avantages de grossissement du procédé de l'image droite et ceux d'amplitude du champ d'examen du procédé de l'image renversée. Ce procédé, auquel nous donnons de beaucoup la préférence sur tous les autres, est extrêmement simple. Il consiste à observer le fond de l'œil à l'image renversée par le procédé ordinaire, en utilisant pour cela une lentille à foyer un peu court, de 2 pouces à 2 pouces 1/4 de longueur focale positive, par exemple, et à observer l'image assez petite, mais très-étendue que fournit une semblable lentille, à l'aide d'un verre convexe de 10 à 12 pouces de foyer, placé derrière le trou de l'ophthalmoscope et qui joue alors ici le rôle que remplit l'oculaire dans la lunette astronomique et dans les microscopes. On voit ainsi l'image renversée, notablement amplifiée et de dimensions à peu près égales à celles de l'image droite.

Ce mode d'examen a en outre ce grand avantage que, vu le foyer court de la lentille objective, il n'en résulte aucune fatigue des doigts qui la tiennent. En outre, par l'effet du verre convexe, placé derrière le miroir, la distance qui sépare l'observateur et l'observé, se trouve diminuée. En dernier lieu, le champ d'observation est ainsi considérablement agrandi.

Ajoutons enfin que, dans ces derniers temps, Giraud-Teulon, a indiqué un procédé très-simple de grossissement des images ophthalmoscopiques.

Enfin, quel que soit le procédé d'examen auquel on ait recours, on ne doit pas oublier que l'image ne peut être perçue qu'à la condition que l'observateur se place à la distance de sa vision distincte par rapport au lieu de l'espace où se fait l'image aérienne du fond de l'œil observé. L'observateur devra donc faire en sorte de n'examiner à l'ophthalmoscope, qu'après avoir eu le soin, si cela est nécessaire, de ramener sa vue autant que possible à l'emmétropie, en armant son œil du verre concave ou convexe qui lui sert d'ordinaire à voir nettement à distance.

Lorsqu'on sera bien familiarisé avec l'emploi de l'ophthalmoscope, habitude qui s'acquerra vite en mettant en pratique les diverses règles que nous venons d'énumérer, on commencera par s'exercer sur l'œil artificiel de Perrin (fig. 44, page suivante), pour examiner ensuite l'œil humain.

On commencera par employer le miroir comme simple source de lumière, c'est-à-dire qu'on projettera par l'intermédiaire de l'instrument un faisceau de rayons lumineux sur la cornée, vers la pupille, de façon à faire miroiter l'œil. On s'assurera alors qu'il n'existe aucune opacité dans la cornée, dans la chambre antérieure, dans l'espace pupillaire ou dans la cavité du corps vitré, opacités dont la présence se détacherait en *silhouette* sur le fond rouge de l'œil. De même, le miroir simple nous apprendra s'il ne se trouve pas de corps étrangers dans ses différents milieux (entozoaires), ou s'il n'y existe pas d'épanchement de liquide donnant lieu à un changement de teinte et de position de certaines parties (décollement de la rétine).

Enfin, l'examen à distance à l'aide du miroir seul pourra aussi, dans un certain nombre de cas, nous donner de suite, comme nous le verrons plus loin, un aperçu de l'état de la réfraction de l'œil.

Cet examen une fois terminé, on procédera à l'exploration par le procédé de l'image renversée, afin d'avoir une vue d'ensemble du fond de l'œil, et on pourra ensuite observer plus en détail chacune de ses parties, soit par le procédé de Donders, soit par le procédé de l'image droite. Dans ce dernier cas, l'observateur devra faire choix d'un miroir à très-petite ouverture centrale, de façon que la tache noire qui se montre au milieu de l'image lumineuse du miroir et qui correspond au point dans lequel la réflexion de la lumière n'a par conséquent pas lieu, soit d'un diamètre plus petit que celui de la pupille. Cette tache noire devra être dirigée par l'observateur vers la pupille, de façon que l'un de ses bords soit exactement tangent au bord pupillaire et laisse une bonne partie de la pupille libre pour le passage des rayons lumineux.

Nous l'avons déjà dit, la papille du nerf optique étant le véritable point de

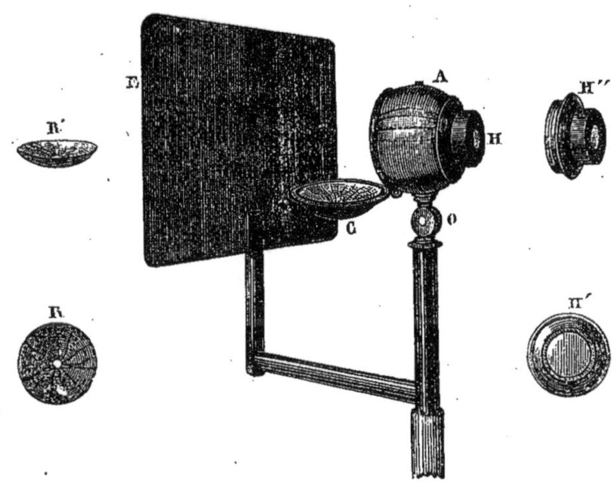

Fig. 44.

A, globe oculaire. — H, Cornée et cristallin vissés sur l'œil A. — C, partie postérieure du globe ouverte, pour montrer la manière de placer les cupules R et R' représentant les types morbides les plus fréquents. — H' et H'', cornées et cristallins de rechange, simulant des vices de réfraction. — O, articulation autour de laquelle l'œil est mobile. — E, écran.

repère du fond de l'œil et en même temps la partie de celui-ci qui est le siége des plus fréquentes et des plus importantes modifications pathologiques, c'est elle qu'il faut chercher à voir d'abord. Puis en se déplaçant, ou en faisant modifier la direction du regard du sujet, on passera successivement en revue tous les autres points du fond de l'œil.

3° Exploration subjective de l'œil. —Nous arrivons maintenant au mode d'exploration le plus délicat et le plus important peut-être, à l'examen des fonctions optiques et visuelles de l'œil.

Mais ici encore, deux cas pourront se présenter: 1° La pupille est libre et perméable aux rayons lumineux et permet de la sorte à la rétine de distinguer *les qualités* de l'objet dont ils émanent (forme, dimensions et couleurs).

2° La pupille est obstruée et ne permet à la rétine que l'appréciation *de la quantité* de lumière fournie par un objet lumineux.

Dans le premier cas, on cherchera la *vision* ou *perception qualitative.*

Dans le second cas, il s'agit d'explorer la *vision* ou *perception quantitative.*

1° Au premier cas se rattachent l'examen de la vision centrale, celui de la vision périphérique, la comparaison de ces deux espèces de perception, et enfin la fixation.

A l'examen de la vision centrale se rattachent la lecture et la possibilité de distinguer les objets à des distances variant avec leurs dimensions. C'est ce qu'on appelle la détermination de l'acuïté de la vision. L'exploration de la vision périphérique comprend l'exploration du champ visuel, la faculté d'orientation, et par conséquent la facilité de la marche.

2° Au deuxième cas se rattachent toutes les sensations que peut provoquer du côté de la rétine l'excitation de ses éléments percepteurs.

Premier cas. — Pour examiner la vision centrale, on se contentait autrefois de constater si le malade pouvait encore lire ou non, s'il pouvait compter les doigts, ou si sa perception se bornait simplement à distinguer la lumière de différente intensité. Ce mode d'examen, fort inexact, faisait désirer depuis longtemps d'avoir à sa disposition des points de repère à peu près invariables et toujours faciles à retrouver. Il fallait donc tout d'abord déterminer, une fois pour toutes, les objets qui devaient servir de point de repère. C'est ce qu'essaya d'abord Ed. de Jæger, qui publia en 1856 ses célèbres échelles de caractères d'imprimerie, qui furent immédiatement adoptées par tous les ophthalmologistes. Ces échelles, consistent en une série de paragraphes imprimés en caractères croissants, depuis ce que les typographes appellent le diamant, caractères dont les pleins ont 0$^{m.m.}$, 1 jusqu'à des caractères de 6 millimètres d'épaisseur. Mais on pouvait faire à ces caractères, ou plutôt à ces échelles, le reproche que les numéros en étaient choisis arbitrairement et que l'accroissement de leurs dimensions ne suivait pas une série régulière. Aussi Giraud-Teulon pensa-t-il, avec raison devoir proposer, à la place des échelles de Jæger une nouvelle échelle, dont les types étaient séparés par une différence exactement variable. Mais ces échelles ont encore deux inconvénients considérables. Elles ne sont imprimées qu'en français, tandis que celles de Jæger, sont imprimées dans toutes les langues connues. En outre les échelles de Jæger et de Giraud-Teulon sont composées de phrases ayant un sens, lequel aide puissamment à la compréhension et fait parfois *deviner* ce que le malade ne pourrait lire. Pour éviter cet inconvénient, Snellen, d'Utrecht, proposa de nouvelles échelles (*Test-types*), conçues d'après des principes géométriques et composées essentiellement de caractères placés arbitrairement à côté les uns des autres, de façon à n'être reconnus qu'à la condition d'être nettement perçus chacun, et à empêcher les sujets de *deviner*.

Ces test-types contiennent en outre des paragraphes qu'on peut faire lire aux malades si on le juge utile.

Nous avons dit que les échelles de Snellen sont construites d'après des principes mathématiques; ces principes sont les suivants :

1° Le plus petit angle sous lequel des objets de forme et de dimensions connues peuvent être reconnus, détermine le degré de l'acuïté visuelle. Pour déterminer cet angle, il faut mesurer la plus grande distance à laquelle des objets de dimensions déterminées peuvent être nettement reconnus par un œil normal;

2° Une fois cet angle visuel déterminé et la distance correspondante étant prise pour unité, le rapport entre cette distance et celle à laquelle les objets sont reconnus, exprime l'acuïté visuelle.

3° L'unité de mesure adoptée par Snellen est un angle de 5 minutes, angle que sous-tend sur la rétine une corde de $0^{mm},005$, correspondant à peu près aux dimensions d'un élément percipiant de la membrane nerveuse (cône).

4° Pour déterminer l'acuïté visuelle d'un sujet, on cherche à lui faire reconnaître des lettres dont les pleins et les vides mesurent un cinquième de leur hauteur et qui sont placées à des distances telles que leurs extrémités soient comprises entre les deux côtés de l'angle dont nous venons de parler.

5° L'angle sous lequel se présente un objet est inversement proportionnel à la distance à laquelle se trouve cet objet.

Si donc on nomme S (initiale du mot allemand *Sehschärfe*, acuïté de la vue) ou V (*visus*) l'acuïté visuelle, *d* la distance à laquelle l'objet est encore perçu, et D la distance à laquelle celui-ci devrait être reconnu sous l'angle de 5 minutes, on obtient la formule S ou $V = \frac{d}{D}$, qui exprime le degré d'acuïté visuelle.

Supposons, par exemple, qu'un sujet ne reconnaisse distinctement à 10 pieds de distance que le caractère n° 20. Ce caractère, comme son numéro l'indique, devrait, sous un angle de 5 minutes, être reconnu à 20 pieds par un œil normal. Nous obtenons donc dans ce cas, d'après la formule : $V = 10/20 = 1/2$. L'acuïté visuelle n'est donc ici que la moitié de ce qu'elle devrait être (1).

Il est bon de faire remarquer, que malgré ces données apparemment exactes, l'angle de 5 minutes est absolument arbitraire. L'acuïté visuelle en effet, même à l'état normal, est plus grande pendant la puberté et moindre pendant la vieillesse. Dans le premier cas, le numérateur de la fraction est plus grand que le dénominateur. Dans le second cas, le numérateur est plus petit que le dénominateur. L'acuïté ne répond réellement aux données ci-dessus que pendant l'âge mur; ainsi, de 10 à 25 ans, on trouve à peu près $V = 22/20$; de 35 à 45 ans, $V = 20/20$; à 60 ans $V = 15/20$, et vers 80 ans $V = 11/20$ à peu près (Snellen).

Mais, outre ces variations relatives à l'âge et qu'on pourrait appeler normales, l'acuïté visuelle est encore soumise à d'autres différences. L'éclairage, par exemple, exerce une grande influence sur la faculté de perception de la rétine, aussi donnerons-nous le conseil de chercher à déterminer l'acuïté visuelle, en utilisant toujours une source de lumière invariable. A cet égard, l'éclairage diurne doit être rejeté, selon nous, son intensité variant chaque jour avec l'état de l'atmosphère. L'éclairage artificiel, quel qu'il soit, n'est pas soumis à ces variations. Il est toujours facile de retrouver, lors d'un exa-

(1) Depuis l'introduction du système métrique dans le numérotage des verres de lunette, Snellen, a modifié ses échelles de façon à les faire concorder avec des distances métriques.

men ultérieur, la même source lumineuse que celle dont on a fait usage lors d'un premier examen.

D'autre part, l'acuïté visuelle varie avec les courbures des surfaces des milieux réfringents de l'œil, et avec la transparence de ces milieux. Par conséquent, pour être sûr que l'acuïté est bien telle qu'on l'a mesurée, il faut s'assurer que le sujet, s'il reconnaît le caractère n° 2 à 2 pieds, par exemple, reconnaît aussi le n° 10 à 10 pieds et le n° 20 à 20 pieds de distance. Alors on pourra être certain que l'acuïté est bien en rapport avec la formule $V = d/D$. Mais il peut arriver que le sujet reconnaisse le caractère n° 1 à 1 pied et le n° 2 à 2 pieds, et qu'il ne puisse pas reconnaître le n° 3 à 3 pieds, par exemple. On devra soupçonner alors une anomalie de la réfraction et on cherchera à faire croître l'acuïté, en plaçant au-devant de l'œil soit un verre concave (myopie), soit un verre convexe (hypermétropie), soit un verre cylindrique (astigmatisme).

Nous n'insisterons pas davantage ici sur la détermination de l'acuïté visuelle dans les anomalies de la réfraction, nous réservant d'y revenir avec plus de détails et d'exactitude lorsque nous traiterons des amétropies ou anomalies de la réfraction de l'œil (dioptométrie).

Une fois l'acuïté de la vue centrale déterminée, ainsi que nous venons de l'indiquer, on devra explorer l'acuïté périphérique. Cette exploration est généralement désignée sous le nom d'*exploration du champ visuel.*

On donne le nom de champ visuel à la partie de l'espace dans laquelle, tout en fixant un point déterminé placé droit devant lui, à une distance connue, le sujet en observation peut en même temps reconnaître les différents objets situés dans cet espace. Ici encore deux cas peuvent se présenter : le sujet reconnaît la forme et la dimension des objets, ou il ne saisit que leur masse, et ne peut que signaler la *présence* de l'objet sans en spécifier *la nature.*

Pour être certain que l'acuïté périphérique est normale, ou, comme on dit d'ordinaire, pour s'assurer que le champ visuel est libre, il est de toute nécessité d'en connaître les limites normales.

Tous les observateurs ne sont pas d'accord sur ce point, mais les divergences d'opinion ne présentent pas de très-sensibles écarts; cela tient du reste à ce que, à l'état normal même, les limites du champ visuel sont soumises à des variations individuelles et surtout à des variations tenant :

1° Aux *dimensions de la pupille,* l'amplitude du champ visuel étant d'autant plus étendue que la pupille est plus large;

2° A la *position du plan de la pupille* par rapport au bord de la cornée, le champ visuel étant d'autant plus étendu que le plan pupillaire est plus rapproché de la cornée. Mais ce qui influe le plus sur l'amplitude du champ visuel, ce sont les parties environnantes de l'œil. En effet, le champ visuel subit une notable restriction en dedans, à cause de la présence du nez. De même à la partie supérieure, la paupière correspondante et l'arcade orbitaire limitent également le champ visuel. A la partie inférieure, la saillie malaire exerce encore une certaine influence sur l'étendue du champ visuel. Mais à la partie externe, où les os du visage forment un plan déclive, et laissent ainsi l'œil absolument découvert, le champ visuel présente ses limites les plus reculées.

Comme nous venons de le dire, les limites du champ visuel n'ont pas été trouvées les mêmes par tous les observateurs; cela tient en grande partie à ce que quelques-uns de ces auteurs ont fait leurs mensurations à partir du point de fixation, c'est-à-dire à partir de la *macula lutea* (tache jaune) et les autres à partir du *punctum cæcum* (tache de Mariotte) qui correspond à l'entrée du nerf optique. L'amplitude du champ visuel comporte :

DIAMÈTRE	DE GRÆFE	FŒRSTER	LANDOLT	SCHŒN
Horizontal	174°	130°	135°	140°
Vertical	160°	110°	120°	120°

On peut donc, d'après ces chiffres, admettre comme moyenne :

Diamètre horizontal, 145°;

Diamètre vertical, 125°.

Comme nous venons de le dire, certains auteurs prennent pour point de départ de leurs mensurations la macula, d'autres la papille. Les premiers considèrent à juste titre la mensuration comme devant partir du point de fixation, parce qu'elle donne ainsi une plus juste appréciation des limites ou de l'amplitude du champ visuel. Les seconds font à ce mode de procéder l'objection que le point de fixation n'est pas situé au centre du champ visuel, des limites internes duquel, il est en effet plus rapproché, tandis que le ponctum cæcum s'y trouve sensiblement. Il nous paraît préférable néanmois d'adopter la manière de procéder des premiers, la mensuration à partir du point de fixation, donnant plus de facilité pour retrouver toujours les mêmes conditions d'examen, qui ont présidé à la première exploration.

Quoi qu'il en soit, il est bon de savoir que la tache de Mariotte se trouve à peu près à 15° en dehors de la macula (Fœrster) et que le champ visuel a une amplitude d'environ 65°, dans toutes les directions autour de ce point pris comme centre.

Pour mesurer l'amplitude du champ visuel, on peut faire usage de trois méthodes différentes.

1° *Méthode de Donders*. L'observateur et le sujet sont assis en face l'un de l'autre, sur deux siéges de hauteur telle que leurs deux têtes soient à la même hauteur et à 50 centimètres de distance l'une de l'autre. Le sujet ferme l'un de ses yeux, et l'observateur ferme celui des siens qui est vis-à-vis de celui-là. Le sujet doit fixer alors, à l'aide de son second œil, l'œil resté ouvert de l'observateur. Celui-ci promène alors un objet quelconque, l'une de ses mains par exemple, vers les limites du champ visuel et pendant qu'il examine l'étendue du champ visuel du patient, il peut contrôler, à l'aide de *son propre champ visuel*, si les limites indiquées par le patient correspondent exactement aux siennes, et sont par conséquent sensiblement normales. Mais malgré le grand avantage que présente cette sorte de contrôle, cette méthode n'est pas suffisamment exacte.

2° *Méthode de de Græfe.* — On peut mesurer le champ visuel du malade à l'aide d'un tableau noir sur le centre duquel se trouve une croix ou un point blanc très-visible et qui sert de point de fixation. Un objet blanc, un morceau de craie, ou une boule d'ivoire, fixé à l'extrémité d'une tige noire, est alors promené dans les différentes directions, en rayonnant autour du point de fixation, et on marque sur le tableau, à la craie, chacun des points trouvés comme limite de la vue dans les différentes directions. Ces différents points sont ensuite réunis entre eux par une ligne à la craie, et cette ligne représente alors la projection *apparente* du champ visuel. Il ne faut pas oublier, en effet, que la rétine appartenant à une *surface sphérique*, il est extrêmement difficile d'en prendre exactement la projection *plane*, d'autant plus que si, comme nous l'avons supposé, le point de fixation se trouve à 50 centimètres de l'œil, par exemple, les différents points relevés, comme limite, du champ visuel, se trouveront à une plus grande distance, et ces distances variant entre elles, donneront surtout pour l'extrême périphérie, des mesures inexactes, l'objet fixé n'étant plus mesuré à une distance égale, mais avec les variations que nous avons indiquées à propos de la mensuration de l'acuïté visuelle. Il en résulte que pour avoir une mesure exacte, il faudrait, dans les différents points du champ visuel, faire usage d'objets de même forme, mais de dimensions croissant en raison directe de leur distance à l'œil en observation; nous n'avons pas besoin de dire combien ce mode de procéder serait peu commode.

Mais, outre cela, la mensuration du champ visuel au tableau présente encore un inconvénient bien autrement grand. En supposant qu'on examinât,

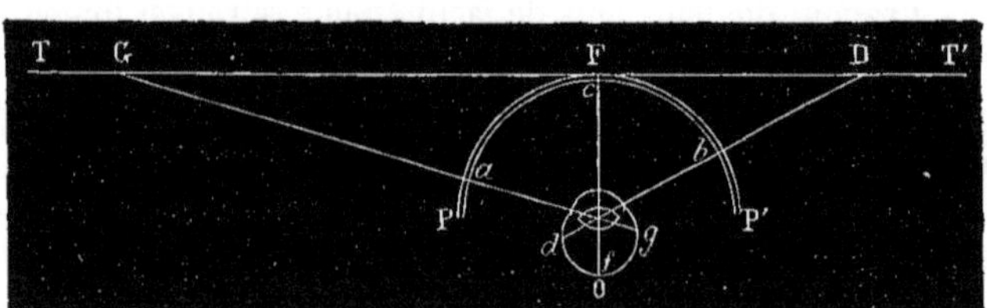

Fig. 45.

le malade en le plaçant à 50 centimètres du tableau, il faudrait, ainsi que le montre la figure 45, que celui-ci eût une étendue d'environ $1^m,85$ dans le sens de FG et de $0^m,90$ dans le sens de FD. Il en résulterait que le tableau devrait avoir $2^m,75$ de diamètre transverse, en supposant une amplitude du champ visuel de 150° environ.

En outre, on doit remarquer que le champ visuel pouvant avoir, dans certains cas, une amplitude de 90° en dehors, il serait impossible alors de la mesurer exactement (Landolt).

Pour toutes ces raisons, on préfère aujourd'hui la mensuration du champ visuel sur une surface concave, et on emploie pour cela la mensuration au périmètre.

3° *Méthode de Fœrster.* — La mensuration du champ visuel se fait à l'aide du périmètre. C'est Fœrster (de Breslau) (1) qui fit construire le premier instrument de ce genre. Cette méthode fut ensuite perfectionnée par Schweigger, Scherk, Landolt et Badal.

Le périmètre se compose essentiellement de trois parties :

1° Un arc de cercle gradué fixé par le milieu sur une tige verticale et mobile autour de son point d'attache, de façon à pouvoir occuper successivement, pendant sa révolution, tous les points d'une demi-sphère creuse.

2° Au bas de la tige sur laquelle est fixé le demi-cercle, est adaptée une tige rigide, portant une mentonnière sur laquelle s'appuie le malade et qui oblige ainsi celui-ci à rester à une distance déterminée et invariable de l'appareil.

Enfin 3°, une autre tige métallique, portant une petite boule d'ivoire mobile, et qui sert de point de fixation. Sur le cercle gradué lui-même, est un petit carré blanc mobile, qui sert à délimiter la vision indirecte. En outre, l'appareil est disposé de telle sorte que l'observateur peut se placer derrière et, tout en le faisant manœuvrer, veiller à ce que le malade ne cesse pas la fixation.

Il est facile de comprendre, en jetant un coup d'œil sur la figure précédente, la façon dont se fait l'examen à l'aide de cet appareil.

La ligne courbe PFP' figure l'instrument. Les points *a*, *c*, *b* correspondent par conséquent aux points *g*, *f*, *d* du fond de l'œil O et en sont des projections exactes, puisqu'ils se trouvent tous à *égale distance de la rétine*. En outre, même lorsque le champ visuel présente une ouverture de 90° en dehors, il est possible d'en mesurer les limites.

Quelle que soit la méthode d'exploration du champ visuel que l'on emploie, il faut, pour pouvoir suivre les progrès en bien ou en mal de l'affection, conserver les données de chaque examen ; on peut, pour cela, explorer le champ visuel sur de grandes feuilles de papier que l'on conserve ensuite (Donders) ou reporter les observations faites au tableau ou au périmètre, sur des feuilles imprimées ou obtenues instantanément à l'aide des cachets à champ visuel (Brière, Landolt).

Par les méthodes que nous venons d'indiquer on s'assurera donc :

1° que le champ visuel présente son étendue normale, 2° qu'il n'existe pas de rétrécissement ou d'irrégularités à sa périphérie, et 3° qu'on ne rencontre pas dans toute son étendue de points où la vision fasse plus ou moins défaut

(1) Congrès ophthalmologique de Paris, 1867, p. 125 et *Klinische Monatsblätter*, 1869, p. 411 et seq.

(scotômes), en se souvenant toutefois, qu'il existe normalement, chez tous les sujets, un scotôme central, situé environ à 15° en dehors du point de fixation, scotôme central, qui porte le nom de *punctum cæcum*, tache aveugle ou tache de Mariotte, et qui correspond à l'entrée du nerf optique, point dans lequel les éléments percipients de la rétine font défaut.

Une fois l'examen de l'acuïté visuelle et l'exploration du champ visuel terminés, il peut être utile d'examiner la perception des couleurs.

L'examen de la faculté de percevoir les couleurs ou chromotoptométrie (Snellen, Landolt), n'a d'importance, au point de vue clinique, que dans certaines affections du fond de l'œil, et notamment dans les maladies du nerf optique ou de son expansion, la rétine.

En outre, on rencontre parfois des individus qui, sans présenter de lésion et sans qu'il nous soit possible d'expliquer la raison de cette anomalie, confondent certaines couleurs entre elles (chromatopseudopsie, daltonisme), ou au contraire, ne peuvent en reconnaître que quelques-unes (dyschromatopsie) ou n'en perçoivent aucune (achromatopsie).

Ce n'est pas ici le lieu d'entrer dans des détails circonstanciés sur ces aberrations de la vue, et il nous suffira de les avoir signalées pour faire comprendre l'utilité de l'examen de la faculté de reconnaître les couleurs. Nous reviendrons du reste sur ce sujet à l'article AMBLYOPIE et AMAUROSE.

Pour faire l'examen de la faculté de reconnaître les couleurs, il ne faut pas oublier que cette faculté varie avec certaines conditions. Ainsi l'adaptation de l'œil a une influence considérable; un œil ébloui ou fatigué donne de tout autres résultats qu'un œil reposé. On doit par conséquent ne pas trop prolonger l'examen, et laisser reposer l'œil entre chaque expérience.

L'éclairage en général, et surtout son intensité et la couleur de la lumière, exercent une influence de premier ordre sur la perception des nuances. On sait, en effet, qu'il y a des tons qu'il est très-facile de confondre entre eux, surtout à la lumière artificielle.

La couleur du fond sur lequel on présente les couleurs à reconnaître exerce aussi une notable influence sur cette perception; certaines couleurs en font ressortir d'autres, tandis qu'au contraire certains tons en atténuent d'autres. Il est donc important, pendant l'examen chromatoptométrique, de présenter les couleurs sur fond neutre, blanc ou noir, ou mieux encore sur fond blanc, puis sur fond noir.

Pendant l'examen, il faut présenter les objets colorés sous un angle d'au moins 5 à 6 minutes pour un œil sain; pour un œil amblyopique, cet angle doit être plus grand encore.

La perception en général, et celle des couleurs en particulier, est considérablement aidée si on agite les objets servant à l'exploration. Certaines couleurs qui ne sont pas reconnues lorsqu'elles sont immobiles, deviennent visibles au contraire si elles ou l'œil lui-même sont agités pendant l'examen.

Pour faire l'examen des couleurs, aucune méthode ne saurait rivaliser avec celle du prisme. Pour faire cet examen avec délicatesse, on pourrait donc se servir du *spectroscope de Hoffmann*, qui est pourvu d'un mécanisme qui permet d'intercepter facilement une ou plusieurs couleurs du prisme, ou bien encore du *chromatomètre de Rose*, basé sur la polarisation circulaire du cristal de roche. Mais, nous l'avons dit, au point de vue clinique et surtout pratique, la chromatoptométrie a une trop minime importance pour motiver l'achat de ces instruments très-coûteux. Le mieux est de se servir ici de carrés de papier colorés, mats, de quelques centimètres de côté, qu'on présente au malade à un jour convenable, et sur fond noir. Les dimensions de ces carrés n'est pas indifférente; ils sont en effet d'autant mieux reconnus que leur surface est plus étendue.

Toutes les couleurs à l'état normal sont à peu près également perçues par la vision centrale. Ce n'est qu'à la périphérie du champ visuel qu'on observe des différences. Parmi toutes les couleurs variées à l'infini et innombrables, il en est un certain nombre qui portent le nom de *couleurs fondamentales* et d'autres qu'on nomme *couleurs principales*. Les premières sont: le rouge, le vert et le violet, qui constituent les deux couleurs extrêmes du prisme et celle de sa partie moyenne. Les secondes sont : le rouge, le jaune et le bleu, qui par leur mélange peuvent produire toutes les autres.

Pour faire l'examen des couleurs à la périphérie du champ visuel, on peut employer la méthode de Schœn, qui consiste à faire avancer le long du demi-cercle gradué du périmètre, de petits carrés de papier mat des couleurs fondamentales ou principales. Seulement, il est bon de remplacer, pour l'examen périphérique, le violet par le bleu, le premier ayant l'inconvénient, vu excentriquement, de paraître *bleu foncé*, même pour l'œil sain.

Voici, d'après les mensurations de Schœn (1), les limites extrêmes auxquelles les couleurs sont reconnues à la périphérie du champ visuel. Les mensurations de Schœn sont comptées à partir de la tache de Mariotte; il serait par conséquent très-facile de les rapporter au point de fixation, en se souvenant que le punctum cæcum est situé à peu près à 15° en dehors du point de fixation.

LIMITE	BLEU	ROUGE	VERT
Supérieure.........	45°	40°	30°
Inférieure..........	60°	50°	35°
Externe............	65°	60°	40°
Interne............	60°	50°	40°

Enfin notons encore qu'au voisinage de la périphérie du champ visuel se rencontre une zone dans laquelle toutes les couleurs paraissent grises.

Mais, nous le répétons, on fera bien de ne pas s'arrêter trop longtemps à cet examen, qui est loin d'avoir la valeur qu'on a cherché à lui assigner et qui,

(1) *Die Lehre vom Gesichtsfelde*, Berlin, 1874.

au point de vue du diagnostic, n'a que la valeur d'un signe de plus, mais ne peut, dans la plupart des cas, mettre sur la voie de l'affection qui l'occasionne.

Pour en avoir fini avec l'examen de la vision, il nous reste à parler d'un phénomène important et qui, au point de vue du diagnostic, a une valeur immense. Nous voulons parler de la diplopie binoculaire, c'est-à-dire de celle qui se montre lorsque les deux yeux sont simultanément employés à la vision.

Le phénomène de la diplopie brusque et récente indique immédiatement un manque de concordance dans la direction des deux yeux, et par conséquent une déviation de l'un d'eux. Or la déviation de l'un des yeux ne peut survenir que dans le cas de restriction de la mobilité dans un certain sens. Cette restriction de la mobilité peut être occasionnée par diverses causes, dont la plus importante est sans contredit la parésie ou la paralysie de l'un ou de plusieurs des muscles moteurs de l'œil.

Ce n'est pas le lieu d'entrer dans de grands développements sur les divers cas de diplopie qui peuvent se présenter, et dont l'étude sera bien mieux à sa place lorsque nous nous occuperons des divers troubles de la *mobilité* et de la *myotilité* oculaires (paralysie des muscles moteurs).

Qu'il nous suffise de savoir ici que la diplopie est dite *homonyme* lorsque les doubles images se trouvent chacune vis-à-vis de l'œil correspondant. La diplopie est, au contraire, dite *croisée* lorsque l'image appartenant à l'un des yeux se trouve placée vis-à-vis de l'autre œil.

Ce qu'il est important de ne pas perdre de vue, c'est que *la diplopie homonyme indique toujours la convergence anormale des lignes visuelles, tandis que la diplopie croisée est le signe pathognomonique de la divergence de ces mêmes lignes*. On voit par là que dans certains cas de déviation faible de l'un des yeux, alors qu'on ne remarque pas sur le sujet, un aspect frappant qui donne immédiatement la clef du diagnostic, le phénomène de la diplopie, comme nous le disions plus haut, peut être d'un très-grand secours pour poser celui-ci. Il faut donc se rendre compte rapidement des qualités de la diplopie, et savoir reporter de suite chacune des doubles images à l'œil auquel elle appartient.

A cet égard, de Græfe nous a mis en possession d'un moyen excellent et qui suffit dans presque tous les cas. Il consiste à placer devant l'un des yeux, un verre coloré, un verre rouge, par exemple, et de faire fixer au malade un objet brillant quelconque, la flamme d'une bougie, par exemple, placée à une distance de 6 à 8 pieds au-devant de lui. Le verre rouge colorant toute la moitié du champ visuel binoculaire correspondant à l'œil au-devant duquel il est placé, colorera aussi l'une des images, ce qui nous permettra immédiatement d'apprendre quel est l'œil auquel cette image appartient.

Ce moyen si simple n'est pourtant pas toujours suffisant. Il peut se présenter des cas où la déviation est fort minime et où les doubles images sont pour ainsi dire superposées. Dans d'autres cas encore l'une des images est exclue ou neutralisée, comme on a coutume de dire. Dans ces deux cas encore, de Græfe nous a appris qu'en dissociant les images à l'aide d'un prisme placé devant l'un des yeux, tandis que le verre rouge est placé devant l'autre, on arrivait à se rendre très-bien compte des caractères de la diplopie. Dans certains cas, le prisme devra être placé de façon à produire une différence de hauteur entre les doubles images; dans d'autres circonstances, le prisme devra produire une modification de l'écartement latéral. Mais il ne faut pas oublier qu'il ne s'agit ici que des cas de diplopie binoculaire. Les phénomènes de diplopie monoculaire doivent être reportés, comme nous l'avons déjà dit plus haut, à des imperfections dans les courbures des surfaces des milieux réfringents.

Deuxième cas. — Au lieu d'être libre, la pupille est le siége de certaines lésions qui, tout en permettant *aux phénomènes lumineux* d'exciter la rétine, empêchent néanmoins les *rayons lumineux* émanés des objets d'atteindre directement la membrane nerveuse et celle-ci d'être impressionnée par leurs qualités, de façon à évoquer chez le sujet les sensations relatives à leur forme, leur dimension, leur couleur, leur nature, etc. Il s'agit alors de faire l'exploration, au point de vue du pronostic *quoad restitutionem*, c'est-à-dire de s'assurer si, après une intervention chirurgicale destinée à combattre l'altération cause de l'amblyopie, on ne sera pas en présence de ces « *amauroses imprévues* », mais pas impossibles à prévoir (de Græfe), qu'on voit si souvent figurer dans les statistiques des opérations des anciens ophthalmologistes.

Pour se rendre compte de la façon dont la vue doit s'exercer dans un cas de cette nature, soit qu'il s'agisse d'une occlusion pupillaire suite d'iritis, soit qu'il s'agisse d'un cas de cataracte, il suffit de faire sur soi-même l'examen dont il va être parlé, en fermant hermétiquement avec la paume de l'une des mains l'un des yeux, tandis que de l'autre main on tient au-devant de l'œil resté libre un verre légèrement dépoli (verre douci de photographie).

Placé dans de semblables conditions, un œil normal, bien qu'il ne puisse pas reconnaître la forme et les qualités des objets à la lumière du jour, en perçoit approximativement encore l'ombre, le volume et la forme à une petite distance; cet œil, dans ces conditions, pourra encore compter difficilement les doigts. Les choses se passeront à peu près de même pour un œil atteint de cataracte simple ou d'occlusion pupillaire sans complication. Si ces deux altérations pathologiques sont réunies, la vision sera diminuée; il pourra se faire que le sujet ne perçoive que le passage des corps opaques entre l'œil et la lumière, ou qu'il ne reconnaisse que les différences entre la clarté et l'obscurité. Dans ce cas, on devra procéder à l'examen par une autre voie. Le sujet sera placé dans une chambre obscure, l'œil à examiner sera libre, tandis que le second sera soigneusement fermé à l'aide d'un bandeau épais, afin de le soustraire complétement à l'action de la lumière. On présentera alors, d'abord dans la direction de l'axe visuel, une lumière, une bougie, par exemple, et faisant passer la main entre cette lumière et l'œil en observation, on constatera plusieurs fois de suite et à des distances variables si le sujet apprécie exactement les différentes variations. C'est là ce qu'on nomme *l'examen de la perception quantitative.*

Il s'agit maintenant de s'assurer que toutes les parties de la rétine sont sensibles. Pour cela, le malade restant dans la même position, on répète l'expérience, mais en modifiant la position de la lumière, de façon à la présenter dans les diverses régions du champ visuel. Le sujet doit alors non-seulement accuser les variations de clarté et d'obscurité; mais il doit encore préciser la direction du point d'où lui semble venir la sensation lumineuse; c'est ce que l'on nomme l'*examen de la projection.* Si le sujet reporte bien les sensations lumineuses vers leur véritable lieu, la *projection est exacte* et les diverses parties de la rétine perçoivent exactement. Si au contraire les sensations sont reportées vers des points autres que ceux où se trouve réellement la lumière, la projection est erronée; toutes les parties de la rétine ne perçoivent pas exactement.

Mais ce mode d'examen, bien que fournissant déjà certains renseignements utiles, n'est pas d'une exactitude suffisante, bien qu'on puisse, en éloignant plus ou moins la lumière, faire varier l'intensité lumineuse. Il est donc préférable d'employer pour l'examen, une lampe dont on fera varier plus ou moins la hauteur de la flamme, de façon que, même si l'espace manque, on puisse, sans se déranger, se placer dans les mêmes conditions que celles où on se trouverait si la lumière était plus ou moins éloignée de l'œil en expérience.

Enfin, dans les cas où existe un doute et où on désire avoir des renseignements absolument précis, il sera préférable d'avoir recours à l'un des appareils connus sous le nom de photomètres de de Græfe ou de Fœrster, qu'il suffit de mentionner ici.

En dernier lieu, on ne devra pas négliger de faire suivre l'examen de la perception quantitative et de la projection, de l'*exploration subjective* de la rétine.

Chacun sait qu'en comprimant le globe oculaire dans l'obscurité, cette compression donne lieu à l'apparition de certains phénomènes lumineux ou photopsies dues à l'excitation des éléments rétiniens par la compression. Serres (d'Uzès) avait imaginé d'utiliser ces phénomènes pour l'exploration méthodique de l'œil; il avait donné à ces phénomènes lumineux, ainsi provoqués, le nom de *phosphènes* (φως, lumière, et φαινω, paraître.) On a coutume de rechercher quatre phosphènes principaux: le supérieur ou frontal, déterminé par la compression de la partie supérieure du globe; l'inférieur ou jugal, résultant de l'excitation de la portion inférieure de la rétine; l'externe ou temporal, dû à la compression de la partie externe, et enfin l'interne ou nasal, produit par la compression de la région interne du globe.

Bien entendu, ces *quatre phosphènes cardinaux* ne sont pas les seuls. Il en existe en effet, pour ainsi dire, autant que d'éléments percipients dans la rétine; mais lorsqu'il s'agit de savoir si la rétine est sensible, l'exploration de ces quatre régions principales suffit en général.

En effet, supposons qu'il existe une affection quelconque, un décollement rétinien, par exemple, et que, l'occlusion pupillaire ne permettant pas d'explorer le fond de l'œil, nous ne puissions pas nous renseigner sur le siége de la lésion, la perception et la projection nous fournissant, comme il arrive parfois, des renseignements douteux. L'absence de phosphène, lors de pression sur une certaine région du globe, pourra lever les doutes que l'examen de la perception nous avait laissés.

Malheureusement, les phosphènes ne peuvent servir que de simples renseignements, car, d'une part, ils manquent quelquefois à l'état normal, et, d'autre part, ils n'indiquent que *l'excitabilité rétinienne* et ne donnent aucun renseignement sur la *faculté visuelle*. Enfin, n'oublions pas que, dans certaines affections du corps vitré, la sensibilité rétinienne elle-même peut exister parfaitement, et malgré cela, une fois l'obstacle au passage des rayons lumineux levé, le sujet peut rester fortement amblyopique et ne retirer que fort peu d'avantages de l'opération à laquelle il aura été soumis.

Pour avoir terminé l'exposé des différents modes d'exploration de l'œil et de ses annexes, il ne nous reste plus à parler que de la dilatation artificielle de la pupille pour arriver au diagnostic de certaines affections oculaires.

Quelques affections oculaires (conjonctivites, kératites, choroïdites, etc.,) s'accompagnent fréquemment, comme nous le verrons bientôt, d'un certain degré d'hyperémie de l'iris, qui est souvent le symptôme prémonitoire d'une iritis ultérieure. Toutes les fois donc qu'on aura un doute sur l'existence de cette complication, il sera bon d'instiller une ou deux gouttes d'une solution un peu forte de sulfate neutre d'atropine et d'observer au bout de combien de temps se produit la dilatation pupillaire. La lenteur de cette dilatation, ou, si on aime mieux, la paresse de l'iris, indique toujours que cette membrane n'est pas dans son état normal. Il faut savoir, du reste, qu'il suffit à l'état normal d'une très-petite quantité de sulfate neutre d'atropine pour provoquer la dilatation pupillaire, dans un temps relativement très-court. Ainsi l'instillation de quelques gouttes d'une solution de ce mydriatique au 1/5000000 suffit, à l'état normal, pour amener la dilatation pupillaire, au bout d'une heure environ (Follin). Mais si l'atropine a une action aussi énergique à l'état normal, il n'en est plus de même à l'état de maladie et souvent l'iris, très-rebelle à l'action du médicament, ne permet la dilatation pupillaire que sous l'influence de doses élevées. Aussi, s'il s'agit d'un cas d'iritis et qu'on veuille s'éclairer sur le nombre et le siége exact des synéchies, mieux vaudra employer ce que nous avons coutume de nommer la solution normale, c'est-à-dire celle au 1/200. Cette solution, instillée à plusieurs reprises, sera toujours suffisante pour provoquer la dilatation pupillaire, en une demi-heure environ, dans tous les cas de synéchies, sauf dans le cas de synéchie totale.

La dilatation artificielle de la pupille est également réclamée, dans quelques cas de maladies du fond de l'œil, nécessitant l'emploi de l'ophthalmoscope, lorsque la pupille extrêmement étroite (myosis) ne permet pas l'observation d'un champ suffisamment étendu. En outre, la réflexion de la lumière transmise par l'ophthalmoscope, sur l'œil en observation, donne lieu à la formation, sur la cornée de cet œil, d'une image de la flamme de cette lumière (miroirs convexes). Bien que dans la majorité des cas, on arrive assez facilement, par l'habitude, à apprendre à se débarrasser, par une légère rotation de la lentille autour de son axe, de ce reflet parfois si gênant, il est des cas où celà est absolument impossible, l'image cornéenne se trouvant exactement et forcément sur le trajet de la ligne visuelle de l'observateur. Tel est, par exemple, le cas où il s'agit d'explorer la région de la macula lutea. Dans ce cas, la dilatation artificielle de la pupille est une nécessité inévitable.

Mais on ne doit pas oublier que la mydriase artificielle détermine toujours un trouble de la vue, causé par la paralysie simultanée du pouvoir d'accommodation, qui, quoique passager, n'en est pas moins gênant. Il y aura donc avantage dans ce cas à faire usage d'une solution faible de sulfate d'atropine, de façon à produire une mydriase narcotique, qui disparaisse dans le courant de la journée. A cet égard, nous recommandons, d'après le conseil de Follin, la solution au 1/10000.

Enfin, on pourrait peut-être substituer à l'emploi d'une solution mydriatique, l'électrisation du centre cilio-spinal, qui amène une dilatation de la pupille, suffisante pour explorer le fond de l'œil, et qui cesse dès que l'électrisation est suspendue.

La dilatation pupillaire est enfin impérieusement réclamée dans certains cas d'anomalies de la réfraction, dont le diagnostic est parfois rendu impossible par la contraction spasmodique du muscle ciliaire (crampe ou spasme de l'accommodation).

Un moyen fort commode, et surtout fort portatif pour l'emploi de l'atropine, nous est fourni par les disques de gélatine atropinée de Savory et Moore (de Londres); ces disques de gélatine renferment une quantité d'atropine déterminée, toujours connue, et, renfermés dans des tubes de verre d'un très-petit volume, ils peuvent facilement trouver place dans la boîte même qui contient l'ophthalmoscope.

Consultez : E. FOLLIN, *Leçon sur l'exploration de l'œil*. Paris, 1863. — MAUTNHNER, *Lehrbuch der Ophthalmoscopie*. Wien, 1868. — M. PERRIN, *Traité pratique d'ophthalmoscopie et d'optométrie*. Paris, 1870-72. — ED. MEYER, *Manuel d'ophthalmologie*. Paris, 1873. — SCHŒN, *Die Lehre vom Gesichtsfelde*. Berlin, 1874. — SNELLEN UND LANDOLT, in *Handbuch der Gesammten Ophthalmologie*. Leipzig, 1875.

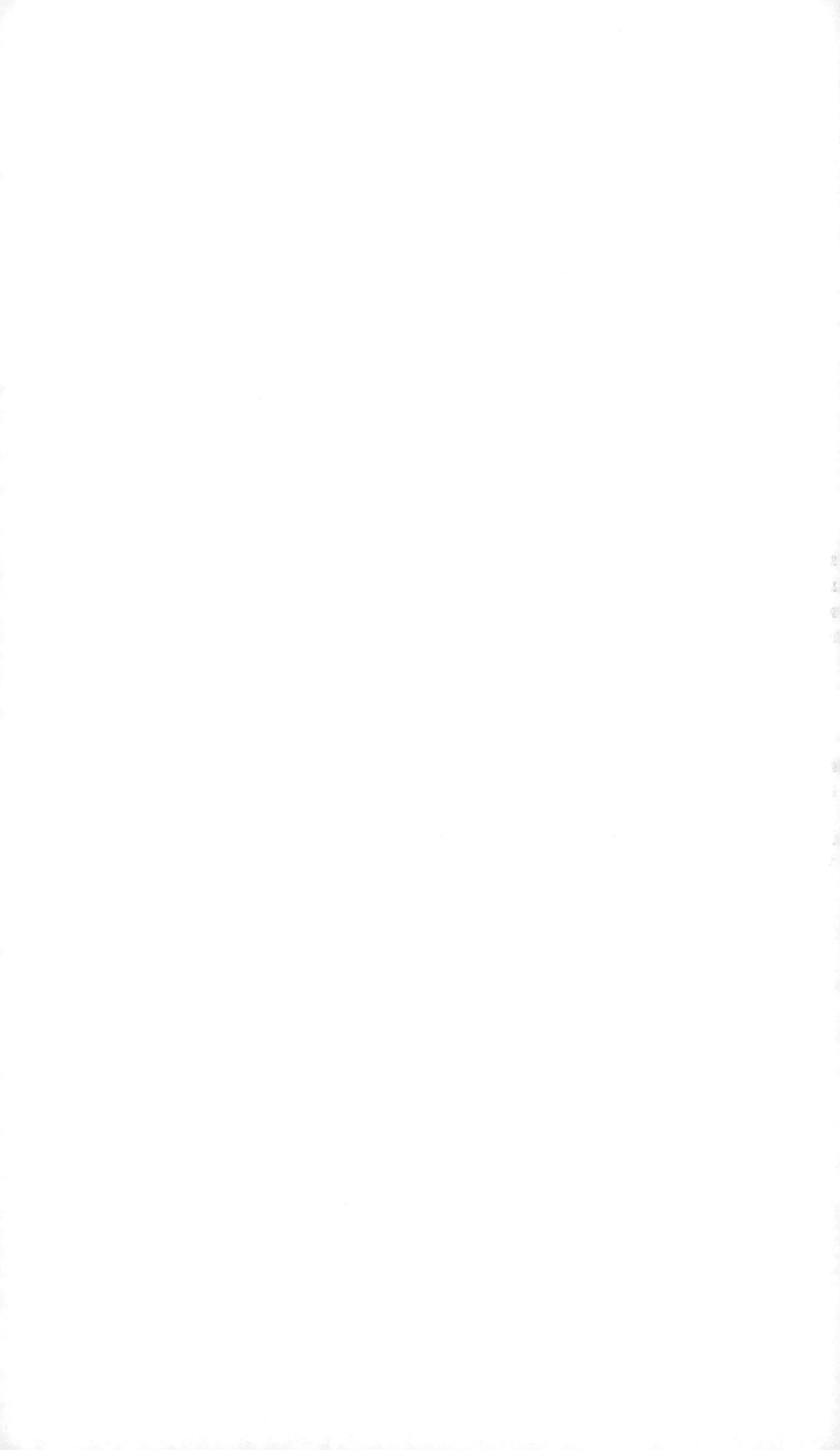

CHAPITRE PREMIER.

MALADIES DE LA CONJONCTIVE.

ANATOMIE ET PHYSIOLOGIE.

ANATOMIE. — La conjonctive, de *cum jungo*, συνδεσμη, *membrana adnata* des anciens, est ainsi nommée parce qu'on la considérait autrefois comme une membrane destinée à unir l'œil et les paupières.

Mince et transparente, à la fois rosée et légèrement jaunâtre, elle permet de voir au-dessous d'elle les glandes en grappe de Meibome, que nous décrirons en même temps que les paupières, auxquelles elles appartiennent. Elle revêt la face postérieure ou interne des paupières, et la face antérieure du globe oculaire. Elle forme, en outre, deux larges replis unissant les paupières au globe, et qui ont reçu le nom de *culs-de-sac* conjonctivaux.

On lui considère donc trois portions :

1° La conjonctive palpébrale ;

2° La conjonctive des culs-de-sac ;

3° La conjonctive oculaire.

Cette dernière peut être divisée à son tour en conjonctive scléroticale et en conjonctive cornéenne.

1° La *portion palpébrale* s'étend du bord libre des paupières au bord postérieur du cartilage tarse.

2° La portion des culs-de-sac s'étend du bord postérieur des cartilages tarses au globe oculaire. Cette dernière limite n'est pas bien tranchée ; mais on peut admettre qu'elle est déterminée par la portion de sclérotique qui est mise à découvert lorsque l'œil est tourné fortement dans une direction diamétralement opposée à celle que l'on examine, la paupière étant attirée en sens inverse.

3° La *portion oculaire*, enfin, comprend toute la conjonctive qui recouvre l'hémisphère visible du globe, jusqu'au pourtour de la cornée. Sur cette dernière, la conjonctive n'est plus représentée que par son épithélium, qui constitue à lui seul la conjonctive cornéenne. Au niveau des paupières, la conjonctive se continue directement avec la peau, ainsi que cela a lieu pour d'autres muqueuses, au pourtour de la bouche, des narines, de l'anus, etc. Sa limite exacte est représentée, sur le bord libre des paupières, par la rangée des cils qui se trouvent dans cette région.

C'est par conséquent à sa surface que viennent s'ouvrir les glandes de Meibome, dont les orifices se trouvent en arrière des cils. Entre ces orifices se voient ceux des follicules ciliaires, dont l'inflammation donne naissance à l'affection connue sous le nom d'orgeolet.

En dedans de ces mêmes bords libres, vers l'angle interne des paupières, se trouvent deux petits mamelons au sommet desquels on voit les orifices externes des *conduits lacrymaux* ou points lacrymaux. C'est par ces orifices que la muqueuse oculaire se continue avec celle des fosses nasales, par l'intermédiaire de celle du canal nasal, ce qui explique le larmoiement et la turgescence de la conjonctive dans le coryza.

Au niveau de ces orifices, mais *en arrière d'eux*, du côté du globe oculaire, on remarque un repli vertical de la conjonctive, en forme de croissant, à concavité tournée vers la tempe, et qui a reçu le nom de *pli semi-lunaire*.

Tout à fait vers l'angle interne, entre les bords des deux paupières, on aperçoit une petite élévation rougeâtre, à surface inégale, qui occupe tout l'espace situé entre les deux paupières, et qui a reçu le nom de *caroncule lacrymale*. Ces deux parties, le pli semi-lunaire et la caroncule, sont le vestige ou le rudiment de la troisième paupière qui se rencontre chez tous les animaux vertébrés, et que l'on désigne encore sous le nom de *membrane nyctitante* ou *clignotante*. Le pli semi-lunaire, et surtout la caroncule, par leur situation déclive, interceptent entre elles et le bord des paupières, un petit espace pyramidal dans lequel les larmes versées à la surface du globe oculaire vont se réunir, et qui, à cause de cela, a reçu le nom de *sac lacrymal*. A l'état normal, les deux points lacrymaux doivent être tournés vers cet espace et toujours y plonger.

A la partie externe du cul-de-sac supérieur se voit une série de petits pertuis, au nombre de 7 à 12 (5 à 7, Sappey), qui sont les orifices des conduits excréteurs de la glande lacrymale.

Lorsque les paupières sont fermées, la conjonctive constitue une sorte de sac, à la partie antérieure duquel, les deux bords libres, taillés en biseau, aux dépens de la face interne, forment un petit canal prismatique et triangulaire, qui permet aux larmes de s'écouler, pendant le sommeil, vers l'angle interne.

Ce prétendu sac est purement virtuel, car les paupières sont intimement en contact avec le globe oculaire; aussi lorsque l'on y verse un liquide, il ne peut en rester que des quantités infinitésimales dans l'œil, et c'est aussi pourquoi le moindre corps étranger, retenu entre les paupières et le globe, produit des douleurs parfois intolérables.

Cette disposition de la conjonctive en forme de sac, a été longtemps une cause de discussion entre l'école italienne et l'école allemande; la première prétendant que la conjonctive était une séreuse, la seconde, que c'était une muqueuse. Sans doute la disposition sacciforme de la conjonctive, ses fonctions qui consistent surtout à faciliter le glissement du globe oculaire, la nature gluante, filante du liquide qui la couvre, la rendent assez semblable à une séreuse; mais ses caractères histologiques, son épithélium, ses glandes, son corps papillaire étant d'une muqueuse, on doit aujourd'hui la considérer comme telle.

La conjonctive est unie aux parties sur lesquelles elle repose, par un tissu cellulaire qui l'accompagne jusqu'au niveau de la cornée et qui constitue le *fascia sous-conjonctival* ou *épisclère*. Il est lâche, extensible, surtout au niveau des culs-de-sac, où se trouve, en outre, un coussinet graisseux destiné à empêcher les trop nombreuses plicatures et le pincement de la membrane. La laxité de ce tissu explique la facilité avec laquelle la sérosité, le pus et les gaz peuvent s'épancher sous la conjonctive.

De là résulte le facile déplacement de la muqueuse par glissement, ainsi que par excès de dimensions, et non par élasticité ou extensibilité; aussi lorsqu'elle est déployée, présente-t-elle une étendue plus considérable, que celle des parties qu'elle recouvre.

Aux paupières, la conjonctive est unie par sa face profonde au cartilage sous-jacent, par l'intermédiaire d'un tissu cellulaire mince, dense, peu extensible. Aussi la muqueuse, dans ce point, ne possède-t-elle d'autre mobilité que celle des paupières.

Structure. — Toute la face antérieure de la conjonctive est tapissée par un épithélium qui varie suivant le point sur lequel on le considère. Sur les paupières, il est cylindrique avec petites cellules à grands noyaux; sur le cul-de-sac, où il présente sa plus grande épaisseur, il est stratifié et d'une épaisseur de $0^{mm},08$; enfin sur la sclérotique on trouve un épithélium de transition qui se transforme bientôt en épithélium pavimenteux de $0^{mm},06$ d'épaisseur, à cellules polyédriques à gros noyaux; c'est ce dernier qui se continue sur la cornée pour constituer la conjonctive cornéenne.

La présence de ces trois variétés d'épithélium sur une même muqueuse est très-remarquable, car c'est le seul point de l'économie où l'on remarque une semblable disposition. Au-dessous de l'épithélium se trouve une couche de fibres de tissu conjonctif très-résistante qui, pour cette raison, a reçu le nom de corps papillaire, bien qu'elle ne ressemble nullement au corps papillaire de la peau, mais simplement parce que, de même qu'à la peau, elle est la partie la plus résistante de la membrane.

On y remarque deux ordres de *papilles :* les unes sont fongiformes, les autres linguiformes; elles sont couchées de l'angle externe vers l'angle interne, de façon à favoriser l'écoulement des larmes vers l'angle interne de l'œil. Leur hauteur moyenne est de $0^{mm},2$; mais bien qu'en partie cachées par l'épithélium, dont les cellules occupent l'interstice que les papilles laissent entre elles, elles se terminent néanmoins par des extrémités libres et saillantes; toutes ces papilles sont constituées par du tissu cellulaire dense, à noyaux solides, et elles renferment toutes une anse vasculaire en forme de tourbillon ou tire-bouchon.

Ces papilles, peu saillantes à la partie moyenne de la portion tarséenne, sont plus élevées vers le bord ciliaire des paupières, au bord postérieur des tarses et vers les angles, et présentent leur plus grande hauteur et leurs plus notables dimensions au niveau des culs-de-sac.

Au-dessous de la couche papillaire se trouve le tissu fondamental, ou charpente de la conjonctive, constitué par un tissu conjonctif réticulé, au milieu duquel se trouvent disséminées d'innombrables cellules, semblables à des follicules lymphatiques, qui ont reçu le nom de *cellules lymphoïdes* et qui y sont disséminées de la même manière que les cellules adipeuses dans le tissu conjonctif lâche pour former le tissu adipeux. On lui a donné le nom de tissu adénoïde (His).

Le tissu fondamental de la conjonctive n'est fibrillaire que pendant la première enfance, jusqu'à 5 ou 7 ans. On rencontre çà et là, dans ce tissu conjonctif, quelques fibres élastiques fines ; au niveau des culs-de-sac on en rencontre un faisceau plus résistant et plus abondant.

Les *glandes* de la conjonctive sont de deux ordres, les *glandes acineuses* et les *glandes mucipares*. Les premières, bien décrites par Sappey sous le nom de *glandes muqueuses* ou *sous-conjonctivales*, sont des glandes en grappes; on en trouve de 2 à 6 dans le cul-de-sac inférieur et 42 environ dans le cul-de-sac supérieur; quelques-unes sont disséminées isolément dans le tissu conjonctival. On en trouve quelquefois un certain nombre (8 à 12) agglomérées, soulevant la muqueuse; il n'en existe aucune sur la partie tarséenne. A peine visibles à l'œil nu et pendant la vie, elles deviennent, au contraire, parfaitement visibles à la mort, après une macération de 24 heures dans l'acide acétique étendu ou le vinaigre. Leur volume est d'autant plus petit qu'elles sont plus nombreuses; leur forme est ovale ou ronde, on y trouve des cellules polygonales, des noyaux libres et des gouttelettes graisseuses. Elles fournissent une sécrétion lubrifiante, analogue à celle des glandes de Meibome.

La seconde espèce de glandes, connues sous le nom de *glandes mucipares* ou *glandes de Manz*, rares chez l'homme, sont au contraire nombreuses chez certains animaux, le bœuf par exemple, chez lequel on les rencontre au pourtour de la cornée. Elles ont la forme de certaines bouteilles à goulot court et à ventre globuleux, connues sous le nom de *marteaux à curaçao* ou d'*alcarazas;* elles sécrètent un liquide analogue aux larmes.

Signalons enfin que Henle a cru trouver un troisième ordre de glandes, décrites par lui sous le nom de *glandes trachomateuses*, et auxquelles il assignait une structure analogue aux follicules clos de l'intestin. Ce ne sont autre chose que des productions pathologiques qui manquent sur la plupart des sujets et qui disparaissent toujours après la mort, sans qu'il soit possible de les rendre apparentes par aucun procédé artificiel. Ces produits sont à peu près constants chez le porc, ce qui s'explique par la manière de vivre de cet animal; nous reviendrons du reste sur ce sujet à propos des granulations de la conjonctive.

Vaisseaux. — La conjonctive renferme de nombreux vaisseaux, qui sont de deux ordres :

1° Les vaisseaux *sous-épithéliaux*, constituant un réseau fin à mailles serrées;

2° Les vaisseaux *sous-muqueux*, formant un réseau à mailles plus larges.

Ces deux ordres de vaisseaux sont faciles à distinguer l'un de l'autre pendant les rotations du globe. La conjonctive glisse alors sur la sclérotique, et on voit les deux réseaux superposés s'entre-croisant et se déplaçant l'un au-devant de l'autre.

Les artères constituant la majeure partie du réseau sous-épithélial sont destinées aux papilles. Elles sont fournies par les collatérales de l'artère ophthalmique, notamment par les artères ciliaires antérieures.

Les artères sous-muqueuses, très-peu nombreuses, fournies par les artères musculaires, se rendent dans l'épisclère.

Les veines fournissent la plus grande partie du réseau sous-muqueux; les sous-épithéliales, peu nombreuses, se rendent dans l'ophthalmique par l'intermédiaire du canal de Schelmm ou des veines ciliaires antérieures.

Les veines sous-muqueuses s'abouchent dans les veines musculaires; elles sont plus volumineuses dans l'épisclère que dans la conjonctive.

Quelques vaisseaux artériels sont en outre fournis par les artères palpébrales profondes.

Les lymphatiques sont abondants dans toute la conjonctive; on en voit autour de la cornée un remarquable cercle connu sous le nom de *cercle lymphatique de Teichmann.*

Les *nerfs* grêles, plus nombreux à la partie palpébrale de la muqueuse qu'à la partie oculaire, se terminent dans la couche épithéliale sous forme de corpuscules claviformes; ils proviennent de l'ophthalmique de Willis, et sont, par conséquent fournis par le lacrymal, le frontal, et le nasal externe.

La conjonctive cornéenne sera décrite avec la cornée.

Physiologie. — La conjonctive a pour fonctions de faciliter le glissement des paupières sur le globe et réciproquement.

Les nombreuses papilles dont sa surface est hérissée, par l'inclinaison de dehors en dedans qu'elles présentent, sont destinées à forcer les larmes à cheminer, de leur point d'arrivée dans le sac conjonctival à sa partie externe et supérieure, vers sa partie interne et inférieure, où, après avoir lubrifié la surface du globe, l'excédant de la sécrétion sera pompé par les points lacrymaux et déversé dans la fosse nasale du côté correspondant. C'est surtout pendant le sommeil que cette nécessité se fait sentir, l'évaporation, à la surface du globe, n'ayant pas lieu comme pendant la veille. De là la présence, entre les deux bords libres des paupières, du canal dont nous avons parlé.

Les nombreuses glandes dont est pourvue la conjonctive sont destinées, par la nature de leur sécrétion, à rendre le liquide conjonctival plus onctueux que ne le seraient les larmes seules, et à rendre les glissements et les frottements du globe sur les paupières à peu près insensibles.

Ce sont, comme nous l'avons déjà dit, les fonctions de la conjonctive qui ont fait croire pendant longtemps que cette membrane était une séreuse.

ART. 1er. — HYPERÉMIE DE LA CONJONCTIVE.

Synonymie. — Catarrhus siccus, catarrhe sec.

On donne le nom d'hyperémie de la conjonctive à un état de cette membrane dans lequel les vaisseaux sanguins deviennent plus apparents qu'à l'état normal.

Symptômes anatomiques. — Les symptômes anatomiques de l'hyperémie conjonctivale sont ceux de l'hyperémie en général; on observe en effet un certain épaississement de la conjonctive en même temps qu'une injection anormale de ses vaisseaux sanguins. Ceux-ci deviennent visibles sur le globe oculaire lui-même, et sont plus saillants, plus flexueux, plus gros qu'à l'état normal. La conjonctive des culs-de-sac prend une couleur plus foncée; au lieu de rosée et jaunâtre qu'elle est habituellement, elle devient d'un rouge plus ou moins intense. Il semble que le nombre des vaisseaux ait augmenté, ce qui tient justement aux phénomènes précédents et non pas à une nouvelle formation. Les mailles du réseau vasculaire sont plus serrées, cachent les glandes de Meibome; les vaisseaux qui rampent entre ces glandes sont allongés, dilatés, flexueux, ils recouvrent plus ou moins complétement les glandes.

Cette hyperémie peut être active ou artérielle, et, dans ce cas, due à une véritable fluxion; ou bien elle peut être passive ou veineuse, et on a alors une stase sanguine.

Ces symptômes peuvent être vus facilement en abaissant la paupière inférieure et en faisant regarder le malade en haut, ce qui met à découvert toute la portion inférieure de la conjonctive; mais il peut être utile d'examiner aussi la partie supérieure de la muqueuse et, dans ce cas il faut renverser la paupière supérieure.

L'injection se voit alors très-nettement, et elle est régulièrement disséminée sur la membrane, contrairement à l'opinion de certains auteurs, qui prétendent qu'à la paupière supérieure le phénomène est beaucoup mieux marqué vers les angles. L'erreur que l'on commet journellement à cet égard s'explique par le procédé employé généralement pour maintenir la paupière supérieure renversée; on appuie en effet sur sa partie moyenne, et on comprime les vaisseaux, qui, de la sorte, se trouvent dégorgés; mais si l'on a soin de se borner à maintenir les cils légèrement appliqués sur le rebord orbitaire, on s'assure facilement que l'hyperémie est également distribuée, aussi bien sur les parties latérales que sur la portion médiane du cartilage tarse.

Outre ces signes, on observe des modifications importantes dans la sécrétion des glandes; sur le bord des paupières, surtout vers leur angle interne, se voit, le matin principalement, une matière jaunâtre, granuleuse, friable, qui n'amène pas d'adhérence entre les paupières; on voit que c'est un corps solide tenu en suspension dans un liquide qui s'est déposé, par suite d'évaporation du liquide.

La sécrétion lacrymale paraît exagérée et les yeux sont constamment humides, mais le liquide ne provient pas de la glande lacrymale elle-même, il est sécrété par les glandes de Manz, que nous avons vues fournir un liquide analogue aux larmes.

Symptômes subjectifs. Le malade éprouve du côté des yeux des picotements, des cuissons, en même temps qu'un sentiment de gêne analogue à celui que produirait la présence de la poussière, du sable, ou d'un corps étranger dans les culs-de-sac conjonctivaux.

Ces phénomènes sont dus à la turgescence des vaisseaux qui soulèvent la muqueuse et frottent sur le globe oculaire.

Cette sensation de corps étranger est même parfois poussée très-loin, et le chirurgien peut être obligé de pratiquer l'excision d'un vaisseau par trop turgescent, pour faire cesser cette désagréable sensation (Sichel père).

Les paupières sont lourdes, se ferment malgré le malade; celui-ci éprouve constamment une sorte de somnolence factice, surtout le soir à la lumière artificielle, et cette sensation disparaît presque aussitôt que le malade se soustrait à la lumière.

Tout travail longtemps soutenu est impossible, surtout vers le soir et à un éclairage éclatant comme l'est celui d'une lampe à pétrole ou d'un bec de gaz. Le vent, l'air confiné ou vicié par une cause quelconque, la fumée de tabac, par exemple, exaspèrent les symptômes que nous venons de décrire.

Étiologie. — Plusieurs causes peuvent produire l'hyperémie de la conjonctive; on la voit survenir parce que des cils, ou tout autre corps étranger, ont pénétré dans l'un des culs-de-sac, ou bien ce sont des tubes des glandes de Meibome qui s'oblitèrent, et font grossir ensuite une ou plusieurs trabécules glandulaires, par accumulation de la sécrétion derrière l'obstacle, formant ainsi une petite ampoule qui joue le rôle de corps étranger (infarctus de la glande).

Certaines professions, celles de cardeur, de scieur de long par exemple, qui nécessitent la présence de l'ouvrier dans un espace rempli de poussières, doivent être rangées parmi celles qui prédisposent à l'hyperémie conjonctivale ou qui l'occasionnent; en outre les vices de réfraction, l'hypermétropie, l'astigmatisme et surtout la myopie, s'accompagnent presque toujours d'hyperémie de la conjonctive.

L'obstruction, ou le renversement en dehors des points lacrymaux, nécessitant le frottement répété sur les paupières d'un corps destiné à étancher les larmes, produit de même une irritation mécanique.

A côté de ces causes nous avons celles qui ont été signalées comme aggravant la maladie une fois développée, comme les courants d'air, la fumée de tabac, le travail à une lumière trop vive, ou bien, ce qui est l'inverse, à un éclairage insuffisant ou encore l'usage de lunettes mal choisies.

Ajoutons enfin, quelques maladies générales, la scarlatine et la rougeole par exemple, et une certaine délicatesse des muqueuses, qui se rencontre chez quelques sujets.

Traitement.—Le seul traitement qui réussisse consiste à soustraire le malade à la cause qui a amené l'hyperémie; malheureusement cette indication est souvent fort difficile à remplir; aussi voit-on la maladie durer fort longtemps. Cependant on retirera un grand avantage de l'usage des verres teintés en bleu de cobalt, surtout si l'on emploie en même temps des pulvérisations d'eau froide, des astringents faibles, et enfin la teinture d'opium, qui agit par son alcool comme irritant léger, aussi bien que par l'action que la substance narcotique qu'elle contient exerce sur les nerfs vaso-moteurs.

CONJONCTIVITE SIMPLE. — A côté de l'hyperémie conjonctivale nous plaçons la conjonctivite simple, qui n'en est qu'un degré plus avancé. Il importe de ne pas la confondre avec la conjonctivite catarrhale, que l'on décrit généralement sous le nom de conjonctivite simple.

Les symptômes anatomiques sont ceux de l'hyperémie, auxquels il faut cependant ajouter les suivants : la conjonctive a perdu son aspect brillant, les papilles acquièrent un développement anormal, ce qui donne à la muqueuse un aspect analogue à celui du velours, surtout vers les angles et vers le bord postérieur des tarses. Cet état, qu'il ne faut pas confondre avec la véritable hypertrophie papillaire, avait été désigné, par Sichel père, sous le nom de granulations discrètes; il les considérait, à tort, comme le premier degré de la conjonctivite granulaire.

De la sorte, la conjonctive a perdu son brillant. Elle est d'un rouge uniforme et on ne voit plus les vaisseaux isolés.

L'augmentation de la sécrétion est beaucoup plus considérable que dans l'hyperémie et a changé de nature; elle devient agglutinative et s'accumule pendant le sommeil vers les angles des paupières, surtout vers l'interne.

Les symptômes subjectifs ne diffèrent de ceux de l'hyperémie que par leur intensité plus grande, en raison du frottement plus considérable des papilles contre le globe de l'œil.

Les causes sont celles de l'hyperémie, dont l'action se sera prolongée pendant plus longtemps, ou aura été négligée.

Traitement. — Le traitement par les astringents aura ici une plus grande efficacité que dans l'hyperémie; on emploiera de légers attouchements avec le sulfate de cuivre ou la pierre divine, l'acétate de plomb neutre, des collyres auxquels on ajoutera une petite quantité de glycérine, afin de les empêcher de se dessécher avec une trop grande rapidité. L'opium ici ne rendrait aucun service; mais la partie la plus efficace du traitement est incontestablement le traitement hygiénique, l'éloignement des causes, le repos des yeux, etc.

ART. 2. — CONJONCTIVITE CATARRHALE.

Synonymie. — Catarrhe de la conjonctive; ophthalmie catarrhale; coup d'air; conjonctivite simple; syndesmytis simplex; catarrhe de gonflement (schwellung's catarrh) des auteurs allemands.

Symptômes anatomiques. — Les symptômes anatomiques de la conjonctivite catarrhale sont l'exagération de ceux que nous avons déjà décrits en parlant de l'hyperémie conjonctivale et de la conjonctivite simple.

L'injection de la conjonctive est des plus considérables, aussi bien sur la portion palpébrale que sur la portion oculaire, ce qui lui donne une coloration d'un rouge vif, écarlate ou cinabre, parsemé çà et là de légères ecchymoses striées, dues à une hyperémie par trop intense, bien plus qu'à une véritable suffusion sanguine.

Les vaisseaux sont nombreux, très-manifestement apparents, très-flexueux et tortueux, et sur le globe ils se déplacent avec la muqueuse bien plus facilement qu'à l'état normal; aux paupières ils présentent des mailles serrées, qui cachent complétement les glandes de Meibome, mais au-devant desquelles on n'aperçoit pas de papilles hypertrophiées. Ils se dirigent presque tous vers la cornée, mais s'arrêtent sur son bord, autour duquel ils s'anastomosent en arcade.

En même temps, la muqueuse est gonflée, œdématiée, surtout vers les angles, par suite d'une suffusion séreuse dans le tissu cellulaire sous-jacent, principalement vers les culs-de-sac. Il en résulte une saillie de la membrane, en même temps que l'on observe autour de la cornée un bourrelet, qui peut aller quelquefois jusqu'à un véritable chémosis, sans toutefois en arriver jamais jusqu'à recouvrir la cornée, ainsi que nous le verrons à propos de la conjonctivite purulente.

C'est surtout à ce gonflement de la muqueuse que sont dues les petites ecchymoses dont nous avons parlé tout à l'heure. Elles résultent du tiraillement et de la déchirure des vaisseaux capillaires.

Il n'est pas rare de voir sur la surface malade, surtout au voisinage de la cornée, de petites élevures ressemblant assez à des pustules, à sommet grisâtre errodé, en quelque sorte sphacélé et qui sont dues aux frottements réitérés des paupières sur la conjonctive et au pincement de celle-ci entre les paupières.

La sécrétion de la muqueuse est profondément modifiée dans sa quantité, comme aussi dans sa nature; elle se trouve surtout dans les culs-de-sac. Au début, elle est assez abondante et encore limpide, peu consistante, chargée d'albumine. Elle se rassemble surtout vers les angles de l'œil, sous forme de mousse, le mucus y est en petite quantité. Peu à peu elle devient filante, grasse au toucher, analogue à de la glycérine, le mucus y est plus abondant; on y rencontre de nombreux globules de mucine mêlés à des débris de cellules épithéliales.

Son siége le plus habituel est le cul-de-sac inférieur, où elle forme de longs filaments ; néanmoins on voit souvent l'un d'eux dirigé transversalement et siégeant sur le globe au niveau du point de contact du bord libre de la paupière inférieure. Lorsque la maladie a atteint son summum d'intensité, le liquide devient encore plus visqueux, il se concrète, surtout pendant la nuit, et le matin les paupières se trouvent collées l'une à l'autre par des croûtes adhérentes. Pendant la journée ce liquide se fixe sur les cils qu'il réunit en petits faisceaux distincts; en même temps on observe vers les angles, surtout vers l'externe, une mousse blanchâtre, semblable à une crème fouettée et due aux frottements réitérés contre le globe des paupières, qui battent la sécrétion.

Si le liquide morbide s'accompagne d'une abondante sécrétion de larmes, celles-ci se chargent de mucus, s'écoulent sur la joue du côté du grand angle et y laissent une traînée de matière solide, par suite de l'évaporation des larmes.

Les auteurs signalent même la possibilité d'une blépharite consécutive à ces divers symptômes; mais je dois dire que, pour mon compte, je n'ai jamais observé cette complication. Les paupières ne sont cependant pas complétement indemnes de la maladie ; elles aussi sont rouges, tuméfiées, lourdes et parfois envahies par un œdème d'autant plus prononcé que la maladie est plus intense. La peau de leurs angles est érodée légèrement par la présence des larmes et lorsqu'il s'agit de les décoller, il en résulte une vive douleur.

Symptômes subjectifs. — Le malade éprouve tout d'abord un malaise plus ou moins prononcé, une sorte de sécheresse du globe oculaire qui en rend les mouvements pénibles. A ces phénomènes succèdent bientôt un picotement, une cuisson analogue à celle produite par la présence d'un corps étranger, enfin une sensation semblable à la brûlure. Le malade ferme instinctivement les paupières et, surtout si l'on a affaire à un enfant, il les frotte fréquemment, espérant par là faire disparaître le picotement.

Le soir, la douleur s'exaspère même dans l'obscurité, mais surtout à la lumière artificielle. Il y a de la photophobie réflexe, peu intense, due à l'irritation des nerfs de la conjonctive, qui se transmet sur les nerfs ciliaires.

Causes. — Les causes de cette maladie ne sont souvent que celles de l'hypérémie; mais les plus fréquentes sont : le refroidissement, les courants d'air, les variations brusques de température, comme on en voit principalement au printemps et à l'automne, surtout lorsqu'elles agissent sur des sujets faibles débilités ou mal soignés. Il en est de même des émanations miasmatiques ou irritantes, comme en produisent par exemple l'ammoniaque, l'hydrogène sulfuré, les vapeurs de chlore et d'acide hypoazotique; aussi cette maladie est elle fréquente parmi les ouvriers de certaines professions, tels que les vidangeurs, ou les baigneurs des établissements de bains sulfureux, par exemple

Ajoutons que la conjonctivite catarrhale, ainsi que nous venons de le dire peut se communiquer par l'intermédiaire du mucus secrété; mais ce n'est pas à dire pour cela que la transmission de ce mucus produise fatalement la même maladie. Suivant les conditions atmosphériques ou hygiéniques dans lesquelles se trouve le sujet sur lequel a eu lieu la transmission, il pourra se produire tout autre chose qu'une conjonctivite catarrhale; une conjonctivite purulente ou une simple conjonctivite traumatique, par exemple. Cette transmissibilité explique pourquoi l'on voit assez souvent la maladie se déclarer, pour ainsi dire épidémiquement, sur tous les sujets d'une même famille ou dans les pensionnats, les casernes, les prisons, etc.

On voit aussi la conjonctivite catarrhale à peu près constamment dans la période prodromique de la rougeole et de la scarlatine, dont elle n'est qu'un symptôme, bien plus qu'une complication. Elle peut enfin être produite par la propagation d'une inflammation des organes du voisinage, comme cela a lieu dans l'érysipèle, le coryza, etc.

Marche, durée, terminaison. — La conjonctivite catarrhale marche avec une extrême rapidité au début. Les symptômes, d'abord peu accentués, atteignent leur maximum d'intensité en 48 ou 72 heures. Elle peut guérir spontanément et se terminer par résolution en 8 ou 15 jours, sans laisser de traces; mais le plus souvent, lorsqu'elle est abandonnée à elle-même, elle passe à l'état chronique. Cette terminaison est caractérisée par une diminution d'intensité des symptômes et par des troubles variables, surtout par la présence vers les angles, et notamment vers l'externe, de la mousse blanchâtre dont nous avons déjà parlé; de plus, les yeux sont douloureux et cuisants le matin au réveil. La muqueuse, en outre, présente un aspect légèrement infiltré ou macéré et on remarque enfin un larmoiement plus ou moins abondant. Elle peut alors se prolonger pendant un ou plusieurs mois.

La conjonctivite catarrhale est, somme toute, une maladie plus désagréable que dangereuse; le seul danger qu'elle présente, c'est la possibilité de la voir, sous l'influence de certaines causes, se transformer en conjonctivite purulente. Elle est en général exempte de complications du côté de la cornée, mais peut souvent être le point de départ de l'hypertrophie papillaire.

Pronostic. — Le pronostic de la maladie est donc sans gravité aucune, lorsqu'elle est convenablement traitée; mais, si on la néglige, il n'est pas très-rare, ainsi que nous venons de le dire, de la voir passer à l'état chronique ou se transformer, chez les sujets placés dans de mauvaises conditions hygiéniques, en une conjonctivite purulente qui est bien autrement dangereuse.

La conjonctivite catarrhale est incontestablement transmissible d'un sujet à un autre, ainsi que toutes les affections qui s'accompagnent d'une sécrétion muqueuse anormale (blennorrhagie urétrale ou vaginale, conjonctivite purulente). Mais on doit remarquer que cette transmission ne s'observe guère que dans un ou deux cas sur dix, et encore est-il nécessaire qu'il y ait pour cela des conditions spéciales. Nous y avons, du reste, déjà insisté tout à l'heure.

Traitement. — Le meilleur traitement consiste à déposer dans le sac conjonctival, gros comme un grain de blé, un glycérolé d'amidon contenant de l'acétate absolument neutre de plomb au $^1/_{15}$ (de Græfe). Ces deux substances doivent être parfaitement neutres, sous peine d'être plus nuisibles qu'utiles.

Lorsque la maladie dure un peu trop longtemps, on est autorisé à employer des astringents un peu plus énergiques, tels que la pierre divine, le sulfate de cuivre; on conseille même le nitrate d'argent, mais je ne crois son emploi autorisé qu'absolument au début. Plus tard il devient dangereux et peut favoriser souvent le passage de la maladie à l'état chronique.

Ajoutons qu'on se trouvera toujours très-bien de l'emploi, comme adjuvant, de compresses trempées dans une solution légère d'acétate de plomb neutre ou de borax au $^{1}/_{100}$, chauffée au bain-marie. On doit rejeter comme inutile l'administration à l'intérieur des purgatifs, du calomel, de la teinture de colchique (Sichel père), que les anciens employaient constamment.

On devra surtout éviter l'emploi de compresses imbibées d'eau froide ou glacée et on conseillera, au contraire, avec grand avantage, les lotions aussi chaudes que possible.

ART. 3. — CONJONCTIVITE PURULENTE.

Synonymie. — Conjonctivite blennorrhoïque ou blennorrhagique; conjonctivite gonorrhoïque; blennorrhée de la conjonctive; ophthalmie purulente.

Symptômes anatomiques. — Au premier abord, il semble qu'il n'y ait aucun signe certain qui permette de distinguer cette forme de conjonctivite de la forme catarrhale aiguë et très-intense. On serait tenté de croire que ce n'est qu'un degré plus prononcé de la même maladie; c'est tout au plus si l'on pourra être immédiatement mis sur la voie du diagnostic par la présence, sous la conjonctive, d'une suffusion séreuse qui lui donne un aspect macéré, louche, qui ne se rencontre que très-rarement dans la conjonctivite catarrhale.

Cependant les symptômes ne tardent pas à devenir plus accusés, et alors, leur gravité est telle, qu'au bout d'un certain temps, la confusion devient impossible. Trois points surtout doivent attirer l'attention, savoir : 1° la sécrétion, — 2° le gonflement de la muqueuse, — 3° les complications.

La conjonctive ne présente elle-même rien de bien particulier, si ce n'est une rougeur des plus intenses qui s'étend au bulbe oculaire et à l'episclère. Là, on constate une véritable stase veineuse, les vaisseaux sont tortueux, flexueux, en quelque sorte variqueux. La couleur de la muqueuse, au lieu d'être celle du vermillon ou du cinabre, comme dans la forme précédente, est d'une teinte carmin très-foncé, violacée, semblable à de la lie de vin. Les glandes de Meibome sont totalement cachées par l'hyperémie, les papilles paraissent plus nombreuses, plus saillantes et dépassent un peu le volume qu'elles acquièrent dans la conjonctivite catarrhale. Elles donnent à la muqueuse un aspect velouté généralisé, turgescent. La cornée est entourée d'un nombre considérable de vaisseaux qui ne dépassent cependant pas son bord; çà et là se remarquent de véritables ecchymoses, plus nombreuses et plus étendues que dans la conjonctivite catarrhale et dont la présence s'explique par la facilité avec laquelle se produit la rupture des vaisseaux capillaires, considérablement tiraillés par le gonflement de la muqueuse. Le moindre attouchement, le seul fait d'écarter les paupières, suffit en effet, pour déchirer la conjonctive et la faire saigner abondamment.

Reprenons donc, maintenant, chacun des trois points principaux en détail :

1° Les modifications éprouvées par la sécrétion sont certainement ce qu'il y a de plus remarquable dans la conjonctivite purulente ; ce sont même elles qui lui ont fait donner ce nom.

Au début, on n'observe autre chose qu'un abondant écoulement de larmes provenant des glandes lacrymales et de Manz, auxquelles se mêle une sérosité limpide d'abord, mais qui, au bout de 6 à 12 heures, devient sanguinolente ou rouillée, par suite de la transsudation directe de l'hématine du sang ou de son passage par l'orifice des petits vaisseaux rompus.

Peu après la sécrétion, transparente jusque-là, devient louche, jaunâtre, plus ou moins épaisse, et enfin franchement purulente et plus ou moins abondante ; tout le sac conjonctival en est rempli. — Cette sécrétion s'écoule sur la joue dès qu'on exerce sur la paupière inférieure la plus légère traction.

Dans la période de décroissance, le liquide est un peu plus épais et devient muco-purulent. La sécrétion devient épaisse, filante, colle aux doigts et se ramasse plus ou moins sous forme de filaments.

Par suite des divers caractères que présente la sécrétion, on a coutume de décrire trois périodes dans l'évolution de la maladie. La première, ou période de *dacryorrhée*, la deuxième ou *pyorrhée*, la troisième ou *blennorrhée*.

Mais nous devons reconnaître que cette distinction est beaucoup plus spécieuse qu'utile, et nous ne la signalons que pour ne pas paraître incomplet.

La première période est surtout remarquable par sa durée très-courte, elle ne dure guère plus de 24 à 36 heures, aussi est-il rare qu'elle puisse être observée par le médecin ; il faut pour cela que l'on ait affaire à un malade dont le second œil soit atteint, pendant que le premier est en traitement, ce qui du reste arrive quelquefois, malgré toutes les précautions que l'on puisse prendre.

La deuxième période, la plus longue, est en même temps la plus dangereuse, parce que c'est pendant son évolution surtout que la transmission de la maladie est possible, et que se déclarent les complications funestes que nous étudierons plus loin.

Ce qui est particulièrement frappant dans cette sécrétion purulente, c'est son abondance ainsi que la facilité avec laquelle elle se reproduit. A peine a-t-on débarrassé le sac conjonctival du mucopus qu'il contenait, qu'on voit en quelque sorte le liquide sourdre à la surface de la muqueuse qu'il voile ainsi d'une couche blanc-jaunâtre ou verdâtre. Ce liquide s'accumule dans les culs-de-sac, ainsi que dans la cavité au fond de laquelle, comme nous le verrons tout à l'heure, est située la cornée.

Parfois cette sécrétion, au lieu d'être liquide, est plastique, concrète, se moule sur le globe et les paupières et constitue une véritable *conjonctivite pseudo-membraneuse*. Lorsqu'on essaye de soulever ces sortes de pseudo-membranes en un point quelconque, elles se détachent en masse et rapportent un véritable moule du sac conjonctival, au-dessous duquel la muqueuse saigne avec une extrême facilité. Un autre point important de l'étude de cette sécrétion, c'est que c'est elle qui détermine la transmissibilité de la maladie. Introduite dans le sac conjonctival d'un œil sain, elle reproduit presque fatalement la maladie, mais elle peut aussi ne déterminer que le développement d'une conjonctivite catarrhale ou d'une blennorrhée abortive, comme aussi elle peut déterminer le développement d'une affection encore plus grave, la conjonctivite diphthérique, à laquelle elle sert alors de greffe. Mais nous devons dire que, pour que cette transmission ait lieu dans un sens ou dans l'autre, il faut encore que la constitution médicale s'y prête.

Dans la troisième période, période de déclin, le liquide change petit à petit de caractères. Il devient plus épais, filamenteux, plus jaune et se rapproche de celui de la conjonctivite catarrhale. Aussi transportée dans le sac conjonctival d'un œil sain, cette sécrétion ne reproduira plus la conjonctivite purulente; elle ne produira le plus souvent que le catarrhe ou une simple conjonctivite traumatique ; sa quantité est bien moins considérable que dans la période précédente.

2° La muqueuse est notablement œdématiée par suite de l'obstacle apporté à sa circulation par le gonflement considérable dont elle est le siége; en même temps, on constate la présence d'un abondant épanchement de sérosité dans les mailles de l'episclère, dû à la gêne de la circulation. Cet épanchement est d'autant plus considérable que le tissu cellulaire sous-conjonctival est plus lâche ; ce qui explique pourquoi cet œdème est d'autant plus prononcé que le sujet est plus avancé en âge. C'est à cet œdème qu'on a donné le nom de *chémosis*. La cornée entourée d'un bourrelet qui la recouvre en partie et qui dépasse en hauteur son point culminant, semble placée au fond d'un cratère ; de là résulte une sorte de cavité au fond de laquelle se voit la cornée. Quelquefois encore la conjonctive, non-seulement œdématiée, mais épaissie, forme un bourrelet semblable qui fait saillie entre les paupières. La consistance de cet énorme chémosis est en quelque sorte charnue, et lorsqu'on l'incise, il crie sous les ciseaux et laisse écouler un liquide sanguinolent plus ou moins foncé.

Les parties voisines sont loin d'être indemnes de la maladie; les paupières sont boursouflées, d'un rouge-foncé, œdématiées, luisantes, tendues, les plis en sont effacés; en un mot, elles présentent un aspect analogue à celui du prépuce dans la blennorrhagie uréthrale. La paupière supérieure tombe et ne peut plus être relevée en raison de l'augmentation de son volume et de l'excès de son poids, que le muscle releveur est impuissant à soulever. De là éversion des paupières et des points lacrymaux, phénomènes qui, joints à l'abondante sécrétion du liquide morbide, permettent au pus de venir couler le long de la joue et d'y creuser un sillon qui détermine une véritable excoriation extrêmement douloureuse.

3° *Complications.* — L'étude des complications de cette maladie, est sans contredit, un des points les plus importants de son histoire.

Dès les premières heures de la seconde période, l'épithélium de la cornée, constamment frotté par la paupière supérieure, épaissie et moins lisse qu'à l'état normal, ne tarde pas à disparaître. Cette destruction est d'ailleurs rendue encore plus rapide par la présence, entre la cornée et les paupières, de la sécrétion conjonctivale, au sein de laquelle nagent d'abondants corpuscules solides, globules de mucus, globules de pus, débris de cellules épithéliales et de culs-de-sac glandulaires de la conjonctive. Par la suite, ces frottements de la paupière amincissent peu à peu les lames de la cornée elle-même et les errodent; la cornée devient opaque, taillée en facettes et enfin s'ulcère superficiellement.

L'altération peut se borner là et, dans ce cas, il ne restera au malade, après la guérison, qu'une *opacité* plus ou moins étendue et épaisse. Il n'en est malheureusement pas toujours ainsi, et l'on ne voit que trop souvent le travail ulcératif gagner les couches profondes de la cornée, par suite de l'entrave apportée à sa nutrition sous l'influence de l'étranglement des vaisseaux conjonctivaux, résultant du gonflement de la muqueuse. Les différentes couches s'exfolient, s'éliminent successivement et il en résulte une perte de substance au centre de laquelle la membrane de Descemet à cause de son élasticité fait hernie, lésion connue sous le nom de *kératocèle* (fig. 46).

Bientôt, par suite de la diminution de résistance de la paroi antérieure du

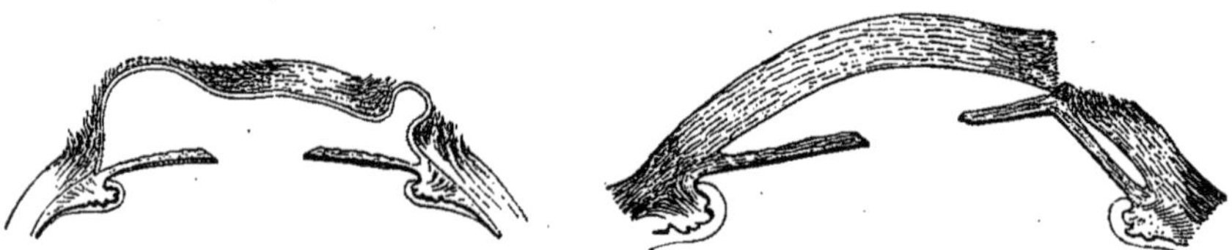

Fig. 46. — Kératocèle (1). Fig. 47. — Perforation de la cornée.

globe, il survient une exagération relative de la tension intra-oculaire; la chambre antérieure s'efface et l'iris vient s'accoler par sa surface à la perte de substance (fig. 47). La pression intra-oculaire continuant son œuvre pousse l'iris dans la perte de substance et le kératocèle se rompt. S'il siégeait sur les parties latérales de la cornée, il en résulte une *procidence de l'iris* (fig. 48), à laquelle succédera plus tard un *staphylôme irido-cornéen*, (fig. 49) dont les dimensions augmenteront si la destruction de la cornée continue.

Au contraire, si l'ulcération siége vers le centre, il peut se présenter plusieurs cas :

Si la perte de substance est peu étendue le cristallin vient s'accoler à la face postérieure de la cornée, en même temps que l'iris. La cristalloïde,

(1) Les figures 46, 47, 48, 49, 50, 51, 52, 53, sont empruntées à l'excellent traité de Stellwag von Carion.

vu son élasticité, se trouve poussée dans le champ de la perte de substance; soumise au contact de l'air et à l'irritation mécanique causée par les bords de la solution de continuité, elle ne tarde pas à réagir contre ces causes excitantes.

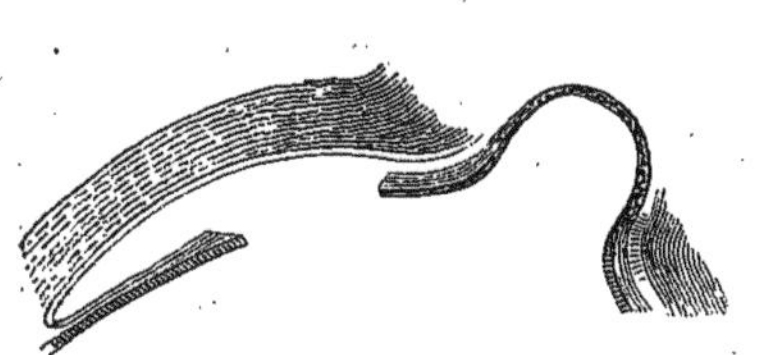

Fig. 48. — Procidence de l'iris.

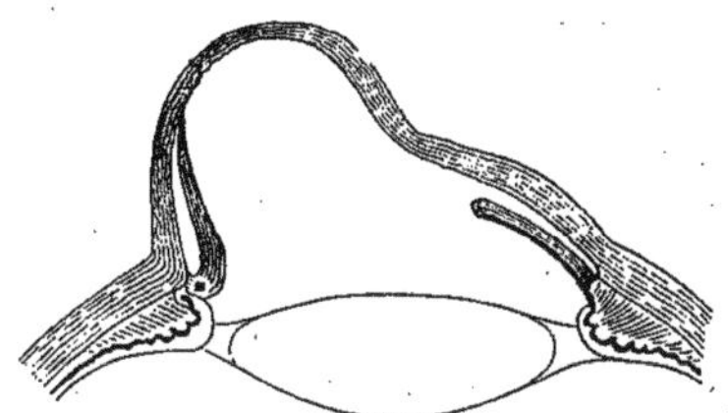

Fig. 49. — Staphylôme irido-cornéen.

Les cellules intra-capsulaires entrent en prolifération; cette partie de la capsule s'épaissit notablement et devient opaque.

En même temps, des produits plastiques sont déposés sur les bords de la solution de continuité et agglutinent la capsule à la cornée. Si le processus s'arrête, l'écoulement de l'humeur aqueuse cesse, la chambre antérieure se rétablit pendant que la perte de substance elle-même se répare plus ou moins. Une fois la chambre antérieure rétablie, le cristallin est refoulé en arrière vers son siége primitif, entraînant avec lui une partie des produits plastiques déposés à la surface de sa capsule et il en résulte une petite élévation capsulaire qui a reçu le nom de *cataracte pyramidale* (fig. 50). Si, tout en ayant de petites dimensions, la perforation se fait vis à vis du bord pupillaire, celui-ci s'engage dans la plaie, s'y accole, et il se fait une *synéchie antérieure* (fig. 51). Mais, pour que ces terminaisons relativement heureuses se produisent, il faut, nous venons de le dire, que le processus s'arrête.

Si, au contraire, la destruction de la cornée continue, la perte de substance ne tarde pas à gagner en étendue, et l'ulcération de la cornée augmentant toujours, le cristallin, poussé en avant, se présente dans la solution de continuité, et s'échappe hors de l'œil. Immédiatement derrière lui survient le corps vitré, qui suit la même voie. Les cellules hyaloïdiennes sont prises de prolifération et de pyogénèse, le corps vitré suppure et bientôt survient la *panophthalmite*, ou phlegmon de l'œil.

Mais, disons-le tout de suite, les complications ne suivent pas toujours cette

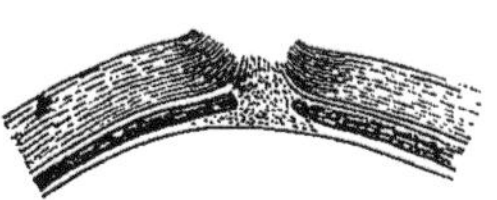

Fig. 50. — Cataracte pyramidale.

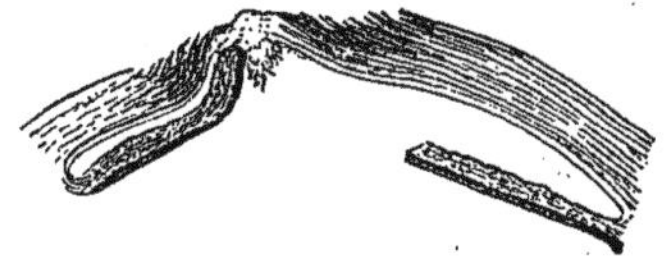

Fig. 51. — Synéchie antérieure.

voie funeste. Quelquefois, bien que la cornée soit presque totalement détruite, on voit l'iris en masse faire procidence et donner lieu au développement du *staphylôme racémeux* (fig. 52) qui, à la longue se transforme en *staphylôme total* (fig. 53). Mais ici encore les lésions peuvent ne pas s'arrêter là; à la procidence de l'iris en masse peut succéder une irido-choroïdite suppurative, bientôt suivie encore du développement d'une panophthalmite.

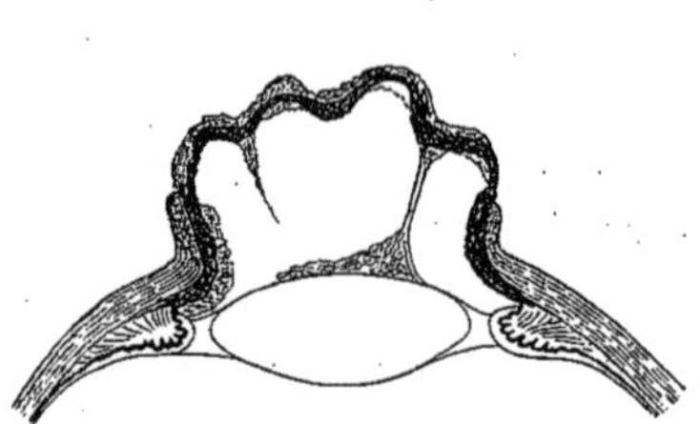

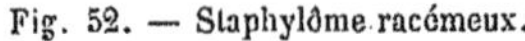

Fig. 52. — Staphylôme racémeux.

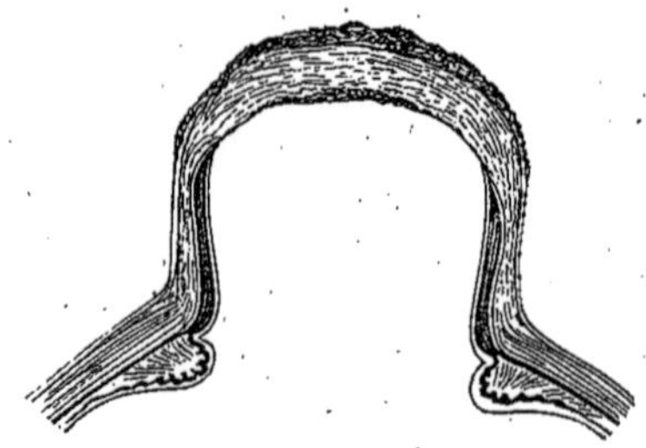

Fig. 53. — Staphylôme total.

D'autres fois, à cette destruction mécanique de la cornée viennent se joindre des troubles considérables de nutrition, principalement caractérisés, dès le début, par une infiltration d'un jaune-grisâtre siégeant dans l'épaisseur du tissu cornéen, tantôt au centre, tantôt vers ses bords; cette infiltration est bientôt suivie du ramollissement du tissu de la cornée, auquel succèdent la nécrose et l'exfoliation, qui hâtent la destruction complète de cette membrane. Une fois la cornée détruite, les conséquences sont les mêmes que dans les cas précédents. Ce genre particulier de complication reconnaît pour cause, comme nous l'avons dit, des troubles de nutrition; ceux-ci ne surviennent guère que lors du développement d'un chémosis charnu considérable qui comprime les vaisseaux et les nerfs qui se rendent à la cornée et en entravent la nutrition.

Symptômes subjectifs. — Les symptômes subjectifs sont généralement assez en rapport avec la gravité des désordres que nous venons de signaler. La douleur paraît tout d'abord insignifiante, analogue à celle que détermine la conjonctivite catarrhale, puis peu à peu se montre un sentiment de cuisson qui va en augmentant, jusqu'à ressembler à une véritable brûlure.

La main appliquée sur la partie, constate, il est vrai, une légère augmentation de chaleur, mais qui est loin d'être en rapport avec celle perçue par le malade.

En même temps, survient une photophobie intense, mais la vue reste à peu près intacte tant qu'il ne s'est pas produit de complication du côté de la cornée et que la sécrétion, l'œdème, ou l'occlusion des paupières ne déterminent pas une gêne trop grande.

Ces phénomènes s'accompagnent d'un mouvement fébrile nettement accusé, caractérisé par une soif vive, une inappétence marquée, une élévation manifeste de la température générale.

Étiologie. — Une des principales causes de la conjonctivite purulente est incontestablement la transmission de la maladie par l'intermédiaire, soit du produit de la sécrétion d'une maladie analogue, soit du pus d'une blennorrhagie uréthrale ou vaginale, ou encore du produit de sécrétion d'une simple vaginite (leucorrhée) ainsi que nous l'avons constaté plusieurs fois. Cette cause est certainement de beaucoup la plus fréquente, on peut même avancer que c'est à elle que l'on doit attribuer 85 0/0 des cas qui se présentent dans la pratique, soit qu'elle se produise sur le second œil d'un même sujet primitivement atteint à l'autre œil, soit qu'elle ait lieu d'un individu malade à un individu sain. En outre, les cas où des individus atteints de blennorrhagie ou de leucorrhée se sont transmis la maladie aux yeux, par un défaut de soins de propreté, sont malheureusement trop fréquents et trop évidents pour qu'on ait besoin d'invoquer, dans ces cas, de prétendues métastases.

Il convient toutefois de dire que la transmissibilité de la conjonctivite purulente n'est pas fatale, et que la maladie, pour se manifester, a besoin d'une sorte de prédisposition particulière au sujet infecté, ou d'une espèce d'endémicité spéciale, en vertu de laquelle plusieurs individus se trouveront soumis à des influences hygiéniques semblables. C'est pour cela que l'on voit la maladie se développer principalement au milieu de certaines agglomérations de personnes, dans une famille, un pensionnat, un hôpital par exemple.

Ajoutons enfin que le muco-pus conjonctival peut parfaitement produire, non une conjonctivite purulente, mais bien une conjonctivite diphthérique, ou bien une simple conjonctivite traumatique. Le même fait peut se produire, il est vrai, avec la conjonctivite catarrhale; mais, dans ce dernier cas, il est bien moins fréquent, une fois sur dix, au lieu de neuf fois sur dix environ.

Quant au développement de cette maladie par métastase, par transport miasmatique, nous y insistons, cela nous paraît fort hypothétique, et nous refuserons d'y croire tant que des faits bien observés ne seront pas venus nous convaincre.

Marche, durée, terminaison. — La marche de la maladie au début est généralement très-rapide et dépasse rarement trois ou quatre jours; la période d'état, au contraire, dure huit à dix jours, pendant lesquels le malade se trouve constamment exposé aux complications que nous avons signalées.

D'autres fois, la maladie peut se terminer spontanément en quinze à vingt jours; c'est à cette terminaison rapide et bénigne que de Græfe a donné le nom de *blennorrhée abortive*. Mais le plus souvent, malheureusement, la durée totale peut atteindre 35 à 40 jours, au bout desquels la maladie se termine par résolution; d'autres fois, la terminaison est plus rapide; au bout de 5 à 6 jours survient une perforation cornéenne, après laquelle tous les symptômes s'apaisent, comme si la maladie, ayant atteint son but, était satisfaite de son œuvre. D'autres fois encore, ce qui est très-rare, l'affection passe à l'état chronique.

Pronostic. — Sauf dans les cas de blennorrhée abortive, le pronostic, on le conçoit, est des plus graves, en raison des complications redoutables que nous avons signalées. Non-seulement, en effet, le malade est en danger imminent de perdre la vue de l'œil malade, mais encore il est bien rare que la maladie reste bornée là et ne se communique pas à l'œil du côté sain.

Les personnes qui se trouvent en contact habituel avec le sujet, seront elles-mêmes exposées au danger, si elles ne prennent pas à cet égard les précautions les plus minutieuses.

Traitement. — Au début, c'est-à-dire pendant les 48 premières heures, on devra toujours essayer le *traitement abortif*, en employant les attouchements avec le crayon de nitrate d'argent pur ou avec la solution de ce même sel au $^1/_{25}$; on pourra peut-être encore, ainsi que le conseille Hairion (de Louvain), faire usage de l'acide chromique dissous à saturation. On ne devra cependant pas continuer une pareille méthode si son emploi n'a pas amené dès les premières heures une amélioration notable dans les symptômes de la maladie. Il ne faut pas perdre de vue, en effet, que ces cautérisations provoquent un gonflement et une transsudation considérable qui augmentent encore les dangers. On devra alors se servir de douches et de lavages oculaires, au moyen d'une dissolution saturée de chlore gazeux dans l'eau distillée, coupée d'une ou deux fois son volume d'eau ordinaire. A l'aide de ce liquide on nettoiera la face interne des paupières et les culs-de-sac, aussi souvent que possible, afin d'empêcher la stagnation de la sécrétion dans le sac conjonctival et afin d'en modifier les propriétés septiques. Il pourra même être utile d'alterner les lavages à l'eau chlorée avec des lavages avec la solution d'acide salicylique au $^1/_{500}$. Comme adjuvant on se trouvera très-bien de l'emploi de compresses imbibées d'eau glacée, constamment appliquées sur l'œil malade, et renouvelées toutes les 2 à 3 minutes. En même temps, on garantira l'autre œil, en se servant d'un appareil que nous décrirons plus loin. (Voy. *Diphthérie.*)

Dès les premières heures de la maladie on ne devra pas négliger les instillations répétées d'une solution d'atropine (1/200 ou même 1/100) afin d'abaisser la tension intra-oculaire et de diminuer les dangers d'une perforation de la cornée.

Au déclin de la maladie, lorsqu'elle menace de passer à l'état chronique, on devra pratiquer des cautérisations légères, superficielles, au moyen du crayon de nitrate d'argent mitigé par l'addition du nitrate de potasse, dans les proportions d'une partie de nitrate d'argent pour deux parties de nitrate de potasse, ou mélangé par parties égales.

Si la stase sanguine est poussée jusqu'à la cyanose, on se trouvera très-bien de scarifications légères sur la muqueuse et de l'incision du chémosis et non de son excision, pratique coupable qui a presque toujours pour conséquence la formation de cicatrices et de brides indélébiles qui altèrent la muqueuse pour toujours, et constituent ainsi un remède pour ainsi dire pire que le mal. Les scarifications, pour être efficaces, devront de préférence porter sur les culs-de-sac.

Enfin, dès qu'on verra survenir une menace de perforation de la cornée, on devra recourir sans hésiter à la *paracentèse* de la chambre antérieure, petite opération sur laquelle nous reviendrons encore dans l'article suivant et dont nous nous réservons de décrire en détail le modus faciendi, les indications et contre-indications, ainsi que les avantages et les dangers, lorsque nous nous occuperons des abcès de la cornée, en même temps que nous exposerons alors le traitement des complications, afin d'éviter les redites.

Ophthalmie des nouveau-nés.

Synonymie. — Conjonctivite des nouveau-nés; ophthalmie purulente des nouveau-nés.

Nous lui donnerons de préférence le nom de conjonctivite des nouveau-nés, parce qu'elle constitue en général un type parfaitement distinct, intermédiaire à la conjonctivite catarrhale et à la conjonctivite purulente. Dans la majorité des cas, en effet, elle ne présente pas les symptômes caractéristiques des deux affections que nous venons de décrire, et se distingue au contraire, en général, tantôt par une tendance marquée à la guérison, tantôt par des symptômes graves.

Dans le premier cas, c'est une variété de conjonctivite catarrhale, développée par suite de la variation brusque de température à laquelle le petit malade est soumis au moment de la naissance (passage d'un endroit chaud dans un milieu froid). Seulement ici, en raison de l'excessive sensibilité des organes à cet âge, les symptômes revêtiront, cela se conçoit aisément, un caractère de plus grande gravité.

Dans le second cas, nous aurons sous les yeux une variété de conjonctivite purulente, caractérisée par la rapidité de son évolution et dans laquelle les complications se montreront avec une énergie que nous ne sommes pas habitués à rencontrer chez l'adulte, si ce n'est dans certains cas de conjonctivite blennorrhagique. C'est ce qui porte à penser que dans ces cas il y a eu inoculation dans le sac conjonctival de l'enfant, de sécrétion vaginale de la mère au moment du passage de la tête, pendant l'accouchement. Bien que ce dernier point puisse être contestable, nous avons pourtant observé trois cas dans lesquels une vaginite existait chez la mère, d'une façon évidente, avant, pendant et après l'accouchement.

Quoi qu'il en soit, et quelle que soit la forme à laquelle on ait affaire, la maladie se montre à peu près exclusivement dans les 4 premiers jours qui suivent la naissance.

Ajoutons que les mauvaises conditions hygiéniques dans lesquelles s'est trouvée la mère pendant la grossesse sont une cause favorable au développement de la maladie chez l'enfant, et que presque toujours alors l'affection sera plus grave; c'est ainsi que pendant le siége de Paris, il nous a été donné de rencontrer dans notre clinique un certain nombre de cas de ce genre.

Symptômes. — Il est assez rare que le médecin puisse observer le début de la maladie; le plus souvent les enfants ne nous sont amenés qu'après avoir été traités au dehors par le plus grossier empirisme. Aussi est-il extrêmement rare que nous voyions la sécrétion semi-liquide, jaune-foncé, assez semblable à du beurre fondu, qui précède la sécrétion muco-purulente qui ne tarde pas à survenir, lorsque la maladie est abandonnée à elle-même.

Ce qui frappe surtout ici, c'est la nature de la sécrétion, sa couleur franchement jaunâtre, son abondance et la rapidité de sa reproduction, absolument comme dans la conjonctivite purulente de l'adulte. Mais on doit reconnaître qu'en général la sécrétion est plus consistante chez l'enfant, et que les yeux des nouveau-nés semblent offrir plus de résistance à la maladie que ceux de l'adulte.

En général, si on voit les enfants au début, c'est-à-dire dans les 3 à 4 premiers jours de la vie, les symptômes sont tout d'abord ceux d'une conjonctivite catarrhale intense. Bientôt la maladie se transforme en conjonctivite purulente, et il n'est pas rare de voir survenir assez rapidement alors, vers le septième ou huitième jour de la vie, la perforation de la cornée, par un mécanisme analogue à celui que nous avons indiqué en parlant de la conjonctivite purulente. Cette perforation se fait, en général, de préférence dans la partie centrale de la membrane, celle qui est la plus éloignée de la source nutritive: aussi la procidence du cristallin est-elle beaucoup plus fréquente ici que celle de l'iris, contrairement à ce qui a lieu chez l'adulte, et ce qui s'explique du reste facilement par la faible consistance de la lentille chez le nouveau-né.

Pronostic. — Le pronostic varie considérablement suivant que la maladie est traitée dès le début ou seulement au bout d'un certain temps. Dans le premier cas, elle est essentiellement bénigne, et je l'ai vue disparaître en quelques jours sur un nouveau-né de ma famille, qu'on me présenta le lendemain de sa naissance et qui déjà était pris de la maladie. Intervenant ainsi immédiatement après le début de la maladie, je pus juguler l'affection en quelques jours. Mais il n'en est plus de même lorsque l'enfant est déjà atteint depuis 5 à 6 jours; dans ce cas, en effet, la maladie revêt déjà tous les symptômes de la conjonctivite purulente, et il y a lieu de redouter la nécrose et la perforation de la cornée.

Traitement. — Un premier point à observer, c'est de s'assurer aussi souvent que possible de l'état de la cornée et de surveiller celle-ci en vue des complications possibles. Pour cela il est indispensable de se servir d'élévateurs, les paupières, par suite de l'exagération de leur volume, s'ectropionnant avec une telle facilité qu'on ne peut les écarter avec les doigts. En outre, l'écartement avec les doigts exige en général, une certaine pression sur le globe, qui, dans le cas d'imminence de perforation, peut avoir les plus fâcheuses conséquences.

Le principal traitement doit consister dans des soins minutieux de propreté. Laver le sac conjonctival aussi souvent que possible. Pour cela, Chassaignac et Giraldès avaient imaginé chacun un appareil à douches oculaires, à l'aide duquel on lançait sur l'œil malade, pendant des heures entières, un jet d'eau violent. Lorsqu'on agit de la sorte, il faut avoir soin d'éviter que l'eau ne rejaillisse sur les personnes voisines, le liquide qui s'écoule, étant, comme on le sait, parfaitement propre à reproduire la maladie.

Pour nous, nous préférons de beaucoup les lavages répétés à l'aide d'une seringue chargée d'un mélange de 2 à 3 parties d'eau tiède pour une partie d'eau saturée de chlore ou la solution d'acide salicylique dont nous avons parlé plus haut. Nous recommandons en outre les compresses imbibées d'eau glacée, et soit les badigeonnages à l'extérieur, avec la teinture d'iode, soit les attouchements légers de la face externe de la paupière supérieure avec le nitrate d'argent mitigé. Enfin il ne faut jamais oublier l'atropine; outre qu'elle procure un soulagement manifeste dans les douleurs, en raison de l'absorption d'une certaine quantité de belladone, elle a l'avantage en cas de perforation, de diminuer les chances de procidence de l'iris.

Si, après la disparition des symptômes inflammatoires les plus violents, et surtout lorsque le gonflement de la muqueuse a sensiblement diminué, la résolution tardait à se produire et la sécrétion ne tarissait pas, on emploierait le crayon de sulfate de cuivre ou de nitrate d'argent mitigé faible, dont on ferait suivre l'emploi de quelques prudentes scarifications sur les culs-de-sac.

Enfin lorsqu'il s'est formé un kératocèle un peu étendu, il ne faut pas hésiter à le ponctionner et à faire suivre cette petite opération de l'issue du cristallin, seul moyen d'empêcher les désordres de s'étendre aux parties profondes, et de conserver l'espoir de pouvoir rendre plus tard, par une pupille artificielle, un peu de vue au petit malade.

Consultez : J. HIRSCHBERG, *Klinische Vorträge auss der von Græfe'schen Klinik.* Berlin, 1871 (ouvrage épuisé).

ART. 4. — CONJONCTIVITE DIPHTHÉRIQUE.

Synonymie. — Conjonctivité diphthéritique; diphthérite de la conjonctive; diphthérie oculaire; croup des paupières.

La conjonctivite diphthérique est la manifestation, sur la conjonctive, de la maladie générale, due à une altération du sang, désignée sous le nom de *diphthérite* par Bretonneau, et sous celui de *diphthérie* par Trousseau. C'est donc une maladie analogue au croup et à l'angine diphthérique ou mal égyptiac des anciens.

Anatomie pathologique. — Ce qui caractérise essentiellement la maladie qui nous occupe, c'est la production d'un épanchement fibrineux dans l'épaisseur du tissu de la muqueuse oculaire.

Nous avons déjà vu, à propos de la conjonctivite purulente, qu'on rencontre parfois sur la conjonctive des productions pseudo-membraneuses, faciles à détacher, et qui, lorsqu'on les enlève, conservent le moule du globe de l'œil, de la cavité des culs-de-sac et des paupières, et qui sont constituées par l'épaississement de la sécrétion morbide. Ce ne sont pas ces sortes de fausses membranes peu adhérentes et faciles à détacher qui constituent le caractère de l'affection dont nous nous occupons. Ici on a affaire à une exsudation en même temps qu'à une infiltration de fibrine coagulable dans l'épaisseur même de la muqueuse. Cette infiltration fibrineuse, qui ne s'accompagne pas au début de sécrétion anormale, s'étend jusqu'à l'épisclère, aux culs-de-sac, au tissu cellulaire qui double les cartilages, et à ces derniers même suivant certains auteurs (Schweigger), en un mot à toute la conjonctive et à toutes les couches des tissus sous-jacents. On observe aussi parfois des fausses membranes à la surface de la muqueuse, mais c'est le cas le plus rare, et alors elles sont concrètes et particulièrement résistantes. On peut bien les détacher par lambeaux, mais en même temps on enlève l'épithélium de la muqueuse, et alors celle-ci saigne par suite de la déchirure de quelques-uns de ses vaisseaux les plus superficiels. D'autres fois cette infiltration, au lieu de s'étendre à toute la muqueuse, ne siége que sur des parties isolées de celle-ci, constituant ainsi des foyers ou *îlots diphthériques* (de Græfe).

La muqueuse est profondément altérée, au lieu d'être mince, lâche, mobile et élastique comme à l'état normal, elle est épaissie, rigide, inextensible, lardacée, d'une consistance analogue à celle du cuir; lorsqu'on passe le doigt à sa surface, on perçoit une sensation analogue à celle que l'on éprouve en passant le doigt sur la face interne d'une coquille d'huître, ce qui peut s'exprimer assez exactement en disant que la muqueuse *crie sous le doigt.* La circulation est entravée par l'exsudat, aussi bien dans les artères que dans les veines; les premières sont étranglées, anémiées, présentant tous les symptômes de l'ischémie artérielle; les secondes sont gorgées de sang, dilatées; il y a une stase veineuse évidente, qui produit à son tour un œdème, qui, se joignant à l'infiltration de fibrine, augmente l'épaississement de la conjonctive.

Ces modifications de la circulation sont dues à une même cause, à l'exsudation fibrineuse à travers les vaisseaux, à une infiltration de même nature du tissu conjonctif ambiant. Il y a là une modification des plus manifestes des qualités du sang.

Symptômes anatomiques. — On divise la maladie en trois périodes pendant lesquelles les symptômes varient.

Première période, ou *période d'exsudation et d'infiltration.* — Dans cette période, les symptômes anatomiques, d'une violence extrême, sont dus à la congestion de la conjonctive. Les paupières, fortement gonflées surtout vers leur bord marginal, sont rouges, violacées, cyanosées ou livides, sensibles à la palpation, luisantes, tendues, brûlantes au toucher, comme la surface d'un abcès chaud sur le point de s'ouvrir. Les plis en sont complétement effacés; plus elles sont dures et chaudes, plus le gonflement est prononcé, et plus il est difficile de les écarter. Non-seulement le malade ne peut plus ouvrir les yeux spontanément, mais encore le médecin lui-même n'arrive le plus souvent à écarter les paupières ou à les ectropionner qu'avec la plus grande difficulté.

C'est à la paupière supérieure que ces phénomènes sont le plus manifestes. Cette dernière, en effet, au lieu de se mouler sur le globe, s'en écarte et pend au-devant de lui comme la visière d'une casquette au-devant du front. Si on essaye de la renverser, on parvient à peine à la redresser, en lui donnant la direction horizontale. Quant à la paupière inférieure, elle est souvent excoriée, et les petites plaies qui en résultent sont souvent envahies, elles aussi, par la diphthérie et présentent une teinte grisâtre semblable à celle des plaies atteintes de pourriture d'hôpital. En même temps, se voit le long du sillon naso-palpébral une traînée profonde qu'y tracent, en s'écoulant, les larmes âcres et brûlantes.

La conjonctive elle-même est notablement gonflée, on y constate une coloration jaune-grisâtre claire, louche et diffuse, qui se prolonge dans l'épaisseur de la membrane; la muqueuse sensiblement épaissie et gonflée, se déchire et saigne abondamment au moindre contact, et on peut définir ce fait assez exactement en disant que la conjonctive est *cassante;* les vaisseaux sont plus apparents, mais eux aussi se déchirent avec la plus grande facilité sous l'influence du plus léger attouchement et lors des tentatives d'écartement des paupières. Il n'y a jamais d'ecchymoses, comme dans la conjonctivite purulente.

La cornée se trouble, devient opaline, presque opaque même dès les premières heures de la maladie et cache l'iris en partie; dès le troisième ou le quatrième jour, elle commence à présenter à son centre une teinte grisâtre ou gris-jaunâtre, infiltrée, floconneuse, à contours mal définis, analogue au *néphélion*. Cinq ou six jours après, l'infiltration se généralise, opacifie toute la cornée, qui finit par se nécroser et se perforer. Il se déclare alors souvent une panophthalmite qni entraîne la phthisie du globe.

D'autres fois, cette infiltration de la cornée présente une forme annulaire; il en résulte une élimination successive des différentes couches l'une après l'autre, et dans ce cas la perforation se produit sur différents points par lesquels sort l'iris, donnant naissance, comme dans la conjonctivite purulente, au staphylome racémeux.

Ajoutons encore que dans des cas malheureusement très-rares, la cornée reste saine; cette marche heureuse de la maladie se constate surtout lorsque la diphthérie, au lieu d'être généralisée à toute la conjonctive, reste localisée à celle des paupières seules; dans ce cas, on le comprend, on remarque une diminution notable dans l'intensité de tous les symptômes, car plus la maladie est étendue et plus les complications sont à craindre.

Pendant cette première période, la sécrétion lacrymale est exagérée et les larmes s'écoulent sur la joue mêlées à du sang, à des flocons fibrineux, à des débris pseudo-membraneux et enfin à des cellules épithéliales; elles produisent sur la joue, le long du sillon naso-palpébral, ainsi que nous l'avons dit tout à l'heure, des excoriations analogues à celles que nous avons vues se développer dans la conjonctivite purulente, mais plus profondes et plus étendues.

Deuxième période, ou *période de résorption de la fibrine.* — Celle-ci est caractérisée par la résorption de la fibrine. Cette résorption ne se fait pas également et simultanément sur tous les points de la muqueuse, elle commence généralement par la conjonctive bulbaire, gagne ensuite la conjonctive des culs-de-sac et finit par la conjonctive palpébrale, laissant çà et là par places des îlots diphthériques dont la disparition n'a lieu qu'un peu plus tard. La muqueuse devient alors plus franchement œdémateuse; lorsqu'on l'incise, elle laisse écouler un liquide séreux; sa coloration passe peu à peu au rouge franc, soit parce que les artères reçoivent de nouveau du sang, soit parce que les veines se dégorgent, soit enfin, par suite d'une plus grande régularité dans la circulation capillaire. La conjonctive prend un aspect de plus en plus turgescent et cesse de crier sous le doigt. Au fur et à mesure que ces symptômes s'accusent davantage, on voit apparaître une sécrétion plus ou moins abondante, franchement purulente, qui remplace la sécrétion lacrymale exagérée dont nous avons parlé plus haut. Aussi cette période a-t-elle été désignée sous le nom de *période blennorrhoïque* (de Græfe). Si jusque-là la cornée a été indemne de complications graves, on peut espérer la voir y échapper, mais cependant tout danger n'a pas encore disparu.

Ainsi que nous l'avons vu, en effet, la conjonctivite purulente, ou blennorrhoïque, tout en présentant moins de dangers que la conjonctivite diphthérique, peut, pour son propre compte, entraîner, nous le savons, le ramollissement et la perforation de la cornée. Les dangers que court alors cette membrane sont d'autant plus à craindre que la première période aura été plus longue et l'aura plus menacée.

Enfin, la sécrétion finit par se tarir à son tour et la maladie passe à la troisième période.

Troisième période, ou *période d'atrophie et de rétrécissement cicatriciel de la conjonctive.* — Au fur et à mesure que la sécrétion diminue, on voit la conjonctive s'amincir petit à petit et devenir plus lisse; les dimensions du sac conjonctival diminuent; il se rétrécit, la face interne des cartilages tarses devient plus courbe qu'à l'état normal, et ils prennent plus ou moins la forme d'une cuiller; les bords libres des paupières se dirigent en dedans; les cils, au lieu d'être horizontaux, décrivent une légère courbe qui les rapproche du globe oculaire.

La muqueuse devient trop courte pour les parties sur lesquelles elle s'applique, elle les attire à elle et ces parties sous-jacentes sont obligées de se froncer et de se déformer. Il se passe là un fait analogue à celui qui se remarque sur un paletot dont la doublure est trop étroite pour le drap qu'elle double; c'est une simple action mécanique, et il nous semble inutile, pour expliquer cette déformation, d'invoquer une infiltration du tissu propre du cartilage qui en altérerait la structure et le déformerait (Schweigger).

Symptômes généraux. — Souvent la maladie ne reste pas bornée à la conjonctive; le même état s'observe aussi sur la muqueuse nasale, pharyngienne ou laryngée; et alors, aux symptômes oculaires viennent se joindre les signes de l'angine couenneuse, de la diphthérie gutturale ou du croup.

Il peut se faire que l'ophthalmie diphthérique ne soit qu'un phénomène précurseur des deux maladies que nous venons de signaler. Aussi doit-on toujours, en même temps qu'on suit l'affection conjonctivale, ne pas négliger de surveiller les voies respiratoires. Dans tous les cas, les ganglions sous-maxillaires et préparotidiens sont toujours plus ou moins engorgés.

Souvent on n'observe aucune infiltration ni exsudation dans l'épaisseur ou à la surface des autres muqueuses. Les phénomènes observés, de leur côté, se bornent à un aspect jaunâtre, macéré, décoloré, livide de leur surface (M. Peter).

Symptômes subjectifs. — Après quelques prodromes dus à la maladie générale, dont l'affection oculaire n'est, après tout, qu'une manifestation locale, et qui ne sont autres que ceux qui caractérisent le début de toutes les affections graves, le malade est pris d'une violente douleur oculaire, semblable à une brûlure des plus intenses, due à l'élévation de la température; à cela s'ajoutent une sensation de constriction intolérable du globe, qui ne peut être attribuée qu'à la compression et au tiraillement des nerfs et vaisseaux par le produit épanché, et qui occasionne d'atroces douleurs. L'affection oculaire s'accompagne de symptômes généraux beaucoup plus intenses que dans toutes les autres maladies oculaires, à l'exception du phlegmon de l'œil ou panophthalmite; la fièvre est violente, la soif intense, l'appétit nul; le malade éprouve même un dégoût absolu pour les aliments, complication assez importante, puisque, d'après Trousseau, la première indication à remplir dans les cas de diphthérie, c'est de nourrir le malade autant que possible. Le pouls est petit, misérable, la voix est éteinte, rauque; chez les enfants, les cris sont rares, étouffés, voilés et semblent lointain. Les fosses nasales sont le siége d'un coryza de nature spéciale, admirablement décrit par Peter (1).

Marche. — La première période de la conjonctivite diphthérique dure de 8 à 10 jours, c'est heureusement la plus courte, car c'est la plus dangereuse, celle pendant le cours de laquelle on a à craindre les principales et les plus redoutables complications du côté de la cornée.

On ne saurait nier que la maladie présente la plus funeste tendance à l'ulcération, à la perforation, et même à la destruction de la cornée. En effet, dès que cette terrible complication est survenue, il semble que la maladie ait atteint le but de ses efforts; les symptômes les plus violents s'amendent comme par enchantement, et la deuxième période commence presque aussitôt (de Græfe).

Celle-ci est d'ordinaire au moins d'une durée égale à la première, et souvent même un peu plus longue ; elle dure de 10 à 15 jours; les dangers qu'elle présente sont d'autant plus sérieux que la première période a été plus longue et a compromis davantage la cornée; nous en avons exposé plus haut les raisons.

Enfin, la troisième période est la plus longue des trois; sa durée varie de quelques semaines à un ou plusieurs mois. Elle ne présente pas de dangers au point de vue de la vision, mais elle compromet néanmoins sérieusement les fonctions oculaires, à cause de l'atrophie de la muqueuse, du blépharophimosis et de l'ectropion qui en sont les conséquences presque fatales et qui deviennent alors la cause de fréquentes rechutes de conjonctivite ou de kératite qui ne cèdent qu'à l'emploi de moyens chirurgicaux.

Pronostic. — Après ce que nous venons de dire, nous croyons inutile

(1) Prix Montyon, 1859.

d'insister sur la gravité du pronostic; non-seulement, en effet, nous avons à craindre pour la vue du sujet, la perte de l'œil survenant dans la majorité des cas, mais encore, comme nous l'avons vu plus haut, la vie même des malades est en danger par le fait des complications générales.

Pour donner une idée de la gravité de l'affection au point de vue oculaire, nous dirons qu'à l'époque de notre dernier séjour chez notre regretté maître de Græfe, il nous a été donné d'observer à Berlin une épidémie de cette maladie, et que sur 78 cas observés, auxquels nous pouvons ajouter 15 cas qui se sont présentés dans notre pratique particulière à Paris, il n'y a eu que 12 guérisons, dont 6 complètes et 6 partielles, à la suite desquelles les malades n'ont conservé qu'une partie des fonctions optiques et visuelles.

Dans ces six derniers cas, en effet, il subsista chez deux malades un leucôme adhérent; chez trois autres, une taie de la cornée plus ou moins étendue, et enfin chez le dernier il se fit une procidence de l'iris. Les complications générales se montrèrent dans 65 cas et furent suivies 31 fois de mort. Dans ces derniers cas, il s'agissait toujours de sujets âgés de 18 mois à 8 ans.

Ainsi donc, sur ces 93 cas observés par nous-même, nous avons vu 81 fois survenir la perte totale de l'œil atteint. Ces chiffres en disent plus que tout sur la gravité de la maladie.

Etiologie. — L'étiologie de la diphthérie est, comme on le sait, excessivement obscure. Trousseau l'attribue à un empoisonnement du sang, dont la nature nous est complétement inconnue; tout ce que la science a permis de constater, est ce qu'a écrit Millard dans sa remarquable thèse inaugurale (Paris, 1858).

Ce qu'on peut dire, c'est qu'elle se manifeste de préférence sur les enfants de 2 à 8 ans (principalement entre 2 et 4 ans), bien que cependant on puisse parfaitement la rencontrer à tous les âges de la vie.

Malgré les expériences négatives de Peter sur lui-même (thèse inaugurale, 1860) et les nôtres sur des chiens, et qui échouèrent constamment, on ne saurait nier le caractère essentiellement contagieux de la maladie qui nous occupe. En outre, il semblerait qu'elle soit endémique et surtout épidémique dans certaines contrées; tels sont, par exemple, les pays situés sur le littoral de la mer Baltique (Prusse, Suède, Danemark, Hanovre, Hollande); dans ces pays eux-mêmes, la maladie semble d'autant plus intense et plus redoutable que ces pays sont plus septentrionaux.

Le printemps, l'automne, les variations atmosphériques brusques et fréquentes, les mauvaises conditions hygiéniques et la constitution des sujets, leur nourriture insuffisante ou mal choisie, paraissent être autant de causes prédisposantes au développement de cette redoutable affection. On ne s'étonnera donc pas que nous ayons eu l'occasion d'observer à Paris une épidémie de cette affection, dans le courant de mars 1871, à la suite des cinq mois de siége, pendant lesquels la population parisienne s'était trouvée forcément dans les plus mauvaises conditions hygiéniques possibles.

Notons, en outre, que toutes les affections conjonctivales peuvent dégénérer en diphthérie, ou pour mieux dire se compliquer de diphthérie, lorsque sévit une épidémie de cette maladie. Enfin, pour terminer, faisons remarquer que la diphthérie proprement dite se complique souvent de diphthérie oculaire, mais cette dernière ne survient pas dans tous les cas; inversement il est pour ainsi dire exceptionnel *que la conjonctivite diphthérique ne se complique pas de signes de diphthérie générale*, et les chiffres cités par nous plus haut le montrent d'une façon éclatante. Sur 93 cas, en effet, les complications générales se montrèrent dans 65 cas ou 69,89 p. 100.

Traitement. — Le premier et le plus important des remèdes à employer est l'instillation de la solution de sulfate neutre d'atropine à 1/100 et tous les quarts d'heure, jusqu'à dilatation de la pupille *ad maximum*, afin d'empêcher autant que possible, dans les cas de perforation, l'iris de venir adhérer à la cornée, en même temps que l'on amènera ainsi une détente générale de tout le système circulatoire de l'œil. Ce moyen, en outre, possède une action sédative des plus évidentes contre les douleurs ciliaires et contre la photophobie qui atteignent souvent ici un très-haut degré.

Les lavages à l'eau chlorée ou avec la solution d'acide salicylique dont nous avons déjà parlé, à propos de la conjonctivite purulente, rendront ici de très-grands services, surtout à la deuxième période de la maladie, en agissant comme désinfectant et en diminuant l'action errodante de la sécrétion de nature blennorrhoïque qui caractérise cette période de la maladie. Des compresses glacées, renouvelées aussi fréquemment que possible, seront d'un puissant secours, l'application du froid amenant un resserrement des vaisseaux qui empêche l'afflux sanguin, diminue la stase et modère l'épanchement fibrineux. Si elles ne pouvaient être supportées, le remède inverse, les compresses tièdes pourraient être aussi employées, quoique d'une manière beaucoup moins utile et avec infiniment de précautions, la chaleur provoquant, en général, un afflux sanguin considérable. Quelques auteurs (de Græfe, de Wecker) conseillent en même temps l'emploi des mercuriaux jusqu'à salivation; mais nous ne saurions trop conseiller d'être on ne peut plus réservé dans l'emploi des sangsues (Sichel père), des scarifications profondes de la muqueuse (Jacobson) ou du débridement de l'angle externe des paupières (de Græfe); les plaies succédant à ces divers moyens se compliquent en effet rapidement et avec une funeste facilité d'accidents diphthériques (1).

Les cautérisations énergiques avec le caustique lunaire (Sichel père) nous paraissent devoir également être rejetées, car, nous l'avons déjà dit, elles sont toujours suivies d'une exsudation superficielle, il est vrai, mais abondante, ainsi que d'une plus ou moins grande turgescence des vaisseaux qui, venant s'ajouter aux phénomènes pathologiques de même nature qui existent déjà dans la conjonctive, augmenteront encore, par l'entrave apportée de la sorte à la nutrition, le danger et les chances de mortification ou de perforation de la cornée.

Or, on ne doit pas l'oublier, c'est précisément là qu'est le plus grand danger de cette maladie; par conséquent, on devra examiner cette membrane aussi sou-

(1) Voy. Tribes, *Des complications diphthériques des plaies*, Thèses de Paris, 1871.

vent que possible, 3 à 4 fois par 24 heures, en écartant soigneusement les paupières à l'aide d'élévateurs, et se tenir prêt à pratiquer la paracentèse de la chambre antérieure aussitôt que la perforation de la cornée paraîtra imminente. Cette pratique constitue pour nous le véritable *palladium* de la maladie ; car, on s'en souvient, nous avons fait observer qu'à partir du moment où la cornée est perforée, une détente générale semble survenir dans tous les symptômes oculaires, et l'amélioration ne tarde pas à se montrer. La paracentèse ne doit pas se borner à une simple évacuation de la chambre antérieure; elle doit, pour être efficace, être suivie de l'établissement d'une véritable fistule cornéenne.

Lorsque la maladie est sur le point de passer de la deuxième à la troisième période, moment qui est caractérisé par la diminution de la sécrétion, c'est alors qu'il faut avoir recours aux cautérisations avec le crayon de nitrate d'argent mitigé, afin de provoquer sur la conjonctive le développement d'une inflammation simple aiguë et d'une fluxion réparatrice. Les cautérisations devront être faites avec discernement, et jamais une nouvelle ne devra être pratiquée tant que l'eschare de la précédente ne sera pas entièrement éliminée. Après chaque cautérisation on neutralisera, avec le plus grand soin, l'excédant du caustique, par des lavages répétés avec la solution saturée de sel marin. On emploiera encore ici avec fruit, alternativement avec les cautérisations, les attouchements avec la solution saturée d'acétate neutre de plomb, suivis du lavage à grande eau.

Mais la précaution la plus importante est sans contredit, lorsqu'un seul œil est pris, de mettre le second à l'abri de la contagion, à l'aide d'un appareil hermétique, composé de bandelettes de baudruche gommée, imbriquées de la tempe vers le nez, et recouvertes d'une épaisse couche de collodion riciné bien élastique et récemment préparé. Enfin, le caractère contagieux de la maladie fera toujours de l'isolement des malades une nécessité impérieuse.

Bibliographie. — A. von Græfe, *Arch. f. Ophth.*, Bd. I, Abth. 1., p. 168 à 250. Berlin, 1854. — A. Millard, *Thèse de Doctorat*. Paris, 1858. — M. Peter, *Mémoire inédit* (Prix Montyon de la Faculté de Méd., Paris, 1859). — M. Peter, *Thèse de doctorat*. Paris, 1860. — Trousseau, *Clinique médicale de l'Hôtel-Dieu*. Paris, 1861. — L. de Wecker, *Thèse de doctorat*. Paris, 1861.

ART. 5. — CONJONCTIVITE GRANULAIRE.

Synonymie. — Granulations conjonctivales. — Granulations des paupières. — Ophthalmie d'Égypte. — Ophthalmie militaire, ophthalmie des armées. — Hypertrophie papillaire. — Trachômes. — Aspritudines.

En jetant les yeux sur la synonymie multiple que nous venons d'énumérer, il est facile de pressentir qu'une affreuse confusion doit régner dans cette question. Cette confusion, très-réelle, tient, en effet, à ce qu'on a décrit jusqu'à ce jour, et surtout dans notre pays, sous le nom de granulations de la conjonctive, deux états tout à fait distincts.

Une autre raison de cette confusion résulte de ce qu'on a cru observer que cette maladie semblait être endémique à certains pays ou à certains établissements; mais cette apparence est purement fictive, et ne tient qu'à une fausse interprétation et à des mesures hygiéniques imparfaites.

Pour se rendre compte de la première de ces causes d'erreur, il suffit de jeter les yeux sur de récents travaux relatifs à cette question. On voit ainsi combien ceux qui se sont efforcés de décrire cette conjonctivite se sont mépris, en groupant sous un même nom deux affections absolument différentes. C'est ainsi que le professeur Gosselin (1) donne des granulations conjonctivales la définition suivante :

« *En France*, dit-il, *nous appelons ainsi de nombreuses saillies rouges, arrondies, qui hérissent la surface de la conjonctive palpébrale dans un bon nombre de blépharites chroniques, et nous reconnaissons que, parmi ces saillies, les unes sont consécutives à une suppuration de la conjonctive, les autres arrivent après des blépharites non purulentes.* »

Inutile de faire remarquer combien cette définition laisse à désirer.

Plus récemment encore, Hairion (de Louvain) (2), cherchant à faire cesser la confusion, est venu jeter un nouveau trouble dans la nosographie de la conjonctivite granulaire, en décrivant, comme des néoplasmes, une des transformations que subit l'un des états décrits jusqu'ici sous le nom collectif de granulations de la conjonctive.

Ce point une fois établi, à titre de simple aperçu, nous devons faire observer tout d'abord qu'il existe, dans ce qu'on a décrit sous le nom de granulations, deux états de la conjonctive absolument différents, et que la confusion a été causée par la grande analogie des causes déterminantes de l'un et de l'autre état, par une certaine similitude de leurs symptômes et des lésions secondaires qu'ils occasionnent, ainsi que par la dénomination de *granulations* donnée en commun à tous deux.

Cette confusion provient de ce que les connaissances histologiques que l'on avait sur la structure normale et pathologique de la conjonctive sont restées inexactes et peu précises jusque dans ces derniers temps.

Sous le nom de granulations, on a, en effet, compris :

1° Le développement exagéré des papilles de la conjonctive.

2° L'engorgement des cellules lymphoïdes contenues dans le tissu conjonctif réticulé, fondamental, ou tissu adénoïde, de cette muqueuse.

On voit, par ce court préambule, que notre intention est de décrire séparément :

A. Le développement exagéré des papilles, *hypertrophie papillaire* (trachôme papillaire, Stellwag von Carion) ou mieux, *engorgement hypertrophique des papilles*, comme nous proposerons de le nommer.

(1) *Arch. gén. de Méd.*, avril 1869, p. 386.

(2) *Annales d'ocul.*, t. LXIII, 1872.

B. Les granulations proprement dites, granulations aiguës, granulations vésiculeuses (Hairion), trachômes proprement dits des auteurs Allemands, ou *engorgement des cellules lymphoïdes.*

A. ENGORGEMENT HYPERTROPHIQUE DES PAPILLES. — *Symptômes objectifs.* — Si l'on examine la face interne des paupières, on voit que toute la surface de la conjonctive est occupée par une masse de petites élévations présentant plus ou moins la forme cuboïde ou pyramidale, dont la base se confond avec la conjonctive voisine, et dont la partie libre est plus ou moins arrondie. Elles présentent quatre faces aplaties par le serrement des unes contre les autres; elles ont toutes une forme analogue à celle des *pains de mie* que l'on voit à la devanture des boutiques de boulangers. Leur couleur est d'un rouge vif, allant quelquefois jusqu'au carmin ou au pourpre. Elles sont accompagnées d'une sécrétion conjonctivale plus ou moins abondante, épaisse, visqueuse, qui s'accumule vers le grand angle de l'œil et à la base des cils. La fente palpébrale est rétrécie, la paupière supérieure est tombante, par suite d'augmentation de son volume et d'exagération de son poids, que le muscle releveur ne peut plus vaincre qu'imparfaitement. On observe en même temps, du côté de la paupière inférieure, une tendance prononcée à l'ectropion. De ces trois derniers syptômes résulte une expression particulière de la physionomie des malades, qui permet souvent de faire le diagnostic à distance. Il n'en est cependant pas toujours ainsi. Un observateur, même attentif et expérimenté, peut ne rien noter à l'extérieur qui éveille ses soupçons et être très-surpris, en retournant les paupières, de trouver des papilles hypertrophiées.

Si on écarte les paupières, on voit que ces petites élévations ne commencent pas au bord même de la paupière, mais à une certaine distance de lui, variable de 1 à 2 millimètres. Les plus nombreuses siégent vers les angles de l'œil et vers le bord postérieur du tarse, au delà duquel elles se prolongent sur le cul-de-sac. Dans ces deux points de la conjonctive palpébrale, elles sont tellement serrées les unes contre les autres, qu'on ne peut plus distinguer la surface de la conjonctive, au-dessus de laquelle elles s'élèvent. La paupière supérieure est leur siége de prédilection. Vers les angles, là où leur développement, loin d'être gêné par la pression contre le globe, est au contraire facilité par le libre espace qui existe entre le globe, la paroi orbitaire et le cartilage tarse, ces élévations atteignent leur plus grande hauteur, et celle-ci peut aller jusqu'à 2 ou 3 millimètres. Les plus basses, au contraire, siégent à la région correspondant à la partie moyenne du tarse.

Ces sortes de petites tumeurs s'accompagnent d'une augmentation considérable des dimensions de la conjonctive elle-même; aussi remarque-t-on souvent, en arrière des tarses, dans le cul-de-sac conjonctival, un ou plusieurs larges replis de la muqueuse, sous lesquels on voit fréquemment le tissu adipeux plus abondant qu'à l'état normal. A un état plus prononcé, les replis du cul-de-sac eux-mêmes sont couverts d'un grand nombre de ces élévations.

Toutes ces tumeurs sont inclinées l'une vers l'autre, de l'angle externe vers l'angle interne, ce qui explique le cheminement vers ce dernier du mucus sécrété et son accumulation en ce point. Elles présentent donc absolument la même disposition anatomique que les papilles de la conjonctive normale.

Ces papilles hypertrophiées offrent souvent un aspect analogue à celui des bourgeons charnus. Souvent aussi elles ont une apparence et une consistance fongueuse, qui les fait saigner au moindre contact. D'autres fois, au lieu d'être pressées les unes contre les autres suivant plusieurs lignes, elles sont isolées les unes des autres, disséminées et inégalement réparties sur les différents points de la muqueuse. Leur forme alors est sensiblement modifiée; elles ne sont plus aplaties sur quatre faces, mais offrent, au contraire, un aspect assez régulièrement arrondi. Les plus volumineux s'observent vers les angles de l'œil. Quelquefois enfin, un certain nombre de ces papilles hypertrophiées sont rangées sur une ou deux lignes séparées. Ce sont les deux dispositions que nous venons de signaler qui leur ont fait donner, par feu mon père, le nom de *granulations discrètes*, dans le premier cas, ou de *granulations en crête de coq*, dans le second.

Les figures 3 et 4 de la planche II de l'Iconographie de mon père en donnent une représentation d'une exactitude saisissante.

La conjonctive elle-même, dans les points qui ne sont pas envahis par les productions pathologiques, montre une très-vive injection, aussi bien des vaisseaux conjonctivaux propres, que des vaisseux sous-conjonctivaux, injection qui atteint jusqu'à la conjonctive bulbaire et arrive même parfois au bord de la cornée. Lorsque la maladie existe depuis un certain temps, on observe un aspect dépoli de la cornée. Un peu plus tard, au dépoli de la cornée succède une vascularisation plus ou moins marquée de cette dernière, vascularisation siégeant dans l'épaisseur de sa seconde couche ou membrane de Bowman, et qui peut être tellement confluente, qu'elle rende la cornée presque complétement opaque. Le plus souvent, cette vascularisation de la cornée est bornée à sa moitié ou à ses deux tiers supérieurs, et presque toujours elle cesse brusquement, suivant une ligne plus ou moins courbe, qui coïncide très-exactement avec les points ordinairement en contact avec la paupière supérieure. Dans quelques cas cependant, et ce sont les plus nombreux, elle s'étend à toute la membrane, mais il existe des espaces libres entre les vaisseaux, espaces qui permettent de voir les parties sous-jacentes. C'est ce qu'on désigne d'ordinaire sous le nom de *pannus tenuis*.

La hauteur de ces productions pathologiques peut varier depuis $0^{mm},3$ jusqu'à 2 ou 3 millimètres. Parfois isolées, mais presque toujours serrées les unes contre les autres, on en voit certaines prendre un développement de plus en plus considérable et écraser leurs voisines. Celles-ci surtout saignent le plus facilement et offrent une consistance essentiellement friable, fongueuse.

L'aspect rugueux, hérissé, que ces élévations présentent, leur avait fait donner par les anciens le nom de τραχωματα (Hippocrate) ou *aspritudines* (Gallien) et leur a valu le nom de *trachômes papillaires*, sous lequel les décrit Stellwag von Carion, dénomination qui mériterait peut-être d'être conservée.

Symptômes subjectifs. — Les malades se plaignent d'avoir les paupières agglutinées à leur réveil; ils accusent une photophobie plus ou moins intense et sont surtout tourmentés par la sensation du roulement continu de corps étrangers entre les paupières et le globe. Lorsque la maladie est déjà ancienne, et que la cornée présente le dépoli ou la vascularisation dont nous avons parlé, il se produit un trouble de la vue parfois très-accusé qui peut même aller jusqu'à rendre les malades incapables de se conduire.

B. Engorgement des cellules lymphoïdes. — *Symptômes objectifs.* — Ce qui frappe tout d'abord, et attire le plus souvent de suite l'attention de l'observateur, c'est un *habitus extérieur* particulier des malades. La paupière supérieure est tombante, épaissie et gonflée, son bord libre est plus ou moins roulé en dedans, et les cils, au lieu d'être dirigés directement en avant et légèrement en haut, regardent en bas et un peu en arrière. La commissure externe est plus ou moins cachée par un repli cutané vertical, dont la présence s'exagère encore lorsqu'on cherche à écarter les paupières. Enfin on est frappé par l'aspect généralement misérable du facies tout entier. Ces signes, qui permettent parfois de faire le diagnostic à distance, ne sont cependant pas constants, et dans certains cas, rares à la vérité, rien à l'exterieur ne décèle la présence de la maladie.

Si on renverse la paupière supérieure et qu'on examine la surface de la conjonctive palpébrale, surtout celle de la paupière supérieure, on observe un nombre variable de petites *taches blanches*, arrondies, lisses, ne faisant que peu ou point saillie au-dessus de la muqueuse tarséenne, généralement injectée et légèrement infiltrée. Les plus nombreuses sont situées d'ordinaire vers l'angle interne de la paupière supérieure, où elles sont parfois réunies par petits groupes. Quelquefois, au contraire, on les rencontre accumulées vers la partie moyenne du tarse, surtout lorsqu'on les observe à une époque rapprochée du début de la maladie. D'autres, isolées, s'observent le long du bord postérieur du cartilage, surtout vers le cul-de-sac ou sur le tarse lui-même. Sous ces diverses formes, ces productions rappellent assez bien les lésions que l'on observe sur l'intestin grêle dans la dothiénentérie.

Aucun vaisseau sanguin ne passe au-devant d'elles; parfois, un vaisseau arrive vers elles, puis se divise en contournant leur circonférence. Peu à peu, ces petites taches gagnent en étendue et en volume, proéminent au-dessus de la surface de la muqueuse et présentent une coloration plus foncée, d'un rose grisâtre.

Bientôt leurs dimensions s'exagèrent encore, leur teinte pâlit et se nuance de jaune, et elles prennent l'aspect du *frai de grenouilles* ou de *grains de tapioca cuit*, suivant les comparaisons classiques. Elles ont un aspect gélatineux et, dès ce moment, les granulations sont formées, ou, si on aime mieux, elles sont parvenues à leur période d'état et constituent ce qu'on a appelé *granulations vésiculeuses* (Hairion). Après une durée variable, la coloration s'est modifiée de nouveau; elle est devenue d'une teinte jaune plus franche et la petite tumeur s'est transformée en une masse caséeuse semblable au tubercule ramolli. A ce moment, ces sortes de vésicules se ramollissent souvent et laissent échapper leur contenu. Dans le point où elles siégeaient se voit bientôt une petite cicatrice blanchâtre dans le tissu de la conjonctive.

De même que dans l'état précédent, la cornée ne tarde pas à être envahie par une vascularisation plus ou moins confluente, qui prend son origine dans le cul-de-sac supérieur et la conjonctive bulbaire voisine, et descend sur la moitié supérieure de la cornée, où elle forme une couche épaisse et charnue. Cet état a reçu le nom de *pannus crassus*. On remarque, en outre, qu'au milieu de cette couche vasculaire de nouvelle formation, principalement au niveau du bord supérieur de la cornée, ainsi que dans la conjonctive voisine et jusque vers le cul-de-sac, sont disséminées, au milieu des vaisseaux, un certain nombre de ces mêmes productions pathologiques dont nous nous occupons, et qui, parfois, sont à un âge plus avancé que celles qui se rencontrent sur la conjonctive palpébrale. Un peu plus tard encore, c'est-à-dire dans les cas les plus anciens, ces mêmes *granulations vésiculeuses* se rencontrent jusque sur le pli semi-lunaire et sur la caroncule lacrymale.

D'autres fois, en même temps que ces tumeurs que nous venons de décrire, on voit se développer la forme précédente, et alors s'observent, sur la conjonctive, les deux espèces différentes de granulations que nous avons décrites jusqu'ici, les granulations vraies et l'hypertrophie papillaire, constituant ainsi ce qu'on a désigné sous le nom de *trachômes mixtes* (Stellwag von Carion).

Dans certains cas encore, on n'observe aucune espèce de saillie; la conjonctive ne présente qu'un état boursouflé, infiltré, une coloration d'un rouge grisâtre ou jaunâtre, avec peu ou pas de bosselures. L'aspect général de la muqueuse est gélatineux; les rares élévations qu'on rencontre, peuvent être rapportées à l'un ou à l'autre des deux types de granulations, et le microscope lui-même ne fournit que de faibles renseignements, à cause de l'infiltration générale de la muqueuse. C'est cet état que l'on a décrit sous le nom de *trachômes diffus* (Stellwag von Carion).

Quel que soit l'aspect de la muqueuse, on constate toujours une sécrétion, plus ou moins abondante, très-analogue à celle qui se produit pendant la période de déclin de la conjonctivite catarrhale. Cette sécrétion est surtout considérable à l'époque où l'on constate sur la muqueuse, la rupture de ces sortes de petites vésicules et la sortie de leur contenu. A cette sécrétion s'ajoute encore un écoulement plus ou moins abondant de larmes.

Symptômes subjectifs. — A peu près les mêmes que dans la première forme, ils présentent cependant, dans le plus grand nombre des cas, une plus grande ténacité et sont souvent accompagnés de symptômes généraux constitutionnels. Les symptômes visuels aussi sont plus prononcés; la photophobie plus intense.

La sensation de corps étrangers roulant sous les paupières atteint, en général, ici un très-haut point, ce qui porte les malades à se frotter continuellement les yeux, malgré la défense la plus formelle qui puisse leur venir de la part du chirurgien.

Dans quelques cas, au contraire, on est surpris des faibles symptômes objectifs qu'accusent les malades; à peine se plaignent-ils de ce que leur œil se rapetisse, phénomène dont nous avons déjà parlé.

Enfin, comme nous le verrons plus loin en traitant des complications, celles-ci sont infiniment plus fréquentes, beaucoup plus intenses et bien plus redoutables dans cette forme que dans la précédente.

Anatomie pathologique. — *a. Engorgement des papilles.* — A la surface des élévations que nous avons décrites en premier lieu, on ne voit pas, a l'œil nu, de réseau vasculaire qui puisse expliquer l'intensité de leur coloration; mais, si on excise une ou plusieurs d'entre elles, et qu'on les examine au microscope, il est facile de voir qu'elles renferment toutes des anses vasculaires, en tourbillon ou en tire-bouchon, absolument semblables aux anses vasculaires des papilles normales de la conjonctive. Mais ici il y a dilatation des anses vasculaires et engorgement sanguin des papilles elles-mêmes, ce que prouve surabondamment la quantité relativement énorme de sang qui s'écoule de la plaie d'excision.

Lorsque les tumeurs ont atteint leur plus grand développement, on ne peut plus voir dans les intervalles qui les séparent l'une de l'autre, le réseau vasculaire normal de la conjonctive plus profondément situé qu'elles. Ces vaisseaux conjonctivaux, en effet, rampent dans une couche de tissu située au-dessous du corps papillaire.

Le microscope montre une couche épithéliale plus ou moins épaisse sur chaque tumeur; cet épithélium, à la surface, présente des cellules pavimenteuses, lesquelles au moment où l'épithélium atteint les papilles, se transforment en cellules cylindriques, renfermant des noyaux ovales au milieu du contenu granuleux de la cellule.

Petit à petit, et au fur et à mesure qu'on se rapproche de l'intérieur de la papille, cette couche épithéliale disparaît. Au-dessous des papilles se trouve une masse granuleuse, amorphe, dans laquelle sont disposées quelques fibres et quelques cellules propres de la conjonctive.

De nombreuses cellules fibroplastiques et une grande quantité de noyaux libres, se rencontrent encore dans la masse, et on peut remarquer un certain nombre de noyaux en voie de segmentation, et donnant lieu à la formation de nouvelles cellules. Au milieu de tous ces éléments, on rencontre de nombreux vaisseaux constituant un réseau serré autour de la base de la papille.

Ce développement exagéré des noyaux, leur segmentation, les nombreuses cellules de formation nouvelle, montrent donc nettement qu'il s'agit ici d'une prolifération, ou, si on aime mieux, d'une hyperplasie véritable du tissu cellulaire.

Quant au gonflement général de la conjonctive, il tient à une infiltration séreuse de celle-ci, provoquée par l'engorgement vasculaire suivi de stase sanguine; il tient aussi, en partie, à l'accroissement du nombre et du volume des éléments de la muqueuse.

En se rapprochant des culs-de-sac, ces différentes altérations vont en diminuant, et on ne rencontre dans cette région qu'une forte injection aussi bien des vaisseaux conjonctivaux que de ceux de la couche sous-jacente.

b. Engorgement des cellules lymphoïdes. — Comme nous l'avons vu, la conjonctive, à l'état normal, renferme, dans son tissu connectif réticulé, des cellules semblables à des follicules lymphatiques, qui y sont distribuées en nombre considérable (Henle). Si ces cellules lymphoïdes viennent à s'engorger, et que leur contenu entre en prolifération dans de certains points limités, il en résulte de petites hypertrophies sphéroïdes qui ont été découvertes par feu de Græfe, et signalées par lui pour la première fois, dans une de ses leçons cliniques, en 1864 (P. Blumberg). D'autre part, nous devons faire observer que tous les auteurs qui ont donné des trachômes une description micrographique, indiquent que leur contenu est composé de corpuscules celluleux, dont les caractères ne sont que ceux des corpuscules de la lymphe (globulins) plus ou moins altérés par les réactifs auxquels ils ont été soumis (1).

Enfin, pour montrer encore d'une façon plus frappante que les trachômes ne sont point des néoplasmes, comme on se plaît à le répéter à l'envi, il nous suffira de faire observer que, aussitôt la mort du sujet qui les porte, tous ces soi-disant néoplasmes disparaissent comme par enchantement. Les trachômes n'étant pas des néoplasmes, et l'expression *granulations*, entraînant à sa suite, comme nous l'avons montré, une confusion des plus fâcheuses, il conviendrait, ce nous semble, en nous basant sur ce que nous venons de dire plus haut, de remplacer ces deux termes, par celui d'*engorgement des cellules lymphoïdes.*

Au point de vue anatomo-pathologique, il est possible de distinguer, dans l'évolution de l'affection qui nous occupe quatre périodes : si la plupart des auteurs n'en décrivent que trois, cela tient, sans aucun doute, d'une part, à ce que le premier d'entre eux a été, ainsi que nous l'avons vu dans l'anatomie, décrit même par des anatomistes distingués, comme un élément normal de la conjonctive sous le nom de *glandes trachomateuses*, ou follicules clos de la conjonctive; d'autre part, à ce que pendant l'évolution de cette première période, les malades n'étant que peu ou point gênés, celle-ci échappe très-souvent à l'observation du médecin qui ne découvre les granulations que fortuitement en examinant la conjonctive, pour rechercher une autre affection, dont le sujet est atteint simultanément.

Première période. — En examinant la face interne des paupières, on voit sur la conjonctive, plus ou moins injectée, de petites taches blanches, rondes, lisses, ne dépassant pas le niveau général de la muqueuse, et entourées à leur circonférence d'un mince réseau vasculaire, qui tranche plus ou moins nettement sur les parties environnantes de la conjonctive. Si on les pique avec la pointe d'une fine aiguille, il s'en écoule une petite quantité d'un liquide blanchâtre qui, recueilli et examiné au microscope, présente de nombreux corpuscules ronds, hyalins, identiques aux corpuscules incolores du sang ou à ceux de la lymphe (globulins) et par conséquent aussi à ceux du pus.

Si Hairion (2), qui a bien observé la présence de ces cellules rondes,

(1) Voy. Hairion, *Loc. cit.*
(2) *Loc. cit.*, p. 21.

leur assigne un volume deux ou trois fois supérieur à celui des corpuscules du pus, cela tient sans doute à ce qu'il les avait examinées après addition d'une certaine quantité d'eau, qui en avait déterminé l'imbibition et le gonflement.

Après une durée variable, ces petites taches deviennent légèrement proéminentes, et présentent une coloration d'un rouge grisâtre.

J'appellerai cette période, *période d'invasion* ou période aiguë. Elle correspond aux *granulations aiguës* des auteurs.

Deuxième période. — La conjonctive présente une injection plus marquée, accompagnée d'une légère suffusion séreuse, surtout au pourtour des trachômes.

Les petites taches ont gagné en volume; elles dépassent notablement le niveau de la conjonctive, elles présentent une coloration franchement grisâtre, un aspect gélatineux; ce sont elles qui, suivant les expressions classiques, ressemblent aux *grains de tapioca cuit* ou au *frai de grenouille.*

Si, de même que dans la période précédente, on examine le contenu, celui-ci est d'une consistance gluante, visqueuse, et le microscope montre la prolifération et le sectionnement des globulins. A ce moment le véritable trachôme est formé, il constitue ce que nos confrères belges ont nommé la *granulation vésiculeuse.*

J'appellerai cette période, *période d'état.*

Troisième période. — Le trachôme perd son aspect gélatineux, sa coloration devient jaunâtre ou jaune-blanchâtre, ses dimensions et son volume sont légèrement modifiées en plus ou en moins; la conjonctive est plus injectée, son engorgement a augmenté, sa surface est devenue légèrement rugueuse, parfois même de nombreuses papilles engorgées se montrent dans les parties situées entre les trachômes, donnant ainsi lieu à ce qu'on a appelé *granulations mixtes* (Stellwag von Carion). Si l'on examine de même ici le contenu des prétendues vésicules, on voit qu'il est constitué par une masse caséeuse, d'une coloration jaunâtre, très-identique au tubercule ramolli, et qui, sous le microscope, apparaît comme une masse amorphe, renfermant çà et là quelques globules incolores, de nombreux noyaux libres, mais surtout des vésicules adipeuses.

D'autres fois, à ces éléments se joignent des particules calcaires, et souvent même tout le contenu de la cellule présente une consistance pierreuse, donnant lieu à une variété particulière de *lithiase* conjonctivale.

On le voit donc, la masse du contenu des cellules engorgées est en proie à la régression graisseuse ou calcaire. C'est pendant cette période que la sécrétion muqueuse est le plus abondante. Cette période pourrait porter le nom de *période de déclin.* Elle répond aux *granulations chroniques* de certains auteurs.

Quatrième période. — Les vésicules se rompent, laissent échapper leur contenu qui, s'il n'est pas devenu calcaire, est éliminé avec les larmes et la sécrétion; celle-ci, tarie en partie, est plus compacte. La teinte rouge générale de la conjonctive a diminué d'intensité, ainsi que son infiltration.

A la place des vésicules se voient de petites lacunes formées par des cicatrices auxquelles succèdent l'atrophie et la rétraction du tissu conjonctival.

Si au contraire le contenu de la cellule lymphoïde a subi la transformation calcaire, en son lieu et place se voit, *sous* la conjonctive, une petite tache d'un blanc jaunâtre, plus ou moins circonscrite, qui, touchée avec la pointe d'une aiguille, *crie* sous l'instrument d'une façon analogue à une petite pierre. Sous le microscope, ces concrétions montrent les caractères des sels calcaires et une analogie frappante avec les caractères histologiques de l'athérome des artères; c'est ce qui constituerait, suivant nous, la période de terminaison peu ou mal décrite jusqu'ici et confondue simplement avec la lithiase.

Ajoutons que, dans certains cas, cet engorgement des cellules lymphoïdes de la conjonctive palpébrale peut s'étendre à ceux de la conjonctive oculaire, au pli semi-lunaire, à la caroncule, et dans les cas compliqués de pannus ancien, à la cornée elle-même. De là la présence, signalée par quelques auteurs, de véritables trachômes ou de granulations vésiculeuses, dans ces différents points.

Toujours est-il que les cas où semblable chose s'observe sont extrêmement rares et qu'il faut que la maladie ait longtemps persisté, pour qu'on ait lieu d'observer l'engorgement des follicules lymphoïdes de ces différentes régions. On peut voir, du reste, que tous les auteurs s'accordent à dire que la présence des granulations sur la cornée ne s'observe que dans les cas très-anciens de granulations chroniques.

Le siége de prédilection de la maladie qui nous occupe est, par ordre de fréquence, l'angle interne de la paupière supérieure, l'angle interne de l'inférieure, l'angle externe de la paupière supérieure et de l'inférieure; les points voisins du bord postérieur des cartilages tarses, surtout à la paupière supérieure; les culs-de-sac, surtout le supérieur; le pli semi-lunaire; la caroncule; la partie supérieure de la conjonctive oculaire; enfin la moitié supérieure de la cornée. Quant à leur siége histologique, il est suffisamment indiqué par la dénomination d'engorgement des cellules lymphoïdes.

Nous ne pouvons terminer l'anatomie pathologique de cette affection, sans dire quelques mots, de ce qui a été nommé *granulations diffuses*, variété qui n'en constitue, à proprement parler, qu'un état particulier, lequel ne s'observe, fort heureusement du reste, que chez un petit nombre de sujets.

Ici, nous l'avons déjà dit tout à l'heure, la conjonctive présente une teinte générale rouge-grisâtre, un aspect lardacé, une infiltration manifeste, mais cependant peu prononcée, accompagnée d'un épaississement variable; les vaisseaux en sont masqués dans de certains points, sur lesquels la coloration grise est particulièrement apparente.

La surface de la conjonctive en général est rugueuse, raboteuse (τραχύς), surtout vers l'angle interne et vers le bord postérieur du cartilage tarse, quoique pourtant elle soit modifiée dans toute son étendue.

Les paupières présentent une tendance marquée à l'entropion pour la supérieure, à l'ectropion pour l'inférieure; la sécrétion muqueuse est épaisse et visqueuse. Si, dans les points de la conjonctive, où la coloration est particulièrement grisâtre, on fait une série de scarifications, le tissu crie sous l'instrument, et par quelques-unes des incisions on voit sourdre, par petites masses, un liquide louche, plus ou moins jaunâtre, lequel s'échappe hors des cellules lymphoïdes qui ne sont pas visibles au milieu de la conjonctive examinée à l'œil nu et qui ont été divisées par l'incision.

Cependant à la loupe et à l'éclairage oblique, on peut apercevoir, dans la conjonctive, celles des cellules dont l'engorgement est le plus prononcé, et un observateur exercé pourrait alors faire la ponction et l'évacuation de chacune d'elles, pour ainsi dire, une à une. Dans cette forme, par suite de l'absence de vésicules proéminentes à la surface de la conjonctive, il est difficile d'assister à l'évolution des différentes périodes de l'engorgement qui existe cependant d'une façon manifeste, si on suit avec attention la marche de la maladie. Mais, nous le répétons, cette forme est heureusement rare et ne mérite guère qu'une simple mention.

Complications. — Les complications qui peuvent survenir dans la maladie qui nous occupe, varient suivant qu'elles se rapportent à l'une ou à l'autre forme.

Dans l'engorgement papillaire, les complications le plus à craindre sont la vascularisation, l'opacification et le ramollissement de la cornée. La vascularisation est due au frottement des papilles engorgées sur la surface de la cornée, et c'est la paupière supérieure qui en est le principal agent. Aussi voit-on, dans la majorité des cas, lorsque la maladie existe déjà depuis un certain temps, la moitié supérieure de la cornée présenter un aspect dépoli très-prononcé ; bientôt cet aspect dépoli se transforme en un véritable épaississement de l'épithélium, lequel devient le siége d'un travail de prolifération analogue à celui qui a lieu pour l'épiderme dans les durillons. Peu après on voit le bord cornéen envahi par une injection confluente, résultant du développement de nombreux vaisseaux de formation nouvelle, qui, de la conjonctive, passent sur la cornée, en se dirigeant vers son centre, et finissent par déterminer ce que mon père a appelé l'*état panniforme* et que les auteurs désignent sous le nom de *pannus tenuis*. Ces vaisseaux dépassent rarement le diamètre horizontal de la cornée, et lorsqu'ils vont au delà, presque toujours ils cessent d'une façon brusque et suivant une ligne qui coïncide d'une façon frappante avec le point de la cornée ordinairement en contact avec le bord de la paupière supérieure. Nous avons du reste déjà signalé cette particularité.

Au début, ce ne sont que quelques rares vaisseaux, en continuité directe avec ceux de la conjonctive et qui, arrivés sur la cornée, se dirigent tous, en rayonnant vers son centre. Là ils se replient sur eux-mêmes et s'anastomosent en arcades les uns avec les autres. Si cet état persiste longtemps, et si le traitement est mal dirigé, ces vaisseaux deviennent de plus en plus nombreux et plus confluents, s'anastomosent en arcades les uns avec les autres sur leur parcours, en constituant d'abord de fins réseaux serrés. Les mailles de ce réseau deviennent de plus en plus fines, le stratum vasculaire va toujours en s'épaississant, et il en résulte bientôt une véritable couche charnue, qui a reçu le nom de *pannus vasculaire* ou *charnu*, *pannus crassus* des auteurs.

En même temps, les couches sous-jacentes de la cornée s'infiltrent, et il survient un travail d'hypergenèse de ses cellules propres. Si cet état continue, la prolifération tumultueuse des éléments cellulaires de la cornée finit par déterminer la segmentation des cellules, d'où résulte bientôt le ramollissement de la cornée, le changement de courbure de celle-ci et parfois même sa perforation. Ce n'est ni le lieu ni le moment d'entrer dans de plus amples détails sur les différentes altérations que nous venons de signaler.

Ces détails trouveront bien mieux leur place quand nous nous occuperons de la kératite vasculaire en particulier, et les détails dans lesquels nous entrerons alors nous seront d'autant plus faciles à comprendre, que nous aurons préalablement étudié la structure histologique normale de la cornée.

Nous devons nous borner à dire ici qu'après ces différentes phases des complications du côté de la cornée, la vue demeure toujours sensiblement altérée, excepté lorsque la lésion est restée bornée à un léger épaississement de l'épithélium ou à un faible développement de vaisseaux.

Ces deux altérations, en effet, lorsque le traitement rationnel intervient à temps, disparaissent assez rapidement et plus ou moins complétement avec la cause qui les a produites. Si, au contraire, la maladie a duré longtemps, ou si le traitement a été mal dirigé, interrompu ou suspendu trop tôt, il subsiste presque toujours un degré plus ou moins accusé de trouble de la cornée, une modification de sa surface, ou des changements de ses courbures.

S'agit-il, au contraire, d'engorgement des cellules lymphoïdes? Alors, aux complications de cause mécanique que nous venons de signaler peuvent s'en ajouter deux d'une gravité plus grande encore; au pannus vasculaire vient s'ajouter ce qu'on a appelé le *pannus granulaire* ou *trachomateux*, produit par le développement, sur la conjonctive oculaire, au voisinage de la cornée et parfois sur celle-ci elle-même, des soi-disant granulations vésiculeuses, qui ne sont que l'extension de l'engorgement des cellules lymphoïdes de la conjonctive palpébrale à celles de la conjonctive oculaire. Et la preuve la plus facile à invoquer pour démontrer la réalité de cette assertion, c'est que dans le cas de *pannus granulaire* ou trachomateux, on rencontre souvent des *granulations vésiculeuses* sur la muqueuse des culs-de-sac.

A ce moment, le réseau lymphatique de la conjonctive s'étend vers la membrane de Bowman, qui présente un épaississement pathologique, et bientôt survient, comme dans la conjonctive, l'engorgement de ces mêmes cellules lymphoïdes. On comprend sans peine que cette altération de la cornée doit entraîner à sa suite des lésions autrement graves de son tissu, que le simple pannus vasculaire. Les modifications des cellules lymphoïdes parcourant, en effet, sur la cornée les différentes périodes, précédemment décrites, de l'évolution de la maladie, doivent se terminer, ici comme là, par la destruction, l'atrophie et la rétraction du tissu cornéen. De là les nombreuses facettes, les cicatrices profondes et indélébiles, parfois même les leucômes, que le pannus granulaire laisse toujours à sa suite, et qui constituent le plus grand danger de cette fâcheuse complication.

Ajoutons à cela la ténacité, je dirai presque la rébellion de cette complication au traitement ordinaire, et la nécessité pour le chirurgien d'employer contre elle les moyens les plus violents, sur lesquels nous reviendrons plus loin, à propos des kératites en particulier. On comprendra dès lors aisément la crainte que le pannus crassus inspire à tout médecin expérimenté.

Une autre complication non moins fâcheuse de l'engorgement des cellules lymphoïdes est celle qui survient après l'extinction du processus pathologique. Aux solutions de continuité de la muqueuse, dans les points où siégeaient les granulations vésiculeuses, succède la cicatrisation suivie de rétraction cicatricielle et d'atrophie du tissu de la muqueuse et de ses éléments sécréteurs.

A cette atrophie et à cette rétraction de la conjonctive succède le rétrécissement du sac conjonctival dans toutes les directions. La conjonctive devient trop peu étendue pour les parties qu'elle doit recouvrir; de nombreux plis verticaux dirigés du pourtour de la cornée vers le bord postérieur des tarses s'y forment; les culs-de-sac s'effacent; sur les tarses eux-mêmes, où la conjonctive est très-adhérente, se forment de véritables cicatrices qui déforment le cartilage et le rendent concave. Cette déformation des tarses produit celle des paupières auxquelles ils servent de soutien, et de là résulte un entropion des paupières qui, à son tour, provoquera le rétrécissement de la fente palpébrale, le blépharophimosis, qui augmente la pression des paupières contre le globe et surtout contre la cornée, et entretient sur cette dernière un état de vascularisation chronique dont aucun moyen médical ne saurait triompher, vu la persistance de la cause.

C'est aussi ce blépharophimosis et cet entropion qui sont cause des érosions angulaires qu'il est si fréquent d'observer chez les granuleux, et qui ne disparaissent qu'avec la cause efficiente. Mais, vu leur ténacité, nous pouvons dire que rien n'est souvent plus difficile que de faire cesser ces complications, et presque toujours, pour atteindre ce but, on est forcé d'avoir recours à une ou plusieurs opérations sur lesquelles nous reviendrons du reste avec détail quand nous nous occuperons du traitement.

Sur la cornée les complications que nous venons de décrire laissent à leur suite, dans les cas les plus heureux, des troubles de trois ordres différents :

1° Les opacités entraînent à leur suite une amblyopie variable d'autant plus prononcée qu'elles siégent plus près du centre de la cornée, au-devant de la pupille, et qu'elles sont plus épaisses, et elles peuvent rendre plus tard nécessaire l'opération de la pupille artificielle.

Quelquefois aussi toute la cornée reste le siége d'une opacité diffuse qui met l'œil malade dans les mêmes conditions où se trouverait un œil sain au-devant duquel on placerait un verre dépoli. (Voyez plus loin, *Taches de la cornée*.)

2° Les changements de courbure de la cornée peuvent entraîner à leur suite la *myopie* ou l'*astigmatisme irrégulier*, qui rendent nécessaire l'emploi des moyens propres à combattre ces deux vices de réfraction, et encore n'avons-nous pas de grandes ressources thérapeutiques à notre disposition dans ce cas, car cette myopie sera causée par le trouble de la cornée, et l'astigmatisme résultant de changements de courbure irréguliers sera peu susceptible de correction.

3° Enfin, les facettes de la cornée provoquent la *polyopie monoculaire*, affection d'autant plus fâcheuse que jusqu'à présent nous n'avons en notre pouvoir que de bien faibles moyens pour la combattre.

Marche. — L'affection qui nous occupe présente, ainsi qu'on a pu le pressentir d'après ce que nous avons dit jusqu'ici, une gravité différente, suivant qu'on est en présence de l'une ou de l'autre forme.

La première, quoique sérieuse, est à coup sûr infiniment moins grave que la seconde, au point de vue surtout des complications et des lésions que toutes deux laissent après elles. Abandonnées à elles-mêmes, les deux formes peuvent disparaître spontanément, mais jamais sans laisser de traces indélébiles de leur passage. Convenablement traitées et surtout prises au début, elles guérissent souvent sans que les malades s'aperçoivent ultérieurement qu'ils en ont été atteints.

Quant à la division de la marche de la seconde forme en aiguë et chronique, nous nous contenterons de dire qu'elle est sinon basée sur une fausse interprétation, tout au moins plus artificielle que réelle, et n'offre aucun but pratique.

La maladie peut se terminer avant l'évolution des quatre périodes, notamment après la première et quelquefois après la seconde. C'est cette terminaison heureuse qui a été décrite sous le nom de marche aiguë. Quand la maladie franchit la deuxième période pour passer à la troisième, on dit que la marche en est chronique. Nous ne saurions en aucune façon accepter cette manière de voir, et pour nous l'affection, dans ces deux cas, est toujours la même. Sa marche a toujours un caractère essentiellement chronique ; sa terminaison, après la deuxième période, ne pouvant être considérée que comme tout à fait exceptionnelle.

Durée. — Variable, toujours longue pour l'une comme pour l'autre, mais surtout pour la seconde forme. Il est rare de voir l'une ou l'autre forme de la maladie cesser avant une durée de deux ou trois mois, et on a vu de nombreux exemples où la maladie avait persisté pendant une et même plusieurs années.

Ce dernier point est surtout vrai pour ce qu'on appelle les granulations diffuses.

Terminaison. — L'engorgement papillaire se termine généralement par le retour à l'état normal, sauf cependant quelques cas graves et heureusement peu nombreux, où il subsiste des complications sérieuses.

La plus à craindre est sans contredit celle qui succède à une évolution trop prompte de l'affection et à une disparition trop rapide des papilles hypertrophiées. On voit alors survenir une sorte de *cicatrisation en masse* de la conjonctive dans toute son épaisseur.

L'engorgement des cellules lymphoïdes, à de très-rares exceptions près où la maladie cesse avant l'évolution complète de toutes ses périodes, se termine toujours par la formation de brides et de cicatrices dans la conjonctive, souvent même par l'atrophie complète de celle-ci qui peut même aller jusqu'au *xérosis*.

La terminaison la plus heureuse est celle où à l'engorgement des cellules lymphoïdes vient s'ajouter l'engorgement des papilles, le développement de celui-ci amenant généralement la disparition de celui-là.

Enfin, la terminaison la plus fâcheuse est celle qui succède aux granulations diffuses, et qui est presque toujours l'atrophie en masse de la conjonctive.

Causes. — Toutes les influences qui peuvent déterminer l'irritation violente des papilles de la conjonctive peuvent entraîner l'engorgement de celles-ci; mais il est incontestable que la cause la plus fréquente est l'inoculation du mucus ou du muco-pus provenant de l'une des trois affections précédemment décrites, la conjonctivite catarrhale, la conjonctivite purulente et la conjonctivite diphthérique, mais surtout des deux premières.

On voit par là, que ce n'est qu'à cette première forme que pourrait s'appliquer à la rigueur la définition de Gosselin citée plus haut.

D'autre part, l'engorgement papillaire s'accompagnant toujours d'un certain degré d'irritation de toute la muqueuse, de sécrétion muqueuse plus ou moins abondante, il est hors de doute que l'inoculation du mucus provenant d'une conjonctive atteinte d'engorgement des papilles, peut provoquer le développement de la même maladie sur un œil sain jusque-là. Mais pour cela il faut que le terrain soit préparé et qu'il y ait, par conséquent, prédisposition à la maladie. Encore pourra-t-il arriver fréquemment que la maladie communiquée se borne à une conjonctivite spéciale, essentiellement bénigne, tendant manifestement à la guérison spontanée, et qu'à cause de cela de Græfe a décrite sous le nom de blennorrhée abortive.

Cette forme particulière, essentiellement bénigne, de la conjonctivite est certainement connue de tous les ophthalmologistes, et pourtant nulle part on n'en trouve même une mention. Elle est caractérisée par une coloration rouge-foncé, presque lie de vin, de la conjonctive palpébrale et de celle des culs-de-sac. Cette coloration s'accompagne d'un degré très-marqué d'hyperémie de la conjonctive bulbaire au voisinage des culs-de-sac, mais elle cesse brusquement à 2 ou 3 millimètres de ceux-ci. Dans le point où l'injection cesse sur la conjonctive oculaire, on remarque une teinte jaune rougeâtre, orangée, du tissu sous-conjonctival, avec léger œdème. Le reste de la conjonctive oculaire est normal. En même temps, dans le cul-de-sac inférieur et vers l'angle interne de l'œil, on remarque la présence d'une certaine quantité de mucus très-épais, cohérent, et d'une couleur jaune-foncé.

Cette conjonctivite est presque toujours produite par inoculation directe; elle guérit toujours spontanément; cependant sa terminaison peut être notablement hâtée par l'emploi de l'eau chlorée.

Il pourra résulter encore de cette contagion une simple conjonctivite traumatique, ainsi que nous l'avons déjà fait remarquer à propos des diverses conjonctivites franchement contagieuses.

L'engorgement des cellules lymphoïdes peut être provoqué par toutes les causes qui tendent à diminuer la résistance de tous les tissus en général, et par conséquent de celui de la conjonctive. La mauvaise nourriture, la mauvaise hygiène, la malpropreté, l'encombrement, l'exposition à des exhalaisons miasmatiques, la famine, la guerre, l'humidité, la misère. De là la plus grande fréquence de cette affection dans les classes inférieures que dans les classes élevées de la société; de là aussi sa présence et son apparition fréquentes dans tous les établissements où toutes ou plusieurs des causes ci-dessus se trouvent réunies : tels que les casernes, les asiles, les orphelinats, les hôpitaux, les prisons, les écoles, les dortoirs ou les appartements dans lesquels un grand nombre d'individus sont réunis dans des conditions hygiéniques souvent douteuses. Notons encore que c'est à ce même concours de circonstances qu'on doit attribuer la façon endémique dont cette affection règne sur certaines classes de la population de différentes contrées (Égypte, Algérie, Espagne, frontières franco-belges, etc.).

Quant à la transmission de la maladie par voie directe, ou, si on aime mieux, par contagion, c'est là une doctrine absolument fausse, suivant nous, née d'une interprétation vicieuse des faits observés. Comme nous l'avons vu, les granulations s'accompagnent toujours d'un certain degré de catarrhe dont la présence se révèle par une sécrétion muqueuse plus ou moins abondante. Transportée sur un œil sain, cette sécrétion pourra déterminer de deux choses l'une : si l'individu est robuste, bien portant, que ses tissus présentent une tonicité normale, que sa conjonctive soit saine, l'inoculation provoquera presque à coup sûr le développement d'une conjonctivite, mais qui pourra être catarrhale, purulente, ou même diphthérique, ou une simple conjonctivite traumatique. Quatre-vingt dix-neuf fois sur cent les choses du moins se passeront ainsi. Peut-être une fois sur cent, l'une de ces affections provoquées s'accompagnera du développement de véritables trachômes. Si, au contraire, l'individu est dans de mauvaises conditions de santé, s'il vit surtout dans le même milieu que le sujet sur lequel le mucus à inoculer aura été pris, qu'il soit par conséquent en butte aux mêmes influences, les phénomènes qui se passeront après l'inoculation suivront l'ordre inverse de celui précédemment cité. Il y aura quatre-vingt-dix-neuf probabilités sur cent pour que la conjonctivite qui se développera dans ce cas, soit suivie du développement de trachômes, et une fois sur cent, au contraire, cela n'aura pas lieu. J'aurai du reste l'occasion de revenir encore sur ce point controversé, en m'occupant tout à l'heure de l'ophthalmie *dite* militaire.

Par les quelques lignes qui précèdent on peut donc voir que nous rejetons absolument la théorie de la contagiosité des granulations elles-mêmes, et que nous partageons complétement l'opinion de P. Blumberg, à savoir que « *ce ne sont pas les granulations elles-mêmes qui sont contagieuses, mais bien le catarrhe conjonctival qui les accompagne toujours* ».

Traitement. — Il doit être dirigé contre la maladie elle-même ou contre ses complications. Mais il convient d'abord de signaler une erreur dans laquelle on est souvent tombé et qui consiste à vouloir *à tout prix détruire les granulations*. Or, un point qu'il ne faut pas perdre de vue, c'est que la *destruction* des granulations, qu'il s'agisse d'engorgement papillaire ou d'engorgement des cellules lymphoïdes, ne peut s'obtenir qu'à la condition de provoquer, en même temps, la destruction du tissu conjonctival. On ne s'étonnera donc pas de nous voir frapper de la réprobation la plus absolue les scarifications et excisions plus ou moins étendues des granulations ou de la conjonctive, préconisées par les auteurs les plus anciens (1), et encore en grande faveur aujourd'hui chez un certain nombre de praticiens. Nous avons longuement insisté plus haut sur la tendance particulièrement fâcheuse qu'a la maladie qui nous occupe, à provoquer sur la conjonctive le développement de cicatrices plus ou moins étendues, ou même l'atrophie et le rétrécissement en masse plus ou moins prononcé de la muqueuse.

Les excisions, les scarifications et les cautérisations profondes, sont toujours suivies du développement de cicatrices et de brides dans le tissu conjonctival; elles doivent donc avoir les conséquences les plus fâcheuses, puisqu'aux cicatrices conjonctivales spontanées, et que nous devons chercher au contraire à éviter autant que possible, viendront s'ajouter celles qui seront le résultat du traitement. Pour nous, le véritable désidératum du traitement, aussi bien de l'engorgement des papilles que de l'engorgement des cellules lymphoïdes, c'est de favoriser le développement, sur la conjonctive, d'une irritation passagère qui amènera un afflux sanguin considérable et aura pour conséquence la résorption des granulations existantes.

Pour l'engorgement papillaire, le but que nous nous proposons est de provoquer le développement des papilles, à un tel degré que celles-ci s'écrasent réciproquement. Pour l'engorgement des cellules lymphoïdes, au contraire, le but que nous cherchons à atteindre, c'est le développement de ce qu'on a appelé les granulations mixtes, c'est-à-dire le développement simultané sur la conjonctive des deux formes à la fois, et la substitution de l'engorgement papillaire à l'engorgement des cellules lymphoïdes. Or, pour obtenir ces deux résultats, il n'est pas nécessaire d'employer des moyens violents.

De Græfe, en effet, a montré, par une série d'expériences faites dans ce but, qu'on pouvait employer dans l'un et l'autre cas les attouchements directs de toute la surface de la muqueuse, avec les moyens les plus divers, pourvu qu'ils agissent comme irritants. Le bicarbonate de soude, qui, personne ne le contestera, doit être placé au plus bas de l'échelle des médicaments de ce genre, a été reconnu par lui parfaitement suffisant pour atteindre le but qu'on se propose. On doit reconnaîre toutefois que, vu la faiblesse de son action, l'emploi demande à en être trop longtemps prolongé, ce qui offre de grands inconvénients, surtout pour les malades des classes laborieuses, dont le temps est si précieux. Notre intention n'étant pas de passer ici en revue l'échelle complète des moyens préconisés jusqu'à ce jour contre les granulations, nous nous bornerons à donner un aperçu de la méthode de traitement qui nous a le mieux réussi jusqu'ici.

(1) HIPPOCRATE, Περ Οψιος, édition de E. Littré, t. IX, traduction par J. Sichel, père.

En première ligne, les attouchements directs de toute la surface de la muqueuse avec une solution saturée d'acétate de plomb *absolument neutre*, suivis de lavages plusieurs fois répétés des parties touchées avec de l'eau distillée, afin d'éviter la formation de précipités de carbonate et de sulfate de plomb, qui ont l'inconvénient de donner un dépôt blanc qui s'incruste dans les replis de la muqueuse et est parfois très-long à s'éliminer. Malgré ce soin, il arrive néanmoins parfois que des dépôts de cette nature se font à la surface de la conjonctive. Il suffit alors de toucher légèrement toute la partie où siége le dépôt, avec un crayon de nitrate d'argent mitigé. Cette pratique est suivie de la production d'une eschare très-superficielle qui, en s'éliminant, entraîne le dépôt du sel de plomb. Du reste, ces dépôts n'ont pas ici les inconvénients qu'on leur attribue, lorsqu'il s'agit de la cornée. Et dans ce dernier cas encore, lorsqu'il s'est fait un semblable dépôt sur une ulcération de la cornée, on ne tarde pas à voir ce dépôt s'éliminer spontanément, dès que la période de réparation de l'ulcère commençant, l'épithélium rentre dans le champ de l'ulcère en passant *au-dessous* du dépôt plombique. On sait du reste aussi que nos confrères belges ont préconisé l'emploi systématique de ce moyen dans le traitement des granulations. A ces moyens nous ajoutons ensuite, de temps à autre, de très-légers attouchements avec un cristal bien poli de sulfate de cuivre, de façon à éviter de faire saigner la muqueuse. De plus, on retirera de grands avantages de l'emploi journalier, par le malade, de fomentations à l'aide d'un mélange de trois parties d'eau ordinaire pour une partie d'eau distillée saturée de chlore. Les lavages de toute la surface de la muqueuse avec cette même solution chlorée produisent aussi les effets les plus salutaires par les modifications qu'ils apportent à la sécrétion muqueuse (de Græfe).

Enfin, Hairion a préconisé, non sans raison, l'emploi du mucilage tannique, qui pourra être parfaitement remplacé par une solution de 1 ou 2 pour 100 de tannin pur dans la glycérine pure et neutre. Les divers moyens que nous venons d'énumérer suffisent presque toujours à débarrasser les malades dans un temps variable de trois à quatre mois.

Pour ce qui est de l'engorgement des cellules lymphoïdes, il y aurait grand avantage à faire cesser aussi rapidement que possible la maladie, et pour cela, si c'était praticable, l'ouverture de chacune des cellules lymphoïdes engorgées, à l'aide de la pointe d'une aiguille à cataracte, rendrait d'aussi grands services que l'ouverture des pustules varioliques avec la lancette, au fur et à mesure de leur développement. Mais, outre qu'il est souvent impossible de soumettre le malade à une observation continue, il est bon de faire remarquer que bon nombre de cellules engorgées sont trop profondément situées pour être accessibles au regard ou aux instruments; de plus, nous devons avouer que l'ouverture de chacune des cellules déterminerait dans la muqueuse la formation d'une cicatrice, inconvénient que nous avons dit être un de ceux qui doivent être évités aussi soigneusement que possible. D'autre part, la tendance manifeste de l'affection qui nous occupe à la marche chronique, nous engage à tâcher d'obtenir le plus vite possible la substitution à la maladie chronique d'une maladie à marche aiguë; or, comme nous l'avons vu, pour la conjonctivite diphthérique, nous avons à notre disposition un moyen pour ainsi dire merveilleux : c'est le crayon de nitrate d'argent mitigé par l'addition, dans les proportions de 2 pour 1, de nitrate de potasse qui, peu soluble, modère avantageusement la diffluence du caustique lunaire. En effet, nous pouvons avec ce crayon toucher de temps à autre les points de la muqueuse sur lesquels nous jugeons utile de provoquer l'inflammation aiguë, en respectant tous les autres. De plus, par la neutralisation exacte de l'excédant du caustique employé, nous sommes sûrs de ne pas lui donner une action qui dépasse les bornes d'une inflammation dont nous puissions rester maîtres.

Par suite de l'emploi méthodique et modéré de ce moyen, il se forme dans les points circonscrits de la muqueuse une légère eschare dont l'élimination a généralement lieu, à part quelques rares exceptions, dans l'espace de douze à vingt-quatre heures au maximum. Une fois l'eschare éliminée, on revient aux différents moyens indiqués plus haut et qui doivent, pour nous, constituer la véritable base du traitement.

Voici donc notre façon habituelle de procéder : Cautérisation légère avec le nitrate d'argent mitigé une fois par semaine, et au maximum deux fois, lorsque la maladie est essentiellement chronique et que la muqueuse réagit peu sous l'effet du traitement. Le lendemain de l'emploi du nitrate mitigé, attouchement avec la solution d'acétate de plomb, continué pendant plusieurs jours. Dès que l'état local semble rester stationnaire, cautérisation légère avec le sulfate de cuivre cristallisé, ou retour au caustique lunaire, suivant que nous jugeons une action énergique plus ou moins nécessaire. Bien entendu, cette succession dans l'emploi des moyens peut être modifiée suivant les symptômes actuels, et nous n'avons pas la prétention de tracer ici une règle de conduite invariable.

Enfin, on retire les plus grands avantages de l'adjonction à ces moyens de l'emploi d'eau chlorée et du glycéré de tannin, comme pour le traitement de l'engorgement des papilles.

Dans l'une comme dans l'autre forme, on observe presque toujours une notable photophobie ainsi qu'un certain degré d'hyperémie de l'iris, contre lesquels l'emploi du collyre d'atropine rendra de très-grands services. Si, pendant le cours de la maladie, survient un œdème des paupières plus ou moins prononcé, quelques légers badigeonnages de la face externe de celles-ci avec la teinture d'iode le feront cesser rapidement.

Quant aux complications que nous avons signalées comme pouvant survenir pendant le cours de la maladie, je n'ai pas besoin de dire qu'il faudra les soumettre à un traitement approprié, qui sera indiqué plus tard, lorsque nous parlerons des affections elles-mêmes; mais, dans la majorité des cas, les complications, si elles ne disparaissent pas, diminueront du moins notablement, au fur et à mesure que la maladie dont elles dépendent s'effacera elle-même de plus en plus. Le traitement d'une seule de ces complications mérite que nous nous y arrêtions un instant : je veux parler de l'atrophie de la conjonctive et du rétrécissement de la muqueuse qui lui succède ou qui est souvent la conséquence du développement de cicatrices conjonctivales consécutives à des excisions ou à des scarifications étendues ou intempestives, à des cautérisations trop profondes, ou à l'arrivée de l'engorgement lymphoïde à sa quatrième période.

Lorsque, à l'état normal, nous ouvrons largement les paupières d'un individu sain, en élevant la supérieure et en abaissant l'inférieure à l'aide des deux pouces appliqués vers leur partie moyenne, nous voyons la commissure externe s'écarter largement, et l'angle de la fente palpébrale correspondant rester parfaitement aigü. Dans le cas de rétrécissement de la muqueuse, au contraire, on voit, sous l'influence de la même manœuvre, l'angle externe se recouvrir d'un pli de téguments, dirigé verticalement de haut en bas, et sous lequel la commissure externe se dissimule plus ou moins. La formation de ce pli est pour nous le *signe pathognomonique* du rétrécissement du sac conjonctival et l'indication formelle de la petite opération qui, depuis les temps les plus reculés, est connue sous le nom d'opération du blépharophimosis ou *canthoplastie*, et qui sera décrite avec les autres opérations qui se pratiquent sur les paupières.

Enfin, lorsqu'à la rétraction cicatricielle de la conjonctive aura succédé l'atrophie de la muqueuse ou l'entropion des paupières, on devra recourir aux moyens propres à combattre ces terminaisons de la maladie, et qui trouveront naturellement place quand nous décrirons ces altérations en particulier.

Ophthalmie d'Égypte. — On a tour à tour décrit sous ce nom, tantôt l'engorgement des papilles, tantôt l'engorgement des cellules lymphoïdes.

Le lecteur ne s'attend donc pas à nous voir entreprendre ici une description de ces deux maladies sur lesquelles nous croyons avoir suffisamment insisté. Nous voulons nous borner à signaler le déplorable malentendu qui règne dans la littérature médicale à l'égard de cette affection, et faire remarquer que si on n'est pas mieux d'accord sur ce sujet, cela ne tient qu'à la confusion même qui règne, ainsi que nous l'avons dit plus haut, à l'égard de la conjonctive granulaire dans la nosographie ophthalmologique. Il suffit, en effet de remarquer que l'ophthalmie d'Égypte, ainsi que l'ophthalmie *dite* militaire, dont nous dirons quelques mots tout à l'heure, ne sont que tantôt l'une, tantôt l'autre des deux formes de la maladie que nous venons de décrire, développées par voie endémique sur des individus de même constitution, exposés aux mêmes influences hygiéniques fâcheuses, au même genre de vie, au même climat, soumis en un mot aux mêmes influences morbifiques. La fréquence de l'ophthalmie granuleuse en Égypte, et cela surtout sur une certaine classe de la société (les Fellahs), résulte de la mauvaise hygiène et de la malpropreté de ces individus, et surtout des causes atmosphériques. Chacun sait, en effet, qu'en Égypte souffle, à certains moments, le vent du désert, vent sec et chargé de poussière de sable, appelé simoun ou sirocco; aussi, voit-on, dans ce pays, l'ophthalmie trachômateuse accompagnée de la présence, sur le bord des paupières des malades, de véritables croûtes pierreuses profondément incrustées dans le derme des paupières, et qui, lorsqu'on les enlève, laissent à nu des ulcérations profondes et saignantes (Clot-Bey). Ces particules poussiéreuses et sablonneuses portées par le vent dans les culs-de-sac conjonctivaux y déterminent une irritation continue de la muqueuse qui développe bientôt l'engorgement des cellules lymphoïdes.

A l'appui de la théorie que nous soutenons ici, il suffit de citer cette observation judicieuse de P. Blumberg :

Les soi-disant glandes trachômateuses, avant d'avoir été découvertes chez l'homme, avaient été signalées sur les animaux, vers l'angle *interne* de l'œil, c'est-à-dire, par suite de la position qu'occupent les yeux chez les animaux, vers l'angle *antérieur* de l'œil. Ces glandes se rencontrent surtout en ce point, parce qu'il est celui dans lequel, vu l'exposition constante des animaux à la poussière et au vent, les particules projetées dans l'œil séjournent, pour ainsi dire, d'une façon continue. Remarquons en outre, avec le même auteur, que c'est précisément sur le porc que les plus nombreuses glandes trachômateuses ont été signalées, ce qui tient à ce qu'en fouillant avec son groin dans la terre et dans des matières de toute nature, cet animal introduit continuellement dans ses yeux les corps étrangers les plus divers.

Nous avons signalé plus haut la terminaison possible des trachômes par une transformation calcaire analogue à la lithïase. On observe surtout ce fait sur les sujets atteints de l'affection granulaire en Égypte et en Asie Mineure, et sans doute on doit chercher l'explication de ce fait dans des conditions climatériques.

Ophthalmie militaire. — Quant à l'ophthalmie *dite* militaire, il nous semble difficile d'admettre, ainsi que l'affirment certains auteurs et en particulier Hairion, qu'elle fut parfaitement inconnue en Europe avant le retour des débris des armées française et anglaise, après l'expédition d'Égypte, à la fin du dernier siècle. Car, ainsi que nous l'avons dit, Hippocrate donnant une description très-satisfaisante pour son temps des granulations, cela indique suffisamment que cette maladie était connue dès la plus haute antiquité.

Quant à constituer une maladie spéciale ou, pour mieux dire, spécifique, nous l'admettrons avec plus de difficulté encore. Si, dans les armées de certains pays, l'ophthalmie *dite* militaire sévit encore, tandis qu'elle a disparu du sein des troupes d'autres nations, cela tient probablement à ce que, dans quelques contrées de ces pays, règnent des affections oculaires endémiques, accompagnées de sécrétion muqueuse que les recrues, prises tous les ans dans ces contrées, disséminées dans les divers régiments, communiquent à leurs camarades. Or, en énumérant les causes de l'engorgement des cellules lymphoïdes, nous avons cité, parmi les plus nombreuses, l'encombrement, la mauvaise hygiène, le manque de soins et de propreté, etc., et toutes les causes qui peuvent amener le relâchement des tissus.

Nous avons signalé, d'autre part, le développement de la maladie sur les individus vivant dans les mêmes conditions hygiéniques. Or, qui contestera qu'une armée présente toutes ces conditions réunies : vie en commun, encombrement, exhalaisons miasmatiques, nourriture insuffisante et mal préparée; propreté douteuse ou *superficielle*, etc., tout, en un mot, favorise le développement de la maladie en question. Il suffit alors de la cause directe la plus légère pour déterminer l'apparition brusque des trachômes sur des individus jusque-là indemnes de la maladie.

Si, par contre, la maladie a disparu du sein de certaines armées, cela tient à ce que dans les pays où se recrutent ces armées, les affections oculaires contagieuses ne sévissent qu'à l'état sporadique et, sans doute, le système de recrutement et surtout de révision médicale y contribue pour beaucoup.

Pour nous, *il nous paraît indubitable que si on licenciait complétement pour une ou deux années les armées dans lesquelles règne l'ophthalmie militaire, et que lors d'un nouvel appel sous les drapeaux on eût le soin d'éliminer rigoureusement tout homme présentant des conjonctives douteuses, on arriverait promptement et sûrement à faire cesser le fléau*, au grand avantage des soldats et surtout de la pathologie, qui verrait alors s'élucider une des questions les plus nébuleuses de son domaine.

Un dernier moyen de combattre le fléau et d'éclaircir la question, consisterait dans l'adoption du recrutement des régiments par province, par district, ou par département, mesure qui, nous en sommes convaincu, montrerait que, dans certains régiments, les hommes seraient atteints d'ophthalmie *dite* militaire, tandis que, dans d'autres, ils en resteraient complétement indemnes.

En examinant alors les individus devant former les contingents futurs des provinces correspondant aux régiments sur lesquels sévit la conjonctivite trachômateuse, nul doute qu'on ne rencontrât bon nombre de ces futures recrues atteintes de conjonctivite contagieuse régnant endémiquement dans la province, et rien ne serait plus facile alors que de rejeter du contingent ces recrues, aussi bien qu'on n'accepte pas celles atteintes de syphilis.

De même il faudrait éviter encore les changements de garnison des régiments d'une province dans une autre, et laisser les troupes cantonnées dans leur province d'origine. On éviterait ainsi le transport de la maladie endémique à une province dans une autre n'ayant pas subi jusque-là les atteintes du mal, et où celui-ci ne tarde pas à se montrer dès l'arrivée d'une garnison parmi laquelle se trouvent des hommes atteints de la maladie.

Consultez : P. Blumberg, *Das Trachom vom cellular-pathologischen Standpunct. Arch. f. O.* Bd. XV, Abt. 1, p. 129-158, Berlin, 1869. -- Stellwag von Carion, *Lehrbuch der ophthalmologie.* 4e éd. Wien, 1870.

ART. 6. — CONJONCTIVITE PUSTULEUSE.

Synonymie. — Conjonctivite phlycténulaire, conjonctivite lymphatique, conjonctivite scrofuleuse, conjonctivite herpétique, conjonctivite aphtheuse.

Symptômes objectifs. — Ainsi que son nom l'indique, le caractère essentiel de cette affection est la présence sur la conjonctive de ce qu'on est convenu de désigner sous le nom de PUSTULE. *C'est une petite tumeur vésiculeuse située au-dessous de l'épithélium de la conjonctive bulbaire, au voisinage de la cornée, à une petite distance du bord de celle-ci.* Cette tumeur peut présenter trois aspects différents :

1° Tantôt c'est une simple bulle ou vésicule renfermant un liquide hyalin transparent, semblable à une petite poche cystoïde de la grosseur d'une tête d'épingle ;

2° Tantôt c'est une véritable pustule reconnaissable à l'aspect louche, gris-jaunâtre, du liquide qu'elle contient ;

3° Tantôt enfin, la tumeur est une sorte de bouton plus ou moins volumineux, analogue aux boutons d'acné, que l'on rencontre sur la peau.

Il peut se faire qu'il n'y ait qu'une seule de ces diverses tumeurs ; mais souvent on en voit deux juxtaposées ou un plus grand nombre disséminées autour du limbe de la cornée. Ce dernier fait s'observe souvent dans les cas d'herpès zoster ou zona de la face. Parfois aussi la petite élévation empiète sur le bord de la cornée, qu'elle recouvre en partie. Toujours la conjonctive palpébrale présente un certain degré d'hyperémie.

Dans tous les cas, la présence de la production pathologique s'accompagne d'une injection partielle de la conjonctive bulbaire et du tissu épisclérien sous-jacent. Cette injection est due au développement exagéré des vaisseaux voisins de la tumeur, particulièrement des veines. Elle affecte la disposition d'un triangle à base dirigée vers l'angle de l'œil correspondant et à sommet dirigé vers la cornée.

Lorsque ces phénomènes se passent au voisinage de la cornée, cette dernière peut être atteinte à son tour, et alors l'injection acquiert des proportions plus grandes que d'habitude, en même temps qu'il se déclare une kératite marginale circonscrite, caractérisée par une vive injection confluente au pourtour de la cornée.

Entre les mailles des vaisseaux dilatés, il se fait généralement une légère infiltration séreuse et la portion de la conjonctive malade fait saillie sur les parties voisines. Cette infiltration est due à la gêne de la circulation veineuse au voisinage de la pustule.

La conjonctive palpébrale ne présente rien de particulier, si ce n'est, comme nous venons de le dire, un léger degré d'hyperémie. Au bout d'un temps généralement très-court, variant entre 4 et 8 jours, les phénomènes que nous venons de décrire disparaissent graduellement ; la vésicule s'affaisse d'elle-même ou se déchire et en même temps l'injection disparaît de la périphérie vers la pustule, pour la conjonctive, et au contraire de la pustule vers la périphérie, pour l'épisclère.

Lorsque, au lieu de se présenter sous la forme vésiculaire, l'affection se montre sous la forme d'une vraie pustule, la petite tumeur prend une couleur gris-jaunâtre, l'épithélium qui la recouvre se détruit peu à peu, et il ne tarde pas à se faire une ouverture par laquelle le contenu purulent s'échappe au-dehors.

Il reste alors à la place de la tumeur une petite perte de substance en forme de cupule dont les bords irréguliers, déchiquetés, taillés à pic, boursouflés, s'élèvent au-dessus des tissus voisins, tandis que le fond, de couleur grisâtre, d'aspect pultacé, est ulcéré.

En un mot, on observe là des symptômes analogues à ceux qui se manifestent à la suite de la rupture d'une bulle d'herpès.

La rupture d'une pustule peut être suivie de la formation d'une nouvelle; mais en général on voit, au bout de quelques jours, un épithélium de nouvelle formation envahir peu à peu les bords de l'ulcération, s'avancer vers le fond et bientôt le couvrir entièrement; l'ulcère s'aplatit petit à petit et se cicatrise sans laisser de traces.

Lorsque la maladie est caractérisée par la présence de boutons analogues aux boutons d'acné, ceux-ci sont aplatis, étalés, peu saillants et situés au voisinage du bord de la cornée.

Parfois, au lieu d'un ou deux que l'on observe le plus communément on en rencontre un plus grand nombre disséminés au pourtour de la cornée, comme les grains d'un chapelet. Quelques-uns même empiètent sur les bords de cette dernière, comme dans les formes précédentes. Leur diamètre varie entre un et trois millimètres.

L'injection de la conjonctive autour de ces petites élevures est plus marquée et plus étendue que celle que nous signalions tout à l'heure dans la forme précédente, sans toutefois se généraliser à la surface entière de la muqueuse.

Au bout d'un temps assez court, le bouton ne tarde pas à s'excorier par suite du frottement réitéré des paupières et il en résulte une ulcération plus ou moins étendue. La durée de cette seconde forme de l'affection est plus longue que celle de la forme précédente: elle est plus torpide et plus tenace.

Dans les cas les plus rares et qui constituent la troisième forme de la maladie, il se produit d'abord un boursouflement et un gonflement plus ou moins prononcé de l'anneau conjonctival périphérique de la cornée, qui s'élève notablement au-dessus des parties voisines. Bientôt à ce gonflement en masse succède le développement d'une foule de petites élévations semblables à des grains de sable disséminés autour du bord de la cornée, sur laquelle ils empiètent en partie, et que l'éclairage oblique permet de reconnaître facilement. Bientôt deux ou trois d'entre eux se réunissent, se fondent en un seul, et l'ulcération, survenant comme dans les formes précédentes, il en résulte une ulcération marginale plus ou moins étendue de la cornée.

Symptômes subjectifs. — La présence de ces petites élevures à la surface de la conjonctive provoque tout d'abord, du côté des paupières pendant les mouvements du globe, la sensation d'un corps étranger qui aurait pénétré dans le sac conjonctival et qui y roulerait; peu après se déclare une photophobie d'autant plus accentuée que la tumeur est plus voisine de la cornée, mais qui, le plus souvent, n'est pas proportionnelle au nombre et au volume des pustules. Cette photophobie peut même faire défaut lorsque les tumeurs seront distantes de 2 à 3 millimètres du bord cornéen. En général, la photophobie est plus intense dans la dernière forme que dans la deuxième et également plus marquée dans celle-ci que dans la première, dans laquelle elle manque souvent. En même temps se manifeste parfois un blépharospasme assez intense, caractérisé par des clignements répétés des paupières ou par leur contracture; les larmes s'écoulent en abondance sur les joues, surtout lorsqu'il y a de la photophobie au moment où l'on ouvre les paupières: cela tient d'abord à une hypersécrétion sympathique de la glande lacrymale analogue à celle que nous avons déjà observée dans les autres formes de conjonctivite et ensuite à ce que la contracture des paupières tient les larmes emprisonnées dans le sac conjonctival et les empêche de s'écouler ou de s'évaporer en partie.

Le matin se montre généralement une exacerbation dans tous les symptômes en même temps que les paupières du malade se trouvent agglutinées par le mucus sécrété pendant la nuit par suite de l'hyperémie conjonctivale qui augmente son activité sécrétoire.

Complications. — Les complications de la maladie constituent le point le plus important de son histoire, et ce sont elles qui motivent les longs détails dans lesquels nous sommes entrés à son égard. La plus importante de ces complications est sans contredit la kératite, dont le développement sous diverses formes reconnaît toujours pour cause l'empiètement de l'affection conjonctivale sur la cornée. Telles sont la kératite superficielle, la kératite ulcérante, ou la kératite panniforme. Mais la plus fréquente, sans contredit, est la kératite marginale, dont nous avons déjà parlé plus haut, et sur laquelle nous reviendrons d'une façon spéciale quand nous nous occuperons des affections de la cornée.

Les boutons peuvent ne pas rester exclusivement sur la conjonctive; on les voit se développer aussi sur les téguments voisins, donnant naissance à des érosions angulaires des paupières, à une certaine forme de blépharite.

La complication incontestablement la plus remarquable est l'herpès frontal ou ophthalmique ou zona de la face, qui sera du reste l'objet d'un article spécial parmi les affections des paupières.

Enfin, on a signalé le développement concomitant d'une iritis pendant l'évolution d'une conjonctivite phycténulaire; mais, pour moi, je ne l'ai jamais observée que dans le cas de zona de la face. Enfin la conjonctivite pustuleuse coïncide fréquemment avec le développement d'éruptions herpétiques aux narines, aux lèvres, ou en d'autres points du corps. C'est ce qui a valu, du reste, à la maladie le nom de conjonctivite herpétique, sous lequel elle a été aussi décrite.

Pronostic. — Le pronostic de la maladie est essentiellement bénin; elle se termine toujours d'une façon favorable, même dans le cas de complication, car alors la marche de la maladie, quoique liée à ces dernières, ne subit qu'un simple retard.

La seconde forme est généralement plus longue que les deux autres; elle peut persister de 20 à 25 jours, tandis que la première ne dure que 5 à 8 jours et la troisième de 12 à 20.

Causes. — Cette affection, rare chez l'adulte, se manifeste de préférence sur les enfants, surtout chez les enfants scrofuleux ou lymphatiques; on a même prétendu que 80 0/0 des cas se rencontraient sur des malades lymphatiques, et que par conséquent le lymphatisme était la condition *sine quà non* du développement de la maladie. Mais cette assertion nous paraît exagérée, et si nous devions attribuer cette affection à une cause constitutionnelle, nous indiquerions plutôt l'herpétisme, puisque, comme nous l'avons dit, la conjonctivite pustuleuse coïncide en effet très-souvent avec le développement d'herpès sur d'autres parties du corps, les lèvres ou le gland, par exemple. En tout cas, la conjonctivite pustuleuse est infiniment moins fréquente chez les lymphatiques que certaines formes de kératite. La proximité de l'époque menstruelle paraît avoir une certaine influence sur le développement de cette affection chez certaines femmes, au moment ou peu après la puberté. J'ai même vu une personne chez laquelle ce trouble passager du côté de l'œil survenait régulièrement quelques jours avant le retour de chaque menstruation. Notons enfin, toujours comme cause prédisposante, une mauvaise hygiène, bien que les études faites sur ce sujet dans les hôpitaux des Enfants malades, des Enfants assistés et à Sainte-Eugénie, démontrent que l'influence de la constitution est bien plus importante que celle qui est relative à l'hygiène.

C'est surtout à l'époque des variations brusques de température, au printemps et à l'automne, que la maladie se manifeste de préférence.

Traitement. — On administrera d'abord, sous forme de collyre sec, le calomel en poudre, dont l'utilité est incontestable, bien qu'il soit difficile de lui reconnaître une action spéciale sur les vaisseaux sanguins, ainsi que le veut Donders et qu'il n'agisse, croyons-nous, qu'en provoquant une irritation mécanique. De même, dans les cas les plus accentués, on pourra retirer certains avantages de l'emploi de la pommade à l'oxyde jaune de mercure hydraté, ainsi que le conseille Pagenstecher. On leur associera l'atropine, surtout dans les cas de complications du côté de la cornée, en leur adjoignant même le traitement des kératites, compresses chaudes, etc.

Comme la maladie, ainsi que nous venons de le dire, est due dans la plupart des cas à la constitution du sujet, on préviendra les récidives par l'emploi d'un traitement général dirigé surtout contre le lymphatisme. Pour remplir cette indication, on se trouvera bien du sirop de raifort iodé, de l'huile de foie de morue, du sirop d'iodure de fer, administrés alternativement, ainsi que tous les reconstituants. De même l'éthiops antimonial et le chlorure de barium, agiront favorablement sur la constitution générale du sujet.

Les soins de propreté, l'exercice, la nourriture substantielle et peu féculente, sont aussi de la plus haute importance.

ART. 7. — PTÉRYGION.

Synonymie. — Pterygium. — Onglet celluleux.

On a donné le nom de ptérygion au développement sur la conjonctive, d'une sorte d'épaississement partiel plus ou moins vascularisé d'une portion de cette membrane.

Symptômes objectifs. — Le ptérygion se montre sous l'aspect d'une petite élévation, en forme de triangle, à sommet blanchâtre, tourné vers la cornée, sur laquelle il empiète en général plus ou moins, au point d'en atteindre parfois le centre ou même de le dépasser et de couvrir plus ou moins la pupille. La base du triangle, de coloration plus ou moins rouge, est tournée vers le cul-de-sac conjonctival. A la surface de cette production pathologique se remarque une série de plis fasciculés, de coloration rougeâtre, sillonnée de nombreux vaisseaux sanguins plus ou moins foncés et généralement peu tortueux.

Le nom de ptérygion a été donné à la maladie à cause de la ressemblance que présente la production que nous venons de décrire avec une aile d'insecte (πτερον, aile).

Le ptérygion tout entier est très-mobile sur la sclérotique, et se laisse facilement soulever ou séparer de cette dernière membrane; il siége généralement vers le grand angle de l'œil, s'étendant jusqu'à la caroncule lacrymale qu'il soulève et attire alors à lui. Dans le plus grand nombre de cas, il présente une direction horizontale, néanmoins il peut varier quant à son siége et quant à sa forme, de même que l'on en rencontre quelquefois plusieurs sur le même œil (Sichel père) (1).

On a cru aussi pouvoir comparer le ptérygion à un petit muscle (?).

Symptômes subjectifs. — Tant que le sommet du ptérygion n'a pas dépassé sensiblement le bord de la cornée, il n'occasionne que fort peu de troubles de la vue, mais dès que le sommet s'avance sur la cornée, vers la pupille, il donne lieu à une restriction du champ visuel, dans la direction où il siége. Lorsque le ptérygion est très-tendu, ce qui arrive dans un certain nombre de cas, où l'affection est le résultat d'un traumatisme, il peut en résulter une gêne des mouvements du globe dans la direction opposée. C'est surtout lorsque le ptérygion siége du côté de l'angle interne et qu'il est de date ancienne, que se remarque l'attraction de la caroncule lacrymale, qui donne parfois lieu à des phénomènes particulièrement gênants, surtout au point de vue des mouvements de l'œil qu'il entrave alors notablement. Enfin, l'hypérémie assez vive

(1) Voy. *Iconog. ophth.* Pl. XXVI, fig. 1 et 2.

dont le ptérygion est le siége et qui se remarque presque toujours aussi sur la conjonctive voisine, est, en général, la cause de picotements, de démangaisons analogues aux phénomènes du même genre que nous avons décrits en nous occupant de l'hypérémie de la conjonctive et de la conjonctivite simple.

Anatomie pathologique et pathogénie. — Le ptérygion se développe généralement à la suite d'ulcérations de la marge de la cornée, et particulièrement après certaines ulcérations atoniques, où la vitalité propre du tissu de cette membrane n'étant pas suffisante, celles-ci empruntent aux tissus voisins les éléments de leur réparation. Pour cela l'épithélium des parties voisines est attiré vers l'ulcération et la tapisse dans une plus ou moins grande étendue. Mais l'épithélium cornéen étant fort peu mobile, c'est celui de la conjonctive voisine qui obéit à l'attraction. Il en résulte dans la conjonctive la formation d'un certain nombre de petits plis plus ou moins nombreux. Au niveau de l'ulcération, ces petits plis s'irritent, se vascularisent et se soudent entre eux.

Cette agglutination des plis conjonctivaux gagne de proche en proche du bord cornéen vers l'angle de l'œil; de là résulte une véritable bride cicatricielle plus ou moins étendue; mais pendant ce temps l'ulcération cornéenne, afin de fuir pour ainsi dire cette réparation anormale, continue à s'étendre de proche en proche, vers le centre de la cornée; l'attraction conjonctivale continuant, le ptérygion continue à s'accroître de son côté et s'étend de plus en plus vers le centre de la cornée qu'il peut atteindre et même dépasser. Ces différentes modifications qu'il est facile de suivre au début dans certains cas de traumatisme, échappent souvent à l'observation des médecins dans les cas de ptérygion spontané.

Examiné au microscope, le ptérygion ne montre aucune différence de structure avec la conjonctive normale; on ne peut y constater que l'épaississement et l'hypertrophie du tissu conjonctif réticulé, constituant le tissu fondamental ou la charpente de la conjonctive.

On y observe en outre de nombreux vaisseaux sanguins anciens ou de nouvelle formation, et on y rencontre de plus quelques fibres de tissu lamineux ou élastique.

Classification. — Jusque dans ces dernières années on avait décrit trois espèces différentes de ptérygion :

1° Le *ptérygion charnu* ou *sarcomateux*.

2° Le *ptérygion ténu* ou *membraneux*.

3° Le *ptérigion pingué* ou *graisseux*.

Le nombre et le volume des vaisseaux forment seuls les bases de cette classification artificielle et toute arbitraire, que l'anatomie pathologique ne justifie pas, car il est bien démontré aujourd'hui que les deux premières espèces, le ptérygion charnu et le ptérygion ténu, ne sont que la transformation l'un de l'autre, et que le ptérygion membraneux n'est que le ptérygion sarcomateux, observé à un âge plus avancé. Quant à la troisième espèce, le ptérygion graisseux, nous verrons bientôt, quand nous nous occuperons du *pinguecula* que cette espèce n'est que la coïncidence du ptérygion et du pinguecula et ne justifie pas une description spéciale ou une place à part dans la classification du ptérygion.

Étiologie. — Le ptérygion se développe presque toujours spontanément, et nous venons de voir tout à l'heure en nous occupant de sa pathogénie quel était le mécanisme de son développement; mais ce même processus local qui est toujours la cause du développement du ptérygion spontané, peut aussi prendre son point de départ dans une action mécanique, ou si on aime mieux dans un traumatisme quelconque.

C'est ainsi qu'on l'observe souvent, comme conséquence de l'action de corps étrangers, des frottements réitérés de quelques cils déviés; il se développe aussi fréquemment à la suite de plaies cornéennes et particulièrement à la suite des brûlures simultanées de la conjonctive et de la cornée; de même des cautérisations mal dirigées de la conjonctive peuvent avoir aussi pour conséquence le développement du ptérygion.

Lorsque le ptérygion s'est développé spontanément, la forme en est régulière, et il siége presque toujours au côté interne du globe oculaire sur le diamètre horizontal. Lorsqu'au contraire cette production pathologique reconnaît un traumatisme pour point de départ, le ptérygion peut siéger dans un point quelconque du pourtour de la cornée et il affecte toujours alors une forme plus ou moins irrégulière, en relation avec le mode d'action de l'agent vulnérant. Souvent enfin, le ptérygion est tellement étendu qu'il en résulte une adhérence plus ou moins marquée, entre le globe oculaire et la paupière, dans le point correspondant, et il devient alors le point de départ d'une variété de l'affection connue sous le nom de *symblépharon*.

Marche, durée, terminaison. — La marche du ptérygion est en général lente et progressive et la production pathologique tend dans tous les cas à s'étendre du côté de la cornée et à l'envahir petit à petit. On observe pourtant quelques cas dans lesquels la maladie reste stationnaire et où, après avoir atteint un certain degré, elle ne fait plus de progrès; d'autres fois, le ptérygion subit des temps d'arrêt dans sa marche, et progresse pour ainsi dire, par saccades, à la suite de certaines irritations.

Pronostic. — Le pronostic du ptérygion est essentiellement bon. Sa marche envahissante du coté de la cornée mérite seule d'attirer l'attention. Comme nous le verrons tout à l'heure, on ne peut opposer au ptérygion que des moyens chirurgicaux, consistant à en pratiquer l'ablation. Celle-ci est toujours suivie de la persistance, sur la cornée, dans le point où siégeait l'affection, d'une cicatrice indélébile, circonstance qu'il ne faut pas perdre de vue et dont il sera toujours bon d'avertir les malades. La persistance de cette opacité après l'opération est une raison majeure pour ne pas trop retarder l'intervention chirurgicale.

On ne devra pas perdre de vue, en outre, qu'après son ablation, le ptérygion est souvent suivi de récidive, surtout après l'emploi de certains procédés opératoires.

Traitement. — Les moyens pharmaceutiques, quels qu'ils soient, se montrent constamment inefficaces contre le ptérygion; les astringents notamment, conseillés par un certain nombre d'auteurs, loin d'arrêter les progrès de la maladie, en motivent souvent l'accroissement par l'irritation que provoque leur emploi. Parmi ce même ordre d'agents thérapeutiques, les cautérisations, avec les différents caustiques, loin d'amener de l'amélioration, provoquent également une irritation fort nuisible, qui augmente les dimensions de l'onglet celluleux. Le seul moyen pratique de débarrasser les malades de cette affection, beaucoup plus ennuyeuse que dangereuse, consiste à en pratiquer l'ablation.

Trois méthodes ont été proposées dans ce but :

La première, ou méthode ancienne, consiste à soulever le ptérygion par sa partie moyenne à l'aide d'une pince à dents, puis on incise le ptérygion par deux incisions partant chacune de l'un de ses bords et se réunissant sur sa partie moyenne, de façon à affecter la forme d'un V à sommet tourné vers la base du ptérygion. Puis, au moyen d'un scalpel, les deux extrémités du ptérygion sont disséquées, l'une de l'incision en V vers la base, l'autre du même point vers le sommet du ptérygion. Cette méthode, fort simple en apparence, a l'immense inconvénient de provoquer dans le point où siégeait le ptérygion le développement d'une cicatrice plus étendue et plus dure que n'était la production primitive, cicatrice qui prend bientôt tous les caractères du ptérygion et devient l'occasion d'une véritable récidive plus étendue que la production primitive.

La seconde méthode, ou méthode de la ligature, consiste à passer sous le ptérygion, et en rasant la surface de la sclérotique, deux anses de fil, l'une le plus près possible du bord cornéen, l'autre au voisinage du cul-de-sac conjonctival; ces anses de fil doivent comprendre tout le ptérygion, et, une fois serrées, elles doivent amener la mortification du ptérygion par étranglement et oblitération de ses éléments vasculaires.

Je ne puis fournir de renseignements sur la valeur de cette dernière méthode opératoire, ne l'ayant jamais vu mettre en pratique et ne l'ayant jamais employée moi-même.

La troisième méthode, ou méthode de Pagenstecher, est basée sur l'interposition, entre le point où siégeait le ptérygion et celui-ci, de tissus sains qui empêchent la formation d'une cicatrice trop épaisse et trop étendue de la conjonctive. Le ptérygion est soulevé à son sommet à l'aide d'une pince à dents; le sommet est disséqué avec le plus grand soin, du point de la cornée sur lequel il siége, jusqu'au bord de celle-ci. Aussitôt, à l'aide d'une paire de ciseaux droits, l'opérateur fait dans la conjonctive, le long de chacun des deux bords du ptérygion, une incision étendue du bord de la cornée, jusqu'au cul-de-sac conjonctival. Séparé de la sorte de la conjonctive voisine, le ptérygion est alors détaché de l'épisclère par quelques coups de ciseaux, et refoulé vers le cul-de-sac conjonctival; soulevant alors la conjonctive saine au niveau de chacune des incisions longitudinales, le chirurgien mobilise celle-ci par quelques coups de ciseaux donnés dans l'épisclère sous-jacente. Deux points de suture réunissent alors les lèvres de la perte de substance conjonctivale, l'un près du bord de la cornée, l'autre au voisinage de la base du ptérygion.

Quant au ptérygion, refoulé vers le cul-de-sac, on peut le laisser en place et il ne tarde pas alors à s'atrophier; ou bien, si l'on préfère, il est très-facile de l'exciser d'un coup de ciseaux.

ART. 8. — MODIFICATIONS DE TEXTURE DE LA CONJONCTIVE.

A. — Hypertrophie de la Conjonctive.

L'hypertrophie de la conjonctive est due à un développement exagéré du corps papillaire auquel se joint aussi parfois l'épaississement de la couche épithéliale; elle survient souvent comme suite de la conjonctivite purulente. Parfois elle est localisée sur un point limité de la conjonctive et souvent alors elle est due à la présence d'un corps étranger. D'autre fois cette hypertrophie n'est bornée qu'à l'anneau conjonctival périkératique, et alors, c'est surtout chez les enfants lymphatiques et débilités qu'on la rencontre. Cet épaississement de l'anneau conjonctival succède aussi parfois à la conjonctivite pustuleuse.

Cette affection, assez rare du reste, ne réclame aucun traitement spécial. Celui de la maladie qui lui a donné naissance est toujours suffisant. Nous ne pouvons que nous associer ici à la recommandation que fait de Wecker de ne jamais faire de larges excisions et d'être du reste très-circonspect dans l'intervention chirurgicale, « *car*, dit-il, *la muqueuse n'a pas perdu irrévocablement ses propriétés et un traitement bien dirigé peut au bout d'un temps variable la ramener à l'état normal* » (1).

On ne devra faire l'excision que lorsqu'on rencontrera quelques papilles trop volumineuses, isolées, ou pour ainsi dire pédiculées, et que lorsqu'on aura reconnu la présence d'un corps étranger qu'il faudra extraire; et encore devra-t-on être très-prudent et ne faire que des excisions superficielles et peu étendues.

B. — Relâchement de la Conjonctive (2).

On observe souvent chez les vieillards une laxité de la conjonctive scléroticale et de celle des culs-de-sac par suite de laquelle cette membrane, surtout dans sa partie inférieure, forme facilement des plis plus ou moins étendus, pendant les mouvements du globe et des paupières.

Chez quelques sujets, on voit la conjonctive former des plis longitudinaux et parfois même, un de ces plis, étranglé entre les paupières lors de leur occlusion pendant le sommeil, reste à l'état permanent.

(1) *Traité des maladies des yeux.* t. I, p. 164.

(2) Voy. *Abeille médicale*, 1867, p. 162.

Cette laxité est caractérisée tantôt, par un peu d'œdème sous-conjonctival ou par un chémosis séreux passif et peu marqué. On observe là ce qui se voit communément sur différents points de la face de certains vieillards et particulièrement aux paupières inférieures.

A la suite de cette légère infiltration reste ce relâchement; si avant lui il s'est produit une conjonctivite subaiguë ou chronique, la muqueuse est en même temps épaissie à un certain degré.

Il importe de distinguer ces deux états qui ne sont pas identiques, le second devant plutôt être rapproché de l'hypertrophie que nous venons de décrire.

La dissection et l'examen anatomique montrent la conjonctive relâchée, épaissie; son tissu conjonctif réticulé, et distendu et infiltré, légèrement opaque. Elle est soulevée et se détache facilement de l'episclère.

En même temps, à la circonférence de la cornée on rencontre, dans un limbe circulaire, haut de 2 millimètres, l'épithélium conjonctival opaque, blanchâtre et épaissi, ce qui n'est que l'exagération de ce que von Amman a décrit sous le nom d'anneau conjonctival et qu'on rencontre, à un moindre degré de développement, il est vrai, sur des yeux sains.

Traitement. — Collyres astringents légers, légères cautérisations superficielles du cul-de-sac; très-rarement, et dans les cas très-prononcés seulement, excision d'un pli longitudinal sur la sclérotique et *pas ailleurs*.

C. — *Atrophie de la Conjonctive.*

Synonymie. — Xérosis (de ξηρος sec); conjonctiva arida; xéroma; xérophthalmie; cutisation de la conjonctive.

Définition. — On entend par atrophie de la conjonctive ou xérosis, la sécheresse de l'œil qui résulte de l'atrophie de la muqueuse, et surtout de l'atrophie de ses éléments sécréteurs. Elle est caractérisée par l'épaississement, l'opacification et le dessèchement de la conjonctive, en même temps que par un rétrécissement considérable qui lui fait perdre tous les caractères d'une muqueuse.

On distingue deux variétés de xérosis.

1° L'atrophie partielle ou *xérosis glabra.*

2° L'atrophie générale ou *xérosis squamosa*, à laquelle doit-être plus spécialement réservé le nom de *xérophthalmie.*

Première variété. — Le *xérosis glabra*, ou atrophie partielle, provoque le développement sur la conjonctive de taches ou îlots de couleur blanchâtre, gris-bleuâtre ou grisâtre, présentant un reflet tendineux, analogue à celui d'une étoffe de soie, ternes, rudes au toucher, insensibles, dépolies ou pulvérulentes, rugueuses, ayant sensiblement l'aspect des cicatrices. Ces plaques restent sèches ou comme recouvertes d'une mince couche d'un corps gras; les larmes et la sécrétion conjonctivale n'y adhèrent pas.

Dans certaines circonstances, la couche épithéliale se dessèche, s'élimine et présente des aspérités. Toute la conjonctive prend un aspect raide et dur et on voit se former, pendant les mouvements de l'œil, des plis plus ou moins nombreux, concentriques autour de la cornée. Cette dernière, la cornée, présente en général, un trouble plus ou moins accusé, mais elle est encore en grande partie transparente.

Deuxième variété. — Le *xérosis squamosa*, ou atrophie générale de la conjonctive, est essentiellement caractérisé par la destruction de tous les éléments sécréteurs et lubrifiants de la conjonctive, à laquelle elle fait perdre tous les caractères d'une muqueuse :

— Oblitération d'un plus ou moins grand nombre de vaisseaux de la conjonctive. — Oblitération des conduits excréteurs de la glande lacrymale. — Atrophie des glandes sous-muqueuses et des glandes de Manz.

La conjonctive est sèche, pâle, terne, mate, rude, dépolie, couverte d'une foule de petites écailles pulvérulentes, résultant d'une desquamation épithéliale irrégulière et donnant à la muqueuse un aspect rugueux.

La conjonctive se rétracte sur elle-même, elle perd son élasticité, et bientôt on la voit se retirer de plus en plus des culs-de-sac, dans lesquels se forment de nombreux plis ou brides perpendiculaires, allant directement de la partie postérieure des tarses au globe oculaire. Ce rétrécissement de la conjonctive des culs-de-sac gêne et limite plus ou moins, suivant son degré, les mouvements du globe et des paupières, jusqu'à empêcher leur rapprochement; la caroncule s'efface de plus en plus, par attraction vers le globe, et finit par disparaître. Il en est de même du pli semi-lunaire ; le tissu sous-conjonctival enfin se transforme de plus en plus en un tissu inodulaire.

Peu à peu, par suite du rétrécissement progressif, l'occlusion des paupières, comme nous venons de le dire, devient impossible, et l'œil reste constamment entr'ouvert, même pendant le sommeil (*lagophthalmos*, œil de lièvre). Le clignement des paupières cesse à son tour, car la sensation du dessèchement du globe disparaissant, le besoin de ce mouvement réflexe, qui a pour but de lubrifier l'œil, s'efface également.

Les culs-de-sac, ou du moins leurs vestiges, ainsi que l'espace intermarginal des paupières, est souvent rempli d'un magma composé d'un mélange de débris épithéliaux altérés, de graisse, de mucus, parfois même de corpuscules calcaires et surtout de particules de poussières organiques. Ce magma présente une couleur jaunâtre, sale, une consistance analogue à celle de la cire molle, et adhère fortement aux parties sur lesquelles il repose.

En dernier lieu, la cornée déjà altérée par la maladie qui a donné naissance au xérosis et dont la nutrition est également fort entravée, se dépolit encore et devient de plus en plus opaque, son épithélium se ride et présente parfois même quelques plis.

De petites écailles grisâtres ou blanchâtres se développent sur la cornée, qui finit par devenir complétement opaque.

Enfin quand la maladie arrive à son apogée, toute la surface antérieure du globe est recouverte d'une épaisse couche cicatricielle, complétement opaque, comme parcheminée; de là le nom de *cutisation de la conjonctive*.

L'œil est absolument insensible, toute la conjonctive alors est altérée; tous ses éléments histologiques ont disparu. Elle n'est plus constituée que par du tissu cicatriciel. Par suite de l'absence de sécrétion des larmes, les points et les conduits lacrymaux s'oblitèrent, ainsi que le sac lacrymal lui-même. Enfin l'œil, devenu terne et sans vie, perd incurablement ses facultés visuelles.

Étiologie. — Le xérosis partiel ou général est très-rarement spontané; presque toujours il reconnaît pour cause une autre affection de la conjonctive, qui par sa nature destructive en altère les éléments; de là le nom de *xérophthalmie.*

C'est ainsi que les granulations chroniques vésiculeuses ou diffuses, et même l'hypertrophie papillaire poussée à un haut degré, doivent être placées en première ligne, surtout lorsque ces deux affections ont été traitées par des cautérisations trop énergiques, ou pis encore par des excisions étendues de la conjonctive, ou des granulations elles-mêmes.

De même la diphthérie de la conjonctive est une des plus fréquentes et des plus redoutables causes du xérosis. Enfin l'ectropion, et surtout l'entropion et le trichiasis, par les frottements réitérés qui en résultent sur la conjonctive et la cornée en déterminent souvent l'épaississement mécanique et sont ainsi parfois le point de départ de cette affection.

En dernier lieu on rencontre des cas dans lesquels la xérophthalmie a manifestement succédé à une brûlure.

Traitement. — Le xérosis est une maladie incurable une fois qu'elle a atteint ses dernières limites. Tout au plus est-il permis d'espérer, lorsqu'on l'observe à une période voisine du début, d'obtenir son arrêt.

Nous ne disposons à proprement parler que de moyens palliatifs :

Eau tiède ou *eau salée*. Sous-carbonate de soude en lavages. Acide acétique étendu ou *acétate de plomb*. — Lait et surtout *glycérine pure neutre*.

D. — Rétrécissement de la Conjonctive.

Outre le xérosis on voit aussi survenir une autre affection destructive de la conjonctive : elle succède généralement aux mêmes causes que celles mentionnées à propos du xérosis.

A la suite de certaines plaies de la conjonctive (excision ou scarification trop profondes des granulations et de la conjonctive) ou encore à la suite de certaines brûlures (éclats de fer incandescent, chaux vive, cautérisations immodérées) on voit se faire vers la partie moyenne de la conjonctive tarséenne une cicatrice plus ou moins profonde de la muqueuse, qui subit un retrait cicatriciel de plus en plus marqué, et finit par attirer la conjonctive tout entière vers elle en même temps qu'elle provoque l'atrophie des cartilages tarses et leur incurvation en dedans. De là la formation sur la conjonctive bulbaire de nombreux plis verticaux lorsqu'on cherche à attirer les paupières ou à les écarter. En outre, on remarque une notable gêne des mouvements du globe, un effacement des culs-de-sac. Il en résulte bientôt un entropion de plus en plus marqué. Celui-ci détermine à son tour un trichiasis des plus prononcés et des plus gênants, auquel succède une kératite vasculaire mécanique qui a pour conséquence un épaississement de l'épithélium et de la membrane de Bowman et leur opacité.

Traitement. — Celui des symptômes : épilation, lotions de plomb, de lait ou de glycérine; surveillance attentive, à cause de la possibilité de voir le rétrécissement simple se transformer en xérosis consécutif ou donner lieu à l'entropion qui réclamera les opérations appropriées.

ART. 9. — ÉPANCHEMENTS SOUS-CONJONCTIVAUX.

On rencontre sous la conjonctive des épanchements de liquide ou de gaz. Les premiers sont constitués 1° par de la sérosité, — 2° par du sang, — 3° par du pus. Quant aux épanchements de gaz, l'air seul a été signalé jusqu'ici sous la conjonctive.

1° Épanchement de sérosité.

Synonymie. — Œdème sous-conjonctival; chémosis séreux.

Symptômes et causes. — Le chémosis séreux ou œdème sous-conjonctival est rare à l'état spontané, il est très-fréquent au contraire comme complication de certains états inflammatoires, dont quelques-uns nous sont déjà connus. Tels sont les conjonctivites catarrhale, purulente et diphthérique, l'iritis, l'irido-choroïdite, le glaucôme aigü, l'érysipèle des paupières, les chalazions suppurés, les orgeolets, la dacryocystite, la dacryadénite et enfin le phlegmon de l'œil ou de l'orbite, etc.

L'épanchement de sérosité sous la conjonctive se montre sous forme d'un gonflement ou d'un soulèvement de la muqueuse, qui dans certains cas ne présente aucune réaction inflammatoire ou du moins n'en montre qu'une très-faible. C'est ainsi qu'on le rencontre assez souvent chez certains vieillards conjointement avec le relâchement de la conjonctive et l'œdème des paupières.

On le voit aussi survenir fréquemment, ainsi que nous venons de le dire, comme conséquence ou comme symptôme concomitant de certains états inflammatoires de la conjonctive. Il se présente alors sous forme de bourrelets jaunâtres, épais, peu mobiles et très-faiblement injectés, qui font saillie entre les paupières. Son siége de prédilection dans ce cas est le cul-de-sac inférieur vers lequel le liquide s'accumule en vertu des lois de l'hydrostatique.

Le chémosis est très-rare, avons-nous dit, quand il n'y a pas de complication du côté de l'œil. On doit alors rechercher s'il n'existe pas une affection du cœur, des reins ou du foie, et chez la femme, une affection des ovaires déterminant, vers d'autres points du corps, un épanchement de même nature.

Pourtant, on observe quelquefois cet œdème sous-conjonctival idiopathique chez les personnes faibles, anémiques ou débilitées et surtout chez les vieillards.

Traitement. — Le plus efficace consiste dans la compression méthodique exercée surtout la nuit, pour ne pas gêner la vue pendant la veille; si ce moyen ne suffisait pas on pourrait faire quelques mouchetures ou quelques scarifications peu étendues sur la muqueuse, dans la portion la plus déclive du chémosis; mais il faudrait bien se garder de faire de larges excisions surtout du côté du cul-de-sac pour éviter les cicatrices, remède pire que le mal.

Enfin, on devra combattre la cause déterminante dans le cas où le chémosis serait symptomatique.

2° Épanchement du sang.

Synonymie. — Ecchymose sous-conjonctivale; *hyposphagma* (de ὑπο sous et σφαζεῖν, répandre du sang).

Symptômes et causes. — Les épanchements sanguins sous la conjonctive sont très-fréquents et très-bien connus. Cela tient à l'aspect choquant qu'ils produisent et qui alarme beaucoup les malades; ils se montrent sous l'aspect de taches d'un rouge foncé, d'étendue et de formes variables, arrondies et circonscrites ou étalées et pouvant entourer toute la cornée sous forme d'anneau; leur coloration peut varier du rouge brun très-foncé, quand l'épanchement est abondant, étendu et récent, jusqu'au rouge jaunâtre, lorsqu'il est peu considérable ou ancien.

Les ecchymoses sous-conjonctivales surviennent souvent spontanément, après un éternument, un accès de toux ou de vomissement, ou encore après un effort pour soulever un fardeau ou éviter une chute, surtout chez les personnes âgées, dont les vaisseaux présentent une disposition à la sclérose de leur paroi. D'autres fois, elles succèdent à un traumatisme quelconque. Tels sont les chocs directs sur l'œil, les plaies nettes ou contuses de la conjonctive et notamment celles qui résultent de l'opération du strabisme.

Enfin, chacun sait qu'une ecchymose sous-conjonctivale, survenant peu de temps après une chute ou un violent traumatisme sur la tête, est considérée, à juste titre, comme signe pathognomonique d'une fracture de la base du crâne. Les ecchymoses sur les deux yeux ont même à cet égard une valeur séméiologique toute spéciale, au point de vue de la localisation de la lésion.

Les ecchymoses sous-conjonctivales s'accompagnent presque toujours d'une décoloration de l'iris qui prend constamment une teinte plus ou moins verte. Cette coloration n'est qu'une illusion d'optique qui ne mérite aucune attention et sur laquelle nous reviendrons à propos des affections de l'iris.

Pronostic. — Les épanchements de sang sous la conjonctive n'ont aucune gravité, et ne méritent que l'attention exigée du médecin par l'inquiétude du malade.

Traitement. — Une douce compression, des fomentations légèrement astringentes (plomb, borax) ou aromatiques (arnica, fenouil, camomille) tièdes et dans les cas ou l'hyposphagma est considérable, quelques mouchetures suivies d'une compression un peu énergique, suffiront à hâter la résorption du sang épanché, laquelle s'effectue du reste, comme pour toutes les autres ecchymoses, par la décoloration graduelle du sang épanché.

3° Épanchement de pus.

Synonymie. — Abcès sous-conjonctival; phlegmon partiel de l'orbite (Sichel).

Arlt, Stellwag von Carion et nous-même avons signalé des épanchements de pus qu'on rencontre parfois vers l'un des angles de l'œil, particulièrement vers l'angle externe. Ils n'ont aucune gravité, le pus disparaissant souvent de lui-même, et pouvant facilement, dans le cas contraire, être évacué par une petite ponction faite à la conjonctive avec un bistouri. Nous y reviendrons, du reste, à propos du phlegmon de l'orbite, où ces épanchements trouvent, selon moi, bien mieux leur place et aussi parce que c'est sous le nom de *phlegmon partiel de l'orbite* que nous les avons précédemment décrits (1).

4° Épanchement de gaz.

Synonymie. — Emphysème sous-conjonctival.

Symptômes et causes. — De même que les ecchymoses sous la conjonctive, les épanchements gazeux sous cette muqueuse surviennent parfois spontanément après un violent effort pour se moucher. Ils peuvent aussi succéder à une fracture des parois de l'orbite, mettant en communication le tissu sous-conjonctival avec les fosses nasales, les sinus frontaux ou les cellules ethmoïdales. D'autres fois encore, on voit l'emphysème sous-conjonctival être le résultat d'une déchirure des points et conduits lacrymaux ou du sac lacrymal, provoquée par une tentative du cathétérisme du canal nasal, ou résultant d'un traumatisme direct qui provoque la déchirure du sac.

Il est pourtant quelquefois impossible de préciser où siége la lésion qui a servi de point d'entrée à l'air dans les mailles du tissu cellulaire sous-conjonctival.

Diagnostic. — Rarement borné à la conjonctive et presque toujours accompagné du même phénomène du côté des paupières, l'emphysème sous-conjonctival est facilement reconnaissable à la crépitation caractéristique que provoque la palpation de la région où il siége. Cette compression le fait du reste disparaître sur-le-champ et donne ainsi la clef du traitement qu'il convient de lui opposer.

Il ne mérite donc qu'une attention très-modérée, à cause de l'aspect alar·

(1) *Arch. gén. de Méd.*, 1871.

mant que présente la distension souvent très-considérable de la conjonctive, parfois uni à un épanchement simultané de sang dans la même région et toujours consécutif à un traumatisme. Presque toujours l'emphysème n'est pas borné à la conjonctive et s'étend aux paupières, à la joue, en un mot à toutes les parties voisines.

Traitement. — Nous venons de le dire, la compression méthodique et maintenue pendant un temps un peu long suffit toujours pour forcer le gaz à reprendre la voie par laquelle il s'était introduit et à empêcher le phénomène de se reproduire.

ART. 10. — ENTOZOAIRES DE LA CONJONCTIVE.

Parmi les entozoaires de l'homme, les principaux dont on ait signalé la présence sous la conjonctive, sont : le *cysticerque ladrique* (cysticercus cellulosæ) et la *filaire de Médine* (filaria medinensis).

Pour ce qui est du premier, je ne pense pas pouvoir mieux faire, que de reproduire ici une partie d'un article de Brière (du Havre), mon ancien chef de clinique, article dans lequel il donne la relation d'un cas de ce genre observé par moi. Voici comment s'exprime Brière (1) :

« Le premier cas de cysticerque sous-conjonctival dont il soit fait mention par les auteurs remonte à l'année 1838 ; on le doit à Baum (de Dantzig).

» Depuis le cas de Baum, l'attention des observateurs étant attirée de ce côté, sept autres cas bien positifs furent publiés pendant une période de six années.

» En 1844, Sichel père, terminant dans le journal de chirurgie de Malgaigne, un mémoire sur la question qui nous occupe, constatait que sur les huit cas de cysticerque sous-conjonctival publiés jusqu'à cette époque, deux appartenaient à l'Allemagne, deux à l'Angleterre, un à la Belgique et trois à la France, ces derniers ayant été observés par lui-même.

» En 1859, dans son *Iconographie*, Sichel père annonçait avoir vu depuis 1844, quatre nouveaux cas, ce qui portait le chiffre des faits qui lui étaient personnels à sept.

» Deux observations venaient d'en être relatées par d'autres auteurs. Tous les cas connus alors étaient donc au nombre de treize.

» Depuis cette époque il est probable que de nouveaux faits ont été vus, mais ceux dont il a été parlé plus haut ont suffi pour caractériser ces tumeurs kystiques et pour les différencier des autres affections avec lesquelles on serait tenté de les confondre. »

Voici en quels termes s'exprime Sichel père (2) :

« *On pourra se prononcer sans hésitation sur la présence d'un cysticerque*

(1) *Gaz. des Hôp.*, 19 et 29 juillet 1873.

(2) *Iconographie*, § 808, p. 702, pl. LXXII, fig. 1 et 2.

sous la conjonctive, toutes les fois qu'on trouvera vers l'un des angles et plus ou moins rapprochée du diamètre transversal de l'hémisphère antérieur de l'œil, une tumeur recouverte par la conjonctive, arrondie, rose-pâle, semi-diaphane où l'on reconnaîtra presque toujours vers sa partie moyenne un disque blanchâtre ou jaunâtre circonscrit ; que cette tumeur sera d'un rouge plus foncé et plus vascularisé à sa circonférence, élastique, mais peu dure et se déplaçant latéralement dans une certaine étendue; mais adhérente par le centre de sa face postérieure à la sclérotique. Il n'existe aucune douleur spontanée. Quelquefois seulement le malade accuse la sensation d'une légère pression ou d'une gêne lorsque les paupières se rapprochent.

» *Au toucher la tumeur ne montre que la sensibilité ordinaire de la conjonctive. La vision n'éprouve point de trouble réel, mais seulement dans quelques cas exceptionnels une gêne plus ou moins grande dépendant de la position du kyste.* »

» Ces caractères cliniques sont tracés de main de maître et ceux qui, comme nous, ont pu les vérifier sur le vivant ne croient pas qu'il y ait lieu d'y rien retrancher et d'être plus affirmatif.

» Aussi nous nous étonnons de voir de Wecker (1) contester la valeur de ces caractères et dire que le diagnostic ne sera fait d'une façon positive « *que lorsqu'on aura enlevé l'hydatide et démontré à l'aide de l'examen mi-* » *croscopique l'existence de la couronne de crochets et des quatre suçoirs arron-* » *dis qui garnissent la tête de l'animal* ».

» Certes, cet examen histologique est irrécusable et toujours nécessaire; mais nous nous permettrons de répondre à cet auteur que les symptômes énoncés dans le passage qu'on vient de lire sont beaucoup plus pathognomoniques qu'il ne le dit. »

En effet ces signes sont tellement précis, que c'est d'après eux seulement et en les vérifiant sur une malade que j'ai pu une fois en faire le diagnostic (2) sans en avoir jamais vu antérieurement.

En résumé, voici les signes cliniques et physiques du cysticerque sous la conjonctive :

Tumeur située sous la conjonctive au niveau de l'insertion d'un muscle de l'œil sur un des diamètres de l'hémisphère antérieur le plus souvent à l'angle interne, entre la caroncule et la cornée. Tumeur ovale ou sphérique, de la grosseur d'un pois, demi-transparente, jaunâtre au centre, rosée et très-vascularisée à sa périphérie, plus ou moins rénitente, suivant l'épaisseur de l'enveloppe du kyste, adhérente aux tissus sous-jacents par le milieu de sa base et jouissant d'une certaine mobilité sur les bords; absence de douleurs, gêne résultant uniquement de la présence de la tumeur entre les paupières, déviation de la pupille en dehors ou en dedans, suivant le siége de l'affection; développement rapide, en un mois ou six semaines en moyenne; acuïté visuelle normale.

(1) *Traité*, 2e éd., t. I, p. 174.

(2) Brière, *loc. cit.*

Traitement. — Il faut toujours débarrasser les malades porteurs de ces kystes parasitaires, le plus tôt possible.

Pour cela on peut suivre un procédé analogue à celui que nous avons indiqué pour l'opération du ptérygion. On sépare par deux coups de ciseaux la tumeur de la conjonctive voisine; puis on détache la tumeur par sa face profonde de la sclérotique en ayant soin de respecter l'insertion du muscle. Cela fait, on excise par un coup de ciseaux courbes la tumeur entière, on décolle la conjonctive en haut et en bas et on la réunit, si possible, par quelques points de suture.

Quant à la *filaire de Médine*, dont la présence a été signalée sous la conjonctive de l'homme, il semble que cette affection parasitaire ne soit absolument propre qu'aux pays chauds. Les quelques cas qui en ont été observés se rapportent en effet à des individus de la race éthiopienne originaires des régions tropicales de l'Afrique (?) et ont été vus dans l'île de Saint-Domingue (Mongin, 1770), à la Guyane française (Bajon, 1777), en Guinée (Clot-Bey) ou à la Martinique (Guyon, 1841).

La filaire de Médine, *filaria medinensis*, ou dragonneau, est un petit ver gris-cendré, non enkysté, d'une longueur de 5 à 6 centimètres, gros de 1 millimètre, qui vit dans le tissu cellulaire de l'orbite ou dans l'épisclère entre la conjonctive et la sclérotique. On le voit ramper librement, il est animé de mouvements tortueux, serpentants et obliques, assez rapides et détermine parfois de vives douleurs piquantes ou lancinantes, surtout lorsque l'animalcule s'approche de la cornée (Mongin).

La présence de l'entozoaire ne serait en général signalée que par peu de symptômes inflammatoires et quelquefois par un peu de larmoiement (Bajon). L'animal semble se déplacer avec une grande facilité, car il n'est pas toujours visible (Clot-Bey) et passe quelquefois d'un œil à l'autre (?). Il n'est pas toujours solitaire, et on en a observé quelquefois deux sur le même œil ou un sur chaque œil du même sujet (Guyon).

On comprend sans peine que le seul moyen à opposer à cette singulière affection parasitaire serait l'extraction du ver au moment où il apparaîtrait sous la conjonctive.

Consultez : J. Sichel, *Journal de Chirurgie* de Malgaigne, 1844. — Davaine, *Traité des Entozoaires*. Paris, 1860.

ART. 11. — TUMEURS DE LA CONJONCTIVE.

On rencontre sur la conjonctive un très-grand nombre de tumeurs de nature diverse; mais presque toutes ces productions sont extrêmement rares, et on serait obligé de faire des recherches bibliographiques étendues, si on voulait écrire la monographie de l'une ou l'autre de ces tumeurs.

Nous nous bornerons donc, dans les pages qui vont suivre, à esquisser à grands traits les caractères principaux de ces diverses productions, en ayant le soin de fournir le plus de renseignements bibliographiques possibles au lecteur qui voudrait étudier l'une de ces productions en détail.

A. — *Pinguecula ou Pterygion-pingue.*

C'est une petite tumeur arrondie, blanchâtre, jaunâtre ou rosée, d'un volume variant de celui d'une tête d'épingle à celui d'un grain de chènevis et faisant, par suite, très-peu saillie au-dessus du niveau général de la conjonctive au-dessous ou dans l'épaisseur de laquelle elle est située.

Le pinguecula siége au bord de la cornée, généralement à son côté interne, et quelquefois même des deux côtés à la fois et toujours sur le diamètre transverse de l'œil, précisément dans le point de la conjonctive qui est en contact avec les bords des paupières lorsqu'elles sont fermées.

On n'y observe en général que fort peu de vaisseaux, excepté dans certains cas où la présence de ceux-ci peut faire prendre cette petite tumeur pour un ptérygion au début ou pour une pustule conjonctivale accompagnée de peu de réaction inflammatoire.

Quelquefois, on voit quelques vaisseaux, d'abord peu nombreux, se diriger de l'angle de l'œil vers le pinguecula, l'entourer, puis, augmentant en nombre, se ramifier au-devant de lui, le cacher plus ou moins et lui donner l'apparence d'un ptérygion. Si on vient alors à faire l'ablation de ce ptérygion, on y trouve le pinguecula et c'est la présence de celui-ci, pris pour du tissu adipeux propre au ptérygion, qui a pendant longtemps fait croire à l'existence d'un *ptérygion graisseux*.

Lorsque les études histologiques n'étaient pas encore parvenues au degré de précision qu'elles ont acquis depuis l'emploi du microscope, l teinte jaunâtre du pinguecula l'avait fait prendre pour un petit dépôt graisseux siégeant sous la conjonctive ou dans son épaisseur. On n'y rencontre en réalité que de très-nombreuses cellules épithéliales pavimenteuses épaissies, du tissu cellulaire condensé, quelques fibres élastiques et enfin quelques rares vaisseaux.

Les causes de son développement sont inconnues, mais il est permis de penser qu'il résulte d'irritations répétées de la région où il siége, notamment du pincement de la conjonctive tant soit peu lâche entre les bords des paupières.

Cette petite tumeur ne cause qu'une difformité insignifiante, et surtout peu gênante. Elle ne présente que peu de tendance à l'accroissement; on la rencontre, en général, chez les personnes ayant dépassé la quarantaine. Elle ne subit aucune modification sous l'influence des moyens généraux ou topiques et n'envahit que lentement la cornée ou les parties voisines, de façon à menacer la vision ou les mouvements du globe.

Ce n'est que dans le cas où on verrait cette tendance se manifester d'une façon évidente, qu'on serait autorisé à en faire l'ablation. En général, ainsi que le dit Sichel père (*Iconographie*), il suffit d'informer le malade de son innocuité.

B. — Dermoïde de la Conjonctive.

On a nommé dermoïde de la conjonctive, de petites tumeurs arrondies du volume d'une lentille environ, parfois d'un blanc nacré, d'autres fois, grisâtres ou jaunâtres, qui siégent à la limite de la sclérotique et de la cornée, le plus ordinairement vers son bord externe au voisinage du diamètre transverse, empiétant le plus souvent assez largement sur cette dernière, et adhérant fortement par sa base, à ces deux membranes fibreuses.

Décrites autrefois sous le nom de tumeurs ou kystes fibroïdes ou fibro-graisseux (1), elles ont été l'objet, de la part de Ryba (2), d'un intéressant mémoire dans lequel cet auteur, à cause de leur texture, propose de les nommer dermoïdes, appellation sous laquelle ces néoplasmes ont été décrits depuis lors et particulièrement par de Græfe (3). Ce sont toujours des tumeurs congénitales, coïncidant souvent avec d'autres vices de conformation, tels que le bec-de-lièvre et surtout le coloboma des paupières, ainsi que von Ammon en a publié un fort intéressant exemple (4).

Elles sont le plus souvent pourvues d'un ou de plusieurs poils, sans que cependant il en existe constamment. Mais en revanche, lorsqu'elles en sont dépourvues, il n'est pas rare de rencontrer dans leur intérieur de nombreux follicules pileux.

Examinées au microscope ces tumeurs se montrent composées en majeure partie de tissu cellulaire onduleux, dépourvu de noyaux, même après addition d'acide acétique et contenant une grande quantité de fibres élastiques. Au milieu de ce tissu, se voient de nombreux follicules pileux, au voisinage desquels les vaisseaux de la tumeur, peu nombreux du reste, semblent accumulés; enfin quelques cellules graisseuses réunies en groupe, autour des follicules pileux. Les fibres élastiques sont surtout nombreuses vers la base de la tumeur, dans le point où elle adhère à la sclérotique (de Græfe).

Le dermoïde est une tumeur essentiellement bénigne qui ne réclame l'intervention chirurgicale que dans le cas où sa marche, d'ordinaire très-lente, envahirait plus ou moins la cornée. Dans ce dernier cas, on en pratiquerait l'ablation à l'aide du bistouri, en évitant de dépasser en profondeur le niveau général de la cornée et de la sclérotique, de crainte, vu l'extrême adhérence de leur base, de perforer l'une ou l'autre de ces deux membranes. Quelques cautérisations avec le nitrate d'argent suffiraient à faire complétement disparaître les derniers vestiges de la tumeur, dans le cas où son ablation aurait été trop incomplète.

(1) Sichel, *Iconographie*, p. 691 et pl. LXXI, fig. 3.

(2) *Prager Vierteljahresschrift*. t. III, 1853.

(3) *Arch. f. O.* Bd. I, Abt. 2, p. 287.

(4) *J. Ammon und v. Walter's Journal.* T. XXI, p. 96.

C. — *Lipômes de la Conjonctive.*

Les tumeurs franchement graisseuses de la conjonctive ont été reconnues extrêmement rares, surtout depuis l'époque où le microscope a démontré, ainsi que nous venons de le faire remarquer, que le pinguecula et le dermoïde ne contiennent qu'exceptionnellement des éléments de tissu adipeux. Suivant von Græfe (1), qui a observé plusieurs cas de lipômes francs de la conjonctive, ces tumeurs siégeraient presque toujours à la partie supérieure et externe de l'œil sous la paupière supérieure, entre le muscle droit supérieur et le muscle droit externe, tout près du bord inférieur de la glande lacrymale et seraient en connexion avec le tissu graisseux de l'orbite, dont ils ne constitueraient, à proprement parler, qu'une sorte d'expansion. Dans cette position, ils peuvent gêner plus ou moins les fonctions de la glande lacrymale (Sæmisch). Ce sont de petites tumeurs, d'une teinte franchement jaune, lobulées, aplaties, recouvertes par la conjonctive, qu'ils soulèvent plus ou moins et à laquelle ils adhèrent par places. Par suite, la muqueuse présente toujours, dans le point correspondant, un certain degré de vascularisation.

Les lipômes de la conjonctive ne s'accroissent que lentement. D'un volume variable, ces petites tumeurs dépassent rarement celui d'un pois ou d'un haricot, et ont des dimensions qui surpassent rarement un centimètre ou un centimètre et demi. Dans un cas de ce genre, observé par moi, la tumeur avait le volume d'une petite fève, et mesurait un centimètre et demi de long. Dans un autre rapporté par Socin (1) la tumeur atteignait deux centimètres et demi de longueur. Ces tumeurs ont été signalées, dans quelques cas, sur des yeux où existaient d'autres anomalies congénitales (de Græfe, Becker).

Les seuls symptômes auxquels ces lipômes donnent lieu sont un sentiment de sécheresse de l'œil, une certaine gêne de ses mouvements et, dans quelques cas rares, l'entrave à l'excrétion des larmes.

Leur texture est absolument identique à celle des tumeurs analogues développées dans d'autres régions.

Dès que la présence d'une semblable tumeur gênera les mouvements du globe ou l'excrétion des larmes, on devra en faire l'ablation. Cette opération ne présente pas de difficultés. On soulève la conjonctive à l'aide d'une pince à dents et on l'incise avec des ciseaux. L'énucléation de la tumeur se fait alors sans peine. Un point de suture ou deux seront ensuite placés sur la conjonctive pour réunir l'incision.

(1) *Arch. f. O.* ABd. VI, bt. 2, p. 6.
(2) *Archiv für path. Anat.* T. LII, p. 553.

D. — *Kystes de la Conjonctive.*

Les kystes de la conjonctive sont assez rares. Pour ma part, sur un nombre de 12537 malades dont j'ai relevé le diagnostic, je n'en ai observé que trois cas. Encore l'un de ces cas n'appartenait-il pas, à proprement parler, à ces tumeurs.

Le contenu liquide, aqueux ou séreux de ces tumeurs, les a fait décrire aussi sous le nom d'hydatides ou de kystes hydatiques de la conjonctive. Elles sont semi-diaphanes, roses ou rouges pâles, quelquefois brunâtres, bistrées, présentant parfois une teinte légèrement ardoisées.

Dans toute l'étendue de leur surface visible, elles sont recouvertes par la conjonctive plus ou moins vascularisée. En les examinant à la lumière artificielle, et surtout à l'éclairage latéral, on peut facilement se convaincre de leur contenu séreux.

Les kystes de la conjonctive jouissent d'une certaine élasticité, d'autant plus prononcée que leur volume est plus considérable. Celui-ci varie des dimensions d'un pois à celui d'un gros haricot ou d'une fève. L'un de ceux que j'ai observés moi-même, avait exactement la forme et le volume d'un noyau de datte.

Les kystes siégent le plus souvent, pour ne pas dire toujours, dans le cul-de-sac conjonctival, surtout dans l'inférieur, et contrairement à l'opinion de Saemisch, il est exceptionnel de les rencontrer sur la conjonctive bulbaire, plus ou moins près de la cornée.

Ces tumeurs sont ovoïdes, ou plutôt ellipsoïdes, étendues transversalement dans le sens du cul-de-sac conjonctival, derrière la paupière, à laquelle elles communiquent une certaine saillie. Mon père en a donné deux représentations d'une remarquable exactitude (1). La forme transversalement ovalaire de ces tumeurs résulte de ce que la coque oculaire d'un côté, et la paupière de l'autre, exactement moulées l'une sur l'autre, ne laissent pas au kyste la faculté de se développer autrement que dans le sens transversal (Sichel père).

On n'a jamais signalé de kyste conjonctival assez volumineux pour ne plus pouvoir être recouvert par la paupière. Aussi arrive-t-il souvent que c'est par un simple hasard, et lorsque la tumeur a déjà acquis un certain volume, que les malades s'en aperçoivent, parce qu'alors seulement la gêne que leur présence occasionne devient assez prononcée pour éveiller l'attention de celui qui les porte.

En général assez mobiles, ces kystes contractent néanmoins quelquefois des adhérences assez serrées avec la sclérotique. Mais on peut toujours les faire saillir facilement, entre le globe et la paupière, surtout lorsqu'ils siégent au cul-de-sac inférieur. Il suffit, en effet, alors, de déprimer légèrement

(1) *Iconogr. ophthal.*, pl. LXXI, fig. 1 et 2.

la paupière inférieure en enfonçant le doigt indicateur entre le globe et le rebord orbitaire, pour qu'aussitôt la tumeur bascule par-dessus le bord palpébral (Sichel père).

L'*anatomie pathologique* de ces kystes n'est pas très-bien connue. Je n'ai connaissance que de trois cas où l'examen microscopique ait été fait. L'un appartient à Warton Jones et est rapporté par Mackensie; le second a été décrit par mon père et le troisième a été examiné par moi-même. Dans le premier, le chirurgien anglais constata que les parois étaient constituées par une membrane finement granulée. Le liquide séreux renfermait dans son sein des cellules plates à noyaux très-analogues à des cellules épithéliales. Dans mon cas, la membrane était constituée par du tissu conjonctif condensé, renfermant quelques fibres élastiques. Le liquide, jaune-brunâtre, présentait une consistance muqueuse analogue à une solution concentrée de gomme arabique. Au milieu de ce liquide nageaient quelques cellules analogues à celles décrites par Warton Jones.

Dans mes deux cas, la tumeur était située dans une sorte de dédoublement de la conjonctive. Celle-ci, en effet, adhérait à la membrane d'enveloppe en avant et en arrière, de sorte que je proposerais pour ces kystes le nom de *kystes muqueux*.

Abandonnés à eux-mêmes, les kystes de la conjonctive semblent devoir s'accroître avec une certaine lenteur; car, s'il est vrai qu'ils soient souvent congénitaux, il s'écoule quelquefois un grand nombre d'années avant qu'ils déterminent une gêne suffisante pour nécessiter leur ablation.

Ces tumeurs, nous venons de le dire, sont souvent congénitales. Par une singulière coïncidence, les deux cas que j'ai observés, affectaient l'un, un jeune garçon de neuf ans, l'autre une jeune fille de onze ans et demi. Ni dans l'un ni dans l'autre de ces cas, le commémoratif n'indiquait de circonstance ayant pu motiver le développement de la tumeur.

Quelques auteurs pourtant, ont cru pouvoir admettre l'influence des traumatismes sur le développement de ces tumeurs (Sichel père, de Wecker, Geissler et Zander). Pour moi, je ne crois devoir accepter cette opinion que sous bénéfice d'inventaire, et je pense que les tumeurs dont il s'agissait dans les cas où un traumatisme semblait en avoir été le point de départ, n'étaient rien moins que des kystes.

En effet, ces kystes peuvent être confondus avec certaines tumeurs résultant d'un mode de cicatrisation vicieuse de plaies de la sclérotique, qui, à cause de cela, ont reçu le nom de *cicatrices cystoïdes*. Celles-ci sont toujours d'origine traumatique et reconnaissent pour cause la persistance, dans la cicatrice scléroticale, d'une fistule imperceptible, qui permet à l'humeur aqueuse de filtrer sous la conjonctive et de la soulever. Je suis donc très-porté à croire que les cas de kystes de la conjonctive qu'on a rencontrés au voisinage de la cornée, n'étaient que de semblables cicatrices; d'autant plus que, dans tous ces cas, on retrouve un traumatisme dans l'historique de l'affection.

On ne doit pas non plus considérer comme des kystes de la conjonctive certaines petites tumeurs hyalines, incolores, d'un volume variable, arrondies ou allongées, uniques ou multiples, qui s'observent sur différents points de la conjonctive oculaire et qui ne seraient que des dilatations des vaisseaux lymphathiques de la conjonctive (de Wecker), ou, comme je le crois plutôt, de simples dédoublements du tissu conjonctival sous forme de vésicules ampullaires. C'est à un cas de ce genre que je faisais allusion en disant que, sur trois cas que j'avais observés, deux me semblaient seuls devoir être considérés comme des kystes véritables.

Enfin, on pourrait encore confondre les kystes de la conjonctive avec les tumeurs produites par la présence, sous la conjonctive, d'un cysticerque ladrique. Nous avons donné, dans un précédent article, les signes diagnostiques de cette dernière tumeur d'une façon suffisamment détaillée pour ne pas avoir besoin d'y insister davantage ici.

Traitement. — On ne peut opposer aux kystes conjonctivaux que l'ablation de la tumeur. Pour moi, voici le procédé que j'ai suivi dans mes deux cas. Soulevant la conjonctive vers le bord postérieur du kyste à l'aide d'une pince à dents, je séparai celui-ci du globe oculaire par un coup de ciseaux donné le long de la tumeur, entre elle et le globe. Attirant alors en avant la portion de conjonctive détachée et avec elle la tumeur qui y adhérait intimement, j'insinuai une branche des ciseaux au-dessous du kyste, tandis que l'autre branche était maintenue en avant de la conjonctive. Un seul coup de ciseaux suffit alors pour enlever la tumeur en entier.

Si cette manœuvre, quoique très-simple, venait à échouer, on pourrait se contenter d'exciser la paroi antérieure du kyste. Quelques cautérisations avec le nitrate d'argent suffiraient alors pour amener la destruction des derniers vestiges de la tumeur.

Consultez : J. Sichel, *Mémoire sur les kystes de la conjonctive* (*Arch. Gén. de Méd.* Paris, 1847).

E. — Polypes de la Conjonctive.

On a décrit, sous le nom de polypes de la conjonctive, de petites tumeurs d'une couleur rosée pâle, quelquefois d'un rouge plus foncé, pédiculées ou mamelonnées, semblables à des végétations, situées sur la caroncule ou au voisinage du pli semi-lunaire.

Le microscope montre ces tumeurs constituées par du tissu analogue à celui des papillômes ou des granulômes, une masse de tissu cellulaire formant un lacis à larges mailles, de nombreuses fibres de tissu cellulaire entremêlées de nucléoles et enfin une abondante couche de cellules épithéliales.

On voit souvent des tumeurs, en tout semblables à celles que nous venons de décrire, se développer sur la conjonctive, à la suite de blessures ou de plaies de cette muqueuse, et particulièrement après les opérations du strabisme et de l'amputation ou de l'énucléation du globe oculaire.

Ces tumeurs saignent au moindre contact et sont extrêmement friables. Elles ne causent en général que peu de gêne, à moins que leur volume ne devienne considérable ou qu'elles recouvrent plus ou moins la pupille et restreignent la vision.

Lorsque les symptômes occasionnés par ces tumeurs en nécessitent l'ablation, il est plus convenable d'attendre qu'elles soient pédiculées; en intervenant plus tôt, on aurait à craindre des récidives. Afin d'éviter celles-ci, il est du reste toujours préférable d'exciser, en même temps que la tumeur, la portion de la conjonctive sur laquelle elle est implantée. La facilité et la rapidité de la reproduction de la conjonctive rendent cette dernière manière d'agir d'une innocuité parfaite.

F. — *Épithélioma.*

L'épithélioma de la conjonctive est rare; il se montre, en général, au début, sous l'apparence d'une petite tumeur lisse, d'un rouge grisâtre, siégeant au bord de la cornée. A ce moment la tumeur est encore recouverte par la conjonctive légèrement vascularisée et ressemble beaucoup à une pustule. On serait donc fondé à ne pas regarder cette affection comme propre à la conjonctive elle-même, mais comme devant être attribuée au tissu cellulaire sous-conjonctival ou épisclère.

Un peu plus tard, lorsque la tumeur est devenue plus considérable, elle prend un aspect bosselé, lobulé et une couleur un peu plus foncée, mais toujours d'un rouge grisâtre.

Elle est partout recouverte par un épithélium et présente, à l'examen à la loupe, une surface garnie d'une foule de petits tubercules papilliformes; les bords en sont escarpés et plus ou moins taillés à pic.

A un degré plus avancé, la tumeur peut s'ulcérer et laisser alors suinter un peu de liquide louche assez épais et d'apparence purulente; en même temps le fond de cette sorte d'ulcère renferme une masse grisâtre, pultacée.

L'épithélioma envahit tantôt lentement, tantôt rapidement la cornée dans l'épaisseur de laquelle il s'étend et dont il détermine alors bientôt l'ulcération et la destruction.

La sclérotique résiste d'ordinaire beaucoup plus longtemps à l'envahissement du néoplasme. Dans certains cas même, on voit la tumeur s'étendre plus ou moins profondément dans l'orbite, et parfois même gagner le périoste et les os et les attaquer d'une façon plus ou moins considérable. L'épithelioma de la conjonctive est souvent lié à une affection analogue des paupières.

Structure. — Le microscope montre ici une production néoplasique composée uniquement de cellules épithéliales et pourvue de nombreux vaisseaux de nouvelle formation.

Suivant Virchow, ce serait une hétéroplasie composée de cellules épithéliales développées au détriment des cellules du tissu conjonctif.

Diagnostic. — Le diagnostic n'est difficile qu'au début ; car, dès que la tumeur est étendue et ulcérée, elle présente une telle ressemblance avec les productions analogues des paupières ou des lèvres, que le doute n'est plus permis.

On pourrait pourtant la confondre avec certaines affections syphilitiques de la conjonctive qui y ressemblent beaucoup. (Voyez p. 153.)

Traitement. — Il convient d'opérer le plus tôt possible, avant que le néoplasme se soit étendu en surface et surtout en profondeur. Il faut enlever le tissu suspect aussi profondément que possible et même sacrifier une certaine quantité de tissu sain, car les exemples où, malgré ces précautions, le mal a récidivé, ne sont que trop nombreux.

Je me rappelle, entre autres, un très-intéressant fait de ce genre que j'ai observé en 1859 à la clinique de mon père, conjointement avec mon ami et collègue de Wecker, cas dans lequel, malgré les précautions les plus minutieuses, la maladie ne tarda pas à se reproduire. Ce cas a été en outre publié par Valdes dans un journal espagnol, *El Eco de Paris*, 1859, p. 198 à 201.

G. — *Cancer.*

Le cancer primitif de la conjonctive est excessivement rare, pour ne pas dire qu'il n'existe pas ; aussi serons-nous très-bref sur ce sujet, car presque tous les cas décrits sous ce nom jusqu'à ce jour n'étaient que des productions de même nature, parties d'autres points de l'orbite ou de l'œil lui-même, et ayant envahi la conjonctive secondairement.

On peut rencontrer dans la conjonctive trois espèces de cancer :

1° Le cancer médullaire (encéphaloïde, sarcome blanc) ;

2° Le cancer gélatineux (C. colloïde, myxome, myxo-sarcome) ;

3° Le cancer mélanique (mélanose, mélano-sarcome) ;

Presque toujours ces tumeurs ne siégent pas à proprement parler dans la conjonctive elle-même, mais bien au-dessous d'elle.

Lorsqu'on rencontrera de semblables tumeurs, on devra en faire l'ablation le plus tôt possible et en suivant les règles données pour l'ablation des épithéliomas. Souvent même l'énucléation du globe oculaire sera de rigueur.

ART. 12. — LITHIASE DE LA CONJONCTIVE.

La condensation du contenu des glandes de Meibome ou des glandes propres de la conjonctive, connue sous le nom d'infarctus de ces glandes, est souvent le point de départ d'une singulière affection caractérisée par l'épaississement et la régression calcaire du contenu de ces glandes. De là résulte la présence de petites concrétions arrondies, de la grosseur d'une petite tête d'épingle, d'un blanc jaunâtre, très-visibles sous la conjonctive qu'elles soulèvent légèrement et qui sont isolées ou disséminées en plus ou moins grand nombre dans toute l'étendue de la conjonctive tarséenne.

Ce singulier état a reçu le nom de *lithiase* de la conjonctive, dénomination impropre, puisqu'il s'agit souvent d'une affection du cartilage tarse, lequel appartient aux paupières.

Souvent ces concrétions s'éliminent d'elles-mêmes, passent dans le sac conjonctival, hors duquel elles ne tardent pas à être rejetées avec les larmes par le clignement des paupières. Cet état peut se prolonger pendant fort longtemps et peut même durer toujours, à l'évacuation d'un certain nombre de ces concrétions succédant le développement de nouveaux infarctus.

Le processus suivant lequel se produit la lithiase de la conjonctive est encore inconnu; on peut toutefois soutenir qu'il ne reconnaît pas pour cause l'oblitération du canal excréteur des glandes, puisque, d'une part, on peut encore, au début, évacuer le contenu des glandes et de leur canal excréteur par la pression de la paupière entre les doigts, et que, d'autre part, l'oblitération du conduit excréteur des glandes de Meibome donne en général lieu au développement de ces sortes de petits kystes palpébraux, connus sous le nom de *chalazions*.

La lithiase de la conjonctive est souvent aussi le résultat des granulations vraies (engorgement des cellules lymphoïdes) parvenues à leur troisième période (voy. p. 111), mais alors son siége n'est plus le même, et il faut une attention assez grande pour voir les concrétions situées au sein de la conjonctive boursouflée et jusque dans celle des culs-de-sac mêmes. Dans ce cas, son mode de développement nous est connu.

Par leur présence, ces concrétions donnent lieu à une vive hypérémie conjonctivale et à la sensation incessante, parfois insupportable, de corps étrangers roulant entre les paupières. Quelquefois encore, lorsque les concrétions sont devenues particulièrement dures et pierreuses, elles peuvent devenir la source de la vascularisation et de l'ulcération de la cornée; ces complications cessent en général aussitôt que la concrétion a été éliminée.

Rien n'est plus facile que de débarrasser les malades de cette affection si gênante; il suffit, en effet, de piquer la conjonctive au niveau de la concrétion avec la pointe d'un petit bistouri, ou d'une aiguille à cataracte et d'exercer ensuite une légère pression sur le tarse, au voisinage de la glande infarctée, pour voir le contenu s'en échapper; malheureusement, il faut parfois revenir de temps à autre à cette petite opération, l'évacuation de ces concrétions étant presque toujours suivie du développement de nouvelles. On voit même quelquefois le malade se représenter périodiquement dans ce but.

ART. 13. — ENCANTHIS.

On désigne sous le nom d'*encanthis* les différentes affections inflammatoires ou autres qui donnent lieu à un changement de volume ou de structure de la caroncule lacrymale.

La caroncule lacrymale est, comme on le sait, cette partie épaissie de la conjonctive qui se montre dans le grand angle de l'œil, entre l'extrémité interne des deux paupières, sous forme d'une petite élévation rougeâtre à surface inégale et rugueuse. A l'état normal elle contient un amas de glandes de Meibome et quelques poils très-ténus. On y rencontre parfois des acini; elle renferme en outre un certain nombre de follicules pileux et quelques glandes sébacées. Enfin, cette petite élevure contient de nombreux vaisseaux. Le tissu fondamental, la charpente de la caroncule, est constitué par du tissu conjonctif, dense, réticulé.

Chacune des parties constituantes que nous venons d'énumérer peut devenir le point de départ d'une variété d'encanthis, et, parmi celles-ci, les variétés inflammatoires sont les plus fréquentes. L'infarctus des glandes de la caroncule, quelles qu'elles soient, donne presque toujours lieu au développement de la variété connue sous le nom d'*encanthis calculosa*. De même l'infarctus des glandes sébacées peut devenir la cause d'un petit abcès circonscrit de la caroncule. Nous avons observé une jeune fille de seize ans chez laquelle, à la suite d'une plaie contuse de la caroncule du côté gauche, déterminée par un coup de règle, la cicatrice devint le siége d'une abondante prolifération du tissu conjonctif, qui donna bientôt lieu à un développement exagéré de la caroncule, qui arriva à mesurer 8 millimètres dans son diamètre horizontal et 5 millimètres dans son diamètre vertical. Cette hypertrophie simple de la caroncule a été décrite sous le nom d'*encanthis bénin*, pour la distinguer de l'*encanthis malin*, dénomination attribuée par les auteurs au développement de l'épithélioma et du cancer sur la caroncule.

Mon père a décrit sous le nom d'*encanthis fongueux bénin* (1), une tumeur sanguine en forme de petite fraise, d'un rouge cinabre vif, rénitente, mobile et retenue à la caroncule par un pédicule court et épais, et composée de tissu cellulaire abondant, de nombreux vaisseaux et d'une épaisse couche épithéliale.

Souvent aussi les cils de la caroncule existent en nombre plus considérable qu'à l'état normal et par la direction vicieuse en dedans qu'ils affectent presque toujours alors, ils irritent plus ou moins la conjonctive oculaire; ce développement exagéré de poils a reçu le nom de *trichosis pilosa*.

Toutes les variétés d'encanthis, tant que la tumeur n'atteint pas un volume trop considérable et ne s'étend pas au voisinage, n'occasionnent que fort peu de symptômes subjectifs, si ce n'est une gêne plus ou moins marquée des mouvements des paupières, ou, lors de leur occlusion, une démangeaison plus ou moins incommode et un écoulement de larmes plus ou moins abondant, par suite de la compression ou de l'envahissement des conduits lacrymaux (encanthis malin).

Traitement. — On peut dès le début, dans les cas d'encanthis bénin, traiter rationnellement l'inflammation de la caroncule par les cautérisations légères et prudentes, les astringents, ou la teinture d'opium; mais dès que la tumeur

(1) *Iconog.*, p. 596; pl. LIX, fig. 3.

atteint de trop grandes proportions, ou dès qu'on aura reconnu la présence d'un encanthis malin, ou d'un encanthis fongueux, le meilleur parti à prendre est de pratiquer l'ablation de la tumeur par le bistouri, ou de l'exciser à l'aide de ciseaux courbes sur le plat.

Dans le cas de trichosis pilosa, on devra arracher fréquemment les cils, pour éviter l'irritation du globe oculaire qu'ils déterminent. Enfin, lorsqu'on reconnaîtra la présence d'infarctus d'une ou de plusieurs glandes de la caroncule, on devra évacuer cette production en ouvrant le follicule, ainsi que nous l'avons dit à l'article lithiase.

ART. 14. — LÉSIONS SYPHILITIQUES DE LA CONJONCTIVE.

Les lésions syphilitiques bornées à la conjonctive sont fort rares. Elles coïncident généralement avec des affections de même nature siégeant aux commissures des paupières, ou sur les téguments en général.

Néanmoins on a observé des cas de chancre de la conjonctive (Desmarres père et Desprès) et là le bouton syphilitique présentait à peu près les mêmes caractères que sur les autres muqueuses. Smee a aussi publié l'observation d'une malade qui, pendant le cours d'une syphilide papuleuse (taches cuivrées), fut prise du développement d'une semblable plaque sur la conjonctive, au-dessous de la cornée.

Mais le fait le plus intéressant de lésion syphilitique de la conjonctive que nous connaissions est celui rapporté par de Wecker, cas que nous avons observé par nous-même, avec cet estimé confrère, et où l'analogie entre la lésion spécifique et l'épithélioma était telle, que nous la prîmes tous, et mon père lui-même, pour un épithélioma de la conjonctive. Ce ne fut que la présence d'une *corona veneris*, et l'état général de la malade, qui firent pencher vers le diagnostic de de Wecker, et on conclut à un condylôme de la conjonctive.

Ces condylômes sont d'ordinaire denses, d'un gris rougeâtre, lobulés, bosselés, et composés de nombreuses élévations juxtaposées, tantôt uniformément réparties, tantôt, au contraire, disposées en amas formant de petits lobules. On y remarque en outre un réseau vasculaire abondant. On le voit donc, ils présentent une grande analogie avec l'épithélioma de la conjonctive; mais la coïncidence d'autres manifestations syphilitiques, ainsi que les anamnestiques doivent suffire en général à lever les doutes.

On comprend sans peine que le seul traitement à leur opposer soit le traitement général des accidents spécifiques secondaires auxquels ils appartiennent, un traitement chirurgical ne pouvant être suivi que d'une récidive qui pourrait encore contribuer à prolonger l'erreur de diagnostic.

Tout récemment enfin, Brière (du Havre) a signalé sur la conjonctive bulbaire « *au-dessus de la cornée, et à 6 millimètres de celle-ci, entre les insertions des muscles droits externe et supérieur, une tumeur située dans la conjonctive bulbaire, mobile avec elle, unie à sa surface, offrant le volume et la forme d'une lentille, d'une couleur jaunâtre tirant sur le rouge et assez consistante.* »

Les anamnestiques et la couleur cuivrée de la tumeur firent penser à une gomme syphilitique, diagnostic que le traitement justifia pleinement. Un mois après la première visite du malade, et sous l'influence des toniques et du sirop de Gibert, la tumeur avait totalement disparu.

Consultez : DESMARRES père, *Traité des maladies des yeux*. T. II, p. 213. — A. DESPRÈS, *Gaz. des Hôp.*, 1866. — DE WECKER, *Traité des maladies des yeux*. T. I, p. 174 à 178, 1867. — SMEE, *London Med. Gaz.*, 1844. — BRIÈRE, *Annales d'oculistique*. T. LXXIV, p. 105, 1874.

ART. 15. — LÉSIONS VITALES DE LA CONJONCTIVE.

Les lésions vitales de la conjonctive peuvent être de trois ordres. Dans le plus grand nombre de cas, il s'agit, en effet, soit de corps étrangers ayant pénétré dans le sac conjonctival, soit de blessures, soit enfin de brûlures de la muqueuse.

A. *Corps étrangers.* — Les corps étrangers, en pénétrant dans le sac conjonctival, peuvent atteindre la muqueuse palpébrale, celle des culs-de-sac, ou enfin la conjonctive bulbaire. Lorsqu'un corps étranger a pénétré dans le sac conjonctival, il peut y déterminer une lésion brusque, ou devenir le point de départ d'une irritation plus ou moins violente, suivant la durée de son séjour. Presque immédiatement après sa pénétration, le corps étranger provoque des clignements qui, si celui-ci est lisse et poli, le font cheminer vers les culs-de-sac. S'il est rugueux et si sa surface est garnie d'aspérités, il se fixe généralement sur la conjonctive palpébrale, où on le retrouve facilement en renversant la paupière, sur un point de la portion tarséenne de laquelle il adhère plus ou moins, à quelques millimètres de son bord.

Si le corps étranger a séjourné quelque temps dans le sac conjonctival, il devient, par suite des mouvements réitérés du globe et des paupières, le point de départ de phénomènes d'irritation des nerfs de la cornée, qui se manifestent par une photophobie intense, un larmoiement souvent abondant et un blépharo-spasme parfois invincible. Ces phénomènes d'irritation peuvent même atteindre un tel degré, qu'ils retentissent quelquefois d'une façon sympathique sur le second œil.

Parmi les corps étrangers qu'on rencontre ainsi dans le sac conjonctival les plus fréquents sont : des escarbilles de chemins de fer, des grains de sable ou de poussière, de petits éclats de pierre, des débris de paille, des coques de graines, de petits insectes, des cils, etc.

A la conjonctive des culs-de-sac, les corps étrangers ne donnent en général lieu qu'à peu de symptômes d'irritation, notamment lorsqu'ils sont logés entre les plis qui existent à la muqueuse en ce point; d'autres fois, au contraire, ils déterminent des symptômes inflammatoires d'une assez grande violence, notamment lorsque ces corps étrangers sont de nature à déchirer la conjonctive et à se loger au-dessous d'elle. Dans ce cas, les lésions qu'ils déterminent d'ordinaire sont l'hypertrophie du corps papillaire ou des végétations plus ou moins volumineuses, au milieu desquelles on retrouve, en général, le corps étranger. Toujours, alors, on observe en même temps une sécrétion muqueuse parfois très-abondante. Une fois logé sous la conjonctive, le corps étranger peut pénétrer plus ou moins profondément dans la région orbitaire voisine.

Nous avons observé, notamment, un ouvrier mineur qui, victime d'une explosion au moment où il chargeait la mine, reçut dans l'œil gauche un éclat du bois dur dont était fait le pilon. Observé par nous quatre mois après l'accident, nous constatâmes, en renversant la paupière supérieure, la présence d'une volumineuse végétation occupaut la partie moyenne du cul-de-sac supérieur et du milieu de laquelle l'éclat de bois faisait saillie. Ce dernier, extrait, présentait une longueur de 3 centimètres, était plus gros à son extrémité enchâssée sous la conjonctive et présentait à sa surface de nombreuses rugosités. Il occupait une position légèrement oblique, d'avant en arrière, et de dehors en dedans.

Un autre fait analogue s'est présenté à nous sur une petite fille de trois ans; il s'agissait, dans ce cas, d'un poil de brosse à dents ayant séjourné trois mois dans le cul-de-sac supérieur et fiché sous la conjonctive par une de ses extrémités; autour du point de la muqueuse, par lequel avait pénétré ce poil de brosse, existait une volumineuse végétation; on en voyait une autre plus petite tout près de la première et qui résultait du contact de la seconde extrémité du poil de brosse replié sur lui-même.

Enfin, une troisième fois, sur une enfant de cinq ans, il s'agissait d'un bout de laine, long de 8 centimètres, enroulé sur lui-même en forme de boulette, qui séjournait dans l'œil depuis plus de deux mois et demi. Ici, on ne remarquait qu'une hypertrophie papillaire de moyenne intensité.

Dans tous ces cas, on observait en même temps une abondante sécrétion muqueuse, un larmoiement intense accompagné de photophobie, un gonflement considérable de la paupière supérieure; bref tous les symptômes d'une violente conjonctivite traumatique.

Lorsque les corps étrangers pénètrent dans la conjonctive bulbaire et qu'ils ne sont pas d'une substance essentiellement irritante par elle-même, ils s'y enkystent, généralement y sont mieux tolérés que dans les autres parties de la muqueuse, et finissent par ne donner lieu qu'à quelques symptômes de gêne peu accusés. C'est ainsi que nous avons observé plusieurs cas où des corps étrangers avaient séjourné sous la conjonctive bulbaire pendant un temps parfois très-long, sans être la source de phénomènes inflammatoires très-violents; à cet égard nous citerons en premier lieu un grain de plomb enkysté entre la conjonctive et la sclérotique vers l'angle externe de l'œil et y ayant séjourné cinq mois; en second lieu, un morceau de verre à vitre, fixé sous la conjonctive bulbaire, à la partie supérieure de l'angle interne et y ayant séjourné un an. Dans le premier de ces cas, la présence du corps étranger ne donnait lieu qu'à une très légère sensation de frottement et à une certaine gêne, lors de la rotation du globe en dehors. Dans le second cas, l'une des extrémités du corps étranger, assez pointue, occasionnait, lors de certains mouvements du globe en haut et en dedans, une douleur piquante, mais pourtant tolérable.

Quel que soit le siége du corps étranger, la seule conduite à tenir, aussitôt qu'on en a reconnu la présence, est d'en opérer l'extraction.

A la conjonctive palpébrale, surtout à celle de la paupière inférieure, rien n'est plus simple, un objet quelconque suffisant toujours pour extraire le corps étranger à la condition que cet objet soit sec; on pourra se servir d'un morceau de linge, d'une curette, ou d'un simple morceau de bois poli.

A la paupière supérieure, l'extraction du corps étranger nécessite le renversement de la paupière, en opérant de la façon que nous avons indiquée en parlant des différents modes d'exploration de l'œil.

Si le corps étranger est peu volumineux, on peut encore attirer la paupière supérieure en bas, en la saisissant par les cils, et pendant qu'on recommande au malade de regarder en haut, on applique la paupière supérieure au-devant de l'inférieure; de la sorte les cils de la paupière inférieure agissent à la façon d'une brosse et suffisent souvent pour déplacer le corps étranger et permettre de l'extraire facilement ensuite.

A la conjonctive bulbaire l'extraction des corps étrangers nécessite toujours l'emploi des instruments; chaque cas en particulier réclame que l'on remplisse à cet égard des indications spéciales que nous ne pouvons préciser ici. On peut cependant dire, en thèse générale, qu'il est souvent préférable, vu l'extrême mobilité dont jouissent parfois ces corps étrangers, de saisir à la fois et la conjonctive et le corps étranger qu'elle recouvre et d'exciser le tout d'un seul coup de ciseaux, à la condition toutefois que le corps étranger soit petit et ne nécessite pas une trop grande perte de substance.

Dans les culs-de-sac lorsque les corps étrangers donnent lieu à des végétations, il faut avoir soin d'explorer chacune d'elles avec une curette ou à l'aide d'un stylet mousse; aussitôt la présence du corps étranger constatée, l'extraire. Puis au besoin retrancher une partie des végétations, mais toujours agir avec circonspection et ne pas faire d'excisions trop étendues.

B. *Blessures.* — Les blessures isolées de la conjonctive sont rares, et, vu la facilité avec laquelle les solutions de continuité de cette muqueuse se réparent, elles n'ont que peu d'importance.

Presque toujours l'agent vulnérant étend son action aux parties voisines, et il en résulte alors des plaies simultanées des paupières, de la sclérotique, de la cornée ou des muscles droits. Cependant il peut arriver qu'un corps étranger, ayant pénétré dans le sac conjonctival, mais n'y ayant pas séjourné, ou qu'un instrument piquant et tranchant détermine une solution de continuité de la muqueuse sans atteindre d'autres tissus du globe oculaire. Lorsque ces plaies sont peu étendues, à part un léger écoulement sanguin et quelques phénomènes d'irritation faibles, elles ne déterminent guère de symptômes importants et c'est tout au plus si le malade se plaint d'une légère sensation de cuisson ou de corps étranger, en même temps qu'on observe sur la conjonctive, au voisinage de la lésion, une ecchymose plus ou moins étendue.

Lorsque les blessures de la conjonctive sont plus étendues, aux symptômes que nous venons de signaler se joint presque toujours une sécrétion muqueuse ou muco-purulente, qui peut parfois atteindre un degré assez élevé sans pourtant jamais en arriver à une véritable suppuration.

Malgré leur peu d'importance les blessures de la conjonctive méritent une certaine attention, et il sera bon, avant d'instituer le traitement, de visiter avec le plus grand soin, non-seulement la plaie conjonctivale, mais les parties voisines, et de s'enquérir avec soin de la nature de l'agent vulnérant et du sens dans lequel son action était dirigée au moment de l'accident.

C'est surtout dans les cas de blessures par les corps étrangers que cet examen minutieux présente la plus haute importance; en le négligeant, on s'exposerait à prendre pour une plaie simple une plaie compliquée de la rétention du corps étranger dans le voisinage.

De même, les plaies produites par des instruments piquants ou tranchants méritent un examen minutieux, non pas au point de vue de la lésion de la conjonctive elle-même, mais principalement à cause de la possibilité ou de la probabilité d'une blessure simultanée d'une partie voisine.

Les blessures peu étendues de la conjonctive ne méritent à proprement parler aucune intervention de la part du médecin; tout au plus devra-t-on diriger un léger traitement contre la conjonctivite traumatique qui en est le résultat.

L'occlusion de l'œil pendant quelques jours par l'application d'un bandage contentif, en immobilisant le globe et les paupières, débarrassera le malade de la désagréable sensation de corps étrangers.

Lorsqu'il s'agira au contraire d'une blessure plus ou moins étendue de la conjonctive, on devra, après avoir nettoyé les paupières et le sac conjonctival, du sang et des caillots qui s'y rencontrent dans presque tous les cas, s'assurer qu'il n'y a ni corps étrangers, ni épanchement de liquide sous la conjonctive, ni enroulement des lèvres de la plaie en dedans.

On explorera avec soin, à l'aide d'un stylet boutonné, la plaie et les parties voisines; s'il y a épanchement de liquide, il sera peut-être bon de donner issue à celui-ci, même par l'instrument tranchant, sans se préoccuper de la nouvelle plaie conjonctivale qui en résulterait.

Enfin, si les lèvres de la plaie étaient enroulées en dedans, on les déplisserait avec soin, et on s'assurerait qu'elles ne présentent pas de tendance à un nouvel enroulement, phénomène fâcheux pouvant retarder la guérison, ou donner lieu à une cicatrisation vicieuse. Si, malgré tout, cet enroulement avait de la tendance à se reproduire, il serait utile de réunir les bords de la plaie par un ou plusieurs points de suture. Du reste, que la suture des bords de la plaie ait été faite ou non, il faudrait toujours appliquer un bandage contentif, qui sera maintenu jusqu'à la guérison définitive, mais qu'on aura soin de lever toutes les 12 ou 24 heures, afin de débarrasser l'œil de la sécrétion muco-purulente. Si des points de suture avaient été appliqués, il serait bon d'en débarrasser l'œil au bout de 48 heures environ, afin d'éviter que l'irritation que provoque leur séjour dans le sac conjonctival ne se prolongeât outre mesure.

C. *Brûlures.* — Comme toutes les brûlures des muqueuses, les brûlures de la conjonctive peuvent reconnaître pour agent déterminant l'action d'un corps en ignition ou celle d'un agent chimique. Parmi les premiers, les plus fréquents sont le fer rouge, les fragments de charbon ou les métaux en fusion. Les brûlures par le fer rouge sont surtout fréquentes chez les ouvriers forgerons, serruriers, maréchaux ou lamineurs. Ce sont généralement des brûlures profondes, accompagnées de la formation d'une eschare plus ou moins étendue ; il en est de même des métaux en fusion, tels que le plomb et l'étain, dont des gouttelettes peuvent dans certaines circonstances rejaillir dans les yeux.

Les parties escharifiées par le corps en ignition ou en fusion sont blanchâtres ou blanc-jaunâtres, épaissies et fortement gonflées. Les brûlures, rarement isolées, se compliquent presque toujours de brûlures simultanées des parties voisines, des paupières ou de la cornée ; les premières empruntent leur gravité à la possibilité de la formation ultérieure d'une adhérence anormale entre le globe oculaire et la paupière, lésion connue sous le nom de *symblépharon.* — Celui-ci sera complet, si, en même temps que la conjonctive bulbaire et que la conjonctive palpébrale, la conjonctive des culs-de-sac ayant été atteinte, il se fera une cicatrisation simultanée de ces différentes parties. Au contraire, le symblépharon sera incomplet, si, le cul-de-sac n'ayant pas été atteint, il subsiste au-dessous des parties agglutinées un canal perméable. C'est là une circonstance importante, car la première forme, le symblépharon complet, résiste souvent à tous les modes de traitement, tandis que le second, le symblépharon incomplet, guérit avec une facilité relativement très-grande.

Les brûlures simultanées de la conjonctive et de la cornée deviennent presque toujours le point de départ d'un ptérygion d'autant plus étendu et d'autant plus irrégulier que l'action du corps vulnérant se sera prolongée davantage et aura porté sur une plus grande étendue des tissus.

Les brûlures par les agents chimiques ont une action fâcheuse et très-variable, par suite de l'énergie propre à chacun d'eux, par la durée de leur action et par leur diffluence différente ; ce qui doit donc attirer particulièrement l'attention, c'est la facilité avec laquelle leur action peut s'étendre plus ou moins loin aux parties voisines.

Les plus fréquentes sont celles par la chaux vive, la potasse ou les acides ; la désorganisation que ces agents exercent sur la conjonctive et les parties voisines est en tout analogue à celle des corps en ignition, avec cette différence toutefois que, quoique moins profonde, leur action est généralement plus étendue à cause de leur diffluence ou de leur diffusion. Elles peuvent, tout comme les brûlures par les corps en ignition, devenir le point de départ des complications que nous avons signalées tout à l'heure. Les acides déterminent toujours, en outre, une irritation traumatique considérable qui s'accompagne fréquemment d'un gonflement notable ayant une grande analogie avec un violent chémosis.

Les brûlures de la conjonctive sont toujours graves; elles empruntent surtout cette gravité à leur profondeur, à leur étendue, et au temps plus ou moins long qui s'est écoulé entre le moment de l'accident et celui où on voit le blessé. D'autre part, les complications presque constantes de symblépharon ou de ptérygion constituent encore un élément qu'il est important de faire entrer en ligne de compte, au point de vue du pronostic; aussi celui-ci doit-il toujours être réservé lorsqu'un malade, victime d'un semblable accident, se présente à nous.

On ne doit pas oublier non plus que les brûlures étendues deviennent presque toujours le point de départ de l'atrophie ou du rétrécissement simple plus ou moins prononcé de la conjonctive et à cet égard nous rappelons ce que nous avons déjà dit à propos des cautérisations trop profondes de la muqueuse oculaire dans le traitement de certaines formes de conjonctivite, cautérisations dont l'action est en tout analogue à celle des brûlures.

Le traitement des brûlures de la conjonctive varie suivant le moment auquel on voit le malade et suivant l'agent qui a déterminé la brûlure. Au moment de l'accident, on doit avoir soin de visiter aussi scrupuleusement que possible toutes les parties du sac conjonctival, afin de s'assurer qu'aucune parcelle de l'agent vulnérant n'y est restée et n'y peut prolonger son action. Dans les cas de brûlures par un corps en ignition, il est bon de faire employer au malade des pansements avec un corps neutre, tel que le glycérolé d'amidon ou le lait, par exemple, afin de calmer les douleurs plus ou moins vives dont l'œil est toujours le siége. Si on s'aperçoit alors que le corps comburant n'a pas borné son action à la conjonctive seule et que les paupières ont été atteintes en même temps, on devra prendre toutes les précautions nécessaires pour empêcher l'adhérence entre ces dernières et la conjonctive oculaire. L'interposition de quelques brins de charpie, enduits de glycérolé d'amidon, entre les paupières et le globe, pourra être utilement employée à cet égard, et devra être continuée jusqu'à complète cicatrisation de l'eschare.

Si, au contraire, il s'agit d'une brûlure par un agent chimique, la première indication à remplir est la neutralisation aussi complète que possible de celui-ci par des lavages avec un corps capable de lui faire perdre ses propriétés caustiques. S'il s'agit, par exemple, de brûlures par la chaux ou la potasse, des lotions répétées, avec le lait, le vinaigre ou l'acide acétique étendus d'eau, rempliront assez bien l'indication dont nous nous occupons. S'il s'agit, au contraire, d'une brûlure par un acide, les lavages avec de l'eau de chaux, ou la solution de carbonate de soude, pourront produire également d'heureux effets; enfin, nous ne croyons pas devoir insister outre mesure sur les brûlures par le nitrate d'argent, dont tout le monde connaît la neutralisation très-facile, par le chlorure de sodium. Aussi bien ici que dans le cas d'un corps en ignition, on devra s'assurer que la conjonctive seule a été atteinte, ou qu'au contraire les parties voisines ont subi, simultanément avec elle, l'action de l'agent vulnérant.

Si, malgré toutes les précautions, un symblépharon ou un ptérygion devenaient la conséquence de la brûlure, il ne faudrait pas se hâter pour une intervention chirurgicale; on devrait attendre, pour celle-ci, que la rétraction cicatricielle soit arrivée à son terme, afin d'éviter des récidives inévitables sans cela. Lorsque le moment d'opérer sera jugé opportun, il ne restera qu'à pratiquer les opérations que ces complications réclament.

Consultez : GEISSLER und ZANDER, *Die Verletzungen des Auges und ihre Behandlung* (Leipzig 1863).

ART. 16. — OPÉRATIONS QUI SE PRATIQUENT SUR LA CONJONCTIVE.

Tonsure de la conjonctive.

Synonymie. — Syndectomie (συνδεσμος, ligament); synectomie (συν, εκ, τεμνω, excision simultanée); péritomie.

C'est au regretté S. Furnari, mort il y a quelques années, professeur d'ophthalmologie à l'université de Palerme, que nous sommes redevables de l'introduction de cette précieuse opération dans la thérapeutique oculaire.

Bien que l'ayant pratiquée pour la première fois en 1842, lors d'un voyage qu'il fit en Algérie à cette époque, ce n'est que vingt ans plus tard, en 1862, qu'il décrivit pour la première fois cette opération.

Dans son mémoire, Furnari ne conseillait la tonsure conjonctivale que comme moyen de guérir certaines kératites vasculaires et en particulier le pannus granulaire.

Depuis lors les indications de cette opération ont été fort étendues et je crois, sans pouvoir l'affirmer toutefois, que c'est à de Græfe qu'appartient d'avoir employé le premier la syndectomie, contre l'épiscléritis, particulièrement dans les cas où celle-ci s'accompagne de sclérose de la cornée.

Tout ce que je puis affirmer, c'est que ce n'est qu'après l'avoir vu pratiquer dans ce but par le maître de Berlin, que j'y ai eu recours moi-même, en en étendant encore les indications à tous les cas d'épiscléritis indistinctement.

Quant au procédé opératoire que nous employons, il ne diffère légèrement de celui de Furnari, qu'en ce que ce dernier recommandait pour son opération l'emploi d'instruments spéciaux, tandis que nous n'utilisons dans ce but que les instruments suivants :

Une paire d'élévateurs métalliques;

Une paire de ciseaux de Cooper, courbes sur le plat;

Une pince à dents;

Un petit bistouri convexe.

L'opération étant fort longue et très-douloureuse, nous conseillons de n'y avoir recours qu'avec l'aide du chloroforme, pratique qui a en outre l'avantage, en soustrayant le globe oculaire à l'action des muscles moteurs, de laisser une plus libre action aux instruments.

1er *temps.* — Le malade étant couché sur le dos et chloroformé *jusqu'à résolution complète*, un aide écarte les paupières aussi largement que possible, à l'aide des deux élévateurs; le chirurgien soulève alors, à l'aide de la pince à dents, un pli de la conjonctive et de l'episclère sous-jacente, immédiatement au-dessus, ou même au-dessous de la cornée, et à 6 ou 7 millimètres de son bord, et l'incise profondément jusqu'à la sclérotique. Il pratique ainsi une sorte de boutonnière; introduisant alors par cette boutonnière l'une des branches des ciseaux sous la conjonctive, dans l'épisclère, il incise la muqueuse tout autour de la cornée.

2e *temps.* — Soulevant alors à l'aide de la pince le lambeau de conjonctive ainsi séparé, l'opérateur pratique l'abrasion de l'épisclère de la sclérotique, à l'aide de la pointe des ciseaux, en procédant par petits coups, et en ayant toujours soin *de bien tendre* la conjonctive et l'épisclère, dans le point qui doit être incisé, de façon que l'abrasion de l'épisclère soit pratiquée *le plus près possible de la sclérotique.* Il procède ainsi tout autour de la cornée, jusqu'à ce que toute la portion de conjonctive et d'épisclère comprise entre l'incision et le limbe cornéen soit disséquée et rabattue sur la cornée, *au bord de laquelle il doit rester adhérent.*

3e *temps.* — Le chirurgien échange les ciseaux contre le bistouri convexe, et saisissant la conjonctive détachée à l'aide de la pince, il s'en sert pour attirer le globe dans la direction qu'il juge convenable. A l'aide du bistouri tenu très-obliquement, le chirurgien racle alors toute la surface de la sclérotique mise à nue, jusqu'à ce qu'elle soit *absolument* dépourvue de vaisseaux et de tissu cellulaire et qu'il voie le sang s'écouler librement par les orifices des canalicules vasculaires dont est percée cette région de la sclérotique. Le raclage de la sclérotique doit être poursuivi jusqu'au limbe kératique, et la conjonctive et l'épisclère sont réséquées avec le bistouri, au fur et à mesure que se poursuit l'abrasion.

L'opération donnant beaucoup de sang, un aide doit avoir le soin d'éponger constamment celui-ci. Une fois la tonsure terminée, on peut, si on veut, toucher toute la surface dénudée avec un pinceau imbibé d'une solution de nitrate d'argent, ainsi que le recommandait Furnari, ou à l'aide d'un crayon mitigé à partie égale. Pour nous, nous préférons de beaucoup attendre quelques jours pour pratiquer cette cautérisation, qui, quoi qu'en aient dit certains auteurs, n'est pas exempte de dangers, et nous nous servons toujours dans ce but du crayon mitigé, en ayant soin de neutraliser l'excédant du caustique par la solution de sel marin.

L'opération une fois terminée, un bandage contentif est appliqué pour immobiliser le globe.

Les suites de l'opération sont généralement des plus simples. Dans quelques cas seulement, survient un peu d'œdème des paupières, mais rarement les malades accusent les douleurs qu'une opération en apparence aussi vulnérante devrait faire attendre.

Au bout de quelques heures, une exsudation légère commence à se produire et il n'est pas rare de voir après deux ou trois jours tout le vide laissé par l'excision conjonctivale, occupé par un tissu inodulaire, par des granulations charnues, qui comblent la perte de substance.

Consultez : S. FURNARI, *De la tonsure de la conjonctive* (*Gazette médicale de Paris*, 1862). — HAIRION, *Parallèle entre la tonsure de la conjonctive et l'inoculation du pus blennorrhagique dans le traitement du pannus*, in Compte rendu des séances du CONGRÈS INTERNATIONAL D'OPHTHALMOLOGIE, 1re session. Paris 1862, p. 181 et suivantes. — S. FURNARI, *ibid.*, p. 193 et 194.

CHAPITRE II.

MALADIES DE LA SCLÉROTIQUE ET DE LA CORNÉE.

ANATOMIE ET PHYSIOLOGIE.

ANATOMIE. — A. La SCLÉROTIQUE (de σκληρος, dur), *cornée opaque*, *tunique albuginée*, *tunica alba*, *sive externa oculi*, *sclera*, forme, avec la cornée transparente, l'enveloppe propre de l'œil. Elle est la plus externe des tuniques essentielles du globe oculaire, dont elle forme à elle seule les 5/6 postérieurs. En arrière, elle se continue sans ligne de démarcation tranchée avec la gaîne externe du nerf optique et par l'intermédiaire de celle-ci avec la dure-mère; c'est cette particularité déjà connue des plus anciens anatomistes qui a fait considérer l'œil comme une partie de l'encéphale projeté au dehors. Du reste, nous verrons que cette conception de l'esprit semble s'appuyer sur d'autres faits plus probants qui lui donnent encore un plus grand semblant de vérité. En avant, dans le 1/6 antérieur de l'enveloppe extérieure de l'œil, la sclérotique se transforme insensiblement et sans démarcation tranchée en tissu transparent et prend le nom de *cornée transparente*.

La sclérotique est dure, peu extensible, quoique légèrement élastique. Considérée isolément, elle est d'une couleur d'un blanc nacré, analogue à celle de la dure-mère, des aponévroses et des tendons. C'est cette membrane qui donne au globe oculaire sa forme et son volume; elle n'est pas d'une épaisseur et d'une résistance uniformes. En arrière, au niveau de l'entrée du nerf optique, elle présente sa plus grande épaisseur et peut atteindre 1 millimètre et au delà. En avant, au voisinage de la cornée, elle ne mesure guère que $0^{mm},4$ d'épaisseur. Elle est généralement plus épaisse au niveau des insertions des muscles moteurs ou extrinsèques du globe; tandis qu'au contraire, c'est immédiatement en arrière de celles-ci qu'elle présente sa moindre épaisseur.

La sclérotique nous présente à considérer une surface externe, une surface interne, une ouverture antérieure et une ouverture postérieure.

Surface externe. — La surface externe de la sclérotique est lisse et généralement de couleur blanchâtre; elle présente chez quelques individus une teinte tirant légèrement sur le bleu plus ou moins foncé ou sur le jaune légèrement bistré. Ces variations dans la teinte de la sclérotique sont en rapport direct avec la richesse pigmentaire du sujet, dont le pigment choroïdien, plus ou moins abondant ou plus ou moins foncé, se voit avec plus ou moins de facilité par transparence à travers la sclérotique.

Chez l'enfant, la sclérotique présente toujours une teinte bleuâtre très-accusée, à cause de sa grande minceur et de la facilité avec laquelle le pigment choroïdien se voit, par conséquent, par transparence.

Dans l'hémisphère postérieur du globe, la face externe de la sclérotique est successivement en rapport, d'avant en arrière, avec l'aponévrose orbito-oculaire, les muscles droits et obliques, et la capsule de Tenon, à laquelle elle est unie par un tissu cellulaire, lâche, parcouru par de nombreux vaisseaux.

Dans l'hémisphère antérieur de l'œil, la face externe de la sclérotique répond à l'extrémité antérieure des muscles, et à la capsule de Tenon. Dans un espace mesurant de 10 à 12 mill. de largeur autour de la cornée, la sclérotique est recouverte par la conjonctive à laquelle elle adhère faiblement au moyen d'un tissu cellulaire lâche, parcouru par un grand nombre de vaisseaux artériels et veineux, que nous avons déjà rencontrés à l'hémisphère postérieur. Ce tissu, enveloppant complétement la sclérotique, a reçu le nom de tissu cellulaire sous-conjonctival ou épisclérien, ou plus simplement celui d'épisclère.

Surface interne. — La surface interne de la sclérotique n'est pas lisse. Elle est garnie de nombreux petits lambeaux membraneux flottant librement et qui avec d'autres lambeaux analogues que l'on rencontre, comme nous le verrons bientôt, sur la face externe de la choroïde, constituent la membrane sus-choroïdienne. Elle est d'une teinte brunâtre, due à la présence de nombreux éléments pigmentaires, qui lui sont en partie propres, mais qui appartiennent surtout à la choroïde.

Cette surface interne présente, en outre, de nombreux sillons ou gouttières de couleur blanchâtre, tranchant franchement sur le fond brun et destinés à loger les vaisseaux intra-oculaires propres à la choroïde, les veines étoilées ou *vasa vorticosa*, ainsi que les artères et nerfs ciliaires postérieurs. Dans toute son étendue la face interne de la sclérotique est en rapport avec la choroïde, excepté en un seul point de sa partie postérieure, au niveau de l'entrée du nerf optique.

La sclérotique présente en arrière, au pourtour de l'entrée du nerf optique, un certain nombre de petits pertuis destinés à donner passage aux vaisseaux et nerfs ciliaires longs postérieurs; elle est unie à la choroïde par ces mêmes vaisseaux et nerfs, par quelques fibres élastiques et par un tissu lâche et délicat qui se déchire très-facilement lorsque l'on sépare la sclérotique de la choroïde. C'est à la déchirure de ce tissu que sont dus les petits lambeaux flottants, dont nous avons parlé tout à l'heure.

Ouverture antérieure. — L'ouverture antérieure de la sclérotique est taillée en biseau aux dépens de la face interne ; elle présente un diamètre variable de 9 à 12 millimètres. Considérée d'avant en arrière, on n'aperçoit qu'une circonférence. Si, au contraire, on l'examine d'arrière en avant, on constate que cette ouverture est limitée par deux circonférences à peu près concentriques.

La circonférence la plus rapprochée du centre et appartenant par conséquent à la face externe, est ovale ou ellipsoïde, irrégulière, à grand axe dirigé transversalement et un peu obliquement de haut en bas et de dehors en dedans. Ce grand axe mesure 11 millimètres; le petit axe, au contraire, ne mesure guère que 9 millimètres.

La seconde circonférence, la plus éloignée du centre et appartenant par conséquent à la face interne de la sclérotique, est parfaitement circulaire et mesure environ 12 millimètres de diamètre.

Ces deux circonférences s'observent également du côté de la cornée, mais en ordre inverse; c'est donc à leur niveau que se fait la réunion de la cornée et de la sclérotique, réunion qui a lieu insensiblement par une simple modification d'un même tissu et sans qu'il soit possible de saisir le point où les éléments opaques de la sclérotique deviennent transparents, pour donner naissance à la cornée.

Ouverture postérieure. — Destinée au passage du nerf optique, cette ouverture n'est pas unique, elle résulte de la réunion d'un certain nombre de petits pertuis juxtaposés, qui ont fait donner à cette portion de la sclérotique le nom de *lamina cribrosa*, lame criblée ou fenêtrée. Elle n'est pas exactement située au centre de l'hémisphère postérieur, mais elle se trouve au-dessous du diamètre horizontal et en dedans du diamètre vertical. Il en résulte que si on sépare le globe oculaire par une section passant par le centre de la cornée et par le centre de l'ouverture postérieure, suivant un plan vertical, la moitié interne de la sclérotique, ainsi séparée, est moindre que la moitié externe; de même si on fait une section analogue suivant un plan horizontal, la moitié supérieure l'emporte sur l'inférieure. Il résulte de là que le pôle postérieur du globe, ou, si on aime mieux, le point auquel vient aboutir le diamètre antéro-postérieur, ayant le centre de la cornée à l'une de ses extrémités, n'aboutit pas au centre du nerf optique, mais est situé en dehors et au-dessus du centre de celui-ci.

La lame fenêtrée de la sclérotique est la seule partie de cette membrane qui ne soit pas en rapport avec la choroïde, elle répond en effet à l'extrémité intra-oculaire ou papille du nerf optique.

Outre les deux ouvertures principales dont nous venons de parler, la sclérotique en présente une foule d'autres beaucoup plus petites réunies deux à deux, l'une sur la face interne, l'autre sur la face externe, par l'intermédiaire d'un petit canalicule auquel elles servent d'orifice; ces ouvertures sont destinées au passage des vaisseaux et nerfs intra-oculaires.

On en rencontre trois séries : 1° les unes en arrière, au pourtour de la lame fenêtrée, destinées au passage des vaisseaux et nerfs ciliaires postérieurs *longs*; 2° d'autres se voient au voisinage et au pourtour de la grande ouverture antérieure et sont destinées au passage des vaisseaux et nerfs ciliaires antérieurs *courts;* enfin la troisième série de ces petites ouvertures se voit à la région équatoriale, au nombre de 5 à 6; elles sont destinées au passage des *vasa vorticosa,* ou veines étoilées de la choroïde.

Le trajet ou canalicule qui réunit l'ouverture interne et l'ouverture externe est extrêmement oblique. Partout, sur la face interne de la sclérotique, ces orifices aboutissent aux sillons dont nous avons signalé la présence sur cette face interne.

Structure de la sclérotique. — Par sa texture, la sclérotique appartient à la classe des membranes fibreuses; elle est essentiellement composée d'un réseau serré de faisceaux de tissu conjonctif, entre-croisés à angle droit. Les faisceaux fibreux contiennent disséminées çà et là, dans leur épaisseur, de nombreuses fibres de tissu élastique, qui sont surtout abondantes au fur et à mesure que l'on se rapproche de la face interne.

Les faisceaux de tissu fibreux et de tissu élastique sont, en majeure partie, rangés suivant deux directions principales; les uns sont disposés dans le sens des méridiens de l'œil, les autres suivant l'équateur. Les premiers sont dirigés de l'entrée du nerf optique vers le point d'union de la sclérotique et de la cornée; les deuxièmes, perpendiculaires à ceux-ci, les croisent à angle droit, suivant des cercles parallèles à l'équateur.

A une petite distance de la cornée, toutes les fibres méridiennes cessent, et on ne rencontre plus que des fibres circulaires qui constituent ainsi autour de la cornée un anneau très-résistant, nommé *anneau sclérotical.*

La structure de la sclérotique est surtout intéressante à la partie postérieure, au niveau de l'entrée du nerf optique. Là, la membrane fibreuse se dédouble en trois couches séparées entre elles par du tissu cellulaire destiné à remplir les interstices que ces couches laissent entre elles.

La couche externe la plus épaisse (E fig. 54) se réfléchit, sous un angle obtus, ouvert en arrière, de la sclérotique sur la gaîne externe du nerf optique, à la formation de laquelle elle concourt de façon à arrondir l'insertion de la gaîne du nerf optique sur la sclérotique.

La couche la plus interne (I fig. 54), la plus mince, immédiatement en rapport avec la choroïde, envoie des faisceaux à travers le nerf optique de tous les points de la circonférence de l'ouverture postérieure, vers le centre de celle-ci, de façon que toutes les fibres s'entre-croisent entre elles, sous forme de réseau ou de treillage, laissant entre elles de nombreux petits espaces libres destinés au passage des fibres nerveuses et constituant ainsi la *lame fenêtrée* ou *criblée* de la sclérotique. Cette portion de la membrane fibreuse oculaire est le point le moins résistant de l'enveloppe de l'œil. Nous devons ici attirer l'attention sur ce fait, car nous verrons bientôt qu'il a une très-grande importance, pour la pathogénie d'une altération qu'on observe là dans certaines affections du fond de l'œil.

La troisième couche de fibres, intermédiaire aux deux précédentes (M fig. 54), passe de la sclérotique sur la gaîne interne du nerf optique, au niveau de son entrée, à travers la lame fenêtrée. Se réfléchissant sous un angle presque droit, le long de cette gaîne interne et après un court trajet, les fibres se dédoublent à leur tour en deux portions secondaires, constituant ainsi deux feuillets dont le plus externe, le plus épais, se réfléchit sur la face interne de la gaîne externe du nerf, et l'autre, le plus mince, accompagne la gaîne interne du nerf, qu'elle est destinée à renforcer et à maintenir en rapport avec la gaîne externe. De loin en loin, quelques faisceaux de fibres réunissent, sous un angle aigu, la gaîne externe et la gaîne interne du nerf et

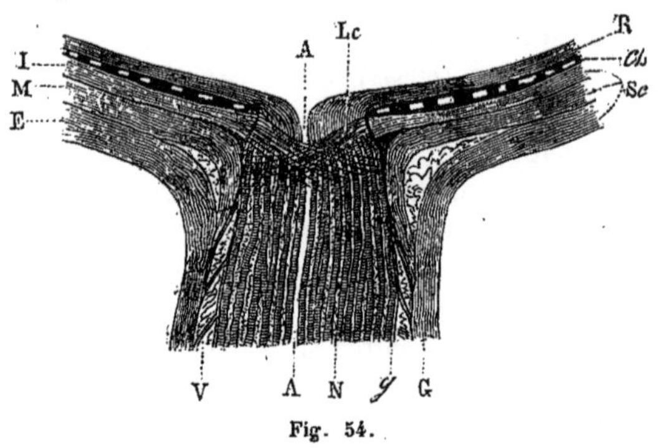

Fig. 54.

AA, canal central destiné au passage des vaisseaux centraux de la rétine. — R, rétine. — *Ch*, choroïde. — *Sc*, sclérotique. — Lc, lame criblée. — I, lame interne; M, lame moyenne; E, lame externe de la sclérotique. — N, nerf optique. — G, gaîne externe; *g*, gaîne interne du nerf optique. — V, espace intervaginal.

sont particulièrement destinés à maintenir ces deux enveloppes dans un rapport d'écartement à peu près constant. Autour de l'entrée du nerf optique, aussi bien que sur toute la longueur du tronc de ce nerf, les diverses couches du tissu fibreux dont nous venons de parler sont séparées par du tissu cellulaire assez lâche.

Dans toute son étendue la sclérotique présente çà et là de nombreuses vacuoles analogues aux cellules et aux vacuoles nourricières qui existent dans la cornée, et dont nous renvoyons la description au moment où nous nous occuperons de la description de cette dernière, dont elles constituent, pour ainsi dire, le caractère distinctif.

Ces vacuoles sont en communication entre elles par l'intermédiaire de canalicules fins et déliés, dans lesquels circule la lymphe nourricière. Outre ces vacuoles, on y rencontre, comme dans la cornée, des cellules ou corpuscules fixes et quelques cellules migratrices; on y observe enfin un certain nombre de cellules pigmentées plus abondantes vers la face interne et surtout nombreuses au voisinage de l'entrée du nerf optique.

Nous avons dit précédemment que les fibres de la sclérotique étaient dirigées suivant deux directions principales, méridionale et équatoriale. Les fibres méridionales se rencontrent surtout sur les couches les plus externes, tandis que les couches les plus internes présentent surtout la disposition équatoriale.

Ces fibres équatoriales et méridionales sont réunies entre elles par un certain nombre de fibres dirigées obliquement de la face externe vers la face interne, sous un angle très-obtus, ouvert en dedans; mais dans aucun point on ne constate de fibres dirigées perpendiculairement de la face externe vers la face interne.

A la réunion de la sclérotique avec la cornée, on rencontre un petit espace circulaire creusé en forme de sinus, en partie dans la sclérotique et en partie dans la cornée, mais principalement dans la première et qui porte le nom de *canal* ou *sinus de Schlemm;* il est constamment rempli de sang fourni par les vaisseaux veineux de l'épisclère qui s'y déversent, en traversant la sclérotique obliquement à travers de petits canalicules. De ce sinus le sang s'écoule vers la choroïde par l'intermédiaire des veines du corps ciliaire, qui s'y abouchent directement. Th. Leber a récemment démontré que loin d'être une sorte de sinus, le prétendu canal de Schlemm est un véritable plexus veineux, destiné à assurer le libre échange entre la circulation extra et intraoculaire.

La sclérotique elle-même contient peu de vaisseaux propres; ceux qu'on y rencontre en petit nombre, sont fournis en majeure partie par les artères ciliaires longues. Quelques-uns pourtant émanent des artères ciliaires courtes et donnent lieu à un faible réseau de capillaires peu serrés. Les vaisseaux sanguins qui traversent la sclérotique pour passer de la face interne vers la face externe, sont entourés d'espaces lymphatiques périvasculaires qui font communiquer la cavité sus-choroïdienne avec l'espace de même nature qui se rencontre entre la capsule de Tenon et la sclérotique (Schwalbe).

Quant aux nerfs de la sclérotique, les avis sont encore fort partagés sur leur existence; tout ce que l'on peut dire c'est que, s'il en existe, on ne les rencontre guère qu'au niveau de l'anneau périkératique, sous forme de fibres grêles, pâles et encore est-il difficile d'affirmer que ces nerfs soient destinés à la sclérotique elle-même et non aux parties voisines (Waldeyer).

La sclérotique subit avec l'âge des transformations importantes, en tout analogues à celles que l'on observe sur d'autres tissus appartenant à l'ordre fibreux ou qui n'en sont que des dérivés, tels que les os et les cartilages. Elle perd petit à petit son élasticité; son tissu se condense, devient rigide, se sclérose et au niveau de la cornée elle perd souvent sa spongiosité, de telle façon que la filtration de la sérosité intraoculaire (humeur aqueuse) incessante à l'état normal (exosmose) peut, dans certains cas, être singulièrement entravée ou supprimée (glaucôme). En outre, on rencontrerait constamment dans son segment postérieur, chez le vieillard, de petits dépôts calcaires plus ou moins abondants (Donders).

B. La Cornée transparente, *cornea pellucida*, est cette membrane transparente, convexe, brillante et miroitante que l'on remarque à la partie antérieure du globe oculaire, dont elle constitue, avec la sclérotique, l'enveloppe la plus externe. Elle se continue avec la sclérotique sans ligne de démarcation tranchée; on observe seulement, à son pourtour, une sorte de sillon qui ne résulte que de la différence de courbure des deux membranes et non de leur changement de structure. Partout la cornée se continue immédiatement avec la sclérotique, dans laquelle elle est enchâssée, tantôt à la façon d'un verre de montre, dans sa rainure, tantôt sous forme d'un biseau.

Les bords de la cornée presentent deux circonférences, l'une antérieure, ellipsoïde, à grand diamètre transversal, mesurant 11 mil., et à petit diamètre vertical mesurant 9 mil.; l'autre postérieure, parfaitement circulaire, au contraire, mesurant 12 mil. de diamètre, environ.

La cornée n'a pas une égale épaisseur dans toute son étendue, elle est plus épaisse sur les bords où elle mesure 1^{mm},15, qu'au centre où elle ne mesure que 0^{mm},9. Le rayon de courbure de la cornée est de 7^{mm},845 en moyenne (Knapp); elle présenterait toujours un astigmatisme régulier, résultant de la différence entre son rayon de courbure dans le sens transversal, qui mesure 7^{mm},8 et son rayon de courbure dans le sens vertical, qui ne mesure que 7^{mm},7 (Donders). De cette disposition il résulte que la surface de la cornée n'appartient pas à un sphéroïde, mais à un ellipsoïde de révolution. En outre, le rayon de courbure varie chez l'homme et chez la femme; il est plus grand dans l'hypermétropie et plus petit dans la myopie.

Structure. — Examinée à l'œil nu et *sur la coupe*, la cornée semble constituée par trois couches superposées; la première, nommée aussi *conjonctive cornéenne*, est une couche épithéliale, qui n'est que la continuation de l'épithélium conjonctival; la deuxième couche, nommée *substance propre*, présente une structure lamelleuse, composée de feuillets superposés, qui constituent la plus grande épaisseur de la membrane; la troisième couche est une membrane transparente dite *membrane élastique*, partout en contact avec l'humeur aqueuse.

Structure histologique. — Examinée au microscope, la cornée se montre constituée de cinq couches superposées, qui, considérées de dehors en dedans, sont: 1° la couche épithéliale, 2° la membrane de Bowman; 3° la substance propre; 4° la membrane anhiste postérieure ou membrane de Descemet ou de Demours; 5° l'épithélium postérieur ou endothélium de la chambre antérieure.

1° L'épithélium cornéen, qui se continue sans ligne de démarcation à la périphérie de la cornée avec l'épithélium conjonctival, présente constamment trois couches distinctes. La couche antérieure est composée de cellules pavimenteuses disposées sur trois à quatre rangs superposés, les cellules les plus superficielles sont les plus grandes.

Dans la couche moyenne, les éléments sont des cellules stratifiées; elles présentent sur leur face inférieure, ou plutôt postérieure, des prolongements qui s'enchâssent dans les interstices des cellules sous-jacentes. Cette disposition est surtout remarquable dans le point où la couche moyenne s'unit à l'inférieure.

Les cellules qui constituent la couche la plus inférieure présentent une extrémité en forme de tête arrondie, qui s'enchâsse entre les prolongements des cellules moyennes, comme une tête articulaire, dans une cavité cotyloïde; en outre elle repose sur la lame élastique antérieure, par des sortes de pieds, qui s'imbriquent les uns sur les autres, à la façon des tuiles d'un toit.

L'épithélium n'adhère pas très-solidement à la lame anhiste antérieure; même sur une cornée à l'état frais, on peut en enlever facilement de petites portions. Cette séparation est surtout rendue très-facile, par la macération dans une solution de 10 pour 100 de sel marin. Chez l'homme, cet épithélium ne mesure guère que $0^{mm},03$ d'épaisseur.

2° Immédiatement au-dessous de l'épithélium, se trouve la lame anhiste antérieure ou membrane de Reichert ou de Bowman. Cette couche, qui mesure de 4,5 à 10 μ d'épaisseur (Henle), adhère intimement à la substance propre, et il est très-difficile de l'en séparer, sans qu'elle entraîne en même temps quelques débris de la substance propre. Convenablement traitée, elle montre une structure fibrillaire, mais dont les éléments ne montrent aucun des caractères propres au tissu élastique; le nom de *lame élastique* qui lui a été donné par Bowman est donc impropre (Waldeyer).

3° Le tissu propre de la cornée se compose d'éléments divers, parmi lesquels il faut distinguer : une substance fibrillaire et une substance interfibrillaire, destinée à unir les éléments fibrillaires entre eux; des éléments cellulaires et un système particulier de vacuoles et de canalicules décrits par von Recklinghausen, sous le nom de vacuoles et de canalicules nourriciers.

Le tissu fondamental de la cornée se compose de fibrilles très-fines, qui ne se distinguent de celles des autres tissus conjonctifs que par leur extrême ténuité. Lorsqu'on les dissocie, ces fibrilles paraissent ondulées, tandis que dans leur état normal elles semblent rectilignes.

Ces fibrilles sont réunies en petits faisceaux presque tous de même volume, dont le plus grand nombre est parallèle à la face antérieure de la cornée, mais dont quelques-uns se croisent à 90° avec ceux-ci. La séparation de ces faisceaux entre eux a lieu par l'agglomération d'une plus grande quantité de substance *inter-fasciculaire*, qu'il ne faut pas confondre avec la substance *inter-fibrillaire* qui sépare, au sein des faisceaux, les fibrilles entre elles (Waldeyer). Ces faisceaux réunis par couches successives adhèrent plus intimement entre eux dans le sens horizontal que dans le sens antéro-postérieur. Par là la cornée acquiert une structure lamelleuse, surtout frappante dans ses couches postérieures.

La substance inter-fibrillaire est destinée à souder les fibres entre elles et à unir les différents faisceaux et les lamelles, de façon à en constituer un tissu sensiblement homogène. Cette substance est mate et finement granuleuse.

Au milieu de cette substance inter-fibrillaire, est distribué un système de vacuoles et de canalicules particulier, désigné par von Recklinghausen sous le nom de système des canalicules nourriciers (*saft canalsystem*). Ce sont des espaces vides, réunis entre eux par des prolongements semblables à des canalicules. Les vacuoles sont situées dans la substance inter-lamellaire; les canalicules se trouvent dans la substance inter-fasciculaire, aussi bien que dans la substance inter-lamellaire. Du reste, de chaque vacuole, partent des canalicules, dans toutes les directions, mais surtout dans le plan inter-lamellaire. D'autres canalicules se rendent à des lamelles antérieures ou postérieures.

En traitant la cornée par la macération dans une solution faible de nitrate d'argent, ainsi que von Recklinghausen l'a le premier pratiqué, le tissu fibrillaire et la substance inter-fibrillaire se colorent en noir par réduction du sel d'argent, tandis que les vacuoles et les canalicules restent incolores et brillants. On peut encore rendre ce système de vacuoles et de canalicules très-apparent par des injections par piqûre. D'autre part, en faisant macérer la cornée dans une solution faible de chlorure d'or, on voit les corpuscules et les vacuoles se colorer en pourpre, tandis que le tissu fibrillaire reste incolore. On obtient de la sorte des préparations inverses de celles obtenues par le sel d'argent. Il résulte de là qu'on est ainsi en possession d'une méthode d'étude basée sur la comparaison de préparations identiques à des épreuves positives et négatives de photographie (Conheim).

Ce système de vacuoles et de canalicules est dépourvu de parois propres, et c'est ce qui a fait nier que ce fussent des canalicules nourriciers (His).

Le contenu de ce système de canalicules nourriciers est particulièrement intéressant. Abstraction faite du suc nourricier qu'il renferme, on y rencontre encore les cellules ou corpuscules fixes de la cornée, les cellules migratrices et quelques cellules pigmentaires.

Le suc nourricier est sensiblement identique à l'humeur aqueuse, puisque la cornée ne renferme pas de vaisseaux propres, et que l'humeur aqueuse transsude à travers la cornée, ce dont on peut s'assurer sur un animal, en écartant les paupières et en essuyant soigneusement la cornée avec un linge fin. On voit alors, à peine la cornée essuyée et sèche, un liquide aqueux très-transparent sourdre à la surface de la membrane.

Les cellules propres, nommées aussi *cellules* ou *corpuscules fixes* de la cornée (Conheim), par opposition avec les *cellules migratrices*, sont très-intéressantes à étudier, car ce sont toujours elles qui ont servi à élucider les questions relatives aux phénomènes dont les tissus de l'ordre conjonctif sont le théâtre dans les processus pathologiques. Elles constituent des corpuscules légèrement opaques, finement granuleux, situés au sein des vacuoles et pourvus de un à deux noyaux qui n'occupent qu'une portion limitée de la vacuole et de ses prolongements. *Ce sont des éléments très-minces, aplatis, munis de quelques courts et rares prolongements, et pourvus de noyaux et de nucléoles* (Waldeyer).

Les noyaux sont généralement allongés ou elliptiques, peu volumineux et légèrement brillants. Les nucléoles y existent en nombre égal ou double, mais tous les noyaux n'en sont pas pourvus.

Les cellules migratrices existent constamment dans la cornée et s'y meuvent uniquement dans les canalicules nourriciers. Elles présentent une grande analogie avec les corpuscules incolores du sang (globulins).

Les corpuscules fixes de la cornée sont renfermés dans les vacuoles. Ils sont animés de mouvements fort lents, mais néanmoins très-apparents, qui en modifient la forme.

Suivant Waldeyer, les cellules migratrices se transformeraient, dans certaines conditions, en cellules fixes, et celles-ci, à leur tour, se transformeraient sous certaines influences aussi, c'est-à-dire dans l'inflammation de la cornée, par exemple, en cellules migratrices, phénomène qui, s'il était démontré d'une façon incontestable, serait d'une extrême importance, pour l'étude de certaines kératites (kératite parenchymateuse, kératite diffuse).

En résumé, le tissu propre de la cornée représente une masse compacte, résistante, composée de fibrilles réunies entre elles par une substance interfibrillaire fondamentale, analogue à un ciment (gangue unissante). Ces fibrilles sont réunies entre elles en faisceaux et ceux-ci à leur tour se réunissent en couches lamelleuses. Tous les espaces entre les fibrilles, entre les lamelles, sont remplis par la gangue unissante. On peut se représenter assez exactement cette disposition, en construisant à l'aide de petits bâtonnets réunis en faisceaux parallèles, se croisant sur différents plans, un petit treillis, que l'on trempe ensuite dans une solution de colle coagulable. Les bâtonnets réunis en faisceaux représentent alors les fibrilles et leurs faisceaux, et la colle représente la gangue unissante (Waldeyer).

Si on se figure maintenant un certain nombre de vacuoles pourvues de nombreux canalicules qui en partent, distribués au milieu de la gangue unissante, et si on suppose enfin un liquide lymphatique et des cellules aplaties, pauvres en proto-plasma, pourvues de noyaux, renfermés dans ce système de vacuoles, et le remplissant incomplètement, on aura devant les yeux une représentation assez exacte du tissu propre de la cornée (Waldeyer).

4° A la limite postérieure de la cornée, la substance propre fait place à une membrane particulière, très-élastique, la *membrane de Descemet ou de Demours*. A l'état frais, celle-ci constitue une pellicule transparente comme le verre, homogène, qui lorsqu'on la sépare en entier ou par fragments, s'enroule fortement sur elle-même. Elle présente au centre une épaisseur de 6 à 8 μ; sur les bords, son épaisseur est plus grande et est de 10 à 12 μ.

Cette membrane semble ne pas avoir de structure déterminée et appartiendrait par conséquent aux membranes anhistes (Waldeyer). Elle n'adhère pas très-intimement à la substance propre et est facile à séparer des couches qui la précèdent.

Arrivée aux limites de la chambre antérieure, la membrane de Descemet se sépare en deux feuillets. L'un se rend à la paroi interne du canal de Schlemm, l'autre concourt à la formation du ligument pectiné de l'iris et d'un tissu caverneux particulier qui constitue l'espace ou canal de Fontana, qui remplit la limite ou la partie la plus reculée de la chambre antérieure, nommée aussi *angle de l'iris*, et dans lequel elle disparaît complétement.

5° La surface postérieure de la membrane de Descemet est recouverte d'une couche de cellules pavimenteuses qui porte le nom d'épithélium de la membrane de Descemet ou d'*endothélium de la chambre antérieure*.

Il est constitué par de grandes cellules pavimenteuses, presque toutes d'égale dimension, de 2,5 μ (Henle) et de forme identique, à noyaux arrondis ou elliptiques très-apparents.

Un séjour très-court dans une très-faible solution de nitrate d'argent

($^1/_{10}$ à $^1/_8$ p. 100), montre des lignes de démarcation très-tranchées, entre les diverses cellules; çà et là s'observent sur ces lignes de petites apertures, analogues à des stomates.

Arrivé aux limites de la chambre antérieure, cet endothélium se réfléchit sur l'angle de l'iris et passe sur celle-ci, dont il tapisse toute la face antérieure, jusqu'au bord pupillaire. Arrivé en ce point, l'endothélium se confond avec l'épithélium véritable de la face postérieure de l'iris. Cette disposition, qui ne se retrouve que dans quelques autres points très-peu nombreux du corps, ne s'observe qu'après la disparition de la membrane pupillaire.

La cornée ne contient pas de *vaisseaux* sanguins, si ce n'est vers ses limites, c'est-à-dire à son bord scléro-conjonctival; à aucune époque de la vie, on n'en rencontre dans le tissu propre. Pendant la vie fœtale, jusqu'à une époque rapprochée de la naissance, il existe, il est vrai, un réseau capillaire qui prend son origine dans les artères ciliaires antérieures et constitue un réseau, nommé *réseau précornéen*, qui rampe sous l'épithélium dans toute l'étendue de la cornée. Mais peu de temps avant la naissance, ce réseau vasculaire disparaît entièrement jusqu'au bord extrême de la cornée, où il persiste pendant toute la vie, pour constituer le *réseau périkératique*. Il est composé d'un certain nombre de petites branches artérielles, qui rampent sous la conjonctive ou dans l'episclère jusqu'au bord de la cornée. Là ces artères donnent naissance à un réseau délicat de capillaires qui se transforment rapidement en un réseau très-serré de veinules. Dans les points où les veines s'anastomosent avec les capillaires, les mailles de ce réseau sont assez larges; les veines sont beaucoup plus nombreuses que les artères et sont à peu près dans le rapport de 3 ou 4 à 1, c'est-à-dire qu'on rencontre 1 artériole pour 3 à 4 veinules (Leber).

Les *artères* et les capillaires auxquelles celles-ci donnent naissance sont situés plus superficiellement que les *veines;* ces dernières, par l'intermédiaire des veines de l'épisclère, s'abouchent dans les veines ciliaires antérieures et celles-ci à leur tour se jettent dans les veines musculaires.

Les artères sont fournies par les artères de l'épisclère qui donnent naissance aux artères conjonctivales antérieures; celles-ci forment dans la conjonctive un réseau de capillaires en arcades, dont les anses empiètent sur le bord de la cornée et s'anastomosent en arrière avec les artères conjonctivales postérieures, branches des artères palpébrales.

Bien que la cornée, comme nous venons de le dire, ne contienne de vaisseaux à aucune période de la vie, on voit néanmoins le réseau précornéen de la vie fœtale réapparaître dans de certaines conditions pathologiques (kératite vasculaire).

Les *nerfs* de la cornée sont au nombre de 40 à 45 petits troncs, suivant Saemisch et seulement de 15 à 18 ou 20 suivant Conheim, dont les beaux travaux nous ont appris la majeure partie de ce que nous savons aujourd'hui de l'histoire anatomique de ces nerfs. Ils pénètrent dans le tissu propre de la cornée, un peu en avant de la membrane de Descemet. Ce sont des fibres nerveuses à bord opaque et à contenu médullaire. Après un court trajet, ils perdent bientôt leur enveloppe médullaire et continuent leur chemin, bornés seulement au cylindre axile et se ramifient dans la substance propre et dans l'épithélium antérieur. Chez l'homme, les nerfs prenant leur origine dans les nerfs ciliaires antérieurs, pénètrent directement de la sclérotique dans la cornée; d'autres fibres dépourvues de contenu médullaire arrivent de la conjonctive à la cornée.

Sur tout leur parcours, les fibres nerveuses montrent une division dichotomique. En même temps qu'elles se divisent et après avoir perdu brusquement leur enveloppe et leur contenu médullaire elles restent bornées au cylindre axile, deviennent de plus en plus grêles et finissent par n'être plus que des fibrilles d'une ténuité extrême. Bien que l'on rencontre de ces fibres nerveuses dans toute l'étendue de la cornée, ainsi que le montrent d'une façon si frappante les préparations au chlorure d'or, méthode d'imprégnation imaginée par Conheim et qui constitue pour ainsi dire le réactif spécifique propre à déceler leur présence, ces nerfs affectent dans certaines régions une disposition plexiforme surtout frappante dans trois régions principales de la cornée. On doit par conséquent surtout distinguer un plexus du stroma, un plexus sous-épithélial et un plexus intra-épithélial (Waldeyer).

La couche épithéliale est tellement riche en fibrilles nerveuses, qu'il y a des points où chaque cellule épithéliale est entourée d'un véritable réseau de ces fibrilles.

A vrai dire, la cornée est tellement riche en nerfs, qu'on ne saurait citer d'autre point du corps où les nerfs se rencontrent en aussi grand nombre.

Pendant leur parcours dans l'épaisseur de la cornée, les fibres nerveuses suivent à peu près exactement la direction des faisceaux de fibrilles du tissu propre, au sein de petits canalicules spéciaux, décrits par von Recklinghausen sous le nom de canalicules nerveux.

Les plus grands de ces canalicules se montrent distinctement pourvus d'un endothélium et doivent par conséquent être regardés comme des espaces lymphatiques.

A proprement parler, les ramifications nerveuses de la cornée ne doivent pas être considérées comme des cylindres axiles absolument dépourvus d'enveloppe. Elles présentent presque toujours au contraire, quelque grêles qu'elles soient, une gaîne très-délicate, constituée par une substance finement granuleuse, qui peut être considérée comme la continuation de l'enveloppe médullaire. Cette substance finement granuleuse se reconnaît surtout facilement sur des faisceaux composés de plusieurs fibrilles nerveuses juxtaposées (Waldeyer).

Suivant Conheim, les fibres nerveuses se termineraient librement à la surface de la cornée, par de petits prolongements s'insinuant entre les cellules épithéliales et qui seraient pourvus à leur extrémité de petits corpuscules claviformes. Mais, d'autre part, Waldeyer, qui a cherché à vérifier l'opinion de Conheim, dit n'avoir pu s'assurer de ce mode de terminaison des nerfs cornéens.

Bien qu'on ne puisse opposer aux recherches de ce savant micrographe que des raisonnements déduits des faits physiologiques, on doit dire que l'extrême et exquise sensibilité de la cornée, semble plaider beaucoup en faveur de l'opinion de Conheim. D'autre part, une autre raison fait pencher encore vers l'opinion de Conheim : c'est la sensation particulière qui résulte du dessèchement de la cornée, lorsque celle-ci reste quelque temps découverte, sensation douloureuse qui doit tenir à l'irritation des terminaisons nerveuses par l'air atmosphérique et qui donne lieu au si impérieux besoin de cligner les paupières.

Tous les nerfs cornéens sont fournis par les nerfs ciliaires antérieurs, émanés eux-mêmes de la cinquième paire.

La cornée ne renferme pas d'autres vaisseaux lymphatiques que ses canalicules. Ceux-ci sont du reste en communication directe avec les vaisseaux lymphatiques de la sclérotique et surtout avec ceux de la conjonctive.

Physiologie. — 1° La sclérotique a pour unique fonction de servir de protection aux parties qu'elle contient et de donner au globe sa forme, son volume et sa consistance.

2° La cornée est également destinée à conserver au globe oculaire sa forme et ses dimensions. Elle a en outre pour mission de permettre l'entrée des rayons lumineux dans l'œil et avec l'aide de l'humeur aqueuse, qu'elle retient à l'intérieur de la chambre antérieure, de faire éprouver aux rayons lumineux une première réfraction qui diminue la tâche du cristallin.

Elle a encore pour fonction de protéger l'iris.

La cornée peut se gonfler facilement sous certaines influences. Elle est résistante et élastique, extrêmement transparente et très-réfringente. Son indice de réfraction, l'eau distillée étant prise pour unité, est de 1,3525.

Par la coction prolongée dans l'eau distillée, la sclérotique donne de la gélatine qui se redissout dans un excès d'eau.

Traitée de la même façon, la cornée, au contraire, donne une solution de chondrine qui se redissout également dans un excès d'eau. On y a en outre constaté la présence de la myosine et de la paraglobuline (Kühne).

Consultez : Von Recklinghausen, *Eine Methode, mikroskopische hole und solide Gebilde von einander zu unterscheiden.* Arch. f. path. Anat. Bd. XIX, 1860. — Von Recklinghausen, *Ueber Eiter und Bindegewebskörperchen*, Ibid. Bd. XXVIII, 1863. — Jul. Conheim, *Ueber die Endigung der sensiblen Nerven in der Hornhaut*, Ibid. Bd. XXXVIII, 1867. — W. Waldeyer, in *Handbuch der gesammten Augenheilkunde.* Bd. I, Cap. II. p. 169 à 233. Leipzig, 1874. — Th. Leber, *Untersuchungen über den Verlauf und Zusammenhang der Blutgefässe im menschligen Auge.* Arch. f. Oph. Bd. XI, Abt. I, 1865. — G. Schwalbe., *Untersuchungen über des Lymphbahnen des Auges und ihre Begrenzungen*, Arch. f. mikr. Anat. Bd. VI, 1870.

SECTION PREMIÈRE.

MALADIES DE LA SCLÉROTIQUE.

ART. 1er. — INFLAMMATION DE LA SCLÉROTIQUE; SCLÉRITE.

Synonymie. — Scléritis; épisclérite; épiscléritis; choroïdite partielle (Sichel père); ophthalmia subconjunctivalis (Von Ammon).

Sous le nom de sclérite, on décrit généralement l'inflammation de la sclérotique. Mais il nous semble que le nom d'épisclérite, sous lequel on désigne aussi cette inflammation, est plus exact, vu le peu de vaisseaux que renferme la sclérotique et vu, partant, la difficulté qu'a son tissu à s'enflammer.

Le tissu épisclérien, au contraire, riche en vaisseaux qui tous traversent la sclérotique, est bien plutôt susceptible de devenir le siége d'altérations inflammatoires.

La sclérite du reste, précisément pour les raisons que nous venons de dire, est une affection rare, obscure dans son origine comme dans son siége, et qui se présente généralement à l'observateur sous deux formes très-différentes.

La forme spontanée ou idiopathique, en général assez bénigne, et la forme secondaire, consécutive ou compliquée, toujours grave. Néanmoins, ces deux formes présentent toujours un ensemble de symptômes communs tels, qu'il ne nous paraît pas pratique de scinder la description de ces symptômes. Aussi nous contenterons-nous d'indiquer, chemin faisant, les symptômes différentiels de la seconde forme.

Symptômes objectifs. — La sclérite débute en général d'une façon brusque, par le développement sous la conjonctive bulbaire, dans le tissu cellulaire épisclérien, d'une tache circonscrite, d'un rouge sombre, peu élevée, déterminée par la présence d'un nombre assez considérable de vaisseaux engorgés et sinueux. Cette tache, est tantôt peu étendue présentant un diamètre de deux ou trois millimètres, tantôt au contraire elle s'étend à une portion assez considérable de la région périkératique.

En général, l'altération est située au voisinage assez immédiat de la cornée, à une distance du bord de celle-ci, variant de 2 à 3 millimètres, dans un point quelconque de sa circonférence, généralement plutôt en haut ou en dehors, qu'en dedans ou en bas.

En même temps que cette couleur rouge-sombre, la tache dont nous parlons, surtout si elle est peu étendue, présente une surface convexe, un niveau plus élevé que les parties voisines de la conjonctive qu'elle soulève légèrement. Il n'est pas rare alors de voir le centre de cette bosselure présenter une teinte jaunâtre plus ou moins claire à sommet pointu, au-devant de laquelle ne passent que quelques rares vaisseaux conjonctivaux peu gorgés.

Cet ensemble donne au foyer inflammatoire tout entier un aspect très-semblable à une large pustule de conjonctivite phlycténulaire. Mais cette bosselure est plus élevée et plus résistante que la pustule et ne se déplace surtout pas avec la conjonctive.

Cette ressemblance est encore augmentée par la présence dans la conjonctive, ainsi que dans l'épisclère, de quelques gros vaisseaux tortueux et fortement hypérémiés, mais qui n'affectent pas la disposition fasciculée qu'on observe dans la conjonctivite pustuleuse.

D'autres fois au contraire, la rougeur, ou mieux l'injection, reste bornée à l'élévation et à son voisinage immédiat. Souvent au lieu d'être peu étendue et de ne mesurer qu'un diamètre de 2 à 3 millimètres, ce qui est le cas le plus fréquent, la rougeur s'étend davantage, jusqu'à présenter 6 et même 7 millimètres de diamètre. Mais alors apparaît un phénomène constant : c'est la faible élévation de la partie tuméfiée au-dessus des parties voisines saines. Dans ce dernier cas aussi, la couleur de la tumeur n'est plus la même. Sa coloration tout entière est moins rouge et se nuance plus ou moins de violet.

Au bout de quelque temps d'existence, le pourtour de l'élévation change de couleur. De franchement rouge qu'elle était, elle devient d'abord lie de vin, puis passe au violet plus ou moins foncé, surtout à sa circonférence. Bientôt cette coloration violette diminue à son tour et se transforme en gris ardoisé qui devient petit à petit plombé. Au fur et à mesure que la teinte de la tumeur se modifie ainsi, le niveau de son côté s'abaisse progressivement et bientôt il ne subsiste plus, au pourtour de la cornée, qu'une teinte grisâtre ou bleuâtre et une très-légère élévation du point dans lequel siégeait l'affection.

Mais pendant que cette première bosselure s'efface, on en voit une nouvelle se développer, soit à côté du point où elle siegeait, soit dans un point plus éloigné, tant et si bien, que par le développement de nouveaux foyers, et par leur extension successive autour de la cornée, le processus finit par en faire le tour. Les malades questionnés indiquent souvent que l'hémisphère antérieur de l'œil s'est plusieurs fois injecté et gonflé de la sorte.

Malheureusement, l'affection ne se borne pas toujours à cet ensemble de symptômes bénins. Souvent, et surtout lorsque le processus pathologique siége au voisinage immédiat de la cornée, on voit celle-ci présenter dans sa portion qui est la plus rapprochée du point tuméfié de l'épisclère une opacité assez prononcée, gris-jaunâtre, mate, diffuse, très-saturée, qui s'avance progressivement du bord vers le centre de la membrane, en troublant plus ou moins le tissu et cachant au-dessous d'elle l'iris et la pupille, d'une façon presque absolue.

A mesure que l'élévation épisclérienne s'abaisse, le trouble de la cornée perd de son intensité sans cependant disparaître complétement et il subsiste toujours alors une opacité gris-jaunâtre, qui se distingue des opacités cicatricielles par l'étendue, la couleur, l'épaisseur et le manque d'altération de structure à la surface de la cornée.

Si un nouveau foyer de la maladie se développe au voisinage du premier point atteint, il ne tarde pas à se faire bientôt sur la cornée, une nouvelle opacité qui fusionne avec la première. Si l'affection qui nous occupe fait successivement le tour de la cornée, le trouble cornéen de son côté suit la même marche, et il n'est pas rare de voir se développer alors une opacité annulaire au pourtour de la cornée.

Mais là ne s'arrêtent pas alors les lésions produites ou provoquées par la sclérite. Bientôt survient l'hypérémie de l'iris, avec léger trouble de l'humeur aqueuse. Presque en même temps, le bord pupillaire se déforme, de nombreuses synéchies se développent entre le bord iridien et la cristalloïde antérieure, sans qu'on observe pour cela les signes d'une iritis franche.

Les synéchies se réunissent l'une à l'autre, une synéchie totale en est le résultat, l'espace pupillaire se couvre d'exsudats et son occlusion aggrave encore cette fâcheuse maladie. Bientôt le globe oculaire perd de sa consistance, la tension intra-oculaire s'abaisse, tout le segment antérieur change d'aspect, soit par le développement de bosselures isolées, au pourtour de la cornée, soit par une déformation générale de la région avoisinante. Enfin la texture fibrillaire de l'iris se modifie et disparaît en même temps que la chambre antérieure perd de sa profondeur.

Symptômes subjectifs. — A part un assez abondant écoulement de larmes, et une photophobie peu intense, presque toujours concomitante, la maladie dont nous parlons, si elle reste bornée à l'épisclère seule et qu'il ne se montre qu'un léger trouble de la cornée à son voisinage, ne présente guère d'autres symptômes subjectifs. A peine les malades indiquent-ils une légère douleur pongitive ou gravative, une sensation de constriction ou de lourdeur du globe; pour ainsi dire aucune douleur à la pression au niveau du point phlogosé mais plutôt un peu de céphalée vague.

Dès que le trouble de la cornée s'accentue davantage, et surtout dès que l'affection se complique de participation plus ou moins intense de l'iris, la scène change. Des douleurs oculo-circumorbitaires plus ou moins violentes, une photophobie de plus en plus intense, pouvant aller jusqu'à provoquer le blépharospasme, s'ajoutent aux symptômes précédents.

En même temps, l'œil devient on ne peut plus sensible au toucher; les malades ne peuvent supporter le moindre contact. Des troubles de la santé générale surviennent, l'appétit se perd, les digestions sont difficiles, la soif est vive, la fièvre s'allume et plonge les malades dans un état de prostration parfois fort alarmant.

Anatomie pathologique et pathogénie. — Von Ammon d'abord, et mon père ensuite, ont été les premiers qui aient donné de l'affection dont nous nous occupons une description vraiment magistrale.

Tous deux, en effet, avaient bien vu que le point de départ de la maladie n'était pas dans la sclérotique, celle-ci n'étant pas susceptible de s'enflammer, dans le sens donné à ce mot par Broussais et son école.

Le premier, ainsi que l'indique bien le nom d'*ophthalmie sous-conjonctivale*, sous lequel il l'a décrite, peut être considéré comme le véritable père de l'épiscléritis. Pour lui l'affection siége primitivement dans le tissu cellulaire sous-conjonctival. Pour mon père, au contraire, le point de départ n'est pas plus dans l'épisclère que dans la sclérotique. Il s'agit ici, pour lui, d'une phlegmasie choroïdienne et le gonflement et la rougeur observés au-dessous de la conjonctive, ne sont dus qu'à la compression exercée de dedans en dehors par la choroïde sur la sclérotique et secondairement par cette dernière sur l'épisclère.

Pour lui, la preuve de cette pathogénie lui semble devoir être tirée de la presque constante présence de bosselures d'un gris-bleuâtre plus ou moins prononcé au pourtour de la cornée, dues à l'amincissement de la sclérotique, par la pression exercée sur elle par la choroïde gonflée et engorgée; de là aussi la teinte gris-bleuâtre, ardoisée, de ces bosselures, due à la transparence de la sclérotique qui, amincie, laisse apercevoir au-dessous d'elle le pigment choroïdien noir, dont elle atténue seulement la nuance.

Il est impossible, pensons-nous, de mieux expliquer les phénomènes caractéristiques de la maladie qui nous occupe. En effet, comment admettre comme le voudraient les pathologistes actuels, que le tissu épisclérien devienne ainsi spontanément le siége d'une irritation violente, accompagnée d'un arrêt de sa circulation, s'il n'y a dans le voisinage un obstacle au cours du sang?

Nous avons vu que les veines et surtout les artères de l'épisclère, se rendent en majeure partie au plexus veineux de l'angle de l'iris (sinus ou canal de Schlemm). De là, par l'intermédiaire des veines ciliaires qui s'y abouchent, le sang s'écoule par les vasa vorticosa. Mais si par une cause agissant de dedans en dehors, les canalicules dont est percée la sclérotique, au pourtour de la cornée, viennent à être comprimés, le calibre de ces vaisseaux sera rétréci, eux-mêmes ne livreront plus passage au sang que d'une façon insuffisante, celui-ci s'accumulera dans les vaisseaux épisclériens qui paraîtront gorgés et variqueux. En même temps, les vaisseaux choroïdiens antérieurs recevront moins de sang, d'où résultera la nutrition imparfaite et insuffisante du corps vitré, la diminution de la sécrétion de liquide intra-oculaire et l'abaissement de la tension du globe. Si, d'autre part, on vient à dépouiller le globe de la conjonctive et de l'épisclère par la syndectomie, on est frappé par la teinte gris-noirâtre, parfois très-foncée, que présente la sclérotique au niveau des points où siégent les bosselures. Là, le tissu propre de la sclérotique paraît distendu, les faisceaux fibrillaires sont écartés, disjoints et, entre eux, se remarquent des interstices d'un brun-noirâtre plus ou moins accusés. En outre, toute la région scléroticale correspondant à la bosselure est moins résistante, plus souple et plus élastique que le reste de la tunique albuginée et cède plus facilement sous la pression.

Si, d'autre part, un œil atteint de cette affection est énucléé et qu'on pratique à travers la bosselure une section méridienne, on y remarque la sclérotique amincie, partout intimement unie à la choroïde sous-jacente; les deux tuniques sont éminemment difficiles à séparer l'une de l'autre.

Enfin un dernier motif qui, selon moi, doit aussi faire admettre l'origine choroïdienne de la maladie dont nous nous occupons, si de nouvelles preuves étaient encore nécessaires après ces démonstrations anatomiques, c'est la participation fréquente, dans les cas graves, de l'iris à l'affection, et les troubles de nutrition, qui s'observent dans la cornée, au voisinage immédiat de la tumeur scléro-choroïdienne, et qui ne peuvent tenir qu'à la compression de ses éléments nutritifs, les vaisseaux et nerfs qui traversent la sclérotique, en ce point, pour se rendre à la cornée (troubles trophiques).

Marche, durée, terminaison. — La marche de l'épisclérite est toujours extrêmement lente et, comme nous l'avons vu, elle peut atteindre successivement les différents points de la circonférence de la cornée. Après avoir débuté dans un point de cette circonférence, la tumeur s'affaisse, pâlit, prend la coloration ardoisée, et presque aussitôt on voit une région voisine rougir, se tuméfier et passer par les mêmes phases que la première. Il en va ainsi de suite des autres parties du pourtour de la cornée. Chaque élévation peut mettre un temps variable, entre trois semaines et deux mois, pour parcourir ses différentes phases, de sorte que pour faire le tour de la cornée, la maladie peut mettre de six à quatorze ou quinze mois, ainsi que nous l'avons vu une fois.

Dans tous les points où a siégé une des bosselures, se remarque, une fois les symptômes inflammatoires tombés, une légère élévation du point correspondant de la sclérotique. Cette élévation, d'une teinte gris-perle ou bleuâtre, occupe exactement la région précédemment tuméfiée et vascularisée; le sillon périkératique est effacé dans ce point, de sorte que si la maladie a successivement envahi tous les points du pourtour de la cornée, il survient une déformation générale de cette région de l'hémisphère antérieur qui prend alors une forme et une dimension variable, se rapprochant plus ou moins de celle d'un œuf à grosse extrémité tournée en arrière et il se produit une ectasie totale antérieure. (Voy. l'art. suivant.)

Si, au contraire, le processus est resté borné à une région moins étendue de l'hémisphère antérieur, celui-ci reste seul déformé et il en résulte un staphylôme de la sclérotique, plus ou moins volumineux et saillant, une scléreclasie partielle.

Si l'épiscléritis avait primitivement son siége au voisinage intime de la cornée, c'est la région du corps ciliaire qui aura soulevé la sclérotique, et la maladie se terminera par un staphylôme du corps ciliaire.

Enfin, si l'affection siégeait plus en arrière, on verra survenir le staphylôme sclérotical latéral.

L'épiscléritis, comme nous l'avons dit, est une affection relativement rare. Nous ne l'avons observée jusqu'ici que vingt fois environ. Elle semble atteindre plus volontiers les femmes et de préférence les personnes ayant dépassé la quarantaine. Pourtant nous l'avons observée une fois sur un jeune garçon de sept ans, et trois fois sur des jeunes filles de neuf, dix-huit et dix-neuf ans.

L'affection reste généralement bornée à l'un des yeux; elle peut pourtant les atteindre tous deux successivement et à des époques fort éloignées ou s'emparer des deux yeux simultanément.

Étiologie. — Les causes de l'épisclérilis sont souvent fort obscures, et échappent parfois à l'investigation la plus scrupuleuse. Mais on peut dire, d'une façon générale, qu'elle atteint de préférence les sujets présentant des troubles de la circulation abdominale. Chez les femmes, les troubles de la menstruation, la ménopause, l'aménorrhée ou la dysménorrhée s'observent presque toujours concurremment. Chez les hommes, la suppression d'hémorrhoïdes fluentes semble exercer la même influence. Ces deux observations ont du reste déjà été signalées par Von Ammon, Sichel père et Ryba (de Prague).

Néanmoins, on observe des cas où rien de semblable ne peut être démontré, témoin le jeune garçon de sept ans dont il est question plus haut, qui fut pris de la maladie aux deux yeux, sans qu'on pût trouver chez lui d'autre cause à invoquer qu'un tempérament légèrement lymphatique et une nutrition générale insuffisante.

Pronostic. — Lorsqu'elle reste bornée à un point limité de la sclérotique, qu'elle ne présente pas de complications du côté de l'iris et de la cornée, et qu'elle s'accompagne surtout d'une légère augmentation de la tension intra-oculaire, avec absence de douleurs dans le globe à la pression, l'épisclérilis ne constitue, à proprement parler, qu'une affection incommode mais peu grave. Ce pronostic est rendu d'autant plus favorable qu'on entrevoit mieux la cause sous l'influence de laquelle la maladie semble s'être développée (troubles de la circulation abdominale), parce que la connaissance de cette cause nous donne souvent la clef du traitement.

Le pronostic au contraire doit être très-réservé, lorsque, dès le début ou du moins à une période très-voisine du début, se montrent des complications, du côté de la cornée, de l'iris, de la pupille, de la chambre antérieure, ou du corps vitré. A cet égard, la diminution de la tension intra-oculaire, le ramollissement du globe, constituent pour nous un signe de la plus haute gravité et qui doit presque toujours motiver un pronostic fâcheux (terminaison possible par la phthisie du globe).

En outre, de violents symptômes subjectifs, douleurs circumorbitaires à type névralgique, photophobie intense, douleurs à la pression et à la palpation du globe, sont aussi des indices fâcheux et d'autant plus qu'en même temps l'origine de la maladie restera obscure.

Néanmoins, ce pronostic devra être modifié suivant l'époque plus ou moins éloignée du début, à laquelle on observera le malade, car si l'affection ne dure pas encore depuis trop longtemps, il y a des chances pour que les lésions qu'elle aura déterminées n'opposent pas une résistance insurmontable à nos moyens d'action thérapeutique, et nous laissent entrevoir l'amélioration, sinon la guérison.

Diagnostic. — Comme nous l'avons dit déjà, en nous occupant des symptômes objectifs, l'épisclérilis ne pourrait guère être confondue qu'avec la conjonctivite pustuleuse ou phlycténulaire. Mais, déjà, à cette même place, nous avons donné les signes distinctifs les plus essentiels des deux affections. L'épisclérilis n'est pas une conjonctivite phlycténulaire :

1° Parce que *jamais* on n'observe à aucune époque de son évolution, au sommet de la bosselure qui la caractérise, de perte de substance quelconque; 2° parce que la conjonctive passe au-dessus de la tumeur et se laisse déplacer au-devant d'elle sous la pression du doigt par l'intermédiaire de la paupière, et 3° parce que l'injection conjonctivale ou sous-conjonctivale ne présente jamais à quelque période de la maladie qu'on l'observe, la forme fasciculée ou triangulaire qui caractérise celle de la conjonctivite phlycténulaire.

Traitement. — Nous arrivons ici au point le plus délicat de l'histoire de cette curieuse et pénible affection.

La résistance si opiniâtre et parfois même presque absolue de la maladie aux moyens pharmaceutiques divers préconisés contre elle, par les différents auteurs, comme souvent aussi l'obscurité de ses causes, rendent la tâche de celui qui veut tracer les règles de son traitement, on ne peut plus difficile.

Évidemment, dans les lignes qui précèdent, nous faisons abstraction des cas où les causes de l'affection frappent les yeux, lorsque ces causes résident, par exemple, dans un trouble de la menstruation, car ici le traitement rationnel de la cause pourra nous donner parfois d'éclatants succès, surtout si nous observons la maladie près de son début.

Mais si l'affection est déjà de date ancienne, et si les causes en sont obscures, que faire? Et, au milieu de tous les moyens conseillés par les auteurs, à quels agents thérapeutiques donner la préférence et quelles règles suivre dans l'administration de ceux-ci?

De tout temps, on a conseillé les émissions sanguines, locales ou générales. C'est ainsi que mon père avait coutume de prescrire dans ces cas l'application de 10 à 15 sangsues à la tempe ou à l'apophyse mastoïde, ou encore les sangsues aux cuisses ou au périnée, et enfin la saignée du pied. Arlt, Ryba, émettent une opinion analogue, et de Græfe et les auteurs modernes sont à peu près du même avis, surtout pour la forme grave. Mais nous devons avouer qu'il nous semble que tous ces auteurs se sont laissé entraîner par des conclusions *a priori*, bien plus que par une observation rigoureuse. Il nous a paru, en effet, qu'à part l'application de quelques sangsues aux cuisses, immédiatement après les règles, dans les cas de dysménorrhée, ou à intervalles égaux dans les cas d'aménorrhée ou de ménopause, l'emploi de ces hirudinées ne rend pas de grands services, à plus forte raison déconseillerons-nous l'emploi des saignées générales.

Il n'en est pas de même des purgatifs ou plutôt des laxatifs, des mercuriaux, de l'iode et des emménagogues.

Les préparations d'aloès, par l'influence congestive que ce médicament exerce sur les organes du petit bassin, et par son action purgative, peuvent rendre de grands services.

Les mercuriaux, et surtout les larges onctions d'onguent napolitain sur différents points du corps, à la dose de 1 à 4 grammes par jour, ainsi que le calomel à dose fractionnée, rendent des services signalés et il nous a semblé qu'il était même utile, dans les cas absolument rebelles, d'aller dans l'administration du médicament jusqu'à un commencement de mercurialisme.

L'iodure de potassium à la dose de 1 à 4 grammes par jour rend aussi parfois des services, à la condition qu'il soit bien toléré par l'estomac, ce qui est rare, en général, chez les femmes dysménorrhoïques ou aménorrhoïques, dont l'état se complique presque toujours alors de chlorose, avec gastralgie ou gastro-entéralgie.

En dernier lieu, parmi les moyens internes et généraux les emménagogues, en tête desquels nous placerons les préparations de sabine et l'apiol, exercent une influence salutaire par leur action spéciale.

Mais il est un médicament que j'ai vu souvent administrer par mon père, et dont j'ai pu depuis lors vérifier maintes fois les bons effets dans le traitement de l'affection qui nous occupe, quand elle se complique de céphalalgie ou de douleurs de tête à type névralgique, ainsi que dans tous les cas où on est fondé à supposer que le rhumatisme se mêle quelque peu aux causes efficientes de la maladie; ce médicament, c'est l'aconit à la dose de 2 à 4 centigrammes d'extrait, en pilules, par jour. J'ai vu souvent, sous l'influence de ce moyen, l'état des malades rapidement amélioré. Son action sera d'autant plus certaine qu'on fera suivre simultanément au malade une cure de sudations par des transpirations abondantes pendant une heure ou une heure et demie tous les jours, et en activant la transpiration par la tisane de Zittmann, par exemple, ou toute autre boisson. Il importe fort peu, en effet, que le malade, une fois la transpiration commencée, boive tel ou tel liquide, chaud ou froid; l'important, c'est qu'il boive beaucoup, de façon à donner lieu à une sécrétion de sueur aussi abondante que possible.

Quoi qu'il en soit, tous ces moyens, à moins que, comme je n'ai cessé de le répéter, la cause du mal ne soit flagrante, ne sont pas d'un bien grand secours.

Certains moyens locaux, au contraire, apportent souvent un grand soulagement, modifient parfois la marche et guérisseut même souvent les malades.

Telles sont les instillations d'atropine pour calmer les douleurs oculaires, combattre la photophobie, empêcher le développement des synéchies ou les détruire, si elles se sont déjà produites.

Les fomentations et les applications de compresses imbibées d'une infusion aromatique chaude, sont également souvent un utile adjuvant.

L'application d'un bandage compressif pendant la nuit soulage souvent beaucoup les malades. Quant aux irritants, collyres astringents, calomel en poudre, cautérisation, ils sont au contraire bien plutôt nuisibles qu'utiles; mais le remède par excellence, celui auquel nous devons d'admirables succès, c'est l'opération de la syndectomie.

Un fait remarquable, c'est que dès le lendemain de l'opération, ou tout au plus le surlendemain de celle-ci, la *tension intra-oculaire*, QUELQUE DIMINUÉE QU'ELLE AIT ÉTÉ AVANT L'OPÉRATION, *est revenue à son point normal*, ce dont la comparaison avec l'autre œil permet de s'assurer facilement.

Mais les heureux effets de l'opération sont parfois lents à se produire et souvent deux et même trois mois doivent s'écouler avant que la guérison soit complète. Au bout de ce temps, toute la bande de conjonctive excisée est remplacée par une membrane fine, lisse, nacrée, peu vasculaire, et intimement adhérente à la sclérotique.

Parfois aussi, se montre dans une étendue plus ou moins considérable de la région sur laquelle a porté la tonsure, un bourgeonnement analogue à ces bourgeons charnus que l'on rencontre si souvent après les plaies conjonctivales. Celui-ci ne tarde pas à se rétracter, à se pédiculer, et il est alors facile de le reséquer d'un coup de ciseaux courbes sur le plat.

Ce n'est pas sur l'iris et la pupille, on le conçoit, que les heureux résultats de l'opération se font sentir.

Les effets les plus manifestes se montrent du côté des bosselures scléroticales et des opacités de la cornée.

En peu de temps, on voit les premières s'effacer, la consistance de la sclérotique augmenter, et les opacités de la cornée pâlir et rétrograder.

Notons toutefois que toujours ces opacités laissent des traces plus ou moins profondes de leur passage, d'où le précepte de procéder à l'opération le plus tôt possible et de ne pas attendre, pour y soumettre les malades, que la totalité ou la presque totalité de la cornée soit devenue opaque.

Consultez : VON AMMON, *Ophthalmologische Skittzen* (Deutsche Klinik, n° 11, 1852). — J. SICHEL, *Mémoire sur une forme particulière de l'inflammation partielle de la choroïde et du tissu sous-conjonctival*, etc. (Bulletin de thérapeutique, t. XXXI, p. 209, 1847). — RYBA, Prager Vierteljahresschrift, t. IX, p. 4, 1852.

ART. 2. — SCLÉRO-CHOROÏDITE.

Synonymie. — Sclérectasie; staphylôme sclérotical; hydrophthalmie (Sichel père); cirsophthalmie (Beer).

On désigne généralement sous le nom de *staphylôme sclérotical*, de *sclérectasie* ou de *scléro-choroïdite*, un état de la sclérotique caractérisé par l'amincissement et la distension lente de cette membrane, sous les efforts de la pression intra-oculaire et des tractions des muscles droits.

Pour que cette distension de la sclérotique se produise, il n'est pas indispensable que la pression intra-oculaire soit *effectivement exagérée*. Il suffit en effet que, par une cause ou par une autre, la résistance de la tunique externe du globe soit diminuée, pour que de là résulte l'*exagération relative* de la pression intra-oculaire qui sera pourtant restée normale.

Le caractère essentiel de la maladie est donc, nous venons de le dire, la distension et l'amincissement de la sclérotique. Cette distension et cet amincissement peuvent porter sur l'ensemble de la membrane d'enveloppe de l'œil (*sclérectasie totale, hydrophthalmie*) ou sur un ou plusieurs points circonscrits (*sclérectasie partielle, staphylôme sclérotical proprement dit*).

A. — SCLÉRECTASIE TOTALE. — *Caractères généraux.* Lorsque l'ectasie porte sur l'ensemble de la coque oculaire, celle-ci augmente de dimension dans toutes les directions, le globe lui-même perd sa forme primitive et devient alors ovoïde ou piriforme à grosse extrémité tournée en arrière (fig. 55) ou en avant (fig. 56).

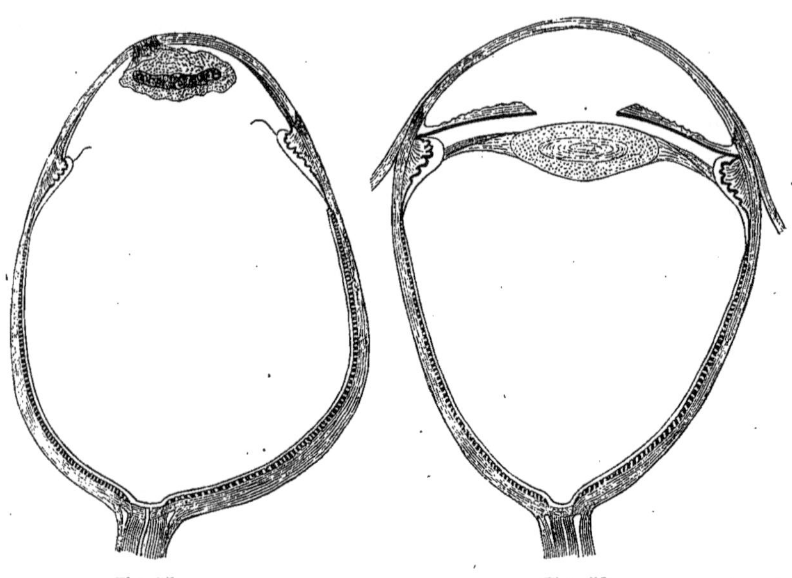

Fig. 55. Fig. 56.

L'ectasie totale s'accompagne en général de participation de la cornée à l'augmentation des dimensions du globe oculaire, soit que celle-ci reste transparente, ou qu'elle ait été primitivement opaque par suite d'un processus cicatriciel. L'ectasie totale fait bien plus fréquemment sentir ses effets sur l'hémisphère antérieur du globe que sur le postérieur. La cornée et la région avoisinante de la sclérotique augmentent considérablement de volume et de dimension, alors survient l'altération connue sous le nom de *kératoglobus* ou cornée globuleuse.

Il en résulte une distension considérable de l'anneau sclérotical, qui a pour conséquence une extension très-prononcée de l'iris, du corps ciliaire et du ligament suspenseur du cristallin (zonule de Zinn). Le sillon de séparation de la sclérotique et de la cornée s'efface.

La chambre antérieure est tantôt augmentée, tantôt diminuée de capacité. Dans le premier cas, l'iris résiste à la propulsion en avant, se distend en travers et se borne à subir une extension en largeur qui amène l'atrophie de son tissu. Dans le second cas, elle cède aux tractions des muscles droits qui tendent à chasser les parties contenues dans la coque oculaire en avant, et elle est ainsi poussée vers la cornée. Dans l'un et l'autre cas, l'iris montre toujours, pendant les mouvements du globe, un tremblement caractéristique (*iridodonesis*). Il peut se faire cependant que l'iris, poussée de plus en plus vers la cornée, vienne s'accoler à la face postérieure de celle-ci, entraînant à sa suite le cristallin qui lui adhère en général, plus ou moins intimement par de nombreuses synéchies. Bientôt celui-ci lui-même, par suite de la distension et de l'altération de texture de la zonule, perd ses rapports avec les autres parties du globe, se luxe seulement ou se plonge complétement dans la cavité du corps vitré. D'autres fois, par les effets de la désorganisation du corps vitré, toujours plus ou moins ramolli et liquéfié (*synchysis*), le cristallin perd sa transparence, devient opaque, et ne tarde pas à subir la régression calcaire. Ce dernier fait est surtout fréquent lorsque l'ectasie totale succède à un processus cicatriciel de la cornée consécutif à une perforation plus ou moins étendue. La sclérotique, primitivement ramollie, cède sous les efforts de la pression intra-oculaire, s'amincit, prend une teinte plombée, ardoisée, bleuâtre, plus ou moins franche, en même temps qu'elle se distend. Le globe devient saillant, pousse les paupières en avant, et empêche leur occlusion. Bientôt se développent autour de la cornée une série de vaisseaux radiés, confluents, donnant lieu au phénomène connu sous le nom de *cercle veineux*. De gros vaisseaux dilatés, flexueux, variqueux, se montrent à la face externe de la sclérotique et l'observateur a alors sous les yeux ce que Beer décrit sous le nom de *cirsophthalmie*, qu'on désigne plus généralement aujourd'hui sous le nom de *buphthalmos* (œil de bœuf) ou d'*hydrophthalmie totale* (Sichel père) et qui donne à la physionomie des malades un aspect particulièrement effrayant.

Si les milieux réfringents sont encore transparents, la sclérotique amincie permet un plus facile accès à la lumière, et il n'est pas rare alors de voir chatoyer ou miroiter le fond de l'œil spontanément (Stellwag von Carion).

Dans certains cas encore, où les milieux sont restés perméables à la lumière, et où la maladie s'est développée rapidement, on constate, à l'aide de l'ophthalmoscope, sur l'extrémité intra-oculaire du nerf optique, la présence d'une *excavation* plus ou moins prononcée, suivant l'état antérieur de cette partie du nerf et sur laquelle nous reviendrons tout à l'heure. D'autres fois encore l'éclairage direct montre de nombreuses traces d'atrophie de la choroïde caractérisée par des taches offrant un éclat blanc nacré, dû à la réflexion de la lumière sur la sclérotique mise à découvert et parsemée, çà et là, de quelques dépôts de pigment. En outre, au sein du corps vitré, ramolli et liquéfié, il n'est pas rare de voir flotter de nombreux flocons filamenteux ou membraneux grisâtres ou noirâtres, produits de la destruction de l'épithélium pigmentaire. Suivant l'âge du malade et par conséquent suivant la résistance que la sclérotique oppose à l'agent de la distension, la palpation montre une dureté variable de l'œil pouvant aller de la sensation d'une vessie modérément remplie d'un liquide très-peu consistant et aqueux, à celle d'une boule de caoutchouc, sans jamais atteindre la dureté d'une sphère de marbre, à moins de complications glaucomateuses.

Si on fait à la coque oculaire une ponction, à l'aide d'une aiguille à paracentèse, ou d'un couteau lancéolaire, on voit s'écouler un liquide jaunâtre, citrin, analogue à la sérosité de l'ascite, et au milieu duquel nagent des flocons membraneux et grisâtres, débris des cellules et de la membrane hyaloïdes.

Si l'œil est énucléé, et qu'on en fasse l'ouverture, on trouve la choroïde également distendue, considérablement amincie ou même atrophiée et bornée à sa couche vasculaire et à sa trame de tissu conjonctif. Les vaisseaux sont dilatés, presque variqueux. L'épithélium pigmentaire a plus ou moins disparu; seules les cellules étoilées du stroma semblent résister plus longtemps, ainsi que la lamina fusca, au sein de laquelle elles se trouvent. Quant à la rétine, distendue également, elle a perdu une grande partie de ses caractères anatomiques. Les cellules ganglionnaires ont disparu, les éléments percepteurs sont déformés, séparés les uns des autres ou atrophiés. Dans certains points, elle adhère intimement à la choroïde sous-jacente, et là, il n'est plus possible de reconnaître ce qui appartient à l'une ou l'autre de ces membranes.

Si les milieux sont restés transparents, la vue peut encore persister pendant quelque temps; mais toujours elle est considérablement raccourcie ou altérée, car l'allongement de la coque oculaire place maintenant la rétine à une distance considérable en arrière du foyer du cristallin, en même temps que sa distension écarte les éléments percepteurs de la rétine l'un de l'autre et exige par conséquent que les objets, pour être reconnus, soient présentés sous un plus grand angle. Petit à petit, l'amblyopie va croissant et se termine par une cécité absolue et irrémédiable.

B. — SCLÉRECTASIE PARTIELLE. — La sclérectasie partielle peut se produire en différents points du globe oculaire, dont les principaux sont : la région antérieure ou ciliaire (staphylôme antérieur, staphylôme ciliaire, *staphiloma anticum*), la région équatoriale (staphylôme scléroticał latéral, fig. 57) ou la région postérieure (staphylôme sclérotical postérieur, *staphyloma posticum* de Scarpa).

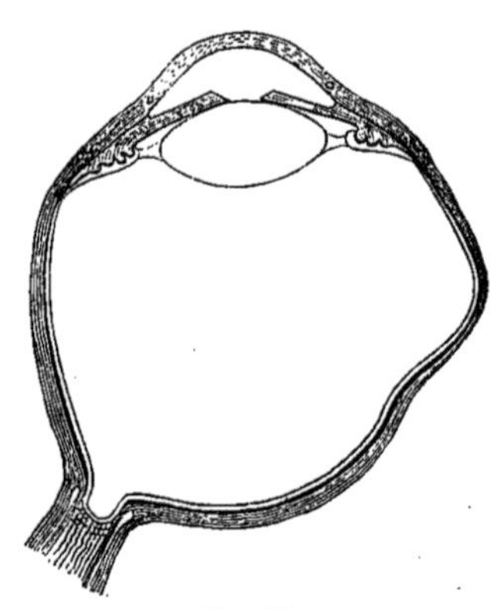

Fig. 57.

Nous avons indiqué, à propos de l'épiscléritis, le processus anatomo-pathologique suivant lequel la sclérotique gonflée et distendue devenait le siége d'une bosselure, d'un gris bleuâtre, ardoisée, soulevant la conjonctive, et laissant voir, plus ou moins facilement, la choroïde par transparence. Nous avons indiqué aussi l'opinion de Sichel père, qui pensait, à juste titre suivant nous, que toujours le processus dont la sclérotique était le siège reconnaissait l'inflammation de la choroïde pour point de départ.

L'anatomie pathologique de la sclérectasie partielle qui succède presque toujours à l'épisclérite et surtout à sa forme grave, donne une preuve manifeste de la justesse de l'opinion de mon père.

Anatomie pathologique. — Les parois du staphylôme sont constituées par le tissu sclérotical fortement pigmenté. Souvent ce tissu a en partie perdu sa structure fibrillaire, surtout dans certains points. Toujours il est considérablement aminci. La surface interne de la bosselure est généralement recouverte d'une pellicule fine et délicate, renfermant de nombreux agrégats de pigment brunâtre ou noirâtre, qui représente les vestiges de la portion correspondante de la choroïde, distendue avec la sclérotique. En général, il est presque impossible de séparer la pellicule de la sclérotique qui lui est sous-jacente. Dans ce point, le tissu choroïdien est devenu méconnaissable, ainsi que les vaisseaux et nerfs qui rampent à sa surface. Il renferme des masses pigmentaires plus ou moins altérées elles-mêmes.

L'atrophie de la choroïde, consécutive au processus qui a donné naissance au staphylôme, commence en général, par des transformations des cellules pigmentaires du stroma; celles-ci commencent par se décolorer, puis disparaissent petit à petit. Ces transformations pigmentaires ne restent pas bornées au domaine du staphylôme seul, mais peuvent s'étendre plus ou moins loin aux parties voisines. Bientôt la chorio-capillaire elle-même commence à s'atrophier pendant que l'épithélium pigmentaire, de son côté, perd son pigment ou devient irrégulier. Les plus gros vaisseaux s'oblitèrent à leur tour, et de la choroïde il ne reste finalement plus rien si ce n'est la trame élastique, la lame vitrée et une légère couche de pigment qui représentent le stroma de la choroïde. Ces vestiges eux-mêmes, si le processus ne s'arrête pas, finissent par disparaître à leur tour, et il ne subsiste plus que la pellicule mince, amorphe et transparente, dont nous avons parlé tout à l'heure (Schweigger).

La cavité du staphylôme est, en général, remplie par un liquide aqueux. Parfois la rétine passe d'un côté à l'autre au devant de la cavité du staphylôme, mais ce fait est rare (Stellwag von Carion). Presque toujours elle subit également les effets du processus et montre une distension sacciforme qui s'enfonce dans la cavité du staphylôme. Dans ce cas alors, la sclérotique, la choroïde et la rétine sont intimement unies. Dans quelques cas très-rares, à la vérité, on voit la sclérotique seule distendue et séparée des membranes sous-jacentes par du liquide. Dans la majorité des cas, on constate l'extension simultanée des trois membranes (Schweigger). La rétine alors tapisse toute la face interne du staphylôme comme une fine gaze, elle a perdu tous ses éléments nerveux ou vasculaires, mais renferme en revanche de nombreux éléments pigmentaires (Stellwag von Carion).

Les gros vaisseaux choroïdiens cessent brusquement au niveau des bords du staphylôme; quelques-uns d'entre eux, peu nombreux, les dépassent parfois dans une très-faible étendue. Il n'est pas rare alors de retrouver au voisinage du staphylôme, les résidus d'un épanchement sanguin qui, s'il a été considérable, peut même avoir servi de point de départ à un décollement de la rétine. De même les nerfs ciliaires sont tiraillés et comprimés, et c'est ce qui explique pourquoi, lorsque le staphylôme a des dimensions un peu notables, on constate souvent l'insensibilité partielle plus ou moins étendue de la cornée, ainsi que des troubles fonctionnels de l'iris.

En opposition avec ces faits, on en observe d'autres, dans lesquels, en même temps que se produit l'extension de la choroïde, il semble se faire un développement de néo-membranes. Tandis qu'on devrait s'attendre, par suite de la distension, à rencontrer une diminution du calibre des vaisseaux de la chorio-capillaire, avec élargissement des espaces intervasculaires et augmentation du diamètre des cellules épithéliales, on voit, au contraire, les capillaires élargis, et les espaces intervasculaires plus étroits. Les cellules pigmentaires, plus petites qu'à l'état normal, présentent leur arrangement régulier (Schweigger).

Lorsque le staphylôme siége dans la région du corps ciliaire et qu'il atteint le bord de la cornée ou son voisinage, il devient presque toujours la cause de la distension ou de la déchirure de la zonule de Zinn, lésion qui a fatalement pour conséquence la luxation du cristallin, son abaissement spontané ou son opacification.

Du côté du nerf optique s'observe presque constamment une excavation de son extrémité intra-oculaire, qui sera d'autant plus marquée, qu'avant le développement du processus aura existé déjà une excavation physiologique. Parfois cette excavation revêtira tous les caractères de l'excavation glaucomateuse typique; d'autres fois, au contraire, l'excavation affectera la disposition en « *assiette à soupe* » (de Græfe).

Ces lésions, parfois difficiles à observer dans leur évolution successive, lorsqu'il s'agit d'une ectasie antérieure, peuvent au contraire être suivies pas à pas lorsqu'il s'agit d'une ectasie latérale et surtout d'une ectasie postérieure, à la condition, toutefois, que les milieux réfringents ne soient pas troublés.

Là, l'observation ophthalmoscopique, notamment au moyen des différents procédés d'amplification des images ophthalmoscopiques dont nous avons parlé, permettent de suivre le processus dans toutes ses phases.

Somme toute, on le voit donc, l'examen anatomique de l'œil montre les traces manifestes d'une inflammation simultanée, intense, plus ou moins étendue, de la sclérotique, de la choroïde et de la rétine, et justifie à plus d'un titre le nom de scléro-choroïdite, sous lequel la maladie a été décrite par de Græfe, et qui devrait lui être conservé, elle seule donnant une idée complète de la maladie, tandis que toutes les autres appellations ne se rapportent qu'à des symptômes.

L'ophthalmoscope enfin nous montre presque toujours un trouble plus ou moins accusé des milieux réfringents, avec ramollissement et liquéfaction du corps vitré, surtout dans sa moitié postérieure. Au sein de ce milieu nagent de nombreux flocons filamenteux ou membraneux, débris des cellules et de la membrane hyaloïde, ou des tuniques internes plus ou moins désorganisées et détruites.

Symptômes objectifs. — La sclérectasie partielle se montre sous forme d'une ou plusieurs bosselures ou tumeurs, irrégulièrement arrondies, tantôt bleuâtres ou noirâtres, tantôt d'une teinte plombée ou gris-ardoisé, d'un volume variable, de 2 à 3 millimètres et plus de diamètre.

Ces bosselures augmentent incessamment et lentement, de sorte qu'elles peuvent finir par atteindre une grande partie du globe oculaire.

La sclérotique est demi-transparente. Parfois elle semble usée, fendillée; ses fibres sont dissociées, déjetées latéralement et entre leurs faisceaux écartés, la choroïde, recouverte seulement d'une mince membrane, semble faire hernie.

Au pourtour de la cornée s'observe une injection de fins vaisseaux confluents donnant à toute la région une teinte rouge lie de vin, tirant sur le violet, décrite par Beer, sous le nom de cercle veineux. Enfin, dans la région voisine de la bosselure ou des bosselures, se voient quelques gros vaisseaux dilatés, flexueux ou variqueux, rampant à la surface de la sclérotique (cirsophthalmie) et qui se rencontrent toutes les fois que la coque oculaire est distendue par un agent mécanique exerçant son action de dedans en dehors (glaucôme chronique absolu et ancien, tumeurs intra-oculaires).

Ajoutons que ces symptômes qui sont ceux de l'ectasie quand elle est développée et qu'elle a pris droit de cité, sont presque toujours précédés de ceux de la choroïdite partielle, c'est-à-dire de la forme grave de l'épisclérítis. Nous y avons assez longuement insisté, dans l'article précédent, pour que nous pensions pouvoir nous dispenser d'y revenir. De même, les symptômes ultimes de cette dernière maladie se rencontrent fréquemment dans l'ectasie de la sclérotique : trouble de l'humeur aqueuse, synéchies postérieures, synéchie totale, exsudat pupillaire, sclérose et insensibilité de la cornée, tous ces phénomènes peuvent se rencontrer dans la scléro-choroïdite.

Dans certains cas d'ectasie latérale, l'exagération des dimensions de la région correspondante de la sclérotique et le changement de forme du globe semblent déplacer le centre de la cornée dans le sens opposé et donnent lieu à un strabisme apparent. Si la tumeur acquiert un volume notable, elle finit par venir au contact avec la paroi correspondante de l'orbite, et de là résulte alors une véritable luxation du globe dans le sens opposé.

Les symptômes les plus intéressants à étudier sont ceux qui se montrent à l'intérieur du globe, et que l'ophthalmoscope, si les milieux réfringents sont restés transparents, nous montre avec une netteté admirable. Mais ces détails s'observant avec une bien plus grande facilité et étant particulièrement intéressants à suivre dans leur évolution lorsqu'ils se produisent au pôle postérieur de l'œil, nous renvoyons leur description au moment où nous traiterons de la myopie avec laquelle la sclérectasie postérieure est en étroite connexion. Cette manière de faire aura ce grand avantage qu'à ce moment l'aspect du fond de l'œil normal et la structure de la choroïde nous étant connus, nous éviterons ainsi les redites, toujours préjudiciables à la clarté du sujet.

Symptômes subjectifs. — Suivant que la maladie se développe lentement ou rapidement et que, par suite, les symptômes inflammatoires sont plus ou moins accusés, les symptômes subjectifs sont à leur tour plus ou moins intenses. Lorsque la maladie se développe lentement, les malades n'accusent que fort peu de troubles de la vision, et pour que ceux-ci se fassent sentir d'une façon notable, il faut que la maladie existe déjà depuis longtemps. D'autre part, les malades n'accusent alors que peu de douleurs. A peine un peu de céphalalgie, et principalement une certaine gêne lors des mouvements de rotation du globe dans le sens de l'ectasie, accompagnée d'un sentiment de distension du globe et d'une douleur pongitive peu marquée.

Mais il n'en est plus de même lorsque l'évolution de la maladie a lieu d'une façon rapide. Presque toujours, dans ce cas, l'affection est caractérisée par des symptômes subjectifs en rapport direct avec la violence des symptômes inflammatoires dont elle s'accompagne alors.

Des douleurs oculo-circumorbitaires, lancinantes, à type névralgique, irradiant vers les parties voisines, tourmentent les malades d'une façon continue et peuvent même, par action réflexe, comme dans la migraine, provoquer des vomissements opiniâtres. La sensation de tension oculaire, la douleur pongitive ou gravative est ici à son comble. Les malades accusent une sensation de propulsion du globe oculaire en avant, et cela surtout dans les cas d'ectasie totale, sensation due aux tractions que la distension du globe exerce sur les muscles droits. Le tiraillement des éléments nerveux de la rétine donne lieu à l'apparition de sensations lumineuses subjectives, à des photopsies des plus fatigantes qui tourmentent les malades d'une façon presque continue, mais dont l'effet pénible se fait particulièrement sentir la nuit ou dans l'obscurité.

Au toucher, l'œil est en totalité d'une dureté variable, suivant l'âge du sujet. Cependant, au niveau de l'ectasie elle-même il n'est pas rare de constater une sorte de fluctuation. Souvent aussi la palpation du globe, surtout au niveau de la région ou des régions où siégent les ectasies, est des plus pénibles, et peut même aller jusqu'à simuler les douleurs de la cyclite. Les mouvements du globe, et surtout certains d'entre eux dirigés dans le sens de l'ectasie, deviennent absolument impossibles. Si le buphthalmos vient à se produire consécutivement à la sclérectasie partielle, ce qu'on observe parfois, les mouvements du globe, considérablement diminués d'amplitude, ne sont plus en concomitance avec ceux de l'autre œil, le regard acquiert une fixité plus ou moins accusée, qui augmente encore l'aspect effrayant des malades.

En même temps que ces symptômes, se développe une amblyopie qui va croissant à mesure que l'ectasie progresse. Ce n'est d'abord qu'un léger nuage, accompagné de mouches volantes, tenant au trouble des milieux réfringents et à la présence au milieu du corps vitré ramolli ou liquéfié, de débris des membranes internes ou de résidus d'hémorrhagies provenant de la déchirure des vaisseaux choroïdiens. Bientôt cette amblyopie augmente par le développement de synéchies postérieures et d'exsudats dans le champ pupillaire, auxquelles s'ajoute encore parfois le trouble ou la sclérose de la cornée. Petit à petit à toutes ces causes d'amblyopie viennent se joindre une myopie ou un astigmatisme résultant des changements de forme et de dimension des tuniques de l'œil. Finalement, l'augmentation des dimensions de la sclérotique, de la choroïde et de la rétine, entraîne la distension, la disjonction et la destruction des éléments rétiniens et une cécité absolue termine la scène.

Marche, durée, terminaison. — Abandonnée à elle-même, la sclérectasie a une tendance constante au développement progressif. Après avoir envahi un point de la tunique externe de l'œil, la maladie en atteint en général d'autres. Lorsqu'elle reste bornée à une seule région, la maladie n'en a pas moins un caractère progressif des plus manifestes. Mais ce développement peut, comme nous l'avons déjà dit, survenir d'une façon lente ou d'une façon rapide. La lente progression présente une tendance plus évidente à l'arrêt de la maladie, que le développement rapide qui, au contraire, se caractérise par une tendance flagrante à la destruction et à l'envahissement successifs des différentes parties de l'œil.

De même, lorsque l'évolution est lente, l'intervention de l'art est plus souvent couronnée de succès que lors de marche rapide, la maladie résistant alors en général à toutes les actions thérapeutiques.

La marche de la maladie présente encore de notables différences, suivant l'âge du malade. Chez les jeunes sujets, en effet, l'élasticité et l'extensibilité de la sclérotique n'opposent qu'une faible résistance aux causes de l'ectasie. Chez les individus avancés en âge, la sclérotique, en proie à la sclérose sénile ou à la transformation calcaire, oppose une plus grande résistance à ces mêmes causes; aussi, comme nous le verrons bientôt, à part les traumatismes, les causes ordinaires de la sclérectasie, provoquent bien plus fréquemment chez eux les phénomènes glaucomateux que la sclérectasie. Et ceci est tellement vrai que, plusieurs fois déjà, il nous a été donné de voir des ectasies en voie de développement progressif, se transformer, à un moment donné, en véritable glaucôme. De Græfe, dans son dernier et beau mémoire sur le glaucôme consécutif, signale du reste aussi ce fait.

La sclérectasie est toujours caractérisée par la tendance à la distension continue, qu'il s'agisse d'une ectasie totale ou d'une ectasie partielle. Quoiqu'extrêmement longue dans sa marche, et bien que la distension progressive puisse faire admettre la possibilité d'une rupture spontanée de la sclérotique, à un moment donné, ce fait, croyons nous, n'a pas encore été signalé.

Quelle que soit aussi la forme qu'on ait sous les yeux, la scléro-choroïdite se termine toujours par une amblyopie plus ou moins marquée, ou même par une cécité complète, que certaines complications (décollement de la rétin- occlusion pupillaire, luxation ou opacification du cristallin) rendent encore plus redoutable, pour l'avenir de l'œil qui en est atteint.

Étiologie. — Les ectasies de la sclérotique peuvent se développer sous diverses influences. Tantôt, et ce sont les cas les plus nombreux, le staphylôme sclérotical reconnaît pour point de départ des symptômes inflammatoires francs, localisés dans la choroïde, secondairement dans la sclérotique, et alors on retrouve toujours ici les causes efficientes dont nous avons parlé pour l'épiscléritis et principalement la choroïdite partielle. Cette choroïdite partielle peut siéger en divers points du globe oculaire, mais les points qu'elle affecte le plus volontiers sont ceux où, pour des raisons anatomiques, le tissu choroïdien est plus disposé à la congestion ou à l'hypérémie passive.

Les points où les vaisseaux, dans le cas de congestion, ne sont pas libres d'augmenter de calibre sont ceux où la scléro-choroïdite d'abord, la sclérectasie ensuite, se développent le plus volontiers. Tels sont les points où les vaisseaux, afférents ou efférents, franchissent la sclérotique, tels que la région périkératique, la région postérieure et la région équatoriale. Si nous ajoutons à cela que dans les deux premiers points, en avant et en arrière, la sclérotique et la choroïde sont étroitement unies, et qu'en outre, par la présence de nombreux canalicules destinés au passage des vaisseaux en question, la sclérotique présente dans ces mêmes points une moindre résistance que dans le reste de son étendue, on comprendra facilement la plus grande fréquence de la sclérectasie antérieure ou postérieure, que de l'ectasie latérale.

A propos de l'épiscléritis, que nous avons considérée comme une conséquence de la choroïdite partielle, nous avons longuement insisté sur les causes générales qui paraissent avoir une influence efficiente sur le développement de cette maladie. Nous n'y reviendrons pas ici, et nous nous contenterons de dire que les mêmes causes qui sont les agents pathogénétiques de la choroïdite partielle, sont presque toujours aussi ceux de la scléro-choroïdite et surtout de la scléro-choroïdite antérieure.

Comme nous le verrons à propos de la myopie, cette anomalie de la réfraction a une influence toute particulière sur le développement de la scléro-choroïdite et de l'ectasie postérieure. Par les dispositions anatomiques que nous avons signalées du côté de la sclérotique, au niveau de l'entrée du nerf optique, l'enveloppe du globe oculaire présente en ce point sa moindre résistance et une structure particulièrement favorable au développement de l'ectasie.

En traitant des causes de la myopie, nous reviendrons, du reste, sur l'étiologie du staphylôme postérieur et nous entrerons alors dans des détails circonstanciés sur le mécanisme de sa production. Ces détails seront d'autant plus compréhensibles, que les conditions dans lesquelles s'exerce la vue des myopes et qui ont une si grande influence sur le développement de cette espèce d'ectasie scléroticale nous seront connues alors.

La partie antérieure, en outre, par la présence du canal de Schlemm, offre aussi une résistance bien moindre que les autres points de la tunique albuginée, aux causes qui agissent de dedans en dehors sur elle et peuvent en déterminer l'extension.

Parmi ces dernières, l'irritation des nerfs ciliaires, sous la dépendance desquels est placée la sécrétion des liquides intra-oculaires, peut provoquer, si elle a quelque durée, l'élévation de la pression intra-oculaire, et si alors, par les phénomènes inflammatoires dont nous avons parlé, la résistance du tissu scléroticaI est diminuée, l'ectasie se produira d'autant plus facilement que le sujet sera plus jeune et sa sclérotique plus élastique et plus extensible.

En outre, toutes les causes mécaniques qui, en diminuant directement et *effectivement* la résistance de l'enveloppe externe du globe oculaire, entraînent une augmentation *relative* de la pression intra-oculaire, doivent être rangées parmi les causes efficientes de la sclérectasie.

C'est pour les raisons que nous venons d'exposer qu'il est bien plus fréquent d'observer l'ectasie totale, l'hydrophthalmie ou la buphthalmie sur les très-jeunes sujets que sur les individus avancés en âge, et c'est aussi pour cela qu'on l'observe parfois à l'état congénital (*hydrophthalmus congenitus*).

C'est également pour ces mêmes raisons que la sclérectasie se rencontre fréquemment comme conséquence de traumatismes ayant modifié les conditions de structure ou de résistance de la sclérotique. Parmi ces traumatismes, les plaies, les contusions et les brûlures de la sclérotique occupent un rang important, et notamment les cas où s'observent à la fois deux de ces circonstances, c'est-à-dire les cas de plaies contuses, directes, ou par contre-coup, tiennent incontestablement la première place.

Pronostic. — La scléro-choroïdite et l'ectasie scléroticale peu étendues et à marche lente, peuvent ne pas avoir de trop fâcheuses influences sur l'organe de la vision, à la condition toutefois que les causes efficientes n'aient pas exercé leur action pendant trop longtemps.

Il n'en est plus de même lorsque les désordres produits par la maladie sont très-étendus et qu'ils se sont développés rapidement. A cet égard, l'ectasie totale, et surtout l'hydrophthalmie congénitale ou acquise, doivent toujours motiver un pronostic des plus fâcheux, car, jusqu'ici, ces deux formes de la maladie sont restées au-dessus des ressources de l'art.

Quant aux ectasies d'origine traumatique, les désordres considérables du côté des membranes internes et du contenu du globe oculaire, qui accompagnent toujours, comme nous le verrons bientôt, les traumatismes qui en sont le point de départ, font que presque toujours les lésions de cette origine sont fort graves et n'offrent que peu de ressources à l'action des moyens thérapeutiques.

Diagnostic. — Les staphylômes de la sclérotique n'offrent guère de difficultés diagnostiques que lorsque la cavité oculaire n'est pas perméable à l'examen ophthalmoscopique. Ce n'est qu'avec certaines tumeurs intra-oculaires, qui perforent parfois l'enveloppe du globe et se montrent alors sous forme de petites bosselures arrondies et noirâtres (*mélanose*, *melanosarcome*) qu'elles pourraient-être confondues, mais presque toujours alors d'autres symptômes objectifs, ou les commémoratifs, donnent la clef du diagnostic et nous y reviendrons du reste, en parlant de ces tumeurs intra-oculaires.

Traitement. — Lorsque la maladie est de date récente et que les désordres provoqués par elle sont peu étendus, on doit chercher tout d'abord à enrayer les causes de son développement. A cet égard, nous renvoyons à ce que nous avons dit à l'article précédent, où nous avons longuement exposé les règles générales du traitement.

Bien que nous ne soyons pas partisan, comme on a pu le voir, des émissions sanguines locales ou générales, contre la choroïdite partielle, il n'en est plus de même ici. Les émissions sanguines locales, à l'aide de la sangsue artificielle de Heurteloup, seront d'un heureux effet; il faudra seulement avoir soin de recommander au malade un séjour de 24 à 36 heures dans l'obscurité, après la déplétion sanguine, pour éviter la congestion des vaisseaux choroïdiens, consécutive à cette émission sanguine. Nous reviendrons du reste sur ce point avec plus de détails, à propos de la scléro-choroïdite postérieure, contre laquelle les applications de ventouses sont, pour ainsi dire, le moyen héroïque.

En outre, les mercuriaux, et particulièrement le bichlorure de mercure, à la dose de 2 milligrammes à un centigramme, matin et soir, donnent aussi d'heureux résultats. Avec les diurétiques, les laxatifs, qui doivent être employés avec le plus grand soin et avec la plus grande persévérance, ils constituent pour ainsi dire la base du traitement.

D'autre part, si la maladie parait enrayée et que les désordres produits par elle soient peu étendus, on pourra, aux moyens généraux, adjoindre quelques moyens locaux, tels que les instillations de laudanum, ou les attouchements de la surface du staphylôme avec la teinture de cantharides ou avec un crayon de nitrate mitigé, de façon à y provoquer une *irritation formatrice* (Virchow) destinée à produire à sa surface une néo-membrane propre à augmenter la résistance de la sclérotique et à empêcher l'accroissement de la tumeur (Sichel père).

Si l'iris venait à montrer des symptômes inflammatoires, une décoloration de son tissu, une restriction ou une paresse de ses mouvements, qu'il y eût tendance aux synéchies, les instillations d'atropine, et peut-être la paracentèse de la chambre antérieure, pourraient être très-utiles.

Si, malgré tous ces efforts, la maladie continuait sa marche progressive, et si cette marche devenait rapide, il faudrait avoir recours à l'iridectomie, largement pratiquée, surtout si, aux symptômes existants, se joignait l'élévation de la pression intra-oculaire, caractérisée par une plus grande dureté du globe (de Græfe). Bien entendu, l'opération devrait être suivie de l'application d'un bandage compressif, longtemps continué.

Mais quelque soin qu'on prenne pour conjurer les accidents ou pour s'opposer à leur marche progressive, il n'arrive que trop souvent que la maladie n'en continue pas moins son évolution, et bientôt surviennent des ectasies multiples ou l'ectasie totale. Il ne reste plus alors au praticien qu'à conjurer les accidents qui peuvent éventuellement survenir, à faire disparaître la gêne qu'occasionne au malade l'œil maintenant perdu et à remédier à la difformité parfois si effrayante qu'il détermine.

Certes, le moyen le plus simple, et celui qui est le plus radical, est l'énucléation de l'œil. Mais on ne doit pas oublier que c'est un moyen extrême et qui doit être réservé aux cas dans lesquels il y a déjà menace d'accidents sympathiques sur l'autre œil. En outre, et surtout dans les cas de buphthalmie, le globe oculaire, considérablement augmenté de volume, a déterminé l'atrophie partielle du tissu cellulo-adipeux de l'orbite, de sorte que la cavité qui résulte de son ablation est imparfaitement remplie par le moignon résultant de la conjonctive et des muscles oculaires, et cette circonstance rend l'application ultérieure d'un œil artificiel fort difficile.

Pour remédier à la difformité et pour faciliter la prothèse oculaire, on a donc à remplir la double indication de réduire les dimensions de l'œil ectatique et de laisser subsister un moignon suffisamment mobile et volumineux, pour que l'application de l'œil artificiel soit aussi satisfaisante que possible.

Pour atteindre ce but, trois moyens se présentent à nous; le premier consiste à pratiquer l'amputation de l'hémisphère antérieur du globe oculaire, telle que nous la décrirons plus loin. Cette méthode a le grand avantage d'être très-prompte, de laisser un moignon régulier et assez volumineux et de n'exposer à aucun danger. Vainement invoque-t-on la crainte d'une hémorrhagie consécutive. En procédant comme il sera dit plus bas, cette complication n'est pas à craindre et il me paraît inutile de prolonger l'opération par l'application de sutures, comme le conseillent Critchett, et, d'après lui, de Wecker.

Le second moyen est l'application du séton oculaire, conseillé par de Græfe. Il consiste à passer à travers le globe oculaire une anse d'un gros fil de soie et de l'y laisser à demeure pendant quelques jours, jusqu'à ce que sa présence devienne le point de départ d'une choroïdite suppurative (panophthalmite) qui déterminera ensuite un degré modéré d'atrophie ou de phthisie du globe oculaire. Mais ce moyen a de grands inconvénients. D'abord, la suppuration de la choroïde détermine parfois d'atroces douleurs et la marche de cette choroïdite est souvent fort longue. En outre, dans certains cas d'ectasie, caractérisés par une atrophie très-étendue de la choroïde, on n'arrive pas à provoquer la suppuration et alors le séjour du fil dans l'œil, peut devenir la source d'accidents d'irido-choroïdite ou de cyclite traumatique, qui retentissent sur le second œil et amènent ainsi la complication qu'on voudrait précisément éviter. Le plus sûr moyen, pour arriver rapidement et presque sans douleurs, à provoquer la phthisie du globe, consiste dans l'emploi des ponctions répétées de la sclérotique, à l'aide d'un couteau lancéolaire à arrêt (*Stop-knife* des Anglais). Seulement, nous donnons le conseil de ne pas pratiquer la ponction dans le staphylôme ou dans la sclérotique même, mais de toujours pratiquer l'opération au niveau de la région ciliaire, car les plaies pénétrantes de cette région qui divisent la sclérotique et le corps ciliaire sont *toujours et fatalement* suivies de la phthisie lente du globe.

Mais, pour plusieurs raisons que nous allons dire maintenant, nous préférons de beaucoup l'amputation de l'hémisphère antérieur du globe aux deux autres méthodes du séton et des ponctions, pour réduire le volume du globe oculaire.

Nous rejetons les méthodes provoquant la phthisie du globe, parce qu'il est bien démontré aujourd'hui que les yeux phthisiques deviennent presque toujours le point de départ de l'ossification de la choroïde. Or les ossifications finissent tôt ou tard par jouer le rôle de corps étranger, et deviennent souvent le point de départ d'accidents cyclitiques, qui nécessitent finalement l'énucléation. D'autre part, bien qu'au point de vue de la prothèse (voyez plus loin, l'excellent article de M. Boissonneau fils) les meilleurs moignons soient ceux qui succèdent à l'atrophie simple du globe où celui-ci a perdu le *moins possible de son volume*, la présence de la cornée, riche en nerfs, susceptibles de s'irriter facilement et de devenir ainsi le point de départ des accidents cyclitiques que nous redoutons, nous semble encore devoir faire rejeter les méthodes dont nous parlons.

L'amputation, au contraire, donne un résultat presqu'aussi satisfaisant, au point de vue de la prothèse, lorsqu'elle n'est pas trop étendue et qu'elle est suivie de l'expulsion du corps vitré. Il est même avantageux de chercher à obtenir alors la suppuration de la choroïde, qui n'est plus très-douloureuse, à cause de la large voie, ouverte en avant, au pus sécrété par la membrane vasculaire. En outre jamais nous n'avons encore vu de cas où l'amputation, ayant été faite suivant les règles, nous ayons été obligé d'énucléer ultérieurement le moignon qui en était résulté.

Consultez : SCHIESS-GEMUSEUS, *Zur pathologischen Anatomie des vorderen Scleralstaphyloms*, A. f. O., Bd., XI, abt. 2, p. 47-83. — SCHWEIGGER, *Handbuch der speciellen Augenheilkunde*, p. 331-334. Berlin, 1875. — SCHWEIGGER, *Vorlesungen über den Gebrauch des Augenspiegels*, p. 81-87. Berlin, 1864. — STELLWAG VON CARION, *Lehrbuch der praktischen Augenheilkunde*, p. 382-393. Wien, 1870. — SICHEL père, A. f. O., Bd. III, abt. 2, p. 211-257. — SICHEL père, *Iconographie ophthalmologique*, § 650-653, p. 521-528, obs. 185-188, pl. LI, fig. 1, 2, 3 et 4.

ART. 3. — LÉSIONS DE LA SCLÉROTIQUE.

Les lésions de la sclérotique forment deux catégories distinctes.

1° Celles produites par des instruments piquants ou tranchants, généralement décrites sous le nom de *blessures*, et 2° celles qui résultent de l'action d'un corps contondant, généralement désignées sous le nom de *ruptures*.

Les blessures de la sclérotique ne présentent de gravité qu'au point de vue de leur étendue, de leur siége et de leurs complications.

Des plaies même très-étendues, mais superficielles, de la sclérotique, guérissent avec une étonnante rapidité et ne provoquent qu'à peine quelques symptômes du côté de la conjonctive, et encore ces derniers tiennent-ils bien plutôt à la lésion simultanée de la membrane muqueuse elle-même.

Quelques plaies pénétrantes, peu étendues, peuvent guérir rapidement, surtout si ces plaies ont une direction méridienne, car alors les tractions des muscles droits tendent à en affronter les bords, tandis que les mêmes muscles, au contraire, tendent à disjoindre, à faire bâiller les lèvres de la solution de continuité, lorsqu'elle présente une direction dans le sens équatorial du globe.

Si les plaies scléroticales sont compliquées de blessures simultanées de la cornée, du corps ciliaire, de la choroïde ou de la rétine, elles peuvent avoir les plus graves conséquences. A cet égard même, les plaies qui siégent à la réunion de la sclérotique et de la cornée, et qui en même temps atteignent les parties sous-jacentes, le corps ciliaire, sont les plus sérieuses, car elles deviennent toujours la cause de désordres intra-oculaires graves, qui en entraînent fatalement l'atrophie.

Le traitement des blessures de la sclérotique est en général fort simple. Si la tunique albuginée est seule intéressée, la simple occlusion de l'œil par le bandage contentif suffira pour assurer la guérison en quelques jours. Si les parties sous-jacentes (iris, choroïde, corps vitré) ont été atteintes simultanément et font procidence au dehors, on devra faire l'ablation aussi exacte que possible des parties herniées et on fera suivre leur résection de l'application du même bandage. Dans le cas de procidence du corps vitré, il sera peut-être préférable de remplacer l'excision par la cautérisation de la surface faisant saillie, pratique qui aura pour résultat de faire atrophier la partie herniée et de s'opposer à la reproduction de l'accident (Sichel père).

Enfin, si la plaie scléroticale était fort étendue, on devra peut-être en faire la suture (de Wecker). Mais nous ne saurions trop recommander une sage réserve pour l'emploi de ce moyen qui est loin d'être aussi inoffensif qu'il le semble de prime abord.

Si les blessures de la sclérotique par des instruments piquants ou tranchants ne présentent en général que peu de gravité, il n'en est pas de même des *ruptures* par contre-coup.

La rupture de la sclérotique détermine presque toujours des désordres tels qu'elle peut être considérée comme l'un des accidents les plus graves qui puissent atteindre le globe oculaire.

Généralement la rupture de la sclérotique résulte de l'action d'un corps obtus et contondant; elle est causée par un coup de poing ou de bâton, ou par un corps lancé contre le globe, une pierre par exemple. D'autres fois le malade se heurte contre l'angle d'un meuble ou contre un objet saillant quelconque. La solution de continuité a généralement son siége à la partie interne ou supéro-interne de l'œil. On ne la rencontre que rarement du côté externe et ceci s'explique aisément.

De toutes parts en effet, excepté du côté de la tempe, le globe oculaire est protégé par des plans osseux situés plus en avant que lui, et qui dans le cas de traumatismes parent ou amortissent le choc.

Du côté externe, au contraire, la paroi orbitaire va en fuyant et se trouve sur un plan postérieur à celui de l'œil. Si donc le choc vient de ce côté, la coque oculaire sera la première atteinte, et, comprimée entre l'agent traumatique et la paroi orbitaire interne, elle se rompra du côté de celle-ci. La rupture de la sclérotique ne se fait du côté où l'œil a été frappé que lorsque l'agent traumatique est un corps piquant ou tranchant plus ou moins aigu. La solution de continuité a presque toujours son siége près du point de jonction de cette membrane avec la cornée.

Selon que la coque oculaire a été incomplétement ou complétement rompue, c'est-à-dire, selon que la choroïde a été ou non comprise dans la déchirure, le résultat diffère :

1° Si la choroïde n'a pas été rompue, et qu'elle vienne seulement faire procidence entre les lèvres de la plaie, les parties internes de l'œil sont simplement déplacées dans la direction de la solution de continuité. Le cristallin est poussé vers la partie supéro-interne du globe oculaire, où son bord correspondant vient se loger dans la cavité postérieure de la procidence choroïdienne; en outre, la zonule de Zinn qui le maintient en position, étant rompue ou distendue par le choc, la nutrition du cristallin est entravée et il devient opaque.

L'iris, elle aussi, est presque toujours grièvement atteinte dans cette lésion; toute sa portion correspondante est, comme le cristallin, entraînée vers la solution de continuité, par suite de la rupture de l'équilibre entre la pression intra et extra-oculaire, au détriment de la première; elle s'échappe par la plaie et concourt avec la choroïde à la formation tantôt d'une procidence qui se présente entre les lèvres de la plaie, comme un bourrelet bleuâtre, ardoisé, vertical et plus ou moins large, tantôt, lorsque les lèvres de la plaie n'ont pas été notablement écartées, comme une simple bande peu élevée, offrant la même coloration bleu-ardoisé.

L'exsudation qui se fait entre les lèvres de la plaie établit des adhérences entre celle-ci et l'iris herniée, d'où résulte la formation d'un staphylôme; la pupille est déformée, agrandie, tiraillée vers la blessure et le reste de l'iris présente la forme d'un croissant plus ou moins délié, dont la concavité regarde la rupture. Quelquefois aussi, mais très-rarement, on voit survenir une mydriase traumatique complète par suite de la rétraction extrême de l'iris vers ses attaches ciliaires.

Le corps ciliaire, lorsque la rupture siége près du bord cornéen, est presque toujours atteint aussi dans cette lésion, et nous verrons bientôt, en nous occupant des plaies du corps ciliaire, que c'est cette lésion qui constitue le plus grand danger des accidents dont nous parlons ici. Quant à la rétine, elle n'est que très-rarement déchirée, mais elle peut devenir le siége d'un décollement, lésion tout aussi grave que la déchirure.

Bientôt après l'accident survient un travail d'adhérence, entre la choroïde et la sclérotique, en tout analogue à celui qui a lieu entre l'iris et la cornée, lorsque après une perforation traumatique ou spontanée de cette dernière, il est survenu une procidence de l'iris qui détermine un staphylôme iridien.

2° Lorsqu'au contraire la choroïde a été rompue avec la sclérotique, le cristallin est souvent poussé, à travers la solution de continuité; seulement, ici encore, il peut occuper deux positions différentes : ou il est complétement poussé au dehors, et se place sous la conjonctive, ou bien il reste fixé entre les lèvres de la plaie.

Lorsque le cristallin est chassé par l'ouverture et vient se placer sous la conjonctive, laquelle à cause de sa laxité, n'est jamais déchirée, on voit dans ce cas, sous cette membrane, une sorte d'élévation rosée, jaunâtre, comme vésiculeuse, hyaline, de forme demi-sphérique et présentant un aspect semblable à une petite tumeur, ou à un petit kyste, et comme cette affection est rare et offre un aspect tout à fait insolite, une erreur de diagnostic est facile et peut être commise.

Lorsque le cristallin reste seulement fixé entre les lèvres de la plaie, il est facile de le reconnaître, car l'une de ses moitiés se voit par transparence sous la conjonctive, et l'autre moitié restée dans la partie interne de la chambre antérieure apparaît dans l'espace pupillaire ; s'il ne s'est pas fait dans la chambre antérieure d'épanchement sanguin, qui en empêche la perméabilité aux rayons lumineux, l'ophthalmoscope montre les signes de la luxation du cristallin. Ce dernier cas est tellement rare, qu'à ma connaissance, il n'existe que celui publié par mon père (1).

Outre la luxation du cristallin, la rupture de la sclérotique se complique souvent d'issue plus ou moins abondante du corps vitré. Quelquefois même, une certaine partie de ce milieu, surtout chez les jeunes sujets, fait hernie et reste enclavée entre les lèvres de la plaie.

Presque toujours aussi, et surtout lorsqu'il y a déchirure de la choroïde ou du corps ciliaire, il y a lésion des vaisseaux sanguins, d'où hémorrhagie plus ou moins abondante dans la cavité du globe (*hémophthalmos*). Ce sang subit toujours les différentes transformations des caillots, et augmente encore la gravité de l'accident parce que la résorption de ses parties fluides et la rétraction de ses résidus déterminent presque toujours un décollement de la rétine ou du corps vitré par attraction.

Les ruptures de la sclérotique empruntent en outre une très-grande gravité aux lésions locales dont la sclérotique, la choroïde et le corps ciliaire peuvent être le siége. Presque toujours, en effet, il résulte de ces plaies un processus inflammatoire adhésif et ectatique de ces deux membranes, par diminution de la résistance de l'enveloppe extérieure du globe, et il se fait alors un staphylôme sclérotical avec toutes ses conséquences.

Enfin l'issue du cristallin, surtout celle du corps vitré, lorsque la perte de celui-ci a dépassé un tiers de sa totalité, devient presque toujours la cause du retrait et du décollement de la portion restante, qui devient à son tour le point de départ du décollement de la rétine.

Dans la majorité des cas, les ruptures de la sclérotique sont la cause de la perte absolue et incurable de la vue. Il survient, en effet, une amaurose traumatique incurable, causée par les désordres multiples que nous avons signalés chemin faisant.

La vision peut pourtant se rétablir toutes les fois que la rétine n'a pas été atteinte par la contusion ou ses conséquences et qu'il ne s'est pas fait de désordres intra-oculaires graves, tels qu'épanchement de sang, issue du corps vitré, etc.

Malheureusement aussi, et notamment quand il s'est produit une plaie ou une violente contusion du corps ciliaire, le rétablissement de la vue n'est que passager, et bientôt survient la phthisie du globe.

Le traitement, suivant les trois groupes que nous avons décrits, ne diffère guère que sous le rapport chirurgical.

Si la choroïde n'a pas été déchirée, on appliquera un bandage compressif très-exact, comme après l'opération de la cataracte; ce bandage sera levé toutes les 12 ou au moins toutes les 24 heures. Si la choroïde fait une volumineuse hernie, entre les lèvres de la plaie scléroticale, la compression devra être plus énergique. S'il se produit une violente réaction inflammatoire qui fasse redouter la suppuration de la choroïde, on prescrira l'application de 15 à 20 sangsues à la tempe, un purgatif et des onctions d'onguent napolitain

(1) *Iconog. ophht.* Pl. XIX, fig. 3. Obs. 70, p. 10.

sur le front et la tempe et même sur d'autres points du corps (cure d'inouctions), en un mot un traitement antiphlogistique et dérivatif énergique.

Si le cristallin était luxé sous la conjonctive, ou entre les lèvres de la solution de continuité, on en pratiquerait l'extraction, après avoir incisé la conjonctive.

Dans le cas de hernie de l'iris, celle-ci serait excisée, non-seulement au ras des bords de la plaie, mais il faudrait l'attirer au dehors et l'exciser aussi exactement que possible; quelques frictions sur la région de la plaie seraient destinées à faire rentrer les extrémités de l'iris.

Dans le cas où la choroïde serait déchirée ou herniée elle-même, on devrait en agir pour elle comme pour l'iris.

Il n'est pas rare, lorsqu'il s'est formé un staphylôme, à la suite d'une rupture de la sclérotique et de la choroïde, de voir subsister une petite fistule résultant d'une réunion incomplète de la plaie.

Par cette fistule, l'humeur aqueuse s'infiltre sous la conjonctive, la soulève et forme une sorte de vésicule plus ou moins volumineuse, remplie de liquide (voy. Kyste de la conjonctive). On doit inciser cette petite vésicule, exciser très-exactement toute la conjonctive qui en forme la paroi antérieure, mettre à nu la plaie scléro-choroïdienne, la cautériser avec un crayon pointu de nitrate d'argent et neutraliser avec soin l'excédant du caustique.

Si malgré tout il se développait un staphylôme, le traitement ne devra être destiné qu'à l'empêcher de grossir, en employant les moyens dont nous avons parlé à l'article précédent.

ART. 4. — OPÉRATIONS QUI SE PRATIQUENT SUR LA SCLÉROTIQUE.

A. — *Amputation du globe oculaire.*

Instruments. 1° Une paire d'élévateurs en métal.

2° Un kératome triangulaire de Richter, grand modèle (couteau à staphylôme).

3° Une érigne ou crochet à staphylôme de Richter.

4° Une paire de pinces à griffes.

5° Une paire de ciseaux de Cooper, courbes sur le plat.

Manuel opératoire. 1er *temps.* — Le malade étant couché sur le dos et légèrement anesthésié, de façon à perdre seulement conscience, vu la rapidité de l'exécution de l'opération, un aide, au moyen des élévateurs, écarte les paupières aussi largement que possible. Le chirurgien, assis sur le bord du lit, au-devant du malade pour l'œil gauche et sur un siége en arrière de la tête du patient pour l'œil droit, accroche le centre de la cornée avec l'érigne et attire le globe en avant. Saisissant alors le kératome comme une plume à écrire, le tranchant tourné en haut, il enfonce le couteau dans la coque oculaire du côté de la tempe et à trois, ou, au maximum, à quatre millimètres du bord de la cornée.

On doit avoir soin de maintenir le plat de l'instrument exactement horizontal, de façon à en faire ressortir la pointe dans le point de la coque oculaire symétrique à celui par lequel elle a pénétré, c'est-à-dire à trois ou quatre millimètres du bord interne de la cornée. Poussant alors le couteau en avant, puis le retirant alternativement, le chirurgien par une série de mouvements de scie, aussi rapides que possible, sectionne toute la partie supérieure de l'hémisphère antérieur du globe.

2me *temps*. Le chirurgien échange l'érigne et le couteau contre la pince et les ciseaux. Il saisit la portion de sclérotique détachée avec la pince, l'attire en avant, et la tend fortement. Puis en deux ou trois coups de ciseaux, il détache le restant de la portion à retrancher, par une section demi-circulaire parfaisant la section supérieure.

3me *temps*. Pendant que l'aide continue à écarter les paupières, le chirurgien enfonce l'extrémité de ses deux index dans les culs-de-sac supérieur et inférieur de la conjonctive, entre les parois correspondantes de l'orbite, et la coque oculaire, et par une pression des deux doigts l'un vers l'autre, il expulse tout le corps vitré resté dans les vestiges de la coque oculaire. L'opération est alors terminée.

Pour éviter l'hémorrhagie, il suffit d'exercer pendant quelques minutes une compression digitale énergique *à travers la paupière supérieure*, au moyen d'une éponge grosse comme un œuf et modérément humide. Au bout de 6 à 8 minutes, cette compression digitale est remplacée par une compression permanente au moyen de charpie et d'une bande de toile, mais *toujours par-dessus les paupières*. Cet appareil est laissé en place deux jours.

Au bout de ce temps, on applique sur le moignon des cataplasmes émollients et, généralement au bout de 24 à 48 heures, quelques symptômes généraux annoncent la suppuration choroïdienne, qui se montre bientôt et suit son cours habituel, mais en provoquant bien moins de douleur que lorsque la coque oculaire est intacte.

B. — Énucléation du globe oculaire.

Le procédé d'énucléation du globe oculaire aujourd'hui généralement en usage est celui de Bonnet (de Lyon). Il consiste à extraire le globe de la cavité orbitaire, en respectant les muscles, la conjonctive et l'aponévrose orbito-oculaire.

INSTRUMENTS. — 1° Une paire d'élévateurs en métal;

2° Une pince à griffes ;

3° Une paire de ciseaux de Cooper, courbes sur le plat;

4° Une paire de pince à dents de scie, à mors larges et à verrou d'arrêt;

5° Un crochet à strabisme ;

6° Une paire de ciseaux courbes sur le plat, forts et à pointes mousses;

1er *temps.* — Le malade, couché sur le dos, est soumis à l'anesthésie complète par le chloroforme. Un aide écarte les paupières, aussi largement que possible, à l'aide des élévateurs. Le chirurgien, placé comme pour l'amputation du globe, soulève, du côté du grand angle de l'œil, un pli de conjonctive à l'aide de la pince et y fait, au moyen de la pointe des ciseaux de Cooper tenus la courbure en dessous, une boutonnière. Puis, pénétrant par cette boutonnière sous la conjonctive, il décolle celle-ci dans toute l'étendue du grand angle, de façon à mettre le muscle droit interne largement à nu.

2e *temps.* — Le chirurgien échange les ciseaux contre le crochet à strabisme, qu'il passe sous le muscle mis à nu et charge celui-ci. Cela fait, il quitte la pince à fixer et passe le crochet dans la main gauche. S'armant alors de la grosse pince à verrou, il saisit, à l'aide de celle-ci, tout le tendon du muscle, entre le crochet et l'insertion, confie cet instrument à un aide, puis reprenant les ciseaux il sectionne le muscle en arrière du crochet. La pince et l'extrémité musculaire vont maintenant devenir un puissant moyen de traction sur le globe. Cela fait, le chirurgien reprend le crochet à strabisme et l'insinuant sous la conjonctive, il coupe successivement celle-ci et l'insertion des muscles droit supérieur et droit inférieur, pendant que l'aide attire le globe dans la direction opposée au moyen de la grosse pince. A ce moment le globe oculaire n'est plus maintenu en position que par le nerf optique, le muscle droit externe et les deux muscles obliques.

3e *temps.* — Le chirurgien change de place et passe derrière la tête du malade pour l'œil gauche et au-devant de lui pour l'œil droit. Saisissant la grosse pince jusque-là confiée à l'aide, il luxe autant que possible le globe en dehors. Échangeant alors les ciseaux de Cooper contre les gros ciseaux à pointes mousses, il en écarte légèrement les branches, et les conduit sur le doigt indicateur le long de la sclérotique. Dès que le doigt sent le nerf optique, les branches des ciseaux sont écartées, le globe attiré le plus possible en avant, le nerf reséqué *aussi loin que possible de la sclérotique.*

Dès que le nerf est coupé, le globe se luxe complétement en dehors, et il ne reste plus à l'opérateur qu'à terminer l'opération *en sectionnant les trois muscles restants d'un seul coup de ciseaux.*

Pratiquée d'après cette légère modification, l'opération à partir du moment où l'anesthésie est complète, *ne dure à peine qu'une minute.*

Aussitôt l'opération terminée, on procède au pansement de la même façon que pour l'amputation. Il faut bien se garder surtout de *bourrer* la cavité orbitaire avec des boulettes de charpie, ainsi que le font quelques chirurgiens. Le moindre inconvénient de cette pratique est de provoquer la suppuration et le bourgeonnement, qui réduit la cavité, altère le moignon musculo-conjonctival et fait perdre au malade les bénéfices de ce joli procédé opératoire.

En général, en procédant comme nous le conseillons, la cicatrisation est complète en quatre à cinq jours.

SECTION II.

MALADIES DE LA CORNÉE.

ART. 1er. — DE L'INFLAMMATION DE LA CORNÉE OU KÉRATITE EN GÉNÉRAL.

L'inflammation de la cornée présente un intérêt spécial, non-seulement en raison de sa fréquence et des désordres souvent fort graves qui en sont la conséquence, mais encore en raison du rôle considérable qu'elle a joué, depuis quelque temps surtout, dans les diverses théories de l'inflammation en général, par suite des travaux remarquables de Virchow et de son ancien élève Conheim.

Nous croyons donc indispensable d'entrer à ce sujet dans quelques détails un peu plus circonstanciés que nous ne l'avions fait jusqu'ici dans les autres parties de cet ouvrage, et de montrer quel est aujourd'hui, en résumé, l'état de la question, qui est encore loin d'être complétement élucidée. Nous verrons, en effet, que des hommes éminents, dont la parole fait à juste titre autorité dans la science, ont pu nier cette inflammation d'une façon absolue, ce qui s'explique d'ailleurs facilement par l'hésitation dans laquelle on se trouve encore relativement à la nutrition de la cornée et à sa structure spéciale.

Les symptômes du quadrilatère de Celse « *rubor-calor-tumor-dolor* », ne pourront pas nous être d'une grande utilité pour caractériser la kératite, en raison de l'impossibilité où l'on est de les constater tous.

D'ailleurs, il est reconnu aujourd'hui que ces symptômes ne sont pas suffisamment pathognomoniques de l'inflammation et qu'ils ne peuvent servir de base à une démonstration.

C'est donc au processus anatomo-pathologique seul que nous demanderons les caractères nécessaires pour arriver à notre but.

Or l'interprétation de ce processus varie suivant chaque théorie de l'inflammation en général, et nous sommes obligé d'examiner, comment on doit le comprendre dans les trois théories aujourd'hui en présence, celle de Robin, celle de Virchow et celle de Conheim.

Nous commencerons par la théorie de Robin, la plus ancienne, appelée aussi *théorie de l'exsudat*, théorie française, bien qu'elle compte des partisans parmi les anatomo-pathologistes de tous les pays, et qu'elle ait pris ses premières origines en Allemagne.

Pour Robin donc, l'inflammation étant un phénomène complexe, se rattachant surtout à la circulation, serait constituée primitivement par une dilatation des capillaires, à laquelle succèdent bientôt des modifications vitales.

La cornée qui, à l'état adulte, est dépourvue de vaisseaux, ne pourra pas s'enflammer, et nous trouvons dans le Dictionnaire de Littré et Robin, que ce que l'on désigne habituellement sous le nom de kératite est une affection dans laquelle la cornée offre diverses altérations et divers troubles de nutrition, à la suite de l'inflammation des membranes vasculaires de l'œil, telles que la conjonctive, la choroïde et même l'iris.

Les vaisseaux de nouvelle formation que l'on remarque dans ce cas, au-dessous de l'épithélium cornéen, et qui sont l'origine de l'exsudat amorphe ou même fibro-plastique qui vient troubler la transparence de la membrane vitreuse, doivent être considérés comme le développement anormal du réseau capillaire qui se rencontre sur la cornée du fœtus.

Bien que cette manière de voir soit soutenue avec un rare talent par son auteur, et qu'elle concorde assez exactement avec les phénomènes observés dans les tissus vasculaires, elle ne compte plus aujourd'hui qu'un petit nombre de partisans, aussi n'insisterons-nous pas sur ce point et arriverons-nous de suite à la théorie de Virchow, celle qui est encore aujourd'hui la plus généralement admise.

Dans cette théorie, l'inflammation n'est plus un phénomène primitivement vasculaire, mais bien une exagération de l'activité propre des éléments histologiques.

Dès lors, à l'aide de cette hypothèse, la possibilité d'une inflammation de la cornée, comme celle de toutes les membranes non vasculaires d'ailleurs, devient très-facile à concevoir, et pour en comprendre la pathogénie, il suffit d'observer les modifications qui surviennent dans la cornée, lorsque ses éléments histologiques sont sous l'influence de cette suractivité vitale, de cette irritation fonctionnelle qui caractérise l'inflammation.

Dans ce but, on la soumet à l'une des nombreuses causes qui amènent constamment l'inflammation dans les tissus vasculaires, en appliquant artificiellement à sa surface un agent irritant, physique ou chimique, un crayon de nitrate d'argent, par exemple.

Voici, d'après Virchow, ce que l'on observe alors : au fur et à mesure qu'on se rapproche du point lésé, on constate une plus grande abondance dans la quantité de liquide absorbé par les corpuscules qui deviennent de plus en plus volumineux, comme dans l'hypertrophie simple, et perdent leur transparence, par suite de l'augmentation du nombre des particules graisseuses contenues dans le liquide. Si l'irritation n'a pas été très-intense, le processus reste borné à cette modification première qui peut-être désignée sous le nom d'*irritation nutritive* : les liquides sont peu à peu résorbés et les parties rentrent dans leur état normal.

Dans le cas, au contraire, où la cause traumatique a agi avec une intensité plus grande, à l'irritation nutritive succède une *irritation formatrice,* qui se reconnaît aux signes suivants : le noyau des cellules, d'abord mince et ratatiné, devient globuleux, pendant que le plasma qui l'entoure devient granuleux; puis le noyau devient semblable à un bâtonnet, il s'étrangle dans le voisinage de la partie médiane, et se divise en deux parties qui se subdivisent à leur tour en un nombre plus ou moins considérable de nouveaux éléments, variable suivant chaque cas particulier.

Le protoplasma, de son côté, se segmente en autant de portions qu'il y a de nucléoles, et il en résulte une véritable prolifération endogène de cellules, analogue à celle qui se produit chez l'individu à l'état physiologique pendant le premier âge et en vertu d'une irritation qui nous échappe complétement et que Virchow appelle *irritation de croissance.*

Ces phénomènes, je le répète, sont dûs à une modification particulière des tissus et non à une modification des vaisseaux, ainsi que le démontre la section du grand sympathique, qui tout en augmentant la circulation dans les organes auxquels ce nerf se distribue, ne produit nullement la prolifération cellulaire.

Mais, sous l'influence de cette prolifération anormale, de ce *mouvement tumultueux de nutrition*, ainsi que l'appelle très-ingénieusement G. Sée, les produits ne tardent pas à être en abondance telle, que les matériaux de nutrition qui arrivent à la cornée par ses parties latérales et par sa face postérieure, deviennent insuffisants. La plupart des jeunes cellules subissent dès-lors la dégénérescence graisseuse et prennent les caractères des globules pyoïdes, dont la présence augmente l'opacité de la cornée, pendant que d'autres continuent à évoluer, et contribuent à la réparation du tissu enflammé.

Reste à expliquer la formation des vaisseaux dans l'épaisseur de la cornée. Sur ce point encore, les auteurs qui ont admis la théorie de Virchow ne sont pas d'accord. Pour Kaltenbrünner, les corpuscules sanguins se forment au milieu du tissu nouveau, et peu à peu, grâce à leurs mouvements propres, ils se traceraient un sillon qui serait l'origine des vaisseaux nouveaux.

Pour Rindfleisch, au contraire, tout en reconnaissant que les vaisseaux naissent au milieu du tissu nouveau, il admet qu'ils sont produits par un certain nombre de cellules proliférées elles-mêmes, qui au lieu de passer à l'état de globules pyoïdes, se déposeraient en séries linéaires, et se souderaient bout à bout pour communiquer ensuite les unes avec les autres, et avec les vaisseaux du voisinage. Leurs parois formeraient ainsi la membrane anhiste des nouveaux capillaires.

Quant à la question de savoir sous quelle influence ces cellules nouvelles, servant à produire des vaisseaux, deviennent globules de pus ou même achèvent de s'organiser, il est encore impossible de l'indiquer d'une façon certaine; néanmoins on peut admettre avec His que ce sont celles qui par leur situation éloignée des vaisseaux, par leur trop abondante prolifération, sont les plus gênées dans leur nutrition, qui deviennent globules de pus, tandis que les autres servent à la prolifération des vaisseaux nouveaux.

Cela explique comment les vaisseaux naissent d'abord sur les parties périphériques de la cornée, et n'atteignent le centre que consécutivement.

Le ramollissement du tissu cornéen et sa mortification, qui ont pour conséquence la disparition d'un certain nombre de ses lamelles et la formation d'ulcères, s'expliquent par la gangrène véritable qui envahit les parties où la prolifération cellulaire a été telle, que la nutrition y est à peu près totalement interrompue.

Les travaux de Virchow et sa théorie sur l'inflammation des tissus en général, ainsi que sa manière de voir sur l'inflammation de la cornée en particulier, déterminèrent des recherches nombreuses, qui toutes vinrent confirmer les résultats obtenus. Nous n'avons pas l'intention d'indiquer tout ce qui a été fait sur ce sujet; nous nous bornerons à indiquer les recherches faites par Iwanoff, et qui sont relatives, non plus au tissu de la cornée en général, mais bien à son épithélium.

Il résulte des travaux de l'ophthalmologiste russe, que la prolifération cellulaire de l'épithélium cornéen est très-rare, et dans les cas où l'on excite la surface de cette membrane, ce sont d'abord les cellules du tissu propre de la cornée qui subissent l'influence de l'irritation formatrice, et qui viennent par migration s'accumuler sous la membrane de Bowman. Néanmoins les cellules épithéliales peuvent être atteintes à leur tour, mais dans ce cas, la segmentation de la cellule elle-même n'a pas été observée.

Tel était l'état de la question en 1867. La théorie de Virchow paraissait devoir rallier bientôt la totalité des physiologistes et des médecins; il semblait qu'il n'y eut plus que des points de détail à résoudre, dans l'histoire de la kératite, lorsque parut un mémoire de Conheim, qui vint jeter un jour nouveau sur la question de l'inflammation en général et sur celle de la kératite en particulier.

Les résultats obtenus par Conheim ont été vérifiés depuis lors par bon nombre de physiologistes.

Vulpian, entre autres, les a exposés comme ceux qui lui paraissaient les plus certains, dans son cours à la Faculté de médecine en 1871; il en a en outre fait le sujet d'une communication à l'Académie, d'après les recherches de Hayem.

Il nous paraît donc indispensable d'entrer dans quelques détails sur ce sujet.

Conheim a répété les expériences de Virchow sur la cornée, c'est-à-dire qu'il y a déterminé une irritation sous l'influence d'agents physiques et chimiques, et ce n'est guère que dans l'interprétation des phénomènes observés qu'il diffère d'opinion avec son maître, le célèbre professeur de Berlin, prouvant ainsi combien est vrai l'aphorisme d'Hippocrate : « *Experientia fallax* », puisque deux hommes éminents peuvent arriver à une interprétation diamétralement opposée pour un fait également bien observé par chacun d'eux.

Lorsque l'on fait passer un fil dans le globe oculaire d'un animal, ou mieux encore, lorsqu'on touche la surface de la cornée, soit avec un pinceau imbibé de teinture de cantharides, soit avec un crayon de nitrate d'argent, on voit bientôt se développer un trouble, une opacité qui débute vers la périphérie de la cornée, mais qui gagne peu à peu le point où a été produite l'irritation.

Dans le cas où on s'est servi du nitrate d'argent, ce point de la cornée est devenu noir dans ses espaces intercellulaires, tandis que les cellules elles-mêmes sont restées transparentes. Si l'on examine alors au microscope l'organe ainsi atteint de kératite traumatique, on reconnaît que cette opacité est due à la présence d'éléments renfermant un ou plusieurs noyaux et qui ne sont autre chose que des corpuscules de pus.

Inutile de dire que l'opacité est proportionnelle au nombre de ces globules. Ces résultats, on le voit, sont ceux-là même qui ont donné l'idée de la théorie cellulaire.

Mais si l'on pousse plus loin l'examen, on constate tout d'abord que ces globules de pus ressemblent d'une façon étrange aux globules blancs du sang, et si l'on a eu le soin de placer une portion de cornée détachée de l'œil de l'animal, dans de l'humeur aqueuse ou dans le sérum iodé de Max Schultze, on ne tarde pas à voir que les corpuscules de la cornée paraissent normaux, quant à leur forme, à leurs prolongements et à leur éclat brillant particulier. Ces phénomènes sont d'autant plus manifestes que le traumatisme n'aura pas été porté sur la cornée elle-même, comme cela a lieu par exemple, lorsque l'on examine la kératite consécutive à la panophthalmite qui résulte du passage d'un fil à travers le globe de l'œil tout entier.

En outre, tandis que la disposition des corpuscules ne diffère pas de celle à l'état normal, les globules de pus sont irrégulièrement distribués, tantôt disséminés, tantôt réunis par groupe; leur position d'ailleurs est variable, en raison des mouvements propres dont-ils sont animés, et quelques-uns d'entre eux, après s'être déplacés, permettent d'apercevoir un corpuscule qu'ils avaient caché jusque-là.

Le phénomène inverse peut se produire, c'est-à-dire qu'un corpuscule jusque-là nettement visible, dans le champ du microscope, peut se trouver tout à coup caché pour l'œil de l'observateur par l'interposition d'un ou de plusieurs globules de pus. C'est pour cette raison que Conheim a proposé de désigner les premiers sous le nom de *corpuscules fixes*, et les seconds sous le nom de *corpuscules migrateurs*. Leur nombre peut être tel qu'ils semblent constituer à eux seuls tous les éléments de la cornée.

Dans toute la partie de la cornée non encore envahie par l'opacité, et qui se trouve entre l'eschare et la périphérie, les éléments ont conservé leur disposition physiologique.

De tout ceci, il résulte que les corpuscules du pus ne sont pas formés aux dépens des éléments de la cornée, qu'ils proviennent des parties vasculaires voisines, et que ce sont vraisemblablement des globules blancs du sang. Ceci, on le voit, nous ramène à la théorie vasculaire de l'inflammation de Robin, avec cette différence cependant que l'on admet que les produits et les éléments inflammatoires sont sortis des vaisseaux de la région lorsqu'elle est vasculaire, ainsi que cela a pu être observé sur le mésentère des grenouilles, tandis qu'ils proviennent des vaisseaux du voisinage lorsque la région n'est pas nourrie par un système de vaisseaux propres, comme dans la cornée, par exemple.

Il nous reste à indiquer les expériences qui sont venues confirmer cette manière de voir, puis à expliquer la sortie des globules hors des vaisseaux.

Pour prouver que les globules de pus de la kératite ne sont bien réellement autres que les globules blancs sortis des vaisseaux, Conheim injecte dans le sac lymphatique d'une grenouille du bleu d'aniline qui jouit de la propriété de colorer les globules blancs du sang, et rien que ces globules; puis il irrite la cornée de l'animal en expérience.

Lorsque l'irritation lui paraît suffisante, il examine au microscope, et, ainsi que la théorie le lui avait fait supposer, il constate que quelques-uns des globules de pus qu'il rencontre alors dans la cornée sont colorés en bleu.

Sans doute cette expérience a une grande valeur, mais on ne saurait la considérer comme suffisamment démonstrative. On conçoit fort bien, en effet, que la matière colorante introduite dans le sang puisse transsuder au travers des parois vasculaires, en même temps que les liquides du sang, et vienne colorer les globules de pus, qui avaient cependant pris naissance dans l'épaisseur même de la cornée, comme dans la théorie de Virchow.

Hoffmann, de son côté, a fait la même expérience, en injectant du cinabre, qui est, comme on le sait, insoluble dans l'eau, et il a obtenu le même résultat que Conheim.

Une autre expérience de Conheim qui ajoute aux probabilités de l'exactitude de sa théorie, mais n'est pas encore complétement concluante, consiste à faire écouler tout le sang d'une grenouille, et à le remplacer par de l'eau salée. La grenouille, ainsi privée de ses globules sanguins, peut encore vivre plusieurs jours. Si on irrite alors la cornée, on constate qu'elle prend un aspect bleuâtre dû à la présence de l'eau salée, mais qu'elle ne renferme aucun globule de pus.

Examinons maintenant comment les corpuscules blancs peuvent arriver dans la cornée. Pour expliquer cette migration, l'examen direct de la cornée irritée ne sera pas suffisant; mais nous arriverons cependant à une connaissance suffisante du fait, en raisonnant par analogie avec ce qui se passe ailleurs, sur le mésentère d'une grenouille, exposé à l'air, par exemple.

Si après avoir placé cette membrane sur la platine du microscope, on examine une veine, on constate que la seule exposition à l'air détermine une irritation suffisante pour provoquer l'inflammation, et permettre de constater les phénomènes suivants :

Les globules blancs, d'abord disséminés au milieu des globules rouges, augmentent de nombre et s'accumulent de façon à déterminer une sorte de dilatation du calibre du vaisseau; puis, au bout de peu de temps, on les voit sortir directement. Il n'est pas aisé de dire par quel mécanisme se fait cette sortie. Est-ce en s'infiltrant entre les interstices des cellules endothéliales du vaisseau? Est-ce par leur passage à travers des sortes de stomates invisibles? La question ne peut être résolue actuellement; ce qu'il y a de certain, c'est qu'aussitôt après leur sortie, ils forment au vaisseau un manchon extérieur, et que dès lors *leur forme est identique à celle des globules de pus.*

Mais ce n'est pas tout, et si cette expérience sur le mésentère nous montre bien comment les globules de pus envahissent les parties périphériques vasculaires de la cornée, elle ne nous montre pas comment on peut les trouver jusqu'au centre de cette membrane. Pour résoudre cette dernière partie du problème, il suffira de se rappeler la disposition histologique de la cornée. Nous avons vu, en effet, qu'elle est abondamment pourvue de vacuoles munies de prolongements canaliculés, dilatables, analogues à ceux du tissu conjonctif, au milieu desquels les globules de pus pourront facilement migrer, grâce aux mouvements amiboïdes qui leur sont propres.

Pour démontrer qu'il en est bien réellement ainsi, il suffit de se rappeler que certains tissus, qui, comme les cartilages, sont dépourvus de canalicules de cette nature, ne peuvent jamais présenter le phénomène du développement du pus.

Tel est aujourd'hui l'état de la question sur la kératite en général. Elle présente, comme on le voit, ainsi que nous l'avions annoncé, un intérêt immense, non-seulement pour l'ophthalmologie, mais encore pour la médecine en général. Cela excusera, sans doute, les détails un peu longs dans lesquels nous sommes entré à son sujet; ces détails, d'ailleurs, il faut le reconnaître, sont loin d'être suffisants pour expliquer d'une façon irréfragable les phénomènes observés, et de nouvelles études sont nécessaires pour que l'on puisse se prononcer définitivement.

Aussi, tout en reconnaissant que la théorie de Conheim est celle qui paraît être le plus en rapport avec les faits observés, nous devons prévenir le lecteur du degré de certitude qu'elle présente, afin qu'il ne soit pas surpris s'il apprenait un jour que la sortie directe des globules blancs du sang, à travers les parois vasculaires, n'est pas encore l'expression exacte de la vérité et que certains phénomènes bien observés doivent plus ou moins modifier les idées dont nous venons de nous faire l'historien.

Consultez : CH. ROBIN, Art. *Inflammation*, Dictionnaire de médecine de NYSTEN, 11e éd. Paris, 1858. — KALTENBRÜNNER, *Experimenta circa statum sanguinis et vasorum in inflammatione*. Monachium (Munich), 1826. — HIS, *Beiträge zur normalen und pathologischen Histologie der Cornea*. Basel, 1856. — R. VIRCHOW, *Die Cellular Pathologie*. Berlin, 1858. — IWANOFF, *Klinische Beobachtungen aus der Augenheilanstalt zu Wiesbaden*, p. 126 et seq. Wiesbaden, 1866. — J. CONHEIM, *Entzündung und Eiterung*, Arch. f. path. Anat. Bd. XL, p. 1 et seq. Berlin, 1867. — ED. RINDFLEISCH, *Lehrbuch der pathologischen Gewebelehre*, § 89-105, p. 85-93. Leipzig, 1867-69. — V. CORNIL et L. RANVIER, *Des inflammations*, Manuel d'histologie pathologique, p. 70 à 85. Paris, 1869.

CLASSIFICATION DES KÉRATITES.

Outre les phénomènes généraux que nous venons de signaler, et qui se rapportent surtout aux kératites traumatiques, il en est d'autres qui ont nécessité dans l'étude de ces maladies, des divisions spéciales.

La première idée d'une semblable classification rationnelle revient à mon père, qui, dès 1839 (1), a nettement séparé les kératites en *primitives* et *secondaires*, selon que le point de départ de la maladie est *dans la cornée* même, ou qu'au contraire l'inflammation se propage des *parties voisines* à la cornée, ou est le *résultat d'autres affections oculaires*.

(1) *Traité de l'ophthalmie, de la cataracte et de l'amaurose*. Paris, 1839.

Cette classification, acceptée d'abord par tout le monde, a été abandonnée depuis lors, surtout depuis les progrès de l'école allemande, qui, négligeant toute espèce de classification, se contente aujourd'hui de procéder, pour la description des kératites, des formes simples et bénignes, aux formes plus compliquées et plus graves.

De cette méthode de description est résultée une véritable confusion, très-préjudiciable à la compréhension du sujet, confusion résultant de ce que chaque auteur adopte pour la description un ordre différent, les uns commençant par telle forme, les autres par telle autre.

En adoptant la classification signalée plus haut, classification basée sur la pathogénie de ces affections, l'inconvénient que nous signalons sera évité. Non-seulement l'étude des kératites sera facilitée, mais on séparera encore deux ordres de lésions dont la marche, le pronostic et souvent même le traitement diffèrent entièrement. C'est ainsi, en effet, que les kératites primitives sont plus faciles à guérir et ont en général une terminaison plus rapide que les kératites secondaires, qui ne disparaissent généralement que quand l'affection qui leur a donné naissance a cédé, et qui laissent presque toujours à leur suite, des traces indélébiles plus ou moins profondes de leur passage.

La thérapeutique elle-même y gagnera, car on comprend sans peine que suivant que la kératite sera un état propre à la cornée ou simplement la conséquence d'une affection de voisinage, il faudra varier les agents thérapeutiques et, tandis que dans le premier cas, le traitement local sera généralement suffisant, il sera, au contraire, relégué au second plan, dans le deuxième cas, le traitement de l'affection de laquelle dépend la kératite devant occuper la première place, en vertu du principe : « *sublata causa, tollitur effectus* », principe qui, nulle part en pathologie, ne trouve aussi souvent son application que dans l'ophthalmothérapie.

Mais cette première division des kératites est encore insuffisante, à mon avis, et il me semble pratique de diviser chacune d'elles suivant le siége de la maladie, en *kératites superficielles* et *kératites profondes*.

Ce qui justifie cette seconde division, c'est que les premières sont caractérisées en général par une innocuité pour ainsi dire absolue dans quelques cas, tandis que les secondes présentent toujours, sinon une gravité, du moins une ténacité asśez notable.

Nous aurons de la sorte deux grandes classes :

1° Les kératites primitives ;

2° Les kératites secondaires.

Chacune de ces classes se subdivisera en kératites superficielles et kératites profondes, et nous pourrons établir le tableau suivant.

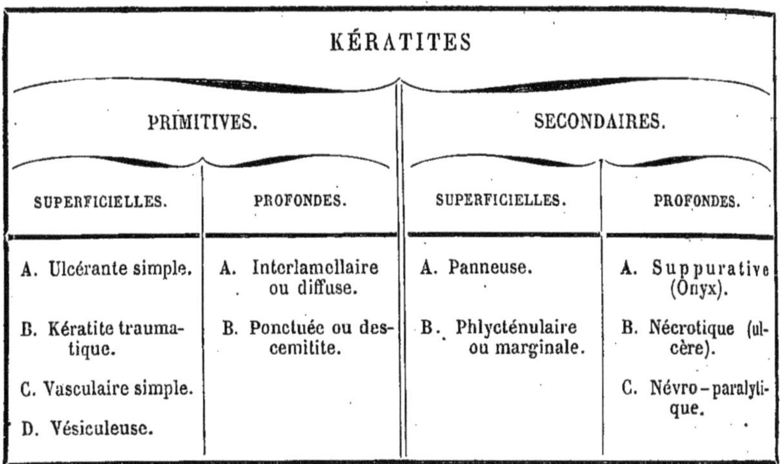

KÉRATITES			
PRIMITIVES.		SECONDAIRES.	
SUPERFICIELLES.	PROFONDES.	SUPERFICIELLES.	PROFONDES.
A. Ulcérante simple.	A. Interlamellaire ou diffuse.	A. Panneuse.	A. Suppurative (Onyx).
B. Kératite traumatique.	B. Ponctuée ou descemitite.	B. Phlycténulaire ou marginale.	B. Nécrotique (ulcère).
C. Vasculaire simple.			C. Névro-paralytique.
D. Vésiculeuse.			

ART. 2. — DES KÉRATITES EN PARTICULIER.

I. — KÉRATITES PRIMITIVES.

§ 1er. — KÉRATITES PRIMITIVES SUPERFICIELLES.

A. — Kératite ulcérante simple.

Synonymie. — Kératite superficielle circonscrite.

Symptômes objectifs. — Le début de cette affection est caractérisé par le développement, en un point variable de la cornée, mais plus généralement près du centre, d'une petite opacité grisâtre ou jaunâtre, circonscrite, plus foncée au milieu que sur les bords. Ceux-ci sont entourés d'un petit limbe blanchâtre ou grisâtre qui va en diminuant progressivement et se perd sans ligne de démarcation tranchée dans le tissu sain de la cornée. Cette opacité est produite par l'infiltration et l'agglomération dans les couches antérieures superficielles de la cornée, d'un certain nombre de cellules de nouvelle formation, qui subissent les différentes modifications dont nous avons parlé dans les généralités (segmentation des noyaux, dégénérescence graisseuse, pyogénèse).

Ces cellules soulèvent d'abord l'épithélium et font, au-dessus du niveau de la cornée, un relief légèrement conique.

Au bout d'un temps variable qui peut être quelquefois assez long, mais qui, en général ne dépasse guère 6 à 7 jours, l'épithélium de la cornée est détruit et éliminé à son tour, de sorte que les cellules endogènes sont mises à nu. Le mouvement des paupières agit alors à la façon d'une brosse qui chasse le détritus de cellules mortifiées, hors du point où elles s'étaient développées; il en résulte une perte de substance cupulliforme et une ulcération de dimensions égales à celles que présentait la partie de l'infiltration dont la coloration était la plus intense.

Parfois, cette ulcération peut se former avec une rapidité telle que l'on serait fondé à croire qu'elle constitue l'accident primitif de la maladie.

Elle présente l'aspect suivant :

Les bords sont déchiquetés, irréguliers, taillés à pic, et à la loupe on voit que l'épithélium qui n'a pas été éliminé dans son entier sur tout le domaine de ce petit épanchement interlamellaire (Sichel père) et qui a plutôt été déchiré, s'est pour ainsi dire enroulé sur lui-même. Le fond de l'ulcération est gris-jaunâtre, occupé par un magma pultacé provenant des cellules proliférées dont la nutrition n'a pas été suffisante et qui se sont mortifiées.

Si la maladie est abandonnée à elle-même, on voit au bout de 5 à 6 jours le fond de l'ulcération se déterger et le tissu sain de la cornée mis à nu.

L'épithélium commence alors à se régénérer. Le travail de réparation s'avance successivement des bords de la petite ulcération vers son centre; petit à petit l'épithélium gagne de toutes parts en s'avançant vers le fond de l'ulcération; les bords s'aplatissent, puis enfin la perte de substance est recouverte dans sa totalité.

Mais, pendant ce temps, la réparation du tissu propre de la cornée n'a pas marché avec autant de rapidité, de sorte qu'à la place de l'ulcération existe maintenant une petite facette faisant miroiter la lumière et facile à distinguer en examinant l'œil obliquement.

En général 4 ou 5 jours, à partir du moment où le fond de l'ulcère est détergé, sont nécessaires pour que l'épithélium arrive de nouveau à tapisser tout le domaine de l'ulcération.

A partir de ce moment, le tissu cornéen se répare assez rapidement audessous de la nouvelle couche épithéliale qui est soulevée par les éléments de nouvelle formation, de sorte qu'au bout de vingt à vingt-cinq jours, elle atteint le niveau des parties voisines restées saines. Dès lors l'affection primitive est guérie.

Les parties voisines de la cornée ne participent que faiblement au travail pathologique dont elle est le siége. A peine constate-t-on dans quelques cas une légère hypérémie de la conjonctive au pourtour de la cornée, notamment dans la partie voisine de l'ulcération, lorsque celle-ci siége vers la périphérie.

Symptômes subjectifs. — Ils sont en général peu marqués; le plus caractéristique consiste dans une sensation analogue à celle que produit la présence d'un corps étranger dans le sac conjonctival, roulant sous la paupière. Ce symptôme souvent très-pénible, et se réitérant à chaque clignement, est dû, soit à la petite perte de substance que nous avons signalée tout à l'heure, soit à la légère saillie que forme l'épithélium cornéen avant la formation de l'ulcère, ou aux bords de l'ulcère une fois celui-ci formé.

Outre ce symptôme, on observe encore, mais non pas d'une façon constante, quelques douleurs ciliaires parfois fort vives et qui tiennent à l'irritation des nerfs de la cornée dénudés dans le domaine de l'ulcération et irrités par les clignements; une photophobie très-violente qui a pu faire croire autrefois à une photophobie scrofuleuse idiopathique, et souvent enfin une dacryorrhée plus ou moins intense complètent ce cortége.

Étiologie. — L'étiologie de cette kératite est assez obscure, aussi l'a-t-on attribuée à une foule de causes, comme l'anémie, la mauvaise hygiène et surtout la scrofule; mais nous ne saurions voir là que des causes hypothétiques sur lesquelles il nous paraît inutile d'insister trop longuement.

Tout ce que l'on peut dire, c'est que la maladie se rencontre fréquemment chez les jeunes enfants lymphatiques et qu'elle paraît liée, soit à une légère rupture de l'équilibre nerveux, soit à un trouble de nutrition local ou général.

Elle se montre souvent pendant la convalescence des fièvres éruptives et surtout à la suite de la rougeole.

Marche. — Ce que nous avons dit de la durée des diverses périodes de développement et de réparation de cette forme de kératite, fait voir qu'on peut assez facilement apprécier l'époque à laquelle remonte le début de la maladie.

Le transport de l'épithélium des parties voisines vers le fond de l'ulcération est le véritable critérium de ce diagnostic, qui produit parfois une vive impression sur les malades ou sur leurs parents.

Pronostic. — Il ressort de l'étude de la maladie elle-même, et est essentiellement bénin. La seule conséquence grave, c'est que presque toujours les ulcérations peuvent laisser après elles une petite cicatrice indélébile, fait dont il peut être utile d'avertir les malades.

Traitement. — On emploiera les instillations d'atropine afin de mettre l'œil au repos, d'empêcher les efforts d'accommodation et de diminuer la photophobie. Ces instillations sont en effet le meilleur moyen de faire agir la belladone sur l'œil et par conséquent d'empêcher l'action irritante des rayons lumineux sur la rétine. Ce moyen est bien préférable à celui des onctions de pommade belladonnée employées autrefois.

Les lotions chaudes, avec une infusion de camomille, par exemple, exerceront de même une action favorable pour hâter l'élimination de la partie altérée et pour favoriser la séparation et le développement des cellules de nouvelle formation destinées à combler la perte de substance.

Lorsqu'on s'aperçoit que l'épithélium a une tendance manifeste à retapisser le fond de l'ulcération, les insufflations d'une poudre impalpable inerte, en excitant les proliférations des cellules, hâteront la réparation; à cet égard le calomel jouit d'une juste réputation, mais il ne faut pas croire que ce moyen agisse en vertu de ses propriétés chimiques, toute autre poudre impalpable agirait de même; c'est une simple irritation mécanique. En dernier lieu il est d'une haute importance d'administrer les moyens généraux propres à relever les forces et à combattre toute affection avec laquelle la kératite semblerait être en relation.

B. — Kératite traumatique.

Dans la plupart des cas, la kératite traumatique ne diffère de la précédente que par la nature de la cause qui lui a donné naissance.

Le traumatisme détermine, en général, une lésion brusque de la cornée, qui entraîne immédiatement, soit une simple plaie, soit une véritable perte de substance. D'autres fois, au contraire, on n'observe qu'une simple contusion de la cornée, qui amène, au bout d'un certain temps, l'élimination avec ulcération de la partie lésée.

Si la contusion a été produite par un corps d'un petit volume lancé avec une faible impulsion, les lames superficielles seules sont atteintes.

Si, au contraire, le corps vulnérant est volumineux et qu'il soit lancé avec une grande force, il peut en résulter une affection beaucoup plus grave (voyez plus loin Kératite suppurative et Kératite nécrotique.)

Étiologie. — Nous reviendrons plus loin, à propos des corps étrangers de la cornée, sur les causes de l'affection qui nous occupe. Qu'il nous suffise de savoir, pour l'instant, que les ouvriers des divers corps d'état qui se servent d'outils d'acier, pour frapper sur des corps durs, y sont particulièrement exposés. De même, l'action des corps en ignition, ou certains agents chimiques, déterminent fréquemment des lésions de la cornée, qui ont pour conséquence la mortification et l'élimination de parties plus ou moins étendues, en surface ou en profondeur, de cette membrane.

Souvent aussi la kératite traumatique est le résultat de l'action et du séjour plus ou moins prolongé d'autres corps étrangers sur la cornée, tels que certaines coques de graines, soulevées par le vent, des hélitres de coléoptères, ou, accidents encore plus fréquents, des escarbilles lancées par les locomotives de chemin de fer.

Quelle que soit, du reste, la cause déterminante, deux cas peuvent se présenter : ou bien l'action du corps vulnérant reste bornée à l'épithélium, ou bien cette action s'étend plus ou moins profondément dans les couches sous-jacentes.

Lorsque l'action vulnérante n'a porté que sur l'épithélium, celui-ci peut n'être que mortifié, ou il peut être détruit ou arraché. Souvent même, le corps étranger s'y implante par les aspérités de sa surface (corps étrangers métalliques, escarbilles de chemin de fer), ou de ses bords (corps étrangers organiques, coques de graines, hélitres de coléoptères). Presque toujours alors on voit, soit d'emblée, soit au bout de quelques heures, ou de quelques jours, la partie de l'épithélium altérée disparaître et être remplacée, en un temps variable, par une partie saine de nouvelle formation.

Si, au contraire, le corps étranger, au lieu de borner son action à l'épithélium, a atteint en même temps les couches cornéennes propres, deux cas encore peuvent se présenter :

1° Le corps étranger, après avoir lésé la cornée, a disparu, et dans le lieu où son action a porté, se voit maintenant une petite perte de substance plus ou moins profonde;

2° Le corps étranger, après avoir frappé la cornée, est resté implanté dans les lames de celle-ci.

Dans le premier cas, on voit, au bout de quelques heures, la petite perte de substance s'entourer d'une auréole grisâtre attestant l'*irritation nutritive*, dont sont prises les cellules cornéennes, sous l'empire de la cause vulnérante. Mais cette irritation n'est que de courte durée; quelques éléments détruits par le traumatisme sont éliminés, l'épithélium se régénère rapidement, entre dans l'ulcération, en tapisse bientôt le fond, et, en quatre à cinq jours, toute trace de la lésion a disparu.

Dans le second cas, l'irritation qui succède au séjour prolongé de l'agent vulnérant, passe par les différentes phases que nous avons décrites dans les généralités : la région de la cornée, où est fixé le corps étranger, devient le siége des différentes transformations cellulaires, et, tant que la cause persiste, la maladie continue avec la même intensité, ou augmente même. Bientôt l'irritation devient une véritable inflammation. Des vaisseaux, venus de la conjonctive, envahissent la membrane de Bowman, se rendent en convergeant vers le lieu occupé par le corps étranger, attestant ainsi la tendance de la nature à apporter d'autant plus de matériaux réparateurs que l'irritation se prolonge plus longtemps. Au bout d'un certain temps, des globules de pus, des détritus cellulaires, occupent tout le domaine de l'ulcération en contact avec le corps étranger, et les adhérences de celui-ci devenant ainsi moins intimes, il ne tarde pas à être éliminé. Le fond de l'ulcère se déterge alors et la cicatrisation survient rapidement.

Souvent, au lieu du corps étranger lui-même, on ne trouve que la trace de son passage. C'est ainsi que, fréquemment, le fond des ulcérations traumatiques résultant de l'action d'un grain d'acier, est tapissé par une pellicule chargée d'oxyde de fer hydraté, reconnaissable à sa teinte d'un brun rougeâtre identique à la rouille.

Lorsque, d'autre part, à l'action du corps étranger est venue se joindre celle du calorique ou celle d'un caustique comme la chaux, l'ulcération peut s'étendre à une portion plus grande et plus profonde de la cornée; les lames elles-mêmes de cette membrane peuvent être détruites; une réaction plus ou moins violente se montre dans les parties voisines; la conjonctive est plus ou moins injectée, ce qui peut être occasionné par l'action directe de l'agent traumatique sur la muqueuse, point important à constater, en raison du pronostic et du traitement, parce qu'une brûlure de la conjonctive peut être suivie, comme nous l'avons déjà dit, du développement d'un ptérygion, ou ce qui est pis encore, d'une soudure de la paupière au point brûlé de l'œil, la face interne ou le bord de la paupière étant souvent atteints par l'agent vulnérant (Symblépharon.)

On voit alors un certain nombre de fines ramifications vasculaires qui, partant de la conjonctive, se dirigent vers le limbe cornéen, le franchissent et convergent vers les bords de l'ulcération.

Les *symptômes subjectifs*, au lieu d'être en quelque sorte insignifiants, comme dans le premier cas, sont très-intenses; le malade est en proie à une photophobie intense produite en partie par action réflexe entre les nerfs ciliaires irrités et le nerf optique, et dûe, d'autre part, à l'irritation de la muqueuse par le corps étranger lui-même, ou par les bords de l'ulcération qui irritent incessamment les papilles conjonctivales de la paupière supérieure. Il en résulte un blépharospasme plus ou moins intense et très-gênant pour le malade; enfin un écoulement abondant de larmes brûlantes vient en outre compléter ce tableau et donne à la maladie un caractère des plus alarmants.

Mais ce qui différencie surtout cette lésion de celle qui est idiopathique, c'est la facilité avec laquelle l'affection cède, dès que l'agent vulnérant a cessé son action.

L'ulcération à bords irréguliers, frangés, taillés en biseau, qui en était résultée, disparaît d'ordinaire en quatre à six jours et il ne subsiste guère qu'une légère opacité, qui disparaît à son tour en un temps variable.

Dans les cas de brûlure, au contraire, la guérison marche, en général, plus lentement, et il en résulte presque toujours de larges opacités indélébiles. Ajoutons encore qu'on a vu souvent les brûlures de la cornée être suivies du développement d'un ptérygion ou d'un symblépharon.

Traitement. — Il faut distinguer deux cas. Cette forme de kératite, en effet, reconnaît pour cause, ou bien l'action d'un corps étranger qui se fixe sur la cornée, ou bien une brûlure par un corps en ignition, ou par un caustique.

Dans le premier cas, la principale indication à remplir est l'extraction du corps étranger; il arrivera souvent que cette petite opération suffira pour que tout rentre dans l'ordre; d'autres fois, surtout si le corps étranger a séjourné plus ou moins longtemps dans le lieu où il siége, on devra hâter la réparation de l'ulcération cornéenne qui aura été la conséquence du traumatisme; ce traitement consistera dans l'emploi des mêmes moyens que pour la kératite ulcérante simple, quelques instillations d'atropine et des lotions chaudes, et, dès que la période de réparation commencera, les insufflations de calomel. Dès que la réparation sera complète et qu'il ne subsistera plus qu'une légère irritation secondaire de la conjonctive, quelques lotions légèrement astringentes pourront être très-utiles.

Dans les cas de brûlure, au contraire, la première indication est de hâter l'élimination de l'eschare produite par le caustique. Nous conseillerons, comme le moyen le plus propre à hâter cette élimination, de chercher à en faire l'ablation en grattant la surface cornéenne, quitte à y faire une plaie plus grande que l'eschare, et malgré la douleur fort vive, parfois, que provoque cette manœuvre. Puis on emploiera les moyens les plus propres à hâter la réparation de cette perte de substance.

Cette pratique aura l'avantage, dans le cas où il s'agira d'un caustique comme le plâtre ou la chaux vive, de permettre, en cherchant à arracher l'eschare, d'éliminer, en même temps, les fragments qui auraient pu s'incruster dans la partie dénudée.

Dans ces cas de brûlure, il est encore utile d'avoir recours, d'abord, à l'atropine, et si la brûlure a eu lieu par un corps en ignition, l'emploi d'un corps gras neutre, tel que la glycérine ou le glycérolé d'amidon préparé avec de la glycérine pure et neutre, pourra rendre de très-grands services. On retirera aussi de très-grands avantages, dans ce cas, de l'emploi de compresses imbibées d'eau froide ou glacée, appliquées pendant quelques heures, de suite après l'accident; s'il s'agit, au contraire, d'un désordre produit par la chaux ou le plâtre, l'emploi d'une solution légèrement acidulée par quelques gouttes d'acide acétique ou chlorhydrique, permettra d'obtenir la dissolution des résidus calcaires ou la neutralisation du caustique basique; si, au contraire, la brûlure a eu lieu par un acide, l'emploi d'une solution alcaline, comme celle du carbonate de soude rendra de bons services.

Dans tous les cas, il conviendra de mettre l'œil atteint à l'abri de la lumière, de l'air, des particules de poussière qui y sont en suspension, à l'aide d'un petit bandeau flottant, ou mieux encore pour le protéger, en outre, contre les frottements incessants des paupières, d'appliquer un bandage compressif, surtout dans le cas où, soit par l'effet du traumatisme, soit par suite du traitement, il existera une perte de substance sur la cornée.

Ce bandage, en immobilisant la paupière, évitera son frottement sur les bords de l'ulcération, empêchera l'irritation des papilles par ceux-ci, et fera disparaître la si désagréable sensation de corps étranger que nous avons signalée, comme symptôme subjectif des ulcérations de la cornée.

C. — Kératite vasculaire simple.

Synonymie. — Kératite vasculaire superficielle; kératite panniforme (Sichel père); keratitis vasculosa; keratitis fasciculata; büschelförmige keratitis des Allemands.

Sous le nom de kératite vasculaire simple, nous réunissons ici toutes les kératites caractérisées par le développement de vaisseaux sur la cornée, à l'exception de la kératite panneuse.

La kératite vasculaire simple peut se présenter sous trois formes différentes ayant un certain symptôme commun, la vascularisation, mais variant par la forme de cette vascularisation, par les symptômes qu'elles provoquent et par leur marche.

Lorsque nous nous occuperons de la kératite vasculaire proprement dite, ou *kératite panneuse*, nous entrerons dans quelques détails sur le siége des vaisseaux dans la cornée et sur leur mode de développement, questions longtemps controversées et non encore complétement élucidées. Nous nous contenterons de dire ici que lorsque la cornée se vascularise, les vaisseaux, examinés à l'éclairage latéral, à la loupe ou au microscope oculaire, semblent siéger dans la couche sous-épithéliale, fait qui n'est pas absolument exact, mais dont nous ne voulons retenir ici que ce point important, c'est que *jamais* les vaisseaux ne rampent *à la surface même* de la cornée et que toujours ils sont recouverts par une certaine portion du tissu cornéen.

La première forme sous laquelle se présente la kératite vasculaire simple est caractérisée par le développement sur la cornée, d'un certain nombre de vaisseaux, passant sans interruption de la conjonctive sur le miroir oculaire, et se dirigeant vers son centre. Ces vaisseaux, en général peu tortueux, de calibre variable, occupent tantôt les différentes régions de la cornée indistinctement, tantôt, au contraire, quelques points seulement de sa surface distants les uns des autres, ou, au contraire, réunis par groupe; ces vaisseaux ne se fournissent chemin faisant entre eux que quelques rares ramuscules anastomotiques. Vers le centre de la cornée seulement, ils se réunissent par des anastomoses en arcades très-élégantes.

Par leur présence, la cornée acquiert un aspect trouble et louche qui peut s'étendre à toute sa surface et voiler de la sorte les parties sous-jacentes, ou, au contraire, n'en occuper que des points isolés au voisinage des vaisseaux. En même temps la cornée perd son éclat et son brillant, elle devient mate, inégale, raboteuse, ne miroite plus, et semble couverte de facettes.

Ces phénomènes sont surtout marqués au niveau des points où existent les vaisseaux, de sorte que si ceux-ci sont peu abondants, on voit des parties de la cornée, situées entre eux, rester absolument transparentes. D'autres fois encore, la vascularisation, très-serrée dans un certain point, est discrète dans un autre, sans qu'on puisse trouver dans les parties environnantes la raison de cette différence.

En même temps que ces symptômes du côté de la cornée, il en existe certains autres dans le voisinage. La conjonctive est violemment injectée. Elle offre une teinte rouge-cinabre des plus foncées. Au pourtour de la cornée s'observe une violente hypérémie du réseau périkératique, lequel proémine entre les vaisseaux qui se rendent vers le centre de la cornée. Souvent encore le contenu de la chambre antérieure ne tarde pas à se troubler, en même temps que l'iris montre un certain changement de couleur. La pupille est étroite et peu mobile, phénomènes qui reconnaissent pour cause, l'hypérémie de l'iris. Toujours alors la kératite vasculaire s'accompagne d'une abondante sécrétion de larmes, et parfois d'un œdème très-marqué des paupières, surtout lorsqu'en même temps existe un blépharophimosis plus ou moins marqué.

A mesure que ces symptômes objectifs s'accusent davantage, se développent parallèlement un certain nombre de symptômes subjectifs. Une sensation insupportable de gravier ou de poussière, roulant sous les paupières et due au frottement de celles-ci sur la surface de la cornée dépolie et rugueuse, une photophobie presque toujours considérable, ou d'autant plus marquée que les symptômes d'hypérémie de l'iris sont plus accusés, forcent les malades à rechercher l'obscurité et déterminent un blépharospasme parfois invincible. Celui-ci devient à son tour la source d'érosions angulaires des plus pénibles et des plus rebelles, car chaque tentative d'écartement des paupières occasionne une nouvelle déchirure accompagnée d'atroces douleurs, et il se reproduit là des phénomènes analogues à ceux qui accompagnent la fissure à l'anus. Si on ajoute à cela la photophobie qui accompagne presque constamment toutes les kératites et qui ici est souvent poussée à ses dernières limites, on aura une idée assez exacte de cette désagréable affection qui, quoique sans gravité, n'en est pas moins une des plus pénibles dont le globe oculaire puisse être atteint.

La marche de cette première forme de la kératite vasculaire simple est, en général lente, et fait de cette affection l'une des plus tenaces, et cela d'autant plus que, souvent, le cours de la maladie est traversé par des rechutes fréquentes, survenant sous les influences en apparence les plus légères. Cette marche, du reste, est entièrement soumise à l'influence des complications du côté de l'iris ou du côté des paupières, celles-ci régissant entièrement les symptômes subjectifs, la photophobie et le blépharospasme surtout, qui sont précisément les deux éléments locaux qui influent le plus sur la durée de la maladie. A de très-rares exceptions près, cependant, cette forme de la kératite vasculaire simple, est une affection peu grave et qui, lorsqu'on est parvenu à triompher des complications ou à devenir maître de ses causes, guérit en général, sans laisser de traces trop profondes de son passage, si ce n'est quelques opacités peu étendues, mais malheureusement toujours diffuses de la cornée et qui, précisément à cause de cela, n'en exercent qu'une influence plus fâcheuse sur la vue de l'œil qui en est atteint.

La kératite vasculaire simple est incontestablement le type le plus parfait des affections oculaires développées sur les sujets lymphatiques ou scrofuleux. Rien de plus fréquent, en effet, que de la rencontrer sur des sujets strumeux, présentant tous les signes de cette diathèse, et notamment l'engorgement des ganglions cervicaux ou sous-maxillaires ou des cicatrices attestant des adénites antérieures, l'épatement du nez et le gonflement si caractéristique de la lèvre supérieure. Presque toujours, du reste, la kératite vasculaire simple s'accompagne du développement d'une éruption d'eczéma ou d'impétigo, ou survient pendant le cours de ces dermatoses. On la rencontre indistinctement à tous les âges, mais de préférence aux environs de la puberté et sur les jeunes filles surtout, quelque temps avant ou au moment de la première apparition des règles. De même encore on l'observe fréquemment sur les jeunes filles dysménorrhoïques. Dans tous ces cas, la marche de la maladie est liée intimement à l'état général, et on n'en triomphe, en général, qu'en modifiant autant que possible la constitution du sujet, circonstance qu'il importe de ne pas perdre de vue, au point de vue du traitement.

La deuxième forme de kératite vasculaire simple est caractérisée par la présence, en un point quelconque de la cornée, de 2 ou 3 petits vaisseaux longs, grêles et déliés qui, partant du limbe conjonctival, se dirigent plus ou moins exactement vers le centre de la cornée en rampant au-dessous de l'épithélium et aboutissent à une opacité interlamellaire, grisâtre ou gris-jaunâtre, très-saturée, circonscrite, ne faisant en général que peu relief au-dessus du niveau des parties voisines de la cornée.

Le *diamètre* de l'opacité ainsi que celui du pinceau vasculaire dans ce point est *toujours supérieur* à celui qu'offrait l'ensemble des vaisseaux à leur arrivée sur la cornée, point important à considérer, puisque c'est à l'aide de ce caractère que l'on distinguera cette forme de la suivante. C'est à cette seconde forme que s'applique particulièrement la dénomination de kératite fasciculée, *Büschelförmige keratitis* des Allemands (fig. 58).

Arrivés dans le domaine de l'opacité cornéenne, les vaisseaux, reliés déjà entre eux sur leur parcours par quelques branches isolées, s'y anastomosent en fines arcades faciles à reconnaître à la loupe et à l'éclairage latéral. Ces vaisseaux soulèvent l'épithélium qui présente à ce niveau des inégalités et des rugosités multiples, mais sans qu'on puisse y reconnaître la présence de la moindre perte de substance.

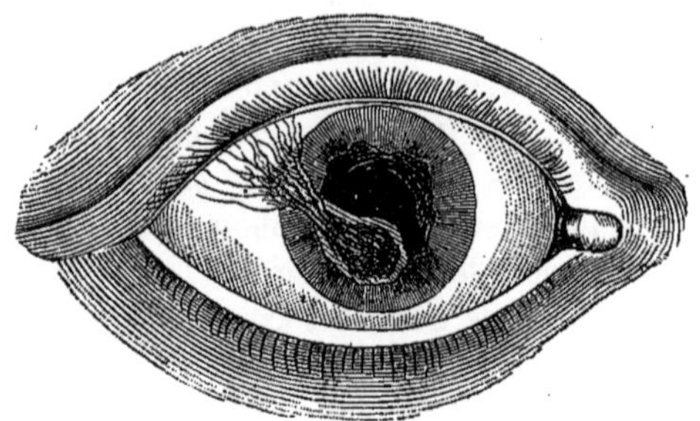

Fig. 58. — Kératite fasciculée.

Du côté de la conjonctive bulbaire s'observe une vive injection confluente vers le pourtour de la cornée, surtout dans le point correspondant à celui où s'observent, sur la cornée, les vaisseaux dont nous avons signalé tout à l'heure la présence. Ces derniers, du reste, sont en continuité directe avec les vaisseaux de la conjonctive, sur laquelle on peut les suivre sans difficulté.

L'hypérémie conjonctivale est la source d'une sécrétion de larmes assez abondante, mêlée à quelques particules de mucus, qui agglutinent les cils, et peut devenir la source d'une blépharite particulière, souvent très-tenace.

Les symptômes subjectifs sont caractérisés par la sensation de corps étranger, de chaleur et surtout par des douleurs ciliaires parfois fort intenses qui n'appartiennent du reste pas à cette forme de kératite plus qu'à d'autres et qui ici reconnaissent également pour cause l'irritation des innombrables nerfs dont est pourvue la cornée.

Marche. — Bien que l'existence de la maladie soit intimement liée à la présence des vaisseaux, et que ceux-ci en constituent, pour ainsi dire, la pierre d'achoppement, la marche de la maladie est assez bénigne, en ce sens que, lorsqu'elle est convenablement traitée, elle disparaît souvent au bout de quelques jours ou de quelques semaines.

Abandonnée à elle-même, cette kératite présente une tendance des plus fâcheuses à s'éterniser, à persister dans le *statu quo*, sans qu'on observe la moindre oscillation ou la moindre variation des symptômes. Tant que les vaisseaux et particulièrement leurs anostomoses persistent dans le domaine de l'ulcération, l'affection ne guérit pas; mais, aussitôt ceux-ci disparus, l'opacité diminue d'étendue et d'épaisseur, sans jamais disparaître cependant complétement, et il subsiste toujours, une fois la maladie guérie, une opacité de la cornée, dans toute la portion sur laquelle siégeaient les vaisseaux, mais particulièrement opaque et épaisse dans le point où s'observaient les anastomoses en arcades.

Étiologie. — La kératite vasculaire fasciculée, dont nous parlons ici, se rencontre de préférence chez les sujets d'un tempérament faible, lymphatique, soumis à de mauvaises influences hygiéniques et qui ne reçoivent pas tous les soins que leur état nécessiterait. Aussi est-ce sur les jeunes enfants de deux à huit ou dix ans qu'on l'observe le plus souvent, principalement sur ceux chez lesquels s'observent d'autres accidents dus au même vice de nutrition. En outre, elle est particulièrement fréquente, chez ces mêmes sujets, au moment de l'évolution dentaire, notamment à l'époque de l'apparition des molaires, et à l'époque du remplacement des dents de lait par les dents persistantes.

Dans la troisième forme, le caractère essentiel, comme dans la précédente, est fourni par un pinceau vasculaire, partant de la conjonctive en un point variable du limbe périkératique et empiétant sur la cornée, vers le centre de laquelle il se dirige en convergeant, à la façon des rayons d'une roue de voiture, vers un point légèrement opaque de celle-ci. Il résulte de là un aspect en forme d'éventail, de ces vaisseaux dont le plus grand diamètre est périphérique, tandis que la partie *la plus étroite* se dirige vers le centre de la cornée, qu'il n'atteint pourtant en général que rarement. Les vaisseaux destinés à fournir à la portion de cornée, sur laquelle siége la petite opacité, les matériaux réparateurs, se terminent là brusquement par un réseau serré de capillaires; l'épithélium est soulevé, non-seulement au niveau des vaisseaux, mais un peu au delà d'eux dans les parties de l'opacité de la cornée voisines du sommet du pinceau vasculaire. Ce soulèvement de l'épithélium entoure tout le sommet du faisceau de vaisseaux à la façon d'un petit fer à cheval (fig. 59).

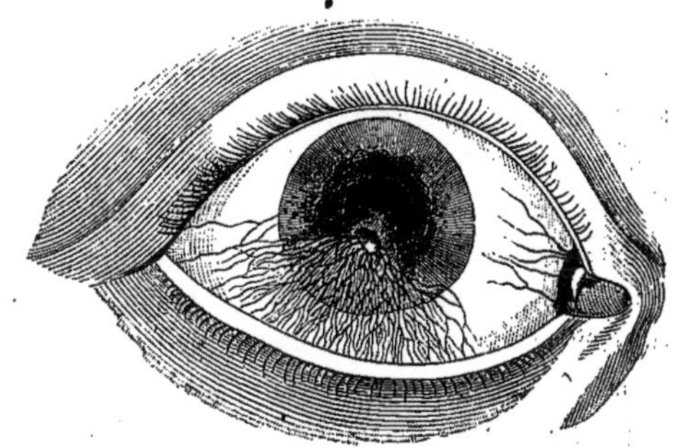

Fig. 59.

Bientôt la membrane de Bowman devient le siége d'un travail de prolifération, en même temps que survient dans les couches les plus antérieures du tissu propre, une activité plus grande dans les cellules migratrices. Peu après tout le domaine du point où l'épithélium était soulevé s'infiltre d'éléments cornéens nouveaux, qui n'ont pas le temps de s'organiser et qui s'accumulent. Petit à petit, soit par les transformations cellulaires que subissent ces matériaux accumulés, soit par une cause mécanique résultant des frottements réitérés de la paupière supérieure sur l'épithélium soulevé, il se fait une perte de substance. Tout le sommet du pinceau vasculaire est maintenant entouré d'une ulcération plus ou moins profonde, mais toujours de beaucoup *moins large* que la base du pinceau vasculaire à son entrée sur la cornée, contrairement à ce qui avait lieu dans le cas précédent. Sur tout leur parcours, ces vaisseaux, infiniment plus ténus que ceux que nous rencontrions dans la forme précédente, s'anastomosent à l'infini par de nombreuses petites branches capillaires formant plusieurs rangées superposées de petites arcades très-élégantes. En même temps on constate sur la conjonctive une réaction des plus vives, avec soulèvement assez prononcé du limbe périkératique.

Bien que les symptômes subjectifs ne diffèrent pas sensiblement de ceux qui s'observent dans la forme précédente, il convient cependant de faire remarquer que les douleurs ciliaires sont presque nulles et que la photophobie est souvent très-peu accusée.

La marche de la maladie est moins lente dans cette forme que dans la précédente, et la guérison se fait souvent spontanément, sans laisser d'autres traces qu'une légère opacité résultant de la cicatrisation de l'ulcère.

Étiologie. — Bien que très-différente des précédentes par ses symptômes et par sa marche, cette dernière forme de la maladie reconnaît aussi pour point de départ, les mêmes causes que les précédentes. On l'observe également en général sur les sujets lymphatiques, mais surtout chez les très-jeunes enfants, comme si la cornée n'avait pas complétement perdu tout vestige du réseau vasculaire qui existe à sa surface, pendant la vie fœtale.

Traitement. — Dans l'une comme dans l'autre forme, nous avons signalé le rôle important que joue l'état général comme cause efficiente ou entretenante de cette kératite.

La première indication à remplir ici sera donc de s'adresser à la santé générale, et de chercher à la modifier le plus rapidement et le plus profondément possible.

Mais, en dehors de cela, le traitement doit encore remplir certaines indications locales, telles que la disparition des vaisseaux et surtout l'éloignement des complications.

Nous avons déjà indiqué, dans les articles précédents, le traitement général des kératites, et nous avons signalé tous les avantages qu'on peut retirer de l'emploi de l'atropine, des compresses chaudes et des insufflations de calomel. Il est donc évident que ces mêmes moyens devront être soigneusement employés ici.

Mais il est un élément sur lequel toute notre attention doit être concentrée ici : c'est la vascularisation de la cornée. Il faut évidemment chercher à obtenir la disparition des vaisseaux mais on ne doit pas oublier pourtant, que ceux-ci sont chargés de fournir à la cornée, généralement altérée dans sa nutrition, les matériaux nécessaires à la réparation de son tissu. Il ne faudrait donc pas croire que, *par des excisions ou des sacrifications*, on ait chance d'arriver au but qu'on se propose. Bien loin de là, une semblable pratique aurait fatalement pour conséquence, en privant les nouveaux éléments de l'apport des matériaux nutritifs nécessaires à leur entier développement, de les arrêter dans leur évolution et de les faire demeurer à l'état rudimentaire. De là des troubles de la cornée, étendus et indélébiles.

Il est cependant des cas où il faut à tout prix obtenir la disparition des vaiseaux, ceux-ci entretenant seuls l'irritation. Telle est la seconde forme de kératite vasculaire, c'est-à-dire *celle où le pinceau vasculaire, à son entrée sur la cornée, présente une largeur moindre que le diamètre de l'opacité à laquelle il se rend.* Pour obtenir la disparition de ces vaisseaux, l'un des plus sûrs moyens est incontestablement l'introduction dans le sac conjonctival d'une petite quantité de la pommade de Pagenstecher à l'oxyde jaune hydraté de mercure. Par l'irritation des plus violentes qu'occasionne ce moyen, il survient une vive hypérémie dans tout le domaine de la cornée ou siégent les vaisseaux. Un nombre considérable de petits capillaires nouveaux se développent et favorisent l'apport des matériaux nutritifs et au bout de quelques jours la vascularisation disparaît.

Une seule précaution est nécessaire, lors de l'emploi de ce moyen, c'est celle de ne laisser séjourner la pommade dans le sac conjonctival que pendant quelques minutes, à cause des douleurs souvent fort vives dont elle est la cause, et d'avoir soin ,lorsqu'on la retire, de n'en laisser séjourner aucune parcelle dans l'œil, pour éviter une action trop prolongée, qui pourrait devenir la cause d'accidents graves. Un moyen assez utile encore dans cette forme de kératite vasculaire, est l'attouchement direct du centre de l'opacité avec un crayon de nitrate d'argent mitigé, taillé en pointe, de façon à détruire complétement l'épithélium dans ce point, et à transformer l'opacité en véritable ulcération, dont la guérison sera obtenue alors par les moyens dont nous avons parlé, à propos de la kératite ulcérante.

La première forme, la plus tenace des trois, se complique souvent, comme nous l'avons vu, d'hypérémie de l'iris, d'œdème des paupières et de blépharospasme.

La première de ces complications est souvent cause que les instillations d'atropine restent sans effet. Il ne faut pas hésiter alors à pratiquer une large iridectomie qui souvent débarrasse les malades, avec une rapidité surprenante, des douleurs ciliaires et de la photophobie.

L'œdème des paupières sera utilement combattu par des badigeonnages de teinture d'iode suivis de l'application d'un bandage compressif.

Enfin, le blépharospasme, surtout lorsqu'il s'accompagne d'érosions angulaires, ne peut être combattu que par les moyens propres à faire cesser la pression des paupières; à cet égard, l'opération de la canthoplastie tient le premier rang. Si, pour des raisons quelconques, on ne voulait pas recourir à cette petite et inoffensive opération, on pourrait se contenter, ainsi que le conseille de Græfe, de faire le débridement de la commissure externe, soit en la divisant dans toute son épaisseur par un coup de ciseaux droits, soit en sectionnant simplement la peau et les fibres commissurales de l'orbiculaire des paupières. Cette pratique donnerait des résultats d'autant meilleurs, que cette section de la commissure s'accompagne toujours d'un écoulement sanguin assez abondant, dû à la division d'une artériole constante qui, de l'artère palpébrale inférieure, se rend à l'artère palpébrale supérieure, et croise toujours à l'angle droit une ligne tirée vers la tempe dans le prolongement de la fente palpébrale. Cette émission sanguine pourra parfois même avoir les plus heureux effets dans les cas où la pupille se montre réfractaire à l'action de l'atropine (de Græfe).

Si, néanmoins, par suite de la complication de la maladie avec les symptômes de l'hypérémie de l'iris, on n'arrivait pas à obtenir la dilatation pupillaire, il serait indiqué, comme nous venons de le dire, de pratiquer à la partie supérieure de l'iris une large excision qui exercerait sur la marche ultérieure de la maladie, l'influence la plus heureuse.

Les instillations d'atropine, nous l'avons dit aussi, sont extrêmement utiles et on leur joint avec avantage, lorsque les symptômes aigus sont tombés, les insufflations de poudre de calomel et les pansements avec le glycérolé d'amidon additionné d'une petite quantité de précipité rouge (10 centigr. pour 6 grammes).

D. — *Kératite vésiculeuse.*

Synonymie. — Phlyctènes de la cornée (Sichel père); herpès de la cornée.

Cette variété de kératite est peu fréquente, nous n'avons eu l'occasion de l'observer encore qu'une dizaine de fois environ.

Ce qui caractérise cette kératite, c'est le soulèvement de l'épithélium et de la cornée par un liquide hyalin, qui donne lieu au développement, sur un ou plusieurs points de la cornée, d'une ou plusieurs vésicules analogues à des bulles d'herpès, dont elles ne diffèrent que par leur siége spécial.

Au bout de quelques jours la vésicule se rompt, le contenu s'en échappe, et il reste à sa place une petite perte de substance de l'épithélium assez analogue à celle de la kératite ulcérante simple, avec cette différence toutefois que dans cette dernière, la lame anhiste antérieure de la cornée est presque toujours atteinte, tandis que, dans la kératite vésiculeuse, l'épithélium seul est intéressé.

Une légère différence s'observe en outre entre la marche de la kératite ulcérante et celle de la kératite vésiculeuse. Nous avons vu en effet que, dans la kératite ulcérante simple, l'épithélium met parfois un temps assez long à se réparer. Dans la kératite vésiculeuse, au contraire, l'épithélium se répare en quelques heures. Les récidives sont fréquentes, la rupture d'une des vésicules est bientôt suivie du développement d'une ou de plusieurs autres.

A l'appui des lignes précédentes, je rappellerai la très-intéressante observation de kératite bulleuse publiée par Brière (du Havre), mon ancien chef de clinique (1).

Les symptômes sont plus prononcés ici que dans les cas de kératite ulcérante simple; la sensation de corps étranger surtout est plus considérable, ce qui s'explique par la proéminence plus ou moins accentuée de la vésicule.

Les douleurs ciliaires dues au tiraillement des nerfs cornéens sont plus

(1) *Union méd.*, 17 et 19 nov. 1873.

fortes, mais cessent à peu près complétement après la rupture de la vésicule; la photophobie ainsi que le larmoiement sont plus intenses.

Il ne faut pas confondre cette kératite avec la vésicule produite par le soulèvement de l'épithélium cornéen sur les yeux perdus après une opération de cataracte, par la méthode de Daviel, ou développée après certaines plaies contuses du globe. Ces vésicules, en effet, sont remplies par l'humeur aqueuse filtrant par une fistule incomplète de la cornée, et qui a distendu la couche épithéliale.

Étiologie. — Bien que les causes de la kératite vésiculeuse soient encore plus obscures que celles de la kératite ulcérante simple, on peut dire néanmoins que les vésicules qui apparaissent sur la cornée, étant identiques aux vésicules d'herpès, se développent comme ces dernières sous l'influence d'un état genéral inconnu, mais incontestable (Herpétisme (?)).

Traitement. — Le traitement de la kératite vésiculeuse ou bulleuse ne diffère pas essentiellement de celui des formes d'inflammation cornéenne précédemment décrites; mais il doit cependant remplir certaines indications qui demandent quelques modifications très-importantes.

Sans contredit, le phénomène le plus fâcheux que présente cette kératite est la tendance aux récidives (Brière).

Aussi doit-on chercher avec soin les causes qui la déterminent. Il est bon, dès le principe, d'instituer dans ce but un traitement général tonique et réparateur, en même temps qu'on emploiera les excitants locaux, tels que les insufflations de calomel, et l'introduction d'une petite quantité de pommade au précipité jaune de mercure entre les paupières.

Mais, au point de vue du traitement local, aucun moyen n'est aussi efficace que la déchirure artificielle de la phlyctène, car, ainsi que nous l'avons dit, la rupture de celle-ci est suivie dans un délai très-court de la réparation épithéliale.

Le moyen le plus simple pour arriver à ce but, est de faire l'arrachement de la paroi antérieure de la vésicule à l'aide d'une petite pince fine. Immédiatement après on instillera quelques gouttes de collyre d'atropine et on appliquera un bandage compressif.

Enfin dans les cas rebelles, l'application des courants continus ascendants pourra rendre d'utiles services.

§ 2. — KÉRATITES PRIMITIVES PROFONDES.

A. — *Kératite interlamellaire.*

Synonymie. — Kératite parenchymateuse; kératite interstitielle; kératite diffuse.

Il convient, pour la description et la compréhension plus nette de cette forme de kératite, d'en distinguer deux formes qui ne varient, du reste, que par quelques points de détail.

a, la forme *interstitielle*, et *b*, la forme *diffuse*.

A. — KÉRATITE INTERSTITIELLE. — *Symptômes objectifs.* — Sur plusieurs points de la cornée à la fois, se montrent une série de petites opacités circonscrites, peu épaisses et peu condensées qui y donnent lieu au développement de petites taches arrondies, espacées les unes des autres, présentant une coloration d'un gris bleuâtre ou jaunâtre, mesurant de un quart de millimètre à un millimètre de diamètre. L'épithélium de la cornée n'est pas soulevé, aucune des taches n'offre de relief.

La cornée présente un aspect très-variable, suivant l'étendue et la coloration des opacités. En même temps que celles-ci, il s'en développe d'autres infiniment plus petites dans les intervalles existant entre elles ; ces dernières sont à peine visibles à l'œil nu et le secours de l'éclairage latéral est indisdispensable pour constater qu'elles sont isolées, et qu'il ne s'agit pas d'un trouble de toute la substance cornéenne.

D'autres fois, au lieu de plusieurs opacités, on n'en rencontre qu'une ou deux isolées, présentant une teinte d'un blanc jaunâtre et constituant ce que mon père avait appelé *épanchements interlamellaires.*

Bientôt la teinte de ces opacités s'accuse davantage ; elles deviennent plus opaques et plus denses, s'entourent d'une auréole grisâtre nuageuse, et constituent autant de petits épanchements interlamellaires. D'autres fois, au contraire, les opacités, au lieu d'augmenter de plus en plus, diminuent d'intensité, se résorbent peu à peu, sans laisser aucune trace de la maladie. Mais cette terminaison heureuse ne survient pas toujours d'emblée. On voit d'abord l'anneau périkératique s'injecter de nombreux vaisseaux fins et confluents, quelques-uns dépassent bientôt le bord de la cornée et se dirigent en convergeant de la périphérie vers le point de la cornée dans lequel siégent les opacités ou l'épanchement.

L'épithélium semble gonflé et soulevé, et peu à peu on voit les opacités rétrograder, petit à petit, grâce à l'apport de matériaux réparateurs qui leur sont fournis par les vaisseaux.

Symptômes subjectifs. — Les malades ne sont que peu ou pas tourmentés par cette forme de kératite. A peine accusent-ils un léger sentiment de pesanteur sur l'œil malade ; le trouble de la vue seul occasionne une gêne en rapport avec le degré de développement et le nombre des opacités. Lorsque survient la vascularisation, ou voit survenir une photophobie en général très-légère, qui augmente en proportion du nombre des vaisseaux, et peut parfois atteindre un assez haut degré. En même temps se montrent des douleurs ciliaires, oculo-circumorbitaires, parfois assez intenses, qui tourmentent plus ou moins les malades et les empêchent quelquefois de dormir. En outre, un écoulement plus ou moins abondant de larmes survient à cette période de la maladie et trace sur la joue un sillon rougeâtre assez accusé. Des symptômes généraux surviennent, l'appétit diminue, la fièvre s'allume, et donnent parfois à la maladie, un caractère très-alarmant, que le trouble de la vue, parfois si accusé, contribue encore à rendre plus effrayant.

Marche. — Cette forme de kératite marche en général assez lentement. Elle reste souvent bornée à l'un des yeux, mais peut dans certains cas plus fréquents les atteindre tous les deux simultanément ou successivement, ce qui augmente encore la gêne éprouvée par le malade, et qui peut aller ici jusqu'à une véritable cécité.

Lorsque survient la vascularisation, la résorption, ainsi que nous l'avons déjà dit, arrive rapidement, et la maladie guérit sans laisser de traces.

Cette terminaison favorable est malheureusement la plus rare. En général, es opacités diminuent d'elles-mêmes, sans l'intervention des vaisseaux et laissent alors presque toujours après elles des traces indélébiles.

B. — KÉRATITE DIFFUSE. — *Symptômes objectifs.* — Cette forme est caractérisée au début par un léger voile gris-cendré, blanchâtre ou bleuâtre diffus, occupant une portion variable de la cornée, ce qui lui donne une certaine ressemblance avec un verre dépoli. L'éclairage oblique montre cette opacité constituée par une infinité de petits points grisâtres contenus dans l'épaisseur de la cornée, d'abord disséminés de façon à être assez éloignés les uns des autres, mais qui ne tardent pas à se rappocher et à devenir confluents. La cornée prend alors un aspect piqueté et pointillé, comme si toute la surface avait été tatouée avec la pointe d'une aiguille fine. Au niveau de chacun de ces points, qui sont constitués par la prolifération des cellules du tissu propre de la membrane ou par l'accumulation des cellules migratrices, on observe de légères saillies entre lesquelles sont des dépressions, de telle façon, que l'épithélium et la surface de la cornée acquièrent un aspect inégal, granulé et raboteux.

Cette altération, tout en conservant son maximum d'intensité au centre de sa cornée, s'étend bientôt à toute la partie transparente et finit par empêcher de distinguer les contours et la forme de la pupille, la structure et la couleur de l'iris.

Dans quelques cas, heureusement très-rares, la teinte de la cornée devient sensiblement jaunâtre, très-saturée, ce qui ferait croire, pendant un moment, à la genèse de pus entre les lames cornéennes, et fait craindre le développement d'un abcès. C'est surtout lorsque la maladie marche très-rapidement dès le principe, que cette particularité se remarque.

Pendant les premières périodes de la maladie, on n'observe pas de trace de vascularisation anormale, mais bientôt on voit apparaître sur le limbe conjonctivo-cornéen une foule de petits vaisseaux affectant la forme de faisceaux fins, rayonnés, rectilignes, qui deviennent de plus en plus confluents et nombreux, et s'avancent de tous les points de la périphérie vers le centre de la cornée à laquelle ils donnent une coloration rougeâtre. Cette coloration peut même atteindre un tel degré d'intensité, qu'on pourrait croire dans certains cas à une véritable suffusion sanguine entre les lames mêmes du parenchyme cornéen.

A partir de ce moment, grâce à l'apport d'une quantité plus grande de matériaux nutritifs par ces vaisseaux de nouvelle formation, la période de réparation commence petit à petit, et cela d'autant plus rapidement que le nombre des vaisseaux nouveaux est plus considérable. On voit le trouble de la cornée disparaître et le tissu cornéen redevenir transparent entre les mailles des vaisseaux anastomosés; l'opacité du tissu semble se retirer devant l'envahissement vasculaire; l'iris et la pupille redeviennent visibles d'abord comme dans un nuage, puis avec l'éclat normal; bientôt la pupille elle-même se laisse entrevoir, les vaisseaux, en convergeant de toutes parts les uns vers les autres, finissent par se rencontrer au centre de la cornée, s'anastomosent et toute la cornée est abondamment vascularisée.

Lorsque l'altération en est arrivée à cette période, les vaisseaux devenus inutiles se retirent peu à peu et finissent par disparaître complétement, suivant une marche inverse de celle qu'ils avaient affectée pour vasculariser la cornée.

Symptômes subjectifs. — Les symptômes subjectifs varient avec l'intensité de la maladie. C'est d'abord un trouble plus ou moins manifeste de la vue, dû à ce que la lumière, au lieu de traverser une membrane transparente, est diffusée par chacune des parties opaques, et les rayons, au lieu d'aller se peindre chacun sur un point circonscrit de la rétine, viennent se confondre sur cette membrane.

Quand l'opacité est très-prononcée, ou qu'elle occupe le centre de la cornée, la perception quantitative peut être seule conservée, au point que les malades ne peuvent plus se conduire seuls. On observe en même temps de la dacryorrhée. La photophobie, légère d'abord, va en augmentant au fur et à mesure que la vascularisation de la cornée s'accentue davantage et finit par devenir insupportable, et par déterminer même un violent blépharospasme. Ces symptômes s'accentuent de plus en plus, tant que les vaisseaux n'ont pas atteint le centre de la cornée. Mais à partir du moment où ce dernier est atteint, la photophobie diminue petit à petit et disparaît bientôt complétement.

Parfois, se montrent en même temps quelques légers symptômes généraux : de l'inappétence, de la fièvre, de la céphalalgie, quelques douleurs ciliaires vagues, qui obligent souvent les malades à garder la chambre.

Marche. — La rapidité avec laquelle se fait l'évolution des diverses périodes est excessivement variable, suivant le degré de vitalité de la région et surtout suivant la constitution du sujet. D'une façon générale, on peut dire que lorsque la cornée présente une teinte grisâtre, et la conserve pendant toute la durée de la maladie, celle-ci disparaîtra bien plus rapidement que dans les cas où cette teinte prend un aspect jaunâtre, car c'est là presque toujours le signe que les cellules de nouvelle formation, au lieu de se résorber et de disparaître, subissent la dégénérescence graisseuse.

Il est rare de voir la maladie rester bornée à un seul œil; presque toujours le second ne tarde pas à être pris, la cause déterminante de l'affection agissant à son tour sur ce dernier. Parfois même la maladie se développe simultanément ou parallèlement sur les deux yeux à la fois.

Quelle qu'en soit la forme, la maladie marche toujours avec une lenteur souvent désespérante et elle peut avoir une durée variable de quelques semaines à plusieurs mois. Elle se termine presque toujours par le retour de la cornée à son état normal, et bien qu'en général exempte de complication du côté de l'iris ou de la choroïde il n'est pas rare pourtant de voir survenir des complications de ce côté.

Pronostic. — Le pronostic de la *kératite parenchymateuse* varie, suivant qu'il s'agit de la forme interstitielle ou de la forme diffuse.

La première guérit moins facilement, à cause de la tendance torpide qu'elle présente, et du peu de tendance à la vascularisation que montre la cornée dans ce cas. Aussi n'est-il pas rare de voir subsister, après cette forme, un trouble nuageux, plus ou moins prononcé, de la cornée.

Dans la forme diffuse, au contraire, le pronostic est essentiellement meilleur, à cause de la facilité avec laquelle se développent les vaisseaux qui sont, comme nous l'avons dit, les éléments essentiels de la guérison.

Étiologie. — La kératite diffuse ne survient jamais sur des individus robustes et bien portants; mais, au contraire, elle se développe de préférence sur les sujets dont la santé générale est profondément altérée par une diathèse ou une cachexie quelconque. C'est ainsi qu'on la rencontre surtout sur les enfants lymphatiques, sur des individus scrofuleux et cachectiques et surtout chez les femmes chlorotiques. Cette maladie est, du reste, bien plus fréquente chez la femme que chez l'homme.

Hutchinson a cru pouvoir affirmer que la kératite diffuse était particulièrement liée à la syphilis héréditaire et a même signalé une déformation particulière des dents incisives et canines qui devrait, suivant lui, coïncider constamment, dans ces cas, avec la kératite diffuse (1).

Nous devons dire à ce sujet que nous avons observé bon nombre de cas de kératite diffuse; dans quelques-uns même, les malades présentaient la déformation des dents décrite par Hutchinson, et jusqu'ici il ne nous a été possible de démontrer l'existence de la syphilis héréditaire que dans un petit nombre de cas seulement, sur plus de cent cinquante que nous avons suivis avec la plus scrupuleuse attention. Parmi les malades chez lesquels la syphilis héréditaire était évidente quelques-uns seulement présentaient la déformation des dents signalée par Hutchinson.

Traitement. — On ne devra pas employer les collyres irritants et on évitera surtout les émissions sanguines; on favorisera le développement des vaisseaux sanguins par de légers attouchements du centre de la cornée, à l'aide du crayon de nitrate d'argent mitigé ou mieux encore à l'aide d'un pinceau imbibé de teinture de cantharides. On fera faire des applications, en permanence, de compresses imbibées d'une infusion aromatique chaude (38 à 40°) que l'on interrompra toutes les deux heures, pendant un quart d'heure ou vingt minutes, afin de laisser reposer le malade. On fera de fréquentes instillations d'atropine. Mais la principale base du traitement sera l'administration de reconstituants, les tisanes amères, la quinquina et le fer.

Je donne habituellement le sirop d'iodure de fer et le sirop antiscorbutique alternativement ainsi que l'huile de foie de morue. Ce sont là de puissants

(1) *On the different forms of inflammation of the eye, consequent on inherited syphilis*, Ophthalm. Hosp. Reports, vol. I et II.

adjuvants dans le traitement de cette ennuyeuse affection. Dans le cas où on acquerrait la preuve d'antécédent hérédo-spécifique, l'iodure de potassium devra être administré avec persévérance.

B. — *Kératite ponctuée. Descemétite.*

Synonymie. — Hydroméningite; aquo-capsulite des anciens ophthalmologistes.

L'affection que nous allons essayer de décrire maintenant, est encore aujourd'hui un point très-controversé de l'ophthalmologie. Tandis que les uns, et nous sommes de ce nombre, admettent que l'on a affaire ici à une forme particulière d'inflammation de la cornée, les autres, au contraire, la rangent dans le groupe des affections de l'iris, et ne la considèrent que comme un symptôme de la forme séreuse de l'inflammation de cette membrane.

Symptômes anatomiques. — On constate à la face postérieure de la cornée un nombre variable de petits points ou de petites taches d'un blanc grisâtre ou jaunâtre, plus ou moins foncé, disséminés, ou le plus souvent réunis en groupe, ayant un aspect pointillé, et siégeant principalement vers la partie inférieure de la cornée ou précisément à son centre.

Tantôt ces petites taches sont groupées sous forme de triangles dont la base est tournée vers la périphérie de la membrane et le sommet dirigé directement vers son centre; d'autres fois elles affectent une disposition en fer à cheval ou en cercle parfait plus ou moins étendus.

L'examen à l'éclairage latéral, ou à la loupe, ou, mieux encore, à l'aide de ces deux moyens à la fois, permet seul de préciser le siége.

Un examen attentif montre que ces opacités siégent tantôt à la surface postérieure de la cornée, au-devant de l'épithélium de la membrane de Descemet, d'autres fois dans l'épaisseur de celle-ci elle-même, ou, et c'est le cas le plus fréquent, dans les lames postérieures de la cornée, à leur union avec la membrane de Descemet.

Lorsque la maladie dure depuis longtemps déjà, l'humeur aqueuse ne tarde pas à devenir trouble; en même temps, on observe un certain degré de décoloration de l'iris avec irrégularité et paresse plus ou moins grande du bord pupillaire.

D'autres fois, la maladie s'accompagne d'une iritis franche, avec synéchies postérieures et exsudat pupillaire.

En même temps que ces phénomènes se produisent du côté de l'iris, on en voit parfois d'autres se produire du côté de la cornée dans le lieu où siégeait le groupe de petites taches.

Lorsque, dès le principe, la maladie a marché rapidement, que la prolifération cellulaire avec dégénérescence graisseuse et pyogénèse a été très-abondante, on voit bientôt les taches gagner en étendue et en surface, se réunir plusieurs ensemble, ou toutes à la fois; leur teinte se sature en même temps et devient de plus en plus jaune-blanchâtre, analogue à celle du pus.

Bientôt la membrane de Descemet, profondément altérée, se rompt, se déchire, et les produits pathologiques se frayent un chemin vers la chambre antérieure où ils forment dans sa partie la plus déclive, un liseré blanchâtre à bord supérieur horizontal, constituant une variété particulière d'hypopyon.

Cet hypopyon change de forme et de place suivant l'attitude de la tête du malade. C'est ainsi que tandis qu'il occupe exactement la partie inférieure de la chambre antérieure, pendant la veille, on le trouve disposé latéralement, lorsque le malade repose sur le côté.

Si on vient alors à évacuer la chambre antérieure par la paracentèse, et qu'on examine au microscope le produit formant l'hypopyon, on le trouve constitué en majeure partie par des cellules ou des corpuscules graisseux et par quelques globules ou corpuscules pyoïdes.

En même temps, en examinant latéralement la chambre antérieure, on voit la membrane de Descemet détachée sous forme de petits lambeaux flottant librement dans l'humeur aqueuse (Coccius).

D'autres fois, l'altération morbide est moins accusée, elle siége plus exactement dans la membrane de Descemet elle-même, s'accompagnant d'une hypergenèse plus ou moins considérable des cellules épithéliales dans la région correspondante; les cellules épithéliales, en voie de prolifération tumultueuse, n'atteignent pas un développement suffisant, n'arrivent qu'à l'état de globules pyoïdes, ou subissent la régression graisseuse.

Elles se détachent alors sous forme de flocons qui se précipitent dans l'humeur aqueuse, tandis que, par places, l'épithélium lui-même ou quelques groupes de cellules, plus ou moins volumineux, se détachent et flottent dans l'humeur aqueuse, sous forme d'une pellicule très-fine (Coccius).

L'altération des cellules épithéliales, leur détachement, leur flottement dans l'humeur aqueuse, leur réunion sous forme d'hypopyon et surtout la décoloration de l'iris et l'altération du bord et du champ pupillaire, ont fait penser qu'il s'agissait ici d'une forme particulière d'iritis. Ces altérations observées du côté de la membrane de Descemet, ainsi que les dépôts que l'on observe alors dans les parties les plus déclives de la chambre antérieure, ne seraient, dans ce cas, que des dépôts de matière plastique, produits d'exsudation fournis par l'iris.

Mais il suffit, pour réfuter cette assertion dans ce qu'elle a de trop exclusif, de faire remarquer :

1° La tendance qu'ont les petits points grisâtres, ainsi que nous l'avons déjà dit, à se réunir en séries régulières, soit triangulaires, soit circulaires, à la face postérieure de la cornée;

2° Que, s'il s'agissait de dépôts sur la face postérieure de la cornée, ces dépôts devraient changer de place et d'aspect avec les diverses attitudes de la tête du malade, ainsi que nous venons de le faire remarquer pour l'hypopyon. Dès lors, ils devraient disparaître, plus ou moins complétement, quand les malades resteraient quelque temps dans le décubitus dorsal. Or ceci ne se produit jamais; car, par suite de la position variable de la tête, les débris précipités dans la chambre antérieure changent bien de place à la vérité;

mais les altérations de la cornée, les taches grises qu'on y observe, ne subissent aucune modification dans leur siége, dans leur disposition ou dans leur nombre.

3° Enfin, la présence de pus véritable, de cellules cornéennes ayant subi la dégénérescence graisseuse, et de petits lambeaux membraneux dans la substance de l'hypopyon, prouvent que ces divers produits proviennent les uns de la cornée elle-même pour les parties se rattachant aux modifications cellulaires et les autres de la membrane de Descemet pour la partie floconneuse, la prolifération cellulaire étant impossible dans cette membrane, puisque de même que la membrane de Bowman, cette couche cornéenne appartient au groupe des membranes anhistes, composées essentiellement de substances intercellulaires.

L'iritis séreuse, à laquelle on prétend rattacher aujourd'hui la descemetite, est caractérisée par un exsudat séreux, limpide, hyalin. On observe peu de tendance à la formation de synéchies dans ce cas, et ce n'est qu'après une certaine durée que l'iritis séreuse montre des complications du côté des membranes voisines. Alors seulement surviennent parfois des dépôts plastiques à la face postérieure de la cornée et quelquefois même sur la cristalloïde antérieure. Ici, au contraire, dans la majorité des cas, l'iritis ne survient que longtemps après le début des altérations du côté de la cornée et nous ne pouvons les considérer que comme la conséquence du voisinage ou de l'irritation produite par le contact des éléments issus de la cornée, tenus en suspension dans l'humeur aqueuse et disposés ou tombés dans la chambre antérieure.

La question me paraît donc hors de doute et je crois inutile d'y insister plus longuement.

Symptômes subjectifs. — Au début les malades ne se plaignent que d'un trouble plus ou moins accusé de la vue, suivant le degré d'intensité de l'affection.

Dès que se montre le trouble de l'humeur aqueuse, l'amblyopie augmente sensiblement. Bientôt, l'iritis se développant, des douleurs ciliaires apparaissent et ne tardent pas à irradier dans toute la cinquième paire du même côté, sous forme d'une véritable hémicrânie. En même temps se montre une violente photophobie dont on a la plus grande peine à soulager les malades. D'autres fois, au contraire, les douleurs et la photophobie manquant absolument, la maladie tout entière revêt un caractère essentiellement asthénique.

Marche. — La descemétite est une affection particulièrement lente et tenace et qui présente toujours un sérieux danger à cause des complications possibles du côté de l'iris et de la choroïde et surtout à cause du danger de voir se développer à sa suite un abcès plus ou moins étendu de la cornée.

Elle laisse souvent à sa suite des traces indélébiles, soit et surtout du côté de la cornée, soit du côté de l'iris.

Pronostic. — Lorsque l'on peut observer et suivre attentivement les malades dès le début et surtout tant que la maladie reste bien circonscrite, que les petites opacités ne se réunissent pas en vaste foyer, et que les complications du côté de l'iris ou de la choroïde, ne dépassent pas une limite dont le traitement puisse rester facilement maître, la descemétite peut être regardée comme une maladie bénigne. Malheureusement, il n'en est pas ainsi dans la majorité des cas. On le voit donc, les complications et la marche de la maladie doivent seules motiver notre pronostic. Aussi est-il prudent de faire toujours les plus expresses réserves.

Étiologie. — Les causes de la descemétite ne sont pas très-bien connues, mais il est hors de doute que c'est l'un des accidents oculaires les plus fréquents de la syphilis. C'est à la période de transition entre les accidents secondaires et tertiaires qu'elle apparaît d'ordinaire, comme tous les autres accidents oculaires dus à cette diathèse.

Il n'est pas rare, en outre, de la voir se développer sur des individus cachectiques ou mal nourris, et chez lesquels la nutrition des tissus peu vasculaires peut par conséquent être facilement entravée.

Traitement. — Les instillations fréquentes d'atropine, les compresses et les lotions chaudes, les mercuriaux, l'iodure de potassium, les reconstituants doivent être employés ici avec un soin particulier. Deux médicaments surtout sont d'un grand secours dans cette affection. Le sublimé à doses rapidement croissantes (Foerster) et le sirop de Gibert.

Enfin, dans les cas où les opacités se réunissent en foyer où il se forme consécutivement un hypopyon, on devra se hâter de faire la ponction du foyer dans son point central, suivie de l'évacuation de l'hypopyon.

Un bandage compressif sera appliqué immédiatement après sur l'œil, et on évacuera la chambre antérieure de temps à autre afin d'éviter la reproduction de l'hypopyon. (Voy. Abcès de la cornée.)

Dans quelques cas, on pourra même être obligé de recourir à l'opération de l'iridectomie.

II. — KÉRATITES SECONDAIRES.

§ 1er. — KÉRATITES SECONDAIRES SUPERFICIELLES.

A. — *Kératite panneuse ou pannus.*

La kératite panneuse est le *type par excellence* des kératites secondaires; aussi commencerons-nous par elle l'étude de ces affections.

Elle est caractérisée par le développement anormal sur la surface de la cornée d'un grand nombre de vaisseaux qui donnent à cette membrane un aspect analogue à celui de la conjonctive; il semblerait que cette dernière se prolonge sur la cornée.

Dans l'étude de cette affection, il est utile d'en distinguer deux formes, quoiqu'elles ne soient en réalité que deux degrés différents de la même affection: ce sont la kératite panniforme ou *pannus tenuis* et le pannus proprement dit ou *pannus crassus* ou *sarcomatosus*.

Anatomie pathologique. — Le début de la maladie est caractérisé par des transformations très-importantes des couches les plus superficielles de la cornée, avec développement de cellules de nouvelle formation et genèse de nombreux vaisseaux.

La pathogénie et le siége de cette affection ont été très-controversés par les différents auteurs qui se sont livrés à l'étude de cette question.

Pour les uns, le trouble qui s'empare de la cornée devrait siéger entre l'épithélium et la membrane de Bowman (Donders, H. Müller).

Pour les autres, l'altération porterait sur le tissu propre de la cornée, en arrière de la membrane de Bowman (Ritter) ou dans la membrane de Bowman qui pourrait être complétement détruite (Wedl).

Enfin, pour Iwanoff, la maladie serait essentiellement due à la prolifération très-abondante des cellules de la couche de tissu cellulaire sous-épithélial du pourtour de la cornée.

Ces cellules une fois produites, s'infiltrent, par migration dans la cornée, dans la membrane de Bowman et l'épithélium qui tout d'abord semble rester anormal; mais bientôt un certain nombre de ces cellules migratrices, pénètrent dans l'épithélium.

Les cellules nouvelles, d'abord rondes ou ovales, plus grandes que les cellules normales, s'allongent bientôt, deviennent fusiformes, et petit à petit prennent les caractères des cellules propres de l'épithélium; néanmoins celui-ci conserve encore son aspect lisse et poli à la surface, bien qu'il ait déjà acquis une épaisseur quelquefois double ou triple : vers la profondeur, au contraire, ses limites deviennent irrégulières et se confondent insensiblement avec la couche de cellules en voie de prolifération.

En outre, en même temps que cet épaississement de la couche épithéliale se produit, il se manifeste du côté des cellules en formation une véritable tendance au développement du tissu cellulaire, caractérisée par la transformation de la substance intercellulaire amorphe qui présente maintenant de nombreuses stries, en même temps que les cellules en voie de prolifération deviennent fusiformes ou étoilées.

Il est bon de faire remarquer que l'épaississement de la couche épithéliale ainsi que les diverses transformations que nous venons de mentionner, se rencontrent en général surtout, lorsque le pannus succède aux granulations vraies (engorgement des cellules lymphoïdes) sur la moitié ou les deux tiers supérieurs de la cornée, ce qui tendrait à prouver qu'il s'opère sur cette membrane des transformations analogues à celles qui se produisent aux mains et aux pieds, sous forme de durillons ou de cors, sous l'influence du frottement, opinion soutenue pour la première fois par mon père et que l'anatomie pathologique semble si bien vérifier.

En même temps que cette migration, ou quelque temps après elle, des vaisseaux de nouvelle formation apparaissent dans le tissu nouveau, ces vaisseaux ne sont autre chose que les anses vasculaires entourant la cornée à l'état normal et qui, acquérant un développement exagéré, envahissent le tissu nouveau.

Cette transformation est rendue possible par suite de l'hypergénèse des cellules de la membrane adventice des vaisseaux et par la distension des espaces qui les séparent sous l'influence de l'afflux sanguin. Leurs parois sont minces et en quelque sorte imperceptibles; au début, le sang semblerait circuler librement, entre les cellules, ainsi que le prétend Kaltenbrunner.

Mais elles deviennent, au contraire, très-épaisses lorsque la maladie est plus ancienne. Il est alors possible d'y reconnaître les artères et les veines; les premières sont profondes et ténues, les secondes, au contraire, volumineuses et superficielles, et il est facile à l'aide de l'éclairage latéral et d'un fort grossissement, de s'assurer que dans les vaisseaux profonds, fins, et rectilignes, le cours du sang a lieu de dehors en dedans (artères), tandis que dans les vaisseaux superficiels, volumineux et flexueux, il a lieu de dedans en dehors (Coccius).

Si, à ce moment, la cause productrice du pannus disparaît, on voit les vaisseaux diminuer de calibre, les produits nouveaux, insuffisamment nourris, subissent la dégénérescence graisseuse ou sont résorbés, et il ne reste bientôt plus sur la cornée qu'une opacité plus ou moins épaisse.

Dans les cas, au contraire, où la cause du pannus persiste, comme cela a lieu lorsqu'il résulte de la présence de granulations conjonctivales, les cellules devenues beaucoup plus abondantes, au lieu de rester accumulées entre les deux couches les plus superficielles de la cornée, gagnent la profondeur, après avoir détruit la membrane de Bowman, se mêlent aux cellules du tissu propre de la cornée qui prolifèrent à leur tour ou se présentent à l'air libre, après avoir fait disparaître les cellules de la couche épithéliale, et l'épithélium lui-même; d'où il résulte de nombreuses ulcérations qui deviendront plus tard, une fois la maladie guérie, la cause de nombreuses facettes ou cicatrices superficielles.

Les vaisseaux, de leur côté, acquièrent un développement beaucoup plus considérable et on ne peut plus distinguer que très-difficilement la ligne de séparation entre la conjonctive et la cornée; ces deux membranes ayant toutes deux sensiblement le même aspect.

Les cellules nouvelles, par suite de la rapidité de leur nutrition et de leur développement favorisée du reste par l'hypergénèse vasculaire, s'organisent bien plus facilement dans ce cas que dans le pannus tenuis. On observe en même temps une tendance marquée au développement du tissu cellulaire.

Il en résulte alors une rétraction cicatricielle des produits nouveaux et la formation d'une opacité d'étendue variable.

Symptômes objectifs. — Ces symptômes ne sont pas les mêmes, selon qu'on a affaire à un *pannus tenuis*, ou à un *pannus crassus*.

Dans le premier cas, la cornée prend généralement une teinte grisâtre, plus ou moins nuancée de rouge, suivant le nombre de vaisseaux qui s'y sont développés, et on y observe en même temps des inégalités dues à l'infiltration de sa couche sous-épithéliale par des produits nouveaux.

Elle acquiert par là un aspect dépoli et rugueux et l'épithélium devient d'autant plus opaque, que les vaisseaux y sont plus nombreux et s'y sont développés avec plus de rapidité. Cette opacité cache en partie aux regards la chambre antérieure, l'iris et la pupille.

L'étendue de la lésion varie essentiellement avec la nature de la cause qui lui a donné naissance ; c'est ainsi que, circonscrite, localisée pour ainsi dire, dans le cas où elle résulte du frottement à sa surface d'un ou plusieurs cils déviés, elle est au contraire disséminée sur la totalité de la surface cornéenne, lorsqu'elle résulte du frottement de la surface conjonctivale de la paupière supérieure rendue inégale par l'hypertrophie des papilles.

S'agit-il au contraire d'un *pannus crassus?* alors ici l'affection s'est développée lentement et progressivement, comme il arrive par exemple dans le cas d'engorgement des follicules lymphoïdes (trachômes). A l'infiltration de la couche sous-épithéliale, par les cellules migratrices, se joint l'action du frottement de la paupière supérieure inégale et raboteuse (τραχυς) ; la couche épithéliale subit une sorte d'hypertrophie, son tissu devient tout à fait opaque ; il s'y développe un nombre considérable de vaisseaux donnant à la surface de la cornée un aspect fongueux qui la fait ressembler à la conjonctive, laquelle, dans ces cas, du reste, est prise d'une hypérémie très-vive. Mais un fait remarquable, c'est que, le plus souvent, les lésions que nous venons de décrire ne siégent que sur la moitié ou sur les deux tiers supérieurs de la cornée. Elles se terminent brusquement, suivant une ligne coïncidant exactement avec le bord de la paupière lorsque le regard est dirigé directement en avant.

Ce qui tend encore à augmenter l'épaisseur de la couche opaque, c'est le développement, dans certains cas de *pannus crassus*, de véritables cellules lymphoïdes engorgées sur la cornée elle-même, l'opacité est alors portée à son comble. Impossible de distinguer maintenant la chambre antérieure, l'iris et la pupille dans la partie correspondante au pannus.

Peu à peu, avec la diminution des symptômes inflammatoires, on voit la vascularisation diminuer, la teinte plus ou moins rouge que présentait la cornée se transforme en gris rosé ou jaunâtre sale par suite de la diminution du nombre et du volume des vaisseaux. Bientôt la cornée prend une teinte nacrée opaline, on n'y distingue plus que quelques rares vaisseaux, et sa surface est inégale, taillée à facettes, et dans les points où siégeaient les cellules lymphoïdes engorgées, se voient maintenant de petites cicatrices profondes.

Symptômes subjectifs. — Les symptômes fonctionnels varient également avec la forme de la maladie. Très-accusés quand il s'agit d'un *pannus tenuis* à marche aiguë, ils consistent surtout dans un abondant écoulement de larmes qui baignent constamment la cornée, ramollissent son épithélium et de la sorte favorisent le développement de l'affection. Cet écoulement, d'ailleurs, n'est pas dû à la lésion cornéenne elle-même ; il est surtout sous la dépendance de l'affection primitive, principalement lorsqu'il s'agit de déviation des cils déviés en dedans (trichiasis).

Le malade éprouve comme dans les kératites précédentes, la sensation d'un corps étranger à laquelle vient s'ajouter une photophobie et un blépharospasme proportionnés à l'intensité de sa maladie, à la rapidité de sa marche et à son excitabilité propre.

Les douleurs ciliaires et celles qui leur sont consécutives dans tout le domaine de la cinquième paire atteignent parfois le plus haut degré. A ces symptômes viennent s'ajouter encore une photophobie des plus rebelles et des plus incommodes et enfin un trouble de la vue souvent très-prononcé, en rapport avec l'étendue de la portion de la cornée envahie et avec le degré d'opacification de son tissu.

Dans le *pannus crassus*, les symptômes subjectifs, au lieu de présenter, ainsi qu'on serait tenté de le croire, une notable exagération de ceux que nous avons signalés dans la première forme de la maladie ou *pannus tenuis*, se ressentent, en général, sensiblement de la marche chronique que prend la maladie dès le principe.

La dacryorrhée est remplacée par une sécrétion muqueuse plus ou moins abondante, épaisse, visqueuse, d'une couleur jaune plus ou moins franche. La sensation de corps étranger, à force d'être exagérée, finit par prendre les caractères d'un engourdissement général; mais, en revanche, les douleurs ciliaires font presque complétement défaut et ce n'est souvent que l'augmentation du trouble de la vue qui éveille l'attention des malades et qui les détermine à demander les secours de l'art. Et cela est d'autant moins surprenant que la maladie est bien plus fréquente sur les individus des classes inférieures de la société, plus durs au mal et que les nécessités de la vie forcent souvent à ne tenir compte de la maladie que lorsqu'elle détermine une impossibilité absolue du travail.

Marche. — La marche de la kératite panneuse est liée entièrement à celle de la maladie qui lui a donné naissance, surtout lorsque cette dernière ne persiste pas longtemps, comme cela a lieu pour certaines formes de conjonctivite; mais quand la cause productrice de la kératite se sera éternisée pendant des mois, et même des années, ainsi qu'on l'observe dans le cas de cils déviés, et aura amené un pannus profond, la suppression de la cause pourra bien faire notablement diminuer le degré de l'altération cornéenne; les vaisseaux nouveaux disparaîtront peu à peu, mais l'opacité pourra persister à un degré variable, quoi que l'on fasse pour la faire disparaître. Nous verrons, il est vrai, quand nous parlerons des taches de la cornée, que l'on peut, par le tatouage, faire disparaître l'aspect disgracieux de la maladie; mais ce procédé ne rétablit en rien la transparence de la cornée, pas plus que les fonctions visuelles.

Étiologie. — En traitant de l'engorgement hypertrophique des papilles et de l'engorgement des cellules lymphoïdes, nous avons déjà signalé ce fait qu'ils sont presque toujours la cause la plus fréquente et en même temps la plus tenace des deux formes de pannus.

A cette cause, nous devons ajouter toutes celles qui ont un effet mécanique semblable; ainsi, les cicatrices ou brides de la conjonctive tarséenne, l'entropion des paupières, le trichiasis ou le dystichiasis; toutes ces affections ont pour la cornée le même effet, celui d'y déterminer une irritation prolongée, qui toujours est suivie du développement anormal de vaisseaux.

En outre, le blépharophimosis, quoique ne pouvant pas être considéré comme cause efficiente, peut agir comme cause entretenante, c'est-à-dire, qu'une fois le pannus développé, tous les efforts pour le faire disparaître pourront rester vains, tant que le blépharophimosis n'aura pas disparu lui-même, enseignement qu'il est bon de ne pas perdre de vue pour le traitement.

Enfin, le pannus peut se développer aussi quelquefois à la période de déclin de certaines conjonctivites catarrhales, purulentes ou diphthériques.

Pronostic. — Le pronostic est lié à la cause de la maladie, mais surtout à son degré de développement et à sa durée. Nous ne reviendrons pas ici sur la bénignité relative du *pannus tenuis* et sur la gravité du *pannus crassus* qui ont été signalées chemin faisant.

Il ne faut pas oublier surtout que la kératite panneuse peut présenter les complications les plus fâcheuses, telles que le ramollissement, l'ulcération, et même la perforation de la cornée, complications qui, lorsqu'elles surviennent, doivent faire modifier sensiblement le pronostic.

Traitement. — La place que nous avons donnée à cette forme de kératite, parmi les kératites secondaires, montre suffisamment que la principale base de son traitement doit être celui de la cause qui l'aura provoquée.

Or, nous venons de voir que la cause incontestablement la plus fréquente du pannus est ce qu'on était jusqu'ici convenu d'appeler les *granulations*.

Nous renvoyons donc pour tout ce qui a rapport au traitement du pannus granuleux ou de cause granulaire à ce que nous avons dit à ce propos.

Quant au traitement de la complication elle-même, outre les instillations d'atropine, comme pour les autres kératites, lorsque l'on verra que la kératite panneuse s'accompagne d'une abondante prolifération épithéliale, de légers attouchements directs, avec le nitrate d'argent mitigé, ou mieux avec la teinture de cantharides, ou le sulfate de cuivre, pourront présenter des avantages. Il en est de même dans le cas de *pannus crassus* où, en même temps que le développement de vaisseaux, on observe sur la cornée de petites bosselures rougeâtres désignées sous le nom de granulations. Si malgré le traitement de la cause génératrice, on n'arrive pas à triompher du pannus, et qu'on ait par conséquent affaire à un cas rebelle de vascularisation de la cornée, il faudra d'abord s'assurer que celle-ci n'est pas entretenue par une trop grande étroitesse de la fente palpébrale et par conséquent par une pression et par un frottement exagéré de la paupière supérieure sur la cornée.

Dans ce cas, la première indication à remplir serait l'allongement de la fente palpébrale au moyen de l'opération du blépharophimosis qui a été décrite à propos de la conjonctivite granulaire, et sur les différents procédés de laquelle nous reviendrons lorsque nous traiterons des affections des paupières.

Si, au contraire, le pannus n'est pas lié à cette cause, ou s'il persiste après que les granulations auront disparu, on pourra retirer de grands avantages de l'opération de la tonsure de la conjonctive.

Cette opération, on le sait (voy. p. 160), consiste à faire l'abrasion, autour de la cornée, d'une bande de conjonctive et d'episclère de 3 millimètres de largeur, de façon à mettre la sclérotique complétement à nu dans toute cette étendue.

Il en résulte la production, tout autour de la cornée, d'une vaste perte de substance, qui interrompt l'afflux sanguin vers les vaisseaux qu'elle contient. Bientôt cette perte de substance se comble à l'aide d'un tissu inodulaire peu vasculaire et qui permet aux vaisseaux développés anormalement sur la cornée, de s'atrophier. Mais il ne faudrait pas croire que cette opération doive être immédiatement suivie de succès. Plusieurs semaines ou même plusieurs mois sont parfois nécessaires pour arriver à cet heureux résultat.

Quelque effrayante que soit cette opération, on est forcé de reconnaître qu'elle constitue souvent une précieuse ressource à opposer à certains pannus rebelles.

Cette façon d'agir doit incontestablement être préférée à la circoncision ou simple incision de la conjonctive, par le bistouri ou le scarificateur tout autour de la cornée, manœuvre qui peut avoir souvent les plus fâcheuses conséquences.

Quant à nous, nous donnons incontestablement la préférence sur tous les autres modes de traitement du pannus à l'inoculation, dans le sac conjonctival, du pus provenant d'une conjonctivite purulente, ou mieux encore du pus gonorrhéique.

Quelque répugnance que puisse inspirer *a priori* une semblable pratique, on est obligé de se rendre à l'évidence, et il suffit de l'avoir employée, ou vu employer une seule fois, pour se convaincre non-seulement de l'innocuité, mais des précieux résultats de ce procédé thérapeutique.

Bien que préconisée dans presque tous les traités de maladies des yeux, il est curieux de voir combien est petit le nombre des praticiens qui y ont recours. On ne se décide en général à en venir là que lorsqu'on a essayé tous les autres modes de traitement, même la syndectomie sur laquelle elle présente pourtant des avantages incontestables. C'est sans contredit à cause de cela que dans bien des cas, malgré la guérison qu'a procurée l'inoculation, cette guérison n'a pas été aussi complète qu'elle l'aurait été, si le pus blennorrhagique eût été employé à une époque plus rapprochée du début, et avant que le pannus eût déterminé dans la cornée des opacités plus ou moins épaisses et indélébiles.

Voici comment on doit procéder : On cherche à se procurer une petite quantité de sécrétion provenant d'une conjonctivite purulente ou d'une gonorrhée uréthrale, à leur période franchement aiguë; on en imbibe un pinceau qui est alors promené sur toute la surface de la conjonctive de l'œil à inoculer.

En retirant le pinceau, on a soin de rapprocher les paupières sur celui-ci, de façon à bien exprimer tout ce qu'il contient de pus et à laisser ce dernier dans le sac conjonctival.

La conjonctivite purulente ainsi provoquée ne tarde généralement pas à se développer, et au bout de 12 à 24 heures les paupières se tuméfient et l'ophthalmie purulente se déclare franchement. D'autres fois, soit que le pus ne provienne pas d'une sécrétion franchement aiguë, soit, au contraire, que le sujet soit réfractaire, par la désorganisation qu'aura subie la conjonctive, par suite de la longue durée de la maladie, une seconde, quelquefois même une troisième tentative, sont nécessaires pour arriver au but qu'on se propose. Quelquefois même, on sera obligé, en faisant pour la troisième fois l'inoculation, de pratiquer sur la conjonctive quelques éraillures avec la pointe d'une aiguille (Van Roosbrook, Warlomont).

Il est curieux de voir la tolérance qu'ont les yeux qui ont été longtemps le siége d'une conjonctivite granulaire et d'un pannus consécutif, pour la conjonctivite purulente ainsi provoquée. Tandis que, sur un œil sain, il faut prendre les précautions et les soins les plus minutieux, et souvent même opposer les moyens les plus énergiques à la conjonctivite purulente, pour écarter ses terribles conséquences, lorsque cette maladie se développe d'emblée, il suffit ici de quelques soins de propreté, tels que les lavages fréquents avec de l'eau chlorée, et il est parfaitement inutile de se préoccuper en quoi que ce soit de la maladie. Il suffira du reste de jeter un coup d'œil sur un intéressant mémoire de mon ancien chef de clinique Brière pour s'assurer de ce fait que *sur 400 cas de ce genre publiés en France ou à l'étranger, la guérison a été la règle générale.*

Employé pour la première fois en 1842 à Vienne, par feu le professeur F. Jaëger père, ce moyen a été depuis fréquemment mis en usage, particulièrement par les oculistes belges qui ont acquis une très-grande expérience à ce sujet, aussi consultera-t-on avec fruit le très-intéressant mémoire de Warlomont.

Nos confrères anglais ont encore été plus loin, en combinant les deux pratiques de la syndectomie et de l'inoculation blennorrhagique, manière d'agir qui peut être imitée et qui n'a rien d'irrationnel, à la condition toutefois de commencer par l'inoculation, et de la faire suivre quelque temps après de la syndectomie, si la première n'a pas donné tout ce qu'on en attendait; en agissant inversement on s'exposerait à des accidents funestes du côté de la cornée.

Mais, si l'inoculation blennorrhoïque constitue un moyen héroïque, dans les cas de pannus étendu à toute la cornée, et cela sur les deux yeux, on ne doit pas oublier que ce moyen est formellement contre-indiqué dans le cas de pannus partiel ou de pannus borné à un seul œil. Dans le premier cas en effet, on s'exposerait presque fatalement à l'ulcération et à la perforation de la cornée, dans sa partie non vascularisée. Dans le second cas, on aurait à redouter la communication de l'ophthalmie purulente au second œil sain, et nous renvoyons à l'article *conjonctivité purulente*, pour se rendre compte des dangers de cette affection développée sur un œil sain jusque-là.

Consultez : Warlomont, *Du pannus et de son traitement*, Annales d'oculistique, t. XXXII, pages 149 et suivantes. — L. Brière, *Du traitement du pannus par l'inoculation blennorrhoïque*, Bulletin de thérapeutique, septembre 1873. — Lawson, *Inoculation and syndectomy*, Ophthalmic Hospital Reports, may 1864, p. 182.

B. — *Kératite marginale.*

Cette variété de kératite ne diffère pas sensiblement de la kératite ulcérante simple, si ce n'est par son siége et par son mode de développement.

Elle est caractérisée par le développement, sur le bord de la cornée, le plus souvent même à cheval sur la cornée et sur la conjonctive, d'une ou plusieurs petites ulcérations, souvent plus longues que larges, toujours très-étroites, entourées en général par un réseau vasculaire, très-prononcé, surtout du côté de la conjonctive.

Ces ulcérations sont d'ordinaire peu profondes et restent presque toujours bornées à la couche épithéliale et à la membrane de Bowman qu'elles ne dépassent que rarement, respectant ainsi le plus souvent le tissu propre de la cornée.

On rencontre parfois plusieurs de ces ulcérations, juxtaposées les unes près des autres; bientôt, par la tendance qu'elles ont à gagner en surface, elles se rapprochent par leur extrémité, fusionnent ensemble, et se transforment en une ulcération unique, souvent très-étendue, plus profonde, en forme de croissant, et qui a été désignée par Velpeau sous le nom de *ulcérations en coup d'ongle*, à cause de l'analogie qu'offre ce genre d'ulcération avec la forme de l'impression que laisse l'ongle enfoncé dans la peau. La conjonctive est toujours fortement hypérémiée dans le voisinage de l'ulcération, et cela d'autant plus que l'ulcération siégera en un point plus rapproché du limbe kérato-conjonctival ou en partie sur la conjonctive elle-même. Cette ulcération, lors de sa réparation, peut devenir le point de départ d'un ptérygion, par le mécanisme dont nous avons parlé lors de la description de cette hypertrophie partielle de la conjonctive.

La kératite marginale est toujours le résultat d'une phlyctène ou d'une bulle d'herpès qui, siégeant à l'extrême limite de la conjonctive, soulève à la fois l'épithélium de celle-ci et celui de la cornée. Au moment où la bulle se rompt, il subsiste une ulcération, absolument comme cela a lieu sur la peau ou sur le reste de la conjonctive. Cette ulcération a l'aspect d'une cupule. Mais contrairement à ce qui a lieu à la peau, la perte de substance ne peut pas se recouvrir d'une croûte sous laquelle se fera la cicatrisation. Les frottements des paupières d'une part, le contact des larmes de l'autre, font en effet disparaître au fur et à mesure de leur apparition les produits plastiques destinés à réparer la perte de substance. Il en résulte que l'ulcère ne peut se réparer que par l'intermédiaire de l'épithélium voisin.

La kératite marginale donne toujours lieu à d'assez notables symptômes subjectifs. Douleurs et photophobie sont assez intenses et tiennent, comme dans la kératite ulcérante simple, à l'irritation des nerfs du voisinage.

La marche de la maladie ne diffère guère de celle de la kératite ulcérante simple, et n'était le mode de développement si différent qui fait de l'une une kératite primitive et de l'autre une kératite secondaire, la kératite marginale ne mériterait peut-être pas une place séparée.

Cette espèce de kératite est extrêmement bénigne, elle reconnaît pour mobile les mêmes causes que la conjonctivite phlycténulaire et que la kératite ulcérante simple; aussi nous semble-t-il inutile d'entrer dans de plus longs détails à son sujet.

Le traitement doit être dirigé comme celui de toutes les autres kératites et ne réclame aucune indication spéciale, si ce n'est les insufflations de calomel, qui hâtent la réparation de la perte de substance.

§ 2. — KÉRATITES SECONDAIRES PROFONDES.

A. — *Kératite suppurative.*

Synonymie. — Abcès de la cornée; unguis; onglet; onyx.

Les abcès de la cornée constituent une des maladies les plus graves qui puissent atteindre cette membrane, non-seulement au point de vue des dangers dont ils menacent l'œil lui-même, mais encore et surtout à cause des altérations visuelles qu'entraînent à leur suite les traces plus ou moins profondes qu'ils peuvent laisser sur la cornée.

La kératite suppurative se présente tantôt sous la forme aiguë, c'est-à-dire, avec un cortége de symptômes inflammatoires violents, analogues à ceux qui accompagnent le développement des abcès en général; tantôt, au contraire, elle revêt la forme torpide ou atonique, c'est-à-dire, que la suppuration de la cornée survient tout à coup sans symptômes inflammatoires précurseurs ou concomitants.

Symptômes objectifs. — Peu de temps avant le début de la kératite suppurative, on observe dans la forme inflammatoire, au pourtour de la cornée, une injection sous-conjonctivale, très-accusée, confluente, à laquelle se mêle une teinte bleuâtre et un aspect gonflé du limbe conjonctival péri-cornéen, empiétant jusqu'à une certaine distance sur le bord de la cornée. En même temps, survient un écoulement de larmes souvent des plus abondants.

Après une durée de quelques jours de ces symptômes précurseurs, se montrent dans la cornée, quelquefois vers sa périphérie, mais plus généralement au voisinage du centre, un ou plusieurs points blanchâtres ou grisâtres, de la grosseur d'une petite tête d'épingle, qui s'agrandissent peu à peu et soulèvent parfois les lames antérieures, et surtout l'épithélium, de façon à produire un relief. On voit manifestement qu'il y a là, entre les lames de la cornée, un produit de nouvelle formation, non pas séreux et limpide, comme dans les phlyctènes, mais plus épais et opaque. Ces petits points sont entourés d'un limbe gris qui se perd insensiblement dans les parties saines voisines.

Petit à petit plusieurs de ces points augmentent de dimension, leur teinte opaque se nuance légèrement de jaune, et ils finissent par se réunir en un seul foyer. A partir de ce moment, la teinte jaune augmente d'intensité, et peut atteindre le jaune-paille du liquide puriforme, ou purulent. Entre ce foyer jaunâtre et les parties saines, voisines, se remarque autour de la partie la plus colorée un anneau d'un gris diffus, qui se perd insensiblement dans le tissu sain, et qui établit de la sorte la transition entre le centre de la lésion et les parties saines ambiantes. Variable d'étendue, de profondeur et d'épaisseur, l'épanchement est toujours plus ou moins arrondi, et rarement demi-circulaire ou de forme irrégulière; quoique parfois plus épais à la circonférence, il présente généralement une plus grande épaisseur dans ses parties centrales. Les dimensions de l'épanchement augmentent souvent progressivement, jusqu'à occuper la moitié ou les trois quarts de l'étendue de la cornée, dimensions qu'il dépasse rarement.

Lorsque l'épanchement siége dans les couches profondes, on ne remarque pas de relief du côté de la surface de la cornée, le liquide, au contraire, refoule les lames postérieures de cette membrane et notamment la lame élastique postérieure, vers la chambre antérieure; s'il siége dans les couches antérieures, la cornée, lisse au début, finit par présenter une ou plusieurs saillies plus ou moins prononcées. Enfin, après de nouveaux progrès, les lames de la cornée cèdent, sous les efforts de distension auxquels elles sont soumises et l'épanchement, suivant le lieu qu'il occupe, se fraye un passage vers la chambre antérieure, ou vers l'extérieur, et le foyer se transforme ainsi en ulcère.

Nous reviendrons tout à l'heure, à propos de l'anatomie pathologique, sur ces deux points, les plus importants de l'histoire de la kératite suppurative.

Parfois l'abcès de la cornée présente un aspect en arc de cercle ou en croissant plus ou moins délié, plus ou moins large, dont la concavité regarde en haut. Toujours situés à une distance de 1 millimètre ou de 1 millimètre 1/2, du bord de la cornée, les angles ou cornes du croissant peuvent s'allonger à la rencontre l'un de l'autre, jusqu'à donner à l'abcès une forme très-voisine de celle d'un cercle. C'est à cette forme spéciale de l'abcès cornéen que les anciens ophthalmologistes vaaient donné particulièrement le nom d'*Onyx*.

Lorsque les abcès sont superficiels, la teinte est peu prononcée, blanchâtre; celle du cercle périphérique, d'un gris plus bleuâtre. Si, au contraire, le mal siége dans les couches plus profondes, la coloration est d'un jaune plus foncé et celle du cercle périphérique, d'un gris plus blanchâtre.

Les symptômes que nous venons de décrire sont ceux de la kératite suppurative aiguë. Mais ce qui caractérise la kératite suppurative torpide ou indolente, c'est l'absence, comme nous l'avons dit, de tout symptôme inflammatoire précurseur ou concomitant du côté des parties voisines. On voit survenir brusquement, dans un point quelconque de la cornée, un petit épanchement interlamellaire de la dimension d'une grosse tête d'épingle, à limites nettes et tranchées, de couleur jaunâtre, franche. Cet épanchement n'est pas entouré, comme dans la forme précédente, d'un limbe périphérique grisâtre, de telle sorte qu'au lieu de se perdre insensiblement dans le tissu sain, l'épanchement cesse tout à coup.

Cet épanchement s'accroît rapidement, mais surtout en superficie, car il a bien plus de tendance à s'étaler en surface qu'à déterminer une perforation, de sorte qu'il faut surtout craindre la destruction complète de la cornée. Bientôt, pourtant, la matière puriforme gagne en profondeur, la membrane de Descemet, ou même son épithélium, ne tarde pas à prendre part à l'altération et l'humeur aqueuse acquiert une couleur jaunâtre, sans qu'il soit nécessaire pour cela qu'il se produise un hypopyon. Celui-ci, néanmoins, ne tarde pas à se montrer; l'iris alors se gonfle et prend une coloration jaunâtre ou rouge jaunâtre, sans montrer, toutefois, les signes manifestes d'une iritis.

Lorsque la maladie, au lieu de présenter cette tendance destructive, montre, au contraire, une tendance à la guérison, cette terminaison heureuse ne survient jamais qu'après l'apparition de phénomènes d'irritation plus ou moins violents, qui transforment l'abcès indolent en abcès inflammatoire. On voit alors survenir autour du foyer le limbe grisâtre, légèrement gonflé, qui caractérise la forme aiguë.

Mais, nous le répétons, le caractère essentiellement distinctif de cette forme torpide et de la forme inflammatoire franche, est fourni par ce fait que, tandis que cette dernière présente la tendance à se localiser sur des portions circonscrites de la cornée, et surtout à s'étendre plutôt en profondeur qu'en surface, on observe dans la forme torpide une tendance exactement inverse, c'est-à-dire celle à s'étaler plutôt qu'à perforer.

Symptômes subjectifs. — Dans la forme inflammatoire, les symptômes subjectifs les plus marquants, qui accompagnent les abcès de la cornée, sont toujours et surtout de violentes douleurs ciliaires, irradiant dans toute la cinquième paire, une photophobie intense et un larmoiement des plus abondants.

Les douleurs vont en s'exacerbant jusqu'au moment où l'épanchement se fraye un passage vers la chambre antérieure ou vers l'extérieur. Au moment de la rupture de l'abcès, survient une période de rémission, qui n'est malheureusement souvent que très-passagère, surtout dans le cas où le trajet que s'est frayé le pus, comme nous le verrons bientôt, présente le caractère fistuleux. On voit alors fréquemment les douleurs présenter un type intermittent irrégulier qui coïncide avec les épanchements successifs de nouvelles quantités de pus. Ce dernier cas ne se présente pas lorsque le pus s'est frayé sa voie vers l'extérieur ou lorsque, par la ponction, on évacue celui qui s'est épanché dans la chambre antérieure. Dans ce dernier cas, chaque nouvelle évacuation est suivie d'une période de rémission plus ou moins longue.

A part un sentiment de gêne particulière, les malades ne sont guère avertis du développement de la maladie que par le trouble visuel, et encore faut-il pour cela que l'épanchement siége dans un point situé près du champ pupillaire. Ni douleurs ciliaires, ni photophobie, tant que la maladie est en voie de développement, mais aussitôt que la période de réparation commence des douleurs plus ou moins vives se font sentir, et s'accompagnent d'une photophobie plus ou moins intense, en même temps que survient un écoulement de larmes considérable, accompagné d'injections et de sécrétions conjonctivales.

L'apparition de ces symptômes subjectifs a donc une importance capitale, car c'est leur apparition plus ou moins près du début qui amènera la terminaison plus ou moins heureuse de la maladie.

Anatomie pathologique. — Par des expériences sur les animaux, on a pu se convaincre que les taches formées primitivement dans la cornée contenaient des globules de pus véritable, tandis que le limbe grisâtre diffus, dont elles sont entourées, ne présente qu'une imbibition, un gonflement et une prolifération des cellules, avec segmentation des noyaux.

A un degré très-avancé, une grande partie de la masse intercellulaire est détruite et on voit se former des vacuoles remplies d'un magma contenant des cellules de pus, des nucléoles, des cellules en voie de régression graisseuse, ainsi que de petits fragments détachés de tissu propre de la cornée. Dans l'épaisseur de celle-ci se forment des cavités, des tractus, résultant de la destruction des éléments cellulaires avec persistance du tissu conjonctif fondamental. Le contenu des abcès est tantôt plus ou moins liquide, tantôt plus épais, demi-solide, pultacé, et c'est dans ce dernier cas qu'on y rencontre surtout les éléments de pus mêlés à des débris cellulaires ou membraneux.

Il est difficile d'arriver, par les moyens dont nous disposons, au diagnostic certain de la consistance du liquide constituant l'abcès, diagnostic qui offre pourtant de l'importance au point de vue du pronostic.

Lorsque le liquide est franchement purulent, il a peu de tendance à gagner le voisinage, à fuser, et se réunit facilement en foyer, dont le contenu se fraye rapidement un passage vers l'extérieur ou l'intérieur, ne menace, par conséquent, pas les parties voisines et ne laisse à sa place qu'une cicatrice peu étendue et peu gênante par la suite.

Lorsque l'abcès siége dans les parties antérieures et qu'après avoir distendu les lames de la cornée, il vient à se rompre, ce sont parfois les couches antérieures qui cèdent les premières, et il en résulte alors un ulcère plus ou moins étendu, mais ce cas est rare.

Presque toujours, au contraire, le pus se fraye un passage en arrière, et alors la matière puriforme ou purulente s'épanche dans la chambre antérieure où elle s'accumule dans la partie la plus déclive. Il en résulte alors une sorte de petite lunule, d'un blanc jaunâtre, mat, dont la convexité est tournée en bas, et est limitée par le bord cornéen et dont la partie supérieure est limitée par une ligne droite. C'est à cette collection purulente de forme spéciale qu'on a donné le nom d'*hypopyon.* — Cette collection purulente change de position avec l'attitude de la tête du malade, de telle sorte que le bord supérieur rectiligne reste toujours dans le plan horizontal.

En même temps on voit souvent la membrane de Descemet devenir le siége d'une hypergénèse des éléments de son tissu propre et de ses cellules épithéliales, analogue à celle dont nous avons parlé à propos de la descemétite et il survient alors une prolifération et une dégénérescence graisseuse de ces cellules. Ces transformations deviennent bientôt pyogènes et cette dégénérescence marchant à la rencontre de celle dont la cornée est le siége, hât la perforation vers la chambre antérieure et la formation de l'hypopyon.

Parfois, au lieu d'une rupture, il se fait un simple décollement de la membrane de Descemet, le pus fuse en avant d'elle, d'où résulte la formation d'un trajet fistuleux qui, alors, s'ouvre vers la partie la plus inférieure de la chambre antérieure. Dans l'un et l'autre cas, l'éclairage latéral montre souvent quel chemin le pus a suivi pour arriver dans la chambre antérieure, surtout si, pendant qu'on éclaire celle-ci, on a soin de se placer du côté de la tempe correspondante et d'examiner la cornée latéralement.

Avec la formation de l'hypopyon coïncide un temps d'arrêt dans la marche de l'abcès. Mais, si le pus ne s'est fait jour que par un trajet fistuleux, une partie seulement du contenu de celui-ci se vide dans la chambre antérieure. La tension intra-oculaire est alors augmentée, comprime les parois du trajet, et l'abcès reprend sa marche envahissante.

Lorsqu'au contraire le liquide est diffluent et qu'il a de la tendance à s'étaler et à décoller les lames de la cornée, sans les distendre, il présente alors peu de disposition à les éroder ou à les rompre, et constitue ainsi le type de l'épanchement interlamellaire, qui, une fois la maladie terminée, laisse généralement à sa place une cicatrice indélébile plus ou moins étendue, peu épaisse et qui gênera toujours notablement la vision ultérieure. Cette tendance à l'extension de proche en proche du processus résulte d'une part de l'action décollante de la matière épanchée qui fuse entre les lames de la cornée, d'autre part de l'imbibition et du ramollissement que celles-ci ont subi elles-mêmes, antérieurement, au voisinage de l'abcès. Les cellules saines de la cornée sont ainsi mises en contact avec le pus, et sont bientôt prises elles-mêmes de la même dégénérescence.

Lorsque le liquide fuse ainsi entre les lames de la cornée, il obéit aux lois de la pesanteur et s'infiltrant entre elles en les décollant, il s'achemine vers la partie inférieure de celle-ci où il se collige en un foyer qui prend parfois une forme analogue à celle de l'hypopyon dont nous avons parlé tout à l'heure, mais dont il se distingue par deux signes essentiels. Au lieu d'être borné à sa partie inférieure par le limbe cornéen lui-même, l'épanchement est toujours distant de un demi à un millimètre de ce bord, et, en outre, l'épanchement dont le bord supérieur est rarement horizontal, et presque toujours légèrement concave, ne varie pas de position et de forme avec l'attitude de la tête du malade. Plus l'abcès siégera vers la partie supérieure de la cornée et plus il aura de la tendance à fuser vers sa partie inférieure, en suivant les bords de celle-ci.

L'abcès de la cornée, connu sous le nom d'*onyx*, n'est à proprement parler qu'une variété de la forme précédente. Il ne présente pas toujours, il est vrai, la tendance à s'étaler en surface et affecte, au contraire, plus souvent, la forme en croissant, plus ou moins délié, à bord supérieur concave, tranchant, et à bord inférieur plus ou moins arrondi par suite de la tendance qu'a le liquide à s'accumuler vers les parties les plus déclives de la cornée. Souvent alors les deux cornes du croissant marchent à la rencontre l'une de l'autre, de façon à donner à l'onyx une forme plus ou moins circulaire. Si celles-ci viennent à se réunir, ou à se rapprocher considérablement, il en résulte qu'une portion de tissu sain de la cornée environné de toutes parts par le liquide morbide et privé de la sorte de nutrition, est bientôt prise de mortification, de nécrobiose, avec élimination de la partie mortifiée, à la façon d'un séquestre. Parfois, on voit distinctement la matière opaque accumulée dans la cavité de l'onyx fuser entre les lames de la cornée, s'épancher dans la chambre antérieure et donner lieu simultanément à la formation d'un hypopyon. D'autres fois il s'accumule en forme de traînée, grisâtre ou jaunâtre dans l'épaisseur de la cornée, et c'est ce qu'on observe surtout, lorsque l'onyx siége à la partie supérieure de la cornée et que son bord concave regarde en bas. Parfois le bord inférieur de l'onyx presse visiblement par son contenu sur le niveau de l'hypopyon et le fait dévier de la ligne horizontale droite en le rendant légèrement concave (Sichel père).

Dans la forme indolente, les phénomènes morbides dont le tissu de la cornée est le siége sont parfois fort différents de ceux qui accompagnent la kératite suppurative inflammatoire. En effet, ici la pyogenèse a lieu directement à l'intérieur de la cellule elle-même, sans développement de cellules endogènes, sans phénomènes d'imbibition, et surtout sans que les noyaux des cellules présentent la moindre trace de segmentation. Ici les éléments morbides n'agissent pas par leur contact sur les éléments sains, pour en déterminer l'altération, mais ce sont des éléments sains successivement pris d'altération qui viennent s'ajouter aux éléments les premiers atteints; d'où aussi le manque de limbe grisâtre au pourtour de l'épanchement et que nous avons vu, dans la forme précédente, être le précurseur de l'extension du processus aux parties saines voisines.

Lorsque les éléments morbides tendent à s'éliminer, c'est presque toujours vers la surface que le processus marche. Au lieu d'offrir les caractères d'une perforation, la perte de substance présente bientôt des bords anfractueux, comme taillés à l'emporte-pièce, et se montre sous l'aspect d'un ulcère. Celui-ci, en même temps qu'il gagne notablement en surface, s'étend aussi quelque peu en profondeur, et bientôt survient une large perte de substance de la cornée, avec toutes ses cons équences.

D'autres fois, l'épanchement, arrivé à un certain degré de développement, reste stationnaire; on voit alors survenir petit à petit à son pourtour un limbe grisâtre diffus et gonflé, dont l'apparition coïncide, comme nous l'avons dit, avec l'apparition des symptômes subjectifs, et la maladie s'achemine alors vers la guérison.

Marche, durée, terminaison. — Les abcès de la cornée, après avoir atteint un certain développement, peuvent devenir stationnaires, pendant un temps variable, puis rétrograder. Lorsque cette terminaison survient, ce qu'on observe parfois sur les jeunes sujets, l'anneau grisâtre qui entoure l'abcès à sa périphérie devient plus apparent et plus gonflé, la teinte jaunâtre centrale diminue d'intensité, et bientôt survient au pourtour de la cornée un empiétement des vaisseaux conjonctivaux qui se dirigent vers l'abcès, et qui sont surtout nombreux dans le point le plus voisin de celui-ci. Ces vaisseaux ont pour mission d'apporter à la région de la cornée où siége l'abcès, les matériaux nécessaires à la réparation de son tissu et de provoquer le développement de nombreuses cellules endogènes, pour remplacer les cellules primitivement détruites par la suppuration. Plus cette nutrition supplémentaire sera abondante et énergique et plus le degré de développement auquel parviendront les nouvelles cellules sera complet, et moins les traces que l'affection laissera sur la cornée seront profondes. Il pourra arriver même, surtout si le sujet est jeune, robuste et vigoureux, que la maladie se termine sans laisser de traces bien apparentes de son passage.

Mais les choses ne se passent pas toujours aussi favorablement, et souvent, surtout après l'onyx, il subsiste une cicatrice profonde et indélébile dont l'étendue et l'épaisseur sont proportionnelles à celles de l'épanchement et qui réduit souvent considérablement la vision de l'œil qui en a été affecté.

Parfois la vascularisation persiste en partie, après que la cicatrisation est terminée, et la persistance de ces vaisseaux devient fréquemment le point de départ de nouvelles poussées inflammatoires. Souvent aussi, lorsque l'abcès a été suivi de perforation complète et de fistule cornéenne, la rupture de l'équilibre, entre la pression intra et extra-oculaire, amène l'abolition de la chambre antérieure et la propulsion du contenu du globe oculaire en avant, et, suivant la position et les dimensions de la perforation, l'abcès se termine par une cicatrice adhérente, une procidence de l'iris, ou un staphylôme irido-cornéen.

D'autres fois, et cette terminaison est surtout à craindre dans la forme atonique, l'abcès se transforme rapidement en ulcère plus ou moins étendu, qui à son tour peut amener la destruction plus ou moins complète de la cornée, suivie d'*expulsion du cristallin*, et du développement d'un *staphylôme racémeux*. Quelquefois même la suppuration gagne les parties profondes du globe oculaire, le corps vitré et le tractus uvéal dans son entier et l'affection se termine par la *panophthalmite*.

Nous reviendrons, du reste, plus loin sur ces différents modes de terminaison et avec plus de détails, à propos des ulcères de la cornée.

D'après ce que nous venons de dire, on peut voir que la durée de la maladie peut être extrêmement variable. Mais, en général, il est rare qu'elle dure moins de 10 à 15 jours et dans les cas les plus graves, elle peut demander trois semaines à un mois pour parcourir ses différentes périodes.

Étiologie. — La kératite suppurative de forme aiguë s'observe à tous les âges de la vie, et surtout sur les personnes âgées ou sur les sujets débiles.

Il est souvent fort difficile d'apprécier la cause efficiente, lorsque la maladie n'est pas liée à une des conjonctivites graves, et parfois les malades n'indiquent d'autre cause de leur maladie qu'un refroidissement brusque.

Mais le plus grand nombre de cas de kératite suppurative franche, résulte incontestablement de traumatismes de la cornée.

Parmi ces causes, le choc d'une branche d'arbre qui cingle l'œil, ou celui d'un éclat de bois, un fragment de fer ou de pierre, qui atteignent la cornée obliquement, sans y déterminer de plaie, ou en ne donnant lieu qu'à une plaie contuse, un coup d'ongle ou d'aiguille, tous ces traumatismes ont été observés.

Mais celui qu'on observe le plus souvent, pendant la moisson surtout, c'est l'action d'un épi ou d'un fêtu de céréales, qui frappe obliquement la cornée.

Enfin, on voit souvent survenir l'abcès inflammatoire de la cornée, sur d'anciennes opacités, suite d'ulcères ou d'abcès de vieille date. Souvent même, le développement de cette kératite suppurative est d'un heureux effet sur l'état ultérieur de ces cicatrices, et nous y reviendrons plus loin.

La kératite suppurative indolente se rencontre, le plus souvent, sur les enfants au-dessous de huit à dix ans, ainsi que sur les individus qui par une diathèse générale présentent une prédisposition marquée à la suppuration, comme, par exemple, les diabétiques et les scrofuleux, ainsi qu'à la suite de certaines affections exanthématiques, telles que la scarlatine et la dothiénentérie, par exemple.

Diagnostic différentiel. — Par son aspect, par sa forme et par sa marche, la kératite suppurative se distingue facilement des deux formes suivantes, la kératite nécrotique et la kératite névro-paralytique. Il nous sera, du reste, plus facile d'indiquer les signes distinctifs en question, quand les caractères anatomiques de ces deux dernières espèces de kératites nous seront connus. Nous renvoyons donc la description de ces caractères à celle de ces affections de la cornée.

Le siége, l'étendue, la marche de la kératite suppurative la distinguent facilement des kératites ulcérante et diffuse, et, si on avait des doutes, le mode de terminaison, généralement si funeste dans la première et presque toujours favorable dans les deux autres, suffirait à les distinguer.

Pronostic. — Le pronostic des abcès de la cornée est soumis à plusieurs circonstances d'une extrême importance. Les abcès qui surviennent pendant le cours d'une des trois formes de conjonctivite grave, dont nous avons parlé plus haut, sont de tous les plus dangereux. Viennent ensuite les abcès torpides, surtout ceux qui ne sont que la manifestation d'une affection générale. D'autre part, la marche lente ou rapide que prennent, dès leur début, les phénomènes pyogéniques, auxquels la cornée est en butte, doit modifier aussi le pronostic. Ceux à marche lente permettent en général une intervention bien plus efficace, que ceux qui dès l'abord présentent une grande tendance à l'envahissement progressif et étendu de la cornée.

Enfin, lorsque survient la période de réparation, le pronostic *quoad restitutionem* est encore soumis à la présence ou non de complications, telles que l'adhérence ou la hernie de l'iris, ou le développement d'un staphylôme irido-cornéen. Nous y reviendrons plus loin.

Traitement. — Le temps n'est pas bien éloigné encore où la méthode antiphlogistique, dans toute sa rigueur, était mise en usage dans le traitement de la maladie qui nous occupe.

Les émissions sanguines locales ou générales, les purgatifs, les antiplastiques, les résolutifs, les révulsifs, et en général tous les débilitants, étaient employés simultanément ou successivement. Cette habitude était tellement enracinée, que même dans les traités d'ophthalmologie les plus récents, on trouve encore des traces de cette déplorable façon d'agir. Mais il est vrai de dire qu'il n'y a pas bien longtemps que l'anatomie pathologique et surtout la pathologie cellulaire ont réalisé les progrès considérables qu'elles ont faits, depuis les travaux de Virchow.

En nous apprenant le mode de développement des phénomènes inflammatoires dans la cornée, l'anatomie pathologique nous a tracé la route à suivre et nous a donné la clef du traitement.

Aujourd'hui les efforts de la thérapeutique doivent tendre à la régénération autant que possible normale des éléments de la cornée détruits par le processus pyogène. Une seule voie nous est ouverte pour cela, celle des reconstituants avec proscription absolue des débilitants.

Pour nous, nous rejetons donc complétement toute espèce d'émission sanguine, locale ou générale, qu'elle soit faible ou abondante : *faible*, elle est insuffisante au point de vue antiphlogistique, est bien plutôt propre à amener un appel de sang qu'une déplétion; *forte*, elle détermine une augmentation des causes morbifiques, ou, si on aime mieux, elle augmente l'anémie générale, la dépression des forces auxquelles, en général, se trouvent déjà soumis les malades atteints d'abcès de la cornée. Quant aux autres antiphlogistiques, nous leur accorderons difficilement une action locale quelconque.

Au contraire, en suivant la marche absolument inverse, en favorisant le développement de cellules nouvelles, destinées à remplacer les cellules primitives détruites par le processus, on arrivera bien plus sûrement au but.

L'emploi de compresses imbibées d'une infusion aromatique chaude (35 à 40°) principalement l'infusion de feuilles de camomille (de Graefe) la décoction d'althœa officinale à laquelle on ajoute 1/40e. de son poids d'extrait de jusquiame (Warlomont), sont d'excellents moyens pour favoriser la genèse des cellules endogènes ainsi que le développement de vaisseaux de nouvelle formation; elles doivent donc être placées au premier rang. Elles ont en outre le grand avantage de limiter l'extension du mal et de favoriser l'élimination des produits mortifiés, ainsi que le font les émollients, sur le tissu conjonctif en général. On emploie ces compresses d'une façon continue et on les cesse toutes les deux heures pendant vingt ou trente minutes.

En même temps, la maladie s'accompagnant presque toujours d'hypérémie de l'iris et d'exagération relative de la tension interne du globe, circonstances qui entravent toujours plus ou moins le libre fonctionnement du système vasculaire de l'œil, il convient de faire ici de fréquentes instillations du collyre d'atropine. Une goutte en sera instillée toutes les heures au moins. Dès que les vaisseaux de nouvelle formation apparaîtront en nombre un peu considérable sur la cornée et atteindront les bords de l'abcès ou de la perte de substance qui en a été la conséquence, on modérera l'emploi des agents excitants et les compresses chaudes ne seront plus appliquées que toutes les demi-heures ou tous les quarts d'heure, pendant un temps que les phénomènes observés du côté de la cornée contribueront à faire varier.

Malgré ce traitement, les phénomènes morbides peuvent néanmoins ne pas marcher vers la résolution avec une rapidité suffisante, et l'abcès peut continuer à s'étendre. Il ne reste plus alors qu'un parti à prendre, celui d'évacuer l'abcès par une ponction ou *paracentèse* de la cornée. Cette petite opération aura pour double avantage de laisser le chirurgien libre d'évacuer le pus par le point qu'il jugera le plus favorable, et de faire cesser instantanément l'exagération de la tension intra-oculaire. Nous conseillerons, en général, de suivre ici le précepte de Weber (de Darmstadt), c'est-à-dire de pratiquer l'ouverture de l'abcès par sa partie la plus déclive, et de faire cheminer la lance de l'instrument vers le point le plus haut possible, à travers le foyer purulent. On se servira pour cela avec avantage de l'aiguille à paracentèse de Desmarres père, excellent petit instrument, qui a le grand avantage de ne pouvoir pénétrer qu'à une certaine profondeur, grâce à deux petits épaulements que présente le talon de l'instrument. On choisira l'aiguille de préférence un peu longue et large. On fait pénétrer cette aiguille de bas en haut, et un peu obliquement. Dès que la pointe de l'instrument a franchi la face postérieure de la cornée, ce dont on est averti par la *sensation de résistance vaincue*, on abaisse rapidement le manche de l'instrument pour en relever la pointe, de façon à éviter de léser la capsule du cristallin. Le retrait de l'instrument devra se faire *lentement*, de façon à éviter l'émission d'un jet d'humeur aqueuse, de telle sorte que celle-ci, s'écoulant goutte à goutte, détergera le foyer purulent et entraînera l'hypopyon, s'il s'en est déjà formé un. Quelques gouttes d'atropine seront instillées et un bandage contentif appliqué sur l'œil.

Au bout de six à huit heures, on évacuera de nouveau la chambre antérieure, en exerçant une légère pression sur la lèvre inférieure de la plaie, à l'aide d'un petit stylet boutonné fixé à l'autre extrémité du manche de l'aiguille. On répétera cette manœuvre aussi souvent que possible, jusqu'à l'établissement d'une fistule. *Plus longtemps cette dernière persistera et plus la terminaison sera heureuse. En effet, tout le temps où la fistule existe, il y a écoulement de l'humeur aqueuse au fur et à mesure de sa formation*, partant lavage continu du foyer de l'abcès et impossibilité de stagnation du liquide à son intérieur. Lorsque l'hypopyon remonte à quelques jours, il se peut que les parties liquides en aient déjà disparu, et qu'il soit devenu *concret*, c'est-à-dire fibrineux. Il faut alors, au moyen d'une petite pince pénétrer avec précaution dans la chambre antérieure, saisir le coagulum et l'extraire en entier.

Si l'abcès déjà ancien, se termine par une perforation spontanée, deux cas peuvent se présenter. Ou bien la perforation s'est faite *près du centre* de la cornée; ou bien, au contraire, elle s'est faite vers le bord de cette membrane. Dans le premier cas, il pourra arriver que le bord pupillaire vienne au contact avec la perforation, ce qui peut avoir pour moindre inconvénient de devenir la cause d'un *enclavement* de celui-ci et d'une *synéchie antérieure* (fig. 60); dans le second cas, il se fera une procidence de l'iris si la perte de substance a des dimensions un peu notables (fig. 61) ou l'iris s'accolera simplement par sa surface, au pourtour de la perforation, si celle-ci n'a que peu d'étendue. On le voit donc, la conduite à tenir, pour éviter ces accidents, doit différer du tout au tout. Comme il s'agit d'empêcher l'iris de s'enclaver, les instillations d'atropine, en dilatant la pupille conviendront dans le premier

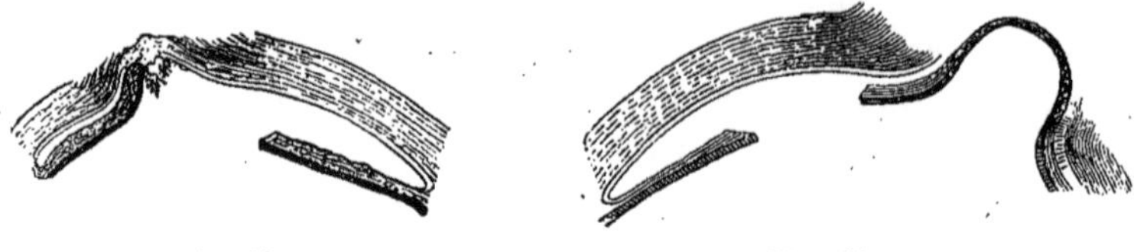

Fig. 60. Fig. 61.

cas et devront être répétées coup sur coup. Dans le second, au contraire, c'est aux instillations d'un collyre au sulfate neutre d'ésérine (1/200) qu'on devra avoir recours, car cet agent, en faisant contracter la pupille empêchera son adhérence aux bords de la perte de la substance.

Si, malgré cela, une procidence de l'iris vient à se former, ou qu'il y ait simple contact entre l'iris et la fistule, on doit immédiatement chercher à saisir l'iris, à l'attirer au dehors et à l'exciser aussi largement que possible, afin d'éviter son *enclavement*, accident des plus fâcheux pour l'avenir, et sur lequel nous reviendrons à propos du *glaucôme consécutif*. Souvent une fausse membrane se forme au-devant de la procidence ou dans le champ de la perforation. Il faut *à tout prix* enlever cette fausse membrane au fur et à mesure de sa reproduction. La laisser serait le moyen d'avoir à coup sûr plus tard, soit un volumineux staphylôme, soit un large leucôme adhérent. Au contraire, l'enlèvement de la fausse membrane permet la libre reproduction du tissu sain. Si la procidence iridienne devient fortement saillante, on retirera de grands avantages de son abrasion.

Contre les douleurs ciliaires et la photophobie, les onctions d'extrait de belladone, la teinture d'iode morphinée, les injections hypodermiques d'acétate de morphine à la région temporale, sont d'un puissant secours.

Si les douleurs sont assez intenses pour causer de l'insomnie, le médecin trouvera dans l'hydrate de chloral un puissant auxiliaire, qui procurera infailliblement quelques heures de sommeil réparateur au malade. On l'administrera à la dose de 1 à 4 grammes, en en faisant prendre un gramme toutes les cinq minutes, en potion ou en lavement, si le médicament provoquait des vomissements. Mais la forme sous laquelle les malades préfèrent ce précieux médicament est sans contredit le sirop. Nous reviendrons plus loin, à propos des ulcères de la cornée, sur le traitement des pertes de substance de cette membrane et sur leurs conséquences. Quant au traitement des lésions consécutives, nous renvoyons à leur égard à l'article sur les taches et opacités de la cornée.

B. — *Kératite nécrotique.*

Synonymie. — Kératite ulcéreuse; ulcères de la cornée; ulcus corneæ serpens (Sæmisch); kératite à hypopyon (Roser); abcès de la cornée (Arlt).

De même que la kératite suppurative, la kératite nécrotique peut se présenter sous la forme inflammatoire ou sous la forme torpide. Mais, malgré ce point de rapprochement, ces deux maladies diffèrent par un point essentiel. Tandis que, dans la kératite suppurative, le produit morbide a en général une tendance à se colliger, à se réunir en foyer, et que les lames antérieures de la cornée restent souvent intactes, ici la production du pus n'est qu'un phénomène secondaire, le fait principal étant la mortification et l'élimination du tissu où siége l'altération, de façon à déterminer une perte de substance plus ou moins étendue.

Les ulcères de la cornée sont extrêmement fréquents et sont souvent primitifs, c'est-à-dire qu'ils surviennent d'emblée, sans avoir été précédés du développement d'un abcès. Il peut arriver cependant, et nous avons déjà signalé ce fait, qu'un abcès ou un onyx se transforme en ulcère, mais encore faut-il pour cela des conditions particulières.

Symptômes objectifs. — La forme inflammatoire débute en général par une hypérémie très-vive de la conjonctive, presque toujours accompagnée d'un chémosis plus ou moins violent, surtout, comme il arrive fréquemment, si l'altération dont la cornée est le siége succède à l'une des formes de conjonctivite grave, dont nous avons parlé plus haut (Conjonctivite purulente, conjonctivite diphthérique). Un écoulement intense de larmes se montre en même temps et s'accompagne d'une sécrétion muqueuse plus ou moins abondante.

Si on examine avec soin la cornée, et surtout à l'aide de l'éclairage latéral, on reconnaît qu'une certaine partie de la surface de cette membrane est devenue mate, grisâtre ou jaunâtre; en même temps la partie où siége l'opacité a perdu son poli et son brillant; elle présente un aspect rugueux et, dans une plus ou moins grande partie de son étendue, la couche épithéliale fait défaut.

Cette perte de substance ne reste pas bornée à l'épithélium, mais s'étend bientôt plus ou moins profondément aux couches antérieures de la cornée. La teinte jaunâtre ou grisâtre est surtout accentuée vers les bords de la perte de substance, qui sont en même temps légèrement gonflés et soulevés au-dessus des parties saines voisines. Autour des bords de l'ulcère règne un cercle grisâtre diffus qui s'étend plus ou moins loin dans le tissu sain ambiant, constituant une zone analogue à celle que nous avons signalée à la circonférence des abcès cornéens, et qui établit la transition entre les parties saines et les parties malades. Tous les points de la cornée peuvent ainsi être primitivement le siége d'un ulcère et les dimensions de celui-ci peuvent également varier à l'infini, depuis 1 ou 2 millim. de diamètre jusqu'à occuper toute ou presque toute la cornée.

Petit à petit la maladie s'étend aux parties voisines et gagne aussi bien en surface qu'en profondeur. Bien qu'en général, même lorsque l'ulcère est large, la perte de substance ne dépasse pas les couches antérieures de la cornée, il peut cependant arriver qu'un ulcère, même de petite dimension, s'étende en profondeur et que son fond atteigne le voisinage de la membrane de Descemet. Au fur et à mesure que l'ulcère s'étend dans toutes les directions, sa teinte grisâtre primitive s'accentue davantage et devient d'un blanc ou d'un jaune plus franc. Lorsque l'ulcère siége vers le centre de la cornée, il est généralement de forme arrondie ou ovalaire et ses contours sont anguleux, irréguliers ou déchiquetés. S'il siége, au contraire, vers la périphérie de la membrane et qu'il soit un peu étendu, on le voit fréquemment revêtir les formes les plus bizarres, telles que celles d'un croissant ou d'une demi-lune (ulcères en cordon, ulcères en coup d'ongle).

Presque toujours, surtout pendant la période envahissante du processus ulcératif, les bords de la perte de substance sont escarpés, taillés à pic, raboteux, déchiquetés et surplombent souvent le fond de l'ulcère. Le fond de la perte de substance, généralement concave et lisse, est parfois rugueux et pourvu d'aspérités.

Souvent même, lorsque l'ulcère est un peu étendu et profond et qu'il atteint la voisinage de la membrane de Descemet, la pression intra-oculaire en pousse le fond en avant et lui donne une forme convexe qui le place sur un plan antérieur à celui des bords. D'autres fois encore, le fond de l'ulcère est occupé par une matière opaque, grisâtre ou jaunâtre, gélatineuse, qui lui donne un aspect lardacé ou pultacé.

Ces ulcères inflammatoires s'étendent, en général, plus volontiers en profondeur qu'en surface, aussi n'est-il pas rare de les voir se compliquer d'une perforation de la cornée. Examinés à une période plus avancée de la maladie, les bords de l'ulcère se sont aplatis et se sont recouverts d'une couche épithéliale qui tend à envahir toute la perte de substance. Le fond de celle-ci passe insensiblement, et sous un angle très-obtus, dans les parties ambiantes. L'ulcère tout entier a une forme analogue à une cupule.

D'autres fois enfin, par suite de l'élimination rapide de la matière purulente, on n'observe aucun trouble dans le domaine de l'ulcère, et celui-ci se montre sous l'aspect d'une perte de substance absolument transparente, et ce n'est pour ainsi dire qu'en examinant la cornée obliquement qu'on arrive à en reconnaître la présence. Ces ulcères ont reçu le nom d'*ulcères en facettes* ou d'*ulcères par abrasion*, parce qu'il semble, en effet, qu'on ait enlevé à la surface de la cornée une petite lame de sa substance à l'aide d'un instrument tranchant.

A partir du moment où l'épithélium recommence à tapisser de nouveau la partie de la cornée où siége l'ulcère, la période de réparation commence et dès que toute l'étendue de la perte de substance en est pourvue, celle-ci s'aplatit, son fond s'élève progressivement au même niveau que les bords et, petit à petit la cornée reprend sa forme primitive. Ces symptômes, tels que nous venons de les décrire, appartiennent à la forme inflammatoire; ils sont généralement assez rapides dans leur évolution successive. Dans la forme indolente, outre l'absence plus ou moins complète d'hypérémie conjonctivale, de chémosis et de larmoiement, ce qui frappe tout d'abord, c'est, comme dans la kératite suppurative asthénique, l'absence presque complète du cercle d'infiltration périphérique au pourtour de la perte de substance dans le tissu sain de la cornée. L'ulcère tranche finalement, par son aspect gris-jaunâtre, pultacé, sur les parties voisines, qui ne présentent pour ainsi dire pas de changement et sont restées transparentes.

Dans le centre de la cornée, ou à son voisinage, existe un trouble arrondi et grisâtre accompagné d'une perte de substance superficielle siégeant dans l'épithélium et présentant à son centre un ulcère aplati, à fond jaunâtre ou grisâtre d'apparence pultacée. La matière pultacée, qui est le vestige de l'épanchement primitif qui a précédé le développement de l'ulcère, étant éliminée de bonne heure, on n'observe, en général, l'ulcère qu'alors qu'il a déjà acquis un notable degré de développement. A l'éclairage latéral ou à la loupe, on voit une série de stries radiées qui partent des bords de l'ulcère dans différentes directions pour se perdre dans un cercle grisâtre peu accusé, qui occupe la périphérie de la cornée à quelque distance de son bord. Ce cercle est fin, n'est pas complétement continu; il semble résulter de la juxtaposition de petits dépôts qui se trouveraient à la face postérieure de la cornée. D'autres fois, au lieu d'un cercle, on n'observe qu'un croissant, situé au-dessous de l'ulcère. Entre le bord supérieur de celui-ci et ce cercle ou ce croissant, se voient une infinité de petits points, d'autant plus serrés les uns contre les autres qu'on se rapproche davantage des limites de la cornée.

Les bords de l'ulcère sont gonflés, infiltrés, décollés ou dentelés et présentent une coloration d'un gris-blanchâtre. Le fond est inégal, recouvert de petits débris de tissu nécrosé flottant au milieu d'une masse demi-liquide. Au voisinage de la partie des bords de l'ulcère, qui est colorée en gris-blanchâtre, on aperçoit de petits lambeaux de tissu en voie d'élimination, qui donnent à cette partie de l'ulcère un aspect déchiqueté ou dentelé très-caractérisque, comme si le bord en était décollé.

Ces ulcères ont bien plus de tendance à s'étendre en surface qu'à gagner en profondeur. Le processus s'avance lentement à travers le tissu sain de la cornée, mais pas dans toutes les directions; c'est surtout vers le point où s'observe la disposition déchiquetée des bords, dont nous avons parlé tout à l'heure, que la marche envahissante de l'ulcère s'accuse le plus nettement. En même temps, on peut remarquer dans ce même point une légère tendance de l'ulcère à gagner en profondeur. Des parties de plus en plus notables de tissu s'éliminent ainsi petit à petit, l'ulcère envahit bientôt toute la cornée, son fond devient purulent, s'amincit, proémine en avant, de telle sorte que le danger de complications funestes menace de plus en plus l'œil atteint. C'est à cette variété de kératite ulcéreuse que de Græfe a donné le nom de *kératite centrale phagédénique* et c'est elle aussi que Sœmisch a récemment baptisée du nom d'*ulcère serpigineux* ou ulcère rampant (*ulcus serpens*), excellente dénomination, car elle indique immédiatement le caractère principal de la maladie.

Dans quelques cas, le processus s'accompagne de la production d'une quantité de matière puriforme ou de pus véritable, tellement considérable, que dans le point où les bords de l'ulcère sont décollés, ces produits de nouvelle formation semblent fuser entre les lames de la cornée, les écarter et se réunir vers la partie inférieure, de sorte que dans ce point l'altération prend l'aspect d'une demi-lune qui s'étend jusqu'aux limites de la cornée.

D'autrefois, et surtout si l'ulcère s'est en même temps étendu un peu en profondeur, on voit une ou plusieurs stries jaunâtres qui, du segment inférieur de l'ulcère, semblent s'insinuer entre les couches les plus profondes du tissu propre de la cornée et la membrane de Descemet, pour aboutir, en la refoulant en arrière et en la déchirant, à un amas de pus qui occupe la partie inférieure de la chambre antérieure sous forme d'un hypopyon. Roser, qui a bien étudié cette variété particulière d'ulcères atoniques, les a décrits à cause de cela sous le nom de kératite à hypopyon (*hypopyum keratitis*). Souvent cet hypopyon est si considérable que son niveau supérieur atteint le point d'où il est parti, c'est-à-dire le bord inférieur de l'ulcère, ou le dépasse même.

En même temps que ces phénomènes évoluent du côté de la cornée, il s'en manifeste d'autres du côté de la chambre antérieure. L'humeur aqueuse se trouble, l'iris se décolore et se gonfle, la pupille devient paresseuse, se contracte, résiste à l'action de l'atropine, perd sa teinte noire, et bientôt surviennent des synéchies postérieures. Si la maladie s'arrête dans sa marche envahissante, on voit les bords de l'ulcère s'aplatir et redevenir adhérents; leur coloration prend une teinte d'un gris plus franc; l'épithélium de la cornée les recouvre bientôt, en même temps que, dans les parties voisines, un limbe d'infiltration diffuse et grisâtre annonce l'arrêt du processus.

Malheureusement cette terminaison favorable est la plus rare. Presque toujours les différentes couches de la cornée se sphacèlent et s'éliminent successivement et la maladie se termine par la destruction et la perforation plus ou moins étendue de cette membrane.

Symptômes subjectifs. — La forme inflammatoire débute en général par des symptômes subjectifs extrêmement violents. Des douleurs occupant toute la région péri-orbitaire et dans quelques cas même, toute la moitié correspondante de la tête, tourmentent les malades, surtout la nuit et les empêchent de prendre aucun repos. En même temps une photophobie plus marquée arrache des cris au malade à la moindre tentative faite dans le but d'écarter les paupières. En outre, l'altération dont la cornée est le siége détermine un trouble de la vue plus ou moins accentué, mais qui est relégué, dans cette forme, au second plan, à cause de l'occlusion des paupières, allant parfois jusqu'au blépharospasme, que provoque la photophobie.

Lorsque la maladie s'arrête, ou lorsque la perforation de la cornée survient, ces deux terminaisons s'annoncent en général par une diminution des symptômes subjectifs. Les douleurs s'apaisent, la photophobie diminue, les paupières deviennent plus souples et se laissent plus facilement écarter, et petit à petit tous ces symptômes s'atténuent de plus en plus jusqu'à disparaître complétement. Seul le trouble de la vue persiste le dernier, et souvent même pour toujours, la maladie ayant laissé dans la cornée des traces plus ou moins accusées et toujours indélébiles de son passage.

Dans la forme indolente, au contraire, le malade n'est souvent averti de son affection que par le trouble de la vue, presque toujours assez intense, qui résulte du développement de la maladie dans les parties centrales de la cornée. Parfois, pourtant, quelques douleurs se montrent, mais toujours avec le caractère intermittent. La photophobie est presque toujours très-modérée, ou même nulle, et ces deux symptômes n'atteignent un certain degré, que lorsque surviennent du côté de la conjonctive des phénomènes inflammatoires qui indiquent que la maladie entre dans la période de réparation.

Anatomie pathologique et pathogénie. — Par des lésions directes sur la cornée de certains animaux, faites d'abord, dans un but expérimental, par Conheim, et répétées après lui, à un point de vue plus spécial, par Bokowa et Stromeyer, on a pu se convaincre qu'il se produit d'abord au voisinage du point lésé, une imbibition des couches superficielles de la cornée, qui précède l'ulcération. Bientôt survient, du bord de la cornée, une immigration de nombreux globulins accompagnée de la formation d'une légère concrétion fibrineuse, sur la face postérieure de la cornée, au voisinage du point lésé (Bokowa).

Bientôt après se montre, au pourtour de la cornée, une auréole radiée ou striée, que l'éclairage latéral suffit à indiquer comme occupant l'épaisseur de la cornée. Peu après se produisent un cercle périphérique pâle et des dépôts ponctués qui relient le bord inférieur de l'ulcère à la partie inférieure de la cornée, et on peut s'assurer, par le même moyen encore, que ces dernières altérations siégent à la partie postérieure de la cornée (Bokowa).

Petit à petit l'auréole périphérique se transforme en un limbe d'infiltration plus opaque qui affecte une forme en croissant et occupe la partie inférieure de la cornée, tandis qu'à la partie supérieure, il existe entre le centre de la cornée et le limbe conjonctival une zone assez large presque complétement transparente.

L'examen microscopique montre, sur des coupes perpendiculaires ou parallèles à la surface de la cornée, une infiltration purulente diffuse assez étendue, dont la plus grande épaisseur siége dans le point lésé et vers le bord inférieur. Sur des coupes perpendiculaires, la cornée paraît gonflée et présente une infiltration purulente, surtout manifeste dans les couches antérieures (Stromeyer).

Cette infiltration est due à une immigration de corpuscules de pus qui, du bord de la cornée se dirigent vers le voisinage de l'ulcère, à travers les espaces interlamellaires. Jamais on ne trouve de dépôts ou d'agglomération de globules en quantité suffisante entre les lamelles pour pouvoir simuler un hypopyon. Mais, en revanche, un bon nombre de corpuscules de pus ne tardent pas à subir la dégénérescence graisseuse. Si l'examen est fait à l'état frais, on ne parvient que très-difficilement à reconnaître les corpuscules fixes de la cornée.

Dans le domaine de l'ulcère lui-même se remarquent des débris de tissu fibrillaire sphacélé, de nombreux globules de pus, des gouttelettes graisseuses et des nucléoles libres.

Souvent vingt-quatre heures après la lésion qu'a subie la cornée, les corpuscules fixes, toujours difficiles à voir, sont remplis, au voisinage du point lésé de petites masses arrondies et transparentes, et parfois, au bout de quarante-huit heures, la cornée est complétement trouble et la chambre antérieure est occupée par un hypopyon. Mais, pour que ces altérations soient aussi rapides, il faut qu'à la lésion se soit jointe l'action d'une matière septique. Après macération dans la liqueur de Müller, pendant deux à trois jours et par un séjour ultérieur de même durée dans l'alcool absolu, les pièces permettent de reconnaître les mêmes phénomènes qu'à l'état frais; mais les corpuscules fixes sont maintenant très-apparents et ne présentent aucune modification. Les corpuscules de pus, pour pénétrer dans la cornée, semblent suivre les espaces lymphatiques qui entourent les nerfs (Stromeyer).

Les globules de pus, avons-nous dit, sont surtout accumulés au voisinage de l'ulcère. Là ils occupent des espaces qui se croisent à angle droit, depuis la face antérieure de la cornée, jusqu'à sa face postérieure et dans toute son épaisseur. Lorsque, en outre, la lésion a été faite par le crayon de nitrate d'argent, on trouve dans les corpuscules de pus renfermés dans les parties qui occupent le voisinage de l'ulcère des traces du sel d'argent réduit, ainsi que dans le coagulum fibrineux qui est à la face postérieure de la cornée et particulièrement dans le point correspondant à l'ulcère. Ces traces d'argent n'ont pu y pénétrer que par migration directe à travers les couches de la cornée, puisqu'il n'y avait eu que la partie antérieure de la cornée d'irritée, et que dans les couches de la cornée plus éloignée de celle où siége l'ulcère, on ne trouve pas de traces d'argent (Bokowa). Sur les bords de l'ulcère eux-mêmes se voit une augmentation de volume de la masse interfibrillaire.

Mais pendant que ces altérations surviennent dans la cornée elle-même, il s'en montre d'autres tout aussi intéressantes vers la chambre antérieure. La concrétion que nous avons vue se former, dès les premières heures, à la face postérieure de la cornée, dans le point correspondant au point lésé, augmente rapidement et tapisse toute la face postérieure. Des corpuscules de pus apparaissent au milieu d'elle, et s'agglomèrent particulièrement dans le point correspondant au point où siége l'ulcère. Un peu plus tard, ils recouvrent toute la face postérieure de la cornée et s'accumulent enfin en plus ou moins grande quantité vers le bord inférieur de la cornée (Bokowa).

Un fait particulièrement intéressant, c'est que les couches qui avoisinent la membrane de Descemet sont presque dépourvues de corpuscules de pus et que la membrane de Descemet elle-même ne présente jamais d'altération de sa continuité et reste absolument intacte (Bokowa, Stromeyer).

De même les épithéliums, celui de la face antérieure aussi bien que l'endothélium de la chambre antérieure, restent également intacts, sauf au niveau du point lésé où l'antérieur est toujours détruit et le postérieur quelquefois altéré (Bokowa, Stromeyer).

On voit qu'ainsi se trouve réfutée l'opinion qui voudrait que le pus se frayât un passage en décollant les lames du tissu cornéen et en rompant la membrane de Descemet, et y creusât un trajet fistuleux pour atteindre la chambre antérieure et donner naissance à l'hypopyon (Roser, Weber). Un semblable cheminement du pus ne serait du reste possible qu'à la condition que celui-ci fusât entre les couches postérieures de la cornée et la membrane de Descemet, qui n'y adhère que faiblement (Schiweigger) ; mais nous venons de voir que ce sont précisément ces parties qui renferment le moins de globules de pus.

On le voit donc, de tout ceci résulte que, dans la plupart des cas, pour ne pas dire dans tous, le pus n'est pas dans l'épaisseur même de la cornée, mais en arrière d'elle à sa face postérieure. Dans le principe, ce pus ne représente qu'un dépôt de matière cohérente et coagulable sur la face interne de la membrane de Descemet, et ne diminue pas sensiblement les dimensions de la chambre antérieure. Ce n'est que plus tard, quand ce dépôt devient très-considérable, qu'il remplit l'angle inférieur de la chambre antérieure, adhère à l'iris et constitue le véritable hypopyon (Bokowa).

L'hypopyon contenu dans la chambre antérieure ne renferme que des corpuscules de pus et quelques concrétions fibrineuses.

Nous avons vu tout à l'heure que le pus, pour arriver dans la chambre antérieure, ne suivait pas la face antérieure de la membrane de Descemet. On est donc obligé d'admettre que le pus, pour atteindre l'angle de l'iris doit suivre une autre voie.

On a autrefois fréquemment considéré l'iris comme la source la plus importante du pus de l'hypopyon, et on a été jusqu'à prétendre qu'il ne pouvait pas exister d'hypopyon sans iritis (Arlt). Mais alors même qu'on trouve l'iris encore parfaitement intacte, on trouve souvent l'hypopyon déjà très-développé (Bokowa). Cependant il est vrai de dire que l'iritis coïncide souvent avec l'ulcère ou lui succède. L'iris présente alors une infiltration assez notable et il se peut qu'une partie du pus de l'hypopyon vienne de cette source. Reste à savoir si l'iritis n'est pas secondairement provoquée par l'hypopyon ou par l'immigration directe des corpuscules de pus dans l'iris, comme dans les autres tissus voisins.

Si on ne peut pas admettre que le pus de la chambre antérieure soit toujours fourni par l'iris exclusivement, on a, en revanche, toujours constaté des amas de pus assez abondants entre les mailles du ligament pectiné de l'iris.

Or, pour arriver en ce point et se répandre dans la chambre antérieure, si le pus n'est fourni ni par la cornée ni par l'iris, il ne peut provenir que de la partie du corps ciliaire qui confine à l'angle de l'iris (Stromeyer).

Pourtant il semble, dans un certain nombre de cas, que le pus provienne d'une prolifération des cellules de l'endothélium de la chambre antérieure qui, consécutivement à leur irritation par le processus qui se développe dans la cornée, réagiraient contre celui-ci. Il se passerait donc là quelque chose d'analogue à ce qui a lieu pour certaines pleuro-pneumonies purulentes (Bokowa).

Tels sont les phénomènes qui caractérisent la kératite nécrotique avec hypopyon.

Pour la kératite nécrotique simple, les phénomènes se bornent au gonflement et à l'imbibition de la substance interfibrillaire, consécutivement à l'immigration de globules plus ou moins nombreux; cette immigration détermine bientôt la nécrobiose d'une portion du tissu cornéen, à laquelle succède le ramollissement et l'élimination de tout ou partie de celle-ci.

Le processus peut aller en s'accroissant ou, au contraire, s'arrêter dans son évolution. Dans ce dernier cas, on voit presque aussitôt une nouvelle couche épithéliale se développer, d'abord au niveau des bords de l'ulcère, puis au voisinage de ceux-ci. En même temps naissent des éléments de nouvelle formation qui réparent petit à petit la perte de substance.

Si la régénération de ces éléments a lieu petit à petit et lentement, de façon que leur nutrition soit suffisante, ils sont transparents. Si, au contraire, leur développement est trop rapide, les éléments restent à l'état embryonnaire, subissent la dégénérescence graisseuse et donnent lieu à la formation d'une cicatrice opaque, contenant souvent dans son épaisseur des dépôts de matières grasses, telles que des cristaux de cholestérine ou de simples gouttelettes graisseuses provenant de la dégénérescence des globulins ou des éléments conjonctifs de la cornée. C'est ce dernier mode de cicatrisation qu'on considérait autrefois comme dû à un épanchement de lymphe plastique qui s'organisait en pseudo-membrane (Sichel père).

Marche, durée, terminaison. — L'ulcère proprement dit peut guérir sans presque laisser de traces; chez les enfants surtout, on voit souvent des ulcères étendus et profonds, cupuliformes, se cicatriser au moyen de substance transparente et ne laisser que peu de traces; d'autres fois la cicatrice qui en résulte se montre sous forme d'un trouble nuageux d'un blanc grisâtre, superficiel qui petit à petit pâlit de plus en plus et devient pour ainsi dire inappréciable.

Chez l'adulte, au contraire, cette terminaison heureuse est rare, et on ne peut l'espérer que lorsque la perte de substance est très-superficielle et peu étendue. Il se développe une opacité superficielle, toujours assez notable, qui, après s'être éclaircie légèrement pendant les premiers temps, finit par rester stationnaire.

En général, le trouble est d'autant plus prononcé que la cicatrisation aura été plus rapide et que les éléments de nouvelle formation auront mis moins de temps à se développer et seront restés plus ou moins à l'état rudimentaire.

Chez l'adulte, lorsque l'ulcère est profond et étendu et qu'il présente en même temps des bords taillés à pic, une portion seulement de la perte de substance se répare par du tissu transparent; la plus grande partie de l'ulcère se remplit par du tissu opaque blanc grisâtre, laiteux, qui détermine sur la cornée une tache ou une cicatrice, d'aspect tendineux, plus ou moins épaisse. Mais les ulcères ne suivent pas toujours une marche aussi heureuse.

Lorsque, quoique peu étendu, l'ulcère est très-profond et atteint le voisinage de la membrane de Descemet, le fond de l'ulcère, extrêmement mince, est poussé en avant par la pression intra-oculaire, sous forme d'une vésicule convexe de grosseur variant entre celle d'un grain de millet et celle d'un grain de chenevis, transparente, surtout à son sommet. C'est à cet état qu'on a donné le nom de hernie de la cornée ou *kératocèle* (fig. 62).

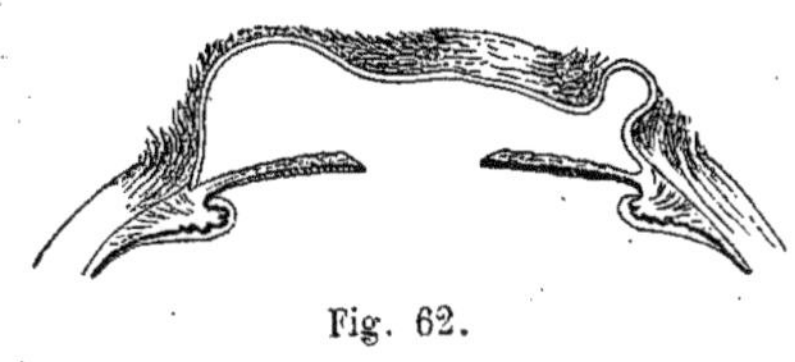
Fig. 62.

Presque toujours alors cette vésicule se rompt et sa rupture est suivie de l'évacuation de l'humeur aqueuse. S'il existait un hypopyon, celui-ci s'écoule par la perforation, la chambre antérieure s'efface, et l'iris et le cristallin viennent s'accoler à la face postérieure de la cornée.

Pendant tout le temps où la perforation reste béante, la chambre antérieure reste ainsi effacée, mais bientôt la membrane de Descemet se reproduit et la vésicule reparaît pour se déchirer encore. Pendant ce temps, il peut arriver que l'ulcère entre en voie de réparation; des produits de nouvelle formation se déposent au-devant de la membrane de Descemet et, renforçant ainsi par des masses inodulaires la paroi du kératocèle, en empêchent la rupture ultérieure.

Lorsque les ulcères sont très-étendus, il n'est pas nécessaire qu'ils atteignent une si grande profondeur pour que le fond devienne ectatique. Il paraît soulevé, poussé en avant, distendu, ou bien il prend un aspect vésiculeux très-franc et est bientôt suivi d'une perforation assez étendue de la cornée.

Si, pendant ce temps, certaines circonstances favorables ont permis au fond de l'ulcère de se déterger, les éléments de nouvelle formation destinés à réparer la perte de substance commencent à en occuper le fond. La paroi de la vésicule est alors recouverte d'une couche plus ou moins épaisse d'éléments troubles et opaques qui se recouvre à son tour d'une couche épithéliale partie des bords de l'ulcère et celui-ci se répare au moyen d'une cicatrice plus ou moins saillante. Il arrive alors quelquefois que cette cicatrice, si elle est épaisse, subit la rétraction qui la transforme en leucôme simple. D'autres fois, au contraire, si la cicatrice est peu épaisse, elle ne peut résister à la pression intra-oculaire, devient ectatique, et il se forme un staphylôme cornéen plus ou moins saillant.

Plus l'ulcère est profond et étendu et plus la perforation est à craindre. Les ulcères qui atteignent le voisinage de la membrane de Descemet et qui déterminent le développement d'un kératocèle sont presque fatalement suivis de perforation. Lorsque celle-ci est peu étendue, l'humeur aqueuse seule est expulsée, et, comme nous l'avons déjà dit plus haut, l'iris et le cristallin s'accolent à la face postérieure de la cornée.

L'effacement de la chambre antérieure est suivi de l'abaissement de la tension intra-oculaire et cette circonstance permet aux bords de la perforation de venir au contact et de se cicatriser par première intention. L'humeur aqueuse s'accumule de nouveau, la chambre antérieure se rétablit, l'iris et le cristallin reprennent leur position primitive, et les choses reviennent dans l'état où elles étaient avant la perforation. Ces phénomènes peuvent se reproduire ainsi plusieurs fois de suite, et si l'ulcère était déjà entré en voie de réparation, il peut finir par guérir, comme s'il n'y avait pas eu de perforation. D'autre fois, surtout lorsque l'orifice de la perforation est petit, arrondi et excentrique, que les bords en sont déchiquetés, il peut arriver que la portion de l'iris qui est en contact avec ses bords s'y agglutine, par l'intermédiaire des produits exsudés, sur les bords de la perforation, sans qu'il soit nécessaire que cette portion d'iris pénètre réellement dans le champ de la perte de substance (fig. 63). A partir de ce moment, ces mêmes produits d'exsudation se déposent à la surface de l'iris, et s'y agglomèrent; la perforation est ainsi bouchée et permet à l'humeur aqueuse de s'accumuler de nouveau. La chambre antérieure se rétablit, mais partiellement et l'ulcère se termine par une cicatrice adhérente.

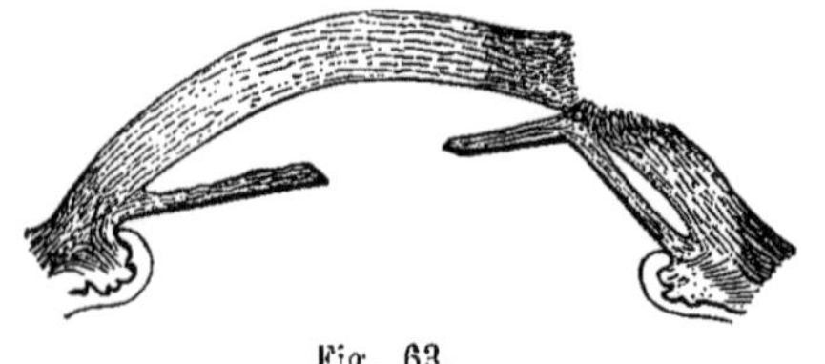

Fig. 63.

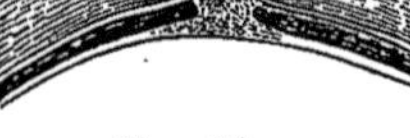

Fig. 64.

Lorsque la perforation est centrale, les mêmes phénomènes se passent; mais, pour la cristalloïde antérieure, celle-ci se soude à la circonférence de la plaie, tandis que l'iris reste libre (fig. 64). Aussitôt la perforation bouchée, l'humeur aqueuse s'accumule de nouveau; le cristallin est repoussé en arrière et se sépare bientôt après du produit obturant dont il n'entraîne qu'une faible partie, qui est résorbée ultérieurement ou subsiste, au contraire, sur la cristalloïde sous forme d'une petite opacité d'un blanc grisâtre; mais cette terminaison est rare. D'autres fois, au contraire, et ceci est bien plus fréquent, pendant que la petite masse d'exsudation se dépose sur la cristalloïde, le contact des bords de la perforation détermine une irritation des cellules intracapsulaires de la cristalloïde, celle-ci s'épaissit, et cet épaississement joint au dépôt de matière plastique qui le surmonte, affecte une forme conique, fait relief à l'intérieur de la chambre antérieure et constitue ce qu'on a appelé la *cataracte capsulaire pyramidale* (Sichel père).

Si la cornée se perfore à une petite distance du centre, alors c'est une partie du bord pupillaire ou une portion restreinte de la surface de l'iris, qui s'accole à l'orifice de la perforation et y reste agglutinée.

Souvent alors l'iris redevient libre par suite du rétablissement de la chambre antérieure; tantôt il ne subsiste aucune trace de cette adhérence, tantôt, au contraire, de petites masses pigmentaires de l'iris restent emprisonnées dans la cicatrice cornéenne. D'autres fois encore, la portion de l'iris qui était en contact avec la perforation reste adhérente à la cicatrice et, par suite de l'accumulation de l'humeur aqueuse qui refoule l'iris en arrière, cette portion s'allonge d'une façon filiforme et constitue ce que l'on nomme une *synéchie antérieure*.

Lorsque la perforation de la cornée a lieu au centre et que cette perforation présente une étendue un peu moindre que celle de la pupille, celle-ci se soude, en tout ou en partie, à la face postérieure des bords de la perforation et de là résulte une *synéchie antérieure totale* (fig. 65).

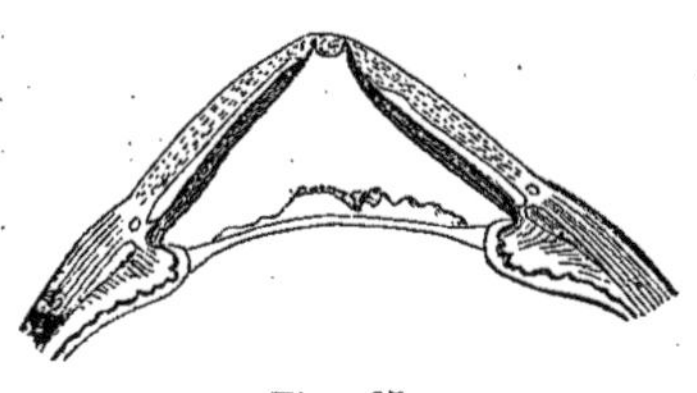
Fig. 65.

Si, au contraire, une portion seulement du bord pupillaire s'accole aux bords de la perforation, la capsule du cristallin se soude en général au restant du pourtour de ceux-ci. Elle peut être séparée plus tard de façon à reprendre ultérieurement son aspect normal par la résorption des exsudats déposés à sa surface; mais, malgré cela, la vision reste toujours plus ou moins altérée dans ce cas, parce que l'opacité cornéenne qui résulte de la cicatrisation de l'ulcère, tombe presque toujours exactement au-devant de la pupille; d'autres fois, au contraire, le cristallin s'accole à la circonférence entière de la perforation, y reste adhérent et la chambre antérieure ne se rétablit pas, si ce n'est à son extrême périphérie.

Lorsque la cornée se perfore à une certaine distance du centre, une portion de la surface de l'iris s'accole aux bords postérieurs de la perforation, y reste fixée par la pression du cristallin et du corps vitré, s'y agglutine et ainsi se développent les cicatrices adhérentes, dont nous avons déjà parlé tout à l'heure.

L'iris alors *obture* la perforation, mais sans la *boucher* complétement et l'humeur aqueuse peut encore s'écouler, soit librement, soit par filtration; aussi longtemps que dure cet écoulement, les choses restent dans le *statu quo*, si la perte de substance ne fait pas de nouveaux progrès.

Bientôt survient, dans la partie de l'iris mise à nu, un travail inflammatoire qui a pour résultat d'agglutiner cette portion de l'iris aux bords de la perforation qui se trouve ainsi fermée. Si la perte de substance est un peu étendue et que le travail de réparation soit lent, l'humeur aqueuse s'accumule en arrière de la portion d'iris comprise dans le domaine de la perforation; le liquide exerce alors une pression d'arrière en avant sur la face postérieure de la portion d'iris engagée, la distend sous forme de vésicule plus ou moins volumineuse et il en résulte une *procidence* ou *prolapsus de l'iris* (fig. 61). Les dimensions de celui-ci peuvent n'atteindre que le volume d'un grain de millet ou dépasser celui d'un gros pois. En même temps que la procidence de l'iris est ainsi poussée en avant, sous forme d'une vésicule plus ou moins volumineuse, son tissu se distend et s'amincit, perd sa texture fibrillaire, pendant que sa coloration se transforme en une teinte d'un bleu noirâtre. La vésicule acquiert de la sorte une certaine ressemblance avec un grain de raisin noir, ce qui lui a valu le nom de *staphylôme* (σταφυλή). Fréquemment cette vésicule se rompt d'elle-même et à plusieurs reprises successives; par suite de ces ruptures, il se dépose à la surface du prolapsus des produits inflammatoires qui s'agglomèrent en couches superposées qui produisent bientôt une cicatrice assez épaisse pour opposer à la pression de l'humeur aqueuse une résistance suffisante pour empêcher l'ectasie et il en résulte une cicatrice cornéenne plate et épaisse, dans laquelle la partie de l'iris herniée finit par disparaître en n'y laissant que quelques petits débris pigmentaires; à la circonférence de cette cicatrice l'iris saine est intimement adhérente.

Dans de semblables conditions, la pupille est toujours libre, bien qu'elle soit parfois déplacée latéralement; mais elle n'est jamais cachée qu'en partie par la cicatrice cornéenne. Il n'en résulte alors qu'un simple trouble de la vue et celle-ci n'est jamais abolie.

D'autres fois la cicatrice, loin d'être assez résistante pour s'opposer aux efforts de la pression intra-oculaire, cède sous celle-ci, la procidence iridienne et les masses cicatricielles qui la recouvrent deviennent ectatiques, de plus en plus volumineuses, et il se développe un staphylôme cicatriciel définitif (fig. 66).

Lorsqu'enfin l'ulcère détermine une perforation qui occupe environ le

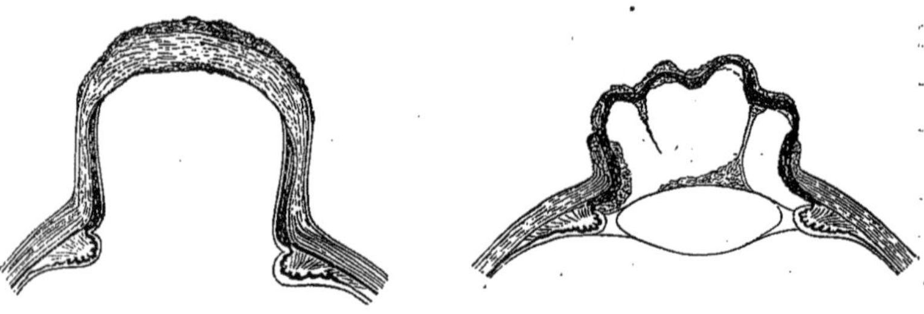

Fig. 66 Fig. 67.

tiers de la surface cornéenne, presque toujours cette perte de substance est suivie de l'expulsion du cristallin et du développement d'un staphylôme racémeux (fig. 67). Souvent alors l'irritation de la surface de l'iris gagne les parties profondes du tractus uvéal et il en résulte une irido-choroïdite ou une choroïdite suppurative bientôt suivie de panophthalmite, qui détermine la perte de l'organe par atrophie ou phthisie.

Pronostic. — Ainsi qu'il est facile de s'en rendre compte par les phénomènes souvent si funestes qui caractérisent l'évolution de la kératite nécrotique, cette affection est, parmi les maladies des membranes externes du globe oculaire, l'une des plus graves dont celui-ci puisse être atteint.

La gravité du pronostic réside non-seulement dans les dangers que court l'organe au point de vue de ses fonctions ultérieures, mais il s'agit, dans un bon nombre de cas, de savoir si l'œil sera conservé ou s'il sera détruit. Au point de vue de la vision, il est rare que celle-ci ne soit pas toujours plus ou moins altérée par les opacités ou par les cicatrices dont la cornée devient le siége.

Comme nous l'avons déjà dit, les cicatrices excentriques, même lorsqu'elles ne couvrent pas la pupille, sont néanmoins fort gênantes à cause des altérations de courbure qui en résultent. Lorsque les cicatrices occupent les parties de la cornée situées en face de l'espace pupillaire, elles altèrent toujours sensiblement la vision.

De toutes les cicatrices, les plus fâcheuses sont celles qui se compliquent d'adhérences plus ou moins étendues de l'iris, parce que celles-ci, quelque limitées qu'elles soient, deviennent presque constamment la source de complications ultérieures, toujours redoutables, qui doivent nous rendre très-réservés dans notre pronostic.

Au point de vue de la conservation du globe oculaire, la forme d'ulcère la plus redoutable est incontestablement la forme atonique, celle à laquelle on a particulièrement donné le nom d'ulcère serpigineux ou rampant (Sæmisch), à cause de la tendance particulièrement destructive qu'a ici le processus. Dans les conditions les plus heureuses, en effet, ces ulcères ne se terminent guère que par le développement d'une cicatrice adhérente plus ou moins épaisse et plus ou moins étendue, qui devient fréquemment le point de départ d'un staphylôme cicatriciel.

Quelle que soit donc la forme de la kératite nécrotique en présence de laquelle on se trouve, on doit toujours être réservé et faire entrevoir au malade la possibilité d'une issue fâcheuse, malgré tous les efforts de la thérapeutique.

Étiologie. — Un point particulièrement intéressant de l'histoire de la kératite nécrotique, c'est son origine souvent traumatique. Tous les observateurs, en effet, sont d'accord sur ce point que, dans 45 pour 100 des cas environ, les ulcères de la cornée succèdent à des traumatismes variés, aussi bien à ceux qui déterminent immédiatement une perte de substance superficielle, qu'à ceux qui se bornent à une simple contusion de cette membrane. On ne doit cependant pas perdre de vue que souvent des traumatismes parfois très-violents de la cornée ne donnent pas lieu à un processus nécrotique, et nous avons déjà vu, dans l'article précédent, que parfois aussi ces traumatismes donnent lieu à une kératite suppurative, et c'est encore là un des points de l'histoire de ces deux affections qui les ont fait confondre.

De même aussi le plus grand nombre de cas de kératite nécrotique s'observent sur des vieillards et particulièrement sur ceux arrivés à l'âge de cinquante à soixante ans. Au-dessous de cet âge, l'affection est moins fréquente, parce que les sujets sont plus robustes, tandis qu'au delà de soixante ans, sa fréquence diminue encore, sans doute à cause du plus petit nombre de sujets qui atteignent cet âge (Bokowa).

De même aussi l'affection se rencontre plus fréquemment dans les classes pauvres et laborieuses, parce que le travail dur et incessant use plus rapidement les forces, et qu'en même temps les sujets de cette catégorie sont souvent soumis à une nourriture malsaine ou insuffisante.

Un autre fait intéressant, c'est que souvent la kératite nécrotique se lie à des affections d'organes du voisinage qui peuvent bien être aussi pour quelque chose dans la gravité des accidents. Telles sont surtout les affections catarrhales ou inflammatoires des voies lacrymales, et chacun sait que ces affections sont fréquemment la source de complications graves des plaies de la cornée, et notamment de celles qui résultent des opérations.

A cet égard, les expériences de Leber, d'Eberth et de Stromeyer, qui, après avoir lésé la cornée ont inoculé dans la plaie des particules de matières septiques, telles que le leptothrix, des produits diphthériques ou des portions de chair musculaire corrompue, ont démontré que l'action de ces matières septiques, en semblable circonstance, était toujours suivie du développement d'une kératite absolument identique à l'ulcère serpigineux, et nous savons que cette forme de kératite nécrotique est incontestablement la plus grave.

De ces expériences on doit conclure, suivant nous, que dans tous les cas de kératite nécrotique graves, survenant chez l'homme, on doit chercher à découvrir l'action d'une matière septique quelconque.

A cet égard, une preuve manifeste de l'opinion que nous soutenons ici, peut être tirée de la gravité particulière des ulcères et de l'issue souvent funeste des plaies opératoires de la cornée, dans les cas où existe en même temps une affection catarrhale des voies lacrymales. Or rien de plus fréquent que de constater la présence du leptothrix lors d'affections des voies lacrymales et particulièrement dans la sécrétion fournie par le catarrhe de ces organes (de Græfe, Sichel).

D'autre part, la kératite nécrotique survient aussi fréquemment, comme complication des conjonctivites purulente ou diphthérique. Mais, s'il est vrai que la kératite nécrotique succède souvent à des traumatismes, il n'est pas moins vrai que, dans plus de la moitié des cas, on est incapable de lui trouver une semblable origine; c'est surtout alors qu'on est obligé d'invoquer des influences constitutionnelles, telles que l'âge et la nutrition du sujet.

Traitement. — Le traitement à opposer à la kératite nécrotique dépend en grande partie de la tournure plus ou moins grave que prennent les accidents dès le début de l'affection; toujours est-il que l'on doit chercher à éviter autant que possible la si facile complication de cette affection avec une affection simultanée de l'iris, et ceci nécessite des instillations fréquentes de solutions mydriatiques. D'autre part, la photophobie et les douleurs parfois si violentes qui accompagnent toujours la kératite nécrotique, font également de ces instillations une nécessité absolue; c'est donc par elles qu'on doit commencer le traitement. D'autre part, l'occlusion des paupières et la compression du globe semblent rendre, dans de nombreuses circonstances, des services incontestables.

Nous avons déjà dit, à propos des abcès de la cornée, quelle influence heureuse l'application de la chaleur humide avait sur le processus pyogène de la cornée; ceci est encore plus vrai, pour la kératite nécrotique, et souvent, avec les trois moyens dont nous venons de parler, instillations répétées de collyre d'atropine, applications alternatives du bandage compressif et compresse imbibées d'une infusion aromatique chaude, suffisent pour arrêter le processus dans son évolution.

Mais il est malheureusement vrai aussi que, souvent, ces moyens restent sans effet et que, malgré leur emploi, l'affection tend de plus en plus à détruire la cornée en s'avançant de proche en proche à travers le tissu sain jusque-là. C'est dans ces cas que l'emploi des solutions de chlore gazeux (de Græfe), de sulfate de quinine (Nagel), d'acide salicylique (Horner), d'acide phénique (Sichel) rendent parfois de grands services; et, d'après ce que nous avons dit de l'étiologie de la kératite nécrotique, on est fondé à croire que l'influence heureuse de ces moyens sur le processus cornéen, tient à ce que dans ces cas le processus est compliqué de l'action de matières septiques.

Lorsque, malgré tout, la destruction de la cornée gagne de proche en proche et que son amincissement fait craindre la perforation, il est souvent utile d'agir ici comme pour les abcès de la cornée et d'aller au-devant du danger en pratiquant la paracentèse de la cornée dans le point où celle-ci menace le plus de se rompre.

Si un kératocèle se montre, on doit incontestablement préférer à la simple perforation l'arrachement de la membrane de Descemet, celle-ci donnant toujours lieu à une fistule cornéenne qui, ainsi que nous l'avons dit à propos de la précédente maladie, exerce souvent une influence heureuse sur la terminaison, en arrêtant l'extension du processus et en favorisant la réparation de la perte de substance.

Nous devons cependant faire observer que dans un grand nombre de cas où la réparation de l'ulcère sera sûrement suivie d'une cicatrice plus ou moins étendue, qui entravera toujours sensiblement dans l'avenir les fonctions visuelles de l'organe et rendra l'opération de la pupille artificielle nécessaire, on doit préférer l'iridectomie à la paracentèse simple, car elle a pour avantage, tout en ayant les mêmes effets, de combattre les complications du côté de l'iris, d'abaisser la pression intra-oculaire et de permettre par cela même un plus libre accès aux matériaux nutritifs vers la cornée. Il faudra alors placer l'excision iridienne dans le point où elle devra être ultérieurement de la plus grande utilité pour la vision.

Dans son travail sur l'ulcère serpigineux de la cornée, Sæmisch proposait, comme moyen à opposer à cette redoutable maladie, la division transversale de la cornée à travers le centre de l'ulcère et suivant le plus grand diamètre de celui-ci. La description de son opération, suivie de plusieurs observations intéressantes et semblant très-concluantes, fut cause que presque aussitôt ce mode de traitement eût de nombreux partisans.

Nous-mêmes l'avons pratiqué bon nombre de fois; mais il nous sembla que souvent l'opération, si elle retardait l'issue funeste de la maladie, ne l'empêchait pas toujours. Il nous parut préférable de faire la section sur le bord de l'ulcère et de séparer ainsi les parties saines des parties malades et d'empêcher la cicatrisation de l'incision ainsi faite, en en écartant fréquemment les lèvres à l'aide d'un petit stylet boutonné. Mais nous ne tardâmes pas à nous convaincre que, si ce mode de traitement arrêtait le processus, il était presque toujours suivi, vu les dimensions considérables de la plaie, de l'accolement de l'iris et du développement d'une cicatrice adhérente.

Or nous avons déjà appelé l'attention, en traitant de la marche de la maladie, sur les complications fâcheuses qui résultent presque toujours de ce mode de cicatrisation. Aussi donnons-nous aujourd'hui incontestablement la préférence à l'emploi simultané de l'iridectomie, du bandage compressif, des compresses d'infusion chaude et des instillations de solutions antiseptiques, en ayant le soin de maintenir ouverte, si possible, l'incision provenant de l'iridectomie.

Nous avons été fort heureux, du reste, de recevoir, sous forme de lettre, une communication de Horner, qui, lui aussi, en est revenu à ce mode de traitement et pour les mêmes raisons.

Outre ces moyens locaux, nous prescrivons toujours l'emploi de moyens généraux reconstituants, tels que l'huile de foie de morue, l'iodure de fer et le quinquina. Mais on ne doit pas perdre de vue qu'il n'arrive que trop souvent que tous ces moyens restent sans effet et que l'affection se termine par la perte de l'organe.

Consultez : ROSER, *Ueber Hypopyon Keratitis.* Arch. f. O., Bd. II, Abt. 1, p. 151 et seq. — WEBER, *Die Hypopyon Keratitis.* Arch. f. O., Bd. XVI, Abt. 1, p. 322 et seq. — ARLT, *Zur Lehre von dem Hornhaut Abcess.* Arch. f. O., Bd. VIII, Abt. 1, p. 1 et seq. — SÆMISCH, *Das Ulcus Corneæ Serpens und seine Behandlung.* Bonn, 1870. — MARIE BOKOWA, *Zur Lehre von der Hypopyon Keratitis.* Inaug. Dissert. Zürich, 1871. — G. STROMEYER, *Ueber die Ursachen der Hypopyon Keratitis.* Arch. f. O., Bd. XIX, Abt. 2, p. 1 et seq. — J. SICHEL, *Iconographie ophthalmologique*, § 356, p. 503 à 506 et pl. XXVI, fig. 5. — G. STROMEYER, *Neue Untersuchungen über die Impfkeratitis.* Arch. f. O. Bd. XXII, Abt. 2., p. 101-140.

C. — *Kératite névro-paralytique.*

Sous le nom de kératite névro-paralytique on doit entendre une forme toute particulière d'altération de la cornée, qui, à cause de certains caractères, doit être comprise dans la classe des tropho-névroses. C'est à elle que se rapportent les lésions que l'on observe du côté de la cornée, pendant le cours de certaines maladies générales particulièrement débilitantes, telles que la fièvre typhoïde, la scarlatine grave, les affections puerpérales, le choléra, etc.

Ces lésions, présentant quelquefois une certaine similitude avec celles qui caractérisent l'abcès et l'ulcère de la cornée, on les a souvent confondues avec elles. Mais, suivant nous, on doit lui donner une place spéciale; car, aussi bien sous le rapport des symptômes que sous celui de l'anatomie pathologique et des causes, elle diffère essentiellement de ces maladies.

Symptômes objectifs. — La kératite névro-paralytique débute généralement par une photophobie assez intense et un larmoiement plus ou moins abondant. Du côté de la conjonctive se montrent de prime abord, soit quelques veinules hypérémiées, soit un engorgement assez notable de certains vaisseaux de l'épisclère. Il ne se montre pas pourtant alors d'injection complète; il n'y a pas, à proprement parler, d'injection conjonctivale franche, mais simplement une légère vascularisation d'un petit nombre de vaisseaux, surtout de ceux qui avoisinent la partie inférieure de la périphérie de la cornée.

Dans d'autres cas, au contraire, l'hypérémie conjonctivale est très-accentuée et la muqueuse présente un certain degré de gonflement, en même temps que se montre une injection sous-conjonctivale assez vive qui, pourtant, ne dépasse que faiblement la marge de la cornée. D'autres fois encore la conjonctive, dès le début, présente un état singulier : elle devient brusquement mate et sèche, surtout au-dessous de la cornée ou à son côté; elle se couvre de petites écailles, perd son humidité naturelle et son élasticité, ainsi que sa couche épithéliale, et il en résulte une sorte de *xérosis aigu.* En même temps, pendant certains mouvements du globe, la conjonctive se relâche du côté où s'exécute le mouvement, et il en résulte alors, sur la muqueuse, de petits plis dirigés transversalement à l'axe de traction du muscle qui produit le mouvement oculaire.

La conjonctive palpébrale, à part une légère injection de ses vaisseaux les plus volumineux, présente ses caractères normaux, la sécrétion manque totalement ou se réduit à quelques flocons muqueux qui se mêlent aux larmes. Les paupières ne présentent généralement pas de gonflement, elles sont plutôt relâchées, surtout l'inférieure, qui s'écarte légèrement du globe et tombe par son propre poids vers la joue.

Ce n'est que dans quelques cas particulièrement graves, ou à la suite de la destruction de la cornée, que se montrent des complications graves du côté des parties internes du globe, et que l'on observe, du côté des paupières, les symptômes de gonflement, d'œdème et de rougeur qui accompagnent d'ordinaire la panophthalmite.

Du côté de la cornée, le premier symptôme qui apparaisse et qui révèle à lui seul la nature paralytique de l'affection et qui précède toujours le processus dont celle-ci va être le siége, c'est l'insensibilité plus ou moins prononcée de la surface cornéenne au toucher, ou au contact de certains corps. Tandis qu'à l'état normal, le moindre attouchement de la surface de la cornée avec les barbes d'une plume, suffit pour provoquer une vive douleur et le clignement brusque des paupières, on peut ici promener le doigt à la surface du miroir oculaire sans que ce contact détermine ni douleur ni occlusion des paupières. Pourtant, sous l'influence de la lumière et pendant le sommeil, l'œil se ferme, et les clignements se produisent simultanément et sympathiquement avec ceux de l'œil sain; d'autres fois, au lieu d'être complétement abolie, la sensibilité est simplement diminuée ou émoussée, et le clignement ou la douleur, sans avoir disparu complétement, ne se présentent toutefois qu'après une irritation forte et prolongée. Mais les troubles de la sensibilité ne restent pas bornés à la cornée seule.

Outre cette analgésie ou cette véritable anesthésie de la cornée, on observe des troubles analogues de la sensibilité sur les autres parties de la moitié correspondante de la face. Lorsque ces troubles de la sensibilité sont très-accusés, le simple attouchement avec le doigt est suffisant pour acquérir des renseignements à son égard; mais lorsqu'il ne s'agit, au contraire, que d'une diminution de la sensibilité, le meilleur procédé pour s'en assurer est d'explorer la partie de la face, sur la sensibilité de laquelle on a des doutes, à l'aide d'un compas dont les deux branches sont plus ou moins écartées, et de faire dire au malade si on le touche, avec une seule ou avec les deux pointes du compas. On cherche ainsi à s'assurer du degré de sensibilité et de la finesse de celle-ci.

Souvent, en même temps que ces troubles de la sensibilité, on voit survenir dans la cornée un ou plusieurs épanchements interlamellaires qui passent successivement du gris au jaune, en même temps qu'ils s'étendent de proche en proche et au-devant l'un de l'autre. D'autres fois, une petite partie de la cornée, en général centrale ou très-légèrement excentrique, prend une couleur trouble, d'un gris jaunâtre; la couche épithéliale devient mate, et elle perd son brillant normal. D'autres fois encore, le trouble de la cornée reste borné à un simple petit nuage grisâtre, étendu transversalement au-devant de ses parties centrales, en même temps que surviennent çà et là de petites ulcérations superficielles avec gonflement et soulèvement des bords des parties de la cornée qui avoisinent leur périphérie.

Cette altération de la cornée est souvent progressive, surtout dans de certains points où elle montre une disposition particulière au ramollissement. Souvent aussi, au lieu de ce simple trouble nuageux, on ne trouve qu'une infiltration grisâtre, opaque, diffuse, pouvant occuper parfois jusqu'à la moitié de l'étendue de la cornée. Au bout de quelques jours, cette infiltration peut disparaître ou bien se transformer en une perforation dans laquelle l'iris vient faire procidence. En même temps que le processus marche vers la perforation par le développement d'une exfoliation et d'une ulcération progressive, l'insensibilité augmente, s'étend à tout l'hémisphère antérieur du globe, de sorte que le malade n'éprouve plus en aucune façon le besoin de cligner.

Lorsque le processus amène le développement d'un ulcère, la perte de substance de la cornée est souvent aplatie, peu profonde, entourée d'une infiltration d'un blanc jaunâtre, circulaire, concentrique, qui peut occuper depuis un sixième jusqu'à la moitié de la cornée; presque toujours alors, la partie de la cornée qui semble rester transparente montre à l'éclairage latéral un trouble nébuleux.

Parfois aussi la perte de substance semble composée de deux parties : une centrale plus profonde, l'autre plus superficielle, bornée à l'épithélium et à la membrane de Bowman. Petit à petit la perte de substance gagne en profondeur et en étendue, et les couches postérieures de la cornée sont poussées en avant et deviennent plus saillantes.

En même temps que l'infiltration gagne en profondeur elle augmente aussi d'étendue, et il se produit, du centre vers la périphérie, une exfoliation progressive qui provoque la destruction plus ou moins complète de la cornée.

Pendant que le processus se développe dans la cornée, apparaissent quelquefois dans la chambre antérieure de petits flocons purulents ou membraneux, qui s'accumulent à la face postérieure de la membrane de Descemet ou dans la partie inférieure de la chambre antérieure, et deviennent ainsi la source d'un hypopyon. Comme dans la kératite nécrotique, l'iris présente souvent un gonflement et une coloration jaunâtre et il devient manifeste qu'elle participe à l'affection. Ce sont là les symptômes principaux qui ont fait considérer la kératite névro-paralytique comme une simple variété de la kératite nécrotique.

Dès les premières heures de la maladie, la pupille est légèrement dilatée, paresseuse ou immobile, et ne réagit que peu ou pas à l'action des mydriatiques.

En même temps que se développent ces symptômes locaux, on en voit d'autres survenir dans d'autres points de l'organisme : le premier, et en même temps à coup sûr le plus frappant, celui sur lequel du reste nous avons déjà appelé l'attention tout à l'heure, est l'insensibilité plus ou moins accusée de toute la moitié latérale correspondante de la face; l'insensibilité s'étend au front, à la tempe, aux paupières, à la joue, à la lèvre supérieure, au nez, à la narine, au palais, aux gencives et aux dents elles-mêmes.

Cette insensibilité cesse brusquement et exactement sur la ligne médiane, sauf au menton, où la sensibilité persiste plus ou moins sur le côté malade. L'oreille seule conserve sa sensibilité parfaite.

On le voit donc, ces symptômes d'anesthésie ou d'analgésie s'étendent à tout le domaine des deux branches antérieures de la cinquième paire, c'est-à-dire à la branche ophthalmique et à la branche maxillaire supérieure, et si elle semble faire défaut dans une partie du domaine de la branche maxillaire inférieure, cela tient aux nombreuses anastomoses de cette branche avec les branches du plexus cervical.

En même temps le facies est souvent décoloré, la tonicité affaissée, la nutrition mauvaise, particulièrement marquée par un manque d'appétit; les sujets sont en proie à un état cachectique souvent très-prononcé. Chez les enfants, surtout chez ceux en bas âge, on voit souvent cette forme de kératite avec un ensemble de symptômes généraux sur lesquels de Græfe a particulièrement attiré l'attention. Au début, on n'observe pas chez eux de symptômes bien marqués; mais bientôt survient une apathie plus ou moins caractérisée, les enfants sont dans un état comateux ou soporeux d'où on ne les tire qu'à grand'peine; les cris sont rares, étouffés; la respiration rapide, courte, parfois stertoreuse, se produit par une succession d'inspirations répétées, entrecoupées de pauses plus ou moins prolongées. La face est jaune et présente l'éclat d'une figure de cire; la peau a perdu son brillant, les traits sont tirés et l'enfant a plus ou moins l'aspect d'un petit vieillard. Bientôt survient la perte plus ou moins complète de l'appétit avec alternatives de diarrhée verdâtre et de constipation avec décoloration des garde-robes;

l'urine, rare, présente une coloration d'un brun foncé qui tache fortement le linge en jaune; en même temps la peau du corps tout entier prend une teinte sub-ictérique des plus prononcées; bientôt surviennent des tressaillements fréquents, des convulsions ou des contractures des membres, accompagnées de vomissements et de pertes de connaissance répétées, auxquelles succède bientôt la mort.

Symptômes subjectifs. — Le début de l'affection est souvent annoncé par des douleurs névralgiques hémi-crâniennes occupant toute la région de la tête à laquelle se distribue le nerf trijumeau. Ces douleurs sont surtout accusées aux régions sus-orbitaire, frontale et dentaire supérieure, et souvent même elles ne tardent pas à irradier vers le cou et jusque dans le bras.

Fait digne de remarque, presque toujours ces douleurs continuent lors même que l'analgésie est déjà très-développée, et il n'est pas rare alors de les voir présenter des intermittences ou même des rémittences qui coïncident avec des améliorations passagères, malheureusement trop souvent trompeuses.

En même temps que s'observent ces symptômes, il n'est pas rare de constater une diminution du goût et de l'odorat, et on a même vu survenir une surdité plus ou moins accusée, passagère ou durable (de Græfe).

Anatomie pathologique et pathogénie. — Comme nous l'avons dit, la kératite névro-paralytique présente souvent une certaine obscurité et doit être rangée, à cause de cela, au nombre des tropho-névroses; mais on doit avouer, cependant, que les divers symptômes qui caractérisent cette affection s'écartent souvent sensiblement des phénomènes que l'on observe chez les animaux après la section du nerf trijumeau.

Néanmoins, pour se faire une idée à peu près exacte des lésions qui se produisent dans la cornée de l'homme, sous l'influence d'une lésion de la cinquième paire, il est nécessaire de connaître d'abord les phénomènes que l'on observe sur l'œil des animaux chez lesquels on a pratiqué la section de ce nerf, à l'intérieur du crâne, ainsi que les diverses opinions et les interprétations variées que ces phénomènes ont provoquées.

Presque immédiatement après la section du trijumeau, on remarque une saillie assez sensible du globe oculaire en avant. En même temps se montre l'insensibilité, l'anesthésie de la cornée, des lèvres, de la joue et de la narine du côté correspondant. La pupille se contracte dans la majorité des cas, quoique quelquefois, au contraire, elle se dilate légèrement (Cl. Bernard). Pourtant, sous l'influence d'une lumière intense, la pupille, qu'elle se soit resserrée ou dilatée tout d'abord, se contracte visiblement, quoique néanmoins l'atropine reste sans effet (de Græfe).

Dans le principe, la cornée reste saine; mais, au bout de quelques heures, celle-ci semble avoir perdu en partie son brillant et son poli. Sa surface est mate et ne miroite plus. L'opacité, étendue transversalement et répondant à l'écartement des paupières, semble tout d'abord être due au dessèchement de la surface antérieure du globe, par suite de la diminution de la sécrétion lacrymale.

Au bout de vingt-quatre ou quarante-huit heures, le trouble de la cornée se transforme en une opacité de teinte grisâtre, surtout marquée vers les parties centrales de cette membrane et qui va en augmentant progressivement. A partir du troisième jour, la cornée devient encore plus opaque, et se nuance généralement de jaune, qui rend l'opacité plus prononcée. Bientôt l'épithélium cornéen tout entier se dessèche; la cornée devient alors de plus en plus jaune et prend l'aspect d'une masse puriforme desséchée, sans toutefois arriver à l'exfoliation et à la perforation, même après six à huit jours de durée (de Græfe). D'autres fois, tout en passant par ces différentes transformations, la cornée, au bout de peu de jours, prend une forme plus convexe. L'opacité devient le siége d'une nécrobiose suivie d'exfoliation successive des différentes couches de la cornée; elle se creuse, s'exulcère, se perfore et entraîne promptement la perte de l'œil (Cl. Bernard).

Pendant que ces altérations se produisent du côté de la cornée, on en observe d'autres du côté de la conjonctive et de l'iris.

Tout d'abord survient au pourtour de la cornée une injection conjonctivale et sous-conjonctivale, radiée, produite par des vaisseaux confluents serrés les uns contre les autres, atteignant jusqu'au bord de la cornée, qu'ils finissent par dépasser légèrement au bout de peu de jours (de Græfe). Après un ou deux jours encore, l'engorgement vasculaire augmente et donne lieu à une sorte de bourrelet autour de la cornée. La surface de ce bourrelet se couvre bientôt de dépôts blanchâtres qui s'étendent par-dessus le bord de la cornée et donnent à la muqueuse un aspect écailleux. Ces concrétions, faciles à enlever avec une curette de Daviel, ne contiennent que des cellules épithéliales ayant subi, pour la plupart, la dégénérescence graisseuse et enfermées au milieu de détritus graisseux. De là résulte, du côté de la conjonctive, un aspect analogue à celui du xérosis (de Græfe).

Par suite de l'abolition de la sensibilité du globe et de la disparition de la sensation de dessèchement de sa surface antérieure, la nécessité du clignement des paupières disparaît; elles restent écartées et relâchées. Néanmoins, sous l'influence d'une lumière vive ou pendant le sommeil, leur occlusion se produit encore régulièrement.

L'iris devient inégale, tomenteuse ou mamelonnée. Elle est comme chagrinée, flasque et terne. Comparée à celle du côté sain, elle semble lavée, macérée, décolorée et paraît avoir perdu son aspect velouté normal.

Le bord pupillaire est inégal et ondulé par places. La pupille immobile et largement dilatée, pésente un diamètre supérieur à celui de celle du côté sain. Mais cette immobilité n'est pas absolue, car elle est encore susceptible de se contracter à la lumière (Cl. Bernard).

Enfin, au bout d'un temps variable de quinze jours à trois semaines (Cl. Bernard), de six à huit semaines (de Græfe), survient le sphacèle et l'élimination successive des diverses parties de la face auxquelles se distribue la cinquième paire et les animaux ne tardent pas à succomber à ces lésions (Magendie, de Græfe).

Tous ces accidents se produisent plus ou moins rapidement, suivant l'état général des animaux; leur marche est d'autant plus rapide que ces animaux sont plus affaiblis (Cl. Bernard).

Tels sont les faits observés à la suite de la section du nerf trijumeau. Mais à quoi doit-on les attribuer?

Tout d'abord, la diminution de la sécrétion lacrymale, l'absence des clignements des paupières et le trouble avec épaississement de l'épithélium cornéen, surtout manifeste dans la partie de la cornée qui reste à découvert entre les paupières, avaient fait penser que les accidents observés étaient dus au dessèchement de l'hémisphère antérieur du globe. Mais l'excision de la glande lacrymale et des paupières ne produit pas ces mêmes accidents, ou s'ils surviennent alors, ce n'est que bien longtemps après (de Græfe). D'autre part, on ne peut pas admettre que ce soit le défaut d'occlusion seul qui entraîne ces désordres, car, sur des animaux chez lesquels le trijumeau avait été coupé d'un côté et le facial de l'autre, l'altération ne se produisait jamais de ce côté et constamment de l'autre (Cl. Bernard).

En outre, si, après avoir pratiqué la section du trijumeau à l'intérieur du crâne, on a le soin de faire la suture des paupières, la lésion de la cornée se produit néanmoins (M. Schiff).

On pensait donc, jusqu'en 1857, que les phénomènes observés du côté de l'œil à la suite de la section du trijumeau à l'intérieur du crâne, étaient la conséquence de l'abolition de l'innervation sensitive et nutritive de l'œil, par suite de la cessation des relations entre cet organe et l'encéphale. Mais à cette époque Snellen, par une série d'expériences ingénieuses, crut pouvoir avancer que les soi-disant altérations de nutrition qu'on observait du côté de la cornée devaient être rapportées simplement à une kératite traumatique due à l'anesthésie de la face, qui avait pour résultat d'empêcher l'animal de se garantir, par l'occlusion des paupières, contre le traumatisme, d'une part, et contre la pénétration des corps étrangers et des poussières, ou contre l'action de l'air lui-même, d'autre part.

Or on se rappellera qu'à propos de l'étiologie des kératites suppurative et nécrotique, nous avons fait remarquer que ces deux dernières formes de kératite reconnaissent souvent pour cause déterminante l'action des agents dont nous venons de parler.

Pour démontrer qu'il en était bien ainsi, Snellen imagina, après avoir pratiqué la section intra-crânienne du trijumeau, de faire, d'une part, la suture des paupières pour suppléer à l'absence des clignements, et afin de remédier, d'autre part, à l'insensibilité de cette partie de la face, de fixer également par quelques points de suture, au-devant de la région oculaire de l'animal, l'oreille du côté correspondant, qui, recevant en grande partie son innervation du plexus cervical, conserve sa sensibilité, même après la section du nerf trijumeau. Il observa que, pratiquée dans de telles conditions, l'expérience était suivie du maintien de l'œil dans son intégrité pendant plusieurs jours. Si l'altération se produisait parfois néanmoins, elle était toujours retardée considérablement quant à son apparition et, au contraire, dès qu'on découvrait l'œil, les phénomènes de kératite ne tardaient pas à éclater.

Peu de temps après Snellen, Büttner et Meisner firent observer que, malgré la précaution recommandée par Snellen, la lésion oculaire consécutive à la section du trijumeau pouvait encore se produire, parce que l'œil est insuffisamment soustrait à l'action des agents extérieurs. En outre, il est, disent-ils, des cas où, malgré une insensibilité absolue de l'œil, la lésion ne se montre pas, parce que la section de la cinquième paire dans le crâne est incomplète et ne porte que sur la branche ophthalmique. Mais même lorsque la section est absolument complète, on peut sûrement, suivant ces expérimentateurs, éviter le développement de toute lésion oculaire, en garantissant l'œil au moyen d'un appareil composé d'une coque de cuir dur munie d'un verre de montre, de façon que tout traumatisme devienne impossible et qu'on puisse néanmoins voir ce qui se passe sous l'appareil. Tant que ce dernier est maintenu en place, il ne se produit pas de lésions oculaires; mais, dès qu'il est enlevé, l'altération cornéenne apparaît.

Snellen fit observer alors que, si les lésions oculaires ne surviennent pas lorsque la section ne porte que sur la branche ophthalmique du trijumeau, cela tient à ce que la joue, le nez et surtout les longs poils dont celui-ci est pourvu chez les animaux, ont conservé leur sensibilité et que celle-ci empêche alors que l'animal ne vienne se heurter violemment contre toute sorte d'objets.

Pour montrer enfin que, chez l'homme, la kératite névro-paralytique est bien une ophthalmie traumatique, il publia l'observation d'un sujet atteint de paralysie de la cinquième paire, avec insensibilité de toute la moitié gauche de la face et kératite, chez lequel cette dernière guérit par l'unique emploi d'un appareil sténopéique placé devant l'œil et solidement assujetti. L'appareil était enlevé deux fois par jour pour déterger l'organe et replacé aussitôt. Au bout de quelques jours l'affection oculaire était presque guérie et on supprima l'appareil. Aussitôt les accidents se reproduisirent et cédèrent de nouveau par l'emploi du même moyen, bien que la paralysie de la cinquième paire, c'est-à-dire l'insensibilité de toute la moitié de la face et de l'œil lui-même persistât.

De tout ce qui précède on peut donc conclure avec certitude que la kératite névro-paralytique est une ophthalmie traumatique, résultant de l'action des causes extérieures, telle que l'action de l'air, des corps étrangers, des frottements et des traumatismes divers et répétés, auxquels l'œil est soumis dans ces conditions.

Les phénomènes qui s'observent sous l'influence d'une lésion de la cinquième paire diffèrent suivant que le nerf est incomplétement ou complétement paralysé. Lorsque le nerf est incomplétement paralysé, il est rare d'observer l'altération de toute la cornée. La kératite reste généralement partielle, n'atteint pas une véritable exfoliation et reste le plus souvent bornée à une infiltration passagère qui prend bientôt une marche régressive.

Lorsque, au contraire, toutes les branches de la cinquième paire sont atteintes et complétement paralysées, il en résulte presque toujours l'exfoliation de la cornée tout entière; elle se trouble d'abord, devient d'un gris nuageux, prend un aspect gélatineux, passe ensuite au blanc laiteux, puis en même temps qu'elle se gonfle fortement, elle se nuance de jaune et finit par s'ulcérer.

L'altération qui s'observe au début dépend d'un épaississement de la couche épithéliale, avec inégalité de sa surface. Vers le bord de la cornée on observe alors souvent des dépôts d'un blanc-grisâtre qui empiètent plus ou moins sur la conjonctive. — On peut alors détacher ces dépôts avec une curette et s'assurer qu'ils ne sont composés que de cellules épithéliales qui ont subi, pour la plupart, la dégénérescence graisseuse; elles sont comprises au milieu d'un magma formé de globules de mucus et de détritus graisseux.

Une fois l'exfoliation et l'ulcération survenues, on observe en partie les phénomènes que nous avons indiqués comme caractéristiques des autres affections suppuratives de la cornée, mais avec une bien moins grande intensité.

Il en est de même de la vascularisation au moment où commence le retour vers l'état normal. Dans les cas où l'altération du trijumeau n'est que partielle, la lésion de la cornée, après avoir atteint un certain degré, prend une marche régressive.

Lorsque l'affection de la cornée reconnaît pour cause une dégénérescence du trijumeau, on retrouve presque toujours les signes de celle-ci sur les nerfs de la cornée, et les portions du tissu de celle-ci qui avoisinent ces nerfs, présentent la même altération. Quelquefois cependant les nerfs de la cornée restent normaux (His.)

Marche. — La kératite névro-paralytique franche présente en général une marche lente et chronique; on voit, il est vrai, des cas où la cornée se trouble rapidement et où elle peut être détruite en peu de jours par exfoliation ou par mortification de son tissu, mais ce sont là les cas les plus rares.

La plupart du temps, l'anesthésie et les autres signes de paralysie peuvent exister pendant un temps assez long, sans que la cornée présente d'altération quelconque; il peut même arriver que pendant tout le cours d'une paralysie de la cinquième paire, caractérisée par l'anesthésie de la cornée et de la face, on n'observe aucun phénomène morbide du côté de cette membrane, ceci n'étant pas une nécessité du processus (Stellwag).

D'autre part, on voit quelquefois survenir sur la cornée des foyers d'altération qui peuvent exister à un état stationnaire pendant des semaines et même des mois sans faire aucun progrès. Quelquefois même, ces foyers semblent disparaître dans un point pour reparaître dans un autre, ainsi que cela s'observe dans l'épisclérítis.

D'autres fois encore, il survient une véritable ulcération peu profonde, il est vrai, mais à marche lente et chronique, ayant peu de tendance à l'extension; cette ulcération, à un moment donné, semble marcher vers la cicatrisation, lorsque tout à coup elle reprend sa marche progressive. C'est ce qui s'observe fréquemment lorsque l'altération cornéenne est sous la dépendance d'une affection glaucomateuse ou, pour être plus exact, lorsqu'elle succède à des alternatives d'exagération ou d'abaissement de la tension intra-oculaire.

Une forme particulière de kératite névro-paralytique se montre pendant les premiers mois de la vie; elle frappe ordinairement les deux yeux, mais généralement l'un après l'autre et après un intervalle d'une ou plusieurs semaines. L'exfoliation progressive de la cornée qui en résulte se développe généralement d'une façon centrifuge; elle présente parfois des rémissions de quelques jours, ou même d'une semaine, qui font espérer une amélioration prochaine; mais bientôt l'altération reprend sa marche progressive, jusqu'à ce que, par suite de la destruction complète de la cornée, il survienne une irido-choroïdite suppurative et une panophthalmite. Cette dernière terminaison ne s'observe pas toujours dans la forme dont nous parlons, car souvent le malade succombe avant le développement de ces derniers symptômes oculaires, par suite de l'aggravation progressive des symptômes généraux dont elle s'accompagne toujours. De Græfe, auquel nous devons une description magistrale de cette forme particulière de kératite névro-paralytique, a fait remarquer qu'elle s'observe rarement pendant les premières semaines de la vie. Presque toujours, elle n'apparaît que pendant le second, le troisième et surtout le quatrième mois.

Étiologie. — La kératite névro-paralytique est infiniment plus fréquente qu'on ne le croit généralement; on pourrait même avancer que presque tous les cas de kératite que l'on observe chez les enfants, et particulièrement sur les enfants lymphatiques ou scrofuleux, ainsi que sur les vieillards, sont toujours liés à un trouble de l'innervation de la cornée, principalement caractérisé par l'anesthésie ou l'analgésie de celle-ci.

Mais, si on ne voulait pas étendre ainsi le cadre de l'affection qui nous occupe, on serait forcé de reconnaître pourtant qu'elle est on ne peut plus fréquente chez les scrofuleux et les syphilitiques, ainsi que pendant le cours de certaines affections aiguës et particulièrement pendant les fièvres éruptives à forme grave, telles que la scarlatine, la rougeole, la variole et la dothiénentérie, et on l'observe, en outre, souvent pendant le cours des complications graves de l'état puerpéral (Arlt, de Græfe).

Mais on doit faire observer toutefois que souvent les affections cornéennes qui surviennent pendant le cours des maladies que nous venons de signaler ou pendant la convalescence pourraient, vu leur marche aiguë, être rangées à plus juste titre parmi les affections métastatiques (Stellwag).

La kératite névro-paralytique se montre souvent avec les caractères les plus nets, dans la période avancée ou dans la période consécutive du choléra épidémique. On la voit, en outre, survenir quelquefois sous la forme épidémique, et particulièrement pendant le cours d'une épidémie de méningite cérébro-spinale. A ce dernier point de vue, la forme particulière de kératite névro-paralytique qui survient sur les très-jeunes enfants et qui reconnaîtrait toujours pour cause, suivant de Græfe, l'encéphalite chronique diffuse avec atrophie, sclérose et dégénérescence graisseuse de la névroglie, semblerait aussi se développer sous la forme épidémique; car, après être resté un temps plus ou moins long sans en observer aucun cas, on en voit parfois plusieurs se présenter en un très-court laps de temps.

De Græfe a signalé un cas où une kératite névro-paralytique des mieux caractérisées et qui avait déterminé la fonte purulente du globe, était sous la dépendance d'une dégénérescence colloïde du pont de Varole et du trijumeau.

Cl. Bernard a relaté de même un cas analogue où le processus avait été déterminé par une tumeur de la fosse temporale moyenne qui avait d'abord comprimé et finalement détruit le ganglion de Gasser.

Enfin, nous avons observé nous-même un cas de kératite névro-paralytique liée à une paralysie complète du trijumeau dépendant d'une tumeur de la base du crâne, chez une jeune fille syphilitique qui succomba à son affection. Cette très-intéressante observation, qui a du reste été publiée par mon ancien chef de clinique, Brière (du Havre), n'était pas très-concluante au point de vue du début de l'affection générale, car le sujet encore jeune qui en fait l'objet, présentait encore la membrane hymen. Il serait donc peut-être permis de penser que, dans ce cas, on avait affaire à des lésions hérédo-syphilitiques, ainsi que cela a déjà été signalé, du reste, comme cause de la kératite névro-paralytique (Virchow).

Enfin Heymann a publié une très-intéressante observation de kératite névro-paralytique terminée par la guérison et consécutive à un violent traumatisme du crâne.

Comme causes les plus éloignées de la maladie, on peut considérer tout ce qui est capable d'interrompre ou de diminuer simplement la conductibilité du nerf de la cinquième paire. De même qu'on observe des paralysies périphériques d'autres nerfs, et en particulier du facial, du moteur oculaire externe et du moteur oculaire commun, sous l'influence du froid (paralysies *a frigore*), on observe quelquefois la kératite névro-paralytique et la parésie des différentes branches du trijumeau sous l'influence de cette cause. Quoique la paralysie du trijumeau se termine presque toujours alors par le retour à la santé comme les autres paralysies de même nature, l'altération de la cornée qui en est la conséquence, laisse toujours dans ce cas des traces indélébiles de son passage.

Enfin, il n'est pas toujours nécessaire que le tronc du trijumeau soit atteint lui-même pour que l'altération cornéenne se produise; il suffit, en effet, que les ramifications terminales de ce nerf qui se rendent à la cornée, et entre autres celles qui sont situées dans l'œil ou dans l'orbite soient soumises à une compression ou à une action traumatique quelconque, pour que l'altération cornéenne se produise d'une façon absolument typique (de Græfe). C'est ce qu'on observe dans les cas où la pression intra-oculaire étant exagérée, les nerfs ciliaires sont comprimés à l'intérieur du globe et ne peuvent plus remplir leur fonction.

Il en est ainsi lors de glaucôme typique ou par suite de certaines tumeurs intra-oculaires.

Dans quelques cas de choroïdite, de scléro-choroïdite ou d'épisclérïtis, les nerfs ciliaires, qui sont compris dans le point où siége le processus, perdent leur fonction; c'est ce qui explique l'insensibilité et le trouble partiel de la cornée, ainsi que la rétraction partielle de l'iris que l'on observe dans les régions de ces membranes correspondant à celle qui est atteinte par l'affection intra-oculaire.

Dans certains cas d'exophthalmos se développant rapidement, comme dans la maladie de Basedow et dans certains cas de phlegmon de l'orbite, on observe également le trouble et l'insensibilité de la cornée, dus à la compression des nerfs ciliaires, par suite de l'augmentation de volume des parties contenues dans l'orbite.

Nous devons signaler encore, comme de nature névro-paralytique, un fort remarquable exemple de trouble passager de la cornée consécutif à la compression trop énergique de la région oculaire par un bandage compressif appliqué après une opération. Ce trouble de la cornée, qui reconnaissait évidemment pour cause la compression des nerfs ciliaires par suite du refoulement de l'œil et du tissu cellulaire vers le fond de l'orbite, disparut rapidement, ainsi que le trouble de la vue qui en était la conséquence, dès que l'œil fut rendu à la liberté (de Wecker).

En dernier lieu, on doit signaler comme ayant un caractère tropho-névrosique, l'altération, quelquefois si rapide, de la cornée qui survient pendant une certaine période des conjonctivites purulente et diphthérique.

Pronostic. — La kératite névro-paralytique est une des affections les plus graves dont puisse être atteint le globe oculaire. Cette gravité dépend surtout de la cause déterminante. Aussi la kératite névro-paralytique qui résulte de l'action du froid ou d'un traumatisme, ou celle qui est manifestement de nature syphilitique acquise, c'est-à-dire non héréditaire, sont-elles les moins graves, tandis qu'au contraire celle qui est la conséquence d'une lésion directe ou d'une dégénérescence de l'encéphale ou du nerf trijumeau, est toujours extrêmement sérieuse.

A ce dernier point de vue, on peut affirmer que de toutes les formes de kératite névro-paralytique, celle de la période de la première enfance est la plus grave. Par suite de la relation de causes à effets, qui existe d'une façon constante entre elle et l'encéphalite diffuse infantile, elle a, en outre, une valeur sémiologique considérable, vu l'obscurité si grande qui enveloppe si souvent l'affection cérébrale (de Græfe).

Mais, en faisant même abstraction de la gravité tirée des causes de la maladie, le pronostic, au point de vue de la vision, est souvent très-mauvais, par suite des traces toujours très-profondes et plus ou moins étendues que l'affection laisse constamment sur la cornée.

Diagnostic différentiel. — Ainsi que cela ressort des symptômes que nous avons exposés, la kératite névro-paralytique se distingue assez nettement des deux autres formes de kératite qui amènent habituellement la destruction du parenchyme cornéen.

Si cependant on avait quelques doutes, l'anesthésie de la cornée et surtout celle de la face, devraient contribuer à les lever, car elles constituent le symptôme essentiel de la maladie. Nous devons cependant signaler l'erreur dans laquelle on pourrait tomber dans les cas de kératite névro-paralytique de la période infantile et qui consisterait à la confondre avec la conjonctivite purulente des nouveau-nés ou avec la diphthérie. Mais l'absence de toute affection substantielle de la conjonctive, dans le cas qui nous occupe, suffit à faire promptement réparer l'erreur (de Græfe).

Traitement. — On ne peut naturellement songer à un traitement local et rationnel de la kératite névro-paralytique que lorsqu'on est bien certain de la cause dont elle résulte. S'agit-il d'une paralysie *a frigore* pure et simple, alors les moyens que nous avons indiqués à propos de la kératite nécrotique sont les seuls à employer efficacement. L'occlusion de l'œil à l'aide d'un bandage ouaté très-épais, tient ici la première place ainsi que les applications de compresses imbibées d'une infusion aromatique chaude, tandis que les autres moyens ne se placent qu'au second plan.

Lorsque la kératite névro-paralytique est sous la dépendance d'une affection débilitante, telle que les fièvres éruptives, les complications de l'état puerpéral ou le choléra, on doit, outre les moyens locaux, s'adresser aux moyens généraux appropriés, et c'est ici que le spécialiste doit avant tout se montrer médecin.

Les reconstituants et les excitants, les courants continus employés aussitôt que l'état général le permet, peuvent se montrer très-efficaces. En troisième lieu, lorsqu'il s'agit d'une diathèse et particulièrement de la scrofule ou de la syphilis, le traitement habituel donne souvent des résultats fort brillants. L'iodure de potassium, notamment, à la dose de 4 à 6 grammes par vingt-quatre heures, a fourni de fort beaux résultats, dans le dernier cas surtout.

Mais contre l'altération cornéenne liée à une affection centrale, le traitement s'est toujours montré inefficace jusqu'ici et les divers cas observés se sont sans exception terminés par la mort.

Consultez : MAGENDIE, *Journal de Physiologie expérimentale*, t. IV, p. 171 et 302. Paris, 1824. — A. VON GRÆFE, *Arch. f. Ophthalm.* Bd. I, pag. 306. Berlin, 1854. — CL. BERNARD, *Cours de médecine du Collége de France. Leçons sur les propriétés du système nerveux*, t. II, p. 48. — H. SNELLEN, *De invloed der Zenuwen op de onsteking.* Diss. inaug. Utrecht, 1857. — BUETTNER und MEISNER. *Ueber die nach Durchschneidung des Trigeminus*, etc. Zeitschrift für rationnelle Med., t. XV, p. 254. — H. SNELLEN, *De Neuropatali oogen stetking.* Nederl. Tijdschr. voor Genees. Utrecht, 1864. — HEYMANN, *Klin. Monatsblätter*, 1863, p. 204.

ART. 3. — OPACITÉS, TAIES, TACHES DE LA CORNÉE.

Les opacités de la cornée doivent être considérées comme des produits de nouvelle formation, déposés dans la cornée à la suite d'une infiltration ou d'une perte de substance de cette membrane.

Dans l'œil, comme dans les autres parties du corps, toute perte de substance ne peut guérir que par une cicatrice ; rien d'étonnant donc que, malgré la transparence du tissu normal de la cornée, les cicatrices qu'on y observe soient opaques. L'épithélium de la cornée seul est capable de se reproduire en entier et avec toutes ses propriétés normales; aussi sa destruction isolée n'amène-t-elle pas de cicatrice indélébile.

Il en est de l'épithélium de la cornée comme de l'épiderme de la peau, dont les pertes de substance se reproduisent sans provoquer de cicatrice.

Les simples érosions de la cornée, les ulcérations superficielles qui n'en intéressent que l'épithélium et un petit nombre de lames antérieures ou externes, constituent les cicatrices superficielles. Ce sont elles qui constituent les cicatrices connues sous le nom de taches ou taies proprement dites (*maculæ corneæ*) et lorsqu'elles sont moins étendues encore, on les désigne sous le nom de nuages (*nebula*, *nubecula*, *nephelion*, *achlys*).

Les opacités épithéliales tout à fait superficielles présentent généralement des contours mal accusés et se perdent insensiblement dans le tissu sain ambiant; elles sont souvent si peu développées qu'un œil même très-exercé a parfois quelque peine à les reconnaître.

Les ulcérations des lames antérieures et médianes de la cornée constituent les cicatrices proprement dites; ce sont elles qu'on désigne d'ordinaire sous le nom d'*albugo* ou de *leucôme*.

Ces deux mots, au point de vue étymologique, sont synonymes et leur distinction paraît quelque peu arbitraire (Sichel père).

Néanmoins, on a continué de désigner sous le nom d'*albugo* les opacités blanchâtres circonscrites, occupant toute l'épaisseur de la cornée et ne faisant point relief au-dessus des parties voisines. Elles sont généralement consécutives à un abcès ou à une perforation de la cornée de peu d'étendue, et offrent en général un limbe d'opacité diffuse. On les désigne encore sous le nom de *cicatrices interlamellaires*, parce qu'elles sont souvent consécutives à un abcès interlamellaire qui, sans avoir provoqué la perforation de la cornée, peut en avoir néanmoins occupé primitivement les lames dans une grande épaisseur. Cette cicatrice est tantôt nettement circonscrite et présente des contours très-tranchés, tantôt, au contraire, et ceci est infiniment plus fréquent, elle se perd insensiblement à sa circonférence dans le tissu sain ambiant par un limbe grisâtre, qui va en s'éclaircissant de plus en plus, suivant que l'abcès était ou non entouré d'un épanchement interlamellaire plus ou moins considérable.

On réserve au contraire le nom de *leucôme* à des cicatrices plus ou moins étendues presque toujours consécutives à une perforation ou à une destruction du tissu cornéen, dans une grande étendue. Elles atteignent souvent une assez grande épaisseur, présentent souvent l'aspect brillant de la soie ou d'un corps gras analogue à celui des lipômes, et offrent presque toujours l'éclat tendineux, nacré ou opalescent. Elles sont de dimensions et d'épaisseur variables et font presque toujours relief au-dessus du niveau de la cornée. Elles sont parfois, mais bien plus rarement que l'albugo, pourvues d'un limbe d'opacité épithéliale, diffus à leur pourtour.

Dans certains cas, le trouble de la cornée est général; celle-ci présente dans toute son étendue et dans toute son épaisseur, une coloration blanchâtre ou bleuâtre, diffuse, tandis que sa surface a conservé son poli et son brillant; c'est ce qu'on observe souvent à la suite des kératites primitives profondes ou à la suite d'une kératite vasculaire qui a duré longtemps.

Les anciennes cicatrices sont parfois compliquées de la présence de concrétions calcaires. Celles-ci sont généralement arrondies, réunies plusieurs ensemble par groupes et présentent une figure analogue à celle du chou-fleur. Ces opacités se rencontrent fréquemment dans les cas d'ancienne irido-choroïdite ou de cyclite chronique.

On rencontre encore parfois dans la cornée des dépôts de sels métalliques incrustés dans sa substance. Ce sont principalement des dépôts de sel d'argent, qui se sont produits pendant le cours d'une kératite ulcérante, simple ou consécutive à une affection granulaire, qui ont été traitées d'une façon irréfléchie par le nitrate d'argent; d'autrefois, ce sont des dépôts de sels de plomb consécutifs à l'emploi analogue des préparations saturnines.

Dans le glaucôme chronique ancien et dans certaines autres affections, qui s'accompagnent de tiraillements, de compression des nerfs ciliaires, on voit survenir sur la cornée, une opacité nuageuse, tantôt uniquement bornée au centre de celle-ci, tantôt au contraire s'étendant du bord vers le centre. Il arrive quelquefois que ces opacités se forment à plusieurs endroits de la périphérie de la cornée, tandis qu'elles laissent le centre parfaitement libre, c'est ce qu'on observe souvent pendant le cours de l'épisclérítis.

D'autres fois, il se développe au côté interne et au côté externe de la cornée, une opacité nuageuse; et ces deux foyers, marchant à la rencontre l'un de l'autre, donnent lieu à la formation d'une opacité transversale plus ou moins large, occupant souvent le tiers moyen de la cornée et laissant libre le tiers supérieur et le tiers inférieur (*opacités rubanées*, de Græfe). Elles sont toujours liées à une forme grave du glaucôme.

Lorsque, sous certaines influences, la pression intra-oculaire varie brusquement, qu'elle s'élève ou qu'elle s'abaisse au contraire, il se produit quelquefois sur la cornée des opacités passagères. Dans le premier cas, lorsque la tension intra-oculaire augmente brusquement, comme dans le glaucôme aigu, par exemple, il se produit une opacité nuageuse épithéliale de la cornée qui donne lieu à un dépoli de sa surface et est toujours compliquée de diminution de sa sensibilité. Dans le deuxième cas, au contraire, lorsque la tension intra-oculaire s'abaisse rapidement comme cela s'observe dans la phthisie du globe à son début, on voit survenir dans la cornée une série de stries parallèles, transversales, faciles à voir à l'éclairage latéral, résultant du plissement de la membrane de Descemet; c'est cette altération que les anciens ophthalmologistes avaient prise à tort pour le plissement de la cornée elle-même, qu'ils désignaient sous le nom de *rhitidosis*.

Enfin les opacités compliquées d'adhérence de l'iris présentent toujours un éclat tendineux. Lorsque la portion de l'iris qui y est comprise, présente de certaines dimensions, elles se nuancent à leur centre d'une teinte gris-bleuâtre ardoisée; elles occupent toute l'épaisseur du parenchyme cornéen, sont toujours consécutives à une perforation et une portion de l'iris plus ou moins considérable y est constamment enclavée. Consécutivement à cet enclavement, on observe toujours en même temps une déformation plus ou moins prononcée de la pupille qui est tiraillée ou attirée vers la cicatrice.

Les petites opacités circonscrites et bien limitées, même lorsqu'elles siégent au centre de la cornée, si elles sont complétement opaques et ne couvrent la pupille qu'en partie, ne gênent en général que peu la vision; au contraire les néphélions semi-opaques, mais étendus, troublent la vision à un très-haut degré, à cause de la diffusion des rayons lumineux qu'ils déterminent et qui altère toujours considérablement la netteté des images rétiniennes.

On se rendra très-bien compte de ce fait, en se rappelant qu'on peut voir très-bien à travers un verre dont quelques parties seulement sont transparentes, tandis qu'on ne voit presque rien en regardant à travers un verre dépoli (Ed. Meyer.)

Il résulte de là que les opacités de la cornée sont souvent cause d'une myopie acquise, parce que la diffusion qu'elles exercent sur les rayons lumineux, oblige les malades pour se procurer des images rétiniennes plus grandes, mieux éclairées et partant plus facilement perceptibles, à rapprocher beaucoup les objets. Cette façon d'agir motive des efforts de convergence et d'accommodation souvent considérables qui amènent bientôt l'allongement du diamètre antéro-postérieur de l'œil et cet allongement détermine la myopie.

En outre, les opacités étant consécutives à des altérations de texture de la cornée, se lient généralement à une déformation plus ou moins prononcée des courbures de celle-ci; cette altération de courbure tantôt partielle, tantôt générale, mais toujours irrégulière, donne lieu à des amétropies variées, parmi lesquelles il faut surtout noter l'astigmatisme irrégulier et la polyopie monoculaire. Enfin les opacités cornéennes sont souvent cause de strabisme lorsqu'un seul œil en est atteint; l'image diffuse, produite sur la rétine de cet œil par le passage des rayons lumineux, gêne la vision binoculaire; le malade pour les occupations réclamant une vision nette, comme la lecture, l'écriture ou le travail à l'aiguille, n'emploie que le bon œil pour la fixation et l'autre obéit à la tendance de ses muscles. Il se dévie en dedans ou en dehors, suivant la prépondérance dynamique du droit interne ou du droit externe et vu la plus grande fréquence d'une énergie prépondérante du droit interne, on observe bien plus fréquemment alors le strabisme convergent. Nous reviendrons du reste sur ce point, lorsque nous nous occuperons des maladies des muscles de l'œil et surtout de l'étiologie du strabisme.

Étiologie. — Comme nous l'avons dit, les opacités de la cornée sont toujours occasionnées par les résidus que laissent après elle sur cette membrane les ulcérations de sa surface, les infiltrations de son parenchyme ou les troubles de nutrition de son tissu. Elles surviennent fréquemment après des irritations directes et prolongées de l'épithélium, par la rugosité de la conjonctive (granulations, cicatrices) ou par les cils déviés de leur direction normale et tournés en arrière (entropion, trichiasis).

Les opacités épithéliales circonscrites succèdent en général à la kératite ulcérante simple, à la kératite vasculaire superficielle ou au pannus; tandis que l'albugo et le leucôme sont presque toujours la conséquence d'une perte de substance résultant d'une perforation ou d'un ulcère de la cornée.

Anatomie pathologique. — Les opacités de la cornée sont toujours recouvertes à la surface d'une couche épithéliale plus ou moins épaisse, peu ou point altérée, au-dessous de laquelle se trouve une couche de tissu cellulaire, dense et serré, véritable tissu inodulaire.

L'examen microscopique montre que le défaut de transparence auquel sont dues les taches, peut provenir des altérations les plus diverses. Dans certains cas, les cellules de la cornée semblent être à l'état normal et on pourrait attribuer l'opacité à quelque disproportion entre la masse des cellules et la masse intercellulaire. Dans d'autres cas, cette masse intercellulaire présente une disposition striée ou fendillée qui semble être la cause du défaut de transparence (de Wecker.)

Les altérations de la couche épithéliale, d'où résulte quelquefois l'opacité, consistent dans une hypertrophie simple de ses éléments cellulaires; elle s'épaissit dans une étendue variable et c'est surtout au voisinage de la membrane de Bowman que s'observent les modifications principales. Au milieu de ces opacités, surtout lorsqu'elles présentent l'apparence tendineuse ou cartilagineuse (albugo, leucôme), on rencontre quelquefois des amas ou dépôts calcaires, des accumulations d'éléments graisseux, des cristaux de cholestérine, qui se trouvent d'ordinaire dans un point voisin de la surface. D'autres fois et surtout lorsque les opacités sont compliquées d'adhérences de l'iris, on les trouve parsemées d'amas de pigment.

Certaines opacités présentent les caractères du tissu inodulaire dans les autres parties de l'économie; elles sont formées de fibrilles de tissu conjonctif, allongées, entrelacées et croisées dans différentes directions, et au milieu desquelles sont disposés de nombreux vaisseaux sanguins; c'est ce qu'on observe surtout dans les leucômes. Dans d'autres cas, surtout lorsqu'il s'agit d'un albugo, on ne trouve qu'un tissu dense et fibrillaire, complétement dépourvu de vaisseaux. On observe toujours dans le tissu resté transparent au voisinage des opacités ou dans leur partie périphérique, une accumulation de noyaux dans les cellules, des amas d'éléments cellulaires incomplétement développés, ou des cellules fusiformes, résidu des matériaux destinés à réparer la perte de substance.

Traitement. — Les opacités de la cornée sont considérées en général comme n'étant susceptibles de résorption ou de transformation qu'à leur circonférence, ou en d'autres termes, comme n'étant pas susceptibles elles-mêmes de se transformer, et les changements que le temps et les moyens curatifs semblent y opérer, n'ont lieu qu'à leur pourtour.

On ne peut espérer faire diminuer par un traitement approprié les cicatrices de la cornée, qu'autant que la matière qui les constitue est susceptible d'être résorbée; les seuls moyens à employer sont donc ceux qui excitent la production d'éléments nutritifs et qui favorisent le remplacement de la substance propre devenue opaque, par des éléments transparents (Sichel père).

On le voit donc, les albugos et les leucômes et toutes les cicatrices un peu épaisses ne peuvent disparaître complétement. On ne peut agir que sur le limbe périphérique qui les entoure en général, en provoquant une irritation nutritive assez intense pour faire atteindre aux éléments restés opaques, un développement suffisant, pour qu'ils deviennent transparents. On doit chercher en outre à obtenir la résorption des produits déposés. Les moyens les plus généralement et les plus anciennement employés dans ce but sont les suivants :

Les insufflations de poudre de calomel seul ou uni à la tutie ou au sucre candi, le sulfate de zinc ou de cuivre, en poudre ou en solution, les pommades de précipité jaune ou de précipité rouge, l'iodure de potassium en solution concentrée et enfin le sulfate de soude desséché à l'étuve et réduit en poudre aussi fine que possible.

Mais le moyen qui nous a paru réussir le mieux, celui auquel nous donnons incontestablement la préférence et qui nous a fourni des résultats pour ainsi dire admirables, *c'est l'attouchement direct et léger de toute la surface de l'opacité, avec un pinceau trempé dans la teinture de cantharides.*

Mais on ne doit pas perdre de vue que ce dernier moyen est extrêmement irritant et qu'il ne doit être employé qu'avec ménagement, aussi avons-nous coutume de ne pratiquer ces attouchements que tous les deux jours et de leur associer l'emploi des insufflations de sulfate de soude desséché et du glycérolé d'amidon au précipité rouge, employés alternativement, un jour l'un, un jour l'autre.

On peut aussi dans quelques cas, toucher légèrement le centre de l'opacité avec un crayon de nitrate d'argent mitigé; mais on doit être circonspect dans l'emploi de ce moyen, à cause de l'affinité particulière du tissu cornéen pour le caustique lunaire.

On le voit donc, les différents moyens préconisés ou employés contre les taches de la cornée, sont tous sans exception des irritants.

Il faut bien se garder surtout de vouloir enlever de vive force les opacités de la cornée au moyen de l'instrument tranchant et de pratiquer le grattage ou l'abrasion des cicatrices. Ce sont des remèdes, en général, pires que le mal, en ce sens que presque toujours, ces tentatives sont suivies d'une extension de l'opacité. Ce n'est que dans le cas où il s'agit de dépôts de sels calcaires ou métalliques, qu'on peut essayer d'enlever ainsi ces produits étrangers.

Les opacités compliquées d'adhérence de l'iris réclament presque toujours une intervention chirurgicale. Lorsqu'il ne s'agit que d'une simple synéchie antérieure isolée et filiforme, on peut essayer d'en pratiquer la section à l'aide d'un petit instrument spécial en forme de serpette dont le collet est de dimensions telles, qu'il ferme hermétiquement la plaie faite par le tranchant de l'instrument. On l'introduit par un point périphérique dans la chambre antérieure et grâce à la disposition du collet de l'instrument, pas une goutte de l'humeur aqueuse ne s'écoule, pendant qu'on manœuvre l'instrument à l'intérieur de la chambre antérieure. On porte le tranchant de l'instrument sur la synéchie pendant que la pointe est appliquée sur la face postérieure de la cornée et on sectionne les synéchies en retirant l'instrument.

Lorsqu'au contraire l'adhérence iridienne est large, on n'a pas d'autre ressource que de pratiquer une excision plus ou moins étendue de l'iris, de façon à faire cesser le tiraillement de cette membrane, qui résulte de son enclavement dans la cornée. On devra donc chercher à faire l'excision dans le point où le tiraillement est le plus manifeste, c'est-à-dire, autant que possible au voisinage de l'adhérence iridienne. Mais on doit avant tout s'efforcer de placer le colobome artificiel qui résulte de l'opération, sous la paupière supérieure, de façon à éviter les cercles de diffusion et les phénomènes d'éblouissement que l'agrandissement du champ pupillaire entraîne forcément à sa suite.

Les opacités cornéennes qui s'observent pendant le cours du glaucôme, de l'irido-choroïdite ou de la phthisie du globe (cicatrice rubanée, cicatrice en chou-fleur, plissement de la membrane de Descemet), ne réclament pas d'autre traitement que celui des affections auxquelles elles se lient.

Mais si les moyens curatifs contre les cicatrices de la cornée sont si restreints, on peut au moins chercher à faire disparaître les inconvénients qui en résultent. Pour faciliter la vision de près, les lunettes sténopéennes à fente ou à trou (Donders) rendent parfois de très-grands services. Ces instruments ont le double avantage d'arrêter tous les rayons lumineux, sauf ceux qui sont les plus rapprochés de l'axe visuel et, convenablement placés, de ne laisser passer les rayons lumineux qu'à travers les parties les plus transparentes de la cornée.

Contre la myopie et l'astygmatisme qui compliquent si souvent les opacités de la cornée, les verres de lunettes sphériques ou cylindriques sont loin de rendre les services que nous sommes habitués à obtenir de leur emploi dans les cas de myopie ou d'astigmatisme simples.

Enfin, lorsque les opacités sont situées vis-à-vis de la pupille, qu'elles atteignent un certain développement, de façon à anéantir les facultés visuelles de l'œil, il ne reste plus, pour rétablir celles-ci, qu'à ouvrir aux rayons lumineux, un nouveau passage, en pratiquant l'opération de la pupille artificielle.

Lorsqu'on pratique cette opération on doit chercher à remplir plusieurs indications importantes. La première est que, pour être aussi utile que possible, il faut que la nouvelle pupille, ne trouve pas au-devant d'elle la cornée occupée par de fines opacités nébuleuses qui, une fois l'accès de l'œil rendu aux rayons lumineux, exerceraient sur eux une action diffusante.

Avant de pratiquer l'opération, on devra donc examiner minutieusement à l'éclairage latéral, les parties supposées transparentes de la cornée et y choisir pour lieu de la nouvelle pupille, la portion de l'iris située derrière la partie la plus transparente de la cornée.

D'autre part, on ne doit pas perdre de vue non plus, que le véritable lieu d'élection pour l'emplacement de la nouvelle pupille est le quart supéro-interne de l'iris, parce que le malade, par le clignement des paupières est alors en situation de pouvoir modérer l'entrée des rayons lumineux dans l'œil et de remplacer ainsi le jeu de la pupille normale.

En dernier lieu, certains malades, atteints de cicatrices de la cornée, les femmes en particulier, dans un but de cosmétique, ou pour répondre à certaines exigences de la vie sociale, viennent demander conseil au médecin, dans l'espoir que celui-ci pourra faire disparaître la difformité choquante que cause une taie très-accusée, comme l'est un albugo ou un leucôme.

On peut alors atteindre le but souhaité par le malade, en pratiquant le *tatouage de la cornée*, récemment remis en honneur par de Wecker et qui semble avoir été très-anciennement connu (*Anagnostakis*).

Cette opération consiste à faire pénétrer dans la cornée, au-dessous de la couche épithéliale, au sein même de la cicatrice, à une profondeur égalant au moins celle qu'occupe à l'état normal la membrane de Bowman, une solution d'encre de Chine, par un procédé analogue, à celui employé par certaines personnes qui se font tatouer différentes parties du corps de dessins variés.

Si nous conseillons d'avoir le soin de faire pénétrer la matière tinctoriale, un peu profondément, c'est afin d'éviter que par la desquamation et le renouvellement incessant de la couche épithéliale, cette matière colorante ne soit éliminée et ne fasse perdre ultérieurement au malade les bénéfices de l'opération.

Voici comment nous avons coutume d'y procéder. Le malade étant couché sur un lit, les paupières sont maintenues écartées à l'aide d'un blépharostat à ressort; l'œil est fixé au moyen d'une pince tenue de la main gauche; de la main droite, l'opérateur tient un petit instrument composé de quatre aiguilles, fixées ensemble, sur un même manche, mais placées sur deux rangs; celles du rang antérieur dépassant celles du rang postérieur, d'environ un millimètre 1/2; il résulte de cette disposition que pour attaquer la cornée *simultanément avec les quatre aiguilles*, l'instrument doit être tenu *obliquement* par rapport à la surface de la cornée.

Un aide, au moyen d'une spatule large, étend au-devant de la taie, qu'il s'agit de tatouer une couche d'une solution un peu épaisse d'encre de Chine. Aussitôt l'opérateur pique rapidement à plusieurs reprises et *très-obliquement* la surface de la cornée, dans le point où se trouve l'encre de Chine et chaque fois, en retirant l'instrument, il a le soin de soulever autant que possible l'épithélium et la couche sous-jacente, de façon à faire fuser la matière colorante au-dessous de cette dernière. Quand le nombre des piqûres est suffisant pour avoir donné à la taie une coloration assez noire, pour qu'à deux pieds de distance la difformité passe inaperçue, l'opération est terminée.

L'opérateur lâche la conjonctive; le blépharostat est retiré et après quelques instillations de collyre d'atropine destinées à calmer l'irritation consécutive, un bandage contentif est appliqué, de façon à empêcher les frottements de la paupière et à permettre aux piqûres faites à l'épithélium de se cicatriser.

ART. 4. — CHANGEMENTS DE FORME ET DE COURBURE DE LA CORNÉE. STAPHYLOMES.

« *Le nom de staphylôme, dérivé du grec* σταφυλή, *grain de raisin, avait primitivement été employé pour désigner la procidence de l'iris, qui, en effet, ressemble assez à un grain de raisin noir.*

» *Plus tard, cette dénomination a été attribuée par extension à différentes maladies qui n'ont de commun qu'un seul caractère, celui d'une saillie, d'une élévation, d'une augmentation de volume ou de dimensions, d'une ou de plusieurs membranes du globe oculaire.* » (Sichel père.)

Nous avons déjà vu, à propos des maladies de la sclérotique, ce qu'on devait entendre par staphylôme de cette membrane.

Nous avons à nous occuper, maintenant, des altérations de même nature qui peuvent atteindre la cornée. Mais, tout d'abord, il convient de faire remarquer que les staphylômes de la cornée peuvent être transparents ou opaques. Dans le premier cas, le nom de staphylôme est donc absolument impropre, aussi lui préférons-nous l'expression plus exacte d'*ectasie* qui ne se rapporte qu'à la modification de courbure et de dimensions de la cornée.

Pour qu'un staphylôme ou qu'une ectasie de la cornée se produise, il faut avant tout qu'il y ait une rupture d'équilibre entre la pression intra-oculaire et la résistance des enveloppes de l'œil; en d'autres termes, il est nécessaire qu'il se produise une exagération *effective* de la tension intra-oculaire ou une diminution de la résistance, c'est-à-dire une exagération *relative* de la tension.

La diminution de la résistance peut tenir à une diminution de la cohérence du tissu cornéen, ou à une anomalie congénitale de structure de ce tissu. Si la diminution de la résistance atteint un degré assez notable, pour que la pression intra-oculaire lui soit supérieure, au moins pendant quelque temps, il en peut résulter une distension du tissu propre de la cornée et un staphylôme cornéen proprement dit.

Mais la diminution de la résistance reconnaît bien plus souvent pour cause une destruction ou une diminution de cohérence plus ou moins complètes des lames antérieures de la cornée.

Les lames postérieures et la membrane de Descemet sont alors distendues et poussées en avant par la pression intra-oculaire. Il se développe une ectasie de la cornée, d'origine ulcéreuse, qui peut se transformer en staphylôme cornéen cicatriciel par le développement d'une couche de nouvelle formation plus ou moins opaque.

Mais dans le plus grand nombre de cas la raison du développement du staphylôme réside dans une perforation plus ou moins étendue ou dans une destruction complète de la cornée. L'iris mise à nu fait procidence, obture la perte de substance en s'agglutinant aux bords de la perforation; bientôt elle est poussée en avant par la pression intra-oculaire, ou sous l'effort des muscles droits, dont les tractions tendent incessamment à pousser les *contenta oculi* vers l'orifice ou vers le point le moins résistant de la coque oculaire.

Ainsi se forme un staphylôme iridien qui se couvre petit à petit et plus ou moins rapidement de masses cicatricielles qui donnent lieu, comme nous allons le voir, à un *staphylôme cicatriciel* irido-cornéen.

D'après ce qui précède, nous aurons donc à examiner dans cet article : A, les *staphylômes transparents* ou *ectasies pellucides de la cornée* et B, les *staphylômes opaques* ou *ectasies cicatricielles de la cornée.*

A. — *Staphylômes transparents de la cornée.*

On en distingue deux espèces : *a*, l'une se montrant sous l'aspect d'une ectasie partielle de la cornée désignée généralement sous les noms de *cornée conique, kératocône, conicité* ou *ectasie conique de la cornée* et l'autre, *b*, caractérisée par l'ectasie en masse ou totale de la cornée, plus généralement connue sous les noms de *cornée globuleuse, kerato-globus, ectasie pellucide globuleuse de la cornée* ou *hydropisie de la chambre antérieure.*

a. Ainsi que son nom nous l'indique, la *cornée conique* est un état pathologique de la cornée dans lequel cette membrane se déformant petit à petit, prend insensiblement la forme conique.

Symptômes objectifs. — Ce qui frappe tout d'abord, lorsqu'on observe un œil atteint de cette curieuse affection, c'est l'aspect brillant particulier, l'éclat étincelant à la lumière vive, que présente la cornée. Si l'on vient alors à examiner à l'éclairage oblique cette même cornée, on constate immédiatement que sa surface, au lieu d'être sensiblement sphérique, est déformée et fait une saillie cônique plus ou moins obtuse, d'ordinaire exactement au centre, quelquefois aussi latéralement.

Le sommet du cône, mousse et arrondi, coïncide le plus souvent avec le centre de la cornée et présente, dans la majorité des cas, une cicatrice superficielle peu opaque, généralement très-petite, souvent à peine visible à l'œil nu, et occupant exactement le sommet du cône ou son voisinage immédiat.

Souvent cette opacité n'est qu'une simple facette, aplatie, presque transparente et c'est là la raison pour laquelle les anciens auteurs ont désigné la maladie dont nous nous occupons, sous le nom de staphylôme pellucide (*staphylôma pele lucidum*).

Quelquefois encore, le sommet est complétement transparent; d'autres fois, on y remarque une opacité qui, au lieu d'être restreinte comme nous venons de le dire, est assez étendue, nébuleuse, nuageuse ou tout à fait opaque.

En outre, en se plaçant du côté de la tempe correspondante, et en invitant le malade à regarder droit devant lui, on est frappé par la forme conique de la cornée, très-évidente alors, et par l'aspect étrange de l'œil qui en résulte.

Au voisinage de l'opacité la cornée est brillante, miroitante; elle réfléchit fortement la lumière, ce qui lui donne un aspect assez semblable à celui d'un morceau de cristal massif ou d'un diamant taillé à facettes. Les images des objets extérieurs, réfléchis à la surface du miroir oculaire, présentent une très-grande irrégularité, elles sont déformées, brisées, déjetées à droite ou à gauche, allongées dans un sens et rétrécies dans l'autre. La chambre antérieure paraît plus profonde; la protrusion de la cornée est parfois si prononcée que la déformation est sensible même pendant l'occlusion des paupières.

L'ophthalmoscope employé seul, comme simple source éclairante (voyez page 59) montre dans la cornée une zone opaque, qui, selon la direction suivant laquelle tombe la lumière, présente deux aspects différents. Si la lumière frappe directement le sommet du cône, on voit au pourtour de la pupille, et confinant à l'iris, une première zone rouge circulaire. Celle-ci est en contact immédiat avec un second cercle plus ou moins opaque, qui circonscrit à son tour un disque rouge. Vers le centre de ce disque central se remarque, en outre, un petit point opaque, correspondant à l'opacité du sommet, s'il en existe une. Si au contraire, la lumière frappe le kératocône par un de ses côtés, on voit du côté opposé, apparaître sur la cornée, une opacité en forme de croissant due à la réflexion de la lumière par les côtés du cône.

Si on ajoute à l'ophthalmoscope la lentille biconvexe, afin d'observer le fond de l'œil par le procédé de l'image renversée, on observe alors une déformation de l'extrémité intra-oculaire du nerf optique, occasionnée par l'inégale réfrangibilité des diverses parties de la cornée.

Lors de son début, le staphylôme pellucide se présente sous la forme d'une petite saillie à peine perceptible, transparente, opalescente sur les côtés, opaque et d'un blanc bleuâtre à la pointe qui est en même temps un peu émoussée.

On a parfois alors de grandes difficultés à poser le diagnostic de l'affection et c'est alors que les signes fournis par l'ophthalmoscope, sont d'un précieux secours.

Symptômes subjectifs. — Au début, les malades ne se plaignent que d'un trouble léger et vague de la vue, revêtant plutôt la forme de l'amblyopie qu'un type déterminé, appartenant à telle ou telle maladie.

Peu à peu, cette amblyopie se transforme en une véritable myopie d'abord peu accusée, mais qui s'accroissant d'une façon constante, atteint bientôt un degré très-élevé. En même temps que cette myopie se développe, se montrent quelques douleurs oculaires ou oculo-circumorbitaires parfois très-violentes, avec sensation de pesanteur et de distension du globe.

Néanmoins, malgré le degré fort élevé qu'atteint parfois la myopie, les malades peuvent encore lire des caractères d'imprimerie ordinaires, parce qu'en rapprochant beaucoup les objets de leur œil, ils obtiennent ainsi de très-grandes images rétiniennes plus faciles à percevoir (Schweigger). A cette myopie considérable qui tient d'une part à la courbure exagérée de la cornée qui en augmente la réfringence, et d'autre part à la plus grande distance à laquelle celle-ci se trouve maintenant de la rétine, vient s'ajouter en outre un astigmatisme irrégulier considérable et enfin une amblyopie d'autant plus manifeste, qu'elle est accompagnée d'une notable diminution de l'acuïté visuelle.

Bientôt, même avec l'aide de verres concaves très-puissants, les malades finissent par ne plus pouvoir se conduire seuls et le trouble de la vue, l'amblyopie, se transforme en un état voisin de la cécité.

Anatomie pathologique. — Les dissections et les examens d'yeux atteints de kératocône, sont encore trop peu nombreux, pour qu'on puisse être bien fixé sur les altérations cornéennes qui résultent de cette affection ou qui la caractérisent.

On sait pourtant que, considérée sur la coupe, la cornée, quoique normale dans ses parties transparentes, est amincie et distendue au niveau et au voisinage du point opaque, et a acquis par là une forme qui rappelle plus ou moins celle d'un cône déformé, de volume variable.

A la périphérie, elle est tantôt d'épaisseur normale, tantôt plus ou moins amincie. Dans ses parties centrales, correspondant à la portion la plus saillante, elle est toujours très-mince. A la face antérieure on ne remarque aucune démarcation entre les deux régions d'inégale épaisseur. A la face postérieure au contraire, la transition est brusque, comme s'il s'agissait d'un kératocèle incomplet (Stellwag von Carion.)

Même au sommet de la partie conique, la cornée ne présente aucune modification de sa structure normale; on y retrouve toutes les couches qui la composent à l'état normal. Dans le point correspondant exactement au sommet, elle est seulement sensiblement amincie, au point de ne plus présenter qu'un tiers de son épaisseur normale. Dans un cas examiné par Hulke, le microscope montrait la membrane de Bowman amincie elle-même, tandis que la membrane de Descemet était intacte, ce qui s'explique suffisamment du reste, par la différence de structure de ces deux couches de la cornée.

Presque au centre du sommet existait une petite opacité circonscrite, motivée par la présence d'une couche de noyaux allongés, agglomérés immédiatement au-dessous de la membrane de Bowman. Le tissu cornéen propre était lui-même transformé en un réseau de fibres renfermant des noyaux, parsemé çà et là d'agglomérations de grandes cellules ovalaires et fusiformes.

Marche, durée, terminaison. — La marche du kératocône ainsi que son mode de développement sont encore peu connus, d'autant plus qu'il est avéré aujourd'hui, que la cornée, pendant qu'elle s'amincit et se déforme, reste primitivement transparente et que l'opacité que l'on rencontre dans la plupart des cas, au sommet du cône, ne survient que plus tard.

On comprendrait mieux, en effet, que l'opacité précédât le développement de l'ectasie cornéenne, car cela laisserait supposer qu'il y aurait eu, à un moment quelconque, une inflammation ou une perte de substance de la cornée. La diminution de la résistance de celle-ci à la pression intra-oculaire, qui doit être une cause de sa déformation, s'expliquerait alors plus facilement.

Tout porte à croire, au contraire, que l'opacité est consécutive à la distension et au tiraillement de la cornée, car on connaît des cas, et nous en avons nous-même observé un fort remarquable, où la maladie, après avoir atteint son summum d'intensité sur l'un des yeux, où le sommet du cône présentait une légère opacité, se développa sur l'autre œil, sans qu'une observation, aussi scrupuleuse que possible, ait jamais pu permettre d'y reconnaître la moindre trace d'inflammation.

Au point de vue de la tension intra-oculaire, un fait important et qu'il ne faut pas perdre de vue, c'est qu'on n'a jamais signalé dans les cas de kératocône les mieux observés, d'augmentation de la pression intra-oculaire et, qu'au contraire, on a noté plusieurs fois le ramollissement du globe.

L'affection peut devenir stationnaire, à toutes les périodes, de même qu'elle peut aussi, après un arrêt plus ou moins prolongé, reprendre sa marche lente et faire de nouveaux progrès (Stellwag von Carion). Quelque prononcée que soit l'affection, elle ne semble pas avoir déterminé jamais la rupture ou l'ulcération de la cornée (Schweigger).

L'affection reste rarement bornée à un seul œil et il est, au contraire, très-fréquent de la voir coexister ou se développer successivement sur les deux yeux.

Étiologie. — L'étiologie du karatocône présente encore bien des obscurités, mais on peut dire cependant, qu'il semble se développer, toutes les fois que, pour une cause quelconque, il y a défaut d'harmonie entre la pression intra-oculaire et la résistance de la cornée.

Certains auteurs, et mon père entre autres, ont pensé qu'on devait chercher la raison du kératocône dans une inflammation lente avec infiltration et ramollissement de la cornée ; mais, contrairement à ce qu'on serait en droit d'attendre, et d'après ce que nous venons de dire, on n'a jamais vu le staphylôme pellucide proprement dit, se développer, à la suite de pertes de substance plus ou moins étendues de la cornée telles qu'on les observe consécutivement aux diverses formes d'ulcères de celle-ci.

Le seul fait de ce genre qui me soit connu est celui relaté par mon père, dans son Iconographie (p. 407), d'un kératocèle transformé en staphylôme pellucide, et encore ce cas se rapporte-t-il plutôt à l'ectasie totale de la cornée, ou kérato-globus, dont il sera question plus loin.

Il semble plus rationnel, au contraire, de chercher la raison de l'anomalie de courbure qui nous occupe, dans un état congénital de la cornée, caractérisé par une minceur anormale de cette membrane.

Plusieurs circonstances, en effet, donnent à cette hypothèse quelque probabilité, entre autres l'âge peu avancé des sujets chez lesquels on l'observe, en général. Il est très-rare, en effet, d'observer la maladie, passé l'âge de 25 ans, tandis qu'au contraire, presque tous les sujets qui font l'objet des différentes observations publiées jusqu'ici, avaient subi les premières atteintes du mal, entre 15 et 20 ans. En outre, on a signalé des cas où la maladie était congénitale et d'autres où elle était indubitablement héréditaire (Stellwag von Carion).

Enfin le kératocône coïnciderait fréquemment avec d'autres vices de conformation (Von Ammon), et nous en avons nous-même observé un sur un sujet atteint de bec-de-lièvre et de division de la voûte palatine.

Ajoutons encore que l'ectasie conique de la cornée semble surtout fréquente chez les individus astreints, par leur profession, à l'application soutenue de la vue de près, tels que les compositeurs-typographes, les dessinateurs, les bijoutiers, les professeurs, les couturières; c'est du moins ce qui résulte de nos observations personnelles. Sur dix malades que j'ai pu observer moi-même et qui tous étaient atteints aux deux yeux, de kératocône à différents états de développement, j'ai rencontré, un ingénieur, un typographe, deux professeurs, trois couturières et un briquetier; pour le dernier, la profession n'a pas été notée.

L'opinion que nous soutenons ici ne doit du reste pas surprendre, car nous savons, depuis Donders, que l'hérédité et certaines professions semblent exercer une grande influence sur le développement de certaines anomalies de courbure des enveloppes de l'œil (Hypermétropie, Myopie et Astigmatisme).

Traitement. — De tout temps, les ophthalmologistes se sont efforcés de chercher des moyens capables, d'une part, de diminuer la pression intra-oculaire, ou d'augmenter la résistance de la cornée, et d'autre part, de modifier fructueusement les conditions de la vision dans ces cas.

Mais remarquons, tout d'abord, qu'un certain nombre de moyens thérapeutiques ou simplement hygiéniques semblent exercer une influence salutaire sur la conicité de la cornée, surtout à son début; telles sont les instillations répétées plusieurs fois par jour et longtemps continuées, d'une solution de sulfate d'atropine (de Græfe), qui en paralysant le muscle ciliaire, rendent les efforts d'accommodation impossibles. Le repos absolu des yeux qui en résulte, semble arrêter la marche de la maladie; ces instillations en outre ont pour effet de diminuer la tension intra-oculaire.

D'autre part, les instillations de teinture d'opium (de Græfe), de laudanum de Sydenham (Sichel père) ou de teinture de cantharides (Sichel fils) en très-petites quantités, en irritant le sommet de la cornée, semblent modifier aussi les conditions de sa résistance.

Enfin, au point de vue de l'amélioration de la vision, on a cherché à combattre par l'emploi de la fente sténopéique, de verres sphériques ou cylindriques concaves, l'amétropie considérable qui résulte de l'anomalie de courbure de la cornée. Malheureusement ces dernières étant irrégulières au plus haut point, sont peu susceptibles de correction, et même avec l'aide de verres à foyer très-court, les malades n'acquièrent pas un bénéfice capable de contre-balancer les inconvénients de ces verres.

On a dû chercher à arriver par d'autres moyens à un résultat satisfaisant et c'est aux opérations qu'on s'est adressé, notamment à l'iridectomie (de Græfe), puis à l'iridésis simple (Critchett) et enfin à l'iridésis double (Bowman).

Ces opérations ont rendu quelques services, mais peu accusés et surtout peu durables. Pour ce qui est de l'iridésis en particulier, l'enclavement de l'iris qui en résulte, entraînant toujours une irritation sourde et continue du tractus uvéal, en fait une opération des plus dangereuses pour l'avenir de l'œil; aussi a-t-elle promptement été abandonnée.

Dès 1842, mon père dans son mémoire sur le staphylôme pellucide, avait indiqué comme pouvant arrêter le développement du kératocône, tous les moyens capables de raffermir les parois de la cornée et de s'opposer à sa protrusion ultérieure.

Il y démontrait en même temps, que la cautérisation répétée du sommet du cône et des parties amincies qui l'avoisinent, avec un crayon pointu de nitrate d'argent, amenait la transformation de la petite opacité qui se rencontre presque toujours au sommet du cône, en une cicatrice de plus en plus épaisse, qui subit le sort commun de toutes les cicatrices, c'est-à-dire, un épaississement des tissus qui entrent dans sa composition, bientôt suivi de rétraction. Par ce moyen, la résistance de la cornée s'accroissait et opposait un obstacle sérieux a l'exagération relative de la pression intra-oculaire. J'ai moi-même employé une fois cette méthode avec un plein succès, mais la longueur du traitement, par ce procédé, ne le rend pas facilement applicable.

Les résultats signalés par mon père dans son mémoire suggérèrent à de Græfe, l'idée d'arriver au même résultat par un moyen plus rapide. Il consiste à tailler à la surface de la cornée, à l'aide d'un couteau à cataracte étroit, dans un point aussi rapproché que possible du sommet du cône, un petit lambeau qui est ensuite saisi avec des pinces à dents et excisé à sa base, d'un coup de ciseaux courbes. Il faut seulement avoir soin *de ne pas perforer la cornée* et de n'y faire qu'une *perte de substance superficielle*. Au bout de deux ou trois jours, on touche le fond de l'ulcère qui résulte de la perte de substance avec un crayon pointu de nitrate d'argent mitigé et ces cautérisations sont répétées tous les trois ou quatre jours de façon à provoquer dans ce point de la cornée, une irritation profonde, capable d'y amener un processus analogue à une ulcération ou à un abcès de la cornée.

Sous l'empire de ces cautérisations, les lames de la cornée déjà très-minces, ne tardent pas à s'ulcérer, et bientôt survient un kératocèle. Dès que celui-ci se montre, on en pratique la paracentèse et on cherche à établir une fistule cornéenne, qu'on maintiendra ouverte le plus longtemps possible, en même temps que par des moyens appropriés, cautérisations légères avec le crayon de nitrate, ou attouchements avec la teinture de cantharides, on cherchera à entretenir l'irritation au pourtour de la fistule cornéenne.

La présence de la fistule est la plus favorable condition pour que, par l'abolition de la pression intra-oculaire et par l'irritation qui siége sur les bords de la perte de substance, la cornée reprenne ses courbures, et acquière, après la cicatrisation, une épaisseur suffisante pour résister ultérieurement à la pression intra-oculaire.

Plus longtemps donc la fistule et l'irritation de ses bords persisteront, et *plus sûrement on atteindra le but qu'on se propose.*

Aussi pour arriver plus sûrement à l'établissement de la fistule, avons-nous coutume dès que le kératocèle est formé, de substituer à la paracentèse de la chambre antérieure, l'*arrachement de la membrane de Descemet*, à l'aide d'une petite pince à dents. Mais c'est là une modification très-délicate d'exécution et qui réclame une certaine dextérité opératoire, à cause du danger auquel on s'expose, en saisissant la membrane de Descemet, de blesser la cristalloïde et de déterminer ainsi une cataracte traumatique.

La cicatrice qui résulte de l'opération subit au plus haut point, précisément à cause de la nature du tissu cornéen, le retrait cicatriciel. Aussi le résultat devient-il de plus en plus satisfaisant au fur et à mesure qu'on s'éloigne de l'époque de l'opération.

D'après ce qui précède on doit concevoir que nous ne saurions accepter la proposition qui a été faite dans ces derniers temps, par Bowman, de remplacer l'opération de de Græfe, par la trépanation de la cornée. La perforation brusque qui est la conséquence de cette opération et le mode de cicatrisation de la perte de substance, qui en résulte, ne répondent en effet aucunement au but qu'on se propose et que seul, un processus de longue durée permet d'atteindre.

Si la cicatrice de la cornée occupait une trop grande partie du champ pupillaire, on pourrait ultérieurement en combattre les inconvénients, en pratiquant une iridectomie optique. Enfin, la cornée conservant presque toujours un certain degré d'astigmatisme plus ou moins irrégulier, il est parfois utile, de chercher à en obtenir la correction par des verres cylindriques ou cylindro-sphériques, auxquels on pourrait même adjoindre, pour certains besoins de la vue de près, une fente sténopéique.

Consultez : SICHEL, *Mémoire sur le staphylôme pellucide conique de la cornée*, etc. *Bulletin de thérapeutique*, t. XXIII, 1842, et *Annales d'oculistique*, IIe vol. du Supplément, p. 125 à 167. — SICHEL, *Iconographie*, p. 403 à 409. Pl. XXXII, fig. 3, 4, 5, 6 et Pl. XXXIII, fig. 1 et 2. — BOWMAN, *Ophthal. Hosp. Reports*, vol. II, 186. — A. VON GRÆFE, *A. f. O.*, Bd. IV. — A. VON GRÆFE, *Ibidem*, Bd. XII; Abt. 2, p. 215 et seq.

b. La *cornée globuleuse* est caractérisée par une augmentation de la saillie que fait normalement la cornée à la partie antérieure du globe oculaire. Elle semble poussée en avant et son sommet dépasse notablement le plan de l'anneau scléroticaI. Ses différents diamètres ont augmenté; elle est distendue et uniformément amincie dans toute son étendue, de sorte qu'elle prend plus ou moins la forme d'une coupole hémisphérique. Le sillon qui la sépare, à l'état normal, de la sclérotique, est primitivement encore assez nettement accusé, mais petit à petit la portion antérieure de la sclérotique qui avoisine le limbe cornéen se distend à son tour et ce sillon disparaît.

La cornée de la sorte gagne donc en surface et en circonférence, en même temps que la chambre antérieure est agrandie et devient plus large et plus profonde.

Au début le diagnostic est parfois rendu très-difficile, surtout lorsqu'au lieu de rester claire et transparente, la cornée se montre couverte d'opacités nuageuses superficielles plus ou moins épaisses. Souvent même, surtout lorsque l'ectasie est consécutive à une affection cornéenne antérieure, on observe en même temps des opacités leucômateuses plus ou moins étendues; on voit même parfois des cas où la cornée, complétement opaque, présente un éclat tendineux, et l'impossibilité où l'on est alors de constater si la chambre antérieure existe ou non, c'est-à-dire de s'assurer si l'iris a conservé ses rapports normaux ou au contraire a été entraînée dans le domaine de l'ectasie, rend parfois ce diagnostic presque impossible.

Lorsque la cornée est transparente, elle présente quelquefois un éclat verdâtre, louche ou nébuleux, qui est surtout marqué vers sa périphérie, de sorte qu'en ce point elle se distingue difficilement de la sclérotique avoisinante.

Au début de l'affection, la distension de la cornée peut exister seule, mais d'ordinaire au bout d'un certain temps, la cornée en atteignant un plus haut degré de développement, détermine l'ectasie simultanée de la sclérotique, d'abord dans son hémisphère antérieur et petit à petit dans sa totalité. C'est ainsi que se développe souvent l'hydrophthalmie totale ou bouphthalmie dont nous avons déjà parlé à propos des staphylômes de la sclérotique.

Bien que la chambre antérieure présente des modifications importantes de forme, de dimensions et de profondeur, l'iris et la pupille occupent en général leur position normale; souvent, néanmoins, l'iris est plus bombée, poussée en avant, surtout dans son petit cercle; la pupille est modérément dilatée, paresseuse ou immobile; d'autres fois, l'iris est très-élargie, décolorée, rétractée en arrière et légèrement concave. Presque toujours, quelque position qu'elle occupe, elle présente des mouvements de fluctuation ou d'oscillation d'avant en arrière, parfois très-prononcés (Iridodonesis, Iris tremulans).

L'humeur aqueuse est ou complétement transparente ou légèrement colorée en jaune roussâtre, ce qui souvent est la seule cause de la décoloration apparente de l'iris.

Le cristallin souvent transparent et normal peut pourtant être opaque et poussé en avant avec la zonule qui alors est distendue et relâchée.

Le corps vitré, toujours plus ou moins ramolli, est souvent complétement liquéfié et remplacé par un liquide complétement aqueux.

La distension de la zonule, souvent sa déchirure, jointes au ramollissement du corps vitré, sont fréquemment la source de l'opacité et de la luxation du cristallin, qui présente alors des mouvements d'oscillation très-manifestes (cataracte branlante.) Au bout d'un certain temps, le cristallin finit par se plonger dans la cavité du corps vitré (abaissement spontané).

Le globe oculaire toujours plus saillant est généralement plus dur et plus résistant (de Græfe), d'autres fois au contraire sensiblement ramolli (Schiess-Gemuseus).

Dans presque tous les cas où l'affection a atteint un notable degré de développement, on observe consécutivement à elle, des complications du côté des membranes internes et qui donnent lieu à des désordres de différente nature.

Lorsque l'examen ophthalmoscopique est possible, il montre toujours soit une simple disparition de l'épithélium pigmentaire soit des plaques de scléro-choroïdite plus ou moins prononcées.

Presque toujours alors, on voit nager au sein du corps vitré ramolli, des débris floconneux ou membraneux de la couche pigmentaire. Presque toujours enfin, on constate une excavation des plus prononcées de la terminaison du nerf optique.

En général les malades ne sont tourmentés que par l'amblyopie plus ou moins prononcée que détermine l'affection. Pourtant il n'est pas rare de voir survenir des poussées inflammatoires plus ou moins violentes, passagères, mais réitérées, accompagnées d'injection conjonctivale violente, de photophobie intense et de larmoiement abondant. Lorsque la cornée est transparente et que l'augmentation de ses diamètres et des dimensions de la chambre antérieure existe seule, sans qu'il y ait ni trouble des milieux réfringents ni altérations des membranes profondes, ni excavation du nerf optique, les malades jouissent encore d'une vue relativement satisfaisante. Le plus souvent ils accusent une myopie qui, dans certains cas, ne semble pas en rapport avec la distension de la cornée et qui dans d'autres cas au contraire, peut atteindre un degré d'autant plus considérable, en apparence, que pour se procurer des images rétiniennes plus grandes, et pour voir plus distinctement, les malades rapprochent énormément les objets. Mais lorsque la cornée est le siége d'opacités même légères ou lorsque le cristallin devient opaque, il survient toujours une amblyopie qui peut être développée au point de ne plus permettre qu'une perception lumineuse quantitative. D'autres fois enfin, et ceci s'observe surtout lorsque le kérato-globe est consécutif à une affection cornéenne antérieure, les opacités que celle-ci a laissées comme traces de son passage sur la cornée donnent lieu au phénomène connu sous le nom de *polyopie*.

En outre, par suite de l'énorme volume que présente le globe oculaire et par la saillie que fait la cornée entre les paupières, les mouvements de rotation du globe sont parfois sensiblement gênés ou restreints. Dans presque tous les cas on observe des contractions convulsives ou automatiques des muscles droits et obliques qui donnent lieu à ces mouvements oscillatoires particuliers du globe oculaire, connus sous le nom de *nystagmus* (Stelwag von Carion).

Notons enfin que l'ectasie pellucide de la cornée, globuleuse ou conique, est souvent la cause du développement du glaucôme consécutif. Nous reviendrons du reste sur cette complication en traitant de ce dernier.

Étiologie. — Il n'est pour ainsi dire pas une inflammation chronique de la cornée qui reste sans influence sur les courbures de cette membrane, car, lorsque l'inflammation dure longtemps, elle a pour résultat d'en diminuer la résistance et de donner lieu ainsi à une augmentation relative de la pression intra-oculaire, qui aura pour résultat la distension du tissu ramolli et relâché. C'est ainsi que le kérato-globe succède fréquemment aux affections granuleuses qui ont été cause d'un pannus symptomatique, d'une durée plus ou moins longue. Un fait digne de remarque, c'est que, lorsque le pannus, ainsi qu'il arrive souvent, n'a occupé qu'une partie circonscrite de la cornée, on voit la déformation se produire dans cette partie seule (de Græfe). Mais en dehors de ces causes pathologiques, on voit souvent le kérato-globe se montrer dès la naissance ou du moins prendre son origine dans une anomalie de texture ou un arrêt de développement de la cornée survenu pendant la vie intra-utérine (de Græfe).

Enfin, la tension exagérée des muscles droits ainsi qu'un trouble dans l'innervation de la cornée qui entrave la nutrition et la régénération normale des éléments de son tissu, semblent aussi jouer un rôle dans le développement de cette affection (de Græfe).

Aussi observe-t-on bien plus souvent l'ectasie pellucide globuleuse de la cornée sur les jeunes sujets et particulièrement sur les enfants en bas âge. J'en ai pour ma part observé cinq cas sur des enfants de sept mois à cinq ans.

Presque toujours alors, et, dans les cas qui me sont propres, en particulier, l'affection atteint les deux yeux à la fois ou successivement et à un degré presque identique; d'autres fois au contraire, on ne l'observe que sur un seul œil, mais alors elle s'accompagne presque toujours de désordres intra-oculaires très-accusés et de différente nature.

Traitement. — Nous ne disposons malheureusement pas de grandes ressources thérapeutiques contre cette fâcheuse maladie. Bien que l'exagération de la pression intra-oculaire et l'augmentation des dimensions de la cornée et de la chambre antérieure, qui en est la conséquence, semblent indiquer que c'est contre elle qu'il faut lutter et peuvent engager à pratiquer l'iridectomie, on ne doit pas oublier que les yeux atteints de kérato-globe sont particulièrement irritables, sous l'influence des tentatives opératoires. On ne doit donc avoir recours à l'opération qu'avec une grande prudence et avec une grande circonspection, car elle peut devenir la source d'accidents extrêmement fâcheux, tels que l'infiltration purulente du corps vitré ou la cyclite chronique, qui font d'elle une arme à deux tranchants (de Græfe).

Nous lui préférons donc de beaucoup les paracentèses répétées de la chambre antérieure suivies de l'application longtemps prolongée du bandage compressif. Nous devons à cette façon d'agir d'assez beaux résultats, notamment sur trois des enfants dont il a été question plus haut, pour que de Græfe, après nous les avoir vu pratiquer, n'ait pas hésité à les recommander de préférence à l'iridectomie, dans son beau mémoire sur le glaucôme consécutif (1).

Ces paracentèses doivent être pratiquées dans un point voisin du centre de la cornée, de façon à éviter l'enclavement de l'iris, qui en résulterait inévitablement, si elles étaient faites vers la périphérie de la chambre antérieure et qui augmenteraient encore, par leur présence, la tendance sécrétoire que présente déjà l'affection par elle-même.

1. *Arch. f. Ophth.* Bd. 15, Abt. 3, p. 138.

En outre, on doit avoir le soin de ne laisser écouler l'humeur aqueuse *qu'avec une extrême lenteur*, de façon à éviter la rupture d'équilibre brusque entre la pression intra et extra-oculaire, qui pourrait devenir la source d'hémorrhagies intra-oculaires plus ou moins abondantes et toujours graves.

Lorsque l'ectasie ne porte que sur un œil et qu'on a lieu de craindre de voir l'affection gagner le second œil ou devenir la source d'accidents sympathiques sur celui-ci, on ne doit pas hésiter à pratiquer l'énucléation de cet œil. S'il s'agit seulement de faire disparaître la difformité parfois si choquante qui résulte de la proéminence et de l'exagération de volume de la cornée ou du globe oculaire tout entier, on devra tenir la même conduite que pour l'ectasie de la sclérotique et pratiquer une opération qui permette facilement la prothèse ultérieure du globe oculaire. (Voy. p. 195-197.)

B. — *Staphylômes opaques ou cicatriciels de la cornée.*

On a essayé de séparer les staphylômes de la cornée des staphylômes de l'iris, mais cette distinction est impossible, car ces deux membranes sont presque toujours intimement unies dans le domaine des staphylômes.

D'une façon générale, on peut dire qu'il n'y a pas de staphylôme cicatriciel opaque de la cornée, sans participation de l'iris, ni staphylôme de l'iris sans participation de la cornée. Plus la maladie est ancienne et plus les différences qui à la rigueur pourraient motiver la distinction s'effacent davantage; cette séparation, du reste, est plus spécieuse que pratique, car il n'y a pas de distinction à établir au point de vue du traitement. (Sichel père.)

Pathogénie. — A propos des ulcères de la cornée (kératite nécrotique), nous avons déjà vu comment après une perforation de la cornée, une portion plus ou moins considérable de l'iris, sous l'effort de la pression interne et aussi par l'effet des tractions des muscles droits, fait hernie en avant, au travers de la perforation.

Souvent le prolapsus qu'elle forme ainsi cède à la pression et se rompt; ce phénomène se répète jusqu'à ce qu'une cicatrice assez solide s'oppose à l'issue ultérieure de l'humeur aqueuse.

D'autre part, une partie plus ou moins considérable de l'iris reste ainsi exposée à l'action de l'air, des sécrétions et des frottements réitérés des paupières. La pupille fortement rétrécie s'oblitère complétement; le plan de l'iris, consécutivement à la prolifération des éléments de son tissu, se couvre d'une foule de petits bourgeons charnus. Peu à peu le pourtour de la perforation s'entoure d'une zone cicatricielle, d'où partent des émanations irrégulières qui s'étendent d'un bord à l'autre pour donner plus tard naissance à un tissu cicatriciel, dense et résistant.

Quand la cornée a été détruite en entier, presque toute la surface de l'iris est mise à nu et si la destruction s'est opérée rapidement, de façon que des adhérences entre l'iris et la cristalloïde n'aient pas eu le temps de se former, la pupille s'oblitère presque toujours par des masses exsudatives, et l'iris forme ainsi une cloison complète. Poussée en avant par la pression interne et par l'accumulation de liquide entre elle et le cristallin, l'iris proémine alors à la partie antérieure de l'œil sous forme d'une tumeur arrondie noirâtre, présentant au centre une légère dépression qui lui donne une grande ressemblance avec un grain de raisin, et c'est cette particularité qui, comme nous l'avons dit, avait valu à l'affection le nom de staphylôme.

Peu à peu la surface se couvre de masses exsudatives plus ou moins abondantes qui s'organisent rapidement en tissu inodulaire, et il en résulte un staphylôme cicatriciel plus ou moins volumineux.

Il ne suffit pas qu'il y ait perte de substance et enclavement de l'iris, pour qu'il se forme un staphylôme, car souvent des pertes de substance, même assez étendues, se réparent par une cicatrice à peine plus élevée que les parties voisines auxquelles l'iris adhère et que nous avons décrites sous le nom de leucômes adhérents. Ces cicatrices subsistent même à cet état pendant toute la vie, et le fait de l'adhérence de l'iris à un leucôme ne suffit pas pour caractériser le staphylôme ainsi que le prétendaient Beer et ses élèves. (Sichel père.)

On observe de nombreuses transitions insensibles entre le leucôme adhérent et le staphylôme opaque de la cornée, et on pourrait même considérer ce dernier comme un leucôme adhérent très-étendu, très-développé et devenu le siége d'une ectasie.

Pour qu'il se forme un staphylôme, il faut d'abord que la perte de substance dépasse certaines limites, car il n'est pas rare de voir un prolapsus iridien peu développé se couvrir de masses cicatricielles, qui se rétractent progressivement et finissent par ne faire que peu ou point saillie au-dessus des parties saines voisines. Mais, comme nous l'avons dit en tête de ce chapitre, il faut, en outre, des conditions particulières de disproportion entre la pression intra-oculaire et la résistance des enveloppes de l'œil, pour que l'ectasie se produise.

Ces conditions particulières semblent être en grande partie dues à l'irritation sourde et continue du tractus uvéal provoquée par les adhérences de l'iris. Cette irritation motive une augmentation de la sécrétion de liquide intra-oculaire, et, nous le verrons bientôt, celle-ci est presque toujours la cause d'une augmentation de la pression intra-oculaire. D'autre part, il semble que dans le point d'union des parties saines avec la cicatrice, les conditions de résistance soient modifiées de telle sorte que, dans ce point, le tissu de nouvelle formation, quelque dense et serré qu'il soit, présente une grande facilité à la distension.

A part les différences qu'on a cherché à établir entre les staphylômes cornéens et iridiens, on a voulu aussi séparer les staphylômes, suivant leur forme et suivant leur développement plus ou moins considérable. C'est ainsi qu'on a décrit les staphylômes coniques ou sphériques, les staphylômes partiels ou complets, les staphylômes en grappes ou racémeux (*staphyloma racemosum*) et enfin le staphylôme vascularisé.

Ces différentes espèces, on le conçoit facilement, ne méritent pas d'être conservées, car rien ne justifie une semblable séparation ; la dernière espèce surtout, le staphylôme vascularisé, doit être absolument rejetée, tous les staphylômes pouvant revêtir ce caractère, par suite de certaines modifications anatomo-pathologiques que nous étudierons plus loin.

Symptômes objectifs. — Le staphylôme opaque de la cornée se montre sous l'aspect d'une tumeur de forme, de dimensions et de siége variables, dont la coloration varie du blanc au gris ardoisé ou au bleu foncé. Sa surface externe est d'un blanc grisâtre ou bleuâtre, et quelquefois elle présente une légère teinte rosée ou rougeâtre, par suite de la présence de nombreux vaisseaux sanguins.

Lorsque la tumeur n'est pas très-développée, la surface est lisse et brillante. D'autres fois encore cette surface est parsemée de taches d'un gris noirâtre dues à la présence de débris de pigment de l'iris au sein de la cicatrice; parfois encore, au lieu de présenter une simple teinte rosée ou rougeâtre, toute la surface de l'ectasie est sillonnée par de nombreux vaisseaux sanguins, surtout si elle est ancienne et très-considérable et, pour ce motif, exposée depuis longtemps au contact de l'air et au frottement réitéré des paupières.

Les vaisseaux prennent leur origine dans la conjonctive, d'où ils se prolongent souvent, au moins en partie, sur la face externe du staphylôme; là ils se subdivisent, se ramifient et s'anastomosent de manière que leur dernière terminaison constitue un lacis vasculaire qui, à l'œil nu, ne peut souvent pas s'apercevoir nettement et donne à la surface de la tumeur une teinte rosée rarement uniforme et le plus souvent disposée en foyer. L'éclairage latéral, la loupe ou le microscope oculaire, permettent de reconnaître alors que chaque foyer est constitué par un réseau vasculaire fin et serré.

Le staphylôme partiel est généralement excentrique, ce qui s'explique facilement par ce fait que, pour que le staphylôme se développe, il faut, comme nous l'avons dit, participation de l'iris. Or, derrière le centre de la cornée, se trouve la pupille et l'iris fait défaut. Il est donc nécessaire, pour qu'un staphylôme se développe au centre de la cornée, que la perforation à laquelle il a succédé présente des dimensions suffisantes pour que le bord pupillaire y soit compris, au moins en partie.

Le staphylôme partiel peut présenter les formes les plus variables; il est le plus souvent conique, à sommet arrondi et à base s'élevant brusquement au-dessus du niveau des parties voisines. De toutes, la forme ampullaire est la plus fréquente; elle est caractérisée par un étranglement de la base du staphylôme qui fait que celle-ci est plus étroite que la partie la plus saillante de la tumeur.

La forme pyramidale est la plus rare; elle est caractérisée par l'effacement progressif des côtés du staphylôme, qui rentre insensiblement dans le niveau général des parties saines sans présenter d'étranglement.

Le staphylôme partiel, surtout lorsqu'il siége près du centre de la cornée, se transforme fréquemment, sous les efforts persévérants de la pression intra-oculaire, en staphylôme total. Celui-ci se montre sous forme d'une ampoule de volume variable, pouvant atteindre les dimensions d'une grosse noisette plus ou moins saillante, arrondie, globuleuse, fortement étranglée à la base. Entre celle-ci et la sclérotique, il subsiste presque toujours une bandelette annulaire de tissu cornéen resté normal. Bien que le plus souvent la tumeur soit encore recouverte en partie par la paupière supérieure, son volume est parfois tel qu'il empêche l'occlusion des paupières. Il en résulte alors que l'air ambiant, les corpuscules de poussière qui y voltigent, le frottement réitéré des paupières entretiennent à la surface de la tumeur une irritation continuelle qui aide puissamment à la vascularisation et qui détermine l'épaississement et la cutisation de la couche antérieure, par un mécanisme analogue à celui qui détermine le développement des durillons à la peau.

La surface antérieure du staphylôme acquiert ainsi un aspect rugueux et écailleux, qui lui donne un reflet tendineux, analogue à celui que prend la cornée dans la xérophthalmie.

Le staphylôme en grappe, ou staphylôme racémeux, est caractérisé par une série de bosselures, d'une couleur grisâtre ou bleuâtre, de forme inégale, à surface mamelonnée. Ces bosselures sont séparées les unes des autres par des tractus ou bandelettes d'un tissu blanchâtre plus dense et plus résistant, constituant une sorte de réseau à travers les mailles duquel les bosselures font hernie.

Cette variété est due à des distensions partielles des points les moins résistants du tissu cicatriciel.

Anatomie pathologique. — Examiné à l'œil nu et sur la coupe, le staphylôme se montre constitué par un tissu lardacé, raréfié, spongieux ou aréolaire, d'inégale épaisseur. Suivant que le staphylôme est partiel ou total, l'épaisseur de ses parois est plus grande sur les bords ou vers le centre. Dans le premier cas, cette épaisseur varie depuis 2 millimètres, sur les bords, jusqu'à 1/2 millimètre vers le centre; dans le deuxième cas, l'épaisseur dépasse rarement 1 millimètre vers les bords et peut atteindre jusqu'à 2 et 3 millimètres vers la partie centrale, notamment lorsque la tumeur est tellement volumineuse que les paupières ne la couvrent plus.

L'épaisseur des parois est en général en raison inverse des dimensions du staphylôme; néanmoins, leur épaisseur surpasse presque toujours celle d'une cornée normale; cette épaisseur augmente presque toujours progressivement à cause des divers phénomènes d'irritation dont la surface est constamment le siége, et notamment à cause des frottements réitérés des paupières.

Dans la majorité des cas, lorsque le staphylôme est total, il subsiste au pourtour de sa base un limbe plus ou moins large de tissu sain de la cornée, et, à moins qu'il n'y ait à la fois ectasie antérieure totale, la sclérotique ne participe pas à la tumeur.

La surface interne ou postérieure du staphylôme est rarement lisse, presque toujours elle est inégale, rugueuse ou striée. Elle présente presque toujours une coloration d'un brun noir plus ou moins foncé, surtout vers le centre; elle est chagrinée, rugueuse, réticulée, comme gauffrée; on y observe de nombreuses vacuoles ou aréoles, creusées dans le tissu du staphylôme.

Ces vacuoles sont variables de nombre et de siége; elles sont en partie lisses, en partie rudes, pointillées, jaunâtres, brunâtres ou noirâtres.

Ces modifications tiennent à la présence des vestiges de l'iris, dont la surface postérieure a été peu modifiée par le processus. Néanmoins l'iris existe rarement, dans une grande étendue, sans présenter de modifications et ce n'est qu'à la périphérie qu'on la retrouve alors à peu près intacte. Ce qui reste de l'iris, très-adhérent à la cornée, y est intimement uni, par la raison que l'ulcération qui a donné lieu au staphylôme a mis l'iris et la partie conservée de la cornée en contact immédiat, de sorte que ces deux membranes se sont intimement soudées au pourtour de la perte de substance. Ce n'est donc que sur les parties situées dans le domaine de la perforation que la pression intra-oculaire a pu exercer son influence pour propulser et distendre l'iris.

La cavité du staphylôme est le plus souvent remplie d'un liquide hyalin qui n'est que l'humeur aqueuse; parfois ce liquide est légèrement coloré en jaune, ce qui montre qu'il s'est fait antérieurement des hémorrhagies dans la cavité du staphylôme.

Dans le staphylôme partiel, le cristallin reste souvent normal et transparent, et si l'ectasie n'a pas atteint de trop grandes dimensions, il a conservé ses rapports avec les autres parties de l'œil; la chambre antérieure alors subsiste, mais elle est plus spacieuse. D'autres fois, et le plus souvent, le cristallin se luxe, soit au moment de la perforation, soit sous les efforts ultérieurs de la pression intra-oculaire, et il est alors entraîné vers le domaine du staphylôme. Quelquefois, par suite du travail inflammatoire qui a lieu au pourtour de la perforation et par suite de l'accolement de la cristalloïde à la cornée, il se produit un travail inflammatoire des cellules intra-capsulaires, à la suite duquel le cristallin est d'abord liquéfié, puis résorbé.

Lorsque la perforation à laquelle le staphylôme a succédé a été très-étendue, la rupture d'équilibre entre la pression intra-oculaire et extra-oculaire fait rompre la zonule et déchatonner le cristallin, qui s'échappe hors de l'œil.

Dans les staphylômes un peu volumineux et anciens, le cristallin fait ainsi défaut 8 fois sur 10 environ, cette disparition de la lentille succédant à l'un des phénomènes que nous venons d'indiquer.

La capsule du cristallin, qu'elle existe seule ou avec ce dernier, est le plus souvent partiellement ou totalement opaque, pseudo-membraneuse, fortement épaissie, ratatinée, et intimement adhérente à la face postérieure du staphylôme (Sichel père).

La face antérieure de l'hyaloïde, dans les cas où le cristallin n'existe plus, est fréquemment recouverte de brides ou de bandelettes exsudatives.

Quand le staphylôme est très-étendu, le corps vitré est toujours liquéfié, la choroïde et la rétine sont plus ou moins atrophiées et l'entrée du nerf optique, fortement refoulée en arrière, présente un degré plus ou moins accusé d'excavation, résultant de la pression qu'elle a subie.

L'examen microscopique montre la surface antérieure du staphylôme recouverte d'une couche épithéliale en tout analogue à celle de la cornée normale

male, mais beaucoup plus épaisse et présentant des cellules pavimenteuses plates ou arrondies à la surface et stratifiées vers la partie profonde (Frerichs). Cette couche épithéliale envoie parfois des excroissances papilliformes dans le tissu sous-jacent (Schiess-Gemuseus).

Lorsque la tumeur est trop volumineuse pour pouvoir être recouverte par les paupières, la couche épithéliale est rugueuse, desséchée, cutisée, pourvue de nombreuses écailles, de particules graisseuses ou calcaires, comme dans le xérosis squamosa.

Au-dessous de l'épithélium, la membrane de Bowman n'existe d'ordinaire plus, elle est remplacée par un stratum de vaisseaux de nouvelle formation, anastomosés sous forme d'un réseau serré qui communique avec les vaisseaux de la conjonctive, de l'épisclère, de la sclérotique ou de l'iris, suivant l'âge et le développement de l'altération.

Au-dessous de cette couche vasculaire s'en rencontre une troisième, constituée par le tissu lardacé dont nous avons parlé plus haut et qui représente le tissu propre de la cornée, dégénéré ou plutôt remplacé par un véritable tissu inodulaire de nouvelle formation, opaque, pseudo-membraneux plus ou moins épais ou, au contraire, très-aminci, fibrillaire, plus ou moins dense, constitué par du tissu cellulaire, condensé, dont les fibres ondulées sont intimement unies par une matière amorphe finement granuleuse.

Convenablement traitée, cette matière amorphe, en se dissolvant, laisse apparaître des noyaux et des cellules imparfaitement développées.

Ce tissu renferme en outre souvent des masses pigmentaires plus ou moins abondantes et qui ont pénétré dans le tissu du staphylôme par voie de migration, ou qui y ont été emprisonnées pendant le processus cicatriciel.

Au milieu de ce tissu inodulaire, on rencontre fréquemment des masses calcaires, des amas de cellules graisseuses et des cristaux de cholestérine.

A la face postérieure, partout où l'iris a contracté des adhérences avec le tissu de nouvelle formation, la membrane de Descemet a disparu et on ne la retrouve qu'à la base de la tumeur; au pourtour de celle-ci, on retrouve toutes les couches normales de la cornée, mais plus ou moins modifiée, diminuées d'épaisseur ou parsemées de cellules normales, imparfaitement développées et devenues opaques. Partout où la membrane de Descemet existe, l'iris restée normale, ou uniquement distendue, y est simplement accolée. Toute la face postérieure du staphylôme, à partir du point où la membrane de Descemet fait défaut, est parsemée de dépôts pigmentaires et de tissu cellulaire originaire de l'iris, reconnaissable à la couleur et à la forme particulière des amas de ces globules logés dans les vacuoles de la face postérieure et principalement agglomérés dans les espaces réticulés.

Ce pigment est intimement uni à la face postérieure du staphylôme par l'intermédiaire d'un tissu conjonctif à fibres fines, courtes et serrées. Les masses pigmentaires sont séparées par des lacunes où la face postérieure du staphylôme est à nu, phénomène consécutif à l'atrophie et à la distension du tissu propre de l'iris.

Lorsque le cristallin est expulsé, on trouve la capsule ratatinée, opaque, présentant une abondante prolifération de ces cellules intra-capsulaires, s'étendant plus ou moins loin sur son feuillet postérieur et contenant des débris de cristallin opaques et des masses calcaires plus ou moins abondantes. Au milieu de la sérosité qui remplit la cavité du staphylôme, on rencontre souvent des amas floconneux et des cristaux de cholestérine ou d'hématoïdine, vestiges d'anciennes hémorrhagies. Au milieu du corps vitré liquéfié, se rencontrent des produits de même nature que ceux que renferme l'humeur aqueuse.

La rétine et la choroïde présentent les mêmes phénomènes d'atrophie que ceux dont nous avons parlé à propos des ectasies de la sclérotique, et souvent cette dernière elle-même est plus ou moins distendue et amincie.

Enfin le nerf optique, outre l'excavation dont nous avons déjà parlé, montre une atrophie plus ou moins prononcée de ses éléments nerveux et, au contraire, une augmentation considérable des éléments du tissu conjonctif, qui unissent les éléments nerveux entre eux.

Marche et terminaison. — A la suite d'un prolapsus iridien, on voit souvent le staphylôme irido-cornéen se développer rapidement et acquérir en peu de temps, un volume assez considérable. Quand il est de date récente et que ses parois sont minces, on en observe souvent la rupture spontanée, soit sous l'influence d'une cause extérieure, soit par suite d'une contraction brusque et violente des muscles droits. L'humeur aqueuse s'écoule, le globe s'affaisse en partie, puis les lèvres de la plaie se réunissent, le staphylôme se reproduit et reprend sa marche progressive. Ces ruptures spontanées peuvent se reproduire à différentes reprises, jusqu'à ce que les parois du staphylôme aient acquis une épaisseur et une résistance suffisantes pour en empêcher le retour. Néanmoins la marche du staphylôme peut être longtemps retardée par la présence d'une fistule imperceptible qui en occupe un point quelconque et permet ainsi l'écoulement lent et continu de l'humeur aqueuse, de façon à empêcher l'exagération de la tension intra-oculaire. D'autres fois, le tissu spongieux du prolapsus iridien et des masses cicatricielles qui le recouvrent permet la filtration continue de l'humeur aqueuse, sans qu'il soit nécessaire pour cela qu'il existe un véritable orifice.

Dans ces deux cas, le résultat est le même : pendant que l'humeur aqueuse s'écoule ainsi, les masses cicatricielles ont le temps de s'organiser et d'acquérir de la résistance, de sorte que le tissu de nouvelle formation ne fait que peu de saillie au-dessus des parties voisines.

A partir du moment où la filtration de l'humeur aqueuse cesse, on observe quelquefois des poussées inflammatoires successives, après chacune desquelles on constate une propulsion des masses cicatricielles en avant. C'est ainsi qu'on peut voir un ancien leucôme, consécutif à une perte de substance plus ou moins étendue de la cornée, se transformer rapidement en staphylôme. Tout à coup, sous l'influence d'une cause difficile à apprécier, survient une vive injection conjonctivale, accompagnée d'un abondant écoulement de larmes et de douleurs ciliaires parfois très-violentes ; l'œil est dur au toucher et, au bout de quelques jours, en même temps qu'on constate que les phénomènes inflammatoires ont légèrement cédé, on voit que toute la partie de la cornée sur laquelle siégeait le leucôme est poussée en avant par suite de l'extension des points d'union des bords de celui-ci aux parties saines voisines, lesquelles sont demeurées *in situ*.

Ces poussées inflammatoires se répètent à plusieurs reprises et, après chacune d'elles, on constate une propulsion du leucôme en avant, en même temps que le point d'union de la cicatrice avec les parties saines s'est encore étendu.

Une fois l'ectasie développée, elle s'accroît lentement en présentant de nombreux temps d'arrêt, pendant lesquels on ne constate aucune modification apparente; pendant ce temps les parois augmentent insensiblement d'épaisseur, notamment lorsque le staphylôme proémine entre les paupières. Sous l'influence des causes d'irritation diverses auxquelles est alors soumis le staphylôme, ces parois se recouvrent de couches successives de tissu inodulaire.

Lorsque les parois de la tumeur ont acquis une certaine épaisseur, elle ne peut plus guère augmenter de volume, mais les masses cicatricielles augmentent d'épaisseur par l'agglomération successive de nouvelles couches épithéliales.

Sous l'influence des mêmes agents extérieurs, il arrive quelquefois que l'enveloppe du staphylôme s'ulcère et se rompt; le contenu du globe oculaire s'échappe en tout ou en partie; le staphylôme s'affaisse et se transforme en une cicatrice aplatie. Quelquefois, après une rupture spontanée, une fistule persiste aux parois du staphylôme et pendant qu'il est affaissé et que la pression intra-oculaire est abolie, les parois se réunissent entre elles par des produits inflammatoires qui transforment le staphylôme en une cicatrice aplatie, épaisse et résistante; c'est là la seule voie suivant laquelle s'observe d'ordinaire une guérison spontanée relative (Stellwag von Carion).

Souvent, à la suite d'une rupture spontanée du staphylôme et d'une évacuation considérable du contenu du globe, surviennent des hémorrhagies *ex vacuo* abondantes, ou des phénomènes inflammatoires violents qui provoquent la suppuration du globe et sa destruction par atrophie ou phthisie. Cette terminaison est d'autant plus à craindre, que, presque toujours, dans les cas de staphylôme cornéen ancien et volumineux, les parties internes du globe oculaire participent aux phénomènes inflammatoires, soit de prime abord et par extension pendant l'évolution de l'affection primitive, soit par suite de l'irritation sourde et continue que l'accroissement progressif de la tumeur entretient dans l'œil.

Ces phénomènes inflammatoires deviennent alors souvent la cause d'irritations répétées, s'accompagnant de névralgies ciliaires intolérables, de dureté du globe et de développement de phénomènes glaucomateux, qui provoquent la distension et l'ectasie de la sclérotique et de la choroïde et peuvent même provoquer l'apparition de phénomènes sympathiques sur l'autre œil.

Traitement. — Le traitement des staphylômes opaques doit varier suivant que l'ectasie n'occupe qu'une partie restreinte de la cornée, ou qu'au contraire elle l'a envahie dans son entier. Il s'agit toujours alors de transformer l'ectasie en une cicatrice aplatie et résistante qui en empêche la reproduction; d'autre part, une autre indication à remplir est de chercher autant que possible à rétablir les fonctions optiques de l'œil.

Nous négligerons à dessein de parler du traitement médical, autrefois en grand honneur, et qui avait pour but d'irriter la surface du staphylôme de façon à faire épaissir la partie cicatricielle et à la rendre plus dense et plus résistante.

Il est bien démontré aujourd'hui que les moyens généralement employés dans ce but, instillations de laudanum, cautérisations avec le crayon de nitrate d'argent, etc., tout en provoquant l'irritation de la surface du staphylôme, entraînent généralement à leur suite l'irritation des membranes internes, qui, loin d'atteindre le but qu'on se propose, arrivent généralement au résultat diamétralement opposé et rendent la marche de l'affection plus rapide qu'elle n'eût été, si on l'eût abandonnée à elle-même.

Lorsqu'il s'agit d'un staphylôme partiel, la conduite à tenir varie suivant le volume de la tumeur, suivant son siége et suivant les dimensions des parties restées saines. Lorsque le staphylôme est peu développé et que les parties saines sont encore suffisamment étendues, pour permettre d'espérer le rétablissement de la vue, au moins en partie, il faut, avant tout, pratiquer une pupille artificielle par iridectomie, non-seulement pour permettre l'accès ultérieur des rayons lumineux dans l'œil, mais surtout pour faire cesser les phénomènes de tiraillement de l'iris et son attraction progressive vers le staphylôme. Nous verrons bientôt en effet que les tiraillements de l'iris sont presque toujours le point de départ des phénomènes glaucomateux consécutifs, et nous savons que cette complication dans le cas de staphylôme est presque toujours la raison du développement progressif de l'ectasie.

Une fois l'iridectomie pratiquée, on devra attaquer l'ectasie elle-même et suivant son volume, on se bornera à la simple incision (Sichel, père), ou on en fera l'excision partielle (Scarpa) ou l'ablation totale (Beer).

Si la tumeur est peu volumineuse, l'incision simple atteint parfaitement le but; il suffit de traverser le staphylôme transversalement à sa base à l'aide d'un couteau à cataracte de de Græfe, le tranchant tenu en avant; cette incision produit une plaie qu'on cherche à maintenir ouverte pendant quelque temps, de façon à la rendre fistuleuse et à donner le temps à la cicatrice, par l'abolition de la pression intra-oculaire, de s'aplatir et de devenir plus résistante.

Lorsque la tumeur dépasse un certain volume, l'ablation partielle doit être préférée. La tumeur est encore traversée à sa base à l'aide du couteau de de Græfe, tenu de la même façon, et les deux lambeaux supérieur et inférieur, ou l'un d'eux seulement sont soulevés avec des pinces et réséqués l'un après l'autre à l'aide de ciseaux courbes sur le plat.

Lorsque la tumeur est très-volumineuse, et notamment lorsqu'elle occupe toute la cornée et qu'on ne peut pas espérer rétablir même en partie la vision de l'œil malade, il est infiniment préférable de recourir à l'ablation totale. Pour cela le sommet du staphylôme est saisi à l'aide d'une pince à dents, ou mieux au moyen de l'érigne de Richter, et fortement attiré en avant, puis à l'aide d'un kératome de Beer, la tumeur est traversée à sa base, un peu au-dessous de son diamètre transversal et aussi près que possible des parties saines de la cornée; puis, par une série de mouvements de scie, la tumeur est séparée du globe dans sa moitié supérieure.

Cette demi-section une fois terminée, on tourne le tranchant de l'instrument en bas et on sépare le restant de la tumeur du globe oculaire par quelques autres mouvements de scie. L'opération doit être suivie, quel que soit le procédé employé, de l'application longtemps prolongée d'un bandage compressif, pour s'opposer aux efforts ultérieurs de la pression intra-oculaire.

Il arrive parfois, dans les ectasies partielles, que le cristallin, luxé dans le domaine de celle-ci, est lésé pendant l'opération. On doit avoir le soin alors d'en expulser les débris aussi soigneusement que possible, dans la crainte de les voir, par leur imbibition et leur gonflement, devenir le point de départ de phénomènes d'inflammation interne qui pourraient avoir les conséquences les plus fâcheuses.

Lorsqu'on a pratiqué l'ablation totale d'un staphylôme volumineux, il est bon d'expulser la plus grande portion possible des parties contenues dans le globe oculaire; le collapsus des enveloppes de l'œil qui en résulte, ayant le grand avantage de faciliter beaucoup la cicatrisation. Il y a d'autant plus d'avantage à agir ainsi que, dans les cas de staphylôme volumineux, les enveloppes du globe oculaire participent presque toujours à l'ectasie de la cornée; plus le globe s'affaissera donc après l'opération et plus la prothèse ultérieure en sera facile.

Mais il nous semble parfaitement inutile, de compliquer l'opération et d'en rendre le manuel opératoire plus long, par l'emploi de sutures placées sur les lèvres de la plaie, auxquelles on est obligé de donner, dans ce cas, une forme elliptique. (Voy. Stellwag, Traité, page 152.)

La cicatrisation s'opère tout aussi vite sans le secours des sutures, en partie par le simple rapprochement des lèvres de la plaie, ainsi que l'a démontré Walther, et en partie par le développement, dans le domaine de la perte de substance, d'une fausse membrane grisâtre qui s'avance de la périphérie vers le centre et se transforme bientôt en une cicatrice qui, en se contractant progressivement, devient bientôt linéaire. Cette cicatrice, il est vrai, n'a jamais lieu, dans ce cas, par première intention, c'est-à-dire par réunion immédiate des lèvres de la plaie; mais elle a le grand avantage de permettre l'atrophie assez rapide du globe, tantôt primitive, tantôt consécutive à une choroïdite suppurative qui succède au traumatisme.

Pour nous, nous considérons cette dernière terminaison comme particulièrement heureuse, et nous nous efforçons de la provoquer aussi souvent que possible, malgré les douleurs parfois très-grandes qui en sont la conséquence, parce qu'elle constitue le plus sûr moyen de mettre l'œil à l'abri des irritations ultérieures, que l'on observe si fréquemment dans les yeux atrophiés ou dans les moignons consécutifs aux opérations de résections partielles du globe et particulièrement à la suite de l'application des sutures.

Consultez : J. SICHEL, *Mémoire sur le staphylôme irido-cornéen;* Arch. de Méd., 1847, t. XIX, p. 330 et suiv., 473 et suivantes. — J. SICHEL, *Iconog. ophth.*, p. 375-402, pl. XXVIII-XXXII. — SCHIESS-GEMUSEUS, *Beitrag zur pathologischen Anatomie des Hornhautstaphyloms*, Schweitz-Zeitschrif. f. Heilk., 1864, t. III. — STELLWAG VON CARION, *Lehrbuch der pract. Augenheilkunde*, 4e édit. Vienne, 1870, p. 132-152.

ART. 5. — LÉSIONS DE LA CORNÉE.

Les lésions de la cornée qu'on observe le plus fréquemment sont celles qui résultent de l'action d'un corps étranger et dont nous nous sommes occupé à propos de la kératite traumatique et de la kératite suppurative; nous n'avons donc que quelques mots à ajouter pour compléter l'histoire de ces lésions.

Nous ne reviendrons pas sur les phénomènes anatomo-pathologiques qui caractérisent l'ulcération traumatique superficielle, ni la mortification du tissu qui a subi l'action du corps vulnérant, que celui-ci n'ait fait que léser la cornée sans s'y maintenir, ou qu'au contraire il y soit demeuré implanté.

Nous ne voulons nous occuper ici que de quelques indications qu'il faut remplir au point de vue du traitement, et qui, avec ce que nous avons déjà dit, compléteront ainsi notre description.

Comme nous le savons déjà, on peut rencontrer sur la cornée les corps étrangers les plus divers; des fragments de métal, d'acier surtout, de pierre, de verre, de bois, des escarbilles de charbon, des grains de poudre, des coques de graines, des élytres de coléoptères. Ces corps étrangers peuvent être simplement adhérents à la surface antérieure de la cornée, par les anfractuosités de leurs bords, ou être enchâssés dans l'épithélium et les parties les plus superficielles du tissu cornéen, ou bien ils peuvent y avoir pénétré plus ou moins profondément et même faire saillie à l'intérieur de la chambre antérieure.

Quel que soit le siége qu'ils occupent, la première indication à remplir pour faire cesser les symptômes d'irritation parfois si violents qu'ils provoquent ou qu'ils entretiennent, surtout lorsqu'ils font saillie au-dessus du niveau général des parties voisines, est de les extraire.

Lorsqu'ils n'adhèrent que faiblement à la surface de l'épithélium cornéen, il suffit généralement d'un objet quelconque, d'une petite curette mousse, par exemple, pour les détacher de leur lieu d'implantation. Mais leur extraction n'est pas toujours aussi facile; parfois ils sont si solidement enchâssés et adhèrent si intimement au tissu cornéen, qu'il faut des manœuvres réitérées pour en débarrasser l'œil. Le meilleur mode de procéder alors à leur extraction consiste à placer les malades la tête appuyée contre le dossier d'une chaise ou contre un mur, d'écarter les paupières à l'aide du pouce et de l'index de la main gauche, qu'on enfonce en même temps, à la façon de deux coins, entre les bords orbitaires supérieur et inférieur et le globe oculaire, de façon à fixer celui-ci. Puis, à l'aide d'une aiguille à cataracte, ou mieux de la petite gouge spéciale de Horner, insinuée derrière le corps étranger, de chercher à *faire sauter celui-ci*, par un petit mouvement de levier. Lorsque le corps étranger est métallique, qu'il s'agit de fer ou d'acier, surtout, et qu'il a séjourné un certain temps dans la cornée, il reste souvent dans le point qu'il occupait des débris d'oxyde, qu'on enlève en grattant ou, pour ainsi dire, en sculptant le tissu cornéen ; quand le corps étranger est profondément enchâssé dans la cornée, et surtout lorsqu'il proémine à l'intérieur de la chambre antérieure, son extraction par le procédé que nous venons d'indiquer est parfois non seulement impossible, mais souvent même dangereuse, car les tentatives faites pour insinuer l'aiguille ou la gouge en arrière de lui, peuvent avoir pour conséquence de le plonger complétement dans la chambre antérieure. On doit alors avoir recours à l'emploi d'une pince; à cet égard, je ne saurais trop recommander la pince spéciale de mon père, dite pince à mors conique. (Voy. *Iconogr.*, pl. LXIX, fig. 12.) C'est une petite pince assez forte, à extrémités très-fines et représentant chacune la moitié d'un cône. Grâce à la ténuité des mors, il est toujours possible d'insinuer l'un d'eux en arrière du corps étranger et de saisir celui-ci en rapprochant les branches, seulement une seule précaution est nécessaire; il faut avant tout empêcher absolûment les mouvements du globe oculaire. On devra donc fixer le globe plus solidement qu'à l'aide des doigts. Aucun instrument, à cet égard, ne peut rivaliser avec l'ophthalmostat à anneau de Müller et Monro. Cet instrument est introduit en partie sous la paupière supérieure qu'il relève et maintient écartée et est appuyé sur la paupière inférieure. L'anneau a un diamètre tel que tout l'hémisphère antérieur de l'œil peut y faire facilement saillie. En appuyant sur le manche de l'instrument l'œil se trouve fixé comme dans un étau et ne peut exécuter aucun mouvement; on évite ainsi les rotations et la déchirure de la conjonctive, qui résultent souvent de l'emploi d'une pince.

Nous préférons infiniment cette pratique à celle conseillée, beaucoup plus théoriquement que pratiquement, par certains auteurs, d'introduire préalablement en arrière des corps étrangers une aiguille à paracentèse, ou un couteau lancéolaire pour l'empêcher de fuir. Ce serait compliquer infiniment l'opération d'autant plus que, souvent, l'introduction du couteau lancéolaire n'est pas aussi exempte de danger qu'on semble le croire, et qu'elle exige presque toujours une certaine habileté. Pour nous, nous n'avons pas encore rencontré de cas où nous n'ayons pu réussir par l'emploi de la pince dont nous avons parlé plus haut.

Quand le corps étranger aura été extrait, surtout après un séjour de quelque temps dans l'œil, ou lorsque son extraction aura été laborieuse, comme dans le dernier cas notamment, il sera bon d'instiller quelques gouttes de solution de sulfate neutre d'atrophine jusqu'à parfaite dilatation de la pupille, et d'appliquer un bandage compressif afin d'immobiliser le globe oculaire et d'éviter le frottement des paupières sur la perte de substance, frottement quelquefois très-douloureux. D'autre part, l'application du bandage est une nécessité inéluctable dans le cas assez fréquent où l'extraction d'un corps étranger, enchâssé entre les lames de la cornée et proéminant à l'intérieur de la chambre antérieure, aura été suivie de l'effacement de cette cavité par suite de l'écoulement de l'humeur aqueuse.

Quoique beaucoup plus rares que les lésions occasionnées par les corps étrangers, les plaies proprement dites de la cornée sont pourtant assez fréquentes.

Elles peuvent être produites par des instruments piquants ou tranchants; les lésions qu'elles déterminent sont extrêmement variables, tant au point de vue de leur étendue qu'à celui de leur terminaison. Elles sont souvent compliquées de lésions plus ou moins graves et étendues de parties voisines ou plus profondes.

On constate parfois, à la suite de leur action, de simples érosions de l'épithélium et de la membrane de Bowman. Ces érosions, tout à fait superficielles, ne donnent pour ainsi dire lieu à aucun symptôme inflammatoire, et se réparent rapidement en quelques jours, au moyen de couches épithéliales transparentes, sans laisser de traces ultérieures.

D'autres fois, au contraire, elles provoquent des douleurs intenses, accompagnées d'injection conjonctivale, de larmoiement, de photophobie et de rétrécissement plus ou moins marqué de la pupille.

Nous avons déjà indiqué les lésions parfois si fâcheuses qui peuvent résulter, surtout chez les personnes âgées, de la piqûre de la cornée par un brin d'herbe ou un fétu de céréales, notamment pendant la saison de la moisson. Chez les jeunes sujets, ces lésions de la cornée n'ont généralement pas d'aussi fâcheuses conséquences, et leur action reste le plus souvent bornée aux simples érosions dont nous venons de parler tout à l'heure.

Lorsque l'instrument piquant est peu volumineux, comme une aiguille, par exemple, la lésion qu'il provoque n'a souvent pas une grande importance, d'autant plns qu'elle peut ne pas pénétrer toujours à travers toute l'épaisseur de la membrane; il est alors parfois très-difficile d'en retrouver les traces, celles-ci s'effaçant souvent au bout de quelques heures. Ce n'est que lorsque le corps vulnérant, bien qu'ayant borné son action à une partie seulement de l'épaisseur des lames cornéennes, a pénétré très-obliquement entre celles-ci, qu'on peut en reconnaître le trajet, sous forme d'une légère ligne bleuâtre ou grisâtre.

Mais, au contraire, lorsque l'instrument piquant est volumineux, les lésions qu'il provoque sont souvent très-prononcées parce qu'à la plaie qui en résulte se joint presque toujours alors la distension du tissu, l'instrument vulnérant, après avoir perforé la cornée, agissant à la façon d'un coin.

Les agents vulnérants de cet ordre, dont on a le plus souvent l'occasion d'observer l'action, sont les pointes de ciseaux, de couteaux, de canifs, d'alènes, ou enfin les piqûres produites par des parties de certaines plantes de nature épineuse.

A part quelques circonstances fâcheuses, ces solutions de continuité se réunissent en général par première intention et sans interposition d'aucune substance unissante, et le microscope est incapable d'y faire reconnaître ultérieurement les moindres traces d'opacité. Ceci est surtout vrai pour les blessures qui n'intéressent que l'épithélium et la membrane de Bowman; tandis qu'au contraire, les lésions du tissu propre s'accompagnent presque toujours d'un léger trouble de la substance interfibrillaire.

Les plaies par instrument tranchant, telles que celles qui résultent d'un coup de couteau par exemple, sont tantôt transversales, tantôt verticales ou obliques; elles peuvent, en un mot, affecter les directions et les formes les plus diverses; elles sont rarement superficielles et sont, au contraire, presque toujours pénétrantes.

Lorsque les plaies sont superficielles, on voit quelquefois, par suite de la blessure, un petit lambeau être séparé de la surface cornéenne; ce lambeau, dans certains cas, peut se réappliquer sans laisser de traces; mais, d'ordinaire, il se trouble légèrement, par suite de l'insuffisance de sa nutrition, il se recroqueville, se mortifie et est éliminé, en déterminant sur la cornée le développement d'un processus analogue à celui qui caractérise la kératite nécrotique.

Lorsque les plaies sont pénétrantes, elles s'accompagnent presque toujours de complications parfois fort graves. Pourtant la guérison des plaies simples par instruments tranchants ou piquants, ainsi que leur conséquence, peut être très-différente. Leur guérison peut quelquefois se faire sans laisser de traces, et les opérations qui se pratiquent sur la cornée en sont la preuve. Le mode de guérison, du reste, dépend en grande partie de la façon dont l'instrument a pénétré; s'il a pénétré obliquement, la pression intra-oculaire tend à appliquer les lèvres de la plaie l'une contre l'autre et à fermer hermétiquement celles-ci, de façon à empêcher l'écoulement de l'humeur aqueuse et l'effacement de la chambre antérieure; si, au contraire, l'instrument a pénétré perpendiculairement à la surface de la cornée, la plaie devient presque toujours la source de complications souvent très-fâcheuses.

La première de ces complications est l'écoulement de l'humeur aqueuse et l'effacement de la chambre antérieure, à laquelle succède l'accolement de l'iris à la face postérieure de la cornée et la formation de synéchies antérieures plus ou moins étendues et plus ou moins denses et serrées.

Une autre complication aussi fréquente, et qui résulte immédiatement de la précédente, est la procidence de l'iris et son enclavement entre les lèvres de la plaie, par suite de la rupture brusque d'équilibre entre la pression intra-oculaire et la résistance des enveloppes de l'œil. Dans ce cas, on ne peut espérer voir la solution de continuité guérir par une cicatrice plate et unie, qu'à la condition que la plaie ne dépasse pas certaines dimensions. Lorsque la plaie occupe plus de la moitié de la cornée, elle s'accompagne toujours d'enclavement de l'iris vers l'un des angles de la plaie, entre ses lèvres entrebâillées; de là résulte que presque toujours l'un des bords de la plaie est plus haut que l'autre; il survient alors une exsudation plastique et fibrineuse qui, au bout de 1 à 2 jours, est tellement abondante quelle soude l'iris si intimement à la cornée qu'on ne peut guère espérer la voir s'en détacher.

Souvent, lorsque l'iris s'est ainsi enclavée entre les lèvres de la plaie, le prolapsus iridien fait l'office d'un bouchon, empêche momentanément l'écoulement de l'humeur aqueuse et permet le rétablissement de la chambre antérieure; mais, sous l'influence des contractions musculaires ou de l'exagération de la pression intra-oculaire, avant que la réunion soit complète, la chambre antérieure peut s'effacer et se rétablir plusieurs fois de suite.

En outre, les plaies de la cornée peuvent se compliquer de lésions simultanées de la sclérotique, du corps ciliaire et du cristallin; toutes ces complications sont plus ou moins fâcheuses et particulièrement les deux dernières. Souvent, dans les plaies simultanées de la cornée et de la sclérotique, le tissu plus spongieux qui existe dans le point d'union de ces deux membranes devient le siége d'une fistule; la conjonctive passe au-devant de l'orifice externe de cette fistule et est bientôt distendue par l'humeur aqueuse qui filtre par la fistule et s'accumule au-dessous d'elle; il se développe ainsi une sorte de vésicule cystoïde.

Lorsque l'agent vulnérant atteint en même temps que la cornée le cristallin ou seulement sa capsule, la plaie qui en résulte sur cette dernière devient le point de départ d'une cataracte traumatique. Si l'ouverture faite à la cristalloïde est très-petite, il peut se faire qu'une faible partie de la substance corticale du cristallin devienne seule opaque et disparaisse même en partie plus tard, la plaie faite à la capsule s'étant fermée et ayant empêché l'action ultérieure de l'humeur aqueuse sur le cristallin. Si, au contraire, l'ouverture capsulaire est assez large pour ne pas pouvoir se fermer rapidement par un processus cicatriciel, l'imbibition et le gonflement du cristallin font rapidement augmenter ses dimensions. Tout le cristallin devient opaque et se gonfle; ce gonflement, suivant l'âge et la constitution du sujet, peut avoir les plus fâcheuses conséquences pour l'œil, par suite des phénomènes inflammatoires qu'il provoque sur le tractus uvéal (iritis, irido-choroïdite, glaucôme).

Lorsque l'instrument tranchant a porté son action à la fois sur la cornée, la sclérotique et le corps ciliaire, on voit souvent la plaie scléro-cornéenne se compliquer de procidence du corps ciliaire ou de la choroïde et d'hémorrhagie plus ou moins abondante vers l'intérieur du globe; sans contredit, de toutes les complications des plaies de la cornée, cette dernière est la plus fâcheuse, à cause des graves dangers dont elle menace le malade dans l'avenir, car elle devient presque inévitablement la cause du développement consécutif de la phthisie de l'œil, ou même la source possible d'accidents sympathiques sur l'œil resté sain.

Souvent les plaies de la cornée sont compliquées de la pénétration de corps étrangers dans la chambre antérieure, tels que des cils, des fragments de verre, de pierre ou de métal et particulièrement des éclats de capsule fulminante, ou de grains de plomb de chasse; mais il est rare que, dans ces derniers cas, les fragments de verre, de pierre ou de métal bornent là leur action. Presque toujours, au contraire, ils pénètrent plus avant dans l'iris ou le cristallin, par exemple, ou vers l'intérieur du globe et ne sont parfaitement arrêtés dans leur course que par la tunique externe de l'œil, dans le point diamétralement opposé à celui de leur entrée ; presque toujours ici les plaies de la cornée ne sont pas nettes. Elles sont toujours plus ou moins contuses, leurs bords sont déchiquetés, dentelés et peuvent affecter les dispositions les plus variables.

Que les plaies de la cornée soient simples ou compliquées, les couches de substance propre sont toujours les premières à se réunir, tandis que la membrane de Bowman et celle de Descemet se réunissent en dernier. Cette dernière en particulier, même lorsque la cicatrisation du reste de la cornée ne s'opère qu'au moyen d'une exsudation plus ou moins opaque, au sein du tissu cornéen, présente ceci de remarquable, qu'elle reste toujours complétement transparente et guérit sans laisser de cicatrice appréciable.

Traitement. — Le traitement des plaies de la cornée, par des instruments piquants, superficielles et peu étendues, ne réclament guère que l'instillation de quelques gouttes d'atropine et l'application d'un bandage compressif. Le même traitement conviendra même parfaitement aux plaies pénétrantes de même origine, si elles sont exemptes de complications.

De même, on pourra encore se contenter de ces seuls moyens, dans les cas de plaies par instruments tranchants superficielles ou pénétrantes obliques. Il suffit en effet de maintenir les lèvres de la plaie au contact, pour en favoriser la réunion. Lorsqu'on constate que l'instrument vulnérant a détaché un lambeau superficiel de la cornée, et que celui-ci présente de la tendance à s'enrouler, se racornir ou se sphacéler, le plus sage parti à prendre est d'en pratiquer l'ablation.

Quand la plaie cornéenne est compliquée de procidence de l'iris, il ne faut pas perdre son temps en de vaines et inutiles tentatives de réduction de la partie d'iris herniée. *On n'arrive jamais à ce résultat : la procidence se reproduit toujours plus ou moins complétement.* On est finalement obligé d'en arriver à l'acte par lequel on aurait dû commencer, c'est-à-dire, à l'*excision du prolapsus.*

Pour cela on saisit le prolapsus à l'aide d'une pince à iridectomie droite, on l'attire au dehors, on le développe et on l'excise *aussi profondément et aussi largement* que possible, afin d'éviter l'enclavement d'une partie quelconque de l'iris, entre les lèvres de la plaie, et la production de synéchies antérieures ; celles-ci, nous y insistons encore une fois et à dessein, devenant pour ainsi dire fatalement la cause d'accidents glaucomateux ou même de phénomènes sympathiques sur le second œil.

Si déjà l'enclavement existe depuis quelques jours et qu'une exsudation fibrineuse en ait amené l'agglutination aux bords de la solution de continuité, il faut chercher autant que possible à désunir la cicatrice, et à la transformer en plaie avec procidence iridienne et exciser cette dernière comme nous venons de le dire plus haut.

Quand il y a à la fois plaie de la cornée et cataracte traumatique, il faut, si la cataracte est peu développée se borner à l'expectation et se tenir prêt à extraire le cristallin, dès que se montreraient des douleurs ciliaires accompagnées de dureté du globe, de trouble de l'humeur aqueuse et d'injection conjonctivale croissante. Si le trouble du cristallin est déjà très-manifeste, si les symptômes dont nous venons de parler existent déjà, issue immédiate doit être donnée à la lentille.

Les plaies scléro-cornéennes, avec prolapsus du corps ciliaire, ou de la choroïde, réclament la résection des parties herniées.

Enfin, lorsqu'en même temps que plaie cornéenne, il y a pénétration d'un corps étranger, il faut chercher à l'extraire. Si le corps étranger est simplement situé à l'intérieur de la chambre antérieure, il faut chercher à le saisir avec des pinces, et à l'extraire en pénétrant par la plaie cornéenne, si celle-ci est assez large. Si les dimensions de la plaie sont insuffisantes, on peut, si on veut, l'élargir dans la direction du corps étranger, puis aller à sa recherche.

Dans l'un et l'autre cas, il s'agit d'une manœuvre délicate, car on s'expose à léser le cristallin.

Il est préférable d'attendre la réunion de la plaie, puis de faire au bord de la cornée, vis-à-vis du point où se trouve le corps étranger, une ponction à l'aide d'une aiguille à paracentèse, ou d'un couteau lancéolaire suivant les dimensions et le volume du corps étranger et de chercher à évacuer brusquement l'humeur aqueuse sous forme d'un jet capable par sa force de propulsion d'entraîner le corps étranger. Si on n'y réussissait pas, il faudrait chercher à l'extraire avec une pince. Il peut néanmoins arriver qu'après un séjour de quelque temps dans la chambre antérieure, le corps étranger, par son contact, provoque une exsudation adhésive à la surface de l'iris, et qu'on ne puisse plus extraire le corps étranger seul. Il vaut infiniment mieux alors exciser la portion d'iris à laquelle adhère le corps étranger que de s'exposer, en le laissant dans l'œil, aux conséquences graves qui pourraient en résulter.

Dans tous ces cas, les instillations d'atropine répétées sont impérieusement réclamées ainsi que l'application prolongée d'un bandage compressif.

Les applications de compresses froides, et le traitement interne, encore conseillés aujourd'hui doivent être absolument rejetés. Ce sont là des pratiques surannées, beaucoup plus nuisibles qu'utiles, toujours fastidieuses pour le malade et dont le temps a fait justice.

Dans quelques cas exceptionnels où les plaies de la cornée présentent une tendance à la suppuration, comme les plaies contuses, par exemple, les applications de compresses imbibées d'une infusion aromatique chaude peuvent rendre d'utiles services.

De même que les lésions produites par les corps étrangers, les brulûres de la cornée ont déjà été l'objet de notre attention, lorsque nous nous sommes occupé de la kératite traumatique, et nous avons alors étudié, au point de vue de l'anatomie pathologique et des symptômes objectifs, les lésions qu'elles provoquent sur cette membrane; d'autre part, une partie des phénomènes qui en sont la conséquence sont caractérisés par le développement d'accidents en tout analogues à ceux que provoque la kératite nécrotique.

Il nous suffira donc de les signaler ici pour nous dispenser d'entrer dans de nouveaux détails à leur égard et nous éviter les redites; nous rappellerons seulement que les brûlures de la cornée, ainsi que nous l'avons déjà dit, peuvent être produites par des agents physiques, tels que des parcelles de corps en ignition, le fer rouge, le phosphore ou le charbon incandescent, ou des métaux en fusion, par exemple ; ou par des agents chimiques, tels que les acides minéraux ou les alcalis caustiques. Quel que soit l'agent comburant, toujours l'action est à peu de chose près la même et les lésions qu'il détermine dépendent du temps variable pendant lequel le corps comburant est resté en contact avec la cornée. L'eschare qui en résulte peut être plus ou moins profonde et n'intéresser que l'épithélium ou les couches superficielles de la cornée, ou, au contraire, s'étendre à une partie plus ou moins considérable du tissu propre.

Pour les agents chimiques, l'action quoique moins profonde, est souvent étendue à toute la surface de la cornée et outre l'opacification de son tissu, elle peut présenter un amincissement à la suite duquel peut se développer rapidement une ectasie globulaire, comme nous avons eu récemment l'occasion de l'observer.

Enfin la brûlure de la cornée résultant de l'action d'une flamme peut souvent devenir la cause de la destruction complète de la membrane par escharification, exfoliation et suppuration progressive de son tissu.

De ce qui précède, on peut conclure que le pronostic des brûlures de la cornée, lorsqu'elles sont un peu étendues, est toujours fort grave. Néanmoins, par un traitement convenable, et surtout par une intervention immédiate ou rapide après l'accident, les lésions dont nous nous occupons, si elles ne dépassent pas certaines limites, peuvent guérir sans laisser de traces.

Dans tous les cas, les indications à remplir, comme nous l'avons déjà dit plus haut, varient avec le temps plus ou moins long qui s'est écoulé depuis l'accident jusqu'au moment de l'observation. Mais ces indications sont assez importantes pour que nous puissions y revenir encore une fois.

Si le malade se présente à nous au moment de l'accident ou quelques instants après, et qu'il s'agisse d'un agent physique, il faut chercher à éliminer immédiatement l'eschare produite par son contact et avoir le soin d'extraire, autant que possible, toutes parcelles de l'agent qui peuvent être demeurées au sein du tissu, surtout si cet agent, comme le phosphore, y continue son action. S'il s'agit d'un agent chimique, on doit faire des lotions avec une solution capable d'en neutraliser les effets. C'est ainsi que les instillations de lait, de bicarbonate de soude, ou dans quelque cas rares (acide chlorhydrique) d'eau de chaux, peuvent être fructueusement employées, dans les brûlures par les acides, et au contraire les lotions avec de l'eau acidulée par le vinaigre, l'acide acétique ou l'acide chlorhydrique en très-petite quantité, lorsqu'il s'agit d'alcalis caustiques, comme la chaux, le plâtre, la potasse, ou l'ammoniaque, par exemple. Ici encore on devra s'assurer qu'aucune parcelle de l'agent chimique n'est restée dans l'œil, afin d'éviter qu'il ne continue son action ou qu'il agisse comme simple corps étranger. Lorsque, au contraire, un certain temps s'est écoulé depuis le moment de l'accident jusqu'à celui où on observe les malades, on peut chercher à détruire l'eschare par le grattage ou l'abrasion, mais on doit toujours agir avec circonspection, car il ne faudrait pas, dans l'espoir de faire remplacer le tissu escharifié par du tissu transparent, s'exposer à amincir et à irriter à un trop haut degré le tissu cornéen et à provoquer ainsi le développement d'une plaie ulcéreuse qui pourrait être suivie de la suppuration de la cornée avec toutes ses conséquences, surtout si en même temps l'agent comburant avait porté son action sur les parties voisines.

En outre, compresses froides ou glacées, les pansements avec un corps gras neutre, comme la glycérine pure, ou le glycérolé d'amidon, sont toujours indiqués ici comme dans le cas de brûlure de la conjonctive. (Voyez page 169.)

Mais comme, en outre, les brûlures de la cornée s'accompagnent presque toujours d'une réaction inflammatoire très-vive, les instillations d'atropine et l'emploi du bandage compressif peuvent rendre aussi de très-grands services.

Si, malgré toutes ces précautions, la brûlure prenait un caractère nécrotique accompagné d'exfoliation et de suppuration de la cornée, on devrait agir, dans ce cas, comme nous l'avons dit à propos de la kératite nécrotique et chercher à limiter autant que possible le processus destructif, par l'emploi des compresses chaudes et par l'élimination aussi complète que possible des parties mortifiées et du pus.

Consultez : GEISSLER und ZANDER, *Die Verletzungen des Auges und ihre Behandlung*. Leipzig, 1853.

ART. 6. — TUMEURS DE LA CORNÉE.

Les tumeurs de la cornée sont extrêmement rares, car la plupart de celles qu'on a décrites jusqu'ici appartenaient en réalité, soit à la conjonctive et à l'épisclère, soit à la sclérotique et surtout aux parties internes de l'œil. Dans tous ces cas, la cornée n'avait été envahie que secondairement, et même, bien que détruite par le néoplasme, on n'a pu que rarement constater une véritable participation de cette membrane à la dégénérescence.

Nous savons que l'anneau sclérotical est percé d'une foule de petits pertuis destinés au passage des vaisseaux antérieurs de l'œil. Aussi comprend-on qu'un néoplasme ayant pris naissance dans la cavité oculaire puisse se frayer une route à l'extérieur en suivant la gaîne lymphatique qui entoure les vaisseaux dans chacun des pertuis. Ce mode de développement est tellement fréquent qu'on a rencontré des cas où des néoplasmes recouvraient plus ou moins la cornée sans y adhérer (Stellwag von Carion, Heddæus, Berthold).

Il ne peut venir à l'esprit d'aucun observateur consciencieux de ranger parmi les affections, dont nous nous occupons ici, les différentes tumeurs telles que le dermoïde, le pinguecula et l'encéphaloïde, que nous avons vus siéger souvent tant sur la conjonctive que sur la cornée. Nous renvoyons donc pour ces sortes de néoplasmes à ce que nous en avons dit, à propos des tumeurs de la conjonctive.

Il existe pourtant dans la littérature ophthalmologique un certain nombre de faits bien observés, où il semble que le néoplasme ait vraiment pris naissance dans la cornée elle-même. Tel est le fait de cancer de la cornée rapporté par Stellwag von Carion. La tumeur, qui mesurait à peu près deux millimètres de long sur un de large, faisait un léger relief au-dessus de la cornée à laquelle elle adhérait par un pédicule assez large qui prenait insensiblement naissance dans le tissu de la cornée.

Un autre fait fort intéressant est rapporté par Manz. Ici il s'agissait d'une tumeur du volume d'une noix, faisant fortement saillie entre les paupières, lobulée, à surface inégale, recouvrant toute la cornée et présentant une teinte d'un gris noirâtre. La tumeur, fortement pigmentée, composée de cellules fusiformes, à noyaux arrondis, avait une structure épithéliale et semblait avoir pris naissance dans la membrane de Bowman, au moyen d'un tissu conjonctif très-analogue à celui d'un pannus, tissu qui ne faisait adhérer la tumeur à la cornée que d'une façon lâche. Toutes les cellules présentaient un pigment grenu noirâtre foncé. Aussi, d'après ces caractères, crut-on pouvoir la considérer comme une simple mélanose bénigne (?).

Somme toute, les tumeurs appartenant en propre à la cornée se présentent sous l'aspect de productions à surface lobulée, vascularisées ou pigmentées, proéminentes sur la cornée elle-même ou au niveau du limbe sclérotical et empiétant plus ou moins sur le tissu de la conjonctive, de l'épisclère ou de la sclérotique.

Quoi qu'il en soit, il est toujours très-difficile de se prononcer par l'examen *in situ*, sur la nature et le point de départ d'une semblable tumeur. Le seul parti à prendre, au point de vue thérapeutique, est donc, à notre avis, une observation soigneuse et prudente tant que la vue de l'organe affecté existe encore; mais dès que par l'envahissement progressif de la tumeur, les fonctions de l'œil auront été anéanties, avoir recours à l'énucléation de l'œil, seul moyen d'éviter sûrement les récidives et l'extension du processus aux parties voisines.

Consultez : STELLWAG VON CARION, *Die Ophthalmologie vom naturwissenschaftlichen Standpunkt*, Bd. 1, p. 347. Wien, 1853. — BERTHOLD, *Zur Casuistik der an der Hornhautgrenze vorkommenden Carcinome und Sarcome*. A. f. O., Bd. XIV, Abt. 3, p. 149-158. — MANZ, *Ueber eine melanotische Geschwulst der Hornhaut*, A. f. O., Bd. XVII, Abt. 2, p. 204-227. — SCHMID, *Beitrag zur Kenntniss der Cornealtumoren*. A. f. O., Bd. XVIII, Abt. 2, p. 115-127.

ART. 7. — ANOMALIES CONGÉNITALES DE LA CORNÉE.

A l'état physiologique, les dimensions de la cornée, peuvent non-seulement varier d'un individu à l'autre, mais elles peuvent être différentes sur les deux yeux d'un même sujet. Ces variations sont presque toujours liées alors à une différence dans l'état de réfraction.

Les anomalies de courbure de la cornée, sans augmentation de ses diamètres ou de ses dimensions, donnent lieu à des modifications particulières de la réfraction, connues sous le nom d'*astigmatisme*.

Donders, Javal, de Wecker, ont fait remarquer que ces anomalies de courbure sont presque toujours liées à des déformations de la boîte osseuse du crâne, et de Wecker, en particulier, a démontré que la modification des courbures de la cornée dans ces cas, est généralement dirigée dans le même sens que celles du crâne.

Une cornée trop petite ne se rencontre guère que conjointement avec d'autres anomalies de développement du globe oculaire en entier et notamment avec celle connue sous le nom de *microphthalmos*.

Presque toujours alors, elle s'accompagne d'autres anomalies de développement, telles que le *colobome* de l'iris, ainsi que mon père l'a signalé.

On ne doit pas comprendre, au nombre des anomalies de développement, la diminution des dimensions de la cornée; qui survient souvent comme manifestation partielle de l'atrophie pathologique du globe oculaire; aussi n'entrerons-nous ici dans aucun détail à cet égard, renvoyant pour ce qui y a rapport, à l'article spécial sur l'atrophie du globe oculaire.

L'augmentation des dimensions de la cornée, aussi bien dans ses diamètres que dans sa surface et dans ses courbures, se rencontre, à l'état congénital, liée à une diminution de son épaisseur. La chambre antérieure devient alors plus profonde et on voit survenir les phénomènes dont nous avons parlé à propos de l'ectasie globuleuse de la cornée. Cette augmentation congénitale des courbures ne constitue donc que l'un des phénomènes partiels de l'hydrophthalmie que l'on décrit en général sous le nom de kératoglobe. Inutile donc d'y revenir.

On n'a que rarement l'occasion d'observer des *opacités congénitales* de la cornée sans que celle-ci présente en même temps des anomalies de courbure.

L'opacité congénitale de la cornée peut se présenter sous deux formes : la forme partielle centrale ou marginale et la forme totale. La première, lorsqu'elle est marginale, a aussi été désignée sous le nom d'*embryotoxon* à cause d'une analogie, imparfaite il est vrai, qu'elle présente, avec une dégénérescence particulière de la cornée des vieillards, que nous étudierons tout à l'heure, sous le nom de *gérontoxon*. Elle se montre sous l'aspect d'un cercle opaque, qui entoure complétement la cornée, ou sous celui d'un ou deux demi-cercles occupant la partie supérieure ou inférieure de la cornée ou les deux à la fois. Cette opacité commence immédiatement au bord de la cornée et vers le centre, elle se dissipe insensiblement.

Steffan a décrit un fort remarquable exemple d'opacité congénitale partielle et centrale de la cornée sur un enfant né avant terme. Il s'agissait bien évidemment, dans ce cas, d'un arrêt de développement. Les deux yeux en étaient également le siége. On observait, en outre, une différence de courbure très-manifeste des deux cornées et sur l'un des yeux, le cristallin luxé en partie, ainsi que l'iris, adhéraient partiellement à la cornée dans sa partie opaque.

L'opacité congénitale et totale de la cornée, connue sous le nom de *sclérose congénitale*, a été observée parfois à un degré si développé, qu'on a pu admettre l'absence de cette membrane.

Dans la plupart des cas, cependant, l'opacité congénitale de la cornée se montre comme un trouble blanc-bleuâtre, ayant le reflet de l'émail, dont la plus grande intensité se trouve vers le milieu de la cornée, tandis que la périphérie de celle-ci est encore assez transparente pour permettre de reconnaître l'iris et la pupille (Arlt).

Quelquefois, comme nous l'avons dit, cette opacité est liée à l'augmentation des dimensions de la cornée, et il serait permis de considérer ce défaut de transparence comme le résultat d'une modification pathologique du tissu cornéen pendant la vie intra-utérine (Zehnder).

Souvent, les opacités congénitales de la cornée, excepté celles dues à la sclérose, se dissipent en tout ou en partie et toujours de la périphérie vers le centre, lors du développement ultérieur du sujet.

Les tumeurs congénitales de la cornée se bornent presque exclusivement au kyste dermoïde que l'on observe souvent à la limite de la cornée et de la sclérotique et que nous avons déjà décrit à propos des affections de la conjonctive; nous n'y reviendrons donc pas de nouveau.

Consultez : STEFFAN, *Klinische Monatsblätter*, 1867, p. 209. — HUBERT, thèses de Paris, 1876, n° 121.

ART. 8. — ARC SÉNILE.

Synonymie. — Gérontoxon; macula arcuata; arcus senilis.

L'arc sénile est une dégénérescence qui atteint la cornée des sujets avancés en âge. Il se développe souvent concurremment avec la presbyopie, la décoloration des cheveux et la perte des dents. On le voit parfois survenir après certaines maladies débilitantes.

Il apparaît d'ordinaire sous l'aspect d'une opacité blanchâtre, laiteuse, grisâtre ou jaunâtre, qui se développe sous la forme d'un croissant ou d'une lunule, tantôt au bord supérieur de la cornée, tantôt vers son bord inférieur, ou qui l'entoure complétement. Lorsqu'il se présente sous la forme de lunule, à la partie supérieure ou à la partie inférieure de la cornée, on voit au bout de quelque temps s'en développer un second à peu près semblable dans le point diamétralement opposé.

Lorsqu'il entoure complétement la cornée, il se présente le plus souvent sous la forme d'un cercle formé par la jonction de deux demi-cercles, ou de deux croissants, dont les extrémités se rapprochent de plus en plus, en marchant au-devant les unes des autres et finissent par arriver en contact, au côté interne et au côté externe de la cornée, de façon à entourer complétement celle-ci (Huschke).

En général le demi-cercle supérieur empiète plus sur le tissu cornéen que le demi-cercle inférieur. Presque toujours l'arc sénile est séparé de la sclérotique par un anneau de tissu transparent auquel succède un nouveau cercle de tissu plus opaque, appartenant au limbe conjonctival. De là résulte, sur la cornée, la présence de trois cercles concentriques d'un aspect assez frappant.

L'arc sénile est d'ordinaire plus épais et plus opaque vers la périphérie de la cornée, tandis que vers le centre, il cesse progressivement en se fondant dans le tissu transparent.

Le début se fait généralement à la partie supérieure, et c'est en cette région qu'il est le plus accusé. Lorsqu'il est devenu complet, l'arc sénile présente néanmoins toujours une plus grande largeur à la partie supérieure et à la partie inférieure, qu'aux côtes interne et externe, ce qui donne à la partie transparente de la cornée une forme elliptique à grand axe transversal. Il est fort rare qu'il atteigne les parties centrales de la cornée.

Nous avons pourtant observé un cas fort curieux de gérontoxon, chez un vieillard de 68 ans, chez lequel les deux cornées étaient complétement entourées par deux opacités circulaires, mesurant 1 millim. 1/2 de largeur, et présentant une teinte du plus beau jaune. A l'œil droit, l'opacité s'étendait en outre aux deux tiers externes et inférieurs de la cornée, de façon qu'il ne restait à peine qu'un quart de la partie centrale de la cornée qui fût transparente. Pour permettre au malade de voir un peu de cet œil, il fallait dilater la pupille à son plus haut degré, si bien qu'une iridectomie devint nécessaire; néanmoins l'altération continua sa marche et finit par envahir toute la cornée. La même altération ne tarda pas à survenir dans un point symétrique de la cornée gauche et, quoique d'une façon plus lente, finit par opacifier également toute la cornée.

C'est Canton qui le premier, en 1850 (1), reconnut que l'arc sénile devait son développement à la dégénérescence graisseuse de la cornée.

Des trois cercles concentriques dont nous avons parlé plus haut, le premier cercle, blanc grisâtre, le plus rapproché du centre, est dû à la dégénérescence graisseuse de la cornée.

(1) *The Lancet*, May and January, 1851.

Le second cercle, transparent, est constitué par du tissu à peu près normal de la cornée.

Enfin le dernier cercle, opaque, est produit par l'anneau conjonctival hypertrophié, et, presque toujours, il est également en proie à la dégénérescence graisseuse.

Bien que d'apparence normale, le microscope fait toujours reconnaître un certain degré de dégénérescence graisseuse dans l'anneau de tissu transparent intermédiaire.

Examiné à l'œil nu et sur la coupe, l'arc sénile se montre sous forme d'un triangle à côtés inégaux, dont le sommet est tourné en avant, vers la surface externe, et dont la base est tournée en arrière vers la face interne de la cornée. Le côté le plus long est tourné du côté de la sclérotique, et le côté le plus court vers la partie transparente de la cornée.

Pour ce qui concerne la variété de dégénérescence graisseuse qui atteint ici la cornée, on rencontre en général la graisse sous la forme moléculaire.

Au début, ce sont surtout les corpuscules de la cornée qui sont le siége des transformations les plus importantes. La graisse apparaît ensuite dans la masse intercellulaire, qui présente en même temps un aspect fendillé. La graisse semble se loger de préférence dans le système des canalicules de la cornée. Cette dégénérescence est quelquefois poussée si loin, qu'il est impossible de distinguer les canalicules de la substance intercellulaire. Mais ceci n'a lieu que dans les cas où la dégénérescence est très-développée, tandis que d'ordinaire, la graisse n'est déposée que dans le système des canalicules, non-seulement dans les points les plus rapprochés du bord de la cornée, où elle existe en plus grande quantité, mais même dans le centre où on en trouve des traces très-évidentes (J. Arnold.)

La régression ne se borne pas exclusivement au tissu propre de la cornée, mais la graisse se montre même dans la membrane de Bowman, dans la membrane de Descemet, dans l'anneau conjonctival et dans le tissu sclérotical lui-même.

La dégénérescence graisseuse de la cornée se lie constamment à la dégénérescence graisseuse d'autres organes, tels que le cœur et le foie (Canton); mais ce qui est particulièrement remarquable, c'est la dégénérescence graisseuse constante de tous les muscles de l'œil (Williams.)

Un fait intéressant, c'est qu'on rencontre quelquefois la dégénérescence graisseuse des muscles, sans que la cornée présente encore à l'examen, à l'œil nu, la moindre trace d'arc sénile; mais si on examine alors cette même cornée au microscope, on y rencontre constamment dans les corpuscules de la cornée et dans l'anneau conjonctival des dépôts graisseux, qui doivent, être considérés, comme les prémices de la dégénérescence imminente de la cornée.

Suivant J. Arnold, le gérontoxon serait constamment lié à la dégénérescence graisseuse de l'artère ophthalmique, et cette même métamorphose se verrait alors souvent aussi sur la carotide interne et sur l'aorte. Il y aurait quelquefois dégénérescence atéromateuse concomitante des mêmes artères.

Enfin ce même observateur dit avoir souvent rencontré aussi, en même temps que l'arc sénile, la dégénérescence graisseuse des petits vaisseaux sanguins de la conjonctive scléroticale et de la sclérotique. Il résulterait donc de tout ceci que l'arc sénile, au point de vue anatomo-pathologique, serait une dégénérescence graisseuse de la cornée, intimement liée à un état pathologique du système vasculaire, particulier à la vieillesse. On sait que la dégénérescence athéromateuse des artères est très-fréquente chez les vieillards ou chez les individus en proie à une vieillesse anticipée, de sorte que suivant l'expression de Empis : « *on a l'âge de ses artères* ».

Le développement du gérontoxon n'a pas constamment lieu à la même période de la vie; quelquefois on rencontre des sujets à peine âgés de cinquante ans, qui sont atteint d'arc sénile, tandis que d'autres fois, des gens âgés de plus de soixante ans, montrent encore une cornée complétement transparente. En outre, cette dégénérescence semblerait survenir plus souvent chez l'homme que chez la femme.

Jusqu'à présent cette régression sénile de la cornée échappe complétement à l'action des moyens thérapeutiques dont nous disposons; mais on n'a pas lieu de trop déplorer cette fâcheuse circonstance, vu l'extrême rareté de l'envahissement de la cornée par les éléments graisseux, au point d'abolir ou seulement de gêner la vision.

Bien que le gérontoxon doive être considéré comme une dégénérescence de la cornée, un fait digne de remarque, c'est que cette transformation sénile semble ne pas altérer la vitalité du tissu cornéen. Les plaies de cette membrane, siégeant dans un arc sénile, se réunissent, en effet, aussi parfaitement que celles qui siégent dans d'autres points. Cette particularité était déjà connue anciennement, car du temps où la kératotomie à lambeau était encore en honneur, pour l'opération de la cataracte, il était de règle, lors de gérontoxon, de placer l'incision cornéenne dans l'arc sénile, afin d'en dissimuler ultérieurement la cicatrice. C'est ce que j'ai constamment vu pratiquer par mon père.

Consultez : CANTON, *On the arcus senilis*. London, 1863. — HIS, *Beiträge zur normalen und pathologischen Anatomie der Cornea*. Basel, 1856. — J. ARNOLD, *Die Bindehaut der Hornhaut und der Greisenbogen*, Inaug. Diss. Heidelberg, 1860.

CHAPITRE III

MALADIES DE L'IRIS, DU CORPS CILIAIRE ET DE LA CHOROÏDE.

ANATOMIE ET PHYSIOLOGIE.

Pour suivre l'ordre anatomique que nous avons cru devoir adopter pour la description des affections oculaires, nous devrions maintenant aborder l'étude anatomique de l'iris; mais l'iris elle-même n'est qu'une partie de la membrane vasculaire de l'œil, et il est, à cause de cela, impossible d'en séparer l'étude de celle des autres parties de cette membrane vasculaire. Aussi a-t-on décrit de tout temps l'iris, le corps ciliaire et la choroïde sous le nom commun de *membrane vasiculaire*, de *tractus uvéal* ou de *système de l'uvée*.

Adoptant cette manière de faire, nous décrivons sous le nom commun de **système de l'uvée**, l'anatomie de l'iris, du corps ciliaire et de la choroïde, qui en sont les trois parties constituantes.

Le nom d'uvée a été donné à ce système, à cause de la ressemblance que présente, avec un grain de raisin noir (*uva*), le globe oculaire dépouillé de la sclérotique et de la cornée.

Pour éviter les redites et la confusion que celles-ci entraîneraient inévitablement, il est nécessaire de renverser l'ordre suivi jusqu'ici et de décrire le système de l'uvée en procédant d'arrière en avant.

A. Choroïde. — La choroïde est une membrane essentiellement vasculaire, fine et délicate, peu résistante; elle est pourvue de nombreux vaisseaux capillaires presque toujours gorgés de sang après la mort et qui donnent ainsi à sa face externe une teinte d'un brun de rouille foncé; elle est étendue du pourtour de l'entrée du nerf optique à la paroi postérieure du canal de Schlemm. Dans ces deux points seulement, elle est solidement adhérente à la sclérotique; dans le reste de son étendue, elle n'est maintenue en place que par quelques filets nerveux, et surtout par les troncs vasculaires; ces derniers sont surtout nombreux au niveau de la macula lutea, où ils déterminent une adhésion plus intime.

Dans toute son étendue, elle est partout en rapport avec la sclérotique, excepté au niveau de la lame fenêtrée ou criblée de celle-ci. Elle présente une épaisseur variable de 0mm,05 à 0mm,08, suivant les différents points de son étendue; mais elle est plus épaisse à ses deux extrémités, surtout en arrière.

Le poids général de la choroïde serait environ égal à 1/13e du poids total du globe oculaire. On doit lui considérer deux faces et deux extrémités.

Face externe. — Elle est partout en rapport avec la sclérotique, dont elle suit exactement la face interne.

Examinée sous l'eau, elle présente un aspect rugueux déterminé par la présence de nombreux petits lambeaux flottants, de couleur brunâtre, qui avec les petites portions de tissu analogue restées adhérentes à la sclérotique, constituent ce qu'on a appelé la membrane *sus-choroïdienne*, qui sera décrite en détail plus loin.

Cette face externe, en outre, est convexe, d'un brun noirâtre plus ou moins foncé et est sillonnée par des stries tourbillonnées, grisâtres, en nombre considérable, qui répondent aux dépressions analogues que nous avons rencontrées à la face interne de la sclérotique, y creusant des sortes de petites gouttières.

Face interne. — Lisse, concave, elle est partout en rapport avec la rétine à laquelle elle adhère si intimement qu'on ne parvient à la séparer qu'en entraînant la couche pigmentaire de celle-ci. C'est à cause de cela, qu'on avait considéré jusque dans ces derniers temps la couche pigmentaire comme faisant partie de la choroïde, tandis que l'embryogénie et de récents travaux micrographiques, démontrent qu'elle fait partie de la rétine; nous reviendrons, du reste, plus loin, sur cette particularité anatomique qu'il suffit de signaler à cette place.

L'*extrémité postérieure* entoure intimement le nerf optique et est étroitement unie à la sclérotique par du tissu cellulaire dense, auquel se mêlent quelques fibres élastiques; dans ce point, la choroïde présente un léger épaississement dû à la transformation de ses différentes couches en un anneau mince de 1mm,4 de diamètre, qui entoure le nerf optique et constitue le foramen optique de la choroïde.

A son *extrémité antérieure*, la choroïde présente une ouverture beaucoup plus large, augmente sensiblement d'épaisseur et se transforme, sans ligne de démarcation tranchée, en corps ciliaire. Là encore, elle est étroitement unie à la sclérotique, particularité sur laquelle nous reviendrons, du reste, à propos du corps ciliaire.

Structure. — La choroïde est composée de plusieurs couches de structure différente et superposées les unes aux autres.

1° La plus externe est une membrane mince qui revêt toute la face externe de la choroïde et la face interne de la sclérotique; c'est elle qui fournit les petits lambeaux dont nons avons parlé plus haut.

Elle est donc composée de deux feuillets qui sont en contact l'un avec l'autre, mais ne sont pas adhérents. Si on détache quelques lambeaux de cette couche, ce qui est toujours possible, en procédant avec délicatesse, et qu'on les traite par le nitrate d'argent, on obtient ainsi des préparations qui, sous le microscope, fournissent des figures à larges mailles en tout analogues à celles que fournit l'endothélium des sacs lymphatiques de la grenouille. Le réseau de ces mailles se montre coloré en noir, par la réduction du sel d'argent, tandis que les mailles restent incolores.

On peut donc considérer le réseau comme formé par des vaisseaux lymphatiques; il en résulte que la présence de ces vaisseaux et celle de l'endothélium, démontrent l'existence à la partie externe de la choroïde et à la partie interne de la sclérotique d'une véritable membrane séreuse (Schwalbe).

2° Immédiatement au-dessous de cette membrane sus-choroïdienne se trouve une couche élastique qui a reçu le nom de *lamina fusca*; elle est constituée par un tissu cellulaire lâche, à grandes mailles entremêlées de quelques fibres élastiques et contenant en outre, vers la partie postérieure de la choroïde, un certain nombre de fibres musculaires lisses. Les intervalles des mailles de ce tissu cellulaire sont remplis par une substance inter-cellulaire amorphe, homogène, contenant de nombreuses cellules pigmentaires étoilées à prolongement fusiforme et munies d'un noyau transparent. C'est dans l'épaisseur de cette couche que sont situés les vaisseaux les plus volumineux, qui y constituent un lacis dans lequel les veines occupent la partie externe tandis que les artères sont situées en dedans.

La direction, la forme et le calibre de ces vaisseaux sont extrêmement variables. Dans quelques points seulement, situés au niveau de l'équateur du globe, les veines affectent une disposition étoilée qui leur a valu le nom de *vasa verticosa*, ou *vortices*. Tous ces vaisseaux sont reliés entre eux par le tissu général de la deuxième couche, parsemé çà et là de quelques cellules pigmentaires fusiformes, quelquefois un peu plus petites et à prolongement plus court.

La membrane adventice des vaisseaux est épaisse et résistante.

3° Au-dessous de la lamina fusca se rencontre la couche vasculaire proprement dite, la *chorio-capillaire*, nommée encore membrane de Ruysch, du nom de l'anatomiste qui l'a décrite le premier; son nom seul suffit à en caractériser la structure. Les vaisseaux capillaires affectent une disposition étoilée dont les interstices sont plus petits que le réseau et dont les mailles vont en s'élargissant vers la partie antérieure pour atteindre leur plus grande dimension au niveau de l'*ora serrata*.

Dans le point où la choroïde fait place au corps ciliaire, la chorio-capillaire disparaît subitement.

4° Enfin, la chorio-capillaire est doublée par une membrane amorphe, homogène, mince de 0,6 μ à 0,8 μ, transparente, consistante et résistante à la fois, en tout analogue à la membrane de Descemet. Ses qualités lui ont valu le nom de *lame vitrée*, ou membrane de Bruch.

Dans toute son étendue, il est impossible de la séparer de la choroïde, sans le secours de moyens artificiels; elle peut être poursuivie jusqu'à l'iris.

Ainsi que nous l'avons dit, cette dernière couche est intimement unie à la couche pigmentaire proprement dite, qui, précisément à cause de la difficulté où l'on est de la séparer artificiellement de la lame vitrée, avait été décrite jusqu'ici comme appartenant à la choroïde. Tout en admettant les recherches récentes et les données fournies par l'embryogénie comme certaines, nous devons néanmoins décrire ici cette couche pigmentaire, quitte à y revenir lorsqu'il sera question de la rétine, dont elle fait en réalité partie (Pope, Iwanoff, Max Schultz, F. Morano), car nous devons faire remarquer qu'elle déborde la rétine en avant.

Cette couche pigmentaire est constituée par un épithélium d'apparence pavimenteuse, à cellules régulièrement hexagonales juxtaposées.

Les cellules sont remplies d'un pigment fin et granuleux, d'un brun noir très-foncé, et dont la couleur est en rapport direct avec le système pigmentaire général du sujet. Ce pigment donne à cette couche un aspect velouté très-fin et très-délicat.

Le centre de chaque cellule est occupé par un noyau brillant. Telle était jusqu'ici l'opinion généralement admise sur la structure de cette couche choroïdienne; mais il résulte d'un travail fort intéressant, de Franz Morano, qu'il ne s'agit pas ici d'un épithélium pavimenteux, mais bien d'un épithélium cylindrique, dont les prolongements des cellules pénètrent entre les cônes et les bâtonnets de la rétine, auxquels ces cellules pigmentaires servent de base et de soutien. Quant aux noyaux des cellules, chez certains animaux, ce sont de petites gouttelettes graisseuses, tantôt isolées, tantôt réunies au nombre de deux ou trois.

La face externe de cet épithélium est intimement adhérente à la lame vitrée de la choroïde, tandis que, du côté interne, il se sépare facilement de la rétine. Il s'étend du foramen optique de la choroïde, à toute la surface de la membrane vasculaire.

Lorsque l'on cherche à séparer la rétine de la choroïde, cette séparation n'a lieu que par la déchirure des prolongements des cellules pigmentaires qui pénètrent entre les cônes et les bâtonnets, et c'est ce qui l'avait fait décrire, jusque dans ces derniers temps, comme partie intégrante de la choroïde.

C'est cette couche pigmentaire qui constitue le tapétum que l'on rencontre sur certains animaux et qui donne à leurs yeux cet aspect brillant particulier.

Le pigment est plus abondant chez le nouveau-né que chez l'adulte, sur lequel on le rencontre surtout au niveau et au pourtour de la macula lutea, où les cellules sont plus épaisses et le pigment plus foncé. Entre les procès ciliaires l'épithélium devient beaucoup plus épais, tandis que sur ceux-ci, il est d'une minceur extrême.

Il est extrêmement abondant chez le nègre et fait, au contraire, complétement défaut chez l'albinos et chez les nègres blancs (leukéthiopiens).

Nous reviendrons, du reste, avec plus de détails sur la structure de cette couche, lorsque nous nous occuperons de l'anatomie de la rétine.

B. Corps ciliaire. — Au niveau de l'ora serrata en dedans, et du canal

PLANCHE 1.

COUPE THÉORIQUE DU SEGMENT ANTÉRIEUR DE L'ŒIL.

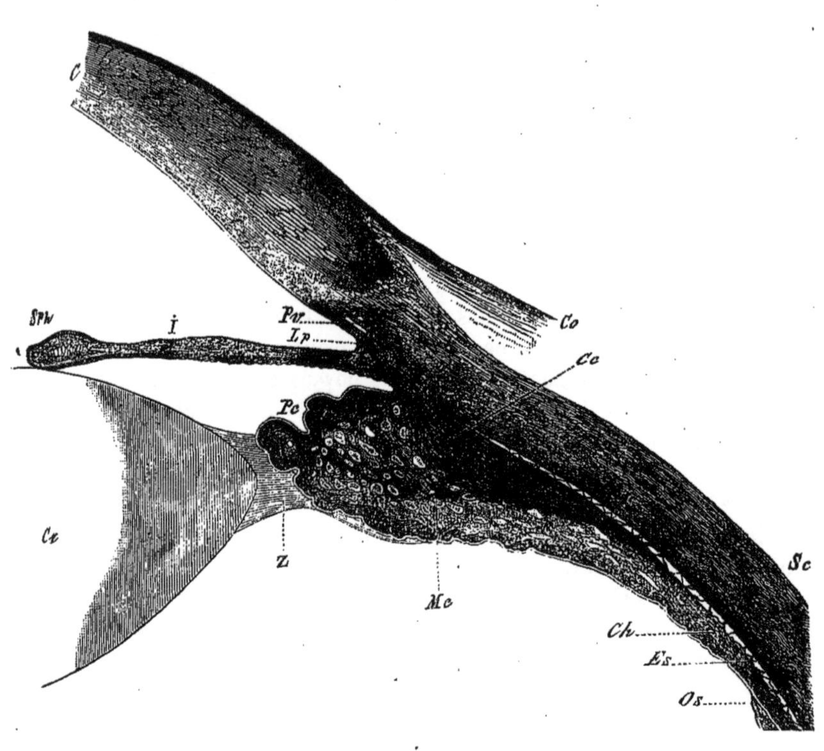

C. — Cornée.	*Cc.* — Corps ciliaire.
Co. — Conjonctive.	*Pc.* — Procès ciliaires.
Sc. — Sclérotique.	*Mc.* — Muscle ciliaire.
I. — Iris.	*Ch.* — Choroïde.
Sph. — Sphincter de l'iris.	*Es.* — Espace sus-choroïdien.
Lp. — Ligament pectiné de l'iris.	*Os.* — Ora serrata de la rétine.
Pv. — Plexus veineux de l'angle de l'iris (canal de Schlemm).	*Cr.* — Cristallin.
	Z. — Zonule de Zinn.

(D'après MERCKEL, in *Handbuch der gesammten Augenheilkunde*, von ALF. GRÆFE *und* THEO. SÆMISCH.)

de Schlemm en dehors, les couches de la choroïde perdent subitement leur arrangement régulier. La membrane devient plus épaisse; les veines se rendant aux *vortices* disparaissent, la membrane de Ruysch cesse tout à coup et à la place de ces vaisseaux on ne rencontre plus que des vaisseaux rectilignes dirigés en avant. Cette région a reçu le nom de cercle ciliaire, *orbiculus ciliaris.* Il y a donc ici une démarcation très-nette et très-tranchée entre l'hémisphère antérieur et l'hémisphère postérieur du globe oculaire.

En même temps, la membrane vasculaire présente un notable épaississement et une coupe triangulaire obtusangle, à base tournée en dehors et convexe et à sommet arrondi, dirigé en dedans et en avant. Cet ensemble a reçu le nom de *corps ciliaire.* Il est l'intermédiaire, le trait d'union entre la choroïde et l'iris. La face interne du corps ciliaire est en rapport avec le corps vitré et la zone de Zinn. Au niveau du cercle ciliaire, la choroïde ne reste pas lisse; on y remarque des petits plis longitudinaux dirigés en avant. Ces petits plis se réunissent au nombre de trois ou quatre pour former une série de petites élévations ou prolongements dans le point où la choroïde s'épaissit de la façon la plus notable. Ces plis sont presque constamment au nombre de soixante-dix, quelquefois de soixante-douze, *mais toujours en nombre pair*. Ils sont tous dirigés dans le sens des méridiens de l'œil, et constituent une série de petits plis libres qui se ressemblent deux à deux, de telle sorte que deux plus élevés en contiennent un plus bas. Leur extrémité libre confine au cristallin, *mais sans jamais l'atteindre;* ils ont reçu le nom de *prolongements* ou *procès ciliaires;* ils s'élèvent petit à petit au-dessus du niveau de la choroïde à partir de l'ora serrata, et leur plus grande hauteur se remarque au niveau de la zonule de Zinn. De ce point, ils s'abaissent brusquement pour se porter en avant, derrière l'iris, et se confondre avec elle à sa naissance. Leur face externe est étroitement unie à la sclérotique, au niveau du canal de Schlemm, par l'intermédiaire d'un tissu cellulaire très-dense, très-serré et très-résistant, qui adhère aussi fortement à l'iris. Ce tissu cellulaire, grisâtre, a été pris tour à tour pour un ligament, *ligament ciliaire*, ou pour un plexus nerveux, le *plexus ciliaire*, opinions aussi erronées l'une que l'autre.

Structure. — Ainsi que nous l'avons déjà énoncé sommairement, le corps ciliaire ne renferme pas toutes les couches de la choroïde; d'abord, la chorio-capillaire cesse un peu avant d'atteindre les procès ciliaires. La lame vitrée, bien que difficile à suivre, y existe néanmoins, et se transforme assez brusquement en tissu réticulé. On y rencontre beaucoup de pigments, sous forme de cellules étoilées à prolongements, accumulées par groupes dans les mailles du tissu réticulé; on n'y observe pas de cellules hexagonales. Mais c'est à la face externe, du côté de la sclérotique, que se rencontre l'élément le plus important de cette région, c'est-à-dire le *muscle ciliaire, muscle de Brücke*, ou *muscle tenseur de la choroïde* (Rouget).

Ce muscle, qui appartient essentiellement à la vie organique, renferme trois ordres de fibres musculaires lisses :

1° Des fibres longitudinales dirigées dans le sens des méridiens de l'œil.

Elles sont situées à la partie externe, naissent de la paroi interne du canal de Schlemm, dans l'épaisseur de la cornée, par des fibres élastiques de structure tendineuse. Leur insertion est rendue encore plus solide par l'adjonction du ligament pectiné de l'iris, qui n'est qu'un prolongement de la membrane de Descemet et par le mélange de ces fibres tendineuses avec quelques fibres élastiques de la choroïde. Les fibres musculaires, dont il vient d'être question, se perdent en arrière, dans la choroïde, sous forme d'autres fibres élastiques, également tendineuses.

2° Des fibres plus internes que les premières, affectant une direction équatoriale, s'insèrent, en partie au tendon commun, et en partie les unes sur les autres. Ce second ordre de fibres se dirige, dans l'épaisseur du corps ciliaire, en se repliant vers le sommet des procès ciliaires, et forment ainsi avec les fibres précédentes un angle ouvert en arrière.

3° Enfin des fibres exactement circulaires, qui se rencontrent vers le sommet des procès ciliaires, s'insèrent les unes sur les autres, constituant ainsi un véritable sphincter, dont la présence a été signalée pour la première fois par H. Müller.

On observe fréquemment des différences sensibles dans le développement de ces différentes espèces de fibres musculaires sur les différents individus, et c'est, sans aucun doute, là ce qui a été la cause des nombreuses discussions dont le muscle de Brücke a été le sujet. On peut dire, en règle générale, que les fibres méridiennes sont d'autant plus développées que les fibres circulaires le sont moins. Ainsi, chez le myope, ce sont les fibres méridiennes qui sont les plus développées; tandis, que chez l'hypermétrope, ce sont les fibres circulaires qui le sont davantage. Ces différences peuvent aller jusqu'à une absence complète de l'un ou de l'autre ordre de fibres (Iwanoff).

C. Iris. — Avant d'entreprendre la description de l'iris, nous devons attirer l'attention sur un point restreint de sa description. Dans les différents livres ou écrits qui ont rapport à l'iris, on voit tantôt le masculin, tantôt le féminin, appliqué à cette membrane; or il convient de faire remarquer que toutes les membranes de l'œil sont du féminin, non-seulement en français, mais surtout en latin, parce qu'on sous-entend toujours, dans le premier cas, le mot membrane et en latin le mot *tunica*, qui sont du féminin. En latin, iris est du féminin; on doit donc, nous semble-t-il, en faire autant en français.

Au niveau du limbe cornéen, la membrane vasculaire se replie brusquement à angle droit vers l'axe de l'œil. Elle forme alors un diaphragme mobile, de $3^{mm},5$ à $4^{mm},5$ de largeur, tendu en arrière de la cornée et qui divise l'œil en deux cavités d'inégale capacité, appelées *chambre antérieure* et *chambre postérieure*. La chambre antérieure, moins spacieuse, est comprise entre la cornée et l'iris; la chambre postérieure, de capacité plus grande, est comprise entre l'iris et la sclérotique. L'iris forme donc ainsi la partie antérieure de l'uvée, et est la continuation immédiate du corps ciliaire.

Le diaphragme irien présente une ouverture centrale, nommée *pupille*, de diamètre variable de 3 à 6 millimètres, absolument ronde, mais qui n'en occupe pas exactement le centre. La pupille est, en effet, légèrement déplacée en dedans et en bas, de telle sorte que le centre se trouve en dedans et au-dessous du point d'entrecroisement du diamètre vertical et du diamètre horizontal de l'iris. Le bord de la pupille n'appartient pas à l'iris elle-même, mais bien au feuillet pigmentaire qui la double et la tapisse en arrière, circonstance qu'il est important de ne pas perdre de vue pour le diagnostic de certains états pathologiques.

L'iris s'insère sur la sclérotique par un tendon qui lui est commun avec le muscle ciliaire et qui se voit sous forme d'une couche de fibres élastiques, fines et déliées, vers la paroi postérieure du canal de Schlemm. Ce tendon porte le nom de *ligament pectiné*, ou *membrane* de Zinn, dénomination qu'il ne faut pas confondre avec l'*anneau* de Zinn ni avec le *ligament* ou *zonule* de Zinn.

Le ligament pectiné est donc tendu du pourtour de la cornée vers la base de l'iris, et il en résulte de la sorte une disposition analogue à celle qu'affecterait une poutre maintenue horizontalement par un certain nombre de cordages (Merkel). A partir du ligament pectiné, l'iris est successivement en rapport :

1° Médiat, avec les procès et le corps ciliaires; 2° immédiat, avec la capsule du cristallin sur une partie de la convexité de laquelle elle se moule. Tout autour de la base de l'iris existe une sorte de canal prismatique et triangulaire, à sommet dirigé vers l'axe de l'œil, limité en avant par l'iris, en dehors par le corps et les procès ciliaires et en arrière par la zonule de Zinn et la capsule du cristallin. Cet espace est rempli par du liquide et constitue ce qu'on nommait autrefois la chambre postérieure. C'est à Giraldès qu'il appartient d'avoir démontré, à l'aide de pièces congelées, qu'il n'existe pas de communication entre la chambre antérieure et cet espace *rétro-iridien*, le bord pupillaire et une partie de l'iris qui l'avoisine, reposant exactement sur le cristallin.

L'iris offre l'aspect d'un anneau, présentant un bord adhérent, qui confine au corps ciliaire et porte le nom d'*attaches ciliaires*, et un bord libre qui limite la pupille et porte le nom de *bord pupillaire*.

L'iris présente une couleur variable sur chaque sujet; sa couleur varie, du reste, avec la couleur des cheveux. Elle est dépourvue de couleur chez l'albinos, et est au contraire presque noire chez les nègres.

La surface antérieure de l'iris présente un aspect strié sur lequel on peut distinguer deux zones nettes et tranchées : l'une, externe, plus large; l'autre circulaire, interne, plus étroite, limitée par une ligne étoilée ou polygonale. Ces deux zones ont reçu : la première, le nom de *grand cercle;* la seconde, celui de *petit cercle*. Ce dernier coïncide avec le cercle artériel, sur lequel nous reviendrons plus loin. Ces deux cercles présentent en général une coloration légèrement différente, qui s'accentue encore dans certains états pathologiques.

Examinée sur la coupe, l'iris présente une moindre épaisseur à la périphérie qu'au centre, vers le bord pupillaire. Celui-ci, depuis les limites tracées par le petit cercle, affecte une disposition en biseau.

Structure de l'iris. — L'iris est tapissée à sa face antérieure d'un épithélium pavimenteux, qui n'est que la continuation de celui de la membrane de Descemet.

Elle est essentiellement composée d'un stroma de tissu conjonctif entremêlé de fibres de tissu élastique. Ce stroma renferme un certain nombre de corpuscules du tissu cellulaire, pigmentés ou non. La pigmentation de l'iris dépend en partie de la présence à sa face postérieure d'un épithélium pavimenteux, à cellules polygonales, contenant une grande quantité de pigment noir fin et granuleux, très-analogue à celui de l'épithélium rétinien, dont nous avons parlé plus haut. Ce feuillet pigmentaire avait improprement reçu autrefois, le nom de *membrane uvée*.

Mais la coloration ou la pigmentation générale de l'iris dépend surtout de la présence du pigment dans le stroma de l'iris et à sa face antérieure. Ainsi que nous l'avons déjà dit, le pigment fait absolument défaut chez l'albinos; chez le nouveau-né, il n'existe qu'en très-petite quantité, d'où résulte la coloration bleue, due à l'interférence que présentent les yeux de presque tous les enfants pendant le cours de la première année.

La coloration définitive n'arrive guère chez eux que vers le milieu de la seconde année. Enfin le pigment, sur les iris bleues, se rencontre surtout en arrière, tandis qu'il est distribué en plus ou moins grande quantité et uniformément dans les iris de coloration plus ou moins brune.

La membrane pigmentaire iridienne n'est pas lisse, mais présente une série de petits plis longitudinaux qui naissent des procès ciliaires et se dirigent vers le bord pupillaire. Ces plis sont surtout accusés pendant les mouvements de dilatation dont est pourvue la pupille, et se réfléchissant, comme nous l'avons dit, vers la face antérieure, le bord pupillaire acquiert ainsi une disposition finement dentelée.

La pupille, comme chacun le sait, étant pourvue de deux ordres de mouvements différents, doit présenter aussi deux ordres d'agents de ces mouvements. On y rencontre, en effet, des fibres musculaires lisses, circulaires, ou radiées. Les premières, surtout abondantes à la face antérieure de l'iris, au pourtour de la pupille, constituent un véritable *sphincter* dont la contraction provoque le rétrécissement de la pupille. Elles ont de $0^{mm},8$ à 1 mill. de large, et $0^{mm},07$ à $0^{mm},1$ d'épaisseur. Les secondes, radiées longitudinales, se rencontrent en majeure partie vers la face postérieure de l'iris. Elles sont étendues de la périphérie vers le bord pupillaire, passent au-devant du sphincter, s'y confondent et échangent quelques fibres avec lui.

Elles constituent ce qu'on a appelé le *dilatateur de la pupille* (Merkel).

Ces deux ordres de fibres musculaires constituent donc, pour ainsi dire, deux muscles antagonistes, qui se font équilibre au crépuscule ou au demi-jour.

Les fibres du tissu fondamental de l'iris affectent une disposition en zigzag, de telle façon que ces zigzags sont d'autant plus prononcés que la pupille est plus dilatée. Au contraire, lorsque la pupille est à son maximum de rétrécissement, ces fibres sont presque rectilignes.

Vaisseaux de l'uvée. — La circulation sanguine, au sein de la membrane

PLANCHE 2.

COUPE THÉORIQUE HORIZONTALE DE L'ŒIL POUR EN MONTRER LA CIRCULATION

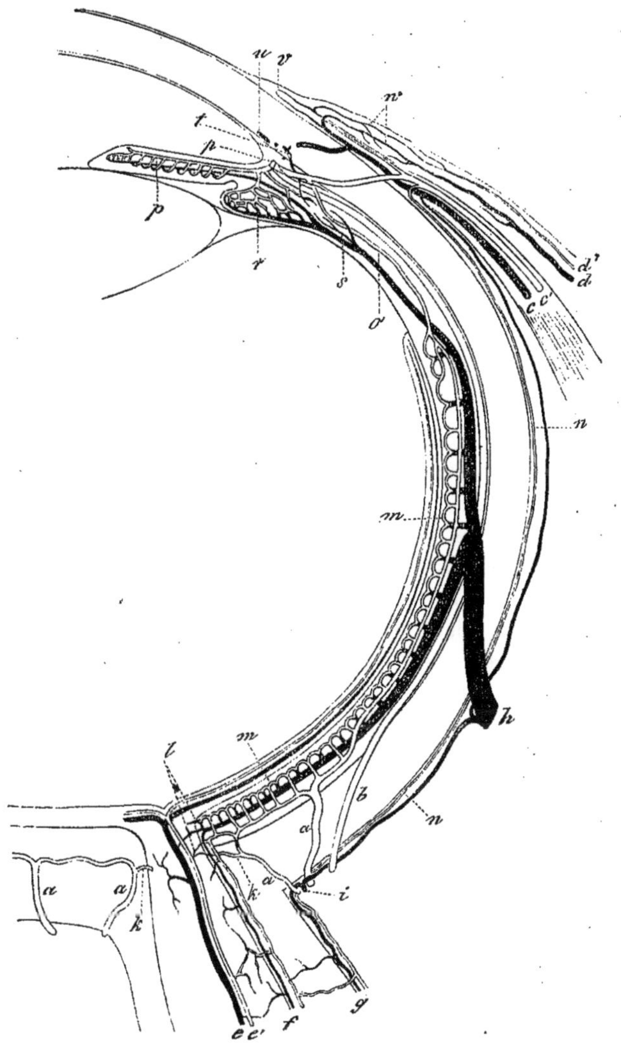

a. — Artères ciliaires postérieures courtes.
b. — Artères ciliaires postérieures longues.
cc'. — Artères et veines ciliaires antérieures.
dd'. — Artères et veines conjonctivales postérieures.
ee'. — Artère et veine centrales de la rétine.
f. — Vaisseaux de la gaîne interne du nerf optique.
g. — Vaisseaux de la gaîne externe du nerf optique.
h. — Vaisseau vortiqueux (veine étoilée).
i. — Veine ciliaire postérieure courte.
k. — Rameau d'une artère ciliaire postérieure courte fournissant au nerf optique.
l. — Anastomose des vaisseaux de la choroïde avec ceux de la rétine.
m. — Chorio-capillaire.
n. — Vaisseaux de l'épisclère.
o. — Artère choroïdienne récurrente.
p. — Grand cercle artériel de l'iris, vu sur la coupe.
q. — Vaisseaux de l'iris.
r. — Procès ciliaires.
s. — Branche d'une veine étoilée émergeant du muscle ciliaire.
t. — Branche de la veine ciliaire antérieure émergeant du muscle ciliaire.
u. — Plexus veineux de l'angle de l'iris (canal de Schlemm).
v. — Cercle artériel périkératique.
w. — Artère et veine conjonctivales antérieures.

(D'après TH. LEBER, in STRICKER'S *Handbuch der Lehre von den Geweben.*)

vasculaire de l'œil, est certainement une des plus intéressantes de l'organisme; mais c'est surtout aux belles recherches de Th. Leber (de Gœttingen) que nous sommes redevables de la connaître à peu près exactement aujourd'hui.

Les *artères* de l'uvée sont toutes fournies par les artères ciliaires, divisées en deux groupes :

1° Les *artères ciliaires postérieures*, qui viennent directement de l'artère ophthalmique.

2° Les *artères ciliaires antérieures* fournies par les artères musculaires.

1° Les *artères ciliaires postérieures* se divisent à leur tour en deux catégories : A. les artères ciliaires postérieures *courtes*, et B. les artères ciliaires postérieures *longues*.

A. Les artères ciliaires postérieures courtes sont au nombre de 18 à 20 petits troncs qui pénètrent dans l'hémisphère postérieur du globe, tout près et au pourtour du nerf optique. Là, elles subissent une division dichotomique et fournissent un grand nombre de fines ramuscules qui rampent à la surface externe de la choroïde. Elles ne fournissent qu'à la choroïde. On observe pourtant quelques branches qui s'anastomosent avec les artères ciliaires postérieures longues et avec les artères ciliaires antérieures pour fournir la circulation artérielle du corps ciliaire et de l'iris, sur laquelle nous reviendrons tout à l'heure.

Les artères ciliaires postérieures courtes se transforment directement en vaisseaux capillaires, et ce sont elles qui donnent naissance à la chorio-capillaire. Les capillaires, à leur tour, donnent naissance aux vasa vorticosa.

B. Les artères ciliaires postérieures longues ne sont qu'au nombre de deux seulement. Elles perforent la sclérotique également au voisinage du nerf optique, rampent entre elle et la choroïde, sans fournir aucune branche à celle-ci et atteignent ainsi les parties antérieures de l'œil, au niveau du bord postérieur du muscle ciliaire. Là, chacune d'elles se subdivise en deux branches qui entourent la partie antérieure de l'œil par un arc en quart de cercle, à la base de l'iris. Dans ce point, ces branches de subdivision rencontrant les rameaux anastomotiques des artères ciliaires postérieures courtes et des artères ciliaires antérieures, se réunissent à elles pour former un riche réseau de mailles serrées, qui constitue ce qu'on nomme *le grand cercle artériel de l'iris.*

2° Les *artères ciliaires antérieures* se rencontrent sur les tendons des muscles droits, des artères desquels elles prennent naissance. Elles sont au nombre de 5 à 6. Après un trajet de quelques millimètres, elles pénètrent à travers la sclérotique, au niveau et un peu en arrière du bord de la cornée. Là elles fournissent de nombreuses branches qui, en s'unissant aux artères ciliaires postérieures, concourent, comme nous venons de le dire, à former le grand cercle artériel de l'iris. En outre, elles constituent, à elles seules, un autre cercle artériel important dans l'épaisseur du corps ciliaire.

Ces deux cercles artériels fournissent donc le sang nécessaire à la partie antérieure de la choroïde, au muscle ciliaire, aux procès ciliaires et à la périphérie de l'iris.

Les branches les plus importantes des artères ciliaires antérieures, sont celles qui se rendent aux procès ciliaires. Chacun de ces derniers reçoit une branche spéciale, ou bien, ce qui est plus fréquent, plusieurs d'entre eux sont pourvus par la même branche. Aussitôt après avoir atteint le procès ciliaire correspondant, chaque branche se divise en un nombre infini de ramuscules, pour former des arceaux très-élégants, qui se transforment directement, et sans ligne de démarcation tranchée, en veines; car on ignore encore s'il existe ou non un réseau capillaire intermédiaire (Leber).

Pendant l'accommodation de l'œil, ces artérioles sont exsangues ou à peu près, tandis qu'elles sont gonflées et turgescentes quand l'accommodation est au repos.

Les branches artérielles de l'iris se rencontrent principalement à la face antérieure de ce diaphragme, et c'est ce qui, vu l'absence de pigment dans ce cas, explique la coloration plus ou moins rouge de l'iris chez les albinos.

Toutes les branches artérielles de l'iris affectent une disposition rayonnante vers le bord pupillaire. Elles fournissent, chemin faisant, de nombreuses branches latérales, qui donnent lieu à un réseau capillaire à larges mailles quadrangulaires. Toutes ces branches prennent naissance dans le grand cercle artériel iridien. Arrivées au niveau du bord pupillaire, toutes les branches s'anastomosent de nouveau et à l'infini pour former le *petit cercle artériel de l'iris*. Enfin, d'autres ramuscules s'infléchissent en arrière, en formant des anses ou des arceaux, fournissent au sphincter et se transforment directement en veines.

Veines de l'uvée. — Pour sortir de l'œil, le sang veineux suit deux voies différentes :

1° La plus grande partie de ce liquide suit les vasa vorticosa; les veines de l'iris s'abouchent dans celles des procès ciliaires, auxquelles viennent également se joindre celles du muscle ciliaire. Il en résulte un réseau serré qui rampe à la surface interne des procès ciliaires. De là ces veines se rendent à la choroïde qu'elles traversent à sa partie antérieure et dont elles suivent la face externe dans la lamina fusca. Arrivées à l'équateur du globe, les veines se réunissent plusieurs ensemble pour donner lieu à la formation d'un réseau étoilé très-élégant. On rencontre ces étoiles vasculaires au nombre de quatre à six. Du centre de cette étoile part alors une branche unique, sorte de tronc commun qui traverse la sclérotique obliquement d'avant en arrière et de dedans en dehors, sous forme d'une sorte de sinus, très-facile à reconnaître sur un œil récemment énucléé sur le vivant, à cause du sang qu'il laisse échapper par la pression; mais, bien que recevant une partie du sang du segment antérieur, ce réseau est plus particulièrement réservé au sang du segment postérieur, c'est-à-dire à celui du corps ciliaire et de la choroïde.

2° La plus grande partie du sang veineux de l'iris et du muscle ciliaire suit, pour sortir de l'œil, une voie différente de la précédente. De petites veines, au nombre de 12 à 14, traversent la sclérotique obliquement au niveau du bord antérieur du muscle ciliaire. De là elles se dirigent, en se divisant et en s'anastomosant à l'infini, vers le canal de Schlemm, qui constitue ainsi une sorte de sinus veineux, ou mieux un véritable plexus à mailles très-serrées (Leber). D'autres rameaux veineux, au lieu de se rendre au canal de Schlemm, traversent de suite la sclérotique et atteignent directement les veines de l'épisclère.

Du canal de Schlemm partent, à leur tour, un certain nombre de petits troncs veineux. Une partie d'entre eux se rend au bord de la cornée pour former le *cercle périkératique.* Les autres se rendent également aux veines de l'épisclère. Mais on se rappelle que nous avons vu plus haut, à propos de l'anatomie de la conjonctive et de la cornée, qu'un certain nombre de vaisseaux veineux conjonctivaux et épisclériens se rendaient aussi au canal de Schlemm. Il en résulte qu'il y a là un échange réciproque entre la circulation extra et intraoculaire.

Pour nous résumer, nous dirons donc que le sang est éconduit hors de l'œil par deux voies différentes : 1° la voie postérieure, représentée par les vasa vorticosa et les veines étoilées : c'est la voie préférée par le sang et celle qu'il suit en bien plus grande quantité, et 2° la voie antérieure, représentée par le canal de Schlemm et les veines de l'épisclère, voie supplémentaire qui est surtout suivie par le sang quand il y a gêne ou obstacle dans la première, ainsi que cela s'observe dans l'iritis, l'irido-choroïdite, le glaucôme et les tumeurs intraoculaires.

Nerfs de l'uvée. — Les nerfs de l'uvée sont destinés, 1° à l'iris, 2° au corps ciliaire, et 3° à la choroïde. Les uns naissent du ganglion ophthalmique et portent le nom de *nerfs ciliaires courts.* Ils sont au nombre de 8 à 14. Quelquefois ils viennent directement de la cinquième paire par l'intermédiaire de la branche nasale, sans passer par le ganglion ophthalmique, et c'est alors qu'on observe ces cas si curieux de paralysie de la troisième paire, sans dilatation de la pupille. D'autres fois encore, ils naissent directement de la sixième paire, et, dans ce cas, on rencontre parfois la paralysie de ce nerf, avec mydriase (Sichel père); mais ces deux derniers cas sont fort rares. Lorsque l'une ou l'autre de ces anomalies se produit, les nerfs ciliaires prennent le nom de *nerfs ciliaires longs.*

De quelque source qu'ils viennent, du reste, les nerfs ciliaires perforent la sclérotique dans l'hémisphère postérieur, au pourtour de l'entrée du nerf optique et à une distance de celle-ci, variant de 2 à 3 mill. 1/2. De leur point d'entrée, ces nerfs, assez fins, rampent à l'intérieur de l'œil, à la façon des artères ciliaires postérieures, qu'ils suivent assez exactement, entre la face externe de la choroïde et la face interne de la sclérotique. Chemin faisant, ils fournissent un petit nombre de branches grêles à la choroïde et de là résulte, dans la choroïde elle-même, la présence d'un certain nombre de fibres nerveuses à contenu médullaire et pâles. Ces fibres nerveuses suivent très-exactement les vaisseaux. On rencontre, en outre, dans la choroïde un assez grand nombre de cellules nerveuses ganglionnaires isolées, signalées pour la première fois par Schweiger (1860), ou réunies d'autres fois en amas à la façon de véritables petits ganglions (H. Müller, Sæmisch).

Le réseau nerveux du corps ciliaire est certainement le plus considérable et le plus important. Avant d'y arriver, les nerfs, rampant à la surface de la choroïde, se divisent en nombreuses branches qui s'anastomosent à l'infini à la surface et dans l'épaisseur du corps ciliaire, constituant ainsi un véritable plexus nerveux qui a reçu le nom d'*orbiculus gangliosus*, ou *cercle ganglion-*

naire. Il renferme de nombreuses cellules ganglionnaires (H. Müller). C'est de ce plexus, ou cercle ciliaire, que naissent les nerfs du muscle ciliaire, de la cornée et de l'iris.

Les nerfs de l'iris présentent une texture très-enchevêtrée. Ils sont extrêmement nombreux, se divisent et s'anastomosent à l'infini, de façon à former à la partie postérieure de l'iris un véritable plexus. Une partie des branches constituant ce dernier plexus se rendent au bord pupillaire, une autre partie se dirige en arrière vers le bord ciliaire de l'iris.

Une disposition analogue, mais moins marquée, existe également à la face antérieure; vers le bord pupillaire les nerfs de la face postérieure, et ceux de la face antérieure se réunissent en formant un petit plexus pour le sphincter.

Les nerfs ciliaires, naissant du ganglion ophthalmique, reçoivent dans ce point des fibres appartenant au *grand sympathique*. Ce dernier lui-même reçoit directement de la moëlle épinière, au-dessus du ganglion cervical inférieur, des fibres médullaires émanées de la portion cervicale de celle-ci, par l'intermédiaire des racines antérieures des deuxième et troisième paires dorsales; cette adjonction des fibres médullaires et sympathiques aux fibres des troisième et cinquième paires, a une très-grande importance physiologique.

Physiologie de l'uvée. — Les usages de l'uvée sont multiples et varient suivant chaque partie composante. Prise en tout, et d'une façon générale, l'uvée, par sa structure essentiellement vasculaire a surtout pour usage d'assurer la nutrition de celles des diverses parties du globe occulaire, qui, comme nous le verrons bientôt, sont dépourvues de vaisseaux propres. En second lieu, l'uvée, par la quantité considérable de pigment qu'elle contient, est destinée à jouer le même rôle que celui de la peinture intérieure de la chambre noire, c'est-à-dire que ce pigment doit également absorber l'excès des rayons lumineux entrés dans l'œil et dont la présence, s'ils n'étaient absorbés, porterait une grave atteinte à la netteté des images perçues par la rétine. Mais, en dehors de ces fonctions générales, chaque partie de l'uvée a en outre un rôle propre à remplir. C'est ainsi que la choroïde, en dehors de la part considérable qu'elle prend à la nutrition du corps vitré, joue un rôle important dans la tension du globe. Par la présence de la membrane séreuse sus-choroïdienne, de véritables glissements sur la sclérotique lui sont permis, et elle peut alors réagir sur le corps vitré qu'elle comprime, de façon à propulser le cristallin en avant, phénomène remarquable et qui joue un rôle important dans la vision, comme nous le verrons plus loin à propos de l'étude de l'accommodation. Cette mobilité de la choroïde est surtout due à l'action du muscle ciliaire; mais il ne faut pas perdre de vue qu'à la partie postérieure de la choroïde, existent, comme nous l'avons vu, des fibres musculaires dont l'action est de rapprocher le segment postérieur de la choroïde de ses attaches au pourtour du nerf optique, pendant que le muscle ciliaire attire, de son côté, le segment antérieur en avant.

Mais la partie la plus intéressante de l'uvée est, sans contredit, le corps ciliaire. Dans ce point, en effet, se rencontrent les deux parties les plus importantes de ce système, le muscle ciliaire et les procès ciliaires. Le muscle, par les différents ordres de fibres qu'il contient, exerce une action des plus remarquables. Ses fibres méridiennes ont pour effet d'attirer la choroïde en avant, pendant que ses fibres circulaires, en rétrécissant l'ouverture antérieure de la choroïde, rapprochent les procès ciliaires de la surface antérieure du corps vitré et des parties qui environnent le cristallin, exagèrent ainsi la pression sur le corps vitré et le sollicitent encore à fuir en avant. Ces fibres méridiennes et circulaires ont pour antagonistes les fibres équatoriales, dont l'action est inverse des précédentes. Elles ont, par conséquent, pour effet d'élargir l'ouverture antérieure de l'uvée. Il résulte de là qu'entre les fibres méridiennes et circulaires, d'une part, et les fibres équatoriales, d'autre part, il existe un véritable antagonisme en tout comparable à celui qui existe entre les muscles fléchisseurs et les muscles extenseurs des doigts de la main, par exemple. La contraction des fibres méridiennes et des fibres circulaires est donc en tout comparable à la contraction des fléchisseurs; de même qu'à la main nous trouvons deux fléchisseurs, le fléchisseur superficiel et le fléchisseur profond, nous avons ici deux muscles ayant la même action tensive et assurant cette partie la plus importante de la fonction. Au contraire, nous n'avons qu'un muscle dont l'action soit inverse, c'est-à-dire qui provoque l'aplatissement du cristallin, de même que nous ne trouvons aux doigts qu'un extenseur, l'action de ce muscle n'étant nécessaire que pour obtenir le maximum de l'effet que le relâchement des antagonistes commence à produire. Mais si on suppose les fibres méridiennes et circulaires complétement à l'état de repos, et que la contraction des fibres équatoriales survienne seule, on obtiendra du côté de la choroïde un effet analogue à celui qui se produit du côté des doigts lors de contraction isolée de l'extenseur, c'est-à-dire une action exactement en sens inverse. Il suffit de signaler ce point important ici; nous aurons en effet à y revenir pour montrer qu'il faut considérer une *accommodation positive* et une *accommodation négative*. Nous verrons du reste que ces deux points sont mis hors de doute par l'action comparée de l'atropine et de l'ésérine sur l'accommodation. Terminons en disant que, dans l'état de relâchement complet de l'accommodation, les deux ordres de fibres se font équilibre, tout comme les fléchisseurs et les extenseurs se font équilibre lorsque la main est au repos, les doigts allongés.

Quant au rôle de l'iris, il est purement accessoire, et celle-ci n'a d'autre but que de modérer l'accès des rayons lumineux dans l'œil. Sans ce diaphragme mobile, l'œil serait, en effet, exposé à des phénomènes d'éblouissement des plus pénibles, chaque fois qu'il serait soumis à des variations d'éclairage, et naturellement la vue ne tarderait pas à en souffrir plus ou moins. Les mouvements de l'iris doivent se produire avec une très-grande rapidité, et pour ainsi dire instantanément, au moment même où s'opère la variation dans l'éclairage. Ces contractions de l'iris sont le plus beau type de mouvement réflexe, car elles ne se produisent que sous l'influence de l'excitation de la rétine, et sont absolument soustraites à l'action de la volonté. C'est même là un point important, car il suffit quelquefois à faire découvrir certaines amauroses simulées.

Les anciens anatomistes et les anciens ophthalmologistes croyaient que c'était à l'iris seule qu'incombait la fonction de sécrétion de l'humeur aqueuse, et on avait été jusqu'à prétendre que ce rôle était entièrement dévolu à la couche pigmentaire qui tapisse la face postérieure de l'iris. Nous savons aujourd'hui, grâce aux beaux travaux de Schwalbe, que cette sécrétion a lieu dans l'espace sus-choroïdien et qu'il est sous l'influence directe des nerfs ciliaires (Schiff).

Mais, sous quelle influence, ou plutôt par l'intermédiaire de quels agents conducteurs se produisent les différents mouvements, ou mieux les différentes actions des fibres musculaires du muscle de Brücke et de l'iris?

On sait que le ganglion ophthalmique, duquel naissent tous les nerfs ciliaires, est animé par trois ordres de fibres nerveuses :

1° Il reçoit du nerf du petit oblique, portion de la troisième paire, sa racine grosse et courte, ou racine motrice;

2° La cinquième paire, par l'intermédiaire du nerf lacrymal, lui fournit sa racine longue et grêle, ou racine sensitive;

3° Enfin, comme tous les autres ganglions, le ganglion ophthalmique est en relation intime avec le grand sympathique.

Ces trois nerfs, donnent au ganglion ophthalmique les propriétés qui leur sont propres, celui-ci les transmet aux nerfs ciliaires qui n'en sont que des émanations.

Les nerfs ciliaires ont donc par là des fonctions complexes, mais, à cela, il faut ajouter un mot encore. Les différentes sources d'innervation dont nous venons de parler, ne sont pas les seules.

Il est bien démontré aujourd'hui que les nerfs moteurs des fibres radiées de l'iris, et des fibres équatoriales du muscle ciliaire prennent naissance dans la portion cervicale de la moelle épinière, la quittent par les racines antérieures des deuxième et troisième paires dorsales, pour entrer dans le circuit du grand sympathique, au-dessus du ganglion cervical inférieur. L'excitation mécanique ou électrique de cette portion de la moelle épinière, provoque la dilatation de la pupille et le relâchement de l'accommodation aussi longtemps que lesdites racines antérieures, ou ladite portion cervicale de la moëlle restent intactes. Toute solution de continuité, qu'elle porte sur les racines motrices des deuxième et troisième paires dorsales, ou sur l'une des moitiés latérales de la moëlle, au niveau de l'émergence de ces paires nerveuses, détermine le rétrécissement de la pupille. C'est à cause de cela que cette région médullaire a reçu le nom de *centre cilio-spinal*. C'est ce qui explique pourquoi la section du grand sympathique entre le ganglion cervical inférieur et le ganglion cervical supérieur, provoque le rétrécissement de la pupille, tandis que la section de ce même nerf, au niveau ou au-dessous du ganglion cervical inférieur, reste sans effet sur le diamètre de la pupille. En interrompant la communication entre le centre cilio-spinal et les nerfs ciliaires on détermine la paralysie des fibres radiées de l'iris et des fibres équatoriales du muscle ciliaire. L'équilibre entre ces fibres musculaires et leurs antagonistes étant rompu, on provoque la prépondérance dynamique des fibres du sphincter de l'iris, d'une part, et des fibres radiées et circulaires du muscle ciliaire, d'autre part.

Maintenant que ces particularités nous sont connues, il nous sera facile de nous expliquer l'action de l'atropine et de l'ésérine sur les fibres musculaires de l'iris et du muscle ciliaire. L'atropine paralysant les fibres du sphincter de l'iris, ainsi que les fibres méridiennes et circulaires du muscle ciliaire rompt l'équilibre en faveur des fibres radiées de l'iris et des fibres équatoriales du muscle ciliaire. L'ésérine, au contraire, excite ces mêmes fibres et, provoquant leur contraction, favorise leur prépondérance dynamique.

Consultez : MERKEL, in *Handbuch der gesammten Augenheilkunde von* ALF. GRÆFE *und* THEO. SÆMISCH. Leipzig, 1875. — IWANOFF. *Ibid.* — SCHWALBE, *Untersuchungen über die Lymphbahnen des Auges und ihre Begrenzungen*, Arch. f. mik. Anat. von Max Schultze, Bd. VI. Bonn, 1870. — TH. LEBER, *Anat. Unters. über die Blutgefässe des menschl. Auges*. Denkschrif. der Wiener Akademie, Bd. XXIV.

SECTION PREMIÈRE

MALADIES DE L'IRIS

ARTICLE 1er. — HYPÉRÉMIE DE L'IRIS.

L'hypérémie de l'iris n'est généralement pas une affection bien distincte ayant une existence propre. Elle se rencontre presque toujours comme symptôme commun ou secondaire des affections des diverses parties voisines. C'est ainsi qu'elle accompagne presque toujours toutes les maladies inflammatoires un peu graves que nous avons examinées jusqu'ici, telle que la conjonctivite catarrhale aiguë, la conjonctivite purulente ou diphthérique, les kératites intenses, etc.

Elle précède de même toujours l'iritis, accompagne souvent l'irido-choroïdite, la cyclite et certaines formes de choroïdite; il est donc nécessaire de nous y arrêter quelques instants.

L'hypérémie de l'iris est caractérisée essentiellement par la présence d'une plus grande quantité de sang dans les vaisseaux iridiens, par une turgescence de ceux-ci et de ceux du voisinage, ce qui donne lieu à divers symptômes assez caractéristiques.

Symptômes objectifs. — Le premier symptôme qui résulte de l'hypérémie de l'iris est la congestion du tissu episclérien, caractérisée par une injection périkératique fine et confluente donnant à cette région une coloration d'un rouge-bleuâtre, lie de vin. Cette congestion du tissu épisclérien, tient à la continuité qui existe entre les veines de l'iris et les veines de l'épisclère.

En second lieu, on observe une légère décoloration, ou mieux une coloration anormale de l'iris, comparée à celle de l'autre œil. Cette coloration anormale est marquée par une légère teinte verdâtre (et non rougeâtre comme on le dit d'ordinaire) que prend l'iris et qui est due à la présence de la matière colorante du sang, à l'hématine dans l'humeur aqueuse, par suite de transsudation de cette matière colorante à travers les vaisseaux de l'iris.

De là résulte pour l'observateur la vision de la couleur complémentaire du rouge par l'absorption, dans l'humeur aqueuse colorée en rouge, des rayons lumineux partis de l'iris, qui se dépouillent de leurs rayons rouges et arrivent à l'œil de l'observateur avec un excès de rayons verts. Du reste, on observe ce phénomène toutes les fois que du sang ou la matière colorante de celui-ci sont tenus en suspension ou en dissolution dans l'humeur aqueuse. Nous aurons occasion d'y revenir et de nous expliquer plus longuement sur ce point.

En outre, le tissu de l'iris semble dépoli, légèrement louche, bien que de structure normale. L'humeur aqueuse est transparente et la chambre antérieure ne présente aucune modification de capacité ou d'aspect.

Mais le symptôme le plus important de l'hypérémie iridienne consiste, sans contredit, dans des phénomènes qui s'observent du côté de la pupille. Celle-ci est paresseuse, c'est-à-dire qu'au lieu d'obéir instantanément et énergiquement aux variations de l'intensité de la lumière, par des contractions ou des relâchements rapides de son sphincter, il s'écoule toujours un temps variable entre le moment où l'intensité de la lumière varie et celui où a lieu le mouvement pupillaire; celui-ci s'effectue alors lentement et progressivement.

En outre, si on vient à instiller une solution d'atropine, la dilatation pupillaire est lente à se produire, et il faut quelquefois avoir recours à plusieurs instillations pour obtenir la dilatation désirée.

La fréquence de l'hypérémie de l'iris dans les kératites, dans les conjonctivites graves, son développement précurseur de l'iritis et sa coïncidence avec l'irido-choroïdite, et certaines formes de choroïdite, motivent l'emploi si fréquent que l'on fait aujourd'hui des solutions mydriatiques dans le traitement des diverses affections que nous venons de mentionner, et particulièrement dans le traitement des premières.

Symptômes subjectifs. — C'est à l'hypérémie de l'iris qu'il faut reporter en grande partie la photophobie et les douleurs ciliaires que l'on voit survenir dans les kératites et les conjonctivites graves, et qui disparaissent presque complétement après l'emploi des agents mydriatiques.

L'hypérémie de l'iris, lorsqu'elle accompagne les différentes affections que nous venons de citer, n'est pas un symptôme grave. Elle n'est que purement secondaire et ne tarde pas à disparaître dès les premières instillations mydriatiques.

Si elle survient isolément, elle mérite une plus grande attention, car alors elle est toujours le signe précurseur d'une iritis, ou d'une affection plus profonde; un traitement rationnel et immédiat peut alors souvent l'enrayer.

Les seuls moyens à opposer à cette maladie absolument bénigne sont quelques instillations d'une solution mydriatique, particulièrement de sulfate neutre d'atropine au 1/200, par exemple, et quelques fomentations aromatiques chaudes, sous l'influence desquelles tout vestige de l'affection ne tarde pas à disparaître.

ART. 2. — INFLAMMATION DE L'IRIS. — IRITIS ET SES DIFFÉRENTES FORMES.

L'inflammation de l'iris, ou iritis, peut se présenter sous diverses formes bien distinctes. Mais, avant de parler de ces diverses formes en particulier, il est nécessaire d'exposer brièvement quelques symptômes généraux communs à toutes les formes de cette maladie.

Symptômes objectifs communs. — 1° Dans toutes les iritis, le premier symptôme qui frappe tout d'abord l'observateur est la coloration anormale, parfois très-manifeste que présente l'iris de l'œil malade, comparée à la teinte de celle de l'œil sain. Mais bien que, ainsi que nous venons de le dire, ce changement de couleur soit parfois très-frappant, on doit être mis en garde contre certaines anomalies de coloration des iris du même sujet, vice de conformation souvent congénital connu sous le nom d'*hétéroglaucose* ou *hétérophthalmos* et sur lequel nous reviendrons plus loin.

2° Dans toutes les formes d'iritis on observe un aspect louche du contenu de la chambre antérieure, un trouble plus ou moins prononcé de l'humeur aqueuse, qui, dans quelques cas même, peut tenir en suspension des matières étrangères. Ce trouble de l'humeur aqueuse a pour résultat de produire un trouble de la vue généralement assez marqué et qui accompagne toujours l'iritis.

3° Quelle que soit la forme d'iritis dont il s'agisse, l'examen des mouvements pupillaires fournit des signes d'une haute importance. Si, couvrant l'œil sain, soit en fermant la paupière ou mieux en plaçant la paume de la main au-devant de lui, on soulève et on abaisse alternativement la paupière de l'œil malade de façon à soumettre celui-ci à des variations d'éclairage, on est frappé de voir la pupille rester immobile, sinon dans son ensemble du moins dans une partie plus ou moins grande de sa circonférence. Pendant cet examen, la pupille peut donc se déformer ou rester de forme absolument normale.

Outre la gêne ou l'absence de ses mouvements propres, on voit sur l'œil malade les contractions pupillaires sympathiques faire absolument défaut.

4° Quelle que soit la forme d'iritis qu'on ait sous les yeux, elle est toujours caractérisée par une tendance plus ou moins marquée à la formation, dans le champ de la pupille, d'adhérences entre le bord pupillaire et la cristalloïde antérieure, altération qui a reçu le nom de *synéchie postérieure*, par opposition à celui de *synéchie antérieure*, sous lequel on désigne l'adhérence de l'iris à la face postérieure de la cornée.

Ces adhérences constituent un point fort important de l'étude de l'iritis. C'est leur présence et surtout leur nombre qui en déterminent le plus ou moins de gravité et qui surtout en font varier le pronostic. Aussi est-il nécessaire d'acquérir sur leur nombre et leur disposition les renseignements les plus précis. Ces renseignements sont facilement fournis par l'exploration de l'œil après instillation de quelques gouttes d'une solution de sulfate neutre d'atropine. En effet, sous l'influence de cet agent mydriatique, la pupille, partout où elle n'est pas agglutinée à la cristalloïde, se dilate et montre alors une déformation d'autant plus saisissante que la rétraction de son tissu exerce une traction sur les adhérences, les tend et fait apparaître celles qui jusque-là étaient cachées en arrière du bord pupillaire. Nous n'avons pas besoin d'entrer dans de grands détails pour que le lecteur comprenne de suite que c'est à la présence des synéchies qu'est due la gêne des mouvements de l'iris dont nous avons parlé tout à l'heure.

Une fois la pupille dilatée par l'atropine, l'éclairage latéral montre de suite la manière d'être de ces synéchies. En effet, par la combinaison de ces deux moyens d'exploration, on s'aperçoit facilement que l'espace pupillaire est occupé, dans une étendue variable, par des dépôts qui réunissent le bord de l'iris à la cristalloïde antérieure. Ces dépôts peuvent être de forme, de couleur ou d'aspects différents. Tantôt ce n'est qu'un simple filament qui réunit un point isolé de la marge de l'iris à la cristalloïde et qui parfois même s'allonge ou se raccourcit légèrement pendant les mouvements pupillaires, déterminant alors une déformation particulière de la pupille (A, fig. 68).

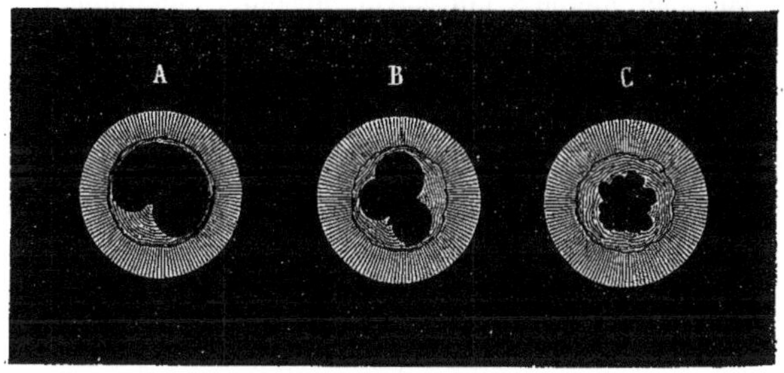

Fig. 68.

D'autres fois, au lieu d'une seule, il existe plusieurs de ces adhérences, donnant alors à la pupille la forme dite *en as de trèfle* ou *en ogive* (B, fig. 68). D'autres fois encore, tout le bord pupillaire est occupé par un nombre considérable de ces adhérences, et il acquiert par là une forme dentelée (C, fig. 68). Enfin, parfois aussi, on ne remarque ni dentelure ni déformation. Tout le bord pupillaire semble intimement uni à la capsule du cristallin.

Dans les différents cas que nous avons supposés tout à l'heure, on dirait qu'il y a synéchie isolée (A, fig. 68), synéchies multiples (B et C, fig. 68), ou synéchie totale, quand tout le bord de l'iris est intimement uni à la cristalloïde et que l'atropine reste sans action.

Le siége de prédilection de ces synéchies, lorsqu'elles sont isolées ou peu nombreuses est le bord pupillaire même, la marge du sphincter lorsqu'elles sont très-nombreuses ou qu'il y a synéchie totale. C'est de la surface postérieure du sphincter et même parfois de la face postérieure du petit cercle qu'elles s'étendent vers la cristalloïde, ce qui tient à ce que ce n'est que là, ainsi que nous l'avons signalé à propos de l'anatomie de l'iris, que ce diaphragme est en contact avec la capsule cristallinienne.

Plus ces synéchies sont nombreuses et plus les conséquences en sont à craindre pour l'avenir.

De tout ce qui précède on peut donc tirer cette conclusion que : l'iritis, quelle qu'en soit la forme, est toujours caractérisée par une tendance généralement assez marquée à l'exsudation, exsudation à laquelle sont dus les synéchies et le trouble de l'humeur aqueuse.

Symptômes subjectifs communs. — 5° L'iritis s'accompagne toujours de douleurs, parfois très-violentes, à type névralgique, présentant des exacerbations à certains moments de la journée et particulièrement vers le soir, et occupant le front, le sourcil, la tempe, la joue, et quelquefois même toute la moitié correspondante de la tête (hemicrânie), douleurs qui, à cause de leur point de départ et de leur voie de transmission, ont reçu le nom de *douleurs ciliaires*. Elles tiennent au tiraillement et à l'irritation des nerfs de l'iris par suite de l'augmentation de volume de l'iris.

6° Enfin, l'iritis, quelle qu'en soit la forme, est toujours la cause d'une violente photophobie qui sollicite les malades à rechercher le séjour dans les lieux peu éclairés et même à l'obscurité absolue, photophobie réellement douloureuse, qui peut aller jusqu'à provoquer le blépharospasme et est parfois le symptôme le plus gênant de la maladie dont nous nous occupons.

Classification. — Comme nous venons de le dire, l'inflammation de l'iris se caractérise toujours par un certain nombre de symptômes qu'on rencontre dans tous les cas. Mais, en même temps que ces symptômes communs, il en est quelques-uns qu'on rencontre dans des cas déterminés et qui manquent dans d'autres. C'est précisément la prédominance de tel ou tel de ces symptômes qui a servi de base à la classification des inflammations de l'iris, et ce sont eux aussi qui nous serviront ici dans ce but.

On n'a guère décrit jusqu'ici que trois formes d'iritis, et nous ne voyons aucune raison pour en faire admettre d'autres. Comme tous les auteurs de traités d'ophthalmologie, nous décrirons donc successivement :

A. L'iritis simple ou plastique.

B. L'iritis séreuse.

C. L'iritis parenchymateuse, subdivisée elle-même en deux variétés : *a*, l'iritis suppurative, et *b*, l'iritis syphilitique proprement dite.

A. — *Iritis simple ou plastique.*

Symptômes objectifs. — L'iritis simple ou plastique, au début, n'est caractérisée que par l'exagération des symptômes que nous avons dit appartenir à l'hypérémie de l'iris. On n'observe d'abord qu'une injection périkératique très-marquée portant sur les vaisseaux épisclériens et conjonctivaux, mais sur les premiers surtout et qui entraîne comme conséquence un gonflement plus ou moins prononcé de l'anneau périkératique, qui se soulève et forme autour de la cornée un léger bourrelet. Cette hypérémie conjonctivale entraîne, en outre, une suractivité sécrétoire des glandes mucipares et par conséquent, la sécrétion d'une certaine quantité de mucus. Ces deux symptômes peuvent donc, au début, être cause d'erreurs de diagnostic préjudiciables; un œil peu exercé peut facilement prendre le change et se croire en présence d'une simple conjonctivite catarrhale, et laisser l'iritis passer inaperçue pendant quelque temps.

Mais bientôt à ces symptômes du côté de la muqueuse ne tarde pas à s'ajouter un trouble accentué de l'humeur aqueuse et le changement de couleur de l'iris, qui masque la surface et la structure de ce diaphragme membraneux. La cornée paraît avoir perdu son brillant; elle semble légèrement opaque; mais l'examen attentif montre qu'il ne s'agit pas d'une lésion de la cornée, celle-ci ne présentant aucune altération de son poli.

La pupille, de son côté, ne présente plus son éclat accoutumé. Au lieu d'une teinte noire et miroitante, elle est maintenant terne et grisâtre; la coloration de l'iris, qui au début, comme dans l'hypérémie, s'était légèrement nuancée de vert, est maintenant plus ou moins louche, teintée de gris ou de jaune sale. L'éclairage latéral montre alors nettement que ces différents symptômes sont dus à la présence, dans la chambre antérieure, d'un liquide étranger tenu en suspension dans l'humeur aqueuse et déposé à la surface de l'iris et dans le champ pupillaire, liquide dont la quantité peut varier à l'infini de façon à ne donner lieu, dans quelques cas, qu'à une légère altération de la transparence de l'humeur aqueuse, de la couleur et du brillant de l'iris, ou être assez abondante pour masquer complétement les parties sous-jacentes.

A ce moment, l'instillation d'une solution d'atropine peut être un puissant aide de diagnostic, en montrant l'une des déformations pupillaires dont nous avons parlé précédemment, si le début ne date pas de loin, ou, au contraire, en montrant la résistance du sphincter de l'iris à l'action du mydriatique.

Nous avons longuement insisté dans les généralités sur les différents caractères des synéchies, nous n'y reviendrons donc pas. Mais nous devons faire observer que ces adhérences ne sont constituées que par le dépôt sur la cristalloïde et à la surface de l'iris d'une matière plastique amorphe, résultant de l'exsudation à travers les vaisseaux iridiens, dans le tissu de l'iris et hors de lui, d'une matière fibrineuse ou albumineuse incapable de s'organiser au début, dépourvue qu'elle est de vaisseaux, mais susceptible d'acquérir avec le temps une très-grande adhérence, une ténacité considérable et une teinte grisâtre qui a fait donner par mon père à cette lésion, le nom de *bandelettes pseudo-membraneuses*. Au début, donc, elles sont peu résistantes, et les instillations d'atropine parviennent souvent à les rompre. Mais on voit souvent subsister alors sur la cristalloïde, dans le point où le bord pupillaire y adhérait précédemment, de petits dépôts de matière plastique mélangés de pigment. Les masses plastiques disparaissent petit à petit, tandis que les dépôts pigmentaires peuvent quelquefois persister pendant très-longtemps.

Lorsque le traitement n'intervient pas à temps, il peut non-seulement se faire une synéchie totale, mais la pupille peut rester oblitérée par les masses déposées à la surface de la capsule du cristallin, ou même être absolument atrésiée. Mais, en revanche, au début, ces exsudats, ou mieux les synéchies qui en sont la conséquence, présentent en général une très-faible consistance. Elles peuvent se laisser, sinon déchirer complétement, du moins considérablement se distendre.

Symptômes subjectifs. — Dans l'iritis plastique, les malades ne se plaignent que des symptômes subjectifs communs à toutes les formes d'iritis; mais, dans cette forme, ces symptômes sont en général moins accusés que dans les autres. Parfois, le trouble de la vue est peu intense; d'autres fois, au contraire, il est très-accusé. Il en est de même des douleurs et de la photophobie; mais ce qui caractérise essentiellement cette forme, c'est l'exacte corrélation qui existe entre ces symptômes subjectifs et les symptômes objectifs. Ils sont absolument sous la dépendance de la quantité de l'exsudat et de ses conséquences. Il n'est donc pas possible de leur assigner des caractères typiques.

Marche, durée, terminaison. — L'iritis plastique, abandonnée à elle-même, peut guérir spontanément, c'est-à-dire qu'après une durée variable, de quinze jours à deux et trois mois, les symptômes inflammatoires s'apaisent. Le trouble de la chambre antérieure disparaît, la vue s'éclaircit légèrement, les douleurs diminuent, mais il subsiste toujours des synéchies en nombre variable. C'est de ce nombre de synéchies que dépendra, par les rechutes parfois très-fréquentes qu'elles provoquent, l'avenir de l'œil qui a été atteint d'iritis. Ces rechutes, en effet, s'accompagnent en général de la formation de nouvelles synéchies qui peuvent petit à petit déterminer une synéchie totale, terminaison la plus fâcheuse, mais heureusement rare dans cette forme d'iritis. Mais le côté le plus important de l'histoire de ces synéchies, c'est qu'une fois développées, elles deviennent presque toujours le point de départ de fréquentes rechutes d'iritis, qui peuvent se rapprocher tellement, que certains auteurs n'ont pas craint de les décrire sous le nom d'*iritis chronique*, opinion que nous ne saurions aucunement partager.

Promptement et convenablement traitée, l'iritis plastique peut céder en un temps relativement assez court; mais on ne doit cependant pas, lorsque les symptômes sembleront tous disparus, se hâter trop de cesser le traitement, la cause déterminante continuant encore à agir et pouvant motiver des rechutes.

Pronostic. — Comme nous l'avons fait remarquer dans les généralités, c'est du nombre des synéchies que dépend essentiellement le pronostic de toute iritis. Or les qualités de l'exsudation qui accompagne l'iritis plastique font que dans les premiers temps on peut espérer, par un traitement rationnel et que nous indiquerons plus loin, rompre les synéchies s'il en existe déjà. On peut donc dire, d'une façon générale, qu'à une période proche de son début, l'iritis plastique n'est pas une maladie très-grave. Plus tard sa gravité dépendant surtout du nombre des synéchies, il nous est toujours permis, vu l'efficacité des moyens d'action dont nous disposons contre ces altérations de formuler notre pronostic d'une façon très-nette.

Étiologie. — L'iritis plastique se rencontre fréquemment dans le cours de certaines maladies, comme la syphilis et la variole. Mais elle est souvent de cause rhumatismale, non pas que nous voulions dire qu'elle soit toujours la manifestation de la diathèse rhumatismale, car cette corrélation entre l'iritis et cette diathèse est loin d'être fréquente. Mais, si l'on consent à appeler avec nous iritis rhumatismale celle qui succède à l'action du froid, des courants d'air, du séjour à l'humidité, etc., on sera forcé de convenir que le plus grand nombre d'iritis plastiques se développent sous l'influence de ces causes.

L'iritis plastique succède aussi parfois à des traumatismes, à la pénétration de corps étrangers dans la chambre antérieure, ou à certaines opérations pratiquées sur les parties voisines. Enfin, elle peut aussi être sous la dépendance de certains troubles circulatoires, ainsi que cela s'observe pendant le cours de la grossesse, par exemple.

Diagnostic. — Les symptômes objectifs de l'iritis plastique confirmée nous semblent suffisamment caractéristiques pour éviter la confusion de cette affection avec d'autres maladies oculaires. Ce n'est qu'au début que la confusion de l'iritis simple, ainsi que nous l'avons dit, avec la conjonctivite catarrhale ou la kératite serait possible. Les douleurs ciliaires et l'aspect de la pupille sont ici deux symptômes précieux. Lorsque la conjonctivite catarrhale ou la kératite s'accompagnent de douleurs ciliaires, il est absolument indiqué d'instiller quelques gouttes de collyre d'atropine, qui ont alors le double avantage de combattre l'hypérémie concomittante de l'iris et, par la dilatation pupillaire que provoque cet agent, de donner la clef du diagnostic.

Traitement. — Le traitement de l'iritis plastique ne donnant pas lieu à des indications spéciales, nous en parlerons en même temps que du traitement des autres formes d'inflammation de l'iris.

B. *Iritis séreuse.* — Dans cette forme d'iritis, l'exsudation, au lieu d'être plastique, c'est-à-dire de nature fibrineuse ou albumineuse, ainsi que nous l'avons vu dans la forme précédente, et d'être par conséquent susceptible de se concréter à un certain moment, est de nature séreuse, et reste telle pendant toute la durée de la maladie, c'est-à-dire qu'elle ne se concrète jamais; aussi doit-on faire remarquer que l'iritis séreuse présente beaucoup moins de tendance à la formation des synéchies. Malgré cela, et bien que nous ayons dit en traitant de l'iritis en général que le plus grand danger de l'iritis, ce qui en constituait pour ainsi dire toute la gravité, c'était la crainte du développement des adhérences, l'iritis séreuse doit néanmoins être considérée comme la forme la plus grave de l'inflammation de l'iris. Cette gravité ressort de la fréquence de certaines complications et surtout de la possibilité de la dégénération de cette forme d'iritis en une affection infiniment plus grave, le glaucôme.

Symptômes objectifs. — Les symptômes inflammatoires du côté de la conjonctive sont en général peu intenses. A peine observe-t-on une fine injection capillaire rayonnante et confluente au pourtour de la cornée. Mais, ce qui frappe tout d'abord, c'est un léger trouble de l'humeur aqueuse, trouble nuageux qui donne à la pupille un aspect louche et lui fait perdre une partie de son reflet brillant. L'iris change de couleur et prend une légère teinte rouillée. Ici, plus de coloration en vert, car il ne s'agit plus de la présence de l'hématine, mais simplement de celle d'une sérosité plus ou moins abondante qui se mêle à l'humeur aqueuse et augmente la quantité du liquide contenu dans la chambre antérieure. Aussi l'un des symptômes les plus frappants de l'iritis séreuse est-il l'augmentation de profondeur de la chambre antérieure; la pupille, comparée à celle du côté opposé, semble située au fond d'un entonnoir. Elle présente un certain degré de dilatation, et est en général d'une forme irrégulièrement ovalaire, le grand axe de cet ovale pouvant avoir une direction très-variable. Enfin, les variations d'éclairage n'exercent plus qu'une influence restreinte ou même nulle sur les mouvements de l'iris; et lorsque la maladie existe déjà depuis quelque temps la pupille est complétement immobile.

Bientôt, à l'aspect louche de l'humeur aqueuse dont nous avons parlé tout à l'heure, s'ajoute un autre phénomène. De petits flocons grisâtres ou blanchâtres, d'abord rares, mais qui augmentent bientôt en nombre et présentent des dimensions variables, flottent librement au milieu du liquide et s'y déplacent pendant les mouvements du globe.

Tantôt quelques-uns d'entre eux se déposent irrégulièrement sur la face postérieure de la cornée, et présentent alors l'aspect de petits points opaques, irrégulièrement placés les uns près des autres et très-analogues à ceux que l'on rencontre en ce point dans la descémétite. Cette analogie a du reste été cause de la confusion qui a été faite entre l'iritis séreuse et cette kératite primitive profonde. Certains auteurs rejettent complétement cette dernière.

Ces petits flocons, outre qu'ils se déplacent dans l'humeur aqueuse pendant les mouvements du globe, se déplacent aussi à la face postérieure de la cornée lorsqu'ils s'y sont déposés, et il n'est pas rare de voir un groupe de ces flocons, déposé sur la face postérieure de la cornée, changer de forme et d'aspect d'un jour à l'autre, surtout du soir au matin après que le malade a passé la nuit au lit. Le décubitus et l'attitude habituelle de la tête, modifient, en effet, fréquemment la forme de ces dépôts. Aussi observe-t-on souvent que des dépôts, analogues à ceux existant sur la cornée, se sont formés sur la cristalloïde, dans le champ pupillaire. Plus rarement, on voit une sorte de dépôt nuageux se déposer dans tout le champ pupillaire sous forme de nappe.

Bien que la tendance aux synéchies soit peu intense dans cette forme d'iritis, il peut néanmoins s'en développer, et c'est surtout lorsque l'humeur aqueuse est chargée de flocons qu'on voit se produire ce fâcheux accident. D'une façon générale, on peut dire que la tendance aux synéchies est en raison directe de la quantité de matière étrangère tenue en suspension dans l'humeur aqueuse.

Un autre phénomène important qui est sous la dépendance immédiate de l'exsudation séreuse, et qui constitue un symptôme important de l'iritis séreuse, est l'augmentation variable, mais toujours nettement perceptible de la consistance, ou, si l'on aime mieux, de la tension interne du globe. L'œil est dur au toucher, c'est-à-dire qu'au lieu de présenter la consistance, la tension que fournirait à la palpation une vessie *remplie* de liquide, il fournit une sensation analogue à celle que donnerait une vessie *distendue* par ce même liquide, ou même celle que donnerait une sphère de marbre, par exemple. Nous reviendrons d'ailleurs sur cet important symptôme en traitant du glaucôme, dont il constitue l'un des principaux signes.

L'ophthalmoscope fournit aussi des renseignements précieux en montrant un trouble des milieux réfringents qui masque le fond de l'œil, dont les détails n'apparaissent plus que comme à travers un nuage. En même temps, s'il existe des flocons libres dans l'humeur aqueuse, ou déposés à la face postérieure de la cornée, ou sur la cristalloïde, l'éclairage direct les fait apparaître en *silhouette* sur le fond rouge, mobiles dans le premier cas, fixes dans les deux autres. On acquiert ainsi des renseignements certains sur leurs changements de forme successifs.

Symptômes subjectifs. — Tout d'abord apparaît un trouble nuageux de la vue, qui augmente progressivement et qui ne laisse reconnaître les objets qu'à travers un brouillard plus ou moins épais. En même temps le malade éprouve des douleurs ciliaires d'intensité variable, s'exacerbant par accès, et une photophobie, en général peu intense, qui, du reste, est intimement liée à la névralgie ciliaire, avec les exacerbations et les rémissions de laquelle elle augmente ou diminue directement.

Marche, durée, terminaison. — La marche de l'iritis séreuse est généralement traînante. Elle présente, dès le début, un cachet chronique des plus marqués, qui fait de suite pressentir combien l'affection sera rebelle au traitement. L'iritis séreuse est essentiellement caractérisée par des intermittences, c'est-à-dire par des alternatives d'améliorations et de rechutes qui coïncident avec la résorption de l'épanchement séreux ou avec la sécrétion d'une nouvelle quantité de liquide surabondant. Cette hypersécrétion séreuse devient, du reste, souvent le point de départ, chez les sujets jeunes, d'une choroïdite séreuse, ou d'un glaucôme sur les personnes qui ont dépassé quarante-cinq à cinquante ans. C'est du reste dans la crainte de voir ces deux fâcheuses affections se développer consécutivement que réside surtout, nous le répétons à dessein, la gravité de l'iritis séreuse.

Abandonnée à elle-même, cette forme d'iritis guérit rarement et se complique au contraire presque toujours d'affections plus profondes et plus graves encore. La tendance à la guérison est donc faible, et on n'a malheureusement que trop souvent l'occasion de vérifier ce fait regrettable.

Quant à la durée de la maladie, il est absolument impossible par des chiffres même approximatifs, de fixer les idées à cet égard. Cette durée, extrêmement variable, est toujours longue, et j'ai rarement vu une iritis séreuse durer moins de trois à quatre mois.

Pronostic. — La durée généralement longue de l'iritis séreuse, sa tendance à se compliquer d'affections plus profondes et plus redoutables, en font une des maladies les plus graves dont puisse être atteint le globe oculaire. Il faut donc toujours être très-réservé et circonspect, surtout ne pas trop se hâter de se réjouir quand survient une amélioration, celle-ci n'étant souvent que passagère et pouvant être suivie d'une ou de plusieurs rechutes, qui finissent par compromettre gravement les fonctions de l'organe atteint. En outre, la tendance qu'a la maladie à se développer concurremment sur les deux yeux, en augmente encore la gravité.

Étiologie. — L'étiologie de l'affection qui nous occupe est souvent fort obscure. Celle-ci est rare pendant l'enfance ainsi que pendant la vieillesse. Ce dernier fait s'explique du reste fort bien, comme nous le verrons plus loin, par la fréquence du glaucôme à un âge avancé; c'est surtout entre dix-huit et quarante ans que l'iritis séreuse se rencontre le plus souvent. A cette période de la vie, son développement spontané semble coïncider généralement avec les variations atmosphériques et les changements de saisons, particulièrement au printemps et à l'automne, époque où s'observent les variations brusques de température.

Parmi les affections générales sous la dépendance desquelles peut se produire l'iritis séreuse, il en est deux surtout qui semblent exercer une influence manifeste sur son développement : ce sont le rhumatisme diathésique et la syphilis.

A propos de l'iritis plastique, nous avons déjà fait observer qu'on parlait souvent d'iritis rhumatismales et nous avons dit ce qu'il fallait entendre par là. Ici, il n'en est plus de même; il est en effet assez fréquent de voir l'iritis séreuse coïncider avec certaines manifestations de la diathèse rhumatismale et particulièrement avec les épanchements séreux. Quant à la syphilis, l'iritis séreuse paraît y être souvent liée, et c'est alors à la fin de la période secondaire ou au commencement de la période tertiaire, dont elle annonce l'imminence, qu'on l'observe le plus fréquemment.

Diagnostic. — Nous avons déjà, à propos de la kératite ponctuée ou descémétite, longuement discuté le diagnostic différentiel de ces deux affections, nous n'y reviendrons donc pas. Mais nous rappellerons seulement que, dans les deux maladies, les petits points opaques que l'on trouve à la face postérieure de la cornée diffèrent essentiellement sous tous les rapports. Leur disposition régulière sous la forme de triangle, ou de fer à cheval, ou même de cercle complet dans la descémétite, et au contraire leur groupement irrégulier dans l'iritis séreuse; leur fixité dans la première, leur mobilité et leurs déplacements successifs dans la seconde; l'absence de flocons dans l'humeur aqueuse lors de descémétite, et au contraire la présence de ces mêmes flocons pouvant se déposer même sur la cristalloïde lors d'iritis séreuse, et l'absence de ces dépôts sur la capsule du cristallin dans la descémétite : tout cela nous paraît différencier suffisamment ces deux maladies.

Lorsque nous étudierons le glaucôme, nous verrons que cette dernière affection est caractérisée par des symptômes tellement typiques que toute confusion doit être impossible pour un observateur attentif et érudit; nous y reviendrons, du reste.

Reste la choroïdite séreuse avec laquelle la forme d'iritis qui nous occupe pourrait être confondue. Mais l'absence de douleurs ciliaires et de photophobie, d'une part, l'intégrité des fonctions de l'iris, la présence de flocons opaques flottant dans le corps vitré, le trouble considérable de ce milieu qui empêche de plus ou moins distinguer les détails du fond de l'œil ainsi que le trouble très-accusé de la vue, suffisent amplement à caractériser la choroïdite séreuse et à empêcher de la confondre avec l'iritis de même nature. Nous y reviendrons, du reste, avec plus de détails quand nous étudierons la choroïdite séreuse.

Traitement. — On doit convenir, de prime abord, que l'iritis séreuse est souvent fort rebelle, et qu'il n'est malheureusement pas rare de voir les ressources thérapeutiques échouer contre elle. Cependant le traitement doit être basé sur l'excitation ou même l'exagération de toutes les fonctions secrétoires. Parmi celles-ci, la secrétion des reins et celle de la peau doivent être l'objet d'une attention particulière. Les diurétiques et les sudorifiques énergiques doivent donc occuper la première place. Parmi ces derniers, on retirera des avantages très-réels des bains d'étuve sèche, ou, si on aime mieux, des bains maures ou bains romains, sans les faire suivre de l'application de l'eau froide. Au contraire, les bains de vapeurs humides exercent en général une fâcheuse influence.

En outre, les purgatifs salins ou drastiques répétés, les vésicatoires volants appliqués localement, c'est-à-dire au front, aux tempes ou derrière les oreilles, produisent aussi quelquefois de bons résultats.

L'iodure de potassium, et particulièrement le sirop de Gibert, rendent ici de grands services; mais leur action est loin de pouvoir être comparée à celle des onctions mercurielles cutanées sur les points du corps les plus riches en vaisseaux lymphatiques. En outre, on peut aussi obtenir de bons résultats de l'administration, suivant le conseil de Fœrster (de Breslau), de doses rapidement croissantes de deuto-chlorure de mercure.

Malgré tous ces moyens, il n'arrive que trop souvent que, quoi qu'on fasse, l'iritis séreuse reste stationnaire, ou s'aggrave même par le développement brusque et inopiné de phénomènes glaucômateux.

C'est alors que les paracentèses répétées de la chambre antérieure (Sperino, de Græfe), ou mieux encore les paracentèses capillaires suivies de l'écoulement très-lent et pour ainsi dire goutte à goutte de l'humeur aqueuse (Snellen), sont incontestablement un très-précieux remède.

Enfin, si les phénomènes glaucômateux s'accentuent de plus en plus, et qu'aux caractères de l'iritis séreuse se substituent définitivement ceux du glaucôme franc, une large iridectomie, très-périphérique, sera le seul remède à opposer à la terminaison funeste.

C. Iritis parenchymateuse. — L'iritis parenchymateuse présente à examiner deux formes, ou, pour être plus exact, deux variétés :

a, l'iritis phlegmoneuse ou suppurative; *b*, l'iritis syphilitique proprement dite.

Néanmoins, il est préférable, au point de vue pratique, de décrire d'abord les symptômes communs à ces deux variétés et de caractériser ensuite en quelques mots chacune d'elles.

Symptômes objectifs. — Le caractère principal de l'iritis parenchymateuse, c'est un gonflement considérable de tout le tissu de l'iris. Ce gonflement résulte de l'infiltration, de l'œdème du parenchyme iridien, résultant de la stase veineuse et de l'immigration de nombreux globulins sortis directement des parois vasculaires pour se répandre dans les espaces interfibrillaires du tissu conjonctif. Ces phénomènes déterminent donc de la sorte une augmentation de volume et d'épaisseur du tissu propre de l'iris.

En même temps que ces changements s'opèrent du côté du tissu conjonctif de l'iris, les vaisseaux eux-mêmes deviennent le siége de modifications également fort importantes. Alors que l'iritis parenchymateuse n'existe encore que depuis peu de temps, on voit se développer, à la surface du diaphragme oculaire, une foule de petits vaisseaux tortueux affectant une disposition réticulée à mailles serrées, parfaitement visibles à l'œil nu, à la surface antérieure de la membrane et que l'éclairage latéral nous montre en relation directe avec les vaisseaux normaux de l'iris, qui sont eux-mêmes dans un état de turgescence des plus accusés. Le réseau vasculaire, qu'on a considéré pendant longtemps comme un développement de vaisseaux de nouvelle formation, et qui n'est, en réalité, que le réseau capillaire normal de l'iris, devenu plus apparent par suite de la stase veineuse et par suite de l'hyperémie artérielle à laquelle l'iris est en proie, détermine une modification très-nette de la structure de l'iris; sa surface perd plus ou moins son aspect fibrillaire et brillant, prend une apparence inégale, tomenteuse, raboteuse, grenue ou mamelonnée, en même temps que la coloration se modifie d'une façon très-sensible en se nuançant plus ou moins de rouge.

Les phénomènes qui se produisent du côté des éléments vasculaires de l'iris rendent à leur tour l'exsudation encore plus abondante, de sorte que celle-ci se fait rapidement jour vers les deux surfaces de la membrane. Les produits ainsi fournis par l'iris, particulièrement plastiques, très-riches en fibrine et partant très-coagulable, deviennent alors la cause des deux complications les plus redoutables de cette dangereuse forme d'iritis. Ceux qui se sont portés vers la face postérieure du diaphragme oculaire se déposent rapidement en arrière du sphincter iridien, au niveau du bord pupillaire, sur la face antérieure de la cristalloïde qui, nous le savons, est là en contact intime avec lui. Du bord iridien, l'exsudat gagne rapidement et de proche en proche tout l'espace pupillaire, s'y dépose en plus ou moins grande quantité et détermine bientôt une synéchie postérieure totale, ou même une occlusion pupillaire complète, par la transformation ultérieure de cet exsudat, si riche en fibrine, en une néomembrane qui s'organise plus ou moins parfaitement et en un temps parfois très-court. Mais cette tendance à la synéchie totale et à l'occlusion pupillaire, qui constitue un des plus grands dangers de cette fâcheuse forme d'iritis, n'est pas la seule complication qu'on doive redouter. L'exsudation ne se borne malheureusement pas à la partie restreinte de l'iris dont nous venons de parler; elle se produit également dans toute l'étendue de la face postérieure, se dépose dans l'espace libre qui existe là sous forme d'un petit canal triangulaire, appelé autrefois chambre postérieure, et qui sépare la face postérieure de l'iris de la face antérieure du cristallin. Cet espace libre est bientôt rempli par les masses exsudées, qui de là s'étendent de proche en proche au-devant du corps ciliaire qui peut ainsi être amené à participer à l'affection. Les masses déposées s'organisent bientôt et constituent une couche plus ou moins épaisse qui se transforme rapidement en néomembrane, qui rendra désormais le tissu de l'iris absolument rigide et empêchera le jeu ultérieur de la pupille.

D'autre part l'exsudat, en se déposant dans l'espace dont nous venons de parler, entraîne toujours avec lui une quantité de pigment variable, qui, intimement mélangé à sa masse, le colore en brun plus ou moins foncé.

En même temps que ces synéchies se forment à la face postérieure de l'iris, l'exsudation a également lieu à la face antérieure, où elle se trouve déversée dans l'humeur aqueuse, dans laquelle elle reste d'abord en suspension pendant quelque temps sous forme de petits flocons qui lui donnent un aspect louche, trouble ou opaque. Ces flocons plus lourds que le liquide au milieu duquel ils sont en suspension, se précipitent vers les parties les plus déclives de la chambre antérieure, s'y réunissent sous forme d'un amas blanc jaunâtre, de dimension variable avec l'abondance de l'exsudation. La partie supérieure de cet exsudat est toujours dirigée horizontalement, et sa position, par conséquent, se modifie avec l'attitude de la tête du malade. L'amas de matière plastique, présente toujours la forme d'une petite lunulle et constitue ainsi une seconde variété d'hypopyon.

Quoique, nous venons de le dire, cet hypopyon change en général de lieu avec la position de la tête du malade, il se présente pourtant quelques cas où les produits d'exsudation sont si plastiques, qu'ils se coagulent pour ainsi dire à mesure qu'ils sont déversés, s'agrégent et adhèrent plus ou moins solidement à la face postérieure de la cornée, d'une part, et à la face antérieure de l'iris, d'autre part, de sorte que la forme de l'hypopyon peut rester invariable, quoi qu'on fasse pour la modifier. Si on évacue alors par la paracentèse le contenu de la chambre antérieure, on voit l'hypopyon être expulsé sous forme d'une véritable fausse membrane compacte, qui demande parfois des tractions énergiques, à l'aide d'une pince, pour être éliminée.

Examiné au microscope, cet hypopyon ne se montre pas toujours constitué uniquement par des globules de pus. Tantôt il renferme, en outre, des débris de cellules, du stroma iridien, ou du tissu conjonctif, auxquels se joignent quelques éléments pigmentaires granuleux. C'est ce qu'on observe lorsque l'hypopyon est très-plastique. D'autres fois au contraire, le dépôt est constitué dans sa plus grande partie par de véritables globules blancs (globulins) auxquels se mêlent en outre quelques cristaux d'hématine ou d'hématoïdine, ainsi que cela s'observe en général dans l'iritis phlegmoneuse typique.

D'autres fois les produits exsudés, au lieu de prendre la forme de flocons tenus en suspension dans l'humeur aqueuse ou se précipitant vers les parties déclives de la chambre antérieure, s'étendent comme un rideau ou comme un voile au-devant de toute l'iris et de la pupille, qu'ils masquent d'une façon plus ou moins complète aux regards de l'observateur.

D'autres fois encore, toute la surface antérieure de l'iris semble terne, décolorée, gonflée, boursouflée même, sans que l'humeur aqueuse présente autre chose qu'un trouble peu accusé et une légère coloration roussâtre. L'iris perd alors son aspect fibrillaire et se transforme en une masse amorphe décolorée. On y observe des taches pigmentaires plus ou moins abondantes et plus ou moins foncées, résultant de la prolifération des cellules pigmentaires du stroma iridien.

Mais là ne se bornent pas les altérations produites par cette fâcheuse maladie. Pendant toute la durée de l'exsudation plastique, on observe également d'importantes modifications du côté de la couche pigmentaire de l'iris. Les cellules pigmentaires sont le siége d'une abondante hypergenèse qui les fait se gonfler, augmenter de volume, se ramollir et se rompre, de sorte qu'il en résulte une abondante hyperplasie pigmentaire. Ce pigment, très-grenu, se dépose en même temps que les produits plastiques sur la cristalloïde et notamment dans la pupille, de sorte que parfois on remarque dans l'espace pupillaire la présence d'un dépôt pigmentaire plus ou moins épais, de coloration variable, plus ou moins foncé, suivant l'abondance du pigment chez le sujet, et qui peut présenter en outre une coloration différente, suivant l'époque plus ou moins reculée à laquelle il a été déposé. En général, la couleur de ces masses pigmentaires est d'autant plus foncée qu'elles sont de date plus récente; aussi peut-on les voir passer successivement par les teintes noire, brune, rousse, jaune et enfin grise.

Il arrive aussi parfois, lorsque l'iritis est moins intense, que ces altérations au lieu de s'étendre à toute l'iris, se concentrent de préférence sur des points limités, sur le bord pupillaire seul, sur le petit cercle, ou sur des points circonscrits du grand cercle. C'est alors que surviennent ces différences de coloration si frappantes et parfois si étranges entre le petit et le grand cercle, ainsi que certaines élévations ou tubercules papilliformes, de couleur rougeâtre ou jaunâtre, qui ont reçu le nom de *condylômes* et qui, à un moment donné, s'ombiliquent, dont le sommet blanchit en même temps qu'il se creuse, se rompt et laisse échapper une petite quantité de véritable pus, présentant ainsi une grande analogie avec une pustule variolique. D'autres fois, au lieu de ces tumeurs rougeâtres, on voit se former de simples élévations de volume variable, plus ou moins foncées, et dues à une accumulation du pigment dans ce point. Mais toujours, quelles que soient la forme ou la nature de ces élévations, on remarque à leur base un lacis de vaisseaux assez abondants, visibles à l'œil nu, et qui tranche franchement sur le tissu ambiant.

Pendant tout le temps que dure l'iritis, la conjonctive est fortement injectée, elle présente une coloration d'un rouge intense variant, de la lie de vin au cinabre, motivée par la turgescence d'un grand nombre de vaisseaux conjonctivaux ou episclériens, affectant une disposition radiée confluente et serrée vers le bord de la cornée. En même temps qu'elle présente une augmentation d'épaisseur assez sensible sous l'influence de cette violente hyperémie, la muqueuse est en proie à une activité sécrétoire plus grande qui la rend brillante, luisante même, aspect qui est encore augmenté par une exagération de la sécrétion lacrymale.

Au gonflement de la conjonctive se joint même parfois un épanchement séreux, plus ou moins abondant, qui donne alors lieu à un violent chémosis surtout visible au début, et auquel succède bientôt l'épaississement œdémateux de toute la muqueuse. En outre, la paupière se gonfle, surtout vers son bord libre, ses plis s'effacent, elle devient rouge et brillante et parfois même s'œdématie dans toute son étendue. Enfin, dans quelques cas particulièrement graves, le malade est en proie à une fièvre intense, avec soif vive et inappétence, accompagnée d'augmentation de la température locale et générale.

Symptômes subjectifs. — Nous avons dit, dans les généralités sur l'iritis, que toutes les formes d'iritis se caractérisaient par de violentes douleurs, dites douleurs ciliaires, dont nous avons expliqué le mode de production. Nous n'y reviendrons pas. (*Voy.* page 347.)

Mais nous devons faire remarquer que la forme parenchymateuse de l'iritis est sans contredit celle qui est caractérisée par les douleurs les moins violentes. Elles occupent ici les mêmes points que dans les autres formes d'iritis, mais présentent un caractère plus sourd. Elles sont dues en grande partie, à trois causes principales : 1° la compression et le tiraillement des nerfs ciliaires; 2° l'excès de tension intra-oculaire, produite par la rétention de liquide en arrière de l'iris, agglutinée à la cristalloïde; et enfin 3° la turgescence des vaisseaux. Les douleurs, parties de l'œil sont envoyées au sensorium qui les retourne à toute la cinquième paire et à ses anastomoses.

Cette irritation des nerfs ciliaires produit, en outre, une photophobie par action réflexe, qui empêche les malades de supporter la moindre clarté sans immédiatement ressentir une exacerbation des douleurs. Du côté de la conjonctive elle-même, sensation de cuisson ou de brûlure; d'autres fois, aucun phénomène capable d'attirer l'attention du malade. La vue, toujours sensiblement altérée, peut l'être parfois au point de ne permettre qu'à peine au malade de percevoir la lueur d'une forte lampe.

Nous avons dit, en commençant la description de l'iritis parenchymateuse, qu'il convenait d'en distinguer deux formes bien distinctes : *a*, l'iritis phlegmoneuse; *b*, l'iritis syphilitique vraie ou proprement dite. Nous allons indiquer maintenant, aussi brièvement que possible, les signes qui caractérisent particulièrement chacune de ces deux formes.

a. L'iritis phlegmoneuse ou suppurative se distingue par la prédominance dans les produits exsudés de l'élément pyoïde franc. L'hypopyon loin d'être riche en fibrine, d'être très-plastique et concret, est, au contraire, plus fluide. Il se déplace plus facilement, change de forme plusieurs fois par jour et présente une teinte jaunâtre plus franche.

En outre, il y a ici moins de tendance à la formation des synéchies, et la synéchie totale en particulier est moins à redouter que dans la forme plastique, par exemple. Or, nous l'avons déjà fait remarquer, la tendance à la formation rapide de synéchies nombreuses constituant le plus grand danger de l'iritis, l'iritis phlegmoneuse présente donc moins de gravité que l'iritis plastique. Mais le véritable danger de l'iritis phlegmoneuse réside essentiellement dans la tendance qu'a cette forme d'iritis à s'étendre au voisinage et à se compliquer d'affections analogues du corps ciliaire ou de la choroïde. Aussi est-ce cette forme d'iritis que l'on voit survenir le plus généralement à la suite des traumatismes et notamment à la suite de certaines blessures ou de certaines opérations.

Les principales altérations consécutives à la pyogenèse que l'on rencontre ici se localisent de préférence sur la membrane adventice des vaisseaux et sur le stroma iridien, surtout sur les éléments pigmentaires, qui subissent particulièrement les atteintes de l'affection. Il en résulte une décoloration véritable du tissu de l'iritis et une atrophie quelquefois très-prononcée du stroma tout entier, qui entraînent à leur suite des altérations notables dans la structure de l'iritis. Celle-ci se transforme petit à petit en une membrane mince, décolorée, amorphe, sur laquelle l'aspect fibrillaire finit par disparaître complétement et détermine une assez grande différence entre l'aspect des deux yeux.

b. L'iritis syphilitique vraie ou typique est caractérisée par des phénomènes particuliers qu'on ne rencontre dans aucune autre forme de la maladie, et qui sont si tranchés qu'ils ont une véritable valeur pathognomonique.

Les anciens ophthalmologistes avaient cru pouvoir déterminer, d'après la forme que prenait la pupille dans les différentes espèces d'iritis, la nature de celle-ci (Beer). Mais, la forme de la pupille pouvant se modifier plusieurs fois dans le cours d'une même iritis, il en résulterait que telle iritis pourrait être rhumatismale un jour, syphilitique le lendemain, scrofuleuse le troisième, etc. Le temps a donc fait justice de ces signes tirés de la forme de la pupille, et ce n'est pas d'eux que nous voulons parler.

Ce qui caractérise l'iritis syphilitique, c'est la *teinte rouge cuivrée que présente le petit cercle de l'iris* (Sichel père), ainsi que la présence des *condylômes.* Mooren (de Dusseldorf) a démontré que les condylômes sont de véritables gommes, présentant dans leur évolution les mêmes phénomènes que les tumeurs de même nature que l'on rencontre dans d'autres points du corps. La teinte cuivrée du petit cercle a une telle valeur pour nous que, lorsque nous la rencontrons, nous n'hésitons pas à diagnostiquer la syphilis, sans questionner le malade. C'est elle qui constitue pour nous le véritable signe pathognomonique. Certes, les autres formes d'iritis peuvent survenir sous l'influence de la syphilis, mais elles peuvent aussi survenir sur un sujet syphilitique par simple coïncidence, comme elles surviennent chez des individus indemnes de tout vice vénérien. Mais jamais on ne voit, dans une iritis, le petit cercle prendre la teinte cuivrée dont nous parlons, si le sujet n'est pas syphilitique. Cette teinte rougeâtre, ainsi qu'on peut s'en assurer par l'éclairage latéral et par l'examen à la loupe, reconnaît pour cause une turgescence considérable des capillaires du petit cercle vasculaire de l'iris.

L'iritis syphilitique survient toujours à la fin de la période secondaire ou au commencement de la période tertiaire, comme toutes les autres manifestations oculaires de la syphilis. C'est un accident de transition. On la voit souvent coïncider avec les syphilides tardives, telles que les syphilides crustacées, ou tuberculeuses, ou avec le rupia. D'ordinaire, les accidents secondaires ont déjà complétement disparu lorsque les manifestations oculaires apparaissent; mais il faut reconnaître que l'iritis est, de toutes les lésions syphilitiques oculaires, celle qui se rencontre le plus tôt après les accidents cutanés.

Dans l'iritis syphilitique vraie, la tendance plastique est extrême; aussi cette forme est-elle rapidement suivie du développement de nombreuses synéchies très-résistantes et souvent même d'une synéchie totale d'emblée. Souvent, dès les premières heures, la pupille est envahie par un exsudat extrêmement abondant qui se transforme rapidement en une fausse membrane qui oblitère la pupille. Enfin, l'iritis syphilitique se développe fréquemment sur les deux yeux simultanément ou successivement, tandis que les autres formes d'iritis restent le plus souvent localisées sur un seul œil.

L'iritis syphilitique, malgré sa gravité, est néanmoins moins grave que l'iritis phlegmoneuse, à cause de la plus grande facilité qu'on a à l'attaquer vigoureusement par le traitement. Mais, malheureusement, elle se complique souvent d'autres affections oculaires du côté de la choroïde, de la rétine ou de la cornée.

En outre, même lorsque toute trace d'iritis a disparu, on doit se mettre en garde contre des rechutes qui peuvent survenir tant que la maladie déterminante n'est point parfaitement guérie.

Enfin, de toutes les formes d'iritis, l'iritis syphilitique est la plus indolente.

Marche, durée, terminaison. — L'iritis parenchymateuse peut, dès le début, se montrer avec des caractères d'une violence extrême, ou, au contraire, présenter une marche essentiellement chronique. La violence des symptômes et surtout des symptômes subjectifs sert seule de base pour préciser cette marche. Quelquefois cette forme d'iritis, après une durée médiocre, montre une tendance franche à la guérison; mais celle-ci ne survient que rarement alors sans laisser de traces plus ou moins indélébiles de son passage. C'est ce qui s'observe particulièrement après la variole. En général, au contraire, la maladie présente une exagération croissante des symptômes inflammatoires, dont les effets se succèdent sans interruption, de sorte qu'au fur et à mesure que les masses exsudatives s'organisent ou se résorbent, il s'en produit de nouvelles. En outre, la rapidité avec laquelle se produit l'exsudat, les propriétés plastiques dont il jouit, font que souvent nous ne voyons les malades qu'alors que déjà l'affection a déterminé les lésions indélébiles : synéchies, néomembranes, occlusion pupillaire, qui peuvent avoir les plus funestes conséquences pour l'avenir.

La durée de l'iritis parenchymateuse peut varier infiniment avec la cause efficiente. Tantôt, en un mois ou six semaines, l'évolution de la maladie peut être complète, d'autres fois, elle peut durer pendant plusieurs mois. En outre, la longue durée de la maladie peut provoquer, du côté de la texture de l'iris, des désordres tels qu'il en résulte une véritable désorganisation (Sichel père). Ou bien encore le développement d'une synéchie totale, terminaison malheureusement trop fréquente, devient, dans l'avenir, la cause de rechutes fréquentes, de ce qu'on a nommé l'iritis chronique, ouvrant la porte aux complications d'irido-choroïdite, de cyclite ou de glaucôme. Après une durée variable de quinze jours à deux ou trois mois et plus, la chambre antérieure s'éclaircit, la conjonctive pâlit et s'affaisse. Les douleurs s'apaisent, la photophobie disparaît, les larmes sont sécrétées en moindre abondance et la maladie guérit, sans laisser de traces de son passage, si le traitement est intervenu à temps et a été convenablement dirigé, ou, au contraire, en laissant derrière elle les lésions que nous avons signalées plus haut.

Pronostic. — Le pronostic de l'iritis parenchymateuse est toujours assez grave, à cause de la complication possible de l'affection iridienne d'une affection du corps ciliaire ou de la choroïde, surtout s'il existe de nombreuses synéchies. Nous l'avons dit, du reste, la maladie pouvant provoquer une oblitération ou une atrésie de la pupille par le dépôt des masses exsudatives abondantes dans le champ de celle-ci, on doit toujours faire des réserves pour l'avenir.

D'autre part, on doit aussi n'être pas très-affirmatif lorsqu'il y a déjà de nombreuses synéchies, celles-ci pouvant, même après la guérison, devenir le point de départ d'une rechute provoquée par les tiraillements incessants de l'iris. En outre, il peut se faire qu'en faisant l'examen fonctionnel, on constate que la vue est encore parfaite, le centre de la pupille étant libre et les bords seuls étant le siége d'un exsudat organisé, uniquement reconnaissable à un petit liseré blanc-grisâtre, nacré, qui borde la marge pupillaire de l'iris et qui agglutine l'iris et la cristalloïde, empêchant ainsi la libre communication entre les deux chambres. Malheureusement, cette intégrité apparente de la vue est souvent trompeuse et, dans ce cas encore, on doit être fort circonspect et avertir le malade des complications d'irido-choroïdite ou de glaucôme consécutifs possibles, et surtout de l'affaiblissement progressif probable de la vue. Il peut encore arriver qu'on ne remarque aucune trace d'adhérence de l'iris et que pourtant la pupille reste immobile, par suite de la présence de fausses membranes à la partie postérieure de l'iris. Ces fausses membranes jouent alors exactement le rôle des synéchies et peuvent également devenir le point de départ de complications souvent funestes.

En dernier lieu, il peut se faire qu'il existe un exsudat fort épais dans toute la pupille et que la vue soit néanmoins encore bonne, s'il existe quelque petit pertuis dans un point quelconque de cet exsudat, tandis qu'au contraire, un exsudat peu épais, mais également réparti dans tout le champ pupillaire, par la diffusion qu'il exerce sur les rayons lumineux, peut exercer une très-fâcheuse influence sur la vision. Il en est donc de ces exsudats comme des opacités de la cornée. (Voy. p. 284).

Étiologie. — Ainsi que nous l'avons dit, pour l'iritis plastique, la forme parenchymateuse se développe souvent à la suite d'un refroidissement et on a coutume alors de dire, qu'il s'agit d'une iritis rhumatismale. Mais, on le voit, il s'agit ici d'une iritis *a frigore*, et il ne faudrait pas croire que cette dénomination indique que l'affection est développée sous l'influence de la diathèse rhumatismale, quoique pourtant il ne soit pas rare, nous le savons, de voir survenir l'iritis comme complication ou comme manifestation du vice rhumatismal.

De même, on a signalé l'iritis parenchymateuse, comme manifestation de la variole. Il est incontestable qu'on voit parfois survenir l'iritis dans le cours de cet exanthème. Nous même en avons observé un certain nombre d'exemples, lors du siége de Paris, pendant la terrible épidémie de small pox qui a sévi à cette époque. Mais, dans les différents cas, il ne nous a pas été possible de constater plutôt telle forme d'iritis que telle autre, et nous ne croyons pas qu'on puisse distinguer une forme spéciale d'iritis sous le nom d'iritis varioleuse.

L'iritis parenchymateuse se montre aussi parfois chez les scrofuleux et en l'absence de toute autre cause. La raison nous en semble résider dans le mode de nutrition des tissus en général chez ces sujets, dans la tendance à la suppuration que l'on remarque en général chez eux et secondairement dans la facilité à la transformation de l'iritis plastique, en iritis phlegmoneuse que la nutrition vicieuse des sujets engendre, surtout si les éléments exsudés sont abondants, de façon à donner lieu à une véritable pyogenèse.

Mais, de toutes les causes de l'iritis parenchymateuse, la plus fréquente est incontestablement la syphilis. Cette fréquence de l'iritis parenchymateuse dans une manifestation oculaire du mal français, est tellement grande, que certains auteurs ont cru pouvoir avancer que 70 pour 100 des cas d'iritis phlegmoneuse étaient dus à la syphilis. Je ne crois pas, pour ma part, pouvoir souscrire à cette assertion et je crois que dans maintes occasions il ne s'agit que d'une coïncidence et non d'une relation de cause à effet. Il n'en est pas moins vrai que lorsqu'une iritis survient dans le cours de la syphilis, après la période secondaire, on est en droit de la considérer comme dépendant de l'affection vénérienne. Mais il ne faut pas vouloir étendre cette relation de cause à effet à toute iritis qui surviendra à un moment quelconque sur un sujet ayant été atteint de syphilis, à une époque quelconque, quelque reculée qu'elle soit. Nous reviendrons du reste tout à l'heure et avec plus de détails sur ce sujet.

La remarque que nous venons de faire à propos de ces soi-disant iritis tardives, survenant longtemps après les accidents secondaires de la syphilis, s'applique encore bien mieux selon nous, cela va sans dire, à l'opinion émise par certains auteurs que l'iritis peut souvent être due à l'hérédité syphilitique. Je n'ai encore rencontré aucun sujet chez lequel il m'ait été possible de constater ce fait.

L'iritis parenchymateuse reconnaît souvent aussi pour cause déterminante l'influence des variations atmosphériques, et il n'est pas rare de voir cette variété d'iritis se développer notamment sous l'influence du froid. De là, les soi-disant iritis rhumatismales. De même aussi, cette iritis survient souvent sous l'influence de certaines dispositions qui modifient la constitution du sujet, comme par exemple, pendant la grossesse, ou à la suite des couches. C'est elle aussi que l'on voit survenir fréquemment sous l'influence de certains traumatismes, tels que, la pénétration de corps étrangers dans la chambre antérieure, ou certaines opérations oculaires, comme l'extraction de la cataracte, par exemple.

Il est hors de doute que cette forme d'iritis reconnaît alors pour cause, soit la blessure de l'iris, soit la lésion de parties voisines, comme le corps ciliaire, par exemple, soit enfin le séjour dans l'œil de débris de la cataracte ou de la capsule cristallinienne, qui jouent alors le rôle de véritables corps étrangers. Mais, dans ce cas, ce n'est pas seulement dans l'iritis elle-même que réside le danger, mais bien dans la possibilité et même la presque certitude de voir se développer des complications du côté du corps ciliaire ou de la choroïde et de se trouver par conséquent tout à coup en présence d'une cyclite ou d'une irido-choroïdite suppurative.

Traitement de l'iritis. — Nous avons dit que le plus grand danger et la plus funeste tendance de l'iritis, quelle qu'en fût la forme, était le développement des synéchies postérieures. Il ressort de là que la première et la plus importante indication à remplir doit être de s'opposer à leur développement ou de chercher à les rompre, si déjà il s'en est formé.

Nous disposons d'un puissant moyen pour atteindre ce but : ce sont les instillations répétées de solutions un peu fortes d'agents mydriatiques, du sulfate neutre d'atropine notamment. On instillera donc, d'heure en heure, quelques gouttes d'une solution au $^1/_{200}$ et même au $^1/_{100}$ de sulfate neutre d'atropine dans l'œil malade, mais en ayant bien soin que l'excédant du médicament ne s'écoule pas le long de la joue, jusque dans la bouche du malade et occasionne de la sorte des accidents toxiques, ainsi que cela a été observé plusieurs fois.

Il ne faut pas redouter ces instillations fréquentes de l'agent mydriatique ; elles sont absolument inoffensives pour l'œil, et doivent être continuées longtemps encore, après que tous les symptômes inflammatoires ont disparu.

Malgré tout le soin qu'on aura apporté à répéter les instillations d'atropine, il peut se faire que la pupille reste rebelle à leur action. On se trouvera peut-être bien alors de faire en même temps une large application de sangsues au-devant de l'oreille. Cette émission sanguine, en diminuant pour un certain temps la turgescence des vaisseaux iridiens et intra-oculaires, favorisera l'action du mydriatique (de Græfe). Mais, à part ce cas spécial, nous nous déclarons absolument opposé aux émissions sanguines.

S'il est vrai que ces dernières soulagent parfois les malades pendant quelque temps, il n'est pas moins vrai que leur action ne se prolonge pas au delà de deux à trois jours. On devrait donc les employer de nouveau, au bout de ce temps, et on finirait par affaiblir considérablement le malade. Nous préférons de beaucoup l'emploi de la chaleur humide, sous forme de compresses imbibées d'une infusion aromatique aussi chaude que possible, telle que celle de fleurs de camomille par exemple. Ces compresses en hâtant la résorption des produits exsudés et en amenant un afflux plus considérable de matériaux réparateurs, amènent souvent une amélioration rapide; mais nous rejetons absolument les douches de vapeurs chaudes directement dirigées sur l'œil malade, et que nous avons été un des premiers à expérimenter à Paris en 1867, à l'aide d'un ingénieux appareil, construit à cette époque par Mariaud.

A l'intérieur le calomel à petites doses sera utile dans toutes les formes à l'exception de l'iritis syphilitique, dans laquelle nous donnons de beaucoup la préférence aux larges onctions (1 à 4 grammes par jour) d'onguent napolitain; mais pour favoriser l'arrêt de l'exsudation, le plus utile agent, sans contredit, est la sudation abondante et quotidienne par la méthode des bains turcs ou bains d'étuve sèche. Enfin l'iodure de potassium, le sirop de bi-iodure ioduré de Gibert et les différentes préparations toniques trouvent également leur emploi dans les différentes formes d'iritis.

Une autre indication importante est de calmer à tout prix les douleurs parfois si violentes qui accompagnent toujours l'iritis; à ce point de vue les onctions belladonées sur le front et la tempe, la teinture d'iode morphinée (Warlomont), mais surtout l'emploi de la morphine par la méthode des injections hypodermiques, à la dose de 1 centigramme, rendent de précieux services. Ces injections ont le double avantage, d'abord, de calmer les douleurs et, d'autre part, de procurer au malade un sommeil réparateur. Lorsqu'il n'y a que simple insomnie sans douleurs, nous préférons à la morphine l'hydrate de chloral, dont l'action est très-sûre et ne jouit pas des propriétés stupéfiantes de l'opium.

Telles sont les données générales du traitement de l'iritis quelle qu'en soit la forme. Le traitement tel que nous venons d'en esquisser les principaux traits est presque toujours suffisant contre l'iritis plastique. Mais malheureusement il reste absolument sans effet contre les deux autres formes.

L'iritis séreuse, comme nous l'avons déjà dit, réclame quelques moyens spéciaux. Il faut ici être plus sobre des instillations d'atropine, car il est bien démontré aujourd'hui que dans les affections qui se compliquent volontiers d'accidents glaucômateux, les instillations mydriatiques hâtent souvent l'apparition de cette regrettable complication, et ce fait repose sans doute sur les mêmes raisons que celles qui font que les instillations d'atropine dans le glaucôme prodromal, rapprochent toujours le moment de l'apparition de l'attaque aiguë. Si, malgré la précaution que nous venons d'indiquer, on voit la chambre antérieure gagner en profondeur, le trouble de l'humeur aqueuse augmenter, la dureté du globe survenir, on ne devra pas hésiter à pratiquer la paracentèse de la chambre antérieure, et à la répéter même à plusieurs reprises, mais en ayant soin de ne laisser écouler l'humeur aqueuse qu'avec une extrême lenteur, afin d'éviter une brusque rupture d'équilibre, entre la pression extra-oculaire et la tension intra-oculaire, qui aurait pour conséquence presque certaine des extravasations sanguines, sur les fâcheuses conséquences desquelles nous reviendrons du reste à propos du traitement du glaucôme et que nous ne faisons que signaler ici.

Bien que parfois évidemment efficace, il n'est pas moins vrai que la paracentèse de la chambre antérieure est souvent insuffisante à débarrasser les malades de la dangereuse forme d'iritis dont nous parlons. De plus, l'inconvénient de l'obligation de recourir à plusieurs reprises à cette petite opération assez douloureuse, et quoi qu'on en dise, non exempte de dangers, nous portent à conseiller de lui préférer l'iridectomie qui n'est pas beaucoup plus douloureuse, est exempte de dangers entre des mains expérimentées et est un bien plus sûr agent contre l'iritis séreuse. Néanmoins, on ne doit pas oublier que cette opération n'empêche pas, dans certains cas, la maladie de gagner les portions plus reculées du tractus uvéal, de s'étendre au corps ciliaire et à la choroïde, et de se transformer en irido-choroïdite, ou en cyclite, maladies infiniment plus graves et contre lesquelles nous ne jouissons que de ressources encore plus restreintes.

On le voit donc, si on rapproche ce que nous venons de dire de ce que nous avons déjà dit du traitement médical de l'iritis séreuse (pag. 354) on doit reconnaître avec nous que nous ne disposons, somme toute, que de faibles ressources contre cette affection. Mais il n'en est pas de même de la forme parenchymateuse ; contre celle-ci nos moyens thérapeutiques sont infiniment plus efficaces. Déjà par un traitement médical dirigé dans le même sens que celui de l'iritis plastique, mais plus énergiquement antiphlogistique et antiplastique, on arrive souvent à triompher de la forme suppurative. Mais ici, l'iridectomie pratiquée même pendant la période aiguë est d'une efficacité incontestable : souvent elle arrête subitement le processus inflammatoire ou pyogénique et il n'est pas d'ophthalmologiste qui ne lui doive d'éclatants succès.

Contre la forme syphilitique vraie, le traitement rigoureux de la cause modifie souvent la maladie avec rapidité Quant à l'iridectomie pratiquée pendant la période aiguë, ou destinée à l'ablation des condylômes (Mooren), nous la considérons comme au moins inutile, tant que la cause déterminante n'est pas maîtrisée. Une seule circonstance nous paraît capable de motiver une semblable pratique, c'est lorsque se montrent des menaces de complications plus profondes.

Lorsque dans les deux formes d'iritis parenchymateuse, il existe un hypopyon, que celui-ci est trop considérable pour laisser espérer sa résorption, on doit immédiatement l'évacuer. C'est dans ce cas surtout, que l'iridectomie peut être efficace et que l'excision du condylôme est permise et même utile, si on reconnaît que c'est cette tumeur qui fournit le liquide de la collection purulente.

Si, après que tous les symptômes inflammatoires seront tombés, on constate qu'il s'est fait des synéchies, on ne devra pas perdre de temps à vouloir tenter, par les instillations d'atropine seule ou par les instillations alternatives de sulfate d'atropine et de sulfate d'ésérine, d'obtenir la déchirure des adhérences. Il n'arrive que trop souvent qu'au lieu d'atteindre de la sorte le but qu'on se propose, on ne réussit à provoquer sur l'œil et les paupières qu'un état particulier, connu sous le nom de saturation atropinienne, et caractérisé par une rougeur et une tuméfaction de la conjonctive avec développement de granulations dites *granulations atropiques*, accompagné d'un état eczémateux de la paupière inférieure, en tout semblable à cet eczéma particulier de la face dont sont atteints les ouvriers qui préparent les alcaloïdes organiques.

Une fois la saturation atropinienne survenue, elle ne guérit jamais. Lorsqu'on cesse l'usage du médicament, elle disparaît pour quelque temps, mais se reproduit immédiatement après une nouvelle instillation, fût-elle faite plusieurs années après les dernières.

Aussi pour éviter d'en arriver là et de se priver ainsi du concours si efficace du précieux agent, pensons-nous qu'il est infiniment préférable, aussitôt qu'on aura la certitude qu'une tentative opératoire ne sera pas capable de faire renaître l'inflammation iridienne, de chercher à combattre les fâcheux effets des adhérences iridiennes par la voie opératoire. Si la synéchie est totale, ou s'il existe plusieurs adhérences, l'iridectomie sera formellement indiquée. S'il n'existe qu'une seule synéchie, on pourra si on veut recourir à l'opération de la corélysie. Pour nous, nous préférons toujours de beaucoup, lors d'adhérences de l'iris, et hormis le cas de synéchie totale, pratiquer l'iridectomie, combinée avec la corélysie, cette dernière étant bien plus facile à exécuter, plus efficace dans son action et moins dangereuse, lorsqu'on agit comme nous le conseillons. C'est en suivant cette pratique qu'on mettra l'œil atteint à l'abri des rechutes, si étroitement liées à l'existence des synéchies et qu'on le préservera des complications ultérieures d'irido-choroïdite dans le cas de synéchie totale.

Quelle que soit la forme d'iritis à laquelle on aura eu affaire, on devra toujours, une fois la maladie guérie, faire continuer encore pendant longtemps, comme nous l'avons déjà dit, l'emploi des mydriatiques et de l'iodure de potassium, et faire porter au malade de larges lunettes bleues, pour le mettre à l'abri des rechutes souvent fréquentes et parfois si funestes.

Consultez : J. SICHEL, *Icononog. ophth.*, p. 12-14 et 119-132, pl. X, XI et XIII. — A. VON GRÆFE, *Ueber die Coremorphosis als Mittel gegen chronische Iritis und Iridochorioiditis*, A. *f.* O. Bd. II, abt. 2, p. 202-257. — SPERINO, *Études cliniques sur l'évacuation répétée de l'humeur aqueuse*, etc. Turin, 1862.

ART. 3. — TUMEURS DE L'IRIS.

Les tumeurs de l'iris sont rares et par cela même leur anatomie pathologique est encore peu connue, sauf pour certaines d'entre elles qui sont relativement beaucoup plus fréquentes. Les mieux connues sont les suivantes :

1° Les *kystes*, qui ont été l'objet d'études très-soigneuses de la part d'un certain nombre d'observateurs.

Ils sont en général la conséquence d'une blessure de l'iris et on en a rencontré qui se sont manifestement développés à la suite d'une des lésions que nous avons précédemment signalées. Néanmoins il est souvent difficile de déterminer suivant quelle voie la tumeur s'est développée ; aussi un examen minutieux, aussi bien de l'état actuel que des anamnestiques, est-il toujours nécessaire.

Le nombre des observations de kyste de l'iris connues jusqu'à ce jour s'élève à un peu plus de trente (Hulke, L. de Wecker, Rothmund). Malgré ce nombre relativement assez élevé de faits, on n'est pas encore d'accord pour savoir si les kystes séreux doivent être considérés comme de simples accumulations de liquide, dans des espaces libres préexistant dans le tissu iridien ou entre celui-ci et l'épithélum postérieur, ou si ce sont des poches cystoïdes contenues dans l'épaisseur du stroma de l'iris et recouvertes d'une couche épithéliale (L. de Wecker). Ils se montrent en général sous forme de petites vésicules, d'un blanc grisâtre, transparentes, hyalines, dont le contenu liquide se laisse traverser par la lumière de l'éclairage focal et permet au regard de pénétrer jusqu'à la paroi postérieure.

Tantôt la base de la tumeur est large, étalée et sessile; tantôt, au contraire, cette base est étroite, pédiculée.

D'autres fois au contraire, le contenu, au lieu d'être limpide, hyalin, transparent et aqueux, est opaque, réfléchit fortement la lumière et présente les reflets d'une perle ou d'une opale. Dans ce dernier cas, on y rencontre aussi parfois des poils courts et durs (de Græfe), des cristaux de cholestérine, des gouttelettes graisseuses. La structure de ces tumeurs y fait reconnaître de nombreuses couches épithéliales stratifiées, superposées concentriquement, emboîtées les unes dans les autres, comme les squames d'un bulbe d'oignon. Souvent alors on ne remarque ni membrane d'enveloppe ni contenu particulier. Par leur structure ces tumeurs se rapprochent de celles connues sous le nom de *dermoïdes*, de cholestéatome perlé ou de *tumeurs perlées* ou *margaritoïdes* (de Græfe, White-Cooper, Rothmund, Monoyer).

Les kystes séreux restent souvent longtemps stationnaires et dans le plus grand nombre de cas ils grossissent très-lentement. Les dermoïdes et les cholestéatomes, au contraire, présentent, en général, un accroissement assez rapide.

A part le cas où la production empiète sur le champ pupillaire, elle ne gêne pas sensiblement la vision, mais provoque surtout une certaine diminution de l'amplitude de l'accommodation. Souvent il en résulte, sur l'œil qui porte la tumeur, un état d'irritation assez sensible, caractérisé par un écoulement de larmes assez abondant, une gêne et une rougeur conjonctivales assez intenses, auxquelles se mêlent parfois une photophobie notable et des douleurs ciliaires plus ou moins violentes. On a vu quelquefois ces phénomènes arriver jusqu'au développement d'une iritis véritable et provoquer même une irritation sympathique de l'autre œil (Hulke).

Le point de départ des tumeurs dont nous nous occupons réside, dans la majorité des cas, dans l'iris elle-même; d'autres fois, au contraire, et cette circonstance semble leur donner une gravité exceptionnelle elles prennent naissance dans le corps ciliaire (de Græfe).

Dans le premier cas, les kystes sont primitivement situés entre l'épithélium pigmentaire et la couche musculaire de l'iris; ils présentent des fibres musculaires sur leur paroi antérieure et de nombreuses cellules épithéliales pigmentaires sur leur paroi postérieure. C'est là la raison pour laquelle on a pensé devoir considérer ces tumeurs comme des poches cystoïdes.

Dans le deuxième cas, les kystes sont situés en arrière de l'épithélium pigmentaire de l'iris; aussi sont-ils recouverts, à leur face antérieure, par des traces manifestes de cette couche épithéliale et de la couche musculeuse. Outre les espèces que nous venons d'indiquer, on en a signalé deux autres caractérisées par leur contenu opaque, consistant et sébacé, ou, au contraire, myxomateux ou muqueux.

Le seul mode de traitement à opposer à ces productions, ainsi qu'aux phénomènes d'irritation qu'ils provoquent sur l'iris ou sur le globe oculaire tout entier, est de pratiquer l'excision simultanée du kyste et de la portion de tissu iridien qui le porte (de Græfe, de Wecker, Knapp, Rothmund). Cette pratique semble pourtant n'être pas toujours exempte de dangers (de Græfe, Monoyer); aussi l'opération n'est-elle indiquée, suivant nous, que lorsque l'organe atteint est en danger ou que l'irritation, dont la tumeur est la cause, menace de gagner l'autre œil.

On a essayé, pour remédier au kyste iridien, de pratiquer simplement la ponction de la poche, ou l'excision de la paroi antérieure seule. Mais ces opérations, incontestablement moins vulnérantes que celles dont il vient d'être question, semblent être malheureusement presque toujours suivies de la reproduction du kyste, qui ne tarde pas à reprendre sa marche envahissante (Hulke, Bowman).

2° On ne connaît jusqu'ici qu'un cas de *lipôme* franc de l'iris; il s'agissait là d'une tumeur lisse, arrondie, lobulée, d'un blanc jaunâtre, intimement unie à l'iris, résistante au toucher, et qui se montrait constituée uniquement par des éléments graisseux (Mooren).

3° Les tumeurs pigmentaires, *mélanomes*, ou *nævi*, ont également été rencontrées sur l'iris, mais on en a peu d'exemples (de Græfe). Ce sont de petites tumeurs arrondies, indolentes, noires ou brun-noirâtre, développées à la face antérieure de l'iris, et qui peuvent, malgré leur accroissement pour ainsi dire insensible, s'avancer plus ou moins dans le champ pupillaire. Ces productions semblent toujours être congénitales.

4° Les proliférations simples ou *granulômes* se présentent comme des excroissances d'un jaune sale, rougeâtre; elles sont de forme hémisphérique et sont recouvertes de petits prolongements pulpeux. Partis de l'iris, ces néoplasmes envahissent la chambre antérieure, perforent la cornée en un point et poussent le reste de cette membrane au-devant d'elle. Elles donnent lieu à une sécrétion abondante de pus; le microscope y fait reconnaître de nombreux globules pyoïdes, un certain nombre de cellules à noyaux nombreux (myéloplaxes), et enfin des cellules gigantesques (*riezencellen*, Virchow).

Elles renferment, en outre, de nombreux vaisseaux de nouvelle formation et acquièrent, par là, une grande analogie avec les condylômes. On n'en connaît en tout jusqu'à présent que douze à treize cas (Hirschberg et Steinhein), et encore doit-on, suivant nous, en retrancher un cas qui appartiendrait plutôt à une autre catégorie de tumeurs.

5° Nous avons déjà parlé des *condylômes* de l'iris, mais nous devons néanmoins les mentionner de nouveau ici, en rappelant que ce sont de véritables tumeurs gommeuses (syphylômes), susceptibles de subir les mêmes transformations que les tumeurs de même nature qui s'observent dans d'autres points du corps (Mooren, Virchow).

6° Les tumeurs vasculaires de l'iris, *telangiectasie* ou *angiome*, ne sont pas beaucoup plus connues que les différentes espèces de tumeurs que nous venons de passer en revue, on n'en connaît guère jusqu'ici que deux cas (Mooren, Schelske). Elles sont caractérisées par une masse partant de la face antérieure de l'iris, et composées de nombreux vaisseaux dilatés qui apparaissent comme de petites circonvolutions d'un rouge vif, tranchant fortement sur la teinte générale d'un brun rougeâtre, à la base de la tumeur. De temps à autre, se font, par les vaisseaux, des extravasations sanguines qui se résorbent après un laps de temps variable. Pour que ces extravasations se produisent, il suffit de quelques mouvements de tête, d'un accès de toux ou d'un éternument. La résorption de l'épanchement se fait en un temps qui, suivant l'abondance du sang épanché, varie entre une à deux minutes et un ou deux jours.

Toutes les tumeurs que nous avons vues jusqu'ici ne réclament d'autre traitement qu'une expectation attentive; et on doit s'abstenir de toute intervention, tant que la tumeur ne suit pas une marche envahissante qui menace l'avenir de l'œil. C'est ainsi qu'on les a parfois vues disparaître spontanément ou diminuer sensiblement de volume. Si, au contraire, la tumeur présentait une marche évidemment envahissante et que le diagnostic eût été sûrement posé, on pourrait tenter l'excision simultanée de la tumeur et de l'iris, mais on fera bien de ne pas perdre de vue que cette ablation n'est pas toujours exempte de danger; aussi croyons-nous bon, surtout dans les cas de granulômes ou d'angiômes, et notamment quand la tumeur aura dépassé un certain volume, de recourir de préférence à l'énucléation de l'œil.

7° La présence du *sarcôme* franc ou vrai a été signalée aussi comme tumeur de l'iris, de même qu'on a observé un certain nombre de *tumeurs mélaniques* ou *mélano-sarcômes* de l'iris, que l'on a décrit sous le nom de cancer de l'iris (de Græfe, Virchow, Hirschberg). Ces tumeurs ont rarement l'iris pour point de départ et viennent généralement des parties profondes. Elles sont caractérisées anatomiquement par la présence, dans leur masse, d'une notable quantité de cellules mélaniques et de nombreuses cellules polyédriques, également remplies de pigment finement granuleux.

Le seul traitement à leur opposer est l'énucléation totale du globe, faite aussi tôt que possible.

Consultez : L. DE WECKER, *Traité*, t. I. p. 426 et suiv. 2e éd., 1867. — L. DE WECKER, *Ueber Cystenbildung in der Iris*, Arch. f. Augen und Ohrenheilkunde, Bd. I, Abt. I, p. 122. — ROTHMUND, *Ueber Cysten der Regenbogenhaut*, Klinische Monatsblätter für Augenheilkunde, 1872, p. 189 et seq. — MONOYER, *Épithelioma perlé ou margaritoïde de l'iris*, Gaz. méd. de Strasbourg, 1871. — I. HIRSCHBERG, *Ein Fall von Sarcoma Iridis*, A. f. O., Bd. XIV Abt. 3, p. 285, 1868. — I. HIRSCHBERG, und STEINHEIM, *Ueber die Granulations-geschwulst der Iris*, Arch. f. Augen und Ohrenheilkunde, Bd. I, Abt. 2, p. 144, 1870.

ART. 4. — LÉSIONS VITALES DE L'IRIS.

Les lésions de l'iris peuvent être occasionnées tantôt par des *plaies* ou lésions directes, tantôt par des *contusions* ou lésions indirectes. A ces blessures proprement dites, il convient d'ajouter, en outre, les lésions pouvant résulter de l'action d'un *corps étranger*. Les premières ne sont jamais isolées, ce qui s'explique facilement par la position profonde de la membrane, qui nécessite toujours une lésion préalable des enveloppes du globe oculaire.

Plaies de l'iris. — Ces lésions peuvent résulter tantôt de l'action d'un instrument tranchant ou piquant; tantôt, au contraire, elles sont la conséquence de la pénétration d'un corps étranger. Ces dernières seront étudiées séparément.

Les plaies par instruments tranchants ou piquants sont extrêmement fréquentes, après les opérations qui ont pour théâtre la chambre antérieure, et on en a, ce me semble, beaucoup trop exagéré les conséquences. Elles sont, en effet, généralement peu graves et les phénomènes les plus marquants qu'on observe à leur suite se bornent presque toujours à une légère hypérémie ou à un épanchement de sang dans la chambre antérieure. Rarement elles donnent lieu à de véritables symptômes inflammatoires.

La meilleure preuve que l'on puisse invoquer en faveur du peu d'irritabilité de l'iris, sous l'influence d'une blessure par un instrument tranchant, c'est ce qu'on observe à la suite de l'opération de l'iridectomie, qui consiste, comme nous le verrons bientôt, dans l'excision d'une portion plus ou moins étendue du tissu iridien. En effet, jamais cette opération lorsqu'elle est pratiquée dans des cas simples, exempts de complications d'un autre ordre, n'entraîne de conséquences fâcheuses, et on pourrait même dire qu'elle n'est suivie d'ordinaire d'aucun symptôme appréciable. Ce qui est encore plus surprenant, c'est que le tissu de l'iris, si éminemment vasculaire, *ne saigne absolument pas*, dans les points sur lesquels a porté la section.

On doit s'étonner également que l'opération de l'iridectomie, par exemple, ne soit jamais suivie d'agglutination des points de l'iris ainsi mise à vif, avec la cristalloïde postérieure, avec laquelle cependant, par suite de l'effacement de la chambre antérieure, l'iris se trouve en contact intime. Il doit pourtant se faire, dans les points sur lesquels a porté la section, une exsudation qui devrait, semble-t-il, déterminer des adhérences? Pourtant jamais semblable fait n'a été signalé.

Les plaies par instruments piquants ne présentent pas plus de gravité que celles par instruments tranchants. Le seul accident que l'on constate quelquefois à leur suite est absolument éloigné de l'iris, il consiste dans l'apparition de vomissements parfois assez opiniâtres, qu'on observe assez fréquemment dans ces cas; ils s'observaient surtout fréquemment autrefois quand les opérations de cataracte à l'aiguille étaient encore en honneur.

La raison pour laquelle ces vomissements se produisent a toujours été insuffisamment expliquée et l'opinion la plus en faveur est qu'ils résulteraient de l'irritation des filets nerveux du grand sympathique, qui se rendent à l'iris. Le plus grand danger des plaies de l'iris, qu'elles résultent de l'action d'un instrument tranchant ou piquant, réside dans la très-grande fréquence de complication de ces lésions, avec des blessures simultanées du cristallin; mais alors la gravité n'est plus tirée de la lésion de l'iris, mais bien de celle du cristallin. Nous reviendrons plus tard sur cette complication, quand nous étudierons la cataracte traumatique et il nous suffit pour le moment de l'avoir signalée.

Comme nous l'avons dit déjà, les plaies de l'iris, quel que soit le mode suivant lequel elles ont été produites, provoquent toujours une faible hypérémie de l'iris, reconnaissable à un trouble léger de l'humeur aqueuse et à une faible modification de couleur du tissu iridien lui-même. Il se produit en outre un léger rétrécissement de la pupille. Cette hypérémie de l'iris provoque un peu de photophobie et l'écoulement de quelques larmes; du côté de la conjonctive s'observent également quelques symptômes de réaction bien plutôt dus à la lésion des autres parties du globe, telles que la cornée, la sclérotique et la conjonctive elle-même, qui sont simultanément intéressées par la lésion, qu'au traumatisme de l'iris.

Les blessures de l'iris sont extrêmement fréquentes chez les enfants et chez les ouvriers de différents corps d'état. Elles résultent, en général, de l'action d'un canif, d'un couteau, d'une aiguille, d'une épingle, d'une aiguille à tricoter ou d'une alêne. Les plaies de l'iris, nous l'avons dit, peuvent aussi résulter de l'action d'un corps étranger. Nous y reviendrons tout à l'heure.

Le seul traitement que réclament ces lésions est celui des complications; aussi est-il presque toujours suffisant, lorsqu'elles sont isolées, de seborner à faire l'occlusion de l'œil par un bandage compressif et de prescrire quelques instillations d'atropine, pour s'opposer au développement de synéchies résultant d'une iritis possible, quoique très-improbable.

Contusions de l'iris. — Les lésions indirectes de l'iris résultent toujours de l'action de corps contondants, tels qu'une pierre, une balle lancée contre le globe, un coup de poing ou de bâton, enfin le choc contre l'angle d'un meuble. La lésion qu'on observe habituellement après un semblable traumatisme est le décollement partiel de l'iris, de ses attaches ciliaires. Il résulte du changement brusque et momentané de courbure des enveloppes de l'œil qui motivent le déchirement du ligament pectiné et le brusque tiraillement des fibres de l'iris. On voit alors se produire dans un point quelconque du pourtour de l'iris, entre celle-ci et les limites de la cornée, un petit espace en forme de demi-lune dont la teinte noire, foncée, tranche fortement sur la couleur plus claire de l'iris. Cette lésion, lorsqu'elle est peu marquée, peut pourtant quelquefois être difficile à apercevoir, aussi ne doit-on jamais négliger, dans les cas de cette nature, de faire une exploration minutieuse de la chambre antérieure, à l'aide de l'éclairage latéral. Ce moyen lui-même peut rester insuffisant, et c'est alors que l'examen à l'ophthalmoscope peut rendre de très-grands services, en nous montrant, à la périphérie de l'iris, un point dans lequel se voit anormalement le reflet rouge du fond de l'œil.

Dans tous les cas de dialyse de l'iris de ce genre, la pupille perd toujours plus ou moins sa forme ronde et régulière, et son bord prend toujours une forme rectiligne dans le point correspondant à celui sur lequel l'iris est détachée de ses insertions. Cette déformation du bord pupillaire résulte de l'absence de points d'appui des fibres radiées par suite de la déchirure du ligament pectiné, qui ne maintiennent plus le tissu iridien tendu. Si le décollement est considérable, le bord ciliaire peut même devenir flasque et flottant et on le voit quelquefois se renverser en avant et en arrière. Dans ce cas, la forme ronde de la pupille s'efface plus ou moins, et peut arriver à prendre celle d'une pupille de chat dans une direction quelconque.

Presque toujours il se produit, au moment de la lésion, un épanchement plus ou moins abondant de sang qui est la conséquence de la déchirure des parois du plexus veineux qui existe dans l'angle de l'iris (canal de Schlemm). Une fois cet épanchement de sang résorbé, ou s'il ne s'en est pas produit, on voit quelquefois plusieurs dialyses traumatiques.

Un décollement de l'iris, analogue à celui dont nous parlons ici, peut encore se produire quelquefois à la suite de l'opération de l'iridectomie, faite par des mains inhabiles ou inexpérimentées, lorsqu'il existe de nombreuses synéchies ou une synéchie totale; nous reviendrons du reste sur cet accident, et nous apprendrons à l'éviter, lorsque nous nous occuperons de l'iridectomie en particulier.

Les conséquences de ces décollements traumatiques de l'iris sur les fonctions optiques de l'œil peuvent être variées. Si la dialyse est unique, il en résulte presque toujours une diplopie monoculaire. Il peut même se présenter des cas où on observe la triplopie, résultant de la présence de deux semblables dialyses, ainsi que nous en avons observé un cas à la clinique de de Graefe à Berlin.

Presque toujours les contusions du globe ayant eu pour conséquence l'accident dont nous nous occupons, sont accompagnées de complications plus ou moins graves, vers les parties internes du globe oculaire sur lesquelles nous reviendrons du reste en temps et lieu.

Les indications à remplir, au point de vue thérapeutique, doivent être dirigées contre la lésion iridienne et contre les complications. Les instillations d'atropine ne sont pas ici d'un grand secours, parce que, vu la perte de points d'appui des fibres radiées de l'iris dans le point correspondant au décollement, il ne se produit qu'une dilatation partielle de la pupille dans les points situés en dehors de la partie correspondante au décollement, et cette dilatation donne par conséquent des résultats négatifs. On doit donc se borner à traiter les complications et si le décollement de l'iris est cause de diplopie ou de triplopie, on doit chercher, par des moyens appropriés, à provoquer au-devant des nouvelles pupilles, des opacités de la cornée qui empêchent le passage des rayons lumineux.

Corps étrangers de l'iris. — Autant les blessures de l'iris par instruments tranchants ou piquants présentent peu de gravité, autant la présence de corps étrangers au sein du tissu iridien peut devenir redoutable par la persistance et l'accroissement de l'irritation résultant de leur contact plus ou moins prolongé. Presque toujours ils deviennent la source d'une iritis avec toutes ses conséquences et peu importe, pour cela, qu'ils soient simplement en contact avec la surface, ou qu'ils soient enfoncés dans l'épaisseur de l'iris.

Un corps étranger, après avoir pénétré à travers la cornée, dans la chambre antérieure, peut en effet s'arrêter sur l'iris, ou au contraire se fixer dans son épaisseur. Mais cette lésion isolée est généralement rare, et ceci s'explique facilement, parce qu'en général, il se produit de deux choses l'une : ou le corps étranger est lancé avec une impulsion suffisante pour pénétrer au-delà de la cornée, et alors le tissu de l'iris ne présente pas une résistance suffisante pour s'opposer au cheminement du corps étranger vers les parties situées plus profondément; ou bien, au contraire, l'impulsion du corps étranger est plus faible et celui-ci borne son action à la cornée ou aux enveloppes de l'œil et y reste enchâssé.

Dans le premier cas donc, il y a complications de la blessure de l'iris, avec une blessure simultanée de la cristalloïde ou du cristallin; dans le second cas au contraire, il n'y a qu'irritation légère de l'iris et développement d'accidents peu graves.

On a observé comme corps étrangers de l'iris des fragments des corps les plus divers; tels sont les fragments de verre, de pierre, de fer, des grains de poudre, des éclats de capsule fulminante, des grains de plomb de chasse. En outre on doit considérer comme corps étrangers de la chambre antérieure, pouvant déterminer par leur contact l'irritation de l'iris, les débris de substance cristallinienne demeurés dans l'œil, après l'opération de la cataracte par extraction.

Parmi les corps étrangers de l'iris les plus intéressants, au point de vue des lésions ultérieures que leur présence peut déterminer, les cils méritent une attention toute spéciale.

Presque toujours, en effet, ils deviennent la cause du développement de kystes ou de tumeurs particulières de l'iris, ainsi que de Graefe, Rothmund et Monoyer en ont publié de remarquables exemples. Ces cils pénètrent généralement dans la chambre antérieure à travers une plaie de la cornée. Aussi s'écoule-t-il quelquefois un certain laps de temps, entre l'accident et le moment où on observe la présence des cils, à cause d'épanchements de sang parfois considérables qui se font dans la chambre antérieure au moment de l'accident.

Le traitement des accidents consécutifs à l'action du corps étranger doit consister tout d'abord dans l'extraction de celui-ci. S'il est simplement en contact avec l'iris et que l'on ait des raisons pour croire qu'il ne s'est pas développé d'adhérence entre lui et le tissu iridien, on pourra essayer par une simple ponction faite à la cornée à l'aide d'un couteau lancéolaire, de faire expulser le corps étranger, par l'émission d'un jet d'humeur aqueuse. Si cette tentative échoue, on pourra essayer de saisir le corps étranger à l'aide d'une pince capsulaire dépourvue de dents. Si, au contraire, on a des raisons de croire que le corps étranger est adhérent à l'iris, ou s'il est enchâssé dans l'épaisseur de son tissu, il est infiniment plus sage de l'extraire par l'excision simultanée de la portion correspondante de l'iris. Enfin on devra diriger une attention toute particulière vers les complications et instituer le traitement que réclameront celles-ci.

ART. 5. — ANOMALIES DE DÉVELOPPEMENT ET VICES DE CONFORMATION DE L'IRIS.

Les vices de conformation de l'iris, quoique assez rares, sont cependant les altérations congénitales les plus fréquentes de ce genre qu'on observe sur le globe oculaire. Ils sont généralement liés à d'autres vices de conformation de l'organe lui-même et sont rarement isolés.

A. Colobome de l'iris; iridoschisma. — Le colobome de l'iris est le vice de conformation le plus fréquent de cette membrane. Il est constitué par une lacune ou par une solution de continuité, dans le tissu de l'iris, presque toujours localisé dans le quart inférieur et interne de cette membrane. Le plus souvent il se rencontre dans les deux yeux, mais quelquefois on ne l'observe qu'à un seul œil, ainsi que mon père en a signalé un cas.

La solution de continuité est étendue du bord pupillaire jusqu'à une distance plus ou moins grande du bord ciliaire, où elle se termine par une extrémité arrondie, de telle sorte que la pupille devient piriforme, ovalaire, excentrique, allongée en bas et en dedans; la pupille ainsi déformée est plus étroite à sa partie inférieure, où elle présente en même temps une forme pointue ou tronquée. Comme le sphincter manque dans toute la partie de la pupille surajoutée à l'ouverture normale, la pupille présente une modification de sa mobilité. La partie centrale arrondie, dans laquelle le sphincter est conservé, présente sa mobilité normale, tandis que la partie inférieure est immobile, ou ne présente guère qu'une mobilité très-restreinte. Le rétrécissement pupillaire s'opère par conséquent par attraction de la partie mobile vers la partie immobile.

Le colobome de l'iris est toujours congénital; la raison de cette anomalie réside dans le mode de développement de la choroïde et de l'iris.

Pendant une certaine période de la vie intra-utérine, il existe dans l'œil du fœtus une fente antéro-postérieure nommée *fente oculaire primitive.*

L'absence de réunion plus ou moins complète de cette fente détermine une solution de continuité dans la choroïde et devient ainsi la cause du colobome de la choroïde qui dans certains cas s'étend en arrière, jusqu'à la gaîne du nerf optique qui présente également alors une division. Quant à l'iris, elle n'apparaît qu'à une période de la vie intra-utérine où la fente oculaire primitive est déjà réunie et se développe en prenant pour point de départ la partie antérieure du tractus uvéal. Si donc une portion de la choroïde est incomplétement réunie, le développement de l'iris ne pourra pas avoir lieu dans le point où la choroïde fait défaut et cet arrêt de développement se manifestera sur l'iris par une absence de tissu, dans le point correspondant à celui où le même fait existe sur la choroïde ; c'est ce qui explique pourquoi le colobome de l'iris existe presque toujours simultanément avec le colobome de la choroïde. Mais un fait curieux, c'est que le corps ciliaire ne présente jamais de division ; la seule anomalie qu'on observe, sur cette partie du globe, est l'absence des procès ciliaires.

Le colobome iridien coïncide également très-souvent avec d'autres vices de conformation du globe oculaire, tels que l'absence ou le colobome du cristallin, la cataracte congénitale, le microphthalmos, le colobome du corps vitré ou des paupières ; de même on le rencontre souvent concurremment avec des vices de conformation d'autres parties du corps ; les plus fréquemment observés ont été le bec-de-lièvre, la gueule de loup et l'épispadias.

On a signalé un cas où en même temps que le colobome iridien existait un encéphalocèle.

Si le colobome est borné à l'iris et que les autres parties du globe oculaire soient normales, la vue est en général très-bien conservée. Dans quelques cas seulement, on a observé la présence d'anomalies de la réfraction et notamment l'hypermétropie et surtout l'astygmatisme.

Si la fente se continue en arrière dans les membranes internes, il existe presque toujours une lacune plus ou moins large dans le champ visuel.

Le colobome de l'iris est quelquefois borné aux couches superficielles de cette membrane. Dans ce cas, la couche pigmentaire persiste ou existe seule, de sorte que si l'iris présente une teinte générale foncée, l'anomalie peut passer inaperçue.

On ne peut opposer aucun traitement médical ou chirurgical au vice de conformation dont nous venons de parler, et le rôle du médecin, dans ce cas, doit se borner à combattre, par des moyens appropriés, les anomalies de la réfraction qui existent simultanément, ou les phénomènes d'éblouissements qu'il occasionne presque toujours.

B. Absence congénitale de l'iris ; iridérémie ; aniridie. — L'absence congénitale de l'iris se présente, tantôt comme un manque absolu de cette membrane, dont on ne peut constater aucune trace, tantôt, au contraire, cette anomalie est incomplète, c'est-à-dire qu'il existe un rudiment atrophique de l'iris qui se montre sous l'aspect d'un anneau périphérique très-étroit ou d'un croissant plus ou moins délié. De là la division qu'on a établie de l'iridérémie, en totale ou partielle.

Dans ce dernier cas, comme dans le cas où l'iridérémie est complète, l'ophthalmoscope nous fournit un précieux moyen de diagnostic.

En effet, l'examen à l'aide de cet instrument montre toujours alors dans toute la pupille, ou dans une étendue plus ou moins considérable de celle-ci, le reflet rouge caractéristique du fond de l'œil, coupé par une bande noire formant un cercle complet ou seulement un croissant, situé à une petite distance de l'extrême périphérie de la pupille et, entre cette bande opaque et le bord cornéen, se montre une petite zone étroite dans laquelle le reflet rouge du fond de l'œil s'observe dans tout son éclat.

L'une et l'autre doivent du reste être considérées comme un arrêt de développement bien plutôt que comme un vice de conformation de l'iris.

L'iridérémie se présente rarement seule, presque toujours elle est accompagnée ou compliquée de vices de conformation d'autres parties du globe oculaire et notamment de celles qui constituent les organes de l'accommodation.

Sous ce rapport les anomalies les plus fréquemment observées sont l'absence du muscle ciliaire, l'absence du cristallin, la cataracte congénitale, le microphthalmos, une déformation oblongue de la cornée, des opacités congénitales de celle-ci, l'embryotoxon notamment; en dernier lieu, l'iridérémie coïncide fréquemment avec le nystagmus, ainsi qu'avec la myopie due à l'absence de la chambre antérieure (Ruete).

L'iridérémie partielle a été confondue par quelques auteurs avec le mydriasis congénital (Sichel père); mais, c'est là un sujet de controverse difficile à résoudre, à cause du petit nombre d'observations connues jusque ici, et surtout aussi à cause du nombre encore plus restreint d'autopsies d'yeux, présentant ce vice de conformation, sur lesquelles on puisse se baser.

L'iridérémie partielle ou totale occasionne toujours une grande gêne de la vue, d'une part, à cause du manque de modération de l'accès des rayons lumineux et, d'autre part aussi, à cause d'une certaine torpeur de la rétine dont la sensibilité est toujours plus ou moins émoussée dans ces cas. De là résulte presque toujours un certain degré d'amblyopie, qui ne peut être modifié, quelque soin que l'on apporte à combattre les phénomènes d'éblouissement.

L'iridérémie semble être souvent héréditaire, et on la rencontre quelquefois aussi sur plusieurs descendants des mêmes pères et mères, ne présentant pas eux-mêmes cette anomalie (Gutbier, Ruete, Solberg-Wells).

Le seul traitement à opposer à ce vice de conformation est de chercher à combattre les phénomènes d'éblouissement par des lunettes munies de verres teintés en bleu modérément foncé, ou par l'usage d'appareils sténopéiques.

Si l'iridérémie se montre compliquée de cataracte congénitale, l'intervention chirurgicale dirigée contre celle-ci ne sera justifiée que si, par l'exploration méthodique de la perception et de la projection rétinienne, on se sera préalablement assuré, qu'il n'existe pas une amblyopie trop prononcée.

C. Position vicieuse de la pupille; corectopie. — La corectopie est un vice de conformation de l'iris caractérisé par le déplacement de la pupille qui n'occupe pas sa position à peu près centrale. Comme nous le savons du reste, le centre de la pupille à l'état normal n'occupe pas absolument le centre de l'iris, mais il est situé un peu en dedans du diamètre vertical et légèrement au-dessous du diamètre horizontal de celle-ci. On devra considérer qu'il y a corectopie toutes les fois que le centre de la pupille sera sensiblement déplacé, mais pourtant ce fait est loin d'être constant ainsi que l'on pourra s'en assurer par l'observation que nous donnons plus bas.

L'anomalie qui nous occupe donne lieu à la présence d'un côté de la pupille, d'une mince bande de tissu iridien et de l'autre côté d'une bande plus large. La pupille est plus ou moins excentrique, tantôt ronde, tantôt allongée (dyscorie), et elle est souvent compliquée de luxation du cristallin, congénitale ou acquise.

Le plus généralement la pupille est déplacée en haut et en dedans, ou en haut et en dehors, quelquefois ces deux déviations s'observent l'une sur l'un des yeux et l'autre sur le second.

L'hérédité semble tenir une certaine place dans la genèse de cette anomalie et on l'observe souvent sur plusieurs membres collatéraux de la même famille. Nous avons observé deux cas très-remarquables de corectopie sur deux frères âgés l'un de cinquante-cinq ans et l'autre de cinquante-trois ans. Chez le premier l'œil droit était atrophié par suite d'un traumatisme. Sur l'œil gauche, l'iris, d'un brun foncé, formait une cloison presque complète, sauf à la partie supérieure et externe où se voyait une petite ouverture ovalaire de 2 millimètres de long sur un millimètre de large. Cette ouverture n'était séparée des attaches ciliaires de l'iris que par une très-mince bande de tissu iridien. Pour voir celle-ci il fallait même faire diriger l'œil fortement en bas et en dehors. La petite ouverture dont était percée l'iris était absolument immobile. L'iris dans son ensemble était animée d'un tremblement très-prononcé et présentait à sa surface des stries ou bandes très-apparentes, rayonnant toutes, de la périphérie vers le pourtour de l'ouverture. La vue de cet œil était extrêmement faible, le malade ne comptait que péniblement les doigts à une distance de cinq pieds. L'amplitude du champ visuel était très-diminuée; on n'obtenait aucune amélioration par les verres de lunettes. L'ophthalmoscope montrait pourtant les milieux réfringents transparents, ni cataracte, ni opacité du corps vitré.

Chez le second frère, les deux globes étaient de dimensions normales. A droite, l'iris, brune, était tremblotante; elle formait des plis transversaux dans sa partie inférieure, lorsque le globe était dirigé en bas. La pupille était représentée par une petite ouverture ovalaire, mesurant 1 millimètre et demi de long sur un millimètre de large, située à la partie supérieure et externe et à un millimètre et demi de distance du bord cornéen. Cette pupille était immobile. L'examen à l'ophthalmocospe montrait les milieux réfringents légèrement troubles et on pouvait conclure à la préseuce d'une cataracte peu développée. La vue de cet œil n'avait jamais été bonne, le malade comptait difficilement les doigts à un pied et demi de distance.

L'œil gauche, qui possédait la vision la meilleure, présentait une iris de même couleur que celle de l'autre œil et animée également du phénomène de tremblotement.

A la partie supérieure et interne se voyait une petite ouverture ovalaire présentant les mêmes dimensions que celles de l'autre œil, mais plus écartée du bord cornéen dont elle était distante de deux millimètres environ. Cette pupille se contractait vivement sous l'influence de la lumière. L'examen à l'ophthalmoscope lorsque le regard du malade était dirigé en bas, montrait dans la partie inférieure de la pupille le bord supérieur du cristallin, sous forme d'une petite bande noirâtre qui traversait cette ouverture au niveau de son quart inférieur.

L'examen de l'acuïté donnait V = 6/18 après correction de la réfraction à l'aide d'un verre + 13 D. De près, le malade lisait le n° 2 de Jaëger à l'aide d'un verre + 18 D à la distance de 15 centimètres environ (1).

Du tremblement de l'iris, de l'exploration à l'ophthalmoscope, ainsi que des données fournies par l'examen de la réfraction, on pouvait conclure à la luxation du cristallin.

L'opération proposée au malade fut refusée par lui.

D. Pupilles supplémentaires; polycorie. — Ce vice de conformation de l'iris est caractérisé par la présence d'une ou plusieurs pupilles surnuméraires ou supplémentaires situées à une distance plus ou moins grande de la pupille normale qui peut elle-même présenter ses dimensions physiologiques, ou au contraire faire complétement défaut. Lorsque la pupille normale n'existe pas, on voit les pupilles supplémentaires rangées concentriquement au pourtour du centre de l'iris, sous forme de petites lacunes ovalaires, allongées ou piriformes qui présentent alors un aspect analogue à celui des pétales de la corolle d'une fleur. Si le tissu de l'iris est sain, les pupilles supplémentaires sont presque toujours congénitales et peuvent être considérées comme des colobomes incomplets; d'autres fois elles sont acquises, et résultent du tiraillement du tissu de l'iris plus ou moins altéré par des affections inflammatoires antérieures et sont souvent liées alors à l'atrésie de l'ancienne pupille avec synéchie totale. Quelquefois les pupilles supplémentaires au lieu de siéger vers les parties centrales de l'iris en occupent la périphérie et se présentent sous la forme de petites dyalises; c'est à cette forme qu'on a donné le nom d'irido-dyastasie (Von Ammon.)

Lorsque la polycorie est congénitale et que l'accommodation est conservée, les pupilles supplémentaires ne gênent souvent aucunement la vision : lorsqu'elles sont acquises et qu'elles succèdent à l'iritis chronique ou à la synéchie totale, elles donnent souvent lieu à la dyplopie ou à la polyopie monoculaire.

D'après ce qui précède, on voit qu'il est inutile d'intervenir dans les cas de polycorie congénitale. Une intervention n'est autorisée que lorsque ce vice de conformation est consécutif, et le traitement doit consister alors à chercher à établir sur la cornée, au-devant de l'une ou de plusieurs des pupilles supplémentaires, des opacités aussi épaisses que possible, au moyen de cautérisations un peu profondes à l'aide du crayon de nitrate d'argent, en ayant soin de réserver celle des pupilles qui présente le plus d'avantages pour la vision ultérieure.

(1) La formule V = 6/18 est exprimée en *mètres*. Depuis l'introduction du système métrique dans le numérotage des verres de lunettes, les distances doivent également être exprimées en mètres. La lettre D est l'initiale du mot DIOPTRIE, unité adoptée dans le nouveau système et qui représente le pouvoir réfringent d'une lentille de *un mètre de distance focale* (Monoyer). (Voy. E. LANDOLT, *Le système métrique dans le numérotage des verres de lunettes*, Ann. d'Ocul., t. LXXV, 1876.)

E. Membrane pupillaire persistante. — Pendant la vie intra-utérine la pupille du fœtus est occupée par une membrane fine et délicate réticulée qui recouvre tout l'espace iridien et pupillaire, compris entre la ligne de démarcation, entre le grand et le petit cercle. Par suite d'un arrêt de développement, il peut arriver que des vestiges plus ou moins considérables de cette membrane subsistent dans le champ pupillaire, néanmoins cette anomalie est rare et on n'en connaît guère jusqu'ici que vingt et quelques cas (Zehender, de Wecker).

Cette anomalie est caractérisée par la présence, dans le champ pupillaire, d'une même bande fibrillaire de tissu iridien, de couleur jaune brunâtre ou blanchâtre, ou absolument incolore.

Cette bande est étendue d'un côté à l'autre du grand cercle de l'iris et passe au-devant du petit cercle et de la pupille. On la voit alors s'allonger et se raccourcir alternativement en suivant exactement les mouvements de dilatation et de rétrécissement de la pupille. D'autres fois, les prolongements fibrillaires partent de l'iris pour venir s'insérer sur une membrane pigmentaire mince, peu colorée, située librement dans le champ pupillaire ou adhérant à la cristalloïde antérieure, ce qui pourrait permettre de confondre ces vestiges de la membrane pupillaire avec des résidus d'ancienne iritis; mais la présence des filaments qui s'insèrent directement sur le grand cercle de l'iris, en passant au-devant du petit cercle, permettent toujours de distinguer cet arrêt de développement, de produits inflammatoires qui au contraire s'insèrent toujours au bord pupillaire. On rencontre souvent la persistance de la membrane pupillaire liée à d'autres arrêts de développement, tels que la cataracte congénitale. Suivant quelques observateurs cette anomalie serait plus fréquente chez les enfants, chez lesquels elle disparaîtrait parfois avec l'âge (Beer, Wardrop). Mais ces assertions reposent sur un trop petit nombre d'observations pour qu'il soit permis d'affirmer le fait.

J'ai moi-même observé un cas de membrane pupillaire persistant sur les deux yeux d'une jeune dame de vingt-deux ans. On voyait à l'œil droit dans le champ pupillaire une mince membrane pigmentaire réticulée, adhérente à la cristalloïde de forme parfaitement ronde, un peu moins large que la pupille, avec les bords de laquelle elle n'était jamais en contact, même pendant le maximum de resserrement de la pupille, lors de l'exposition de l'œil à une vive lumière.

Du côté interne, un mince filament partait de cette membrane pigmentaire et venait s'insérer dans le point correspondant du grand cercle iridien.

A l'œil gauche se remarquait une membrane pigmentaire identique à celle de l'œil droit, mais un peu plus mince et ne présentant aucun prolongement. Sur les deux yeux existait simultanément une cataracte disséminée et ponctuée. La malade affirmait n'avoir jamais souffert d'aucune affection oculaire antérieure, lisait couramment les caractères des n°s 6 et 7 des échelles de Jaëger sans le secours d'aucun verre; ceux-ci n'apportaient du reste aucune modification à l'acuïté visuelle, la malade ne venait consulter que pour une amblyopie survenue quelque temps auparavant et qui devait sans aucun doute être rapportée au développement progressif de la cataracte.

La dilatation de la pupille au moyen de l'atropine montrait les parties périphériques du cristallin occupées par de nombreuses opacités déjà confluentes, même, dans certains points.

Dans tous les cas de membrane pupillaire persistante, on a toujours constaté une vue parfaite, néanmoins on a signalé la coéxistence d'une myopie faible.

L'intervention du médecin est absolument inutile dans ce cas; l'iridectomie seule pourrait être justifiée par la présence dans le champ pupillaire d'une membrane pigmentaire assez épaisse pour entraver la vision.

F. — Anomalies de coloration de l'iris; hétéroglaucose; hétérophthalmos; nævi pigmentaires. — La différence de coloration entre l'iris des deux yeux ou entre différentes parties de l'iris d'un même œil n'a aucune importance, au point de vue des fonctions des organes. Ce sont des anomalies assez fréquentes et qui coïncident souvent avec des altérations pigmentaires partielles d'autres parties du corps, telles que les taches pigmentaires de la peau et la décoloration de certaines parties du système pileux. Ces altérations de coloration de l'iris, très-fréquentes sur les animaux, chez lesquels elles sont connues sous le nom d'*œil véron*, ne présentent aucune importance chez l'homme, si ce n'est à cause du changement de couleur que l'on a signalé de tout temps comme l'un des signes de l'iritis. Aussi devra-t-on toujours s'enquérir auprès du malade atteint de ce vice de conformation qui viendra consulter, si la différence de coloration a toujours existé.

La coloration de l'iris est en grande partie due à la présence du feuillet pigmentaire qui la recouvre à la face postérieure et auquel on avait donné autrefois plus spécialement le nom d'uvée; d'autre part, cette coloration dépend également de la présence, dans le stroma iridien, d'un plus ou moins grand nombre de cellules pigmentées. Suivant donc que ces éléments pigmentaires feront plus ou moins défaut ou seront au contraire plus ou moins développés, on constatera la décoloration ou la coloration exagérée de l'iris.

L'hétéroglaucose doit être considérée comme une absence du pigment du stroma, sur l'iris dont la coloration est la moins prononcée; cette anomalie se présente souvent chez des individus qui bientôt présenteront les signes d'une vieillesse anticipée (décoloration des cheveux et de la barbe, cataracte).

Les altérations de coloration de l'iris, au lieu d'en occuper toute l'étendue, peuvent n'exister que sur une portion restreinte de celle-ci; tantôt c'est une décoloration d'une portion plus ou moins étendue de l'iris, d'autres fois au contraire ce sont de petites taches d'un brun foncé, d'étendue variable, disséminées dans toute la membrane.

Toutes ces anomalies de coloration peuvent occuper une étendue et présenter des dimensions variables depuis celles d'un petit grain de sable, jusqu'à occuper le tiers ou la moitié du limbe iridien; elles sont toujours congénitales et souvent héréditaires.

Consultez : J. Sichel, *Iconogophth.*, p. 729-735, pl. LXXVI. — Manz, in *Handbuch der gesammten Augenheilkunde*, Bd. II. Leipzig, 1874. — Alfred Græfe, *Ueber die membrana pupillaris perseverans*, A. f. O. Bd. XI, Abt. I. p. 209 et seq.

ART. 6. — TROUBLES FONCTIONNELS DE L'IRIS.

On sait que l'iris, diaphragme membraneux, placé à l'intérieur de l'œil, au-devant du cristallin, a pour rôle, au point de vue des fonctions optiques de l'œil, de modérer l'accès des rayons lumineux dans celui-ci, d'empêcher les phénomènes d'éblouissement et de dispersion des rayons lumineux qui résulteraient de son absence. Comme nous le verrons du reste plus loin, il est bien démontré aujourd'hui que, quelle que soit la perfection de la substance dont est composée la lentille cristalline et malgré tout l'art avec lequel ses différentes couches sont superposées, cette lentille est loin d'être dépourvue des inconvénients que présentent les lentilles en général, tels que l'aberration de sphéricité, le chromatisme et le manque d'aplanétisme.

L'iris a pour fonctions de combattre ces divers inconvénients et de rendre la réfraction, par le cristallin, aussi parfaite que possible. Mais, pour atteindre ce but, il est indispensable que l'iris, ou pour mieux dire, la pupille, présente une mobilité extrême et qu'elle soit susceptible de se dilater ou de se rétrécir suivant les différentes conditions d'éclairage dans lesquelles se trouve placé le sujet.

L'innervation de l'iris, comme nous le savons déjà, est fournie par des filets nerveux qui viennent de trois sources, qui toutes trois se réunissent en un point commun d'où partent les filets nerveux destinés à l'iris. Ce centre commun de l'innervation iridienne est le *ganglion ciliaire* ou *ganglion ophthalmique*. Celui-ci reçoit sa racine grosse et courte ou *racine motrice* du nerf du petit oblique, branche la plus inférieure du nerf de la 3e paire ou moteur oculaire commun. La racine longue et grêle de ce même ganglion ou *racine sensitive* est fournie par le nerf lacrymal, branche de la 5e paire. Enfin, comme tous les autres ganglions nerveux, à l'exception du ganglion de Gasser, le ganglion ophthalmique est en connexion directe avec le grand sympathique.

Du ganglion ophthalmique partent les nerfs ciliaires courts qui viennent fournir à l'iris son innervation et il est facile de comprendre, d'après ce que nous venons de dire de la constitution du ganglion ophthalmique, que ces nerfs ciliaires représentent incontestablement le type le plus parfait des nerfs mixtes. Outre ces nerfs ciliaires courts émanés du ganglion ophthalmique, l'iris reçoit en outre deux nerfs ciliaires longs émanés directement de la branche nasale de la 5me paire ou parfois de la 6me paire.

Tout le monde connaît l'influence qu'exerce la 3me paire sur l'état de la pupille; la section de ce nerf ou sa paralysie provoquent la dilatation pupillaire, tandis que l'excitation de son bout périphérique en provoque le rétrécissement.

La section de la 5e paire semble exercer moins d'influence sur l'état de la pupille, quoique cependant il semble hors de doute aujourd'hui, qu'à la suite de la section de ce nerf, se produit d'abord le rétrécissement de la pupille, auquel succède peu après une légère dilatation de celle-ci, bientôt suivie, à son tour, d'immobilité.

Enfin, la section du grand sympathique au cou provoque la contraction de la pupille, tandis que l'excitation du bout supérieur provoque au contraire la dilatation.

A ces faits déjà connus, on doit ajouter que, depuis Budge, on sait pertinemment qu'il existe dans la moelle épinière une région nettement délimitée, d'où partent les fibres nerveuses qui fournissent au grand sympathique les propriétés dont nous venons de parler. Cette région située au niveau des 2me et 3me vertèbres dorsales a reçu le nom de *centre cilio-spinal;* la lésion de cette partie de la moëlle détermine la contraction de la pupille, tandis que son excitation au contraire en provoque la dilatation.

Nous devions rappeler ici sommairement ces données de physiologie, dont nous avons déjà parlé plus haut, car elles sont indispensables pour l'interprétation et le traitement des troubles fonctionnels de l'iris. — Les troubles fonctionnels les plus importants de l'iris portent sur l'état de la pupille et sont caractérisés par la dilatation ou la contraction exagérées de celle-ci. On observe en outre quelquefois des mouvements anormaux d'oscillations ou de tremblement de l'iris.

A. — Dilatation anormale de la pupille; mydriasis; mydriase; platycorie. — On a donné le nom de mydriasis à la dilatation permanente, congénitale ou acquise de la pupille, accompagnée d'immobilité de celle-ci, *mais non compliquée d'absence de la vue.* Le mydriasis peut siéger aux deux yeux, mais d'ordinaire il ne s'observe que sur un seul œil lorsqu'il est acquis. Dans les cas où on l'observe simultanément sur les deux yeux, on peut conclure, presque à coup sûr, qu'il est d'origine congénitale ou de cause cérébrale.

Symptômes objectifs. — Ce qui frappe tout d'abord, c'est la dilatation et l'immobilité de la pupille, lorsqu'on expose l'œil à des variations d'éclairage. La dilatation peut être régulière et uniforme, mais parfois elle est irrégulière et partielle, de sorte que la pupille prend une forme ovoïde ou ellipsoïde.

Lorsque le mydriasis est spontané, les dimensions de la pupille, quoique exagérées, ne sont jamais aussi considérables que lors de la dilatation de celle-ci, consécutive à l'instillation d'une solution concentrée de sulfate d'atropine.

La pupille présente une teinte moins noire qu'à l'état normal; elle est moins brillante, plus terne qu'à l'état normal, et, suivant l'âge du sujet, elle présente une coloration, due à ce que, dans ce cas, les milieux réfringents de l'œil réfléchissent une plus grande quantité de lumière qu'à l'état normal. Quelquefois même la pupille présente à un certain degré le phénomène du miroitement et offre alors une coloration rougeâtre.

Comme nous l'avons dit, le phénomène capital qui caractérise le mydriasis, est la dilatation de la pupille ; mais pour juger de cet état de dilatation, il faut se rappeler les dimensions ordinaires de la pupille à l'état physiologique.

Le diamètre de la pupille est d'ordinaire de 4 mill. environ chez l'enfant, et de 2 à 3 mill. chez l'adulte ; lors donc que la pupille mesurera plus de 5 mill. chez l'un ou chez l'autre, on devra conclure en faveur du mydriasis.

On doit encore admettre le mydriasis, lorsque la pupille de l'un des yeux est plus grande que celle du congénère et que le malade accuse un certain trouble de la vue de l'œil dont la pupille présente les plus grandes dimensions. Ce dernier point est même une condition *sine quâ non*, car, sans cela, on serait peut-être plus fondé à conclure inversement et à considérer la pupille du second œil comme anormalement contractée.

Symptômes subjectifs. — Le mydriasis s'accompagne toujours d'un certain trouble de la vue, dû à la production de cercles de diffusion et de phénomènes d'éblouissement résultant de la trop grande quantité de lumière qui pénètre dans l'œil.

En outre, le malade est dans l'impossibilité de lire ou d'écrire et de se livrer à une occupation quelconque, réclamant l'exercice de la vue à une courte distance. Que les objets soient petits ou gros, peu importe, leurs contours paraissent toujours troubles et leurs bords semblent irisés ou frangés. Un autre phénomène qui a aussi une importance majeure, mais qui n'appartient pas *en propre* au mydriasis, est celui qui est connu sous le nom de *mycropie* ou *mycropsie ;* c'est-à-dire que, considérés avec l'œil malade isolément, les objets apparaissent plus petits.

Malgré ce trouble de la vue de près, la vue de loin est assez bien conservée. La majeure partie des phénomènes d'amblyopie dont nous venons de parler sont dus à ce que le mydriasis s'accompagne presque toujours de paralysie plus ou moins accusée de l'accommodation par suite d'influence simultanée de la cause qui a amené la paralysie iridienne, sur le muscle ciliaire. Pourtant, l'état de l'accommodation n'est pas toujours entièrement lié à celui de la pupille. La paralysie de l'accommodation en effet disparaît quelquefois en partie ou en totalité, soit spontanément, soit par des moyens thérapeutiques appropriés ; tandis que le mydriasis reste stationnaire. Inversement, le mydriasis peut disparaître, sans avoir pour conséquence immédiate le rétablissement de l'accommodation (de Graefe).

Quoi qu'il en soit, les différents symptômes subjectifs que nous venons d'énumérer disparaissent par l'emploi de verres convexes, qui suppléent à l'absence d'accommodation ou par l'usage des lunettes sténopéiques à fentes ou à trous, ou en plaçant simplement au-devant de l'œil une carte ou une plaque percées d'un trou, l'emploi de ces derniers moyens ayant pour résultat d'arrêter les cercles de diffusion, et de modérer l'accès des rayons lumineux dans l'œil.

On doit distinguer quatre espèces de mydriasis : 1° Le *mydriasis congénital ;* 2° le *mydriasis narcotique ;* 3° le *mydriasis nerveux ;* 4° le *mydriasis trauma-*

tique. Mais, quant à nous, nous rejetons complétement la division du mydriasis en *idiopathique* et *symptomatique*, cette division nous paraissant peu pratique.

1° Le mydriasis congénital est rare et rentrerait plus exactement dans les vices de conformation de l'iris. C'est du reste la raison pour laquelle, comme on l'a vu plus haut, il a été confondu par quelques auteurs avec l'absence de l'iris ou iridérémie, ces auteurs ayant considéré le mydriasis congénital comme une iridérémie partielle.

Mais, bien que les exemples de mydriasis congénital soient peu nombreux, on peut cependant faire observer que dans ce trouble fonctionnel l'iris présente à la surface un certain nombre de plis qui font défaut dans l'iridérémie partielle (Sichel père).

Toutefois nous devons faire des réserves à cet égard, car les exemples de mydriasis congénital sont encore trop peu nombreux et les recherches anatomiques sur ce point font encore trop défaut pour que des conclusions rigoureuses soient permises.

2° Le mydriasis narcotique est celui qui est produit par l'absorption des principes actifs contenus dans les solanées vireuses, telles que la belladone, la jusquiame et le datura stramonium ou leurs dérivés.

L'action spéciale que ces agents exercent sur la pupille leur a fait donner, en oculistique, le nom de *mydriatiques*.

Ces agents peuvent exercer leur action spéciale sur la pupille, soit par simple application à la surface de l'œil, soit par leur introduction dans l'économie. Pour nous rendre compte de leur action locale, il nous suffira de connaître celle de l'atropine, principe actif de la belladone, qui en représente le type le plus parfait. Quelques gouttes d'une solution de 25 centigrammes de sulfate neutre d'atropine dans 30 grammes d'eau distillée, instillées entre les paupières, produisent la dilatation de la pupille en moins de 15 minutes; le maximum de la dilatation survient au bout de 20 à 35 minutes. Plus le sujet est jeune et, par conséquent, plus la cornée est perméable et plus l'action est rapide. La paralysie de l'accommodation ne survient qu'un peu plus tard. Le retour à l'état normal, aussi bien pour l'accommodation que pour la pupille, se fait en quelques jours. Au bout de 40 heures environ, la pupille commence à diminuer de diamètre et le trouble de la vue est moindre. Ces deux symptômes deviennent tolérables au bout de 4 jours, mais ils ne disparaissent complétement qu'au bout de dix jours environ. — Plus la solution d'atropine est faible et plus son action est lente, et moins elle est durable. Une solution de 5 à 6 centigrammes de sulfate neutre d'atropine pour 300 grammes d'eau, dilate la pupille sans paralyser l'accommodation (Donders).

Nous pouvons tirer, de ce qui précède, quelques renseignements fort précieux.

Lorsqu'il s'agit de mettre l'œil au repos, d'empêcher les efforts d'accommodation, ainsi qu'on se le propose dans les affections inflammatoires (kératite, iritis) ou dans certains troubles de l'accommodation on devra employer une solution forte, cest-à-dire, de 5 à 10 centigr. de sulfate neutre d'atropine pour 10 gr. d'eau distillée. S'il s'agit, au contraire, de provoquer une légère dilatation pupillaire pour faciliter l'exploration des parties plus profondes, à l'aide de l'ophthalmoscope, on peut se contenter d'introduire dans le sac conjonctival un deux-millionième de gramme de sulfate neutre d'atropine (un cent-millième de grain, Harth).

L'action de l'atropine, en instillation, se fait manifestement par endosmose. Si on instille une solution un peu forte de sulfate neutre d'atropine dans l'œil d'un animal, d'un chien, par exemple, et qu'aussitôt la dilatation pupillaire produite, on pratique une paracentèse de la chambre antérieure de cet animal et qu'on recueille l'humeur aqueuse, ce liquide, instillé dans l'œil d'un autre sujet, reproduira la dilatation pupillaire (de Græfe).

Mais un fait bien autrement intéressant est le suivant. On sait que l'un des phénomènes caractéristiques de l'empoisonnement par l'ingestion de la belladone, est la dilatation pupillaire. Pendant longtemps on avait cru que la dilatation de la pupille, dans ce cas, était due à une action directe du poison sur le système nerveux et particulièrement sur celui de l'iris. Mais il résulte d'expériences dues à un de nos condisciples regretté, interne distingué des hôpitaux, trop tôt enlevé à la science, à Ch. Lemattre, d'avoir démontré qu'ici encore, c'est l'humeur aqueuse qui est le véhicule du mydriatique et que c'est parce qu'elle est chargée de cet agent que la ditatation pupillaire se produit.

Voici l'expérience ingénieuse au moyen de laquelle Lemattre a démontré ce fait si intéressant. Sur une chienne gravide et sur le point de mettre bas, on fait une injection hypodermique d'une solution toxique de sulfate neutre d'atropine, c'est-à-dire d'une solution suffisamment concentrée pour provoquer les accidents de l'empoisonnement par la belladone, mais cependant assez pas chargée pour tuer l'animal. Au moment où les accidents toxiques commencent à se produire, l'animal est sacrifié, le ventre et l'utérus sont ouverts et les petits extraits du sein de la mère. *Si alors on enlève les yeux de ces fœtus, qu'on les ouvre avec précaution et qu'on recueille soigneusement sur un verre de montre les quelques gouttes d'humeur aqueuse qui s'en écoulent, cette humeur aqueuse, instillée dans l'œil d'un autre animal, provoque la dilatation pupillaire en quelques minutes. Si en outre, avant de sacrifier la mère, on pratique une paracentèse de la chambre antérieure, on voit aussitôt l'humeur aqueuse écoulée, la pupille se contracter et rester dans cet état tant que la chambre antérieure n'est pas rétablie.*

Il est donc bien évident que c'est l'humeur aqueuse, dans ces deux cas, qui est le véhicule de l'atropine, et je suis extrêmement heureux de pouvoir relater ici ces belles expériences qui, par la mort de leur auteur, sont restées, je crois, inédites.

Le fait du rétrécissement pupillaire à la suite de l'écoulement de l'humeur aqueuse était, du reste, connu depuis longtemps des ophthalmologistes, car chacun avait pu l'observer, alors qu'avant de pratiquer l'opération de la cataracte par extraction, on était dans l'habitude de provoquer préalablement la dilatation pupillaire par des instillations répétées d'atropine. On pouvait voir alors constamment, aussitôt la ponction et la contre-ponction effectuées et l'humeur aqueuse écoulée, la pupille se resserrer énergiquement et rester dans cet état jusqu'à ce que la plaie cornéenne fût cicatrisée. Pour provoquer de nouveau la dilatation pupillaire, de nouvelles instillations d'atropine étaient nécessaires.

Un autre phénomène intéressant, que l'on observe également comme conséquence du mydriasis narcotique, est le constant rétrécissement de la pupille de l'autre œil. Ce phénomène doit être attribué, pensons-nous, à une action compensatrice.

Notons en terminant que, si l'atropine provoque la dilatation pupillaire, c'est qu'elle jouit d'une action double : d'une part, elle paralyse le sphincter pupillaire qui est sous la dépendance du nerf de la troisième paire et excite, d'autre part, la contraction des fibres radiées du dilatateur qui sont animées par le grand sympathique. Nous reviendrons, du reste, sur ce point tout à l'heure, en nous occupant de la troisième espèce de mydriasis.

3° Le *mydriasis nerveux* est celui qui s'observe, soit à la suite de la paralysie du nerf de la troisième paire, soit consécutivement à l'hyperesthésie du grand sympathique.

La dilatation de la pupille, dans ce cas, n'atteint pas les limites extrêmes qu'elle présente d'odinaire après l'instillation de l'atropine et qui constitue le véritable type du mydriasis. C'est donc, pour ainsi dire, un mydriasis incomplet et pour se convaincre que la dilatation pupillaire, dans ce cas, n'est pas poussée à ses dernières limites, il suffit d'instiller l'atropine. Sous cette influence la dilatation pupillaire augmente jusqu'au maximum (Ruete). Du reste, après la section intra-crânienne de la troisième paire, laquelle est suivie de dilatation et d'immobilité de la pupille, l'atropine instillée agit encore et augmente la dilatation pupillaire (Cl. Bernard, Budge).

Cette action de l'atropine qui transforme la dilatation partielle de la pupille en dilatation *ad maximum*, tient à ce que, dans la paralysie de la troisième paire, il n'y a que les fibres du sphincter de la pupille qui, paralysées, cessent de se contracter; on peut donc les considérer comme mises au repos. Mais les fibres du dilatateur, qui sont animées par le grand sympathique, sont également au repos; on est donc obligé d'admettre que, si l'atropine augmente alors la dilatation pupillaire, c'est que ce médicament jouit de propriétés excitantes sur les fibres musculaires du dilatateur, qui les fait se contracter.

Du reste, ainsi que nous l'avons dit plus haut, la dilatation de la pupille survient parfois comme conséquence de l'hyperesthésie du grand sympathique, ainsi que cela s'observe dans certaines affections spinales.

Les dilatations passagères qui s'observent, à différents moments du jour et sous certaines influences, doivent être également rapportées à l'hyperesthésie du grand sympathique. Suivant de Græfe, le mydriasis qui serait souvent le précurseur de la manie et particulièrement de la monomanie ambitieuse, devrait être attribué à l'influence de ce nerf. En dernier lieu, la dilatation pupillaire qui s'observe comme signe de la présence des vers intestinaux, doit être également rapportée à l'irritation du grand sympathique.

Le mydriasis nerveux survient quelquefois sous l'influence du froid, déterminé par un courant d'air ou par l'humidité. Le début de l'affection est alors souvent précédé de frissons et de douleurs de tête. Cette variété de mydriasis se montre rarement isolément; le plus souvent elle est accompagnée de paralysie de l'un ou de plusieurs des muscles dont l'innervation est fournie par le nerf moteur oculaire commun. Généralement borné à un seul œil, on a vu pourtant le mydriasis nerveux survenir, soit simultanément, soit successivement, aux deux yeux.

4° Le *mydriasis traumatique*, qu'on pourrait nommer plus justement mécanique, ne constitue pas, à vrai dire, une espèce à part; il ne devrait être considéré que comme une variété de la précédente. C'est cette variété que l'on observe dans tous les cas où, par une cause ou par une autre, les nerfs ciliaires sont entravés dans leur fonction. Dans le glaucôme, dans l'iritis ou l'irido-choroïdite séreuse, dans le cas de tumeur intra-oculaire, on voit souvent la pupille présenter une certaine dilatation avec immobilité. Souvent complète, comme dans le glaucôme, par exemple, cette dilatation peut pourtant dans certains cas n'être que partielle, ainsi que cela s'observe dans l'épiscléritis et dans certains cas de tumeurs intra-oculaires au début. On doit admettre alors qu'il y a compression de quelques nerfs seulement. Enfin le mydriasis traumatique s'observe fréquemment à la suite de l'action d'un corps contondant, tel qu'un coup de poing ou de bâton, le choc d'une balle ou d'une pierre, etc. De même que lorsqu'il relève d'une cause intra-oculaire, ce mydriasis est souvent partiel, et cela se comprend aisément, si on réfléchit que son développement résulte de la déchirure ou du tiraillement des nerfs ciliaires par le brusque changement de courbure des enveloppes du globe, qui résulte de la contusion de celui-ci.

Traitement. — Dans tout mydriasis le premier soin du médecin doit-être de rechercher très-soigneusement la cause du trouble fonctionnel de l'iris; il est facile de comprendre, en effet, que c'est en s'appliquant à faire disparaître celle-ci qu'on arrivera le plus sûrement à en détruire l'effet.

Contre le mydriasis congénital, nous ne disposons guère d'aucun moyen thérapeutique, car dans ce cas, la cause est presque toujours inconnue. Le mydriasis narcotique ne réclame aucun traitement, car il suffit de cesser l'emploi du médicament pour que son effet s'épuise; cela résulte de ce que nous avons dit plus haut, de l'action des mydriatiques sur la pupille. Mais c'est surtout dans les cas de mydriasis nerveux qu'il importe de rechercher plus soigneusement la cause du mal. Nous l'avons déjà dit, le mydriasis isolé, c'est-à-dire non accompagné d'autres symptômes de paralysie du nerf de la troisième paire, résulte presque toujours de l'action du froid, c'est-à-dire qu'il est de cause rhumatismale.

Mais il peut résulter aussi de la compression intra-orbitaire de la branche la plus inférieure du nerf de la troisième paire, par une tumeur, ainsi qu'il nous a été donné de l'observer une fois. Dans ce cas, un examen attentif faisait reconnaître les signes caractéristiques d'une paralysie simultanée du muscle petit oblique dont il sera question lorsque nous traiterons des maladies des muscles de l'œil.

D'autre part, le mydriasis se montre souvent comme conséquence de certaines affections cérébrales, telles que l'hydrocéphalie, la commotion cérébrale, la méningite chronique et la fin de la période des convulsions cloniques de l'épilepsie; elle reconnaît alors pour cause l'hyperémie cérébrale. Enfin, on rencontre quelquefois le mydriasis au début de certaines affections de la base du crâne et dans des cas de tumeurs cérébrales occupant la région de la protubérance annulaire. La dilatation pupillaire doit être rapportée alors à la compression du nerf de la troisième paire ou à une altération de son origine apportant une entrave à sa conductibilité. A cet égard les lésions syphilitiques méritent une mention toute spéciale, à cause de leur fréquence.

Le traitement du mydriasis dépendant de ces différentes causes devra consister uniquement, cela se conçoit, dans celui de l'affection générale dont dépend la dilatation pupillaire. Quant au mydriasis dépendant de l'action du froid, on trouvera souvent une précieuse ressource dans l'emploi des différents moyens qui peuvent exciter les nerfs ciliaires : la teinture d'opium, l'ésérine, principe actif de la fève de Calabar qui a la propriété, employée en instillation, de provoquer la contraction pupillaire, comme nous le verrons à l'article suivant, et enfin les courants continus descendants; mais on ne doit pas perdre de vue que ces différents moyens ne sont que des palliatifs.

On pourrait aussi employer la cautérisation superficielle et circulaire de la conjonctive au pourtour de la cornée (Serre); mais ce dernier moyen n'a qu'une action tout à fait passagère.

Nous devons mentionner enfin le fait intéressant signalé par de Græfe que les contractions répétées de l'orbiculaire des paupières ont pour effet d'entraîner la contraction de tous les muscles oculaires; aussi de Græfe affirme-t-il, avoir pu plusieurs fois triompher de mydriasis anciens et qui avaient résisté à l'emploi de tous les autres moyens, en conseillant au malade des clignements énergiques et répétés des paupières.

B. — *Rétrécissement anormal de la pupille; myosis.* — On a donné le nom de myosis à l'étroitesse ou au rétrécissement de la pupille lié à un état de paresse ou d'immobilité plus ou moins accusée de celle-ci.

Si on fait abstraction de tous les cas de rétrécissement de la pupille qui se rencontrent dans les affections inflammatoires de l'iris, ou dans les cas d'irritation de l'œil lui-même, on est forcé de reconnaître que le myosis vrai est une affection assez rare, d'autant plus qu'à l'état physiologique, les dimensions de la pupille, comme nous l'avons déjà vu à propos du mydriasis, présentent de nombreuses variations de diamètre. Si on admet que le diamètre moyen de la pupille normale est d'environ 2 à 3 millimètres chez l'adulte, et de 3 à 4 millimètres chez l'enfant, on devra conclure au myosis toutes les fois que la pupille présentera un diamètre de moins de 2 millimètres chez l'adulte et de 3 millimètres chez l'enfant. Nous devons néanmoins encore faire une restriction à propos de la pupille des vieillards qui, à l'état physiologique, ne présente souvent guère plus de 1 millimètre et demi de diamètre.

Le myosis essentiel est toujours lié à un état de spasme de l'accommodation qui détermine fréquemment une myopie apparente; de même il s'accompagne presque toujours d'un certain degré d'amblyopie due à la faible quantité de lumière que la pupille, rétrécie, laisse pénétrer dans l'œil. Les images rétiniennes sont dès lors peu éclairées et, partant, la perception rétinienne se trouve affaiblie. Un autre phénomène important, et qui est intimement lié à l'étroitesse pupillaire, c'est le rétrécissement apparent du champ visuel.

De même que le mydriasis, le myosis peut être déterminé par deux causes inverses : il peut tenir, d'une part, à des phénomènes d'irritation des nerfs des troisième ou cinquième paires, qui ont pour effet de provoquer la contraction des fibres musculaires du sphincter de la pupille, ou bien, inversement, le rétrécissement pupillaire peut être l'expression de phénomènes parésiques siégeant sur le grand sympathique, et provoquant la parésie des fibres musculaires du dilatateur de la pupille. En outre, il peut être la conséquence de l'emploi local, ou de l'ingestion de certains médicaments ayant une action inverse de celle de la belladone, tels que l'opium et l'extrait de fève de Calabar, ou le principe actif de celui-ci, connu sous le nom d'ésérine.

On doit distinguer deux sortes de myosis : 1° le *myosis nerveux*, 2° le *myosis médicamenteux*.

1° Le *myosis nerveux* se rencontre dans bon nombre d'affections qui ont pour effet de provoquer une irritation cérébrale ou encore mieux la congestion des méninges; telles sont l'urémie, l'éclampsie, la congestion cérébrale, la méningite.

De même on le rencontre souvent dans certaines affections localisées sur la portion cervicale de la moelle épinière et principalement sur la partie inférieure de cette région médullaire.

Telles sont la myélite ou la méningite rachidienne, le tabès dorsalis, dont le myosis est souvent l'un des premiers phénomènes et enfin certains cas de tumeurs intra-rachidiennes qui ont pour effet de provoquer la compression de la moelle; dans ce dernier cas, l'affection est souvent liée à la syphilis constitutionnelle.

On rencontre en outre le rétrécissement pupillaire dans certains cas de tumeur déterminant la compression du grand sympathique dans sa portion cervicale.

On doit encore considérer, comme devant être rattachée au myosis nerveux, la contracture permanente du sphincter de l'iris qui survient fréquemment, comme conséquence de la contraction souvent répétée et prolongée de la pupille. Il résulte alors, le plus souvent, de l'application soutenue de la vue de près sur de petits objets, et cela, surtout, lorsque la vue s'exerce habituellement dans de semblables conditions; c'est ainsi qu'on rencontre souvent le myosis chez les horlogers, les graveurs, les bijoutiers, les peintres en miniature.

2° Le *myosis médicamenteux* est celui qui s'observe dans l'empoisonnement par l'opium ou à la suite de l'instillation de la teinture d'opium ou de la solution d'ésérine.

Malheureusement nous ne pouvons guère entrer dans des détails circonstanciés sur le mode d'action de ces deux moyens, car leurs effets, sur la pupille, ne paraissent pas être constants et sont du reste encore peu connus; tout ce que l'on sait, d'une façon à peu près certaine, c'est que le rétrécissement pupillaire que provoquent ces agents myotiques, et particulièrement le second, se lie intimement à un état de spasme de l'accommodation dû à la contracture des fibres circulaires du muscle ciliaire. Mais ce n'est pas ici le lieu d'examiner en détail ces phénomènes un peu compliqués et leur étude trouvera bien mieux sa place lorsque nous traiterons des anomalies de l'accommodation.

Nous nous contenterons de faire remarquer ici, que c'est de l'action comparée de l'opium et de la fève de Calabar, d'une part, de la belladone, de la jusquiame et du datura stramonium, d'autre part, qu'a été puisée la théorie de l'antagonisme de ces deux ordres de médicaments. Les deux premiers ont été réunis sous le nom d'agents myotiques et les seconds sous celui d'agents mydriatiques.

Traitement. — De même que pour le mydriasis, il importe avant tout, dans le traitement du myosis, de rechercher avec soin la cause efficiente de ce trouble fonctionnel; aussi serons-nous bref, à ce point de vue, car il ne nous appartient pas d'entrer dans de longues explications sur les différentes affections cérébro-spinales dans lesquelles se rencontre le rétrécissement pupillaire. Nous ne parlerons donc ici que du myosis qui se lie au spasme de l'accommodition, ou, si on le préfère, à la contracture spasmodique du sphincter pupillaire et du muscle ciliaire.

Le traitement, dans ces cas, est on ne peut plus simple et saute aux yeux; il est évident qu'il ne peut consister que dans la suppression des circonstances qui l'ont provoqué et dans la paralysie complète et longtemps prolongée des fibres musculaires contracturées par les instillations répétées d'une forte solution de sulfate d'atropine. On comprend sans peine que si ces moyens peuvent parfois guérir le myosis dont nous venons de parler, on ne peut les considérer que comme de simples palliatifs dans le myosis symptomatique.

En dernier lieu, nous devons encore mentionner comme moyen propre à combattre le rétrécissement pupillaire, l'électrisation du centre cilio-spinal.

C. — *Tremblement de l'iris ; iridodonesis* (von Ammon); *iris tremulans.* — Le tremblement de l'iris est caractérisé par des mouvements d'oscillation absolument passifs de cette membrane, se produisant sous l'influence des moindres mouvements du globe de l'œil. Ce tremblement peut résulter, soit de ce que l'iris, par une modification de sa texture, a perdu son point d'appui normal sur le cristallin et baigne librement dans l'humeur aqueuse; soit de ce que son appui lui-même, le cristallin, présente des oscillations anormales qui retentissent sur l'iris à son tour. Mais, dans la majeure partie des cas où l'on observe le tremblement de l'iris, ce trouble fonctionnel résulte de ce que le cristallin a disparu, soit par une cause fortuite, soit par suite d'une opération.

Il peut arriver que, bien que le cristallin existe, occupe sa position normale et soit immobile, l'iris cesse d'être en contact avec lui et qu'elle acquière ainsi un mouvement d'oscillation. C'est ce que l'on observe dans certains cas de cataractes régressives, où le cristallin a diminué de volume, ainsi que dans l'hydrophthalmie, lorsque par suite de l'augmentation du liquide intra-oculaire, l'espace rétro-iridien augmente de dimension.

Quelquefois l'iris ne perd qu'en partie son point d'appui, de sorte que le tremblement qui en résulte n'est aussi que partiel. C'est ce que l'on observe parfois à la suite de l'opération de la cataracte, et c'est alors la partie périphérique de l'iris qui tremble pendant les mouvements du globe, tandis que sa portion pupillaire, soutenue par des débris capsulaires, ou par le corps vitré poussé en avant, ne présente pas le phénomène.

Le tremblement de l'iris résulte aussi quelquefois de l'oscillation du cristallin lui-même, affection connue sous le nom de *cataracte branlante*. Ce phénomène se produit lorsque le cristallin transparent, mais plus souvent cataracté, ayant perdu en totalité ou en partie ses connexions avec la zonule de Zinn et avec la membrane hyaloïde, reste parfaitement en contact avec l'iris. Le cristallin communique alors ses mouvements à l'iris et cela d'autant plus facilement, que presque toujours, dans ce cas, le contact entre l'iris et le cristallin est rendu encore plus intime par la présence de synéchies postérieures plus ou moins nombreuses et qui sont une des conséquences du processus qui a amené l'altération de la lentille. Il existe souvent aussi un ramollissement plus ou moins accusé du corps vitré, qui a fait considérer pendant longtemps le tremblement de l'iris comme le signe pathognomonique du synchysis, ou ramollissement du corps vitré. Mais ce fait est loin d'être absolument vrai, car on observe fréquemment, surtout depuis que l'ophthalmoscope permet d'explorer facilement l'intérieur de la cavité oculaire, des cas de ramollissement du corps vitré au sein duquel nagent et se meuvent, avec une extrême rapidité, des corpuscules ou flocons opaques, se déplaçant sous l'influence des mouvements du globe, sans qu'on constate simultanément la moindre mobilité anormale de l'iris.

De tout ce qui précède, il résulte que le tremblement iridien peut se rencontrer dans bon nombre d'affections très-différentes et qu'on ne peut en aucune sorte lui attribuer de valeur pathognomonique. Il est rare que, lors de tremblement de l'iris, ce diaphragme conserve ses mouvements de dilatation ou de contraction pupillaire, mais pourtant cette fonction peut persister.

On ne peut opposer aucun traitement au tremblement de l'iris, celui-ci n'étant, dans la majeure partie des cas, ainsi qu'on vient de le voir, que la conséquence d'affections presque toujours très-graves et le plus souvent incurables.

ART. 7. — MODIFICATIONS DES DIMENSIONS ET DU CONTENU DE LA CHAMBRE ANTÉRIEURE.

A. — *Modifications des dimensions de la chambre antérieure.*

Même à l'état physiologique, la chambre antérieure présente de nombreuses variations dans sa capacité et dans ses dimensions. Ces variations dépendent de causes diverses qui peuvent, à peu près toutes, être ramenées à trois types principaux :

1° Les différences dépendent de la longueur du rayon de courbure de la cornée et de la distance qui sépare la face antérieure du cristallin de la face postérieure de la cornée;

2° Les variations qui tiennent à l'âge et à l'état du développement du sujet;

3° Les modifications relatives à l'état de la réfraction statistique de l'œil.

1° Plus le rayon de courbure de la cornée sera court et plus la distance qui sépare la face postérieure de celle-ci de la surface antérieure du cristallin sera grande et, par conséquent, plus la chambre antérieure sera profonde. Plus le rayon de courbure est long et plus la face postérieure de la cornée est rapprochée de la surface antérieure du cristallin et moins, par conséquent, la chambre antérieure a de profondeur.

2° Aux deux périodes extrêmes de la vie, chez l'enfant et chez le vieillard, la chambre antérieure paraît plus étroite que pendant la période moyenne, c'est-à-dire chez l'adulte. Chez l'enfant, l'étroitesse de la chambre antérieure est due à la plus grande convexité du cristallin. Chez le vieillard, la moindre capacité de cette cavité reconnaît pour cause l'aplatissement du cristallin, la diminution de la quantité des liquides intra-oculaires et l'atrophie sénile partielle des tissus constituants du globe.

A ces deux périodes de la vie, le diamètre antéro-postérieur de la chambre antérieure qui, chez l'adulte mesure en moyenne 3 millimètres, peut n'être que de 1 millimètre et demi et même au-dessous.

3° L'état de réfraction de l'œil exerce également une certaine influence sur les dimensions de la chambre antérieure. Dans la myopie, qui est due à l'allongement du diamètre antéro-postérieur de l'œil, la chambre antérieure est plus profonde; dans l'hypermétropie, au contraire, l'axe optique est plus court et, conséquemment, le diamètre antéro-postérieur de la chambre antérieure est moindre. A ces deux causes s'ajoutent, en outre, la différence dans le rayon de courbure de la cornée, plus grand chez le myope que chez l'hypermétrope.

A l'état pathologique, les dimensions de la chambre antérieure et sa capacité peuvent être modifiées également par les différences que ces rayons de courbure acquièrent par différentes altérations. L'ectasie globuleuse pellucide, ou cornée globuleuse, entraîne à sa suite l'augmentation de profondeur et de capacité de la chambre antérieure. Il en est de même dans certains cas de staphylôme transparent ou opaque, à la condition toutefois que le cristallin ait conservé sa position et ses rapports.

La chambre antérieure est encore plus vaste et plus spacieuse dans les cas d'hydrophthalmie totale ou partielle, si elle siége sur l'hémisphère antérieur du globe. Enfin le même fait s'observe encore lorsque le cristallin a été déplacé ou lorsqu'il a disparu, soit spontanément, soit par un traumatisme ou une opération.

Dans l'iritis et l'irido-choroïdite séreuses, l'épanchement du liquide qui se fait dans la chambre antérieure peut, comme nous le savons déjà, en augmenter parfois notablement les dimensions. Inversement, les synéchies postérieures et surtout la synéchie totale, ainsi qu'on les observe à la suite de l'iritis aiguë, ou pendant le cours de l'iritis chronique ou de l'irido-choroïdite consécutive, par l'obstacle qu'elles opposent à la libre communication entre les deux chambres, favorisent l'accumulation de liquide en arrière de l'iris, entre elle et le cristallin et déterminent la propulsion en avant, des parties périphériques de l'iris qui amène un rétrécissement de la chambre antérieure. Celle-ci est souvent moins profonde à la périphérie qu'au centre, où s'observe un *état cratériforme* de la pupille.

Dans le glaucôme, l'hypersécrétion du liquide intra-oculaire détermine la propulsion du cristallin et de l'iris en avant et la réduction de la capacité de la chambre antérieure. Les cicatrices ou la phthisie de la cornée, en provoquant presque toujours l'aplatissement de celle-ci, en rapprochent alors la face postérieure de l'iris et du cristallin et diminuent ainsi, plus ou moins, les dimensions de la chambre antérieure.

Lorsque le cristallin, soit spontanément, soit par suite d'un traumatisme, subit l'imbibition par les liquides intra-oculaires, comme dans les cas de cataracte molle ou de cataracte traumatique, cet organe se gonfle, devient plus volumineux, pousse l'iris en avant et la chambre antérieure diminne de capacité. Enfin une plaie étendue ou une fistule de la cornée amènent l'abolition de la chambre antérieure. Une grande partie de ces modifications des dimensions de la chambre antérieure nous sont déjà connues en partie, pour avoir été étudiées plus haut; quant aux autres, que nous ne faisons que signaler ici, nous y reviendrons, avec les détails qu'elles comportent, en traitant des maladies qui les engendrent. Il nous suffit de savoir actuellement que presque toutes, ou du moins la majeure partie d'entre elles, sont dues à des modifications ou à des variations de la quantité de liquide contenue à l'intérieur du globe oculaire et, en particulier, à la quantité de l'humeur aqueuse.

Jusque dans ces dernières années, le siége de la sécrétion de l'humeur aqueuse avait été le sujet de nombreuses controverses; mais de récents travaux histologiques, en démontrant à l'intérieur de l'œil la présence de membranes séreuses (endothéliums) tapissant les faces interne de la cornée et de la sclérotique, externe et interne de l'iris, interne des procès ciliaires et enfin externe de la choroïde, sont venus jeter un jour tout nouveau sur cette importante question (Schwalbe).

B. — *Changements du contenu de la chambre antérieure.*

On peut rencontrer dans la chambre antérieure des produits liquides ou solides qui ne s'y trouvent pas à l'état normal, ou ne s'y rencontrent qu'en moindre quantité.

Parmi les produits liquides, on peut y trouver : 1° de la sérosité en plus grande quantité qu'à l'état normal, fait qui a été désigné sous le nom d'*hydropisie de la chambre antérieure*, 2° du sang, état décrit sous le nom d'*hypohèma* ou *hyphèma*, 3° du pus, altération connue sous le nom d'*hypopyon*.

1° Les épanchements de sérosité nous sont suffisamment connus, par ce que nous avons dit, à propos de l'hydrophthalmie et de l'iritis séreuse, ainsi que par les quelques mots que nous venons de dire tout à l'heure à propos des changements de capacité et de dimensions de la chambre antérieure ;

2° Les épanchements de sang n'ont pas une grande importance, car ils constituent un accident assez peu grave, en somme. Ils sont rarement spontanés et résultent presque toujours alors, soit d'une augmentation de la tension intra-oculaire (glaucôme hémorrhagique, tumeurs intra-oculaires, etc.), soit d'altérations dans la santé générale (quintes de toux, vomissements opiniâtres, etc.).

On a cité des cas où l'épanchement sanguin revenait périodiquement (Lawrence, J. Meyer, Guépin fils), et d'autres où le malade pouvait provoquer cet épanchement à volonté (Walther, Mooren, Schelske). Nous avons déjà signalé ce fait à propos de deux cas de télangiectasie de l'iris. Mais, dans l'infinie majorité des cas, les épanchements de sang dans la chambre antérieure sont la conséquence d'un traumatisme ou d'une opération. — Ceux qui résultent d'un traumatisme, plus graves que les autres, ne tirent leur gravité que de la cause qui les produit et qui est en général beaucoup plus importante. S'ils ne sont pas trop considérables, ils se résorbent, généralement en quelques jours. L'emploi alternatif des compresses imbibées d'une infusion aromatique chaude et du bandage compressif, hâte presque toujours singulièrement leur disparition. Si celle-ci se faisait pourtant attendre au delà d'un septénaire environ, on pourrait donner issue au liquide épanché au moyen de la paracentèse de la cornée, à la condition toutefois, que le globe oculaire ne présentât ni symptômes inflammatoires, ni ramollissement, sans quoi l'inflammation pourrait être suivie de la reproduction de l'hémorrhagie, surtout si celle-ci reconnaissait pour point de départ les vaisseaux des parties profondes du globe oculaire.

Les épanchements sanguins dans la chambre antérieure, résultant des opérations, se rencontrent consécutivement à celles qui intéressent les parties reculées de la chambre antérieure, telles que l'iridectomie, ou encore l'opération de la cataracte par la méthode de de Græfe. Elles sont dues à la section des vaisseaux de l'angle de l'iris (canal de Schlemm) ou peuvent encore être la conséquence du brusque abaissement de la tension intra-oculaire, ainsi que cela se voit à la suite de l'opération de certains cas de glaucôme. Le sang épanché dans ces conditions se résorbe, en général, dans l'espace de quelques jours et ne mérite pas une très-grande attention. Un seul fait est digne de remarque, c'est que souvent alors, la résorption du sang primitivement épanché est suivie de l'épanchement d'une nouvelle quantité de sang, et le même phénomène peut se reproduire à plusieurs reprises. Ces alternatives d'épanchement et de résorption du sang coïncident alors, en général, avec des abaissements successifs de la tension intra-oculaire; ils s'observent surtout fréquemment après l'opération de la cataracte par la méthode de de Græfe. Le seul traitement à leur opposer est la compression longtemps continuée et méthodique du globe par l'application du bandage compressif.

3° Nous nous sommes déjà suffisamment étendu sur les épanchements de pus dans la chambre antérieure à propos de la kératite suppurative et de la kératite nécrotique, pour qu'il nous paraisse superflu d'y revenir encore longuement ici. Nous ferons observer seulement que l'hypopyon peut aussi avoir une autre origine que celle que nous venons de rappeler. C'est ainsi qu'il peut prendre sa source dans une affection de l'iris (iritis plastique et iritis parenchymateuse), dans une affection du corps ciliaire (cyclite purulente), ou dans une affection plus étendue du tractus uvéal (irido-choroïdite purulente). Nous ne faisons que rappeler ici, ce que nous avons déjà dit du traitement de l'hypopyon suite de kératite suppurative ou nécrotique, à savoir que, lorsque l'épanchement purulent, dans la chambre antérieure, dépassera le tiers de la capacité de cette cavité, on ne devra plus retarder de lui donner issue par la paracentèse, car il n'est plus permis alors d'en espérer la résorption par le traitement médical. Lorsqu'on aura donné issue à l'hypopyon, on devra toujours faire suivre cette petite opération de l'application méthodique du bandeau compressif et donner successivement issue au pus par l'ancienne ponction, à l'aide d'un petit stylet boutonné, ou par une nouvelle opération, au fur et à mesure que le liquide se reproduira.

Les produits solides qui se rencontrent dans la chambre antérieure sont : 1° des *corps étrangers*, 2° des *entozoaires*.

1° *Corps étrangers de la chambre antérieure.* — Les corps étrangers de la chambre antérieure ne sont pas rares. Ils y pénètrent toujours à travers une solution de continuité de la cornée et se compliquent souvent alors de lésions des parties plus profondes; mais il peut arriver aussi qu'un corps étranger pénètre dans la chambre antérieure et y séjourne un temps parfois très-long, sans y déterminer de lésions trop graves, ainsi que nous l'avons observé une fois et ainsi que Sæmisch et de Wecker en ont rapporté de fort intéressants exemples.

Mais les corps étrangers qui franchissent la cornée pénètrent dans la chambre antérieure en totalité ou en partie seulement. S'ils y pénètrent totalement, qu'ils bornent là leur action, ils deviennent corps étrangers de l'iris sur laquelle ils viennent toujours reposer en vertu des lois de la pesanteur.

S'ils ne pénètrent qu'en partie dans la chambre antérieure, ils restent à l'état de corps étrangers de la cornée. Nous n'aurons donc pas à revenir sur ce que nous avons dit à propos des lésions de la cornée et de l'iris, et nous nous contentons d'y renvoyer le lecteur.

2° *Entozoaires de la chambre antérieure.* — On n'a jusqu'ici signalé, dans la chambre antérieure de l'homme, qu'un seul entozoaire. Comme pour d'autres parties de l'organe de la vue, dans les différents cas, il s'agissait toujours du cysticerque ladrique (*cysticercus cellulosæ*, Rudolphi).

Le premier cas qui en fut signalé appartient à G. Sœmmering et à Schott, qui en publièrent l'observation simultanément et indépendamment l'un de l'autre (1830). Depuis lors, un grand nombre de faits de ce genre ont été publiés en Italie, en Angleterre et surtout en Allemagne; mais aucun n'a encore été observé en France.

Grâce aux progrès de l'helmintologie, il paraît hors de doute aujourd'hui que la présence du cysticerque ladrique dans différentes parties de l'organisme est due à la migration dans les ramifications artérielles, d'ovules du *tœnia solium*, introduits dans l'estomac pendant le repas et absorbées par les veines ou par les vaisseaux chylifères (Leukart).

Partis de là dans le système veineux, puis entraînés dans le torrent circulatoire, ces ovules cheminent dans les ramifications artérielles jusqu'à ce que le calibre de celles-ci ne leur permette plus d'aller plus loin. Là, l'ovule suit son évolution et une fois la larve développée, celle-ci, rompant la paroi vasculaire, s'introduit dans le tissu voisin, et si le point où elle se dépose est riche en tissu cellulaire, l'animalcule s'y enkyste. Il paraît, en outre, également certain que lorsqu'ils sont déposés dans des organes voisins d'une cavité, les cysticerques ont une tendance très-grande à se porter vers elle.

La présence du cysticerque dans l'œil s'explique parfaitement par cette migration. L'ovule déposé dans les vaisseaux artériels sous-conjonctivaux (artères musculaires) s'enkyste dans le tissu cellulaire sous-conjonctival; s'il s'agit, au contraire, des artères de la rétine, de la choroïde ou de l'iris, l'entozoaire passe dans le tissu voisin, dont il s'échappe presque aussitôt, vu la très-grande minceur de ce tissu, pour se porter vers les cavités voisines (corps vitré, chambre antérieure).

Une fois parvenu dans la chambre antérieure, le cysticerque se présente aux regards sous l'aspect d'une vésicule arrondie ou ovoïde d'un volume variable de celui d'une grosse tête d'épingle à celui d'un grain de vesce, diaphane, de couleur gris-jaunâtre ou blanchâtre, chatoyante, perlée. Cette vésicule repose d'ordinaire librement sur le fond de la chambre antérieure, mais peut aussi adhérer légèrement à l'iris (Dalrymple, de Græfe, Pridgin-Teale) ou à la cornée (Appia).

De temps à autre la vésicule est animée de mouvements ondulatoires. A d'autres moments il est facile de voir sortir du sein de ce petit corps globuleux un prolongement mince et délicat, d'un blanc très-franc, muni d'un renflement terminal qui présente des mouvements d'oscillation latérale ou de retrait et d'allongement (fig. 69). D'autres fois, ces mêmes parties, rentrées dans la vésicule, ne s'y montrent que sous l'aspect d'un petit pli ou d'un petit mamelon blanchâtre. Ces deux états correspondent aux alternatives d'allongement ou d'invagination de la tête et du cou du cysticerque dans la vésicule caudale.

Lorsque l'œil est exposé à une lumière vive, la vésicule et les autres parties de l'animalcule présentent des contractions très-vives, qui ne sont pas dues à l'influence que la lumière exerce sur l'entozoaire, mais bien aux contractions pupillaires qui amènent une irritation mécanique contre laquelle réagit l'animal (de Græfe).

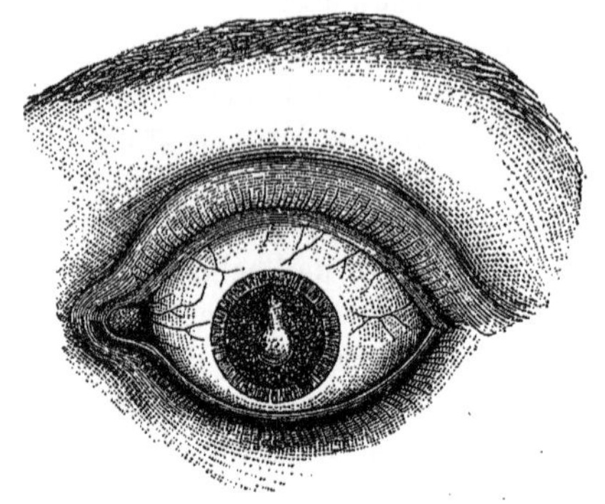

Fig. 69.

L'accroissement progressif, lent ou rapide du parasite, détermine toujours des phénomènes inflammatoires, plus ou moins violents, du côté de l'œil. Tantôt ces symptômes inflammatoires disparaissent, pour ainsi dire, complétement; d'autres fois, ils s'exaspèrent périodiquement et présentent les caractères d'une violente névralgie ciliaire, ainsi que cela s'observe du reste fréquemment dans bon nombre de cas de corps étrangers de la chambre antérieure. Dans les cas compliqués d'une semblable ophthalmie, la vésicule est presque toujours adhérente, et cette adhérence doit être considérée comme le résultat de la production de masses exsudatives entre les parois de la chambre antérieure et la vésicule caudale du cysticerque. La première apparition de cette ophthalmie coïncide presque toujours avec la sortie de l'ovule à travers la paroi de l'un des vaisseaux de l'iris et avec son irruption dans la chambre antérieure (de Græfe).

Pour terminer, signalons un fait étrange et qui ne s'explique guère. Jamais on n'a encore signalé la coïncidence du cysticerque dans les différentes parties de l'œil avec sa présence dans d'autres organes, ou avec le séjour du *tænia solium* dans le tube digestif.

Traitement. — On a proposé de combattre la présence du cysticerque dans l'œil par divers moyens médicinaux, tels que l'emploi endermique de la santonine ou les instillations d'extrait ou de teinture d'aloès (Sichel père). Ces moyens ne méritent guère qu'une mention et ne sauraient surtout pas être préférés à l'extraction de l'entozoaire, qui ne présente guère de dangers et se pratique de la façon suivante :

Si la vésicule est libre d'adhérence avec les parois de la chambre antérieure, on fait à la cornée, à l'aide d'un couteau lancéolaire à iridectomie, une ponction de 4 à 5 mill. de longueur. Cette ponction ne devra pas être faite au bord sclérien de la membrane, afin d'éviter une procidence de l'iris, qui gênerait la sortie de l'animalcule. L'incision doit, au contraire, être faite en un point correspondant au bord d'une pupille modérément dilatée. Une fois l'incision terminée, le couteau sera brusquement retiré pour éviter la sortie de l'humeur aqueuse.

On déprime alors, à l'aide d'une pince à iridectomie, dont les branches sont dépourvues de dents et tenues fermées, la lèvre postérieure de l'incision et on cherche à faire écouler brusquement toute l'humeur aqueuse, de façon que le jet de liquide entraîne le cysticerque. Si cette tentative venait à échouer, il faudrait le saisir à l'aide d'une pince et l'attirer au dehors (de Græfe).

Si, au contraire, l'animal adhérait à la cornée, il serait préférable de faire la ponction au bord marginal de la cornée et de l'extraire à l'aide de la pince, après avoir préalablement excisé le prolapsus iridien, qui se forme presque inévitablement alors. Si, enfin, c'était à l'iris que l'animal fût fixé, on devrait l'extraire en excisant simultanément la partie d'iris à laquelle il serait adhérent (Pridgin-Teale).

Consultez 1° J. SICHEL, *Iconographie ophthalmologique*, p. 357-363; 515-520; 693-701 et 707-711. Paris, 1852-59. — DAVAINE, *Traité des entozoaires*. Paris, 1860. — LEUCKART, *Die menschlichen Parasiten*, Bd. I. Leipzig, 1862.

ART. 8. — OPÉRATIONS QUI SE PRATIQUENT SUR L'IRIS.

En pratiquant sur l'iris certaines opérations, on se propose d'atteindre différents buts, qui peuvent être ramenés aux trois groupes suivants :

1° L'opération est destinée à ouvrir aux rayons lumineux, dont l'accès à l'intérieur de l'œil est arrêté par une cause quelconque, une nouvelle route qui leur permette d'arriver jusque sur la rétine. C'est à l'opération pratiquée dans ces cas que s'applique plus spécialement le nom d'opération de la *pupille artificielle ;*

2° L'intervention chirurgicale a pour but, soit de combattre simplement l'exagération de la tension du globe ou de rétablir la transsudation des liquides intra-oculaires entravée par une cause variable, soit de rétablir la communication entre les deux chambres et de remédier à la rétention du liquide en arrière de l'iris, laquelle donne lieu à des phénomènes morbides variés ;

3° Le chirurgien se propose de rendre à la pupille sa forme, ses dimensions et sa mobilité, ou de suppléer à ces fonctions, lorsque celles-ci ont été plus ou moins altérées par des accidents inflammatoires antérieurs.

Pour répondre aux nécessités de ces différentes indications, on a imaginé un certain nombre de procédés opératoires. Quelques-uns d'entre eux ont été abandonnés à mesure que les dangers de leur emploi, ou leurs fâcheuses conséquences pour l'avenir de l'œil, ont été démontrés par l'expérience, et à partir du moment aussi où le perfectionnement du manuel opératoire de certains autres procédés, les ont rendus applicables à un plus grand nombre de cas. Aussi ne mentionnerons-nous que pour mémoire l'ancien procédé de la pupille artificielle, connu sous le nom de *décollement de l'iris* ou *iridodialysie*, méthode infidèle, dangereuse, réservée en dernier lieu seulement à un certain nombre de cas dans lesquels elle peut même être avantageusement remplacée. Aussi cette opération est-elle depuis longtemps déjà tombée dans l'oubli, et rien ne nous semble devoir la faire regretter.

Ce n'est également qu'au point de vue historique que nous indiquerons ici l'*iridesis* et l'*iridenkleisis*, ou déplacement de la pupille par enclavement de l'iris. Imaginée par Critchett et perfectionnée par Waldau, cette méthode a presque aussitôt été abandonnée que proposée, à cause des complications glaucômateuses qu'elle entraîne presque fatalement à sa suite.

Enfin, nous pensons que l'*iridorhexis*, ou méthode du *déchirement de l'iris* uni à son excision (Desmarres père), n'étant, à vrai dire, qu'une modification de l'iridectomie, obligatoire dans certains cas, ne doit pas être décrite spécialement. Nous en parlerons en traitant des indications de cette dernière opération.

Ces différentes méthodes une fois éliminées, il ne nous restera plus à décrire d'une façon spéciale que les trois méthodes opératoires suivantes:

A. — L'*iridectomie* (ιρίς, εκ, τεμνω), *excision de l'iris* (Warnaz, Beer, J. Sichel).

B. — L'*iridotomie* (ιρίς, τεμνω), *incision de l'iris* (Cheselden, Bowman, de Wecker).

C. — La *corélysie* (κορὴ, λυω), *détachement* ou *dégagement du bord pupillaire* (Streatfield, A. Weber).

A. Iridectomie. — L'excision de l'iris ou iridectomie, comme son nom l'indique, est l'opération à l'aide de laquelle on se propose d'exciser une partie plus ou moins considérable du limbe iridien.

Cette opération, imaginée par Wenzel en 1780, perfectionnée et érigée en méthode en 1796 par Beer, était destinée primitivement à remédier à différentes affections qui, en obstruant, soit directement, soit indirectement, le champ pupillaire, rendaient la vision totalement ou partiellement impossible.

Uniquement pratiquée au début sur les parties externes ou inférieures de l'iris, tandis que l'iridodyalisie était réservée aux manœuvres opératoires sur les parties internes et supérieures de cette membrane, elle fut appliquée à tous les cas par mon père, qui, le premier, imagina d'exécuter l'opération sur le côté interne, à l'aide d'instruments courbes passés par-dessus le nez (1833).

En 1855, les applications de cette opération, qui jusque-là ne constituait qu'une méthode de pratiquer la *pupille artificielle*, furent étendues par de Græfe à la thérapeutique de certaines affections inflammatoires de l'œil. Peu à près, en 1857, parut son premier et immortel mémoire sur l'application de cette opération à la thérapeutique de tous les états morbides liés à l'exagération de la pression intra-oculaire, mais surtout à celle du glaucôme.

Ainsi étendues, les applications de l'iridectomie peuvent être rangées en deux groupes distincts, suivant le but qu'on se propose d'atteindre par cette opération :

1° L'iridectomie est pratiquée dans le but de rouvrir aux rayons lumineux le passage que des affections diverses leur ont obstrué : c'est ce que je désigne sous le nom d'*iridectomie optique*.

2° L'opération est destinée à pallier ou à guérir une affection oculaire contre laquelle les ressources du traitement médical échouent, ou sont du moins si faibles, qu'elles constituent pour le malade, aussi bien que pour le médecin, un embarras, et souvent même un danger pour le premier. Je donne à l'opération pratiquée dans ces cas le nom d'*iridectomie thérapeutique*.

Je n'ai pas besoin de faire remarquer que, dans ces deux groupes différents, le manuel opératoire ne varie guère, à quelques rares exceptions près, et sauf quelques modifications de détail dont l'exposition trouvera naturellement sa place quand nous traiterons des indications de l'opération.

Nous commencerons par décrire le manuel opératoire dans son ensemble, puis nous reviendrons sur chaque temps de l'opération en particulier.

Nous devons faire observer, en outre, que les soins préliminaires à donner aux malades ne tiennent ici qu'une très-petite place; quelques précautions seules nous paraissent néanmoins pouvoir être souvent utiles. C'est ainsi qu'il sera bon, avant l'opération, de tenir les malades dans une chambre qui ne soit pas absolument obscure, afin d'éviter l'irritation et les éblouissements causés par l'exposition subite de l'œil à opérer à une trop vive lumière, si le malade passait brusquement d'une pièce obscure, dans une autre très-éclairée. Il pourrait, en effet, survenir alors, de la part du malade, au cours de l'opération, des contractions involontaires des paupières et des muscles de l'œil, qui en gêneraient sensiblement l'exécution.

La pièce où l'opération doit avoir lieu doit être bien éclairée et de préférence recevoir son jour du côté du nord, afin d'éviter les reflets.

Le jour même de l'opération, on ne doit donner aux malades que des aliments légers et peu abondants, afin d'éviter, autant que possible, les vomissements, si l'on était obligé d'avoir recours au chloroforme. — Enfin, nous croyons devoir conseiller de pratiquer cette opération, ainsi que toutes celles qui se pratiquent sur l'œil, le malade étant couché dans le décubitus dorsal, toutes les fois que des difformités ou des affections diverses n'y mettront pas obstacle. Cette pratique a en effet pour avantage : 1° d'empêcher de la part du malade les mouvements de rétrocession, sur le danger desquels je ne crois pas devoir insister, — 2° de donner au chirurgien aussi bien qu'à ses aides, une position plus commode, ainsi qu'une grande liberté d'action ; — 3° d'être plus à l'aise, en cas d'éventualité d'une syncope, pour porter secours au patient ; — enfin 4° de faciliter l'emploi du chloroforme, si l'indocilité du malade, sa pusillanimité ou des mouvements oculo-palpébraux invincibles en faisaient une nécessité.

Opération. — Tout d'abord, nous devons donner le conseil d'opérer toujours de la main droite, ou toujours de la main gauche, c'est-à-dire de se servir constamment, pour manier les instruments qui doivent agir le plus délicatement sur le globe, de la main la plus exercée et d'éviter soigneusement la pratique qualifiée d'*ambidextrie*, qui n'a aucun avantage et qui, au contraire, n'est pas exempte de dangers. Nous ne croyons pas, en effet, que quelque soin qu'on ait pris de s'exercer au maniement des instruments à l'aide des deux mains, on puisse jamais arriver à se servir indistinctement de l'une ou de l'autre main, pour exécuter certaines manœuvres imprévues, qu'un accident survenant pendant l'opération peut rendre indispensables.

Appareil instrumental. — Il se compose de : 1° une pince à griffes de Waldau, sans arrêt, pour fixer le globe ;

2° Un couteau lancéolaire de Jæger, coudé sur le plat, de dimension variable, suivant le cas particulier ;

3° Un petit bistouri boutonné coudé sur le plat ;

4° Une pince à pupille artificielle droite, et une autre courbe ;

5° Une paire de ciseaux oculaires de Cooper, courbés sur le plat, ou les ciseaux-pinces de Lüer ou de Weiss (de Londres).

6° Une paire d'élévateurs ou un blépharostat articulé, modèle de Mathieu, pour écarter les paupières.

Manuel opératoire. — Le malade étant couché sur le lit, ainsi qu'il a été dit plus haut, le chirurgien prend place au-devant de lui, sur le bord du lit, quel que soit l'œil à opérer, excepté pour le côté externe de l'œil droit, pour le côté interne de l'œil gauche, ou pour la partie inférieure de l'un ou l'autre œil, cas dans lesquels l'opérateur s'assiéra sur une chaise, à la tête du lit, de façon à être derrière le malade. Dans l'un et l'autre cas, le lit doit toujours être placé de façon que l'opérateur reçoive toujours la lumière du côté gauche.

Un aide relève la paupière supérieure, un autre abaisse l'inférieure, un troisième fixe la tête du malade.

1er *Temps.* — Le chirurgien, à l'aide de la pince à fixer, tenue de la main gauche, comme une plume à écrire, saisit dans le point diamétralement opposé à celui sur lequel il se propose de pratiquer l'opération, un large pli *longitudinal* de la conjonctive, *ainsi que le tissu cellulaire sous-jacent*, afin de ne pas déchirer celle-ci, et il attire l'œil dans la direction opposée au point où l'incision devra être faite. A l'aide du couteau lancéolaire, tenu de la main droite comme une plume à écrire, mais les *ongles en dessous*, il fait, à 1 ou à 1 mill. 1/2 du bord de la cornée et dans la *sclérotique*, une incision de 4 à 5 millimètres de longueur. Pour cela, il enfonce le couteau d'abord *normalement* à la surface de la cornée et par conséquent suivant la direction de l'un des rayons de la sphère fictive dont la cornée ne représente qu'un segment. Dès que la pointe du couteau est arrivée dans la chambre antérieure, ce qui se reconnaît à la sensation de *résistance vaincue* et en outre à l'apparition de la pointe de l'instrument derrière la cornée (Arlt), le manche du couteau est porté en arrière vers la tête du sujet, de façon à diriger le plat de la lame parallèlement au plan de l'iris. L'instrument est ainsi poussé en avant jusqu'à ce que l'incision ait atteint les dimensions voulues. A ce moment le manche est porté encore plus en arrière et la pointe dirigée vers la face postérieure de a cornée, afin d'éviter la lésion du cristallin, qui, par suite de l'écoulement de l'humeur aqueuse, va se trouver porté en avant.

Le couteau est alors retiré *lentement* et *progressivement*, en appliquant 'un des tranchants à l'angle correspondant de la plaie, de *façon à agrandir*, par cette manœuvre, les dimensions de la plaie, jusqu'à ce que celle-ci atteigne 6 à 8 mill. de long.

Il est essentiel, nous y insistons, que, pendant toute la durée du retrait du couteau, l'humeur aqueuse *s'écoule lentement* et non en jet. Si, une fois le couteau retiré, l'incision était jugée trop étroite, il conviendrait de l'élargir à l'aide du petit bistouri boutonné (Desmarres père).

2e *Temps*. — Le chirurgien, sans lâcher la pince à fixer, échange le couteau contre une pince à pupille artificielle *droite* et, la tenant fermée, il exerce sur la lèvre postérieure ou scléroticale de l'incision, une légère pression en évitant avec soin de pénétrer dans la chambre antérieure. Par cette manœuvre, le tissu iridien fait saillie entre les lèvres de la plaie, sous forme d'une *procidence de l'iris*, plus ou moins volumineuse. Celle-ci, saisie délicatement est attirée en avant à l'aide des pinces, de façon à la déplisser et est *excisée aussi près que possible de la sclérotique* par l'aide placé en face de l'opérateur. Cette excision réclame de la part de l'aide une dextérité relative; aussi certains chirurgiens préfèrent-ils réséquer l'iris eux-mêmes et confier à ce moment la pince à fixer à l'aide (Arlt). Une fois l'iris excisée, le chirurgien fait à la surface de la cornée quelques douces frictions, à l'aide d'un instrument mousse quelconque, de façon à faire rentrer dans la chambre antérieure, vers les points qu'ils occupaient avant l'opération, les deux angles du sphincter pupillaire correspondant à l'union de celui-ci avec les deux bords de la perte de substance de l'iris.

A ce moment, l'opération est terminée. L'opérateur cesse la fixation; les aides abandonnent les paupières, d'abord l'inférieure, puis la supérieure, et on applique sur l'œil un bandage *contentif*, et non compressif, composé d'une rondelle de toile fine appliquée sur les paupières, de quelques plumasseaux de charpie râpée, imbriqués les uns sur les autres, de façon à combler la cavité au fond de laquelle se trouve placé l'œil opéré et d'une bande de flanelle, formant un monocle de 3 à 4 tours obliques, maintenus par un circulaire. Le bandage, aussi bien dans ce cas que lorsqu'on l'applique après l'opération de la cataracte par extraction, *ne doit pas comprimer, mais simplement tendre la paupière supérieure d'un angle vers l'autre au-devant du globe*, de façon à immobiliser celui-ci et à empêcher autant que possible les mouvements et les clignements des paupières.

Le malade est alors reconduit dans son lit, où il devra rester couché, dans une immobilité presque complète, pendant un jour ou deux.

L'opération que nous venons de décrire est celle que l'on pratique dans ce que nous appellerons les conditions normales.

Nous allons maintenant revenir sur chacun de ses temps en particulier, afin de chercher à montrer les avantages que présentent les manœuvres que nous conseillons et les inconvénients qui résulteraient de la non-observation de ces règles.

Des aides. — Personne ne contestera que, pour maintenir les paupières écartées, aucun instrument ne vaut les doigts. Malheureusement il est difficile que ceux-ci immobilisent absolument les paupières.

En outre, leurs extrémités dépassent souvent le rebord orbitaire, gênent la manœuvre opératoire, ou, ce qui est pis encore, peuvent presser sur le globe. — Le secours d'instruments destinés à cet office est donc presque indispensable. Certes, les élévateurs de Desmarres père sont excellents. — Mais, vu leurs dimensions, il peut se faire que leur extrémité arrondie presse sur le fond des culs-de-sac conjonctivaux, pression qui pourrait, au moment où la chambre antérieure est ouverte, provoquer l'issue du corps vitré et la luxation du cristallin. Pour éviter cet inconvénient, nous en avons fait construire en fil d'argent, qui représentent exactement la forme des deux extrémités du blépharostat de Mathieu. Deux aides sont nécessaires, car l'un d'eux doit à la fois tenir l'un des élévateurs et couper l'iris ou fixer le globe.

Mais il peut se présenter des circonstances où, au lieu de plusieurs aides, on n'en ait qu'un à sa disposition ; il faut alors remplacer les élévateurs par un blépharostat à ressorts, en se souvenant toutefois que c'est un instrument dont l'emploi peut devenir dangereux par la pression inconsciente qu'il exerce sur les culs-de-sac, pression qui peut provoquer la compression du globe, ainsi que par la difficulté qu'on éprouve à l'enlever rapidement lorsqu'un accident survient pendant le cours de l'opération.

Si donc l'emploi du blépharostat devient nécessaire, nous donnons la préférence à celui du modèle de Mathieu, qui s'applique du côté interne. L'aide unique aura de la sorte une main de disponible, à l'aide laquelle il fixera la tête du malade.

Que l'on se serve d'élévateurs ou d'un blépharostat, la conduite du malade au moment de leur application donne la mesure de sa tolérance. Si l'introduction des instruments sous les paupières provoque des contractions spasmodiques plus ou moins énergiques des paupières, des cris ou la résistance du malade, l'administration du chloroforme devient une nécessité impérieuse, car il est certain que le malade ne supportera pas l'opération. L'anesthésique doit être administré jusqu'à *résolution complète*, car il s'agit d'éviter les mouvements inconscients du malade, lesquels pourraient précisément devenir la source des accidents que nous cherchons à éviter par l'anesthésie.

1er *Temps.—Fixation du globe.* — La pince à fixer dont nous recommandons l'usage, dite pince de Waldan, est un instrument muni de mors de 3 à 4 millimètres de large, garnis à leurs extrémités de dents mousses et arrondies qui s'engrènent exactement, de façon à saisir la conjonctive *sans la couper ni la déchirer*.

Cette pince ne doit point porter de point d'arrêt, afin que l'opérateur soit toujours libre de cesser instantanément la fixation si un accident survenait.

Si la conjonctive vient à être déchirée par l'instrument au moment où on attire le globe dans la direction déterminée, on ne doit pas s'obstiner à chercher à saisir un nouveau pli de conjonctive; la déchirure de la conjonctive par la pince à fixer est, en effet, presque toujours signe que cette muqueuse est relâchée, ainsi que cela s'observe souvent chez les vieillards, ou qu'elle est infiltrée, comme dans certaines affections qui s'accompagnent de chémosis. Il est alors infiniment préférable de pratiquer la fixation sur le tendon de l'un des muscles droits (Arlt). Lorsque la pince a saisi la conjonctive, elle n'est plus destinée qu'à diriger le globe, puis à l'immobiliser dans le point diamètralement opposé à celui sur lequel on se propose de faire l'incision. *Mais il importe surtout que pendant cette fixation, la pince ne presse en aucune façon sur le globe.*

2° *Instruments.* — Contrairement à l'opinion de certains confrères (Monoyer, de Wecker), nous donnons de beaucoup la préférence au couteau lancéolaire sur le couteau à cataracte à lame étroite de de Græfe. En effet, le couteau lancéolaire a le grand avantage de pouvoir être appliqué dans tous les points de la circonférence cornéenne, sans qu'on soit obligé d'*imprimer au globe un mouvement de torsion*, qui, dans des mains inhabiles ou inexpérimentées, peut être cause du déplacement de l'incision, que nous venons de recommander d'éviter tout à l'heure.

Le couteau lancéolaire a en outre le grand avantage d'opérer une section progressive *sans le moindre écoulement d'humeur aqueuse*, tant que le retrait du couteau n'a pas commencé. Il permet, en outre, d'allonger l'incision dans un sens ou dans l'autre et de donner ainsi à la lèvre interne des dimensions identiques à celles de la lèvre externe. Pour cela, il suffit, en effet, d'infléchir légèrement la lame de l'instrument, d'un côté ou de l'autre. Le canal de la plaie acquiert de la sorte une direction très-régulière, qu'on ne peut jamais obtenir avec le couteau de de Græfe.

Avec ce dernier, la section se termine toujours brusquement et au moment où la contre-ponction est faite, l'humeur aqueuse s'écoule et la chambre antérieure s'efface. De plus, la lèvre interne de l'incision a forcément des dimensions moindres que celles de la lèvre interne, et il faut toujours le secours d'un instrument étranger, bistouri boutonné (Desmarres père, de Græfe) ou ciseaux (Bowman, A. Weber) pour l'élargir. Enfin, l'abolition de la chambre antérieure, c'est-à-dire l'abaissement de la pression intra-oculaire à la suite de l'emploi du couteau de de Græfe a toujours lieu d'une façon brusque, et c'est là un immense inconvénient dans certains cas de glaucôme Nous y reviendrons, du reste, en parlant du traitement de cette affection. Enfin, les cicatrices cystoïdes sont infiniment plus fréquentes après l'emploi du couteau à cataracte qu'après celui du couteau lancéolaire, ce qui s'explique par le manque de parallélisme de la plaie conjonctivale et de la plaie sclérocornéenne, lors d'emploi du premier de ces instruments.

Le couteau lancéolaire doit présenter à l'union de la lame avec le collet une courbure sous un angle voisin d'un angle droit, sans en atteindre cependant les limites.

La courbure qui nous semble la plus pratique est celle qui se fait sous un angle de 110 à 120 degrés. Quant à la longueur et à la largeur de la lame, elle doit varier avec chaque cas particulier et suivant les dimensions de la cornée et de la chambre antérieure. L'instrument sera large et long, si la cornée est grande et la chambre antérieure spacieuse; il sera étroit et court (camard), si la cornée est petite et la chambre antérieure étroite.

3° *Incision.* — Avant de faire l'incision, on doit déterminer exactement le point sur lequel on se propose de la placer. Pour cela, il est utile de choisir certains *points de repère* afin d'éviter que le globe, par le fait de la fixation, ne subisse un mouvement de torsion et que l'incision ne se trouve placée dans un point autre que celui qui avait été primitivement jugé le plus avantageux. Les meilleurs points de repère sont fournis en général par les vaisseaux qui rampent dans la conjonctive au niveau du point où doit être pratiquée l'incision. On peut encore choisir dans ce but certaines taches (nævi), que l'on rencontre fréquemment sur l'iris.

Quel que soit le but que l'opération doive atteindre, l'incision devra être faite dans la sclérotique. Cette pratique a le grand avantage de permettre de pénétrer dans la chambre antérieure par sa portion la plus reculée et d'obtenir ainsi l'excision de la plus grande portion de l'iris possible. En outre elle évite la déformation et l'opacification du tissu de la cornée, qui résulte toujours de la cicatrisation de cette membrane. Le point où l'incision doit être faite est donc environ à 1 ou à 1 millimètre 1/2 du bord cornéen et non au delà. On s'exposerait sans cela à dépasser les limites de la chambre antérieure et à pénétrer dans l'épaisseur même de l'iris, ou en arrière d'elle. L'excision deviendrait alors impossible. L'incision placée dans ce point a, il est vrai, l'inconvénient d'être accompagnée de la section inévitable des vaisseaux de l'angle de l'iris (canal de Schlemm), à laquelle succède presque toujours l'écoulement, dans la chambre antérieure, d'une quantité de sang parfois considérable, accident sur lequel nous reviendrons du reste plus loin. De plus, la pointe de l'instrument, pendant qu'elle traverse le tissu scléro-tical *opaque*, reste dissimulée un certain temps aux regards de l'opérateur, et ceci, entre des mains inexpérimentées, peut encore être un inconvénient digne d'attention. Néanmoins ces inconvénients nous semblent largement rachetés par les avantages que nous avons signalés et par d'autres dont nous parlerons à propos des indications de l'opération et surtout à propos du traitement du glaucôme.

L'incision doit être faite d'abord *par ponction* et d'après les règles que nous avons indiquées, c'est-à-dire que la pointe de l'instrument doit pénétrer d'abord suivant la direction d'un rayon de la cornée ; c'est, en effet, suivant cette direction que les deux surfaces externe et interne de la cornée sont les plus rapprochées. Une incision qui pénétrera dans la chambre antérieure, suivant cette direction, atteindra donc ces deux surfaces après avoir parcouru, dans l'épaisseur de la cornée, *le trajet le plus court possible.* Toute incision au contraire, qui sera dirigée plus obliquement, soit en avant, soit en arrière, atteindra la surface interne de la cornée après un trajet plus long à travers la cornée; c'est ce qu'on exprime en disant que lorsque le couteau, en pénétrant à travers la cornée, est dirigé suivant la normale à son point d'application sur celle-ci, *le canal de la plaie est le plus court possible*; ses dimensions ont, en effet, alors exactement celles de l'épaisseur de la cornée et ne dépassent guère 1 millimètre.

Ces dimensions du canal de la plaie ont une importance capitale, au point de vue de l'étendue de la portion d'iris excisée. Plus ce canal est large, et plus la portion d'iris est petite, car l'excision, ne pouvant se faire qu'au niveau de la surface externe de la cornée, il restera toujours dans l'épaisseur de celle-ci une certaine portion d'iris, qui rentrera ensuite dans la chambre antérieure et y subsistera sous forme d'un moignon plus ou moins considérable (Schweigger, O. Becker).

D'un autre côté, l'obliquité du canal de la plaie est un danger, au point de vue de l'enclavement de l'iris, qui peut devenir la source de complications fâcheuses, par les tiraillements qui en résultent sur la portion ciliaire de celle-ci.

Outre ces considérations sur l'étendue, la direction et, en général, sur les dimensions du canal de la plaie en tous sens, nous devons appeler l'attention sur d'autres points particuliers de la conformation de celui-ci, qui résultent de la forme de l'instrument tranchant. Ce dernier, étant triangulaire, il en résultera nécessairement que la longueur de l'incision externe sera supérieure à celle de la plaie interne. C'est là un inconvénient, car il peut être cause que de petits lambeaux d'iris, ou de petits débris du pigment de celle-ci, restant emprisonnés dans les angles de la plaie, ne puissent, à la fin de l'opération, être refoulés à l'intérieur de la chambre antérieure. Nous n'insisterons pas sur les inconvénients de cet accident, obligé que nous serons d'y revenir tout à l'heure à propos de l'excision de l'iris. Nous nous bornerons à recommander, pour l'éviter, d'infléchir légèrement la lame de l'instrument vers chaque angle de la plaie, en en portant successivement la pointe d'abord en dehors, puis en dedans, afin de donner aux deux plaies des dimensions sensiblement égales.

Le mieux sera de pratiquer cette inflexion de la pointe au moment de commencer le retrait du couteau, de façon à ne pas être exposé à élargir encore la plaie externe et de s'engager ainsi dans un véritable cercle vicieux.

Dans la majeure partie des cas, il suffit de donner à l'incision une longueur de 4 à 5 millimètres, lorsqu'il s'agit d'iridectomie optique; mais, lorsque l'opération est pratiquée dans un but thérapeutique, ses dimensions doivent être portées à 6 ou 8 millimètres. Dans le premier cas, en effet, on doit chercher à donner au colobome les plus petites dimensions possibles; tandis que, dans le deuxième cas, on doit s'efforcer de le faire le plus large possible.

Nous avons dit qu'une fois l'instrument arrivé dans la chambre antérieure, celui-ci devait être poussé en avant, parallèlement au plan de l'iris.

Il importe, en effet, que la pointe de l'instrument ne rencontre pas l'iris, sans quoi on serait exposé à la couper ou à la décoller de ses insertions ciliaires, ce qui rendrait son excision ultérieure, sinon impossible, du moins très-difficile. Dans le cas, cependant, où cet accident se produirait, le mieux serait de cesser toute tentative opératoire actuelle et d'attendre quelques jours pour donner à l'incision infructueuse le temps de se cicatriser et de procéder, ensuite, à une nouvelle opération dans un point voisin de celui primitivement choisi.

La possibilité de conduire l'instrument parallèlement au plan de l'iris suppose donc un maintien absolu des dimensions de la chambre antérieure tant que l'incision n'est pas terminée. Ceci revient à dire que, tant que l'incision n'a pas atteint les dimensions voulues, aucune quantité, quelque minime qu'elle soit, de l'humeur aqueuse, ne devra s'écouler hors de la chambre antérieure. Pour atteindre ce but, *la propulsion du couteau à l'intérieur de la chambre antérieure doit avoir lieu d'une façon lente, progressive et continue.*

Dès que l'incision aura atteint la dimension qu'on se proposait de lui donner, le manche de l'instrument devra être abaissé vers le visage du malade et la pointe en sera portée vers la surface postérieure de la cornée, qu'elle devra même atteindre ; il ne faut pas oublier, en effet, qu'à partir du moment où le couteau va commencer à être retiré en arrière, cette manœuvre sera suivie de l'écoulement de l'humeur aqueuse et partant de l'effacement de la chambre antérieure. Cet effacement entraîne la propulsion du cristallin en avant, et si la pointe de l'instrument n'était pas tournée en avant, elle pourrait blesser la cristalloïde et devenir la cause d'une cataracte traumatique, accident sur la gravité duquel nous ne croyons pas avoir besoin d'insister. Lorsque la pointe de l'instrument sera ainsi mise dans l'impossibilité de blesser le cristallin, on commencera à faire rétrograder le couteau et, pendant tout le temps de sa rétrocession, la pointe en devra rester appliquée intimement à la face postérieure de la cornée. La rétraction du couteau se fera avec la plus grande lenteur possible, pour que l'écoulement de l'humeur aqueuse et l'effacement de la chambre antérieure aient lieu d'une façon pour ainsi dire insensible. On évitera soigneusement l'émission de l'humeur aqueuse sous forme de jet, car ceci pourrait avoir les conséquences les plus fâcheuses, telles que la brusque propulsion du cristallin en avant, la déchirure de la zonule, suivie d'expulsion d'une certaine partie du corps vitré, laquelle entraînerait peut être elle-même la luxation du cristallin et son opacification ultérieure. Un autre inconvénient considérable de l'effacement brusque de la chambre antérieure est l'abaissement subit de la pression intra-oculaire qui devient presque fatalement la cause d'hémorrhagies *ex vacuo*, qui se produisent, soit par les vaisseaux de l'angle de l'iris (canal de Schlemm), dans la chambre antérieure, ou par les vaisseaux de la rétine ou de la choroïde.

En dernier lieu, la sortie trop rapide de l'humeur aqueuse peut encore avoir pour conséquence la formation d'une procidence intempestive de l'iris, qui, rencontrée par le couteau au moment où elle sort de la chambre antérieure, pourrait être sectionnée par lui, accident qui compromettrait la fin de l'opération.

2° *Temps* — 1° *fixation*. — Comme on l'a vu, le deuxième temps consiste à saisir une portion du limbe iridien et à en pratiquer l'excision. Pour cela, nous avons recommandé au chirurgien d'échanger simplement le couteau contre la pince à iris et de continuer la fixation du globe, comme pendant le premier temps. Certains opérateurs, dont le nom fait à juste titre autorité dans la science, préfèrent au contraire confier à ce moment la pince à l'aide. Nous y reviendrons tout à l'heure.

2° *Préhension de l'iris*. — Pour saisir l'iris, la pince doit être tenue, comme la plume à écrire, entre le pouce et les deux premiers doigts de la main droite; les deux derniers doigts seront repliés vers le creux de la main, et celle-ci reposera elle-même, par son bord cubital, sur le front du malade, de façon que l'opérateur ait ainsi un point d'appui solide. La manœuvre de la pince et la forme de celle-ci différeront suivant que la pupille sera libre ou qu'elle sera adhérente. Si la pupille est libre, il vaut toujours mieux se borner à provoquer la formation d'un prolapsus iridien entre les bords de la plaie, pour le saisir, le développer et l'exciser ensuite, que d'introduire l'instrument à l'intérieur de la chambre antérieure.

Pour provoquer le prolapsus, il suffit presque toujours d'exagérer quelque peu la tension intra-oculaire par une légère pression à l'aide de l'extrémité de la pince, tenue fermée, sur la lèvre postérieure ou scléroticale de l'incision. Souvent même, le prolapsus de l'iris se forme spontanément, après l'achèvement de l'incision, par suite de la rupture d'équilibre entre la pression intra-oculaire et la résistance des enveloppes de l'œil, au bénéfice de celle-là.

Pour saisir le prolapsus et le déplisser, une pince droite est préférable; le ressort de celle-ci devra être extrêmement doux de façon à n'exiger de l'opérateur aucun effort pour en rapprocher les branches et les tenir fermées.

Les branches de la pince doivent être légèrement courbées dans le sens de leur longueur et la concavité de cette courbure tournée vers celle de la branche opposée. Grâce à cette disposition, lorsque les branches seront rapprochées, leurs extrémités seront en contact dans une étendue de trois à quatre millimètres, et il suffira d'un léger effort pour les maintenir rapprochées. L'extrémité des branches elles-mêmes, ne devra porter que des dents fort courtes et, en outre, elle devra être parfaitement arrondie et mousse. La procidence de l'iris sera saisie d'abord par son point le plus saillant et légèrement attirée en avant, de façon à rendre le sphincter apparent. Dès que celui-ci sera visible, la procidence sera lâchée, pour être ressaisie par le sphincter. On attirera alors l'iris très-doucement et dans le plan où elle se trouve dans la chambre antérieure pour déplisser le prolapsus. Cette attraction devra se faire très-lentement et avec une grande douceur, afin de ne point tirailler l'iris et de ne point la décoller de ses insertions ciliaires. Dès que la portion d'iris ainsi tendue présentera une hauteur à peu près égale à la largeur du limbe iridien, on pourra en pratiquer l'incision.

Si l'iris est adhérente, le prolapsus peut ne pas se faire, surtout si les adhérences sont nombreuses ou s'il y a synéchie totale ; il faut alors introduire la pince dans la chambre antérieure et aller saisir l'iris pour l'attirer ensuite au dehors. Pour cela, la pince droite est, ou bien impossible à employer si on opère sur les parties supérieures ou internes, ou bien elle est peu commode, car on est obligé, pour la faire pénétrer dans la chambre antérieure, de la tenir *comme un archet de violon*, manœuvre difficile et qui force à se priver presque complétement de point d'appui. Il vaut donc toujours mieux ici se servir d'une pince courbe. La courbure ne doit porter que sur l'extrémité des branches, dans une longueur de 7 à 8 millimètres au maximum, et elle doit se faire sous un angle presque droit, absolument analogue à celle du couteau. Pour être introduite dans la chambre antérieure, la pince doit être tenue fermée; mais, par suite de l'effacement de cette chambre, si on poussait simplement l'instrument en avant vers le centre de la pupille, l'extrémité fermée des branches rencontrerait inévitablement l'iris, s'implanterait dans son tissu et la déchirerait ou la décollerait en la refoulant à l'intérieur de la chambre antérieure. Il en résulterait qu'au moment où on voudrait saisir l'iris, celle-ci, ne se trouvant plus au-dessous des branches de la pince, l'opérateur ne saisirait rien. Pour éviter cet accident, voici la manœuvre que nous conseillons :

Au moment de pénétrer dans la chambre antérieure, la pince, tenue fermée, sera appliquée, par le côté correspondant à sa courbure, à plat sur la sclérotique, au niveau de la lèvre postérieure de l'incision. On exercera sur toute la portion de la sclérotique en contact avec l'instrument une légère pression, de façon à *entrebâiller les lèvres de la plaie*. L'extrémité de la pince sera alors introduite entre celle-ci et appliquée contre la face postérieure de la cornée. En même temps qu'on poussera l'instrument en avant, pour le faire pénétrer dans la chambre antérieure, on exercera, avec l'extrémité de ses branches, tenues étroitement serrées l'une contre l'autre, de douces frictions latérales, d'un angle vers l'autre de l'incision, à la surface de l'iris, de façon à la déprimer et à la déplisser. L'instrument sera ainsi conduit jusqu'à ce que son extrémité arrive à une petite distance du sphincter pupillaire. *Dans aucun cas, celle-ci ne devra dépasser le bord pupillaire.* A ce moment, la pince sera ouverte délicatement de façon à en écarter modérément les branches *tout en maintenant l'extrémité de celles-ci étroitement appliquées contre la face postérieure de la cornée.*

Bien que, par l'écartement des branches, le tissu de l'iris fasse hernie entre celles-ci, il suffit alors de fermer la pince pour saisir l'iris, et il n'est jamais nécessaire d'employer pour cela l'extrémité des branches dont les dents, en traversant le tissu de l'iris, pourraient blesser la cristalloïde.

Si le bord pupillaire de l'iris n'est rendu adhérent que par la présence de quelques synéchies, il suffit généralement d'une très-légère traction sur l'iris pour les rompre l'une après l'autre, comme les points d'une couture (Arlt). Si, au contraire, la synéchie est totale, il faut bien se garder de chercher à saisir le sphincter; il vaut bien mieux ne saisir l'iris qu'au niveau de la jonction du grand et du petit cercle, et, quitte à laisser le sphincter en place, ne chercher à attirer au dehors que la portion périphérique correspondante de l'iris. En agissant autrement on s'exposerait, si l'adhérence de l'iris à la cristalloïde avait lieu au moyen de néo-membranes épaisses et très-adhérentes, à déterminer une luxation partielle du cristallin par attraction de celui-ci avec l'iris, et ceci pourrait devenir la cause d'un décollement de l'iris à sa périphérie, dans le point diamétralement opposé à celui saisi. Il vaut infiniment mieux alors, en saisissant l'iris à une certaine distance du bord pupillaire, chercher à en opérer la déchirure (iridorhexis). Dans bien des cas, où les adhérences seront faibles, le bord pupillaire se détachera de lui-même par cette manœuvre et on ne s'exposera pas à l'accident dont nous venons de parler.

Quel que soit l'état de la pupille, si, au moment où on attire l'iris, il survenait un mouvement de tête du malade, il faudrait immédiatement lâcher l'iris afin d'en éviter le décollement partiel ou même total, peut-être aussi la blessure de la cristalloïde.

3° *Excision.* — Comme on l'a vu dans l'exposé du manuel opératoire, et comme nous l'avons répété quelques lignes plus haut, nous pensons qu'il est préférable qu'à ce moment de l'opération le chirurgien continue à fixer le globe de la main gauche et fasse couper l'iris par l'aide. D'autres préfèrent confier, dès le début du second temps, la fixation du globe à l'aide et faire la section de l'iris eux-mêmes (Arlt). Pour cela l'opérateur doit manœuvrer la pince à iris *de la main gauche* et couper l'iris de la main droite. Certes, de cette façon, l'opérateur sera plus sûr d'exciser exactement l'iris. Mais que l'on veuille bien remarquer que, pour toutes les raisons que nous venons d'indiquer, la manœuvre de la pince à iris est souvent fort délicate. Elle exige donc ici, de la part de l'opérateur, une véritable *ambidextrie*, à l'égard de laquelle nous avons déjà exposé notre opinion au début de ce chapitre. De plus, nous avons aussi appelé l'attention sur les dangers de la fixation et nous croyons qu'une fausse manœuvre de la pince à fixer peut être infiniment plus dangereuse qu'une incision inexacte de l'iris. En outre, nous avons conseillé, pour l'opération de l'iridectomie, de ne pas faire usage d'une pince à fixer munie d'un point d'arrêt. Il peut donc devenir très-difficile, dans ces conditions, de transmettre la pince à l'aide.

En dernier lieu, nous ajouterons qu'il est beaucoup plus nécessaire d'avoir un aide expérimenté pour fixer le globe sans danger, que pour sectionner l'iris. Si donc on ne dispose que d'un aide médiocre, il vaut infiniment mieux fixer soi-même, car il faut être bien maladroit pour ne pas être capable de sectionner une iris correctement.

Ceci posé, la section de l'iris doit être dirigée dans le même sens que l'incision et parallèlement à celle-ci; pour opérer cette section, l'aide peut se servir, ou des ciseaux de Cooper, courbes sur le plat, ou des ciseaux-pinces de Lüer ou de Weiss; ces derniers sont infiniment préférables, car il suffit d'une simple pression sur leur branche pour opérer la section, tandis que les ciseaux ordinaires réclament quelquefois un certain savoir-faire. En outre, la finesse de leur lame permet de faire la section de l'iris beaucoup plus près de la cornée. Nous reviendrons du reste tout à l'heure sur ce point.

Dès que l'opérateur a saisi l'iris, l'aide doit présenter les ciseaux ouverts au niveau de l'incision en tenant les mors largement écartés, l'un d'eux passé en arrière, l'autre en avant de la pince. La fin de la préhension de l'iris doit donc se faire *entre les mors des ciseaux*, de façon que la section s'opère au moment même où le chirurgien jugera la portion d'iris attirée hors de l'œil suffisante. La section doit se faire d'*un seul coup de ciseaux*. Pour cela les branches de ceux-ci seront appliquées par leur convexité à plat sur le globe, et au moment où on les rapprochera pour faire la section, on devra *déprimer fortement la lèvre antérieure de l'incision* avec le dos de l'une des branches des ciseaux, afin de ne pas la couper simultanément avec l'iris ; cependant ce dernier accident est peu dangereux ; il ne retarde pas sensiblement la guérison, et ne motive guère que l'abolition de la chambre antérieure pendant quelques jours de plus. Jamais on ne devra employer, pour la section de l'iris, l'extrémité du tranchant des ciseaux, qui souvent laisse à désirer ; on doit, au contraire, toujours utiliser pour cela la partie moyenne de celui-ci. Une fois l'iris excisée, il importe de faire à la surface de la cornée, dans la partie de celle-ci exactement contiguë à l'incision, quelques douces frictions dirigées du centre vers la périphérie, tout en déprimant légèrement le tissu cornéen. Ces frictions devront être faites, soit à l'aide de la pulpe du doigt indicateur et à travers la paupière inférieure, soit et mieux encore, à l'aide d'un instrument mousse quelconque. Le meilleur, à ce point de vue, est une pince à iridectomie courbe tenue fermée. Ces frictions sont destinées :

1° A expulser une partie du sang qui aura pu s'épancher dans la chambre antérieure ;

2° A faire sortir du canal de la plaie les débris de pigment iridien détachés par la section et qui ont pu y être retenus ;

3° Enfin, et c'est là leur but principal, elles sont destinées à faire rentrer dans la chambre antérieure les deux angles du sphincter sur lesquels a porté la section, et qui presque toujours restent enclavés dans les deux angles de la plaie.

Les frictions ont, en outre, le grand avantage de permettre de s'assurer ainsi que la section a été complète et qu'il n'est pas resté de petits lambeaux d'iris dans le trajet de la section. Si de semblables débris iridiens subsistaient et que, de la sorte, le colobome iridien n'eût pas acquis la forme régulière en *entrée de serrure* (Arlt), il conviendrait de chercher à saisir, à l'aide de l'extrémité des mors de la pince courbe, ces débris iridiens, de les attirer en dehors et d'en faire la section de façon à compléter l'excision aussi exactement que possible.

Dans quelques cas néanmoins, malgré tout le soin que l'on prend de faire rentrer, par les manœuvres que nous venons d'indiquer, les angles du sphincter dans la chambre antérieure, ceux-ci restent néanmoins enclavés entre les lèvres de la plaie. On doit alors, à l'aide d'un petit *stylet boutonné*, les repousser vers l'intérieur de la chambre antérieure, par quelques douces frictions, en introduisant l'instrument entre les lèvres de la plaie en rasant les deux angles de celle-ci ; mais il faut être extrêmement prudent pendant cette dernière manœuvre pour ne pas léser la zonule de Zinn ou la cristalloïde.

Nous savons déjà les fâcheuses conséquences qu'aurait un semblable accident.

Il arrive, dans certains cas, que, par suite de la rigidité du tissu iridien ou par une fausse manœuvre de la part de l'opérateur ou de son aide, l'excision iridienne est incomplète et que le sphincter pupillaire échappe à la section et rentre dans la chambre antérieure, où il constitue alors quelque chose d'analogue à un colobome à bride, c'est-à-dire un petit pont de tissu iridien étendu d'un côté à l'autre de la nouvelle pupille. On doit alors à l'aide d'un *crochet mousse*, tel que le crochet à corélysie de Weber, chercher à attirer ce pont iridien au dehors, puis l'exciser exactement. Pour cela, le crochet sera introduit à plat dans la chambre antérieure entre la cornée et le cristallin, le bec légèrement tourné vers la face postérieure de la cornée. Arrivé au niveau de la bride iridienne, l'instrument sera insinué entre elle et la cristalloïde, puis poussé vers le centre de la pupille, et lorsque le bec de l'instrument aura dépassé le bord pupillaire de la portion du sphincter restée en place, l'instrument sera tourné en avant, puis retiré en arrière, de façon à accrocher au passage le lambeau d'iris, pour l'entraîner hors de la chambre antérieure. La section se fera d'un seul coup de ciseaux rapide portant à la fois sur les deux extrémités de la bride.

Nous l'avons déjà dit, par suite de la position périphérique de l'incision, l'iridectomie donne presque toujours lieu à un abondant écoulement de sang fourni en partie par les vaisseaux conjonctivo-episclériens, mais surtout par les vaisseaux de l'angle de l'iris. Le sang fourni par les vaisseaux conjonctivaux s'écoule en général à l'extérieur; mais celui fourni par les vaisseaux de l'angle de l'iris s'écoule toujours vers la chambre antérieure. La quantité en sera d'autant plus abondante que l'incision aura porté sur une portion plus reculée de la chambre antérieure. Il est bon de chercher à expulser ce sang. Pour cela, après avoir attendu quelques minutes une fois l'opération terminée, on peut entre-bâiller légèrement les lèvres de la plaie à l'aide d'un stylet mousse et donner ainsi issue à l'humeur aqueuse, qui, dans le plus grand nombre des cas, entraîne avec elle la majeure partie du sang. Mais cette manœuvre n'est pas toujours suffisante, d'autant plus que très-souvent, une fois l'humeur aqueuse écoulée, une nouvelle quantité de sang peut s'épancher dans la chambre antérieure par suite de l'abaissement de la pression intra-oculaire. On fera bien alors de chercher à expulser le sang au moyen de douces frictions dirigées du bord opposé de la cornée vers l'incision à travers la paupière à l'aide de la pulpe du doigt indicateur. Si on ne parvenait pas à expulser ainsi tout le sang épanché dans la chambre antérieure, il ne faudrait pas s'en alarmer outre mesure, ce sang se résorbant, en général, assez rapidement. Enfin, il est utile de débarrasser aussi exactement que possible les lèvres de la plaie des petits caillots sanguins qui peuvent y être emprisonnés ou adhérents et qui souvent gênent quelque peu la cicatrisation.

Une fois toutes ces précautions prises, le bandage sera appliqué avec soin, d'après le procédé que nous avons indiqué plus haut.

Indications. — Les indications de l'iridectomie ont été bien modifiées depuis que cette opération a cessé d'être uniquement réservée à la formation d'une pupille artificielle. Aujourd'hui elle est pratiquée pour répondre à des exigences thérapeutiques si multiples, qu'on a incontestablement beaucoup plus fréquemment l'occasion de l'exécuter, que de pratiquer l'opération de la cataracte, qui, autrefois, était certes l'opération la plus fréquente de la chirurgie oculaire (Arlt).

Comme nous l'avons dit au début de la description de l'opération, les indications de l'iridectomie varient suivant qu'on a l'intention de la pratiquer dans un *but optique* ou dans un *but thérapeutique.*

Iridectomie optique. — Les indications de l'iridectomie optique s'appliquent aussi bien à elle qu'à toute autre opération de pupille artificielle destinée à rétablir le passage des rayons lumineux interceptés par une cause quelconque. Ces indications peuvent se diviser en A, *indications générales,* et en B, *indications spéciales.*

A. INDICATIONS GÉNÉRALES. 1° *Doit-on pratiquer la pupille artificielle sur un œil lorsque l'autre jouit de l'intégrité de ses fonctions?* — Il est permis de répondre par l'affirmative, si l'on peut espérer rendre à l'œil opéré une vision assez nette pour être utile au sujet. En agissant ainsi on est toujours sûr d'élargir au moins notablement le champ visuel et de permettre au malade de se conduire plus facilement. On ne doit pas redouter la diplopie, car les rayons lumineux, grâce à la déviation qu'ils éprouvent dans les milieux réfringents, viendront toujours former leur image sur la tache jaune dès que l'axe visuel sera dirigé vers l'objet duquel ces rayons émanent. Néanmoins la diplopie peut se produire après l'opération de la pupille artificielle, s'il y a déviation de l'axe visuel du côté malade, ou si l'image, produite dans l'œil opéré, est moins nette que celle de l'œil sain, ainsi que cela arrive dans le cas de cicatrice un peu épaisse de la cornée.

Il est essentiel aussi, avant de pratiquer l'opération, de s'assurer de l'intégrité de la rétine à l'aide du procédé que nous avons exposé (pages 70 et 71), à propos des modes d'exploration. La nouvelle pupille doit avoir une position aussi rapprochée que possible du point normal; aussi doit-on préférer, pour la chorémorphose, le côté interne de l'iris. Mais on ne doit pas oublier que cette nouvelle pupille ne saurait jouir de la contractilité de la pupille normale et ne peut être utile pour modérer l'accès des rayons lumineux à l'intérieur de l'œil. Nous conseillons donc, toutes les fois que cela sera possible, de pratiquer l'iridectomie optique dans le quart supérieur et interne de l'iris, de façon que la nouvelle pupille puisse être plus ou moins couverte par la paupière supérieure et que l'opéré, en clignant les paupières, puisse modérer l'accès des rayons lumineux et suppléer ainsi à l'absence des contractions pupillaires. Pour des raisons analogues, il est essentiel de donner à la nouvelle pupille des dimensions aussi faibles que possible.

Cependant il est de règle de pratiquer l'opération vis-à-vis du point le plus transparent de la cornée. Ainsi, par exemple, quand le seul point transparent de la cornée est la partie supérieure, quoique celle-ci disparaisse généralement en grande partie sous la paupière supérieure, il faut néanmoins y placer la pupille, car le malade apprendra bientôt à s'en servir utilement. Enfin si l'opération est faite sur les deux yeux à la fois, il faut, autant que possible, s'efforcer de donner aux nouvelles pupilles une position symétrique, toutes deux en dedans ou toutes deux en dehors.

B. INDICATIONS SPÉCIALES. Elles sont au nombre de trois : 1° les opacités de la cornée, 2° les occlusions pupillaires, 3° les opacités partielles de l'appareil cristallinien.

1° *Opacités de la cornée.* — Dans les cas d'opacité de la cornée, les indications varient suivant que l'opacité est simple, ou qu'elle est compliquée d'adhérence de l'iris. Lorsque l'opacité est simple on ne doit se préoccuper que de placer la nouvelle pupille derrière la partie la plus transparente de la cornée et en même temps dans le point où sa position sera le plus utile pour la vision. Elle devra, en outre, comme nous l'avons dit, être de faible dimension.

On peut, dans ce cas, ne faire qu'une iridectomie incomplète, c'est-à-dire qu'au lieu de faire l'incision à la partie la plus reculée de la chambre antérieure, on peut ne la commencer qu'au niveau du bord de la cornée et donner au canal de la plaie une direction assez oblique, de façon qu'en provoquant le développement d'une procidence iridienne, celle-ci ne se borne qu'au sphincter et à la partie de l'iris qui lui est immédiatement contiguë. Il suffit alors de développer le prolapsus et d'en exciser une partie plus ou moins considérable pour agrandir simplement l'ancienne pupille dans la direction qu'on a jugée convenable. Si on a eu en même temps le soin de n'exciser qu'une très-petite partie du sphincter et d'en laisser la plus grande partie en place, on laissera à la pupille ainsi grandie une contractilité encore suffisante pour lui permettre de parer en partie aux inconvénients de son agrandissement. C'est là le procédé que nous employons ordinairement dans ces cas et dont nous pouvons affirmer les avantages.

Si les opacités cornéennes sont compliquées d'adhérences de l'iris, deux considérations doivent guider dans le choix de la position à donner au colobome. Ce sont : d'une part, l'adhérence plus ou moins étendue du bord pupillaire à l'opacité et, d'autre part, les dimensions de la chambre antérieure.

Si l'adhérence du bord pupillaire n'est que partielle, il y aura de grands avantages à pratiquer l'opération dans le point correspondant à la portion de pupille restée libre; car dans ce cas, il y a toujours conservation, au moins partielle, de la chambre antérieure dans ce point; le jeu des instruments est plus libre et l'iridectomie plus exacte. Si, au contraire, tout le bord pupillaire est adhérent les dimensions de la chambre antérieure sont toujours considérablement réduites et il est de règle alors de choisir pour emplacement de la nouvelle pupille le point où la chambre antérieure est la plus spacieuse en conciliant toutefois, si faire se peut, cette indication avec l'état de transparence de la cornée et la tension plus ou moins grande de l'iris.

Il faut bien se garder alors de chercher à déchirer les adhérences de l'iris, car souvent celles-ci sont doubles, c'est-à-dire qu'il y a à la fois agglutination de l'iris à la cicatrice et à la cristalloïde antérieure; c'est dans ces cas que l'iridorhexie, c'est-à-dire le déchirement de l'iris uni à son excision, peut rendre de très-grands services.

2° *Occlusions pupillaires.* — Lorsqu'il s'agit de pratiquer l'iridectomie pour remédier à des occlusions pupillaires, l'opération est des plus simples, car on a alors la liberté de lui donner pour emplacement le point que nous appellerons le *lieu d'élection*, c'est-a-dire le quart supérieur et interne de l'iris. Ici encore, on doit se garder de chercher à déchirer les adhérences pour les raisons que nous avons déjà données à propos du manuel opératoire et l'iridorhexie doit être préférée. Ici en outre l'excision iridienne doit être plus large que dans le cas précédent, car il s'agit presque toujours alors d'atteindre un double but. Nous y reviendrons tout à l'heure.

3° Lorsqu'il s'agira d'opacités partielles du cristallin, telles que les cas de cataracte nucléaire, polaire ou stratifiée, il est plusieurs points que l'on ne doit pas perdre de vue. D'une part, la probabilité de la transformation ultérieure de la cataracte actuelle en cataracte complète, oblige à choisir, pour emplacement de l'iridectomie, un point tel que la nouvelle pupille soit située dans un lieu facilement accessible ultérieurement pour pratiquer l'extraction du cristallin. D'autre part, la vision au moyen de la nouvelle pupille devant avoir lieu à travers les parties périphériques du cristallin, entre le bord cornéen et le bord de l'opacité de la lentille, la nouvelle pupille devra être aussi périphérique que possible. Elle devra de plus, être située dans un point qui soit toujours placé dans l'écartement de la fente palpébrale. Enfin cette pupille, afin d'éviter les éblouissements, devra avoir des dimensions aussi restreintes que possible. Pour toutes ces raisons, le lieu le plus favorable pour une pupille artificille de ce genre sera la portion inférieure et légèrement interne du limbe iridien.

B. *Iridectomie thérapeutique.* — Toutes les fois qu'on se propose d'obtenir une diminution de la tension intra-oculaire, ou le rétablissement de la libre communication entre les deux chambres de l'œil, l'iridectomie est indiquée. Les indications générales sont peu nombreuses ici, on pourrait se contenter de dire qu'il est d'une rigoureuse nécessité : 1° que l'incision aux enveloppes soit toujours située dans la sclérotique et vers les limites les plus reculées de la chambre antérieure; 2° que le canal de la plaie doit avoir les dimensions les plus petites possible; 3° que le lambeau d'iris excisé doit être très-large, et 4° que l'excision doit porter sur le point le plus reculé de la partie adhérente de l'iris. Nous rappelons donc ici ce que nous avons déjà dit à propos du manuel opératoire, c'est que, quelque périphérique que soit l'incision, la section de l'iris ne va jamais jusqu'à ses insertions ciliaires et que toujours il en reste un petit moignon que l'on peut retrouver ensuite dans la chambre antérieure.

Nous serons également bref quant à l'exposition des affections dans lesquelles l'iridectomie est indiquée, puisque d'abord, à propos du traitement de plusieurs d'entre elles, nous sommes déjà entré dans des détails suffisants pour montrer l'utilité de l'iridectomie, et que, secondement, on retrouvera toutes ces indications formulées en détail plus loin dans l'exposition du traitement du glaucôme consécutif. Nous ne ferons donc que rappeler que l'iridectomie est indiquée dans la sclérectasie et dans l'épisclérilis, lorsque les phénomènes inflammatoires s'étendent au tractus uvéal et que la consistance du globe augmente.

Il est peu d'affections où l'iridectomie soit plus formellement indiquée que dans les kératites vasculaire simple, suppurative ou nécrotique; la première indication se présente lorsque ces maladies se compliquent d'immobilité ou de paresse de la pupille et font ainsi craindre une extension de l'inflammation en profondeur. On n'a pas oublié non plus que, dans les deux dernières affections en outre, l'opération est rendue indispensable par l'exagération *relative* de la tension intra-oculaire, conséquence de la diminution de la résistance des enveloppes de l'œil, et qu'en abaissant cette tension relative, l'iridectomie a pour effet de diminuer les chances d'une perforation. Une autre indication est enfin fournie par la nécessité où l'on sera, à un moment donné, de pratiquer l'iridectomie pour remédier aux inconvénients que les opacités de la cornée, conséquence de ces affections, déterminent pour la vision. Puisque, donc, l'iridectomie peut exercer une influence salutaire sur le processus dont la cornée est le siége, ne vaut-il pas mieux la pratiquer de suite et essayer ainsi d'en retirer des avantages, tant au point de vue optique qu'au point de vue thérapeutique? Dans ce cas, le lieu d'élection sera la partie interne et légèrement supérieure du limbe iridien.

A propos des affections de l'iris, nous avons indiqué les précieuses ressources fournies par l'opération dans le cas d'iritis séreuse ou parenchymateuse. Ici, afin de remédier aux phénomènes d'éblouissements parfois si gênants que l'agrandissement de la pupille peut avoir pour conséquence, l'excision iridienne devra porter sur la partie directement supérieure, afin que le colobome se trouve placé sous la paupière supérieure.

L'opération sera encore indiquée lorsque des synéchies, plus ou moins nombreuses, auront été la conséquence d'iritis antérieures. Si les synéchies sont peu nombreuses, on placera de préférence l'iridectomie, toujours pour les mêmes raisons que ci-dessus, à la partie supérieure. Si les synéchies sont très-nombreuses, l'iridectomie sera placée de préférence vis-à-vis d'une portion du bord pupillaire libre d'adhérence et autant que possible aussi, à la partie supérieure. De la sorte, en effet, on échappe au danger résultant du tiraillement des adhérences, danger dont nous avons parlé a propos du manuel opératoire, et on évitera en outre les éblouissements.

Dans les cas de synéchie totale et d'irido-choroïdite consécutive, l'opération est encore indiquée, mais on doit lui préférer l'iridorhexie si la nouvelle pupille s'oblitérait par de nouvelles masses exsudatives.

L'opération est encore indiquée dans les cas de cyclites et particulièrement de cyclites plastiques et surtout de cyclite séreuse.

Mais c'est surtout contre les différentes formes de glaucôme que l'iridectomie est indiquée; comme nous le verrons bientôt, même dans les cas de glaucôme absolu, si elle n'a pas le pouvoir de rétablir la vision, elle exerce au moins une action salutaire sur les douleurs qu'elle fait presque toujours disparaître.

Enfin l'iridectomie est encore indiquée dans les cas où il y a gêne à la pénétration de l'ondée sanguine dans les vaisseaux artériels intra-oculaires, et elle sera, par conséquent, pratiquée avec fruit toutes les fois qu'on reconnaîtra dans les vaisseaux intra-oculaires, des signes d'ischémie.

Enfin, une dernière indication de l'iridectomie se rencontre dans certains cas d'hémorrhagies intra-oculaires, où celles-ci, par leur répétition, provoquent des phénomènes d'exagération de la tension intra-oculaire.

B. *Iridotomie.* — L'iridotomie, comme son nom l'indique est l'opération à l'aide de laquelle on se propose, en incisant l'iris, d'augmenter les dimensions de l'ouverture pupillaire, ou d'en ouvrir une nouvelle lorsque l'ancienne est oblitérée. Réservé par conséquent à des cas déterminés, le manuel de cette opération varie légèrement, suivant que le cristallin existe ou qu'il fait défaut. Néanmoins les instruments nécessaires pour pratiquer l'opération, dans l'un et l'autre cas, ne varient que fort peu. Ce sont :

1° Une paire d'élévateurs ou un blépharostat à ressort, pour écarter les paupières ;

2° Une pince à mors large pour fixer le globe, dite pince de Waldau ;

3° Un couteau lencéolaire droit ou courbe suivant le point sur lequel on se propose d'opérer, et dont la lame est munie d'un talon à point d'arrêt analogue à celui que présente l'aiguille à paracentèse de Desmarres (stop-knife des Anglais).

4° Une paire de ciseaux-pince de Weiss (de Londres) (1) ou de Lüer, ou un petit couteau en serpette à pointe mousse, de de Græfe.

Opération. — Deux cas peuvent se présenter : 1° le cristallin existe ; 2° par suite d'un traumatisme ou d'une opération antérieure, cet organe fait défaut.

1° Lorsque le cristallin existe, il serait imprudent de tenter l'opération sans avoir préalablement soumis le malade à l'anesthésie par le chloroforme. Le malade étant donc couché sur un lit et anesthésié *jusqu'à résolution complète*, l'opérateur prend place sur une chaise à la tête du lit et un aide s'assied sur le bord du lit, à côté du malade, vis-à-vis de l'opérateur. Si on a fait choix, pour fixer les paupières, des élévateurs l'aide écarte la paupière supérieure à l'aide de la main droite et l'inférieure à l'aide de la main gauche, s'il s'agit de l'œil droit, et inversement s'il s'agit de l'œil gauche. Si l'on emploie le blépharostat le rôle de l'aide est purement passif.

1er *Temps.* — L'opérateur, à l'aide de la pince à fixer, saisit un large pli longitudinal de la conjonctive ainsi que l'épisclère sous-jacente, dans le point diamétralement opposé à celui dans lequel il se propose de pratiquer l'iridotomie. A l'aide du stop-knife, il fait à la cornée, à 2 mill. ou 2 mill. $^1/_2$ du bord de celle-ci et dans le point correspondant au lieu sur lequel doit porter la division du limbe iridien, une incision aussi large que le lui per-

(1) Ces ciseaux sont munis d'une lame en or, mousse, de sorte qu'ils *ne mâchent pas.*

mettent les dimensions de la lame du couteau. Puis il retire le couteau en en portant le manche en arrière et en tournant la pointe vers la face postérieure de la cornée, de façon à ne pas blesser la cristalloïde.

2° *Temps.* — L'opérateur échange le couteau contre les ciseaux-pinces et les introduit fermés entre les lèvres de la plaie ; dès que les extrémités des mors de l'instrument sont parvenus en face du centre de la pupille, les branches sont légèrement entr'ouvertes et l'une d'elles est insinuée entre la face postérieure de l'iris et la face antérieure du cristallin. L'instrument est alors poussé en avant jusqu'à ce que l'extrémité du mors, resté en avant de l'iris, ait atteint, autant que possible, les limites de la chambre antérieure. Par une pression rapide du pouce et de l'index sur les branches, l'opérateur incise d'un coup sec l'iris dans toute l'étendue comprise entre les mors des ciseaux. L'instrument est alors retiré doucement hors de l'œil ; l'opérateur cesse la fixation et l'aide retire les élévateurs. L'opération est ainsi terminée.

Il s'est produit, dans la partie de l'iris incisée, par suite de la rétraction des fibres du sphincter, dont la continuité est rompue, une légère lacune ayant la forme d'un V dont l'angle est contigu à la périphérie de l'iris et dont l'écartement est situé au niveau du bord pupillaire.

Revenons maintenant sur chacun des temps en particulier. Dans l'opération que nous venons de décrire, nous avons supposé que l'opérateur agissait sur l'œil droit du malade et que l'iridotomie était pratiquée dans le quart inférieur et interne de l'iris ; c'est là ce que nous nommerions volontiers l'opération au lieu d'élection. Mais l'opération peut être pratiquée sur tout autre point de l'iris, quoique cependant on lui donne rarement pour siége la moitié supérieure du diaphragme oculaire, parce que les dimensions restreintes de la nouvelle pupille feraient que celle-ci resterait entièrement cachée sous la paupière supérieure et serait par conséquent inutile. Si donc nous faisons abstraction de la moitié supérieure de l'iris, sur laquelle l'opération n'est pour ainsi dire jamais pratiquée, le manuel opératoire ne change pas, soit que l'incision porte sur un point ou sur un autre de la moitié inférieure de l'iris.

La lumière doit toujours venir du côté correspondant à l'œil opéré. L'aide doit faire en sorte que ses mains, pendant l'écartement des paupières, gênent aussi peu que possible l'opérateur ; par conséquent, lorsqu'on opère sur l'œil droit il doit écarter la paupière supérieure de la main droite ; lorsqu'on opère sur l'œil gauche, il doit se servir de la main gauche. En outre il doit donner une attention toute particulière à n'exercer sur les culs-de-sac conjonctivaux aucune pression. Aussi est il préférable, pour cette opération, pour laquelle il n'est pas indispensable que l'écartement des paupières soit considérable, d'employer un blépharostat, celui du modèle de Mathieu, de préférence. L'opérateur doit avoir soin, pendant la fixation, d'agir exactement comme nous l'avons conseillé pour l'iridectomie et cela pour les mêmes raisons. Nous n'y reviendrons donc pas.

Quant à l'incision, il n'est pas essentiel d'user ici des précautions méticuleuses que nous avons recommandées pour l'incision que nécessite l'iridectomie. Il est au contraire avantageux que le trajet de cette incision, ce que nous avons désigné sous le nom de canal de la plaie, ne soit pas par trop abrupte, afin que l'introduction des ciseaux et leur manœuvre à l'intérieur de la plaie ne soient pas gênées et n'en contusionnent pas les bords ou les angles. La meilleure conduite à tenir est de pousser le couteau à plat, comme si, après voir fait la ponction, il s'agissait d'atteindre avec la pointe de l'instrument le bord pupillaire opposé. Certes, on peut utiliser, pour faire l'incision, un couteau lancéolaire quelconque. Néanmoins le stop-knife, le couteau à point d'arrêt, a le grand avantage, surtout pour un opérateur peu habitué aux opérations oculaires, de limiter les dimensions de l'incision et de ne pas se voir exposé à faire dépasser à l'instrument les limites nécessaires.

L'introduction des ciseaux et leur manœuvre sont incontestablement le seul point délicat de cette opération. C'est surtout ici, en effet, qu'il importe que le malade soit dans la résolution la plus absolue et que, par conséquent, aucune contraction des muscles oculaires ne puisse se produire à ce moment. Ces contractions, en effet, par suite de la pression qu'elles exercent sur le globe oculaire, dont les enveloppes ont maintenant perdu leur résistance, auront le grand inconvénient de propulser le cristallin en avant contre le dos de la branche des ciseaux passée derrière l'iris. Il pourrait en résulter une rupture de la cristalloïde. Il est donc bon, pendant cette manœuvre, de tourner les ciseaux légèrement de biais, de façon que le dos du tranchant et non le plat de la lame repose sur le cristallin. L'écartement des mors des ciseaux, au moment où l'on en insinue l'un au-dessous de l'iris, doit être suffisant pour que l'iris y puisse trouver place sans être pincée ni tiraillée. Le tranchant de la lame d'acier des ciseaux doit être parfait du talon à l'extrémité, et cette dernière surtout ne doit pas mâcher, autrement on s'exposerait à ce que, là, l'incision de l'iris fût une plaie contuse, qui pourrait causer une iritis phlegmoneuse sur la gravité de laquelle nous n'avons pas besoin d'insister. En outre, si l'extrémité du tranchant des ciseaux n'était pas irréprochable, il pourrait se faire que l'iris y fût pincée et qu'en retirant les ciseaux, elle fût décollée de ses insertions ciliaires. Pour toutes ces raisons la manœuvre des ciseaux peut être dangereuse. Dans ces cas, pour faire l'incision de l'iris, on pourrait peut-être se servir, ainsi que le faisait de Græfe d'un petit couteau en forme de serpette, mais à pointe mousse, qu'on introduit à plat en arrière de l'iris. Ceci fait, le tranchant est tourné vers la face postérieure de l'iris, et, en même temps que le manche est porté vers le visage du malade, le tranchant est tourné vers la face postérieure de la cornée et l'iris est incisée par rétraction de l'instrument.

L'incision, ainsi que nous l'avons dit, doit porter sur les limites les plus reculées du bord ciliaire de l'iris. Ici encore, on doit être particulièrement attentif afin de ne pas blesser la zonule de Zinn et s'exposer ainsi au développement d'une cataracte ultérieure. Aussi est-il bon, au moment où l'on fait la section, de porter légèrement l'extrémité des ciseaux en avant, vers la face postérieure de la cornée. Malheureusement cette petite manœuvre a le grand inconvénient de réduire un peu les limites auxquelles peut atteindre la section de l'iris et c'est là un des inconvénients de l'opération. Enfin, pendant le retrait des ciseaux, la manœuvre doit être aussi délicate que pendant l'introduction et cela, pour les mêmes raisons. Lorsque l'opération sera terminée la fixation cessera doucement et progressivement et non d'une façon brusque. Enfin les élévateurs ou le blépharostat seront retirés avec précaution.

Comme l'opération est pratiquée sur la cornée et non sur la sclérotique, elle s'accompagne moins facilement que l'iridectomie, d'épanchement de sang dans la chambre antérieure. Si cependant cet accident se produisait, on pourrait essayer de l'expulser par une manœuvre analogue à celle que nous avons recommandée à propos de l'iridectomie. Après l'opération il est bon d'appliquer immédiatement un bandage analogue à celui dont nous avons parlé à propos de l'iridotomie. On fera bien toutefois de changer l'appareil au bout de quelques heures, pour instiller de l'atropine, car, à ce moment, en effet, la chambre antérieure est généralement rétablie et l'action du mydriatique possible. L'emploi de l'atropine est ici d'une haute importance, car elle augmente considérablement l'effet de l'opération. De même le bandage sera utilement renouvelé plusieurs fois dans les vingt-quatre heures.

2° Lorsque le cristallin n'existe plus et que la pupille est oblitérée, soit par une fausse membrane, soit par une cataracte capsulaire secondaire, les modifications à apporter au manuel opératoire sont les suivantes :

Après avoir fait l'incision, l'opérateur retire à moitié le couteau hors de la chambre antérieure et laisse écouler une bonne partie de l'humeur aqueuse. Par suite de cela la chambre antérieure s'efface. Le couteau est alors de nouveau plongé à l'intérieur de l'œil, mais en en dirigeant la pointe vers le centre de la cavité du corps vitré, à travers la fausse membrane ou à travers la cataracte capsulaire, à laquelle il fait ainsi une incision, puis le couteau est retiré hors de l'œil. Aussitôt les ciseaux sont introduits, l'une des branches en arrière de l'iris, à travers la plaie faite à la fausse membrane, l'autre, en avant de l'iris, entre elle et la cornée, et l'iris incisée comme dans le cas précédent. Si la fausse membrane pupillaire ou la capsule opaque sont peu épaisses et peu résistantes, une seule incision peut être suffisante; mais lorsque, au contraire, on est en présence de produits très-épais et très-résistants, comme cela arrive quelquefois, lorsque après l'opération de la cataracte, il s'est développé une iritis phlegmoneuse, suivie d'agglomération, dans la pupille, de masses purulentes abondantes, il est quelquefois préférable, au lieu de s'en tenir à une seule incision de l'iris, d'en pratiquer deux se réunissant en Λ renversé, dont le sommet est au bord pupillaire et l'écartement des branches vers la périphérie de l'iris. On sépare ainsi du limbe de l'iris un lambeau de tissu qui, en vertu de l'élasticité des fibres iridiennes, se rétracte fortement et détermine ainsi la formation d'une pupille assez large.

Indications. — Jusqu'à présent l'iridotomie n'a été conseillée que, 1° dans les cas de cataracte incomplète et particulièrement dans ceux de cataracte nucléaire, polaire ou stratifiée, alors qu'il s'agit de permettre aux rayons lumineux de traverser les couches restées transparentes du cristallin.

2° Dans les cas d'opacités de la cornée, non compliquées d'adhérences de l'iris, masquant toute l'étendue de la pupille, mais laissant libre un limbe assez étendu de la cornée.

3° Dans les cas de cataracte capsulaire secondaire ou de fausse membrane pupillaire, résultat d'iritis consécutive, soit à l'opération de la cataracte, soit à la résorption d'une cataracte traumatique.

L'iridotomie, lorsqu'elle réussit, est certainement une très-jolie opération; malheureusement, et on a pu s'en rendre compte par la quantité de précautions que nous avons dû recommander pour son exécution, elle est en même temps fort dangereuse et, entre des mains inexpérimentées, elle peut avoir de fatales conséquences pour l'œil opéré. Notamment dans les cas où le cristallin existe, la présence de celui-ci est un danger considérable. D'une part, si le malade n'est pas chloroformé, il est pour ainsi dire inévitable de léser le cristallin. Si au contraire, ainsi que nous l'avons conseillé, on se décide à endormir le malade, on doit reconnaître avec nous, que la nécessité où l'on est d'administrer le chloroforme *jusqu'à résolution complète*, est peut-être bien téméraire, car l'importance de l'opération ne mérite pas certes, qu'on fasse courir au malade les chances des funestes accidents qui sont parfois le résultat de l'administration de ce dangereux agent.

D'après les indications que nous avons formulées plus haut il est facile de voir que l'iridotomie n'a pour but que de créer une nouvelle pupille de dimensions restreintes. Eh bien! nous croyons pouvoir affirmer qu'on peut atteindre aussi bien le but désiré au moyen de l'iridectomie. Cette dernière opération, pratiquée par des mains habiles, peut n'atteindre que de très-faibles dimensions, et est en outre pour ainsi dire inoffensive. Elle a de plus, sur l'iridotomie, le grand avantage que, en plaçant l'incision dans la sclérotique, la nouvelle pupille peut atteindre l'extrême périphérie de la cornée. Avec l'iridotomie, au contraire, il est presque impossible d'atteindre celle-ci. Cette considération a bien son importance lorsqu'on opère pour un cas d'opacité étendue de la cornée, dans lequel la portion transparente de celle-ci est assez étroite, pour qu'on souhaite de voir cette dernière utilisée en entier.

Enfin l'iridotomie a encore un grand inconvénient, c'est que la section à l'aide des ciseaux est quelquefois très-vulnérante, parce que l'extrémité des mors de ceux-ci mâche le tissu iridien et donne lieu à une plaie contuse qui devient l'occasion d'accidents inflammatoires, parfois fort violents. Enfin, et ceci est pour nous capital, à quelques rares exceptions près, l'iridectomie ne rend pas l'emploi du chloroforme indispensable.

Pour nous donc, les dangers que nous avons dit être inhérents à l'opération lorsque le cristallin existe, et la nécessité absolue de l'administration du chloroforme, nous obligent à donner le conseil de ne réserver cette opération qu'aux cas dans lesquels on est sûr de l'absence du cristallin.

Là, il faut lui rendre justice, l'iridotomie donne des résultats excellents et qu'aucune autre méthode opératoire ne saurait égaler.

C. Corélysie. — La corélysie, ainsi que son nom l'indique, est l'opération qui a pour but de détacher le bord pupillaire rendu adhérent par des synéchies plus ou moins nombreuses. La corélysie a été imaginée par Streatfield, qui, le premier, a tenté de déchirer les adhérences de l'iris à la cristalloïde antérieure, sans mutiler l'iris elle-même. Mais c'est surtout à Weber (de Darmstadt) qu'est dû le perfectionnement de cette méthode.

Instruments. — Les instruments nécessaires pour pratiquer cette opération sont :

1° Une paire d'élévateurs, ou un blépharostat à ressort pour écarter les paupières.

2° Une pince à fixer de Waldau.

3° Un petit couteau lancéolaire à point d'arrêt (stop-knife).

4° Un crochet mousse et coudé de Streatfield ou de Weber.

Opération. 1er Temps. — Le malade étant couché sur un lit et les paupières largement écartées à l'aide des élévateurs ou du blépharostat à ressort, le chirurgien fixe le globe de la même façon que dans les deux opérations précédentes, puis il fait à la cornée et à 2 mill. du bord de celle-ci une ponction à l'aide du stop-knife, dans le point diamétralement opposé à celui où siége la synéchie qu'il se propose de détacher. Une fois la ponction terminée, l'instrument est retiré en tournant la pointe vers la face postérieure de la cornée, comme dans les autres opérations dont nous avons parlé jusqu'ici.

2e *Temps.* — Le chirurgien échange le stop-knife contre le crochet mousse et coudé et l'introduit à plat dans la chambre antérieure, en rasant la face postérieure de la cornée. Arrivé au niveau du point où siége la synéchie, l'instrument est insinué entre la cristalloïde et l'iris et sur le côté de la synéchie elle-même. On lui imprime alors un mouvement de propulsion en avant jusqu'à ce que toute sa partie recourbée ait disparu derrière l'iris. L'instrument est alors porté latéralement, puis légèrement retiré, de façon qu'il embrasse la synéchie dans la concavité de sa partie recourbée. Il ne reste plus alors qu'à attirer l'instrument vers la plaie cornéenne, et à le retirer hors de l'œil.

Lorsqu'il n'y a qu'une synéchie l'opération est ainsi terminée. Mais s'il en existe plusieurs la manœuvre du crochet est répétée autant de fois qu'il y a de synéchies, de façon à les rompre successivement l'une après l'autre.

Lorsque tout le bord pupillaire est adhérent, Weber conseille de remplacer le crochet par un petit instrument mousse en forme de raquette, présentant une surface convexe. Cet instrument est introduit par l'incision cornéenne et porté directement vers la pupille, puis son extrémité mousse est appliquée au niveau du bord pupillaire pendant qu'on appuie avec la convexité de l'instrument sur la surface du cristallin, de façon à le refouler en arrière. On répète la même manœuvre un nombre de fois suffisant, de façon à détacher successivement tout le pourtour du bord pupillaire.

L'opération telle que nous venons de la décrire n'est applicable, selon nous, que dans les cas où il n'existe qu'une ou deux synéchies au plus. Aussi pensons-nous que, quand il en existe plusieurs, il est préférable de suivre le conseil de Passavent (de Francfort-sur-Mein), et de ne jamais détacher qu'une seule synéchie à la fois, quitte à revenir plusieurs fois à l'opération, si le nombre des synéchies l'exigeait.

Nous ne saurions trop mettre en garde néanmoins contre cette opération qui, somme toute, n'est pas aussi exempte de dangers que certains auteurs ont bien voulu le dire (Weber). D'autre part, on voit souvent, après avoir détaché une synéchie, celle-ci se reproduire, surtout si, au moment de l'opération, le processus inflammatoire qui avait été cause des synéchies, n'était pas complétement éteint. Ceci est surtout vrai lorsqu'il existe plusieurs synéchies.

Pour ce qui est de l'application de cette opération aux cas de synéchie totale, elle nous paraît ne pas pouvoir être justifiée, car presque toujours il s'est développé dans ces cas à la face postérieure de l'iris des néo-membranes qui fixent solidement le tissu iridien à la cristalloïde et qui, alors même qu'on arrive à détacher le bord pupillaire, rendent le tissu iridien tellement rigide que la pupille reste immobile. Assurément, si on ne veut considérer que le rétablissement de la communication entre les deux chambres de l'œil, la corélysie pourait parraître justifiée alors. Mais, vu la facilité avec laquelle les adhérences se reproduisent, la corélysie, dans les cas de synéchie totale, ne saurait être mise en parallèle avec l'iridectomie, beaucoup plus efficace et beaucoup plus sûre dans ses résultats.

Nous répétons donc ce que nous disions tout à l'heure, que nous considérons la corélysie comme réservée aux cas où il n'existe qu'une ou deux synéchies tout au plus et que, pour nous, nous préférons de beaucoup, lorsqu'il existe des synéchies multiples ou une synéchie totale, avoir recours à l'iridectomie, en ayant le soin toutefois, par une position convenable de la nouvelle pupille, de combattre la fâcheuse influence de l'agrandissement du champ pupillaire.

Consultez : F. ARLT, in *Handbuch der gesammten Augenheilkunde*, Bd. III, 1er theil, p. 332-261. — DE WECKER, *Annales d'oculist.*, t. LXX, p. 123-155, 1873. — A. WEBER, A. f. O. Bd. VII, abt. I, p. 1-59.

ART. 9. — IRIDO-CHOROIDITE.

Comme nous l'avons vu à propos de l'anatomie, l'iris, le corps ciliaire et la choroïde, forment un tout continu, sans démarcations bien tranchées, que nous avons décrit sous le nom commun de *Système de l'Uvée*.

On comprendra donc, sans peine, la facilité et la tendance qu'a toute inflammation, se développant sur l'un des trois points quelconques de ce système, à s'étendre à l'un des deux autres ou à tous trois simultanément. Pourtant l'extension de l'inflammation de l'iris, comme point de départ, aux deux autres parties, est bien plus fréquente que l'extension de l'inflammation de la choroïde ou du corps ciliaire à l'iris.

Quoi qu'il en soit, l'inflammation simultanée ou successive de ces trois parties, constitue deux maladies essentiellement dangereuses : l'irido-choroïdite et l'irido-cyclite, qui tirent particulièrement leur gravité de la tendance qu'ont ces maladies à se répercuter sympathiquement d'un œil sur l'autre, et à déterminer des accidents particulièrement insidieux qui ont reçu le nom d'*ophthalmie sympathique;* ce sont ces maladies que nous devrions étudier maintenant. Mais l'irido-cyclite nous paraît un type trop nettement tranché pour ne pas séparer son étude de celle de l'irido-choroïdite. Aussi décrirons-nous cette dernière en premier et ferons-nous de la première l'objet d'un article spécial sous le nom de cyclite, ou inflammation du corps ciliaire.

Disons tout d'abord que, sauf l'iritis séreuse, ainsi que nous l'avons vu en traitant des inflammations de l'iris, l'iritis franche convenablement traitée dès son début ne présente que rarement une tendance accusée à se compliquer d'extension de l'inflammation à d'autres parties du globe, plus profondément situées. Nous avons vu que le danger de l'iritis ne résidait, à proprement parler, que dans le nombre et dans la nature des synéchies, et nous avons eu particulièrement soin de montrer toute la gravité de la synéchie totale. C'est qu'en effet, la synéchie totale, suite d'iritis, n'a aucune tendance à la guérison spontanée, et a, au contraire, généralement pour résultat le développement de l'irido-choroïdite. Pourtant cette dernière maladie peut se développer spontanément et de toute pièce, en prenant pour point de départ d'autres parties du globe oculaire que l'iris.

On voit par ce qui précède que, dans l'irido-choroïdite, il convient de distinguer deux formes différentes auxquelles, vu leur point de départ, je donnerai les noms d'*irido-choroïdite primitive* et d'*irido-choroïdite consécutive.*

A. — *Irido-choroïdite primitive ou idiopathique.* — Bien que cette forme soit infiniment plus rare que l'autre, nous croyons devoir en donner la description d'abord, parce qu'elle constitue une maladie pour ainsi dire essentielle et que le médecin peut voir se développer sous ses yeux. Le début de l'affection s'annonce par un trouble vague de la vue sans qu'il se manifeste pour ainsi dire de signe d'inflammation à l'extérieur. La pupille, quoique paresseuse et réagissant difficilement à l'atropine, ne présente pas encore d'adhérence à la cristalloïde et, bien que son champ soit encore libre, on y remarque cependant un trouble profond donnant un aspect louche au fond de l'œil. Au lieu d'être d'une teinte franchement noire, la pupille présente une coloration légèrement mélangée de gris ou de jaune diffus. Si on examine alors à l'aide de l'ophthalmoscope, on voit le corps vitré plus ou moins trouble. Cependant ce trouble n'est généralement pas en rapport avec la diminution des fonctions visuelles de l'organe. A une époque un peu plus avancée, on voit des opacités se développer dans le cristallin, particulièrement vers son pôle postérieur. Celles-ci s'étendent bientôt de là à tout l'organe. Peu après les cellules intra-capsulaires sont prises de prolifération, le trouble du cristallin augmente considérablement et il se forme une cataracte crétacée. Simultanément avec ces changements dans le cristallin, la tension du globe diminue, le contenu de la chambre antérieure se trouble, la pupille devient immobile, se remplit d'exsudats plastiques, l'iris change de couleur et se fixe à la cristalloïde antérieure par l'exsudat qui continue à se développer à sa face postérieure. Si, pendant que ces symptômes objectifs se développent, on a le soin de suivre pas à pas l'évolution à l'aide de l'examen fonctionnel, celui-ci fournit les résultats suivants : le trouble de la vue commence par un rétrécissement du champ visuel presque constamment localisé dans sa partie supérieure et qui, de là, gagne lentement toute son étendue pour ne laisser subsister définitivement qu'une faible faculté de reconnaître les gros objets lorsqu'ils sont situés en bas et en dehors (de Græfe). Dès le début, les objets apparaissent brisés, obliques ou diminués de volume. Enfin, un ou plusieurs phosphènes, notamment l'inférieur, disparaissent et ces différents signes montrent qu'il s'est développé, sous la rétine, un épanchement qui soulève et décolle cette membrane. Enfin toutes les sensations lumineuses, de quelque direction qu'elles viennent, sont reportées dans l'axe du nerf optique (fausse projection).

Tous ces différents changements n'ont été accompagnés que de peu ou point de symptômes inflammatoires, de rougeur variable de la conjonctive ; on n'observe ni douleur ni photophobie ; pour ainsi dire, pas de larmoiement.

B. — *Irido-choroïdite consécutive.* — Le point de départ de la maladie a été une iritis parenchymateuse ou phlegmoneuse dont le traitement aura été tardif ou incomplet, de telle façon qu'il en sera résulté d'abord des synéchies multiples, puis des rechutes fréquentes d'iritis (iritis chronique) qui auront finalement provoqué une occlusion pupillaire ou une synéchie totale. L'existence de cette occlusion pupillaire est caractérisée par la présence dans la pupille de masses exsudatives ou pigmentaires nombreuses, qui empêchent le libre accès des rayons de lumière transmise (ophthalmoscope).

Cependant il pourra se faire que le champ pupillaire soit libre et qu'il n'existe, autour du bord de l'iris, qu'un étroit limbe grisâtre de fausses membranes, fixant la pupille à la cristalloïde antérieure et auquel on a donné le nom de *bandelettes pseudo-membraneuses adhérentes* (Sichel père).

La présence de cette synéchie totale se révèle encore plus manifestement par la résistance de l'iris aux mydriatiques ; l'éclairage latéral ou l'ophthalmoscope finissent de nous renseigner, en nous montrant que, dans aucun point de la circonférence pupillaire, il n'existe de partie libre d'adhésion.

Sous l'influence de la sécrétion constante d'humeur aqueuse, en arrière de l'iris, dans ce canal circulaire que nous avons dit exister entre l'iris, le corps ciliaire et le cristallin, il se produit peu à peu une protrusion de la portion périphérique de l'iris, qui ne se montre tout d'abord que sous forme de petits mamelons situés vers les attaches ciliaires de l'iris et proéminant dans la chambre antérieure. Petit à petit cette protrusion devient générale et l'aspect de la partie pupillaire de l'iris, dans son ensemble, devient celui d'un cratère. Si à ce moment, pour obéir à de certaines indications thérapeutiques, on croit devoir recourir à une paracentèse de la chambre antérieure, on voit l'humeur aqueuse ne s'écouler que partiellement (de Græfe). Parfois, avant que la protrusion se soit produite et lorsque le centre du champ pupillaire est encore libre, la vue peut encore être intacte; mais, au fur et à mesure que la protrusion de l'iris se prononce davantage, on voit se développer en même temps une amblyopie qui n'est pas en rapport avec l'état de la pupille. L'examen ophthalmoscopique permet alors de reconnaître la présence de fines opacités dans le corps vitré; bientôt le ramollissement du globe indique que la maladie primitive s'est compliquée d'une choroïdite.

Certains auteurs ont émis l'opinion que ce serait l'extension pure et simple de la maladie aux parties reculées du tractus uvéal qui serait cause de cette complication, ou que ce serait le développement d'exsudats plastiques à la face postérieure de l'iris qui déterminerait la protrusion de l'iris et le développement de la choroïdite. Mais, bien qu'il existe des exsudats plastiques ou pigmentés derrière l'iris, surtout au niveau du bord pupillaire, la raison de la protrusion de l'iris et de la complication de choroïdite ne réside que dans l'interruption de la libre communicatiou entre les deux chambres de l'œil, qui sont maintenant séparées par une véritable cloison.

On a longtemps considéré la couche pigmentaire de l'iris, ainsi que la membrane de Descemet, comme sécrétant l'humeur aqueuse. Quoiqu'une semblable localisation soit impossible à soutenir en présence des connaissances actuelles, il n'en est pas moins vrai que l'humeur aqueuse est constamment sécrétée par le tractus uvéal dans son ensemble et renouvelée sans cesse dans toute la cavité du globe oculaire sous l'influence des nerfs ciliaires (sécréteurs).

Si donc la perméabilité de la pupille cesse, et que le liquide continue à être sécrété derrière l'iris, on comprendra sans peine qu'il puisse se produire une rétention de liquide dont la quantité variera avec la facilité d'exosmose à travers l'iris, d'une part, et la périphérie de la cornée, de l'autre. En outre, la lutte et les tiraillements continuels auxquels la synéchie totale donne lieu dans l'iris y entretiennent un état inflammatoire sub-aigu qui provoque une exsudation séreuse en arrière de ce diaphragme. La présence de cet exsudat se révèle nettement lorsque, dans un semblable cas, on vient à rétablir artificiellement la communication interrompue entre les deux chambres.

On voit, en effet, au moment où l'iris est déchirée, un flot de liquide jaune roussâtre absolument différent de l'humeur aqueuse s'échapper de la chambre postérieure.

Nous avons dit tout à l'heure que l'examen ophthalmoscopique montrait souvent de fines opacités dans le corps vitré et indiquait ainsi qu'il s'était développé une choroïdite secondaire. En outre, on constate, disions-nous encore, un certain degré de ramollissement du globe, surtout si le sujet est jeune; tout ceci est, à peu de chose près, la règle. Mais lorsque le sujet est plus âgé, s'il a dépassé 35 à 40 ans, d'autres phénomènes peuvent se montrer. Des inflammations aiguës périodiques accompagnées en général de violentes douleurs ciliaires et d'injection considérable de la conjonctive, de larmoiement et de photophobie se produisent sous forme de véritables poussées d'iritis aiguë. Entre ces accès aigus, on pourra voir parfois le fond de l'œil et y constater un trouble diffus du corps vitré. Au toucher, l'œil présentera en général de la dureté. Sous l'empire de cette exagération de tension, on voit bientôt le sillon de séparation scléro-cornéen disparaître, la région péri-kératique prendre une teinte bleuâtre ou ardoisée et le globe, en général, prendre une forme ovoïde à petite extrémité dirigée en avant, comme dans le cas de scléro-choroïdite antérieure. En même temps, la faculté visuelle, encore passable, au début, sera voilée petit à petit et uniformément, mais sans jamais être accompagnée de rétrécissement du champ visuel. A un éclairage convenable les malades peuvent encore reconnaître les gros objets ou leur ombre dans toutes les directions. Les phosphènes existent tous et les malades perçoivent encore avec assurance la lueur d'une lampe dans toutes les directions.

Si la pupille est encore libre et l'examen ophthalmoscopique possible, on pourra, entre les poussées aiguës, arriver à voir le fond de l'œil, et on constatera tous les signes de l'excavation du nerf optique, le battement spontané des artères, en un mot, tous les symptômes du glaucôme chronique.

Bien que ce soit là l'évolution habituelle de l'irido-choroïdite consécutive, il peut néanmoins se faire que, dès le début de cette affection, surtout chez les personnes âgées, il se produise des symptômes glaucômateux, c'est-à-dire que dès le début on constate la dureté du globe, et qu'à l'amblyopie vient s'ajouter un rétrécissement concentrique du champ visuel, des douleurs sous forme d'accès périodiques, le trouble du corps vitré et de l'humeur aqueuse.

Anatomie pathologique. — Dans l'une, comme dans l'autre forme, presque tous les tissus de l'œil sont atteints, mais à des degrés différents. Les principales altérations siégent cependant sur les membranes vasculaires. L'iris est intimement unie à la cristalloïde, et, lorsqu'on l'en détache, des masses pseudo-membraneuses et pigmentaires y restent adhérentes. La capsule est recouverte d'une épaisse fausse membrane organisée, présentant des vaisseaux de nouvelle formation, et une trame fibrillaire amorphe, renfermant des cellules irrégulières. Le tissu iridien, épais, cutisé, présente dans sa couche moyenne, au niveau des vaisseaux, de nombreuses cellules rondes, dont les noyaux offrent souvent des traces manifestes de sectionnement (endogénèse). D'autres fois, ce tissu est mou, friable, distendu et atrophié; la texture fibrillaire et cellulaire a plus ou moins disparu. Le corps ciliaire renferme des masses exsudatives et de nombreuses cellules de pus. La choroïde est plus intimement unie à la sclérotique; le pigment des cellules du stroma est en partie résorbé, et ces cellules elles-mêmes en voie de régression graisseuse. Des globules graisseux se rencontrent aussi à leur voisinage. On observe encore, vers les couches internes, des agglomérations de cellules pyoïdes ou lymphoïdes. L'épithélium pigmentaire retinien a également subi de notables dégénérescences, soit par disparition du pigment, soit par perte de sa structure cellulaire; d'autres fois, on constate la dégénérescence graisseuse ou la prolifération des noyaux de ces mêmes cellules. Tous ces changements sont particulièrement visibles dans l'irido-choroïdite consécutive. La rétine est généralement peu atteinte ici, si ce n'est lorsqu'il s'est développée une complication de glaucôme ayant amené la perte de l'œil. On y rencontre alors les mêmes altérations anatomo-pathologiques que dans le glaucôme chronique absolu.

La sclérotique, au niveau de sa jonction avec la cornée, présente en général un notable amincissement, et une très-grande adhérence à la partie antérieure de la choroïde et du corps ciliaire. Dans cette région, la section plane de l'œil ne fournit plus une véritable circonférence; on voit que de notables changements de courbure se sont produits, et que de véritables ectasies se sont formées.

Dans l'irido-choroïdite primitive, aux changements survenus dans les membranes vasculaires, viennent s'ajouter de notables altérations de la rétine et des milieux réfringents.

A la face postérieure de la rétine, entre elle et la choroïde, on voit, ou des épanchements séreux ou hémorrhagiques, ou de notables dépôts plastiques en partie en voie de régression graisseuse, et auxquels se trouvent mêlés des cristaux de cholestérine. Çà et là, les couches extérieures sont occupées par des agglomérations de pigment choroïdien.

La rétine elle-même présente, surtout en avant, une dégénérescence graisseuse de ses couches granuleuses. Dans certains points, notamment au voisinage de l'extrémité du nerf optique, les éléments normaux existent encore; ou bien, si l'examen a été fait après une longue durée du mal, elle peut être sclérosée ou avoir subi la dégénérescence calcaire (ossification de la rétine, Sichel père).

Le corps vitré, considérablement atrophié, est occupé par une masse blanche de structure fibrillaire; ses éléments cellulaires ont disparu; parfois, même, il a disparu à peu près complétement lui-même. Enfin, le cristallin montre, en général, une dégénérescence de sa capsule, née de la prolifération des cellules intra-capsulaires ou de Morgagni, ainsi que des couches corticales périphériques, intimement en contact avec les cellules intra-capsulaires; d'autres fois, le cristallin a disparu, et il ne reste que la capsule ratatinée et crétacée (cataracte aride siliqueuse).

La sclérotique, loin d'être amincie ici, est au contraire épaissie et plus consistante qu'à l'état normal. Petit à petit surviennent l'atrophie et la phthisie consécutives, auxquelles succède le développement de véritable tissus osseux, ayant pris naissance dans la choroïde (Schiess-Gemuseus, Hosch, Schweigger, H. Muller).

Diagnostic. — L'irido-choroïdite primitive constitue une maladie assez facile à reconnaître parce que, généralement, elle est indolente, parce que l'œil manque de sensibilité au toucher, et parce que la consistance du globe, dans son ensemble, diminue. La présence d'un décollement simultané de la rétine et les signes fonctionnels qui en dépendent la différencient bien de la forme consécutive. Mais on pourrait la confondre avec la cyclite plastique; pourtant l'indolence de la maladie, et surtout l'absence de douleurs à la palpation, sont deux excellents signes distinctifs. Reste donc le décollement proprement dit de la rétine avec lequel elle peut être confondue. La présence des synéchies et les anamnestiques suffiront en général à éviter cette erreur.

Quant à l'irido-choroïdite consécutive, elle pourrait être confondue : 1° avec l'iritis chronique, 2° avec le glaucôme.

1° La confusion avec l'iritis chronique est facile à éviter, en ce sens que les changements survenus dans la forme de l'iris et de la pupille et la protrusion de l'iris n'existent pas dans l'iritis chronique; 2° le glaucôme non consécutif se distingue, comme nous le verrons bientôt, par des signes typiques qui manquent totalement ici, ou du moins ne se produisent que dans les cas de complication, et alors l'erreur peut être pardonnable.

Marche et pronostic. — Abandonnée à elle-même, l'irido-choroïdite se termine toujours par la perte totale de l'organe atteint par elle. L'une et l'autre forme ont la même tendance à l'anéantissement des fonctions de l'œil, seulement à différents degrés. L'irido-choroïdite primitive est incontestablement plus grave que l'irido-choroïdite secondaire. Cette gravité, tirée de l'évolution de la maladie tout entière, réside surtout dans l'importance des lésions consécutives et dans la marche qu'affecte la maladie.

L'irido-choroïdite primitive, par les lésions qu'elle entraîne, en général, à sa suite, du côté de la membrane essentielle de l'œil, laisse presque toujours après elle, même si on arrive à en enrayer la marche, des lésions irrémédiables, surtout au point de vue fonctionnel. Son début brusque, insidieux, et surtout son indolence, qui n'engage que trop les malades à négliger leur mal, font que souvent ceux qui en sont atteints ne viennent chercher du secours que lorsqu'il est déjà trop tard.

En outre, on ne doit pas perdre de vue que l'irido-choroïdite primitive se termine toujours par l'atrophie et la phthisie du globe oculaire.

L'irido-choroïdite consécutive au contraire, par son développement lent et progressif, par les douleurs qu'elle occasionne, et surtout à cause de la maladie de l'iris à laquelle elle aura succédé et pour laquelle le malade a généralement déjà demandé conseil au médecin, met presque toujours l'un et l'autre en garde, et il est rare que l'on ne puisse intervenir alors qu'on a encore quelque espoir de voir une amélioration se produire ou du moins le *statu quo* persister. De plus, nous avons vu que les lésions qu'elle détermine, sauf le cas de glaucôme consécutif rendent cette forme de la maladie moins funeste que la précédente. Néanmoins l'une et l'autre réclament une intervention rapide et énergique.

La gravité du pronostic réside surtout dans le danger de voir des accidents se développer sympathiquement sur l'autre œil.

Traitement. — Chacune des deux formes réclame un traitement particulier.

L'irido-choroïdite primitive demande l'emploi des mercuriaux *intus* et *ex-*

tra, les instillations d'atropine fréquentes et à haute dose, les purgatifs, les sudations abondantes, les diurétiques, en un mot, l'exagération artificielle et aussi considérable que possible des sécrétions naturelles. Autant nous repoussons l'administration du mercure jusqu'à salivation dans toutes les autres affections oculaires, autant nous conseillons d'y avoir recours ici. Ajoutons à ce qui précède quelques vésicatoires volants, les imbrocations ou les pulvérisations de liquides chauds, quelques déplétions sanguines locales (?) et nous aurons à peu près indiqué toutes les ressources du traitement médical. Nous renvoyons, du reste, à ce propos à ce que nous avons dit déjà du traitement de l'iritis séreuse, qui ne diffère pas sensiblement de celui de l'irido-choroïdite primitive.

Mais, autant nous sommes convaincu qu'il n'y a d'espoir de guérison pour la forme précédente que dans un traitement médical, autant nous affirmons que celui-ci est vain et inutile, funeste même, dans l'irido-choroïdite secondaire.

Le seul traitement efficace ici nous est offert par l'iridectomie, qui nous fournit du reste les plus précieuses ressources.

Le plus grand danger de la maladie, cela ressort des phénomènes et de la pathogénèse de l'affection, réside, avons-nous dit, dans l'obstruction pupillaire, dans la synéchie totale. La première de toutes les indications doit être, par conséquent, pour atténuer l'effet, de détruire la cause. Il faut donc chercher à rétablir *à tout prix* la libre communication entre les deux chambres. Peu importe ici que la nouvelle pupille se ferme à son tour par des masses exsudatives qui y seront déposées ultérieurement; il faudra même peut-être recourir à deux, trois ou même plusieurs opérations. Peu importe, il ne faut pas perdre de vue qu'il faut *détruire l'obstacle à tout prix*. Mais une précaution doit être recommandée : *éviter* avec grand soin de chercher à décoller le bord pupillaire. Souvent, la rupture de la capsule du cristallin, la luxation de celui-ci, le décollement partiel ou total de l'iris à son bord ciliaire, pourraient être la conséquence d'une semblable tentative. Tout ce que nous voulons ici, ne l'oublions pas, c'est le rétablissement de la communication entre les deux chambres, et c'est là tout ce que nous devons chercher.

Néanmoins, il pourra arriver que, malgré toutes les précautions même les plus minutieuses, vu la friabilité du tissu iridien en partie atrophié, il se produise à la plus légère traction une dialyse totale. Ce n'est pas là un accident grave. Il met les malades dans la position de ceux atteints d'iridérémie ou de mydriase complète, et nous avons vu plus haut (page 376) les moyens de remédier mécaniquement à ces deux inconvénients. Néanmoins il faut toujours faire l'excision aussi large que possible et chercher, autant qu'on le peut, à pratiquer celle-ci très-exactement à la partie périphérique. Surtout, avertir les malades que plusieurs opérations seront sans doute nécessaires.

Quant aux détails techniques du manuel opératoire, nous renvoyons à ce que nous avons dit en traitant de l'opération de la pupille artificielle.

SECTION II.

MALADIES DU CORPS CILIAIRE.

ART. 1er. — INFLAMMATION DU CORPS CILIAIRE. CYCLITE.

La *cyclite*, ou inflammation du corps ciliaire, a été tour à tour décrite comme une affection essentielle ou comme une affection complexe. C'est ainsi qu'on la voit souvent, dans les traités d'ophthalmologie, même les plus modernes, réunie à l'irido-choroïdite. D'autre part, l'iris prenant très-souvent part à l'altération du corps ciliaire ou lui ayant servi de point de départ, on l'a souvent décrite aussi sous le nom d'*irido-cyclite*.

Pour nous, cette dernière dénomination doit être absolument rejetée, car la participation de l'iris à l'affection du cercle ou corps ciliaire est presque toujours secondaire ou consécutive, et ce n'est qu'après que la cyclite a existé à l'état indépendant, pendant un temps variable, que l'on voit l'iris se prendre à son tour. D'autre part, elle peut ne jamais se compliquer d'inflammation de l'iris.

Quant à la réunion de la cyclite à l'irido-choroïdite, c'est là une déplorable confusion. D'après ce qui a été dit à propos de l'irido-choroïdite et par la description qui va suivre, le lecteur verra sans peine que ces deux affections constituent deux espèces nosologiques parfaitement distinctes et qui doivent demeurer séparées. La cause de cette confusion réside en partie dans un raisonnement plus spécieux qu'exact, basé sur ce fait que, le corps ciliaire constituant la transition ou, si on aime mieux, le trait d'union entre l'iris et la choroïde, il est difficile de ne pas admettre que, lorsque l'iris et la choroïde sont enflammées, le corps ciliaire doit nécessairement être atteint lui-même. Au point de vue anatomique, rien de plus vrai; mais, au point de vue nosologique, rien de plus faux. Ce qui constitue la destinction entre deux affections c'est la différence des symptômes bien plus que la diversité des lésions anatomiques.

La raison qu'on a plus particulièrement invoquée pour réunir la cyclite à l'irido-choroïdite, c'est la tendance commune que présentent ces deux maladies à servir de point de départ à ce qu'on a appelé l'*ophthalmie sympathique*. Mais nous verrons bientôt, à propos de cette dernière maladie, qu'elle a bien plus fréquemment la cyclite que l'irido-choroïde pour point de départ et qu'elle est, en général, bien plus grave dans le premier cas que dans le second.

Insister plus longtemps sur ce point serait nous écarter de notre but purement descriptif et entrer dans des discussions doctrinaires; aussi aborderons-nous de suite la description de l'affection elle-même.

Divisions et formes. — La cyclite, proprement dite, peut présenter deux *types* très-distincts l'un de l'autre : dans l'un, la maladie est caractérisée par une injection périkératique considérable des vaisseaux conjonctivaux et épisclériens, principalement des veines.

Ce cercle périkératique est le même que celui qu'on observe encore dans d'autres affections, telles que l'iritis et le glaucôme aigus; c'est à ce cercle que les anciens ophthalmologistes avaient donné le nom de *cercle arthritique* (Beer). C'est encore elle qui a été nommée *ophthalmie veineuse.* (Sichel père). Cette injection sous-conjonctivale s'accompagne même parfois d'un certain degré de suffusion séreuse ou d'une sorte de chémosis avec teinte lie de vin violacée du tissu conjonctival. Cet état s'accompagne d'une photophobie intense, notamment dès que l'autre œil, s'il est sain, est exposé à la moindre variation lumineuse ou au plus léger travail d'accommodation. En même temps se montre, sous l'influence des mêmes agents, un abondant écoulement de larmes âcres et brûlantes. Les paupières sont mi-closes, ou il peut même se produire un véritable blépharospasme. De violentes douleurs, à type névralgique, occupent les régions frontale, temporale, malaire; pourtant, quelque soin que l'on mette dans l'examen de l'iris, impossible d'y démontrer le plus léger symptôme morbide. A ce moment le malade accuse un trouble sensible de la vue, particulièrement de la vue excentrique, vers la périphérie du champ visuel. Si alors on examine, à l'aide de l'ophthalmoscope seul, il n'est pas rare d'observer des opacités floconneuses, filamenteuses, ou légèrement nuageuses, dans la portion antérieure du corps vitré, principalement dans ses parties voisines de la périphérie.

Dans le second type, l'injection sous-conjonctivale est nulle, ou du moins peu accusée. Pas de suffusion séreuse, pas ou peu de douleurs névralgiques, pas de photophobie, mais on aperçoit dans la chambre antérieure un hypopyon manifeste plus ou moins abondant, et dont la raison d'être ne se trouve ni dans la cornée, parfaitement normale, ni dans l'iris, entièrement saine et pouvant même présenter l'intégrité de ses mouvements pupillaires. Cet hypopyon paraît et disparaît tour à tour; mais un symptôme frappant, c'est que, même en l'absence de cet hypopyon, il se manifeste un trouble de la vue particulier, occupant de préférence une partie déterminée de la périphérie du champ visuel, principalement la région supérieure, et que les symptômes objectifs n'expliquent pas d'une façon suffisante. L'ophthalmoscope montre alors des opacités membraneuses rubanées, partant de la périphérie du fond de l'œil, où elles sont adhérentes et s'enfonçant plus ou moins profondément à travers les parties antérieures du corps vitré. Enfin, les malades accusent des douleurs intra-oculaires spontanées de nature diverse, mais vagues.

Outre ces symptômes particuliers, et dont un ou plusieurs peuvent manquer dans l'un ou l'autre type, il en est trois autres qui leur sont communs et ne font jamais défaut, de sorte que la réunion de ces trois symptômes sur un même œil constitue à elle seule un ensemble véritablement pathognomonique. Ces symptômes sont : 1° *les opacités dans le corps vitré;* 2° *la douleur pro-*

voquée par la pression sur un point limité de la région ciliaire; 3° *le ramollissement du globe oculaire.*

1° Pour ce qui est des opacités, bien que, comme nous venons de le voir, elles soient de nature différente dans l'un et l'autre type, elles n'en constituent pas moins ce que l'on appelait, avant l'immortelle découverte de Helmholtz, l'*hypopyon postérieur*, et que l'on reportait souvent à un épanchement liquide sous la rétine.

2° Quant aux douleurs provoquées par la pression sur le globe, elles montrent deux caractères intéressants : si la pression est exercée avec douceur, sur un point quelconque du globe à l'aide de la pulpe du doigt, elle provoque une sensation douloureuse que le malade reporte, en général, vers la région supérieure et interne de l'œil; mais si, au lieu de ce toucher digital, on parcourt, *à l'aide d'un stylet boutonné*, tous les points de la circonférence de la région du corps ciliaire, en exerçant partout une pression légère et identique, on constate que, tandis que cette pression ne provoque aucune douleur sur la majeure partie de la circonférence de la région ciliaire, il existe un *certain point très-circonscrit* dans lequel la pression détermine souvent une *douleur si vive* qu'elle arrache un cri au malade et lui fait *rejeter violemment la tête en arrière, pour se soustraire à cette sensation éminemment pénible* (de Græfe). Quelquefois même, la région douloureuse est assez étendue pour que l'exploration, à l'aide de la pulpe de l'auriculaire, suffise pour rendre les mêmes services que le stylet boutonné.

Mais, pour que ces douleurs, dans le cas de cyclite, aient une valeur pathognomonique, *il faut absolument* que l'on constate, en même temps, *le troisième symptôme, le ramollissement du globe.*

3° Ce dernier est caractérisé par une diminution plus ou moins considérable, de la tension intra-oculaire. Le globe, au lieu de donner à la palpation la sensation d'une vessie remplie de liquide, donne celle que fournit un semblable récipient contenant à la fois une quantité variable d'air.

Mais, que l'on ait affaire à l'un ou à l'autre type, toujours est-il que la maladie qui nous occupe constitue l'une des plus funestes affections dont l'organe de la vue puisse être atteint.

Les deux types que nous venons de décrire sont ceux de la cyclite franche, prise à son début, et qu'on a rarement l'occasion d'observer. Mais l'un ou l'autre de ces deux types s'accompagne toujours de symptômes d'une autre nature, se manifestant par des troubles sécrétoires secondaires, et surtout par la prédominance de produits d'exsudation de nature variable. Cette exsudation peut être plastique, séreuse ou purulente, et il devient dès lors nécessaire, dans la description détaillée de la maladie, d'en distinguer trois formes : 1° la *cyclite plastique*; 2 la *cyclite séreuse*; 3° la *cyclite purulente.*

1° *Cyclite plastique.* — Généralement consécutive à un traumatisme ou à une affection de l'une des autres membranes de l'œil, elle constitue la forme la plus dangereuse de cyclite. Elle se caractérise, presque dès le début, par des phénomènes marqués de gonflement et de stase sanguine. L'injection sous-conjonctivale est très-marquée, les veines de l'iris sont gonflées et tortueuses, mais le tissu de l'iris, lui-même, ne présente point d'altération. Le bord pupillaire est libre d'adhérence, et quoique la pupille, elle-même, soit paresseuse et n'obéisse que peu ou point aux mydriatiques, il n'y a point de signe d'exsudation dans l'iris elle-même. Pourtant la teinte générale de l'iris semble altérée, ce qui peut tenir, d'une part, à un léger trouble de l'humeur aqueuse, ou, d'autre part, surtout à l'hyperhémie mécanique (stase) dans les veines iridiennes. Bientôt la chambre antérieure augmente de profondeur en même temps que la pupille se dilate irrégulièrement, et cela même si on n'a pas fait usage de mydriatiques. Cette dilatation de la pupille tient donc, par conséquent, soit à une rétraction de l'iris vers son bord adhérent, soit à la parésie des nerfs ciliaires. La rétraction de l'iris et la parésie des nerfs ciliaires, qui peuvent aller jusqu'à réduire cette membrane à un limbe très-étroit, sont produites par la présence et la rétraction de masses exsudatives déposées en avant du corps ciliaire et derrière la partie correspondante de l'iris.

Ces fausses membranes, de nature plastique, sont pourvues de nombreux vaisseaux et se moulent sur la partie antérieure du corps vitré et la circonférence du cristallin d'un côté, et de l'autre sur les procès ciliaires et la face postérieure de l'iris. Après une existence de durée variable, elles s'organisent et se contractent; c'est alors que, fortement adhérentes à l'iris, elles entraînent celle-ci en arrière et c'est là ce qui détermine l'augmentation de la profondeur de la chambre antérieure. A ce moment, l'injection sous-conjonctivale, le chémosis et le gonflement des veines iridiennes sont portés à leur comble, et cela pour deux raisons: premièrement, l'exsudation, dans le corps ciliaire, étrangle les vaisseaux veineux et artériels de cette région, d'où stase veineuse et ischémie artérielle dans les parties dont les vaisseaux sont tributaires de ceux du corps ciliaire; en second lieu, les nerfs ciliaires, embrassés par l'exsudat de la même façon que les vaisseaux, perdent leur conductibilité et la nutrition des parties auxquelles ils se distribuent est entravée, comme dans quelques autres tropho-névroses oculaires (Kératite névro-paralytique, glaucôme).

C'est aussi à ce moment que les douleurs ciliaires irradiant dans toute la cinquième paire, sont portées à leur comble. Elles tiennent également à la contraction des fausses membranes que détermine le tiraillement des nerfs ciliaires. D'autre part, l'interposition de ces fausses membranes entre le corps ciliaire et le corps vitré entrave sa nutrition et produit une atrophie partielle de ce milieu, laquelle se caractérise par le développement d'opacités au milieu de sa substance et conséquemment par un certain degré de diminution de la tension du globe qui contribue aussi à l'exagération des douleurs. Avec ces différents symptômes anatomiques coïncide un rétrécissement concentrique du champ visuel, d'autant plus prononcé que les fausses membranes s'étendent davantage en arrière. D'autre part, leur extension en avant, qui peut aller parfois jusqu'au développement de fausses membranes au-devant de toute la surface du cristallin et dans le champ pupillaire, de même qu'elle produit les opacités du corps vitré, occupant toute la surface antérieure de celui-ci, entraîne à sa suite une amblyopie plus ou moins prononcée dont le développement fournit un excellent critérium pour juger des progrès de l'affection. Malheureusement on ne peut espérer voir l'exsudation s'arrêter et peut-être même rétrograder, que tout à fait au début de la maladie et alors que les produits déposés en avant du corps ciliaire et derrière l'iris ne se sont pas encore organisés. Mais, à partir du moment où les fausses membranes sont formées, elles constituent à l'intérieur de l'œil une cause permanente d'irritation qui entraîne presque fatalement la cécité complète et incurable de l'organe affecté et son atrophie. Notons enfin que, tant que le processus n'est pas définitivement arrêté et que tant que l'irritation de la cinquième paire persiste, on a à redouter de voir la maladie se répercuter sur l'autre œil.

2° *Cyclite séreuse.* — Comme son nom l'indique, cette forme de cyclite est caractérisée par la nature séreuse de l'exsudation qui accompagne la maladie. On ne remarque que peu d'injection sous-conjonctivale, pas d'engorgement des veines de l'iris. La pupille est plus large, mais, en revanche, la chambre antérieure, loin de présenter une capacité plus grande, est plutôt réduite. Mais ce qui distingue l'affection qui nous occupe de la simple iritis séreuse, c'est la présence d'opacités plus ou moins épaisses dans la partie antérieure du corps vitré, dans un point très-voisin de la surface postérieure du cristallin. Ces opacités amènent rapidement un trouble général de la vue qui est bientôt suivi d'une légère augmentation de la tension interne du globe. Celui-ci, douloureux au toucher, présente une légère dureté tout à fait en opposition avec le ramollissement que nous avons noté dans la forme précédente. Ce qui prouve que le point de départ de l'affection est dans le corps ciliaire, c'est le manque de concordance entre l'injection sous-conjonctivale et les changements du côté de l'iris et de la chambre antérieure. Nous savons, en effet (voyez page 351), que l'iritis séreuse ne provoque qu'une injection sous-conjonctivale peu intense, en même temps qu'il se produit une violente névrose ciliaire. Cette dernière, quoique existant ici, est bien moindre que dans la forme précédente. Parfois se montrent des signes manifestes de ramollissement du corps vitré s'étendant à la zonule de Zinn, ou ligament suspenseur du cristallin, de sorte que celui-ci, perdant son appui, présente des oscillations qui entraînent à leur suite un certain degré d'iridodonésis. D'autres fois, l'exsudation séreuse étant portée à un très-haut degré, on voit apparaître des signes manifestes de glaucôme qui atténuent la perceptivité de la rétine et amènent la cécité. Cette dernière complication détermine alors une diminution des douleurs provoquées, tandis qu'au contraire, la névralgie est portée à son maximum. Néanmoins cette forme séreuse, à l'encontre de ce que nous avons constaté pour l'iritis et l'irido-choroïdite, est sans contredit la moins fâcheuse de toutes, et il est rare qu'elle se termine par le cécité définitive, surtout si on parvient à combattre, en temps opportun, la complication la plus redoutable, c'est-à-dire les phénomènes glaucomateux.

3° *Cyclite purulente.* — Cette troisième forme, particulièrement fréquente après des lésions directes du corps ciliaire et surtout à la suite de sa blessure par des corps étrangers, se caractérise, notamment au début, par des phénomènes hypérémiques du côté des membranes internes de l'œil, surtout dans la rétine. L'ophthalmoscope montre alors les vaisseaux rétiniens plus larges, plus foncés et plus tortueux. Un trouble hâtif de la vue, qui augmente encore par le développement d'opacités dans le corps vitré, se montre dès le début. Bientôt survient un hypopyon qui paraît et disparaît tour à tour à plusieurs reprises et dont la production subite caractérise essentiellement cette forme de la maladie. Enfin, des productions analogues se montrent dans la partie antérieure du corps vitré, sous forme d'épaisses masses jaunâtres que l'on voit flotter à la partie inférieure et antérieure de ce milieu. C'est à cette forme que se rapporte spécialement ce que nous avons désigné comme second type de cyclite; aussi n'y insisterons-nous pas davantage, pour éviter les redites.

Enfin, c'est dans cette forme que se remarque principalement la sensibilité extrême du globe au toucher, sensibilité qui se montre, pour ainsi dire, dès le début. La cyclite purulente succède, en général, aux lésions directes du corps ciliaire telles que celles produites par des instruments piquants ou tranchants. De même les plaies contuses ou les blessures de cette région par des corps étrangers qui y séjournent ou qui pénètrent au delà, déterminent également la maladie. La gravité des symptômes est alors en raison directe de la persistance de la cause déterminante. Quoique en général assez bénigne lorsqu'elle est spontanée, *la clycite purulente consécutive à une lésion directe du corps ciliaire se termine fatalement par l'atrophie et la perte de l'œil*, et est d'autant plus grave que c'est elle qui est le plus souvent cause du développement de l'ophthalmie sympathique, à cause de l'irritation sourde qui subsiste presque toujours à sa suite dans le point lésé.

Marche et pronostic. — Comme nous l'avons dit, la plus dangereuse des trois formes de cyclite est sans contredit la première, la cyclite plastique. Elle se termine presque fatalement par l'atrophie ou mieux par la phthisie du globe oculaire consécutive au manque de nutrition du corps vitré, laquelle dépend essentiellement du corps ciliaire. C'est à cette forme que doit être rapporté ce qui a été décrit sous le nom de *phthisie essentielle*. Si, dès le début, on ne parvient à arrêter le développement de l'exsudat, la maladie se termine toujours par le développement, en arrière de l'iris et du corps ciliaire, d'une fausse membrane épaisse et lardacée qui, à l'autopsie de l'œil, présente un moule assez exact des parties situées au-devant et en arrière d'elle.

La forme séreuse, à part la complication possible de glaucôme, présente, en général, une tendance assez marquée à la guérison, et, lorsque les accidents glaucomateux se produisent, une intervention immédiate en écarte ou en diminue en général les dangers.

Quant à la forme purulente, le pronostic en est essentiellement soumis à la cause déterminante. Autant elle est relativement bénigne quand elle est spontanée, autant elle est grave lorsqu'elle est provoquée, car elle n'entraîne que trop fréquemment le développement d'accidents redoutables sur lesquels nous reviendrons du reste bientôt en traitant de l'ophthalmie sympathique; d'autre part, on ne doit pas oublier que la cyclite, quelle qu'en soit la forme, se termine, fréquemment par l'atrophie ou par la phthisie du globe.

Étiologie. — Parmi les causes déterminantes, la plus dangereuse, sans contredit, est la blessure du corps ciliaire par un instrument piquant ou tranchant; ces plaies, en effet, entraînent fatalement l'une des trois formes de cyclite à leur suite et, dans ces cas, la terminaison par l'atrophie du globe est fatale et je n'ai jamais vu une plaie de la région ciliaire ne pas se terminer ainsi. De même la cyclite plastique ou suppurative, que l'on voyait si souvent survenir pendant les premiers temps après l'opération de cataracte par extraction linéaire périphérique, est encore un exemple de la funeste influence des plaies de la région ciliaire. De même, les plaies contuses de cette région produites par la luxation du cristallin pendant cette même opération de cataracte (1), est encore un exemple frappant des conséquences des lésions du corps ciliaire. A cet ordre de faits, on doit également rattacher les accidents qui suivent souvent la rupture traumatique de la sclérotique par contre-coup.

Mais la cause la plus funeste de la cyclite est certainement la blessure du corps ciliaire par un corps étranger, surtout si celui-ci, après avoir lésé le globe oculaire, y a pénétré et y est demeuré. C'est ainsi que par ordre de fréquence, les éclats de capsule fulminante, les grains de plomb de chasse, des parcelles de fer, de pierre, de verre ou de bois, en pénétrant dans l'œil, sont souvent le point de départ de la cyclite. A cet ordre de causes doivent également être rattachés les désordres si graves résultant de l'abaissement du cristallin, spontané ou provoqué par l'opération.

En outre, à l'irido-choroïdite primitive succède souvent, nous l'avons déjà dit, l'atrophie ou la phthisie du globe, et à celle-ci sont dues des ossifications de la choroïde ou des pétrifications intra-oculaires, qui, à un moment donné, jouent le rôle de corps étrangers et provoquent le développement d'une cyclite, longtemps après que toute trace de l'affection primitive a disparu.

Enfin, des corps étrangers intra-oculaires peuvent séjourner pendant fort longtemps dans la cavité du globe oculaire sans y déterminer d'accidents, et devenir, à un moment donné, le point de départ de l'affection dont nous nous occupons.

Diagnostic. — Nous avons fait remarquer, en décrivant les symptômes de la cyclite, qu'il en était trois qui, lorsqu'ils étaient réunis, suffisaient à eux seuls à caractériser l'affection. Le doute ne sera donc possible que lorsque l'un de ces trois symptômes viendra à manquer. Il n'est guère, du reste, que la cyclite séreuse qui puisse être confondue avec l'iritis de même nature ou le glaucôme. Nous avons déjà, en décrivant les symptômes de la cyclite séreuse, signalé les points par lesquels elle différait de l'iritis séreuse. Nous n'y reviendrons donc pas. Quant au glaucôme, nous verrons bientôt qu'il présente des signes absolument typiques qui rendent la confusion impossible.

Traitement. — A part la cyclite séreuse et la cyclite purulente spontanée, contre lesquelles nous disposons de puissants moyens d'action, on doit convenir avec regret que cette funeste maladie résiste, en général, à tous les traitements. Pourtant, la première de toutes les indications est de s'opposer, autant qu'on le peut, à l'agglutination de l'iris et du corps ciliaire, à la surface

(1) A. Sichel, *Arch. gén. de méd.*, 1873.

antérieure de la cristalloïde et du corps vitré. D'autre part, on doit chercher également à arrêter ou à atténuer l'exsudation. Malheureusement, tous les moyens médicaux semblent impuissants à atteindre ce but, si ce n'est au début, et pour ainsi dire pendant la période prodromique de la maladie. Cependant on devra essayer l'emploi des mercuriaux à l'intérieur et jusqu'à un point voisin du mercurialisme, ainsi que l'onguent napolitain sous forme de cure d'inonction. Les imbrocations ou les pulvérisations de liquide chaud, les sudations abondantes, parfois des émissions sanguines locales ou générales, les purgatifs, les diurétiques, sont les moyens dont on devra tenter l'application; souvent leur emploi, dès le début, n'est pas très-promptement suivi d'un arrêt du processus dans sa marche; il ne faut pas perdre courage, néanmoins, et on doit lutter pied à pied avec le mal, en en surveillant attentivement les phases.

Si on est en présence d'une cyclite séreuse accompagnée de dureté du globe, les paracentèses répétées de la chambre antérieure, peut-être même une large iridectomie, rendront de grands services.

Somme toute, les instillations d'atropine, les compresses chaudes, les mercuriaux, et quelquefois la compression énergique du globe par un bandage méthodiquement appliqué et bien serré, tels sont les meilleurs moyens à employer.

Mais il faut apporter un soin particulier à calmer les douleurs, et pour cela les injections hypodermiques de morphine et l'hydrate de chloral rendent de grands services. Dans le cas où on aurait la certitude de la présence d'un corps étranger dans le globe, la première indication à remplir serait de chercher à l'extraire. Mais il faut être très-prudent et ne pas faire subir à l'œil de trop grands traumatismes. Pour nous, nous pensons infiniment préférable, dans ce dernier cas, de pratiquer, dès qu'il est certain que l'œil atteint est perdu, l'énuclation de cet organe. C'est là le seul moyen qui puisse donner au malade la sécurité d'être mis à l'abri de l'ophthalmie sympathique, qui n'est que trop souvent la conséquence de la cyclite, suite de blessure du globe par un corps étranger. Une fois les accidents inflammatoires tombés on devra examiner avec un soin très-minutieux la perception et la projection de l'œil, et, si le résultat de cet examen paraît favorable, on pourra recourir à l'iridectomie accompagnée de l'excision des fausses membranes.

Mais il ne faut pas se hâter d'intervenir. Plus on opère tard et plus les chances de réussite s'accroissent. Si on opère trop tôt, au contraire, on s'expose à réveiller la maladie ou à lui donner une nouvelle impulsion, si elle n'est pas encore complétement arrivée à son déclin, et par conséquent à perdre tout le fruit qu'on aurait tiré d'une opération pratiquée plus tard.

Autant de Græfe avait tout d'abord conseillé l'iridectomie pratiquée dès le début de la cyclite, autant il en était venu, dans les derniers temps, à conseiller d'attendre la disparition de tous les symptômes inflammatoires aigus.

Mais, nous l'avons dit, à la suite de la cyclite on rencontre toujours derrière l'iris et dans la pupille d'épaisses masses exsudatives déposées sous forme de véritables fausses membranes. Il ne suffit par conséquent pas de se borner ici, comme pour l'irido-choroïdite, à pratiquer une simple iridectomie. Il faut, en même temps, exciser ou déchirer les fausses membranes pupillaires; mais comme cette dernière manœuvre ne peut se faire sans blesser en même temps la cristalloïde et le cristallin, auxquels les exsudats adhèrent intimement, il est plus rationnel de faire à la fois l'extraction de la lentille, presque toujours sensiblement altérée alors, et de faire suivre cette extraction de l'excision simultanée de l'iris et des fausses membranes, ainsi que le conseille de Græfe.

Pour cela, on procède comme pour l'opération d'extraction de la cataracte, par la méthode linéaire modifiée de de Græfe, avec cette différence qu'au lieu de maintenir pendant l'incision le couteau au-devant de l'iris, aussitôt la ponction faite, on pousse l'instrument vers le centre du globe, de façon à passer immédiatement en arrière de l'iris et des fausses membranes, sans se préoccuper de savoir si on blesse ou non le cristallin. Cela fait, le couteau est tourné sur le plat, et le poussant directement derrière l'iris, vers le point choisi pour la contre-ponction, on exécute celle-ci à une distance suffisante de la ponction pour que la plaie scléro-cornéenne ait des dimensions qui permettent de donner facilement issue au cristallin. Aussitôt la section terminée, si la capsule n'a pas été ouverte par le couteau lors de l'incision, on fait la cystitomie par le procédé ordinaire et on expulse la lentille. Puis, à l'aide d'un fort crochet, on cherche à arracher l'iris et la fausse membrane ou on essaye d'en extraire les lambeaux à l'aide d'une pince. Cette manœuvre ne réussit malheureusement pas toujours; aussi vaut-il infiniment mieux, une fois la lentille sortie, inciser l'iris et la fausse membrane à l'aide de petits ciseaux *ad hoc* de Liebreich, ou mieux encore à l'aide des ciseaux-pinces à iridotomie de Weiss. Les incisions sont faites suivant deux lignes dirigées de chacun des angles de la plaie vers le centre de la chambre antérieure, où elles se rejoignent. On circonscrit ainsi un lambeau irido-pseudo-membraneux, aussi large que possible, dont l'enlèvement détermine une vaste lacune dans l'iris, une large pupille artificielle qu'on sera moins exposé à voir se refermer de nouveau.

Consultez : A. von Græfe, *Ueber acutes Entstehen von Glaskörperopacitäten bei Iridocyklitis*, A. f. O. Bd. II, abt. 2, p. 330-333. — A. von Græfe, A. f. O. Bd. III, abt. 2, p. 353 (sur les différentes formes de cyclite). — A. von Græfe, *Ueber ein neues Operationsverfahren, in verzweifelten Fällen chronischer Iritis und Iridocyklitis*, A. f. O. Bd. VI, abt. 2, p. 97-121.

ART. 2. — LÉSIONS DU CORPS CILIAIRE.

Les lésions du corps ciliaire ne sont jamais isolées et se montrent toujours comme complications de lésions analogues d'autres parties du globe, et notamment de celles de la cornée, de la sclérotique et de l'iris.

Elles peuvent, comme les lésions des parties que nous venons d'énumérer, être la conséquence d'une plaie par instrument piquant ou tranchant, résulter d'une contusion, ou même dépendre de l'action d'un corps étranger.

Les lésions du corps ciliaire, qu'elles résultent de l'une ou de l'autre de ces causes, sont toujours d'une extrême gravité, et doivent, par conséquent, motiver par cela un pronostic des plus fâcheux.

Cette gravité résulte de ce que, lorsqu'elles sont profondes et qu'elles intéressent toute l'épaisseur du corps ciliaire, ces lésions se compliquent toujours d'accidents fort graves du côté des parties internes du globe oculaire, et qui peuvent se produire isolément ou simultanément; d'autre part, lors même qu'elles sont superficielles, les lésions du corps ciliaire se compliquent presque toujours de lésion des nombreux filets nerveux qui existent dans ce point et qui ont la plus grande influence sur la nutrition du globe oculaire.

Parmi les accidents les plus funestes dont ces lésions se montrent si souvent compliquées, nous devons mentionner d'une façon toute particulière les hémorrhagies intra-oculaires résultant de la lésion des vaisseaux de la région et de ceux des procès ciliaires en particulier. En s'épanchant dans la cavité du corps vitré, ces hémorrhagies en provoquent presque toujours la désorganisation. Cette désorganisation peut, du reste, survenir spontanément par suite de l'entrave apportée à la nutrition de ce milieu par l'altération du corps ciliaire. Presque toujours aussi les lésions du corps ciliaire entraînent à leur suite des lésions simultanées du cristallin : la luxation ou l'opacité, par exemple.

Quelle que soit la lésion qui ait atteint le corps ciliaire, on peut affirmer sans exagération que, dix-neuf fois sur vingt, celle-ci entraînera l'atrophie du globe oculaire et que cette fâcheuse terminaison en sera pour ainsi dire la conséquence fatale. L'atrophie, dans ce cas, est tantôt le résultat direct de la lésion des nerfs ciliaires (nerfs trophiques), tantôt, au contraire, elle est la conséquence immédiate des altérations concomitantes des organes du voisinage.

Ayant déjà étudié en détail les lésions de la sclérotique, de la cornée et de l'iris, dont celles du corps ciliaire ne sont, en quelque sorte, qu'une complication assez fréquente, nous ne croyons pas qu'il soit nécessaire d'entrer dans de plus longs détails à leur égard; nous ne voulions signaler à cette place que la fâcheuse influence que ces lésions peuvent avoir sur l'avenir du globe oculaire. Le traitement des lésions du corps ciliaire a déjà été indiqué *ipso facto*, en parlant des lésions du globe dans lesquelles elles se rencontrent comme complication.

ART. 3. — TUMEURS DU CORPS CILIAIRE.

Bien qu'il soit souvent difficile, en thèse générale et à priori, de distinguer les productions néoplasiques qui prennent naissance dans le corps ciliaire, de celles qui ont pour origine les portions plus reculées du tractus uvéal, il est cependant un certain nombre de symptômes auxquels on peut reconnaître la présence d'une tumeur de cette région et c'est ce qui nous a engagé à leur consacrer un article spécial.

Symptômes objectifs. — Examiné à l'œil nu, le globe oculaire présente une injection et une rougeur plus ou moins accusée, ainsi qu'un œdème plus ou moins considérable de la conjonctive, qui s'accompagne souvent d'ectasie d'une portion limitée de la région du corps ciliaire et qui fait penser tout d'abord à un staphylôme sclérotical (Hulke).

Tantôt l'iris est simplement poussée en avant et accolée à la cornée dans une étendue variable (de Wecker). La chambre antérieure paraît alors en partie effacée, en même temps qu'on observe un léger trouble de l'humeur aqueuse. D'autres fois, l'iris est décolorée, la pupille, peu mobile ou paresseuse, est tantôt incomplétement dilatée, tantôt déformée, ou bien elle reste, au contraire, parfaitement ronde (Cowell). La sensibilité de la cornée, presque toujours diminuée, peut être complétement abolie. En même temps, le globe présente alors une dureté plus grande qu'à l'état normal, ou, au contraire, un certain degré de ramollissement.

D'autres fois, on aperçoit dans la chambre antérieure et envahissant celle-ci par ses portions les plus périphériques, un néoplasme qui, en s'insinuant entre la sclérotique et l'iris, décolle celle-ci de ses insertions ciliaires. La pupille est alors aplatie dans la partie correspondante à celle dans laquelle la production fait irruption. Cet aplatissement résulte du décollement de l'iris par destruction du ligament pectiné, par un mécanisme analogue à celui que nous avons déjà vu, lors de contusions du globe, déterminer le décollement de l'iris par le brusque changement de courbure de la sclérotique.

La déformation de la pupille peut, en outre, reconnaître pour cause l'englobement ou la destruction par la tumeur d'un ou plusieurs nerfs ciliaires chargés de pourvoir aux fonctions de la partie correspondante de l'iris.

Après dilatation de la pupille par l'atropine, l'éclairage latéral, surtout celui qu'on pratique au moyen de la lumière diurne fournie par un héliostat, permet souvent de reconnaître la présence et de préciser très-exactement le siége et les dimensions de la tumeur (Knapp). Cette tumeur, en général, d'une couleur gris-jaunâtre ou rougeâtre, est souvent sillonnée ou zébrée, à sa surface, par des stries noirâtres ou grisâtres. D'autres fois, la tumeur est franchement noire ou d'un brun noirâtre.

A un moment donné de leur évolution, ces tumeurs peuvent devenir la source de phénomènes inflammatoires violents, à type glaucomateux, et qui peuvent même occasionner, dans quelques cas, des accidents sympathiques sur l'autre œil (Mooren).

L'ophthalmoscope fournit, en outre, de précieux renseignements.

Il est très-rare, en effet, que les tumeurs du corps ciliaire, contrairement à ce qui s'observe pour celles de la choroïde, deviennent la cause d'un décollement de la rétine (Knapp).

En indiquant que la tumeur siége sur un point de la membrane vasculaire antérieure à la périphérie de la rétine, ce dernier signe a une importance capitale pour établir le diagnostic différentiel entre les tumeurs du corps ciliaire et celles de la choroïde (Knapp), qui, non-seulement s'accompagnent presque toujours, mais sont pour ainsi dire constamment précédées de décollement rétinien (de Græfe).

L'instrument de Hehmholtz fournit encore d'autres signes importants pour permettre de conclure quant au siége de la tumeur. En explorant, à l'aide de cet instrument, on pourra voir la tumeur devenir de plus en plus apparente, lorsque le regard sera de plus en plus dirigé dans le sens de la région occupée par elle. Mais même si on ne peut pas arriver à distinguer les détails de la tumeur, l'ophthalmoscope, en nous montrant une absence de reflet dans une portion plus ou moins considérable du champ pupillaire, nous livrera encore un renseignement qui, rapproché des autres symptômes, pourra permettre de préciser le diagnostic.

Néanmoins ces derniers signes, il est vrai, ne s'observent qu'à la condition que la tumeur ait déjà acquis un certain volume et qu'elle atteigne le voisinage de la pupille dilatée. Il ne faut pas oublier, en effet, qu'il est pour ainsi dire impossible au regard d'atteindre jusqu'à l'ora-serrata et qu'une tumeur de la région du corps ciliaire ne deviendra visible qu'à la condition que son sommet, ou les parties qu'elle refoule vers l'intérieur du globe, arrivent à y proéminer, de façon qu'une ligne rasant le rebord pupillaire et atteignant le fond de l'œil, environ à 4 ou 5 millimètres en avant de l'équateur du globe, les rencontre au moins tangentiellement.

Symptômes subjectifs. — A part le trouble variable de la vue et la restriction partielle du champ visuel, dans la portion de celui-ci, correspondant à la région où siége la tumeur, les néoplasmes du corps ciliaire, au début, n'occasionnent que fort peu de symptômes subjectifs. Ce n'est que lorsqu'ils se compliquent de symptômes inflammatoires violents et que survient ce que l'on a appelé l'*état glaucomateux*, qu'apparaissent des douleurs oculaires ou oculo-cirum-orbitaires parfois intolérables, des sensations lumineuses subjectives, des photopsies, de l'insomnie, de la fièvre, etc.

Anatomie pathologique. — Toutes les tumeurs, rencontrées jusqu'ici dans le corps ciliaire, appartiennent presque exclusivement à la classe des sarcômes; les espèces le plus fréquemment rencontrées ont été le sarcôme blanc, à petites cellules (Stellwag von Carion), mais surtout le sarcôme mélanique (Knapp, Virchow). On y a rencontré une fois le sarcôme cystoïde (Cowell), et une autre fois, le myo-sarcôme (de Wecker et Ivanoff).

Nous n'entrerons donc pas ici dans des détails histologiques sur la structure de ces tumeurs, détails qui seront bien mieux à leur place, quand nous traiterons des tumeurs de la choroïde qui présentent la plus grande analogie avec celles du corps ciliaire, sont bien plus fréquentes, et ont par cela même été bien mieux étudiées qu'elles. Nous ne ferons exception que pour le cas de myo-sarcôme dont nous avons parlé plus haut, parce qu'il semble être spécial à cette région du globe oculaire et être jusqu'à présent unique dans la science.

Ce qui caractérisait cette tumeur, c'était la présence d'un grand nombre de cellules fusiformes à noyau en forme de bâtonnet et à substance intra-cellulaire finement granuleuse, réunies en faisceaux et absolument analogues, quant à leurs caractères physiques, aux fibres cellules musculaires de la vie organique. Ces cellules étaient très-faciles à reconnaître, vu leur plus grande dimension, que celles des fibres musculaires lisses normales. Elles occupaient la portion externe de la tumeur. La périphérie de cette dernière, tournée vers l'axe de l'œil et proéminant dans la cavité du corps vitré, était constituée par des cellules rondes très-nombreuses, entremêlées de cellules pigmentées, étoilées ou fusiformes, et qui présentaient tous les caractères des éléments du sarcôme. Le muscle ciliaire lui-même, au voisinage de la tumeur et surtout dans le point où il confinait à celle-ci, présentait une hyperplasie de ses éléments musculaires, en même temps qu'une hypertrophie notable de ses fibres musculaires. La tumeur occupait environ le tiers interne de la circonférence du muscle ciliaire.

Les tumeurs du corps ciliaire peuvent en occuper indistinctement toutes les parties, mais des observations publiées jusqu'ici, il semble résulter que ces tumeurs ne prennent jamais naissance dans les procès ciliaires et qu'au contraire, elles prennent plus volontiers les couches externes pour point de départ. Souvent alors, elles sont intimement adhérentes à la sclérotique (Cowell), de sorte qu'on pourrait être tenté de croire que c'est dans la sclérotique qu'elles ont débuté.

Ces tumeurs peuvent présenter un volume variable, depuis celui d'un gros pois, jusqu'à celui d'une noisette (Cowell, Knapp, de Wecker). Leur surface est presque toujours lisse, rarement mamelonnée ou bosselée, quelquefois granuleuse ou rugueuse (Knapp).

Le sarcôme du corps ciliaire s'y développe quelquefois primitivement, mais le plus souvent il l'envahit par extension de l'iris ou de la choroïde. Lorsqu'il s'y développe primitivement, il se montre parfois sous forme d'infiltrations diffuses (de Græfe). Cependant, il se présente le plus souvent sous forme de foyers; ces foyers augmentent de volume, se réunissent les uns aux autres, envahissent le tissu du corps ciliaire de proche en proche et finissent par en détruire des portions parfois très-considérables.

Une fois développées, les tumeurs du corps ciliaire s'étendent quelquefois uniquement en avant et pas en arrière; d'autres fois, au contraire, elles se portent dans les deux directions à la fois tout en présentant, néanmoins, une tendance plus manifeste à s'étendre en arrière plutôt qu'à envahir notablement la chambre antérieure (de Græfe).

Lorsqu'elles se portent en avant, ces tumeurs repoussent l'iris latéralement vers l'axe de l'œil, en la décollant de ses attaches ciliaires et en s'insinuant entre elle et la sclérotique (Knapp). Mais, le plus souvent, elles s'emparent presque immédiatement du tissu de l'iris même et s'avancent aussitôt dans la chambre antérieure, qu'elles envahissent rapidement. En même temps qu'elle envahit la chambre antérieure, la tumeur peut s'étendre circulairement au corps ciliaire, le détruire en entier, sans pour cela s'étendre beaucoup en arrière, surtout si, comme il arrive fréquemment, elle perfore la cornée de bonne heure (von Ammon).

Quand la tumeur prend pour point de départ les couches externes du corps ciliaire et qu'elle adhère plus ou moins intimement à la sclérotique, elle se fraie assez facilement une route à l'extérieur, au niveau du sillon de séparation de la sclérotique et de la cornée ou au voisinage de ce point. Ici la migration s'opère tantôt à travers les canalicules pourvus de gaînes lymphatiques, dont cette région de la tunique fibreuse est perforée, pour donner passage aux vaisseux sanguins et faire communiquer l'espace sus-choroïdien avec l'épisclère. Mais elle peut aussi avoir lieu directement par dissociation ou écartement des faisceaux de fibres de la sclérotique (Knapp).

Les tumeurs du corps ciliaire donnent souvent lieu à la distension de la sclérotique (Berthold), qui peut être suivie bientôt après de rupture et permet ainsi la sortie plus rapide de la néoplasie hors de la cavité oculaire. Une fois passée à l'extérieur, la tumeur s'accroît rapidement, et si alors, après avoir enlevé l'œil, on le fait durcir et qu'on y pratique une coupe passant à la fois par la tumeur et par la perforation, on trouve généralement le néoplasme composé de deux lobes d'inégal volume, dont un, plus petit, intra-oculaire et l'autre, beaucoup plus gros, extra-oculaire. Ces deux parties sont réunies par un collet plus ou moins mince et étranglé qui répond à la perforation (Stellwag von Carion).

Les tumeurs du corps ciliaire n'en respectent aucune partie; elles envahissent le corps, le muscle et les procès ciliaires, tantôt simultanément, tantôt isolément et l'un après l'autre. Elles envoient souvent des prolongements qui détruisent les organes voisins. Mais elles présentent une préférence marquée à envahir les parties de structure analogues à celles qui leur ont donné naissance; de là le grand nombre d'observations dans lesquelles on a constaté l'envahissement simultané de l'iris et de la choroïde. Cette dernière peut cependant rester normale, mais le plus souvent elle est décollée ou envahie par des fusées.

Les organes du voisinage ont souvent beaucoup à souffrir de la présence du néoplasme; le cristallin est tantôt luxé vers le côté opposé de la cavité oculaire (Cowell) ou même déformé et en partie détruit par la pression de la tumeur (de Wecker et Ivanoff). Le corps vitré, ramolli, est presque toujours trouble et contient de nombreux flocons.

Marche, durée, terminaison. — Le développement des tumeurs du corps ciliaire, quoique en général assez rapide, permet néanmoins, comme pour celles de la choroïde, d'y reconnaître quatre périodes nettement tranchées.

1. La première est caractérisée par le développement progressif de la tumeur à l'intérieur de l'œil. Tant que l'iris n'est pas atteinte par la dégénérescence, l'accroissement de celle-ci est assez lent. Mais, une fois l'iris décollée de ses insertions ciliaires, ou envahie par le néoplasme, celui-ci s'accroît plus rapidement.

2. La seconde période commence au moment où la tumeur, en envahissant petit à petit une plus grande partie de la cavité oculaire, y provoque l'apparition de phénomènes d'exagération de la tension intra-oculaire et donne lieu à des symptômes inflammatoires parfois très-violents, analogues à ceux du glaucôme, qui ont valu à cette période de l'évolution de ces tumeurs le nom de *période glaucomateuse.* L'apparition des symptômes glaucomateux est toujours le signe que les enveloppes du globe sont sur le point de se

rompre ou que la tumeur va se frayer une route à l'extérieur, à travers les ouvertures normales.

3. Dès que la perforation a eu lieu, les symptômes inflammatoires tombent en partie, les douleurs s'apaisent et il ne reste plus qu'une déformation de l'hémisphère antérieur du globe et une injection assez marquée des gros vaisseaux sous-conjonctivaux (*cirsophthalmie*). On voit apparaître en un point variable de la surface externe de la région du corps ciliaire une ou plusieurs petites tumeurs de coloration variable, mais le plus souvent d'un rouge ou d'un brun noirâtre ou franchement noire. C'est l'apparition de ces tumeurs extra-oculaires qui caractérise la troisième période.

4. Après une durée variable de cette dernière période et quelquefois même avant son apparition ou pendant son évolution, on voit survenir des troubles de la santé générale : de l'inappétence, de l'abattement, de l'insomnie même. La coloration des téguments s'altère, les malades prennent un habitus de plus en plus cachectique, et on ne tarde pas à constater, dans différents points de l'organisme, mais particulièrement dans le foie ou aussi dans les ganglions lymphatiques voisins ou éloignés de l'œil, la présence de nodosités indiquant que des métastases se sont développées. Cette quatrième période s'accuse de jour en jour davantage, et le malade ne tarde pas à succomber dans un état de marasme plus ou moins avancé.

De ces quatre périodes, la première et la dernière sont les plus longues; la seconde est la plus courte. La durée de la première période varie, suivant que la tumeur, pour s'accroître, se dirige de préférence vers les parties postérieures du globe, ou vers les parties antérieures. Dans ce dernier cas, la durée de cette période peut être singulièrement abrégée. La seconde période est toujours la plus courte de toutes, parce que les enveloppes de l'œil ne sauraient supporter un effort trop exagéré sans se rompre. Cependant, elle peut être prolongée, si, sous les efforts de la pression de la tumeur, les enveloppes, au lieu de se rompre, cèdent petit à petit et se distendent. Mais, dès que la tumeur a franchi cet obstacle, son accroissement est parfois excessivement rapide. Nous n'insisterons pas plus longtemps sur la marche, la durée et la terminaison des tumeurs du corps ciliaire, car nous serons obligé de revenir plus loin sur ce sujet, à propos des tumeurs de la choroïde.

Pronostic. — D'après ce que l'on vient de lire, la gravité des tumeurs du corps ciliaire doit sauter aux yeux. Le seul moyen de préserver le malade des conséquences que ces dangereux néoplasmes ont pour lui, est de pratiquer de bonne heure l'énucléation du globe oculaire.

Cette opération, pratiquée pendant la première période, a toujours été suivie de guérison. Il en a presque toujours été de même lorsque la maladie était arrivée à la seconde période. Opéré à la troisième période, le malade a presque toujours succombé au développement de métastases qui avaient passé inaperçues jusque-là (Knapp, Brière). Il est inutile de dire qu'une fois la maladie constatée à la quatrième période, la terminaison fatale est certaine. Ce n'est plus qu'une question de temps.

Traitement. — Vu la nature, en général des plus malignes (mélano-sarcômes) des tumeurs du corps ciliaire, et vu surtout la difficulté de poser, dès l'abord, un diagnostic certain de la bénignité ou de la malignité de ces tumeurs, on ne saurait sagement songer à leur opposer un autre traitement que l'énucléation de l'œil.

D'après ce que nous avons dit du pronostic de ces tumeurs, l'opération doit être faite le plus tôt possible. On peut, si on veut, attendre, pour intervenir, que la vision soit totalement perdue; mais on ne doit pas perdre de vue que l'opération, à la deuxième période même, a été suivie de mort par métastases (Knapp), tandis que jamais la terminaison fatale n'est survenue de cette façon, quand l'opération a été faite à la première période (Knapp, Brière).

Dès que la maladie a franchi la troisième période, toute intervention chirurgicale est formellement contre-indiquée et ne doit être tentée qu'à la demande expresse des malades. On doit se borner alors à calmer les souffrances par des moyens appropriés, tels que les injections hypodermiques de morphine ou le chloral à l'intérieur.

Consultez : DE WECKER, *Traité*, t. I, p. 545, 1867. — IAWNOFF, *Compte rendu des séances du Congrès international d'ophthalmologie*, 3e session. Paris, 1866, p. 118. — COWELL, *Ophth. Hosp. Rep.* T. V, p. 188. London, 1866. — KNAPP, *Die intra ocularen Geschwülste*. Carlsruhe. 1688. — L. BRIÈRE, *Étude sur le sarcôme de la choroïde*. Thèses de Paris, 1874. n° 1.

ART. 4. — ATROPHIE DU GLOBE OCULAIRE.

Synonymie : Phthisie de l'œil, phthisis bulbi.

Pendant le cours, ou à la suite de certaines maladies et particulièrement à la suite de la cyclite ou de l'irido-choroïdite, on voit quelquefois le globe oculaire se ramollir, se rapetisser graduellement et se réduire à un très-petit volume. Cet état a reçu le nom d'*atrophie* ou de *phthisie du globe oculaire*.

Les noms d'*atrophie* ou de *phthisie* du globe, généralement considérés aujourd'hui comme synonymes, ont en réalité une signification différente, le nom de phthisie ayant été primitivement réservé à l'atrophie consécutive à la fonte purulente de l'œil, après ulcération et destruction de la cornée.

En outre, on doit faire observer que les mots *atrophie* et *phthisie* n'ont eu, de tout temps, qu'une signification symptomatique, en ce sens qu'on les a employés pour désigner tous les états dans lesquels le globe, par la disparition d'une partie de son contenu, acquérait un aspect irrégulier et diminuait de volume.

Quant à la dénomination de *phthisie essentielle*, appliquée par de Græfe à une sorte de phthisie aiguë, nous pensons qu'elle ne mérite pas d'être conservée, car elle ne constitue, suivant nous, qu'un symptôme passager de l'affection précédemment décrite sous le nom de *cyclite séreuse*.

Symptômes objectifs. — Le symptôme le plus frappant et qui caractérise le début de l'atrophie de l'œil, est l'affaiblissement de la consistance de cet organe, à laquelle se joint, presque concurremment, la diminution de son volume.

La modification de la consistance du globe est souvent poussée très-loin et peut atteindre le plus haut degré, celui qui, suivant la notation de Bowman, serait indiqué par le signe — T 3.

Aussitôt le volume de l'humeur aqueuse et du corps vitré réduit, le globe se détend et ses enveloppes se plissent. La cornée perd de ses dimensions et devient beaucoup plus petite qu'à l'ordinaire. Tout en ayant subi une réduction dans toutes les directions, cette réduction semble porter de préférence sur le diamètre vertical. Le miroir oculaire prend de la sorte une forme transversalement ovalaire.

En même temps, la cornée se flétrit, se ride et se plisse en quelque sorte, donnant ainsi lieu à l'état connu sous le nom de *rhytidosis*. En même temps, la conjonctive s'épaissit, se plisse, et, lorsque la maladie est déjà ancienne, l'iris présente un certain degré de flaccidité et de tremblement (Sichel père).

Les transformations dont la cornée est le siége se présentent, en général, sous l'aspect de quatre stries blanchâtres, disposées en croix, dont les bras sont dirigés dans le sens de l'axe de traction des muscles droits et forment, à leur point de réunion, une petite plaque blanchâtre plus épaisse.

Entre les stries principales, on en voit un certain nombre d'autres, plus fines, mais qui ne sont pas situées à la surface de la membrane et semblent, au contraire, avoir un siége plus profond. S'il existe, en même temps, sur la cornée, des traces d'une ancienne cicatrice perforante, les stries affectent une disposition radiée ou rayonnante autour d'elle. Il est facile de s'assurer, notamment par l'examen à l'éclairage latéral, que la surface épithéliale antérieure de la cornée est normale et que les stries grisâtres et opaques ne sont pas dues à des infiltrations dans l'épaisseur de la cornée, pas plus qu'à des dépôts de matière plastique, à sa face postérieure, mais qu'elles sont l'expression optique du plissement ou du froncement de la membrane de Descemet (Sichel père, de Græfe).

Si on comprime la cornée avec la pulpe du doigt, à travers la paupière inférieure et qu'on fasse glisser cette dernière au-devant de la cornée, il en résulte, sur celle-ci, un enfoncement très-accusé (de Græfe). Lorsqu'on écarte les paupières, on remarque, au voisinage de l'insertion des quatre muscles droits, un aplatissement sensible du globe.

A une période plus avancée de la maladie, la déformation de la coque oculaire devient encore plus frappante. Il s'y produit des dépressions qui lui donnent d'abord une forme cuboïde; ces dépressions se transforment progressivement en des sillons qui finissent par devenir très-profonds et qui se montrent, en général, au nombre de quatre, placés dans la direction de l'axe de traction des quatre muscles droits. Ces sillons sont, en effet, consécutifs aux tractions de ces muscles, qui ne trouvant plus au-dessous d'eux de plan résistant, s'enfoncent dans la sclérotique qu'ils dépriment. De la sorte, la sclérotique fait saillie entre les muscles, sous forme de bosselures. Mais cette déformation de la coque oculaire reste toujours bornée à son hémisphère antérieur; les sillons commencent au bord de la cornée, présentent leur plus grande profondeur en arrière de l'insertion des muscles et vont de là en s'effaçant progressivement pour cesser complétement au niveau de l'équateur du globe (H. Müller).

L'atrophie peut n'être d'abord que partielle et rester telle pendant longtemps. C'est ainsi qu'à la suite de certains traumatismes et particulièrement après des contusions du globe, elle se présente souvent comme un simple aplatissement d'un des côtés de la sclérotique et notamment dans le lieu où a porté l'action traumatique. De même la diminution de la consistance et les autres symptômes primitifs peuvent exister seuls, pendant longtemps, et présenter des alternatives d'apparition et de disparition, sans qu'il y ait tout d'abord de diminution bien appréciable du volume; c'est ce qu'on observe surtout dans cette sorte de phthisie aiguë désignée sous le nom de *phthisie essentielle.*

Lorsque l'atrophie est déjà ancienne, le ramollissement du globe, par suite de la résorption et de l'atrophie progressive des humeurs intra-oculaires, disparaît petit à petit. De mou et flasque qu'il était, le globe devient peu à peu dur et résistant, de façon à présenter finalement la consistance d'une boule de caoutchouc. Mais en même temps que la consistance augmente, le volume du bulbe oculaire se réduit considérablement, et celui-ci finit par se retirer au fond de l'orbite, sous forme d'un moignon, qui, quoique parfois très-minime, ne cesse cependant pas d'être mobile.

La paupière supérieure, par suite de l'affaissement de l'organe qui lui sert de support, s'abaisse peu à peu, jusqu'à ce que son bord libre vienne en contact avec celui de la paupière inférieure et que la fente palpébrale reste fermée d'une façon permanente.

Consécutivement à la rétraction du globe vers la profondeur de l'orbite, survient une attraction de la conjonctive vers celui-ci, attraction qui détermine une abolition plus ou moins marquée de la cavité du sac conjonctival, le renversement des paupières en dedans et la déformation des cartilages tarses. Ces lésions sont surtout accusées dans les cas où l'atrophie du globe oculaire succède à des accidents consécutifs à l'une des formes de conjonctivite grave (conjonctivite purulente, diphthérique ou granuleuse) qui se terminent souvent par l'atrophie plus ou moins marquée de la muqueuse.

Symptômes subjectifs. — Parmi les symptômes subjectifs de l'atrophie du globe, le plus important à noter est la douleur, surtout celle qui se présente avec les caractères de la névralgie ciliaire; on l'observe le plus souvent dans les cas où l'altération succède à l'irido-choroïdite ou à la cyclite. Ces douleurs, souvent spontanées, ne surviennent parfois que consécutivement à certaines excitations, telles que les impressions lumineuses, ou l'action de l'air froid. Souvent, elles présentent de violentes exacerbations pendant la nuit.

Comme nous venons de le dire, les impressions lumineuses déterminent des douleurs ciliaires; ceci implique forcément un certain degré de photophobie; cette photophobie est parfois si intense, qu'il n'est pas nécessaire que l'impression lumineuse se produise directement sur l'œil malade; il suffit, en effet, que l'œil sain soit exposé à la lumière, pour que la photophobie et les douleurs ciliaires qui en dépendent, se produisent avec une grande intensité sur l'œil malade.

Mais un symptôme d'une extrême importance, est la douleur provoquée dans la région du corps ciliaire par la palpation.

Nous nous sommes déjà longuement étendus sur la valeur diagnostique de ce signe, en traitant de la cyclite; mais, dans l'atrophie, elle a peut-être une importance plus grande encore que les douleurs spontanées. Cette palpation, sur le mode de laquelle nous avons déjà suffisamment insisté pour qu'il soit superflu d'y revenir ici, peut parfois donner de précieux renseignements, lorsqu'il s'agit d'un corps étranger intra-oculaire. De même, lorsque dans un cas d'atrophie très-ancienne d'un œil, surviennent tout à coup des symptômes plus ou moins vagues sur le second œil, la palpation de la région du corps ciliaire de l'œil atrophié, en nous révélant la douleur à la pression, dans un point circonscrit de cette région, nous fournit de précieux renseignements et nous révèle alors la nature sympathique des symptômes observés sur l'œil sain. Du même coup, elle nous fournit en outre la clef du traitement.

Anatomie pathologique. — Lorsqu'on examine, après énucléation, un œil atteint d'atrophie, on peut reconnaître que les modifications de forme et de volume, tout en ayant atteint l'œil dans son ensemble, portent surtout sur l'hémisphère antérieur. Sur une coupe méridienne, on constate, de prime abord, qu'aux sillons creusés à la face externe de la sclérotique, dans sa moitié antérieure, correspondent, à sa face interne, des plis élevés, longitudinaux, qui, parfois, présentent l'aspect de véritables crêtes.

En même temps, la membrane fibreuse présente un épaississement variable, mais toujours plus considérable au niveau de l'équateur du globe et un peu en arrière.

Si, au contraire, la coupe est pratiquée dans le sens équatorial, on remarque que la présence de ces mêmes sillons donne à la section une forme presque quadrangulaire. C'est surtout sur une semblable coupe que l'on remarque l'épaississement de la sclérotique, épaississement souvent très-notable, d'autres fois seulement partiel et qui porte surtout sur les points où l'enveloppe fibreuse est le plus fortement déprimée.

Si on détache la cornée, il est facile de reconnaître que les stries opaques dont nous avons signalé la présence, comme signe de l'atrophie, sont de véritables plis siégeant à sa surface interne, et qui y constituent des saillies très-prononcées, résistantes, presque tendineuses et sillonnées de rainures. Les parties intermédiaires, entre ces plis principaux, sont parcourues par un grand nombre de petits plis secondaires plus fins, moins élevés, siégeant uniquement dans la membrane de Descemet, qui acquiert ainsi un aspect strié. Quoique toujours facile à séparer des lames postérieures du tissu propre de la cornée, la membrane de Descemet, d'ordinaire si élastique, est maintenant froncée, plissée et villeuse.

La chambre antérieure est considérablement réduite de capacité, et l'iris se trouve, en général, dans un plan beaucoup plus rapproché de la cornée qu'à l'état normal. D'autres fois, au contraire, l'iris est rétractée en arrière, et présente, tantôt la forme d'un entonnoir et tantôt celle d'un cratère. La pupille, plus ou moins étroite, est toujours sensiblement déformée et fermée par une néo-membrane qui l'agglutine plus ou moins étroitement à la face antérieure de la cristalloïde.

Le tissu de l'iris, lui-même, est toujours considérablement atrophié, et sa surface postérieure est recouverte, dans la plupart des cas, d'épaisses fausses membranes d'aspect tendineux ou nacré, qui s'étendent de là, en arrière du corps ciliaire, vers la choroïde, en tapissant la surface interne de la membrane vasculaire, dans une plus ou moins grande étendue.

Ces fausses membranes, lorsqu'on les extrait en entier, représentent un moule très-exact des parties auxquelles elles adhèrent en avant comme en arrière. Elles ont toujours l'aspect d'une coque ou d'une coupe, et entourent presque toujours le cristallin à sa partie postérieure. D'autres fois, elles sont moins résistantes, ont l'aspect et la consistance de l'albumine coagulée par la chaleur, tandis que, parfois aussi, elles sont aussi résistantes que le tissu cartilagineux et atteignent souvent alors une épaisseur qui peut varier de 1 à 2 millimètres (Stellwag von Carion).

D'autres fois encore, elles sont feuilletées et semblent résulter de la superposition successive de différentes couches. Elles se développent presque toujours d'une façon continue, même lorsque l'atrophie est déjà arrivée à un état notable de développement; aussi finissent-elles, lorsque l'altération est très-ancienne, par recouvrir toute la surface interne de la choroïde, sous forme d'une couche continue, d'épaisseur variable. Dans les points où leur développement est le plus récent, elles présentent toujours plus ou moins le caractère du tissu conjonctif, contiennent des vaisseaux en nombre variable et ceux-ci sont toujours alors en connexion plus ou moins intime avec les vaisseaux choroïdiens.

Bien que l'atrophie soit toujours accompagnée de résorption des humeurs de l'œil, le cristallin et le corps vitré subsistent presque toujours, au moins partiellement. Presque toujours alors, ils présentent des altérations notables et principalement les traces de la dégénérescence calcaire plus ou moins avancée (Sichel père).

En outre, on rencontre dans les vestiges du corps vitré des fausses membranes et des tractus de tissu conjonctif, qui, en se rétractant de plus en plus, favorisent encore la réduction de volume du globe.

La rétine, étroitement unie par places avec le corps vitré, suit celui-ci dans sa rétraction, se décolle, se plisse, et prend la forme d'un entonnoir, d'un parapluie fermé ou d'un convolvulus.

Dans la rétine elle-même, on ne retrouve parfois plus, comme trace des éléments normaux, que les vaisseaux sanguins transformés en des cordons résistants et blanchâtres, présentant des varicosités (H. Müller).

Entre la rétine et la choroïde, lorsque l'atrophie est encore récente, se rencontre généralement un liquide jaune roussâtre ou brunâtre, renfermant de nombreuses paillettes brillantes. Le microscope y fait reconnaître quelques globules sanguins et de nombreux cristaux d'hématine, d'hématoïdine et surtout de cholestérine, ainsi que des globules colloïdes et de nombreuses cellules pigmentées ou non. C'est ce liquide accumulé entre la rétine et la choroïde qui constitue ce qu'on appelait autrefois l'*hydropisie sous-rétinienne* (Sichel père).

Les résidus sanguins qu'on observe au milieu de ce liquide attestent sa nature hémorrhagique ; ces épanchements se produisent sous l'influence de l'abaissement de la tension intra-oculaire consécutive à la diminution de volume et de consistance du corps vitré (*hémorrhagies ex vacuo*). Mais parfois aussi les matières colorantes du sang manquent dans l'épanchement, et celui-ci se montre uniquement de nature séreuse ; le corps ciliaire est atrophié et présente dans son épaisseur ou à sa surface d'abondantes masses de tissu conjonctif de nouvelle formation. — Le muscle ciliaire a presque complétement disparu et ses vestiges sont toujours en proie à la dégénérescence graisseuse.

Sur la face interne de la choroïde, s'observent des dépôts fibrineux, particulièrement dans la partie postérieure du globe et au pourtour du nerf optique, dépôts qui proviennent, en grande partie, du liquide épanché entre la choroïde et la rétine.

La choroïde elle-même est épaissie et cette altération tient en partie au plissement de la membrane de Ruysch et en partie aux transformations des dépôts fibrineux (H. Müller).

L'épaississement donne à la membrane vasculaire un caractère hypertrophique, surtout dans son tissu conjonctif, au milieu duquel se voient de nombreuses cellules de nouvelle formation, des noyaux libres, du pigment, des gouttelettes graisseuses, des globules colloïdes ou des dépôts de sels calcaires.

La lame élastique, toujours notablement épaissie, est souvent revêtue à sa face interne de nombreux éléments colloïdes et de quelques vestiges de la couche pigmentaire.

Lorsque l'atrophie existe depuis longtemps, on rencontre souvent à l'intérieur de la cavité oculaire des productions osseuses véritables, qui, d'abord attribuées au corps vitré ou à la rétine (Sichel père), appartiennent en réalité à la choroïde, et résultent des transformations successives de la lame élastique et du tissu conjonctif de nouvelle formation (Pagenstecher, Schiess-Gemuseus, Hosch).

Généralement moulées, quant à leur forme, sur celle de la coque oculaire, ces ossifications peuvent atteindre parfois des dimensions telles, qu'elles forment à l'intérieur du globe une véritable coquille, étendue depuis le pourtour du nerf optique jusqu'au corps ciliaire (H. Müller).

Outre les productions osseuses que peut renfermer la cavité de l'œil anciennement atrophié, on y rencontre aussi souvent, comme nous l'avons déjà dit, des masses calcaires disséminées dans ses différentes parties ou, au contraire, uniquement localisées sur des points déterminés. C'est ainsi qu'on a vu ces dépôts siéger uniquement sur la gaîne du nerf optique et dans son épaisseur même, sans qu'on en puisse trouver de traces dans d'autres parties de l'œil (de Græfe, H. Müller).

Marche de la maladie. — Ainsi que nous l'avons dit, on voit souvent, pendant le cours de la cyclite et surtout de la forme séreuse de cette maladie, la tension du globe présenter des oscillations très-remarquables ; ce sont, en général, ces oscillations qui caractérisent le début de la maladie.

Bientôt après s'être ramolli et avoir repris sa consistance à plusieurs reprises, le globe se détend définitivement de plus en plus et, dès lors, l'atrophie est définitivement établie.

Celle-ci, quoique positivement déclarée, peut rester stationnaire; mais sa marche est toujours accélérée par le retour de poussées inflammatoires ou par l'exaspération subite des symptômes de l'irritation sourde et chronique qui existe dans les membranes internes.

Lorsque l'atrophie a dépassé certaines limites, on ne peut plus compter voir le globe reprendre son volume, et on doit considérer la perte de l'œil comme complète et définitive. Lorsqu'au contraire la réduction du globe n'atteint pas un trop haut degré, on voit survenir quelquefois une amélioration, la consistance augmente, la perception lumineuse et la projection s'améliorent, et on peut alors quelquefois espérer, par un traitement approprié, voir l'organe affecté reprendre une partie de ses facultés (de Græfe).

Malheureusement ces cas sont on ne peut plus rares et nous devons avouer, pour notre part, n'avoir jamais été assez heureux pour observer une terminaison aussi favorable. Dans la majeure partie des cas, au contraire, l'atrophie, une fois déclarée, ne s'arrête plus, le globe se rapetisse de plus en plus et, comme nous l'avons dit, finit par s'enfoncer au fond de l'orbite.

La complication la plus funeste est incontestablement celle qui s'observe si souvent lorsque l'atrophie succède à un traumatisme, causé par la pénétration d'un corps étranger dans la cavité oculaire et que celui-ci continue à y séjourner. Souvent alors, la rétraction progressive du globe finit par amener un contact intime entre le corps étranger et les parois du globe; de là résulte une irritation des nerfs ciliaires qui subsistent encore dans l'œil et cette irritation a souvent pour conséquence de déterminer le développement d'une ophthalmie sympathique.

A ce dernier point de vue, les ossifications choroïdiennes, qui se rencontrent si fréquemment dans les yeux atrophiés, jouent souvent le rôle de véritables corps étrangers intra-oculaires. Leur accroissement progressif d'une part, le retrait des enveloppes d'autre part, font que les deux transformations pathologiques marchent au-devant l'une de l'autre et tout à coup, au moment où on s'y attend le moins, survient une névralgie ciliaire des plus intenses, accompagnée de douleurs vives, causées dans un point déterminé du globe oculaire, par la pression, et bientôt se montrent, sur l'autre œil, les signes précurseurs de l'ophthalmie sympathique.

Cette complication ne se montre quelquefois que bien longtemps après l'accident qui a été cause, d'abord de la perte de l'œil, puis de son atrophie. C'est ainsi que dans un cas que nous avons observé, les accidents, dont nous venons de parler, ne se sont montrés que 23 *ans après la pénétration d'un corps étranger* dans la cavité oculaire.

Cet accident fut d'abord suivi de la fonte purulente, puis de l'atrophie de l'organe. Après énucléation de l'œil, il nous fut facile de retrouver, à l'autopsie de celui-ci, le corps étranger occupant la partie inférieure interne de la moitié postérieure du globe.

Dans un autre cas, où l'atrophie avait succédé à une blessure de la région du corps ciliaire, l'ophthalmie sympathique ne se montra que 37 *ans après l'accident;* dans ce dernier cas, il existait à la partie externe et postérieure du globe et tout près du nerf optique, une production osseuse des plus faciles à reconnaître au microscope par la présence des corpuscules osseux et des canalicules de Havers.

Étiologie. — Les maladies qui provoquent la diminution de tension du globe et qui entraînent l'atrophie de celui-ci, sont quelquefois de nature très-différente. Néanmoins il s'agit presque toujours d'états inflammatoires, ayant les membranes internes pour point de départ, ou, au contraire, s'étendant à elles.

Mais il est certain que, de toutes les causes de l'atrophie, les troubles circulatoires de la choroïde sont les plus fréquentes. Comme nous le savons du reste, c'est de la choroïde que dépendent la sécrétion intra-oculaire et la nutrition du corps vitré. Aussi la stase veineuse de la choroïde a souvent pour conséquence les diminutions de volume du globe et l'altération de consistance du corps vitré.

Les degrés d'atrophie les plus marqués surviennent à la suite de la choroïdite suppurative et de l'infiltration purulente du corps vitré. Enfin les contusions et les blessures de certaines régions du globe oculaire et la pénétration de corps étranger dans sa cavité, deviennent fréquemment l'occasion de l'atrophie du globe.

A cet égard, nous rappelons ce que nous avons déjà dit, à propos du pronostic des lésions de la région du corps ciliaire, à savoir : qu'à part quelques très-rares exceptions, ces lésions sont toujours fatalement suivies d'atrophie du globe oculaire.

Traitement. — Aucun traitement médical n'est capable, quoi qu'en aient dit les auteurs anciens (Sichel père), d'arrêter l'atrophie du globe oculaire dans son évolution.

Lorsque l'atrophie est encore au début, on pourrait tenter de l'arrêter dans sa marche en pratiquant l'iridectomie. Peut-être même, une seule opération ne serait-elle pas suffisante, et serait-on obligé d'y avoir recours à plusieurs reprises (de Græfe) ; mais nous devons avouer que nous avons plusieurs fois tenté cette pratique et que nous avons été loin d'en être satisfait ; il nous a semblé, au contraire, que ces tentatives opératoires avaient bien plutôt pour effet de hâter les progrès de l'affection. Nous pensons donc qu'il est infiniment préférable de ne point tenter d'opérations sur les yeux atrophiés, quand bien même les symptômes inflammatoires seraient tombés depuis longtemps.

Nous ne pouvons donc que souscrire aux lignes suivantes, que nous trouvons à la page 428, de l'Iconographie de Sichel père :

« *Par conséquent toute tentative d'opération sur un œil présentant les signes de l'atrophie est irrationnelle et illicite, à moins qu'elle ne soit impérieusement exigée par le malade.* »

Mais on ne doit pas perdre de vue que les yeux anciennement atrophiés peuvent devenir souvent la cause de douleurs violentes et quelquefois même de dangers menaçants pour le second œil. Aussi l'énucléation de l'œil atrophié est-elle toujours indiquée, lorsque ce dernier détermine des accidents dont il est impossible de débarrasser le malade par une autre voie.

D'autre part, pour éviter les accidents sympathiques parfois si funestes, nous donnons le conseil d'énucléer l'œil atrophié plus tôt que plus tard, et surtout d'intervenir aussitôt qu'on sera quelque peu fondé à soupçonner cet œil d'être la cause des accidents qui se montrent sur l'œil sain.

Consultez : J. Sichel, *De l'atrophie du globe oculaire*, Iconogr. Ophth., p. 427-434, Pl. XXXVII et XXXVIII. — H. Müller, *Anatomische Beiträge zur Augenheilkunde*, A. f. O. Bd. IV, abt. 1, p. 377-388. — A. von Græfe, *Ueber essentielle Phthisis Bulbi*, A. f. O. Bd. XI, abt. 2, p. 256-263. — Nagel, *Ueber essentielle Phthisis Bulbi*, A. f. O. Bd. XIII, abt. 2, p. 407-412.

ART. 5. — PROTHÈSE DU GLOBE OCULAIRE.

Sous le nom de prothèse du globe oculaire, on désigne l'art qui consiste à faire porter à un sujet défiguré par la perte d'un œil, un petit appareil destiné à rétablir, aussi parfaitement que possible, l'harmonie des traits du visage.

On conçoit que pour un organe placé aussi en évidence que l'œil, le problème à résoudre pour arriver à imiter la nature, doit être entouré d'une foule de difficultés, difficultés d'autant plus considérables que, pour les personnes étrangères, le terme de comparaison, l'œil sain, se trouve immédiatement sous leurs yeux.

Il ne s'agit pas seulement, en effet, d'imiter l'œil sain au point de vue de la couleur de l'iris, mais il faut aussi que l'appareil prothétique remplisse des conditions de forme, de volume et surtout de mobilité, qui imitent à un point aussi rapproché que possible de la perfection, les conditions analogues existant sur l'œil sain.

Pour cela, dans certains cas on se trouve en face d'un double problème. D'une part, il faut que le lieu où devra être placé l'appareil prothétique se prête à la circonstance. D'autre part, il faut que l'appareil lui-même présente des qualités particulières.

La solution de la première partie de ce problème, appartient au médecin.

C'est lui qui devra juger si la prothèse est possible. La solution de la seconde partie du problème appartient à un artiste spécial, qu'à cause de cela on désigne sous le nom d'*oculariste.*

Guidé, dans cette partie de ce livre, comme dans les autres, par le désir d'être le plus possible utile aux élèves ou aux confrères qui ne font pas de l'ophthalmologie l'unique objet de leurs études, j'ai pensé bien faire en priant un artiste spécial de vouloir bien se charger de la rédaction de cet article.

Je me suis donc adressé à M. A. P. Boissonneau fils, dont l'habileté, le talent et l'expérience sont connus de tous, et j'ai eu le bonheur de le voir consentir, malgré ses nombreuses occupations, à se charger de ce travail. En le remerciant ici publiquement de son obligeance, je crois devoir ajouter que le lecteur aura de la sorte, le grand avantage de recevoir ainsi des conseils dictés, non-seulement par l'observation d'un grand nombre de faits pathologiques purs, mais surtout, et c'est le point le plus important, des conseils basés sur l'examen attentif de malades ayant été traités par différents ophthalmologistes et par différentes méthodes opératoires, et observés pendant de nombreuses années consécutives.

Prothèse oculaire.

Lorsque, par suite d'une cause quelconque, que ce soit une maladie ou un accident, l'œil a perdu non-seulement sa faculté visuelle, mais surtout son aspect normal, la région palpébrale et le globe oculaire subissent, en général, dans leurs formes extérieures, des altérations qui constituent une difformité des plus pénibles à supporter, en raison des souffrances physiques et des troubles fonctionnels dont elle est fréquemment accompagnée; en raison aussi, des peines morales, des humiliations ou des froissements d'amour-propre auxquels est exposé celui qui en est atteint. De là le désir, bien légitime, qu'ont, dans ce cas, les malades de voir corriger leur difformité.

On a recours dans ce but à la *prothèse oculaire* qui se fait à l'aide d'un *œil artificiel.* L'œil artificiel est un petit appareil dont les formes, variables suivant les cas, rappellent à peu près celles d'un segment de sphéroïde, souvent comprimé plus ou moins dans le sens de son diamètre vertical. Il est concavo-convexe, mince, léger, et son volume généralement moindre que celui de l'hémisphère antérieur d'un globe oculaire normal.

La matière avec laquelle on confectionne les yeux artificiels est l'*émail.* Cette substance prend au feu un poli parfait; elle n'a aucune action irritante sur la muqueuse oculaire; elle a de plus l'avantage de résister suffisamment à l'action dissolvante des larmes et au frottement incessant des paupières, pour que l'usure de la pièce ne survienne pas trop promptement.

L'émail permet, en outre, de donner aux yeux artificiels les formes si variées que nécessite leur adaptation aux différents cas, d'imiter jusqu'aux moindres détails de la couleur de l'iris de l'œil sain, le diamètre de la pupille, la saillie de la cornée, ainsi que la teinte de la conjonctive scléroticale, avec les vaisseaux qui la sillonnent.

Beaucoup de personnes croient encore que la satisfaction d'un sentiment de coquetterie est le seul but de la prothèse oculaire. Si on jugeait ainsi la question, on ne l'envisagerait assurément que par son côté le plus étroit. Ne suffirait-il pas d'ailleurs, pour justifier l'usage d'un œil artificiel, du désir bien naturel qu'éprouvent ceux qui sont dans ce cas, de se soustraire au sentiment de pitié qu'ils inspirent, et dont, trop souvent, bien des gens laissent échapper l'expression? Que l'on songe encore combien peut être nuisible, pour l'avenir d'un jeune homme ou d'une jeune fille, la vue d'une semblable infirmité! Et que dire aussi de l'ouvrier qui, par suite de la perte d'un œil, est considéré souvent par le patron, auquel il vient demander de l'ouvrage, comme incapable d'un bon travail, parce qu'il n'a qu'un œil! Il suffit d'un peu de réflexion pour comprendre combien il y a urgence pour tous ceux qui sont victimes d'une infirmité aussi visible, toujours pénible à voir et souvent repoussante, de la masquer aux yeux des personnes du monde.

Mais dans beaucoup de cas encore, un œil artificiel devient un moyen de soulager les malades de la gêne, des inconvénients, et parfois même des douleurs qui peuvent être la conséquence de la déformation du globe oculaire, soit pour rétablir le cours régulier des larmes vers les points lacrymaux et les empêcher de tomber sur la joue, soit, en soutenant les paupières pour les empêcher de chevaucher l'une sur l'autre, et remédier ainsi à l'irritation que provoquent les cils en frottant sur la muqueuse.

Le froid, le vent, la poussière gênent et font souffrir ceux dont l'absence du globe oculaire laisse les paupières entr'ouvertes. Enfin, il arrive trop souvent que, bien qu'un œil ait perdu ses facultés visuelles utiles, par suite de la destruction ou de l'opacification de la cornée transparente, le malade peut encore distinguer la lumière de l'obscurité, sans distinguer les objets; l'éclat du soleil, une lumière artificielle vive, sont susceptibles alors de produire de la gêne, de la douleur même, qui troublent la vision de l'œil sain. L'adaptation d'un œil artificiel remédie à ces inconvénients, en faisant l'office d'un écran opaque.

L'application de l'œil artificiel a encore pour avantage, en soutenant les parois de la cavité orbitaire, d'empêcher celles-ci de se déformer, et ceci est surtout d'une haute importance chez les enfants, chez lesquels l'atrophie du globe oculaire, si on n'y remédie pas de bonne heure, entraîne presque inévitablement, avec le rétrécissement de la cavité orbitaire, une déformation de toute la moitié correspondante de la face. En outre, la pièce prothétique, dans ce cas, écarte les paupières, vient en aide à leurs mouvements d'élévation et d'abaissement, y facilite la circulation, et partant leur développement.

La place que l'œil artificiel occupe dans le visage, exige qu'il atteigne le plus complétement possible le but en vue duquel on en fait usage, c'est-à-dire qu'il imite aussi parfaitement que possible les formes, les couleurs, les mouvements, et on pourrait même presque dire l'*expression* de l'organe perdu, sans causer la moindre sensation de gêne. Sa tolérance doit être absolue, et il doit même faciliter ou rétablir les fonctions des parties avec lesquelles il est en contact.

On conçoit aisément qu'un corps étranger dont le volume, variable suivant les cas, égale environ celui d'une petite coquille de noix, qui doit être porté sous les paupières, depuis le matin jusqu'au soir, chaque jour, et ainsi de suite pendant toute la durée de l'existence du sujet qui en fait usage, ne doit causer ni douleur, ni gêne, si petite qu'elle soit; et pour être toujours et si longtemps supportée sans inconvénients, *et cela est la règle*, la pièce artificielle, dès qu'elle est placée sous les paupières, ne doit même donner lieu à aucune sensation particulière, qui rappelle sa présence au sujet qui la porte.

L'expérience prouve que, à de rares exceptions près, une prothèse bien faite peut donner ces bons résultats, quoique à des degrés différents, mais toujours avec avantage pour les sujets; car, dans beaucoup de cas, la prophylaxie et la thérapeutique peuvent trouver dans la prothèse oculaire, l'une, un aide puissant pour prévenir ou faire cesser certains désordres consécutifs à la perte de l'œil, l'autre, un agent de guérison qu'on chercherait vainement ailleurs.

On comprend que, pour satisfaire à des exigences aussi nombreuses et remplir des conditions aussi délicates, il n'est pas indifférent que l'œil artificiel reçoive une conformation plutôt qu'une autre. Il est important, au contraire, que cette conformation soit soumise aux dispositions anatomo-pathologiques particulières que présente chaque cas particulier.

Cette nécessité d'une conformation de l'œil artificiel, appropriée à chaque cas particulier, s'expliquera d'autant mieux que l'on se rappellera que si, à l'état normal, une même disposition anatomique est commune à tous les yeux, cet état se modifie sous l'influence des causes très-diverses qui ont amené la perte de l'œil. On comprendra, enfin, que, par suite, les différentes conditions dans lesquelles a lieu la diminution de volume du globe oculaire, ou encore les complications qui ont pu surgir, déterminent dans chaque cas la production d'une conformation anatomo-pathologique particulière.

On peut donc résumer ainsi les conditions d'un bon usage de l'œil artificiel : imitation des couleurs, rétablissement des formes et des mouvements, disparition des inconvénients résultant de la perte de l'œil, et cela sans occasionner de gêne, non-seulement au moment de l'application de la pièce, mais encore et surtout pendant tout le temps que durera son usage.

Les conditions dans lesquelles se trouvent la région palpébrale et le globe oculaire après la perte de la vision, sont loin d'être semblables chez tous les individus. Le globe est plus ou moins atrophié; son volume a été réduit par la maladie ou par une amputation partielle, et *trop souvent*, depuis quelques années surtout, il a été énucléé.

Ces différents cas, qui varient à l'infini dans leurs proportions, sont plus ou moins favorables à la prothèse, et les résultats qu'ils permettent d'obtenir ne sont pas toujours également satisfaisants, tant au point de vue du rétablissement des formes, que pour les facilités de l'usage de la pièce artificielle.

Il est inutile que nous entrions en des détails sur l'imitation des couleurs; elle est toujours possible, quel que soit le cas.

Mais il n'en est pas de même des formes. Elles seront d'autant plus faciles à rétablir qu'elles auront été moins altérées. Et l'on conçoit, tout d'abord, que plus la grosseur du globe ou moignon, se rapprochera du volume de l'œil sain, moins il y aura de modifications à l'état normal. En effet, si le globe est resté volumineux, on pourra donner à l'œil artificiel une saillie égale à celle de l'œil sain; les muscles, dans ce cas, n'ayant pas été atteints, conservent l'étendue de leurs mouvements et les communiquent à la pièce artificielle; les sillons des culs-de-sac conjonctivaux ne sont points déplacés, et l'écoulement et l'absorption des larmes peut se faire régulièrement; enfin, le tissu cellulaire qui entoure l'œil, dans la cavité orbitaire, n'est pas atrophié, et l'on ne voit pas, sous le sourcil, cette dépression qui, dans les cas d'atrophie considérable ou d'énucléation du globe, résulte de la dépression de la paupière supérieure, sans que *jamais* l'œil artificiel puisse y remédier. Si on attend trop longtemps, la rétraction cicatricielle de la conjonctive vers le centre de la cavité attire le bord postérieur des cartilages tarses en arrière et provoque le rétrécissement de la cavité, qui ne permet plus que l'adaptation d'une pièce beaucoup plus petite que l'œil sain.

C'est donc un moignon oculaire *volumineux* qui présente les conditions les plus favorables au rétablissement des formes extérieures par la prothèse, avec la plus grande perfection possible. Et nous entendons par un moignon volumineux, un globe oculaire dont la cornée transparente, la chambre antérieure, l'iris et le cristallin auront été détruits, ou un œil auquel on aura enlevé, par une opération, une partie, la plus petite possible, de son hémisphère antérieur, en un mot, un moignon qui aura conservé sa forme sphérique et un volume égale aux trois quarts environ, ou tout au moins, aux deux tiers de son volume normal.

Un moignon volumineux aura encore l'avantage de permettre de porter un même œil, alors même qu'il serait usé outre mesure, pendant un temps beaucoup plus long et qu'on peut évaluer, sans exagération, à une, deux et même trois années, sans accident sérieux. Au contraire, lorsque le moignon est petit et surtout après l'énucléation, la pièce ne pose que sur la muqueuse qui se tuméfie bientôt, s'irrite, végète, et il est rare que le même œil puisse être porté, *sans inconvénients*, plus de six à huit mois, la moindre trace d'usure produisant de suite tous les accidents que nous venons de signaler.

Il ne suffit donc pas qu'un œil artificiel imite l'œil perdu, le plus exactement possible, dans ses couleurs, ses formes et ses mouvements. Cet œil, nous venons de le dire plus haut, pour être réellement utile, doit pouvoir être porté longtemps et facilement, sans occasionner de gêne autre que celle qui résulterait d'une trop longue journée et que le repos de la nuit suffit à faire disparaître.

L'usage facile et de longue durée d'un œil artificiel est d'une nécessité tout aussi importante que la régularité des formes et l'exactitude des mouvements. Nous ne saurions insister trop fortement sur ce point. Et l'usage d'un œil artificiel sera d'autant plus facile que les conditions oculo-palpébrales de l'œil perdu présenteront moins de cause de gêne.

La gêne peut provenir de deux espèces de causes bien différentes. Les premières peuvent dépendre d'une fabrication défectueuse de la pièce artificielle, ou de son adaptation mal comprise. C'est ainsi que, si le globe conservait encore une partie de sa cornée transparente, une attention particulière devrait être apportée, dans ce cas, à la fabrication de la pièce, afin qu'elle ne touchât pas, par sa face concave, cette membrane très-sensible et très-irritable. Il suffit donc d'un peu de talent pour corriger des inconvénients semblables. Mais les secondes causes sont la conséquence forcée des conditions dans lesquelles se trouve l'œil perdu, après qu'il est arrivé à l'atrophie ou qu'il a été diminué ou énucléé par une intervention chirurgicale. Celles-ci s'imposent fatalement et, quoi que l'on fasse, quand elles existent, il faut subir les mauvaises chances qu'elles entraînent à leur suite. Tels sont les cas d'atrophie considérable du globe et les énucléations, si parfaitement qu'elles aient pu être exécutées, par le procédé admirable du regretté Bonnet (de Lyon).

Ce sont encore les moignons oculaires volumineux qui, par une heureuse coïncidence, offrent les conditions les plus avantageuses pour l'usage facile et de longue durée d'un œil artificiel, de même qu'ils donnent les plus grandes facilités pour le rétablissement des formes.

Nous nous en convaincrons facilement si nous examinons tout d'abord les causes principales de gêne, celles, bien entendu, qui sont indépendantes de la fabrication ou de l'adaptation de la pièce artificielle, que nous supposerons être faites dans les meilleures conditions possibles.

Lorsque l'œil artificiel est introduit sous les paupières, il y est maintenu, d'une part, par le point d'appui qu'il prend, par sa partie postérieure, sur le fond de la cavité, et, d'autre part, par la compression exercée sur sa face antérieure par les paupières.

Si le globe ou moignon oculaire est resté volumineux, la pièce s'appuie, en arrière, à la fois sur la muqueuse, au fond des culs-de-sac, par ses bords, et sur le moignon, par sa partie concave, s'il n'a pas perdu plus d'un tiers de son volume primitif.

On voit que, dans ce cas, le point d'appui est multiple et relativement très-étendu; par conséquent, il est aussi très-résistant et la fatigue presque nulle. Les sujets qui sont dans ce cas se couchent souvent sans ôter leur œil artificiel, parce qu'ils ne le sentent pas et qu'ils l'*oublient*.

Si, au contraire, le globe est très-diminué, la pièce artificielle, qui, *dans tous les cas*, doit être concave et mince, afin de n'être point d'un poids trop lourd; la pièce artificielle, dis-je, prend son point d'appui par ses bords seulement, sur la muqueuse, au fond des culs-de-sac. Le point d'appui, dans ce cas, est très-étroit et a lieu sur un tissu peu résistant, mais d'ailleurs suffisant dans la majorité des cas. On comprend, cependant, qu'il ne faut pas que la pression qui s'opère sur la muqueuse soit trop forte, et elle le sera d'autant plus que le globe sera plus atrophié, parce que l'atrophie du globe entraîne presque toujours l'atrophie du tissu cellulaire, lequel attire lui-même les paupières en arrière, par le bord postérieur des cartilages tarses. Les paupières font donc un effort pour se fermer et opèrent, sur la pièce, une pression d'autant plus considérable qu'elles sont plus attirées en arrière, par suite de l'atrophie. Chaque clignement nécessite un effort d'où résulte une pression des paupières sur la pièce, et, par contre-coup, de la pièce sur la muqueuse.

Cette pression, renouvelée et augmentée sans cesse par les mouvements de clignement, fatigue la muqueuse qui s'irrite. Cette irritation est toujours indiquée, extérieurement, par une augmentation des sécrétions de la muqueuse.

Comme résultat de cette première fatigue, il en survient immédiatement une autre. L'effort nécessité pour opérer l'abaissement de la paupière supérieure surtout, ne suffit pas toujours pour que l'occlusion soit complète. La surface de la pièce n'est pas complétement lubrifiée, les larmes et les mucosités se dessèchent sur la partie de la pièce sur laquelle les paupières n'amènent pas les larmes; le glissement des paupières éprouve des difficultés qui vont en augmentant à mesure que la fatigue s'accroît, et cette fatigue dégénère en une véritable douleur lorsque, vers la fin de la journée, les mucosités se dessèchent sur la pièce, la ternissent, ce qui est fort laid, sale même, et empêchent les paupières de fonctionner. Ce que nous venons d'indiquer se produit, presque toujours, dans les cas d'atrophie considérable du globe, et surtout quand l'atmosphère est sèche et chaude.

Pour diminuer le plus possible ces inconvénients, on n'a d'autre ressource que de diminuer le volume de l'œil artificiel. En effet, plus il est petit, moins il offre de convexité, moins les paupières rencontrent d'obstacle à leur abaissement, et moindre aussi est la pression sur la muqueuse des culs-de-sac.

D'après ce que nous venons de dire, on verra sans peine, qu'il doit y avoir dans l'application des yeux artificiels certaines règles, dictées par l'expérience, dont il convient de s'écarter le moins possible.

Tout d'abord, s'il est vrai qu'il ne faille pas procéder trop promptement à l'application d'un œil artificiel, il n'en faut pas moins ne pas perdre de vue que, si on attend trop longtemps pour y procéder, la cavité devient parfois tellement petite, *qu'il n'est plus possible d'adapter un œil artificiel aussi gros que l'œil sain.* Aussi un délai d'un mois à cinq semaines, après le moment où est survenue l'atrophie définitive, ou celui où a été pratiquée l'opération, nous a-t-il toujours paru être celui après lequel, sauf exception, il est convenable d'essayer pour la première fois la pose de la pièce.

On essayera d'abord, de préférence, une pièce plutôt petite que grosse, afin que l'introduction se fasse plus facilement. On passera ensuite à l'essai d'une pièce plus volumineuse, et on augmentera progressivement, autant que le permettront et l'étendue de la cavité et la dilatation qui se produit ordinairement sous l'influence de l'usage de la pièce, jusqu'à ce que l'on soit parvenu à un volume convenable, sans jamais perdre de vue que *le volume de la pièce artificielle doit, avant tout, être proportionné à l'étendue de la cavité qui doit la recevoir; et non point seulement au volume de l'œil sain, qui ne peut pas toujours être égalé.*

Mais, quel que soit le cas, il est toujours préférable que la pièce adaptée définitivement soit un peu plus petite que l'œil sain. L'effet apparent en sera meilleur, l'usage plus commode et les mouvements plus prononcés. Il est très-essentiel que le volume de la pièce permette l'occlusion facile des paupières.

Il est rare qu'une pièce d'essai remplisse, de prime abord, toutes les conditions d'une bonne adaptation, et, comme nous le disions tout à l'heure, il est même préférable de ne procéder que progressivement.

Mais, si tous les inconvénients, dont nous parlions tout à l'heure, et qui se produisent toujours plus ou moins dans les cas de diminution considérable du globe oculaire, suite d'atrophie, sont gênants, combien ne sont-ils pas encore beaucoup plus prononcés lorsqu'il s'agit de l'énucléation du globe? Tous les inconvénients que nous venons de signaler se compliquent alors de la dépression, de l'enfoncement en arrière de tout ce qui reste de l'appareil oculo-palpébral, enfoncement qui tend toujours à s'augmenter par la force de rétraction cicatricielle. C'est pourquoi tous les sujets qui ont subi l'énucléation en sont réduits à porter un œil artificiel qui est forcément plus petit que l'œil sain, et qui, parfois, est placé sur un plan situé d'un centimètre, et quelquefois plus, en arrière de celui de l'œil sain. Tous ces sujets se plaignent que leur œil les fatigue promptement, qu'il se salit vite, et tous n'ont pas de paroles assez amères pour exprimer les regrets, le chagrin que leur cause la difformité ineffaçable que produit l'enfoncement de la région sous-orbitaire du côté de l'œil perdu, après l'énucléation.

La conclusion de ce que nous venons de dire est donc, *au point de vue de la prothèse seulement*, ne l'oublions pas, que, plus le moignon oculaire reste volumineux, et plus les malades restent placés dans des conditions favorables pour que la pièce artificielle produise un bon effet et pour que son usage soit facile; et, par inversion, plus le globe oculaire est atrophié et diminué, et à plus forte raison s'il a été énucléé, moins bon est le résultat extérieur et plus est grande la fatigue.

Dans l'intérêt des malades, et au point de vue prothétique, il serait donc à souhaiter qu'ils pussent conserver leur œil, et du plus gros volume possible, pourvu qu'il fût un peu moindre que celui de l'œil sain. A ce point de vue, lorsqu'il s'agit d'un staphylôme de la cornée, d'un buphthalmos ou d'un leucôme total de la cornée, il suffit d'avoir présent à l'esprit ce fait capital, qu'en somme, *la seule partie gênante, dangereuse même, à cause de sa sensibilité et de son irritabilité, est la cornée transparente.* Par conséquent, dans l'un comme dans l'autre des trois cas que nous venons de signaler, pour rendre la prothèse facile et satisfaisante, il suffira de pratiquer l'ablation de la cornée, car à cette opération succède toujours un degré suffisant d'atrophie pour rendre la prothèse possible, et celle-ci sera d'autant plus parfaite que le moignon conservé sera plus gros.

Pour arriver à ce résultat, plusieurs procédés ont été proposés et mis en pratique. On a successivement proposé l'amputation pure et simple en abandonnant la cicatrisation à elle-même. C'est de tous les procédés, disons-le tout de suite, celui qui donne les meilleurs résultats au point de vue prothétique. Critchett, de Londres, a proposé de faire l'amputation suivant deux lignes courbes se réunissant pour former une ellipse, et d'en réunir les bords par des sutures. Ce procédé, très-brillant au point de vue chirurgical, a le grand inconvénient de donner un moignon oblong et qui souvent se déforme par la suite et ne donne qu'un point d'appui irrégulier à la face concave de la pièce.

Pour ce qui est du procédé de de Wecker, il donne, au point de vue de la prothèse, seul point qu'il me soit permis d'examiner, des résultats aussi bons que ceux fournis par l'amputation pure et simple. Le moignon qui en résulte conserve sa forme sphérique, un peu déprimée, il est vrai, dans les points correspondants aux quatre muscles droits. Il convient parfaitement pour l'application et le port facile et commode de l'œil artificiel.

Reste encore le procédé du séton, de de Græfe. Celui-ci est le plus mauvais de tous. Le moignon qui lui succède est bosselé, déformé, irrégulier, et il a, en outre, le grand inconvénient, capital selon nous, de laisser subsister la cornée transparente.

On le voit donc, pour nous, et *au point de vue unique de la prothèse*, on doit, autant que possible, éviter l'énucléation et se borner à une amputation partielle, aussi restreinte que possible, afin de rester le plus près qu'il se pourra du résultat donné par l'atrophie spontanée, et de se débarrasser de l'élément dangereux, la cornée.

On comprend que ce que nous disons ici de l'atrophie du globe de l'œil, de l'ablation de sa partie antérieure ou de l'énucléation, n'est dit, nous le répétons encore à dessein, qu'au point de vue de la prothèse. Il ne peut pas nous venir à l'idée d'émettre une opinion critique au point de vue médical ou chirurgical. L'opinion que nous émettons s'est formée de la constatation des faits que nous observons chaque jour. Et comme nous revoyons les sujets une ou plusieurs fois chaque année, et que nous avons pu suivre la majorité d'entre eux pendant un grand nombre d'années, nous avons pu voir et constater des résultats qui échappent forcément à l'observation du médecin qui, généralement, ne revoit plus son malade dès qu'il l'a guéri.

ART. 6. — OPHTHALMIE SYMPATHIQUE.

Tout d'abord que doit-on entendre sous le nom d'ophthalmie sympathique? Doit-on confondre, sous ce nom, toutes les altérations survenant sur l'un des yeux à la suite d'une affection quelconque de l'autre œil?

Si l'on voulait ainsi étendre le sens de cette dénomination, on serait forcé de reconnaître que toute affection oculaire peut se compliquer d'altération sympathique ou même symétrique de l'autre œil. On ne comprendrait plus, dès lors, ce qui a valu à l'ophthalmie sympathique le renom redoutable dont elle jouit, et cela amènerait incontestablement une très-fâcheuse confusion.

Mais, si cette dénomination ne doit pas être ainsi étendue, doit-elle au contraire être réservée uniquement à un type essentiel, à une entité morbide définie, nettement tranchée, et présentant des caractères spéciaux qui permettent de la distinguer de toute autre affection oculaire?

Nous sommes encore obligés de répondre à cette question par la négative.

Définition. — Pour nous, loin de constituer une affection spéciale, caractéristique et différant essentiellement de l'iridochoroïdite, de la cyclite, ou d'une certaine forme d'iritis, par ses symptômes ou ses lésions anatomiques, *l'ophthalmie sympathique n'est à proprement parler qu'une iridochoroïdite, d'autres fois qu'une cyclite, qu'une iritis séreuse ou qu'une simple névrose ciliaire, se développant brusquement sur un œil sain jusque-là, sous l'influence d'une affection analogue, mais pas nécessairement identique, existant antérieurement sur l'autre œil.* C'est-à-dire qu'une iridochoroïdite, par exemple, n'entraînera pas nécessairement le développement d'une iridochoroïdite sur le second œil, mais pourra provoquer indifféremment une cyclite, une iritis séreuse, ou une simple névrose ciliaire.

On le voit donc, non-seulement l'ophthalmie sympathique n'est pas une maladie spontanée ou primitive, essentielle, mais, comme son nom l'indique, on ne la voit se développer sur un œil que lorsque le congénère a été antérieurement atteint d'irido-choroïdite primitive ou de cyclite traumatique.

Néanmoins, la gravité de la maladie qui nous occupe, et surtout l'inutilité du traitement médical *quel qu'il soit*, une fois celle-ci déclarée ou en voie de développement, font qu'elle n'en mérite pas moins une place spéciale dans le cadre nosologique, à cause de son mode de production.

D'un autre côté, certains points encore obscurs de cette funeste maladie, touchant à des questions extrêmement intéressantes de la physiologie du système nerveux, elle mérite à tous égards une description spéciale, et elle offre aux praticiens un vaste champ pour des investigations ultérieures.

Généralités. — C'est principalement après qu'une iridochoroïdite primitive ou une cyclite de cause traumatique a subsisté pendant un temps variable sur l'un des deux yeux, qu'on voit l'ophthalmie sympathique se développer progressivement sur le second œil, resté sain jusque-là. Ce sont non-seulement des traumatismes directs, comme nous le verrons lorsque nous traiterons des causes de la maladie, qui servent de point de départ à son développement, mais toute irritation continue et prolongée peut en déterminer la production. Toutefois, il serait cependant permis de se demander parfois, si on a réellement affaire à une maladie provoquée, sur le second œil, par l'affection du premier, ou si on ne serait pas plutôt en présence d'une seule et unique maladie, se développant successivement sur les deux yeux. Bien que les cas d'ophthalmie sympathique connus soient fort nombreux, il est encore nécessaire que des observations rigoureuses soient continuées dans cette direction.

Symptômes objectifs. — A la suite d'une iridochoroïdite primitive ou surtout, d'une cyclite traumatique, existant depuis un temps variable sur l'un des yeux, on voit tout à coup l'autre devenir le siége d'une irritation caractérisée par une photophobie plus ou moins violente, par l'écoulement de larmes âcres et brûlantes, par un léger obscurcissement nuageux du champ visuel, par le développement de scotômes ou de photopsies passagères. Ces symptômes se produisent tous avec une intensité variable, dès que le malade veut se livrer à une application quelconque de la vue, ou lorsqu'il soumet ses yeux à des variations d'éclairage; mais le symptôme le plus important est la diminution de l'amplitude de l'accommodation, caractérisée par l'éloignement du *punctum proximum* qui empêche toute application de la vue de près.

En outre, toute application de la vue, nécessitant une modification de l'adaptation de l'œil, occasionne immédiatement dans l'organe sain une sensation éminemment pénible, presque douloureuse.

Ces différents symptômes qui, en eux-mêmes, ne présentent pas de caractères bien alarmants, acquièrent, au contraire, une haute et fâcheuse importance, lorsqu'ils se développent dans les conditions que nous venons d'énoncer et qui donnent à penser qu'ils ont une origine sympathique. Ces accidents sont bientôt suivis des symptômes d'une violente névralgie ciliaire rebelle à tous les agents thérapeutiques.

Ces phénomènes revêtent alors tantôt les caractères d'une simple névralgie ciliaire, ou au contraire ceux d'une iritis séreuse, d'une iridochoroïdite primitive ou d'une cyclite plastique ou purulente, mais toujours d'un caractère alarmant et présentant surtout une marche lente et progressive que rien ne peut entraver. Parfois, aux douleurs ciliaires, viennent s'ajouter les douleurs oculaires provoquées, et si alors on cherche à l'aide de la pulpe du doigt ou mieux d'un stylet boutonné, le point limité où ces douleurs sont le plus vives, il n'est pas rare d'observer que c'est précisément dans un point de la région ciliaire *absolument symétrique* de celui où ces douleurs siégent dans l'autre œil, qu'elles se montrent ici (Bowman, de Græfe).

La maladie de l'œil primitivement atteint, et qui doit être considérée comme la cause ou l'occasion de l'apparition de l'ophthalmie sympathique sur le second œil, est tantôt une iridochoroïdite primitive, tantôt une cyclite plastique ou purulente. Toutefois ce n'est pas une raison pour que la maladie développée sympathiquement sur l'autre œil soit identique. Tantôt, en effet, on se trouve en présence d'une choroïdite caractérisée par l'hyperémie des vaisseaux choroïdiens, et la réplétion des vaisseaux ciliaires antérieurs et qui retentissent sur la rétine d'une façon immédiate. D'autres fois, on voit apparaître dès le début tous les caractères de la cyclite; ou bien on voit encore, et cela fréquemment, se développer une iritis séreuse simple, mais toujours grave; d'autres fois encore, il se développe une iridochoroïdite primitive, avec formation rapide d'exsudats à la face postérieure de l'iris, et occlusion pupillaire; enfin de Græfe a publié deux cas de rétinochoroïdite, de cause sympathique et caractérisée par ce fait que les premiers symptômes de la maladie avaient éclaté sur la rétine. Mais quelle que soit la forme sous laquelle se montre l'affection sympathique du second œil, toujours elle est accompagnée d'injection sous-conjonctivale périkératique. La cornée présente une diminution de son éclat; la chambre antérieure diminue de capacité; tous ces symptômes prouvent nettement que l'affection, en présence de laquelle on se trouve, a quelque chose d'inaccoutumé et qu'on n'observe pas d'ordinaire dans les mêmes maladies lorsqu'elles se développent spontanément.

Si on vient à examiner la tension du globe, on s'aperçoit bientôt qu'après avoir présenté au début et pendant un temps quelquefois très-court, une légère exagération, cette dernière fait bientôt place à un ramollissement progressif, qui, généralement, est accompagné d'un trouble de l'humeur aqueuse de plus en plus prononcé. Mais bientôt, quelle qu'ait été l'affection sous l'aspect de laquelle l'ophthalmie sympathique a débuté, on voit tous les phénomènes de l'irido-choroïdite primitive ou de la cyclite se déclarer peu à peu et se substituer aux symptômes de la maladie originaire.

De fines opacités floconneuses se montrent dans le corps vitré. L'iris se rétracte vers sa périphérie, la pupille se dilate et devient immobile, la chambre antérieure gagne en profondeur. Petit à petit, on voit une abondante masse exsudative s'avancer dans la pupille, en même temps que la cristalloïde s'opacifie; la vue, encore conservée en partie au début, s'altère de plus en plus et finalement ne reste bornée qu'à une imparfaite perception quantitative, généralement accompagnée de fausse projection.

Bientôt l'hémisphère antérieur perd de sa convexité, s'aplatit, la chambre antérieure s'efface, les dimensions de la cornée diminuent dans tous ses diamètres et elle devient plus ou moins opaque, par le développement, à sa surface, d'opacités arrondies, juxtaposées, d'une apparence crétacée, tout à fait particulières.

Enfin, on voit le globe présenter des sillons plus ou moins marqués dans la direction de chacun des muscles droits, le ramollissement du globe est porté au comble et l'atrophie ou phthisie de l'œil termine cette triste maladie.

On le voit, ces caractères qui présentent une si frappante analogie avec ceux de la cyclite, offrent cependant cela de particulier que le processus se développe dans son entier avec une lenteur singulière, et d'une façon remarquablement insitlieuse pour chacun de ses symptômes. Enfin, la terminaison fatale, et par-dessus tout la résistance que la maladie offre à tout traitement médical, tout cela permet d'en faire une maladie particulière, nettement tranchée. Ajoutons à cela que, jusqu'à ce que la maladie soit arrivée à sa période ultime, la douleur provoquée par la pression dans la région du corps ciliaire persiste sans discontinuer.

Pathogénie. — Nous touchons ici le point le plus délicat et sans contredit le moins connu de l'affection. Pour Mackensie, qui fût, sinon le premier à parler de la maladie qui nous occupe, du moins celui qui en donna la première description à peu près exacte, le mode de transmission de la maladie, d'un œil à l'autre, devait s'opérer par l'intermédiaire des nerfs optiques, d'une rétine à l'autre, à l'aide de la commissure antérieure, ou semi-décussation antérieure des nerfs optiques. Toutefois, il accordait un certain rôle aux nerfs ciliaires qui portaient l'irritation de l'un des yeux au cerveau et de là à l'autre œil, par l'intermédiaire des nerfs analogues du côté opposé.

L'opinion de Mackensie resta adoptée jusqu'au jour où H. Müller montra que l'ophthalmie sympathique se développait sur le second œil, même lorsque le premier était le siége d'une atrophie complète du nerf optique.

Il admettait, au contraire, que les nerfs ciliaires ne s'atrophiant que difficilement, ils étaient plus particulièrement en butte à l'irritation par suite du processus siégeant surtout sur l'hémisphère antérieur du globe, et que c'était à eux que devait être dévolu le rôle de propagateur de la maladie, plutôt qu'à la rétine et au nerf optique.

C'est ici le lieu de faire remarquer que le trijumeau, duquel dépendent les nerfs ciliaires, étant un nerf de sensibilité, ce fait devait conduire à admettre la transmission de la maladie par son intermédiaire, bien plutôt que par le nerf optique, qui n'est qu'un nerf de sensibilité spéciale.

Mais ici survient une objection grave. Rien ne prouve, en effet, qu'il s'agit ici d'une transmission d'un œil à l'autre, et que ce ne soit pas la même maladie, qui, développée sous l'empire de certaines causes sur l'un des yeux, se développe également sous les mêmes influences sur le second œil. Bien qu'on ait invoqué, à l'appui de la doctrine de la transmission d'un côté à l'autre, la fréquence de l'irradiation du tic douloureux d'une moitié de la face à l'autre moitié, cela ne constitue pas une preuve, car, d'une part, on a vu la prosopalgie rester bornée à un seul côté du visage, et cela pendant des années, et, d'autre part, on peut également se demander si le développement de la maladie sur les deux côtés de la face successivement, n'est pas bien plutôt due à l'action de la même cause primitive sur les deux côtés.

Mais on ne peut oublier, d'autre part, la solidarité réflexe qui existe entre le nerf optique et le trijumeau et vice-versâ. Chacun sait combien la photophobie est intense dans les iritis, et, d'autre part, Mooren a cité un cas où ayant énucléé un œil par crainte de voir se développer une ophthalmie sympathique sur l'autre œil, au moment de la section du nerf optique, celui-ci fut *mâché* par les ciseaux; peu de semaines après, le malade accusa les premiers symptômes d'une ophthalmie sympathique sur le second œil. Dans un autre cas, cité par le même auteur, l'énucléation faite dans le même but, écarta le danger. Mais, peu de temps après, la malade, qui portait un œil artificiel, fut prise des signes précurseurs de la maladie à l'autre œil. Mooren, en cherchant la cause des accidents, s'aperçut qu'ils étaient dus à l'irritation du rameau nasal de la branche ophthalmique, rampant sous la conjonctive, par le bord de la pièce artificielle. En effet, la maladie de l'autre œil et particulièrement les douleurs ciliaires, cessaient à partir du moment où la malade ne portait plus la pièce. Mais ces symptômes et surtout les douleurs, reparaissaient dès que l'œil artificiel était porté de nouveau.

Mooren se décida donc à faire l'excision du rameau nasal, et à partir de ce moment tous les phénomènes disparurent pour ne plus reparaître. Ce fait prouverait donc bien, selon moi, que c'est l'irritation directe des nerfs de la cinquième paire qui est une des principales causes du développement de l'ophthalmie sympathique. Mais, d'autre part, Mooren a également démontré la participation du grand sympathique, par l'intermédiaire des vaso-moteurs, à la pathogenèse de l'ophthalmie sympathique. C'est même à cette influence qu'il cherche à rattacher les faits de de Græfe et de Bowman, où la douleur de la région ciliaire, provoquée par le toucher direct, se montrait dans un point identique sur les deux yeux.

Pour nous, ces faits prouvent surtout la transmission de la maladie le long des nerfs ciliaires identiques; aussi continuerons-nous à penser que c'est au trijumeau que revient la majeure part d'action dans la pathogenèse de l'ophthalmie sympathique, jusqu'à ce que l'obscurité qui règne encore sur cette question soit totalement dissipée.

Causes. — En général, l'ophthalmie sympathique ne succède guère qu'à des influences mécaniques. Les blessures du corps ciliaire, par instruments piquants ou tranchants, ou la rupture de la sclérotique par contre-coup avec déchirure du corps ciliaire, les enclavements de l'iris dans certaines plaies de la cornée ou de la sclérotique, donnent lieu, les unes à la phthisie immédiate de l'œil, les autres à des tiraillements des nerfs ciliaires, qui agissent souvent comme cause déterminante de l'ophthalmie sympathique. Mais les corps étrangers qui, après avoir traversé la coque oculaire, restent logés dans l'intérieur de l'œil, qu'ils s'y enkystent ou non, sont la cause incontestablement la plus fréquente et la plus redoutable du développement de l'affection dont il s'agit ici. De ce nombre sont, par ordre de fréquence et de gravité, les éclats de capsules fulminantes, les plombs de chasse, les fragments de fer, de pierre ou de verre. Le cristallin, à la suite de l'opération de la cataracte par abaissement, exerce uue influence analogue. Ces corps étrangers, après être restés longtemps enkystés, peuvent devenir tout à coup le point de départ d'une cyclite qui entraîne, après un temps plus ou moins long, le développement de l'ophthalmie sympathique sur l'autre œil, sans pourtant déterminer nécessairement, comme nous l'avons dit plus haut, le développement d'une maladie analogue.

En parlant de la cyclite, nons avons signalé les pétrifications et les ossifications choroïdiennes qu'on rencontre si fréquemment dans les yeux atrophiés ou phthisiques depuis de longues années. Nous avons fait remarquer que ces yeux, restés dans cet état pendant un temps fort long, devenaient tout à coup douloureux et servaient alors de point de départ à l'ophthalmie sympathique sur le second œil. Nous avons également signalé une action analogue des corps étrangers intra-oculaires. On a prétendu que ces corps étrangers intra-oculaires, ainsi que ces masses calcaires ou osseuses, développées dans les yeux phthisiques, pourraient déterminer la cyclite et l'ophthalmie sympathique *par l'irritation consécutive à leur déplacement*. Sans examiner sous quelle influence et par quel mécanisme pourrait se produire un déplacement si problématique de ces corps étrangers ou de ces masses de nouvelle formation, il nous paraît beaucoup plus simple d'admettre que l'irritation qui succède à leur présence et qui détermine l'ophthalmie sympathique s'opère par le mécanisme suivant :

Les yeux atrophiés ou phthisiques sont continuellement en proie à *un travail de rétraction* qui tend constamment à rapprocher les parois du globe du centre de celui-ci. D'autre part, les masses néo-plasiques développées autour du corps étranger ou simplement dans la cavité du globe, sont incessamment le siége *d'un travail d'accroissement.* D'où résulte ce fait très-simple, que la contraction des parois et l'accroissement des masses de nouvelle formation *vont constamment à la rencontre l'une de l'autre,* et finissent par arriver à un contact plus ou moins intime, qui devient la source de *l'irritation directe* des nerfs ciliaires. Tantôt le travail de retrait des parois et l'accroissement des masses néo-plasiques intra-oculaires marchent vite, tantôt, au contraire, ils progressent lentement. De là le laps de temps, essentiellement variable, qui s'écoule entre la lésion ou l'affection primitive et le début des phénomènes d'irritation, laps de temps qui peut varier entre 3 à 4 semaines et 25 et même 28 ans, comme nous avons eu récemment occasion de l'observer, à propos d'un corps étranger intra-oculaire et pour un cas d'ossification de la choroïde, sur lequel Hosch (de Bâle) a bien voulu nous remettre une note histologique des plus intéressantes, et dont il sera question plus loin. Suivant Knapp, les yeux atrophiés atteints d'ossification de la choroïde pourraient même rester pendant 40 ans sans provoquer d'accidents.

Une autre cause de l'ophthalmie sympathique réside encore dans toute irritation mécanique persistante de la région ciliaire (Mooren).

Les staphylômes, le bouphthalmos, les enclavements de l'iris dans la cornée, plus connus sous le nom de synéchies antérieures, l'opération de l'iridésis, les synéchies partielles ou totales, par les tiraillements que ces diverses lésions déterminent sur le corps ciliaire, entraînent très-fréquemment à leur suite l'ophthalmie sympathique. Enfin, ne pourrait-on pas ranger parmi les affections sympathiques, les cas de glaucôme se développant sur l'un des yeux et peu de temps après sur l'autre œil, notamment à la suite de l'opération sur le premier?

Pronostic. — Essentiellement fâcheux, toujours grave, le pronostic est d'autant plus mauvais que la maladie date de plus loin. Lorsque l'ophthalmie sympathique n'est qu'à son début, qu'elle est encore bornée au trouble de l'accommodation, à la photophobie, au larmoiement sans trouble des milieux réfringents et sans désordres plus profonds, le pronostic peut être meilleur, mais à la condition d'une intervention prompte et énergique, basée sur l'élimination de la cause productrice. Mais, lorsque la maladie aura déjà fait subir de notables changements anatomiques à l'œil atteint le dernier, il faudra déjà s'estimer heureux si la maladie, soit spontanément, soit par le traitement, se termine par la conservation du *statu quo*, car on ne doit pas oublier que la maladie a une tendance essentiellement pernicieuse à amener fatalement la phthisie du globe.

Traitement. — Comme nous l'avons dit, l'inutilité de tout traitement médical est hors de doute et toutes les observations connues le prouvent surabondamment. Mais il est un moyen prophylactique et curatif contre cette affection. C'est l'énucléation de l'œil atteint le premier et qui est la cause du mal. Cette énucléation devra être faite toutes les fois que l'on aura acquis la certitude que l'œil à opérer est complétement perdu et qu'il n'y a aucune chance de le voir reprendre ses fonctions, surtout si cet œil est le siége de douleurs spontanées ou faciles à provoquer.

En second lieu, lorsque dans l'œil atteint en premier, les douleurs provoquées persistent, alors que le second œil est déjà atteint, l'énucléation doit encore être pratiquée, car bien qu'elle exerce alors une bien moindre influence sur la guérison du second œil, il est incontestable que la persistance de l'irritation, provoquée par le premier, entretient les phénomènes d'irritation, entrave la guérison sur le second ou précipite la terminaison fatale.

Nous croyons même, conformément au précepte de nos confrères d'outre-Manche, devoir conseiller l'énucléation de tout œil qui, par suite de cyclite spontanée ou traumatique ou bien d'irido choroïdite primitive, est devenu absolument nul pour la vision, et est le siége ou la cause de douleurs rebelles à tout agent thérapeutique, car l'ophthalmie sympathique pouvant se déclarer brusquement et de la façon la plus inopinée en pareille circonstance, la meilleure mesure prophylactique à prendre, contre cette terrible maladie, est incontestablement de mettre l'œil sain à l'abri de l'influence funeste de son congénère. Malgré l'inefficacité du traitement médical seul, il est utile de l'employer néanmoins comme adjuvant, une fois l'œil le premier atteint énucléé, pour hâter la guérison du second, surtout lorsque celui-ci n'est atteint que d'iritis séreuse.

Nous devons encore mentionner, comme moyens de faire cesser les accidents sympathiques, la section des nerfs ciliaires (Ed. Meyer) et celle du nerf optique (de Græfe), mais nous ne sommes pas suffisamment convaincu de leur efficacité pour les recommander plus chaleureusement. Enfin, citons encore l'amputation de l'hémisphère antérieur du globe, et la phthisie provoquée par le développement d'une panophthalmite artificielle, à l'aide d'un fil passé à la manière d'un séton à travers le globe oculaire tout entier (de Græfe). Mais ces deux derniers moyens, bien qu'ils aient l'avantage de laisser subsister, après l'opération, un moignon infiniment mieux approprié à l'application d'une pièce prothétique, que celui qui subsiste après l'énucléation, me paraissent d'une efficacité infiniment trop problématique pour être conseillés sans danger, si ce n'est dans un but prophylactique. A la suite du séton, notamment, il survient une choroïdite suppurative qui entraîne la destruction des nerfs ciliaires et met ainsi le malade à l'abri d'une transmission de l'irritation le long de ces nerfs comme conducteurs. Mais, une fois l'ophthalmie sympathique développée, on comprend sans peine que l'apparition d'une choroïdite suppurative, sur l'œil le premier atteint, ne ferait que donner une nouvelle impulsion à la maladie du second.

Il n'est même que trop fréquent, hélas! de voir la maladie du second œil, se terminer alors d'une façon funeste, malgré l'énucléation de l'œil le premier atteint.

Consultez : BRONDEAU, *des affections sympathiques de l'un des yeux*, etc., Thèses de Paris, 1858. — CRITCHETT, *Klinische Monatsblätter für Augenheilkunde*, 1863,

p. 440. — A. von Græfe, A. f. O. Bd. XII, abth. 2, p. 149-174, Berlin, 1866. — Mooren, *Ueber sympatische Gesichtsstörungen*. Berlin, 1859.

SECTION III.

MALADIES DE LA CHOROIDE.

ART. 1er. — ASPECT DE LA CHOROÏDE EXAMINÉE À L'OPHTHALMOSCOPE.

Lorsqu'on examine l'œil à l'ophthalmoscope, ce qui frappe tout d'abord, c'est l'éclat jaune rougeâtre que présente la pupille au moment où elle est éclairée. Ce phénomène que nous avons signalé, on s'en souvient, à propos des modes d'exploration, est connu sous le nom de *miroitement*. Dans ce même chapitre, nous en avons indiqué la cause et nous avons dit comment on devait procéder pour le provoquer et pour en tirer parti afin de pouvoir observer les détails du fond de l'œil; aussi n'y reviendrons-nous pas.

Or cet éclat, dont nous venons de parler, est dû en grande partie à la choroïde; cette membrane joue donc un rôle important dans l'aspect de l'image du fond de l'œil, dont la coloration, variant du jaune rougeâtre au rouge brunâtre, est produite par la grande quantité de sang que renferment les vaisseaux de la choroïde et par la grande quantité de pigment qu'elle contient, ainsi que l'épithélium pigmentaire (Stellwag von Carion). Cette coloration subit des variations considérables selon la façon dont se comporte le pigment. En effet, bien que celui-ci ne se compose que d'une simple couche de cellules hexagonales juxtaposées, c'est à cette disposition qu'est dû l'aspect granuleux chagriné du fond de l'œil. Il est, en général, d'une opacité très-grande, et, lorsque ses cellules sont normalement pigmentées, il dissimule presque complétement le stroma choroïdien qui lui est sous-jacent (Schweigger).

La coloration rougeâtre est due au reflet fourni par le sang qui circule dans les vaisseaux de la couche vasculaire-propre et de la chorio-capillaire. La teinte brune est produite par le pigment des cellules de l'épithélium et par celui des cellules étoilées du stroma (Stellwag von Carion).

Quant à la rétine, à l'état normal, elle est entièrement transparente et ne réfléchit que peu de lumière; aussi plus l'épithélium et le stroma de la choroïde seront dépourvus de pigment, et plus la couche vasculaire et la sclérotique sous-jacente réfléchiront de lumière. Mais, si la choroïde est très-pigmentée et peu transparente, la rétine réfléchira plus de lumière, principalement dans les parties où elle est le plus épaisse : c'est-à-dire au voisinage de l'entrée du nerf optique (Schweigger); aussi, la coloration de cette partie du fond de l'œil est-elle dissimulée dans ce cas par une teinte grisâtre ou jaunâtre, un peu diffuse, causée par la rétine.

De toutes les causes qui exercent leur influence sur la coloration du fond de l'œil, le mode d'éclairage est sans contredit une des principales. Lorsque celui-ci est intense, comme lorsqu'on examine à l'image renversée, la coloration du fond de l'œil est beaucoup plus intense et plus foncée, tandis qu'à l'image droite, la teinte paraît plus pâle. D'autre part, si au lieu de faire usage de la lumière artificielle on se sert, pour l'examen ophthalmoscopique, de la lumière diffuse du jour, fournie par un héliostat, la coloration du fond de l'œil paraît à peine d'un rose rougeâtre; aussi semble-t-elle singulièrement modifiée lorsqu'on explore alternativement par l'un et l'autre de ces procédés (Mauthner). La différence de teinte, qui résulte de cette exploration alternative, produit des variations telles, qu'on est surpris parfois de constater que, même chez les individus fortement pigmentés, la coloration jaune rougeâtre du fond de l'œil observé à l'image renversée, pâlit singulièrement lors de l'exploration à l'image droite. Si l'examen se fait au moyen de l'éclairage diurne, la teinte du fond de l'œil peut même ne pas dépasser celle du visage du sujet (Mauthner).

La coloration du fond de l'œil présente de nombreuses variations individuelles, en rapport avec la couleur de l'iris et des cheveux, ainsi qu'avec la quantité de pigment que contiennent les cellules de l'épithélium et du stroma choroïdien. A l'état normal, quelle que soit la teinte, elle est à peu près uniforme dans toute l'étendue du fond de l'œil. Chez l'albinos, le fond de l'œil présente le minimum d'intensité de coloration; le maximum, au contraire, se rencontre chez le nègre (Mauthner). Chez le nouveau-né, enfin, la pigmentation de l'épithélium est en général assez prononcée, tandis qu'au contraire, celle du stroma est faible.

L'épithélium pigmentaire, recouvrant, à l'état normal, toute l'étendue du fond de l'œil, devrait, semble-t-il, absorber toute la lumière qui a traversé la rétine, puisqu'il ne se produit que peu de reflet à la surface de celle-ci. Le fond de l'œil devrait donc paraître noir, et nous savons qu'on avait cru pendant longtemps qu'il en était ainsi. Si donc, le fond de l'œil offre, en général, une coloration plus ou moins rougeâtre, il faut que la couche pigmentaire soit en partie diaphane et permette à la lumière d'arriver jusqu'à la couche vasculaire et jusqu'à la sclérotique, sur lesquelles elle se réfléchit pour donner au fond de l'œil sa teinte rougeâtre ou jaunâtre; c'est ce qui a lieu en effet. Les molécules pigmentaires ne sont pas étroitement agglomérées les unes contre les autres; les cellules elles-mêmes sont séparées entre elles par une substance intercellulaire qui, quoique peu abondante, n'en existe pas moins et constitue des espaces libres entre lesquels la lumière peut passer (Stellwag von Carion). Dans quelques cas, notamment lorsque le stroma de la choroïde est relativement peu coloré et que l'épithélium l'est davantage, le fond de l'œil présente un aspect légèrement granuleux ou chagriné, qui est, en général, plus accusé dans la région équatoriale (Schweigger). Dans toute l'étendue du fond de l'œil, il n'y a qu'un seul point où la coloration soit constamment plus foncée. Ce point correspond à la *macula lutea*. Ce phénomène tient, d'une part, à ce que dans ce point les cellules de l'épithélium sont plus riches en pigment et, de l'autre, à ce que la rétine étant plus mince, elle dissimule moins les parties sous-jacentes. Par suite, la région de la *macula lutea* apparaît comme une petite tache d'environ 2 à 3 millimètres de diamètre, d'un rouge plus intense que celui des parties voisines. Cette tache, chez les jeunes sujets, chez les enfants surtout, paraît entourée d'un anneau grisâtre, brillant, chatoyant, dû à un phénomène de réflexion de la lumière, sur lequel nous reviendrons à propos de l'aspect ophthalmoscopique de la rétine.

Le bord du foramen optique de la choroïde présente parfois un anneau noir, qui entoure plus ou moins complétement l'entrée du nerf optique et qui est dû à l'accumulation du pigment choroïdien dans ce point. Cet anneau est, en général, incomplet, et n'est représenté que par quelques agrégats de pigment qui occupent, le plus souvent, le côté temporal de l'entrée du nerf optique (Schweigger).

L'aspect du fond de l'œil varie encore d'une façon sensible lorsque le stroma de la choroïde est riche en pigment et que celui-ci est très-foncé, tandis qu'au contraire, l'épithélium en est presque dépourvu et est, par conséquent, plus transparent. La couche pigmentaire, dans la grande majorité des cas, ne laisse passer que peu de lumière; aussi, à l'état physiologique, les couches sous-jacentes de la choroïde sont-elles, en général, presque complétement cachées, et ne voit-on que de faibles parties du stroma choroïdien. Tout ce que l'on remarque, ce sont quelques vaisseaux veineux ou artériels appartenant à la rétine, qui se ramifient sur un fond rougeâtre de teinte uniforme. Il est impossible alors d'apercevoir un seul détail de la couche vasculaire.

Mais, en revanche, chez les individus peu pigmentés en général, chez les sujets très-blonds ou albinos, par exemple, chez lesquels l'épithélium et le stroma choroïdien ne contiennent que peu de pigment, on peut apercevoir toutes les ramifications vasculaires appartenant à la choroïde. Celles-ci se montrent sous forme de stries rougeâtres plus ou moins tortueuses ou sinueuses, se détachant nettement sur les parties voisines du fond de l'œil, d'un jaune vif et brillant. Néanmoins, les vaisseaux choroïdiens offrent toujours une coloration moins intense que celle des vaisseaux rétiniens, et ne présentent entre eux aucune différence de teinte qui puisse permettre de distinguer les vaisseaux veineux des vaisseaux artériels. C'est surtout au niveau de l'équateur qu'ils sont le plus apparents. Dans cette région de l'œil on peut les suivre jusque dans leurs plus fines ramifications, et il est facile de reconnaître alors, avec une netteté surprenante, la disposition étoilée de certains d'entre eux, connus sous le nom de *vasa vorticosa* (Mauthner).

Chez les individus pourvus d'une pigmentation générale moyenne, chez ceux, par exemple, qui ont les cheveux blonds foncés ou châtains, l'épithélium pigmentaire contient peu de pigment, tandis que le stroma en renferme relativement beaucoup. Les branches vasculaires les plus volumineuses situées dans les couches les plus externes de la choroïde, ainsi que les vaisseaux les plus fins, dissimulés par le pigment du stroma ou de dimensions trop faibles, ne sont pas apparents alors. Seuls, les vaisseaux de moyenne dimension qui constituent la couche vasculaire proprement dite, peuvent être aperçus et produisent une image réticulée, très-nette, dont les mailles appelées *espaces inter-vasculaires*, sont d'une teinte presque noire, produite par l'accumulation du pigment du stroma entre les vaisseaux (Schweigger).

On le voit donc, même dans les cas les plus favorables, chez l'albinos, par exemple, on ne peut reconnaître à l'ophthalmoscope que les vaisseaux vortiqueux et les plus gros vaisseaux de la couche vasculaire proprement dite. Quant aux vaisseaux de la chorio-capillaire, ils sont de dimension telle qu'ils restent cachés à nos regards pendant l'observation ophthalmoscopique. Le grossissement dont nous disposons par ce mode d'exploration, même par le procédé de l'image droite, ne donnant guère qu'une amplification de 20 à 25 fois en superficie, est absolument insuffisant pour permettre de reconnaître la membrane chorio-capillaire. Il arrive quelquefois que l'épithélium et le stroma choroïdien présentent une différence de pigmentation, à l'avantage du premier, dans de certaines régions du fond de l'œil; dans d'autres points, au contraire, on observe une disposition inverse. Il en résulte alors un aspect tellement différent de celui qu'on est habitué à rencontrer à l'état normal, qu'un observateur peu expérimenté est immédiatement tenté de considérer les espaces inter-vasculaires, qui se montrent sous forme de taches noires, sur le fond rouge, comme des manifestations pathologiques (Schweigger, Mauthner). Mais le fond de l'œil offre alors un aspect régulièrement grillagé ou réticulé qui empêche d'en confondre l'aspect avec celui qui s'observe dans certains cas pathologiques. L'aspect de ces espaces inter-vasculaires varie suivant les régions du fond de l'œil.

Dans les parties les plus profondes, c'est-à-dire au voisinage de l'entrée du nerf optique et de la macula lutea, dans ce qu'on appelle communément *le pôle postérieur* de l'œil, le réseau est plus fin et les espaces inter-vasculaires, de petite dimension, sont arrondis ou légèrement anguleux. Dans les parties équatoriales, au contraire, les vaisseaux choroïdiens ont un trajet dirigé en général dans le sens des méridiens. Les branches vasculaires courent presque parallèlement les unes aux autres, les anastomoses sont moins nombreuses, de sorte que les espaces inter-vasculaires sont plus allongés et plus spacieux (Schweigger). Dans le cas où les espaces inter-vasculaires deviendraient visibles dans des points différents et que, dans ces points, la netteté avec laquelle ils apparaîtraient fût variable, on serait en droit de conclure à une dépigmentation pathologique de l'épithélium dans les points correspondants (Schweigger).

Enfin, chez les vieillards, il n'est pas rare d'observer une dépigmentation de l'épithélium rétinien, qui se produit d'abord, soit au voisinage de l'entrée du nerf optique, soit dans toute la région du pôle postérieur. Là les vaisseaux de la couche vasculaire proprement dite et les espaces inter-vasculaires deviennent nettement apparents, tandis que le restant du fond de l'œil conserve son aspect physiologique. On ne doit attacher d'importance à ce phénomène qu'autant qu'il se lie à d'autres affections intra-oculaires et qu'il produit des altérations de la vision. On ne doit le considérer que comme une dépigmentation sénile, en tout analogue à ce qui se passe pour le système pileux dans la vieillesse, aussi la transformation dont nous parlons s'observe-t-elle parfois concurremment avec d'autres transformations séniles, comme la cataracte, par exemple, et c'est à tort, suivant nous, qu'on a voulu établir ici une relation constante de cause à effet, tandis qu'il ne s'agit, en général, que d'une simple coïncidence. Il est impossible, en effet, d'admettre qu'ici l'opacification du cristallin soit de la même nature que celle qui survient chez certains individus, chez les myopes par exemple.

Consultez : L. Mauthner, *Lehrbuch der Ophthalmoskopie*, Wien, 1867. — C. Schweigger, *Vorlesungen über den Gebrauch des Augenspiegels*, Berlin, 1864. — Stellwag von Carion, *Lehrbuch der Augenheilkunde*, Wien, 1870.

ART. 2. — HYPERÉMIE ET CONGESTION DE LA CHOROÏDE.

L'hyperémie et la congestion choroïdiennes constituent des états très-difficiles à préciser, la teinte du fond de l'œil, ainsi que nous l'avons vu tout à l'heure, pouvant, en effet, varier à l'infini, même à l'état physiologique, suivant le développement du système pigmentaire général du sujet.

Les vaisseaux choroïdiens les plus gros peuvent donc être apparents chez certains sujets ou être cachés chez d'autres, sans qu'on soit, en quoique ce soit, en droit de conclure à l'hyperémie ou à la congestion de la choroïde. Bien entendu, nous faisons encore abstraction ici de la chorio-capillaire, car les dimensions de ses vaisseaux, nous l'avons déjà dit, sont trop faibles pour pouvoir permettre de les reconnaître à l'aide de l'ophthalmoscope seul, même par l'examen à l'image droite. Mais parce que cet état est difficile à apprécier, est-ce à dire pour cela qu'il n'existe pas?

Évidemment non, et la plupart des auteurs semblent d'accord sur ce point (Mauthner, de Wecker et de Jæger). Pourtant il est parfois plus aisé de s'en rendre compte lorsqu'un seul œil est malade, car la comparaison avec l'autre œil est alors un précieux élément de diagnostic, à la condition toutefois que les deux yeux ne soient pas de couleur différente. Dans ce dernier cas, en effet, il peut y avoir, il y a même toujours, une différence de coloration du fond de chaque œil.

Quoi qu'il en soit, il est des cas où on constate indubitablement, tantôt dans un point isolé du fond de l'œil, tantôt sur plusieurs points de celui-ci simultanément, une coloration plus prononcée, particulièrement vers la région équatoriale. Quelquefois, mais rarement, la teinte générale du fond de l'un des yeux présente une coloration exagérée, à laquelle se joint une teinte plus rouge, congestive de l'extrémité du nerf optique. Ici encore pourtant, on pourrait tomber dans l'erreur, si on ne tenait pas compte de l'âge du sujet, lequel exerce une influence incontestable sur la teinte de cette portion de ce nerf. Ajoutons à cela que le malade se plaint, en général alors, de douleurs frontales qu'il compare à une constriction, ou à un poids. Il accuse un certain sentiment de tension ou de pesanteur de l'œil. Une légère photophobie ou quelques photopsies ainsi que des douleurs vagues, mal définies, pendant l'application du regard, et toutes les fois qu'il doit employer son accommodation. Exceptionnellement, le globe peut être légèrement douloureux à la pression, soit dans les points qui répondent à ceux dans lesquels l'examen ophthalmoscopique avait révélé le changement de teinte, soit dans l'ensemble de l'organe, ainsi que cela se montre souvent dans la migraine. Comme symptômes généraux, on constate, presque toujours, la congestion céphalique habituelle, liée soit à la constipation, soit aux troubles menstruels chez les femmes ou à la suppression du flux hémorrhoïdaire chez l'homme. Presque toujours aussi, les malades accusent des bourdonnements d'oreille.

Peu grave, en elle-même, l'hyperémie et la congestion choroïdiennes méritent néanmoins d'être prises en considération, à cause de la valeur prémonitoire qu'elles ont souvent, comme signes précurseurs d'une affection choroïdienne plus grave.

Outre la relation qui existe entre les états qui nous occupent et la congestion céphalique, la constipation habituelle et les désordres de la circulation du petit bassin, l'hyperémie ou la congestion de la choroïde surviennent aussi parfois à la suite d'efforts d'accommodation trop prolongés, ou après l'exposition longtemps soutenue des yeux à une vive lumière. Ces deux dernières causes provoquent pourtant bien plus facilement les mêmes effets sur la rétine. Il suffit en général de combattre leur cause pour faire cesser ces états. Pour cela, les purgatifs et les dérivatifs légers, ainsi que la soustraction des yeux à l'influence de toute cause irritante, par les lunettes munies de verres bleus, ou le séjour pendant quelque temps à un demi-jour, sont presque toujours suffisants.

ART. 3. — INFLAMMATION DE LA CHOROÏDE. CHOROÏDITE ET SES DIFFÉRENTES FORMES.

Synonymie. — Choroïdite. Amaurose congestive des anciens ophthalmologistes.

L'analogie de structure et les rapports intimes qui existent entre la choroïde et l'iris, sont les raisons pour lesquelles, jusque dans ces derniers temps, on avait cherché à établir une exacte concordance entre les altérations inflammatoires qui s'observent sur ces deux portions de la membrane vasculaire de l'œil. De même que pour l'iris, les inflammations de la choroïde avaient été groupées d'après les qualités et le siége de l'exsudation dont on les croyait accompagnées. Ici, encore, on admettait que l'exsudat pouvait être fibrineux, et présenter une tendance à se porter de préférence vers la surface, de façon à constituer le type plastique; ou bien, essentiellement liquide et ne présentant que peu de tendance à l'organisation et à la coagulation, l'exsudat ne produisait que des altérations peu appréciables de la membrane vasculaire; ou bien, enfin, l'exsudat étant très-compacte, s'étendait à travers les différentes couches de la choroïde et y produisait des altérations parenchymateuses plus ou moins profondes.

On distinguait donc, d'après cela, dans les affections inflammatoires de la choroïde, trois types principaux : 1° le type plastique; 2° le type séreux; 3° le type parenchymateux. Mais, depuis quelques années, l'embryologie et surtout l'histologie, nous ont appris que certaine couche attribuée jusque-là à la choroïde, appartient en réalité à la rétine. Ainsi s'écroule donc, une partie de l'édifice construit sur ses prétendues données anatomiques et, avec lui, toute une catégorie des affections choroïdiennes, celle qui comprend les choroïdites *dites plastiques*. Néanmoins, pour ne pas amener une confusion trop grande, en classant dans les maladies de la rétine des affections universellement décrites jusqu'ici parmi celles de la choroïde, nous conserverons cet ordre, en remplaçant toutefois l'épithète de plastique par celui de *simple*, qui a l'avantage de ne pas préjuger la nature des lésions que l'histologie normale et pathologique nous montre comme étant loin d'appartenir aux phénomènes d'exsudation. Nous maintiendrons donc la classification des auteurs et nous admettrons : A. La *choroïdite simple;* B. la *choroïdite séreuse;* C. la *choroïdite parenchymateuse.*

Mais, outre ces divisions principales, on est forcé de reconnaître que, pour chacune d'elles, des sous-divisions sont nécessaires, à cause de la diversité des lésions et du tableau clinique qu'on observe dans les différents cas.

Par le tableau ci-dessous, il sera facile d'embrasser d'un seul coup d'œil les diverses formes de la choroïdite et les différentes variétés que nous en admettons, ainsi que l'ordre que nous avons cru préférable d'adopter, pour la description de ces affections.

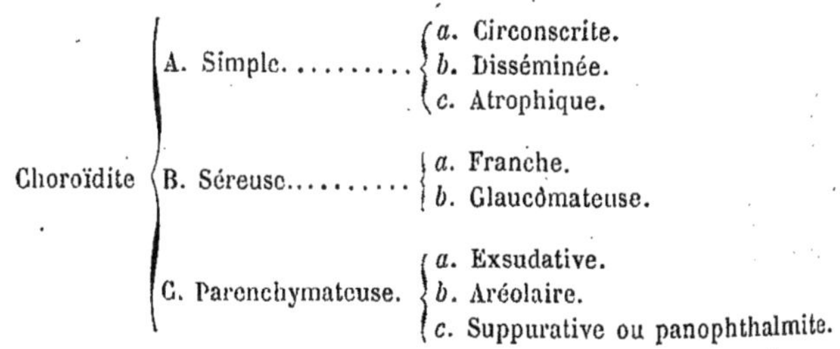

Choroïdite	A. Simple.	*a.* Circonscrite.
		b. Disséminée.
		c. Atrophique.
	B. Séreuse.	*a.* Franche.
		b. Glaucômateuse.
	C. Parenchymateuse.	*a.* Exsudative.
		b. Aréolaire.
		c. Suppurative ou panophthalmite.

A. — Choroïdite simple.

a. CHOROÏDITE CIRCONSCRITE.

Synonymie. — Chorio-rétinite ou rétino-choroïdite circonscrite.

Les affections que nous allons comprendre dans le même groupe de la *choroïdite simple*, sont aujourd'hui considérées, à juste titre du reste, comme faisant partie des *affections de la rétine*. Nous avons dit plus haut les raisons pour lesquelles nous avons cru devoir les maintenir dans le cadre des choroïdites. Il nous suffit d'ajouter ici, que la choroïde étant presque toujours lésée plus ou moins dans ces cas, ce nous est une raison de plus pour en agir ainsi.

Dans un travail antérieur, j'ai proposé de donner le nom de *choroïdite circonscrite* à une affection du fond de l'œil localisée sur une région limitée de celui-ci, sans qu'on en trouve de traces dans d'autres points. Cette affection n'a pas encore trouvé, pensons-nous, dans les traités de pathologie oculaire, la place qu'elle mérite cependant, par sa fréquence et par la nature spéciale des lésions qu'elle détermine.

Symptômes objectifs. — Lorsqu'on examine à l'aide de l'ophthalmoscope le fond d'un œil atteint de l'affection dont nous voulons parler, on constate une ou plusieurs taches d'un rouge brun foncé, tranchant sur le reste du fond de l'œil et semblant dues à l'hyperémie ou à la congestion d'une portion très-limitée des membranes internes, généralement située excentriquement au-delà de l'équateur, ou parfois, au contraire, localisée dans des parties plus ou moins centrales, et, dans certains cas, dans la région même de la macula lutea.

D'autres fois, au lieu de se révéler par une coloration plus foncée, la maladie se manifeste par une ou plusieurs petites taches blanchâtres ou blanc-jaunâtres, situées les unes près des autres, de façon à constituer un petit groupe ou îlot de lésions agglomérées et inscrites dans une portion limitée et excentrique du champ intra-oculaire. Malgré le plus scrupuleux examen, on ne trouve souvent aucune altération analogue dans le reste du fond de l'œil. Enfin, au lieu d'être de couleur blanchâtre, laiteuse ou jaunâtre, les taches peuvent être d'un noir brun ou roux, présenter des bords déchiquetés souvent entourés d'une zone plus pâle que la teinte générale du fond de l'œil.

D'autres fois, au contraire, le centre est plus clair et la coloration des bords plus prononcée; de là résulte, au centre, une plaque d'un blanc plus ou moins éclatant, tandis que sur les bords, s'observe une sorte de couronne plus ou moins noire, foncée, déchiquetée, dentelée, qui donne à l'altération un aspect particulièrement saisissant.

« Le fond de l'œil dans toute son étendue présente partout sa coloration normale. Dans une région à limites précises, le fond de l'œil est dépouillé de sa couche épithéliale pigmentaire, et les plus gros vaisseaux de la couche externe de la choroïde ressortent sur un fond blanchâtre avec une clarté et une netteté remarquables. Les différents vaisseaux et leurs sinuosités se présentent sous l'aspect de stries rubanées, claires ou foncées, uniformément rougeâtres et de calibre différent; ils sont manifestement placés dans des plans différents. Par contre, dans les espaces inter-vasculaires, se présente comme un fond blanchâtre, la surface interne de la sclérotique, fortement éclairée, presque brillante. »

« Dans toute la circonférence et dans une partie de la surface de l'altération, sont accumulées de larges masses pigmentaires d'un brun foncé, paraissant parfois noirâtres et ayant la forme de bandes de largeur variable, et de taches irrégulières (de Jaeger). »

Malgré leur dissemblance si grande, les trois altérations dont nous venons d'esquisser à grands traits le dessin, ne sont pourtant que des modifications successives d'une même altération. Il est même facile de s'en assurer dans certains cas favorables, en constatant, dans la même région du fond de l'œil, les trois variétés de lésions à la fois, et en les voyant, lors d'examens répétés à distance l'un de l'autre, se transformer progressivement d'une forme en une autre.

Voici quelle est d'ordinaire l'évolution régulière de la maladie. Tout à fait au début, on remarque que le fond de l'œil, dans le point où siége la lésion, est d'une coloration beaucoup plus intense que dans tout le reste de son étendue. Si, à ce niveau, il se trouve dans la rétine un vaisseau passant au-devant de l'altération, on le voit décrire une courbure brusque et, dans ce point, son image paraît louche et diffuse; pour en obtenir une image nette, il faut modifier la position de la lentille et en reporter le foyer un peu plus en avant. En même temps, si l'on fait exécuter au verre biconvexe, des déplacements de parallaxe, on s'aperçoit que la partie en observation exécute des mouvements plus prononcés que ceux des parties voisines du fond de l'œil. Ces deux circonstances démontrent, à n'en pas douter, que la lésion fait relief sur les parties voisines. Enfin, dans ce même point, le fond de l'œil, en même temps qu'il est d'une teinte rouge plus foncée, présente à la fois un aspect trouble qui ne disparaît pas quand on change la position de la lentille.

Ces phénomènes sont d'autant plus appréciables que l'individu observé est moins pigmenté et que, par conséquent, la teinte générale du fond de l'œil est plus pâle. Dans ce dernier cas, en outre, si les vasa vorticosa, comme cela se voit sur les individus blonds, sont très-apparents, on constate que dans le point correspondant à la lésion, ces vaisseaux sanguins sont masqués et en partie dérobés à la vue, par l'interposition entre eux et l'œil de l'observateur, d'une couche de tissu diffus d'un gris rougeâtre plus ou moins opaque.

Après être restées stationnaires pendant un temps plus ou moins long, les taches rougeâtres foncées du fond de l'œil, pâlissent petit à petit et se nuancent de jaune. Bientôt, la coloration jaune prend le dessus, puis diminue d'intensité à son tour et se transforme en une teinte d'abord grisâtre, puis de plus en plus blanchâtre, mate, laiteuse, diffuse.

Ces différences, dans la coloration, dépendent en grande partie de l'époque du développement des taches à laquelle on les observe.

Dans les points voisins de l'altération, le fond rouge de l'œil présente une coloration plus accusée, qui entoure la tache blanchâtre, comme d'une zone rouge foncé ou brunâtre. D'autre part, nous l'avons déjà dit, les vaisseaux rétiniens, dans ces points, passent manifestement au-devant des taches et, de plus, subissent, dans leur parcours, des déviations plus ou moins accusées, selon que l'épaississement du tissu sous-jacent soulève plus fortement la rétine et la pousse plus ou moins en avant. L'éclat de la rétine, au début, alors que les taches sont principalement blanchâtres, n'est pas altéré; ce n'est qu'au bout d'un certain temps qu'on voit cet éclat perdre de sa netteté, voiler les parties voisines et s'accompagner d'une sorte d'infiltration qui masque jusqu'à un certain point les vaisseaux rétiniens. A partir du moment où ce trouble survient dans la rétine, la coloration des taches change à son tour. On voit leur teinte devenir plus laiteuse et même manifestement jaunâtre, coloration qui augmente progressivement, surtout dans le centre des taches, jusqu'à ce qu'elle se nuance de gris ou de noir plus ou moins marqué. A ce moment, on voit apparaître, sur les altérations, de petits points noirâtres, très-rapprochés les uns des autres, qui donnent à toute la plaque un aspect piqueté, dont on s'assure facilement par l'examen à l'image droite. — En même temps, un travail particulier s'opère au pourtour de la plaque, dans la zone qui l'entoure. La coloration foncée qu'elle avait devient manifestement plus pâle, et de rouge brunâtre qu'elle était, passe au rouge vif, puis au rose et enfin se nuance d'une teinte jaunâtre plus ou moins foncée.

A mesure que cette zone plus claire s'accuse davantage, on voit la coloration diffuse de la plaque augmenter de netteté; l'aspect piqueté s'accentue de plus en plus; la surface tout entière se parsème de petits agrégats noirâtres, entre lesquels se voient de petites taches blanches, si bien que l'ensemble de la plaque tout entière peut prendre un aspect semblable à celui d'un échiquier à cases irrégulières.

Petit à petit le centre de la tache s'éclaircit, pendant qu'au contraire ses bords acquièrent une coloration noire de plus en plus intense. En même temps, leurs contours se déchiquettent, présentent des dentelures plus ou moins accusées, et avancent plus franchement dans le tissu voisin, de façon à occuper bientôt toute la zone claire qui, précédemment, entourait l'altération. Le centre devient éclatant, et bientôt on y aperçoit un aspect nacré, brillant, réfléchissant fortement la lumière; parfois, dans toute cette partie, on observe les vasa-vorticosa donnant lieu, sur le fond blanc éclatant, à un lacis de lignes rouges irrégulièrement entrelacées; d'autres fois on n'y rencontre que de rares vaisseaux, en partie atrophiés, à côté desquels s'observent quelques débris pigmentaires, appartenant aux vestiges de la *lamina fusca*.

Pathogénie. — Jusqu'ici on a rarement eu l'occasion d'étudier l'anatomie pathologique de la choroïdite circonscrite. Tout au plus existe-t-il dans la science quelques rares comptes rendus d'autopsies d'yeux atteints de cette affection, faites après la mort du sujet et quand toutes traces de l'état aigu avaient disparu, et qu'on ne pouvait plus apprécier que les lésions laissées dans les parties profondes de l'œil par la maladie, arrivée à sa période ultime. Heureusement il existe un procédé extrêmement simple pour suivre pas à pas le processus inflammatoire dans toute son évolution pendant la vie du malade. Ce procédé consiste dans l'exploration du fond de l'œil à l'image droite, après atropinisation préalable. Il faut que l'observateur ait soin, cela s'entend, de tenir compte de l'état de la réfraction de l'œil du malade et du sien et de corriger entièrement leurs amétropies, s'il en existe. Il faut aussi que l'observateur ait acquis, par l'habitude, la faculté de mettre son accommodation au repos. Il peut alors explorer les différentes parties du fond de l'œil avec un grossissement de vingt à vingt-cinq fois en surface.

Ce qui va suivre, est le résultat d'observations faites en majeure partie à l'aide de ce procédé, qui depuis longtemps nous sert à contrôler les résultats obtenus, dans chaque cas particulier, par l'examen à l'image renversée.

La première modification qu'on observe, est une tuméfaction peu accusée, siégeant dans la choroïde et soulevant légèrement la rétine à son niveau. Dans ce point, la couche pigmentaire présente un aspect plus ou moins louche, diffus. Le fond de l'œil paraît absorber davantage la lumière, et là, une légère suffusion séreuse s'y révèle. Bientôt, à cet aspect louche, opaque, du point observé, vient se joindre une augmentation de la coloration, une teinte brunâtre faisant tache sur les parties environnantes.

En même temps si l'on a la bonne fortune de rencontrer, ainsi que cela nous est arrivé une fois, un sujet peu pigmenté, chez lequel les vasa-vorticosa et même quelques vaisseaux de la couche vasculaire propre, peuvent être nettement aperçus, on remarque, dans le point en question, une turgescence franchement accusée de ces vaisseaux, dénotant le début d'un processus inflammatoire. Bientôt la teinte foncée du point malade pâlit, se nuance de blanc plus ou moins prononcé, et les vaisseaux qui, jusque-là, se voyaient si nettement, se recouvrent d'une couche, d'abord peu épaisse, d'exsudat blanchâtre, qui va en augmentant jusqu'à rendre les couches sous-jacentes absolument imperceptibles. D'autres fois, et c'est ce qui arrive le plus fréquemment, au lieu d'une mince couche blanchâtre, on voit naître, au sein de la tache foncée, deux ou trois petits points jaunâtres, presque juxtaposés, brillants, réfléchissant fortement la lumière, et présentant une grande analogie avec des gouttelettes graisseuses. Ces petits points brillants s'accroissent assez rapidement, deviennent confluents et, suivant une marche toujours progressive, se transforment en une plaque présentant les mêmes caractères que nous venons d'indiquer, mais à un degré bien plus accusé. Au bout de peu de temps, et à mesure que la plaque gagne en dimension, la teinte blanc-jaunâtre de cette plaque se nuance de gris plus ou moins accusé, en même temps qu'elle fait une notable saillie au-dessus des parties environnantes. De la sorte elle ressemble, plus ou moins, exactement à une tumeur en voie de développement.

Ces derniers phénomènes que j'avais observés il y a déjà longtemps, mais qui pour moi, comme pour bien d'autres, étaient restés inexpliqués, me semblent aujourd'hui à peu près élucidés, grâce à un récent travail de F. Morano. L'auteur y démontre que dans toute la série animale, reptiles, oiseaux, mammifères, le fait signalé pour la première fois par H. Müller de la présence d'une ou plusieurs gouttelettes graisseuses, au sein des cellules pigmentaires de la choroïde, est un fait constant. En outre, observation fort importante, plus on s'écarte du pôle postérieur, pour se rapprocher des régions excentriques du fond de l'œil, plus ces gouttelettes graisseuses deviennent nombreuses au sein des cellules. Bien qu'il n'en soit pas de même chez l'homme, je n'hésite pourtant, en aucune façon, a rapporter le processus que je viens de décrire à la dégénérescence graisseuse du noyau des cellules de l'épithélium, qui finit par envahir en entier la cellule au sein de laquelle il est situé. Celles-ci se réunissent à plusieurs de leurs voisines et déterminent ainsi la formation d'une sorte d'agglomération graisseuse qui apparaît alors sous l'aspect jaunâtre et brillant que nous avons signalé. Remarquons en outre, ainsi que nous l'avons déjà dit, que la choroïdite circonscrite est infiniment plus fréquente *au-delà* de l'équateur du globe, vers les parties excentriques de la choroïde, que dans les parties centrales, où elle ne se rencontre que rarement. Il en est de même, du reste, de la choroïdite disséminée, dont nous parlerons plus loin et pour laquelle il suffit de supposer les lésions ci-dessus décrites répandues en un plus ou moins grand nombre de points du fond de l'œil. Mais, par suite de la rupture des cellules et par l'augmentation de leur volume, conséquence de la régression graisseuse, le pigment se trouve à la fois mis en liberté, emprisonné au sein de la masse graisseuse ou chassé par elle hors de la place occupée primitivement par lui et où les éléments graisseux se développent maintenant librement. Bientôt survient ici ce qui arrive pour d'autres états analogues; les conditions du développement subissant un changement quelconque, la dégénérescence graisseuse des éléments cellulaires de l'épithélium pigmentaire s'arrête, rétrograde même; la couche en devient moins épaisse, sa coloration diminue d'intensité; le pigment resté emprisonné au sein de la masse graisseuse devient ainsi plus ou moins apparent et libre; la plaque, jaunâtre naguère, prend une teinte grisâtre qui va bientôt s'accuser davantage et changer même complétement d'aspect. Une fois, en effet, la paroi de la cellule rompue, rien n'arrête plus la migration des éléments pigmentaires, qui, amorphes, granuleux et insolubles, sont dans l'impossibilité de subir la résorption. D'autre part, ainsi qu'il ressort également du travail de Morano, et ainsi qu'on le savait en partie déjà, il paraît aujourd'hui incontestable que la couche pigmentaire de la choroïde appartient en réalité à la rétine. En effet, et c'est là le plus grand mérite de l'auteur que je viens de citer, dans une série de fort belles préparations, il a démontré que l'épithélium pigmentaire en question est pourvu de prolongements qui s'insinuent entre les cônes et les bâtonnets de la membrane de Jacob et atteignent la limitante externe et même la couche granuleuse des bâtonnets. Les cellules de cet épithélium, en un mot, ne sont donc pas des *cellules pavimenteuses*, comme on le croyait naguère, mais bien des *cellules cylindriques*. Impossible dès lors d'admettre que le processus reste localisé à la partie postérieure de ces cellules, n'en gagne pas les autres parties et n'atteigne pas, par voisinage, les éléments propres de la membrane de Jacob elle-même.

Eh bien! non-seulement il est possible d'observer cette dernière altération directement, mais les symptômes subjectifs, comme nous le verrons bientôt, et certaines autopsies de prétendues rétinites pigmentaires, qui n'étaient en réalité que des chorio-rétinites disséminées, montrent nettement la migration du pigment *dit* choroïdien, dans les couches externes de la rétine.

Le pigment, une fois arrivé dans la membrane de Jacob, peut s'y arrêter et s'y réunir sous la forme d'agrégats plus ou moins étendus. Pour cela, il faut que la couche des bâtonnets ne se laisse pas influencer et ne réagisse pas à la suite de cette migration; mais, dans la majorité des cas, il n'en est pas ainsi.

Après avoir vu le pigment grenu rassemblé sous forme de dépôts plus ou moins arrondis, il n'est pas rare de voir la coloration noire des agrégats perdre de nouveau son intensité ; ils se désagrégent, leur centre devient de nouveau tomenteux, grisâtre, diffus, opaque même. Bientôt on voit que l'agrégat subit une dissociation manifeste, dont l'effet est de refouler les grains pigmentaires vers les bords, où ils viennent bientôt s'accumuler sous forme de couronne dentelée plus ou moins continue et complète.

Le centre de la couronne, au lieu d'être creux, fait relief et offre une teinte grisâtre sale, qui bientôt pâlit à son tour. A partir de ce moment, un travail particulier s'opère dans le lieu où siége la lésion. La tache grisâtre se couvre d'une infinité de vaisseaux capillaires de nouvelle formation, dont on peut suivre, à l'ophthalmoscope, l'évolution et le développement progressif. Il semble qu'on assiste là à la naissance d'une tumeur ou plutôt à un travail d'adhérence entre les deux membranes maintenant en présence, la membrane de Jacob, du côté de la rétine et la membrane de Ruysch, du côté de la choroïde. En un mot, il se fait un travail en tout analogue à celui qui a lieu dans la pleurésie, entre le feuillet pariétal et le feuillet viscéral de la plèvre, lorsque a lieu l'organisation des fausses membranes.

Mais bientôt ces phénomènes rétrogradent à leur tour, les vaisseaux de nouvelle formation disparaissent, la teinte générale de la lésion pâlit de nouveau, pendant qu'on voit en même temps, par transparence, apparaître la coloration rouge pâle et lointaine de quelques nouveaux vaisseaux sanguins. La coloration de la lésion va de plus en plus en pâlissant, et tout le champ occupé naguère par elle, prend progressivement un éclat nacré, luisant. Pendant ce temps, les nouveaux vaisseaux dont nous venons de signaler l'apparition s'accusent davantage. On voit qu'ils décrivent des sinuosités capricieuses, qu'ils s'anastomosent entre eux d'une façon caractéristique, et on ne tarde pas à reconnaître que l'on a sous les yeux les *vasa vorticosa* de la choroïde et que l'éclat blanc nacré général de la lésion est dû à la sclérotique qui apparaît à travers les mailles des *vortices*, dépouillées de toutes les couches qui, d'ordinaire, dérobent la membrane fibreuse aux regards.

Il peut se faire que la lésion se borne là, et que l'altération de tissu persiste dans le même état pendant le reste de l'existence du malade. Mais ce n'est pas ce qu'on observe d'ordinaire, les derniers vestiges de la choroïde finissent par s'atrophier à leur tour. Petit à petit toute la région où siégeait la lésion prend un aspect de plus en plus nacré. Les vortices eux-mêmes s'atrophient, le champ de la lésion n'est plus parcouru que par quelques rares et minces vaisseaux, en même temps qu'on observe çà et là quelques fines petites masses pigmentaires, vestiges de la *lamina fusca*. Parfois aussi, on voit un vaisseau rétinien traverser la lésion, phénomène d'autant plus probable que celle-ci sera plus excentriquement située.

De ce qui précède, je me crois fondé à admettre, dans l'évolution de la chorio-rétinite circonscrite, quatre périodes dont chacune correspond à l'une des altérations décrites :

1° Période d'hyperémie et de congestion localisées;

2° Période d'exsudation et de dégénérescence graisseuse;

3° Période régressive ou pigmentaire;

4° Période atrophique.

Ces périodes ont une très-grande importance au point de vue du pronostic, car plus on observe la maladie près du début, plus on a de chances de pouvoir y opposer un traitement efficace. Au contraire, à la troisième ou quatrième période, les lésions sont passées à l'état de fait accompli et le traitement en est devenu inutile.

Symptômes subjectifs. — Le premier symptôme dont se plaignent les malades est une *myodopsie* assez gênante, qui siége en un point quelconque du champ visuel. Tantôt excentrique, tantôt plus ou moins centrale, cette myodopsie accompagne tous les mouvements du globe et, quoique pouvant affecter des formes très-diverses, reste toujours fixe dans le champ visuel. Ce n'est donc pas, à proprement parler, une *véritable mouche volante,* mais une sorte de *scotôme* qui accompagne le regard des malades et les obsède plus ou moins. Pourtant il faut remarquer qu'à cette période, ce n'est pas encore un scotôme véritable, parce que la forme du point opaque situé devant l'œil varie fréquemment, suivant le moment de la journée, les occupations du sujet et l'intensité de l'éclairage. Il est plus marqué après un travail soutenu et l'exposition à une vive lumière. Souvent, après avoir persisté un certain temps dans cet état, la myodopsie semble disparaître pour faire place à un brouillard, plus ou moins intense, occupant une certaine partie du champ visuel, ou masquant tous les objets indistinctement. Bientôt il s'y joint deux autres symptômes fort gênants, qui alarment beaucoup les malades.

Une véritable photophobie se manifeste toutes les fois que les malades sont soumis à des variations d'éclairage. Quelque faible que soit la différence d'intensité, dès que le sujet passe d'un lieu moins éclairé dans un lieu qui l'est davantage, il éprouve de l'éblouissement, voit des éclairs, etc. De plus, s'il regarde une lumière, il la voit accompagnée, dans une direction correspondante à celle où se montrait la mouche volante, d'un certain nombre de rayons semblables à une queue de comète. Ces phothopsies finissent par rester à l'état permanent, si bien qu'à un moment donné, les malades en sont tourmentés, même dans l'obscurité la plus profonde.

A ce moment, ils se plaignent en outre d'une douleur pongitive ou constrictive dans l'œil malade, douleur parfois si intense, qu'elle rend les mouvements oculaires extrêmement pénibles. Si à cette époque, guidé par l'exploration objective, on vient à faire par le toucher l'exploration oculaire, on constate, dans le point où l'ophthalmoscope a fait reconnaître une lésion, une très-vive douleur, qui peut aller jusqu'à amener le malade à retirer la tête pour se soustraire à ce contact pénible, symptôme qui, en un mot, est en tout semblable à celui qui a été indiqué comme un signe pathognomonique de la cyclite.

Petit à petit, les différents symptômes s'accusent davantage, ou, au contraire, diminuent, pour faire place à un véritable scotôme fixe et immuable cette fois, qui, suivant le siége de la lésion, occupe un point excentrique ou central du champ visuel. Le dernier fait est surtout intéressant parce qu'il est particulièrement incommode et donne souvent lieu à un autre symptôme, connu sous le nom de *métamorphopsie* (Fœrster), ou déformation apparente des objets, et qui tient à ce que ceux-ci se peignent sur des parties de la rétine situées dans des plans différents.

A quelque période qu'on fasse l'examen, la lecture des petits caractères, ceux, par exemple, des nos 1 à 10 des echelles de Jæger, est toujours impossible et souvent même, surtout dans les cas de scotôme central, celle des plus gros caractères est fort empêchée. — En faisant l'examen de l'état de la réfraction, on est particulièrement frappé par ce fait qu'aucun verre n'apporte une amélioration sensible, si ce n'est les verres convexes à court foyer, qui donnent lieu à un notable grossissement des objets et n'améliorent la vision que fictivement.

Il y a là, on le reconnaîtra un ensemble typique de symptômes, dont quelques-uns, même, me semblent propres à caractériser la maladie.

Diagnostic différentiel. — La choroïdite circonscrite pourrait être confondue avec la choroïdite disséminée, dont elle ne constitue, à vrai dire, qu'une simple variété; mais le fait seul que, quelque attention qu'on apporte à l'exploration du fond de l'œil, la même lésion ne se retrouve dans aucune autre région du champ intra-oculaire, suffit à la distinguer.

A une certaine période, au moment où l'altération réagit sur la rétine et entraîne la participation de celle-ci à l'affection, on pourrait, à la vérité, croire au développement d'une tumeur dans la choroïde ; mais, comme on le verra bientôt, les néoplasmes choroïdiens s'accompagnent toujours, surtout au début, d'un décollement de la rétine et d'un épanchement sous-rétinien d'autant plus considérable que la tumeur est plus centrale. Or cet élément de diagnostic faisant absolument défaut ici, cette erreur me paraît impossible.

Étiologie. — Les causes de la choroïdite circonscrite sont loin d'être aussi nettes et appréciables que celles de la choroïdite disséminée, dont il sera question plus loin. C'est ainsi que, malgré une attention scrupuleuse, je n'ai pu rencontrer de signes de syphilis sur une quarantaine de malades atteints de cette maladie que j'ai observés jusqu'ici. Mais il est un certain nombre de phénomènes avec lesquels la choroïdite circonscrite semble avoir une relation étroite. Ces phénomènes sont la constipation habituelle, la suppression ou l'irrégularité des règles chez les femmes, la suppression du flux hémorrhoïdaire chez l'homme. Il m'a semblé aussi que la congestion habituelle du sang vers la tête, même lorsqu'elle ne se lie pas aux phénomènes que je viens d'indiquer, se rencontrait dans la majorité des cas.

En outre, j'ai cru remarquer, chez certaines femmes, des signes non douteux de chlorose. Enfin, lorsque les altérations siégent au pôle posérieur, la myopie coexiste toujours, car, dans 15 de nos cas, il existait une forte myopie. Du reste, cela s'explique d'une façon analogue à la sclérectasie postérieure, dont tout le monde connait aujourd'hui le mode de développement, étroitement lié à la myopie.

Marche, durée, terminaison. — La marche de la choroïdite circonscrite est tantôt rapide et pour ainsi dire aiguë, tantôt lente et chronique. Il peut se faire, en effet, qu'en quelques semaines la maladie ait accompli son évolution complète et ait parcouru toutes ses périodes; mais ceci est loin d'être la règle générale. La marche a, au contraire, en général, de la tendance à être lente; la durée peut en être de trois mois et au delà.

Abandonnée à elle-même, la choroïdite circonscrite se termine presque constamment par l'atrophie du tissu choroïdien dans le point atteint et il est fort rare de la voir se terminer avant d'avoir parcouru toutes ses périodes. D'autre part, au point de vue de la fonction visuelle, un scotôme plus ou moins étendu persiste toujours. Ce n'est que lorsque le traitement a pu enrayer la maladie dans ses premières périodes qu'on la voit se terminer par la *restitutio ad integrum.*

Traitement. — L'attention doit tout d'abord être dirigée vers la recherche de la cause probable de la maladie. Si on la découvre, c'est cette cause qui doit être combattue tout d'abord.

Parmi tous les moyens mis en usage par moi, outre ceux dirigés contre l'état général, il en est plusieurs qui m'ont constamment fourni les meilleurs résultats. En première ligne, se placent les émissions sanguines locales à l'aide de la ventouse de Heurteloup, appliquée à la tempe et déterminant une perte de sang proportionnée à la constitution du sujet et à l'intensité du mal. C'est surtout au début que j'ai retiré de grands avantages de ce moyen.

Il faut toutefois, aussi bien là que dans les affections rétiniennes, exiger du malade un séjour dans l'obscurité absolue pendant vingt quatre ou trente six heures à partir du moment de la déplétion. Il y a, en effet, une différence du tout au tout, entre l'action de la déplétion suivie de cette précaution et celle de son application sans le séjour à l'obscurité.

En second lieu, les frictions, sur différentes parties du corps, avec l'onguent napolitain. Je fais varier la dose entre 1 et 4 grammes en deux fois; matin et soir une friction. On peut quelquefois substituer à ces frictions hydrargyriques les pilules de sublimé à la dose de 2 à 6 pilules de 3 milligrammes par jour.

D'autre part, l'emploi du sirop de Gibert dans ces affections, aussi bien que dans celles du corps vitré, rend les plus grands services.

Enfin je recommande spécialement l'application au front ou à la tempe d'une ou plusieurs séries de 3 à 5 petits vésicatoires volants, selon qu'un seul œil est atteint ou qu'ils le sont tous les deux. Ce moyen, que j'ai vu souvent employer par mon père dans d'autres affections du fond de l'œil, est presque constamment suivi d'une amélioration sensible que les malades accusent nettement.

Consultez : A. Sichel fils, *Mémoire pratique sur la choroïdite circonscrite*, Ann. d'ocul. T. LXVIII, p. 129-156, 1872. — Franz Morano, *Die Pigmentschicht der Retina*, Arch. für mikroscop. Anat., von Max Schultze, Bd. VIII, p. 81-91. Bonn, 1872. — L. de Wecker et Ed. de Jæger, *Traité des maladies du fond de l'œil et atlas d'ophthalmoscopie*, p. 450 et Pl. XX, fig. 92. Paris et Vienne, 1870.

b. CHOROIDITE DISSÉMINÉE.

Sous le nom de *choroïdite disséminée*, on a décrit une affection caractérisée principalement par l'apparition, sur différents points du fond de l'œil, d'altérations analogues à celles que nous avons décrites, dans la forme précédente, sous le nom de choroïdite circonscrite.

Pour être exact nous devrions, comme nous le disions plus haut, ranger cette affection parmi celles de la rétine, car l'histologie, nous l'avons dit déjà plusieurs fois, a aujourd'hui mis hors de doute que l'épithélium pigmentaire polygonal sur lequel siégent les plus importantes lésions de la choroïdite disséminée appartient en réalité à la membrane nerveuse, ainsi que l'embryologie l'avait d'abord donné à penser.

Symptômes objectifs. — Examiné à l'œil nu, le globe oculaire ne présente aucune modification; dans quelques cas très-rares, à la vérité, on constate seulement une très-légère hyperémie de la conjonctive oculaire avec prédominance de l'injection dans le cercle périkératique.

Quelque fois encore, la pupille est un peu plus étroite qu'à l'état normal, son éclat a diminué et sa coloration est légèrement *glauque.*

L'examen à l'ophthalmoscope, au contraire, montre les lésions suivantes:

Si on examine l'œil à une période rapprochée du début de la maladie, on aperçoit sur différents points du fond de l'œil, mais surtout à sa périphérie ou au voisinage de l'équateur du globe, un certain nombre de plaques d'étendue et de forme variables, dans lesquelles se constate une colaration rouge plus intense que celle du restant du fond de l'œil. A leur périphérie la teinte se perd insensiblement dans celle des parties voisines. Au bout de peu de temps, la teinte rouge brunâtre de ces plaques pâlit légèrement et peu à peu on les voit prendre successivement les teintes rose, puis orangé et enfin gris-jaunâtre. Les plaques décolorées présentent alors tous les caractères de celles dont nous avons parlé à propos de la forme précédente, dont elles reproduisent successivement toutes les périodes.

Si, au lieu d'observer la maladie dès son début, on ne l'examine que quelque temps après, on constate, sur divers points du fond de l'œil, une série de taches ou foyers, plus ou moins nombreux, à contours très-arrêtés, entremêlés ou encadrés par une auréole ou couronne d'un brun-noirâtre ou d'un noir plus ou moins foncé et de forme dentelée, déchiquetée, complète ou partielle.

Les dimensions de ces plaques ne dépassent, en général, guère 2 à 3 millimètres, quoique pourtant on en observe parfois qui, résultant de la réunion de plusieurs petites, atteignent un diamètre qui peut dépasser celui du disque du nerf optique. A mesure que la couronne de pigment devient plus apparente, on voit le centre des taches prendre une teinte de plus en plus blanche, nacrée, bleuâtre, en même temps qu'elles réfléchissent plus vivement la lumière. Cette modification de leur couleur reconnaît précisément pour cause la destruction de l'épithélium pigmentaire et l'atrophie des diverses couches de la choroïde, de telle sorte que la sclérotique devient maintenant apparente. Quelques-unes de ces plaques montrent, à leur centre, un ou plusieurs vaisseaux choroïdiens antérieurement soustraits aux regards par la présence de l'épithélium pigmentaire. Les vaisseaux rétiniens, à toutes les périodes, passent au-devant de ces plaques, et montrent, ainsi, que les altérations siégent en arrière de la rétine, ou du moins dans ses couches les plus externes. Toutes les plaques ne passent pas simultanément par les différentes altérations dont nous avons parlé, et souvent, lorsque sur quelques-unes s'est déjà produite l'atrophie de la choroïde et de la rétine, on en voit d'autres naître dans d'autres points et suivre successivement la même évolution.

Le siége de prédilection de ces altérations est dans la partie excentrique du fond de l'œil, mais particulièrement au niveau de la région équatoriale. Il est fort rare qu'elles dépassent celui-ci pour s'étendre vers le pôle postérieur de l'œil, et ce n'est que lorsque la maladie est fort ancienne que les lésions viennent se grouper concentriquement autour du nerf optique et de la macula lutea, qu'elles n'atteignent cependant presque jamais. Au moment ou les lésions sont à leur période d'état, l'on voit souvent tout le fond de l'œil prendre un aspect louche qui a, pensons-nous, faussement été rapporté à un trouble ou à une opacité diffuse du corps vitré, et que nous nous sentons porté à attribuer bien plus volontiers à une infiltration séreuse diffuse de la rétine qui en rend le tissu opaque. Jamais, en effet, ce trouble diffus ne laisse subsister de flocons opaques dans le corps vitré, pas plus qu'il ne détermine le ramollissement de ce milieu, ainsi que cela s'observe dans les affections choroïdiennes qui s'accompagnent de troubles sécrétoires (Choroïdite séreuse franche). Ce trouble diffus du fond de l'œil paraît et disparaît tour à tour, suivant que les altérations primitives, une fois arrivées à leur dernière période, sont suivies de l'apparition de nouveaux foyers morbides.

Symptômes subjectifs. — Les troubles de la vision, au début de cette maladie, sont beaucoup plus accentués qu'après son évolution complète; et il est même surprenant de voir que, dans quelques cas, où la maladie, éteinte, a laissé des traces considérables de son passage, les malades ne sont que fort peu gênés par celles-ci et viennent parfois réclamer l'avis du médecin pour toute autre affection, ainsi que nous l'avons observé plusieurs fois. Si les troubles visuels, qui caractérisent le début de l'affection, sont plus accusés que pendant toute autre période, cela doit évidemment tenir à l'infiltration de la rétine et à la compression de ses éléments percepteurs. Au début, donc, le malade ne voit les objets qu'entourés d'un nuage plus ou moins épais, en même temps que, çà et là, apparaissent, dans le champ visuel, des opacités fixes ou mobiles donnant lieu à la vision de *mouches volantes* ou de véritables *scotômes*. A cette période également, la perception des petits objets, la lecture des caractères un peu fins surtout, sont sinon impossibles, du moins très-difficiles. Un peu plus tard, les phénomènes les plus gênants s'observent à la périphérie du champ visuel, de telle sorte qu'alors que la lecture, par exemple, redevient possible, les malades sont très-gênés pour l'orientation, surtout si l'éclairage ne présente pas une intensité suffisante, ainsi que cela s'observe à la lumière artificielle (héméralopie). Pourtant le champ visuel peut ne présenter aucun rétrécissement objectivement démontrable et on n'y constate tout au plus que des scotômes plus ou moins nombreux.

Plus tard encore, la vision en général s'améliore d'une façon surprenante, et c'est alors qu'on est frappé de la disproportion qui existe entre les lésions du fond de l'œil et le trouble de la vue.

D'autres fois aussi, se montrent des photopsies ou des chromopsies particulièrement gênantes, survenant à l'obscurité aussi bien qu'à la lumière, et qui se compliquent souvent d'une véritable photophobie très-pénible qui oblige les malades à rechercher le séjour dans les lieux peu éclairés et qui, de la sorte, augmente encore le trouble de la vision.

Le globe oculaire est à la fois le siége d'une douleur pongitive en même temps qu'à la pression il présente une sensibilité parfois considérable. Enfin une céphalalgie frontale, d'abord vague et en quelque sorte intermittente dans les premières heures de la maladie, devient continuelle et s'accompagne d'une tension douloureuse à l'intérieur de l'œil, qui semble sur le point d'éclater. Les photopsies, la douleur à la pression, deviennent intolérables et n'ont plus besoin, pour se manifester, que de l'occlusion des paupières. Bientôt l'insomnie s'ajoute à ce cortége de symptômes, et met les malades dans le plus piteux état. Peu à peu, et au fur et à mesure que la maladie évolue, ces symptômes subjectifs s'amendent et finissent par disparaître complétement avec l'arrivée de la maladie à la période atrophique.

Anatomie pathologique. — Jusqu'ici on n'a que rarement eu l'occasion d'examiner, au point de vue anatomo-pathologique, des yeux atteints de choroïdite disséminée. Les rares faits qui se sont présentés ont pourtant permis de constater les lésions suivantes : Lorsque l'on examine l'épithélium pigmentaire, la lésion la plus frappante est la présence de points ou îlots décolorés, dans divers points de son étendue. Ces îlots décolorés tiennent à la disparition du pigment granuleux normalement contenu à l'intérieur des cellules épithéliales. Dans ces points, on constate parfois qu'un certain nombre de ces cellules sont restées intactes. A une époque plus avancée les cellules disparaissent à leur tour, soit par atrophie simple, soit par dégénérescence graisseuse de leur contenu, les éléments graisseux normaux ayant successivement envahi toute la cellule. Il peut arriver, cependant, que la disparition des parois de la cellule elle-même précède celle de son contenu. Le pigment mis ainsi en liberté se rassemble à la périphérie des points lésés et leur constitue une sorte d'auréole d'un brun noirâtre, plus ou moins accusée et complète qui, parfois, fait un léger relief au-dessus des parties saines voisines, tandis que le centre décoloré de l'altération présente une légère dépression. Ces agrégats pigmentaires, du reste, ne proviennent pas toujours exclusivement des cellules normales et ils peuvent aussi être le résultat d'une hypergenèse du pigment lui-même qui tend encore à augmenter notablement la teinte et le relief du bord proéminent dont nous venons de parler. Par les connexions intimes qui existent entre l'épithélium pigmentaire et la couche la plus externe de la rétine (membrane de Jacob, couche des cônes et des bâtonnets), d'une part, et, d'autre part, avec la choroïde à laquelle l'épithélium pigmentaire adhère intimement, il survient une infiltration diffuse de chacune de ces deux membranes, et il en résulte un processus adhésif entre elles, par un travail pathologique analogue à celui qui accole les deux feuillets de la plèvre ou du péritoine, dans la pleurésie ou la péritonite. Les couches superficielles des deux membranes, habituellement en simple contact, forment alors une sorte de magma amorphe, au milieu duquel les grains pigmentaires, mis en liberté, mais incapables d'être détruits, sont d'abord emprisonnés et donnent à toute la région altérée une teinte opaque qui ne permet plus de distinguer les tissus normaux. Au milieu de ce magma se rencontrent, en outre, quelques débris cellulaires, des cônes et surtout des bâtonnets brisés ou diversement altérés et ayant, pour la plupart, subi la régression graisseuse. Il devient ainsi quelquefois très-difficile, à première vue, de reconnaître si le pigment a émigré dans la rétine ou dans la choroïde.

A une période plus avancée les îlots altérés palissent et s'affaissent, d'abord au centre, puis progressivement vers les bords. Tandis qu'à l'état normal il est on ne peut plus facile de séparer les deux membranes l'une de l'autre, on constate maintenant qu'elles sont étroitement unies. En même temps, si on pratique des coupes perpendiculaires à travers la rétine et la choroïde, on constate que l'épaisseur collective de ces deux membranes a diminué au centre des plaques, par suite de la disparition de l'épithélium pigmentaire, tandis que sur les bords, au contraire, elle a augmenté, à cause de l'accumulation du pigment dans ces points.

Il est facile de reconnaître en outre que le processus qui a détruit l'épithélium pigmentaire a provoqué des altérations de voisinage dans les autres couches des deux membranes avec lesquelles il a des rapports si intimes. Du côté de la rétine, les fibres radiées (fibres de Müller) sont déviées et diversement altérées, et les couches granulaires en partie détruites. Pour la choroïde, elle reste bornée à une traîne fibrillaire mince, transparente, légèrement striée, au milieu de laquelle sont disséminées quelques cellules étoilées et pigmentées de son stroma (H. Pagenstecher).

Marche, durée, terminaison. — La marche de la choroïdite disséminée est presque toujours lente, progressive et essentiellement chronique. Il n'est pas rare de voir des exemples où dès le premier examen on constate que le début de la maladie remonte déjà à plusieurs mois, quoiqu'elle soit à peine parvenue au commencement de sa deuxième période. Tout dernièrement encore, nous avons observé un cas de ce genre sur un malade de notre clinique.

On peut dire cependant, d'une façon générale, que la maladie suit une évolution en tout analogue à celle que nous avons décrite pour la choroïdite circonscrite, ce qui nous dispensera d'entrer dans de nouveaux détails à cet égard. Arrivée à la dernière période dans certains points, l'affection se prolonge quelquefois d'une façon indéterminée, car pendant qu'elle peut être constatée sur ce point, dans d'autres elle apparaît à la première ou à la deuxième période. De la sorte on peut avoir sous les yeux un tableau complet de la maladie.

Abandonnée à elle-même, la choroïdite disséminée peut s'arrêter spontanément dans son évolution; mais une terminaison aussi heureuse est excessivement rare, et, dans la plupart des cas, la maladie gagne de proche en proche, jusqu'à ce qu'elle ait amené une diminution considérable de la vision périphérique qui rend l'orientation très-difficile, surtout le soir, sans que pour cela la vision centrale soit très-défectueuse. Il n'est pas rare, en effet, de voir des malades qui ne peuvent même pas se conduire à l'intérieur de leur chambre, lire sans trop de difficulté des caractères relativement petits, lorsqu'ils sont éclairés d'une façon convenable. C'est même ce fait qui, au début de l'ophthalmoscopie, a été l'une des causes de la confusion qui a régné entre cette maladie et la rétinite pigmentaire.

Diagnostic différentiel. — Pendant longtemps, nous venons de le dire, surtout au début de l'ophthalmoscopie, on a confondu la choroïdite disséminée avec une affection particulière de la rétine, décrite sous le nom de *rétinite pigmentaire* que nous étudierons plus tard et qui, bien que présentant des caractères tout à fait spéciaux, offre cependant une certaine analogie avec la première. La présence sur le fond de l'œil de masses pigmentaires, agglomérées, suffisait, en effet, pour qu'on portât le diagnostic : *rétinite pigmentaire* et l'on négligeait les altérations choroïdiennes, les plaques atrophiques, qui ne sauraient pourtant être rapportées qu'à des altérations de la choroïde. A cela s'ajoutaient les derniers symptômes subjectifs dont nous venons de parler, et nous reconnaissons que, dans quelques cas, il faut une certaine habitude pour éviter la confusion. Mais ce qui établit surtout la différence entre les deux affections, ce sont les signes tirés de l'évolution des deux maladies. La choroïdite disséminée, comme nous l'avons vu, s'arrête souvent dans sa marche, tandis que la rétinite pigmentaire continue généralement à évoluer à travers toute la vie du sujet.

Nous reviendrons du reste, avec plus de détails sur ce fait, lorsque nous traiterons des maladies de la rétine; pour le moment, il nous suffit d'avoir indiqué la possibilité de l'erreur pour éviter qu'elle ne soit commise par un œil peu exercé.

Étiologie. — Bien que les causes de la choroïdite disséminée soient en général très-obscures, on peut dire néanmoins qu'elle est liée le plus souvent à des troubles dans la nutrition ou dans la circulation générale. On la voit se manifester surtout après des hémorrhagies abondantes, mais elle peut survenir dans des conditions tout à fait contraires, comme dans l'aménorrhée, au moment de l'âge critique, à la suppression d'un flux hémorrhoïdaire, etc. Les affections localisées dans le petit bassin, celle de l'utérus entre autres, ont paru, dans quelques cas, être en connexion avec elle (de Wecker).

Les affections constitutionnelles, les diathèses, n'exercent pas d'influence directe sur la choroïdite disséminée, et c'est à tort que quelques auteurs, ayant rencontré chez plusieurs de leurs malades des antécédents syphilitiques, ont voulu y voir l'origine de cette maladie. Il n'y a là, pour nous, qu'une simple coïncidence; car, lorsque la syphilis se manifeste sur la choroïde, les altérations qu'elle y développe sont, comme pour tous les autres organes, presque toujours de nature parenchymateuse, et c'est alors la forme exsudative qui s'observe le plus souvent.

Traitement. — Un premier point à rechercher avec attention dans le traitement de la choroïdite disséminée, c'est la cause occasionnelle de la maladie. Lorsqu'on sera fixé sur ce sujet, on agira contre la lésion primordiale afin de rétablir l'intégrité des fonctions. Chez les femmes aménorrhoïques, on essaiera de ramener les règles; chez les hommes, on provoquera l'érosion d'anciennes hémorrhoïdes cicatrisées, etc. On excitera ensuite toutes les sécrétions, celles de la peau et des reins, principalement. Comme traitement local, on emploiera les émissions sanguines à l'aide de sangsues au siége, aux apophyses mastoïdes ou bien à l'aide de la ventouse de Heurteloup aux tempes; les révulsifs, les pédiluves, les frictions d'huile de croton à la nuque, les vésicatoires volants au front et aux tempes, seront d'utiles adjuvants.

Les médicaments fluidifiants, comme les eaux de Kissingen et de Vichy, les antiplastiques, l'iode et le mercure, sont les moyens les plus précieux dont nous disposions contre cette affection. Nous donnons la préférence ici, parmi les mercuriaux, au sublimé corrosif, qu'on pourrait considérer presque comme le spécifique de l'affection. Nous avons pu constater d'excellents résultats à la suite de son emploi raisonné, dans des cas rebelles à tout traitement. Il ne faut pas oublier aussi de soustraire soigneusement les malades à l'influence fâcheuse de la lumière vive, en leur faisant porter de grandes lunettes teintées en bleu de cobalt foncé et en exigeant leur séjour dans un lieu obscur, surtout à la suite des émissions sanguines. Un régime alimentaire modérément nourrissant facilitera la cure. S'il se présentait quelques complications du côté du corps vitré, on se trouverait très-bien de l'administration du sirop de Gibert et de l'usage des sudations à l'aide des bains d'étuve sèche.

Consultez : H. PAGENSTECHER, *Zur pathologischen Anatomie der choroïditis disseminata*, A. f. O. Bd. XVII, abt. 2, p. 122-129. — L. DE WECKER et ED. DE JÆGER, *Traité des maladies du fond de l'œil et atlas d'ophthalmoscopie*, 1870.

c. CHOROIDITE ATROPHIQUE.

Synonymie. — Staphyloma-posticum (Scarpa); Scléro-choroïdite postérieure (de Græfe); Sclérectasie postérieure. Atrophie consécutive de la choroïde.

Sous le nom de choroïdite atrophique, nous désignons une altération intraoculaire qui se rencontre au voisinage du nerf optique et vers le pôle postérieur de l'œil sur un grand nombre d'yeux myopes et qui est occasionnée dans le plus grand nombre des cas par l'allongement de l'axe optique. Déjà même, par l'examen des parties extérieures, l'allongement du diamètre antéro-postérieur de l'œil peut être reconnu lors des mouvements latéraux. C'est en grande partie à cause de lui que la fente palpébrale paraît plus longue, plus large, plus béante sur les yeux myopes. Cet allongement de l'axe optique, ayant lieu d'une façon continue entraîne une distension constante de la choroïde et y provoque progressivement des désordres très-graves.

Symptômes objectifs. — Les premières lésions que l'on observe consistent dans une décoloration des cellules de l'épithélium pigmentaire. Celles-ci, consécutivement à la distension, commencent par se dissocier, s'aplatissent peu à peu, se distendent et le pigment grenu qu'elles contiennent, étalé sur une plus grande surface, perd de son épaisseur et semble moins foncé. Bientôt, les cellules perdent leur forme hexagonale, deviennent irrégulières et finissent par s'atrophier pendant que le pigment est lui-même rejeté vers les parties latérales. La chorio-capillaire d'abord, puis les gros vaisseaux eux-mêmes, s'oblitèrent et il ne subsiste plus bientôt de la choroïde que les fibres élastiques déliées qui, sous le nom de réseau élastique, forment une partie du stroma. On y rencontre encore la lame vitrée, ainsi qu'un feuillet pigmenté incomplet et irrégulier. Peu à peu ces derniers vestiges de la membrane vasculaire disparaissent finalement et alors on se trouve en présence d'une membrane mince, anhiste, complétement transparente, qui laisse apercevoir l'éclat brillant, nacré, tendineux de la face interne de la sclérotique mise à nu et réfléchissant fortement la lumière.

Cette altération consécutive à l'exagération de la longueur de l'axe antéro-postérieur de l'œil, commence toujours au niveau de l'anneau choroïdien qui entoure le nerf optique, surtout dans la partie externe de celui-ci, tournée du côté de la macula lutea. Au début, on ne remarque qu'une bande ou zone blanchâtre ayant la forme d'un croissant plus ou moins délié, et dont la concavité regarde le nerf optique. Ce croissant est facile à distinguer du disque nerveux même pour un œil inexpérimenté, en raison de la coloration plus rosée de cette dernière qui tranche nettement sur le blanc nacré de la sclérotique, pour ainsi dire mise à nu. Un peu plus tard, lorsque la couche vasculaire de la choroïde n'a pas encore complétement disparu, la présence, dans le champ de la région atrophiée, de quelques vaisseaux, qui tranchent fortement par leur coloration rouge sur la teinte blanche du substratum, pourrait faire prendre la lésion pour l'entrée du nerf optique elle-même. Mais il suffit de s'assurer alors que ces vaisseaux naissent en dehors du nerf et qu'ils ne sont en connexion avec aucun vaisseau rétinien. En outre, on voit là les vaisseaux rétiniens avec une netteté beaucoup plus grande que dans le restant du fond de l'œil, parce qu'ici leur coloration est mise en relief et tranche plus fortement sur la teinte blanche, tandis que, dans le restant du fond de l'œil, leur couleur est atténuée par la teinte rouge générale, ce qui la rend plus difficile à apercevoir. Un peu plus tard, quand les vaisseaux choroïdiens ont totalement disparu, l'erreur est plus facile, parce que la forme ovalaire qui résulte de la juxtaposition de la zone atrophique et de l'extrémité du nerf, peut faire croire à une déformation de cette tranche nerveuse, ainsi que cela s'observe dans l'astigmatisme.

La démarcation entre la zone atrophique et le restant du fond de l'œil, parfois très-tranchée, d'autres fois plus pâle, peut se faire par une ligne assez régulièrement circulaire; mais, le plus souvent, cette ligne est ovalaire, à grand diamètre transversal, ou irrégulière, déchiquetée et bordée par des agrégats de pigment plus ou moins abondants.

Dans la myopie très-forte, cette atrophie atteint parfois des dimensions considérables; elle occupe toute la circonférence du nerf optique, dont les contours se distinguent quelquefois alors avec une certaine difficulté. Bientôt, par sa marche progressive, l'atrophie s'étend peu à peu excentriquement et finit par atteindre la macula, qu'elle dépasse même quelquefois.

La maladie progressant d'une façon continue, il n'est pas rare de voir des altérations, semblables à celle qui environne le disque, se développer çà et là dans le reste du fond de l'œil, mais surtout dans la région équatoriale et aux environs du pôle postérieur. Dans le premier point, on voit survenir des taches arrondies et disséminées d'une teinte rosée ou blanchâtre, ou, au contraire, présentant une coloration moins franche. Ces tâches sont dues à la distension et à la décoloration des cellules de l'épithélium pigmentaire ou à la mise en liberté du pigment choroïdien et à sa migration directe dans les couches externes de la rétine (membrane de Jacob), par un mécanisme analogue à celui dont nous avons parlé à propos de la choroïdite disséminée. D'autres fois, ces altérations se montrent sous forme d'îlots décolorés, entourés d'un limbe de pigment noir, déchiqueté ou dentelé. Aux environs du pôle postérieur les lésions peuvent se produire de deux façons différentes : tantôt l'altération circulaire ou ovalaire, qui existait au pourtour du nerf optique, perd sa forme régulière, s'étend dans différentes directions, surtout vers le côté externe et prend un contour irrégulier; tantôt, à son voisinage, se développent des îlots atrophiques analogues à ceux dont nous venons de parler tout à l'heure; ceux-ci fusionnent bientôt les uns avec les autres et se réunissent finalement à la lésion principale, qui s'accroît encore par là.

Une circonstance particulièrement fâcheuse est celle où l'atrophie, s'étendant de la sorte de proche en proche jusqu'au voisinage de la macula, finit par atteindre cette dernière. Il est presque certain alors que tôt ou tard il surviendra fatalement un décollement de la rétine (Giraud-Teulon); mais il n'est pas nécessaire que la lésion suive la marche envahissante, que nous venons d'indiquer, pour provoquer ce dernier accident. Même lorsque les îlots atrophiques occupent la région équatoriale, le décollement de la rétine peut en être la conséquence.

Symptômes subjectifs. — Lorsque l'atrophie choroïdienne reste bornée au pourtour du nerf optique, elle n'occasionne en général que des symptômes subjectifs peu accusés. Tout se borne, en effet, dans ce cas, à un élargissement de la tache de Mariotte. Mais il n'en est plus de même lorsque la lésion atteint le voisinage de la macula ou se multiplie sur différents points du fond de l'œil. Alors, aux symptômes visuels dus à la myopie et à la diminution de l'acuïté visuelle, dont celle-ci s'accompagne presque toujours, lorsqu'elle atteint un degré un peu élevé, s'ajoutent, tantôt un obscurcissement général, tantôt l'apparition de scotômes, disséminés dans diverses régions du champ visuel, qui masquent les objets en totalité ou en partie. C'est surtout pour certaines occupations, comme l'écriture et surtout la lecture, que les désordres fonctionnels deviennent plus poignants. Non-seulement le malade ne peut plus reconnaître les petits caractères d'imprimerie, mais parfois même les plus gros ne sont plus perçus, si la région de la macula est atteinte par l'altération. La lumière, également, produit une impression douloureuse; il y a dans le champ visuel de nombreuses *mouches volantes* causées par des opacités qui flottent dans le corps vitré, presque toujours ramolli ou liquéfié même, surtout dans sa moitié postérieure. Ces divers troubles, nous l'avons déjà dit, sont d'autant mieux accusés que les lésions siégent plus près de la macula, aussi sont-ils moins manifestes dans la vision excentrique que dans la vision centrale et souvent, alors que la lecture est absolument impossible, la champ visuel se montre libre à sa périphérie.

Maintenant que nous avons fait connaître les principaux caractères de cette maladie, il nous sera facile de faire voir combien les diverses dénominations sous lequelles elle a été décrite sont impropres ou inexactes. Le mot *scléro-choroïdite* semblerait indiquer qu'il y a inflammation simultanée de la choroïde et de la sclérotique; mais, à part le fait qui nous est connu depuis longtemps, que la sclérotique est pour ainsi dire incapable de s'enflammer, on n'a jamais pu constater de symptômes inflammatoires quelconques dans les membranes internes de l'œil.

Lorsque ces symptômes inflammatoires surviennent, ils sont toujours la conséquence des désordres produits par la maladie, et jamais ils n'en marquent le début.

On ne saurait non plus donner la dénominaton de *sclérectasie postérieure* ou de *staphylôme postérieur* à l'altération qui nous occupe; le développement d'une véritable ectasie scléroticale est, en effet, loin d'être constant, bien qu'on doive reconnaître cependant, qu'il se rencontre fréquemment dans les degrés un peu élevés de la myopie (J. Sichel, Ed. de Jæger), ainsi qu'on peut s'en assurer avec l'ophthalmoscope binoculaire, ou en faisant décrire à la lentille de légers mouvements parallactiques.

Toutes les fois qu'à l'atrophie choroïdienne se joint le staphylôme postérieur, l'acuïté visuelle est très-notablement diminuée; ce qui se comprend facilement, si l'on songe aux lésions que la rétine a à supporter dans ce cas. Presque toujours alors elle est très-notablement atrophiée elle-même; ses éléments nerveux ont presque totalement disparu, la trame conjonctive seule subsiste et est entièrement unie aux débris de la choroïde et à la sclérotique. Les trois membranes, dans le domaine du staphylôme, forment un tout continu qu'il est quelquefois presque impossible de séparer (Schweigger).

Nous n'insisterons pas davantage sur cette affection, dont nous avons déjà dit quelques mots à propos des maladies de la sclérotique et sur laquelle nous serons forcé de revenir d'ailleurs, encore une fois, et avec plus de détails, quand nous nous occuperons de la myopie, de ses causes et de ses conséquences.

Consultez : C. SCHWEIGGER, A. f. O. Bd. IX, abt., t. II, p. 192. — ED. VON JÆGER, *Die Einstellung des dioptrischen Apparates.* — C. SCHWEIGGER, *Vorlesungen über den Gebrauch des Augenspiegels.* — L. DE WECKER ET ED. DE JÆGER, *Traité des maladies du fond de l'œil et atlas d'ophthalmoscopie.* Paris, 1870.

B. Choroïdite séreuse.

a. CHOROÏDITE SÉREUSE FRANCHE.

Le caractère essentiel de cette forme de choroïdite est fourni par une exsudation constituée en majeure partie par un produit présentant peu de tendance à la coagulation. Néanmoins il s'y rencontre parfois quelques éléments qui peuvent, à un moment donné, devenir plus consistants et donner lieu à des phénomènes secondaires variés.

Symptômes objectifs. — Nous retrouvons, dans la choroïdite séreuse, un certain nombre de symptômes que nous connaissons déjà, pour les avoir notés dans l'iritis de même nature. La pupille, paresseuse, est peu ou point mobile, plus ou moins dilatée. Malgré cela, l'iris ne présente ni altérations de structure, ni changements de couleur; la capacité de la chambre antérieure est normale ou plutôt même légèrement diminuée. Au pourtour de la cornée s'oberve une injection constituée par des vaisseaux fins rayonnant au pourtour du bord de cette membrane et évidemment situés au-dessous de la conjonctive, qui se déplace en avant d'eux.

La région où siégent ces vaisseaux acquiert de la sorte une teinte d'un rouge lie de vin tirant sur le violet.

Si, une fois cet examen superficiel terminé, on procède à celui des parties profondes à l'aide de l'ophthalmoscope, on constate tout d'abord un trouble diffus du corps vitré, qui voile le fond de l'œil. Au milieu du corps vitré, toujours plus ou moins ramolli, et quelquefois complétement liquéfié, nagent quelques opacités floconneuses ou filamenteuses fines et délicates. Si le trouble du corps vitré est peu accusé, on peut encore arriver à apercevoir l'image du fond de l'œil; mais alors l'extrémité intra-oculaire du nerf optique paraît voilée, diffuse et se présente sous un aspect analogue à celui de *la lune vue à travers le brouillard.*

Du côté de la choroïde elle-même, on est surpris de ne rencontrer aucune altération parenchymateuse; tout au plus peut-on admettre, dans quelques rares occasions, alors que la pigmentation est peu prononcée, une légère turgescence des vasa-vorticosa, particulièrement à la région équatoriale. Il y a donc là absence d'altérations parenchymateuses, comme cela arrive du reste dans les affections séreuses d'autres organes.

La palpation du globe fait reconnaître, tantôt une légère augmentation de la consistance de celui-ci; d'autres fois, au contraire, cette consistance est diminuée. Enfin, dans une troisième catégorie de faits, on ne peut, malgré le soin le plus attentif, constater la moindre variation de la tension du globe oculaire.

Du côté du cristallin s'observent des altérations diverses : tantôt sa nutrition s'altère, principalement dans les parties qui sont dans le voisinage le plus intime du corps vitré. Au pôle postérieur ou à la face postérieure tout entière, apparaissent des opacités, striées, divergentes, affectant la forme étoilée ou la forme radiée. C'est à ces variétés d'opacité du cristallin qu'on a donné, à tort, les noms de *cataracte polaire postérieure* ou de *cataracte corticale postérieure*. D'autres fois on voit, disséminés dans toute la substance périphérique du cristallin, une foule de petits points opaques d'un blanc grisâtre, qui ont été décrits sous le nom de *cataracte disséminée ou ponctuée* (cataracta acreta). Nous reviendrons, du reste, sur ces différentes variétes d'altérations du cristallin lorsque nous traiterons de la *cataracte corticale*. Quelquefois, enfin, le cristallin subit la régression crétacée; il s'y dépose des masses calcaires, en même temps que son volume diminue au point de se trouver réduit à quelques masses dégénérées et à la capsule, souvent épaissie, dont les cellules épithéliales sont fortement altérées (*cataracte aride siliqueuse, cataracte capsulo-lenticulaire*). Quelquefois aussi, les masses qui s'y déposent sont de nature graisseuse et on voit alors dans le cristallin une foule de petits points brillants, dus à la présence de cristaux de cholestérine.

Au bout d'un certain temps, les opacités qui siégent au sein du corps vitré peuvent disparaître sans laisser de trace, mais cette disparition ne s'effectue jamais que très-lentement et ne survient que dans l'infinie minorité des cas; le plus souvent, au contraire, après une durée variable, le trouble diffus du corps vitré se réunit en foyers qui apparaissent sous forme d'opacités persistantes et plus ou moins épaisses. Lorsque les choses en sont arrivées à ce point, la zonule de Zinn participe bientôt aux altérations dont le corps vitré est le siége et qui ont pour effet d'amener la destruction progressive des cloisons cellulaires de celui-ci ou le ramollissement du contenu des cellules hyaloïdiennes. De la sorte le cristallin s'opacifie en entier, perd son soutien, devient mobile, se luxe ou se plonge dans la cavité du globe oculaire, où il reste mobile au sein du corps vitré.

Il n'est pas rare, à un moment donné, et sans que jamais on ait pu constater de symptômes inflammatoires, de voir survenir, du côté de la pupille, des phénomènes très-importants. Le bord pupillaire devient irrégulier, frangé ou dentelé; la pupille elle-même devient absolument immobile et, si on instille une solution d'atropine, on constate que celle-ci reste complétement inactive, que l'iris est intimement agglutinée à la cristalloïde et qu'une synéchie totale s'est développée; mais dans le champ pupillaire lui-même on n'observe aucune trace d'exsudat ou de dépôt pigmentaire. Si en même temps ou postérieurement à ces altérations de l'iris, le cristallin devient mobile, l'iris présente le phénomène du tremblement. Si alors on vient à pratiquer l'iridectomie, la synéchie totale cède facilement, et on constate sur la cristalloïde, dans le point correspondant à celui avec lequel le bord pupillaire était en contact, quelques dépôts pigmentaires laissés par le feuillet uvéen de cette membrane.

Symptômes subjectifs. — Le principal symptôme qu'accusent les malades, est une diminution plus ou moins considérable de l'acuïté visuelle; ils ne voient les objets qu'au travers d'un brouillard, d'un nuage ou d'une fumée dont l'intensité varie. D'autres fois, ce sont des scotômes, d'étendue variable, qui se montrent, sous la forme d'une tache couvrant plus ou moins les objets, ou qui présentent, au contraire, l'apparence de *mouches volantes*, c'est-à-dire de petits points, plus ou moins opaques, voltigeant à travers le champ visuel.

D'autres fois, ces sensations objectives font place à des phénomènes lumineux subjectifs. Ce sont des étincelles, des éclairs, des fusées lumineuses, qui se produisent, aussi bien quand les yeux sont ouverts, que lorsqu'ils sont fermés. Ils apparaissent le jour comme la nuit et sont même plus éclatants dans l'obscurité. Dans le globe oculaire lui-même, les malades accusent une sorte de tension ou de pesanteur, quelques douleurs pongitives ou gravatives, pendant que surviennent quelques phénomènes analogues, du côté du front ou de la tempe.

Toutes les causes qui amènent la congestion du système vasculaire céphalique, provoquent ou exagèrent ces symptôme subjectifs. L'usage des boissons spiritueuses, la plénitude de l'estomac, les exercices violents, les excitations morales, le travail assidu, la position déclive de la tête, le séjour à la lumière vive, sont autant de mobiles pour l'exagération des phénomènes subjectifs.

Marche, durée, terminaison. — La choroïdite séreuse ne s'observe guère que sur des sujets peu avancés en âge ou sur ceux dont les tissus, et particulièrement la sclérotique, ne présentent que peu de rigidité. Celle-ci n'oppose alors que peu de résistance à l'exsudation séreuse et cède sous sa pression. C'est ce qui donne l'explication du développement de la sclérectasie antérieure, totale on partielle, qui résulte parfois de cette affection, chez les sujets au-dessous de quarante ans, tandis que, chez les vieillards, c'est-à-dire après l'âge de cinquante ans, cette maladie est rare. A ce moment on observe, au contraire, plus fréquemment le glaucôme, tandis que ce dernier, comme nous le verrons bientôt, est extrêmement rare avant l'âge de quarante ans.

La maladie a, en général, une marche lente, essentiellement chronique. Après une durée plus ou moins longue, on voit le trouble diffus du corps vitré disparaître ou, au contraire, faire place à des opacités plus ou moins épaisses, qui resteront comme traces indélébiles de la maladie. Parfois, on voit l'œil atteint prendre, petit à petit, un volume de plus en plus considérable; le sillon de séparation de la cornée et de la sclérotique s'efface plus ou moins. La région du corps ciliaire prend alors une teinte bleuâtre, ardoisée et on a alors sous les yeux une sclérectasie antérieure, partielle ou totale. D'autres fois, par l'altération du corps vitré, la nutrition du cristallin est entravée et une cataracte lenticulaire ou capsulo-lenticulaire incomplète et lentement progressive, est la conséquence de la maladie. D'autres fois encore, la zonule de Zinn s'altère à son tour, se distend ou se relâche et le cristallin, perdant son soutien, se luxe ou s'abaisse spontanément. Il peut encore se faire que, par le développement de synéchies, l'iris soit devenue adhérente à la cristalloïde; elle maintient alors le cristallin, mais présente bientôt le phénomène du tremblement.

Enfin, si la maladie ne s'arrête pas dans sa marche, on voit tout à coup, surtout si des rémissions et des exacerbations successives se sont montrées pendant le cours de l'affection, survenir de violentes douleurs ciliaires. Le globe, dont la consistance n'avait presque pas varié jusque-là, acquiert soudainement une certaine dureté et la maladie primitive se transforme en glaucôme consécutif.

Étiologie. — C'est surtout sur les sujets ayant des occupations sédentaires et qui sont soumis à un travail assidu et fatigant des yeux, ainsi que chez les buveurs et les fumeurs, que la maladie se rencontre le plus souvent. On l'observe aussi fréquemment comme conséquence de certaines affections cardiaques ou hépatiques. Les sujets sanguins, ceux qui présentent ce qu'on appelait autrefois la pléthore abdominale, y sont particulièrement disposés. Souvent encore, la constipation habituelle, la suppression du flux menstruel ou hémorrhoïdaire, semblent liées à son développement. Elle atteint, en général, les deux yeux à la fois, ou l'un après l'autre et à peu d'intervalle.

Pronostic. — Les symptômes actuels ou passés, la présence des complications, ainsi que les causes occasionnelles, régissent entièrement le pronostic. La maladie est d'autant plus rebelle qu'elle est plus ancienne et que les lésions existantes sont plus prononcées. D'autre part, on ne doit pas perdre de vue que même après guérison, la tendance qu'a la maladie à se reproduire, avec les causes qui l'ont provoquée, doit toujours faire craindre une rechute, dont les lésions, en s'ajoutant aux altérations que la première attaque aura laissées, pourront compromettre singulièrement les fonctions de l'organe atteint. Enfin, on ne doit pas oublier la transformation possible de la maladie en une autre plus grave, telle que la sclérectasie, l'hydrophthalmie ou le glaucôme.

Diagnostic. — Les seules difficultés du diagnostic résident dans la possibilité de confondre la choroïdite séreuse avec le glaucôme; mais nous verrons, en traitant de celui-ci, aux paragraphes suivants, que les signes en sont beaucoup trop nets pour permettre l'erreur. Une autre difficulté réside dans la confusion, qu'amènerait un examen superficiel, entre la cataracte consécutive à la maladie qui nous occupe et la cataracte simple. Mais les moyens d'exploration en usage pour le diagnostic de la cataracte simple, mettront suffisamment en garde contre une semblable erreur et nous y reviendrons, du reste, avec les détails que comporte cette importante question, en traitant des affections du cristallin. Mais l'erreur la plus facile à commettre, est celle qui consiste à confondre l'affection dont nous nous occupons ici, avec l'*hyalitis*, ou inflammation du corps vitré. Nous apprendrons à éviter cette erreur, en étudiant cette dernière maladie.

Traitement. — Les purgatifs légers et surtout les laxatifs répétés, les sudations abondantes, les diurétiques, les vésicatoires volants au pourtour de la région oculaire et, en un mot, tous les moyens propres à augmenter toutes les sécrétions et à soustraire une certaine quantité de liquide à l'organisme, se placent au premier rang, pour combattre la maladie. En outre, les ventouses sèches, les frictions irritantes sur le front, les tempes et la nuque, et enfin, comme excellent moyen contre l'opacité du corps vitré, le sirop de Gibert et les frictions mercurielles sur différentes parties du corps, sont les moyens que nous préférons. Les applications de sangsues en petit nombre, au périnée ou aux cuisses, les pédiluves simples, salés ou sinapisés; les sinapismes promenés aux jambes ou aux cuisses, peuvent être d'un concours fort efficace lorsque la maladie présente un caractère métastatique lié à la suppression ou à l'irrégularité du flux menstruel ou hémorrhoïdaire. N'oublions pas, en effet, que la cause doit être soigneusement recherchée et énergiquement combattue.

Mais les moyens les plus efficaces, contre cette dangereuse affection, sont incontestablement l'application des courants continus ascendants (Giraud-Teulon), les paracentèses répétées, avec évacuation très-lente de l'humeur aqueuse (Snellen), ou l'iridectomie, si des synéchies se sont développées (de Græfe).

Comme moyens hygiéniques locaux, on procurera un certain soulagement au patient, en lui conseillant le séjour à l'obscurité, l'emploi de lunettes munies de verres bleu-foncé et le repos absolu de la vue.

b. — GLAUCÔME.

Sans vouloir, en quoi que ce soit, préjuger de la nature de l'affection dont il va être question ici, avant d'en avoir décrit les caractères, nous devons cependant justifier, par quelques mots, la place que nous lui avons attribuée, dans le cadre nosographique de cet ouvrage.

Dès ses premiers et immortels travaux, qui ont jeté un jour si éclatant sur l'obscurité dont était entourée, jusque-là, cette question de pathologie oculaire, de Græfe, justement frappé des phénomènes d'exagération de la tension intra-oculaire, qui accompagnaient l'affection, avait émis l'opinion que le glaucôme n'était autre chose qu'une *choroïdite séreuse* et il supposait que tous les symptômes, dont la réunion constitue cette maladie, étaient probablement dus à une exsudation séreuse intra-oculaire. Or, les plus récents travaux anatomiques et physiologiques semblent avoir en partie justifié cette opinion, et on est à peu près fixé, aujourd'hui, sur la nature de l'affection; aussi avons-nous cru devoir décrire le glaucôme à la suite de la choroïdite séreuse proprement dite. Cette manière d'agir nous paraît d'autant plus utile, que, même dans de récents traités d'ophthalmologie, on voit, non sans surprise, la choroïdite séreuse proprement dite, complétement passée sous silence, et le glaucôme seul y être décrit sous le nom de cette affection.

Si l'on compare l'état actuel de nos connaissances sur cette question de pathologie oculaire, à ce qu'il était il y a vingt ans, on est forcé de reconnaître que c'est sur cette question qu'a été réalisé le plus frappant progrès de l'ophthalmologie moderne; et c'est là une des nombreuses raisons à invoquer pour prouver la nécessité de la spécialisation des études, afin de hâter le progrès des sciences.

Si l'on se reporte aux traités anciens, et même à l'Iconographie de mon père, on verra qu'on entendait, avant de Græfe, par glaucôme, une maladie essentiellement chronique, dont le point de départ était absolument inconnu, à marche toujours fatale, et constamment au-dessus des ressources de notre art. On n'en reconnaissait la gravité que lorsque l'organe atteint était à jamais perdu.

L'ophthalmoscope, en permettant, à la vue de l'observateur, l'accès des parties profondes de l'œil et de ses milieux, n'a pas peu contribué à élucider cette importante question. Mais c'est à de Græfe qu'il appartenait de nous apprendre que cette maladie, essentiellement chronique, n'était que l'une des formes d'une affection complexe, dont l'état aigu, méconnu jusque-là, n'était autre chose que l'*ophthalmie arthritique* ou *par dyscrasie veineuse* de Beer, décrite sans modification aucune par ses élèves.

Jusqu'en 1857, époque à laquelle parut le célèbre mémoire de de Græfe, personne n'avait entrevu la relation existant entre l'ophthalmie arthritique et le glaucôme ; et si l'immortalité n'eût pas été déjà assurée à l'éminent et regretté professeur, par les innombrables progrès dont notre science lui est redevable, cette découverte et celle de la curabilité de cette maladie, prétendue incurable jusque-là, suffiraient, à coup sûr, pour rendre sa mémoire impérissable.

Caractères généraux. — Par sa nature, le glaucôme, comme nous l'avons dit plus haut, rentre donc dans le cadre nosologique de la choroïdite séreuse; mais, avant tout, il convient de faire remarquer qu'il peut présenter deux types bien distincts : 1° le type franc ou *primitif;* 2° le type secondaire ou *consécutif.*

Mais, quel que soit le type sous lequel se présente l'affection glaucômateuse, elle est toujours caractérisée par un phénomène constant, celui de l'exagération de la tension intra-oculaire, qui en est le point essentiel. Cette exagération de la tension intra-oculaire est la cause de tous les phénomènes morbides qui constituent le glaucôme, et nous verrons, en traitant de la pathogénie de cette affection, à quoi doit être attribué ce phénomène.

Avant, donc, de décrire les différentes formes et les différents caractères de la maladie, il est nécessaire d'entrer dans quelques détails sur ce phénomène commun.

L'exagération de la tension intra-oculaire, ou pression intra-oculaire, comme on dit en Allemagne, a pour résultat d'augmenter la consistance du globe, de le rendre *plus dur* au palper. Cette augmentation de consistance peut être constatée par le toucher direct à l'aide des doigts, ou par l'intermédiaire d'instruments spéciaux, appelés ophthalmo-tonomètres, dont les principaux sont ceux de Donders, de Dor et de Weber. Ces instruments ont, sur le toucher digital, cette grande supériorité, qu'ils sont beaucoup plus sensibles, qu'ils peuvent par conséquent indiquer les moindres variations de la tension intra-oculaire et qu'ils fournissent une mensuration fixe et invariable, dont le degré est parfaitement indiqué et n'est pas susceptible de varier pour chaque observateur. Malgré ces avantages considérables, ces instruments ne sont néanmoins pas fort employés en pratique, d'abord à cause de la difficulté et de la délicatesse de leur application, et ensuite à cause de leur prix assez élevé.

Au point de vue pratique, du reste, on peut facilement, avec un peu d'habitude, arriver à savoir apprécier d'une façon suffisante, par la palpation simple, le degré de la tension intra-oculaire. Pour cela, après avoir recommandé au malade de porter le regard dans une direction appropriée, en bas par exemple, on applique la pulpe du doigt médius de l'une des mains, sur l'un des côtés du globe, par-dessus la paupière supérieure, et la pulpe du même doigt de l'autre main, sur l'angle opposé de l'œil, également par-dessus la paupière et l'on exerce alors de douces pressions alternatives, de l'un des doigts et de l'autre, comme s'il s'agissait de chercher, dans le globe, la *sensation de fluctuation.*

A l'état normal, le globe oculaire doit donner, à une semblable exploration, la sensation d'une vessie exactement remplie de liquide gélatineux. S'il s'agit de comparer la tonicité des deux yeux entre eux, il est absolument nécessaire que les deux organes aient, pendant l'examen, la même direction, afin que l'observateur ait sous les doigts, les mêmes points des deux globes oculaires, et par conséquent, des parties d'une égale résistance. Aussi, afin de pouvoir mieux contrôler la direction du regard, Coccius donne-t-il le conseil de faire regarder le malade en haut, et de faire la palpation, soit directement sur la sclérotique, soit par-dessus la paupière inférieure ; mais les dimensions restreintes de cette dernière rendent parfois ce mode d'exploration incommode.

Afin que, dans les observations ou les relations de cas où il fallait donner une idée de la consistance du globe, on arrivât à une compréhension facile et qu'on évitât la confusion, Bowman a proposé de représenter la consistance normale du globe par la lettre T, initiale du mot tension, comme on représente la myopie par la lettre M, et l'hypermétropie par la lettre H. Pour lui, il y a trois degrés d'exagération de la tension, qu'il représente par les signes + T 1, + T 2, + T 3. Si, au contraire, la tension est diminuée, il y a pour lui également trois degrés de cette diminution, qui sont notés — T 1, — T 2, — T 3.

Enfin, il peut y avoir doute, c'est-à-dire que la tension intra-oculaire peut être augmentée ou diminuée d'une façon appréciable, mais insuffisamment évidente, pour qu'on puisse en indiquer le degré. On note alors + T? ou — T? Cette notation, fort commode du reste, a depuis lors été universellement adoptée.

L'exagération de la tension intra-oculaire se rencontre, comme nous venons de le dire, dans presque tous les cas de glaucôme. C'est donc, pour ainsi dire, le phénomène capital de cette affection ; aussi toutes les fois que, dans une maladie quelconque de l'œil, on voit la tension intra-oculaire augmenter, il faut se tenir sur ses gardes, ce symptôme faisant presque toujours craindre des complications glaucômateuses.

Nous avons dit que le glaucôme se présentait, soit sous le type primitif, soit sous le type consécutif.

De là, doivent, immédiatement résulter, dans la description des affections glaucômateuses, deux grandes divisions :

1° *Le glaucôme franc*, ou *primitif.*

2° *Le glaucôme secondaire*, ou *consécutif.*

1° Glaucôme *franc* ou *primitif.*

Synonymie : Ophthalmie arthritique (Beer). Ophthalmie veineuse (Sichel père.)

Le *glaucôme franc* ou *primitif* peut se présenter à notre observation, sous deux formes absolument distinctes : la *forme inflammatoire* et la *forme non inflammatoire.*

La première de ces deux formes se montre, en outre, tantôt avec tous les signes d'une inflammation franchement aiguë, présentant trois périodes nettes et tranchées, tantôt, au contraire, on la voit dès le début, fournir tous les signes d'une affection chronique d'emblée. Cette dernière peut, elle-même, présenter ou non, des symptômes inflammatoires. Il résulte de là que nous aurons à envisager le glaucôme primitif sous les trois aspects suivants :

α. *Glaucôme inflammatoire aigu.* (Glaucoma cum ophthalmia, acutum, Donders).

β. *Glaucôme inflammatoire chronique.* (Glaucoma cum ophthalmia, chronicum, Donders).

γ. *Glaucôme chronique simple.* (Glaucoma simplex, Glaucoma sine ophthalmia, Donders).

Si, contrairement à ce qui se fait en général, aujourd'hui, nous commençons la description de l'affection qui nous occupe, par celle de la forme inflammatoire, c'est qu'elle nous paraît présenter des caractères typiques bien plus propres, que ceux de la forme non inflammatoire, à fournir un tableau saisissant de la maladie et à en donner une idée exacte.

α. — GLAUCÔME INFLAMMATOIRE AIGU.

Quoique le début en soit, à proprement parler, toujours brusque, il est rare qu'on n'observe pas, plus ou moins longtemps à l'avance, des signes prodromiques. Suivant de Græfe, en effet, ces derniers ne manqueraient guère que dans 25 à 30 cas sur 100, au maximum. Ces prodromes constituent chacun un signe pathognomonique tellement certain, que la présence *avérée* de l'un quelconque d'entre eux doit entraîner, pour le praticien, le devoir d'intervenir rapidement.

1. Le premier qui se manifeste, est une *presbyopie* à début brusque et à marche rapide. Elle tient à une altération de l'amplitude d'accommodation $(\frac{1}{A})$ causée d'abord, par une *parésie* du muscle ciliaire, à laquelle succède, un peu plus tard, une véritable *paralysie* de ce muscle. C'est à ce moment que la presbyopie fait place à une véritable *hypermétropie*. Ce dernier fait n'est cependant pas constant et ce n'est que dans les yeux où existait anté-

rieurement une *hypermétropie latente*, ce que l'ophthalmoscope permet de reconnaître facilement, qu'on le voit se produire et seulement alors que la presbyopie existe déjà depuis longtemps. D'autre part, on a voulu faire naître cette hypermétropie de toutes pièces, du raccourcissement de l'axe optique, consécutif au changement de forme du globe oculaire et à l'allongement du rayon de courbure de la cornée; mais nous devons dire que ces deux points sont encore douteux.

2. Le second prodrome, celui qui a incontestablement la plus grande valeur diagnostique, est l'apparition, pour le malade, de certaines *chromopsies*. Autour de la flamme des lumières artificielles, mais principalement *autour de celle des bougies*, apparaissent pour lui, des cercles irisés, présentant les couleurs du prisme ou de l'*arc-en-ciel*. Ces chromopsies tiennent, ainsi que nous le verrons lorsque nous nous occuperons de la nature du glaucôme, à un changement du contenu du globe. On peut se rendre compte de ces phénomènes, en regardant, dans une pièce obscure, la flamme d'une bougie un peu éloignée, à travers une plaque de verre à vitre froide, sur laquelle on aura préalablement fait condenser la vapeur d'eau produite pendant l'expiration. Il ne faut pas confondre ce phénomène avec un analogue, qui se produit dans le cas de larmoiement ou de catarrhe conjonctival, et qui est dû à la réfraction des rayons lumineux à travers le liquide étalé à la surface de la cornée.

3. Le troisième signe prodromique est constitué par des *obscurcissements passagers de la vue*, ne durant souvent que quelques minutes, mais qui peuvent parfois persister pendant plusieurs heures et qui, lorsque la maladie est déjà ancienne, peuvent subsister pendant plusieurs jours. Ce phénomène est connu sous le nom d'*obnubilations passagères de la vue*. Les malades voient alors les objets enveloppés d'un nuage plus ou moins épais; leurs contours ne sont plus nets et tranchés; ils sont souvent bordés d'une légère zone irisée, au point de rendre la marche incertaine. Cette perturbation se produit de préférence après les repas, après les exercices violents et, en général, après toute excitation physique ou morale.

4. En quatrième lieu, des *douleurs nerveuses*, dites *ciliaires*, occupant tout le domaine du nerf de la cinquième paire, ou seulement quelques-unes de ses branches, se montrent de temps à autre, mais surtout quand la maladie a déjà quelque ancienneté. Ces douleurs prennent le caractère de *véritable névralgie faciale*, présentant comme celle-ci, à la pression, des *points* caractéristiques, principalement le sus-orbitaire et le temporal.

5. En dernier lieu, enfin, et cela surtout lorsque la véritable attaque glaucômateuse est proche, l'examen à l'aide de l'ophthalmoscope, fournit un signe important : *l'artère centrale de la rétine présente des battements*, soit spontanés, soit se révélant à la plus légère compression du globe, à l'aide de la pulpe du doigt. Quoique isochrones à ceux du pouls, les battements de l'artère *retardent* quelque peu sur ces derniers. Ils peuvent, il est vrai, être provoqués de même sur l'œil sain, par la pression du doigt; mais encore, faut-il que celle-ci atteigne un degré tel que, pendant ce temps, la faculté visuelle de l'œil en expérience soit presque anéantie. Dans le cas qui nous occupe, au

contraire, les battements de l'artère apparaissent alors même que la pression ne provoque tout au plus qu'un très-léger phosphène, n'altérant en rien la vue du sujet.

Tous ces prodromes peuvent subsister pendant un temps variant de 6 à 18 mois et plus; mais il est possible aussi qu'ils fassent entièrement défaut. Lorsqu'ils existent, pendant toute leur durée, la vue centrale des malades peut rester parfaitement intacte. Si on a soin de neutraliser, par des verres appropriés, la presbyopie, si elle survient, on peut encore faire lire aux malades les caractères d'imprimerie les plus fins, tels que ceux du N° 1 des échelles typographiques de de Jæger, Snellen ou Giraud-Teulon, et leur permettre de se livrer à leurs occupations ordinaires, mais, cependant, avec quelques précautions.

Après une durée variable de ces prodromes, qu'on pourrait appeler la *période d'incubation*, on voit brusquement et sans cause appréciable, la véritable attaque glaucômateuse se déclarer. Celle-ci survient généralement la nuit. Pendant son sommeil, le malade est en proie à une névralgie périorbitaire insupportable, qui peut même être assez intense pour lui causer une véritable insomnie, mais qui, d'ordinaire, n'éveille pas immédiatement son attention, habitué qu'il est à être tourmenté par les douleurs prodromiques, dont nous avons parlé plus haut. A son réveil, ou quand le jour paraît, le malade constate avec effroi, que la vue de l'œil, correspondant au côté sur lequel a siégé la névralgie, est notablement altérée ou même abolie; en même temps l'œil est enflammé.

Si le sujet se présente de suite à un médecin expérimenté, celui-ci constate alors les signes suivants :

Symptômes objectifs. — Injection sous-conjonctivale très-prononcée, principalement des veines les plus volumineuses; injection conjonctivale d'abord modérée, puis, peu après, assez intense. Celle-ci, jointe au chémosis séreux léger, dû à la gêne de la circulation veineuse, dissimule bientôt l'injection sous-conjonctivale. Écoulement modéré de larmes; peu ou pas de sécrétion muqueuse. L'œil, en général, et la cornée principalement, présentent un aspect terne; cette dernière semble avoir perdu son brillant et son poli. L'humeur aqueuse est trouble, louche. La pupille, plus ou moins largement dilatée, est absolument immobile et présente souvent une forme transversalement ovalaire; elle a perdu son éclat noir, brillant et offre une teinte d'un vert roussâtre. L'iris, dont la structure fibrillaire semble altérée, présente une teinte différente de celle de l'autre œil, particulièrement sur certains points circonscrits. La chambre antérieure est rétrécie par la propulsion en avant de l'iris et du cristallin. Au toucher, l'œil au lieu de montrer sa consistance légèrement fluctuante, offre une dureté pouvant aller jusqu'à celle d'une bille de marbre ou d'ivoire. Enfin, si on explore, à l'aide d'un tortillon de papier mince et léger, ou à l'aide des barbes d'une plume d'oie, la surface de la cornée, on constate que celle-ci a perdu tout ou partie de son exquise sensibilité.

Symptômes subjectifs. — Le malade accuse de violentes douleurs, siégeant de préférence, et par ordre de fréquence, au front, au niveau du point d'émergence du nerf sus-orbitaire; à la tempe et à la pommette; à la joue, au niveau de la sortie du nerf sous-orbitaire; au nez, au niveau de l'épanouissement du nerf naso-lobaire. Ces douleurs parfois s'étendent même à toutes les dents de la mâchoire supérieure, ainsi qu'à toute la partie correspondante du crâne. Sans occuper toujours toutes ces régions à la fois, elles siégent de préférence aux points sus-orbitaire et temporal.

Dans l'œil lui-même, douleur pongitive; sensation plus ou moins vive de cuisson ou de brûlure; larmes très-chaudes et abondantes. Souvent de la fièvre, de l'anorexie, accompagnées, parfois, de vomissements opiniâtres; toujours de l'insomnie, causée par les douleurs et ne cédant à aucun moyen pharmaceutique, ce qui pourrait faire prendre, à un examen superficiel, la maladie pour une violente hémicranie, erreur tout au plus excusable pour une personne étrangère à notre art.

La vue peut être abolie de prime abord, au point de ne pas permettre au malade de reconnaître la clarté de la flamme d'une lampe, quelque intense qu'elle soit. D'autres fois, les malades, pendant les premières heures, saisissent encore plus ou moins les variations de l'intensité lumineuse; ils reconnaissent le jour de la nuit et distinguent le passage de corps opaques entre l'œil affecté et la lumière.

Cette perception *quantitative* peut persister pendant toute la durée de l'attaque, ou, au contraire, aller en diminuant. D'autres fois encore, et cela est en rapport direct avec l'intensité des symptômes objectifs, la vue est loin d'être aussi altérée. Les malades distinguent encore les gros objets, mais enveloppés d'un nuage épais et le champ visuel présente un rétrécissement considérable.

Enfin, des photopsies, des chromopsies subjectives, variant d'intensité en raison directe de l'abolition de la faculté visuelle, tourmentent les malades d'une façon continue.

L'ensemble de ces symptômes constitue ce qu'on pourrait appeler la *période d'invasion* ou *d'état*.

Après une durée variable, cette attaque commence à disparaître; tous les phénomènes inflammatoirs s'apaisent; la dureté du globe diminue, la cornée reprend sa sensibilité, la pupille sa forme et sa mobilité, mais avec une certaine restriction pourtant : elle reste *paresseuse*.

L'iris conserve son aspect louche et ses changements de structure dans quelques points. Néanmoins, la vue revient souvent à peu près à son intégrité primitive, et il ne subsiste guère, des phénomènes subjectifs, qu'*un léger rétrécissement du champ visuel*, principalement en dedans, caractérisé par la présence, à la périphérie, d'une légère zone dans laquelle les objets apparaissent nébuleux, et encore faut-il un examen minutieux, pour arriver à la découverte de cet état pathologique.

Ajoutons encore que les douleurs, s'affaiblissant progressivement, finissent par disparaître et permettent au malade de goûter un bien-être, malheureusement toujours trompeur. C'est là ce qui constitue la *période de rémission*.

En effet, au bout d'un temps plus ou moins long, si l'on n'est pas intervenu efficacement dès la première attaque, on en voit tout à coup une nouvelle se manifester, et cela d'autant plus tôt, que les phénomènes de la première se seront moins complétement effacés, ce qui est l'ordinaire.

Cette seconde attaque revêt essentiellement les mêmes caractères que la première et montre au malade que le bien-être, consécutif à la rémission des accidents de la première, n'était qu'un leurre. Cette seconde attaque entraîne un nouveau rétrécissement du champ visuel et un obscurcissement plus ou moins prononcé et durable de la vue; la dureté du globe, au lieu de disparaître, persiste; une nouvelle attaque survient, puis d'autres auxquelles succède le rétrécissement toujours croissant du champ visuel. La pupille se dilate et s'immobilise et alors survient ce qu'on a nommé l'*iridoplégie.* L'iris perd sa structure et montre des lacunes et des taches grisâtres; la cornée perd définitivement son poli, son brillant et sa sensibilité, et la maladie se termine par *une cécité complète et incurable*, accompagnée de dureté toujours croissante du globe et de douleurs névralgiques continues.

Symptômes ophthalmoscopiques. — Pendant l'attaque, l'examen, à l'aide de l'ophthalmoscope, est impossible, en raison du trouble des milieux réfringents; mais, pendant la période de rémission, ces milieux reprenant leur transparence, l'exploration des membranes profondes devient praticable. Sur le fond de l'œil, particulièrement au voisinage de la région équatoriale, s'observent de nombreuses taches écchymotiques. Celles-ci sont de trois ordres et de dimensions différentes. Toutes présentent une forme arrondie, étalée ou en nappe. Les unes, situées dans la couche la plus interne de la rétine, dans les angles des divisions dichotomiques des gros troncs veineux, présentent des dimensions moyennes, une coloration rouge-brun foncé et recouvrent les vaisseaux rétiniens veineux ou artériels circonvoisins. Elles se rencontrent à la région équatoriale, mais plutôt dans l'hémisphère postérieur.

D'autres se rencontrent dans les couches moyennes ou postérieures de la rétine et indistinctement dans toute l'étendue de cette membrane, mais principalement dans l'hémisphère antérieur du globe; elles sont d'un rouge plus vif que les précédentes et infiniment plus petites, siégent sur le trajet ou vers l'extrémité des petits rameaux artériels et ne présentent pas de stries; elles sont étalées à la façon de petites gouttelettes.

Le troisième ordre d'hémorrhagies appartient essentiellement à la choroïde; elles sont manifestement situées plus profondément que les premières, les vaisseaux rétiniens passent au-devant d'elles; leur teinte est d'un rouge carmin franc, légèrement voilée ou effacée; elles présentent généralement des dimensions beaucoup plus grandes que celles des deux ordres précédents. Elles siégent essentiellement vers l'équateur du globe.

Mais les lésions les plus intéressantes se rencontrent du côté de l'extrémité intra-oculaire du nerf optique. Celle-ci est devenue d'un gris jaunâtre sale; les veines sont gorgées, flexueuses, particulièrement vers les bords du disque nerveux, et de là elles vont en s'aplatissant et en augmentant brusquement de diamètre, vers le point où elles pénètrent dans le nerf optique. Les artères, très-minces, filiformes, *présentent des battements spontanés*, d'autant plus manifestes que l'examen est fait à un moment plus voisin de l'attaque.

Ces battements sont *isochrones* à ceux du pouls, mais non *synchrones;* ils présentent, au contraire, un léger retard sur le pouls radial, retard qu'il nous sera facile de comprendre, lorsque la cause efficiente de la maladie nous sera connue.

Parfois même, si la dureté du globe n'a pas disparu complétement d'une attaque à l'autre, ces battements persistent pendant tout l'intervalle des deux attaques; les pulsations ne s'observent que sur le disque, et sont d'autant plus manifestes qu'on examine un point plus rapproché du lieu d'émergence; parfois elles ne se montrent pas spontanément, mais il suffit, pour les provoquer, de la pression la plus légère, exercée sur le globe, à l'aide de la pulpe du doigt.

Mais, un point essentiel, c'est que, dans le glaucôme aigu ou subaigu, c'est-à-dire tant qu'il ne se montre que sous forme d'attaques séparées par des rémissions *complètes*, on ne remarque aucun changement objectif dans le disque. Ce dernier ne présente point encore cet état nommé *excavation*, qui est souvent pris pour le véritable signe pathognomique du glaucôme, ce qui, nous le verrons plus loin, est loin d'être exact.

Du côté de la choroïde, l'ophthalmoscope ne montre, en général, que peu de changements; on y voit, tout au plus quelques ecchymoses, vers la région équatoriale, comme nous l'avons dit tout à l'heure; elles peuvent, du reste, manquer totalement, ou, au contraire, exister seules à l'exclusion de celles de la rétine. Parfois aussi, on observe quelques changements dans la couche épithéliale pigmentaire et dans l'état des vasa-vorticosa, qui semblent légèrement gorgés; mais nous devons encore faire ici les réserves faites à propos de l'*hypérémie de la choroïde* et de la *choroïdite séreuse*.

Enfin, après plusieurs attaques, on voit, dans les intervalles de celles-ci, la pupille prendre une teinte jaune verdâtre d'autant plus prononcée et d'autant plus accusée, que la maladie tend davantage à passer à l'état chronique; cette teinte résulte, en partie, de la sclérose du cristallin et, en partie, des troubles de nutrition et de texture du corps vitré. C'est cette teinte verdâtre, *glauque*, qu'on ne rencontre dans la pupille qu'à la suite de la maladie qui nous occupe, qui a valu à celle-ci, de la part des anciens ophthalmologistes, son nom de *glaucôme*, du mot grec γλαυκος.

β. — GLAUCOME INFLAMMATOIRE CHRONIQUE.

Symptômes objectifs. — Ce qui caractérise essentiellement le glaucôme chronique, c'est le développement progressif de la maladie; les attaques ou poussées inflammatoires successives se montrent bien, de temps à autre; mais, pendant les rémissions, quelques-uns des symptômes persistent néanmoins. La maladie passe insensiblement de la période prodromique à celle d'état; seulement on observe, dans les prodromes, une augmentation progressive de durée, de telle sorte qu'au lieu de présenter des intermittences, ils n'offrent bientôt plus que des rémittences, pour, finalement, persister à l'état continu.

D'autres fois, les prodromes, après une durée variable, mais continue, sont tout à coup suivis d'une attaque subaiguë qui persiste en présentant, de temps à autre, des exacerbations. L'œil augmente de consistance; la cornée perd son aspect brillant et sa sensibilité s'émousse; la pupille, plus ou moins dilatée, présente d'abord une notable paresse, qui se transforme en une immobilité réelle pendant l'attaque. L'humeur aqueuse, troublée, dissimule en partie la texture fibrillaire de l'iris; la chambre antérieure diminue de profondeur.

Au moment où ces symptômes se développent, on n'observe qu'une injection conjonctivale modérée, peu ou pas de chémosis; l'injection sous-conjonctivale fait presque défaut. Mais, vers le grand angle de l'œil, on remarque la présence de *gros vaisseaux veineux sous-conjonctivaux, fortement gorgés de sang*, présentant de nombreuses flexuosités presque variqueuses, et qui constituent ainsi, pour moi, *un signe pathognomonique presque suffisant* du glaucôme chronique.

Symptômes subjectifs. — Les troubles fonctionnels, de leur côté, offrent aussi des caractères importants; les obscurcissements passagers de la vue, qui se montraient primitivement, par intervalles, pendant la période des prodrômes, finissent par persister et par amener, petit à petit, l'abolition absolue de la vue. Dès le principe, le champ visuel présente un rétrécissement progressif, se montrant d'abord en dedans, puis en haut ou en bas et, finalement, en dehors. Ce rétrécissement peut être rapporté à une compression lente et continue des éléments nerveux de la rétine, commençant à se faire sentir dans les points les plus périphériques, pour, de là, gagner les parties centrales et constituer une sorte de paralysie progressive de la rétine. Fait digne de remarque, les parties conservées ne sont pas nettement et brusquement séparées des parties abolies; un examen scrupuleux et attentif montre, en effet, que ces deux portions du champ visuel sont séparées par une zone, plus ou moins large, dans laquelle la sensibilité de la rétine est seulement plus ou moins émoussée. Les cercles irisés, la vision d'arcs-en-ciel qui, dans les prodromes, ne se montraient que de temps à autre, existent maintenant à l'état continu.

Symptômes ophthalmoscopiques. — L'examen ophthalmoscopique, quelquefois impossible, est toujours rendu très-difficile, par un trouble plus ou moins prononcé des milieux réfringents. Si, malgré le trouble des milieux, on peut parvenir à éclairer le fond de l'œil, on observe de notables changements dans l'aspect de l'extrémité intra-oculaire du nerf optique.

Ce qui frappe tout d'abord (fig. 70), c'est une disposition particulière des vaisseaux, qui fait qu'au lieu d'occuper *exactement le centre* du disque, ils sont *rejetés vers son bord interne*, c'est-à-dire *vers le bord externe* de l'image renversée. Ce rejet latéral des vaisseaux peut être, dans les cas très-anciens, porté à un si haut degré, que le point d'émergence des vaisseaux et ceux-ci eux-mêmes, sur le disque, disparaissent complétement aux yeux de l'observateur. De plus, au lieu de présenter une ligne continue, depuis le centre du disque jusqu'à leur distribution sur la rétine, on observe une *interruption brusque* dans leur continuité, dans le point où ils atteignent le bord de celui-ci. Leur bout central présente une direction parfaitement rectiligne et leur diamètre est nettement tranché à l'endroit où ils atteignent le bord du nerf; le bout périphérique, au contraire, au moment où il quitte le nerf, présente *un crochet* plus ou moins marqué, en forme de *bec de corbin*, dont la pointe est dirigée vers le disque. Cette pointe présente, en même temps, *une coloration plus foncée* que le reste du vaisseau; en outre, le vaisseau, sur la rétine, *n'est pas en continuité directe* avec son extrémité nerveuse. Il y a là *une interruption* qui est d'autant plus marquée,

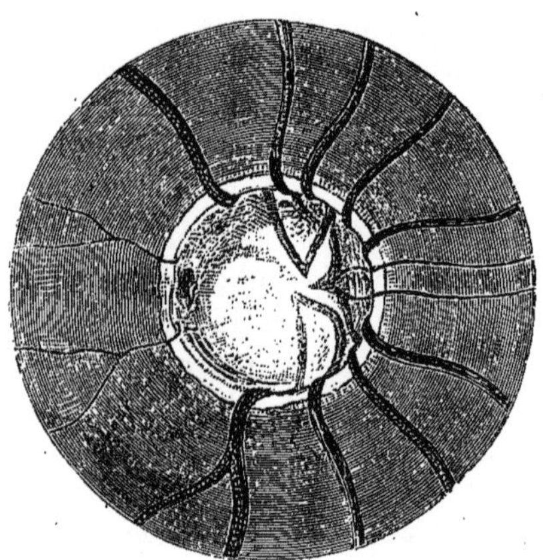

Fig. 70. — Excavation glaucomateuse du disque du nerf optique.

que le mal remonte à une époque plus éloignée. Enfin, sur le centre du disque, tous les vaisseaux *semblent plus pâles* que sur la rétine et, surtout, que sur les bords du disque.

Ces divers changements, dans l'aspect des vaisseaux, s'observent aussi bien sur les veines que sur les artères, mais sont, en général, plus accusés sur les premières.

D'autres fois, et surtout dans le principe, au lieu d'un véritable crochet, au niveau du bord du disque du nerf optique, les vaisseaux ne présentent qu'*un coude* plus ou moins accusé.

Outre ces changements dans la disposition des vaisseaux, le disque optique présente encore, en lui-même, de frappantes modifications. La teinte générale en devient grisâtre, sale; il ne présente plus son éclat habituel; celui-ci semble, au contraire, terni. Près de ses bords, dans une étendue variable, se voit une coloration bleuâtre ou grisâtre, plus ou moins foncée, pouvant même présenter une teinte ardoisée. Cette teinte ne se répand pas régulièrement tout autour du nerf optique, occasionnée qu'elle est par l'*ombre portée*, produite par le bord du disque qui surplombe le fond de celui-ci. En examinant, en effet, par le procédé de l'image renversée et en mettant la lentille au foyer pour les bords du disque, si on vient à lui faire exécuter de légers mouvements parallactiques, on voit se produire des déplacements de l'image des bords au-devant de celle du centre, de telle sorte que l'image de ces bords et celle du centre *glissent l'une au-devant de l'autre*, l'image des bords se déplaçant beaucoup moins que celle du centre; ces effets optiques, dont nous donnerons l'explication plus loin, indiquent manifestement que les bords *sont dans un plan antérieur à celui dans lequel est situé le centre*. Si on pratique alors l'examen à l'aide de l'ophthalmoscope binoculaire de Giraud-Teulon, on perçoit très-nettement un *aspect de creux* très-accusé, qui lève alors tous les doutes, sur les changements de niveau survenus dans l'extrémité intra-oculaire du nerf optique.

Les déplacements parallactiques, dont nous parlions plus haut, sont encore plus manifestes lorsque, explorant par le procédé de l'image droite, l'observateur imprime à sa propre tête, et partant à l'ophthalmoscope, de légers mouvements de latéralité. C'est du reste, en explorant de la sorte, que Ad. Weber, de Græfe et Fœrster sont arrivés à démontrer qu'il s'agissait ici d'*une excavation du nerf* et non d'*une proéminence* de celui-ci, ainsi qu'on l'avait cru d'abord (Ed. de Jæger, de Græfe).

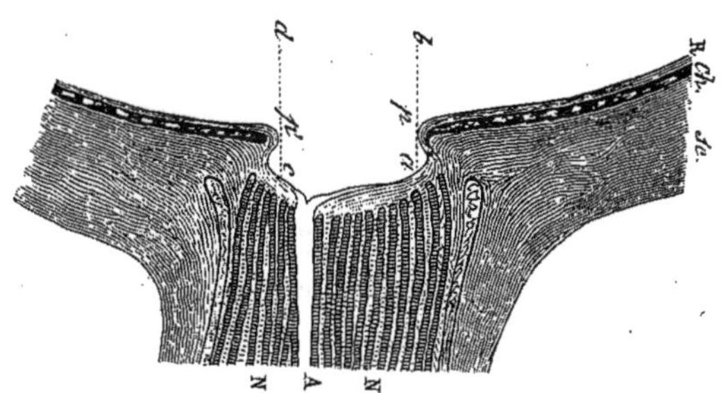

Fig. 71. — Coupe théorique d'une excavation par refoulement.

Lorsque nous traiterons des maladies du nerf optique, nous consacrerons un article spécial à son excavation et, en même temps que nous donnerons là l'explication des mouvements parallactiques, nous indiquerons aussi les signes propres à distinguer l'excavation glaucômateuse, ou *par refoulement*, de l'excavation physiologique et de l'excavation atrophique. Mais nous devons dire ici en vertu de quels phénomènes l'excavation donne au disque du nerf optique, examiné à l'ophthalmoscope, l'aspect caractéristique et frappant que nous avons décrit plus haut.

L'anneau sclérotical, que le nerf optique doit franchir pour s'épanouir dans la rétine, présente un *diamètre inférieur* à celui de la lame fenêtrée de la sclérotique. Il en résulte que, lors d'excavation du nerf optique et de la lame fenêtrée, par refoulement, le fond de l'excavation, formé par cette dernière, présentera nécessairement un diamètre *plus grand* que celui de l'anneau scléroticaI. De là résulte que, pour l'observateur, dont la ligne de visée, dirigée suivant *b a* (fig. 71), est tangente au bord de l'excavation en *p*, la paroi et une partie du fond de l'excavation, resteront cachées à son regard. Les vaisseaux rampant sur le fond et sur la paroi de l'excavation, lui sembleront donc *cachés*, pendant une certaine partie de leur trajet.

Arrivés au bord de l'excavation, les vaisseaux doivent *s'élever* de la paroi sur la rétine; ils franchissent alors un obstacle. De là leur crochet. En outre, pendant un trajet, très-court il est vrai, mais néanmoins appréciable, au lieu d'être vus *à plat*, ils se présentent *en raccourci* et c'est là ce qui leur donne, sur le bord même de l'excavation, la teinte plus foncée que nous avons signalée, parce que le sang qu'ils contiennent est vu sous un plus grand volume.

Lorsque l'excavation existe déjà depuis quelque temps, et qu'elle a atteint une certaine profondeur, on voit toute sa surface se parsemer d'une foule de petits points grisâtres, arrondis, apparaissant d'abord au centre, puis gagnant progressivement les bords. Le disque acquiert par là un aspect *cribriforme*, semblable à celui de *la moëlle de jonc*. Cet aspect est dû à la disparition, à l'atrophie progressive de la substance nerveuse, atrophie produite par l'exagération de la tension intra-oculaire qui permet, alors, de voir librement la lame criblée ou fenêtrée de la sclérotique.

Outre ces changements de forme de l'extrémité du nerf optique, on observe fréquemment, à son pourtour, un cercle jaunâtre, plus ou moins régulier, présentant parfois de petits agrégats de pigment. Ces altérations sont dues à l'atrophie plus ou moins prononcée de ce qu'on a nommé l'*anneau choroïdien* (Schweigger).

D'autres fois encore, mais toujours lorsque la maladie est déjà ancienne, on observe, en outre, au côté interne de l'image renversée, un croissant plus ou moins blanchâtre, dû à une variété de sclérectasie. En même temps, on voit que plus la maladie avance, plus la teinte générale du disque du nerf optique devient d'un blanc nacré ou d'un blanc de porcelaine, réfléchissant fortement la lumière.

Enfin, d'autres modifications se produisent encore dans les vaisseaux qui, au niveau des bords du nerf et au niveau du cercle choroïdien, présentent un aplatissement marqué. En dernier lieu, dès que l'excavation commence à se produire, les pulsations spontanées de l'artère, qui jusqu'alors ne se produisaient qu'à des intervalles coïncidant avec les attaques ou poussées inflammatoires, deviennent continues, jusqu'au moment où la dureté du globe acquiert son plus haut degré; à partir de là, on cesse de les apercevoir, et ce manque de battements spontanés, coïncidant à ce moment avec la diminution et même l'abolition de la vision, il est permis de penser que ce n'est pas seulement la lésion du nerf optique qui motive l'altération de la vue, mais qu'en même temps, la gêne de la circulation doit entraver les fonctions de la rétine, en provoquant dans son tissu, une anémie qui peut aller jusqu'à un point voisin de l'ischémie.

Bien que l'affection marche d'une façon continue vers la perte complète de la vue, par l'altération progressive de la membrane nerveuse de l'œil, les douleurs ciliaires n'en continuent pas moins à se produire, toujours avec leur forme névralgique. De temps à autre, des accès se produisent et tourmentent les malades au delà de toute expression; il n'est pas rare de les voir alors venir réclamer notre secours contre ces douleurs seules, quand déjà la vue est totalement perdue depuis longtemps.

Lors de l'examen à l'œil nu, le caractère le plus important du glaucôme chronique est le développement progressif de la teinte verdâtre particulière de la pupille, qui se prononce de plus en plus et qui se termine par le développement d'une opacité du cristallin, d'une couleur particulière, qui a reçu le nom de *cataracte glaucômateuse* ou de *cataracte verte.*

Le glaucôme chronique peut se produire sous la forme *foudroyante*, essentiellement caractérisée par le développement d'une seule attaque de glaucôme aigu, ayant été précédée, pendant un temps plus ou moins long, par les prodromes habituels. Après une durée variable de ceux-ci, on voit tout à coup une attaque aigüe se développer avec une violence considérable; la vue, complétement abolie, ne permet même plus au malade de distinguer la lueur d'une forte lampe. Après une durée plus ou moins longue de cette attaque, les milieux redeviennent transparents, les douleurs cessent, mais la vue reste abolie.

Si l'on examine alors à l'aide de l'ophthalmoscope, on voit que le disque du nerf optique est le siége d'une excavation des plus prononcées, et qu'il présente la teinte nacrée que nous signalions tout à l'heure.

En même temps, les vaisseaux, à son niveau, sont fortement aplatis; les artères, parfois, présentent des battements; d'autres fois, au contraire, elles sont filiformes ou semblent exsangues. Enfin la vue est définitivement abolie et la maladie n'offre plus que de temps à autre des exacerbations plus ou moins violentes, comme dans le type chronique véritable, décrit plus haut.

γ. — GLAUCOME CHRONIQUE SIMPLE.

Synonymie : Amaurose avec excavation du nerf optique (de Græfe). Glaucoma sine ophthalmia, Glaucoma simplex (Donders).

Ce qui caractérise essentiellement cette forme de glaucôme, c'est l'absence de symptômes inflammatoires. Quoique les prodromes, dont nous avons parlé, à propos des deux formes précédentes, s'observent également dans celle-ci, ils font néanmoins souvent défaut, ou passent plus facilement inaperçus. Ils ne présentent pas, en général, les caractères saisissants qu'ils offrent dans les autres formes, surtout dans l'aiguë.

Les obnubilations passagères de la vue ne se font remarquer qu'alors que les malades subissent certaines influences, telles que le refroidissement des pieds, la congestion de la tête, un travail ou une application soutenue de la vue, après l'usage de boissons alcooliques, en un mot, lorsqu'ils sont soumis à des excitations quelconques, physiques ou morales.

De même, les chromopsies manquent souvent, ou ne se rencontrent que rarement et toujours dans les mêmes conditions.

La diminution de l'amplitude de l'accommodation est à peu près le seul signe prodromique constant, et encore apparaît-il avec si peu de rapidité, qu'il est parfois difficile de le distinguer d'une simple presbyopie sénile se développant régulièrement.

Toujours la maladie suit un cours essentiellement lent et progressif, ne présentant jamais que des exacerbations ou des poussées très-passagères, pour ainsi dire inappréciables, jusqu'à ce qu'elle soit arrivée à l'état confirmé.

Pendant toute la durée de l'affection, et cela même à la période la plus avancée, alors que la vision est déjà complétement et à jamais abolie, les milieux réfringents ne présentent pas de trouble appréciable. Tout au plus l'ophthalmoscope montre-t-il le fond de l'œil légèrement diffus et encore, à un très-faible degré. Cependant, nous devons faire remarquer que, lorsque le glaucôme simple persiste pendant longtemps, à l'état absolu, sur un œil, on voit parfois se développer une opacité du cristallin, qui ne rend pas ce dernier absolument impénétrable aux rayons lumineux, mais empêche, cependant, l'observation exacte du fond de l'œil. Dans ce cas, l'opacité présente tous les caractères de la cataracte glaucômateuse.

Les pulsations des artères s'observent ici constamment, mais non spontanément, toujours une légère pression du doigt est nécessaire pour les produire. Cette pression n'a cependant pas besoin d'être aussi forte que lorsqu'on veut provoquer ce phénomène sur l'œil sain. Mais un symptôme qui manque rarement et qui a une grande valeur, est *le rétrécissement progressif du champ visuel*. Ce rétrécissement marche, en général, d'un côté vers l'autre, mais peut, cependant, se produire parfois concentriquement, de telle sorte que le malade peut encore lire de très-fins caractères d'imprimerie et être, néanmoins, plus ou moins incapable de se conduire. D'autres fois, le rétrécissement du champ visuel n'est caractérisé que par la présence, à la périphérie, d'une zone dans laquelle la vue excentrique est seulement plus indistincte qu'à l'état normal.

Une fois la maladie déclarée, la chambre antérieure diminue de profondeur, par la propulsion de l'iris et du cristallin en avant. La consistance du globe augmente presque toujours, mais, souvent, il faut une grande habitude pour la reconnaître, à l'aide du toucher seul, et c'est alors que l'ophthalmotonomètre peut rendre grand service. Enfin, quelquefois, il est absolument impossible, lors de l'examen, de constater un changement quelconque dans la consistance du globe, à moins de se trouver en présence d'un cas semblable à celui cité par de Græfe et où, pendant l'obnubilation de la vue, qui survenait seulement lors d'une occupation particulière, l'exagération de la tension intra-oculaire était facile à constater.

Bientôt, la pupille devient plus large, ronde et immobile, sans que le tissu de l'iris et la couleur de celle-ci présentent des traces quelconques d'altération. La cornée reste lisse et brillante, mais sa sensibilité, comparée à celle de l'autre œil, est légèrement émoussée, en même temps que sa convexité semble diminuer quelque peu.

Enfin, après une certaine durée, on voit les veines sous-conjonctivales devenir tortueuses et gonflées, et présenter une sorte d'état variqueux.

Toutefois, ces derniers symptômes du côté de l'iris, de la cornée et des veines épisclériennes, ne se placent ici qu'au second plan, ou peuvent même manquer tout à fait, tandis que nous les avons vus constituer la partie, pour ainsi dire essentielle, du glaucôme inflammatoire. Et, en fait, cela s'explique facilement, si on ne perd pas de vue que la maladie ne se montre pas ici tout à coup, mais d'une manière lente et progressive, que l'exagération de la tension peut n'être que faible et même manquer tout à fait. Si, lorsque la maladie est confirmée, on examine l'œil à l'ophthalmoscope, on constate la présence d'une excavation typique du nerf optique, comme dans le glaucôme inflammatoire chronique; elle atteint les limites du disque, présente des bords taillés à pic, *les vaisseaux, veines et artères, sont fortement rejetés vers le côté externe du disque nerveux;* les artères atteignent une minceur souvent extrême.

Un autre phénomène presque constant, c'est le développement autour de l'entrée du nerf, d'une zone d'atrophie de la choroïde, plus ou moins large, présentant une teinte d'un jaune rougeâtre, bien plus foncé que dans le cas de sclérectasie ou d'atrophie de la choroïde en masse et ne présentant pas, vers ses limites, d'agrégats de pigment. Cette zone est régulièrement étendue concentriquement autour du nerf et ne présente pas d'exagération de largeur au côté externe, ainsi qu'il arrive presque toujours pour les sclérectasies.

En dernier lieu, il faut faire remarquer que jamais les malades atteints de cette forme de glaucôme, ne sont tourmentés par les douleurs que nous avons notées, comme l'un des points essentiellement caractéristiques du glaucôme inflammatoire aigu ou chronique. Les malades accusent bien quelques douleurs vagues, frontales ou temporales, ou les deux à la fois, mais *jamais* de ces douleurs à forme névralgique, dont nous avons parlé plus haut.

Toujours ici, la vue se perd insensiblement, et sans jamais présenter d'alternatives d'obscurcissement ou d'éclaircissement de quelque durée; lorsque ces alternatives ont lieu, à quelque époque de la maladie qu'elles se présentent, elles sont toujours extrêmement passagères. Il nous a semblé pouvoir constater que, dans un bon nombre de cas, ces variations de la vue, lorsqu'elles existent, coïncident d'une façon frappante avec l'état hygrométrique de l'atmosphère, les obscurcissements se produisant d'une façon presque constante, lorsque l'atmosphère est fortement chargée de vapeur d'eau. On voit par là que les malades seraient ainsi en possession d'un véritable baromètre.

Pathogénie. — Il est impossible, pour arriver à une compréhension nette de l'état actuel de nos connaissances, sur la nature de la maladie dont nous traitons ici, de ne pas entrer dans quelques détails historiques, afin de faire voir par quelle série de travaux successifs a passé cette question, si longtemps obscure et aujourd'hui encore controversée.

Aussi, bien que nous ayons cherché, presque partout, à éviter l'historique des différentes questions traitées jusqu'ici, nous croyons devoir indiquer, pour ce sujet, ce qu'il est indispensable que chacun sache, sous peine de ne pouvoir se diriger au milieu du fatras d'opinions journellement mises en avant.

Nous ne parlerons que de l'ophthalmologie moderne, c'est-à-dire des travaux remontant au plus au commencement de ce siècle, époque avec laquelle coïncide la véritable ère scientifique de l'ophthalmologie.

Loin de nous donc la pensée de vouloir traiter cette partie historique, depuis Hippocrate, qui en parle déjà, jusqu'à l'époque actuelle, ce qui aurait pour moindre inconvénient de nous entraîner à des développements que ne comporte pas le cadre restreint de ce livre.

Beer (1), considérait le glaucôme comme une conséquence du vice arthritique, et il n'est pas difficile de reconnaître, dans ce qu'il décrit sous le nom d'*ophthalmie arthritique*, ce que nous désignons aujourd'hui, sous celui de *glaucôme aigu*. De même, la description qu'il donne du glaucôme, en le rangeant aussi parmi les affections arthritiques, prouve toute la sagacité de son esprit observateur, mais ne nous apprend rien quant à la nature de l'affection.

C'est à Weller (1830) qu'appartient la première description magistrale de la maladie dont nous nous occupons. Il est le premier qui parle de la *vision de cercles irisés* autour des lumières; mais nous voyons cependant la pathogénie laisser beaucoup à désirer. Sous ce rapport, la première idée nette que nous rencontrions, se trouve dans le traité de Mackensie (1830) qui appelle particulièrement l'attention sur la *dureté du globe*, qu'il rapporte à un changement de consistance des milieux de l'œil et qu'il considère comme *dû à une accumulation de liquide dans l'intérieur du globe*.

Peu après (1837) parut le célèbre TRAITÉ DE L'OPHTHALMIE, DE LA CATARACTE ET DE L'AMAUROSE de mon père, dans lequel, l'auteur cherche à montrer que le glaucôme ne serait que le résultat d'une choroïdite, engendrée, elle-même, par l'*ophthalmie veineuse* ou arthritique. Cette opinion, que l'auteur soutint du reste encore énergiquement, dans un mémoire resté classique (1841), se fit de nombreux partisans, parmi lesquels Arlt et Schrœder van der Kolk (1839) et plus tard Lawrence (1844), qui considérèrent le glaucôme comme la conséquence d'altérations de la choroïde et de la rétine.

A partir de cette époque, il s'écoula de nombreuses années, sans que des travaux bien marquants fussent publiés sur le sujet qui nous occupe. En 1855, Stellwag von Carion, fait remarquer, qu'outre la choroïdite, il existe dans le glaucôme d'autres altérations, et que la vue peut présenter, pendant longtemps, des troubles plus ou moins accusés, avant qu'on reconnaisse la présence d'une choroïdite; il va même jusqu'à soutenir que, loin d'être

(1) *Lehre der Augenkrankheiten*, Wien, 1813.

toujours la *cause* du mal, la choroïdite n'en est souvent que la *conséquence.* C'est avec lui que se termine la période préophthalmoscopique, car, quelque temps avant déjà (1854), Éd. de Jæger donnait le premier dessin ophthalmoscopique d'une amaurose arthritique (glaucômateuse). Les changements survenus dans le nerf optique sont attribués, par cet auteur, à un état *bombé* du disque nerveux; mais on ne trouve dans ce travail aucune indication sur la pathogénie de la maladie.

C'est alors que parut le premier travail de de Græfe (1854) où il décrit également le changement de forme de l'extrémité du nerf optique, *son état convexe*, et indique, pour la première fois, un autre signe extrêmement important, les *pulsations spontanées de l'artère centrale;* il fait observer, à ce sujet, qu'il n'a remarqué ce phénomène dans aucune autre affection du fond de l'œil et qu'il le considère comme d'une extrême importance pour interpréter la nature de la maladie.

Peu après (1857) de Græfe publiait un autre mémoire, dans lequel il faisait observer que le disque optique n'était pas *bombé*, mais bien *excavé*, c'est-à-dire qu'au lieu d'être *convexe*, il devait être *concave*. Les deux phénomènes lui semblent propres à faire penser que la maladie reconnaît pour cause *une exagération de la tension intra-oculaire*, et, à l'appui de cette hypothèse, il cite des *améliorations passagères, produites par l'évacuation répétée de l'humeur aqueuse, au moyen de la paracentèse de la cornée.*

Bientôt après (1857) paraît son immortel mémoire adressé à l'Institut de France, *sur la curabilité du glaucôme par l'iridectomie*, mémoire dans lequel il cherche encore à démontrer que la véritable cause du mal est l'exagération de la tension intra-oculaire, qu'il n'hésite pas à rapporter à une *exsudation séreuse*, due à une altération inflammatoire du tractus uvéal, qui y provoquerait la *stase veineuse*.

Quelque temps après (1861) paraît la très-intéressante thèse de Haffmans, dans laquelle sont rapportées les idées de Donders, qui attribue, lui aussi, le développement du glaucôme à l'exagération de la tension intra-oculaire, produite par une *hypersécrétion séreuse*, que le professeur d'Utrecht rapporte, lui, à *une névrose des nerfs ciliaires sécréteurs.*

Naturellement, soutenue par de tels auteurs, la doctrine de l'exagération de la tension intra-oculaire devait avoir grand succès; aussi fut-elle presque universellement adoptée par tous les ophthalmologistes, avec cette restriction, cependant, que les uns se rangèrent à l'opinion de de Græfe, les autres à celle de Donders.

J'ai raconté, autre part (1), l'histoire d'un officier de l'armée russe sur lequel de Græfe, en 1867, se convainquit de la nature des cercles irisés que les glaucômateux voient autour de la flamme des lumières artificielles et sur lequel il fit une expérience qui prouvait clairement la présence, dans l'œil des glaucômateux, d'un produit analogue à la vapeur d'eau, qui disparaissait par suite de l'iridectomie. Je ne sais comment il se fit que de Græfe ne publia

(1) *La Séreuse intra-oculaire*, etc., Ann. d'ocul., t. LXVI, p. 19-66, 1871.

jamais cette si intéressante observation qui, cependant, donnait en partie confirmation à l'hypothèse émise par lui.

Le phénomène capital, celui qui, dans le glaucôme, domine toute la scène sur laquelle se déroulent les symptômes, est, nous l'avons dit à plusieurs reprises, l'*exagération de la tension intra-oculaire*. Cusco d'abord et après lui Coccius, avaient pensé que ce phénomène se produisait sous l'influence de certaines transformations de la sclérotique. Pour le premier de ces auteurs, il s'agirait d'un épaississement de la tunique fibreuse, consécutif à une inflammation chronique, qui amènerait la rétraction du tissu de cette membrane et une diminution de la capacité du globe. Pour le second, ce serait une dégénérescence graisseuse du tissu sclérotical, qui amènerait la rétraction de celui-ci, d'où *exagération* RELATIVE *des contenta*.

De là résulterait donc que l'exagération de tension pourrait aussi bien résulter de la *diminution de capacité* du globe que d'une *augmentation véritable de son contenu*. Nous reviendrons plus loin sur ces deux hypothèses et nous verrons s'il n'y a pas lieu de s'y arrêter, du moins en partie.

Donders, comme nous l'avons dit plus haut, avait émis l'opinion que l'exagération de la tension intra-oculaire, n'était pas la conséquence de phénomènes inflammatoires et que, toujours, elle était provoquée par une névrose du nerf trijumeau. Cette opinion, pour lui, était basée sur ce fait, qu'après la section du nerf de la cinquième paire dans le crâne (Cl. Bernard), on observe toujours une diminution de la tension du globe oculaire, du côté correspondant. Pour lui donc, le type par excellence du glaucôme serait le glaucôme non inflammatoire, le glaucôme chronique simple, ce qu'il nomme *Glaucoma simplex* (Haffmans). Les phénomènes inflammatoires des autres formes de glaucôme ne seraient pour lui que *le résultat* de l'exagération de tension et *non la cause* de celle-ci. Pour lui donc, il y aurait bien, comme pour de Græfe, une plus grande quantité de liquide dans l'œil, mais il ne s'agirait plus ici d'une exsudation séreuse, mais d'une hypersécrétion anormale de liquide intra-oculaire.

Le lieu où se produit cette hypersécrétion de liquide, nous le verrons tout à l'heure, est aujourd'hui bien connu. Aussi, la théorie pathogénique du glaucôme, par hypersécrétion intra-oculaire, est-elle à peu près universellement admise. Mais si on est à peu près d'accord sur le lieu où se produit cette hypersécrétion de liquide, il n'en est malheureusement pas de même de la question de savoir sous quelle influence celle-ci, et, partant l'exagération de la tension intra-oculaire, se produisent.

Nous devons avouer que dans l'état actuel de nos connaissances et malgré un grand nombre de recherches et d'expériences entreprises dans ce sens, avec un zèle louable, cette question présente encore quelque obscurité.

Wegner d'abord et après lui Adamük ont cherché, par des expériences sur les animaux, à démontrer que l'hypersécrétion de liquide se produirait sous l'influence d'une irritation du grand sympathique, qui, se transmettant aux nerfs vaso-moteurs des vaisseaux intra-oculaires, pourrait amener une exsudation plus ou moins abondante, quoique en général lente, de liquide séreux. A cette action s'ajouterait, pour Wegner, une action réflexe du grand sympathique sur le trijumeau.

Mais de Hippel et Grünhagen, par des expériences analogues, et pendant lesquelles ils avaient placé un manomètre dans la chambre antérieure de l'animal en expérience, ont cherché à démontrer que le plus important facteur de l'hypersécrétion de liquide intra-oculaire, était le trijumeau, sans nier toutefois l'influence du grand sympathique. Ils arrivent à cette conclusion que, si, en effet, le grand sympathique était, lui, le facteur principal de la sécrétion exagérée, celle-ci ne motiverait jamais qu'une exagération *très-lente* de la tension intra-oculaire, de sorte que cette théorie ne pourrait expliquer que les cas de glaucôme simple. Elle serait insuffisante pour expliquer le glaucôme aigu; l'irritation du trijumean serait seule capable d'expliquer ce dernier.

Les faits, aujourd'hui fort nombreux et bien observés, de glaucôme consécutif, plaident fortement en faveur de la théorie de de Hippel et Grünhagen, car ici l'irritation des nerfs ciliaires, comme phénomène initial, est incontestable et c'est elle qui, en se transmettant de proche en proche, donne lieu à l'hypersécrétion.

On le voit donc, quoique très-vraisemblable, la théorie de l'hypersécrétion est loin d'être démontrée d'une façon absolue; mais malgré tout, comme c'est elle qui explique de la façon la plus satisfaisante, les phénomènes capitaux du glaucôme, c'est elle aussi qui est le plus généralement adoptée aujourd'hui, d'autant plus que, presque en même temps que de Hippel et Grünhagen, publiaient leurs intéressants mémoires, parut le remarquable travail de Schwalbe, dont nous avons parlé en traitant de l'anatomie de la choroïde.

Dès lors qu'il est démontré qu'il existe dans l'œil une *véritable membrane séreuse*, les hypothèses, pour expliquer l'origine de l'hypersécrétion intra-oculaire, ne sont plus aussi indispensables et il suffirait presque de rappeler sous quelles influences se produisent des phénomènes analogues dans les autres cavités séreuses (plèvre, péritoine, arachnoïde).

En effet, de même que l'hypersécrétion séreuse dans la cavité pleurale, en augmentant la pression intra-thoracique, empêche le libre fonctionnement du poumon et entraîne la dyspnée; de même que l'épanchement séreux dans l'espace sous-arachnoïdien (apoplexie séreuse) augmente la pression intra-crânienne et, en provoquant la compression de l'encéphale, entraîne des phénomènes de paralysie plus ou moins accusés; de même, l'hypersécrétion séreuse dans l'espace sus-choroïdien, en provoquant la compression des membranes internes, doit entraîner, à sa suite, les phénomènes d'amblyopie plus ou moins prononcés.

C'est donc au professeur d'Iéna que revient l'honneur de nous avoir montré le lieu d'origine de l'hypersécrétion de liquide qui se produit dans le glaucôme.

Voyons maintenant, comment pourront s'expliquer, par cette hypersécrétion séreuse, les phénomènes qui caractérisent les différentes périodes et les différentes formes de glaucôme.

1° Le premier, et l'un des plus importants symptômes, la présence des cercles irisés autour des lumières, nous semble péremptoirement démontré, par l'observation de de Græfe que nous avons rappelée tout à l'heure. Il est clair que c'est à l'hypersécrétion séreuse qu'il faut le rapporter, c'est-à-dire à la présence, dans l'œil des glaucomateux, d'un produit analogue à la vapeur d'eau et exerçant une influence semblable à celle de la présence de cette vapeur sur une vitre, ainsi que nous le disions en traitant des prodromes.

2° La presbyopie subite et rapidement croissante, prodrome important, je l'ai dit, s'explique facilement : la choroïde, refoulée de toutes parts, par le liquide, repousse la rétine vers le centre du globe, et rapproche son pôle postérieur du cristallin. Le foyer de celui-ci ne tombe plus dès lors sur la membrane de Jacob. N'oublions pas, en outre que c'est généralement la nuit, alors que *l'accommodation est au repos*, que débutent les symptômes et que c'est ordinairement à leur réveil que les malades s'aperçoivent des changements survenus dans leur vue.

Si donc, la choroïde se trouve comprimée ou plutôt refoulée à ce moment, rien d'étonnant dès lors, que l'accommodation se trouve immobilisée ; de plus, souvenons-nous qu'on a signalé la présence, dans le tissu même de la choroïde, de fibres musculaires, dont la contractilité est certainement entravée par la compression. Il en est de même des fibres du muscle de Brücke. Enfin l'innervation de ce muscle, elle-même, doit être singulièrement gênée par la compression directe des nerfs ciliaires, soit qu'elle provienne du liquide, soit, au contraire, que, par suite de l'exagération de la tension intra-oculaire, ils s'étranglent dans la sclérotique, au moment où ils traversent celle-ci.

On le voit donc, ici encore, l'explication est parfaitement satisfaisante, les preuves sont presque surabondantes et il ne peut se produire autre chose que l'allongement de la vue.

3° La diminution de l'étendue périphérique du champ visuel est expliquée facilement par la compression de la rétine, dont les parties périphériques, les plus délicates, les plus minces et les moins pourvues d'éléments percepteurs, doivent en ressentir les premiers effets.

4° Les battements spontanés de l'artère centrale ont été expliqués par de Græfe d'une façon remarquable et qui devient encore plus magistrale depuis la vérification de la théorie de l'hypersécrétion. On peut facilement se convaincre que c'est l'exagération de la tension intra-oculaire qui les provoque en comprimant, pendant l'examen à l'ophthalmoscope, un œil sain avec la pulpe du doigt (Donders). Dans l'un comme dans l'autre cas, les battements de l'artère résultent de la résistance qu'éprouve l'ondée sanguine pour pénétrer dans l'œil.

5° Enfin les troubles passagers de la vue, les obnubilations, s'expliquent suffisamment par des poussées, ou mieux par des intermittences, dans l'hypersécrétion du liquide.

Passons maintenant à l'examen du glaucôme confirmé. Le glaucôme aigu à accès ne serait, pour moi, autre chose que l'épanchement périodique, suivi de transsudation complète, plus ou moins rapide, d'une quantité variable de liquide séreux qui, provoquant d'abord le tiraillement des nerfs ciliaires, déterminerait les douleurs névralgiques dans toute la cinquième paire, et principalement dans la branche ophthalmique. A ce tiraillement succéderait bientôt la compression des nerfs ciliaires, ayant pour conséquence l'anesthésie de la cornée et la parésie de l'iris. Avec le maximum d'épanchement, coïncide l'abolition de la vue, dont le rétablissement, au contraire, est dû à la transsudation.

Le glaucôme chronique inflammatoire reconnaîtrait pour cause l'épanchement subit d'une quantité plus ou moins considérable de liquide, non suivi de transsudation complète. Bien au contraire, ce seraient des poussées successives, qui entraîneraient de suite la compression, plus ou moins énergique, pendant un temps variable et à des intervalles plus ou moins rapprochés, des membranes internes, particulièrement de la rétine, et se termineraient par la destruction finale des éléments conducteurs de cette membrane, ainsi que par l'excavation du disque par refoulement du nerf optique tout entier.

Le glaucôme chronique simple reconnaîtrait pour cause une hypersécrétion incomplétement en rapport avec la transsudation, ce qui expliquerait parfaitement l'absence ou la faiblesse des douleurs, des obscurcissements passagers de la vue et le manque de trouble des milieux réfringents, trouble qui, au contraire, s'expliquerait très-facilement dans le cas de glaucôme aigu et de glaucôme chronique inflammatoire.

Quant au glaucôme foudroyant, on devrait le rapporter à l'épanchement subit, immédiat, du maximum possible de liquide, qui déterminerait, dès l'abord, la compression tellement énergique des éléments rétiniens, que ceux-ci seraient aussitôt altérés à tel point, que l'épanchement disparaissant, même à la longue, comme il arrive d'ordinaire, la vue n'en resterait pas moins abolie pour toujours.

Nous aurions aussi par là, la clef d'un phénomène imparfaitement expliqué jusqu'à ce jour : la fréquence du glaucôme consécutif dans une foule d'affections oculaires, pour lesquels cette complication n'a été expliquée, jusqu'ici, qu'à l'aide de théories plus ou moins contestables.

Nous avons parlé plus haut des opinions de Cusco et de Coccius qui mettent l'exagération de tension sur le compte de transformations séniles de la sclérotique qui en amèneraient la rétraction. Il convient de rapprocher de l'opinion de ces deux auteurs, les observations de Donders, dont nous avons parlé à propos de l'anatomie de la sclérotique (p. 168) et d'après lesquelles cet observateur aurait constaté, d'une façon presque constante, la présence de productions calcaires dans la portion postérieure de la sclérotique des vieillards.

Il résulte, en outre, d'un remarquable et très-intéressant travail de Th. Leber, couronné par la société ophthalmologique de Heidelberg, que l'humeur aqueuse, qui représente le type le plus parfait des liquides intra-oculaires, ne s'élimine en aucune façon, comme on le croyait jusqu'alors, par transsudation à travers la cornée, mais qu'elle s'écoule par les veines ciliaires antérieures et, par conséquent, par l'espace de Fontana et en outre aussi, par les veines vortiqueuses. En outre, on sait depuis Schwalbe, qu'entre la capsule de Tenon et le globe oculaire, existe un espace lymphatique qui est en connexion avec l'intérieur de l'œil, au moyen des gaînes lymphatiques qui accompagnent tous les vaisseaux qui, de la cavité oculaire, se rendent à l'extérieur. Il serait donc permis de se demander si, par suite des transformations diverses de la sclérotique, dont il a été question plus haut, il ne se ferait pas un obstacle à la transsudation du liquide intra-oculaire, à travers ces gaînes lymphatiques, de sorte que de là résulterait une exagération *relative* de la quantité de liquide contenu dans le globe. A l'appui de cette opinion, on doit faire remarquer, de suite, que le glaucôme est beaucoup plus fréquent chez les personnes âgées que chez les jeunes sujets.

Depuis que cet article, écrit et composé depuis plus de deux ans, est revenu sous mes yeux, Ad. Weber (de Darmstadt), dans un récent et remarquable travail, a montré que la cause du glaucône résidait dans une hypérémie passive, dégénérant bientôt en une véritable *stase veineuse*, qui entraîne à sa suite le gonflement, l'augmentation de volume, en un mot l'*œdème des procès ciliaires;* celui-ci à son tour amènerait la compression du grand cercle artériel de l'iris. Par suite les procés ciliaires, notablement augmentés de volume, repoussent le cristallin et l'iris en avant et la base de celle-ci, également gonflée par la compression de son grand cercle, vient obturer l'espace de Fontana, par lequel, nous le disions tout à l'heure, on le sait aujourd'hui d'une façon pour ainsi dire certaine, grâce à l'œuvre de Th. Leber, se fait la plus grande filtration des liquides intra-oculaires. C'est donc, suivant Ad. Weber, à un *défaut de filtration* et non à une *hypersécrétion* dans le sens strict du mot, que serait dû le glaucôme. Il s'agirait, en un mot, non d'une *exagération effective* des contenta du globe, mais d'une *exagération relative* de ceux-ci.

Et remarquons, du reste, qu'en somme, qu'il s'agisse d'une sécrétion exagérée de liquide ou d'un manque de filtration de la sécrétion normale, peu importe, *le résultat sera toujours le même :* PRÉSENCE DANS L'ŒIL D'UNE QUANTITÉ TROP CONSIDÉRABLE DE LIQUIDE.

Ajoutons encore qu'à ce défaut de filtration, viendra s'ajouter un autre facteur important, la *résistance* plus ou moins grande de la *sclérotique*, suivant l'âge du sujet.

La meilleure preuve que la résistance de l'enveloppe externe de l'œil, a une haute importance dans le développement du glaucôme, c'est que chez les jeunes sujets et surtout sur les enfants, on rencontre sous certaines influences l'ectasie plus ou moins prononcée de la sclérotique, pouvant aller jusqu'à l'hydrophthalmie ou au bouphthalmos, tandis que, les mêmes influences provoquent le glaucôme chez les personnes âgées; d'où encore, la rareté si grande du glaucôme avant l'âge de quarante ans.

Si donc nous devons, à notre tour, exprimer une opinion sur la nature du glaucôme, nous dirons que, pour nous, toutes les théories sont justes, mais pas plus l'une que l'autre, ni l'une à l'exclusion de l'autre; chacune constitue, en quelque sorte, l'un des anneaux d'une chaîne qui se tiennent étroitement.

Et au fond, c'est encore la théorie de de Græfe, celle de la *stase veineuse*, qui semble être le phénomène dominant, de sorte qu'on peut établir l'enchaînement des phénomènes de la façon suivante :

1° Stase veineuse, gonflement, œdème des procès ciliaires;

2° Propulsion du cristallin en avant;

3° Compression du grand cercle artériel et de la base de l'iris, gonflement de celle-ci et obturation de l'espace de Fontana;

4° Entrave plus ou moins complète, apportée à la filtration des liquides intra-oculaires;

5° Rétention d'une quantité trop considérable de liquide à l'intérieur du globe oculaire, d'où exagération de la tension intra-oculaire;

6° Si la sclérotique est souple et extensible, *ectasie scléroticale*, pouvant aller jusqu'au bouphthalmos. Si, au contraire, elle est plus ou moins rigide et inextensible, GLAUCÔME.

De tout ceci il ressort donc finalement, et tout le monde est d'accord sur ce point, que *les phénomènes du glaucôme sont dus à la présence, dans la cavité du globe oculaire, d'une quantité de liquide trop considérable*. Mais, que la présence de ce liquide surabondant soit le résultat d'une hypersécrétion ou d'un manque de filtration, ou qu'elle soit due aux deux à la fois, je le répète encore, cela importe peu, au point de vue pratique. La conséquence, l'exagération de la tension intra-oculaire, produira toujours, sur les éléments essentiels de l'œil, le nerf optique et la rétine, les mêmes lésions fatales et ce sont ces lésions, ainsi que celles qui, sous la même influence, atteignent les autres parties du globe oculaire, qui doivent maintenant arrêter pendant quelques instants notre attention.

Anatomie pathologique. — Nous avons vu que ce sont de Græfe, d'abord, et après lui Ad. Weber et Fœrster, qui ont démontré objectivement, au moyen de l'ophthalmoscope, que l'aspect particulier du disque du nerf optique, que l'on observe constamment dans le glaucôme chronique, devait être l'expression d'un *enfoncement* de cette tranche nerveuse.

Mais, c'est H. Müller qui le premier (1856) démontra *anatomiquement* que, comme le faisait *supposer* l'image ophthalmoscopique, il s'agissait bien d'un enfoncement du nerf optique.

C'est cette lésion, que depuis lors, on désigne d'ordinaire sous le nom d'*excavation glaucômateuse* du nerf optique.

Les caractères de cette excavation glaucômateuse, ou comme l'on dit encore, de cette *excavation par refoulement*, sont les suivants :

Si l'on pratique à travers l'entrée du nerf optique, une coupe dans le sens de l'axe de celui-ci, on voit que, dans ce point, il s'est produit une sorte de petite cavité, résultant du refoulement, en arrière, de la lame fenêtrée de la sclérotique. (Voy. fig. 71, p. 510.)

Il en résulte que le niveau de la lame criblée et celui de la sclérotique, ne coïncident plus. Dans quelques cas, ce refoulement peut atteindre jusqu'à 1mm et plus de profondeur, de sorte que le niveau antérieur de la lame fenêtrée peut se trouver sur un plan plus reculé que celui de la face externe de la sclérotique. Le disque du nerf, intimement adhérent à cette portion de la membrane fibreuse, accompagne celle-ci et il en résulte une fossette plus ou moins profonde, dont les parois sont formées par la sclérotique et le fond par la lame criblée. Dans toute son étendue cette fossette est tapissée par la rétine et le disque du nerf optique, plus ou moins altérés. Arrivées au bord de l'excavation les fibres nerveuses se recourbent brusquement; les vaisseaux, contenus dans l'épaisseur de la membrane nerveuse, l'accompagnent partout, mais ils se trouvent tous rejetés vers le côté interne ou nasal du disque.

Par suite de l'étranglement que subit le nerf optique à l'état normal, à son passage à travers les anneaux scléroticál et choroïdien, l'ouverture de l'excavation est plus étroite que son fond. De là résulte que celle-ci présente la forme d'*une petite marmite* (H. Schmidt), dont la partie la plus étroite, étranglée, est située dans le plan et au niveau de la choroïde. Les bords de l'excavation, situés dans le plan de la rétine, surplombent donc plus ou moins les parois et le fond. Ceci nous explique la teinte grisâtre que nous avons dit régner au pourtour de l'image ophthalmoscopique du disque et être due à une *ombre portée* par les bords sur le fond.

La forme de l'excavation n'est pas toujours la même. Celle-ci peut, en effet, se modifier suivant les variations individuelles dépendant de ce qu'il aura existé ou non, avant le développement de l'excavation par refoulement, une *excavation physiologique*. Nous reviendrons plus loin, dans un article spécial, lorsque nous nous occuperons des affections du nerf optique, sur ces modifications de forme qui seront, là, bien mieux à leur place.

Dans le point où les vaisseaux abandonnent les parois de l'excavation pour s'étaler dans le niveau de la rétine, cette dernière ne présente souvent plus, lorsqu'il s'agit de cas très-anciens, que l'épaisseur strictement nécessitée par le volume des vaisseaux, qui reposent alors directement et immédiatement sur la choroïde.

La profondeur de l'excavation peut varier entre $0^{mm},5$ et $1^{mm},5$ et au delà. Quant au diamètre de l'excavation, on comprend sans peine qu'il peut varier à l'infini, en raison directe du diamètre du disque du nerf optique, qui, lui-même, pésente de nombreuses variations individuelles.

L'excavation est tout entière tapissée par une couche de fibres nerveuses plus ou moins épaisse qui, au début, sont encore parfaitement normales, mais qui s'atrophient de plus en plus, au fur et à mesure que la lésion devient plus ancienne. La profondeur de l'excavation se trouve donc encore exagérée par là, car au refoulement de la lame fenêtrée, se surajoute l'amincissement de la rétine, dont les éléments nerveux disparaissent et dont le tissu conjonctif, très-aminci lui-même, subsiste seul.

Quant à la cavité de l'excavation, elle est remplie par le corps vitré qui y est attiré par la membrane limitante.

L'atrophie des fibres nerveuses ne se borne pas seulement à celles qui se trouvent dans le domaine de l'excavation; on peut même la suivre, jusqu'à une certaine distance, dans le tronc du nerf optique lui-même (H. Müller).

Du côte de la rétine, s'observent des modifications variables, suivant le degré auquel est arrivée la maladie et suivant la forme de glaucôme, en présence de laquelle on se trouve. En général, lorsque l'affection est ancienne, la couche des fibres nerveuses est atrophiée, ainsi que celle des cônes et des bâtonnets (H. Müller). Il en est de même de la couche des cellules ganglionnaires (Schweigger) et nous avons pu nous-même constater plusieurs fois ces lésions.

Quelque fois, lorsque la maladie est fort ancienne, on constate des décollements partiels de la rétine (Arlt, Schweigger).

En général, la choroïde ne présente, dans son ensemble, que peu de lésions (Sichel père, H. Pagenstecher). Mais, quelque fois, on y rencontre des épanchements sanguins et des lésions athéromateuses des artérioles de la couche vasculaire propre. La seule transformation vraiment digne d'appeler l'attention et que l'on observe presque constamment, est une atrophie, parfois fort développée, qui atteint l'anneau choroïdien au pourtour de l'excavation. La choroïde présente, dans ce point, un anneau d'un blanc jaunâtre, qu'on reconnaît déjà facilement à l'aide de l'ophthalmoscope. Dans ce cas la membrane vasculaire est transformée en une très-mince pellicule, absolument transparente, qui se sépare du reste de la choroïde, tout à fait normale, par des limites nettes et tranchées (Schweigger).

Les procès ciliaires, gonflés et turgescents, sont accolés au cristallin, qu'ils ne touchent jamais à l'état normal, le poussent en avant, de sorte que celui-ci et eux-mêmes, remplissent tout l'espace retro-iridien. De là, refoulement de l'iris, non-seulement en avant, mais encore vers l'espace de Fontana et partant, diminution de la capacité de la chambre antérieure. Mais, lorsque le glaucôme est arrivé à ses dernières périodes, les procès ciliaires, au lieu de rester augmentés de volume, s'aplatissent et s'atrophient, au point de sembler agglutinés avec la base de l'iris (Ad. Weber).

Au début, l'iris est peu altérée et plutôt épaissie. Mais, à une période plus avancée, elle présente un certain degré d'atrophie, particulièrement dans ces couches externes. En même temps elle est fortement poussée en avant, surtout à sa périphérie et, dans ce point, elle se trouve plus ou moins accolée à la cornée. Par suite, la pupille est fortement dilatée, de sorte que, vue de face et *in situ*, l'iris se trouve réduite à un limbe d'une extrême étroitesse (Ad. Weber).

Nous avons déjà parlé plus haut, à propos de la pathogénie du glaucôme, des transformations qu'on observe fréquemment dans la sclérotique (Cusco, Coccius). Mais on ne saurait affirmer que ces transformations doivent être inscrites à l'actif du glaucôme, d'autant plus que Donders, nous l'avons déjà dit aussi, a signalé la présence très-fréquente dans la sclérotique des vieillards, de transformations calcaires chez les individus n'ayant présenté aucun symptôme de glaucôme. Enfin, Magni (de Bologne) dit avoir constaté toujours, dans le cas de glaucôme, une plus grande rigidité de la tunique fibreuse.

Arrivé à ses dernières périodes le glaucôme provoque souvent, même chez les personnes âgées, l'amincissement et l'ectasie de la sclérotique et ces lésions sont faciles à reconnaître, à la présence de bosselures d'un gris bleuâtre, ardoisé, qui se produisent dans les points les moins résistants de son tissu. (Voy. p. 189-190.)

En traitant du glaucôme chronique, nous avons déjà signalé l'opacification qui atteint le cristallin, et il nous suffira de rappeler ici que la cataracte glaucômateuse est une des lésions que l'on observe le plus constamment, lorsque le glaucôme arrive à ses dernières périodes.

Enfin, il est rare que la cornée reste complétement indemne de toute lésion. Nous savons déjà que presque constamment elle présente une insensibilité plus ou moins accusée. Cette insensibilité n'est que le premier degré de troubles plus profonds, qui atteignent son tissu dans ses différents éléments. C'est d'abord son épithélium qui commence par devenir opaque, s'exfolie et bientôt s'élimine. Peu à peu, surviennent des altérations analogues dans le parenchyme cornéen lui-même. Celui-ci s'exfolie à son tour en partie et présente des lésions qui ont une grande analogie avec celles de la kératite névroparalytique.

Enfin, nous devons signaler une forme particulière d'altération de la cornée, décrite pour la première fois par de Græfe dans son admirable mémoire sur le glaucôme consécutif, sous le nom d'*opacités rubanées* de la cornée. Non-seulement ces opacités s'observent dans de nombreux cas de glaucôme chronique ancien, mais elles constituent souvent le phénomène initial d'une forme de glaucôme particulièrement grave.

Marche, durée, terminaison. — Le glaucôme, quel que soit le type sous lequel il se présente, est essentiellement insidieux et très-grave ; abandonné à lui-même, il se termine toujours par la cécité absolue et irrémédiable. Dans la forme aiguë, la succession des attaques entraîne après chacune d'elles la perte d'une partie plus ou moins considérable de la faculté visuelle et provoque, comme nous l'avons dit, le développement de lésions vitales et organiques, contre lesquelles l'art est impuissant, et dont il ne peut qu'entraver le développement ultérieur; on n'a pas d'exemple d'arrêt spontané de la maladie. D'autre part, la première attaque peut parfois être foudroyante, et laisser après elle une cécité absolue et incurable.

Quoi qu'il en soit, depuis l'apparition des premiers prodromes, jusqu'à la période ultime, il peut s'écouler un temps très-variable, depuis quelques semaines, jusqu'à plusieurs années. Toujours la première attaque survient brusquement au milieu du calme, en apparence, le plus parfait; et souvent le malade, après s'être couché en parfaite santé, est atterré à son réveil, en voyant un de ses yeux perdus.

Dans le glaucôme chronique, la maladie marche continuellement vers la terminaison fatale, d'une façon lente et sourde, en ne présentant que de faibles exacerbations passagères, qui manquent même parfois entièrement. Ici la terminaison fatale est bien plus à redouter, surtout à cause de l'absence de phénomènes inflammatoires, propres à éveiller l'attention des malades et à les engager à venir réclamer, en temps opportun, les secours de l'art. Même dans les cas les plus heureux, il est rare que, malgré une intervention immédiate, la vue soit restituée *ad integrum*, puisque toujours il subsiste des troubles indélébiles qui, suivant le temps qui se sera écoulé entre le début de la période d'invasion et le moment de l'intervention de l'art, seront plus ou moins accusés et altéreront à un degré variable l'acuïté et la délicatesse de la vision.

Étiologie. — Les causes du glaucôme sont assez peu connues; pourtant plusieurs faits dignes de remarque s'observent presque constamment, de telle sorte qu'on ne saurait leur dénier une certaine influence sur le développement de la maladie. Ainsi les jeunes sujets y paraissent infiniment moins prédisposés que les sujets plus âgés. Très-rare avant la trentième année, il est surtout fréquent après l'âge de quarante ans, et les plus nombreux cas s'observent entre l'âge de cinquante et de soixante ans; au-dessus de soixante-dix ans il devient relativement plus rare.

On a cru remarquer que, si le glaucôme était plus fréquent chez les personnes âgées, que chez les jeunes, la choroïdite séreuse était, au contraire, plus fréquente chez les jeunes sujets. Ceci tient, sans doute, à la plus grande élasticité de la sclérotique chez les jeunes gens et à sa plus grande rigidité chez les vieillards. Cette supposition nous paraît parfaitement légitime, car nous savons que bon nombre de tissus de l'organisme (cristallin, cartilages, os) sont dans le même cas; il est donc parfaitement admissible que la sclérotique, appartenant à l'ordre des tissus fibreux, puisse présenter le changement de texture dont nous parlons, fait signalé, nous le savons du reste, par Donders. Le glaucôme coïncide au surplus fréquemment avec l'ossification des cartilages, l'artério-sclérose ou le développement de tophi dans la goutte.

Les personnes du sexe féminin y paraissent également plus prédisposées que les hommes (Bénédict, de Græfe, Laqueur).

Enfin, de tout temps, on a remarqué qu'il existait, entre le glaucôme et certains troubles généraux, une coïncidence frappante; tels sont la goutte, le rhumatisme chronique, la constipation opiniâtre dans les deux sexes, l'irrégularité ou la suppression du flux menstruel (ménopause) chez les femmes, ou la suppression d'hémorrhoïdes fluentes chez les hommes.

Enfin, certains auteurs ont cru remarquer que le glaucôme était plus fréquent chez certaines races (israélites), ainsi que chez les sujets fortement pigmentés (Arlt). Nous croyons devoir faire remarquer, à ce dernier propos, qu'il résulterait de là que les nègres et les mulâtres, devraient être bien plus souvent atteints de glaucôme que les individus de race blanche, ce qui est loin d'être démontré.

A part les quelques données, assez bien connues, que nous venons d'indiquer, les causes du glaucôme sont encore fort obscures, et il est à craindre qu'il n'en soit encore longtemps ainsi.

Pronostic. — Le pronostic du glaucôme est toujours fort grave et diffère surtout suivant l'époque et la période auxquelles la maladie est arrivée. Plus la maladie est ancienne et plus le pronostic est fâcheux. De même, il est d'autant moins favorable, que la maladie, a, dès le principe, revêtu un caractère plus chronique. On voit donc, par ce qui précède, que les cas de glaucôme dont la guérison présente le plus de chances, sont les cas de glaucôme aigu, dans lesquels il n'y a encore eu qu'une ou, au plus, deux attaques, tandis que, au contraire, les cas de glaucôme chronique simple sont les plus rebelles.

D'autre part, l'examen très-soigneux du champ visuel fournit de très-précieux renseignements, quant au rétablissement probable de la vision, celle-ci ayant d'autant plus de chances de restitution, que les limites du champ visuel sont plus reculées.

Toutefois, nous devons faire remarquer que, bien que le pronostic du glaucôme ait singulièrement perdu de sa gravité, depuis l'immortelle découverte de de Græfe, bon nombre d'yeux se perdent encore journellement à la suite de cette maladie. D'une part, des erreurs de diagnostic fréquentes, laissent souvent persister la maladie au-delà du terme où l'opération eût encore pu être d'un certain secours; d'autre part, la pusillanimité de certains malades, qui vont jusqu'à préférer la cécité à une opération, font que souvent ils ne bénéficient volontairement pas des secours et de l'amélioration dont leur état serait susceptible.

En troisième lieu, l'iridectomie est une opération qui réclame une certaine habileté de la part du chirurgien, et un certain nombre de malades ont vu leur mal aggravé du fait de l'opérateur (cataracte traumatique).

Diagnostic. — Le diagnostic du glaucôme présente, comme nous l'avons dit, de nombreuses difficultés, à moins qu'on n'ait affaire à un cas de glaucôme type et dont tous les symptômes sont, ou ont été, nettement accusés. Certaines iritis ou irido-choroïdites présentent, en effet, pendant leur période aiguë, une très-grande analogie avec l'attaque de glaucôme aigu, ou avec le glaucôme inflammatoire chronique. Mais l'absence de prodromes et l'état de la pupille, qui, au lieu d'être dilatée, comme dans le glaucôme, est, au contraire, presque toujours resserrée dans ces deux affections, sont deux points importants. De plus, dans ces deux derniers cas, des synéchies postérieures en nombre variable, qui ne se rencontrent que très-rarement dans le glaucôme et seulement lorsque la maladie est compliquée ou consécutive, et qui ne manquent pour ainsi dire jamais, dans les deux affections que nous venons de mentionner, suffiraient presque à différencier les deux maladies, si un dernier signe ne contribuait pas encore à assurer le diagnostic; nous voulons parler de la tension intra-oculaire. Celle-ci n'est, en général, que peu ou point augmentée dans l'iritis, excepté dans la forme séreuse, et on remarque, en effet, qu'alors même que tous les autres symptômes de l'iritis acquièrent un très-grand développement, la consistance du globe oculaire n'est guère exagérée. Dans le glaucôme, au contraire, nous savons que la dureté du globe est souvent considérable et qu'elle peut même égaler celle d'une sphère de marbre ou d'ivoire.

En second lieu, l'irido-choroïdite séreuse a été, nombre de fois, confondue avec le glaucôme; mais nous nous contenterons de faire remarquer, de nouveau, que dans le glaucôme le trouble de l'humeur aqueuse et du corps vitré, la consistance du globe et les antécédents de la maladie, suffisent, en général, à empêcher les erreurs.

Nous n'insisterons pas davantage sur ce sujet, la description que nous avons donnée de l'irido-choroïdite nous paraissant suffisante. Enfin, le glaucôme chronique a souvent été confondu avec certaines formes de migraine et de névralgie de la cinquième paire, mais l'absence de troubles sérieux de la vue dans ces dernières, et la présence de l'excavation du nerf optique dans le premier suffisent complétement à les distinguer.

Traitement. — Le traitement du glaucôme doit être divisé en *palliatif* et *curatif.* Le traitement palliatif est presque complétement abandonné aujourd'hui, depuis que de Græfe nous a appris, comme nous l'avons dit dans l'historique, que cette affection, considérée jusque-là comme incurable, était cependant susceptible de guérison, au moyen de l'opération de l'iridectomie. Mais cellé-ci, on le sait, réclame une certaine dextérité opératoire, de sorte qu'il n'est pas toujours possible au malade de bénéficier, sur l'heure, des bienfaits de l'intervention chirurgicale. Il convient donc de chercher à permettre au malade d'attendre le moment où il pourra se soumettre à l'opération.

Pour cela, un traitement antiphlogistique, dérivatif et calmant pourra rendre quelques services. En premier lieu, les émissions sanguines au siége, à la partie supérieure et interne des cuisses ou à la tempe, peuvent être de quelque utilité, surtout si on remarque une certaine coïncidence du glaucôme avec des troubles de la menstruation ou avec la suppression d'hémorrhoïdes fluentes, ainsi que nous l'avons indiqué au paragraphe *Étiologie.*

Parmi les dérivatifs, l'aloës et les drastiques tiennent incontestablement la première place; ils doivent être administrés aussitôt après l'application des sangsues et à dose suffisante, pour provoquer une irritation intestinale un peu durable. Il sera utile de faire tous ses efforts pour ramener les règles ou l'écoulement hémorrhoïdaire.

Un autre point important est, pendant l'attaque de glaucôme aigu ou pendant le cours du glaucôme chronique, de chercher à calmer les violentes douleurs ciliaires dont sont alors tourmentés les malades.

On n'a pas oublié toute la valeur que nous n'avons cessé d'attribuer, dans tout le cours de ce livre, aux instillations d'atropine pour calmer les douleurs ciliaires; d'autre part on sait que l'atropine a une certaine action hypotonisante sur le globe oculaire. On pourrait donc être tenté d'y avoir recours ici. Il faut bien se garder de suivre cette pratique, car il est bien avéré aujourd'hui que, dans la période prodromale du glaucôme aigu, ou dans le glaucôme chronique inflammatoire, les instillations d'atropine hâtent ou provoquent même le développement de l'attaque aiguë. Nous avons eu plusieurs fois occasion de vérifier ce fait, signalé d'abord par de Græfe, aussi donnons-nous le conseil, lorsqu'on sera en présence d'un cas d'un diagnostic différentiel difficile, de risquer plutôt, en négligeant les instillations d'atropine, d'assister au développement de synéchies postérieures, que d'être cause, en voulant s'y opposer, du développement d'une attaque aiguë de glaucôme.

Mais si l'atropine, pour les raisons que nous venons de dire, constitue donc un *remedium anceps*, il n'en est plus de même de l'ésérine qui, malgré l'action absolument inverse qu'elle exerce sur l'état de la pupille, agit d'une façon bien autrement énergique sur la tension intra-oculaire, et on peut dire que l'ésérine est le seul médicament réellement hypotonisant dont nous disposions. On fera donc bien, depuis le début de l'attaque jusqu'au moment où le malade pourra se soumettre à l'iridectomie, de conseiller des instillations, répétées toutes les heures ou au moins toutes les deux heures, d'une solution de sulfate neutre d'ésérine à 1/100.

En outre, l'administration de la morphine, par la méthode endermique, peut rendre quelques services; mais nous préférons l'administrer par voie d'injection hypodermique; nous conseillons la solution de sulfate de morphine à 1/20, dont on injecte, une ou plusieurs fois par jour, une quantité représentant au moins 0 gr., 01 du sel narcotique. Quoique ces injections n'aient aucune influence sur la maladie et n'en modifient en aucune façon le cours, elles ont le grand avantage de faire cesser les douleurs et de procurer au malade un peu de calme. Il en est de même de l'hydrate de chloral, qui amène le sommeil et, partant, le repos.

En second lieu, on peut aussi pratiquer l'évacuation réitérée de l'humeur aqueuse, au moyen de paracentèses de la chambre antérieure (Sperino), qui diminuent, pour quelque temps, l'exagération de la tension intra-oculaire et suspendent, par conséquent, pour quelque temps aussi, l'influence pernicieuse de celle-ci. Mais c'est là un moyen dangereux, qui réclame dans son application une extrême prudence et de très-grands ménagements et qui a pour grand inconvénient, tout en n'étant que *palliatif*, de nécessiter néanmoins une intervention chirurgicale. Il vaut donc mieux, à notre avis, recourir immédiatement au traitement radical, à l'iridectomie. A côté de la paracentèse se place l'opération de Hancock, consistant dans la section sous-scléroticale du muscle ciliaire (?), que l'on peut pratiquer avec la pointe d'un kératome de Beer, comme le veut l'auteur, ou au moyen d'un ténotome à point d'arrêt, proposé par Heiberg (de Christiania).

Arrivons au traitement *curatif*. Il consiste, comme nons l'avons déjà dit, dans l'iridectomie, pratiquée aussi près que possible du début de la maladie. Mais avant d'entrer dans les détails que comporte l'exécution de cette opération, appliquée au traitement du glaucôme, qu'il nous soit permis de dire comment de Græfe fût amené à chercher, dans ce moyen chirurgical, la guérison de cette cruelle maladie.

De Græfe avait reconnu que, dans un certain nombre d'affections oculaires, les instillations réitérées d'atropine amenaient un relâchement de la tension intra-oculaire, de peu de durée, il est vrai, mais enfin suffisamment marquée, pour qu'il lui parût nécessaire de continuer ses recherches dans cette voie. Ayant remarqué que, dans certaines formes d'irido-choroïdite, accompagnée d'occlusion pupillaire, d'ectasie staphylômateuse de la région du corps ciliaire et de dureté du globe, l'iridectomie amenait l'affaissement des tumeurs staphylômateuses, ainsi qu'une diminution de la dureté du globe, il pensa que la même opération serait susceptible d'exercer, dans le glaucôme, la même action hypotonisante, dont, pour lui, il y insistait, le symptôme capital, était la dureté du globe. De plus, en appliquant l'iridectomie au traitement de certains abcès et ulcères de la cornée, il remarqua un notable amendement dans la marche de ces affections, coïncidant avec une plus grande élasticité du globe. L'iridectomie amenait donc, pour lui, un abaissement de la tension intra-oculaire. Il tenta donc l'expérience dans un cas de glaucôme et le résultat justifia pleinement ses prévisions. Il ne pensa donc plus, à partir de ce moment, qu'à fixer les bases des indications de l'opération, ainsi qu'à régler, d'une façon définitive, les modifications à apporter au procédé opératoire classique.

Dans une série de mémoires successifs, il étendit progressivement les indications de l'opération, des cas de glaucôme aigu typiques, auxquels il l'avait d'abord réservée, à ceux de glaucôme chronique inflammatoire, puis à ceux de glaucôme chronique simple. Bientôt même, il fit voir que, dans les cas de glaucôme absolu, alors même que la perception lumineuse était complétement abolie et qu'il n'y avait pas de chance de rétablir la vision, même en faible partie, l'opération avait encore l'avantage de débarrasser les malades des cruelles douleurs dont ils sont tourmentés, même à une époque reculée de la maladie. Enfin, dans son dernier travail sur le glaucôme consécutif, il montra tous les bons effets de l'iridectomie appliquée à cette dernière catégorie de cas.

Nous avons décrit suffisamment en détail le manuel opératoire de l'iridectomie, pour que nous puissions nous abstenir d'y revenir ici; mais nous devons néanmoins insister sur quelques modifications qu'il est nécessaire de lui faire subir, en vue du but spécial que l'on se propose d'atteindre ici et surtout en raison de certaines difficultés d'exécution, qu'on rencontre parfois en pratique.

Tout d'abord, il est nécessaire d'exciser ici une portion d'iris aussi large que possible et de faire porter l'excision sur le point le plus reculé de l'insertion ciliaire de celle-ci; pour cela, il faut chercher à pénétrer dans la chambre antérieure vers sa partie la plus reculée et, par conséquent, faire la ponction, *avec le couteau lancéolaire*, au moins à $1^{mm},5$ du bord de la cornée, dans la sclérotique. Une fois la pointe de l'instrument pénétrée, ce qui est indiqué par la *sensation de résistance vaincue*, il faut fortement porter le manche de l'instrument en arrière, de façon à diriger le plan de la lame du couteau parallèlement à la face antérieure de l'iris, en lui donnant une direction analogue à celle qu'on devrait lui donner, si on se proposait de faire atteindre à la pointe le centre de la cornée. Cette manœuvre est de la plus haute importance; car, faute de l'observer, on serait très-souvent exposé à blesser la cristalloïde antérieure, ce qui arrive parfois à des opérateurs inhabiles et provoque le développement immédiat d'une cataracte traumatique. C'est sans doute là ce qui a motivé, de la part de certain chirurgien, le reproche adressé par lui à l'iridectomie, appliquée au traitement du glaucôme, de provoquer fréquemment le développement d'une cataracte (!), et ce danger de blesser la capsule du cristallin est d'autant plus grand que, comme nous l'avons indiqué, il y a toujours dans le glaucôme une diminution, plus ou moins notable, des dimensions de la chambre antérieure, par suite de la propulsion de l'iris et du cristallin en avant.

Un autre danger, non moins grand, commande encore la manœuvre que nous conseillons ici : c'est celui de voir la pointe du couteau rencontrer l'iris, s'y implanter, la pousser devant lui en la décollant de son insertion ciliaire, ce qui en rendrait l'excision ultérieure presque impossible.

Une fois les dimensions projetées de la plaie sclérienne atteintes, il faut retirer le couteau, par un mouvement *lent* et *progressif*, de façon à éviter l'écoulement de l'humeur aqueuse sous forme d'un jet. En effet, l'écoulement brusque de l'humeur aqueuse provoque un abaissement subit de la tension intra-oculaire et augmente les chances d'hémorrhagie *ex-vacuo;* il n'est pas rare alors de voir la chambre antérieure se remplir de sang.

Une fois l'incision terminée, une légère pression sur la lèvre postérieure de la plaie, au moyen de la pince à iris tenue fermée, favorise le développement d'une procidence de l'iris, si celle-ci ne s'est pas produite déjà spontanément, par suite de la position très-périphérique de la section et du défaut de résistance subit, que la coque oculaire présente à la tension intra-oculaire exagérée. On saisit alors, avec la pince droite, le prolapsus iridien, et on le développe, en évitant avec soin de provoquer un décollement de l'iris, généralement très-friable. Il n'y a plus alors, pour terminer l'opération, qu'à pratiquer l'excision de l'iris, et il n'est pas sans importance que ce dernier temps soit exécuté plutôt d'une façon que d'une autre. Ainsi, Bowman veut qu'on divise d'abord le prolapsus en deux portions, par un coup de ciseaux perpendiculaire à sa base, puis qu'on pratique l'excision des deux moitiés séparément. Bien entendu, dans ce cas, l'excision doit être faite par le chirurgien lui-même, et nous avons dit, à propos du manuel opératoire de l'iridectomie, pour quelles raisons nous préférions continuer la fixation et confier l'excision à un aide. Néanmoins, ce dernier doit avoir une grande habitude de cette manœuvre, car il n'est pas sans importance que cette excision soit pratiquée exactement d'après le mode que nous avons recommandé.

Il faut avoir bien soin, une fois l'excision terminée, d'exercer à l'aide d'un instrument mousse, de douces frictions sur la cornée et sur la sclérotique, de façon à faire rentrer, dans la chambre antérieure, les angles de la plaie du sphincter, de manière à éviter tout enclavement de l'iris. Il ne reste plus alors qu'à appliquer un bandage aussi peu compressif que possible.

Il arrive fréquemment qu'en plaçant la section sclérienne dans un point rapproché du bord cornéen, à un millimètre environ de celui-ci, comme le conseillent quelques opérateurs, la section intéressant les vaisseaux de l'angle de l'iris (canal de Schlemm), une fois l'opération terminée, la chambre antérieure se remplisse de sang. Il convient, dans ce cas, d'exercer pendant quelques instants, à l'aide d'une éponge fine et humide, par-dessus la paupière supérieure, une douce compression sur l'œil opéré, ce qui permet à l'épanchement sanguin de s'arrêter. Puis, on fait entrebâiller la plaie, au moyen d'une spatule mousse ou d'un stylet boutonné, et, par quelques légères pressions avec la pulpe de l'indicateur, à travers la paupière inférieure, sur la cornée, on expulse le sang épanché.

Enfin, comme le voulait de Græfe, nous recommandons de pratiquer toujours l'iridectomie à la partie directement supérieure. Ceci aura pour avantage de dissimuler, en partie, la perte de substance de l'iris sous la paupière supérieure et d'augmenter la netteté de la vision du malade, en arrêtant la plupart des cercles de diffusion, toujours quelque peu gênants.

L'exécution de l'iridectomie suivant le *modus faciendi* que nous venons d'indiquer, n'est pas toujours très-facile. Dans quelques cas de glaucôme chronique, la dilatation de la pupille est portée à un si haut degré, que, lorsque l'on a fait l'incision à la sclérotique, la partie d'iris correspondante, chassée vers la solution de continuité, ne fait pas procidence. Si l'on veut alors aller à sa recherche au moyen de la pince, on s'expose à blesser la zonule de Zinn et à provoquer ultérieurement le développement d'une cataracte.

On évitera cet inconvénient en instillant à trois ou quatre reprises, avant l'opération et à une demi-heure d'intervalle, une goutte de la solution de sulfate neutre d'ésérine que nous avons recommandée plus haut. Celle-ci provoquera la contraction de la pupille et permettra l'excision régulière de l'iris. Déjà de Græfe avait donné le conseil d'employer, dans ce but, la solution, dans la glycérine, de la teinture alcoolique ou extrait de fève de Calabar. Mais la solution d'ésérine présente sur ce dernier, des avantages considérables, qui en rendent le maniement infiniment plus sûr et plus commode.

Le second point que nous avons à examiner maintenant est peut-être encore plus important que la technique opératoire elle-même. Il s'agit, en effet, du choix du moment auquel on doit pratiquer l'opération.

Naturellement, nous avons à examiner les indications de l'opération, suivant que l'on aura affaire à l'une ou à l'autre des trois formes du glaucôme et en outre, il nous faudra considérer, dans le glaucôme aigu, la conduite qu'il convient de tenir dans la période prodromale et dans la période d'état.

Voyons d'abord le glaucôme aigu. Dans la période prodromale, on a pendant longtemps hésité à pratiquer l'opération; dans l'un de ses premiers mémoires, de Græfe a lui-même conseillé de n'en venir à l'opération que dans les cas où l'on avait affaire à un œil pris de prodromes, alors que le congénère était atteint de glaucôme déclaré, parvenu à l'une quelconque de ses périodes. Mais, depuis cette époque, de nombreuses observations ont prouvé que les prodromes du glaucôme sont tellement caractéristiques et pathognomoniques, qu'il est impossible d'avoir un instant d'hésitation, lorsqu'on se trouve en présence d'un malade qui en est atteint.

De plus, entre des mains expérimentées, l'iridectomie est une opération *absolument inoffensive*, de sorte qu'on n'a jamais à craindre de voir, à sa suite, la situation du malade aggravée. D'autre part, l'action curative de l'iridectomie, pratiquée à cette période de la maladie, est aujourd'hui assise sur un tel nombre de faits, que nous ne pensons pas qu'on doive hésiter un seul instant, à soumettre les malades à l'opération, lorsqu'on reconnaîtra sûrement les prodromes du glaucôme et que ceux-ci se montreront déjà depuis un certain temps. On sera d'autant plus fondé à en agir ainsi, qu'on doit toujours avoir la crainte, lorsque l'attaque de glaucôme se déclarera, de la voir se montrer sous l'aspect foudroyant et qu'on pourrait alors se reprocher de ne pas avoir évité au malade une cécité incurable, par une intervention opportune.

Dans la période d'état du glaucôme aigu, les ophthalmologistes ont été longtemps divisés sur la question de savoir si on devait intervenir *pendant l'attaque* elle-même, ou si, au contraire, on ne devait pas *attendre la période de rémission*. Nous-même avons défendu cette dernière manière de voir, dans notre thèse inaugurale, en nous basant sur cette affirmation, presque universellement admise à ce moment (1866) que, *toutes les fois qu'on avait opéré pendant la quinzaine postérieure à l'attaque, la vue s'était toujours rétablie ad integrum.* Mais, depuis lors, de nombreuses observations attentives sont venues montrer à tous et à nous-même, que ces cas de restitution étaient, au contraire, *la minorité*, et qu'en règle générale, la vue avait toujours subi une atteinte d'autant plus grave, que l'on avait temporisé davantage pour l'intervention chirurgicale.

Une autre objection à l'opération, pendant la période aigüe, était la difficulté de l'acte opératoire lui-même, causé par le *chémosis*, plus ou moins intense, qui se montre pendant l'acmé de l'attaque aiguë et qui rend la fixation exacte, presque impossible, par la tendance à la déchirure, que présente alors la conjonctive. Mais, on doit le reconnaître, les difficultés opératoires ne sont pas des objections sérieuses à invoquer, car tout praticien qui se sent susceptible d'être arrêté par des obstacles de cet ordre, doit avoir la conscience de son impuissance et renoncer pour toujours à la carrière chirurgicale.

Une troisième objection à l'intervention chirurgicale, dans la période aiguë, a été tirée des suites immédiates de l'opération pour l'œil opéré; nous voulons parler des ecchymoses rétiniennes, qu'il est si fréquent d'observer, quelques jours après l'opération, dès que les milieux, redevenus translucides, permettent l'examen à l'ophthalmoscope. Ces ecchymoses, dues au subit relâchement de la tension intra-oculaire et au brusque rétablissement de la libre circulation rétinienne, disparaissent habituellement dans l'espace de 6 à 8 jours, en ne laissant que rarement des traces appréciables de leur passage. Du reste, on est loin de constater leur présence dans tous les cas où l'opération a été pratiquée dans les circonstances dont nous nous occupons.

Enfin, on a cru remarquer que l'iridectomie pratiquée sur un œil atteint de glaucôme aigu, provoquait ou hâtait le développement de la maladie sur l'autre œil; mais les faits de ce genre sont loin d'être aussi nombreux qu'on a cru pouvoir l'affirmer.

Dans son dernier mémoire, de Græfe indique la proportion de 1 sur 12 opérés, alors que le second œil était parfaitement sain, et 1 sur 5 opérés, alors que le second œil présentait déjà des prodromes de glaucôme. Mais on doit reconnaître que, puisqu'il est aujourd'hui si facile d'intervenir fructueusement, dans le glaucôme, cette dernière considération ne doit pas arrêter le chirurgien, puisqu'il sera toujours à même d'opérer le second œil, en temps opportun. Cependant, vu la fréquence des cas où, à la suite de l'opération sur l'un des yeux, on voit une attaque aiguë se développer sur l'autre œil, atteint de prodromes, nous donnons le conseil de faire son possible, en pareil cas, pour décider le malade à se soumettre à l'opération sur les deux yeux à la fois.

Si nous devons donc résumer, ce que nous venons de dire plus haut, nous l'exprimerons en disant qu'aussitôt l'attaque de glaucôme aigu observée, l'opération est formellement indiquée et que tout retard apporté à son exécution entraîne à sa suite, une grave responsabilité pour le praticien.

Pour le glaucôme chronique inflammatoire, les avis sont loin d'être aussi partagés que pour le glaucôme aigu, et tous les auteurs s'accordent à reconnaître que l'opération doit être immédiate, tout retard entraînant à sa suite la persistance de la maladie et diminuant, en conséquence, les chances de conservation de ce qui reste de vision. Dans tous les cas, quel que soit l'état de la vue du malade, l'opération est toujours indiquée, car, si elle est incapable, lorque la vision est abolie, de la rétablir, elle n'en a pas moins pour effet, d'arrêter les progrès du mal et de faire cesser les douleurs. Dans le glaucôme chronique donc, l'opération, le fait est hors de doute aujourd'hui, aura pour résultat de conserver le *statu-quo*, tout en supprimant toujours les douleurs.

Pour ce qui concerne le glaucôme chronique simple, on avait cru remarquer que l'action favorable de l'iridectomie était loin d'être aussi *brillante*, dans cette forme, que dans les deux autres. Cependant, de Græfe a montré, dans son dernier travail sur le glaucôme consécutif (1869), que les résultats de l'opération, dans ces cas, étaient conformes à ceux des autres types de glaucôme, dans environ 9/10 des cas; mais il nous a aussi appris que, dans nombre de cas, la tension intra-oculaire ne rentrait pas dans ses limites normales, sans le secours d'une seconde iridectomie complémentaire, qui, pour être aussi favorable que possible, doit être exécutée dans le point diamétralement opposé à celui sur lequel a porté la première. Il nous a, de plus, indiqué que c'était principalement dans ces derniers cas, que se rencontrait le plus fréquemment la persistance de la tension intra-oculaire exagérée, même après l'opération, et que c'était là la raison des cicatrisations cystoïdes, que l'on observe fréquemment dans ces cas. Ici encore, on doit opérer aussitôt que possible, toujours pour éviter que la persistance de la maladie ne rende le rétablissement de la vue de plus en plus problématique, l'opération n'ayant d'autre effet, que d'arrêter les progrès du mal et étant si rarement capable d'amener une amélioration, qu'on ne doit point compter sur cette heureuse issue.

Il nous reste à parler du glaucôme complet (*glaucôma absolutum*), dans lequel, alors que la perception lumineuse est abolie totalement, les malades sont souvent tourmentés par des douleurs névralgiques intolérables, revenant par accès et dont rien ne peut les soulager; même dans ces cas, on devra pratiquer l'opération, car si elle n'est ici d'aucune influence sur la cécité, elle a du moins, en général, l'avantage de faire cesser les douleurs, qu'aucun autre moyen ne réussit à calmer. Si, cependant, les douleurs ne cessaient pas, ainsi qu'on l'observe malheureusement quelquefois, il ne resterait plus qu'à en venir à l'énucléation du globe, moyen extrême, qu'on ne doit jamais employer sans avoir préalablement tenté l'iridectomie.

Résumons donc, en quelques mots, ce que nous venons de dire de l'action de l'iridectomie dans le glaucôme :

1. *Pratiquée dans la période des prodromes, l'iridectomie met l'œil opéré hors de l'atteinte ultérieure de la maladie.*

2. *Dans le glaucôme aigu, l'iridectomie guérit l'affection, excepté dans certains cas de glaucôme foudroyant extrêmement rares et qui sont au-dessus des ressources de l'art.*

3. *Dans le glaucôme chronique inflammatoire, l'iridectomie arrête toujours la marche ultérieure de la maladie et améliore quelquefois l'état actuel.*

4. *Dans le glaucôme chronique simple, l'iridectomie, si elle ne produit pas d'amélioration, est toujours suivie du maintien du statu-quo; mais il convient de faire remarquer que pour obtenir ce dernier résultat, une seconde opération peut devenir nécessaire.*

5. *Enfin, dans tous les cas, l'iridectomie jouit de la propriété de faire cesser à jamais les douleurs.*

Nous en aurions fini avec l'étude du type primitif du glaucôme, si nous ne devions aborder maintenant, pour clore ce long article, l'étude d'une question fort importante et longtemps restée obscure, celle du *mode d'action de l'iridectomie*. Cette question a, en effet, une très-grande valeur, d'une part, parce qu'elle ne pouvait être résolue que lorsqu'on serait à peu près fixé sur la nature du glaucôme et, d'autre part, parce que, par un singulier retour, elle a en partie contribué à nous éclairer sur cette nature elle-même.

L'heureux effet de l'iridectomie appliqué au traitement du glaucôme, réputé jusque-là incurable, resta pendant longtemps inexpliqué. Pendant quelque temps on crut que cette action résidait dans l'émission sanguine locale, qui succédait à l'opération et que c'était là la raison, pour laquelle il était préférable de faire l'incision dans la sclérotique, de façon à chercher à ouvrir toujours le canal de Schlemm (Sichel père).

Cette opinion était basée sur ce fait, bien démontré dès le principe, que l'iridectomie faite par incision à la cornée, et par là même incomplète, n'agissait guère d'une façon plus durable que la simple paracentèse (de Græfe). Mais, on vit bientôt que, dans des cas où l'iridectomie, par incision à la sclérotique, n'avait été suivie d'aucun écoulement sanguin, on obtenait, malgré cela, un résultat durable. L'émission sanguine locale n'était donc pas l'effet utile de l'opération.

C'est alors qu'en se basant sur les résultats incomplets que donnait l'iridectomie par incision à la cornée, on pensa que c'était l'*excision de l'iris elle-même* qui était le point important de l'opération, et on proposa même l'arrachement complet de l'iris dans les cas de glaucôme très-avancé (Bowman).

En même temps, apparut l'hypothèse que, si c'était l'excision de l'iris elle-même, qui était la plus utile, cela devait tenir à ce que, pour pouvoir exciser l'iris le plus près possible de son *insertion ciliaire*, il fallait faire une incision très-périphérique, qui devait forcément amener *la section du tendon du muscle ciliaire*. Malheureusement, cette hypothèse, fort ingénieuse, ne fut pas vérifiée, car l'anatomie pathologique et le microscope démontrèrent bientôt que, quelque périphérique que fut l'incision, il subsistait toujours un tronçon iridien, dont la longueur égalait forcément l'épaisseur des enveloppes de l'œil et que *jamais*, le tendon du muscle de Brücke n'était atteint par la section (Schweigger, 1860).

A peu près à la même époque (1859) Coccius avait émis l'opinion que l'effet curatif de l'iridectomie résidait dans l'*écoulement de l'humeur aqueuse* et que plus longtemps cet écoulement persistait, plus sûr en était le résultat. Il donnait donc le conseil de faire l'incision comme de coutume, mais, au lieu d'exciser l'iris très-exactement et aussi près que possible de la sclérotique, il proposait de laisser une portion d'iris enclavée dans la plaie. De la sorte, il assurait avoir obtenu de meilleurs résultats que par l'iridectomie simple. Néanmoins, cette pratique ne fut pas suivie, car on commençait à connaître déjà alors les phénomènes d'irritation que produisent les enclavements de l'iris et il était à craindre dès lors, qu'en suivant le conseil de Coccius, on ne retombât dans les inconvénients qu'on voulait éviter, c'est-à-dire d'augmenter l'hypersécrétion, par l'irritation des nerfs ciliaires.

En 1871, Quaglino (de Milan) soutint que ce n'était pas l'excision de l'iris qui était le point principal dans le traitement du glaucôme, et que l'incision, la *sclérotomie* seule, était importante. Cette opinion fut, en outre, admise et soutenue avec talent par de Wecker et de nombreux faits sont venus montrer depuis, qu'en effet, si on pouvait, malgré la position très-périphérique de la plaie, éviter la procidence et l'enclavement de l'iris, entre les lèvres de l'incision ou son accolement à la lèvre interne de la plaie, l'excision de l'iris, qui, après tout, est une mutilation, pourrait être négligée.

Nous-même, dans un travail cité plus haut, avons soutenu que, étant donnée la preuve de l'hypersécrétion, l'iridectomie ne devait agir, dans le glaucôme, que comme la thoracentèse dans la pleurésie, c'est-à-dire en évacuant le liquide, mais qu'en outre, pour que l'effet de l'opération fût durable, il fallait que l'incision portât sur la partie la plus reculée de la chambre antérieure, *afin que la cicatrisation se fit au moyen d'un tissu feutré, spongieux, qui laisserait à l'avenir filtrer le liquide d'une façon permanente.*

Mais tout récemment, dans son intéressant travail, dont il a été déjà question plus haut, Ad. Weber a démontré que l'effet de l'iridectomie consistait bien, en partie, dans une action analogue à celle que je viens d'indiquer, mais qu'en outre une partie des heureux effets de l'opération devait être attribuée à l'excision de l'iris elle-même, car *cette excision empêche que dorénavant la base de l'iris, gonflée et poussée en avant, n'oblitère l'espace de Fontana et empêche la transsudation ou la filtration du liquide intra-oculaire.*

b. — Glaucôme consécutif.

La pathologie du glaucôme consécutif est infiniment plus compliquée que celle du glaucôme primitif, car la diversité des affections auxquelles succède le glaucôme consécutif, ainsi que le mode et les conditions suivant lesquelles il se produit, donnent presque toujours lieu à des phénomènes infiniment variables, qui font que, même dans des conditions analogues, l'altération consécutive ne sera pas la même.

Presque toutes les affections oculaires inflammatoires peuvent, dans certaines circonstances, devenir le point de départ du glaucôme consécutif (de Græfe). Mais celles qui, pendant leur cours régulier, entraînent des troubles sécrétoires et des oscillations de la tension intra-oculaire, se compliquent ou mieux se transforment très-facilement en glaucôme, ainsi que nous l'avons signalé déjà, à propos des affections hydrophthalmiques.

Si nous passons rapidement en revue les affections des diverses parties de l'œil, nous voyons que les affections idiopathiques simples de la conjonctive n'ont, pour ainsi dire, aucune influence sur le développement du glaucôme.

Il n'en est pas de même des affections de la cornée. Parmi celles-ci, la kératite diffuse a une tendance évidente à réagir sur la tension intra-oculaire. C'est surtout sur les individus avancés en âge que l'affection cornéenne devient, le plus fréquemment, le point de départ du glaucôme consécutif. Toutefois, cette complication est assez rare, quoique pourtant on voie souvent la kératite diffuse se compliquer de phénomènes d'irritation de l'iris, ou de l'iris et de la choroïde.

La kératite vasculaire est, bien plus souvent qu'on ne le croit généralement, l'occasion du développement du glaucôme consécutif. Tantôt celui-ci est la conséquence d'une irritation de la cornée atrophiée, ramollie ou distendue; tantôt encore, c'est une complication d'iritis séreuse qui est cause de son développement. Quelquefois, l'on voit survenir une dureté glaucômateuse de l'œil, et cela tout à coup, sans symptômes d'iritis. C'est qu'il y a presque toujours eu antérieurement alors, une ulcération ou une ectasie partielle de la cornée, qui a servi de point de départ au glaucôme. Il est donc toujours bon, dans les cas de pannus ancien, de constater très-soigneusement l'état de la tension intra-oculaire, et, dès que celle-ci montre un accroissement pathologique, l'intervention chirurgicale est indiquée.

Nous avons déjà fait remarquer que les cicatrices cornéennes, résultant d'ulcérations profondes de cette membrane, sont fréquemment cause du développement du glaucôme secondaire. C'est sans doute à cette cause que doivent être rapportés les cas, si fréquents, de cécité complète d'un œil sur lequel siége une ancienne cicatrice ectatique de la cornée. Nous avons déjà signalé également, le fait constaté de toutes parts aujourd'hui que, dans les cas de cicatrices cornéennes adhérentes, consécutives à une perforation suivie d'enclavement de l'iris et de synéchie antérieure, les phénomènes de glaucôme consécutif sont extrêmement fréquents.

A propos des opérations sur l'iris, nous avons même déjà dit que c'était là la raison qui avait fait abandonner l'iridésis de Critchett. Aussi est-il d'une nécessité, pour ainsi dire absolue, de chercher à guérir les ulcères ou les plaies perforantes de la cornée sans enclavement de l'iris, de même qu'il est de la plus haute importance que l'iritis guérisse sans synéchies postérieures. On n'est pas encore complétement édifié, à l'heure actuelle, sur le mode de production des accidents glaucômateux résultant de l'enclavement de l'iris. Mais il semble très-probable que c'est bien plutôt l'attraction des parties voisines de l'iris, vers la cicatrice, que l'étranglement de l'iris elle même, qui devient la source du tiraillement, de l'irritation des nerfs ciliaires et qui provoque une plus grande activité sécrétoire.

Rien de plus variable, du reste, que l'époque à laquelle se produisent ces complications. On remarque fréquemment, en effet, que des yeux atteints de cicatrices avec synéchies antérieures, ou de leucômes adhérents, après être restés indemnes pendant de longues années, sont pris un beau jour de glaucôme consécutif, sans cause apparente, lorsque les malades entrent dans la période sénile. Ces staphylômes cornéens, mais surtout ceux de la cornée et de l'iris, s'accompagnent toujours d'une irritation sécrétoire considérable, qui, dans de certaines conditions, peut gagner les parties reculées du tractus uvéal et amener ainsi un excès de tension intra-oculaire. Mais il ne faudrait pas croire, à cause de tout ce qui précède, que l'enclavement de l'iris dans une cicatrice de la cornée, soit la condition *sine quâ non*, du développement du glaucôme consécutif. Souvent des cicatrices de la cornée, consécutives à des ulcères étendus et profonds, qui n'avaient pas été suivis de perforation et où, par conséquent, il n'existe pas d'adhérence de l'iris, deviennent la cause d'une exagération glaucômateuse de la tension intra-oculaire.

Dans bon nombre de cas, en outre, et surtout là où la perforation était de notable étendue, les plus grands inconvénients viennent du côté du cristallin. La distension de la zonule, et par conséquent la position oblique que prend le cristallin; la pression du bord équatorial de celui-ci contre l'iris déjà irritée; la luxation du système cristallinien tout entier, dans la cavité du staphylôme, ou encore la déchirure de la capsule, suivie de gonflement de la substance du cristallin, deviennent alors autant de causes d'arrêt de la filtration, sur lesquelles nous reviendrons plus loin. De ce qui précède résulte que tout œil atteint de cicatrice de la cornée un peu étendue, et surtout de cicatrice adhérente, réclame une observation soutenue et une intervention immédiate, dès que les phénomènes d'exagération de la tension apparaissent.

Contre le glaucôme consécutif, qui dépend de ces diverses affections, l'iridectomie donne des résultats presque aussi éclatants que contre le glaucôme primitif. Au point de vue du moment où il convient d'intervenir, il est une circonstance qui donne une indication formelle de l'intervention immédiate, quel que soit l'âge du sujet : c'est l'exagération de la tension intra-oculaire. Mais ce sont surtout les cicatrices avec enclavement ou avec ectasie qui nécessitent l'intervention la plus prompte, surtout si elles se compliquent d'exagération des dimensions de la chambre antérieure. Quant au mode d'intervention lui-même, il devra varier, suivant les cas, entre les ponctions répétées de la chambre antérieure, l'ablation du staphylôme, l'extraction du cristallin ou l'iridectomie simple.

L'ablation du staphylôme ne doit-être pratiquée que là où il s'agit de petites cicatrices ectatiques, que l'on peut considérer comme la source de l'irritation, qui est la cause de l'exagération de tension; c'est ce qui s'observe dans les kératocèles, les cicatrices cystoïdes et les petits prolapsus de l'iris. Bien entendu, nous ne voulons parler ici que des staphylômes avec conservation de la vue; car, pour le staphylôme opaque, volumineux, ayant aboli la vision, l'ablation de celui-ci est le plus sûr moyen de faire cesser les accidents, et nous nous contenterons de renvoyer à ce que nous avons dit plus haut à cet égard (p. 308-309). Dans les cas de cicatrice simple de la cornée, l'iridectomie peut, presque à toutes les périodes, depuis la simple ectasie jusqu'au glaucôme consécutif confirmé, fournir des résultats brillants, contre l'exagération de tension qui vient les compliquer, et ce sont surtout ces cas qui ont appris à de Græfe la valeur thérapeutique de cette opération, pour combattre l'exagération de tension et qui l'ont amené à son admirable découverte de la curabilité opératoire du glaucôme.

Les ectasies pellucides de la cornée, la cornée globuleuse et la cornée conique, sont souvent la cause du glaucôme consécutif. Qu'il s'agisse ici de phénomènes morbides survenus pendant la vie intra-utérine et continuant à se développer après la naissance, ou que la maladie survienne tout à coup, à une période plus reculée de la vie, cela importe peu. Tant qu'il n'y a qu'allongement du diamètre de la cornée ou distension de la chambre antérieure, tant que les milieux restent transparents et qu'il ne s'est pas encore développé d'excavation du nerf optique, les malades jouissent d'une vue suffisamment bonne, qui engage peu à l'opération. Pour nous, nous préférons de beaucoup avoir recours dans ces cas à des paracentèses répétées de la chambre antérieure et nous avons eu, à plusieurs reprises, de très-bons résultats par cette pratique; c'est avec plaisir que nous avons vu celle-ci adoptée par de Græfe, devant qui nous l'avons employée plusieurs fois.

Il existe enfin une altération particulière de la cornée, qui se lie très-fréquemment au glaucôme consécutif et qui a été signalée pour la première fois par de Græfe. Il s'agit de ces opacités rubanées mesurant 3 à 4 millim de large, étendues transversalement au-devant de la cornée, dans l'espace correspondant à la fente palpébrale, de couleur blanchâtre, ponctuée, présentant un aspect mat. Nous en avons déjà dit quelques mots à propos des taches de la cornée. En même temps qu'elles se développent, on observe les signes d'une iritis chronique, avec occlusion pupillaire et dégénérescence calcaire du cristallin. Elles provoquent, tantôt l'atrophie du globe oculaire, tantôt l'exagération de tension. Pendant quelque temps l'affection ne présente que les caractères d'une altération cornéenne simple, sans aucune complication; mais, au bout d'un temps variable, de quelques mois à quelques années, le globe devient dur, il se développe des synéchies postérieures, avec diminution de l'acuïté visuelle et augmentation de la tension, symptômes qui rappellent assez bien le glaucôme consécutif. Le début de l'affection dont il s'agit, échappe généralement au malade, et ce qui le détermine à venir demander conseil au médecin, ce sont les obnubilations passagères de la vue ou une diminution légère, mais continue, de l'acuïté visuelle.

On constate alors, en même temps qu'une irritabilité exagérée à la lumière, un aspect mat de la cornée vers ses bords internes et externes. Les parties opaques ont une forme généralement quadrilatère, s'étendant du bord vers le centre de la cornée, au-devant duquel elles sont séparées par un espace transparent. La couleur de ces opacités est en général d'un gris-jaunâtre ou brunâtre; la plus grande intensité de cette coloration s'observe sur le bord de la cornée et va en diminuant vers le centre, de sorte que l'opacité arrive petit à petit à une partie claire et transparente. Aussi n'y voit-on souvent survenir de modification qu'après plusieurs mois d'intervalle. Il peut même arriver que leur développement semble s'arrêter pendant quelque temps. Peu à peu pourtant, les opacités augmentent, leurs extrémités se réunissent, mais l'altération tout entière conserve néanmoins, en général, sa forme rubanée. On voit bientôt apparaître, disséminées sur toute la surface de l'opacité, de petites taches arrondies, d'apparence laiteuse ou crétacée, qui rappellent très-exactement les dépôts de sels métalliques.

La tension intra-oculaire augmente, la pupille devient paresseuse et se dilate irrégulièrement, le disque du nerf s'excave comme dans le glaucôme chronique simple. D'autres fois, l'iris se décolore, la pupille montre une résistance invincible à l'action des mydriatiques, l'humeur aqueuse se trouble, des synéchies postérieures se développent sans symptômes inflammatoires, non-seulement au niveau du bord pupillaire, mais dans toute l'étendue de la face postérieure de l'iris. On voit, en même temps que ces symptômes d'iritis chronique, survenir l'augmentation de la tension du globe et tous les signes du glaucôme consécutif. C'est surtout pendant cette période que se développent les points blanchâtres, complétement opaques, dont nous venons de parler et qui, presque toujours, contiennent des dépôts de nature calcaire.

Ici encore l'iridectomie rend les services les plus efficaces et les plus durables; mais il importe de ne pas attendre trop longtemps pour la pratiquer, afin de s'opposer au développement des synéchies postérieures. Elle exerce, en outre, une influence très-évidente sur l'opacité de la cornée elle-même, dont elle arrête la marche (de Græfe).

Nous avons déjà dit que les affections de l'iris se compliquent, parfois fort aisément, du développement de phénomènes glaucômateux. Toutefois, parmi celles-ci, l'iritis plastique ne devient la cause du glaucôme consécutif que lorsqu'elle a laissé à sa suite de très-nombreuses synéchies et surtout lorsqu'il s'est développé une synéchie totale qui intercepte la libre communication entre les deux chambres et motive la rétention d'une certaine quantité de liquide en arrière de l'iris et amène la protrusion de celle-ci. Quelquefois, cependant, le glaucôme se montre pendant le cours de l'iritis chronique, avec laquelle il se confond même quelquefois; mais c'est là un cas fort rare et qui ne s'observe guère que lorsque l'un des deux yeux est déjà glaucômateux depuis longtemps, de sorte que le processus tout entier prend plus ou moins le caractère d'une affection sympathique (de Græfe).

De toutes les formes d'iritis, celle qui a incontestablement la plus grande analogie avec le glaucôme et qui a aussi la plus funeste tendance à s'en compliquer, c'est l'iritis séreuse, ainsi que nous l'avons déjà indiqué en traitant de cette affection. La transformation de l'iritis séreuse en glaucôme, quoique s'observant quelquefois directement, survient, le plus fréquemment, lorsque le cristallin se trouve subitement privé de sa capsule ou lorsqu'il est lésé. Cette complication peut survenir même sur de très-jeunes enfants, mais elle est bien plus à craindre lorsque le sujet est avancé en âge. Du reste, nous le savons déjà, l'iritis séreuse est elle-même bien plus fréquemment une maladie symptomatique ou consécutive, qu'une affection idiopathique. Elle se rencontre bien plus souvent comme complication de la cyclite ou de la choroïdite séreuse, avec trouble diffus du corps vitré.

L'iritis suppurative provoque rarement, par elle-même, des accidents glaucômateux, et cette complication ne survient guère que lorsqu'à sa suite, des synéchies postérieures multiples se sont développées. Pourtant, on doit remarquer que l'influence de l'iritis suppurative se manifeste alors, tantôt par une exagération, tantôt, au contraire, par un abaissement de la tension du globe, surtout si l'inflammation suppurative s'est étendue plus en arrière.

On le voit donc, dans les affections de l'iris, la cause incontestablement la plus fréquente du glaucôme consécutif, nous l'avons déjà répété à plusieurs reprises, est la présence de synéchies postérieures ayant succédé à une iritis. A cet égard on peut dire d'une façon générale que : *plus les synéchies sont nombreuses et plus la complication glaucômateuse est à craindre.* D'autre part, il semblerait que les synéchies opposées y disposent plus que celles qui sont situées à côté l'une de l'autre (de Græfe); de plus, lorsque la synéchie est circulaire, ou si l'on aime mieux totale, la suppression de la libre communication entre les deux chambres provoque très-rapidement l'augmentation de la tension intra-oculaire. Le meilleur signe de cette interruption de communication, ainsi que nous l'avons déjà dit à propos de l'irido-choroïdite, est fourni par la protusion de l'iris en avant, par le liquide accumulé en arrière d'elle.

Nous avons dit, plus haut, que le glaucôme consécutif était souvent causé par une altération du système du cristallin. A cet égard le déplacement de ce dernier hors de son siége normal, en est une des causes les plus fréquentes. Tantôt c'est la distension de la zonule de Zinn qui a pour conséquence l'irritation de la région ciliaire; tantôt, c'est la compression directe de l'iris ou du corps ciliaire, par le bord de la lentille, qui motive l'oblitération mécanique de l'espace de Fontana et, amenant l'exagération du contenu, provoque l'élévation de la tension intra-oculaire (Ad. Weber). Aussi le glaucôme consécutif n'est-il pas rare sur les yeux atteints de luxation du cristallin, que celle-ci soit congénitale ou acquise. A ce dernier point de vue, il n'est pas rare de voir le glaucôme résulter d'une luxation du cristallin, consécutive à une perforation de la cornée. Les cataractes luxées deviennent surtout le point de départ du glaucôme consécutif, lorsqu'elles s'insinuent dans la pupille ou qu'elles pénètrent dans la chambre antérieure, entre la cornée et l'iris.

Au point de vue thérapeutique, le glaucôme consécutif aux luxations du cristallin peut être souvent fort embarrassant, car on doit opter entre l'extraction du cristallin luxé, cause du mal et l'iridectomie qui ne s'adresse qu'au symptôme. L'une et l'autre de ces opérations, du reste, réclament la plus grande prudence et ne sont pas dépourvues de dangers.

La première est incontestablement la plus dangereuse, et on doit lui préférer l'iridectomie (de Græfe), hormis le cas cependant, où le cristallin a passé dans la chambre antérieure. Ici, en effet, l'extraction du cristallin est presque toujours chose facile et peut se faire sans compromettre les autres parties du globe. Si, au contraire, le cristallin reste en arrière de l'iris et n'est que déplacé, en excisant la portion de l'iris poussée en avant par le cristallin et comprimée par lui, on fait cesser la contusion due à cette cause, ainsi que l'irritation sécrétoire, due au tiraillement de la région ciliaire correspondante. Quelle que soit du reste l'opération qu'on se propose d'exécuter, celle-ci ne saurait être pratiquée sans le secours du chloroforme, afin d'éviter les dangers que la pression extra-oculaire, due aux muscles, fait courir à l'œil atteint.

Nous ne pouvons pas quitter ce qui a rapport à l'influence du cristallin sur le développement du glaucôme consécutif, sans dire quelques mots de l'apparition possible de phénomènes glaucômateux, à la suite du gonflement de la substance du cristallin résultant d'une lésion de sa capsule. C'est encore là, du reste, un point sur lequel nous reviendrons quand nous parlerons des cataractes traumatiques et des différents procédés opératoires applicables à la cataracte. Nous pouvons dire toutefois, que le glaucôme consécutif est une complication fréquente des cataractes traumatiques et de l'opération de la cataracte par abaissement, et on peut soutenir que le glaucôme consécutif est presque aussi souvent cause de la perte des yeux atteints de plaie pénétrante, avec lésion du cristallin, que ces plaies elles-mêmes.

En dernier lieu, nous devons encore, à propos de l'influence du système cristallinien, sur le développement du glaucôme consécutif, dire quelques mots de son apparition possible dans les cas d'aphakie, ou absence du cristallin. Pendant quelque temps, on avait admis que le cristallin jouait un rôle important dans l'apparition de l'exagération glaucômateuse de la tension intra-oculaire. On pensait que l'absence de la lentille donnait une certaine immunité contre le glaucôme, et on avait même proposé, à cet égard, de remplacer l'iridectomie par l'extraction de la lentille. Pour réfuter cette opinion, il suffit de faire observer qu'il n'est pas rare de voir les phénomènes glaucômateux survenir sur des yeux antérieurement opérés de cataracte par extraction, et notamment dans les cas où celle-ci a été suivie d'enclavement de l'iris dans la plaie.

Parmi les affections de la choroïde, il n'est guère que la choroïdite séreuse franche qui puisse, à un moment donné, se transformer en glaucôme. Les autres affections inflammatoires de cette membrane ne donnent guère lieu à des phénomènes d'exagération de la tension intra-oculaire. Nous avons déjà fait observer, à propos de la choroïdite séreuse franche, que l'âge du sujet jouait un rôle important à cet égard. Nous n'y insisterons donc pas davantage, et nous nous contenterons de faire observer que le glaucôme consécutif à la choroïdite séreuse franche peut, comme l'affection primitive, se montrer uniquement sur l'un des yeux ou les atteindre tous les deux.

Au point de vue thérapeutique, les paracentèses capillaires répétées de la chambre antérieure (Snellen), avec évacuation très-lente de l'humeur aqueuse, donnent quelquefois alors, des résultats excellents, bien supérieurs même à ceux fournis, dans ce cas, par l'iridectomie, et on voit souvent, après un certain nombre de ponctions, la tension du globe s'affaisser et le corps vitré s'éclaircir notablement (de Græfe, Snellen). En tout cas, il ne faut répéter ces paracentèses qu'à la condition que les premières aient donné des résultats suffisamment satisfaisants, pour engager à persévérer dans cette voie.

La sclérotique semble jouer un certain rôle dans la production du glaucôme consécutif, et quoique nous ayons déjà insisté, à plusieurs reprises, sur l'influence considérable que les transformations séniles de cette enveloppe de l'œil paraissent jouer à cet égard, on ne peut pas admettre, ainsi qu'on l'a prétendu (Stellwag von Carion), que cela soit une condition *sine quâ non* du glaucôme. Mais il est toujours permis de se demander, lorsque survient le glaucôme, consécutivement à une affection oculaire, quelle est la raison principale de celui-ci, si c'est une sécrétion de liquide l'emportant de beaucoup sur la transsudation extra-oculaire, ou s'il ne s'agit pas plutôt d'une résistance exagérée de la sclérotique. Pour nous, il nous semble que ce dernier facteur est de beaucoup le plus important, car presque toutes les affections qui deviennent la source du glaucôme consécutif après l'âge de 40 ans, ne sont guère suivies, avant cette période de la vie, que de l'ectasie plus ou moins prononcée des enveloppes de l'œil. C'est pour cette raison qu'une des causes les plus fréquentes du glaucôme consécutif, est incontestablement la sclérectasie antérieure ou postérieure, ainsi que les formes de choroïdites qui s'y rattachent. Nous avons déjà longuement insisté sur ce fait, à propos des lésions de la sclérotique, et il suffit de l'avoir rappelé ici pour être dispensé d'y revenir. Un seul point mérite une mention particulière, c'est celui qui est relatif à l'excavation du disque du nerf optique qui se rencontre dans ces cas. Elle ne présente pas le caractère que nous avons décrit comme appartenant en propre au glaucôme chronique, et ceci est surtout vrai dans les cas où l'atrophie choroïdienne entoure complétement l'entrée du nerf optique. Le glaucôme, consécutif à l'ectasie postérieure, se montre fréquemment sur les deux yeux, tantôt symétriquement, tantôt encore simultanément.

Parmi les affections de la rétine, il n'en est guère qu'une qui devienne d'ordinaire la cause du glaucôme consécutif, c'est la rétinite hémorrhagique. Presque toujours, c'est sur des sujets ayant dépassé la cinquantaine, que s'observe cette complication. C'est, en général, dans le cas d'hémorrhagies situées dans le voisinage de l'entrée du nerf optique ou de la macula, par conséquent près du pôle postérieur de l'œil, que survient le glaucôme. Souvent alors on trouve des signes manifestes d'artério-sclérose ou d'affections cardiaques. Il y a même toute une série de cas dans lesquels on observe, dès le début de l'affection hémorrhagique, une augmentation de tension intra-oculaire telle, qu'on n'a pas hésité à réunir ces cas sous le nom de *glaucôme hémorrhagique*, pour les distinguer de ceux où le glaucôme est la conséquence des hémorrhagies rétiniennes (H. Pagenstecher).

L'iridectomie est souvent ici impuissante, et nous avons même observé un cas où, malgré deux iridectomies en sens opposé, l'exagération de tension et les douleurs hémicrâniennes persistant, nous avons dû en venir à l'énucléation du globe. Le manque d'efficacité de l'iridectomie s'explique facilement dans ces cas, si on se souvient que nous avons indiqué, comme conséquence possible de cette opération, des hémorrhagies intra-oculaires consécutives au brusque abaissement de la tension intra-oculaire. Si donc, d'une part, le glaucôme peut être la conséquence des hémorrhagies, et que, d'autre part, celles-ci puissent à leur tour survenir comme conséquence de l'opération, on s'expliquera facilement que, dans le cas de glaucôme hémorrhagique, il puisse s'établir une sorte de *cercle vicieux*, qui ne fera qu'aggraver la situation de l'œil atteint. C'est également dans ces cas, que l'on observe la fâcheuse influence des instillations d'atropine, qui peuvent hâter le développement de l'attaque glaucômateuse (Coccius, de Græfe), et le fait observé par nous et dont nous parlions plus haut, en fût encore une preuve évidente.

Signalons encore la coïncidence fréquente du glaucôme hémorrhagique avec des affections analogues dans d'autres organes, et principalement avec les hémorrhagies des centres nerveux. S'il est vrai que l'iridectomie soit fréquemment la cause d'hémorrhagies rétiniennes, ainsi que cela s'observe dans le cas de glaucôme inflammatoire aigu, il semble qu'ici cette action secondaire, en s'unissant à la tendance naturelle de la maladie, puisse atteindre un degré vraiment fatal.

En dernier lieu, le glaucôme consécutif est, nous le savons déjà et nous y reviendrons bientôt, l'un des symptômes des tumeurs intra-oculaires. A propos des tumeurs du corps ciliaire, en effet, nous avons vu que celles-ci arrivaient toujours à une période glaucômateuse, et nous insisterons particulièrement sur ce point, quand nous traiterons des tumeurs de la choroïde. Cette période glaucômateuse peut survenir brusquement; mais dans la majorité des cas, l'augmentation de tension n'arrive à l'état glaucômateux que progressivement, à partir du moment où la tumeur dépasse un certain volume. C'est surtout dans ces cas que les instillations d'atropine, que l'on est souvent obligé d'employer pour assurer le diagnostic, deviennent l'occasion de l'apparition des phénomènes glaucômateux. L'iridectomie, dans ces cas, n'a qu'un effet passager, mais peut, cependant, être quelquefois utile, en permettant, par l'éclaircissement du corps vitré qui en résulte, de reconnaître la présence de la tumeur. Dans la majorité des cas pourtant, elle reste sans action et quelquefois même, elle hâte le passage de la tumeur de la deuxième à la troisième période.

Consultez : J. SICHEL, père, *Mém. sur le glaucôme*, Ann. d'ocul., t. V, VI et VII, 1841-42. — A. VON GRÆFE, *Vorlaüfige Notiz über das Wesen des Glaucoms*, A. f. O. Bd. I, abt. 1, p. 371-382, 1854. — A. VON GRÆFE, *Bemerkungen über Glaucom, besonders über den bei dieser Krankh. vorkommenden Arterienpuls auf der Netzhaut*, A. f. O. Bd. I, abt. 2, p. 299-307, 1855. — A. VON GRÆFE, *Ueber die Iridektomie bei Glaucom und über den glaucomatösen Process*, A. f. O. Bd. III, abt. 2, p. 456-555, 1857. — A. DE GRÆFE, *Note sur la guérison du glaucôme au moyen d'un procédé opératoire*, Mémoire adressé à l'Institut de France, et Ann. d'ocul., t. XXXVIII, p. 237, 1857. — H. MÜLLER, *Ueber Niveau-Veränderungen an der Eintrittsstelle des Sehenerven*, A. f. O., Bd. IV, abt. 2, p. 1-40, 1858. — A. VON GRÆFE, *Weitere klinische Bemerkungen über Glaucom, glaucomatöse Krankheiten und über die Heilwirkung der Iridectomie*, A. f. O. Bd. IV, abt. 2, p. 127-161, 1858. — A. COCCIUS, *Ueber Glaucom, Entzundung und die Autopsie mit dem Augenspiegel*. Leipzig, 1859. — HAFFMANS, *Bijdrag tot de kennis van het glaucoma*, Diss. inaug., Utrecht, 1861 (traduction en allemand par M. Schmidt, in A. f. O. Bd. VIII, abt. 2, p. 124-178). — A. COCCIUS, *Beitrag zur Lehre vom Wesen des Glaucoms und zur Heilwirkung der Iridektomie*, A. f. O. Bd. IX, abt. 1, p. 1-21, 1863. — STELLWAG VON CARION, *Der Intraocularedruck und die Innervations verhältnisse der Iris*. Wien, 1868. — A. VON GRÆFE, *Beitrag zur Pathologie und Therapie des Glaucoms*, A. f. O. Bd. XV, abt. 3, p. 108-252, 1869. — A. SICHEL, fils, *La Séreuse intra-oculaire et la nature du glaucôme*, Ann. d'ocul., t. LXVI, p. 19-36, 1871. — TH. LEBER, *Studien über den Flüssichkeitswechsel im Auge*, A. f. O. Bd. XIX, abt. 2, p. 87-185, 1873. — H. SCHMIDT, *Glaucom*, in Handb. der gesamm. Augenheilk. von ALF. GRÆFE und TH. SÆMISCH, Bd. V, abt. 1, p. 1-138. Leipzig, 1875. — AD. WEBER, *Die Ursache des Glaucoms*, A. f. O. Bd. XXIII, abt. 1, p. 1-91, 1877.

C. — *Choroïdite parenchymateuse.*

a. CHOROÏDITE EXSUDATIVE.

Synonymie : Choroïdite parenchymateuse proprement dite des auteurs.

La choroïdite exsudative est caractérisée par un épanchement fibrineux à la surface ou dans l'épaisseur du tissu choroïdien et par l'hypergenèse du tissu conjonctif du stroma de cette membrane. La lésion est tantôt localisée sur un seul point de la membrane vasculaire, tantôt disséminée à sa surface, tantôt répandue dans les points les plus variables de son étendue.

Symptômes objectifs. — L'examen à l'ophthalmoscope montre, sur un ou plusieurs points du fond de l'œil, des plaques dont la couleur terne et mate, plus foncée sur les bords, varie du jaune blanchâtre au jaune rosé ou brunâtre. Quelquefois la coloration, surtout vers les bords, est tellement foncée, qu'on pourrait songer à des plaques de choroïdite disséminée, dont elles n'atteignent jamais pourtant la coloration noire franche. D'autre part, jamais les plaques, qui caractérisent l'altération qui nous occupe, n'offrent de bords nets et tranchés. Ils restent, au contraire, toujours plus ou moins confus et passent insensiblement dans les parties voisines.

Au début de l'affection, les plaques ont une couleur rougeâtre ou brunâtre, plus foncée que celle des parties voisines et on pourrait les attribuer à une simple hyperémie, présageant l'exsudation prochaine. Partout les vaisseaux rétiniens passent au-dessus de ces plaques et nous montrent, ainsi, que les lésions siégent dans les couches sous-jacentes et non dans la rétine elle-même. Ce point est d'une haute importance diagnostique, car il permet de distinguer la choroïdite exsudative de certaines formes de rétinite. Un autre signe important, au même point de vue, c'est que les taches se terminent assez brusquement et sans infiltration périphérique, tandis que cette infiltration ne manque jamais dans la rétinite.

Ces lésions font, en outre, au-dessus de la choroïde, une légère saillie, qui peut soulever plus ou moins la rétine et qui augmente assez rapidement par les progrès de la maladie, de sorte qu'il peut en résulter, à un moment donné, de véritables tumeurs d'un jaune roussâtre foncé et diffus. La surface devient inégale, tomenteuse, parfois même bosselée et il semble que l'altération est constituée par plusieurs parties ou lobes juxtaposés. Ces différents caractères sont facilement rendus apparents à l'aide des déplacements parallactiques de la lentille, ou au moyen de l'instrument de Giraud-Teulon, qui accusent nettement, dans les points correspondants, un relief de la rétine, surtout reconnaissable aux changements de direction de ses vaisseaux dans ces points.

Mais l'examen ophthalmoscopique, assez facile au début, devient parfois très-difficile, à une période plus avancée, surtout si les lésions siégent dans les parties antérieures du globe, c'est-à-dire entre l'équateur et le corps ciliaire, où il devient très-difficile au regard de les atteindre. Mais même lorsqu'elles siégent en arrière de l'équateur, entre lui et le pôle postérieur, il se produit presque toujours un épanchement de liquide dans le corps vitré, dont la nutrition est plus ou moins altérée, de sorte que le fond de l'œil peut être masqué par un nuage d'épaisseur variable, qui en rend parfois l'observation très-difficile.

La choroïdite exsudative a une prédilection marquée à occuper le pôle postérieur et notamment le voisinage de l'entrée du nerf optique. C'est dans ce dernier point que l'on en observe, en général, les plaques les plus larges et les plus volumineuses. Néanmoins, comme nous venons de le dire tout à l'heure, cette altération de la membrane vasculaire peut siéger dans toute l'étendue du fond de l'œil.

Un phénomène que l'on observe fréquemment, c'est la réunion, en un seul foyer, d'étendue parfois considérable, de plusieurs plaques, d'abord isolées. Après une durée variable, les exsudats pâlissent peu à peu, et on ne retrouve, dans le fond de l'œil, comme traces de leur passage, qu'une décoloration plus ou moins marquée de la région du fond de l'œil, sur laquelle ils ont siégé, sans que jamais cette décoloration arrive à l'éclat blanc, brillant et nacré des foyers d'atrophie choroïdienne. Bien que, contrairement à ce que nous avons vu pour la choroïdite disséminée, la rétine ne participe que rarement aux altérations de la membrane vasculaire, cette extension de la maladie peut pourtant se produire. Mais, le plus souvent, la rétine, cela se conçoit acilement, se ressent secondairement des altérations qui nous occupent.

Soulevée et comprimée plus ou moins énergiquement, suivant le volume des exsudats, entre la choroïde et le corps vitré, ses fonctions s'altèrent d'abord et, petit à petit, il peut même y survenir des lésions variables, dont quelques-unes peuvent atteindre une très-haute gravité.

En outre, comme nous le savons déjà, il peut survenir, pendant le cours de la maladie, une irritation sécrétoire qui provoque l'épanchement d'une notable quantité de liquide entre la choroïde et la rétine. De là peut résulter un épanchement sous-rétinien qui soulève la membrane nerveuse, la décolle, lui donne une teinte grise et en détermine l'opacité, qui masque, en tout ou en partie, les lésions choroïdiennes. Ce dernier phénomène s'observe surtout lorsque les exsudats sont abondants et localisés dans les parties déclives du fond de l'œil; lorsque, au contraire, ils siégent dans les parties supérieures, l'épanchement, sollicité par la pesanteur, quitte le point où il a pris naissance, le laisse à découvert et se collige vers les parties déclives. Si enfin, c'est vers la partie antérieure de la choroïde que siégent les lésions, le peu de résistance de la rétine à ce niveau, permet au liquide de la soulever et de s'infiltrer dans le corps vitré. Celui-ci devient opaque, nébuleux; sa nutrition s'altère, sa consistance diminue, et on voit bientôt nager dans son sein, de petits flocons opaques, d'une coloration grise ou noirâtre, qui se déplacent très-rapidement, sous l'influence des mouvements oculaires.

Le plus souvent, et surtout chez l'adulte, le volume des exsudats est peu considérable; mais dans quelques cas, et surtout chez les enfants, il atteint des dimensions telles, qu'à son aspect bosselé, on peut croire à la présence d'une tumeur intra-oculaire. L'examen ophthalmoscopique ne peut nous fournir, à ce sujet, que des renseignements bien vagues et l'éclairage oblique, surtout avec la lumière diurne, nous montre, derrière l'iris, la rétine soulevée, présentant une couleur grisâtre, ou un éclat métallique, qui donne au fond de l'œil un aspect tout particulier, analogue à celui qu'on rencontre dans certains néoplasmes intra-oculaires, aspect connu sous le nom d'*œil de chat amaurotique* (Beer). Mais il est bon de remarquer que, dans ce dernier cas, ainsi que nous le verrons plus loin, le fond de l'œil présente un reflet *jaune doré*, tandis que dans le cas qui nous occupe, la coloration du fond de l'œil est plutôt d'un *gris argenté*.

Cette dernière forme de la maladie est souvent congénitale et se rencontre, par conséquent, de préférence sur les jeunes enfants; chez eux il n'est pas rare de voir, même à l'œil nu, les vaisseaux rétiniens courir sur le sommet de la tumeur.

Lorsque la masse exsudative est moins abondante et que la maladie arrive à sa période de déclin, on voit parfois survenir ce qui a été appelé *spinthéropie* (Sichel père), *synchysis étincelant* (Desmarres père) ou *cholestérie de l'œil* (Chassaignac). Les mouvements de l'œil permettent de reconnaître alors, derrière la pupille, d'abondantes petites paillettes étincelantes, d'aspect argenté ou doré, qui se meuvent rapidement sous l'impulsion des mouvements de l'œil, et qui attestent la dégénérescence graisseuse du produit de nouvelle formation.

Si la choroïdite exsudative marche avec une certaine rapidité, on voit survenir quelques symptômes sur les parties externes de l'œil. L'injection de la conjonctive est plus ou moins prononcée, la consistance du globe s'accroît, l'humeur aqueuse est légèrement trouble et la pupille devient paresseuse, par suite de la compression des nerfs et vaisseaux ciliaires. D'autres fois, surtout si la marche de la maladie est plus lente et s'il y a peu de produits plastiques épanchés, les symptômes inflammatoires font défaut; l'œil, loin d'être plus dur, se ramollit ou conserve sa consistance normale, et les malades ne viennent se plaindre au médecin que des troubles de la vision, ou de l'aspect alarmant que présente la pupille.

En terminant l'exposé de ces symptômes anatomiques, nous devons noter une forme particulière de l'affection, caractérisée par le développement d'un nombre variable de tumeurs analogues à celles que nous venons de décrire, occupant presque toute l'étendue de la membrane vasculaire et qui a été décrite sous le nom de *choroïdite sarcomateuse* (Knapp).

Symptômes subjectifs. — Ils sont sensiblement les mêmes que ceux que l'on observe dans presque toutes les affections inflammatoires de la choroïde, et, par conséquent, n'ont rien de pathognomonique à la choroïdite exsudative. Variables suivant le nombre, le siége et la marche des exsudats, ils seront d'autant plus manifestes que les exsudats seront plus nombreux, que leur siége sera plus rapproché des parties centrales et enfin, que leur évolution aura été plus rapide. Dans le cas où la rétine aura subi les atteintes de la maladie, ces symptômes présenteront naturellement leur summum d'intensité. En outre, il faut aussi tenir compte des modifications du corps vitré, car les troubles fonctionnels gagneront beaucoup en intensité, si ce milieu réfringent est le siége d'un épanchement et s'il renferme des opacités floconneuses.

Les symptômes subjectifs les plus marquants sont les suivants : tantôt le malade se plaint d'un obscurcissement de la vue en général, d'un brouillard qui couvre toute l'étendue du champ de vision. D'autres fois, ce sont des scotômes fixes, siégeant, soit à la partie centrale, soit à la partie périphérique du champ visuel, soit même dans ces deux points à la fois, qui suivent son regard dans les différentes directions. Il a en outre des photopsies dues à la compression de la rétine, des *métamorphopsies*, des *visus dimidiatus* (vision d'objets incomplets) dus au soulèvement ou au plissement de la membrane nerveuse. La douleur, pongitive ou tensive, généralement peu accusée, est pourtant proportionnelle à la rapidité de la marche de la maladie, et provient, en partie, de l'augmentation de la tension intra-oculaire. En outre, les modifications du corps vitré produisent, tantôt la myédésopsie, ou tantôt un aspect nébuleux de tous les objets observés. Aussi la lecture, l'écriture, la couture, sont-elles le plus souvent impossibles, et souvent aussi se montre-t-il, un certain degré de photophobie des plus pénibles.

Anatomie pathologique. — Ce qui caractérise surtout la choroïdite exsudative, c'est une immigration abondante de globules blancs dans le tissu de la choroïde, ainsi que l'hypergenèse des éléments cellulaires de cette membrane. Cette hypergenèse ne se montre pas sur la totalité de la membrane vasculaire et n'envahit qu'une partie de l'épaisseur de ses diverses couches; son point d'élection est la lame vitreuse, entre la chorio-capillaire et l'épithélium pigmentaire. Cette couche se couvre d'agglomération de cellules de nouvelle formation et de noyaux libres, plus ou moins pigmentés.

Lorsque l'hypergenèse des éléments cellulaires et l'infiltration séreuse, dont elle est la cause, ont amené un gonflement notable des couches atteintes, la rétine présente, à son tour, des modifications pathologiques remarquables; comprimée, en effet, par les tissus de néo-formation qui la refoulent en avant, elle ne tarde pas à s'atrophier, à moins qu'elle ne soit soulevée et décollée par la sérosité qui s'accumule entre elle et la choroïde.

De leur côté, les vaisseaux et les nerfs ciliaires subissent une certaine compression, du fait de ces mêmes produits nouveaux et ne peuvent plus présider à la nutrition des parties antérieures de l'œil. Dès lors, ces parties subissent des altérations de nutrition variées, et la transparence du cristallin et du corps vitré diminue.

Si l'examen de l'œil est fait au déclin de la maladie, on constate que la sérosité est résorbée en grande partie, que les exsudats perdent de leur volume, et que les cellules de nouvelle formation, mêlées à de nombreux grains de pigment, sont en voie de régression graisseuse progressive. Les masses qui se résorbent renferment d'abondantes gouttelettes graisseuses, entre lesquelles apparaissent de nombreux cristaux de cholestérine. C'est au passage de ces derniers dans le corps vitré, qu'est dû le synchysis étincelant que nous avons signalé à propos des symptômes de la maladie, et que nous examinerons de nouveau à propos des affections du corps vitré.

Lorsque la maladie arrive à sa période ultime, elle peut faire place à la phthisie de l'œil; les masses exsudées continuent à perdre leurs caractères, elles subissent la transformation conjonctive et, à la dégénérescence graisseuse, succède alors une véritable dégénérescence calcaire ou osseuse. Dans ce dernier cas, les couches profondes de la choroïde restent intactes, mais la chorio-capillaire est altérée et la couche osseuse occupe la place de la membrane vitreuse, dans une étendue plus ou moins considérable. (H. Pagenstecher, H. Müller, Knapp).

Le corps vitré et le cristallin dégénèrent à leur tour. Le premier se résorbe plus ou moins complétement, et quant au second, il subit les transformations calcaires.

Marche, durée, terminaison. — Comme nous l'avons dit plus haut, la marche de la choroïdite exsudative peut être lente ou rapide. La forme lente est relativement moins grave que la forme rapide, parce que la quantité des produits exsudés est beaucoup moindre dans le premier cas que dans le second; aussi est-il plus facile d'en obtenir la résorption. Quant à la forme rapide, elle est toujours extrêmement grave, en raison des troubles profonds qui peuvent en être la conséquence et qui entraînent fréquemment l'atrophie ou phthisie du globe, dont nous avons déjà parlé longuement.

La choroïdite exsudative est toujours moins dangereuse lorsqu'elle se développe sous l'influence d'un état général précis, comme la gravidité, la scrofule ou la syphilis. Dans ce cas, en effet, nous disposons contre elle de ressources thérapeutiques bien plus efficaces.

La durée de la maladie, on le conçoit d'après ce qui a été dit de sa marche, est extrêmement variable et on ne peut rien fixer de précis à cet égard. La terminaison, elle aussi, est intimement liée à la marche de la maladie; outre celle que nous avons signalée sous le nom de phthisie, il peut arriver que les masses exsudatives, s'étendant, de proche en proche, aux parties antérieures du globe de l'œil, emprisonnent les nerfs et les vaisseaux ciliaires et amènent rapidement la perforation de la cornée, par nécrobiose et la perte de l'œil, par une choroïdite suppurative.

Étiologie. — L'étiologie de la choroïdite exsudative est très-obscure, en dehors des cas qui reconnaissent une origine syphilitique, ou du moins dans lesquels on observe la coexistence d'accidents syphilitiques, sur d'autres parties du corps et qui nous autorisent à conclure dans ce sens. Du reste, il paraît presque certain que la choroïdite exsudative est de nature syphilitique dans les deux tiers des cas. On l'observe, en outre, pendant la gestation ou pendant la période puerpérale. Parfois elle semble liée à l'évolution de la diathèse scrofuleuse et, dans un certain nombre de cas, elle semble avoir pour origine l'action subite du froid. D'autres fois encore, elle semble être en connexion avec un traumatisme. Elle revêt presque toujours la forme lente dans ces deux derniers cas, tandis que, dans les autres, elle a grande tendance à présenter la marche rapide. Cette dernière forme en outre, celle qui donne à l'œil un faux air d'œil de chat et qui peut en imposer pour un gliôme de la rétine, se rencontre surtout chez les enfants débiles ou les nouveau-nés. Elle semble souvent alors être congénitale et résulter d'une affection intra-utérine.

Signalons enfin, comme cause de choroïdite exsudative, la méningite cérébro-spinale épidémique; plusieurs cas de ce genre ont été décrits sous le nom de *choroïdite sarcomateuse*. Cette variété de l'affection serait caractérisée surtout par une tendance marquée aux désordres névro-paralytiques de l'œil (Knapp).

Traitement. — D'après tout ce qui vient d'être dit, on doit pressentir que les ressources thérapeutiques, dont nous disposons contre la choroïdite exsudative, sont fort restreintes. En effet, à part les cas où il est possible de démontrer son origine syphilitique, la plupart des moyens échouent contre cette dangereuse maladie.

Les seuls médicaments à lui opposer sont les antiplastiques, les diaphorétiques, les diurétiques et les purgatifs, ceux, en un mot, qui excitent les sécrétions en général, celles de la peau et des reins principalement, et qui peuvent entraver la tendance exsudative.

Consultez : 1° DE WECKER, *Traité des maladies des yeux*. T. 1, p. 526 et seq.; 2° KNAPP.

b. CHOROÏDITE ARÉOLAIRE.

Sous le nom de choroïdite aréolaire, Fœrster (de Breslau) a, le premier, décrit une altération particulière de la choroïde qui, au premier abord, semble assez analogue à la choroïdite disséminée, raison pour laquelle elle a été décrite, jusqu'à ce jour, dans tous les traités d'ophthalmologie, comme une forme à part, ou même comme une variété de cette affection. Mais, outre que l'aspect des taches qui se développent sous son influence, dans les divers points du fond de l'œil sont toujours régulièrement arrondies et d'une étendue limitée, l'anatomie pathologique y démontre la présence de lésions bien autrement profondes de la choroïde, et c'est là la raison qui nous a déterminé à lui donner place parmi les choroïdites parenchymateuses.

La forme toujours régulièrement arrondie ou ovalaire, que présentent les lésions de cette affection, ainsi que leur étendue nettement limitée, tranchant très-exactement sur les parties saines voisines, en sont le caractère essentiel. Quant au nom d'aréolaire qui lui a été donné, il résulte des caractères sommaires que nous venons d'indiquer.

Symptômes objectifs. — L'ophthalmoscope permet seul de diagnostiquer l'affection dont il s'agit ici. Les lésions qui la caractérisent se montrent sous trois formes distinctes, qu'on pourrait, pensons-nous, considérer comme trois périodes de la même maladie. Dans la première, on remarque çà et là, dans le fond de l'œil, certains points bien limités, irrégulièrement distribués, dont la coloration intense tranche sur les parties avoisinantes; cette coloration varie du brun foncé au noir d'ébène; aussi voit-on les bords de la tache qui en résulte, arrondis d'abord, ovalaires ensuite, se dessiner nets et tranchants sur la teinte générale du fond de l'œil. Entre les différents foyers altérés et au voisinage immédiat de ceux-ci, la choroïde présente son aspect normal. Quelques-unes de ces taches présentent à leur centre un petit point grisâtre ou jaunâtre plus clair. Dans quelques autres points, on constate de petits îlots d'un noir moins foncé, entourés d'une faible zone d'un rouge plus clair que le reste du fond de l'œil. Quelquefois très-petits, d'autres fois plus grands, que les taches foncées elles-mêmes, ces petits îlots se terminent en pointe ou en angle. La coloration de ces îlots est plus pâle sur les bords qu'au centre; ils ont un aspect granuleux, et l'on voit que l'épithélium pigmentaire, sans être complétement détruit, est altéré et présente une atrophie partielle.

Le siége de prédilection des taches est surtout le pôle postérieur; elles y sont groupées concentriquement autour de la macula lutea, et là, elles présentent des dimensions bien supérieures à celles qu'elles affectent dans les parties périphériques. Parfois on en observe d'assez grandes qui résultent de la fusion de plusieurs petites ensemble; elles donnent alors lieu à l'aspect nettement tranché, dont nous avons parlé. Le pourtour du disque optique se trouve, par contre, environné d'une zone de tissus complétement sains. Quelquefois les altérations semblent en rapport intime avec les vaisseaux rétiniens, qui les traversent, de sorte que les diverses plaques semblent s'en détacher comme les grains d'une grappe de raisin (Nagel). Les taches les plus grandes, rondes ou ovales, dépassent rarement les dimensions du disque du nerf optique.

Cette situation des lésions suffirait, à elle seule, pour distinguer la choroïdite aréolaire de la choroïdite disséminée. On se souvient, en effet, que dans cette dernière affection, le plus grand nombre des altérations est groupé concentriquement autour du disque lui-même. Dans certaines des taches apparaît, avons-nous dit, un petit point central plus pâle. Sur certaines taches ce point central est beaucoup plus développé, et ce sont ces dernières qui établissent la transition entre la première et la deuxième forme.

Celle-ci est caractérisée, surtout, par la présence de taches d'un blanc-jaunâtre, entourées, sur toute leur circonférence, ou sur des points limités de celle-ci, d'un anneau ou d'une couronne de pigment noir. Plus la tache blanc-jaunâtre est étendue et plus la couronne de pigment est incomplète. Le bord externe de l'anneau ainsi formé est net et très-tranché, tandis que son bord interne, tourné vers le centre, est légèrement déchiqueté, ce qui prouve que le pigment n'est pas situé en dehors de la tache, mais bien sur ses limites. Parfois aussi, le pigment fait presque absolument défaut et la lésion consiste alors uniquement, en une tache blanc-jaunâtre, tranchant fortement, sur les parties voisines, par sa faible coloration. Enfin quelquefois on constate, sur la tache, la présence de quelques vaisseaux choroïdiens, qui tranchent nettement sur le fond jaunâtre de la lésion. Cette dernière modification des taches établit la transition entre la deuxième et la troisième forme.

Cette dernière, en effet, est caractérisée par l'aspect suivant : la tache a perdu toute sa coloration, sa teinte générale est blanche et nacrée, elle apparaît comme une lacune dans le tissu choroïdien, elle réfléchit fortement la lumière ; sur toute son étendue, on voit nettement les vaisseaux choroïdiens mis à nu. Cet aspect s'explique par l'atrophie complète des différentes couches de la choroïde et par la mise à nu des parties sous-jacentes qui, à l'état normal, se dérobent à la vue. Cette atrophie est tellement prononcée, que les cellules étoilées de la lamina fusca elles-mêmes ont disparu. Ici encore, la plupart de ces taches sont entourées d'un limbe pigmentaire très-net.

Les lacunes blanches du fond de l'œil, présentent toujours la forme assez régulièrement circulaire ou ovalaire, la forme aréolaire, en un mot ; seulement on conçoit que c'est surtout dans cette dernière forme que s'observe la fusion plus ou moins complète de plusieurs d'entre elles en une seule. Le pigment, situé surtout sur les bords, ne fait pas entièrement défaut dans le reste de la tache. On en retrouve encore, çà et là, quelques petits agrégats isolés sur des points limités de la surface des taches.

Presque toujours ces trois formes s'observent simultanément sur un même œil, et nous n'hésitons pas à les considérer, dès lors, comme trois périodes de la même maladie. La première forme n'est que la première période et les autres des périodes successives. Nous pensons même, comme nous l'avons dit à propos de la choroïdite circonscrite et de la choroïdite disséminée, qu'il doit exister une première période antérieure à celles ci-dessus, qu'on n'observe pas d'ordinaire, parce qu'elle donne lieu à fort peu de symptômes subjectifs. De la présence simultanée de ces trois formes de la maladie, résulte une image ophthalmoscopique saisissante et variée, qui rappelle, plus ou moins, une mosaïque dont les diverses pièces seraient rondes (Fœrster).

Symptômes subjectifs. — A l'époque où le malade vient consulter le médecin, les troubles de la vision remontent déjà à quelque temps; il se plaint surtout de myédésopsie, de scotômes fixes plus ou moins nombreux, disséminés dans le champ visuel, mais siégeant surtout vers les parties centrales de celui-ci, tandis que les parties périphériques en sont libres ou ne présentent que de légères défectuosités; aussi affirme-t-il voir moins distinctement en face que dans les parties excentriques. Les parties centrales, en effet, sont couvertes d'un nuage où d'un voile de forme et d'intensité variables, mais dont les contours sont presque toujours assez nets. La vue du malade est parfois améliorée lorsqu'il regarde à travers de petites ouvertures, comme un trou percé dans une carte; ce qui tient à ce qu'il peut ainsi faire tomber les images sur des parties du fond de l'œil respectées par l'affection. Toutes les occupations réclamant l'usage de la vue centrale, la lecture surtout, sont très-gênées, d'autant plus que l'insuffisance du champ visuel fait souvent perdre au malade les derniers caractères d'un mot qu'il vient de commencer à lire. Il en résulte que, l'acuïté des parties périphériques étant complète, le malade pourra facilement épeler des caractères assez fins présentés excentriquement, tandis que des caractères plus gros ne pourront être lus couramment. Une ligne droite sera vue brisée ou interrompue dans sa continuité (métamorphopsie), ce qui s'explique de la même manière que les difficultés de la lecture. Enfin, le malade présente une variété d'héméralopie qui ne lui permet pas de distinguer parfaitement les objets peu éclairés et le rend complétement aveugle à la lumière artificielle.

Il n'y a ni photophobie, ni douleurs au niveau de l'œil, mais on observe presque toujours une céphalalgie frontale plus ou moins opiniâtre, une constipation habituelle, enfin tous les signes de l'anémie, ou de la chlorose, la dysménorrhée, etc.

Anatomie pathologique. — L'anatomie pathologique de la choroïde aréolaire est fort peu connue, car l'on ne connaît encore qu'une autopsie d'yeux atteints de cette affection. Cette autopsie a été faite par Aubert (de Breslau), et a permis à cet anatomo-pathologiste de reconnaître les lésions suivantes :

Par des coupes perpendiculaires à la rétine et à la choroïde, il a pu s'assurer que chaque fois que l'instrument tranchant passait au travers d'un foyer de la maladie, on constatait, même à l'œil nu, un épaississement de la choroïde en forme de bouton, constitué par une masse située dans l'épaisseur de son stroma.

Au microscope, on voit que le centre du bouton est légèrement ombiliqué, et qu'à ce niveau, si la rétine n'est pas complétement détruite, elle est profondément altérée, puisqu'elle a diminué d'épaisseur au point de n'être plus qu'un cinquième de ce qu'elle est dans les parties saines. En même temps, elle paraît soudée à la choroïde, au moyen de fibres cellulaires, à direction parallèle. Les diverses couches peuvent en être retrouvées, à l'exception toutefois de la membrane de Jacob, dont il n'y a plus de traces et qui est remplacée par un tissu filamenteux irrégulier. La choroïde paraît normale, jusques et y compris la lamina fusca, dans les points situés en dehors des tumeurs; mais, à ce niveau, elle est considérablement altérée. Sa couche la plus interne, en rapport avec la rétine, montre un pigment foncé et extrêmement apparent. Cette couche pigmentaire, généralement très-épaisse, est en grande partie composée de cellules qui ne diffèrent pas beaucoup des cellules pigmentaires normales de la choroïde; elles sont seulement légèrement arrondies; il est difficile d'y reconnaître les noyaux, et la coloration du pigment, au lieu d'être brune ou décolorée, comme cela a lieu sur les yeux traités par l'acide chromique, est, au contraire, foncée et noirâtre.

Autour de l'enfoncement central du bouton de tissu néo-plasique, se trouve une zone aplatie recouverte, comme l'enfoncement, par la substance qui unit la tumeur et la rétine.

Dans le reste de son étendue, le tissu qui constitue le bouton est facile à reconnaître de celui de la choroïde, par sa transparence et sa couleur pâle; on y distingue des fibres, à direction irrégulière, qui laissent entre elles des lacunes, de forme et de dimensions variables, au milieu desquelles sont disséminés, çà et là, de petits corpuscules semblables à des globules sanguins, ou à des molécules de la couche granuleuse de la rétine, sans que l'on puisse reconnaître positivement si l'on a affaire à l'un ou à l'autre de ces éléments. Simultanément on y rencontre quelques rares cellules, semblables à des cellules épithéliales ou à des globules de pus. De l'examen attentif de ces pièces, il semble résulter que le point de départ de la maladie a été l'altération choroïdienne et que l'amincissement et l'atrophie de la rétine, ne sont que secondaires. Quant à la sclérotique, elle ne participe en aucune façon à la maladie.

Marche, durée, terminaison. — La choroïdite aréolaire, en ne considérant que le siége et l'étendue des lésions qu'elle détermine, devrait faire penser tout d'abord qu'elle doit être d'une haute gravité. Il n'en est pourtant pas toujours ainsi, et on est surpris de voir parfois des malades atteints de cette affection à un très-haut point, jouir encore d'une vue relativement excellente (de Wecker). Pourtant la préférence de la maladie à se grouper dans les parties centrales du fond de l'œil, contrairement à ce qui a lieu pour la choroïdite disséminée, en détermine le plus grand danger. La guérison spontanée n'a jamais été observée que sous forme d'arrêt, les lésions que la maladie laisse dans le fond de l'œil étant indélébiles. Du reste, la marche est souvent fort lente; aussi n'a-t-on guère signalé la maladie comme pouvant déterminer la cécité complète. Le pire qui puisse arriver est une abolition de la vision centrale. Cette terminaison, très-fâcheuse du reste, peut avoir lieu lorsqu'un certain nombre de plaques, développées autour de la macula, se réunissent en une seule, par suite de leur marche progressive et détruisent ainsi la partie essentiellement percipiente de la rétine. Lorsque la maladie siége en dehors de la macula, il n'en résulte que des scotômes fixes, plus ou moins étendus et dont les malades ont, en général, une notion assez exacte.

Étiologie. — L'étiologie de la choroïdite aréolaire est encore fort peu connue; il nous suffira de dire à ce sujet que, jusqu'à présent, on n'a pu démontrer qu'elle dépendît d'un état général et en particulier de la syphilis. Tout ce que l'on peut avancer, c'est que la maladie, atteignant surtout les jeunes sujets, il est possible de lui assigner une origine congénitale; les vieillards, d'ailleurs, sont loin d'être indemnes : on a vu souvent la maladie se développer chez eux et devenir très-gênante.

Ajoutons enfin que, comme cela arrive pour toutes les affections de la choroïde, elle peut être en relation avec la constipation opiniâtre et rebelle, avec les troubles dans la menstruation chez les femmes, avec des hémorrhoïdes supprimées chez les hommes, etc.

Toujours est-il qu'on ne pourra rien affirmer catégoriquement sous ce rapport, tant qu'on ne sera pas éclairé par l'étude d'un plus grand nombre d'observations prises dès le début de l'affection.

Diagnostic. — Le diagnostic de la maladie ressort clairement des symptômes ophthalmoscopiques que nous décrivions tout à l'heure; nous croyons donc inutile de nous étendre sur ce point; la forme caractéristique des plaques, leur siége et surtout leur coloration tout à fait spéciale, suffisent amplement à distinguer la choroïdite disséminée de la choroïdite aréolaire. Il est tout aussi difficile de confondre cette affection avec la dégénérescence scléreuse concentrique de la rétine (rétinite pigmentaire, rétinite tigrée), et nous renvoyons, du reste, à cette maladie pour y faire in-extenso le diagnostic différentiel de la choroïdite disséminée, de la choroïdite aréolaire et de la pigmentation rétinienne.

Traitement. — Le traitement ne diffère pas sensiblement de celui des autres formes de choroïdite et doit être basé sur les émissions sanguines locales, les minoratifs, les antiplastiques, et surtout sur l'emploi des moyens propres à exciter les fonctions sécrétoires, surtout celle de la peau et des reins.

Consultez : FŒRSTER, *Ophthalmologische Beiträge*, Berlin, 1862. — A. NAGEL, *Ueber Chorioiditis areolaris und über Crystalle im Augenhintergrunde*, Klinische Monatsblät. f. Augenheilk., 1868, p. 417.

c. CHOROIDITE SUPPURATIVE.

Synonymie : Panophthalmite; phlegmon oculaire

La choroïdite suppurative est caractérisée par l'inflammation de la choroïde et la formation de pus, au milieu des éléments anatomiques qui entrent dans sa composition.

Symptômes anatomiques. — Tandis que, pour toutes les affections du fond de l'œil, l'ophthalmoscope nous est en général d'un si grand secours, dans la plupart des cas de choroïdite suppurative, il est complétement inutile. Dès le principe, en effet, le corps vitré présente un tel trouble qu'il ne se laisse pas traverser par les rayons lumineux réfléchis. Il est pourtant des cas où, au début de la maladie, cette impossibilité n'existe pas encore et alors on peut observer, profondément, dans le corps vitré, un reflet particulier, jaunâtre, qui s'accuse chaque jour davantage, jusqu'au moment où toute la cavité oculaire se remplit de masses exsudatives ou purulentes. Quoi qu'il en soit, la choroïdite suppurative se signale surtout par un ensemble de signes extérieurs tellement caractéristiques, que leur présence suffit presque toujours pour assurer le diagnostic.

Il se produit tout d'abord un trouble général de l'humeur aqueuse; la chambre antérieure se rétrécit, l'iris se décolore et la pupille, d'abord immobile, devient adhérente à la cristalloïde antérieure. Il semblerait donc, à ce moment, qu'on va avoir affaire à une violente iritis plastique ou parenchymateuse. Mais il est rare que ces symptômes subsistent longtemps dans leur simplicité et la maladie fait bientôt de rapides progrès. La plupart du temps, lorsque le malade vient consulter, l'inflammation de l'iris a déjà perdu une partie de ses caractères essentiels et l'on n'a plus devant les yeux qu'une irido-choroïdite suppurative d'une extrême intensité. La chambre antérieure se remplit de pus et bientôt la cornée, elle-même, s'infiltre, se ramollit et menace de se perforer. En même temps, par suite de l'entrave apportée à la circulation, la conjonctive hyperémiée se gonfle ainsi que le tissu cellulaire épisclérien. De là résulte un étranglement des vaisseaux qui donne lieu à l'épanchement conjonctival de sérosité (chémosis). Bientôt la coque oculaire elle-même se distend et augmente notablement de volume, et de la sorte, se trouve justifié le nom de *panophthalmite* ou *phlegmon oculaire*, qui a été donné à cette maladie, par les anciens auteurs.

Le chémosis qui se montre ici présente des caractères tout particuliers. Son développement ne reconnaît pas, à vrai dire, uniquement pour cause l'épanchement de liquide dans les mailles du tissu cellulaire sous-conjonctival, comme dans certaines formes de conjonctivites graves. Il s'agit plutôt ici d'un gonflement, ou mieux d'une augmentation de volume, ou d'un épaississement en *masse*, de toute la conjonctive et de l'episclère, de sorte que ce chémosis mériterait presque l'épithète de *sarcomateux*, par opposition à celle de *séreux* qu'on lui a donnée dans les autres cas. Toujours est-il que le volume de ce chémosis est tel, qu'il vient faire hernie entre les paupières, sous forme de bourrelet rougeâtre et luisant, qui finit, en quelque sorte, par s'étrangler entre les paupières, au-devant de l'inférieure desquelles il pend plus ou moins.

Les paupières, elles-mêmes, présentent des phénomènes caractéristiques. La supérieure, en particulier, est rouge, violacée, bleuâtre, luisante, tendue, projetée en avant et recouvre à peine le globe oculaire; quant à ce dernier lui-même, il est légèrement proéminent, dur et douloureux au toucher; ses dimensions générales semblent augmentées, tandis que celles de la cornée paraissent diminuées, parce que celle-ci se trouve comme enfoncée au millieu du chémosis. Bientôt, par l'étranglement de ses vaisseaux et nerfs au sein du tissu conjonctival, la nutrition de la cornée est entravée, elle est prise de nécrose et se rompt, livrant passage au pus, au cristallin et à l'iris qui fait plus ou moins prolapsus à travers la perte de substance et donne lieu à cette variété de tumeur iridienne dont nous avons déjà parlé sous le nom de *staphylôme racémeux*. A partir de ce moment, la suppuration devient de plus en plus abondante et elle dure jusqu'au moment où, par suite de la fonte purulente de toutes les membranes de l'œil, à l'exception de la sclérotique, elle n'a plus d'aliments.

Symptômes subjectifs. — Dès le début, les malades sont tourmentés par des douleurs d'une extrême intensité, de nature et de siége variables. Tantôt elles sont pongitives et occupent le globe de l'œil lui-même; tantôt elles sont lancinantes, ou légèrement pulsatives, se propagent dans les régions sus-orbitaire ou temporale et de là sur tout le trajet du nerf de la cinquième paire. Elles donnent lieu, alors, à une véritable hémicrânie et même à des irradiations douloureuses vers le cou, l'épaule et parfois même le bras du côté correspondant.

La vue est abolie quelques heures seulement après que les premiers symptômes se sont manifestés, ce qui est dû au trouble du corps vitré, qui intercepte complétement les rayons lumineux. Il y a des photopsies presque continuelles. A mesure que l'affection continue sa marche et que le globe de l'œil augmente de volume, par l'accroissement de la suppuration, les douleurs vont en s'exacerbant et deviennent intolérables.

En même temps, se manifestent des symptômes généraux; il se déclare une fièvre intense, accompagnée de soif vive, de vomissements, d'anorexie et surtout d'insomnie, causée en grande partie par les douleurs. C'est à ce moment que le volume de l'œil est le plus considérable et que la cornée menace de se rompre. Mais à partir du moment ou celle-ci est rompue, on observe une rémission notable, pour ainsi dire instantanée de tous ces symptômes, par suite de l'expulsion d'une partie du contenu du globe oculaire et surtout à cause de la cessation de la distension de ses enveloppes. La fièvre disparaît, les douleurs cessent et le malade jouit d'un bien-être relatif, qui lui permet de prendre quelque repos.

Anatomie pathologique. — L'anatomie pathologique de cette terrible affection est assez bien connue, grâce à un certain nombre d'expériences sur les animaux, ainsi qu'en raison de quelques autopsies qui ont été faites sur des yeux enuclées pendant le cours de la maladie.

Les altérations les plus frappantes s'observent dans la choroïde; la pyogenèse a pour point de départ le tissu conjonctif fort abondant, qui entoure les vaisseaux de la couche vasculaire proprement dite de la choroïde et qui est en connexion intime avec la chorio-capillaire. Cette dernière éprouve des transformations remarquables. Les vaisseaux disparaissent et même, dans quelques cas, on serait admis à penser que c'est de là que part la plus abondante production de pus. Le développement du pus reconnaît pour cause des transformations successives et surtout un développement de cellules endogènes, au sein des corpuscules du tissu conjonctif. Mais outre cette production de pus dans le tissu conjonctif, on observe, en outre, des transformations importantes sur les cellules pigmentaires étoilées du stroma choroïdien. Le pigment en disparaît en partie et elles subissent la dégénérescence graisseuse, d'abord de leur noyau, puis de tout leur contenu. Les cellules pigmentaires épithéliales présentent aussi parfois des traces non équivoques de dégénérescence graisseuse.

Si la production de pus est rapide et abondante, celui-ci ne tarde pas à s'accumuler, d'abord entre la choroïde et la rétine, décollant et refoulant celle-ci vers la cavité du corps vitré (Schweigger). Le corps vitré s'infiltre bientôt lui-même de globules de pus et il perd ses éléments cellulaires. La rétine présente aussi les traces les plus manifestes d'infiltration purulente. Elle perd sa structure histologique et se transforme en une membrane anhiste.

Les globules de pus gagnent l'iris et la chambre antérieure et c'est alors qu'apparaît l'état qui a été désigné sous le nom d'*empyème du globe oculaire*. Bientôt le cristallin est refoulé en avant avec l'iris, la cornée se ramollit et se perfore.

En même temps que ces phénomènes se produisent, avec plus ou moins de rapidité, la choroïde laisse transsuder une assez notable quantité de sérosité, qui augmente encore la gravité des lésions que nous venons de décrire.

Marche, durée, terminaison. — La marche de la choroïdite suppurative est quelquefois extrêmement rapide, et souvent alors, il ne s'écoule guère plus de dix à douze jours entre le moment où elle débute et celui où elle entre en voie de résolution.

Cette rapidité de l'évolution des symptômes est du reste proportionnelle à l'étendue de choroïde affectée, aussi est-elle presque foudroyante lorsque la pyogenèse atteint la choroïde tout entière. Pourtant, on observe que, dans un certain nombre de cas, le processus reste localisé sur un point circonscrit de l'uvée, et qu'après une durée de quelques jours, il se termine spontanément par résolution. Mais cette circonstance heureuse est extrêmement rare, et dans la plupart des cas la maladie s'étend de proche en proche.

Le point par où débute l'affection n'est pas non plus sans influence sur sa marche. Lorsque les parties antérieures sont les premières atteintes, la maladie a, en général, une plus grande tendance à s'arrêter, que lorsque le début a eu lieu dans les parties les plus reculées de la choroïde. Dans ce dernier cas, la panophthalmite est pour ainsi dire fatale et se termine toujours alors par la perforation de la cornée.

Quelle que soit d'ailleurs la marche de la choroïdite suppurative, elle se termine toujours par la phthisie de l'œil. Quelquefois même, la panophthalmite s'étend au tissu cellulaire de l'orbite et y détermine un phlegmon; l'inflammation en s'étendant de là aux méninges, peut entraîner la mort du malade.

Étiologie. — Dans la plupart des cas, la choroïdite suppurative est consécutive à des blessures de l'œil ou à des opérations qui intéressent les enveloppes du globe. En outre, elle reconnaît souvent pour cause la pénétration d'un corps étranger dans la cavité de l'œil lui-même. On en observait un assez grand nombre de cas, naguère encore, comme conséquence du déplacement du cristallin dans l'opération de la cataracte par abaissement, ainsi que surtout à la suite de l'opération de cataracte par kératotomie à lambeau. Notons encore qu'elle résulte fréquemment d'une large perforation de la cornée, consécutive à un ulcère spontané de cette membrane ou résultant de sa nécrose, comme conséquence de l'ophthalmie purulente ou de la diphthérie oculaire. Dans la plupart de ces cas, un large prolapsus iridien s'étant fait à travers la perte de substance de la cornée, le tissu de l'iris, exposé à l'air et aux frottements de la paupière supérieure, entre en prolifération; l'irritation gagnant, de proche en proche, les portions plus profondément situées du tractus uvéal, détermine l'inflammation et la suppuration de toute la membrane vasculaire de l'œil. Aujourd'hui même où on a, pour ainsi dire, universellement renoncé à la kératotomie à lambeau, qui fournissait le plus large contingent à la choroïdite suppurative, le plus grand nombre de cas que nous observions maintenant, résulte certainement des perforations, suite d'ulcère de la cornée.

La constitution du sujet tient aussi une large place dans le développement de cette affection; aussi la voit-on survenir le plus souvent sur des individus cachectiques, alcooliques, diathésiques ou en général débilités par une cause quelconque. C'est même ce qui avait fait considérer la kératotomie à lambeau comme absolument contre-indiquée dans les cas de cataracte diabétique.

Virchow, enfin, l'a signalée comme conséquence assez fréquente de l'embolie des vaisseaux ciliaires, ou comme symptôme métastatique dans la pyémie ou la fièvre puerpérale.

Diagnostic. — La panophthalmite ne pourrait guère être confondue qu'avec le phlegmon ou certaines tumeurs de l'orbite; mais dans ces cas, l'intégrité presque constante des enveloppes du globe, suffit à éviter l'erreur. Nous y reviendrons du reste à propos des affections orbitaires.

Traitement. — Au début de la maladie, la première indication à remplir, si la suppuration est déjà établie, est de couvrir l'œil de compresses imbibées d'une infusion aromatique aussi chaude que possible, ou de larges cataplasmes émollients.

Il s'agit en effet de hâter la terminaison, afin d'épargner au malade le plus possible les souffrances. Dès que la suppuration arrive àl a cornée, on ne doit pas hésiter à débrider largement tout l'hémisphère antérieur du globe, en y pratiquant, avec le bistouri, une large incision transversale, dans le sens du méridien horizontal. Si ce débridement ne modifie en aucune façon la marche et la durée de la maladie, il a au moins pour avantage de modifier sensiblement les douleurs (Sichel père). Le pus, en trouvant une voie ouverte devant lui, cesse de donner lieu à la distension des tuniques extérieures de l'œil et des nerfs ciliaires, laquelle est incontestablement la cause principale des douleurs, souvent atroces, qu'endurent les malades, et qui les met alors dans le plus piteux état.

La douleur ainsi calmée, le soulagement est encore augmenté en continuant les applications de cataplasmes. Nous préférons ceux de farine de racine de guimauve ou de pulpe de carotte, qui ont le grand avantage de ne pas provoquer l'érythème, si incommode, qui se développe souvent par l'emploi de cataplasmes de farine de graine de lin sur la face.

A ce traitement on adjoindra, avec avantage, les larges onctions d'onguent napolitain sur différents points du corps, jusqu'aux prodromes de la salivation, ainsi que les injections sous-cutanées d'acétate ou mieux de sulfate de morphine et l'on administrera, au besoin, chaque jour, 3 à 5 grammes de chloral hydraté, afin de procurer quelque repos au patient.

Pour terminer, nous ne saurions trop déconseiller l'énucléation de l'œil pendant cette période aiguë de la maladie. Au début de sa pratique ophthalmologique, de Græfe avait cru devoir suivre cette voie, pour éviter au malade des douleurs souvent épouvantables; mais il dut y renoncer bientôt, après avoir vu, deux fois, la mort survenir comme conséquence de cette pratique. On pourrait peut-être, afin de hâter la terminaison, pratiquer l'amputation de l'hémisphère antérieur de l'œil et la faire suivre de l'expulsion de tout son contenu. Cette pratique d'ailleurs aurait sur l'énucléation l'immense avantage de laisser au malade un petit moignon parfaitement mobile, très-utile pour l'application ultérieure d'une pièce de prothèse. Mais il nous paraît néanmoins que le traumatisme, qui résulte de cette opération, serait encore trop violent ici et, nous le répétons, nous préférons de beaucoup débrider largement et transversalement le globe, cette pratique ayant l'avantage de laisser un moignon volumineux qui rend l'application de l'œil artificiel on ne peut plus facile.

Enfin, pendant toute la durée de la maladie, l'administration de purgatifs légers évitera la congestion céphalique, excitera un peu l'appétit et pourra ainsi être d'un grand secours.

Consultez : C. Schweigger, *A. f. O.* Bd. V, abt. 2, p. 216 et seq. et Bd. VI abt. 2, p. 261-266. — Virchow, *Gesammelte Abhandlungen*, p. 359 et 546. — Ritter, *A. f. O.* Bd. VIII, abt. 1, p. 30-85. — Schiess-Gemuseus, *A. f. O.* Bd. IX abt. 1, p. 22-40.

ART. 4. — LÉSIONS VITALES DE LA CHOROÏDE.

A. — Blessures de la choroïde.

Les lésions traumatiques de la choroïde siégent principalement sur les parties de celle-ci qui sont en rapport médiat avec les autres parties du globe oculaire, ordinairement apparentes dans la fente palpébrale. On comprend, en effet, facilement que, dans le reste de son étendue, la choroïde est assez solidement protégée par les paupières, le tissu adipeux de l'orbite, la capsule de Ténon, les muscles de l'œil et par la sclérotique. Aussi un corps vulnérant, dirigé vers le globe oculaire, devra, pour l'atteindre en arrière, traverser ces différents tissus, et rencontrera sur sa route une série de résistances, qui auront de grandes chances d'amortir son action ou même de l'arrêter dans sa course. Par suite de cela, les blessures de la choroïde, dans son segment postérieur, supposent donc toujours que le corps vulnérant aura été dirigé avec une extrême violence.

Les causes des blessures de la choroïde sont celles qui peuvent agir sur les autres organes, aussi résultent-elles toujours de l'action d'un corps piquant, tranchant ou contondant. Dans les deux premiers cas, elles sont toujours et forcément compliquées de lésions des enveloppes de l'œil, qui leur donnent une extrême gravité. Elles sont dues le plus souvent alors à l'action d'éclats de fer, de cuivre, de verre ou de pierre, qui auront atteint le globe oculaire directement et sensiblement suivant l'un de ses rayons. C'est ce qui s'observe assez fréquemment chez les ouvriers de certaines professions. Dans le dernier cas, la lésion choroïdienne résulte, presque toujours, de l'action de l'un des corps que nous venons de citer, mais qui aura atteint le globe soit obliquement, soit suivant la direction d'une tengente à sa surface.

Lorsque la lésion choroïdienne est compliquée de plaie de la sclérotique, il peut se faire que la choroïde, non déchirée, fasse hernie entre les bords de la solution de continuité; mais cela est rare. Le plus souvent la choroïde, également déchirée, apparaît entre les lèvres de la plaie scléroticale, sous forme de petits lambeaux de couleur noirâtre. Si, au contraire, la lésion choroïdienne s'est produite sans participation de la sclérotique, le premier phénomène qui survient à sa suite est une hémorrhagie plus ou moins abondante, résultant de la dilacération de ses nombreux vaisseaux et qui masque toutes les autres lésions; le sang, en effet, s'épanche plus ou moins loin de son point de départ, à la surface de la choroïde ou dans l'épaisseur de son stroma, sous la rétine ou dans le corps vitré lui-même. Au bout de quelque temps, le sang se résorbe et il devient possible d'observer facilement les désordres produits. On le conçoit, ceux-ci varient essentiellement avec la nature, la direction, la violence de la lésion, ainsi que suivant le lieu sur lequel elle a porté.

Le plus souvent alors, l'ophthalmoscope permet de reconnaître une ecchymose d'étendue variable, indice d'une contusion plus ou moins forte de la choroïde, une déchirure de cette même membrane apparaissant sous forme d'une tache de forme et d'étendue variable, de couleur grisâtre ou blanchâtre, due au reflet de la sclérotique, mise à nu. En général, cette tache se montre encadrée, sur ses bords, l'un liseré plus ou moins large, de couleur foncée, rouge, brune ou noire, et dû, en partie, à des résidus hémorrhagiques ayant subi diverses transformations, ou, en partie, à des proliférations pigmentaires des éléments de la choroïde.

Tantôt, la rétine participe à la lésion, ce qui se reconnaît à une solution de continuité dans ses vaisseaux au niveau de la lésion. Tantôt, au contraire, les vaisseaux ne présentent aucune altération, il est permis de conclure à l'intégrité de la membrane nerveuse.

Les troubles visuels sont tantôt, et au début surtout, une amaurose absolue, résultant de l'hémorrhagie intra-oculaire, si celle-ci est très-abondante; tantôt c'est une amblyopie ou un scotôme d'intensité et d'étendue variables, tenant, soit au décollement de la rétine par le sang épanché, soit à la lésion produite, par la même cause vulnérante, sur la rétine elle-même. Quant aux douleurs, elles sont en général faibles, et quelquefois même nulles.

Le traitement devra varier avec les désordres produits, et différera surtout s'il y a une lésion simultanée des enveloppes de l'œil, ou si, au contraire, il s'agit d'une lésion isolée de la membrane vasculaire. Dans le premier cas, l'application d'un bandage compressif, alternant avec des imbrocations froides, et l'immobilité aussi complète que possible, devront être employées pour éviter le retour de l'hémorrhagie et obtenir la cicatrisation, aussi rapide que possible, de la plaie scléroticale. Dans le second cas, les ventouses sèches ou scarifiées, aux tempes ou à la nuque et entre les épaules, les applications de vésicatoires volants dans les mêmes points; les hémostatiques, tels que l'eau de Rabel, et plus tard les fluidifiants comme l'alcoolature d'aconit, par exemple, seront les moyens les plus propres à combattre les accidents.

B. — Hémorrhagies de la choroïde.

Les hémorhagies choroïdiennes ont un siége variable; tantôt elles sont situées dans l'épaisseur même de cette membrane, tantôt elles siégent en avant ou en arrière d'elle. Dans le premier cas, on observe, au milieu de la coloration rouge normale du fond de l'œil, une série de taches d'un rouge brunâtre plus ou moins foncé, arrondies, au-devant desquelles se voient nettement les vaisseaux rétiniens. Ces taches varient à l'infini, quant à leur forme, leur dimension et leur siége; elles sont cependant le plus souvent circulaires ou allongées, ne présentent ni stries, ni irrégularité bien manifeste de leurs contours et occupent souvent la région équatoriale. Elles sont d'autant plus faciles à observer que le sujet est moins pigmenté, parce qu'alors, dans les points où elles se trouvent, elles masquent l'aspect strié que la choroïde doit à ses vaisseaux sanguins.

Lorsque l'hémorrhagie se produit sur les parties antérieures de la choroïde et qu'elle est un peu abondante, elle amène facilement le décollement de la rétine ou même sa déchirure.

Nous reviendrons, plus loin, sur le premier cas, à propos du décollement de la rétine.

Dans le deuxième cas, l'hémorrhagie arrive jusqu'au corps vitré où elle proémine, en refoulant devant elle la membrane limitante interne. Elle présente alors un aspect sacciforme, allongé, avec un pédicule étranglé à sa base, et son extrémité libre se meut latéralement ou de haut en bas, à chaque mouvement communiqué au globe de l'œil.

Le point d'origine de l'hémorrhagie détermine, en grande partie, la situation et la direction de l'épanchement sanguin; si le sang s'écoule de la chorio-capillaire ou de la couche vasculaire propre, il aura plus de tendance à se frayer une route vers l'intérieur de l'œil ou à rester dans l'épaisseur même de la choroïde; si, au contraire, il s'écoule des vasa-vorticosa, il y aura plus de chance pour un décollement de la choroïde, le sang fusant entre elle et la sclérotique. En outre, une hémorrhagie considérable, survenant dans les parties antérieures de l'œil, décollera plus facilement qu'il ne rompra la rétine, parce que, dans ce point, son adhérence à la choroïde est plus faible. Vers les parties postérieures, au contraire, où la résistance de la membrane nerveuse est plus marquée, et où son adhérence à la choroïde est plus grande, il y aura plus de tendance à la déchirure de la membrane nerveuse. Il convient d'ajouter, en outre, que la rapidité avec laquelle se fait l'épanchement a également une notable influence sur les phénomènes qui se développent à sa suite; s'il se fait brusquement, il y aura beaucoup plus de chance pour qu'il donne lieu à une déchirure de la rétine; s'il se fait lentement, il en amènera plutôt le décollement.

Symptômes subjectifs. — D'après ce que nous venons de dire, on comprendra facilement que les épanchements sanguins de la choroïde donnent lieu à des symptômes fonctionnels essentiellement variables, suivant la nature de la lésion consécutive. Les hémorrhagies choroïdiennes proprement dites, c'est-à-dire celles qui sont situées dans son épaisseur, ne donnent généralement lieu qu'à des troubles visuels presque insignifiants; ce ne sont, en effet, que des parties pour ainsi dire accessoires de l'organe de la vue, qui sont atteintes alors, et si le malade se plaint de quelque chose, ce ne sera guère que de la maladie dont l'hémorrhagie est un symptôme.

Il n'en est pas de même des hémorrhagies sous-rétiniennes, qui amènent forcément, dans cette membrane, des désordres incompatibles avec les fonctions qu'elle doit remplir. C'est, en effet, dans ce cas surtout qu'a été signalée cette variété particulière d'achromatopsie, qui fait que le malade voit en vert une certaine partie des objets qu'il regarde. Nous reviendrons d'ailleurs sur ces phénomènes lorsque nous traiterons du décollement de la rétine.

Ajoutons enfin, que si les épanchements se font lentement et surtout si leur résorption marche avec régularité, ils auront une moindre influence sur la vision, en raison du peu d'altération des couches les plus externes de la rétine.

Marche, durée, terminaison. — La marche et la durée des hémorrhagies choroïdiennes varient, comme les symptômes, suivant que l'épanchement est faible ou abondant et qu'il s'est produit plus ou moins rapidement, l'absorption du liquide sanguin devant être d'autant plus facile, que sa quantité sera moindre, et qu'il se sera extravasé plus lentement.

Dans l'épanchement intra-choroïdien, l'absorption est très-longue à se faire et encore, reste-t-il presque toujours, dans la choroïde, des taches ou traînées blanches indélébiles, dues aux éléments fibrineux du sang. D'autres fois, les matières colorantes du sang subissent les métamorphoses pigmentaires, et il reste, comme trace de leur passage, des taches plus ou moins foncées, dont il n'est pas toujours facile de s'expliquer l'origine, quand on n'a pas assisté aux accidents du début. Il peut en être de même des épanchements sous-rétiniens, qui présentent, en outre, une tendance marquée aux récidives et peuvent amener peu à peu, un décollement complet de la rétine.

Quoi qu'il en soit, les hémorrhagies choroïdiennes doivent toujours motiver un pronostic grave, surtout lorsqu'elles se sont produites spontanément, d'une part, en raison des désordres qu'elles laissent après elles et, d'autre part, à cause de la possibilité de leur reproduction.

Étiologie. — Nous devons placer en première ligne les traumatismes directs du globe de l'œil par des corps contondants, et en second lieu les traumatismes indirects, c'est-à-dire ceux qui auront porté sur les parties voisines de l'œil. Notons, à côté de cela, comme cause prédisposante, surtout l'atrophie choroïdienne, suite de myopie, les affections cardiaques, ou la sclérose des artères; enfin l'iridectomie pratiquée dans certains cas de glaucôme, par la diminution brusque de la tension intra-oculaire qui en est la conséquence. Dans tous ces cas, en effet, les hémorrhagies choroïdiennes s'observent fréquemment.

Traitement. — Lorsque cela sera possible, ce sera d'abord à la cause de l'hémorrhagie que l'on devra s'adresser. En outre, on favorisera la résorption du sang, en combattant la constipation et la congestion céphalique et en administrant les diurétiques et les purgatifs. On pourra aussi appliquer utilement quelques sangsues au siége et aux cuisses, des ventouses à la tempe ou derrière l'oreille, et enfin on prescrira les préparations d'eau de Rabel, l'alcoolature d'aconit, et tous les moyens hémostatiques ou fluidifiants propres à empêcher le retour des hémorrhagies ou à en favoriser la résorption.

C. — Décollement de la choroïde.

Le décollement de la choroïde est assez rare; il peut être produit par une hémorrhagie entre cette membrane et la sclérotique, par un épanchement séreux ou par une tumeur.

La rétine repoussée par la choroïde vient faire, dans le corps vitré, une saillie de forme variable. Au début de l'affection, il existe généralement une adhérence assez intime entre les deux membranes; mais plus tard leur décollement s'opère presque toujours par suite d'un épanchement de sérosité entre elles. Dans le premier cas, on voit à la surface de la saillie rouge, jaunâtre ou brunâtre que fait le décollement choroïdien, les deux ordres de vaisseaux appartenant aux deux membranes superposés et présentant des directions différentes.

Jusqu'à présent, on ne connaît guère que par une autopsie, due à Iwanoff, l'anatomie pathologique du décollement de la choroïde. D'autre part, les signes du décollement de la choroïde diffèrent peu de ceux des tumeurs malignes de cette membrane. En outre, le décollement de la choroïde se montre souvent compliqué de phénomènes glaucômateux qui peuvent encore contribuer à augmenter l'embarras. Aussi sera-t-il souvent assez difficile, au début de l'affection, de reconnaître si le décollement est simple ou s'il est la conséquence d'un néoplasme. Ce n'est donc que par l'étude attentive des symptômes et par l'examen journalier du malade, que l'on pourrait éviter une erreur, qui, du reste, ne serait pas grave, car elle aurait au plus pour conséquence de nous porter à priver, par l'énucléation, le malade d'un œil devenu inutile. Du reste, on peut être forcé de recourir à ce moyen radical, lorsque la maladie présente des symptômes glaucômateux, car on ne peut songer ici à les enrayer par l'iridectomie, la solution de continuité des enveloppes de l'œil pouvant provoquer alors une hémorrhagie choroïdienne considérable, ou le décollement complet de la membrane vasculaire, ainsi que cela a été constaté à la suite de certaines plaies du globe oculaire, après l'ablation d'un staphylôme irido-cornéen, ou encore, ainsi que nous l'avons observé nous-même, après une opération de cataracte par extraction à lambeau, sur un œil très-myope et atteint de sclérectasie.

Consultez : A. VON GRÆFE, *Zwei Fälle von Ruptur der Chorioidea, A. f. O.* Bd. I, abt. 1, p. 402-403. — ESMARCK, *Perforation der Netzhaut durch eine Chorioideal Blutung, A. f. O.* Bd. IV, abt. 1 p. 350-354. — STELLWAG VON CARION, *Die Ophthalmologie vom naturwissenschaftligen Punkte, etc.* Bd. II, p. 98 et seq. — IWANOFF, *Zur Ablösung der Chorioidea, A. f. O.* Bd. XI, abt. 1 p. 191-199.

ART. 5. — NÉOPLASMES DE LA CHOROÏDE.

Les néoplasmes de la choroïde ne sont pas excessivement rares, et forment, à eux seuls, l'infinie majorité des tumeurs que l'on rencontre dans la cavité oculaire. Un certain nombre de produits de néoformation, attribués à la cornée, à l'iris et au corps ciliaire, ne sont même, à proprement parler, comme nous l'avons déjà dit à plusieurs reprises, que des extensions de certaines tumeurs des parties profondes de l'œil, à d'autres situées plus en avant ou plus superficiellement.

Quoi qu'il en soit, les tumeurs de la choroïde peuvent à peu près toutes être ramenées à deux types principaux : A, les *excroissances verruqueuses* de la lame vitrée (Donders); B, le *sarcôme*. Nous y ajouterons toutefois C, le *tubercule* signalé, il y a quelques années seulement, pour la première fois, par Manz. Ce produit, en effet, rentre bien par sa nature dans le cadre des néoplasmes choroïdiens, et il ne nous semble dès lors ni utile, ni pratique, de lui donner une place à part, dans l'exposé des affections de la membrane vasculaire de l'œil.

A. — *Excroissances verruqueuses de la choroïde.*

Sous le nom d'*excroissances verruqueuses de la choroïde* on a décrit une altération particulière de cette membrane qui n'est bien connue que depuis les travaux de Donders et de H. Müller. C'est surtout sur les yeux des vieillards, particulièrement sur ceux des sujets âgés de soixante-dix à quatre-vingts ans, que s'observe la lésion (Donders), quoiqu'on l'ait observée sur de jeunes sujets (H. Müller).

L'altération est caractérisée par une transformation de la lame élastique ou vitreuse de la choroïde qui y provoque le développement de petites élevures ou tumeurs de forme sphéroïde ou ovoïde. Globuleuses, de dimensions variables, ces tumeurs sont tantôt isolées, tantôt réunies par groupes plus ou moins volumineux, semblant résulter de la fusion de plusieurs en une seule. Leur volume varie de 1 à 15 μ. Elles atteignent ordinairement de 3 à 5 μ. Les petits groupes qui résultent de la réunion de plusieurs d'entre elles peuvent atteindre 1 ^{mm} et même 1 ^{mm}, 5. Le plus grand nombre de ces altérations se rencontre au voisinage de l'équateur et en avant de lui, dans les parties antérieures de la choroïde, sans dépasser toutefois l'ora serrata (Donders, H. Müller); on en trouve pourtant parfois dans le pôle postérieur. Elles se montrent sous la forme de petits points ou de petites taches arrondies, faciles à reconnaître à l'œil nu, mais surtout à la loupe. Elles donnent à la face interne de la choroïde un aspect tacheté, par la présence de points foncés et d'autres, plus clairs, grisâtres ou blanchâtres. Dans ces derniers points s'observe un petit cercle noirâtre qui les entoure. Celui-ci est dû à la destruction, dans les points correspondants, des cellules de l'épithélium pigmentaire, dont le pigment est rejeté sur les côtés, et il en résulte une figure très-nette. Dans tous les points où siégent ces tumeurs, il est facile de s'assurer, sur la coupe, que la rétine est altérée secondairement. Quelquefois même, les tumeurs pénètrent dans la rétine dont elles détruisent les diverses couches, à l'exception de la couche des fibres d'expansion du nerf optique. Il est bien rare, cependant, que l'altération de la rétine aille si loin; le plus souvent, on n'observe que la destruction de la membrane de Jacob.

Ces petites tumeurs sont toujours fort adhérentes à la face interne de la lame élastique de la choroïde, et ce n'est pas sans peine qu'on parvient à les en séparer par le grattage. Elles sont surtout remarquables par leur grande dureté, ainsi que par leur résistance à tous les réactifs. Les acides et les alcalis concentrés les rendent seulement un peu plus transparentes (Donders, H. Müller). Elles ne se dissolvent que par la coction dans une solution concentrée de potasse caustique. Parfois elles sont incrustées de matières graisseuses ou calcaires (H. Müller).

On n'est pas d'accord sur la nature de l'affection; suivant Donders, elle devrait être attribuée à une dégénérescence des cellules épithéliales pigmentaires, dont les nucléoles seraient devenus plus volumineux, en subissant la métamorphose colloïde et finiraient par détruire l'enveloppe externe. Suivant H. Müller, au contraire, ces excroissances auraient pour point de départ la lame élastique ou vitrée, située entre la chorio-capillaire et l'épithélium pigmentaire. Les tumeurs, en s'élevant, distendraient d'abord, et détruiraient ensuite, par compression, les cellules épithéliales. La lame vitrée elle-même, présenterait du reste, dans certains points, un épaississement notable.

On ne sait pas jusqu'à quel point ces altérations amènent des troubles dans la vision, mais il est probable que l'amblyopie sénile doit leur être en grande partie attribuée (Donders).

Quant aux modifications que la présence de ces excroissances ferait éprouver à l'image ophthalmoscopique du fond de l'œil, on ne sait rien de bien précis à cet égard. Le siége excentrique de ces altérations, dans la majorité des cas, peut souvent les faire passer inaperçues. Elles ne deviennent donc visibles que lorsqu'elles se rapprochent du pôle postérieur. Il est alors facile de les confondre, soit avec la choroïdite disséminée, soit avec la choroïdite atrophique; seuls les reflets onduleux qu'on en observe, sur la surface du fond de l'œil, par l'exploration à l'image droite ou à l'aide de l'ophthalmoscope binoculaire, pourraient, peut-être, permettre de les reconnaître (de Wecker) (?).

Consultez : DONDERS, *A. f. O.* Bd. I, abt. 2, p. 106. — H. MÜLLER, *A. f. O.* Bd. II, abt. 2, p. 1. — L. DE WECKER et ED. DE JÆGER, *Traité des maladies du fond de l'œil et atlas d'ophthalmoscopie*, p. 189-190.

B. — Sarcôme de la choroïde.

Synonymie : Cancer mélanique; Mélanose maligne; Mélanose bénigne de l'œil.

Nous désignerons sous la dénomination collective de SARCÔMES, toutes les tumeurs de la choroïde observées jusqu'à ce jour, à l'exception toutefois des tumeurs verruqueuses qui ont été décrites plus haut. Il est bon de remarquer, cependant, que ces tumeurs sont de nature très-variable, suivant qu'elles prennent tel ou tel point de la choroïde pour point de départ.

C'est ainsi que nous rangerons parmi les sarcômes, la tumeur décrite par de Wecker sous le nom de myôme et par Iwanoff sous le nom, beaucoup plus juste, de myo-sarcôme, parce qu'elle contenait un nombre considérable de fibres musculaires lisses, la tumeur ayant pris naissance dans la région du corps et du muscle ciliaire. Nons nous sommes du reste longuement étendu sur cette tumeur à propos de celles de cette dernière région. Les mélanoses, que Sichel père a cru pouvoir diviser en mélanose bénigne et en mélanose maligne, à l'époque où l'on admettait encore la cellule cancéreuse comme un produit hétéromorphe de l'organisme, trouve également place ici, pour des raisons qui seront exposées plus loin.

Symptômes. — On peut distinguer quatre périodes dans le développement du sarcôme de la choroïde, périodes dont nous avons déjà parlé à propos des tumeurs du corps ciliaire.

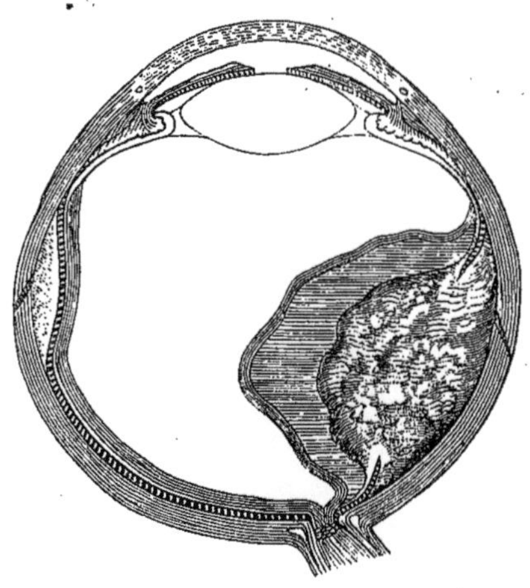

Fig. 72. — Sarcôme de la choroïde, à la première période (1).

A la première période, la tumeur n'est pas encore suffisamment volumineuse pour produire des symptômes d'irritation oculaire; aussi les malades ne s'aperçoivent-ils généralement de leur affection que par la présence, dans un point variable du champ visuel, d'un scotôme plus ou moins étendu, en même temps que l'acuïté visuelle, en général, est diminuée; si le malade vient alors consulter le médecin et qu'on l'examine à l'ophthalmoscope, on constate quelquefois d'emblée, au fond de l'œil, le relief de la tumeur. Le plus souvent tout se borne à la constatation d'un simple décollement de la rétine dû à l'épanchement d'un liquide séreux entre cette membrane et la choroïde (fig. 72). Ce liquide est en général peu abondant, de sorte que le décollement rétinien ne présente que *fort peu de flottement* et C'EST LÀ UN CARACTÈRE DE LA PLUS HAUTE VALEUR, qui nous a permis, en plusieurs circonstances, d'affirmer la présence d'un néoplasme. Au bout de quelque temps cependant, ce liquide se précipite, en vertu des lois de la pesanteur, vers les parties déclives du globe oculaire, et on aperçoit la surface de la tumeur sur laquelle *on constate la présence de* DEUX RÉSEAUX VASCULAIRES d'apparence différente, dus, le premier aux vaisseaux rétiniens, foncés et plus volumineux, le second rosé, capillaire, appartenant aux vaisseaux irréguliers qui rampent à la surface,

(1) D'après Stellwag von Carion.

et dans l'épaisseur du néoplasme (O. Becker). Les déplacements parallactiques de la lentille objective ou l'ophthalmoscope binoculaire montrent alors clairement le relief. Ces différents signes sont d'autant plus faciles à constater que la tumeur siége plus près du pôle postérieur. Malheureusement ces phénomènes sont souvent impossibles à saisir en raison du trouble du corps vitré qui survient de bonne heure. Si on peut apercevoir la tumeur, la surface rosée de celle-ci est parsemée de petites taches ou de petits îlots, d'une coloration grisâtre, ardoisée ou noirâtre, plus ou moins nombreux.

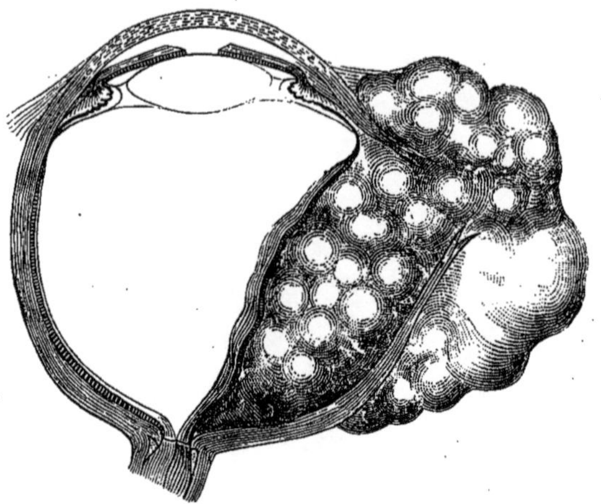

Fig. 73. — Sarcôme de la choroïde, à la troisième période.

La seconde période est caractérisée par le développement brusque de symptômes d'irritation et d'inflammation du globe oculaire, présentant le type glaucômateux. Le malade éprouve généralement une vive douleur, une hémicrânie intolérable, un sentiment de tension très-pénible dans le globe oculaire, dont la consistance est augmentée et la dureté caractéristique.

L'iris à perdu sa coloration normale, elle est propulsée en avant, en même temps que la pupille est dilatée, déformée et immobile.

La chambre antérieure par suite de la propulsion de l'iris et du cristalllin en avant est rétrécie, l'humeur aqueuse est trouble; au dehors on aperçoit des signes manifestes d'obstacles à la circulation sanguine, tels que l'hypérémie conjonctivale, le chémosis et l'œdème des paupières. Si les milieux réfringents sont encore assez transparents pour permettre de pratiquer alors l'examen ophthalmoscopique, la tumeur se distingue sans difficulté, en raison de sa proéminence plus considérable qu'à la première période; on peut alors l'observer assez facilement, par le procédé de l'image droite, en se mettant tout près de l'œil, et en se servant d'un verre convexe qui corrige l'hypermétropie factice, résultant du refoulement de la rétine vers le centre de la cavité oculaire (O. Becker).

A la troisième période, le néoplasme par son accroissement successif, finit par distendre et par rompre les enveloppes de l'œil, ou plutôt il vient faire hernie entre les fibres élastiques de la sclérotique, assez lâchement unies au-dessous des insertions des muscles droits; d'autres fois, la tumeur trouvant un passage tout fait, par les canalicules creusés dans la sclérotique, pour le passage des veines vortiqueuses équatoriales, vient constituer, dans ces divers points, de petites tumeurs surajoutées au globe oculaire. Ces petites tumeurs, insignifiantes d'abord, d'aspect bosselé, irrégulières, recouvertes par la conjonctive, l'épisclère et la capsule de Tenon, grossissent avec rapidité, repoussant le globe dans un sens opposé à celui où elles ont paru, et se propageant de là au tissu cellulaire de l'orbite (fig. 73).

Ce dernier phénomène indique le plus souvent que la quatrième période est proche. Celle-ci est caractérisée par la généralisation de la maladie qui peut avoir lieu, dans quelques cas très-rares il est vrai, pendant la troisième période ou même pendant la deuxième.

Le foie est l'organe qui paraît être le siége de prédilection de cette généralisation; aussi reconnaît-on le plus souvent à la palpation abdominale, des nodosités volumineuses au niveau de l'hypochondre droit. La maladie une fois arrivée à ce point, la mort ne tarde pas à survenir.

Anatomie pathologique. — Les tumeurs sarcômateuses peuvent être formées d'éléments de nature très-variable, de sorte qu'on peut en distinguer quatre classes principales, dont les caractères distinctifs sont surtout fournis par l'aspect et la disposition de la substance intercellulaire. Celle-ci constitue le plus souvent un réseau de petites mailles irrégulières, et peut être plus ou moins abondante. Quand la substance intercellulaire est peu abondante, la masse du néoplasme présente un aspect analogue à celui de la pulpe cérébrale ramollie, et on a sous les yeux le sarcôme proprement dit, *sarcôme blanc* ou *médullaire*, bien qu'il puisse, cependant, prendre une certaine coloration brunâtre, lorsqu'il est déjà ancien et qu'il a pris naissance au voisinage de l'épithélium pigmentaire, c'est-à-dire dans les couches les plus internes de la choroïde. C'est à cette forme que l'on donnait jadis le nom d'*encéphaloïde*.

Les caractères essentiels sont fournis par l'absence presque complète de trame et par une grande abondance d'éléments cellulaires. Les cellules peuvent être fusiformes, rondes, ou à la fois rondes et fusiformes; elles se caractérisent surtout par des noyaux volumineux, remplissant souvent la presque totalité de la cavité cellulaire, au détriment du protoplasma, surtout lorsque la cellule est de récente formation.

Les sarcômes à cellules fusiformes sont plus compactes, plus consistants et progressent plus lentement que ceux qui ont des cellules rondes. Ils se maintiennent par conséquent plus longtemps dans leur point de départ et n'entraînent que beaucoup plus tard la généralisation. Outre cela, le volume de ces cellules n'est pas toujours le même : aussi une nouvelle et importante distinction est-elle nécessaire, entre les *sarcômes à grandes* et *à petites cellules*. Parmi les premiers on doit signaler les *sarcômes à cellules gigantesques* (Riezencellensarcom, Virchow), ou *tumeurs à myéloplaxes* (Robin); ils sont constitués par une substance hyaline, finement granulée, renfermant des corpuscules lymphoïdes et par de grandes cellules à nombreux noyaux. On peut dire en règle générale que les sarcômes à petites cellules, qui constituent les véritables sarcômes médullaires, s'accroissent plus rapidement que les autres, et c'est ce dernier caractère qui a fait donner à cette variété de tumeurs l'épithète de *maligne*.

Si au contraire la substance intercellulaire est très-abondante, la tumeur offre un aspect fibromateux particulier qui a fait donner à cette seconde classe le nom de *fibro-sarcôme* (Virchow).

Le *mélano-sarcôme*, qui est le plus fréquent, renferme une quantité considérable de pigment choroïdien noir, en même temps qu'à l'intérieur de ses cellules, se dépose une matière colorante brune d'abord, puis ensuite brun-noirâtre, due sans doute à une métamorphose des matières colorantes du sang, l'hématine et l'hématoïdine. Aussi est-il de couleur noire, tacheté de blanc. Sur la coupe il présente une très-grande analogie avec la truffe, surtout lorsqu'il a été durci dans le liquide de Müller. Il est le plus souvent constitué par des cellules fusiformes, mais on y rencontre aussi des cellules rondes ; sa vascularisation est toujours moindre que celle du sarcôme blanc, surtout lorsque ce dernier est constitué par des cellules rondes. Il n'est pas rare de voir cette espèce de sarcôme s'accompagner du développement de tumeurs noires dans d'autres organes, tels que le foie et les ganglions lymphatiques, par exemple. Il prend généralement naissance dans la lamina fusca, et c'est là la raison pour laquelle il contient tant de pigment choroïdien, celui-ci ayant pour origine la prolifération du pigment contenu dans les cellules étoilées du stroma de cette couche choroïdienne.

Le sarcôme vasculaire est celui qui est caractérisé par la prédominance des vaisseaux sanguins capillaires; on lui donne le nom de *sarcôme téléangiectasique* (Virchow). Il part généralement de la couche externe de la choroïde ou couche vasculaire propre, et exceptionnellement de la chorio-capillaire. En général cette tumeur est d'aspect cylindrique, en forme de boyau.

Quant au myo-sarcôme, variété dont nous avons déjà parlé au début, n'ayant été observé jusqu'ici qu'une seule fois par de Wecker et Iwanoff, il faut attendre, pensons-nous, pour en faire une classe à part, que les exemples s'en soient multipliés. Nous pensons, en outre, que cette variété ne présentait ses caractères particuliers, qu'à cause de son point de départ.

Du reste on peut avoir des variétés à l'infini, suivant qu'aux éléments propres au sarcôme, s'en joindront d'autres appartenant à d'autres tissus. C'est ainsi qu'on peut rencontrer le *myxo-sarcôme*, le *glyo-sarcôme*, etc. Toutes ces tumeurs laissent s'écouler un liquide à la pression. Le sarcôme blanc principalement, fournit à la pression un liquide blanc laiteux, qui n'est autre chose que le *suc cancéreux* des anciens auteurs. La consistance de ces diverses espèces de sarcômes varie à l'infini avec la prédominance de tel ou tel des éléments qui entrent dans leur constitution ; elle est d'autant plus compacte que l'élément fibreux y est plus abondant. A l'extérieur elles paraissent parsemées de stries fibreuses. A la période ultime de leur développement, ces tumeurs subissent, sur certains points, d'abord le ramollissement, puis la régression graisseuse. On rencontre dès lors, dans la masse, de nombreux fragments des cellules qu'elle contenait, en même temps que les produits de la métamorphose graisseuse sont disséminés par places, sous forme de petits foyers plus ou moins volumineux.

Le siége de prédilection du sarcôme de la choroïde est dans l'hémisphère postérieur du globe; on le rencontre quelquefois cependant dans l'hémisphère antérieur, et comme nous le savons déjà, dans le corps ciliaire. Son point de départ est toujours dans le tissu conjonctif de la couche choroïdienne sur laquelle on le rencontre.

Les parties voisines de la tumeur subissent des modifications remarquables.

Le cours de la circulation oculaire est gêné et on observe des phénomènes de stase veineuse, plus marqués dans l'hémisphère postérieur que dans l'hémisphère antérieur.

La rétine, le cristallin, le corps vitré sont refoulés dans le sens opposé à la tumeur, qui s'élève du fond de l'œil sous la forme d'un mamelon assez régulièrement arrondi (fig. 72). Tantôt la rétine reste adhérente à la tumeur, mais le plus souvent elle est décollée, dans une étendue variable, par un épanchement de liquide séro-albumineux, entre elle et la membrane vasculaire. Bientôt la tumeur, en augmentant de volume, atteint la rétine et celle-ci ne tarde pas à subir la dégénérescence graisseuse. Le corps vitré devient opaque et se résorbe; il en est parfois de même du cristallin, mais ce dernier cas est très-rare (Knapp).

Quant à la sclérotique, sa texture fibreuse et la densité de son tissu font, qu'au début, elle résiste à la pression excentrique de la tumeur; mais bientôt elle cède à son tour au niveau de ses points les plus faibles (fig. 73). Ces points sont par ordre de fréquence : 1° en arrière, au pourtour de l'entrée du nerf optique, le long de la gaîne du nerf, dans le névrilemme interne et dans la névroglie des faisceaux secondaires; 2° au-dessous des insertions des muscles; 3° à travers les petits sinus ou orifices que présente la sclérotique, dans sa région équatoriale, pour les anastomoses entre les vasa vorticosa et les veines de l'épisclère; 4° dans le sillon de séparation de la cornée et de la sclérotique. Une fois sortie de la cavité intra-oculaire, l'accroissement de la tumeur ne connaît plus d'obstacle.

Elle reste, cependant, encore un certain temps contenue à l'intérieur de la capsule de Ténon. Mais celle-ci cède vite; la tumeur envahit l'orbite, et de là se généralise rapidement dans tout le reste de l'économie.

Marche, durée, terminaison. — La marche du sarcôme de la choroïdite est généralement assez rapide. La première période, il est vrai, peut durer quelques mois, ou même une année et plus; mais, dès que survient la période glaucômateuse, on voit le néoplasme passer en quelques semaines à ses dernières périodes. Nous avons vu déjà que le sarcôme dans lequel les cellules étaient en abondance, se développait plus rapidement que celui dans lequel prédomine la substance intercellulaire. Il en est de même de la forme vasculaire.

Quant à la terminaison, elle est constamment mortelle si la maladie est abandonnée à elle-même; mais, si l'énucléation de l'œil atteint est pratiquée avant la troisième période, la guérison semble être la règle, c'est-à-dire que la terminaison fatale peut être reculée. Brière (du Hâvre), mon ancien chef de clinique, a rapporté, dans sa thèse inaugurale, un certain nombre d'observations relatives à des malades opérés par moi, à la première et à la deuxième période. Depuis lors, je me suis enquis de ces malades, et tous, sauf un sur lequel je n'ai pu avoir de renseignements, *sont morts de tumeurs cancéreuses du foie ou de l'estomac.* Il résulte donc de là pour moi cette conviction, que *toujours le sarcôme de la choroïde n'est qu'une manifestation locale d'une diathèse générale.* Si le malade attend, pour se faire opérer, que la maladie soit arrivée à la troisième période, peu importe alors que la tumeur fasse *peu ou prou* saillie dans l'orbite, la récidive locale, et bientôt après la généralisation, surviennent, en général, plus rapidement. Nous avons pourtant observé un cas de guérison à cette période.

Diagnostic. — Le diagnostic ne présente de sérieuses difficultés que dans le cas où la maladie n'en est encore qu'à la première ou à la seconde période. A la première période, en effet, on n'a presque constamment sous les yeux qu'un décollement de la rétine, qui peut être pris pour un décollement simple, sans néoplasme, ainsi que cela avait eu lieu pour un malade observé par moi, et dont l'observation a été relatée dans l'excellente thèse de Brière (du Hâvre) et où, au début, un confrère avait diagnostiqué un décollement simple, tandis que nous pûmes constater très-facilement la présence d'une tumeur choroïdienne. Nous ne pouvons mieux faire que de rapporter à ce sujet ce que dit de Græfe :

« Quant à ce qui est du développement des sarcômes de la choroïde, je suis de plus en plus convaincu qu'en règle générale, il survient de bonne heure une inflammation séreuse de la rétine. Par conséquent, à part les cas où la tumeur siégera au niveau du corps ciliaire, il sera presque impossible de constater à l'aide de l'ophthalmoscope, le début d'un sarcôme choroïdien. On aura bien plutôt devant les yeux l'image d'un simple décollement rétinien, et ce ne sera que par l'absence des causes ordinaires de celui-ci, sclérectasie maladies du corps vitré, affections inflammatoires, épanchements hémorrhagiques, cicatrice de la sclérotique, que l'on pourra parfois soupçonner la maladie; mais il ne sera jamais possible de découvrir sûrement l'affection à cette période. Ce n'est que lorsque la tumeur se sera accrue et que le liquide épanché se sera en partie résorbé que, la rétine venant au contact avec la tumeur, on verra paraître des bosselures suspectes, abruptes, souvent même de couleur pigmentée, qui permettront de soupçonner la présence d'une tumeur, soupçons que les phénomènes qui ont été exposés à propos des symptômes, rendent de plus en plus probables, surtout si, avec le développement progressif de ces bosselures, la tension intra-oculaire augmente progressivement. »

Malgré l'autorité du maître de Berlin, il convient d'ajouter que l'augmentation de tension intra-oculaire peut parfaitement se montrer avec le décollement rétinien simple, et que, par conséquent, l'on devra toujours réserver le diagnostic, tant que l'on n'aura pas vu la surface de la tumeur; disons aussi que, d'après la remarque de O. Becker, la présence d'un liquide épanché n'est pas toujours un obstacle suffisant pour empêcher de voir un ou plusieurs points de la tumeur. Ainsi, par exemple, lorsqu'elle siége à la partie inférieure de la choroïde, il est bien évident que, sous l'influence de la pesanteur, le liquide se réunira autour de la base et que le sommet restera libre; il faut néanmoins, pour cela, que la tumeur ait acquis un certain développement. Il n'en est plus de même lorsque la tumeur siége vers le pôle postérieur. Dans ce cas, en effet, la pesanteur fait accumuler le liquide au-dessous de la tumeur, qui devient visible dans la plus grande partie de son étendue. L'ophthalmoscope alors, en nous permettant de reconnaître le *double réseau vasculaire*, les *foyers noirâtres* et la *différence de niveau*, lèvera tous les doutes.

Dans la seconde période, il sera possible de confondre le sarcôme de la choroïde avec un glaucôme pur, surtout s'il existe un trouble notable des milieux réfringents.

D'ailleurs, l'erreur n'aurait pour inconvénient que de motiver une opération d'iridectomie, unique traitement du glaucôme. En favorisant l'éclaircissement des milieux celle-ci pourrait même avoir l'avantage de rétablir le diagnostic. Il ne faut pas oublier pourtant que l'opération, en diminuant la résistance des enveloppes de l'œil, pourrait hâter la marche de la tumeur.

Pronostic. — Le pronostic ressort clairement de l'histoire de la maladie. Toujours mortel lorsqu'il est abandonné à lui-même, le sarcôme de la choroïde peut guérir lorsque l'affection est prise au début. Les tumeurs sarcômateuses sont d'autant plus dangereuses qu'aux caractères tirés des éléments anatomiques, tels qu'abondance des cellules, petitesse de celles-ci, se joint la mélanose. Les tumeurs mélanotiques sont, de toutes, les plus malignes, et celles pour lesquelles la récidive locale ou à distance est la plus fréquente (de Græfe). On voit, par là, combien était erronée l'opinion des anciens, qui avaient cru pouvoir distinguer une mélanose bénigne et une mélanose maligne (Sichel père, Lebert).

Étiologie. — L'étiologie de cette maladie est encore peu connue; cependant on a indiqué, d'une façon plus hypothétique que justifiée, les traumatismes, qui donnent lieu à une prolifération des éléments physiologiques, ou même amènent le dépôt de cellules de nouvelle formation.

C'est surtout chez les vieillards que se développe cette maladie. Elle est rare avant la trentième année, et survient d'ordinaire après la cinquantième. On ne l'a jamais observée jusqu'ici avant la quinzième année, et c'est là un fait important, eu égard au gliôme de la rétine qui, lui, est fort rare après l'âge de douze ou quinze ans (Knapp).

Jusqu'ici on ne connaît pas d'exemple de sarcôme choroïdien s'étant développé sur les deux yeux, tandis que ce fait a été observé pour le gliôme de la rétine (Knapp, Hirschberg).

Traitement. — Aucun traitement médical ne peut guérir le sarcôme de la choroïde pas plus que celui des autres organes. L'énucléation faite le plus tôt possible est la seule chance de prolonger la vie du malade. Il faut seulement avoir soin de faire la section du nerf optique, le plus loin possible en arrière de l'œil. Si, par hasard, la tumeur avait déjà fusé sous la conjonctive ou dans l'orbite, il ne faudrait pas se borner à la simple énucléation, mais faire l'extirpation de tout le contenu de l'orbite (Sichel père, Arlt).

Consultez : A. von Græfe, *Zur Diagnose des beginnenden intraocularen Krebses*, A. f. O., Bd. IV, abt. 2, p. 218-229, 1858. — A. von Græfe, *Vereinzeltes über Tumoren*, A. f. O., Bd. XII, abt. 2, p. 222-250 et particulièrement, p. 238, 1866. — Knapp, *Die intra-ocularen Geschwülste*, Carlsruhe, 1868. — O. Becker, *Zur Diagnose intraocularer Sarcome*. Arch. f. Augen und Ohrenheilk., Bd. 1, abt. 2, p. 214-229, Carlsruhe, 1870. — L. Brière, *Etude clinique et anatomique sur le sarcôme de la choroïde et sur la mélanose intra-oculaire*, thèses de Paris, 1874.

C. — Tubercule de la choroïde.

Le développement du tubercule dans la choroïde, n'est pas aussi rare que pourraient le faire supposer le silence ou la brièveté qui régnent, à son égard, dans la plupart des ouvrages de pathologie oculaire, même les plus modernes. Ce développement, en effet, est à peu près constant dans les cas de tuberculose miliaire généralisée, et souvent même, c'est la présence du tubercule dans la choroïde qui donne la clef du diagnostic de l'affection générale. Cette dernière circonstance nous a engagé à sortir, pour cet article, des limites que nous nous étions imposées dans la rédaction de ce livre et à indiquer rapidement, sous forme d'historique, les travaux les plus importants publiés sur cette maladie, passée pour ainsi dire inaperçue pendant longtemps, en raison du manque absolu de troubles visuels dont elle s'accompagne.

La présence du tubercule dans la choroïde a été constatée pour la première fois par de Græfe, sur des yeux de porc destinés à habituer les élèves aux opérations oculaires. Ce fait, publié par lui en 1855, provoqua bientôt des recherches, dans le but de découvrir si l'œil humain ne pouvait pas, lui aussi, être envahi par ce néoplasme. Trois ans plus tard, en 1858, Manz publia un premier cas d'autopsie des yeux d'un malade mort de tuberculose miliaire généralisée. En 1861, cet auteur publiait deux nouveaux cas de ce genre, et en 1866 Busch ajoutait une observation nouvelle aux trois déjà signalées par Manz.

Dès lors, la description de cette maladie pouvait être faite d'une manière suffisante, et en 1869 parut un remarquable mémoire de Conhnheim, sur ce sujet.

Ce dernier confirma les vues de Manz et de Busch, en ajoutant que la présence constante du tubercule choroïdien lors de tuberculose aiguë généralisée, pourrait devenir un précieux moyen de diagnostic de cette terrible maladie, lorsqu'il serait permis d'en reconnaître la présence pendant la vie. Bientôt après (1868) parut un travail de de Græfe et Th. Leber, se rapportant à deux cas de tubercule choroïdien, observés pendant la vie, et dans lequel de Græfe, en même temps qu'il donne les signes ophthalmoscopiques de cette lésion, y rapporte deux cas qui lui sont propres, en signale onze nouveaux communiqués par Conhnheim et dans lesquels la choroïde était constamment prise.

Pour terminer cette courte esquisse historique, nous ajouterons qu'en 1869 Fränkel publiait deux observations dans lesquelles la constatation, à l'aide de l'ophthalmoscope, du tubercule dans la choroïde, lui servit à poser le diagnostic de tuberculose miliaire, diagnostic que la mort et la nécroscopie ne tardèrent pas à vérifier.

Symptômes objectifs. — Il s'est écoulé un assez long espace de temps entre le moment où de Græfe a constaté le tubercule choroïdien, pour la première fois et par hasard, sur des yeux de porc, et celui où il lui a été donné d'examiner, à l'aide de l'ophthalmoscope, des yeux de malades atteints de cette affection. Ce n'est, en effet, qu'en 1868 que le premier examen a été fait par lui et Th. Leber, d'abord sur un malade du service du professeur Griesinger et ensuite sur un malade de Fränkel. Cet examen ayant été renouvelé depuis, à de nombreuses reprises, d'abord par Fränkel, puis par d'autres et par nous-même, il est facile aujourd'hui de donner avec exactitude l'ensemble des symptômes objectifs.

On aperçoit d'abord, dans le fond de l'œil, de petites plaques régulièrement rondes, à bords foncés, simplement hyperémiées qui ne tardent pas à devenir plus brillantes que le reste du fond de l'œil et dont la coloration varie du rose au blanc-jaunâtre. Les dimensions ophthalmoscopiques de ces petites taches lorsqu'on les examine par le procédé de l'image renversée, à l'aide d'une lentille de 77^{mm} de foyer positif (ancien + 3), varient de 0^{mm},5 à 3^{mm}. Leur siége de prédilection est le pôle postérieur de l'œil, et on en observe le plus grand nombre au voisinage de l'entrée du nerf optique et de la macula lutea.

Tantôt elles sont isolées, d'autre fois elles se trouvent réunies par groupe ou en archipel. Si l'on peut renouveler cet examen plusieurs jours de suite, on constate l'agrandissement des taches et leur proéminence sur le fond de l'œil; ce dernier point se constate surtout facilement sur celles qui présentent un diamètre supérieur à 1^{mm} et cette constatation est encore plus facile, s'il se trouve au-devant d'elles, ou à leur voisinage, quelques vaisseaux rétiniens, sur lesquels on peut observer les déplacements parallactiques.

Peu à peu, ces taches viennent se confondre les unes avec les autres, forment une masse plus considérable, mais dont les contours restent toujours réguliers et nettement arrondis. C'est à partir du moment où on commence à observer l'agrandissement des taches, que l'on constate, en même temps, leur passage à la coloration blanche, coïncidant avec le ramollissement caséeux.

Symptômes subjectifs. — Quant aux symptômes subjectifs propres à la lésion choroïdienne, ils sont complétement nuls. Ce n'est pas à dire pour cela que les troubles visuels fassent complétement défaut dans tous les cas; mais, quand ils existent (amblyopie, photophobie, strabisme, diplopie), ils coïncident toujours avec le développement de phénomènes cérébraux et précèdent de peu la mort. Cette absence vraiment extraordinaire de symptômes de cette nature, malgré les désordres les plus profonds de la choroïde, nous paraît démontrer péremptoirement que ceux décrits jusqu'à présent, comme accompagnant les autres variétés de choroïdite, doivent être rapportés à des désordres concomitants de la rétine.

Anatomie pathologique. — Il est excessivement rare de voir le tubercule ne se développer que dans un seul œil. Dans la plupart des cas, en effet, la lésion siége sur les deux yeux, mais cependant elle est en général beaucoup plus manifeste d'un côté que de l'autre. Son siége habituel est le voisinage du disque du nerf optique, au-dessous de l'épithélium pigmentaire, qu'elle soulève; mais elle peut atteindre l'équateur du globe et arriver jusqu'à l'iris. La couche de la choroïde, où commence le développement, serait tantôt la membrane adventice de ses gros vaisseaux (Manz), tantôt, et surtout au début, ce serait la chorio-capillaire qui serait atteinte d'abord, tandis que les autres parties de la membrane vasculaire ne seraient envahies que consécutivement (Busch, Cohnheim).

Le nombre des néoplasmes varie d'ordinaire entre 5 et 6; cependant on a signalé des cas, et j'en ai observé un moi-même, où il n'existait qu'un seul tubercule; d'autres fois, au contraire, leur nombre s'élevait jusqu'à 10, 12 et même 20 ou 40 (Cohnheim). Dans ce dernier cas, ils se réunissent en petits agrégats confluents qui empiètent les uns sur les autres. Leur dimension, comme leur nombre, varie dans des limites très-étendues; tantôt ce sont de petites élevures de $0^{mm},4$ ou $0^{mm},5$ d'épaisseur, à peine reconnaissables à l'œil nu; tantôt, au contraire, ils acquièrent le volume d'une tête d'épingle et ont 1^{mm} ou $1^{mm},5$ de diamètre. Par exception, on en a vu de $2^{mm},5$ de diamètre (Cohnheim). On en a même décrit qui présentaient les dimensions d'une petite lentille (Manz).

L'aspect extérieur de ces tubercules ne diffère en rien de celui qu'ils présentent dans les autres points de l'économie. Les plus petits sont gris, transparents; les autres sont caséeux au centre ou même dans leur totalité. On y reconnaît, au microscope, des cellules rondes analogues aux corpuscules de la lymphe, renfermant un ou plusieurs noyaux. Pour les parties devenues caséeuses, les cellules ont subi la métamorphose graisseuse régressive. C'est ici le lieu de dire que Cohnheim ayant inoculé sur un cobaye des tubercules pris dans un ganglion lymphatique et déjà passés à l'état caséeux, vit l'animal mourir cinq semaines après l'opération avec tous les caractères de la tuberculose généralisée, et, chose remarquable, *il constata la présence de tubercules dans la choroïde.*

Il y a fort peu d'altération sur les parties de l'œil voisines de la choroïde; cependant, lorsque la tumeur acquiert un certain volume, elle s'élève vers la partie interne de l'œil, en écartant la couche pigmentaire à laquelle elle confine. La rétine fait alors une légère saillie facile à reconnaître à l'aide des déplacements parallactiques, si surtout un vaisseau rétinien passe au-devant d'elle.

Quant à la sclérotique, bien que l'on ait cru y reconnaître une saillie analogue à celle qui vient d'être signalée sur la rétine, elle ne doit pas, d'après nous, présenter ce phénomène, en raison de la grande résistance du tissu de cette membrane.

Lorsque l'on constate des tubercules dans la choroïde, il y a toujours d'autres organes atteints par les altérations de la tuberculose et celle-ci est plus ou moins généralisée. Les poumons sont farcis de ces néoplasmes, qui semblent dans quelques cas occuper la presque totalité de leur parenchyme. On observe le même phénomène, quoique à un moindre degré, dans le foie, la rate, la glande thyroïde, les reins, les testicules, les ganglions lymphatiques, les séreuses, les os, etc. Sans vouloir attribuer une trop grande importance à la remarque de Cohnheim, qui prétend qu'en général, il y a sept organes atteints en même temps que la choroïde, nous devons dire que, si cette membrane est constamment atteinte, elle ne l'est jamais isolément. Une autre remarque importante, au point de vue pathologique, également due à l'auteur que je viens de citer, c'est que *toutes les fois qu'à l'autopsie d'un sujet mort de tuberculose miliaire, on rencontre des néoplasmes de ce genre dans plusieurs organes, on pourra affirmer* À COUP SÛR *qu'il y en a aussi dans la choroïde.*

On pourrait croire, à priori, que, parmi les organes atteints, la séreuse méningée est celle dont l'altération coïncide le plus fréquemment avec la tuberculose choroïdienne; mais il n'en est rien, et si l'on voulait s'arrêter à ces considérations, plus spéculatives que pratiques, il faudrait noter que c'est la glande thyroïde dont l'infiltration tuberculeuse a été presque constamment notée, concurremment avec la tuberculose choroïdienne.

Étiologie. — L'étiologie de cette maladie est enveloppée de la même obscurité que l'étiologie de la tuberculose généralisée, avec laquelle elle se confond complétement, puisqu'elle n'en est qu'une manifestation partielle. Tout ce qu'on peut dire à ce sujet, c'est que la maladie a été observée à tous les âges de la vie, mais de préférence pendant l'enfance.

Diagnostic. — La présence du tubercule dans la choroïde, si utile lorsqu'il s'agit de fixer le diagnostic de la tuberculose miliaire généralisée (Fränkel), ne peut être confondue avec une autre lésion de cette membrane. L'aspect réticulé que nous avons vu dans le fond de l'œil à la suite de l'agglomération des diverses plaques tuberculeuses, pourrait, il est vrai, faire croire à une choroïdite aréolaire ou à une choroïdite atrophique; mais la saillie des taches blanches qui manque totalement dans ces deux dernières maladies, leur contour régulièrement arrondi, leur teinte mate, masquant les parties subjacentes, l'absence de vaisseaux choroïdiens dans leur étendue, feront rapidement reconnaître l'erreur. Dans la choroïdite aréolaire, ainsi que dans la choroïdite atrophique, en effet, nous avons vu qu'on observe souvent, au centre de certains aréoles, une teinte blanche nacrée réfléchissant fortement la lumière et sur laquelle se voit, en outre, le rété rouge des vasa vorticosa, ainsi que des vestiges, plus ou moins apparents, de la lamina fusca. Enfin, lorsque plusieurs plaques de choroïdite aréolaire viennent à confluer pour n'en former qu'une, cette dernière, ainsi que nous l'avons déjà vu, présente toujours des contours déchiquetés, attestant son mode de développement. Le tubercule de la choroïde, au contraire, se caractérise par le relief, la teinte rosée ou blanchâtre mate et la netteté de ses contours.

Traitement. — Le traitement est complétement nul, la maladie principale étant toujours mortelle. On devra se borner à chercher, autant que possible, à diminuer les souffrances du malade.

Consultez : A. VON GRÆFE, *Präparat von Chorioïditis tuberculosa bei einem Schwein*, A. f. O. Bd. II, abt. 1, p. 210-214, 1855. — W. MANZ, *Tuberculose der Chorioidea*, A. f. O. Bd. IV. abt. 2, p. 120-126, 1857. — W. MANZ, *Tuberculose der Chorioidea*, A. f. O. Bd. IX. abt. 3, p. 133-144, 1863. — BUSCH, *Arch. f. Path. Anat.* Bd. XXXVI, 1866. — COHNHEIM, *Arch. f. Path. Anat.* Bd. XXXIX, 1867. — A. VON GRÆFE und TH. LEBER, *Ueber Aderhauttuberkeln*, A. f. O. Bd. XIV, abt. 1, p. 183-206, 1868. — FRÆNKEL, *Berliner klin. Wochensch.* N°, 4, 1869.

ART. 6. — OSSIFICATION DE LA CHOROIDE.

La présence de productions osseuses ou calcaires dans l'intérieur de l'œil a été signalée depuis longtemps; mais c'est principalement à mon père que l'on doit d'avoir séparé nettement les premières des secondes. Le premier, en effet, il a montré qu'on ne devait considérer comme appartenant aux premières que les produits qui, sous le microscope, présentaient le caractère essentiel, pathognomonique du tissu osseux, c'est-à-dire les corpuscules osseux et les canalicules de Havers. Après mon père, Stellwag von Carion et Arlt ont, par leurs travaux, attiré l'attention des observateurs sur ce point.

Symptômes objectifs. — Les ossifications de la choroïde ne donnent généralement lieu, par elles-mêmes, qu'à fort peu de symptômes objectifs. Aussi n'est-ce qu'en se basant sur leur fréquence, on pourrait même dire sur *leur constance*, dans les yeux atrophiés ou simplement phthisiques, qu'on peut avoir un soupçon de leur présence, surtout si l'atrophie ou la phthisie sont déjà de date assez ancienne, et si le volume du globe est notablement réduit. Néanmoins, on doit remarquer, tout d'abord, que les yeux dans lesquels existent des ossifications, sont généralement le siége d'une réaction inflammatoire plus ou moins vive, qui se traduit, au dehors, par de la rougeur de la conjonctive et des paupières, ainsi que par un larmoiement plus ou moins abondant qui peut les faire soupçonner.

Ce soupçon, il est vrai, se transforme bientôt en certitude, lorsque l'examen objectif et surtout la palpation du moignon oculaire, révèlent une très-grande dureté de celui-ci, en même temps qu'elle provoque de la douleur. Ces deux signes réunis peuvent suffire pour permettre d'affirmer, presque à coup sûr, la présence de produits osseux à l'intérieur du globe. C'est ainsi que nous avons diagnostiqué de semblables ossifications dans plus de vingt cas, et toujours l'examen anatomique des yeux énucléés, a vérifié le diagnostic, ainsi qu'il résulte des examens histologiques faits dans ces cas, soit par Hosch (de Bâle), soit par moi-même.

Symptômes subjectifs. — Mais en dehors de ces symptômes objectifs, certains signes subjectifs peuvent également permettre de conclure, presque d'une façon certaine, à la présence des ossifications. Lorsqu'un œil atrophié ou phthisique est le siége de douleurs ciliaires aiguës ou sourdes, irradiant vers le sourcil, le front, la tempe, et en général, sur le trajet de la cinquième paire; lorsqu'en même temps ou séparément, cet œil est le siége de phénomènes lumineux subjectifs ou d'hallucinations de la vue, bien qu'ayant depuis longtemps perdu toute perception lumineuse objective et lorsque surtout apparaissent sur le second œil, sain jusque-là, les prodromes de l'ophthalmie sympathique, il y a de fortes raisons de croire à la présence d'ossifications intra-oculaires. Je sais bien que tous ces phénomènes objectifs ou subjectifs n'appartiennent pas essentiellement et en propre aux ossifications choroïdiennes seules. Les corps étrangers intra-oculaires produisent les mêmes effets. Mais j'ai montré plus haut (p. 452), que les ossifications intra-oculaires jouent exactement le rôle de corps étrangers et j'ai signalé aussi (p. 453), que très-fréquemment la présence de corps étrangers, et d'ossifications de la choroïde coïncident sur un même œil. Si donc on ne voulait pas accorder aux signes objectifs et subjectifs que nous venons d'indiquer, une valeur réellement pathognomonique, on serait tout au moins obligé de leur reconnaître le caractère de signes rationnels de la plus haute valeur, de signes d'une prévision voisine de la certitude.

Anatomie pathologique et pathogénie. — Cette affection n'est pas aussi rare qu'on pourrait le supposer à priori, et, comme nous venons de le dire, elle a été confondue avec les productions calcaires intra-oculaires. Ce qui a le plus contribué à cette confusion, c'est, comme on le sait aujourd'hui, que l'on peut rencontrer dans le globe oculaire l'un et l'autre de ces produits, ensemble ou séparément et c'est ce qui a permis de dire que « presque toutes les parties constitutives du globe oculaire peuvent devenir le siége d'un travail pathologique d'ossification ou de pétrification » (Sichel père).

D'un autre côté, l'histologie nous a appris que le développement du tissu osseux ne peut avoir lieu qu'au sein du tissu conjonctif. D'autre part encore, le tissu osseux, pour se développer, exige un apport considérable de matériaux nutritifs et, par conséquent, la présence de nombreux vaisseaux sanguins, soit que ceux-ci préexistent dans le tissu sur lequel se développe l'ossification, soit que ces vaisseaux se développent de toutes pièces. Aussi, avant d'étudier les caractères des ossifications intra-oculaires, nous semble-t-il utile d'examiner quelles sont les membranes de l'œil et quelles sont les couches de celles-ci, qui offrent des conditions anatomiques favorables pour devenir le point de départ et le siége du processus ostéogène.

La cornée et la sclérotique ne subissent les transformations calcaires et osseuses que partiellement, et il ne s'y produit que des plaques d'étendue variable, et encore la nature osseuse de celles-ci n'est-elle rien moins que démontrée (Sichel père).

Bien qu'on ne puisse pas nier d'une façon absolue la possibilité de l'ossification du cristallin, on est forcé de reconnaître que c'est un fait extrêmement rare; mais le cristallin, pouvant cependant subir la transformation conjonctive et le tissu conjonctif étant susceptible de s'ossifier, quel que soit le point de l'économie dans lequel il se développe, cette transformation peut se produire ici (Knapp).

Mais la grande majorité des faits que l'on a décrits sous le nom d'ossification du cristallin ne mérite pas ce nom dans le sens propre, et il s'agit presque toujours alors de pétrification du cristallin (Sichel père, Robin). Il n'est pas un ophthalmologiste quelque peu occupé, qui ne sache combien les cataractes calcaires sont fréquentes, comme métamorphose régressive de cataractes fort anciennes ou dégénérées. D'un autre côté, une raison très-importante, comme nous venons de le dire tout à l'heure, rend l'ossification du cristallin très-difficile; c'est que celui-ci, à l'état normal, ne contient pas de vaisseaux.

Les mêmes observations s'appliquent au corps vitré, car il ne possède que très-rarement et seulement à l'état pathologique, des vaisseaux, en nombre suffisant, pour permettre le développement du tissu osseux.

Bien que la rétine soit abondamment pourvue de tissu conjonctif et qu'elle contienne un certain nombre de vaisseaux, ceux-ci sont trop peu nombreux pour produire son ossification. Primitivement, il est vrai, comme on avait déjà remarqué que, dans tous les cas d'ossification intra-oculaire, la rétine, ainsi que nous le verrons bientôt, était plus ou moins altérée et la choroïde intacte en apparence, et qu'en outre, on rencontrait toujours les productions osseuses entre ces deux membranes, on avait localisé le processus dans les couches postérieures de la rétine, c'est-à-dire dans la membrane de Jacob (Sichel père). Jusqu'ici, on n'a encore jamais signalé la présence d'ossifications dans l'iris ou à son voisinage immédiat.

Les progrès de l'histologie, seuls, pouvaient nous apprendre le siége réel de ces ossifications, en nous montrant une seule membrane largement pourvue de tous les éléments nécessaires au développement du tissu osseux. Cette membrane, c'est la choroïde, et celle de ses couches qui est le point de départ le plus fréquent de ces productions de nouvelle formation, est sa couche la plus interne, celle qu'on désigne sous le nom de lame vitreuse membrane anhiste ou membrane limitante de la choroïde (Knapp).

Les ossifications intra-oculaires, ainsi que la pétrification du cristallin et des autres parties de l'œil, sont souvent le phénomène terminal de processus pathologiques de nature très-diverse, qui amènent l'atrophie et la phthisie du globe.

C'est toujours sur des yeux atrophiés par suite d'inflammation chronique du tractus uvéal, après l'irido-choroïdite, ou la cyclite chronique, remontant à une époque plus ou moins éloignée et ayant amené le dépôt de matières plastiques sur la face interne de la choroïde que se montrent les productions osseuses. « On peut même dire que, presque dans tous les yeux affectés d'atrophie fort ancienne, on rencontre des ossifications » (Sichel père).

« Les ossifications intra-oculaires présentent en général la forme d'une coupe, d'un godet, ou d'un segment de sphère, de dimensions variables, de forme irrégulière, concave et assez lisse à la face interne. La face externe, bosselée, présente même parfois, par suite de la forme carrée de la coque oculaire atrophiée, un aspect cuboïde marqué de sillons correspondants à ceux de la sclérotique, dont ils ne sont que l'empreinte et la conséquence »

(Sichel père). Les ossifications sont souvent perforées à leur centre d'une ouverture par laquelle pénètre le nerf optique, qu'elles embrassent alors étroitement. De là l'ossification s'étend vers les parties antérieures, tantôt d'une façon continue, tantôt, et le plus souvent, en présentant des interruptions fréquentes. Leur épaisseur va en diminuant du centre vers la périphérie et varie entre 1 et 5^{mm} (Knapp). Le maximum d'épaisseur s'observe toujours au pourtour du nerf optique. Quelquefois alors, elles sont pourvues d'un prolongement qui s'insinue entre le nerf et sa gaîne et qui l'accompagne pendant un certain trajet (Sichel père, de Græfe, H. Müller). Lorsqu'elles sont épaisses, elles présentent un aspect poreux analogue au diploé des os plats ou au corps des vertèbres. Souvent elles sont composées de lamelles stratifiées, concentriques et contiennent des masses irrégulières de pigment qui y sont emprisonnées en quelque sorte (Pagenstecher, Knapp, Schiess-Gemuseus.) Il est alors facile de les séparer en petits fragments par un clivage naturel. Ceux-ci présentent des corpuscules osseux concentriques, dans lesquels se voit la genèse des cellules adipeuses, ainsi que le développement des vaisseaux sanguins de nouvelle formation, qui les traversent pour gagner les couches internes encore fibreuses (Knapp).

Les productions osseuses reposent, en général, sur la face interne de la choroïde. La coquille qu'elles forment, double la membrane vasculaire jusqu'au voisinage de l'ora serrata. Tantôt, elles adhèrent intimement à la choroïde; d'autres fois, au contraire, on voit partir de la choroïde, recouverts par de nombreux cristaux de cholestérine et par un exsudat plus ou moins riche en fibrine, de fins tractus se rendant vers l'ossification et constitués, en partie, par du tissu fibrillaire, et, en partie, par de véritables vaisseaux nouveaux, qui mettent la choroïde en relation avec la production osseuse. D'autres fois il y a, entre la choroïde et la couche ossifiée, une cavité qui les isole complètement l'une de l'autre (Sichel père).

Mais, quelle que soit la disposition générale de la capsule osseuse, par rapport à la choroïde, cette production cesse toujours au niveau de l'ora serrata. Faisant suite aux produits osseux eux-mêmes, on rencontre souvent, au niveau des procès ciliaires, d'épaisses fausses membranes sillonnées par des élevures et des dépressions et renfermant des débris de pigment, qui fournissent un moule assez exact du corps ciliaire. Ces fausses membranes, après avoir tapissé la face interne du corps ciliaire, s'étendent en avant, d'une part, à la face postérieure de l'iris, qu'elles doublent exactement, et à la face antérieure du cristallin, en oblitérant le champ pupillaire et d'autre part, à la face postérieure de la lentille et à la partie antérieure du corps vitré. Mais cette fausse membrane manque dans un certain nombre de cas, de sorte que, dans son ensemble, l'ossification représente, en général, une sphère plus ou moins ouverte aux deux extrémités de son diamètre antéro-postérieur.

Dans quelques cas encore, et ceci se rencontre assez fréquemment, les ossifications ne présentent pas une forme aussi régulière. Elles se montrent sous la forme de petites masses disséminées ou isolées contenant de nombreux corpuscules osseux. Elles sont comprises, alors, au milieu d'un tissu ostéoïde fibrillaire, étendu entre la rétine et la choroïde et renfermant des dépôts calcaires, des cristaux de cholestérine, des cellules et des granulations graisseuses.

On le voit donc, dans tous les cas d'ossification, il s'agit toujours de la transformation osseuse du tissu conjonctif de nouvelle formation, ou du tissu conjonctif normal de la choroïde altérée, et il se passe là quelque chose d'analogue à ce que l'on voit dans les productions ostéogènes du périoste normal. Jamais on ne voit ces ossifications se développer en passant d'abord par l'état cartilagineux (Knapp).

La transformation osseuse qui a lieu ici, est un processus actif, d'origine inflammatoire, tandis que les productions calcaires sont des produits passifs des différentes métamorphoses régressives.

A la suite d'une irido-choroïdite ou d'une cyclite chronique, spontanée ou traumatique, il survient, dans toute l'étendue du tractus uvéal, un processus exsudatif plastique, qui traverse la couche limitante, décolle et soulève la rétine, et devient la cause de la néo-formation de tissu conjonctif, d'abord peu vasculaire et contenant quelques masses irrégulières de pigment. Petit à petit les dépôts s'organisent et le tissu conjonctif se transforme d'abord en tissu ostéoïde, puis en véritable tissu osseux, d'abord réuni sous forme de petits îlots, qui bientôt fusionnent ensemble et se réunissent pour constituer la cupule dont nous avons parlé. C'est ce qui s'observe toujours sur les yeux atrophiés. Suivant Knapp, l'ossification pourrait survenir, dans certains cas, d'une façon rapide, dans des yeux encore assez bien conservés à leur partie antérieure et jouissant, peu de temps avant, de l'intégrité de leurs fonctions. D'autres fois enfin, l'ossification prend manifestement naissance dans l'exsudation abondante et par l'irritation considérable qui se produisent au pourtour d'un corps étranger qui, après avoir traversé la cavité du globe oculaire, est venu s'implanter ou s'enchâsser dans la choroïde (Schiess-Gemuseus).

On peut se convaincre, par des examens minutieux, que l'ossification est toujours précédée du développement d'une substance ostéoïde, née du tissu conjonctif, dans laquelle se déposent, plus tard, des produits calcaires. Ultérieurement surviennent l'apparition des corpuscules osseux étoilés et l'apparition de vaisseaux plus ou moins abondants, ce qui caractérise nettement la genèse du tissu osseux proprement dit. Les canalicules vasculaires, qui traversent les ossifications, sont en rapport évident avec les vaisseaux de la choroïde.

Les productions osseuses circonscrivent une cavité traversée par la rétine plus ou moins décollée, atrophiée et repliée sous forme d'un tractus pourvu de nombreux plis, constitués, en majeure partie, par les vestiges sclérosés de ses vaisseaux. De la sorte elle traverse la cavité du globe oculaire jusqu'à l'ora serrata, où elle reste adhérente. Mais jamais elle ne s'est ossifiée elle-même.

La rétine peut rester en contact avec la surface interne de la capsule osseuse, mais elle est en général décollée et ne reste adhérente qu'à l'ora-serrata et au pourtour du disque du nerf, point dans lequel elle est entourée par des productions osseuses (Knapp).

On la voit alors sous forme d'une membrane blanc-jaunâtre, formant un cône dont la base est dirigée en avant et le sommet en arrière, et qui est, sous tous les rapports, conforme à la rétine décollée et plissée, telle qu'on la rencontre dans les épanchements sous-rétiniens (Sichel père). Dans ce cas, il n'est pas rare de voir la surface interne de la cupule osseuse présenter des prolongements dentelés analogues à des ostéophytes (Stellwag von Carion).

Lorsque le cône rétinien manque, on trouve au-devant de l'ossification une membrane tout à fait analogue à la rétine désorganisée et tapissant la face antérieure concave de la cupule (Sichel père).

Les couches internes de la choroïde elle-même, ainsi que mon père l'avait déjà constaté, sont en général faciles à reconnaître. On y remarque surtout la lame élastique, présentant une structure fibrillaire fine et délicate et des couches d'apparence cellulaire ou vasculaire, contenant des filaments allongés et pigmentés. La chorio-capillaire n'est, en général, que peu altérée et il est souvent possible d'en démontrer la présence sur toute la face interne de la choroïde; elle atteint ainsi le voisinage le plus intime de la production osseuse. Cependant on constate quelquefois qu'arrivée à une certaine distance de celle-ci, elle s'atrophie progressivement et se perd finalement au milieu d'un tissu ostéoïde strié.

Lorsque la chorio-capillaire est conservée dans toute son étendue, la cessation brusque de la capsule osseuse, au niveau de l'ora serrata, montre que la chorio-capillaire joue un rôle important dans le développement de ces ossifications, car nous savons que la chorio-capillaire cesse au niveau de l'ora serrata (Knapp).

Marche, durée, terminaison. — La marche des ossifications intra-oculaires est assez obscure quant à son début. Nous avons vu que quelquefois on les rencontrait sur des yeux en apparence peu altérés qui, peu de temps encore avant le moment de l'examen anatomique, jouissaient de fonctions encore relativement satisfaisantes. Il faut donc que, dans ces cas, l'ostéogenèse ait été assez rapide. Mais ces faits sont rares; il est bien plus fréquent de ne rencontrer les ossifications intra-oculaires que sur des yeux malades depuis longtemps et arrivés à un assez haut degré de phthisie ou d'atrophie.

Tant qu'à l'intérieur de la cavité oculaire existent encore des parties liquides susceptibles de se résorber au fur et à mesure que le globe se rapetisse et que l'ossification se développe, il est rare de voir l'affection qui nous occupe se compliquer de phénomènes pernicieux. Mais à partir du moment où les liquides ont disparu et où il n'existe plus, à l'intérieur de l'œil, que des éléments solides, le danger devient de plus en plus menaçant. C'est sans doute là la raison pour laquelle certains yeux atrophiques ou phthisiques peuvent rester d'une innocuité parfaite pendant 10, 20, 30 et même 40 ans. Néanmoins il est presque fatal, pour les raisons que nous venons de dire, de les voir, à un moment donné, devenir un véritable danger pour le second œil.

En traitant de l'ophthalmie sympathique nous avons essayé de donner (p. 467-468) une explication du processus qui, dans notre conviction, devient la cause des phénomènes si fâcheux dont ces yeux sont si souvent le point de départ et qui motivent toujours alors, une intervention prompte et énergique; nous n'y reviendrons donc pas. Mais nous devons pourtant faire observer que nous ne pouvons absolument pas admettre l'opinion de Knapp qui pense que les ossifications n'atteignant jamais ni les couches externes de la choroïde, ni le muscle ciliaire, ni l'iris, et respectant par conséquent les nerfs ciliaires (?), ne peuvent devenir par elles-mêmes la cause de l'ophthalmie sympathique. Pour lui, par conséquent, « lorsque cette terrible complication apparaît, elle est causée par une irido-cyclite qui, elle-même, est la conséquence de la choroïdite osseuse (?). » Quant à moi, comme je l'ai déjà dit à l'endroit cité plus haut, je crois, au contraire, que les ossifications, par leur développement progressif et par le mécanisme que j'ai indiqué, jouent de tout point le rôle de corps étrangers intra-oculaires et finissent toujours par provoquer tôt ou tard *l'irritation directe des nerfs ciliaires, ce qu'attestent les douleurs spontanées ou provoquées par la palpation;* et il ne viendra à la pensée d'aucun esprit judicieux de nier que telle ne soit, dans un grand nombre de ces cas, la cause la plus immédiate et la plus générale de l'ophthalmie sympathique.

Étiologie. — A propos de l'anatomie pathologique et de la pathogénie des ossifications choroïdiennes, nous avons suffisamment indiqué quelles étaient les affections auxquelles succède, le plus fréquemment, l'ossification de la choroïde. Nous nous contenterons de les rappeler ici succinctement; ce sont par ordre de fréquence :

1° La cyclite et surtout la cyclite traumatique;

2° Les corps étrangers intra-oculaires;

3° La choroïdite exsudative;

4° L'irido-choroïdite.

Nous ferons remarquer, en outre, qu'on ne peut absolument pas préciser, dans l'état actuel de la science, les raisons pour lesquelles ces ossifications se produisent dans un grand nombre de cas, tandis qu'un petit nombre d'yeux phthisiques semblent échapper à leur développement.

Diagnostic. — Ainsi que nous l'avons déjà dit, à propos des symptômes de la maladie, l'ossification de la choroïde ne peut être confondue qu'avec la présence d'un corps étranger, intra-oculaire. Ce n'est donc que lorsqu'on a des preuves manifestes, certaines, incontestables, telle qu'une affirmation nette et précise du malade ou des personnes qui l'accompagnent, de la pénétration d'un corps étranger, que *le doute est permis*. Il ne suffit donc pas pour cela qu'on observe à la surface des enveloppes de l'œil une cicatrice ou que les anamnestiques nous fournissent une prévision. Dans ce dernier cas, il est toujours plus rationnel, vu la fréquence des ossifications spontanées, comme conséquence de la cyclite ou de l'irido-choroïdite traumatiques, de conclure dans ce sens plutôt que dans celui d'un corps étranger intra-oculaire. Quoi qu'il en soit, du reste, l'erreur de diagnostic, si on la commettait, serait d'une médiocre importance, puisqu'il s'agit toujours ici d'un œil depuis longtemps et irrévocablement perdu.

Pronostic. — Tout ce que nous avons dit jusqu'ici de la maladie qui nous occupe suffit, je pense, à montrer combien le pronostic des ossifications intra-oculaires est peu favorable. Ce pronostic est d'autant plus fâcheux que nous ne disposons d'aucun moyen à diriger contre la maladie elle-même, et que, comme on va le voir plus loin, la seule ressource du traitement consiste à en combattre les effets sur le second œil et à chercher à protéger celui-ci contre les funestes conséquences de l'affection sur le congénère.

Traitement. — Les ossifications intra-oculaires, nous venons de le dire, par leur nature d'une part, et à cause des affections graves dont elles sont la conséquence, d'autre part, échappent complétement au traitement médical.

Quant au traitement chirurgical, ses ressources sont on ne peut plus bornées; elles ne consistent que dans l'énucléation de l'œil atteint, de façon à protéger le second contre les chances d'ophthalmie sympathique.

Je ne puis donc, en aucune sorte, accepter cette autre opinion de Knapp, qui pense qu'on ne doit avoir recours à l'énucléation de l'œil malade qu'à l'apparition des phénomènes précurseurs de l'ophthalmie sympathique. Car, s'il est vrai qu'un œil atteint d'ossification de la choroïde puisse rester vingt ou trente ans, comme je l'ai vu plusieurs fois, ou même quarante ans, comme le dit Knapp, sans provoquer d'accidents, il n'en est pas moins vrai qu'on ne doit pas perdre de vue que *toujours* ces yeux finissent par devenir tôt ou tard, souvent brusquement, le siége de phénomènes d'irritation qui entrainent fatalement le développement de l'ophthalmie sympathique sur le second œil, sain jusque-là. A mon avis, on ne doit donc pas attendre que cette terrible complication se montre, pour énucléer l'œil malade, atrophié, perdu, inutile et constituant un danger permanent. Nous conseillons donc, toutes les fois que le diagnostic d'ossification de la choroïde sera posé sur les bases que nous avons indiquées plus haut, de proposer l'énucléation de l'œil atteint et de la pratiquer dès que le malade aura consenti à s'y soumettre.

Bien entendu, dès que les prodromes de l'affection sympathique se montreront sur le second œil, ou que celle-ci existera déjà, l'énucléation de l'œil atteint d'ossifications deviendra une nécessité supérieure, inéluctable.

Consultez : STELLWAG VON CARION, *Die Ophthalmologie vom wissenschaftligen Punkte*, Bd. II, p. 140 et seq. Erlangen, 1855. — J. SICHEL, *Des ossifications et des pétrifications des parties de l'œil*, Iconogr. ophthalm., p. 436-444, pl. XXXVIII, fig. 3-5 et XLVIII, fig. 1, 1859. — AR. PAGENSTECHER, *Ueber Verknöcherungen im Auge*, A. f. O., Bd. VII, abt. 1, p. 99-118, 1860. — H. KNAPP, *Ueber Knochenbildung im Auge*, Arch. f. Ohren und Augenheilk., Bd. II, abt. 1, p. 133-157, Carlsruhe, 1871. — SHIESS-GEMUSEUS, *Ueber Knochenbildung in der Chorioidea*, A. f. O., Bd. XIX, abt. 1, p. 202-220, 1873.

ART. 7. — ANOMALIES DE DÉVELOPPEMENT DE LA CHOROÏDE.

A. — *Colobome.*

L'embryologie d'une part et l'histologie d'autre part, en nous apprenant que la couche épithéliale pigmentaire, qui tapisse le fond de l'œil, ne pouvait plus, dans l'état actuel de la science, être rangée parmi les couches constituantes de la choroïde, mais devait être comprise au nombre de celles de la rétine, devraient nous faire rejeter le colobome de la choroïde du cadre nosographique des affections de cette membrane, pour l'adjoindre aux vices de conformation de la rétine.

Cette anomalie de développement est, en effet, principalement constituée par l'absence de pigment dans une certaine étendue du fond de l'œil. Nous avons déjà dit que ce pigment, considéré jusqu'ici comme appartenant à la choroïde, fait en réalité partie de la rétine dont il est la couche la plus externe. En outre, l'examen anatomique du colobome intra-oculaire montre qu'outre l'absence du pigment, on observe encore dans l'étendue de ce vice de conformation des anomalies des autres membranes internes de l'œil. La principale de ces lésions consiste en ce que la choroïde et surtout la rétine, présentent un amincissement considérable qui, pour la première de ces membranes, la réduit à une mince couche dans laquelle son stroma seul est conservé, ainsi que quelques rares cellules pigmentaires étoilées et quelques vaisseaux de la couche vasculaire propre. Quant à la rétine, elle est, dans la majeure partie des cas, bornée, dans toute l'étendue du colobome, à des éléments conjonctifs et à quelques rares éléments nerveux. Mais le point le plus important, celui qui au point de vue des symptômes subjectifs a la plus grande importance, c'est que, dans toute l'étendue de l'altération, les éléments percipients, ainsi que ceux qui leur servent de soutiens (cônes et bâtonnets), font absolument défaut.

D'autres fois encore, non-seulement la membrane de Jacob, mais toutes les couches rétiniennes manquent complétement, dans toute l'étendue du colobome et c'est là une raison de plus pour ranger le colobome parmi les altérations de la rétine.

Le colobome de la choroïde se présente, en général, sous la forme d'une tache d'un blanc nacré, éclatant, étendue d'avant en arrière depuis la région du corps ciliaire jusqu'au voisinage de l'entrée du nerf optique dans la partie inférieure et interne du fond de l'œil. La forme générale de l'altération est celle d'une ellipse ou pour mieux dire d'un ovale à grand axe antéro-postérieur. D'autres fois, la figure de la lésion se rapproche sensiblement de celle de la section méridienne d'un œuf, à grosse extrémité tournée en avant. Cette grosse extrémité présente, en général, à sa partie moyenne, un petit prolongement qui se termine en pointe, à la naissance du corps ciliaire, point que l'altération ne dépasse jamais, ce qui est encore une preuve de plus pour montrer que l'altération dont nous parlons, n'appartient pas à la choroïde, sans quoi la partie ciliaire de celle-ci ne manquerait pas d'y participer.

Tantôt on voit passer au-devant de la tache tout entière quelques vaisseaux rétiniens, reconnaissables à ce fait qu'ils sont en continuité avec les vaisseaux des parties rétiniennes voisines. D'autres fois, au contraire, ce qui est beaucoup plus fréquent, on ne trouve sur la tache blanche aucune trace de vaisseaux rétiniens et on y constate seulement la présence de quelques vaisseaux d'un rouge-orangé plus ou moins foncé, exécutant les courbures les plus capricieuses et qui se perdent brusquement sur les bords de l'altération, tandis que sur son centre ils présentent quelquefois une terminaison allongée ou filiforme. D'autres fois les courbures de ces vaisseaux donnent lieu à la formation de véritables arcades, s'anastomosent entre eux et donnent lieu à la formation d'une figure aux caractères de laquelle il n'est pas difficile de reconnaître les vaisseanx de la choroïde.

Çà et là sont distribuées, sur la surface de l'altération, quelques petites taches d'un gris brunâtre qui représentent les vestiges de la lamina fusca.

On le voit donc, toute cette altération, dans son ensemble, présente un aspect analogue à celui de la scléro-choroïdite postérieure. Elle n'en diffère que par la position différente, la plus grande étendue et la présence, presque constante, d'anomalies de développement analogues, siégeant sur d'autres parties du globe oculaire, notamment sur l'iris et plus rarement sur la paupière supérieure.

Le colobome de la choroïde peut exister sans qu'il en résulte des troubles bien manifestes dans la vision; mais ce fait est extrêmement rare. Le plus souvent, on constate, dans la région du champ visuel correspondant exactement au siége de la lésion, un vaste scotôme qui en reproduit la forme. Le plus généralement l'œil, sur lequel se trouve le colobome, est atteint d'une amblyopie qui peut aller si loin, qu'il existe entre les deux yeux une telle différence d'acuïté, que l'œil atteint par la lésion est complétement exclu de la vision binoculaire.

Le scotôme s'explique facilement par l'absence des éléments percipients de la rétine, ou par l'absence complète de la membrane nerveuse, au niveau du colobome. Quant à l'amblyopie, sa cause la plus immédiate est la complication fréquente du colobome iridien avec un autre vice de conformation de l'œil : le microphthalmos.

Pour comprendre la cause du colobome de la choroïde, il suffira de jeter les yeux sur le chapitre consacré à l'embryologie de l'œil et que l'on trouvera à la fin de la première partie du deuxième volume de cet ouvrage. On y verra, en effet, qu'au début de la vie fœtale, la vésicule oculaire secondaire présente une fente antéro-postérieure, dont les deux bords se réunissent ultérieurement, d'arrière en avant. Que par suite d'une cause quelconque, la réunion des deux bords de la fente oculaire ne se fasse que d'une façon incomplète, il en résultera une solution de continuité d'autant plus prononcée, que l'arrêt de développement sera survenu à une période plus rapprochée du début de la vie fœtale. Aussi arrive-t-il quelquefois, quoique fort rarement, que les bords de la fente oculaire, bien que se rapprochant considérablement l'un de l'autre, ne se réunissent pas complétement. Le colobome sera borné, dans ce cas, à une simple ligne blanchâtre, parcourant la région externe et inférieure du fond de l'œil, d'arrière en avant.

Le colobome, comme la plupart des vices de conformation, est absolument incurable. Il est pourtant parfois susceptible d'amélioration, au point de vue visuel, avec les progrès de l'âge.

Le rôle du médecin, on le conçoit, doit se borner, dès lors, à conseiller des soins hygiéniques, qui peuvent influer d'une façon heureuse sur le développement de tous les organes en général, ainsi qu'à chercher par des exercices appropriés, à rendre à l'œil qui a subi l'arrêt de développement, une partie des fonctions que l'amblyopie lui a fait perdre.

Consultez : R. LIEBREICH, *Ophthalmoskopische Notizen*, A. f. O. Bd. V, abt. 2, p. 241-250, 1859. — L. DE WECKER et ED. DE JÆGER, *Traité des maladies du fond de l'œil et atlas d'ophthalmoscopie* (traité), p. 204-208 et (atlas) p. 140-146, Pl. XIX, fig. 86. 87 et 88. Paris et Vienne, 1870. — W. MANZ, *Die Missbildungen des menschligen Auges*, in Handb. der Gesamm. Augenheilk. von ALF. GRAEFE und TH. SÆMISCH, Bd. II, abt. 1, p. 66-75. Leipzig, 1874.

B. — *Albinisme.*

On donne le nom d'albinisme à l'absence de pigment oculaire, accompagnée le plus souvent d'une décoloration générale de la peau et des cheveux. Pour les mêmes raisons que celles que nous donnions tout à l'heure, cette anomalie devrait être décrite avec celles de la rétine. Par suite de cette absence de pigment, la lumière, qui a pénétré dans le globe oculaire, en se réfléchissant sur les vaisseaux du fond de l'œil, donne à la pupille un éclat rouge des plus frappants.

Il arrive quelquefois que le pigment ne manque pas dans tout le fond de l'œil; on observe même des individus chez lesquels le pigment ne fait défaut que d'un côté du fond de l'œil.

Il nous a été donné d'observer un cas de ce genre sur un jeune enfant, chez lequel la coloration rouge de la pupille coïncidait avec une teinte d'un brun jaunâtre de l'iris et des cheveux châtains. Dans d'autres circonstances, c'est sur un point circonscrit seulement du tractus uvéal, que la décoloration se manifeste. Il peut se faire enfin, que la substance pigmentaire existe partout, mais à l'état rudimentaire seulement.

Ces diverses modifications ont permis à Is. Geoffroi Saint-Hilaire de considérer trois variétés d'albinisme auxquelles il a donné le nom d'albinisme *complet*, *partiel*, et *imparfait*.

Symptômes. — Les principaux symptômes de l'albinisme consistent dans l'*éblouissement* et la *photophobie*. La lumière, en effet, arrive dans l'œil de l'albinos, en quantité trop considérable. Cet accès trop facile de la lumière, tient en partie à l'absence du pigment choroïdien qui, d'une part, permet à la lumière de pénétrer à travers la sclérotique, et qui, d'autre part, n'absorbe pas la lumière entrée en excès. Il en est de même de l'iris, qui laisse passer aussi une certaine quantité de lumière.

Aussi voit-on les albinos rechercher le séjour dans les lieux peu éclairés; de même leur vue gagne sensiblement vers le soir, lorsque le jour commence à baisser, tandis que dans le courant de la journée ils sont obligés, pour se garantir contre l'éblouissement, de rapprocher les paupières. De là le nom d'*yeux de lune* qui a été donné aux yeux des albinos. Le clignement perpétuel des paupières, la tête continuellement abaissée, afin d'éviter, autant que possible, un excès de lumière, donnent à la physionomie des albinos un aspect particulier, caractéristique.

Il est rare, nous venons de le dire, que les albinos ne présentent pas un certain degré de myopie; il semble logique d'admettre que cette myopie apparente est bien plutôt due à l'habitude contractée par le sujet de placer les objets qu'il considère à une petite distance de l'œil, par suite de sa préférence pour les lieux peu éclairés. Mais il peut se faire que l'amétropie, dont ces sujet sont presque toujours atteints, tienne aussi à un vice de conformation ou de structure des yeux, ce que semblerait prouver la fréquence de l'association, chez eux, de l'astigmatisme à la myopie.

Nous devons signaler encore comme très-fréquent, dans l'albinisme, une oscillation perpétuelle de l'œil, une sorte de convulsion incessante des muscles, connue sous le nom de *nystagmus*, qui fatigue le malade et qui n'est pas sans influeuce sur les troubles visuels qu'il éprouve, lorsqu'il veut se livrer à un travail assidu.

Par suite de ces diverses altérations de la vision, la sensibilité rétinienne s'émousse et il en résulte une diminution plus ou moins marquée de l'acuïté visuelle, une espèce d'amblyopie *ex non usu* plus ou moins marquée, dont la pathogénie est encore difficile à expliquer.

A côté de ces troubles visuels qui, à part la photophobie peut-être, ne sauraient être regardés comme constants dans l'albinisme, on observe chez le sujet atteint une constitution débile, un tempérament faible et délicat, ainsi qu'une intelligence souvent bornée.

Ce dernier phénomène, cependant, présente des exceptions nombreuses; tel est le médecin Sachs, qui a publié une description remarquable de cette affection, dont lui et sa sœur étaient atteints.

Anatomie pathologique. — La choroïde et l'iris, quelle que soit la variété d'albinisme, conservent toujours leur texture normale; la forme des cellules pigmentaires n'a pas changé, mais celles-ci ont elles-mêmes diminué de volume et de nombre, et ne contiennent plus les granulations pigmentaires dont elles sont pourvues à l'état normal, de façon à lui donner une coloration noire, destinée à produire un effet analogue à celui de l'enduit dont on pourvoit l'intérieur des instruments d'optique, pour éviter la réflexion de la lumière.

Par là l'iris devient transparente et les rayons lumineux peuvent passer entre ses fibres, pour aller éclairer le fond de l'œil. Ce dernier phénomène, on le conçoit, sera d'autant plus marqué, que les fibres seront moins serrées les unes contre les autres, c'est-à-dire au moment où la pupille diminuera de diamètre sous l'influence de la lumière.

Il est rare que ce vice de conformation ne soit pas accompagné d'autres défauts dans la constitution du globe oculaire, aussi voit-on souvent les albinos atteints de myopie et d'astigmatisme. Le sujet dont j'ai parlé tout à l'heure présentait ces deux complications à un assez haut degré.

Causes. — La nature de l'albinisme a donné lieu, pendant longtemps, aux hypothèses les plus bizarres, aussi n'insisterons-nous pas beaucoup sur les opinions des auteurs anciens, trop crédules, qui ont voulu voir, dans cette anomalie, une race humaine particulière, le résultat de la frayeur de la mère pendant la gestation, etc.

Nous dirons que l'opinion la plus généralement admise aujourd'hui, est que l'albinisme provient d'un arrêt de développement dans la substance pigmentaire des téguments, se manifestant pendant la vie intra-utérine.

Les conditions vitales qui président à cet arrêt de développement nous sont imparfaitement connues. Néanmoins on peut dire qu'il semble se présenter surtout chez les peuples habitant le voisinage de l'équateur (nègres blancs), et que les circonstances qui paraissent plus particulièrement lui donner naissance sont la consanguinité, l'hérédité, et la débilité des parents.

La première de ces conditions ne présente pas un nombre d'observations suffisant pour qu'il soit permis de se prononcer; quant aux deux dernières, leur influence est incontestable; l'hérédité surtout ne saurait être niée. L'on a même vu, à ce sujet, de nombreux cas d'atavisme, dont l'authenticité ne peut être mise en doute.

Traitement. — Le traitement, on le comprend, est très-borné, surtout lorsque l'arrêt de développement a été complet. Dans ce cas, en effet, tout ce que l'on pourra faire sera de diminuer la quantité de lumière qui arrive dans l'œil, par l'emploi de lunettes sténopéiques, de verres bleu-foncé, ou de verres teinte de fumée.

Dans les cas, au contraire, où l'arrêt de développement n'aura été qu'incomplet, l'exercice, les toniques, une hygiène bien entendue, en développant tous les organes en général, pourront amener une heureuse modification du système pigmentaire et diminuer, dans une certaine mesure, les symptômes gênants que nous venons de signaler, et cela d'autant plus facilement que, comme on le sait, le système pigmentaire subit souvent, par les progrès de l'âge, des modifications de coloration qui peuvent aussi exercer une heureuse influence.

(POST-SCRIPTUM. Pour toutes les affections du *Tractus uvéal* et du *Corps vitré* on consultera avec fruit : L. VON WECKER, *Die Erkrankungen des Uveal Tractus und des Glaskörpers*, in Handbuch der Gesammten Augenheilkunde, von ALF. GRÆFE und TH. SÆMISCH, Bd. IV, cap. III. Leipzig, 1876.)

CHAPITRE IV

MALADIES DU NERF OPTIQUE ET DE LA RÉTINE

ANATOMIE ET PHYSIOLOGIE.

Anatomie. — Le nerf optique et la rétine ne forment, à proprement parler, qu'un seul et même système, dont l'un représente le tronc nerveux et l'autre, l'organe terminal. Il est donc peu rationnel d'en séparer l'étude. Aussi commencerons-nous par décrire le nerf optique et nous ferons suivre cette description de celle de la rétine.

A. *Nerf optique.* — Pour faciliter l'étude du nerf optique, nous le diviserons en trois segments principaux, depuis son origine jusqu'à sa terminaison :

1° Les *racines*, contenues dans la substance grise du mésocéphale, qui, après leur émergence, se réunissent pour former la *bandelette optique*, laquelle vient s'entre-croiser avec celle du côté opposé ;

2° Le point d'entre-croisement de ces bandelettes ou *chiasma*, et la portion des nerfs étendue du chiasma jusqu'à leur pénétration dans l'orbite par le trou optique ;

3° La partie intra-orbitaire, depuis le trou optique jusqu'au point où, après avoir pénétré dans le globe oculaire, le nerf optique s'épanouit à l'intérieur de celui-ci.

1° Le *nerf optique* prend naissance dans le mésocéphale, par trois racines, dont deux blanches et une grise. Les deux blanches l'une supérieure, l'autre inférieure, naissent au niveau des *tubercules quadrijumeaux*, d'un amas de cellules grises, situées au milieu de ces tubercules. Ces cellules grises sont analogues aux cellules sensitives des cornes postérieures de l'axe cérébro-spinal (Luys).

Ces amas de cellules semblent en connexion intime avec un premier groupe de cellules plus grandes, origine réelle des nerfs moteurs oculaires communs, puis avec un deuxième groupe qui donne naissance au nerf pathétique, et, finalement, avec les cellules originelles des fibres de la sixième paire. Ce sont ces fibrilles anastomotiques qui président aux mouvements réflexes et à cette série de mouvements automatiques, si bien coordonnés, qu'accomplissent incessamment nos deux globes oculaires, sous l'influence de sensations locales.

Parties des tubercules quadrijumeaux, les racines des nerfs optiques vont contourner la *couche optique* et arrivent au niveau de deux renflements de substances grises, analogues aux ganglions des racines postérieures des nerfs rachidiens, nommés *corps genouillés*. L'*interne*, qui reçoit la *racine supérieure*, est plus petit, mais plus nettement limité que l'*externe*, qui reçoit la *racine inférieure*. A peine ont-elles quitté les corps genouillés, que les deux racines s'accolent pour donner naissance à un cordon mince, blanchâtre et aplati, désigné sous le nom de *bandelette optique*. Pendant un certain trajet on peut encore reconnaître, sur la bandelette, un sillon qui la sépare en une portion interne, plus mince, et en une externe, plus volumineuse. Cette bandelette contourne les pédoncules cérébraux, à la partie inférieure de la couche optique, formant la lèvre antéro-postérieure de la grande fente cérébrale de Bichat, et se dirige vers le *tuber cinereum*. Au-devant de l'*infundibulum* de ce dernier, elle se réunit à la bandelette du côté opposé, en se portant en dedans. De la sorte, son bord antérieur forme le côté postérieur et interne de l'espace perforé de Vicq d'Azyr, ou *espace perforé latéral*. Le point où chaque bandelette optique se réunit à celle du côté opposé, a reçu le nom de *chiasma des nerfs optiques*.

Pendant tout ce trajet, cette bandelette n'est cependant pas isolée et distincte; elle est intimement accolée, par sa face supérieure, à la substance cérébrale, sur laquelle elle forme une sorte de bourrelet. Elle est, en outre, très-rapprochée de la base du crâne, et est revêtue, en arrière, par la pie-mère, au moment où celle-ci se réfléchit pour pénétrer dans les ventricules. En avant, elle se trouve dans l'espace sous-arachnoïdien, rapport fort important, puisqu'il peut servir à expliquer quelques cas de cécité complète et subite.

Dans leur point de réunion, les bandelettes optiques s'intriquent et se croisent de la façon la plus intime; ce n'est qu'à partir de ce point qu'elles se transforment en véritables nerfs isolés et indépendants, pour se diriger vers la cavité orbitaire.

2° Le *chiasma*, comme toutes les parties du cerveau, est entouré par la pie-mère. Quant au trajet des fibres nerveuses au sein de cette partie des nerfs optiques elle-même, c'est là, aujourd'hui, un des points les plus chaudement controversés. Aussi croyons-nous devoir donner succinctement ici le résumé des diverses opinions qui ont successivement régné dans la science à cet égard, pour arriver enfin à diviser les anatomistes et les cliniciens en deux camps, celui des partisans de l'entrecroisement partiel et celui des partisans de l'entrecroisement complet.

La plus ancienne opinion, déjà contredite par Galien, est celle d'un entrecroisement complet; mais Galien lui-même, et après lui Vésale, Santorini, Zinn, ont soutenu une seconde opinion, suivant laquelle il n'y avait aucun entrecroisement, mais simple accolement des deux nerfs optiques, sur la ligne médiane. Vésale, et plus tard Henle, ont décrit des cas d'anomalie où il n'existait même aucune réunion des nerfs optiques entre eux, et où chacun d'eux se dirigeait directement, de son origine, vers l'œil du côté correspondant.

La troisième opinion, celle qui jusqu'à ce jour a réuni les plus nombreux et les plus chauds partisans, est celle qui, déjà signalée par Morgagni, a été principalement défendue par Wollaston, Joh. Müller et Hannover. D'après ces auteurs, il n'y aurait qu'une partie des fibres de la bandelette optique qui s'entrecroiseraient avec les fibres correspondantes de celle du côté opposé, tandis que l'autre portion se dirigerait directement vers l'œil du côté correspondant (fig. 74). D'après ces mêmes auteurs et surtout d'après Hannover, il n'y aurait qu'une petite partie des fibres nerveuses, la portion centrale, qui se croiserait dans le chiasma, pour former la commissure croisée (*commissura cruciata*).

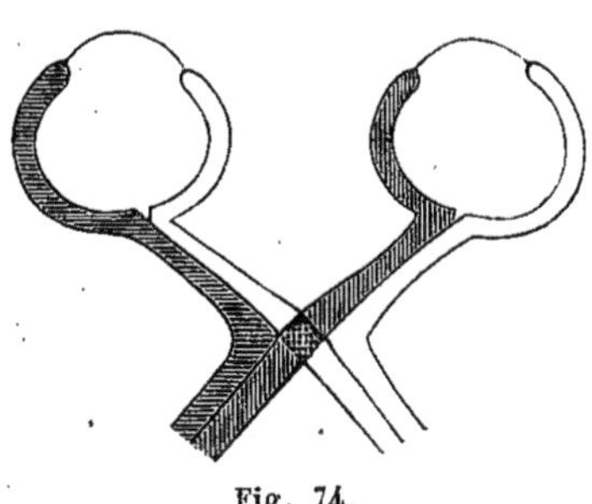

Fig. 74.
(D'après Zehender.)

Les fibres externes de chaque nerf optique se continueraient directement avec les fibres de la portion externe de chaque bandelette, pour constituer, selon Hannover, les faisceaux latéraux droits et gauches (*fasciculus dexter, sive sinister*), tandis que les fibres les plus internes des nerfs optiques, aussi bien que celles des bandelettes, se réfléchiraient les unes sur les autres au niveau du chiasma pour former, les unes, la commissure arciforme antérieure (*commissura arcuata anterior*) et les autres, la commissure arciforme postérieure (*commissura arcuata posterior*).

Cette théorie est connue généralement sous le nom de *semi-décussation* des nerfs optiques. Mais, par des recherches récentes, on a cru pouvoir démontrer que cette théorie de la semi-décussation serait purement spéculative et ne serait pas justifiée par l'histologie.

Biesiadecki d'abord, et après lui Pawlawski, Mandelstamm et Michel, soit par des coupes horizontales, soit par des dilacérations de chiasma d'hommes et d'animaux, avaient, chacun isolément, cru avoir démontré que partout, dans toute l'échelle animale, depuis les poissons osseux, chez lesquels l'entrecroisement est d'une évidence qui frappe les yeux les moins expérimentés, jusque chez l'homme, où le trajet des fibres est extrêmement compliqué, la bandelette optique d'un côté se transforme directement en nerf optique du

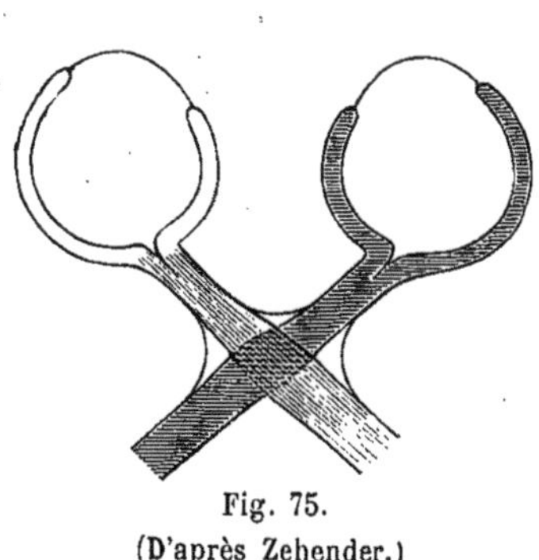

Fig. 75.
(D'après Zehender.)

côté opposé (fig. 75). Mais plus récemment encore, Gudden a réfuté vigoureusement cette opinion, en soutenant que chez tous les animaux, *doués de la vision binoculaire, on constatait la semi-décussation*, tandis que chez tous ceux dont les yeux sont situés latéralement, et qui, conséquemment, ont des champs visuels séparés, l'entrecroisement est complet. Suivant lui, des coupes horizontales du chiasma ne peuvent rien prouver, parce que les fibres entrecroisées occuperaient principalement les couches supérieures du chiasma, tandis que les fibres non entrecroisées, occuperaient surtout la portion inférieure.

Mais postérieurement au travail de Gudden, Scheel, alors chef de clinique de Zehender, de Rostock, a, dans sa thèse inaugurale, appuyé par des recherches très-minutieuses les résultats auxquels Biesadecki, Mandelstamm et Michel étaient précédemment arrivés. Suivant Scheel donc, si des coupes horizontales du chiasma ne peuvent, d'après Gudden, être d'aucune valeur, il doit en résulter que, sur des coupes verticales, pratiquées suivant la diagonale du chiasma, on doit voir les fibres longitudinales dans la partie inférieure, et des fibres transversales à la partie supérieure. Or, il n'en serait pas ainsi, et on constaterait la disposition suivante : toutes les fibres s'entrecroisent intimement, ce dont on peut s'assurer facilement sur des coupes diagonales, qui montrent dans tous les points à la fois, des fibres nerveuses que l'instrument a rencontrées suivant leur axe et d'autres sectionnées transversalement.

Pour nous, bien que nous n'osions pas comparer nos recherches à celles d'auteurs aussi compétents, nous devons dire, que nous avons cherché à nous rendre compte, par nous-même, de ces opinions contradictoires, aussi bien par des coupes horizontales que par des coupes verticales, et que, jamais, il ne nous a été possible de constater la présence de fibres arciformes dans un point quelconque.

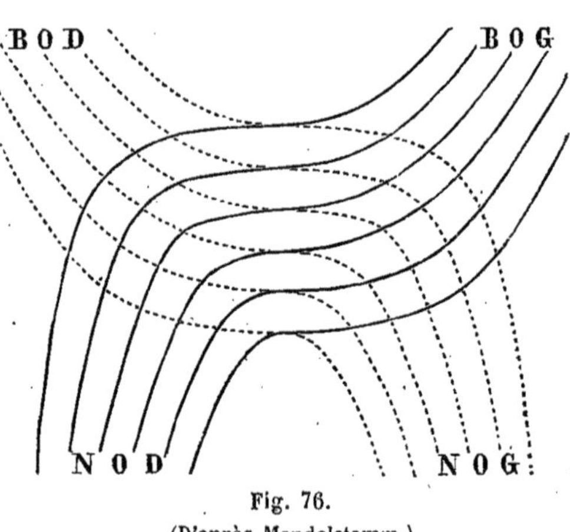

Fig. 76.
(D'après Mandelstamm.)

Quoi qu'il en soit de ces divergences d'opinion, voyons quelle serait, suivant Mandelstamm, la direction des fibres nerveuses dans le chiasma, (fig. 76). Les fibres nerveuses médianes, c'est-à-dire les plus internes du nerf optique du côté droit, NOD, une fois arrivées au chiasma, se dirigent d'abord transversalement, vers son bord gauche, en décrivant une courbure concave en avant et de droite à gauche; arrivées au bord gauche, elles forment un arc à concavité dirigée en arrière et de droite à gauche pour se diriger vers le côte externe de la bandelette optique du côté gauche, BOG. Il résulte de là que ces fibres décrivent une espèce d'S majuscule. Les autres fibres du nerf optique droit, décrivent des courbures absolument analogues. Une disposition identique, mais inverse, s'observe sur le nerf optique du côté gauche.

Dans l'épaisseur du chiasma, les fibres nerveuses s'intriquent de la façon la plus intime. Les faisceaux qui se croisent sont excessivement minces, et, au point d'entrecroisement, forment un tissu analogue à un canevas ou à un tissu d'osier. Ce n'est que dans la partie centrale du chiasma que l'on trouve des faisceaux plus longs et aplatis (Michel). Le chiasma serait recouvert à sa partie supérieure d'une mince couche de substance grise, qui, dans bien des cas, dépasse l'angle antérieur, et se réfléchit sur la face inférieure. Ce serait cette couche de substance grise qui aurait motivé la conception de la *commissura ansata* de Hannover. Dans d'autres cas, cette face inférieure reçoit elle-même une mince couche de substance grise, qui lui est fournie par le tuber cinereum.

Au-dessus du chiasma, on rencontre une sorte de diverticulum du troisième ventricule, qui, sur la ligne médiane, atteint parfois l'angle antérieur du chiasma. La présence de ce diverticulum a une certaine importance au point de vue de quelques cas d'amaurose soudaine et passagère, dus à la compression du chiasma par une accumulation anormale de liquide, dans la cavité du troisième ventricule (Michel).

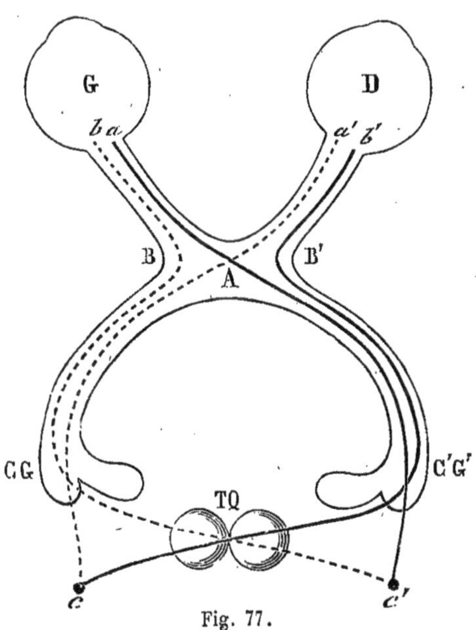

Fig. 77.

Bien que la théorie de l'entrecroisement complet soit fort séduisante, on doit reconnaître, qu'elle est en contradiction presque absolue avec les faits pathologiques. Aussi ne compte-t-elle qu'un fort petit nombre de défenseurs.

Une théorie beaucoup plus séduisante et qui, bien qu'elle n'ait pas reçu sa confirmation histologique, semble plus en harmonie avec les faits cliniques, est celle de Charcot. Ce sagace observateur, aussi habile anatomo-pathologiste que rigoureux clinicien, ne croit possible d'expliquer tous les faits pathologiques qu'en admettant que les fibres des nerfs optiques, qui ne se sont pas entrecroisées au niveau du chiasma, doivent se réunir en arrière, au voisinage des tubercules quadrijumeaux (fig. 77).

Il est permis de faire observer, que cette théorie, bien qu'elle explique d'une façon très-satisfaisante, comme nous le verrons plus loin, l'ensemble des faits cliniques, ne peut, dans l'état actuel de la science, être considérée que comme une hypothèse, quoique à la vérité Meynert (1) signale une disposition anatomique qui lui donne une grande probabilité.

Le chiasma repose, par sa face inférieure, sur la *gouttière optique*, gouttière creusée, comme on sait, à la partie antérieure de la selle turcique : il en occupe toute l'étendue. Les deux angles latéraux du chiasma sont en rapport avec la portion ascendante des artères carotides internes.

Du chiasma, les nerfs optiques se dirigent, en divergeant, de la ligne médiane vers la partie supérieure du fond de l'orbite, où ils atteignent les trous optiques.

Dans ce trajet, le nerf optique se dirige au-dessous de la racine médiane du nerf olfactif, dont il est séparé par l'artère cérébrale antérieure, dirigée elle-même parallèlement à la ligne médiane.

Peu de temps avant son entrée dans le trou optique, le nerf optique ne repose que par son côté médian sur le sphénoïde, tandis que sa moitié externe repose sur la portion de la carotide interne qui se recourbe en haut, et fournit, en ce point, l'artère ophthalmique.

Le nerf, dont la longueur, mesurée du chiasma jusqu'au trou optique, est en général inférieure à 10^{mm}, est légèrement aplati de haut en bas et présente une largeur de 5^{mm} environ. Il est partout entouré d'une gaîne qui l'accompagne jusqu'à son entrée dans l'œil.

3° Arrivé au trou optique, le nerf change de forme, devient parfaitement cylindrique, et présente un diamètre de 4^{mm}. Dans ce point, au moyen de la gaîne fournie par la pie-mère, il est intimement uni au périoste de la paroi supérieure de l'orbite, dépendance de la pie-mère, tandis que, dans le reste de son étendue, il n'est uni à la gaîne fournie par la dure-mère, que par des faisceaux très-délicats de tissu conjonctif.

De l'orifice orbitaire, le nerf se dirige en dehors et un peu en bas, pour atteindre la surface postérieure du globe, dans lequel il pénètre à 4^{mm} en dedans, et légèrement au-dessous du pôle postérieur.

Dans son parcours orbitaire, le nerf n'est pas absolument rectiligne ; il présente, au contraire, une légère courbure en forme d'S dont la concavité est dirigée en dedans. Séparé des muscles droits et obliques par une grande quantité de tissu adipeux, il est en rapport, en dehors et en arrière, avec le ganglion ophthalmique ; bientôt après, il est entouré par les vaisseaux et les nerfs ciliaires et par les autres vaisseaux et nerfs de l'orbite.

La partie intra-orbitaire du nerf optique, ainsi qu'on a déjà pu le pressentir, est caractérisée par la présence de deux gaînes, ce qui permet de lui considérer un névrilème externe et un interne. L'externe est le prolongement de la dure-mère, tandis que l'interne est la continuation de la pie-mère recouvrant le chiasma. Le névrilème externe a encore été décrit

(1) STRICKER's *Handbuch der Lehre von den Geweben*, p. 747, fig. 250.

sous le nom de *gaîne fibreuse* (Krause) ou de *gaîne externe* (Donders). Le névrilème interne porte le nom de *gaîne interne.* On sépare assez facilement les deux gaînes l'une de l'autre, mais non sans déchirer de nombreux petits faisceaux de tissu conjonctif et de petits vaisseaux, qui les relient l'une à l'autre.

Ce n'est que dans la partie supérieure de son trajet au travers du canal optique, situé dans l'épaisseur du sphénoïde, que les deux névrilèmes sont intimement unis, de sorte que dans ce point le nerf optique est fixé, tandis que dans tout le reste de son trajet intra-orbitaire et même à la partie inférieure du trou optique, le nerf peut se déplacer, dans une certaine mesure, à l'intérieur de la gaîne fibreuse (Schwalbe).

L'espace compris entre les deux gaînes porte le nom d'*espace inter-vaginal* et n'est, en réalité, qu'une continuation de l'espace sous-arachnoïdien. La gaîne externe peut, en effet, être subdivisée en deux parties, dont l'une, externe, présente une très-grande analogie avec la dure-mère, tandis que la partie interne est absolument identique avec l'arachnoïde cérébrale (Schwalbe). Le feuillet interne n'adhère pas complétement au feuillet externe, et l'espace qui les sépare peut être considéré comme la continuation de celui qui existe entre la dure-mère et l'arachnoïde. Quant au névrilème nterne, il est permis de le considérer comme la continuation directe de la pie-mère.

Sur des coupes longitudinales, passant par l'axe du nerf optique et le milieu de son extrémité intra-oculaire, on voit qu'à une très-courte distance du globe oculaire, l'espace sous-arachnoïdien présente une dilatation ampulliforme, tandis que l'espace situé au-dessous de la gaîne fibreuse, entre elle et le feuillet arachnoïdien, disparaît complétement par l'accolement absolument intime des deux feuillets de la gaîne externe.

Ainsi composée, la gaîne externe du nerf se transforme dans les deux tiers externes de la sclérotique, qui paraît en être la continuation, ce qui a fai considérer la sclérotique comme une dépendance de la dure-mère.

Le névrilème interne adhère intimement à la surface du nerf optique, et l'entoure jusqu'au voisinage de la choroïde. La plus grande partie de ses fibres se recourbent pour former le feuillet interne de la sclérotique; il n'y a donc que cette partie interne de la sclérotique qui entoure et encadre le nerf. L'espace inter-vaginal, arrivé au niveau de ce point, se termine, tantôt sous une forme triangulaire, tantôt, au contraire, il se termine en se prolongeant, à une certaine distance, entre le tiers interne et les deux tiers externes de la sclérotique (fig. 78). Au voisinage du point où elle atteint la sclérotique, la gaîne externe se sépare en trois ou quatre feuillets, dont chacun passe directement sur la sclérotique. Le feuillet arachnoïdien de cette gaîne externe se montre comme une pellicule mince et délicate, composée de nombreux faisceaux de tissu conjonctif, qui forment un réseau fin et délicat.

Le névrilème interne fournit de nombreux prolongements qui pénètrent dans l'épaisseur du nerf, sous forme de cloisons, et qui enveloppent les faisceaux de fibres nerveuses et les séparent entre eux. C'est également une dépendance du névrilème interne qui fournit la gaîne conjonctive qui contient les vaisseaux centraux. Si l'on pratique une coupe longitudinale à travers le centre de toute la partie intra-orbitaire du nerf, on voit tout d'abord, que son tronc peut être divisé en deux portions, dont l'une, voisine du trou optique, n'est composée que de faisceaux nerveux, tandis que l'autre, qui avoisine le globe oculaire, renferme, dans un canal de tissu conjonctif, dépendance du névrilème interne, des vaisseaux artériels et veineux. Ce canal porte le nom de *canal central*.

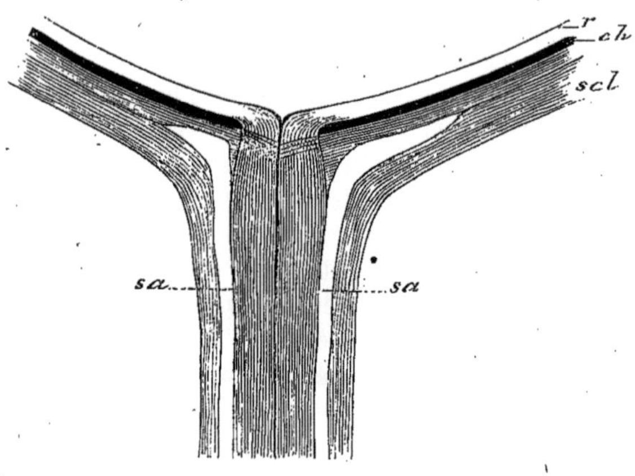

Fig. 78.

Les limites de ces deux portions peuvent être à des distances plus ou moins reculées du globe. Suivant Henle, l'artère centrale pénétrerait dans le canal central à une distance de 15 à 20^{mm} du globe. D'autres fois, néanmoins, cette distance peut être beaucoup moindre, et ne mesurer que 7^{mm} environ (Schwalbe).

Le tronc du nerf optique, depuis le point où naît le canal central, jusqu'au point où il s'épanouit, pour donner naissance à la rétine, peut être divisé à son tour en plusieurs segments. Sur une coupe longitudinale, passant à la fois par le canal central et par la partie postérieure du globe, à travers laquelle le nerf pénètre dans l'œil, on est surtout frappé en observant que, dans le point où la gaîne fibreuse se transforme en sclérotique, la coloration blanche du nerf cesse tout à coup, pour faire place à une coloration grise transparente. La ligne de séparation présente une légère convexité tournée du côté du globe oculaire, et on reconnaît qu'à ce niveau, les fibres nerveuses perdent leur *gaîne médullaire* ou *enveloppe de myéline*. Il résulte de là, que cette portion du nerf optique peut être séparée en deux parties, l'une où les fibres sont pourvues, et l'autre où elles sont dépourvues de leur gaîne de myéline.

Cette dernière se subdivise de nouveau en deux régions; la première, entourée par la sclérotique et la choroïde, porte le nom de région de la lame criblée ou fenêtrée. Au moment où il franchit la sclérotique, le nerf optique, dont les fibres se dépouillent de leur enveloppe médullaire, subit une diminution assez brusque de son diamètre, qui de 3^{mm} se réduit à $1^{mm},5$ (Schwalbe). De la sorte il semble étranglé, en même temps que sa coloration se modifie. Ce changement de structure ne porte pas seulement sur les fibres nerveuses; les cloisons de tissu conjonctif, qui séparent les faisceaux entre eux, éprouvent également une modification importante, au moment où elles traversent la sclérotique.

Elles entrent, en effet, en connexion plus intime avec les fibres nerveuses, et forment un réseau plus étroit et à mailles plus serrées que dans le reste du nerf optique. C'est à cette disposition des cloisons interfasciculaires qu'a été donné le nom de *lame criblée* ou *fenêtrée*.

La deuxième partie, située en avant de la précédente et à l'intérieur du globe oculaire, sert de point de départ pour l'irradiation des fibres de la rétine. Comme les fibres nerveuses, en se repliant pour donner naissance à la rétine, font au-dessus du restant de la surface de la cavité oculaire une légère saillie, on a imposé, par analogie avec la surface de certaines muqueuses, à cette région, le nom de *papille du nerf optique*, nom auquel nous préférons de beaucoup celui d'*extrémité intra-oculaire* ou de *disque* du nerf optique. Par suite de la distribution rayonnante des fibres nerveuses, il existe sur le disque une dépression sensiblement centrale, plus ou moins profonde, infundibuliforme, qui porte le nom de *foramen centrale* ou d'*infundibulum vasculaire*, parce que c'est généralement dans ce point que se fait l'émergence des vaisseaux rétiniens. Cette dépression se trouve, en général, plus rapprochée du bord externe ou temporal du disque.

Bien que les fibres du nerf optique se distribuent, en nombre à peu près égal, dans toutes les directions du fond de l'œil, on en rencontre, en général, un nombre plus considérable sur la partie interne ou nasale du disque, que sur la portion externe ou temporale. Ceci résulte de ce que, du côté interne, la courbure des fibres du nerf optique, pour donner naissance à la rétine, est beaucoup plus brusque que du côté externe, où cette courbure se fait progressivement. Sur une coupe longitudinale, on constate donc, presque toujours, une différence de niveau à l'avantage de la moitié interne du disque; plus cette différence de niveau sera prononcée et plus le foramen centrale sera large et profond (H. Müller).

Dans tout son trajet intra-orbitaire, le nerf est entouré par une masse considérable de tissu cellulo-adipeux. En haut, il est croisé obliquement par le rameau nasal de la branche ophthalmique de Willis; dans sa moitié antérieure, il est entouré par les nerfs et vaisseaux ciliaires.

Plus en dehors, il est en rapport avec les muscles droits. L'artère ophthalmique pénètre dans l'orbite en même tamps que le nerf optique, et, à son côté externe, elle lui fournit l'artère centrale de la rétine. Celle-ci pénètre dans son épaisseur et le parcourt, à partir de ce point, dans toute sa longueur, accolée à la veine correspondante, à l'intérieur d'une gaîne conjonctive entourée elle-même par une gaîne lymphatique. L'artère ophthalmique croise ensuite le nerf à sa partie supérieure et lui devient interne, avant d'aller se terminer dans l'angle supéro-interne de l'orbite.

Considéré sur la coupe, le nerf optique diffère des autres nerfs d'une façon absolument frappante. Tandis que dans les nerfs ordinaires, les faisceaux nerveux sont peu nombreux, et que chacun d'eux est entouré par une gaîne lamelleuse assez forte, le nerf optique, au contraire, présente des faisceaux de fibres nerveuses extrêmement nombreuses, beaucoup plus minces et dépourvues de gaînes lamelleuses. Cette différence est telle que, sur une coupe transversale du nerf optique, qui mesure environ 3^{mm} de diamètre, on rencontre environ 800 faisceaux nerveux, tandis que sur le nerf sciatique, qui est beaucoup plus volumineux, le nombre de ces faisceaux ne dépasse guère 50 (Schwalbe).

La trame conjonctive du nerf optique, est fournie par le feuillet interne de la gaîne, émanant de la pie-mère. Il est constitué par un réseau de cloisons de tissu conjonctif, partant du névrilème interne, qui contient dans ses mailles les faisceaux nerveux. C'est également dans ce tissu conjonctif, que sont contenus les vaisseaux capillaires propres du nerf optique. Ces vaisseaux se distribuent dans l'intérieur de cette charpente conjonctive, et pénètrent en même temps que les cloisons, entre les faisceaux nerveux secondaires. C'est dans le point de réunion de ces cloisons que se rencontrent les vaisseaux les plus volumineux. Cette charpente conjonctive est constituée par des faisceaux de fibres conjonctives qui présentent une direction parallèle à l'axe longitudinal du nerf. Dans l'intérieur des mailles formées par le réseau conjonctit, se rencontrent les faisceaux qui en sont séparés par un espace capillaire. Ces faisceaux de fibres présentent un diamètre variable de 61 à 78 μ.

Les fibres du nerf optique sont toutes pourvues d'une enveloppe de myéline, ce qui a pour conséquence d'augmenter leur volume, qui atteint une épaisseur de 2 μ environ. Comme les fibres nerveuses de la substance blanche de l'encéphale, les fibres du nerf optique sont dépourvues de la gaîne de Schwann. A l'intérieur des faisceaux, les fibres nerveuses sont unies entre elles par une gangue unissante, identique à la névroglie des centres nerveux, tandis que, dans les autres nerfs, l'union des fibres, dans les faisceaux, se fait au moyen de tissu conjonctif.

A partir du point où les vaisseaux centraux pénètrent dans l'intérieur du nerf, la structure de celui-ci se modifie. Le centre est dépourvu de fibres nerveuses et est occupé par un cordon de tissu conjonctif lâche qui contient l'artère et la veine centrales de la rétine. Ce cordon occupe l'axe du nerf optique et constitue ce qu'on nomme le *canal central*. Son diamètre va en diminuant vers le globe oculaire, de sorte qu'à une distance de 7^{mm} en arrière du globe, il est de 759 μ, tandis qu'au niveau de la lame criblée, il est de 569 μ.

Au moment où le nerf optique traverse la sclérotique, et pendant tout son trajet à travers celle-ci et la choroïde, il présente des modifications importantes. Son diamètre est réduit de 3^{mm} à $1^{mm},5$ et l'étranglement qui en résulte est situé dans le plan de la choroïde, de sorte que cette dernière forme, au pourtour du nerf optique, un anneau plus étroit que l'ouverture scléroticale (Donders). En outre, comme nous l'avons déjà dit, la couleur blanche disparaît peu à peu, pour faire place à une coloration grise transparente. Le microscope nous apprend que cette modification repose sur le fait important, qu'au niveau de la lame fenêtrée, les fibres nerveuses perdent leur gaîne médullaire; et c'est ce qui explique aussi, d'une façon très-simple, la diminution du diamètre du nerf.

Une troisième modification que présente le nerf à ce niveau est la conséquence d'une transformation dans l'arrangement du tissu conjonctif interfasciculaire. La gaîne interne, fournie par la pie-mère, passe sans ligne de démarcation dans la portion de la sclérotique qui encadre le nerf optique. Il en résulte que c'est dès lors la sclérotique qui prend la place de cette gaîne interne, et qui fournit les cloisons séparant entre eux les faisceaux de fibres nerveuses; seulement ces cloisons sont plus nombreuses et plus épaisses, de sorte que, si on suppose les fibres nerveuses extraites hors de cette région, on aurait sous les yeux une plaque de tissu conjonctif percée de nombreux trous, d'où le nom de lame criblée donnée à cette région.

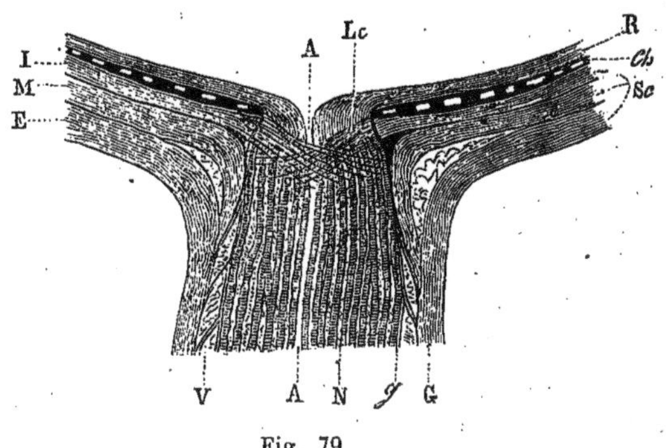

Fig. 79.

Sur une coupe longitudinale on voit de nombreux faisceaux, partant de la sclérotique, et passant transversalement à travers le nerf (Donders) (fig. 79).

Sur cette même coupe on constate que, après avoir atteint l'axe du nerf optique, l'artère centrale fournit une petite artère d'environ, 70μ de diamètre, qui se dirige également vers le globe oculaire, jusqu'à un point très-voisin de la sclérotique. En marchant parallèlement à l'artère centrale, cette artériole fournit de nombreuses petites branches qui s'anastomosent avec les capillaires propres du nerf.

L'artère et la veine centrales ne sont pas les seuls vaisseaux que contient le canal central. Généralement on y observe une autre artère plus petite, et quelquefois, mais plus rarement, une petite veine. Le diamètre de l'artère, au moment où elle pénètre dans le nerf optique, est de 230μ, et de 200μ seulement, lorsqu'elle franchit la lame criblée.

Vaisseaux. — Les vaisseaux du nerf optique sont fournis, en général, par les vaisseaux de la gaîne interne, et en partie par les ramuscules de l'artère centrale. Ces deux ordres de vaisseaux s'anastomosent en un réseau capillaire, qui entoure les faisceaux du nerf, en formant des mailles allongées.

Au voisinage de la lame criblée, le nerf optique reçoit encore un apport sanguin de la part des artères ciliaires courtes qui, au moment où elles traversent la sclérotique, forment un anneau vasculaire connu sous le nom de *cercle de Haller*. Ce cercle fournit un grand nombre de petits vaisseaux, qui pénètrent dans la lame criblée et s'anastomosent avec le réseau vasculaire propre du nerf (Leber).

Le nerf optique lui-même est vascularisé, dans presque toute son étendue, depuis le point où l'artère centrale pénètre dans son intérieur, jusqu'au niveau du trou optique, par l'artère ophthalmique. Depuis le trou optique jusqu'au chiasma, sa circulation lui est fournie par quelques filets de la cérébrale antérieure et de la carotide interne.

Les artères du chiasma sont fournies, en avant, par les branches de la cérébrale antérieure; en dehors, par des rameaux de la carotide interne, et, en arrière, par de petites branches de la communicante postérieure.

Les bandelettes optiques reçoivent leurs rameaux artériels, en avant, de la carotide et surtout de la communicante postérieure; en arrière, de l'artère antérieure des plexus choroïdes. Ces vaisseaux, avant de pénétrer dans le chiasma ou dans les bandelettes optiques, rampent d'abord à leur surface, sous forme d'arborisations très-fines (Duret).

Le réseau lymphatique du nerf optique et de ses enveloppes est extrêmement compliqué et se déverse dans les cavités séreuses du crâne. Il est composé d'une série d'espaces situés entre la gaîne du nerf optique et l'épaisseur de celui-ci. Ces espaces communiquent tous entre eux. A l'intérieur de la lame criblée, les espaces lymphatiques sont plus nombreux et plus larges. Cette disposition est d'une grande importance pour expliquer le mécanisme de la production de certains faits de névrite par étranglement.

B. *Rétine.* — Nous venons de voir qu'au moment où elles traversent la sclérotique, à travers la lame fenêtrée, les fibres du nerf optique, déjà dépourvues de la gaîne de Schwann, perdent leur gaîne de myéline, diminuent d'épaisseur et se replient presque à angle droit, en rayonnant dans toutes les directions, à la surface du fond de l'œil, formant ainsi une dernière membrane, qui le tapisse dans toute son étendue, depuis le point d'entrée du nerf jusqu'au voisinage du corps ciliaire. C'est cette expansion du nerf optique qui a reçu le nom de *rétine*.

La rétine est donc la terminaison du nerf optique. On peut dire qu'elle est la partie la plus importante de l'organe de la vision, car c'est sur elle que viennent se peindre, comme sur un écran ou mieux comme sur une plaque sensible, par une véritable *optographie* (W. Kühne), les images formées par les rayons lumineux, émanés des objets extérieurs, réfractés par les milieux de l'œil, et dont elle a mission, au moyen d'un appareil sensitif admirable, de transmettre la connaissance au cerveau.

Située entre le corps vitré et la choroïde, elle s'étend excentriquement depuis l'extrémité intra-oculaire du nerf optique (papille) jusqu'au voisinage du corps ciliaire, au niveau duquel elle adhère à la choroïde, et où elle se termine, sous forme d'une membrane mince et délicâte, festonnée et dentelée, qui à cause de cela porte le nom d'*ora serratâ*. A la rigueur, on pourrait admettre, en ce point, l'existence d'une portion ciliaire, car on rencontre là une membrane qui se continue avec la zonule de Zinn en avant, et avec la rétine en arrière. Mais on n'y rencontre plus aucun élément nerveux et on n'y découvre que des éléments conjonctifs, particulièrement des cellules allongées, disposées par couches au-dessus de la zonule.

Pendant la vie, la rétine, quoique transparente, ne l'est pas autant que le corps vitré; mais après la mort, elle devient absolument opaque, et ses éléments subissent, avec grande rapidité, la désagrégation et l'altération cadavériques. Examinée après un séjour prolongé dans l'obscurité, la rétine présente une coloration d'un rouge de pourpre franc, qui disparaît par l'exposition à la lumière et qui une fois disparue, ne se reproduit pas, même lorsqu'on reporte la rétine dans l'obscurité (F. Boll, W. Kühne). Cette coloration a reçu à cause de cela, le nom de *seheroht* ou *sehepurpur*. Mais s'il est vrai que la rétine, une fois détachée et exposée à la lumière, ne peut plus reprendre d'elle-même sa coloration pourpre, il n'en est pas de même si on la replace *in situ*, c'est-à-dire *au contact avec l'épithélium pigmentaire*. Dans ces conditions, la rétine replacée dans l'obscurité, reprend aussitôt sa coloration pourpre (W. Kühne).

C'est au voisinage de l'entrée du nerf optique, surtout au pourtour de celle-ci, que la rétine présente son maximum d'épaisseur. A ce niveau, son épaisseur est environ les 2/3 de celle de la sclérotique; mais au fur et à mesure que l'on avance vers les parties antérieures elle diminue progressivement d'épaisseur. Son poids est environ le 1/25 du poids total du globe oculaire.

La surface externe de la rétine est en rapport intime avec l'épithélium pigmentaire, dit choroïdien, que l'embryologie nous apprend, du reste, être une de ses parties intégrantes, ainsi que nous le verrons plus loin. La surface interne, lisse, polie, recouvre le corps vitré; elle présente fréquemment un certain nombre de plis, d'origine cadavérique. Quelques-uns de ces plis sont néanmoins constants. Deux d'entre eux, dirigés d'avant en arrière, sont placés l'un à la partie supérieure, l'autre à la partie inférieure du globe. Ce sont les vestiges du point de réunion des deux moitiés latérales de la rétine. Lorsque ces deux moitiés, par suite d'un arrêt de développement, restent séparées, ce pli est remplacé par une véritable fente, dépourvue de pigment, et donne lieu au vice de conformation, connu sous le nom de *colobome*.

Un troisième pli, plus important que les deux premiers, part de l'entrée du nerf optique, se dirige transversalement en dehors, présentant, à quelques millimètres en dehors du nerf, une tache plus ou moins colorée par du pigment jaune, suivant les sujets, et qui a reçu, à cause de cela, le nom de *macula lutea*, tache jaune. La macula est la portion de la rétine qui est la plus sensible aux impressions lumineuses; elle occupe exactement le pôle postérieur du globe, et c'est à elle qu'aboutit l'axe optique. Le centre de la macula présente un enfoncement mesurant 0mm,5 à 1mm et qui porte le nom de *fovea centralis*. Pendant très-longtemps, on a cru la rétine perforée à ce niveau, mais il n'en est rien; les couches les plus internes y font seules défaut, tandis que la couche vraiment sensitive, la plus externe, s'y présente au contraire avec des caractères remarquables.

Nous avons vu qu'à sa partie postérieure, la rétine est en continuité directe avec le nerf optique, nous n'avons donc pas à y revenir ici.

A son extrémité antérieure, la rétine présente des modifications de texture successives et finit par se continuer directement avec la zonule de Zinn. Là les éléments nerveux cessent seuls, tandis que sa charpente conjonctive persiste, en avant, jusqu'au cristallin.

Structure de la rétine. — Pendant longtemps la structure de la rétine a excité la sagacité des histologistes. H. Müller, Kölliker, Robin, Jacubowitsch, Corti en ont tour à tour donné des descriptions qui, bien qu'elles nous aient appris des faits fort intéressants, renfermaient encore quelques points hypothétiques. Ce n'est que depuis ces dernières années que, grâce aux travaux du regretté Max Schultze, la structure de la rétine nous est connue d'une façon à peu de chose près parfaite.

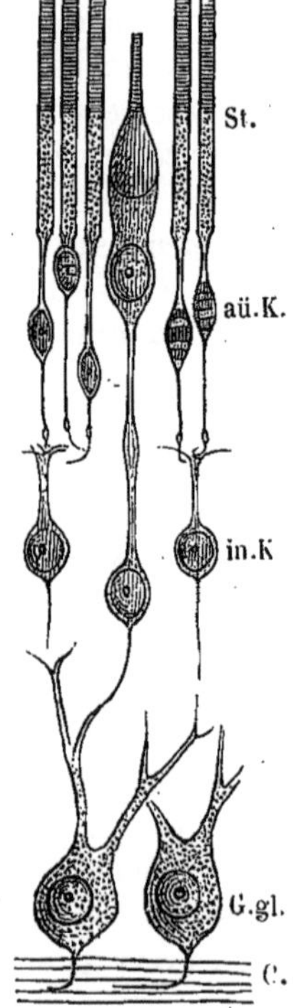

Fig. 80.

La rétine se compose de dix couches distinctes qui, de dedans en dehors, sont superposées dans l'ordre suivant :

1. Membrane limitante interne;
2. Couche des fibres du nerf optique;
3. Couche des cellules ganglionnaires;
4. Couche granuleuse moléculaire interne;
5. Couche interne des grains;
6. Couche granuleuse externe;
7. Couche externe des grains;
8. Membrane limitante externe;
9. Couche des bâtonnets et des cônes;
10. Couche pigmentaire.

Pour faciliter l'étude histologique de la rétine, un peu compliquée comme on le voit, il convient d'y distinguer, avec Max Schultze, d'une part, les éléments nerveux proprement dits, et d'autre part, la charpente de tissu conjonctif, au sein de laquelle ces éléments sont distribués et auxquels elle sert de soutien.

a. Éléments nerveux (fig. 80). — Les premiers éléments nerveux proprement dits, que l'on rencontre, en étudiant la rétine de dedans en dehors, sont ceux qui constituent la deuxième couche rétinienne. Ce sont les *fibres d'épanouissement du nerf optique* (O, fig. 80). Ces fibres forment de petits faisceaux qui rayonnent dans tous les sens, d'une façon régulière et pour ainsi dire concentrique. Si les unes, en effet, se dirigent en ligne droite vers l'extrémité interne de la macula, les autres décrivent un trajet curviligne, pour venir, par une série de faisceaux concentriquement paraboliques, limiter les bords supérieur et inférieur d'un espace ovale, au niveau de la tache jaune.

Cette disposition persiste encore quelque peu en dehors, si bien que les fibres dessinent en ce point, un raphé, une sorte de pli blanchâtre, situé sur le prolongement de l'axe de la tache jaune (Kölliker). La couche fibrillaire continue manque donc sur la macula même.

L'épaisseur de la couche des fibres nerveuses, est de 20 μ autour de l'entrée du nerf optique. Ailleurs, elle est de 8 μ environ et sur le pourtour de la tache jaune, elle se réduit à 4 ou 5 μ seulement; dans les régions périphériques, à l'ora serrata, elle n'atteint guère plus de 3 à 4 μ. On voit ainsi que l'épaisseur de cette couche va graduellement en s'amincissant, depuis son origine jusqu'à sa terminaison.

Nous savons déjà, que les fibres du tronc du nerf optique, comme celles de la substance blanche des centres nerveux, sont dépourvues de la gaîne de Schwann. Nous savons, en outre, qu'au moment où elles franchissent la lame criblée, ces fibres se dépouillent de leur enveloppe médullaire. Il en résulte qu'on ne rencontre, dans la rétine, que des fibrilles nerveuses, réduites à l'état de cylindres-axes. Aussi ne mesurent-elles que 1/2 à 3 ou 5 μ. Quant aux varicosités piriformes qu'on rencontrerait, suivant certains auteurs, sur le parcours des fibres optiques, ce ne sont que des produits pathologiques ou artificiels, qui résultent du durcissement des pièces (H. Kuhnt). Enfin ces fibrilles nerveuses offrent ceci de remarquable, de ne jamais se bifurquer, et les dichotomies décrites par Corti et Gerlach, ne seraient que des prolongements fourchus des cellules nerveuses sous-jacentes (Max Schultze).

Immédiatement au-dessus de la couche des fibres optiques, et en continuité directe avec elles, se trouve la couche des *cellules ganglionnaires* (G. gl., fig. 80).

Elle est caractérisée par la présence de cellules analogues à celles du système nerveux central. Celles-ci sont de dimensions variables, en moyenne de 10 à 15 μ de diamètre, mais peuvent atteindre celle de 30 μ. Elles forment une couche unique sauf au niveau de la macula lutea. A ce niveau, les cellules se superposent au nombre de deux ou trois, et prennent une apparence stratifiée. Dans la fovea centralis, elles disparaissent entièrement. Elles offrent un beau noyau, pourvu d'un nucléole très-brillant. La substance intercellulaire présente une structure fibrillaire disposée par couches plus ou moins concentriques (Max Schultze). Ces cellules sont, en général, multipolaires, rarement bipolaires ou unipolaires. Les prolongements sont, en général, ramifiés et se dirigent, les uns en dedans, vers la couche des fibres optiques, les autres, en dehors, vers la couche granuleuse interne.

Les prolongements internes sont remarquables par leur épaisseur relativement considérable, et entrent en connexion directe avec les cylindres-axes. Ce fait, mis d'abord en lumière par Corti (1850), a été depuis surabondamment démontré. Manz, entre autres, a indiqué une méthode d'après laquelle on peut, sur les rétines de grenouilles, séparer la couche des fibres optiques de telle sorte que les cellules ganglionnaires la suivent. D'autre part, la section du nerf optique, pendant la vie, détermine la dégénérescence graisseuse des cellules ganglionnaires. Leur connexion directe avec les fibres du nerf optique semble donc par là mise hors de doute.

Les prolongements externes, plus nombreux, plus petits et plus ramifiés, peuvent être suivis dans la couche granuleuse interne.

Celle-ci présente un aspect granulé dû à la présence de véritables *granulations* dont la nature nous échappe encore, et de fines fibrilles irrégulièrement enchevêtrées, perdues au milieu d'une matière amorphe, semblable à celle de la substance grise cérébrale, qui sera étudiée avec les éléments de la charpente conjonctive. Les fibrilles sont, les unes de nature nerveuse, extrêmement ténues, lisses, mais pourvues de varicosités piriformes manifestes, les autres, de nature conjonctive, proviennent de l'épanouissement des fibres de soutien, et seront étudiées plus loin.

L'épaisseur de la couche granuleuse interne varie de 30 à 60 μ. Elle disparaît à partir de l'équateur. Elle constitue la partie la moins bien connue de la structure de la rétine.

La *couche interne des grains* (in. K., fig. 80) est caractérisée par la présence de deux variétés d'éléments cellulaires et de deux variétés de fibres. Les éléments cellulaires les plus gros paraissent de nature nerveuse. Ils offrent une grande analogie avec des cellules ganglionnaires bipolaires. Ces cellules se composent d'un nucléole et d'un noyau entouré d'un corps cellulaire granuleux peu abondant. Les éléments globulaires plus petits, considérés par Ch. Robin, comme des *myélocytes*, appartiennent, suivant les histologistes allemands, à la substance conjonctive, et seront à cause de cela, décrits plus loin. Quant aux fibrilles, les unes, que nous considérerons seules ici, sont analogues aux cylindres-axes, et sont en connexion avec ceux des couches précédentes. Elles affectent une direction perpendiculaire à la surface de la rétine et offrent, sur leur parcours, des varicosités très-apparentes. Chacune présente un prolongement qui se dirige vers la couche suivante.

La couche interne des grains présente, dans sa plus grande étendue, une épaisseur qui ne dépasse pas 16 à 18 μ (H. Müller).

Elle s'amincit vers l'ora serrata ; au niveau de la tache jaune, au contraire, elle présente une épaisseur de 60 μ.

La couche granuleuse externe, qui fait suite à la précédente, est la reproduction, en miniature, de la couche granuleuse interne. Considérée sur la coupe, elle semble amorphe, purement granulée, traversée par de nombreux cylindres-axes, qui se trouvent en continuité avec les prolongements nerveux externes de la couche précédente. L'épaisseur de cette couche est à peu près uniforme et mesure 10 μ, environ. C'est dans la couche granuleuse externe que prennent naissance les *racines des fibres des bâtonnets et des cônes*. Ces racines forment *la partie essentielle de la couche externe des grains*. Sur le trajet de chacune des fibres des bâtonnets ou des cônes, on trouve un renflement pourvu d'un noyau, appelé *grain de cône* ou *grain de bâtonnet* (Max Schultze) (aü. K., fig. 80).

La structure intime des fibres des cônes autorise à les considérer comme un faisceau de fibrilles cylindres-axes. A leur extrémité externe, elles se renflent subitement en une sorte de cellule bipolaire, qui constitue le grain. Celui-ci se compose d'une substance cellulaire, finement granuleuse, dans laquelle est englobé un noyau sphérique, relativement énorme, pourvu d'un nucléole brillant. L'extrémité interne se continue avec les cylindres-axes de la couche précédente. Dans le point où ces fibres prennent naissance dans la couche précédente, elles offrent un aspect fort remarquable. Elles s'élargissent de façon à former une sorte de pied, de forme triangulaire et perdent leur aspect fibrillaire unique, pour se transformer en une sorte de faisceau de fibrilles, extrêmement ténues.

Les fibres des bâtonnets, d'une structure plus délicate, avant de se continuer dans la couche suivante offrent également à leur partie moyenne les grains, dits grains des bâtonnets. Ces grains, parfaitement arrondis, sont constitués par de fines granulations, qui entourent un gros noyau hyalin, pourvu d'un nucléole très-petit.

On peut donc considérer la couche externe des grains comme divisée en trois plans; dans le plan externe, les grains des cônes; dans le plan moyen, le grain des bâtonnets, avec intrication, pour l'un comme pour l'autre, de tissu conjonctif, comme il sera dit plus loin. Enfin, le plan le plus interne serait formé exclusivement par les pieds des fibres des cônes, contenus dans la charpente fibreuse.

Nous arrivons maintenant à l'étude de la plus importante peut-être des couches de la rétine, à celle des *bâtonnets* et des *cônes*, plus généralement connue sous le nom de *membrane de Jacob* (St. fig. 80). Cette couche, épaisse de 50 à 60 μ en moyenne, contient deux espèces d'éléments : les bâtonnets et les cônes. Ce sont des sortes de petits cylindres, parallèles entre eux, et placés perpendiculairement à la surface de la rétine, formant ainsi un vrai pavé en mosaïque extrêmement élégant. Les bâtonnets sont longs de 50 μ environ et larges de 2 μ; ils sont serrés les uns à côté des autres; entre eux se trouvent intercalés les cônes, d'une façon régulière. Généralement il y a *dix* bâtonnets pour *un* cône, mais les proportions changent suivant le point de la rétine que l'on considère. Aussi, tandis que dans la *fovea centralis*, les cônes *existent seuls* et qu'au niveau de la macula le nombre des cônes l'emporte sur celui des bâtonnets, plus on avance vers l'ora serrata, au contraire, et plus ces derniers prennent une prépondérance de plus en plus marquée, pour finir même par exister seuls. Les bâtonnets se divisent en segment interne et segment externe. Le segment interne, semble divisé en fibrilles, par des stries longitudinales parallèles, qui viennent toutes se confondre à son sommet effilé, au point où celui-ci se continue avec la fibre du bâtonnet correspondant. Le segment externe, plus mince, sillonné également de fines cannelures sur toute la surface, est coupé carrément à son extrémité. Certains auteurs veulent le doter d'un cylindre-axe.

Les cônes, comparés à une bouteille à vin de Champagne, présentent aussi deux segments. Le segment interne a de 15 à 20 μ de longueur, et est épais de 6 à 7 μ vers la base ; immédiatement au-dessus d'elle, il présente un renflement ventru. Il est formé d'une substance très-finement granuleuse, et son extrémité interne se rétrécit pour se continuer avec le grain du cône. Le segment externe se sépare très-facilement du précédent, avec lequel il semblerait n'avoir aucune espèce de connexion, si tous deux n'étaient pas compris dans une enveloppe commune. Ce segment externe est beaucoup plus court que celui des bâtonnets ; par suite, il n'arrive pas jusqu'à la périphérie de la rétine. Il se termine en pointe, plus ou moins effilée. Nous retrouvons ici la même striation, en cannelures et en prétendu cylindre-axe, si bien que *les cônes ne semblent être que des bâtonnets modifiés.*

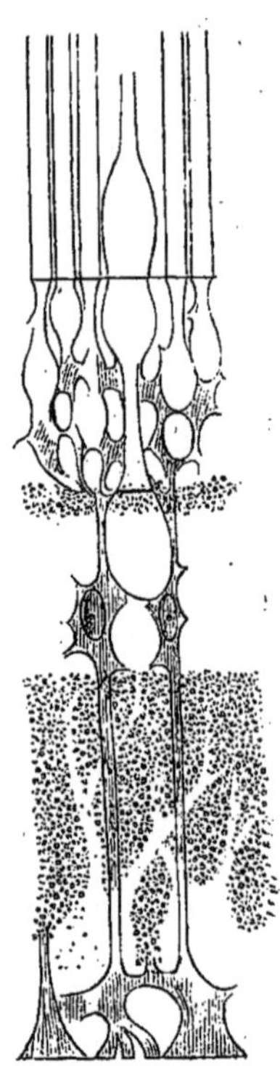

Fig. 81.

D'une façon générale, la couche des bâtonnets et des cônes recouvre, à la façon d'une forêt ou d'une palissade de pieux étroitement serrés, la surface de la couche externe des grains ; elle représente la terminaison de la rétine comme membrane nerveuse. C'est dans les bâtonnets et surtout dans les cônes, que les ondulations lumineuses se transforment en vibrations nerveuses qui, somme toute, sont la base de l'acte de la vision.

b. — Éléments conjonctifs (fig. 81). — Tous les éléments nerveux, que nous venons de passer en revue, d'une extrême délicatesse, seraient exposés à subir très-facilement des altérations, sous l'influence des moindres causes extérieures, s'ils n'étaient pas réunis entre eux et, surtout, soutenus par une charpente plus résistante et plus abondante qu'eux. Cette charpente existe dans toute l'étendue de la rétine, à l'exception de la couche des bâtonnets et des cônes, qui reçoivent eux, un appui spécial, de la part des prolongements des cellules pigmentaires. La charpente de soutien est donc tout entière comprise *entre la première et la huitième couche* rétiniennes, qui, si on se rapporte à l'énumération que nous en avons donnée plus haut, portent les noms de *membrane limitante interne* et de *membrane limitante externe.*

La *membrane limitante interne*, pellicule fine, de 1,1 μ d'épaisseur, hyaline et amorphe, suivant les uns (Kölliker), réticulée et fibrillaire, suivant les autres (Max Schultze), occupe toute l'étendue de la rétine. Elle passe au-devant de l'extrémité intra-oculaire du nerf optique pour, de là, s'étendre jusqu'à la capsule du cristallin, autour duquel elle cesse circulairement. Sa face interne s'applique intimement à la membrane d'enveloppe du corps vitré, à laquelle elle adhère partout, mais principalement au niveau de l'*ora serrata.* Sa face externe est en rapport avec la couche des fibres optiques, qui ne présente aucune adhérence avec elle; mais sur cette même face, viennent prendre naissance les fibres radiées ou fibres de Müller, que l'on peut poursuivre à travers toute l'épaisseur de la rétine. Relativement résistantes, elles se distinguent par leur apparence rugueuse et par leur direction perpendiculaire au plan de la rétine. Elles présentent, à leur origine, une disposition en arcades très-élégantes, formant des colonnes à base élargie, dans les interstices desquelles les fibres d'expansion du nerf optique, sont encastrées par faisceaux très-ténus.

Suivant Max Schultze, la limitante interne résulterait simplement de la fusion de ces bases, qui se décomposeraient en fibrilles très-fines. Mais ces connexions ne paraissent pas encore bien démontrées, car la membrane limitante interne serait douée de tous les caractères d'une membrane anhiste, trés-résistante aux réactifs chimiques (Kölliker).

Outre ces fibres de soutien, on rencontre dans toute la rétine une gangue conjonctive qui embrasse étroitement les éléments nerveux et les unit entre eux. Suivant les points que l'on considère, ces deux parties constitutives de la rétine, éléments nerveux et tissu conjonctif, changent de proportion. Tandis qu'au pourtour de l'entrée du nerf optique, le tissu nerveux a une prédominance notable, à mesure que l'on examine un point plus antérieur, il s'établit un rapport inverse : vers l'*ora serrata*, les éléments nerveux diminuent peu à peu, pendant que les éléments conjonctifs deviennent de plus en plus abondants et résistants. Vers la zonule de Zinn, la membrane limitante finit par exister seule, et en constitue le feuillet antérieur. A ce niveau, la rétine réduite, par conséquent, à une excessive minceur, présente, quand on la détache, de fines dentelures, qui ont valu à cette région son nom d'*ora serrata*. Mais il faut savoir que les vestiges de la rétine peuvent être poursuivis jusque sur la membrane hyaloïde, à laquelle, comme nous l'avons dit, elle est solidement unie.

Au niveau de la couche des cellules ganglionnaires, les prolongements des fibres perpendiculaires forment de grandes vacuoles, dans lesquelles les cellules sont logées. Ces vacuoles elles-mêmes circonscrivent de plus petits espaces, pour donner passage aux fibrilles nerveuses et aux cylindres-axes.

Dans la couche granuleuse interne, les éléments conjonctifs sont de deux ordres. D'une part, on rencontre une matière amorphe qui sert, ici comme partout, de gangue unissante, et, en outre, de fines fibrilles conjonctives, qui proviennent de l'épanouissement des fibres de Müller, que nous avons déjà rencontrées plus haut.

Dans la couche interne des grains, les fibrilles conjonctives de la gangue unissante affectent la même disposition que dans la couche ganglionnaire, c'est-à-dire qu'entre les colonnes, formées par les fibres radiées, très-faciles à voir ici, sont ménagées des vacuoles dans lesquelles les grains viennent se loger. En outre, on y rencontre des éléments cellulaires particuliers, nommés *myélocytes* par Robin, et qui, pour les histologistes allemands, sont des corpuscules du tissu conjonctif.

Dans la couche granuleuse externe, même disposition que dans la granuleuse interne, avec cette modification toutefois, qu'outre la gangue unissante, on y observe de nombreux noyaux de substance conjonctive.

Dans la couche externe des grains, les fibres radiées forment de nouveau des sortes de vacuoles qui englobent les grains des bâtonnets et des cônes, ainsi que leurs fibrilles nerveuses. Arrivées à la partie externe de cette septième couche, les fibres de Müller, jusque-là réunies en faisceaux, s'écartent légèrement l'une de l'autre, et forment, en divergeant, une sorte de chapiteau triangulaire à la colonne qu'elles formaient. Toutes viennent alors s'implanter sur une couche amorphe, analogue à celle de la limitante interne et s'y perdent en partie. Cette couche membraneuse, isolable, présente des ouvertures dans lesquelles sont placées les extrémités des bâtonnets et des cônes, pour venir s'unir aux fibrilles nerveuses et aux cylindres-axes. On la désigne sous le nom de *limitante externe*. Au pourtour de ces ouvertures, on voit une série de fines fibrilles conjonctives dépasser le niveau général de la couche amorphe et former, autour de la base des bâtonnets et des cônes, une sorte de petit manchon qui les maintient en position.

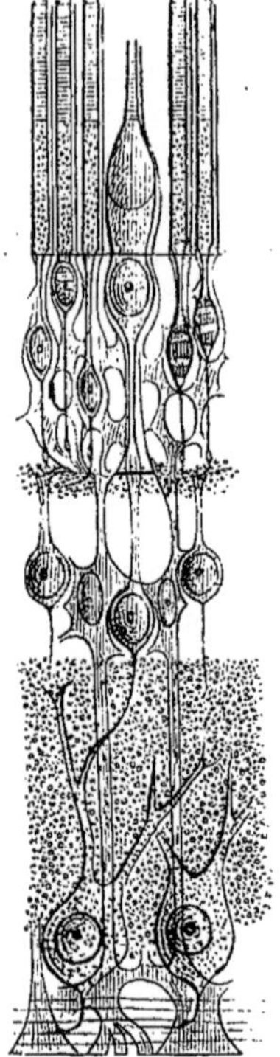

Fig. 82.
(Empruntée à Merkel.)

Elle occupe toute l'étendue de la rétine où se rencontrent les bâtonnets et des cônes, et à partir du point où ceux-ci cessent, elle se réunit à la limitante interne, pour concourir, avec elle, à la formation du feuillet externe de la zonule de Zinn. Si on veut maintenant se rendre un compte exact de la façon dont les éléments nerveux précédemment décrits sont enchâssés au milieu de la charpente conjonctive, il suffira de jeter les yeux sur la fig. 82, ci-contre, où cette charpente est représentée en noir et les éléments nerveux en rouge (1).

La macula lutea (fig. 83). — Nous avons dit, plus haut, que la *macula lutea* était la partie la plus sensible de la rétine. Rien que ce fait justifierait une description particulière de cette importante région. Mais, outre cela, la rétine subit dans ce point des modifications de texture si remarquables, qu'il est de toute nécessité d'y insister quelque peu.

La macula se présente à l'œil nu sous l'aspect d'une tache de couleur plus ou moins jaune, de forme ovale, à grand diamètre horizontal et d'une lon-

(1) Ces pages étaient déjà composées et sur le point d'être tirées, lorsqu'au Congrès de la Société d'ophthalmologie de Heidelberg, H. Kuhnt, alors chef de clinique de O. Becker de Heidelberg, et aujourd'hui mon chef de clinique, fit une importante communication sur la structure de la rétine. Ce travail est d'une telle valeur que je ne puis résister au désir de le résumer en quelques mots et de le donner ici en note.

Pour Kuhnt, la charpente conjonctive de la rétine est constituée 1° par les fibres radiées, ou fibres de Müller, et leurs ramifications; 2° par des fibrilles de tissu conjonctif qui, sui-

gueur de 2mm environ. Le centre même de cette tache présente une légère dépression ou fossette centrale, qui a reçu le nom de *fovea centralis.* Cette dépression est rendue encore plus frappante par un léger relèvement ou épaississement, que subit la rétine sur les bords de la macula.

La coloration jaune qu'on y remarque, et qui lui a valu son nom, reconnaît pour cause la présence, entre les éléments de toutes les couches de la rétine, à l'exception de la couche externe des grains et de celle des bâtonnets et des cônes, d'un pigment jaunâtre, d'autant plus abondant qu'on se rapproche davantage du centre. Ce pigment se présente au microscope sous forme d'une substance amorphe, parfois hyaline, qui, sans nuire à la transparence, a pour but d'absorber certains rayons du spectre lumineux (rayons bleus, violets et ultra-violets).

La membrane limitante interne, assez épaisse sur les bords de la macula, présente sa plus grande minceur au niveau de la fossette centrale, mais y existe néanmoins d'une façon manifeste.

Nous savons déjà que la couche des fibres optiques s'arrête sur les bords de la macula où les fibrilles aboutissent d'une façon irradiée et concentrique.

La couche des cellules ganglionnaires, stratifiée et très-épaisse sur les bords, diminue graduellement vers le centre, pour former une lamelle excessivement ténue au niveau de la fossette centrale, au fond de laquelle elle disparaîtrait même complétement, suivant certains auteurs.

La couche granuleuse interne, la couche interne des grains et la couche granuleuse externe, affectent une disposition analogue.

La couche externe des grains offre sa plus grande épaisseur sur les bord de la macula; au niveau de la fossette centrale, elle affecte la forme d'une lentille biconcave. Elle se trouve en effet déprimée, en dedans, par la fossette centrale elle-même, et, en dehors, par la couche des bâtonnets et des cônes, qui est ici notablement plus épaisse que partout ailleurs. De plus, les fibres nerveuses des cônes et des bâtonnets, qui, partout ailleurs, sont dirigées perpendiculairement à la surface de la rétine, prennent ici une direction obli-

vant le trajet des vaisseaux, pénètrent jusqu'à la couche granuleuse externe; 3° par un tissu très-analogue à la névroglie. Celui-ci prend naissance, dans le nerf optique lui-même et, par conséquent, dans la couche des fibres optiques. Il peut être poursuivi isolément jusqu'à la couche externe des grains.

Le tissu dont il vient d'être question, est pourvu, dans la couche externe des grains, de fibres assez fortes, munies de grains spéciaux, présentant de nombreux angles. Ces fibres, en se divisant en fines fibrilles, constituent la majeure partie des couches moléculaires.

Au point de vue chimique, les éléments de la charpente conjonctive, à l'exception de la moitié interne des fibres de Müller et des fibrilles de tissu conjonctif qui accompagnent les vaisseaux, sont très-analogues à ceux de la corne.

Les bâtonnets et les cônes sont pourvus, dans leur moitié interne, de gaînes très-apparentes qui sont en connexion directe avec la limitante externe. La moitié externe des bâtonnets et des cônes n'appartient en aucune sorte aux éléments nerveux; mais elle est, au contraire, constituée par du tissu corné pur.

Enfin, c'est à Kuhnt qu'il appartient d'avoir en même temps démontré le premier, la connexion directe des cellules ganglionnaires de la rétine, avec les fibres nerveuses qui se rendent aux bâtonnets et aux cônes.

quement rayonnée vers la périphérie de la tache jaune et, s'inclinant de plus en plus, tendent à devenir parallèles à la surface rétinienne vers le fond de la dépression (fig. 83).

En même temps que toutes les autres couches rétiniennes diminuent d'épaisseur, celle des bâtonnets et des cônes, nous venons de le dire, augmente notablement. En outre, les cônes prennent petit à petit la place des bâtonnets, leur deviennent d'abord supérieurs en nombre, depuis les bords de la macula jusqu'au pourtour de la fovea, pour finir par les supplanter complétement et occuper seuls la fossette centrale elle-même. En même temps qu'ils augmen-

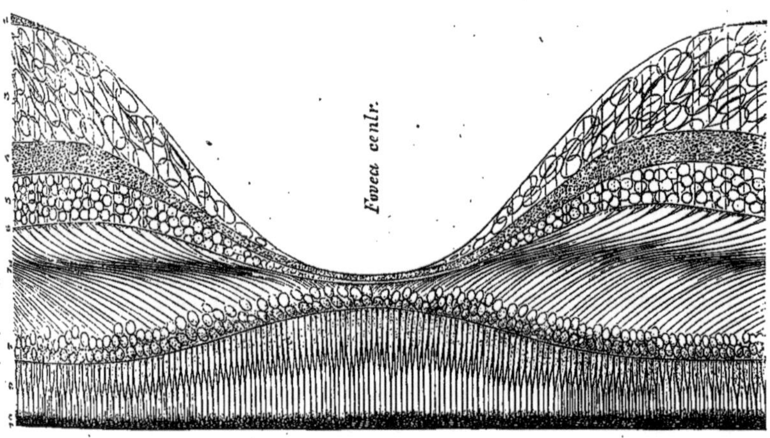

Fig. 83.

tent en nombre et qu'ils s'allongent en hauteur, les cônes diminuent d'épaisseur, de sorte qu'ils se trouvent, sur la fovea, avoir une hauteur de 100 μ et être réunis en un bien plus grand nombre, 50 à 60 environ, que dans un autre point quelconque de la rétine, s'ils y prenaient de même la place des bâtonnets, en conservant leurs dimensions accoutumées. La pointe libre de leur segment externe ne présente plus guère qu'une longueur de 1μ. Ces pointes s'engagent dans les gaînes pigmentaires, fournies par l'épithelium, plus foncées ici que partout ailleurs. Leur extrémité interne se continue par une simple fibre obliquement repliée avec les grains des cônes.

Comme nous venons de le voir, les gaînes pigmentaires, les sortes de cils vibratiles que présente l'épithélium pigmentaire de la rétine, sont ici plus chargées de pigment que dans tout autre point de son étendue. En outre, la partie pigmentée des cellules polygonales est également plus épaisse. De la sorte, la couche pigmentaire, acquiert ici, en totalité, une plus grande épaisseur, qui contribue pour une certaine part à la plus grande netteté des images qui se peignent sur la macula.

La macula et la fovea n'existent, dans toute la série animale, que chez l'homme et le singe (Max Schultze).

Épithélium pigmentaire. — Ainsi que nous l'avons dit, en énumérant les couches dont ce compose la rétine, l'épithélium pigmentaire en constitue la dixième, la plus externe. Nous avons déjà fait remarquer, à propos de la structure de la choroïde, que cet épithélium avait été, à tort, rattaché à la membrane vasculaire, tandis que, comme nous l'apprend l'embryologie, il appartient en réalité à la rétine (Babuchin, Max Schultze). Il est constitué par une simple couche de cellules polygonales de 3 à 12 côtés (H. Kuhnt). Les cellules, pourvues de plus de 6 côtés, sont celles qui frappent le plus par leurs noyaux multiples. Autour de chacune d'elles viennent s'en grouper un certain nombre de plus petites. Cette particularité leur a valu le nom de *cellules mères* (H. Kuhnt).

Chaque cellule est constituée par une partie dépourvue de pigment, intimement unie à la lame vitrée ou membrane anhiste de la choroïde, contenant le noyau de la cellule et par une partie pigmentée, pourvue de nombreux prolongements, qui engaînent les extrémités externes des cônes et des bâtonnets.

L'intensité de la pigmentation offre des variations nombreuses, suivant les divers points de la rétine et suivant les sujets. Elle présente son maximum au niveau de la macula et au pourtour de l'entrée du nerf optique. Chez le nègre, la pigmentation est très-prononcée dans toute l'étendue du fond de l'œil; elle est plus marquée chez les personnes à cheveux bruns, que chez celles à cheveux blonds; elle est nulle chez l'albinos, ainsi que dans les points des yeux des mammifères qui présentent le tapis (*tapetum lucidum*).

Dans la partie non pigmentée, entourée d'une enveloppe cornée (H. Kuhnt), sont contenus deux principes albuminoïdes différents, qu'il est possible d'isoler (H. Kuhnt). Chaque prolongement est composé de portions contenant des grains pigmentaires et d'autres portions incolores, contractiles et constituées par le protoplasma. Ces portions, à peu près de dimensions égales, se succèdent régulièrement (H. Kuhnt). La contraction des portions renfermant le protoplasma, occasionne les mouvements alternatifs de contraction et d'allongement des prolongements engaînants dans leur entier (Czerny, H. Kuhnt). Les cellules sont réunies entre elles par un petit amas isolable de gangue unissante (Schwalbe, H. Kuhnt). Suivant la région du globe oculaire à laquelle les cellules pigmentaires appartiennent, leur dimension, ainsi que la quantité de pigment qu'elles renferment, varient dans diverses proportions.

Dans ces derniers temps H. Kuhnt, en se basant sur des observations histologiques très-soigneuses, a émis cette opinion, qui nous semble de la plus haute importance que, sous l'influence de la vision, il se ferait, aussi bien dans les cônes et les bâtonnets que dans les cellules de l'épithélium pigmentaire, un renouvellement constant des éléments anciens par de nouveaux, à la faveur du sectionnement des éléments primitifs, par un travail analogue à celui qui s'opère chez l'embryon et chez l'enfant, pour permettre l'accroissement de cet épithélium. (Voy. A. Ranvier, *Traité technique d'histologie*, p. 266, fig. 81.)

Circulation de la rétine. — La circulation de la rétine est absolument isolée. Toutes les artères sont fournies par l'artère centrale ; toutes les veines se rendent à la veine du même nom. Nous avons déjà vu ces vaisseaux occuper un canal spécial à l'intérieur du nerf optique, et nous les avons vus pénétrer à travers la lame criblée de la sclérotique. Après avoir franchi celle-ci, les vaisseaux émergent de l'infundibulum vasculaire hors de l'extrémité intra-oculaire du nerf optique. L'artère se divise alors, en général, en deux branches principales, l'une supérieure, l'autre inférieure, qui bientôt se dirigent vers la région externe de la rétine pour former une sorte d'ellipse autour de la tache jaune. Elles cessent au niveau de l'ora serrata, et, dans leur trajet, elles fournissent une série de branches dichotomiques, qui sillonnent la membrane nerveuse dans toutes les directions. Il en est de même pour la moitié interne de la rétine.

Dans la région de la macula on voit constamment un certain nombre de fines divisions s'infléchir en haut et en bas et indiquer ainsi, assez exactement, le siége de la tache jaune. Mais, avant d'atteindre celle-ci, ces artérioles se transforment toujours en capillaires, si bien que jamais on ne voit, sur la macula elle-même, la plus fine ramification vasculaire. Le plus souvent aussi, on voit sortir de différents points du disque optique, de petits vaisseaux qui se dirigent directement en dehors, pour se terminer à une petite distance de la limite du disque. Ces artérioles se portent plus spécialement vers la région de la tache jaune.

Ces petites artères ne viennent d'ordinaire pas de l'artère centrale elle-même. Elles émanent du cercle de Haller, duquel naissent quelques rameaux anastomotiques entre les ciliaires courtes, destinées à la choroïde, et le réseau capillaire du nerf optique, pour former un réseau capillaire commun. On voit donc qu'au pourtour de l'entrée du nerf optique il y aurait ainsi de nombreuses anastomoses entre les vaisseaux rétiniens, d'une part, et les vaisseaux de la choroïde et de la gaîne du nerf optique, d'autre part (Leber, Schwalbe). En cas d'oblitération de l'artère centrale, la circulation collatérale de la rétine pourrait donc se rétablir, en partie, au moyen des anastomoses que nous venons d'indiquer ; mais cette voie est malheureusement fort insuffisante, car elle est unique. Il paraît, en effet, démontré qu'il n'existe pas, chez l'homme, d'anastomoses entre les vaisseaux rétiniens et choroïdiens au niveau de l'ora serrata (Leber).

Autour des vaisseaux sanguins de la rétine, on rencontre la gaîne lymphatique signalée par Ch. Robin autour des artérioles cérébrales ; mais la présence de cette gaîne péri-vasculaire n'est bien démontrée, jusqu'à présent, que pour les capillaires et pour les veines (Schwalbe). Pour les artères, on ne constaterait la présence de ces gaînes que dans certains points seulement (His). Ce sont là les seules traces de vaisseaux lymphatiques que l'on rencontre dans la rétine elle-même.

Les plus gros vaisseaux rétiniens prennent leur cours dans la couche des fibres du nerf optique ; les rameaux plus fins se trouvent surtout dans la couche des cellules ganglionnaires, ainsi que dans la couche interne des grains. Le réseau capillaire pénètre plus profondément, jusqu'à la couche granuleuse externe; mais les quatre couches les plus externes de la rétine paraissent entièrement dépourvues de vaisseaux.

Les veines de la rétine suivent presque exactement le trajet des artères, mais se trouvent, le plus souvent, plus superficiellement situées qu'elles. D'autres fois, les vaisseaux artériels et veineux se croisent en deux ou trois endroits avant d'arriver à la périphérie. Mais, presque toujours, il y a deux branches veineuses satellites pour chaque bifurcation principale de l'artère, de sorte qu'il arrive au disque optique quatre branches veineuses, qui se réunissent en deux troncs principaux, dans l'intérieur du canal central du nerf optique.

Physiologie. — Le nerf optique, uni à celui du côté opposé, constitue la seconde paire de nerfs crâniens. C'est un nerf de sensibilité spéciale, dont la mission consiste à transmettre au sensorium, les impressions lumineuses perçues par la rétine. Il est dépourvu de sensibilité; sa section n'éveille que la sensation subjective de lumière (photopsie), sans provoquer la douleur.

La rétine constitue le véritable organe percepteur du sens de la vue. C'est à elle qu'incombe le soin de recueillir les sensations lumineuses ou colorées. Toutes les couches de la rétine ne sont pas douées de sensibilité à la lumière; la membrane de Jacob semble être la seule qui possède cette propriété. Aussi l'entrée du nerf optique, dépourvu de cette couche, ne perçoit-elle pas les images qui se peignent sur elle. Il en résulte, dans le champ visuel, la présence d'un scotôme nommé *tache de Mariotte* ou *punctum cæcum*, dont nous avons déjà dit quelques mots. En outre, il semble bien avéré aujourd'hui, que, dans la membrane de Jacob, les cônes représentent les éléments essentiellement percepteurs, les véritables organes du *tact visuel*. Aussi la macula, dans laquelle les cônes existent seuls, est-elle le point de la rétine où la vision est la plus parfaite, tandis que la finesse de la perception diminue dans la rétine, avec le nombre des cônes par rapport à celui des bâtonnets; c'est ce qui explique pourquoi la vision devient de moins en moins nette, au fur et à mesure que les images se peignent sur des points plus excentriques de la membrane nerveuse.

Des propriétés de la membrane de Jacob, que nous venons de signaler, résulte aussi que la vision ne saurait être nette, qu'à la condition que les images des corps extérieurs se peignent exactement sur la couche des cônes et des bâtonnets. Si les images se peignent en avant d'elle, il en résulte le défaut connu sous le nom de *myopie*; si elles se font en arrière, l'*hypermétropie* en est la conséquence.

L'étendue de la rétine dans laquelle les organes percepteurs, dont nous venons de parler, sont distribués, est subjectivement représentée par l'*amplitude du champ visuel*.

L'expression exacte de la faculté fonctionnelle de la rétine est représentée directement par l'acuité visuelle. Nous y avons longuement insisté en traitant des méthodes d'exploration subjectives. Nous n'y reviendrons par conséquent pas. Nous rappellerons seulement que la valeur en est exprimée par la formule : $V = \frac{d}{D}$ (voy. p. 62).

La présence, dans la macula, du pigment jaune, a pour but d'absorber les rayons violets en excès dans la lumière blanche. Lorsque ce pigment est trop abondant, il provoque une variété de chromopsie, la coloration des objets en jaune. Lorsqu'il est en trop petite quantité, au contraire, il en résulte une coloration apparente des objets en violet, par absorption incomplète des rayons violets du spectre (Max Schultze). Nous reviendrons, du reste, plus loin sur ce sujet.

L'épithélium pigmentaire a pour mission d'absorber les rayons de lumière en excès, d'éviter ainsi les phénomènes d'éblouisssement et de faire acquérir par là, aux images rétiniennes, une plus grande netteté. C'est ce qui explique pourquoi les albinos recherchent de préférence le séjour dans les lieux peu éclairés.

Bien que les phénomènes proprement dits de la vision fassent, pour ainsi dire, partie intégrante des fonctions de la rétine, les questions qui s'y rattachent sont si nombreuses et si variées, qu'il nous est impossible de leur donner place ici. Nous renvoyons donc le lecteur à la troisième partie de ce livre, ou, sous le nom d'*Optique physiologique* (Helmholtz), nous résumerons l'état actuel de nos connaissances sur les phénomènes de la vision.

Consultez : L. Hirschfeld, *Névrologie*, p. 164 et 449-457. Paris, 1866. — Luys, *Recherches sur le système nerveux*. Paris, 1865. — Max Schultze, *Die Retina*, in Stricker's Handbuch der Lehre von den Geweben, p. 977-1034. Leipzig, 1868-72. — M. Duval, *Structure et usages de la rétine*, thèse pour le concours de l'agrégation. Paris, 1873. — H. Duret, *Recherches anatomiques sur la circulation de l'encéphale*, Arch. de Physiol. norm. et path., 2e série, t. I. Paris, 1874. — Em. Mandelstamm, *Ueber Sehnervenkreuzung und Hemiopie*, A. f. O. Bd. XIX, Abt. 2, p. 39-58, 1873. — Michel, *Ueber den Bau des Chiasma nervorum opticorum*, A. f. O. Bd. XIX, Abt. 2. p. 59-86 et *Ibid. loc.* Abt. 3, p. 375, 1873. — Gudden, *Ueber die Kreuzung der Fasern im Chiasma nervorum opticorum*, A. f. O. Bd. XX, Abt. 2, p. 249-268, 1874. — Fr. Merkel, *Handb. der Gesamm. Augenheilk. von* Alf. Græfe *und* Th. Sæmisch, Bd. I, p. 15-18 et 31-35. Leipzig, 1874. — Schwalbe, *Mikroskopische Anatomie des Sehnerven und der Netzhaut*, in Handb. der Gesamm Augenheilk. von Alf. Græfe und Th. Sæmisch, Bd. I, p. 321-450. Leipzig, 1874. — Fr. Merkel, *Die Menschlige Retina*, Klin. Monatsblätter f. Augenheilk., Bd. XV, p. 205-226. Rostock, 1877. — H. Kuhnt, *Zur Kenntniss des Pigmentepithels*, Centralblatt f. die med. Wissenschafft., mai 1877. — H. Kuhnt, *Architektonik der Retina, Klin. Monatsblätter f. Augenheilk.*, Bd. XV, Beilageheft, p. 72-81, 1877.

SECTION PREMIÈRE.

MALADIES DU NERF OPTIQUE.

ART. 1er. — ASPECT NORMAL DU NERF OPTIQUE ET DE LA RÉTINE, EXAMINÉS A L'OPHTHALMOSCOPE.

Lorsqu'on se propose d'étudier le nerf optique et la rétine, il est bon de commencer par prendre une vue d'ensemble du fond de l'œil, par le procédé d'examen à l'image renversée, et, lorsqu'on aura ainsi acquis une connaissance topographique du fond de l'œil, on devra observer chaque partie en détail, par le procédé de l'image droite, à cause du notable grossissement qu'il met à la disposition de l'observateur. L'extrémité intra-oculaire du nerf optique, à cause de son rôle physiologique, d'une part, et, d'autre part, à cause des altérations si variées et si importantes, qu'elle peut présenter, comme aussi, parce qu'elle fournit un point de repère et d'orientation très-commode pour l'étude du fond de l'œil, a une importance capitale qui doit la faire rechercher tout d'abord. Nous avons déjà indiqué (p. 57-58), quelles étaient les règles à suivre pour que le regard tombât immédiatement sur ce point. Inutile donc d'y revenir.

L'aspect de l'extrémité intra-oculaire du nerf optique varie considérablement suivant le mode d'éclairage employé, ainsi que suivant le procédé d'examen que l'on met en usage. L'observation de l'image droite, par exemple, grâce au fort grossissement que fournit ce mode d'examen, permet d'acquérir des idées plus nettes sur la structure des parties du fond de l'œil.

En outre, il y aura avantage à faire usage alternativement, pour cet examen, d'un éclairage intense ou d'un plus faible, parce que certaines différences de coloration échappent à l'appréciation, lorsque la lumière est très-intense, tandis qu'ils se révèlent, au contraire, avec une grande netteté, lorsque l'éclairage est plus faible. De même aussi, l'aspect varie singulièrement, suivant qu'on explore à la lumière diurne ou à la lumière artificielle.

L'extrémité intra-oculaire du nerf, par sa teinte claire et par son aspect brillant, tranche très-fortement sur la coloration rouge jaunâtre du fond de l'œil. Toutes les parties en sont situées sur le même niveau et ce n'est que dans le point d'émergence des vaisseaux, là ou existe l'infundibulum vasculaire, que s'observe une petite dépression, sur laquelle nous reviendrons tout à l'heure. Le disque nerveux présente, en général, une forme parfaitement ronde; dans quelques cas cependant, l'un des diamètres, transversal ou vertical, l'emporte sur l'autre. Sa grandeur apparente, soumise à des variations individuelles, est sous la dépendance immédiate de l'état de réfraction de l'œil et de la distance pour laquelle celui-ci est adapté. Bien que, somme toute, sa coloration produise l'impression dominante du blanc, elle n'est, à vrai dire, jamais parfaitement blanche à l'état physiologique. Trois éléments, de nature très-différente, concourent, en effet, en quantités variables, à donner à la partie visible sa coloration.

Ces trois éléments sont :

1° Le tissu conjonctif qui compose la lame criblée, ainsi que celui qui réunit entre elles les fibres nerveuses;

2° Les fibres nerveuses du nerf elles-mêmes;

3° Le sang qui circule dans les vaisseaux capillaires, si nombreux dans cette partie du nerf optique.

Le tissu conjonctif de la lame criblée, analogue à la sclérotique, est l'élément qui contribue le plus à communiquer à l'extrémité intra-oculaire du nerf sa coloration blanchâtre. Les fibres nerveuses elles-mêmes, dépourvues ici de la gaîne de myéline, présentent une teinte jaunâtre, grisâtre ou même bleuâtre. Quant au sang contenu dans les capillaires qui entourent les faisceaux des fibres nerveuses, il communique à cet ensemble une coloration rougeâtre, d'autant plus prononcée, que les faisceaux nerveux sont plus abondants, que le sujet est plus jeune et jouit d'une santé plus florissante. Il résulte de là que le disque du nerf optique d'un sujet jeune et bien portant, présente, en général, une teinte d'un blanc jaunâtre, nuancée d'un piqueté ou sablé rougeâtre, extrêmement fin beaucoup plus accentué dans la moitié interne. Bien que chaque faisceau de fibres, pris séparément, ainsi que le réseau vasculaire qui l'environne, soient parfaitement diaphanes, il n'en résulte pas moins que l'accumulation, en grand nombre, de ces éléments, leur fera perdre une partie de leur transparence. Si on ajoute à cela la couleur rouge, due au sang contenu dans les capillaires, on se rendra facilement compte que les parties situées au-dessous, soient d'autant plus marquées que les éléments en question seront plus abondants. Or, nous savons que les fibres du nerf, au moment ou elles s'épanouissent pour donner naissance à la rétine, sont plus abondantes dans la moitié interne ou nasale du fond de l'œil (voy. p. 600). C'est ce qui explique la coloration plus foncée de la moitié interne du disque optique.

La coloration de la moitié externe ou temporale n'est souvent pas uniforme; on y observe parfois quelques points ou taches de forme arrondie, ovale ou irrégulière, en nombre variable, d'une teinte grisâtre ou bleuâtre, qui lui donnent un aspect qu'on a comparé assez exactement à de la moelle de jonc. La région occupée par cette zone de points, qui donnent à l'extrémité intra-oculaire du nerf l'aspect tacheté dont nous venons de parler, ne s'étend pourtant presque jamais jusqu'au bord même du disque nerveux. Dans la majorité des cas, elle cesse à une certaine distance de ce bord. Au centre même du disque, se remarque un point plus franchement blanc que tous les autres. Il est brillant, d'un aspect tendineux, réfléchissant fortement la lumière, et c'est sur un point de son étendue, que se voit la naissance des vaisseaux. Ce point brillant correspond à l'infundibulum vasculaire, lieu où les fibres nerveuses s'infléchissent brusquement et presque à 90° pour donner naissance à la rétine, laissant au centre de la lame criblée un point de celle-ci à découvert, et c'est elle qui réfléchit ainsi la lumière. On le désigne usuellement sous le nom de *foramen centrale*. Lorsqu'il est un peu accusé, il donne lieu à la disposition décrite sous le nom d'*excavation physiologique*, dont il sera question plus loin.

Les limites du disque ne sont pas fournies par sa structure elle-même, mais bien par un anneau blanchâtre ou blanc jaunâtre clair et brillant, que l'on observe, pour ainsi dire, d'une façon constante à l'image droite, tandis qu'à l'image renversée, à cause du faible grossissement donné par celle-ci, il passe souvent inaperçu. Cet anneau porte le nom d'anneau ou limite scléroticale du nerf optique. Il résulte de ce que l'ouverture que présente la choroïde à sa partie postérieure, pour laisser passer le nerf optique, n'embrasse pas intimement le pourtour de celui-ci. Entre le nerf et l'anneau choroïdien existe donc un espace libre, de largeur variable, dans lequel apparaît le reflet blanc nacré de la sclérotique.

Cet anneau est généralement plus marqué vers le bord externe du nerf, à cause de la plus grande minceur de la couche des fibres nerveuses dans ce point, ce qui permet la réflexion d'une plus grande quantité de lumière par la sclérotique.

Dans un certain nombre de cas, on rencontre au pourtour de cet anneau blanchâtre, une accumulation de pigment, qui parfois peut atteindre des proportions considérables. Ce pigment, à cause de sa coloration foncée, apparaît par transparence à travers la rétine. Il en résulte un second anneau noirâtre, qui borde l'anneau sclérotical à sa circonférence extérieure. On doit faire remarquer toutefois, que cet anneau pigmentaire est généralement incomplet et que, dès lors, il constitue plutôt un demi-cercle d'un brun-noirâtre, qui borde l'anneau sclérotical, du côté temporal.

De ce qui précède, il résulte que l'extrémité intra-oculaire ou disque du nerf optique, est limitée par trois lignes courbes, concentriques l'une autour de l'autre. La plus interne est fournie par le bord de l'anneau sclérotical. La seconde, délimitant avec la première un anneau blanchâtre, est fournie par le bord de l'anneau choroïdien. La troisième, contiguë à la précédente et de coloration noirâtre plus ou moins foncée, résulte de l'accumulation dans cette région du pigment dans les cellules de l'épithélium pigmentaire de la rétine. Vers le centre du disque, s'observe, ainsi que nous l'avons déjà dit, le point d'émergence des vaisseaux. Ce point d'émergence n'occupe presque jamais le centre mathématique de l'extrémité intra-oculaire du nerf optique. En général, il est un peu plus rapproché de la partie interne du disque.

Quant à l'aspect ophthalmoscopique des vaisseaux, de la veine et de l'artère centrale, il varie à l'infini suivant leur mode de division et selon le point où cette division a lieu. Les principales branches, résultant de la division des deux branches primitives, que nous savons provenir de la division de l'artère unique, et de la présence de deux veines satellites, affectent pourtant deux directions principales, en haut et en bas. Leur nombre, loin d'être constant, est soumis à des variations individuelles, de sorte qu'il est difficile d'indiquer une règle, suivant laquelle cette division aurait lieu. On doit pourtant signaler un très-louable effort, fait par H. Magnus dans ce sens. Avec lui, on peut admettre que les aspects variables, suivant lesquels l'artère et les veines se montrent sur le disque optique, peuvent être rapportés à

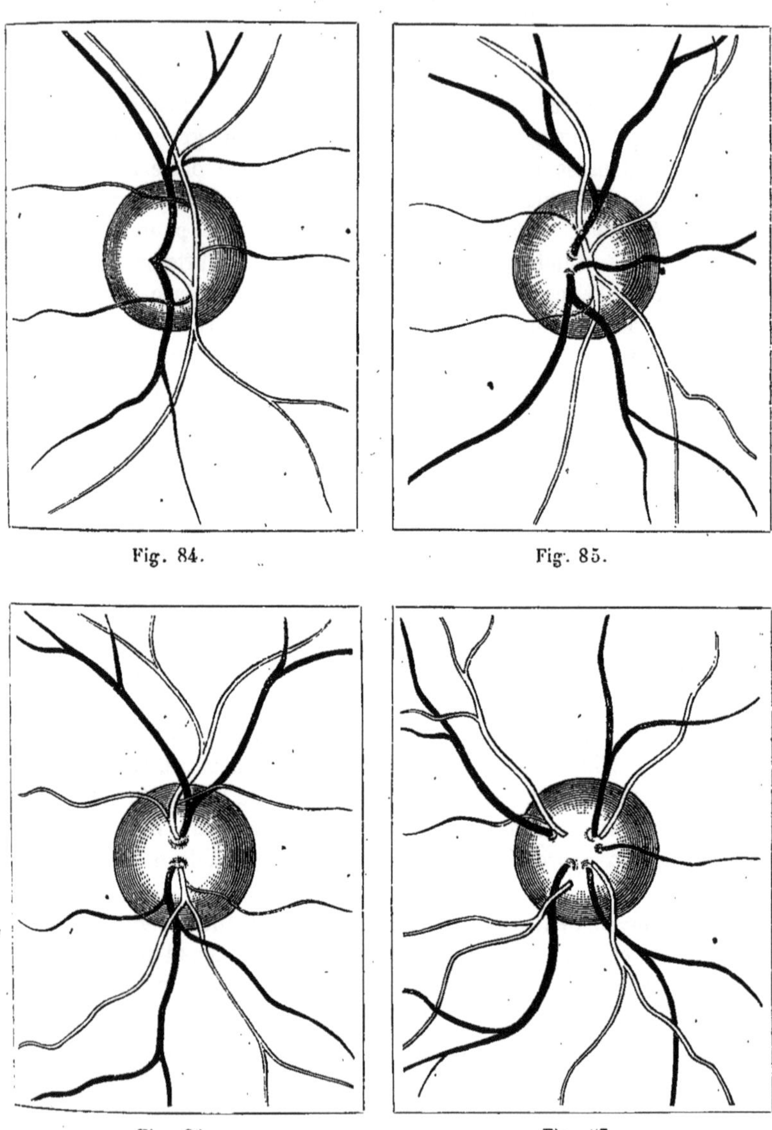

Fig. 84. Fig. 85.

Fig. 86. Fig. 87.

quatre types principaux. Dans le premier (fig. 84), l'artère et la veine, uniques à leur point d'émergence, ne présentent leurs premières divisions dichotomiques qu'après avoir franchi les bords du disque. Dans le second (fig. 85), l'artère et la veine, encore uniques à leur sortie hors du tronc du nerf, fournissent leur première dichotomie sur le disque lui-même et à peu de distance du point d'émergence. Dans le troisième (fig. 86), l'artère est déjà divisée en deux branches à l'intérieur du tronc du nerf, et les veines séparées l'une de l'autre par un large intervalle, présentent leurs premières divisions au moment même où elles émergent du disque, ou un peu avant ce point. Dans le quatrième, enfin (fig. 87), la division dichotomique de l'artère et des veines a déjà lieu dans l'intérieur du nerf, de sorte que, du disque, on voit émerger isolément les quatre branches de second ordre. Outre ces dispositions variables, on doit signaler la présence de deux artérioles constantes qui se dirigent de la branche supérieure et de la branche inférieure de l'artère centrale, peu de temps après la sortie, et qui, traversant la portion temporale du disque, se dirigent directement en dehors, vers la région de la macula.

En examinant, par le procédé de l'image droite, il est très-facile, de distinguer les artères des veines. Il est évident que le caractère différentiel principal, sera fourni par la coloration du sang contenu dans ces vaisseaux. Les artères doivent, par conséquent, être d'une couleur rouge vermillon plus franche que celle des veines, laquelle, suivant les cas, passe du rouge brun au violet ou au lie de vin. En second lieu, le calibre des artères est toujours moindre que celui des veines, et leur parcours plus rectiligne. Enfin, les vaisseaux artériels ou veineux se présentent sous forme d'une bande rouge ou brune, dont le centre est occupé par une ligne plus claire, brillante, bordée de chaque côté par une ligne plus foncée et beaucoup plus marquée sur les artères que sur les veines. Cette ligne plus foncée, est due à la paroi des vaisseaux et on comprendra qu'elle soit plus foncée sur les artères que sur les veines, si on se souvient que les parois des premières sont plus épaisses.

Un phénomène que l'on observe fréquemment sur le disque du nerf optique, même à l'état normal, est celui du *pouls veineux*. Il est bon de faire remarquer que, bien qu'il existe sur tous les yeux, il n'est pas toujours possible de l'observer. Le phénomène ne se produit que sur les troncs veineux principaux, dans un point voisin de l'infundibulum vasculaire, là où ces vaisseaux se recourbent en pointe, pour pénétrer dans le canal central.

C'est surtout dans les cas d'excavation physiologique du disque, que les pulsations se voient avec le plus de netteté, dans le point où les veines se recourbent brusquement sur les bords de l'excavation, pour pénétrer dans le fond de celle-ci. En général, il n'y a qu'une veine qui présente le phénomène. Immédiatement avant le pouls radial, la veine se rétrécit et pâlit pour se remplir et redevenir apparente, aussitôt après le pouls radial. Alors survient une pause très-courte pendant laquelle le vaisseau resté apparent, puis le phénomène se produit de nouveau. On le voit donc, ce pouls *retarde* légèrement sur le pouls radial.

Lorsque le pouls veineux ne se produit pas spontanément, on peut le provoquer facilement en exerçant une légère pression à l'aide de la pulpe de l'un des doigts sur le globe. Pour provoquer de la même façon les pulsations dans l'artère centrale, il faut, à l'état normal, une pression beaucoup plus forte, et encore n'arrive-t-on pas toujours à les produire (Coccius).

Examinée à l'ophthalmoscope, la rétine ne se révèle guère que par ses vaisseaux sanguins. Ceux-ci, après avoir quitté le disque du nerf optique, présentent des divisions dichotomiques qui vont toujours en diminuant et que l'on peut poursuivre très-loin vers la périphérie, jusqu'à ce que leurs branches se terminent en pointes effilées sur le fond rougeâtre de l'œil.

A l'état normal, et pendant la vie, la rétine est absolument transparente, de sorte que si l'on éclaire le fond de l'œil au moyen d'une lumière vive, le faible reflet qu'elle fournit se perd dans la lumière réfléchie par la choroïde. Lorsque l'éclairage est peu intense, on peut pourtant reconnaître la rétine à un léger reflet grisâtre, diffus, chatoyant, qui se produit à sa surface dans le point où elle est le plus épaisse, c'est-à-dire au pourtour de l'entrée du nerf optique. Ce reflet est d'autant plus sensible que la choroïde contient plus de pigment, de sorte que chez le nègre, par exemple, on voit le disque du nerf optique entouré d'une zone d'un gris lactescent. De là résulte que, dans cette région, la teinte rouge jaunâtre du reflet choroïdien est quelque peu altérée.

Parmi les autres phénomènes visibles à la surface de la rétine, on doit signaler la présence de petites lignes brillantes, qui suivent en général les contours des vaisseaux sanguins. Ces lignes brillantes sont produites par la réflexion de la lumière sur la tunique adventice des vaisseaux, qui, presque opaque, ne laisse passer qu'une faible partie de la lumière qu'elle reçoit.

Nous arrivons maintenant à la partie la plus importante de l'examen ophthalmoscopique de la rétine, à la *macula lutea*. Il est très-difficile, dans la majorité des cas, d'arriver à observer cette région. Pour l'apercevoir, il est indispensable, en effet, que la ligne de visée de l'observateur et celle du sujet se confondent exactement en une ligne qui, par chacune de ses extrémités, aboutit à une des deux macula; or, dans cette situation, la lumière réfléchie par l'ophthalmoscope vient provoquer sur la cornée du sujet, la formation d'une image virtuelle et plus petite (voy. Miroirs convexes, p. 7-16) de l'ophthalmoscope. Cette image, occupant précisément un point de la ligne de visée, masquera complétement les parties situées au delà, si la pupille est de dimensions ordinaires. Il faut donc employer, soit un petit tour de main assez difficile à acquérir, soit dilater la pupille par l'atropine, afin de pouvoir, en inclinant légèrement le miroir, se débarrasser de cette image. Alors la macula se présente sous l'aspect d'une ligne courbe, de forme arrondie ou ovalaire, de rayon assez court, dont le diamètre transverse l'emporte en général quelque peu sur le diamètre vertical. Cette petite ligne, de couleur grisâtre, limite un petit espace d'une coloration rouge un peu plus foncée que celle du fond de l'œil, et dont le centre est occupé par un point rouge et brillant. Le cercle grisâtre qui présente, du reste, une grande analogie avec la teinte que nous disions tout à l'heure exister au pourtour du disque du nerf optique, est produit par la réflexion de la lumière sur les fibres de la rétine, qu'elle ne rencontre pas ici suivant leur axe, mais bien perpendiculairement à celui-ci, à cause de l'inflexion que ces fibres, on s'en souvient, présentent sur les bords de la tache jaune. La coloration rouge plus foncée, de la zone circonscrite par le cercle brillant, tient à la moindre épaisseur de la rétine dans la région de la macula, d'une part, et, d'autre part, à l'accumulation du pigment épithélial lui-même, dans cette région. Le point rouge vif qui occupe le centre est dû à la présence de la fovéa, à travers laquelle, vu la grande minceur de la rétine en ce lieu, la couleur rouge du fond de l'œil se montre plus facilement.

Un point fort difficile à déterminer dans l'étude qui nous occupe, est de savoir jusqu'à quelle distance du fond de l'œil notre regard peut atteindre au moyen de l'ophthalmoscope.

Tout d'abord, on le comprendra sans peine, la dimension de la pupille est ici un important facteur. En effet, plus celle-ci est étroite et plus l'angle que notre ligne de visée sera susceptible de faire avec celle du sujet sera aigu. Plus la pupille sera large et plus cet angle se rapprochera de 90 degrés. Mais même dans le cas où la pupille sera dilatée ad maximum, comme après l'emploi d'une forte solution de sulfate neutre d'atropine, on ne peut pas espérer que le regard atteigne beaucoup plus loin que l'équateur, et en tout cas on a lieu de s'étonner de voir certains auteurs, dans leurs observations, prétendre avoir pu voir jusqu'au voisinage de la région de l'ora serrata.

Consultez : C. SCHWEIGGER, *Handbuch der speciellen Augenheilkunde.* Berlin, 1875. — L. MAUTHNER, *Lehrbuch der Ophthalmoscopie.* Wien, 1868. — ED. VON JÆGER et L. DE WECKER, *Traité des maladies du fond de l'œil, et atlas d'ophthalmoscopie.* Paris et Vienne, 1870. — H. MAGNUS, *Die makroskopischen Gefässe der menschligen Netzhaut.* Leipzig, 1873.

ART. 2. — HYPÉRÉMIE DU NERF OPTIQUE ET DE LA RÉTINE.

Au début des études ophthalmoscopiques, il y a environ vingt ans, rien n'était plus fréquent que d'entendre poser le diagnostic d'*hypérémie de la papille* ou *de la rétine*. L'insuffisance des connaissances à l'égard des innombrables variétés physiologiques, faisait souvent prendre alors pour pathologique, un état parfaitement normal.

L'état vasculaire du nerf optique et de la rétine est, en effet, soumis aux variations les plus multiples, suivant l'âge des individus et suivant leur état général, causes qui peuvent provoquer la dilatation plus ou moins persistante des vaisseaux sanguins. Aussi ne peut-on pas interpréter, dans le sens de l'hypérémie, tous les cas où l'on rencontre une rougeur du disque nerveux ou une coloration des vaisseaux rétiniens, qui semble un peu plus intense qu'à l'ordinaire.

L'hypérémie du nerf optique et de la rétine, en tant que maladie essentielle, nettement définie, est très-rarement observée en clinique.

On ne saurait nier, cependant, que l'augmentation de vascularité du nerf optique ou la turgescence des vaisseaux rétiniens, ne provienne quelquefois d'une cause pathologique, soit idiopathique, et dans ce cas les deux yeux seront atteints simultanément, soit accidentelle et alors, le plus souvent, un seul œil sera atteint, ou s'ils le sont tous les deux, ce sera avec une intensité différente.

Il convient de diviser l'hypérémie du nerf optique et de la rétine, comme toutes les hypérémies d'ailleurs, en active ou artérielle, et en passive ou veineuse.

L'hypérémie artérielle se reconnaît à une rougeur plus ou moins accusée de l'extrémité intra-oculaire du nerf optique et à une moindre netteté de ses contours. En même temps les artères semblent plus flexueuses et plus turgescentes qu'à l'état normal. Ces apparences sont dues à un afflux anormal du sang dans les vaisseaux artériels et à la distension consécutive des capillaires. Le plus souvent, cette hypérémie se lie à un état semblable des vaisseaux de la conjonctive et de l'épisclère.

L'hypérémie veineuse, en tant que maladie consécutive, est plus fréquente et plus facile à reconnaître que la précédente; mais on l'observe rarement à l'état idiopathique. Elle est caractérisée par la turgescence du disque nerveux et par la dilatation plus ou moins prononcée des veines qui, en même temps, sont tortueuses et gorgées d'un sang noir.

Elle s'accompagne souvent d'une transsudation à travers les parois vasculaires, ce qui donne, au tissu circonvoisin, une teinte légèrement grisâtre, louche et diffuse.

L'hypérémie réelle du nerf optique et de la rétine, bien établie, fournit quelquefois un symptôme important sous le rapport des causes d'amblyopie, mais elle ne suffit pas à expliquer, à elle seule, une diminution quelque peu notable de l'acuité visuelle (de Græfe). Une distinction doit être établie, du reste, entre l'hypérémie active et l'hypérémie passive, au point de vue des conditions dans lesquelles elles se produisent le plus ordinairement.

La première se rencontre bien plus souvent après des efforts prolongés de vision, tels que l'exposition trop prolongée de l'œil à une vive lumière, l'application trop longtemps soutenue de la vue de près sur de petits objets, nécessitant des efforts soutenus de l'accommodation. Mais la cause incontestablement la plus fréquente, est la correction imparfaite d'une amétropie, ou ce qui est pis encore, l'usage de verres correcteurs de puissance plus élevée que le degré de l'amétropie. A cet égard, rien de plus fréquent que de la rencontrer chez les myopes qui conservent, pour le travail de près, les verres correcteurs de leur myopie à distance.

La seconde, nommée encore et plus exactement *stase veineuse*, est généralement liée à des troubles de la circulation générale, tels que l'aménorrhée ou la dysménorrhée, les maladies du foie et du cœur, la persistance du trou de Botal entre autres, ainsi que j'en ai observé un remarquable exemple. On peut encore la rencontrer comme conséquence d'une gêne de la circulation intra-crânienne, au début de certaines affections cérébrales, telles que des tumeurs, par exemple, qui provoquent l'exagération de la tension intra-crânienne. Les troubles fonctionnels, ne sont, en général, que fort peu accusés, sauf dans le cas de stase veineuse de cause intra-crânienne, où on peut constater un certain degré d'amblyopie. En général l'hypérémie, active ou passive, ne se révèle guère que par l'intolérance pour la lumière un peu vive, par des sensations lumineuses subjectives ou photopsies, ou par la myodopsie.

Traitement. Avant tout, on doit se hâter d'éloigner la cause provocatrice, ou réputée telle, de l'hypérémie. Cette simple précaution suffira presque toujours, en effet, pour faire revenir les choses à leur état normal.

A cet égard, le repos des yeux et leur soustraction à l'influence de la lumière, le séjour à l'obscurité ou l'emploi de lunettes munies de verres bleu foncé, tiennent le premier rang.

Si, cependant, ce traitement diététique restait insuffisant, on aurait recours aux révulsifs, au voisinage ou à distance des organes affectés. Tels sont les applications de ventouses sèches aux tempes ou entre les épaules; les applications de sangsues en petit nombre au siége ou à la partie interne et supérieure des cuisses; les pédiluves sinapisés, etc. L'administration de quelques laxatifs, tels que les eaux de Bude ou de Friederichshall, etc.

Enfin, lorsque l'hypérémie sera en relation avec une affection générale, c'est contre celle-ci que devront surtout être dirigés tous les efforts.

ART. 3. — INFLAMMATION DU NERF OPTIQUE; NÉVRITE DU NERF OPTIQUE.

Sous le nom de *névrite* on doit comprendre toutes les inflammations du nerf optique, quels que soient leur siége, leur nature, ou leur cause.

Toutes les fois que l'inflammation diffuse, localisée par îlots, reste confinée en arrière du globe oculaire, la maladie se révèle par des symptômes ophthalmoscopiques, si peu appréciables, que la science n'a pas encore su, et ne saura peut-être jamais, en faire un ensemble nosologique bien déterminé. Cette variété, sur laquelle nous reviendrons à propos de l'étiologie de l'atrophie du disque nerveux, ne doit donc pas trouver sa place dans cet article.

Au contraire, dans les cas où les troubles inflammatoires envahissent le nerf optique à son point d'épanouissement dans l'œil, l'ophthalmoscope nous montre des signes caractéristiques, aujourd'hui parfaitement étudiés et connus, qui font de la maladie une entité morbide, dont la description va nous occuper actuellement.

L'anatomie pathologique a démontré l'existence de deux formes principales d'inflammation.

Dans la première forme, on ne trouve aucune espèce d'altération au-delà de la lame fenêtrée. Toute la maladie se limite sur l'extrémité intra-oculaire du nerf optique elle-même, ou du moins n'envahit que bien peu la rétine avoisinante. C'est la *névrite proprement dite,* la névrite par étranglement, la *papille étranglée* (Stauungs papille, de Græfe).

Dans la deuxième forme l'inflammation s'est localisée primitivement sur le tronc du nerf lui-même, dans un point plus ou moins éloigné; puis, par une marche descendante, elle a gagné progressivement le disque pour, de là, s'étendre sur la rétine, suivant une zone plus étendue, il est vrai, que dans la première forme, mais toujours assez restreinte. Cette deuxième forme constitue la *névro-rétinite*.

Primitivement de Græfe avait cru pouvoir, au point de vue clinique, maintenir nettement séparées l'une de l'autre, ces deux formes de névrite, comme elles le sont au point de vue anatomo-pathologique. Pour lui, la première se rencontrait de préférence dans les cas de tumeur cérébrale, la seconde, au contraire, se montrait de préférence dans les cas d'affections des méninges ou de l'encéphale, à la base du crâne.

Mais, bien que ces idées aient été presque universellement adoptées dès le début, tous les cliniciens, et de Græfe lui-même, un des premiers, furent bientôt forcés de reconnaître que ce n'étaient là que deux types d'une seule et même maladie, qu'il était impossible de maintenir séparées.

Suivant en cela l'opinion générale, nous confondrons donc ici sous le nom commun de *névrite* l'une et l'autre forme, nous contentant de montrer, chemin faisant, les différences entre les deux formes.

Symptômes objectifs. — La névrite débute par un léger œdème du disque du nerf optique, avec état flexueux des veines, plus grosses et plus distendues qu'à l'état normal, tandis que les artères ont encore conservé leur calibre normal.

Le plus souvent, cet œdème commence par la partie interne du disque. C'est là en effet, que les faisceaux des fibres nerveuses sont accumulés en plus grand nombre; comme c'est surtout entre chacune d'elles, que se fait l'épanchement de sérosité, le phénomène sera plus prononcé dans cette région que dans toute autre. Par la même raison, le disque nerveux se gonfle d'une façon irrégulière, suivant les variations physiologiques qui affectent les fibres nerveuses dans leur épanouissement. Malgré cette irrégularité on peut reconnaître, à la lésion, une forme qui se rapproche assez exactement de celle du fer à cheval, dont le centre, plus épais, situé à la partie interne, s'étend en haut et en bas, en diminuant progressivement jusqu'à la partie externe, du côté de la macula.

A un degré plus avancé, cette suffusion séreuse, qui trouble la diaphanéité normale de l'extrémité intra-oculaire du nerf, arrive à masquer la membrane fenêtrée, et le tissu prend un aspect grisâtre, dû à un trouble diffus et strié, visible surtout à l'image droite, avec un faible éclairage. En même temps, le gonflement du disque augmente, par suite de l'infiltration qui, macérant les fibres conjonctives et nerveuses, entraîne le gonflement des unes et des autres. Alors on se trouve en face d'un disque nerveux proéminent sous forme d'un champignon, dont on constate facilement la saillie au moyen des déplacements parallactiques de la lentille, pendant l'examen à l'image renversée. L'image droite peut fournir le même renseignement, en montrant que le centre du disque est vu comme sur un œil hypermétrope, tandis que le reste du fond de l'œil paraît emmétrope. Cet examen, outre la saillie, permet de reconnaître que le disque est irrégulièrement escarpé, ici s'élevant brusquement, et là s'abaissant d'une façon progressive, pour atteindre par une pente insensible, le niveau de la rétine. Par un enchaînement fatal, la circulation devient de plus en plus difficile; comprimées à leur passage dans la lame criblée, les artères s'amincissent, les veines grosses, variqueuses, et gorgées de sang apparaissent foncées et noires, jusque vers l'équateur; elles sont flexueuses, et leurs courbures se font tantôt suivant la surface, tantôt selon l'épaisseur de la rétine. Ces courbures suivant l'épaisseur se caractérisent à l'ophthalmoscope par une apparence beaucoup plus foncée de certaines portions de ces vaisseaux. Dans quelques cas, c'est en vain que l'on chercherait leur point d'émergence; elles sont presque entièrement masquées à ce niveau, et elles ne redeviennent visibles que vers la limite choroïdienne. Là même, l'infiltration séreuse les cache en partie, preuve évidente que le gonflement, qui, au centre, peut produire un relief de 1 mil., a gagné la partie avoisinante de la rétine. Cette zone d'œdème de voisinage peut acquérir une dimension de 5 mil. environ, et son étendue tend à s'agrandir à mesure que les artères deviennent filiformes. Elle diminue à partir du bord du disque d'une façon continue, et présente un aspect strié, surtout à sa périphérie.

En même temps que ces phénomènes se déroulent, d'autres changements importants se succèdent au niveau du disque. Celui-ci, outre son apparence grisâtre, a pris une teinte fortement nuancée de rouge, ce qui résulte de ce que la stase capillaire, arrivée à son comble, détermine çà et là, des ruptures suivies de petites hémorrhagies, qui sont disséminées sur le disque lui-même, et sur les parties avoisinantes de la rétine. Il est bien rare de les rencontrer au-delà des limites des lésions rétiniennes. Dans quelques cas, la combinaison de la couleur du sang avec celle du nerf, qui est ici bleuâtre, donne à la région une teinte violacée ou lie de vin qui s'étend à une petite distance sur la rétine avoisinante.

Ces hémorrhagies ne sont pas constantes; une compression considérable est nécessaire pour les produire, et on les trouve surtout dans les névrites à marche rapide, avec gonflement très-prononcé; elles se font exclusivement dans la couche des fibres nerveuses, sont petites, allongées, striées en aigrettes, ou diffuses. A mesure qu'elles se résorbent, elles sont remplacées par des plaques jaunâtres, qui, par leur forme, se différencient d'autres petits points blanchâtres, brillants, qui se montrent à une époque plus éloignée du début. Ces derniers sont arrondis, mais striés vers leurs contours, offrant, à l'image droite, une dimension moyenne de 2 mil. de diamètre.

Ils se localisent surtout sur le disque lui-même, ou aux environs de sa limite choroïdienne. Ils sont dus à la dilatation ampullaire des fibres nerveuses. Quand ils apparaissent dans la rétine elle-même, ils peuvent être produits par la sclérose de ses fibres radiées, mais cette sclérose est toujours assez tardive. Lorsqu'elle a lieu, elle peut siéger au voisinage de la macula, dans laquelle les points blanchâtres donnent lieu à la figure étoilée, qui, pendant longtemps, avait été considérée, par certains auteurs, et notamment par de Græfe, comme pathognomonique de la rétinite de Bright.

Ces symptômes peuvent tous se montrer sur un même œil, et, quand ils existent, ils forment un ensemble symptomatique si frappant, que toute erreur devient presque impossible. D'ailleurs leur réunion est loin d'être indispensable au diagnostic. L'œdème papillaire et sa dilatation veineuse sont pathognomoniques, et suffisent, à eux seuls, pour établir l'existence de l'affection.

Symptômes subjectifs. — La névrite n'étant que très-exceptionnellement une maladie idiopathique, ne présente, pour ainsi dire, pas de symptômes subjectifs qui lui soient propres. Symptomatique d'une foule d'affections, elle s'accompagne des troubles divers que ces affections elles-mêmes apportent à l'économie; mais rapporter ces troubles à la névrite elle-même, serait une grossière erreur. Nous renvoyons le lecteur à l'étiologie : un simple coup d'œil le convaincra que les divers symptômes subjectifs pourront éclairer le médecin sur la cause de l'affection oculaire, mais nullement sur la nature.

Rien n'est plus variable que l'état de la santé générale chez les malades atteints de névrite. Les uns se portent à merveille (c'est l'exception); les autres présenteront la succession des phénomènes les plus terribles, souvent mortels. Tous les états intermédiaires sont possibles. Donc passons, en insistant toutefois sur ce point capital, qu'ici l'oculiste est obligé de se guider sur les notions les plus précises de pathologie du système nerveux.

Les altérations de la vue sont fréquentes, et quelques-unes sont sous la dépendance immédiate de la névrite elle-même. Parfois la photopsie, et plus rarement la photophobie, précèdent la diminution de la vue. Les étincelles qui frappent le malade d'une façon intermittente sont le résultat de l'irritation directe des fibres nerveuses. La vue se couvre d'un voile; la vision s'abaisse à des degrés divers, mais il n'existe aucun rapport constant entre l'acuité visuelle et les signes ophthalmoscopiques. Avec un disque présentant un étranglement en apparence colossal, la vision peut rester presque intacte; d'autre part, la cécité peut survenir complète et rapide, avec un nerf relativement moins gonflé. Les caprices de la maladie déjouent toute espèce de prévisions, inexpliquées et fugaces, les malades diront qu'à certains moments ils éprouvent les alternatives les plus frappantes d'amélioration et d'aggravation. Aujourd'hui l'acuité centrale est passable, demain elle baissera, pour remonter le jour suivant.

Quant au champ visuel, il peut présenter des lacunes et des rétrécissements dans tous les sens; l'hémiopie se rencontre quelquefois dans cette forme, mais avec des caractères spéciaux, qui doivent la distinguer de l'hémiopie cérébrale proprement dite.

Les couleurs sont habituellement reconnues au début; plus tard, l'achromatopsie accompagne, et peut même révéler le début de l'atrophie consécutive.

Anatomie pathologique. — A l'autopsie, le premier phénomène qui frappe, est le gonflement du disque : il peut atteindre et même dépasser de 1 mil. le plan du fond de l'œil (Schweigger). Tout semble se réduire primitivement à une macération œdémateuse des fibres nerveuses et du tissu conjonctif, et ces troubles se prolongent sur une zone de 3 à 5 mil. sur la rétine Ainsi s'explique la dilatation ampullaire des fibres nerveuses qui, par places, acquièrent un volume sextuple de leur volume normal, et présentent, à ce niveau, un reflet brillant. Les hémorrhagies se montrent à toutes les phases diverses de résorption et les phénomènes que l'on observe alors, ne diffèrent pas de ce que l'on observe lors d'épanchements sanguins dans d'autres parties du corps.

Dans la première période, l'élément inflammatoire est à peine appréciable; mais il ne tarde pas à se manifester. Il se révèle d'abord par une hypertrophie du tissu cellulaire interposé aux faisceaux nerveux; puis survient la sclérose des fibres radiées, qui n'est cependant pas constante. Quant aux cellules ganglionnaires, emprisonnées, étouffées, au milieu de ces néoformations, elles disparaissent peu à peu. Il est à noter que toutes ces altérations commencent au voisinage de la limitante interne, envahissent progressivement les couches plus profondes, mais sans atteindre les couches externes de la rétine.

La membrane adventice des vaisseaux est très-développée et riche en cellules.

Plus tard la rétraction du tissu cellulaire étouffera les tubes nerveux à leur tour, l'atrophie du nerf en sera la conséquence et, à la période ultime de la maladie, tout phénomène inflammatoire ayant disparu, le disque ne sera plus guère constitué que par du tissu conjonctif de nouvelle formation. De leur côté les vaisseaux diminueront de plus en plus de calibre; les petites artérioles disparaîtront entièrement; tout cela donnera au disque la couleur mate et blanche caractéristique.

Marche, durée, terminaison. — La marche de la maladie peut être en quelque sorte foudroyante; dans l'espace de quelques jours, ou même de 24 heures, la vue s'éteint presque entièrement, les signes ophthalmoscopiques, qui ont pris un développement si rapide, ne doivent pas nous effrayer, car l'expérience a confirmé que ces cas, en apparence désespérés, offrent la terminaison la plus favorable, *quoad restitutionem ad integrum*. Au bout de cinq à six semaines environ, la maladie peut aboutir à une guérison définitive.

D'autres cas, au contraire, suivent une marche progressive, lente, et n'arrivent à leur total développement, qu'au bout de deux ou trois mois, présentant une période d'état de quelques semaines, puis ils passent par les diverses phases de l'atrophie partielle ou totale. Peu à peu le gonflement du disque diminue; celui-ci prend un aspect de plus en plus grisâtre, le tissu cellulaire de nouvelle formation lui donne une teinte opaque, et la disparition successive des fins vaisseaux, qui le sillonnaient, ne laisse plus qu'un tissu blanchâtre, qui, peu à peu, s'affaisse au niveau normal du fond de l'œil. Plus tard même, l'atrophie et la rétraction du tissu conjonctif produiront une excavation qui s'accusera de plus en plus. Les vaisseaux centraux deviennent bientôt filiformes, et l'atrophie est constituée, irréparable dans ses lésions, mais avec certains caractères, qui permettront encore souvent d'en diagnostiquer la nature à une époque même assez éloignée.

a. L'excavation est moins profonde que dans l'atrophie essentielle.

b. La teinte du disque est plus mate, son tissu absorbe en quelque sorte la lumière, au lieu de la réfléchir fortement comme dans les autres variétés d'atrophie.

c. Les contours du disque restent très-longtemps voilés, irréguliers, échancrés, avec de petits points blanchâtres ou noirâtres disséminés à la périphérie.

d. La membrane adventice des artères, qui a subi un développement considérable, conserve des contours à reflets jaunâtres, dus à la sclérose et visibles sur une étendue de 3 à 4 mil., à partir du disque.

e. Les veines sont dilatées, tortueuses, et conservent très-longtemps un volume bien supérieur à celui des artères.

Néanmoins, il peut arriver, au bout de trois ou quatre ans, que tous ces caractères distinctifs s'effacent, et au bout d'un certain nombre d'années on se trouve en face d'une atrophie, dont l'origine n'est plus révélée par aucun symptôme.

Entre ces deux extrêmes, guérison radicale, ou cécité définitive, tous les états intermédiaires peuvent se rencontrer. Les malades présentent alors une diminution variable de l'acuité centrale, avec des lacunes dans le champ visuel, et ce *statu quo* pourra persister toute la vie.

Étiologie. — Le premier cas de névrite par étranglement, observé par de Græfe, coïncidait avec un sarcôme du cerveau. Depuis, la coïncidence de la névrite proprement dite avec les tumeurs cérébrales a été si fréquemment signalée, qu'elle constitue, en quelque sorte, un symptôme pathognomonique de celle-ci, ou du moins elle corrobore fortement les autres signes généraux, qui peuvent exister. Si, par exemple, il existe un point circonscrit des parois du crâne, qui, à la percussion provoque des douleurs violentes et d'une certaine durée, surtout si en même temps que cette douleur, on observe chez le sujet des vomissements, des pertes de connaissance, la névrite est presque à coup sûr la conséquence d'une tumeur du cerveau.

On a encore observé la névrite dans certains cas de tumeurs orbitaires, dans le phlegmon de l'orbite consécutif à un érysipèle, dans la méningite basilaire chronique, et enfin, dans l'encéphalite et la méningo-encéphalite, la périostite de la base du crâne, syphilitique ou non.

On a même vu cette inflammation du nerf optique survenir sous l'influence d'une dysménorrhée ou de la suppression d'un flux hémorrhoïdaire. En d'autres termes, la névrite peut résulter d'une affection intra-crânienne, d'une affection intra-orbitaire, ou enfin d'une cause générale. Dans le premier cas, les deux yeux sont généralement atteints à la fois, c'est l'inverse dans le second.

Comment ces causes diverses agissent-elles? Ici plusieurs théories sont en présence, et chacune d'elles est probablement applicable, à l'exclusion des autres, dans certains cas particuliers.

I. De Græfe, reprenant l'opinion déjà émise dès 1853 par Türck, pensait que la névrite par étranglement, qui se rencontre concurremment avec les tumeurs cérébrales, devait tenir à une stase veineuse à laquelle succédaient l'œdème et l'infiltration séreuse du nerf, qui motivaient son étranglement dans les orifices de la lame fenêtrée. Cette stase veineuse, suivant lui, devait tenir à la compression du sinus caverneux, due à l'exagération de la tension intra-crânienne, et qui empêchait la veine ophthalmique de se vider dans ce sinus. Certes, cette théorie est séduisante de prime abord, mais les objections qu'on peut lui faire, sont trop importantes, pour la conserver dans un grand nombre de cas. S'il est vrai que la veine centrale de la rétine se vide quelquefois directement dans le sinus caverneux, elle se jette le plus souvent dans la veine ophthalmique, la principale origine du sinus, qui a de telles anastomoses avec les veines faciales, que l'on comprend difficilement, surtout en l'absence de valvules, qu'une difficulté quelconque dans l'écoulement du sinus caverneux puisse se traduire par des stases sanguines du côté des veines de l'orbite, et de la veine centrale en particulier (Sesemann).

Il n'y a donc qu'une petite partie du sang veineux de l'orbite qui se déverse dans le sinus caverneux; la majeure partie, au contraire, s'en écoule dans les veines de la face et ce n'est pas là une anomalie, c'est pour ainsi dire la règle.

Inutile de faire sentir tout le poids d'une objection aussi grave.

Pour que l'explication donnée par de Græfe fût absolument vraie, il faudrait démontrer d'abord que l'apparition de la névrite coïncide avec le degré maximum de pression intra-crânienne, s'aggrave ou diminue avec celle-ci, en suit les oscillations diverses, surtout si elles sont lentes et prolongées. Or, l'expérience ne permet pas d'établir une aussi rigoureuse relation de cause à effet, et d'ailleurs, s'il est hors de doute aujourd'hui que la névrite par étranglement se montre souvent sous la dépendance de tumeurs cérébrales, on est forcé de reconnaître qu'elle se montre quelquefois sans tumeurs, comme conséquence d'affections orbitaires ou intra-crâniennes, d'une tout autre nature, et d'autre part « *la papille étranglée* » manque dans la plupart des cas de tumeur cérébrale (Schweigger).

Ainsi, Lebert sur 90 cas, n'a constaté l'amaurose que 20 fois, soit 22,22 pour cent, et encore n'est-il pas sûr que la cécité, dans tous ces cas, ait été occasionnée par la névrite, car il est fort possible que, dans quelques cas, ainsi qu'on l'observe parfois, il ne se soit agi que d'atrophie simple. Remarquons, du reste, que le travail de Lebert remonte à une époque où le diagnostic précis des amauroses était encore impossible.

En effet, une tumeur cérébrale, ainsi que l'a démontré Türck, peut très-bien déterminer une hydropisie des ventricules, qui, en déprimant le plancher du troisième ventricule, pourra comprimer le chiasma. Nous avons déjà fait allusion à cette hypothèse en traitant, à l'article anatomie, des rapports du nerf optique.

Le tuber cinereum est alors dilaté en ampoule. Les côtés internes des couches optiques sont plus écartés l'un de l'autre, d'où résulte la divergence exagérée des pédoncules cérébraux. De là le tiraillement des bandelettes optiques. Toutes ces lésions peuvent déterminer l'amblyopie et l'amaurose, sans que pour cela il y ait nécessairement névrite.

II. Dans ces dernières années, une autre explication a surgi. Schwable a prouvé qu'une injection, faite dans l'espace sous-arachnoïdien, passe dans l'espace intervaginal du nerf optique, arrive à la lame criblée qu'elle baigne et imbibe, et peut même fuser jusqu'à la capsule de Tenon. La névrite serait produite par ce même mécanisme. Le liquide arachnoïdien, poussé par l'excès de pression jusqu'au globe oculaire, déterminerait tous les symptômes d'étranglement.

A l'appui de cette théorie, l'autopsie a montré, chez certains sujets, une dilatation en ampoule de la gaîne externe du nerf optique, près du globe oculaire. Les choses peuvent donc bien se passer de cette façon chez certains sujets.

Néanmoins cette théorie est passible de la deuxième objection, adressée à la théorie de de Græfe. De plus elle n'est pas applicable à ces cas typiques où pas la moindre altération n'a été rencontrée au-delà de la lame criblée.

Enfin, et c'est ici la plus grave objection, on n'a pas signalé de cas où la névrite fût venue se greffer sur une atrophie préexistante. Et néanmoins, alors surtout, le nerf optique flottant en quelque sorte dans la gaîne externe, toutes les conditions sont réalisées pour favoriser l'expulsion du liquide arachnoïdien, par suite l'œdème du disque, son gonflement par imbibition, etc. Nous en concluons, que ce mode de développement de la névrite doit être rare.

III. Ne serait-il pas possible de ranger la névrite au nombre des troubles sympathiques, dans les cas de maladie cérébrale? Au même titre que les maux de tête, les phénomènes passagers d'anesthésie, d'hyperesthésie, les vertiges, etc., nous pouvons l'attribuer à des perturbations vaso-motrices. La dilatation parétique des vaisseaux donnerait naissance à l'œdème, puis l'étranglement au niveau de la lame criblée produirait tous les autres phénomènes. Mais toutes ces théories sont encore hypothétiques, et l'on voit que, si un certain nombre d'entre elles satisfont l'esprit, elles sont pour le moins insuffisantes, et ce serait une grave erreur, que de considérer comme tranchée la pathogénie de la névrite.

Diagnostic. — C'est principalement avec la rétinite néphrétique que la névrite peut offrir une grande ressemblance. Au début même, l'erreur est plus facile à éviter, car dans la rétinite de Bright, c'est toujours l'œdème rétinien au pourtour du disque qui est le phénomène initial; dans la névrite tout commence par le disque lui-même. Si le malade se présente à une époque plus avancée, les caractères de l'une et de l'autre peuvent offrir une grande ressemblance, mais on se rappellera que dans la névrite le soulèvement du disque est plus prononcé, plus abrupte; les plaques blanches sont plus serrées, plus voisines du disque, les artères offrent une sclérose moins prononcée. Elles sont plus tortueuses. Les veines surtout présentent ici une dilatation bien plus marquée que daus la rétinite néphrétique; les altérations enfin, s'étendent moins sur la rétine.

En tout cas l'examen des urines fixera le diagnostic.

Pronostic. — Le pronostic est toujours grave au point de vue de la vision; et souvent même, la vie est compromise par la maladie générale, qui tient la névrite sous sa dépendance. Les névrites qui marchent d'une façon rapide semblent se terminer, en général, plus favorablement que celles dont les progrès sont lents et continus. Une amélioration passagère ne doit pas inspirer une trop grande confiance; certaines formes, en effet, subissent des oscillations diverses, et finissent néanmoins par aboutir à la cécité. Rien de plus difficile que de poser un pronostic pour un cas particulier; on se guidera surtout sur les causes probables de la maladie. Est-elle de nature syphilitique, qu'elle soit due à une gomme du cerveau ou à une exostose de la base du crâne, la guérison pourra être espérée, plus ou moins complète. La névrite a trois modes de terminaison :

1° Elle peut guérir intégralement, ce qui est rare.

2° Elle peut aboutir à une atrophie complète; c'est assez fréquent.

3° Ou elle détermine une atrophie, plus ou moins prononcée, avec conservation de la vue dans les proportions variables. Cette terminaison constitue une assez faible minorité.

Traitement. — Dans les cas de phlegmon, ou de tumeurs de l'orbite, l'intervention chirurgicale est indiquée, autant que possible. Dans le cas de suspension de flux menstruel ou hémorrhoïdal, on doit tout essayer pour les faire revenir.

Si l'étiologie révèle une maladie cérébrale, surtout une tumeur, les ventouses de Heurteloup, les vésicatoires, le séton à la nuque, sont indiqués: l'iodure de potassium avec de petites doses de sublimé, des frictions d'onguent napolitain, les injections sous-cutanées de pilocarpine, rendront de grands services, surtout chez les sujets syphilitiques.

En un mot, combattre directement la cause elle-même.

S'appuyant sur les idées de Schwable, de Wecker a conçu la pensée, qu'on amènerait peut-être plus sûrement la guérison en évacuant le liquide épanché dans l'espace inter-vaginal. Il a, en conséquence, fait construire un instrument destiné à aller fendre la gaîne du nerf pour donner issue au liquide inter-vaginal. Nous croyons peu à l'efficacité de ce procédé, sur lequel nous reviendrons du reste plus loin et personne n'a encore osé le mettre en pratique. Nous sommes trop bien convaincu du fait suivant :

« *Enlevez au nerf optique sa gaîne externe, les névrites n'en seront guère moins fréquentes, à cause du réseau lymphatique du nerf, si riche et si compliqué* (voy. p. 603), *qui, pour nous, est le plus important facteur pathogénétique de la névrite.* »

Consultez : LEBERT, VIRCHOW'S *Arch. f. Path. Anat.* Bd. III, p. 463. — TÜRCK, *Ueber Compression um den Ursprung der Sehnerven*, Zeitschrift der Gesellchaft der Aerzte zu Wien, Bd. VIII, Abt. 2, p. 299 et seq., 1852. — A. VON GRÆFE, *Ueber Complication von Sehnervenentzündung mit Gehirnkrankheiten*, A. f. O. Bd. VII, Abt. 2, p. 58-71, 1860. — C. SCHWEIGGER, *Vorlesungen über den Gebrauch des Augenspiegels*, 1864. — A. VON GRÆFE, *Ueber Neuroretinis und gewisse Fälle fulminirender Erblindung*, A. f. O. Bd. XII, Abt. 2, p. 114-149, 1866. — H. SCHMIDT und WEGNER, *Aehnlichkeit der Neuroretinitis bei Hirntumor und Morbus Brightii*, A. f. O. Bd. XV, Abt. 3, p. 253-275, 1869. — C. SCHWEIGGER, *Handbuch der speciellen Augenheilkunde*, 1875. — TH. LEBER, *Die Krankheiten des Sehnerven*, in Handbuch der Gesamm. Augenheilk. von ALF. GRÆFE und TH. SÆMISCH, Bd. V, p. 767-838. Leipzig, 1877.

ART. 4. — ATROPHIE DU NERF OPTIQUE.

Sous le nom d'atrophie du nerf optique, on décrit généralement une affection caractérisée, au point de vue anatomique, par la disparition, plus ou moins complète, des éléments conducteurs de ce nerf, et, au point de vue symptomatologique, par la cessation de ses fonctions comme organe de transmission au cerveau, des impressions lumineuses perçues par la rétine.

L'atrophie du nerf optique se présente sous deux formes distinctes :

Elle peut être la conséquence d'une altération primitive des tubes nerveux, le plus souvent consécutive, soit à la névrite et particulièrement à la névrite retro-bulbaire, soit à l'oblitération de l'artère centrale de la rétine, soit, enfin, à d'autres affections intra-orbitaires ou intra-crâniennes.

Cette variété est généralement désignée sous le nom d'*atrophie blanche*, en raison de la coloration particulière, que présente, à l'examen ophthalmoscopique, l'extrémité intra-oculaire du nerf.

Mais, d'autre part, l'atrophie peut encore être la conséquence de la prolifération de la charpente conjonctive du nerf optique, de la névroglie, suivie de compression, puis de destruction des fibrilles nerveuses : c'est là ce qu'on désigne sous le nom d'*atrophie grise*.

Cette variété rentre dans la classe des scléroses, et est le plus souvent la conséquence des scléroses médullaires ou encéphaliques, la sclérose en plaques disséminées ou la sclérose des cordons postérieurs, principalement. Mais, bien que le plus souvent, elle soit consécutive à ces affections, elle peut aussi se rencontrer indépendamment de ces dernières affections, sinon indéfiniment, du moins pendant un temps fort long.

Après les quelques mots que nous venons de dire, il est facile de prévoir que ces deux formes de la maladie doivent présenter certaines différences. Néanmoins comme elles présentent aussi des points d'analogie, nous croyons devoir abandonner ici la méthode que nous avons suivie jusqu'ici et commencer la description de l'atrophie du nerf optique par l'étude des phénomènes propres à chaque forme, c'est-à-dire l'anatomie pathologique, les symptômes objectifs et l'étiologie, en les décrivant successivement dans chacune de ces deux formes, puis nous étudierons, conjointement pour toutes deux, les phénomènes communs, c'est-à-dire les symptômes fonctionnels, le diagnostic, la marche et le traitement.

Agir différemment serait nous exposer à des redites préjudiciables à la clarté.

A. — *Atrophie simple.*

Anatomie pathologique. — Ce qui frappe le plus à l'examen microscopique du nerf optique d'un malade qui avait présenté pendant la vie les signes de l'atrophie simple, c'est une diminution du volume de ce nerf. Aussi, comme la gaîne externe a conservé à peu de chose près ses dimensions normales, elle se trouve trop spacieuse pour son contenu, et paraît détachée, flottante ou même plissée.

La diminution du volume du nerf peut varier dans des limites très-étendues; dans certains cas où le début de la maladie remontait à une époque éloignée, on a vu le nerf être réduit à la moitié et même au tiers de ce qu'il est à l'état normal.

Quant aux dimensions de l'espace compris entre la gaîne interne du nerf et sa gaîne externe, l'espace intervaginal, il ne varie pas seulement suivant l'ancienneté de la maladie; il varie aussi suivant le point que l'on examine. Peu développé au voisinage du trou optique, il l'est au contraire considérablement du côté du globe oculaire; on peut même dire qu'au niveau du point où le nerf franchit la sclérotique, l'espace intervaginal forme un véritable sinus annulaire autour du nerf (de Jæger).

Quant à la coloration du nerf à l'œil nu, elle ne semble pas différer sensiblement de ce qu'elle est à l'état normal; elle offre cette teinte blanche, mate, caractéristique, que l'on peut constater toutes les fois que l'on dissèque l'orbite. Quelquefois cependant elle tire légèrement sur le gris.

Mais l'examen microscopique montre, au contraire, que le nerf a subi de profondes modifications. Pour pratiquer cet examen, il importe de faire subir tout d'abord au nerf, l'action de certains réactifs colorants, la solution ammoniacale de carmin ou le chlorure d'or (Conheim, Leber). Ce dernier réactif jouit de la précieuse propriété de colorer fortement les éléments nerveux en pourpre ou en violet, tandis qu'il respecte à peu près complétement les éléments du tissu conjonctif.

Il est facile de s'assurer alors que les lésions qui caractérisent, au point de vue anatomo-pathologique, l'atrophie blanche, ne sont que ceux de la névrite interstitielle. Les fibres nerveuses, toujours plus ou moins diminuées de volume, peuvent même avoir disparu complétement, sous l'influence d'une dégénérescence particulière, qui atteint tous leurs éléments sans distinction, mais pourtant pas avec une égale rapidité.

La myéline, qui semble résister plus longtemps que les autres éléments nerveux à l'atrophie, finit pourtant par disparaître à son tour, remplacée qu'elle est par des gouttelettes graisseuses.

Le tissu conjonctif qui entoure les tubes nerveux, la névroglie, participe bientôt à l'atrophie, en montrant, soit la dégénérescence graisseuse, soit la dégénérescence amyloïde. Il en est de même des vaisseaux sanguins qui diminuent graduellement de calibre, de sorte qu'à la longue, les moins volumineux d'entre eux s'oblitèrent d'abord complétement, puis finissent par disparaître.

Pour nous résumer en quelques mots, nous dirons donc que, ce qui caractérise particulièrement l'atrophie blanche, c'est *la généralisation des lésions à toutes les parties constituantes du nerf.*

En présence d'une lésion aussi profonde du nerf optique, on comprendrait difficilement que l'altération ne se continuât pas à ses fibres d'expansion dans la rétine.

C'est, en effet, ce qui a été constaté à plusieurs reprises, et il est à remarquer que, non-seulement les fibres optiques, mais les cellules ganglionnaires de la rétine sont atteintes par l'atrophie.

Quant aux limites que l'affection peut atteindre en arrière, il est à peu près impossible de les fixer nettement, car le point où la lésion s'arrête, varie, pour ainsi dire, avec chaque cas particulier. Cependant la dégénérescence s'arrête, le plus souvent, au niveau du chiasma des nerfs optiques, mais on l'a vue pourtant se prolonger au-delà de celui-ci, de telle sorte qu'on a rencontré des altérations analogues sur l'une ou sur les deux bandelettes optiques, au point d'atteindre même les tubercules quadrijumeaux.

Symptômes objectifs. — Pour l'atrophie simple, comme du reste pour l'atrophie grise, le premier symptôme qui frappe l'observateur, lors d'examen à l'ophthalmoscope, c'est une modification de la coloration du disque du nerf optique.

Celui-ci pâlit peu à peu; de rosé il devient blanchâtre, teinte qui est d'autant plus accusée, que la maladie est plus avancée. Dans les dernières périodes, cette teinte blanche prend même un aspect éclatant, nacré, que l'on a comparé assez exactement, avec l'aspect brillant et chatoyant des tendons. En même temps la lame fenêtrée, presque entièrement cachée d'ordinaire, devient apparente et l'extrémité intra-oculaire du nerf présente une apparence réticulée, parsemée de petites taches grisâtres, qui lui donnent un aspect analogue à la moelle de jonc.

Ces modifications du disque nerveux ne sont généralement pas uniformément réparties à sa surface. C'est presque toujours la moitié temporale qui est prise la première et au niveau de laquelle la décoloration est le plus prononcée. Quelquefois même, la différence entre les deux moitiés du disque est telle, que celle du côté interne paraît presque normale, tandis que la moitié externe présente, au plus haut degré, l'aspect caractéristique dont nous parlons.

Cette modification du disque ainsi que sa décoloration tiennent à plusieurs causes :

En premier lieu, l'oblitération des nombreux vaisseaux capillaires du nerf qui, à l'état normal, lui donnent la teinte rosée caractéristique, motive une anémie nerveuse qui apparaît avec des phénomènes des plus saillants. C'est surtout lorsque la décoloration du nerf tient à cette cause, qu'elle se répartit inégalement à la surface du disque. Pour se rendre compte de cette particularité, il suffit de se rappeler que la distribution des vaisseaux n'est pas partout la même. La région interne contient la majorité des gros troncs vasculaires, dont l'oblitération sera plus lente à se produire. La moitié externe, au contraire, n'est parcourue que par de fins vaisseaux capillaires, vite étouffés sous l'envahissement de la dégénérescence.

La diminution du calibre des gros troncs vasculaires est cependant possible, et l'on peut, dans certains cas, la constater manifestement à l'aide de l'ophthalmoscope. Ceci constitue même un symptôme d'une haute importance.

Ce sont surtout les artères qui sont atteintes de la diminution de leur calibre; quelques-unes, même, disparaissent complétement, et il peut arriver un moment où l'on n'aperçoit plus que les deux troncs principaux dirigés l'un en haut, l'autre en bas. Mais il faut bien le dire, l'altération ne va pas toujours jusque-là, et l'on rencontre souvent des cas d'amaurose ancienne et complète, où le nerf optique offre tous les autres caractères de l'atrophie, tandis que les vaisseaux principaux ont conservé leur calibre normal (de Græfe). D'ailleurs au début, même lorsqu'il existe, ce symptôme n'est pas toujours très-accusé et n'a certainement pas une très-haute valeur, au point de vue du diagnostic. Cette diminution est, en effet, toute relative, et comme à l'état normal, les artères rétiniennes varient à l'infini d'un individu à un autre, il pourrait fort bien arriver qu'on conclut à une diminution de calibre, alors qu'il ne s'agirait que d'une variation physiologique.

Aussi ce symptôme est-il un de ceux qui exigent pour être constatés, une habitude toute particulière des examens ophthalmoscopiques, et ce n'est que dans ces circonstances qu'il pourra contribuer à asseoir le diagnostic et encore, à la condition d'avoir le soin de pratiquer l'examen comparatif des deux yeux.

Pour plus de précision même, cet examen devra être pratiqué ici, à l'image droite et à l'image renversée; et en outre en utilisant des sources de lumière d'intensité variable.

De son côté, l'atrophie progressive des éléments nerveux, en mettant la lame fenêtrée plus ou moins et petit à petit à découvert, laisse voir par transparence, à travers les vestiges des fibres nerveuses, cette partie de la sclérotique, tout comme on la voit toujours, plus ou moins, à l'état normal, dans le *foramen centrale*, et encore mieux dans le cas d'*excavation physiologique*. C'est donc lorsqu'aux autres causes de décoloration se joint l'apparition, par transparence, de la figure caractéristique de la lame criblée, que l'extrémité intra-oculaire du nerf prend cet aspect comparable à une section d'un tendon, ou à la coupe d'un cylindre de moelle de sureau. Cet aspect sera encore plus frappant si, pendant l'état de santé, une excavation physiologique, un peu large et un peu profonde, a préexisté au développement de l'atrophie.

Mais, bien que le disque palisse, ses contours peuvent rester à peu près normaux; seul l'anneau sclérotical, mis à nu ou à peu près, devient plus visible et tranche fortement sur le reste du fond de l'œil.

Il n'en est cependant pas toujours ainsi, surtout lorsque l'atrophie du nerf a succédé à son inflammation, à la névrite franche. Dans ce cas l'extrémité intra-oculaire du nerf perd sa forme nettement circulaire; on y remarque des encoches, des dentelures en nombre variable; ces dernières peuvent même être tellement accusées que le disque, au lieu de rester rond, prend la forme irrégulièrement polygonale. Les altérations peuvent même empiéter au-delà du nerf sur la rétine avoisinante. On a signalé, à sa périphérie, des rayons blanchâtres qui ne sont que des fibres dégénérées, prolongées sur la rétine; on y a vu aussi des dépôts pigmentaires, auxquels on a même voulu donner une valeur séméiologique qu'ils sont loin d'avoir dans tous les cas.

Il est, enfin, un autre symptôme de l'atrophie blanche, symptôme de premier ordre, dont il nous reste à parler : c'est la formation d'une excavation de l'extrémité intra-oculaire du nerf.

Il en est de l'excavation du disque nerveux, comme de la diminution du calibre des vaisseaux, c'est un phénomène tardif. Dans quelques cas, même, non-seulement elle n'est pas primitive, mais elle succède à une saillie prononcée.

Cette dernière particularité se rencontre, nous le savons, dans la névrite; nous y avons longuement insisté précédemment, et n'y reviendrons par conséquent pas ici. Nous rappellerons seulement que, lorsque cette saillie se montre, elle n'est que momentanée; petit à petit elle s'affaisse, le disque revient à son niveau normal et, peu à peu, l'excavation survient.

Le mécanisme suivant lequel se produit cette excavation est facile à comprendre :

Les fibres nerveuses et les vaisseaux disparaissant ou, tout au moins, diminuant de volume, par suite des progrès de l'atrophie, en même temps que les exsudats déposés au milieu des fibres nerveuses se résorbent, le nerf optique s'affaisse et se rétracte. Cette rétraction est encore favorisée par la tension intra-oculaire qui agit d'autant plus énergiquement, au niveau de la lame criblée, que celle-ci n'est plus soutenue par les faisceaux des fibres nerveuses.

Dès lors, l'entrée du nerf optique prend la forme d'une fossette peu profonde, en forme d'assiette à soupe et dont le fond sera formé par la lame criblée.

Cette excavation peut être constatée à l'aide de l'ophthalmoscope. Il est vrai que la chose est assez difficile par le procédé de l'image renversée, parce que la différence de niveau est peu prononcée, mais il n'en est plus de même à l'image droite.

Grâce au grossissement notable qu'il fournit, ce procédé nous permet de reconnaître les signes suivants :

C'est d'abord l'aspect du centre du disque, le hile des vaisseaux, qui paraît être comme dans un léger nuage, lorsque l'on distingue nettement le reste du fond de l'œil. Mais le point le plus caractéristique, c'est l'incurvation que subissent, dans leur trajet, les vaisseaux au niveau du point où ils quittent le disque pour gagner la rétine avoisinante.

Cette incurvation, à la vérité, ne s'accompagne jamais d'une interruption dans la continuité des vaisseaux, ainsi que cela s'observe dans les excavations glaucomateuses. Mais cependant lorsqu'une excavation physiologique, un peu profonde, a précédé l'excavation atrophique, cette dernière peut acquérir des caractères tels, qu'elle pourrait facilement être prise pour une excavation par refoulement, ou par excès de tension intra-oculaire et entraîner à une erreur de diagnostic, motivant une intervention chirurgicale, qui naturellement resterait sans effet. C'est ici que le commémoratif, et l'ensemble des signes tirés de la santé générale, pourront, comme nous le verrons plus loin, être d'un précieux secours.

B. — *Atrophie grise.*

Anatomie pathologique. — L'atrophie grise peut se présenter sous deux formes très-distinctes : la dégénérescence totale, et la dégénérescence partielle ou en îlot (Virchow). Mais, à part cette particularité de la dissémination, les deux formes présentent des caractères anatomo-pathologiques identiques.

L'atrophie totale serait surtout la conséquence de la sclérose des cordons postérieurs, du *tabes dorsualis*.

Quant à la forme en îlots, elle est le plus souvent sous la dépendance de la sclérose en plaques disséminées (Virchow, Charcot et Vulpian).

Les altérations que l'on rencontre sur le nerf optique, lorsque celui-ci est atteint dans ces deux affections, ont la plus grande analogie avec celles que l'on rencontre sur la moelle épinière et sur l'encéphale. Dans quelques circonstances, elles précèdent pendant longtemps les altérations des centres nerveux, ainsi que nous l'indiquerons lorsque nous étudierons les symptômes cliniques de la maladie.

A l'œil nu, on constate que le nerf a perdu, dans certains points du moins, sa consistance et sa coloration normale.

Çà et là, se rencontrent des plaques d'étendue variable, d'un gris cendré très-manifeste, tranchant fortement sur les parties voisines, légèrement surélevées et plus fermes, plus résistantes que le tissu nerveux voisin.

Cette lésion siége surtout sur les parties périphériques du nerf; ce n'est qu'à un degré très-avancé de la maladie, qu'elle se montre vers les parties centrales.

De même, le nerf optique n'est d'abord malade que vers son extrémité périphérique; mais peu à peu la transformation gagne les parties centrales, atteint le chiasma, le dépasse même, et on peut la suivre jusqu'à la couche optique et aux tubercules quadrijumeaux.

Cette marche centripète est l'inverse de ce que l'on observe sur les nerfs spinaux, qui peuvent être atteints, eux aussi, par la maladie (Charcot).

Mais ce n'est que par l'examen histologique que l'on peut se rendre un compte exact de la nature de l'affection.

Les lésions varient suivant la période à laquelle on examine le tissu malade; on peut, du reste, en suivre la marche, sur un même nerf, en examinant successivement les parties périphériques et les parties centrales des plaques scléreuses.

Au début, ce n'est qu'un épaississement plus ou moins prononcé des trabécules du réticulum, qui refoulent les tubes nerveux qu'elles entourent. Elles les compriment, en les faisant diminuer de volume. C'est surtout la myéline qui paraît céder la place au tissu conjonctif; le cylindre-axe est intact, quelquefois même il s'hypertrophierait (Charcot). Cet épaississement est dû à une hypergénèse du tissu conjonctif et au développement de nombreuses cellules grumeuses, rondes ou fusiformes, ainsi qu'à des éléments amyloïdes qui se groupent autour des vaisseaux (Leber). Il se produit donc, autour des vaisseaux du nerf, un phénomène analogue à celui qui a été observé pour les vaisseaux de l'encéphale (Robin).

Par la suite, le développement du tissu conjonctif augmentant, toute trace de myéline disparaît, les cylindres-axes se ratatinent, quelques-uns disparaissent, d'autres persistent indéfiniment, et, à quelque époque que l'on pratique l'examen, on les retrouve amincis, variqueux, mêlés aux fibriles du tissu conjonctif, avec lesquelles on pourrait même les confondre.

Dans ce qui vient d'être dit, nous avons supposé que c'est par le tissu conjonctif que la maladie a débuté et que les altérations des éléments nerveux sont consécutives, de sorte qu'il s'agirait ici d'une névrite interstitielle (Virchow). Mais cette manière de voir n'est pas admise par tout le monde. Quelques auteurs penchent, au contraire, vers l'idée que c'est par l'élément nerveux que débute la maladie; c'est ce qui tendrait à faire considérer l'affection comme une névrite parenchymateuse (Charcot).

Comme dans l'atrophie blanche, du reste, la rétine participe à la maladie et l'on peut y constater l'atrophie de la couche des fibres nerveuses et de celle des cellules ganglionnaires.

Symptômes objectifs. — Les symptômes objectifs de l'atrophie grise des nerfs optiques sont constitués surtout, comme ceux de l'atrophie blanche, par des changements de coloration du disque du nerf, auxquels s'ajoute l'altération de transparence de son tissu.

Nous examinerons successivement ces deux modifications.

Le changement de coloration est le premier phénomène qui frappe l'observateur.

L'extrémité intra-oculaire du nerf, en effet, perd, dès le début de la maladie, la teinte rosée, plus ou moins foncée, qui lui est habituelle; elle pâlit en même temps qu'elle acquiert une *teinte bleuâtre*.

Au lieu d'un disque frais et vivant, c'est une substance blanchâtre, mate, assez semblable à de la cire, qui produit involontairement sur nous l'effet d'une partie morte. En même temps, le nerf perd la demi-transparence qui lui est habituelle, il devient opaque et absorbe la lumière, au lieu de la réfléchir comme à l'état sain, ou, mieux encore, comme dans le cas d'atrophie blanche.

Les vaisseaux ne peuvent plus être suivis dans son intérieur et, par suite, ils semblent n'être qu'accolés à la surface du tissu nerveux, dont ils font pourtant partie intégrante. Tantôt, la lame criblée se trouve dissimulée par l'opacité du tissu nerveux; tantôt, au contraire, elle devient plus apparente et tranche plus vigoureusement qu'à l'état normal, sur les parties voisines.

La coloration, du reste, est loin d'être la même partout. Ce sont surtout les parties centrales qui présentent l'aspect gris bleuâtre dont nous venons de parler.

Quant au pourtour du disque, il se rapproche de la teinte blanchâtre de l'atrophie simple. Cette différence résulte de la présence, à ce niveau, de l'anneau sclérotical qui tranche sur le reste du nerf.

Ici là décoloration du disque tient moins à la disparition réelle des capillaires, qu'à l'hypergénèse du tissu conjonctif, qui masque ces vaisseaux (de Wecker). Et cela s'explique d'autant mieux, que cette hypergénèse ne reste pas bornée à la névroglie seule, mais s'étend au tissu conjonctif, qui forme la tunique adventice et la gaîne des vaisseaux.

Ce phénomène, qui, par les progrès de la maladie, ne tarde pas à devenir très-prononcé, exige, pour être constaté au début, une grande pratique de l'ophthalmoscope. Un éclairage trop éclatant le rend moins net : aussi, pour le constater le plus facilement, est-il préférable de se servir de l'ophthalmoscope de Coccius sans lentille collective, soit même de l'ophthalmoscope à lames de Helmholtz.

Ces phénomènes sont surtout saisissables lorsqu'à l'éclairage artificiel on substitue l'éclairage diurne (Schweigger).

On peut se servir indifféremment de l'image droite et de l'image renversée; il est même bon d'utiliser ces deux modes d'exploration successivement, afin de pouvoir contrôler et comparer les résultats.

Le disque nerveux, en lui-même, n'a éprouvé aucun changement dans sa forme, ses dimensions, ses contours, qui restent régulièrement circulaires.

On a prétendu cependant qu'il y avait un rétrécissement de la circonférence du disque nerveux, et on a parlé d'une prétendue *atrophie concentrique* du nerf optique; mais cette modification, qui pourrait à la rigueur se rencontrer dans l'atrophie blanche, fait toujours défaut dans l'atrophie grise, ainsi que le démontrent aussi bien l'anatomie pathologique que l'examen ophthalmoscopique (de Græfe).

Il en est de même de l'excavation. Dans l'immense majorité des cas elle fait défaut (de Wecker). On l'a cependant constatée dans quelques circonstances, mais alors elle était très-peu prononcée (Leber).

Cette rareté de l'excavation, en opposition avec ce que l'on observe si souvent dans l'atrophie blanche, s'explique par ce fait que s'il y a, comme dans cette dernière, diminution du nombre des éléments nerveux, il y a en même temps prolifération du tissu conjonctif, qui les remplace.

Enfin, notons que l'altération peut rester fort longtemps localisée sur un seul œil, ce qui est fort rare dans l'atrophie blanche.

Symptômes subjectifs. — Les symptômes fonctionnels, avons-nous dit, ont une grande analogie dans les deux variétés d'atrophie que nous avons décrites. Nous croyons donc pouvoir les décrire simultanément, en nous contentant d'indiquer, chemin faisant, les quelques différences qu'ils présentent.

Le premier phénomène observé, celui qui frappe tout d'abord le malade, c'est la diminution de son acuïté visuelle, qui provoque pour lui la sensation de brouillards ou de fumée lui passant devant les yeux et lui masquant plus ou moins complétement les objets.

L'apparition de ces symptômes, qui indiquent une diminution de la vision centrale, doit engager le médecin à examiner avec soin la vision excentrique, qui lui permettra, mieux que tout autre mode d'exploration subjectif, d'être fixé quant au pronostic à faire. Si, en effet, l'exploration objective nous révèle des lésions assez prononcées du fond de l'œil et que l'examen du champ visuel nous montre celui-ci presque normal dans son étendue, ou du moins peu altéré, nous pouvons émettre un meilleur pronostic que dans un cas où, au contraire, l'examen du fond de l'œil, ne montrant que des lésions peu appréciables, l'exploration du champ visuel nous montre un notable rétrécissement de celui-ci et une diminution considérable de l'acuïté visuelle périphérique (de Græfe).

En général, on constate, lors d'atrophie du nerf optique, un rétrécissement concentrique du champ visuel, d'étendue variable avec le degré de l'affection, mais qui est bien loin d'être proportionnée au degré de la lésion qu'on peut reconnaître sur le nerf. Ceci est surtout vrai pour l'atrophie symptomatique de la sclérose en plaques. Plusieurs fois, en effet, on a pu constater dans ce cas, à l'autopsie du sujet que la maladie générale avait emporté, des altérations occupant la totalité du cordon nerveux, alors que, pendant la vie, on n'avait constaté que des troubles visuels relativement peu accusés (Charcot).

C'est presque toujours par le côté interne ou nasal que débute le rétrécissement du champ visuel, ce qui résulte du mode de distribution des fibres nerveuses dans la rétine (de Græfe). Aussi est-ce un symptôme commun à plusieurs affections anatomiquement caractérisées par la destruction des fibres et des éléments nerveux de la rétine (glaucome chronique).

En général, dès le début, les parties abolies du champ visuel ont de la tendance à prendre la forme d'un secteur dont le sommet est dirigé vers la tache de Mariotte et qui s'étend le plus souvent aux parties internes et inférieures; de là il s'étend à la partie supérieure, puis à l'inférieure. La portion externe semble résister plus longtemps. Néanmoins, par suite des progrès de la maladie, la portion du champ visuel abolie augmente petit à petit aux dépens des parties saines, et finalement, gagnant les parties restées saines les dernières, la cécité définitive survient.

Il est à remarquer que lorsque les deux yeux sont atteints, on observe souvent une certaine symétrie entre les deux parties abolies du champ visuel (Förster).

Il est indispensable, afin de pouvoir suivre d'une façon scrupuleusement exacte, les progrès de l'affection, de pratiquer de temps à autre et même assez fréquemment, l'exploration méthodique du champ visuel et de noter les résultats, afin de pouvoir les comparer entre eux. Pour cela, il est essentiel, lors de chaque exploration, pour que les données fournies par celle-ci soient comparables à celles d'un examen précédent, de faire usage chaque fois d'un éclairage identique.

Cette condition, on le conçoit, ne saurait être obtenue avec la lumière diurne; mais on l'obtient facilement avec un éclairage artificiel, que l'on peut choisir toujours le même. L'emploi de l'éclairage artificiel a encore pour avantage de permettre de constater de légères restrictions du champ visuel, et il n'est pas rare d'observer que le champ visuel, qui dans tel cas paraissait absolument normal, lors d'exploration à la lumière du jour, présente, au contraire, une restriction ou une échancrure plus ou moins manifeste, lorsqu'on en répète l'exploration à l'éclairage artificiel (de Græfe).

La diminution progressive de l'acuïté visuelle et le rétrécissement progressif du champ visuel ne se terminent que trop souvent par la cécité complète. Cette terminaison fréquente dans l'atrophie blanche et dans l'atrophie grise, suite de tabes dorsualis, est rare, au contraire, dans l'atrophie consécutive à la sclérose en plaques disséminées. Souvent, dans ce dernier cas, le malade conserve jusqu'à la mort une perception lumineuse plus ou moins imparfaite, à la vérité, mais souvent suffisante pour lui permettre de se conduire.

Ce résultat est d'autant plus inattendu que, dans certaines autopsies de malades atteints d'une simple amblyopie, on a pu trouver, ainsi que nous le faisions déjà remarquer tout à l'heure, des plaques de sclérose occupant toute l'épaisseur du cordon nerveux (Charcot). Ceci tendrait donc à prouver que la continuité fonctionnelle des tubes nerveux, bien que sensiblement altérée, n'est pas absolument interrompue, quoique ceux-ci, dans leur trajet à travers les plaques scléreuses, soient dépouillés de leur gaîne de myéline et se trouvent réduits à leur cylindre-axe.

Nous devons encore dire ici quelques mots d'un symptôme auquel on a voulu donner, dans ces derniers temps, une très-grande valeur : nous voulons parler de l'*achromatopsie* ou impossibilité de distinguer les couleurs, ou mieux de la *dyscromatopsie* ou difficulté de distinguer les couleurs, qui se montrent dans presque tous les cas d'atrophie, à quelque variété qu'appartienne celle-ci.

Nous avons dit (page 67) comment on devait procéder à la recherche de ce symptôme, et déjà, à cette même place, nous avons fait observer qu'il était loin d'avoir toute l'importance que quelques auteurs ont voulu lui attribuer. Il n'en est pas moins utile à signaler, quoiqu'il ne présente pas une grande régularité dans ses manifestations. Tantôt ce sont certaines couleurs qui cessent d'être perçues les premières, tantôt, au contraire, c'en sont d'autres.

Le plus souvent c'est la perception du vert qui disparaît la première; puis vient le rouge et enfin le jaune; finalement le bleu seul est encore perçu; et lorsque la faculté de reconnaître celui-ci disparaît à son tour, la dyscromatopsie fait place à l'achromatopsie véritable. Si alors le malade achromatope regarde une des couleurs dont la perception est perdue pour lui, il n'éprouve plus que la sensation du *clair* et du *foncé*, mais rien de plus : les couleurs pâles paraissent *blanches*, les foncées *grises*.

Les autres symptômes fournis par l'examen général ne doivent pas, nous l'avons déjà dit, être négligés, car souvent on pourra avoir quelque difficulté à poser le diagnostic de l'une ou l'autre forme d'atrophie. C'est alors que le commémoratif ou les signes tirés de l'examen de la santé générale, ont une grande valeur.

Dans l'atrophie suite de tabes, les troubles visuels sont généralement accompagnés d'autres symptômes nerveux, douleurs de tête, vertiges, douleurs fulgurantes, névralgies, troubles de la sensibilité et de la motricité, qui sont liés à la maladie générale. Dans la sclérose en plaques disséminées, outre les symptômes dont nous venons de parler, le tremblement caractéristique (Charcot) aura une grande valeur pour poser le pronostic *quoad cecitatem*, puisque nous avons vu que cette affection entraîne le plus souvent une *amblyopie* plus ou moins accusée, et qu'elle est, au contraire, rarement suivie d'*amaurose* absolue.

Enfin, le commémoratif aura aussi une grande valeur pour nous aider à poser le diagnostic, dans un cas d'atrophie avec excavation, afin d'éviter de prendre cette excavation pour celle qui accompagne le glaucome.

Étiologie. — Cette partie de l'histoire de l'atrophie ne nous arrêtera pas longtemps. L'atrophie, en effet, est toujours la conséquence d'une autre affection générale ou locale, de sorte qu'il ne peut être possible d'en indiquer les causes d'une façon suffisamment précise, pour faire comprendre le mécanisme de sa production, sans entrer, sur l'affection productrice, dans des détails qui ne seraient pas à leur place ici.

Nous rappellerons cependant que l'atrophie grise succède le plus souvent à une sclérose de la moelle épinière ou de l'encéphale, tantôt disséminée irrégulièrement dans l'épaisseur du tissu nerveux, comme dans la sclérose en plaques disséminées, tantôt suivant une distribution régulière, occupant une région nettement circonscrite de la moelle seule, comme dans la sclérose des cordons postérieurs ou tabes dorsualis. Ces affections ont été décrites d'une façon si magistrale par Charcot, que ce serait, tout au moins, de la témérité de notre part, que d'oser en tracer l'histoire après lui. Il nous semble de beaucoup préférable de renvoyer le lecteur aux leçons du savant clinicien.

On rencontre encore l'atrophie grise dans la paralysie progressive, le ramollissement cérébral : aussi a-t-on quelquefois l'occasion d'observer des malades atteints d'atrophie des nerfs optiques, ne présentant aucun trouble de leurs facultés mentales, au moment du début des troubles visuels, et qui, plus tard, sont tout à coup pris de démence. C'est encore cette même variété d'atrophie du nerf optique qui, dans le diabète sucré, dans la glycosurie, motive les troubles visuels qui accompagnent souvent cette affection. C'est même particulièrement dans les cas où le diabète reconnaissait pour point de départ une cause traumatique, telle qu'une chute sur la partie postérieure de la tête, que l'atrophie du nerf optique a été rencontrée ici comme cause d'amblyopie.

L'atrophie blanche, de son côté, est le plus souvent la conséquence de la névrite optique. Nous avons assez longuement insisté sur cette affection dans cet ouvrage, pour nous éviter de rentrer de nouveau ici dans des détails circonstanciés sur le mode de développement de la dégénérescence du nerf optique.

Une variété particulière d'atrophie, qui est souvent cause d'amblyopie héréditaire, en ligne directe ou collatérale, est celle qui débute, en général, contrairement à ce qui a lieu pour les autres formes d'atrophie, par un scotôme central (Leber). Presque toujours alors l'atrophie reconnaît pour cause une névrite du tronc du nerf optique, dans sa partie intra-orbitaire ou intracranienne. C'est à cette névrite qu'on a donné plus particulièrement le nom de *névrite rétro-bulbaire* (de Græfe).

Enfin, l'atrophie du nerf optique se développe quelquefois à la suite de certaines affections intra-oculaires, telles que le glaucome, l'atrophie concentrique de la rétine (rétinite pigmentaire), ou l'embolie de l'artère centrale de la rétine. Dans ces deux derniers cas, la variété d'atrophie a des caractères particuliers qui seront bien mieux à leur place dans le paragraphe suivant.

Diagnostic. — D'après les caractères que nous avons décrits, le diagnostic de l'atrophie du nerf optique n'est, le plus souvent, pas très-difficile. Le changement de coloration de l'extrémité intra-oculaire du nerf, la disparition, ou tout au moins la diminution du calibre des vaisseaux sanguins, la lame fenêtrée largement mise à nu, l'amblyopie, le rétrécissement du champ visuel, la dyschromatopsie ou l'achromatopsie, ne doivent pas permettre à un médecin tant soit peu versé dans l'ophthalmologie, de commettre une erreur de longue durée.

Tout l'intérêt du diagnostic réside dans la recherche de la variété d'atrophie en présence de laquelle on se trouve, ainsi que de la cause qui a pu produire la lésion. C'est aujourd'hui un fait avéré et admis par tous les auteurs, que les altérations du fond de l'œil peuvent souvent mettre le médecin sur la voie du diagnostic d'une affection générale qui, au moins pendant un certain temps, ne se caractérise que par des troubles visuels. Les symptômes ophthalmoscopiques peuvent même être les seuls symptômes objectivement démontrables, d'une affection générale encore latente. Cette proposition, dont l'importance n'échappera à personne, est rarement aussi vraie que pour l'atrophie. Non-seulement, en effet, la constatation de celle-ci met souvent sur la voie pour reconnaître une affection dont le malade est actuellement atteint, mais encore elle permet souvent de prévoir, parfois longtemps d'avance, l'éclosion d'une maladic gravo qui n'existe pas encore. Cela est surtout vrai pour l'atrophie symptomatique de l'ataxie. Plusieurs fois les ophthalmologistes ont pu prévoir le développement de cette terrible maladie bien longtemps avant son apparition, rien qu'en examinant le disque du nerf optique et en y constatant les caractères de l'atrophie grise. Nous avons eu nous-même l'occasion de l'observer maintes et maintes fois.

Pour ceux qui auraient quelque doute à cet égard, nous nous contenterons de citer les deux cas rapportés par Charcot.

Dans l'un, les douleurs fulgurantes, qui marquent habituellement le début de l'ataxie, ne se montrèrent que dix ans après le développement d'une cécité complète. Dans l'autre, ce n'est que trois ans après la cécité que parurent les premières douleurs fulgurantes. Dans ces deux cas, l'ophthalmoscope montrait l'atrophie grise des nerfs optiques. Tout récemment (janvier 1878), nous revoyions, avec tous les signes d'un tabes manifeste, un malade que nous avions vu pour la première fois en juin 1869, et qui, à cette époque, était déjà atteint d'atrophie grise des nerfs optiques, complète à l'œil gauche et fort avancée à l'œil droit.

Mais pour porter le diagnostic d'ataxie, il importe de pouvoir distinguer l'atrophie qui lui est spéciale des autres variétés d'atrophies. C'est donc surtout avec l'atrophie blanche, et particulièrement avec celle qui succède à la névrite, que le diagnostic doit être établi.

Lorsque la névrite est à son début, que l'on a sous les yeux la *staunngs-papille* de de Græfe, le diagnostic est on ne peut plus facile. La tuméfaction énorme de l'extrémité intra-oculaire du nerf, le défaut de netteté de ses contours, la turgescence de ses artères et de ses capillaires, la dilatation de ses veines, etc., que nous avons étudiés en leur place, sont assez caractéristiques pour que l'idée d'une atrophie ne puisse venir à l'esprit. D'ailleurs, les phénomènes fonctionnels concomitants, troubles visuels débutant par les deux yeux et souvent brusquement, absence de diminution concentrique du champ visuel, viendraient fixer un diagnostic douteux.

Mais que l'examen ne soit fait que longtemps après le début, alors que les signes d'étranglement du nerf se sont à peu près effacés, et que seules ses conséquences, l'atrophie, subsiste; l'erreur serait autrement facile. Supposons encore que l'on se trouve en présence d'un cas de névro-rétinite peu ancienne, à laquelle l'atrophie du nerf est en train de succéder. A cette époque, la teinte franchement blanche du disque optique n'est pas encore aussi nette que nous l'avons indiqué en traitant les symptômes de l'atrophie simple, et même il n'est pas rare de voir s'y mélanger une légère pointe de gris, due à l'infiltration du tissu conjonctif. Pour un débutant, tout ceci pourrait apporter une horrible confusion dans son esprit, et le mettre fort dans l'embarras. Il faudra alors avoir recours aux anamnestiques, mode de développement, phénomènes concomitants, signes tirés de la santé générale d'une part, et d'autre part, redoubler d'attention dans l'examen objectif, à l'aide de l'ophthalmoscope.

Parmi les symptômes ophthalmoscopiques, ceux qui ont la plus haute valeur sont : *le contour irrégulier, frangé, mal délimité du disque* et *l'aspect tortueux des vaisseaux, principalement des veines.*

Un autre signe, plus grossier et de moindre valeur, à la vérité, que les précédents, est fourni par l'examen des pupilles.

Dans l'atrophie d'origine tabétique, ces dernières, en effet, *petites et rétractées,* présentent souvent du *myosis.* Elles sont étroites, contractées et occasionnent souvent une sérieuse difficulté de l'examen ophthalmoscopique pour le débutant. Dans l'atrophie suite de névrite, au contraire, les pupilles sont *larges*, *dilatées*, *immobiles*, il y a *mydriasis*, et rien de plus facile alors que l'examen du fond de l'œil.

L'embolie ancienne de l'artère centrale peut aussi donner au disque optique un aspect assez analogue à celui qu'il offre dans l'atrophie grise. Mais le début brusque, la concomitance fréquente d'une hémiplégie ou d'une affection cardiaque, l'aspect caractéristique des vaisseaux, surtout des artères, dilatés à la périphérie, filiformes ou exsangues au centre, tous ces caractères propres à l'embolie et qui ne se rencontrent pas dans le tabes, pourront mettre sur la voie, dans les cas, rares d'ailleurs, où l'aspect du disque serait douteux. Nous reviendrons, du reste, plus loin, à propos de l'embolie de l'artère centrale de la rétine, sur ce point assez intéressant de diagnostic différentiel.

Nous avons vu que la paralysie générale pouvait aussi avoir pour conséquence l'atrophie du nerf optique; mais cette atrophie n'a pas à être distinguée de l'atrophie tabétique; il n'y a pas de diagnostic différentiel à établir; la lésion du fond de l'œil résultant de ce que la maladie générale s'est accompagnée des lésions spinales tabétiques.

Quant à ce qui est de différencier les unes des autres les différentes formes de scléroses, par l'examen du fond de l'œil, la chose est plus difficile, souvent même impossible. L'examen fonctionnel seul, fréquemment répété, peut, jusqu'à un certain point et dans quelques cas, lever les doutes. En effet, nous avons vu que la lésion du nerf optique dans l'ataxie mène rapidement à la cécité, tandis que cela est rare dans la sclérose en plaques, où l'on n'observe souvent qu'un degré plus ou moins marqué d'amblyopie.

Pronostic. — Comme toutes les affections symptomatiques, comme l'ascite, l'hypertrophie du cœur, etc., l'atrophie symptomatique du nerf optique n'a d'autre pronostic que celui des affections qui lui ont donné naissance.

Tout ce que l'on peut dire, c'est qu'au point de vue de la vision, l'atrophie du nerf optique est certainement l'une des altérations les plus graves dont cet organe puisse être atteint. Une fois la lésion produite, elle ne rétrograde plus; le pronostic *quoad restitutionem* est donc absolument fâcheux. Quant au pronostic *quoad cecitatem*, il dépend de la forme d'atrophie d'abord, et ensuite de la marche des symptômes subjectifs et surtout de l'affection générale qui lui a donné naissance.

En général l'atrophie grise est plus grave que l'atrophie simple, car on peut, dans quelques cas, arrêter cette dernière dans son évolution. Quoi qu'il en soit, la diminution rapide de la vision excentrique, facile à apprécier, comme il a été dit plus haut, par l'examen du champ visuel, est un signe de très-mauvais augure, qui doit faire craindre la perte progressive, plus ou moins rapide de la vision.

On se rappellera enfin que dans l'atrophie grise, contrairement à ce qui a lieu pour l'atrophie blanche, il est des cas où la cécité peut ne pas devenir absolue. Le pronostic alors est à tirer des signes fournis par l'examen de la santé générale.

Traitement. — Le traitement de l'atrophie du nerf optique doit, avant tout, être basé sur la recherche très-exacte de la cause qui l'a produite. Il convient, en outre, une fois cette cause reconnue, de déterminer si celle-ci a cessé son action ou si elle agit encore.

Une fois ce point établi, on pourra s'adresser au diverses médications mises habituellement en usage contre la maladie dont l'atrophie n'est que le symptôme.

Quoi qu'il en soit, le traitement de l'atrophie progressive, de quelque nature qu'elle soit, blanche ou grise, demande certainement de la part du médecin une grande circonspection et beaucoup de tact, car « *il est très-difficile de faire du bien, et trop facile d'accélérer les progrès du mal* » (de Græfe).

L'atrophie grise ne reconnaît, en aucune façon, une origine inflammatoire, dans le sens attribué à ce mot autrefois. Un traitement antiphlogistique ou altérant ne serait donc, à coup sûr, aucunement justifiable.

On a préconisé dans ces derniers temps un certain nombre de moyens qui, chose surprenante, ont donné des succès entre les mains de ceux qui les ont mis en avant, tandis que leur action se montrait nulle entre les mains de ceux qui suivaient les conseils de ces auteurs.

C'est ainsi que les injections sous-cutanées de strychnine (A. Nagel), l'application des courants continus (Dor), les inhalations de nitrite d'amyle (Steinheim) ont été tour à tour préconisées. Tout ce que nous en pouvons dire, c'est que nous avons essayé tous ces moyens, et que *jamais* nous n'avons pu constater non-seulement une rétrocession de l'affection, mais même un arrêt dans sa marche.

Dans l'atrophie suite de névrite, on peut espérer arrêter les progrès du mal par un traitement approprié. Nous y avons suffisamment insisté en traitant de cette affection, pour ne pas avoir besoin d'y revenir ici.

Dans l'atrophie consécutive ou symptomatique du tabes dorsualis ou de la sclérose en plaques, il n'y a pas d'autre traitement à opposer au progrès du mal, que celui de l'affection déterminante. Pour ce traitement, nous laissons la parole à des maîtres plus autorisés que nous, et nous renvoyons, entre autres, encore une fois aux leçons de Charcot sur ce sujet.

Un dernier mot comme conclusion : On peut dire que dans l'état actuel de la science, l'atrophie du nerf optique est une affection qui échappe complétement aux moyens que la thérapeutique nous permet de lui opposer.

Consultez : A. von Græfe, *De l'amblyopie et de l'amaurose*, in Clinique ophthalmologique, traduit de l'allemand par Ed. Meyer, Paris, 1866, et *Klinische Monatsblätter*, 1865, p. 131. — M. J. Charcot, *Leçons sur les maladies du système nerveux*, t. I, 1872-73. — C. Schweigger, *Vorlesungen über den Gebrauch des Augenspiegels*, Berlin, 1863. — A. Nagel, *Die Behandlung der Amaurosen mit Strychnin*, Tübingen, 1871. — Dor, *Die Electrotherapie bei Augenkrankheiten*, A. f. O. Bd. XIX, Abt. 3, p. 316-352. — Fœrster, *Compte rendu du Congrès international d'ophthalmologie*, session de Paris 1867, et *Klinische Monatsblätter*, 1869, p. 412. — Steinheim, *Die Behandlung der Amblyopien und Amaurosen mit Amylnitrit*, vorlaüfige Mittheilung, Berliner kl. Wochenschrift, 1876, n° 17.

ART. 5. — APOPLEXIE DU NERF OPTIQUE.

Sous le nom d'*apoplexie du nerf optique* on a décrit les épanchements de sang, soit dans l'épaisseur du nerf, soit entre lui et sa gaîne.

Cette affection présente une grande analogie avec l'apoplexie cérébrale qu'elle accompagne souvent, ou qu'elle précède même quelquefois. Bien que cette altération soit assez rare, il n'est pas d'ophthalmologiste quelque peu occupé qui n'ait eu l'occasion d'en observer un certain nombre de cas.

Anatomie pathologique. — On ne connaît que fort peu d'observations d'apoplexie du nerf optique où, le malade ayant succombé peu après, il ait été possible de constater les lésions produites dans ce cas.

Ce n'était donc que par des vivisections et des expériences sur les animaux, qu'il pouvait devenir possible de constater les phénomènes morbides. C'est ce qu'a très-habilement fait un jeune ophthalmologiste allemand, ex-chef de clinique de Förster, Hugo Magnus. Par des injections de sang dans la gaîne du nerf, ou par la section ou la ligature de celui-ci, il a pu reproduire les différents phénomènes qu'on observe sur le vivant. Ce qu'il fallait surtout, c'était pouvoir distinguer ce qui se produisait dans les deux cas de suspension complète ou d'entrave partielle à la circulation rétinienne. La section du nerf répondait à la première indication. Sa ligature était bien l'expression de la seconde. Néanmoins voici ce qu'on constate d'ordinaire sur l'homme.

L'épanchement sanguin peut se faire dans tous les points du trajet du nerf; c'est au voisinage du globe qu'elle se rencontre de préférence, dans l'espèce de dilatation que présente, auprès de la sclérotique, l'espace intervaginal.

Les caractères du foyer sanguin sont ceux que l'on observe dans les hémorrhagies cérébrales. Au début, le sang collecté, limité par des parois anfractueuses irrégulières, formées soit par les fibres nerveuses dissociées, soit par la gaîne externe épaisse et résistante, est rouge, fluide, analogue au sang qui vient d'être retiré d'un vaisseau. La quantité en est extrêmement variable. Ce n'est quelquefois qu'une sorte de pointillé du nerf; d'autres fois l'épanchement représente à l'extérieur une tumeur fusiforme, allongée, située sur le trajet du nerf et qui en double ou en triple le volume.

Dans un cas, l'épanchement distendait outre mesure la gaîne externe, depuis l'entrée du nerf dans l'orbite jusqu'à son insertion scléroticale (J. Mey).

Par la suite, le sang tend à fuser vers les parties voisines, en suivant soit la direction des fibres nerveuses, soit l'espace intervaginal, rempli par un tissu conjonctif très-lâche, très-élastique et facilement perméable. Cette diffusion peut atteindre la portion intra-oculaire du nerf et la rétine. L'épanchement, dès lors, devenant visible à l'ophthalmoscope, nous reviendrons sur cette particularité quand nous parlerons des symptômes. En même temps que se produit cette diffusion, le sang éprouve des modifications régressives bien connues et décrites tout au long dans les traités de pathologie interne et sur lesquelles nous ne croyons pas devoir insister ici.

Le terme ultime de ces modifications variera suivant le cas. On peut observer une résorption du produit épanché, ce qui suppose qu'il était peu abondant; d'autres fois, les éléments du sang sont peu à peu remplacés par un liquide transparent, pendant que les parois du foyer s'organisent.

Ce serait là un des modes d'origine des hydropisies du nerf optique qui ont été signalés par quelques auteurs (de Wecker, Manz).

La périphérie de l'épanchement est altérée, elle aussi, et sans revenir sur l'infiltration sanguine partie du foyer principal, dont nous venons de parler, on observe non-seulement le tiraillement, la compression violente, la déchirure ou la dissociation des fibres du nerf, mais encore une compression énergique des vaisseaux sanguins qui se trouvent à l'intérieur du nerf. Si la quantité du sang épanché est suffisante pour exercer une compression énergique et circulaire sur le tronc du nerf, il peut en résulter un arrêt de la circulation artérielle, presque aussi complet que celui produit par une embolie de l'artère centrale.

Il va sans dire que ces phénomènes de compression n'ont pas lieu lorsque l'épanchement se fait au voisinage du chiasma ou en arrière du point où l'artère centrale se détache de l'artère ophthalmique pour pénétrer dans le nerf.

Enfin, à ces altérations vient s'ajouter souvent la névrite et quelquefois l'atrophie consécutive du nerf.

Symptômes objectifs. — L'examen ophthalmoscopique révèle un certain nombre de signes qui résultent : 1° de la diffusion du sang vers le disque du nerf; 2° de la compression.

Les signes résultant de la diffusion sanguine peuvent faire défaut; c'est lorsque l'épanchement, siégeant au voisinage du trou optique, est trop peu abondant pour parcourir l'espace intervaginal dans toute son étendue et arriver à la lame fenêtrée.

Lorsque l'épanchement se produit assez près du globe pour fuser à travers la membrane fenêtrée, on aperçoit sur le disque nerveux une ecchymose qui le couvre plus ou moins et qui s'étend sur la rétine avoisinante. Cette ecchymose variera de forme suivant que le sang se sera épanché soit entre la rétine et la choroïde, soit en suivant la direction des fibres d'épanouissement du nerf optique.

Dans le premier cas, les hémorrhagies seront étalées, diffuses, peu colorées; dans le second, elles affecteront la forme en éventail et seront d'un rouge plus ou moins vif, en même temps que leurs dimensions seront plus restreintes.

Ces hémorrhagies s'accompagnent généralement d'un léger trouble du corps vitré, tout comme dans le cas d'hémorrhagie rétinienne. Ce trouble des milieux tient à la transsudation directe des éléments fluides du sang. Si on a soin d'examiner le fond de l'œil sous différentes incidences, il est facile de constater que ce trouble ne siége pas dans le corps vitré lui-même, mais qu'il constitue une mince couche étalée entre la rétine et la limitante interne.

Les phénomènes produits par la compression du nerf et de ses vaisseaux se rapprochent de ceux qui résultent et de l'embolie de l'artère centrale et de la névrite par étranglement. Du côté des vaisseaux, on observe une extrême minceur des artères et une hyperémie veineuse considérable; dans les parties périphériques, on peut voir apparaître des caillots foncés, ondulants, siégeant dans les deux ordres de vaisseaux.

Il y a la plus grande variété dans la netteté de ces symptômes, suivant le degré d'obstacle apporté à la circulation par la compression.

L'extrémité intra-oculaire du nerf optique et les parties voisines de la rétine, principalement du côté de la macula, sont œdémateuses; leur coloration est gris blanchâtre; la macula elle-même présente une coloration rouge cerise circonscrite, très-nette, qui est due à un effet de contraste; les parties voisines pâlissant pendant que la macula conserve à peu près sa coloration normale.

Lorsque la maladie est déjà ancienne, que le sang a été en partie résorbé, il peut rester, au niveau du disque, une pigmentation anormale (Knapp, de Wecker) qui persiste très-longtemps et qui peut être remplacée ou accompagnée ultérieurement par une véritable atrophie du nerf.

Symptômes subjectifs. — L'apoplexie du nerf optique ayant pour conséquence la destruction brusque, totale ou partielle des fibres nerveuses, le trouble fonctionnel qu'elle détermine sera le développement rapide, en quelque sorte instantané, d'une cécité absolue ou d'une restriction d'étendue variable, mais toujours considérable, du champ visuel.

Dans quelques circonstances, ce symptôme aura été précédé de prodromes à marche irrégulière, tels que des obnubilations plus ou moins passagères, pouvant aller jusqu'à une véritable cécité fugace, des photopsies, l'apparition de véritables éclairs dans le champ visuel, etc.

La cécité absolue est rare; il faut pour cela un épanchement considérable, que l'on a rarement l'occasion d'observer; dans la plupart des cas, une portion des fibres nerveuses échappe à la destruction. La forme et l'étendue de la partie conservée du champ visuel dépendent de la disposition et du nombre de ces fibres demeurées intactes. Si l'apoplexie occupe uniquement l'espace intervaginal, ce seront les fibres périphériques du tronc nerveux qui auront à souffrir, et, partant, les parties périphériques du champ visuel qui feront défaut. S'il n'y a que quelques faisceaux de fibres atteints, on aura une altération en forme de secteur. Si toute une moitié du tronc nerveux est altérée, ce sera une moitié du champ visuel qui manquera.

Enfin, si l'apoplexie s'est faite au centre, on aura un scotome central, avec conservation de la périphérie du champ visuel (H. Magnus).

Marche, durée, terminaison. — La marche de la maladie, comme l'intensité des symptômes, varient avec la quantité de sang épanché. Une hémorrhagie assez considérable pour entraîner brusquement une cécité absolue, doit amener dans le nerf optique des désordres irrémédiables: aussi, lorsqu'un accident semblable se manifeste, il reste bien peu d'espoir de voir la vue se rétablir, même partiellement. Il n'en est pas de même lorsque l'épanchement est circonscrit; sa résorption peut avoir pour conséquence le rétablissement à peu près intégral des fonctions du nerf.

Il est même permis de penser que ces amblyopies subites et passagères, si difficiles à expliquer, qui ont été signalées, à plusieurs reprises, comme ayant précédé une cécité subite, durable, reconnaissaient pour cause de petits épanchements sanguins dans le tronc du nerf optique (H. Magnus).

Étiologie. — Les épanchements sanguins du nerf optique peuvent résulter d'une cause traumatique, car malgré sa situation profonde, le nerf optique peut être atteint par des blessures ou des corps étrangers pénétrant dans l'orbite. De Wecker attribue au tiraillement du nerf optique, pendant une strabotomie, un cas d'apoplexie de la rétine qu'il a eu l'occasion d'observer. Mais on conçoit sans peine que cette cause sera rarement observée dans la pratique, et que le plus souvent on aura affaire à une cause centrale.

On a invoqué comme cause d'apoplexie dans la gaîne du nerf (de Wecker), la compression du sinus caverneux qui, en gênant la circulation de retour dans les veines qui s'y abouchent, favoriserait la rupture des vaisseaux. Nous ne pouvons nous rallier à cette opinion, à laquelle on peut faire les mêmes objections que celles qui ont été faites à propos de la névrite, que l'on a voulu expliquer par un mécanisme analogue (voy. pages 631-632).

Mais il en est tout autrement de l'altération des vaisseaux. C'est à cette cause qu'il faut attribuer la plupart des hémorrhagies du nerf optique, qui, sous ce rapport, comme sous bien d'autres, se rapprochent encore des hémorrhagies cérébrales.

La principale des altérations artérielles susceptibles d'en déterminer la rupture, est la dégénérescence athéromateuse, que l'on rencontre si souvent chez les vieillards ou les alcooliques. Il est probable, bien que cela n'ait pas été indiqué dans les rares autopsies que possède la science, que la rupture vasculaire est précédée du développement de ces anévrysmes miliaires si bien étudiés par Charcot, Bouchard et Liouville, et dont il sera question plus loin, à propos des hémorrhagies rétiniennes.

A côté de cette cause, qui est surtout prédisposante, il faut en signaler d'autres, occasionnelles, notées par les auteurs, telles que les quintes de toux, l'éternument, les efforts violents, qui seraient sans action sur des artères normales.

Diagnostic différentiel. — L'apoplexie rétinienne peut être confondue avec l'embolie de l'artère centrale de la rétine, et les symptômes, entre ces deux affections, sont quelquefois tellement semblables, que quelques auteurs, bien à tort selon nous, se refusent à admettre l'embolie, pour rattacher à l'apoplexie tous les cas où elle a été signalée (Stellwag von Carion).

Dans les deux cas, la cécité se montre subitement et avec les mêmes caractères; par suite, la constatation de ce trouble fonctionnel ne pourra fournir aucun renseignement pour le diagnostic.

Les renseignements fournis, au début, par l'ophthalmoscope, sont plus précis, mais, sauf le cas où l'on constate directement sur le disque la présence du sang épanché dans le nerf, ils manquent encore de certitude.

L'embolie s'accompagnerait d'une anémie des plus prononcées des artères comme des veines, tandis que dans l'apoplexie il y aurait anémie des artères, et au contraire stase veineuse (H. Magnus).

Je ne puis me ranger à cette opinion, bien qu'*à priori* elle semble très-naturelle, parce que dans le cas d'embolie publié par moi, et où l'autopsie démontra l'exactitude du diagnostic, il y avait vacuité absolue des artères, et dilatation des veines.

Dans l'apoplexie, l'œdème et l'infiltration de la rétine, ainsi que la tache rouge dans la macula, se produisent immédiatement après l'accident, tandis que ces mêmes symptômes ne se produisent qu'au bout de quelques jours, dans le cas d'embolie.

La recherche du pouls veineux ou artériel, obtenu par la pression du doigt sur le globe, peut fournir quelques renseignements : s'il n'y a qu'une simple gêne dans la circulation, comme cela a lieu dans le cas d'apoplexie, cette pression pourra encore, quelle que soit la minceur des vaisseaux, provoquer les battements; si, au contraire, la circulation est suspendue complétement, comme cela a lieu lors d'embolie, la pression restera sans effet.

Malgré ces signes, nous le répétons, toutes les fois qu'on ne verra pas sur le disque, ou à ses limites, se produire une véritable ecchymose, il sera prudent d'attendre quelque temps avant de se prononcer.

Les difficultés sont bien moindres lorsque l'on examine le malade à une époque éloignée du début de la maladie, parce que les apoplexies du nerf optique ont très-souvent pour conséquence, outre l'atrophie du disque, le développement de la pigmentation dont il a été question plus haut.

Pronostic. — Le pronostic résulte de ce que nous avons dit des symptômes et de la marche de la maladie. Une simple lacune dans le champ visuel sera généralement suivie de guérison; mais le pronostic, même dans ce cas, doit être réservé, car on doit toujours craindre que l'apoplexie du nerf optique soit l'une des premières manifestations d'une maladie générale du système artériel, qui peut déterminer ultérieurement des accidents plus graves.

La cécité complète d'un œil, consécutive à l'apoplexie du nerf, ne guérit que rarement, avons-nous dit, pour la cause que nous avons précédemment indiquée; elle est, en outre, d'un mauvais présage pour le second œil, qui peut devenir le siége d'un accident de même nature.

Traitement. — Le traitement de l'apoplexie du nerf optique doit être très-énergiquement antiphlogistique et dérivatif. A cet égard, la première indication à remplir est celle de l'apposition à la nuque d'un exutoire, cautère, ou de préférence, séton. Ajoutons à cela les larges onctions mercurielles (2 à 4 grammes d'onguent napolitain matin et soir), les purgatifs répétés, les sinapismes et les pédiluves, les acides minéraux à l'intérieur, et nous aurons à peu près indiqué tout ce qu'il est possible de faire. Ce traitement ne reste, malgré tout, que trop souvent inutile, de sorte que l'apoplexie du nerf optique se termine généralement par l'atrophie plus ou moins complète du nerf. Souvent aussi, l'apoplexie du nerf n'étant qu'un phénomène précurseur, le malade succombe, à une époque plus ou moins rapprochée, à une hémorrhagie cérébrale.

Consultez : KNAPP, *Ueber pathologische Pigmentbildung in der Sehnervenscheibe und Netzhaut*, A. f. O. Bd. XIV, Abt. 1, S. 252 et seq. — L. VON WECKER, *Bluterg üsse im Sehnerven, und pathologische Pigmentablagerung in der Sehnervenscheibe*, Klinische Monatsblätter für Augenheilk. Bd. VI, 1868. — HUGO MAGNUS, *Die Sehnerven Blütungen*, Leipzig, 1874.

ART. 6. — TUMEURS DU NERF OPTIQUE.

Les tumeurs que l'on observe sur le nerf optique peuvent s'y être développées primitivement ou consécutivement à l'envahissement de tumeurs du voisinage.

Les premières seules nous occuperont ici, car elles seules appartiennent en propre au nerf, tandis que les autres doivent trouver leur description avec les néoplasies des parties qui en ont été le point de départ.

Ces tumeurs sont fort rares. Steffan, qui en a donné une bibliographie fort soigneusement rassemblée, n'en a pu trouver, dans la littérature chirurgicale, que 19 cas. A ce chiffre il convient d'en ajouter deux fort beaux exemples, l'un dû à Breschet (1838), l'autre à Roux (1844). Ce dernier surtout est fort caractéristique.

Anatomie pathologique. — Les tumeurs qui ont été rencontrées dans le nerf optique sont des *névromes*, des *fibromes*, des *myxomes* et des *gliomes*. On y a signalé aussi (Neumann) un *psammome*, c'est-à-dire une tumeur dont la constitution était identique à celles des *fongus de la dure-mère*. On peut même voir, dans ce fait, une confirmation nouvelle de l'identité entre la dure-mère et la gaîne externe du nerf optique.

Toutes ces tumeurs, par conséquent, appartiennent à la classe des *néoplasies conjonctives*.

Mais de toutes ces tumeurs, celles que l'on rencontre le plus fréquemment c'est le *myxome* (Virchow) ou *tumeur colloïde* (Laennec), *collonema* (J. Müller), *sarcoma gelatinosum, sive hyalinum* (Rokitansky), *cancer du nerf optique* (Roux). La fréquence du myxome est telle que *jamais* on n'a rencontré sur le nerf optique une tumeur dont les éléments histologiques ne soient combinés à ceux du myxome, de sorte qu'au lieu de dire qu'on rencontre diverses espèces de tumeurs sur le nerf optique, il serait plus juste de dire qu'on n'y rencontre que les différentes variétés de myxomes. C'est ainsi qu'on y a rencontré le myxome cystoïde, le myxome fibreux, le myxome fibromateux, le myxo-sarcome (Recklinghausen) et le myxo-gliome (Goldzieher).

Quoi qu'il en soit de ces diverses variétés, voici les caractères essentiels des tumeurs que l'on rencontre habituellement sur le nerf optique.

La tumeur, une fois enlevée de l'orbite, présente un volume variable : dans le cas que nous avons publié, elle avait le volume d'un œuf de poule, mais je dois dire que c'est là une des plus volumineuses qui aient été observées. Sa couleur est grisâtre, gris rosé ou rougeâtre, ou encore gris jaunâtre sale. Elle est lisse dans toute son étendue, de forme sphéroïdale, quelquefois lobulée ou mamelonnée. Parfois elle semble résulter de la juxtaposition de plusieurs tumeurs plus petites, variant du volume d'un œuf de serin à celui d'un œuf de pigeon. Son caractère le plus remarquable, c'est sa consistance molasse, en quelque sorte fluctuante. Il semble qu'elle soit constituée par un amas de gélatine tremblotant à la moindre secousse, contenu dans une enveloppe plus ou moins épaisse et résistante, qui n'est autre chose que la gaîne externe du nerf, distendue et amincie. Ce caractère est parfois si prononcé, que l'on a pu prendre ces tumeurs pour des kystes muqueux (Rothmund jun.).

A la coupe, il s'en échappe un liquide visqueux et gluant, trouble, gris jaunâtre, filant entre les doigts, qui donne les réactions caractéristiques de la mucine; la tumeur s'affaisse alors plus ou moins, suivant la facilité avec laquelle a pu se faire l'écoulement du liquide, contenu dans des sortes d'alvéoles formées par des cloisons fibreuses en nombre variable.

Au centre de la tumeur on peut retrouver en partie le nerf optique, traversé par son artère encore perméable. On le reconnaît facilement à sa coloration jaunâtre, ainsi qu'à l'aspect de sa coupe, semblable à de la moelle de jonc.

Les cloisons fibreuses dont nous venons de parler partent du nerf pour aboutir à la gaîne externe.

D'après ces caractères, il est facile de conclure que la tumeur a pris son point de départ entre les deux gaînes du nerf, c'est-à-dire dans l'espace intervaginal.

Ces rapports du nerf et de la tumeur ont pu faire dire à Roux « *qu'elle se trouvait comme embrochée par le nerf* ». En effet, lorsqu'on ne retrouve pas le nerf au centre de la tumeur, on le voit au moins toujours aux deux extrémités, y entrer et en sortir, et on peut en suivre les faisceaux, dissociés et épaissis, à l'intérieur, au moins pendant un certain trajet. Dans le cas que j'ai observé, les faisceaux de fibres du nerf, à la partie antérieure de la tumeur, s'y distribuaient en forme d'éventail.

La gaîne externe, avons-nous dit, est le plus souvent amincie et distendue. On l'a cependant vue épaissie (Rothmund jun., Goldzieher). La gaîne interne est toujours plus épaisse qu'à l'état normal.

Quant au nerf, en dehors de la tumeur, il présente deux caractères remarquables : 1° il est toujours sensiblement augmenté de volume, de sorte qu'en dehors de la tumeur, son diamètre peut être de 7 à 8 millimètres, au lieu de 5 qu'il mesure à l'état normal ; en outre, 2° on y constate tous les caractères de la névrite.

L'examen histologique des tumeurs du nerf optique montre qu'elles se développent toujours aux dépens de la névroglie (Virchow) ou périnèvre (Robin).

Elles sont constituées par une trame cellulo-fibreuse limitant des espaces ou alvéoles dans lesquels on rencontre, avec le liquide dont il a été question tout à l'heure, des cellules de différentes formes, quelques-unes grandes, rondes, présentant un grand noyau à contenu presque hyalin; ce sont les cellules mucipares (Virchow). D'autres cellules revêtent la forme étoilée; quelques-unes sont fusiformes. D'autres ont subi la dégénérescence graisseuse, et c'est lorsque leur nombre est suffisant que se montre le myxome lipomateux.

Les fibres du nerf, que l'on peut voir même à l'œil nu en certains points, ne tardent pas à se séparer, comme nous le disions tout à l'heure, en forme d'éventail, puis elles disparaissent peu à peu, au fur et à mesure qu'elles s'enfoncent dans l'épaisseur de la tumeur.

Symptômes objectifs. — Ceux-ci doivent se distinguer en *signes extérieurs* et en *signes ophthalmoscopiques.*

Parmi les premiers, l'exophthalmos ou protrusion du globe en avant, occupe la première et la plus importante place.

Cette propulsion, dont le mécanisme s'explique de lui-même, est caractérisée par ce fait que l'œil reste d'ordinaire dans la direction normale; il n'est dévié ni dans un sens, ni dans l'autre, contrairement à ce qui a lieu, en général, pour les autres tumeurs de l'orbite.

La mobilité est diminuée, mais elle n'est pas abolie ; c'est là un signe précieux pour le diagnostic et pour le pronostic. Il indique, en effet, que la tumeur n'est pas une tumeur susceptible d'envahir, *de détruire* les tissus voisins, nerfs et muscles, et que, partant, elle est de nature relativement bénigne.

De Græfe, qui a attiré l'attention sur ce point, y attachait une grande importance et lui reconnaissait une haute valeur diagnostique.

Lorsque la maladie a fait des progrès, la tumeur peut, sinon envahir, du moins comprimer les tissus voisins, et leurs fonctions s'en trouvent gênées d'autant. Outre la restriction dans la motilité du globe, on observe, lorsque la tumeur atteint les nerfs ciliaires, la parésie de l'iris et même, plus tard, l'ulcération névro-paralytique de la cornée (Stellwag von Carion).

La rotation du globe s'effectue autour de son centre de rotation normal, tant qu'il reste encore une certaine épaisseur de tissu cellulaire entre lui et la tumeur; mais lorsque cette dernière a envahi le tissu cellulaire, le centre des rotations se trouve déplacé.

La palpation fait reconnaître que le globe repose sur une masse lobulée, molasse, semi-fluctuante, qui se laisse quelque peu déprimer. La compression ne détermine aucune douleur; si on pratique l'exploration sous-palpébrale (de Græfe), on peut s'assurer qu'il n'existe ni corps résistant, ni pulsations. Le stéthoscope ne fait percevoir aucun bruit de souffle.

Les *signes ophthalmoscopiques* se montrent généralement au début de la maladie; ils sont très-analogues à ceux de la névrite par étranglement ou de la névro-rétinite (de Græfe, Steffan).

C'est d'abord une stase veineuse manifeste dans l'extrémité intra-oculaire du nerf, assez semblable à celle de la névrite par étranglement, mais qui en diffère par ce fait, que le disque du nerf optique, lors de névrite, offre une saillie plus prononcée vers l'un de ses côtés, tandis que cela n'a pas lieu dans le cas de tumeurs.

Un peu plus tard, à ces phénomènes du début succède l'atrophie blanche. C'est ce qui avait lieu chez notre malade, que nous n'avons pu observer qu'alors que le début remontait déjà à plusieurs années.

Chez elle, en effet, les vaisseaux tortueux, les bords de l'extrémité intra-oculaire du nerf déchiquetés, sa coloration blanche, attestaient qu'il avait dû y avoir là des phénomènes d'étranglement. Mais au moment de l'examen, le disque du nerf présentait surtout les caractères de l'atrophie simple.

Symptômes subjectifs. — Comme trouble fonctionnel, le malade est frappé dès le début par l'amblyopie, qui, amenant une diminution graduelle de la vision, ne tarde pas à se terminer par la cécité absolue.

Cette cécité s'explique par l'interruption dans la conductibilité des éléments du nerf à la suite de la compression, de l'atrophie et de la destruction des fibres nerveuses qui entrent dans sa constitution, et dont nous avons indiqué les caractères à propos de l'anatomie pathologique.

Les malades n'éprouvent *aucune douleur* lancinante ou pongitive. Pas de douleurs non plus, nous l'avons déjà dit, à la pression. Tout ce qu'accusent les malades, c'est une sensation vague causée, d'une part, par la distension de la paupière, et d'autre part, par les tractions que la tumeur exerce sur les muscles.

Marche. — La marche de ces tumeurs est généralement fort lente; mais l'accroissement en est fatal, et si l'on n'intervient pas chirurgicalement, au bout d'un temps qui peut atteindre huit à dix ans, elles finissent toujours par acquérir un volume considérable. Dans ces conditions, les tissus voisins sont envahis à leur tour, et c'est ainsi que dans le cas que nous avons observé personnellement, le muscle droit externe était détruit par la tumeur, de sorte que, contrairement à ce qui se produit d'ordinaire, le globe oculaire, parfaitemeut conservé, était luxé en dedans et en bas.

Étiologie. — Les tumeurs du nerf optique, les myxomes purs surtout, semblent se développer de préférence sur les jeunes sujets. Dans les différents cas publiés jusqu'ici, et où on a noté l'âge des malades, on voit que ceux-ci étaient âgés de quatre à vingt-quatre ans. En outre, comme la marche de la maladie est très-lente, et que les malades n'ont toujours été observés qu'à une date éloignée du début, il est permis d'admettre que cette affection se développe pendant les premières années de la vie. Un fait digne de remarque, c'est que c'est surtout lorsqu'on rencontre des tumeurs sur des sujets âgés de douze à vingt ans, que la néoplasie semble plus bénigne. Sur les sujets plus jeunes, le gliome se joint facilement au myxome, tandis que sur ceux qui ont dépassé la vingtième année, on rencontre plutôt, associés aux éléments du myxome, ceux du sarcome.

Quant à la cause immédiate du développement des tumeurs du nerf optique, elle est absolument ignorée. Toutes les tumeurs de ce genre sont survenues, en quelque sorte, spontanément, sans qu'il soit possible de les rattacher à une cause appréciable quelconque.

Diagnostic. — Il importe de chercher tout d'abord à s'assurer du siége de la tumeur dans l'orbite, puis de chercher à se faire une opinion quant à sa gravité. Mais il n'est pas toujours facile de trancher ces deux questions, en raison de la situation profonde de la tumeur derrière l'œil, organe délicat et sensible, et à cause surtout de la présence des paupières et de l'aponévrose orbito-oculaire à la partie antérieure de l'orbite, de sorte que la tumeur n'est accessible que par une partie limitée de sa face antérieure. En outre, le coussinet cellulo-adipeux de l'orbite, refoulé en avant par la tumeur, peut ne pas avoir encore été très-altéré dans son volume, de sorte que le diagnostic peut être obscurci d'autant. Néanmoins, le diagnostic pourra être basé sur les considérations suivantes :

1° Protrusion directe du globe, sans déviation latérale, contrairement à ce qui a lieu pour une tumeur qui serait placée en dehors de l'axe de l'orbite.

2° Conservation de mouvements relativement assez étendus du globe.

3° Cécité survenue de bonne heure et qui indique, par conséquent, que le nerf n'a pas seulement été dévié par la tumeur intra-orbitaire, mais que ses éléments constitutifs ont été détruits.

4° Lenteur de la marche.

5° Date éloignée du début.

6° A l'ophthalmoscope, signes d'ancienne névrite, sur le disque du nerf optique.

Pronostic. — Les tumeurs du nerf optique ayant pour premier effet de le détruire, le pronostic est donc aussi grave que possible relativement à la vision.

Il n'en est pas de même lorsqu'on cherche l'influence que peuvent exercer ces maladies sur la santé générale. Le pronostic, à ce point de vue, dépend essentiellement de la nature de la tumeur. Il est relativement bénin lorsque la tumeur est un myxome, c'est-à-dire dans l'immense majorité des cas. Les tumeurs de cette nature n'entraînent la mort que lorsque, par incurie ou par pusillanimité, les sujets ne veulent pas se soumettre à l'opération; elles ne récidivent pas sur place, ni à distance, quand le malade en a été *totalement* débarrassé. Mais il ne faut pas oublier qu'on a observé des cas de myxome généralisé (Virchow), et il faudrait se garder de ranger un pareil cas dans la catégorie des métastases.

Il n'en est plus de même des sarcomes et des gliomes, dont on rencontre quelquefois les éléments unis à ceux du myxome. De cette façon, les tumeurs du nerf optique acquièrent une malignité extrême, de sorte que, une fois enlevées, non-seulement elles récidivent sur place, mais on peut encore les voir se développer dans divers points du corps, où elles deviennent rapidement mortelles.

Traitement. — Le seul traitement rationnel à opposer à ces tumeurs est l'extirpation, et il va sans dire qu'il n'y a pas à songer à la conservation du globe oculaire. Tout ce que l'on peut dire, c'est que, chez les jeunes sujets surtout, cette opération peut être retardée sans grand inconvénient, puisque ces tumeurs sont bénignes. Il y aurait même avantage à agir de la sorte chez les enfants, parce que l'on permettrait ainsi le développement régulier de l'orbite, avantage qui n'est pas à dédaigner, si on se reporte à ce qui a été dit à l'article sur la prothèse oculaire, p. 456.

Il ne faudrait pourtant pas exagérer notre pensée à cet égard, et laisser à la tumeur le temps d'envahir trop loin les parties postérieures du nerf. L'étendue de l'exophthalmos, toujours proportionnelle au volume de la tumeur, sera le meilleur guide pour indiquer le moment où l'intervention est urgente.

On ne doit pas oublier non plus que, si ces tumeurs ne récidivent pas, elles ont, il est vrai, la tendance à l'accroissement continu. — La moindre partie laissée en place suffit au développement d'une nouvelle masse néoplasique. On doit donc toujours s'assurer qu'elles ont été enlevées en entier.

L'opération se pratiquera en deux temps. Dans un premier temps on énucléera le globe comme il a été dit plus haut (p. 202); puis dans un second temps, la commissure externe des paupières étant largement incisée, les deux paupières seront écartées vers le rebord orbitaire correspondant. On pourra alors extraire sans difficulté tout le contenu de l'orbite. Cela fait, on réunira l'incision de la commissure externe des paupières par une ou deux sutures à points noués.

On conseillait autrefois, afin de se mettre plus sûrement à l'abri des récidives, d'employer le cautère actuel pour terminer l'opération. Cette pratique barbare est inutile, lorsque l'on s'est bien assuré que toute la tumeur a été enlevée; elle est en outre dangereuse, car elle peut devenir le point de départ d'une méningo-encéphalite, qui peut déjà se développer spontanément à la suite de l'opération, ainsi que cela eut lieu dans le cas de Roux.

Consultez : BRESCHET, in GLUGE, *Anatom. Mikrosk. Untersuchungen*, Heft. II, S. 133, Minden, 1838. — ARON HEYMANN, *De neuromate nervi optici*, Diss. Inaug., Berlin, 1842. — ROUX, *Gazette des hôp.*, 1844, n° 91, p. 362. — ROTHMUND jun., *Klinische Monatsblätter f. Augenheilkunde*, 1863, p. 261. — A. VON GRÆFE, A. f. O. Bd. X, Abt. 1, S. 193. — R. VIRCHOW, *Onkologie*, Bd. I, S. 425. — JACOBSON sen., A. f. O. Bd. XIX, Abt. 2, S. 55-78. — A. SICHEL fils, *Gazette hebdom.*, 1871, n°s 8 et 10, p. 131-134 et 165-167. — GOLDZIEHER, A. f. O. Bd. XIX, Abt. 3, S. 119. — STEFFAN, *Jahresbericht der Augenheilanstalt*, Frankfurt a. M. 1873-1874, S. 33-38.

ART. 7. — EXCAVATION DU NERF OPTIQUE.

L'excavation du nerf optique se rencontre à l'*état physiologique* et à l'*état pathologique*.

A l'*état physiologique*, elle ne constitue, à vrai dire, que l'exagération d'une particularité de structure du nerf optique.

A l'*état pathologique*, elle se rencontre dans deux circonstances différentes : 1° comme conséquence de l'atrophie simple de la substance nerveuse; 2° comme conséquence de l'exagération de la tension intra-oculaire dans le glaucome, dont elle constitue, on le sait, dans certaines circonstances, le caractère le plus important.

Les excavations pathologiques ont été étudiées avec les maladies dans lesquelles elles se rencontrent, aussi ne ferons-nous pas ici leur histoire complète; nous nous bornerons à décrire leurs caractères généraux et les moyens propres à faire reconnaître l'excavation, quelle qu'en soit la nature. Puis nous décrirons les signes propres à chaque variété, ce qui nous permettra d'en faire le diagnostic différentiel.

Lorsqu'on examine le fond d'un œil qui présente une excavation, c'est d'abord l'aspect des vaisseaux qui frappe le plus.

Si, fixant un de ceux-ci à quelque distance du disque, on le suit en remontant vers son point d'émergence, on constate qu'il suit une direction à peu près rectiligne, depuis le point où l'on commence à le voir sur la rétine, jusqu'au niveau de celui où il atteint le nerf optique. Mais à partir de là sa direction change.

On remarque, en effet, que là, ce vaisseau subit une *brusque déviation*, qu'il forme une sorte de *crochet* plus ou moins prononcé, à peine sensible lorsque l'excavation est insignifiante, très-net, très-appréciable, au contraire, lorsque l'excavation est quelque peu prononcée.

On constate, en même temps, que la partie située sur le disque nerveux, au delà du crochet, cesse d'avoir la netteté de la première portion observée; le vaisseau devient de plus en plus pâle et flou; il finit presque par disparaître au regard, absolument comme s'il s'enfonçait dans un brouillard (Mauthner).

D'autres fois on observe au niveau du coude vasculaire, surtout lorsque c'est une veine que l'on examine, une sorte de renflement arrondi et de coloration plus foncée; d'autres fois encore, la partie déviée semble déplacée par rapport à la première, de façon que leur ensemble présente la forme de la lettre Z. Ces apparences indiquent que l'excavation, au lieu de se produire graduellement et insensiblement, se fait au contraire brusquement.

Dans les cas très-prononcés, que l'on n'a guère l'occasion d'observer dans les excavations physiologiques, mais que nous retrouverons fréquemment dans les excavations glaucomateuses, alors que les bords de la dépression sont taillés à pic, le vaisseau présente une interruption brusque et ses deux portions paraissent séparées par un intervalle d'étendue variable, de sorte que l'on pourrait croire que les deux tronçons ne sont pas la continuation l'un de l'autre.

L'existence de cette excavation est rendue plus nette encore au moyen des *déplacements parallactiques* de la lentille objective, mode d'exploration que nous avons déjà signalé dans le cours de cet ouvrage et dont nous avions réservé la description pour cet article, parce que c'est surtout dans la recherche des changements de niveau du nerf optique qu'il est d'un grand secours.

Les déplacements parallactiques sont ceux qui se produisent lorsqu'on fait subir à l'axe principal de la lentille objective, lors d'examen à l'image renversée, des déplacements parallèles à lui-même.

Pour bien comprendre l'influence de ces mouvements, il suffit de se reporter à la figure ci-dessous.

Soient en effet *a* et *b* (fig. 88) deux points du disque du nerf optique, situés sur des plans différents, mais sur la ligne de visée de l'observateur. Si ce dernier interpose entre ces deux points et son œil, un verre biconvexe dont le centre optique soit en O, les points *a* et *b* viendront fournir, sur l'axe principal de la lentille, qui n'est autre que la ligne de visée de l'observateur, une image réelle et renversée de ces points, en a' et b'. Si maintenant on produit un mouvement parallactique de la lentille, c'est-à-dire si on la porte en O', les points a et b donneront leur image, a, en a'', sur la ligne aO', et b, en b'', sur la ligne bO'. Or il suffit de considérer la figure, pour constater que le point b'' s'est écarté du point a'' dans le sens transversal, pour s'en rapprocher, au contraire, si la lentille vient à être reportée en son point initial O.

Or le bord et le fond d'une excavation sont dans la situation réciproque des points a et b, et, par suite, lors de mouvements parallactiques de la lentille, ils sembleront se mouvoir l'un au-devant de l'autre.

Ce phénomène peut du reste être constaté encore plus facilement en explorant à l'image droite, en raison du grossissement que fournit ce procédé d'examen. De la sorte, il se montre d'une façon particulièrement saisissante; seulement, comme dans ces circonstances, c'est le cristallin du sujet qui fait

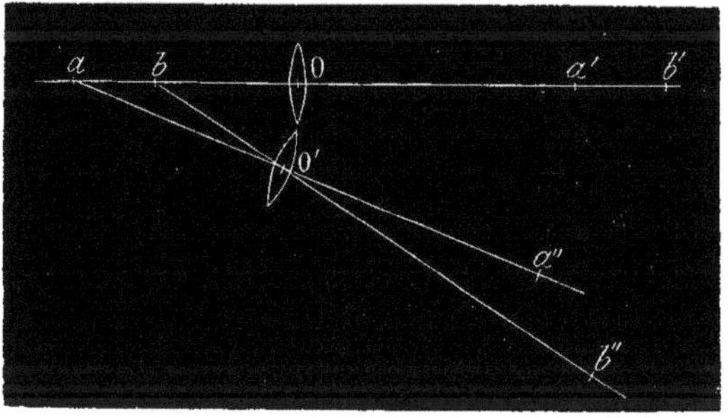

Fig. 88.

fonction de lentille objective, les déplacements devront être exécutés par la tête de l'observateur, qui dans ce but se penchera alternativement à droite et à gauche.

Un autre signe facile à reconnaître à l'image droite et qui, lui aussi, est une conséquence immédiate des propriétés des lentilles, est le suivant : lorsque l'on observe attentivement les bords de l'excavation, l'œil de l'observateur est adapté pour cette distance et on les voit nettement. Mais alors le fond ne se trouve pas *au point*, par suite il apparaît peu distinct, flou; pour le voir avec netteté, il faut, ou bien se rapprocher de l'œil observé, ou bien placer en arrière de l'ophthalmoscope un verre concave d'autant plus puissant que la différence de niveau sera plus prononcée. Mais, dès lors, le phénomène inverse se produira : le fond de l'excavation apparaîtra net et distinct, tandis que les bords en seront floux et diffus. Pour peu, du reste, que l'on soit maître de son accommodation, on pourra se passer du secours du verre concave; on arrivera au même but en contractant ou en relâchant son accommodation, selon que l'on fixera le plan de la rétine ou la profondeur de la partie excavée, et réciproquement.

Il est bon de faire observer pourtant que si l'on veut être renseigné sur le degré de la dépression et en apprécier avec quelque exactitude la profondeur, l'emploi du verre concave additionnel peut être indispensable, car lui seul peut nous en donner *la mesure exacte*, puisqu'il faut le choisir d'autant plus puissant que l'excavation est plus profonde. Sans le secours de ce verre, on constatera seulement qu'il faut se rapprocher d'autant plus que la dépression est plus accusée.

Enfin, un excellent moyen d'observation est donné par l'ophthalmoscope binoculaire de Giraud Teulon, qui fournit immédiatement la sensation du relief.

A. — *Excavation physiologique.*

A l'état normal, le nerf optique ne fait pas de saillie dans l'intérieur du globe, ainsi que semblerait l'indiquer le nom de *papille* généralement et improprement employé par les auteurs, pour désigner le disque blanchâtre que l'on voit à l'ophthalmoscope dans le fond de l'œil, au niveau du point où le nerf, traversant la sclérotique, pénètre dans l'intérieur du globe oculaire. Nous ne saurions en effet considérer comme un véritable relief la légère ondulation que présente le plan de l'extrémité intra-oculaire du nerf optique, lorsqu'on en fait une coupe perpendiculaire à ce plan et dirigée dans le sens des vaisseaux centraux. Aussi avons-nous adopté, nous l'avons déjà fait remarquer, comme plus conforme à la réalité, la dénomination employée par nos confrères anglais de *disque du nerf optique*, à laquelle s'attache l'idée d'un plan arrondi.

Mais si l'ensemble du disque représente exactement un plan, il n'en est pas de même de sa partie centrale.

En ce point, au niveau de l'émergence des vaisseaux, on observe toujours un léger enfoncement infundibuliforme, le *foramen centrale*, dont la profondeur est en général insignifiante, mais qui, chez certains sujets, présente parfois des dimensions appréciables et constitue l'anomalie de structure désignée sous le nom d'*excavation physiologique*, particularité qui n'a rien d'incompatible avec une intégrité parfaite du sens de la vue, bien qu'à la vérité on puisse la considérer comme un vice de conformation.

L'excavation physiologique se reconnaît aux caractères suivants :

Au voisinage de l'émergence des vaisseaux, on constate que le foramen centrale présente des dimensions beaucoup plus grandes qu'à l'état normal. Au lieu d'être un simple petit point brillant, c'est ici une petite surface, éclatante, arrondie, de dimension variable, de façon à occuper la moitié ou les deux tiers de la surface du disque optique. Là se voit nettement l'aspect caractéristique de la lame criblée, ce qui présente assez de ressemblance avec de la moelle de jonc. Cette petite tache est entourée d'un limbe arrondi, d'un gris rosé, de largeur variable, qui sépare la partie centrale du disque, de la rétine avoisinante. Cette zone de séparation fait partie intégrante du nerf optique. Si maintenant on observe les vaisseaux, on voit que c'est à la limite entre la tache brillante et le bord interne de la zone gris rosé, qu'ils exécutent la brusque courbure dont nous avons parlé aux caractères généraux. Ainsi donc, ce qui caractérise surtout, et à première vue, cette excavation, c'est que *son bord ne coïncide pas avec le bord du disque nerveux.*

La zone intermédiaire n'a pas partout la même largeur. Elle est toujours plus large du côté nasal que du côté temporal, ce qui résulte de la plus grande abondance des fibres nerveuses à la partie interne du nerf optique.

Il résulte de cette disposition que l'excavation semble résulter de ce que le foramen centrale a été rejeté dans la direction de la macula (H. Müller).

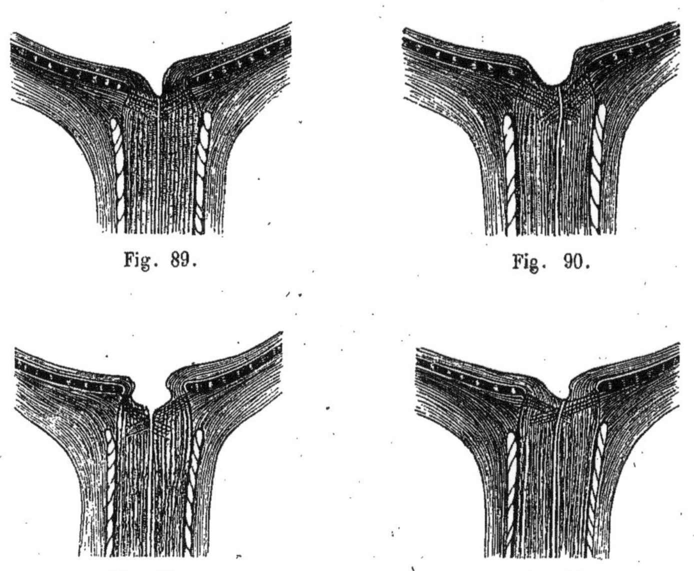

Fig. 89. Fig. 90.

Fig. 91. Fig. 92.

C'est également du côté interne que se trouvent les plus volumineux vaisseaux; mais on en rencontre aussi un certain nombre sur la partie externe, et leur existance y est constante, contrairement à ce qui a lieu pour les excavations atrophiques.

La forme de cette excavation présente les types les plus divers.

Tantôt la dépression se fait graduellement, de façon à donner à l'excavation la figure d'un cône à sommet postérieur (fig. 89); tantôt cette dépression est brusque et affecte alors une forme presque cylindrique (fig. 90). Dans d'autres circonstances, les bords de l'excavation surplombent le fond, de telle sorte que l'enfoncement présente la forme d'un tronc de cône dont l'extrémité supérieure est tournée en avant (fig. 91). D'autres fois les bords surplombent d'un côté, s'abaissent graduellement de l'autre, de façon à présenter la forme de la figure 92.

Si maintenant aux signes que nous venons d'indiquer on ajoute ceux que nous avons signalés aux caractères généraux, il sera facile de se figurer, par la pensée, l'aspect que doit présenter l'excavation physiologique; aussi n'y insisterons-nous pas davantage.

B. — *Excavation atrophique.*

En traitant de l'atrophie blanche du nerf optique, nous avons déjà dit que la disparition des fibres nerveuses faisait apercevoir la lame fenêtrée de la sclérotique. Or celle-ci, on se le rappelle, est située sur un plan postérieur ou, si on préfère, plus profond que le niveau de la choroïde, qui déjà lui-même est plus en arrière que le plan de la rétine. De là résulte que le disque du nerf optique semble maintenant situé plus profondément que la rétine, au-devant de laquelle il fait, au contraire, à l'état normal, cette légère saillie qui lui a valu le nom de papille. C'est cet affaissement *apparent* du disque optique auquel on est convenu de donner le nom d'*excavation atrophique.* Nous en avons déjà indiqué plus haut quelques caractères (p. 639), aussi nous bornerons-nous ici à les reprendre succinctement, en les comparant avec ceux que l'on rencontre dans les deux autres formes d'excavation.

En général, cette excavation porte sur *toute la surface du disque;* il n'existe aucun limbe de tissu nerveux normal entre l'excavation et les limites rétiniennes du disque, ce qui établit déjà une différence capitale entre l'excavation dont il s'agit ici et celle que l'on rencontre à l'état physiologique et qui vient d'être décrite tout à l'heure.

Mais l'aspect de la partie excavée diffère encore, dans les deux cas, par d'autres caractères qui, pour être moins typiques que le précédent, n'en offrent pas moins un grand intérêt.

Le fond de l'excavation est plus brillant; il offre au plus haut degré l'*aspect de moelle de jonc,* aspect dont on connaît la cause, dans l'un comme dans l'autre cas; enfin le limbe sclérotical qui entoure le disque, même à l'état normal, ressort d'une façon particulièrement nette, ce qui donne aux contours de celui-ci un éclat particulier.

Les vaisseaux ne présentent pas ici des caractères bien tranchés, comparativement à ce qu'ils sont dans l'excavation physiologique; aussi est-ce surtout pour distintinguer l'excavation qui nous occupe, de l'excavation glaucomateuse, que ces caractères sont utiles à étudier. C'est pourquoi nous préférons réserver leur énumération et leur description au moment où nous traiterons du diagnostic différentiel des trois formes d'excavation.

C. — *Excavation glaucomateuse.*

L'excavation glaucomateuse, ou *excavation par refoulement*, est toujours beaucoup plus profonde que les précédentes. La dépression peut même être telle que le fond de l'excavation arrive à *dépasser* la surface postérieure de la sclérotique. C'est-à-dire que le fond de l'excavation coïncide alors, non-seulement avec le lieu de la lame fenêtrée, mais que la face antérieure de cette dernière elle-même est située plus profondément que la surface correspondante de la sclérotique avoisinante. La forme de cette dépression est généralement celle représentée figure 91.

C'est à la disposition de ces altérations anatomo-pathologiques qu'il faut attribuer les caractères spéciaux que nous avons mentionnés à l'article glaucôme (p. 508-512). La description que nous en avons donnée en ce lieu nous dispensera sans doute d'y revenir ici.

Diagnostic différentiel. — La possibilité de distinguer les trois espèces d'excavation entre elles est d'une haute valeur, car il faut se garder de croire, ainsi qu'y sont trop portés les commençants ou les personnes peu familiarisées avec l'ophthalmologie, que le terme *excavation du nerf optique* est synonyme de *glaucome.*

Il nous paraît donc indispensable de discuter ici les signes propres à éviter au médecin l'erreur, et au malade une opération qui serait rien moins que justifiée.

L'excavation glaucomateuse, la plus importante de toutes, se distingue aux signes suivants : Le bord de la dépression par refoulement coïncide toujours avec le bord du disque nerveux, et ce caractère, qui a une très-grande valeur, lui est pourtant commun avec l'excavation atrophique. Il n'a donc de valeur réelle que pour permettre de distinguer l'excavation par refoulement de l'excavation physiologique, lorsque les autres caractères viennent à faire défaut. Pourtant ce signe, quoiqu'il ait, comme je viens de le dire, une immense valeur chez un malade que l'on examine pour la première fois, est loin d'être aussi absolu que certains auteurs semblent le croire. Il peut se faire, en effet, ainsi que nous avons pu le constater maintes fois, que, lorsque l'excavation se développe progressivement, dans un cas de glaucome consécutif par exemple, la dépression se produise d'abord sur les parties centrales, laissant subsister pour un certain temps, entre son domaine et les bords du disque, une zone de tissu nerveux normal, de largeur variable, dont le diamètre diminue, il est vrai, progressivement, pour finir enfin par disparaître par la coïncidence de son bord interne avec la circonférence limitante du disque.

Il convient de ne pas perdre de vue non plus que, chez un sujet déjà pourvu d'une excavation physiologique très-prononcée, il peut se faire que l'on constate, à la palpation, une légère augmentation de la tension intra-oculaire. De celle-ci pourra résulter une exagération de l'excavation physiologique qui lui donnera en partie les signes de l'excavation par refoulement.

Si l'on veut alors faire la part de ce qui revient à chacune de ses deux lésions, la chose n'est pas toujours facile et le diagnostic ne peut être fourni que par la recherche des autres signes du glaucome.

L'aspect du fond de l'excavation, au lieu d'être blanc, uniforme comme dans l'excavation atrophique, présente des variétés de teinte très-caractéristiques. Ici, le tissu est blanc, mate, comme lorsque le disque est atrophié; là, la coloration est grisâtre ou légèrement bleuâtre; à côté la teinte est foncée, et cette dernière coloration, qui n'est autre chose que l'ombre portée par les bords sur le fond de l'excavation, se déplace avec l'incidence des rayons lumineux, suivant les modifications de la position du miroir. Son étendue, d'autant plus prononcée que l'excavation a une plus grande profondeur, peut donner une bonne idée de cette dernière.

En outre, on est frappé par le chatoiement marbré du disque nerveux qui résulte de la façon différente dont les rayons de lumière incidente en frappent la surface (Mauthner). Ce n'est que tout à fait sur le fond de l'excavation, que les rayons émanés de l'ophthalmoscope rencontrent un plan un peu uniforme. Dans tout le reste du disque, les rayons sont réfléchis diversement, et le déplacement de la source lumineuse produit un miroitement caractéristique.

Le bord de l'excavation est souvent entouré d'un anneau étroit et clair provenant de l'atrophie complète de l'anneau choroïdien qui entoure le nerf optique au moment où il traverse la membrane vasculaire. Cette atrophie choroïdienne est de nature identique à celle que l'on constate dans le cas de scléro-choroïdite postérieure (Schweigger).

Souvent cet anneau n'est pas régulier ; il est alors plus large du côté temporal, et donne une image très-analogue à celle du staphylome postérieur. Ce signe est surtout important lorsqu'il s'agit de savoir si on est en présence d'une excavation atrophique ou d'une dépression glaucomateuse très-ancienne, dans laquelle les fibres nerveuses ont subi une certaine atrophie, conséquence de la compression à laquelle elles ont été soumises pendant longtemps.

C'est dans ce dernier cas que cet anneau d'atrophie choroïdienne dont nous venons de parler, ne manque jamais, tandis que jamais on ne le rencontre dans une excavation atrophique. Il faut pourtant bien faire attention à un fait : c'est qu'il faut que l'atrophie choroïdienne fasse autour du disque *un anneau complet*. Si cet anneau était incomplet, qu'il eût plus ou moins la forme d'*un croissant*, on pourrait être en présence d'une légère sclérectasie ayant précédé l'atrophie du disque, chez un sujet primitivement myope, devenu ataxique. Deux fois nous avons constaté ce fait et montré l'erreur dans laquelle on était tombé en voulant faire subir à ces malades une iridectomie qui naturellement fût restée sans effet.

Dans l'excavation atrophique, la profondeur de celle-ci ne peut jamais dépasser l'épaisseur de la rétine et de la choroïde, car elle ne résulte simplement que de l'atrophie des fibres nerveuses sur le disque. Pour que cette profondeur fût plus grande, il faudrait qu'il eût préexisté une excavation physiologique, et alors cette exagération de profondeur ne porterait que sur le centre et non sur les bords.

Dans l'excavation glaucomateuse ou par refoulement, la dépression peut atteindre une grande profondeur, car au refoulement de la lame fenêtrée de la sclérotique vient, dans certains cas où la maladie est ancienne, s'ajouter l'atrophie des fibres nerveuses. Aussi n'est-il pas absolument rare de la voir atteindre jusqu'à 1,5 mil. de profondeur et au delà (H. Müller).

Mais les points les plus importants du diagnostic différentiel sont fournis par l'examen des vaisseaux.

Nous ne reviendrons pas sur la différence essentielle qui existe, au point de vue de la netteté de leurs contours, selon qu'on les examine au bord ou au fond de l'excavation, nous l'avons indiquée dans nos généralités. Nous nous bornerons à dire que, dans les cas d'excavation physiologique, le défaut de netteté résultant d'une différence de niveau, ne sera jamais aussi prononcé que dans le cas d'excavation par refoulement, puisque la profondeur de la dépression n'atteint de semblables proportions dans aucune autre circonstance. Les déplacements parallactiques de la lentille objective sont aussi d'un puissant secours, car ils nous montrent nettement le déplacement des bords de l'excavation physiologique ou glaucomateuse, au-devant du fond, tandis que dans l'excavation atrophique, la profondeur n'est jamais assez grande pour que ce phénomène optique puisse se produire.

De même, si l'ophthalmoscope binoculaire nous donne bien la sensation du relief dans l'excavation glaucomateuse et l'excavation physiologique, il ne nous apprend pour ainsi dire rien, dans le cas d'excavation atrophique. Cependant un doute pourra se présenter à l'esprit, pour savoir s'il s'agit d'une excavation atrophique ou d'une excavation glaucomateuse, lorsque, sur un sujet, l'excavation atrophique aura été précédée d'une excavation physiologique un peu prononcée, surtout si l'anneau d'atrophie choroïdienne fait défaut. Il est alors un autre signe, fourni par l'examen de ces mêmes vaisseaux, signe qui, à cause de cela, est pour nous de la plus haute valeur, nous dirions volontiers d'une valeur plus grande que l'excavation elle-même; c'est *le refoulement latéral des vaisseaux vers la paroi interne de l'excavation.* C'est sous l'influence de l'exagération de la tension intra-oculaire seule que se produit ce refoulement. Il pourra être tellement prononcé que le hile vasculaire, le point d'émergence des vaisseaux sur le disque, vienne à être caché sous le bord interne de l'excavation, et que l'extrémité intra-oculaire du nerf semble totalement dépourvue de vaisseaux. Ce fait est, à mon avis, un signe irréfragable de glaucome, lorsque, les autres signes étant peu accusés, on est dans le doute pour savoir s'il s'agit d'une excavation par refoulement ou d'une excavation atrophique développée sur une excavation physiologique préexistante. Dans l'atrophie, en effet, les vaisseaux restent normalement distribués à la surface du disque, quelque profonde que soit l'excavation.

Enfin, dans le point où ils passent de la rétine sur le disque nerveux, les vaisseaux, dans l'excavation par refoulement, présentent presque toujours soit un brusque crochet, soit une véritable interruption. Dans l'excavation par atrophie, au contraire, la courbure de ces vaisseaux est toujours plus progressive, et il est surtout fort rare qu'ils présentent une véritable interruption.

En résumé, l'excavation physiologique se distingue de l'excavation par refoulement par la présence, dans la première, entre le fond de l'excavation et le bord du disque, d'une zone de tissu nerveux normal; *cette excavation ne va pas jusqu'au bord du disque.*

L'excavation glaucomateuse se distingue de l'excavation atrophique : 1° par la présence, autour du disque, d'un anneau *complet* d'atrophie choroïdienne, et 2° surtout *par le refoulement des vaisseaux vers le côté interne du disque.* Enfin l'excavation atrophique se distingue de l'excavation physiologique par l'absence, dans la première, de la zone de tissu nerveux normal, dont nous venons de parler, ainsi qu'à la teinte blanche, nacrée, éclatante de toute la surface de l'extrémité intra-oculaire du nerf.

Consultez : A. VON GRÆFE, A. f. O. Bd. II, Abt. 1, S. 248-249, et Bd. III, Abt. 2, S. 460-461, Berlin, 1855 et 1857. — FÖRSTER, A. f. O. Bd. III, Abt. 2, S. 81, Berlin, 1857. — ED. VON JÆGER, *Die Einstellung des dioptrischen Apparates im Auge* Wien 1861, S. 31. — C. SCHWEIGGER, *Vorlesungen über den Gebrauch des Augenspiegels*, Berlin, 1864. — L. MAUTHNER, *Lehrbuch der Ophthalmoscopie*, Wien, 1868. — L. DE WECKER et ED. DE JÆGER, *Traité des maladies du fond de l'œil et atlas d'ophthalmoscopie*, Paris et Vienne, 1870.

ART. 8. — ANOMALIES CONGÉNITALES DU NERF OPTIQUE.

Ainsi que nous l'avons déjà indiqué en traitant de l'anatomie du nerf optique, on a signalé comme des anomalies de son développement l'*absence congénitale complète* (Haller, Magendie), l'*absence de son entre-croisement* avec celui du côté opposé (Vésale, Schön) ou le *simple accolement* des deux nerfs, sans toutefois qu'il y ait, en quoi que ce soit, réunion ou fusion entre eux.

L'absence du nerf optique n'est pas toujours complète. On voit parfois la place du nerf occupée par un mince cordon de tissu conjonctif dépourvu d'éléments nerveux, et qu'à cause de cela quelques auteurs ont considéré comme n'étant autre chose que la gaîne du nerf, expansion de la dure-mère, ne contenant aucun des éléments nerveux.

L'absence complète du nerf à été rencontrée comme conséquence de l'absence congénitale de l'œil dans son entier, vice de conformation généralement connu sous le nom *anophthalmus congenitus.* L'absence partielle, au contraire, se montre lorsque l'œil, dans son entier, a subi pendant la vie intra-utérine un arrêt de développement, anomalie connue sous le nom de *microphthalmus congenitus.* C'est à l'arrêt de développement, ou plutôt à l'absence partielle du nerf, qu'il faudrait même rapporter l'amblyopie, toujours assez prononcée, qui accompagne le microphthalmus.

On a également signalé l'absence plus ou moins complète des vaisseaux centraux du nerf (de Græfe, Mooren). Ici, on observait toujours, malgré une acuïté relativement bonne de la vue centrale, le rétrécissement, très-accusé et concentrique, du champ visuel et l'*héméralopie.* En outre, presque tous les sujets atteints de cette altération, qui ne s'accompagnait d'aucune autre lésion profonde de l'œil, étaient jeunes et issus de mariages consanguins (Mooren). On pourrait donc être tenté, ainsi que le fait observer Mooren, de considérer ces cas de vice de conformation comme ne constituant, à vrai dire, qu'une variété de ce qu'on a nommé *rétinite pigmentaire sans pigment* (de Græfe), altération que nous décrirons plus loin sous le nom d'atrophie concentrique de la rétine et où nous reparlerons du fait qui nous occupe ici. Nous y renvoyons donc le lecteur.

Toutes les anomalies dont il vient d'être question plus haut sont, en général, bornées à la partie du nerf située en avant du chiasma, du côté périphérique (Manz). Les bandelettes optiques, au contraire, peuvent présenter dans tous ces cas, en apparence du moins, leur structure normale.

Une des plus curieuses anomalies congénitales du nerf optique est, sans contredit, celle qui a été décrite sous le nom de *colobome de la gaîne* de ce nerf (Liebreich). C'est la seule anomalie qui, à part l'atrophie congénitale, se révèle par des signes ophthalmoscopiques dignes d'intérêt.

Elle se montre sous forme d'un disque arrondi, brillant, très-analogue, par son aspect, à celui fourni par la sclérectasie postérieure; elle ne s'en distingue du reste que par sa teinte plus grisâtre et par la différence de forme. On y observe des stries et des lignes opaques, qui doivent être rapportées à des plis. En outre, la disposition des vaisseaux y montre les signes d'une excavation assez profonde, mais irrégulière.

Au point de vue anatomique, le colobome de la gaîne du nerf optique est caractérisé par la présence, dans le point où la gaîne externe s'insère et se confond avec la sclérotique, d'une dilatation de cette gaîne en forme de poche. Au-devant de cette poche se trouve tendue une membrane fine et délicate de structure indéterminée, mais qui pourrait bien être la rétine, dépourvue de ces éléments nerveux et bornée à sa charpente conjonctive. Cette altération coïncide du reste presque toujours avec le colobome de la choroïde et de l'iris.

C'est à tort que certains auteurs (de Wecker) prétendent que le colobome de la gaîne du nerf optique pourrait se rencontrer sur des yeux jouissant d'une acuïté parfaite. Cela peut être vrai pour la vue centrale. Mais pour la vision excentrique, il existe toujours dans le champ visuel un scotome plus ou moins étendu, qui peut même occuper l'étendue d'un secteur, à cause de la présence simultanée du colobome de l'iris et de la choroïde. Sur un assez grand nombre de sujets atteints de colobome de la choroïde que j'ai eu occasion d'examiner, j'ai, en effet, toujours constaté la présence d'une lacune fort étendue dans le champ visuel.

Ce fait tendrait donc à confirmer l'opinion qui veut que, dans tout le domaine du colobome, les éléments nerveux manquent dans la rétine, et que celle-ci n'y soit uniquement bornée qu'à son tissu conjonctif, c'est-à-dire à sa charpente.

En outre, tous les yeux sur lesquels existent le colobome sont toujours atteints d'une notable diminution de l'acuïté visuelle.

Consultez : MOOREN, *Ophthalmiatrische Beobachtungen*, Berlin, 1867, p. 260. — LIEBREICH, A. f. O. Bd. V, Abt. 1, S. 241, 1859. — MANZ, in *Handbuch der gesammten Augenheilkunde* von ALF. GRÆFE und THEO. SAEMISCH, Bd. II, cap. VI, p. 99.

ART. 9. — OPÉRATIONS QUI SE PRATIQUENT SUR LE NERF OPTIQUE.

Les seules opérations qui aient été pratiquées jusqu'ici sur le nerf optique sont :

A. La névrotomie intra-orbitaire (de Græfe).

B. Le débridement de la gaîne externe et de l'anneau sclérotical (de Wecker).

A. *Névrotomie intra-orbitaire du nerf optique.* — Dans certaines circonstances bien déterminées, il peut devenir utile et même nécessaire de pratiquer la section du nerf optique, en arrière du globe oculaire, dans un point plus ou moins reculé de l'orbite, quelquefois même en un point aussi éloigné que possible de son point d'entrée dans le globe oculaire.

C'est en 1867 que de Græfe a proposé, pour la première fois, de pratiquer la section intra-orbitaire du nerf optique, pour remédier à certaines hallucinations de la vue qui surviennent chez les sujets présentant des yeux très-anciennement atrophiés, par suite d'irido-choroïdite ou de cyélite, et renfermant des productions calcaires ou osseuses, consécutives à l'évolution de l'une ou l'autre de ces deux maladies. Ces mêmes hallucinations de la vue s'observent également dans les yeux atteints de décollement de la rétine complet et ancien.

Chez les premiers sujets surtout, la compression de la rétine par les produits calcaires ou osseux, qui jouent alors le rôle de véritables corps étrangers, donne lieu à des sensations lumineuses subjectives, à des photopsies, qui deviennent souvent fort pénibles, parce que l'irritation rétinienne se transmet au cerveau.

Alors surviennent de véritables hallucinations psychiques, et, jour et nuit, les malades se figurent avoir devant les yeux les produits les plus extraordinaires de l'imagination et de la mémoire. C'est même là ce qui distingue les hallucinations cérébrales des hallucinations visuelles proprement dites, car ces dernières ne donnent guère lieu qu'à des visions de figures géométriques (de Græfe).

Outre ce but, et dans un tout autre ordre d'idées, la section du nerf optique peut être d'une haute importance. Nous voulons parler des cas de tumeurs intra-oculaires, gliome rétinien ou sarcome de la choroïde, où le début de la maladie remontant déjà loin, on est en droit de craindre que l'affection se soit frayé une route à l'extérieur, en suivant l'espace intervaginal du nerf optique. Que de fois, en effet, en pratiquant l'énucléation, en semblable circonstance, ne s'est-on pas aperçu, une fois l'œil énucléé, que le nerf optique était déjà envahi par la néoplasie !

Certes, dans ces cas, on peut, si on s'en aperçoit à temps, chercher à réséquer, séance tenante, une portion du bout orbitaire du nerf. Mais cette manœuvre est parfois fort difficile, et pour y réussir il faut faire subir aux parties des délabrements qui ne sont pas toujours exempts de danger.

Si, d'autre part, on abandonne les choses à elles-mêmes, qu'arrive-t-il? Presque fatalement on voit répulluler la néoplasie, et on se trouve en présence d'une récidive qui emportera sûrement le malade.

Dans ces conditions, la section intra-orbitaire préalable du nerf optique peut permettre de pratiquer l'énucléation en entraînant, avec le globe, une portion du nerf optique, dont les dimensions peuvent varier, au gré de l'opérateur, depuis quelques millimètres jusqu'à 1 centimètre et plus.

Lorsqu'il s'agit seulement de faire cesser les hallucinations dont nous parlions tout à l'heure, il suffit que le nerf soit sectionné, et peu importe dans quel point, car il s'agit simplement ici d'interrompre les rapports entre la rétine et l'encéphale.

Néanmoins, quoique le but à atteindre diffère, cela ne nous paraît pas une raison suffisante pour faire varier le procédé opératoire.

Les instruments nécessaires pour pratiquer l'opération sont :

1° Un névrotome modérément courbé, très-fort, dont la lame mesure 6 à 7 centimètres de longueur ;

2° Une forte pince à dents et à arrêt pour fixer le globe ;

3° Un blépharostat à ressort, modèle de l'auteur.

Opération. — 1er *Temps.* — Le malade étant complétement anesthésié et les paupières écartées aussi largement que possible, l'opérateur saisit, au moyen de la pince, un large pli de la conjonctive, au niveau de l'insertion du muscle droit externe, et même, si faire se peut, cette insertion elle-même.

Il attire alors, aussi fortement que possible, le globe en dedans et à la fois en avant, de façon *à tendre* le plus possible le nerf optique.

L'opérateur enfonce alors, à travers le cul-de-sac conjonctival, dans l'angle externe, entre la commissure des paupières et le globe oculaire, le névrotome, à travers le tissu cellulo-graisseux de l'orbite, en suivant le point d'union de la paroi externe et de la paroi supérieure de l'orbite. Lorsque l'instrument a pénétré d'une quantité jugée suffisante, le manche en est porté quelque peu vers la tempe et la pointe dirigée vers le côté interne de l'orbite, de façon à contourner le nerf. On doit veiller à ce que l'instrument reste à une hauteur convenable et que la pointe ne s'en élève pas trop, pour ne pas s'exposer à comprendre dans la section le muscle releveur de la paupière supérieure.

2° *Temps.* — Le chirurgien, en même temps qu'il exagère encore, si faire se peut, la traction sur le globe oculaire en avant, fait exécuter au névrotome un brusque mouvement de bascule en bas, en même temps qu'il lui imprime un mouvement de rétraction, de façon que l'instrument, rencontrant le nerf optique, en opère la section d'un seul coup. La sensation de *résistance vaincue* indique que l'opération est terminée.

S'il s'agit d'un cas de névrotomie simple, on applique immédiatement un bandage fortement compressif, pour s'opposer à l'hémorrhagie intra-orbitaire.

Dans le cas où, au contraire, l'énucléation est en outre nécessaire, elle est pratiquée séance tenante, ainsi qu'il a été dit plus haut (voy. p. 202).

B. Le débridement de la gaîne externe a été suggéré à de Wecker, par les travaux de Schwalbe et de H. Schmidt, qui ont démontré la communication libre de l'espace sous-arachnoïdien avec l'espace intervaginal du nerf optique. Notre éminent confrère a donc pensé que si la névrite optique, et particulièrement la névrite par étranglement, était due à l'accumulation du liquide arachnoïdien dans l'espace intervaginal du nerf optique, on devrait pouvoir porter un remède efficace à cette dangereuse maladie, en provoquant l'évacuation de ce liquide.

Il a, en conséquence, fait construire un névrotome caché spécial, destiné à aller débrider, à travers l'orbite, la gaîne du nerf optique, en arrière du globe oculaire. Cet ingénieux procédé opératoire, ainsi que l'instrument spécial construit par Mathieu, ont fait le sujet d'une communication fort applaudie, au Congrès universel d'ophthalmologie à Londres, en 1872. De Wecker l'a plusieurs fois mis en pratique, mais il semble que le but qu'il se proposait n'a pas été atteint, l'opération n'ayant point modifié la marche ni les symptômes de la maladie, et n'ayant que quelque peu calmé les douleurs dont les malades étaient atteints.

Aussi cette opération, d'une exécution difficile et qui peut être fort dangereuse, n'a été pratiquée, à ma connaissance, par personne, excepté par son auteur, et ce dernier même semble y avoir renoncé.

Consultez : A. de Græfe, *Compte rendu du Congrès international d'ophthalmologie*, session de 1867 à Paris, p. 59-60. — L. de Wecker, *Compte rendu du Congrès international d'ophthalmologie*, session de 1872, à Londres, p. 11-16 et *Annales d'oculistique*. T. LXIX, 1873, p. 103-104.

SECTION DEUXIÈME.

MALADIES DE LA RÉTINE.

ART. 1er. — INFLAMMATION DE LA RÉTINE. RÉTINITE.

L'inflammation de la rétine, ou du moins les altérations de la membrane nerveuse de l'œil, décrites sous le nom de *rétinite*, se présentent, tantôt à l'état spontané, tantôt à l'état secondaire.

Ce fait est la raison pour laquelle, de tout temps, on a divisé les rétinites en deux grandes classes; nous suivrons cet exemple, qui facilite considérablement l'étude de ces maladies, et nous décrirons successivement :

A. Les rétinites idiopathiques.

B. Les rétinites symptomatiques.

A. — *Rétinites idiopathiques.*

a. — Rétinite séreuse.

La rétinite séreuse est caractérisée par une transsudation séreuse dans l'épaisseur même du tissu de la rétine. Cette maladie est assez fréquente, car elle accompagne, presque toujours, le gonflement ou l'étranglement même de l'extrémité intra-oculaire du nerf optique, ainsi que tous les états où se rencontre la stase sanguine dans les veines rétiniennes.

Anatomie pathologique. — Il est rare que l'on ait l'occasion de faire l'autopsie d'un œil atteint de rétinite séreuse; cette maladie, en effet, se rencontre rarement dans les affections mortelles et, quand le sujet qui en est atteint, vient à succomber d'une maladie intercurrente, les symptômes de cette dernière dominent généralement à un tel point les caractères de la rétinite séreuse, que celle-ci passe complétement inaperçue.

Néanmoins, grâce aux études d'Iwanoff à ce sujet, il nous sera possible de donner un aperçu général des lésions cadavériques de la maladie qui nous occupe.

Le liquide infiltré dans l'épaisseur de la rétine, occupe généralement le pôle postérieur de l'œil, au pourtour du disque du nerf optique et de la macula lutea; il peut néanmoins être situé dans la région équatoriale et même au niveau de l'ora serrata.

D'abord répandu à peu près uniformément dans les couches granuleuses externes, entre les fibres de Müller, qu'il écarte, et le long des parois vasculaires, il ne tarde pas à se collecter en petits foyers disséminés dans la substance nerveuse. Ceux-ci sont souvent pris alors pour des décollements de la rétine. Ces petits foyers vont sans cesse en augmentant de volume, et bientôt, deux ou plusieurs d'entre eux se réunissent pour former une ou plusieurs poches cystoïdes qui, dans quelques cas rares, peuvent se substituer peu à peu au corps vitré, refoulé en avant et résorbé.

Les parois du kyste sont formées, en dehors, par la couche des bâtonnets, en dedans, par la couche des cellules ganglionnaires. Quant aux éléments nerveux de la rétine, ils subissent, de leur côté, d'importantes modifications; les fibres nerveuses qui vont vers la couche des bâtonnets sont les premières à s'atrophier, puis cette couche subit le même sort; les couches internes, probablement en raison de la présence des vaisseaux sanguins au milieu d'elles, résistent plus longtemps que les autres. Il est assez fréquent de voir l'athérome artériel lié à l'existence de ces kystes.

Symptômes objectifs. — Lorsque l'on examine à l'ophthalmoscope le fond d'un œil atteint de rétinite séreuse, ce qui frappe tout d'abord, c'est une teinte grisâtre, plus ou moins prononcée, suivant l'abondance de l'épanchement, au travers de laquelle on ne peut plus apercevoir la choroïde et qui siége principalement au pourtour du disque optique, de la macula lutea, et, en général, de tous les points où la membrane nerveuse présente sa plus grande épaisseur.

Dans ces points, la rétine ne présente pas l'aspect pointillé ou strié que l'on remarque dans les autres rétinites; mais, en revanche, on y constate une hyperémie veineuse considérable, à côté de laquelle on voit les artères notablement diminuées de calibre; ces modifications de circulation s'expliquent par la compression des vaisseaux, due à l'extension du gonflement à l'extrémité intra-oculaire du nerf optique, jusqu'à la lame criblée.

Les gros troncs veineux ayant augmenté d'épaisseur et de longueur, ce qui s'explique facilement par la grande extensibilité des parois vasculaires, ils deviennent plus tortueux qu'à l'état normal et décrivent de nombreuses sinuosités situées, les unes, dans le même plan que la rétine, les autres, dans un plan qui lui est perpendiculaire.

Il en résulte que ces vaisseaux, nettement apparents sur certains points, disparaissent sur d'autres, et semblent interrompus dans leur parcours.

L'examen à l'image droite et surtout l'ophthalmoscope binoculaire, permet de reconnaître que la rétine n'a pas beaucoup augmenté de volume, à moins toutefois que la présence d'une collection cystoïde de liquide n'ait repoussé en avant les couches internes.

L'aspect du disque optique et de la macula n'est pas moins intéressant à connaître que celui des parties qui les avoisinent; plongées, en effet, au milieu des tissus voisins soulevés et décolorés, leurs bords ont perdu la netteté qui les caractérise. On ne distingue plus, au pourtour de l'extrémité intra-oculaire du nerf, les trois zones concentriques qui se remarquent à l'état normal. Leur coloration paraît plus prononcée qu'à l'état normal. Le disque, quelque peu hyperémié, peut, dans quelques cas, être de même couleur que le fond de l'œil environnant, et alors on ne peut que soupçonner son existence, grâce au point d'émergence de l'artère et des veines centrales.

Symptômes subjectifs. — Les symptômes physiologiques sont dus à la compression mécanique exercée par le liquide épanché sur les éléments nerveux. Ceci a pour résultat d'en diminuer la conductibilité. Aussi, ces troubles seront-ils d'autant plus prononcés, que l'épanchement sera plus considérable et qu'il siégera sur les points les plus importants de la rétine. C'est ainsi que, dans le cas où l'œdème occupera l'ora serrata, comme cela a lieu chez les vieillards, les troubles fonctionnels seront nuls; lorsqu'il occupera la zone équatoriale, ils seront à peine sensibles, tandis que, si c'est le pôle postérieur qui est malade, ils présenteront leur maximum d'intensité.

Au début, le malade croit avoir devant les yeux un nuage grisâtre, qui atténue la perception des objets extérieurs, mais qui ne l'empêche pas d'être ébloui par une lumière, même de peu d'intensité. Parfois ce nuage donne lieu à un scotôme qui dérobe à la vue une portion seulement des objets, mais dont la marche est croissante et qui finit par envahir la totalité du champ visuel. Ce dernier peut lui-même présenter les variations les plus diverses, depuis le simple scotôme que nous venons de noter, jusqu'à un obscurcissement zonulaire. Dans ce dernier cas, tandis que la région centrale est à peu de chose près libre, il existe une zone circulaire obscure, plus ou moins éloignée du centre, qui règne tout autour de celui-ci et à laquelle succède une région excentrique parfaitement libre. Ces premiers phénomènes semblent devoir être attribués au début de la transsudation séreuse, encore insuffisante pour amener l'atrophie des éléments nerveux. Mais, au bout de quelque temps, surtout lorsqu'il s'est produit une ou plusieurs collections cystoïdes, la compression augmentant notablement, il se déclare une véritable amblyopie.

Marche, durée, terminaison. — La maladie se termine rarement par résolution; le liquide épanché, lorsqu'il ne se collecte pas en foyers, s'organise peu à peu, donne naissance, çà et là, à des noyaux de nouvelle formation et la maladie se transforme, par conséquent, en rétinite parenchymateuse.

Diagnostic. — Le diagnostic de la rétinite séreuse s'établit au moyen des symptômes que nous venons d'indiquer. La seule maladie avec laquelle elle puisse être confondue, et il faut le dire, l'erreur dans ce cas est assez facile, c'est le décollement rétinien, surtout si le fond de l'œil est occupé par une collection cystoïde volumineuse. Toutefois, le plus souvent, le nombre, la forme des tumeurs, la transparence du liquide, aident à mettre sur la voie (de Wecker).

Causes. — Cette maladie se rencontre principalement chez les vieillards et sur des sujets de constitution délicate. On peut dire avec Iwanoff, que 50 p. 100 des cas qui se présentent dans les cliniques, s'observent sur des sujets de plus de soixante ans. La maladie, surtout lorsqu'elle siége au voisinage de l'ora serrata, doit être attribuée à des troubles de nutrition, dont le développement de la cataracte est une des conséquences.

Traitement. — La rétinite séreuse étant liée à des troubles généraux de nutrition, c'est d'abord contre eux que l'on devra diriger le traitement. En même temps, on essayera de modifier l'état local en soustrayant autant que possible les malades à la lumière et à toutes les autres causes d'irritation. Pour cela, on les placera dans les lieux peu éclairés, on leur fera porter des lunettes bleu de cobalt foncé.

Bien que la maladie ne soit pas, le plus souvent, de nature inflammatoire, on pourra obtenir de bons effets par l'emploi des antiphlogistiques, tels que les émissions sanguines locales, les transpirations abondantes, les frictions mercurielles. Un moyen particulièrement puissant est fourni par les injections hypodermiques de chlorhydrate de pilocarpine, à la dose de 2 à 3 centigr. Les purgatifs ou, mieux encore, les laxatifs, tels que les sels d'Epsom ou de Seignette et l'aloès, ont souvent de grands avantages.

Consultez : IWANOFF, A. f. O. Bd. XV, Abt. 2, p. 88-105. — L. DE WECKER, *Traité des maladies du fond de l'œil*, p. 106 à 112, 1870.

b. — Rétinite parenchymateuse.

La rétinite parenchymateuse est caractérisée par la prolifération du tissu conjonctif, que nous avons vu former la charpente de la rétine, sous les noms de fibres de Müller et de membrane limitante interne ou externe.

Suivant le point où siége cette prolifération, on a cru devoir établir différentes espèces de rétinite parenchymateuse.

C'est ainsi que l'on a décrit la *rétinite interstitielle*, lorsque la maladie siége au voisinage des fibres optiques et de la couche des cellules ganglionnaires.

Cette forme se caractérise par un aspect louche du tissu de la rétine qui masque le fond de l'œil, dans ses portions sous-jacentes. Au pourtour des fibres de Müller qui, s'anastomosant en arcade à ce niveau, comprennent dans leurs mailles les fibres optiques, se développent de nombreuses cellules rondes ou fusiformes de nouvelle formation, des noyaux qui se déposent çà et là, comme de petits grains de raisin. Les couches internes de la membrane nerveuse sont les plus malades, les couches externes restant comparativement saines, au moins dans la première période de la maladie, car elles ne tardent pas, par la suite, à être envahies à leur tour.

Les symptômes ophthalmoscopiques consistent dans un aspect louche du tissu de la rétine, qui ne peut se rapporter à aucune des maladies de cette membrane, mais qui n'est cependant pas assez caractéristique, pour que l'on continue à réserver à l'affection une place distincte dans le cadre nosologique des rétinites.

Il n'en est plus de même, d'une seconde forme de rétinite parenchymateuse à laquelle on a donné le nom de *rétinite périvasculaire*, en raison du siége de la prolifération du tissu conjonctif au voisinage des vaisseaux.

Cette dernière n'a été observée qu'un très-petit nombre de fois. On voit d'abord un épanchement séreux dans l'épaisseur de la rétine. Cet épanchement a pour effet de dissocier les éléments de la membrane nerveuse; bientôt après il se produit une prolifération des éléments cellulaires, au voisinage des vaisseaux et jusque dans leur membrane adventice. On y trouve un grand nombre de noyaux, de forme variable, disséminés au milieu de quelques rares fibres de tissu conjonctif. Cette prolifération des noyaux se montre dans toute l'étendue du parcours du vaisseau, depuis le disque optique jusqu'à ses ramifications périphériques; mais, cependant, il peut exister des interruptions de ces productions dans différents points du parcours du vaisseau.

Par suite de cette altération, la membrane adventice des vaisseaux est sensiblement augmentée de volume, elle devient double et même triple de ce qu'elle est à l'état normal, sans que les tuniques internes et moyennes soient modifiées. Le calibre de la lumière des vaisseaux est resté intact. Cet état s'accompagne d'un assez sensible gonflement de l'entrée du nerf optique ; il se manifeste peu de changement du côté des éléments nerveux. Ce n'est que lorsque la maladie a duré longtemps et que survient le retrait des éléments de nouvelle formation, qu'il peut en résulter des désordres graves pour les éléments nerveux.

A l'ophthalmoscope, la maladie, au début, n'est caractérisée que par un trouble nuageux et diffus de la rétine, qui tient à l'épanchement séreux, irradiant suivant le trajet des vaisseaux; mais, dès que l'épanchement séreux commence à se résorber, les vaisseaux, surtout les plus gros, s'entourent d'une couche blanchâtre, les enveloppant bientôt complétement. Cet état s'accroît de plus en plus, au fur et à mesure que revient la transparence du tissu rétinien, et bientôt les vaisseaux se montrent sous forme de bandelettes blanc grisâtre ou jaunâtre et de dimension un peu supérieure, en diamètre, à celui constaté avant que ce tissu blanchâtre fût visible. Parfois cette couche blanchâtre ou grisâtre est assez épaisse pour masquer complétement la colonne sanguine renfermée dans le vaisseau; d'autres fois on peut voir, dans le trajet des vaisseaux, de véritables interruptions d'étendue variable.

Le point essentiel de cet examen ophthalmoscopique, est l'épaississement des parois vasculaires et leur peu de transparence. L'aspect de cet épaississement varie avec son intensité; tantôt la maladie se borne à une simple strie blanchâtre, sur le côté des vaisseaux et les accompagnant sur leur trajet, tantôt elle atteint un développement tel, que ce n'est qu'avec les plus grandes difficultés qu'on arrive à voir, par transparence, la colonne sanguine intra-vasculaire, sous forme d'un mince filament rougeâtre. Dans les cas les plus accusés, ce filament disparaît à son tour, et l'on n'aperçoit plus, à la place du vaisseau, qu'une sorte de bandelette blanchâtre.

L'altération porte aussi bien sur les artères que sur les veines, néanmoins les gros troncs veineux paraissent y être moins sujets que les troncs artériels de même ordre.

Il existe une troisième forme de rétinite parenchymateuse, qui survient dans des points circonscrits. Aussi de Wecker la désigne-t-il sous le nom de *rétinite par foyers;* elle est caractérisée par des proliférations de tissu conjonctif, bornées au pourtour de la macula ou du disque optique. Cette forme est encore plus rare que les précédentes; aussi n'entrerons-nous pas dans de longs détails à son sujet; il nous suffira de dire que lorsqu'elle existe, l'ophthalmoscope révèle, dans les points où elle siége, des altérations analogues à celles que l'on observe dans la première forme, et qui sont plus marquées lorsque la maladie siége au voisinage du disque optique. La macula présente une tache centrale jaunâtre ou verdâtre, au pourtour de laquelle existe un léger trouble nuageux.

Symptômes subjectifs. — Les signes fonctionnels de la rétinite parenchymateuse sont peu connus. Ils consistent dans un affaiblissement graduel de la vue, en rapport avec les lésions anatomiques, et occupant tantôt la totalité, tantôt une portion limitée du champ visuel. Dans le cas de rétinite parenchymateuse circonscrite, cet affaiblissement consiste dans un scotôme central s'accompagnant des troubles que nous avons signalés, lorsque ce symptôme existe dans d'autres maladies du fond de l'œil, la choroïdite circonscrite par exemple.

Étiologie. — L'étiologie de cette maladie est peu connue, en raison du petit nombre de cas observés jusqu'ici; néanmoins on s'accorde généralement à l'attribuer à l'influence pernicieuse qu'exerce, sur la membrane nerveuse, un éclairage trop vif et trop longtemps prolongé, surtout pendant un travail assidu.

Les rétinites idiopathiques, du reste, sont peu fréquentes. Elles présentent, en général, une grande analogie, soit avec la névro-rétinite, dont nous avons parlé plus haut, soit, et surtout, avec la rétinite spécifique, dont il sera question plus loin. Il est bon de faire remarquer seulement que l'on ne rencontre ici que fort peu de phénomènes du côté de l'extrémité du nerf optique.

Traitement. — Le premier soin doit être de soustraire l'œil aux influences fâcheuses qui semblent avoir déterminé la maladie. On recommandera donc le séjour à l'obscurité, on fera porter aux malades de grandes lunettes à verres teintés en bleu de cobalt foncé. Les émissions sanguines locales, la sangsue artificielle ou les ventouses scarifiées, en applications locales; une médication dérivative, par des laxatifs ou des purgatifs légers; les révulsifs tels que les vésicatoires volants au front, aux tempes ou à la nuque; les mercuriaux, tels sont les moyens à employer de préférence.

Consultez : IWANOFF, A. f. O. Bd. XI, Abt. 1, p. 136-155. — NAGEL, *Klinische Monatsblätter für Augenheilkunde*, 1863, p. 394. — SÆMISCH, *Beiträge zur normalen und pathologischen Anatomie des Auges*, Leipzig, 1862, p. 29. — L. DE WECKER, *Traité des maladies du fond de l'œil*, p. 112-120, Paris et Vienne, 1870.

B. — *Rétinites symptomatiques.*

a. — Rétinite albuminurique ou néphrétique.

De toutes les rétinites secondaires ou symptomatiques, le type le plus parfait, est incontestablement celle qui survient pendant le cours de la maladie de Bright. C'est donc par elle que nous commencerons la description de ces affections de la rétine.

La rétinite albuminurique est une altération particulière de la rétine, qui se développe sous l'influence des lésions rénales accompagnées de la présence de l'albumine dans l'urine. Bien qu'elle ne soit pas un phénomène constant, sa fréquence, pendant le cours de ces affections et surtout, de la maladie de Bright, est telle, qu'elle en constitue plutôt un véritable symptôme, qu'une simple complication (Jaccoud). Nous voyons en effet, en comparant les diverses statistiques faites jusqu'à ce jour, que l'amblyopie a été rencontrée : par Bright, 4 fois sur 47 cas; par Landouzy, 13 fois sur 15 cas; par Frerichs, 6 fois sur 22 cas; par Wagner, 10 fois sur 157 cas; par Lécorché, 7 fois sur 17 cas. Cependant, la rétinite n'est pas extrêmement fréquente et une statistique rigoureuse montrerait qu'elle ne survient guère dans plus de 6 à 7 p. 100 des cas (Förster).

Pendant longtemps on a cru que la rétinite albuminurique était spéciale à la maladie de Bright; mais, aujourd'hui, il est bien démontré qu'on peut la rencontrer aussi dans la dégénérescence amyloïde des reins (Traube), dans la néphrite catarrhale consécutive à la scarlatine, de même que dans certains cas d'hypérémie mécanique des reins, consécutive à la compression de ces organes par l'utérus pendant la grossesse; en un mot, elle peut se rencontrer lors des lésions les plus diverses de la glande urinaire, principalement avec les lésions qui l'affectent d'une façon chronique. On le voit donc, la rétinite spéciale peut se montrer pendant le cours des affections rénales les plus diverses, dès que celles-ci s'accompagnent de la présence de l'albumine dans l'urine. Il est donc plus juste de la désigner sous le nom de ***rétinite albuminurique***, que sous celui de rétinite néphrétique (Mauthner).

Anatomie pathologique. — La maladie affecte généralement les deux yeux, mais elle les atteint souvent l'un après l'autre, et les altérations sont plus marquées d'un côté que de l'autre. Ces altérations sont de trois ordres : c'est d'abord une infiltration séreuse, un véritable œdème de la rétine, principalement localisé vers les bords du disque du nerf optique et qui donne à la membrane nerveuse un aspect trouble, louche, mais néanmoins rougeâtre, au milieu duquel on aperçoit distinctement une notable hypérémie passive ou veineuse, due à la gêne apportée, dans la circulation de la rétine, par l'épaississement de son tissu infiltré. Le centre du disque présente une exagération de l'enfoncement infundibuliforme, due au gonflement des parties voisines et d'autant mieux marquée que ces dernières présenteront une saillie plus prononcée au-dessus du reste du fond de l'œil.

Un deuxième ordre de lésions consiste dans l'hypertrophie, avec sclérose, des éléments conjonctifs de la rétine ; consécutivement à la compression exercée sur ces éléments, surviennent des troubles nutritifs qui amènent leur dégénérescence graisseuse, en même temps que celle des parois vasculaires.

En outre, on rencontre, du côté des fibres nerveuses, une véritable hypertrophie des éléments nerveux, principalement caractérisée par un état variqueux et hypertrophique de ces fibres, altération qui avait été prise par Virchow, pour une hypertrophie des cellules ganglionnaires, ce qui a fait donner à cette altération le nom d'*hypertrophie gangliforme*.

Il résulte de ces altérations une série de petites taches blanchâtres très-éclatantes, réfléchissant fortement la lumière, fixes et isolées, ou, au contraire, réunies par groupes et même confluentes, au point de donner lieu à la formation de plaques plus ou moins étendues, qui envoient des prolongements le long des vaisseaux. Ces plaques, dues spécialement à la sclérose, occupent une zone circulaire autour de l'entrée du nerf optique, dont elles atteignent quelquefois les bords, mais dont elles sont généralement distantes de quelques millimètres, sans jamais atteindre l'équateur du globe. Dans le cas où ces plaques sont très-rapprochées de la macula et où elles l'entourent, elles se groupent régulièrement, de façon à présenter une forme radiée, étoilée, au centre de laquelle la mucula paraît plus foncée qu'à l'état normal, en raison du contraste que présente sa coloration avec celle des parties voisines.

Cette forme étoilée reconnaît pour cause la disposition particulière des fibres radiées en ce point. Cette disposition, indiquée pour la première fois par Bergman, a été signalée à propos de l'anatomie de la rétine ; elle consiste, on se le rappelle, dans ce fait que les fibres de Müller, au pourtour de la macula, au lieu d'être perpendiculaires à la surface rétinienne, s'infléchissent de façon à prendre une direction très-oblique, on pourrait presque dire, parallèle à la surface rétinienne. Ces plaques se trouvent situées dans les couches les plus internes de la rétine, phénomène dont il est facile de s'assurer, en remarquant qu'elles recouvrent complétement les vaisseaux rétiniens.

A côté de ces taches blanches, on en trouve d'autres, d'une coloration blanc jaunâtre, luisante comme un lipome, dues à la juxtaposition de petits points isolés, constitués par des granulations graineuses. Comme les précédentes, ces taches siégent de préférence au pôle postérieur de l'œil, au pourtour de l'entrée du nerf et de la macula, mais elles se trouvent en arrière des vaisseaux, c'est-à-dire, dans les couches des grains de la rétine.

Il est assez difficile de différencier ce qui appartient à la sclérose, de ce qui appartient à la dégénérescence graisseuse; néanmoins, on peut dire que les taches blanchâtres, à aspect graisseux, placées derrière les vaisseaux rétiniens, appartiennent généralement à la dégénérescence graisseuse des couches granuleuses; celles, au contraire, qui sont plus blanches et qui sont situées au-devant des vaisseaux, doivent être plus particulièrement attribuées à la sclérose, aussi bien des fibres nerveuses, que de l'extrémité interne, recourbée en arcade, des fibres de Müller.

Le troisième ordre de lésions observées, est fourni par des hémorrhagies multiples, en nombre variable, irrégulièrement disséminées à la surface de la rétine.

Ces hémorrhagies, situées le long du trajet des vaisseaux, ont une direction rayonnante. Elles sont de trois ordres; les unes ont leur contour déchiqueté, dentelé, et semblent constituées par la juxtaposition de stries d'un rouge vif, dirigées dans le sens des fibres radiées de la rétine ou fibres optiques. Elles sont en connexion avec les gros vaisseaux, qu'elles recouvrent et qu'elles cachent dans une portion de leur étendue, à tel point, qu'ils semblent interrompus dans une partie de leur parcours. Le siége de ces hémorrhagies est la couche des fibres optiques, qui n'ont pu être imbibées par l'épanchement de sang, mais ce dernier les a écartées et s'est infiltré dans la névroglie interfibrillaire, au moment où il s'est échappé des vaisseaux.

A côté de ces hémorrhagies, on en trouve d'autres répandues en nappe, arrondies ou ovalaires, situées sur le parcours des vaisseaux de troisième et quatrième ordre et qui sont toujours en connexion avec la dégénérescence graisseuse ou la sclérose de la membrane adventice de ces vaisseaux. Ces hémorrhagies siégent, par conséquent, sur un plan postérieur aux précédentes.

Notons enfin, de petits dépôts sanguins, ponctués, extrêmement fins, siégeant dans les couches externes et qui sont la conséquence de la dégénérescence graisseuse des capillaires les plus fins. Ils sont très-difficiles à voir à l'ophthalmoscope, si ce n'est par l'examen à l'image droite, mais on les reconnaît très-bien, à l'aide du microscope, à l'aspect sablé qu'ils communiquent aux taches blanches que nous avons signalées.

Les hémorrhagies de premier ordre sont consécutives au tiraillement et à la déchirure des gros vaisseaux, occasionnés par l'hypertrophie des fibres optiques, ainsi que par le gonflement de la rétine dans son ensemble. Cela explique pourquoi elles se trouvent au-devant des vaisseaux, qui sont situés, comme on sait, à la partie la plus externe de la couche des fibres optiques, ou même dans la couche ganglionnaire.

Les hémorrhagies de deuxième ordre sont peut-être consécutives à la destruction des parois vasculaires, mais elles reconnaissent surtout pour cause la dégénérescence de la membrane adventice des vaisseaux, dont la résistance, moindre qu'à l'état normal, ne peut supporter la tension intra-vasculaire, exagérée dans tout le système artériel, état consécutif à la non-perméabilité du rein pour le sang (Traube).

Cette exagération de tension intra-vasculaire peut, du reste, tenir à la plus grande quantité du liquide renfermé dans le système vasculaire; cette dernière condition s'expliquant très-bien par la diminution de la sécrétion urinaire. Il peut très-bien se faire, d'ailleurs, que l'hémorrhagie se fasse encore par diapédèse, c'est-à-dire par transsudation du sang hors des vaisseaux, sans solution de continuité dans leurs parois, en raison seulement de l'altération du sang. Mais il est probable que, dans ce cas, ce n'est pas le sang en nature qui sort des vaisseaux, mais bien une solution d'hématine dans le sérum (Jaccoud).

Les hémorrhagies de troisième ordre sont toujours le résultat de la dégénérescence graisseuse de la tunique des capillaires et de la destruction consécutive de leurs parois.

Symptômes ophthalmoscopiques. — L'étude des symptômes objectifs de la rétinite albuminurique se trouve singulièrement simplifiée par la connaissance des lésions anatomiques dont nous venons de parler, ces dernières pouvant être aussi bien constatées à l'aide de l'ophthalmoscope que par la dissection de l'œil malade. A la première période, alors que l'œdème est le phénomène dominant, on constate, sur le fond de l'œil, un nuage plus ou moins épais, sur lequel tranchent des veines variqueuses, gorgées de sang et derrière lesquelles l'instrument de Giraud-Teulon permet de distinguer une série d'élevures, de bosses, dues à l'irrégularité avec laquelle se produit l'épanchement séreux. Lorsque ce dernier permet de voir nettement le fond de l'œil, on constate alors, avec la plus grande facilité, au voisinage du disque du nerf, les taches blanchâtres, laiteuses, éclatantes, avec tous leurs caractères nettement tranchés, particulièrement au voisinage de la macula, où elles présentent la figure étoilée signalée plus haut. On constate, en même temps, que la surface de la rétine est parsemée de taches hémorrhagiques.

Nous ajouterons que ces différentes lésions de la rétine, lorsqu'elles sont réunies, offrent des caractères si frappants, qu'elles ont souvent suffi à elles seules pour faire reconnaître l'affection générale, passée inaperçue jusque-là. Ces lésions sont donc vraiment *pathognomoniques*, surtout dans le cas où l'affection revêt la forme chronique. On sait, en effet, que dans ce cas, elle peut rester très-longtemps latente, sans déterminer de troubles fonctionnels suffisants pour inquiéter le malade et l'engager à venir consulter. Mais il ne faut pas s'exagérer la valeur de ces différents aspects, lorsqu'ils sont isolés; tout en reconnaissant qu'ils peuvent mettre sur la voie du diagnostic, nous devons dire qu'ils ne sont pas suffisants. On peut les rencontrer, en effet, dans diverses affections, telles que les rétinites leucémique ou syphilitique, les nevro-rétinites consécutives à une tumeur cérébrale et qui n'ont rien à faire avec les maladies rénales.

Nous devons cependant faire une exception pour les hémorrhagies striées ou radiées, que nous avons dit siéger dans la couche des fibres optiques. Dans aucune affection du fond de l'œil, autre que la rétinite albuminurique, on ne rencontre des hémorrhagies de cette nature; il en résulte que toutes les fois qu'on les observe, on devra poser le diagnostic de rétinite albuminurique, même s'il n'y a pas d'albumine dans les urines, ce qui peut avoir lieu chez certains albuminuriques goutteux, dont les urines ne renferment de l'albumine qu'avec intermittence. Mais pour que ces hémorrhagies aient la valeur séméiologique que nous leur attribuons, il faut qu'elles soient situées à une certaine distance du disque et non sur celui-ci ou sur ses bords, autrement on pourrait hésiter, entre une rétinite de Bright, une névro-rétinite et peut-être même une apoplexie du nerf optique.

Symptômes fonctionnels. — Les troubles fonctionnels de la rétinite albuminurique peuvent se développer brusquement ou lentement, suivant les circonstances; dans ce dernier cas, ils sont représentés, tout d'abord, par un léger nuage, occupant le plus souvent les deux yeux, mais généralement plus marqué sur l'un d'entre eux. Peu de temps après, si on examine le champ visuel, on y constate des lacunes qui vont ensuite en s'agrandissant.

Bientôt le malade ne distingue plus que le jour de la nuit et même, au bout de quelque temps, son amblyopie se prononce davantage et peut arriver jusqu'à la cécité complète.

Je ne veux pas quitter cette partie de la question, sans parler des troubles visuels qui se rencontrent quelquefois dans l'albuminurie et qui ne sont liés qu'à l'urémie.

L'urémie, en effet, s'accompagne fréquemment de troubles fonctionnels plus ou moins accusés, depuis la simple amblyopie jusqu'à la cécité complète. Ici nous ne trouvons aucun signe ophthalmoscopique, si ce n'est peut-être une légère hypérémie rétinienne, tout à fait insuffisante pour expliquer les symptômes que l'on observe. On voit donc par là que, si à l'amblyopie causée par les lésions rétiniennes s'ajoutait une amblyopie urémique, la fonction n'en pourait être que plus profondément altérée. C'est ce qui arrive dans l'éclampsie ou dans la convalescence de la fièvre scarlatine, mais nous nous bornerons à signaler ces troubles ici, nous réservant d'y revenir, lorsque nous traiterons de l'amblyopie et de l'amaurose.

Marche, durée, terminaison. — La rétinite albuminurique ne survient pas au début de la néphrite. Elle appartient aux phénomènes ultimes de la période secondaire, alors qu'apparaît la période d'atrophie. En général, les sujets sont alors à un point voisin de leur fin (de Græfe).

La rétinite albuminurique n'est nullement proportionnée aux lésions rénales; dans quelques cas même, elle suit une marche à peu près indépendante de cette dernière (de Wecker).

La rétinite albuminurique est rare en l'absence de phénomènes urémiques, et inversement, il n'est pas rare que les phénomènes urémiques ne s'accompagnent pas de rétinite; en général ces deux symptômes surviennent simultanément sur le même sujet, ou du moins, l'urémie suit de près la rétinite, ou, au contraire, la précède de peu (de Græfe). Souvent la maladie présente des intermittences, et, dans un certain nombre de cas, qui ne s'accompagnent pas d'urémie, si la vie persiste, il se peut que la rétinite se termine par l'atrophie de la rétine.

Les rétinites qui surviennent pendant le cours des affections rénales passagères, comme dans la scarlatine, dans la rougeole ou dans le cours de la grossesse, peuvent rétrocéder et se terminer par la guérison définitive (de Græfe).

Un point particulièrement important à ne pas perdre de vue, c'est que les plaques blanches, lorsqu'elles reconnaissent pour cause la dégénérescence graisseuse des éléments conjonctifs des couches des grains, peuvent rétrocéder, tandis que, lorsqu'elles sont dues à la sclérose des éléments nerveux, elles ne disparaissent jamais. Enfin, il est rare qu'en même temps que la rétinite, on ne rencontre pas l'hypertrophie du ventricule gauche du cœur, si fréquente dans la maladie de Bright.

Diagnostic. — Le diagnostic est des plus faciles, lorsqu'on peut examiner le malade à l'ophthalmoscope. Il faut cependant se rappeler que, dans quelques cas, rares à la vérité, les lésions de la rétinite albuminurique présentent la plus grande analogie avec la névro-rétinite, suite de tumeur cérébrale; mais si, en semblables circonstances, on commettait une erreur, l'examen des urines et les symptômes généraux seraient suffisants pour lever tous les doutes.

Pronostic. — Le pronostic, on le conçoit, est des plus graves, lorsque la maladie, dont la rétinite n'est qu'un symptôme, est une lésion rénale chronique, dont la terminaison fatale est la mort. De là résulte qu'à la rigueur on pourrait dire que le pronostic est plus grave quant à la vie, que quant à la vue (de Græfe). Il n'en sera plus de même, lorsque les troubles de la vue seront dus à une cause passagère, comme la néphrite catarrhale scarlatineuse, la grossesse, l'éclampsie. C'est dans ces cas, en effet, que la guérison est, on peut le dire, la règle. Au point de vue de la vision, en général, la rétinite n'est pas absolument dangereuse, et on arrive presque toujours, chez les individus qui ne sont pas trop anémiés, à une certaine amélioration au moyen de petites émissions sanguines locales (de Græfe).

Traitement. — Il est impossible, on le conçoit, d'instituer un traitement local rationnel de la rétinite albuminurique; on devra s'adresser à la maladie générale, rétablir autant que possible la sécrétion rénale, ou y suppléer, dans une certaine mesure par des sudations fréquentes, soutenir les forces du malade par les toniques, fer, vin de quinquina; quelques légères émissions sanguines, telles que les ventouses de Heurteloup, afin de diminuer autant que possible les causes d'hémorrhagie, qui sont dues surtout, comme nous l'avons dit, à l'altération du sang. Le traitement qui semble, jusqu'à présent, avoir donné les meilleurs résultats, est l'alimentation exclusive au moyen du lait (Tarnier). Les malades devront surtout se garantir contre le froid, en portant de la flanelle sur tout le corps. Contre les accidents urémiques, l'acide chlorhydrique, en très-petite quantité, est un fort bon moyen (de Græfe). Enfin les malades doivent se mettre à l'abri de la lumière, par l'emploi de lunettes teintées en bleu de cobalt foncé.

Consultez : LANDOUZY, *De la coexistence de l'amaurose et de la néphrite albumineuse*, Ann. d'ocul., t. XXII, 1849. — C. SCHWEIGGER, *Ueber Amblyopie bei Nierenleiden*, A. f. O. Bd. VI, Abt. 2, p. 259, 1860. — C. SCHWEIGGER, *Vorlesungen über den Gebrauch des Augenspiegels*, Berlin, 1863. — A. VON GRÆFE, Leçon clinique recueillie par l'auteur, Berlin, 1866 (inédite). — H. SCHMIDT und WEGNER, *Ueber Aenlichkeit der Neuro-Retinitis bei Hirntumoren und Morbus Brightii*, A. f. O. Bd. XV, Abt. 3, p. 253-275, 1869. — BOUSSEAU, *Des rétinites secondaires ou symptomatiques*, Thèse n° 296, Paris, 1868. — L. MAUTHNER, *Lehrbuch der Ophthalmoscopie*, Wien, 1868. — L. DE WECKER et ED. DE JÆGER, *Traité des maladies du fond de l'œil et atlas d'ophthalmoscopie*, Vienne et Paris, 1870.

b. — Rétinite spécifique.

Nous savons déjà que la conjonctive, la cornée, l'iris et la choroïde, peuvent être atteintes par des lésions d'origine syphilitique ; il en est de même, quoique plus rarement, de la rétine, et pour cette dernière, comme pour les autres membranes oculaires, la maladie se manifeste à la fin de la période secondaire ou au début de la période tertiaire. C'est donc essentiellement un accident de transition, se manifestant quatre semaines à deux mois après la disparition des syphilides, mais qui existe quelquefois en même temps que les syphilides tardives, qui, elles aussi, sont considérées, par certains auteurs, comme des accidents de transition.

Symptômes. — Les symptômes de la rétinite spécifique ne s'écartent pas sensiblement de ceux de la rétinite simple ou séreuse, et bien que la rétinite spécifique soit loin de présenter des lésions aussi caractéristiques, pathognomoniques même, que celles que l'on rencontre dans la rétinite albuminurique, on observe néanmoins ici un ensemble de symptômes, qui permet de porter presque à coup sûr et *par l'examen du fond de l'œil seul*, le diagnostic d'une infection syphilitique. Le plus souvent, un seul œil est atteint et lorsqu'exceptionnellement les deux le sont, l'envahissement survient rarement simultanément. Les deux yeux sont pris successivement, et, dans chacun, la maladie montre de la sorte une intensité variable, ce qui tient à ce que la maladie a commencé par l'un d'eux avant d'atteindre le second.

Symptômes objectifs. — Parmi les symptômes que l'ophthalmoscope fait reconnaître, celui qui tient incontestablement la première place, c'est un trouble diffus, grisâtre qui, du pourtour du disque optique, s'étend en rayonnant dans toutes les directions, sur des portions plus ou moins étendues du fond de l'œil. Ce dernier, de la sorte, est masqué par ce trouble diffus, qui lui donne un *aspect plombé*, comme strié de coups de crayon, très-caractéristique. Le fond de l'œil présente donc une teinte bleuâtre, ardoisée, réfléchissant fortement la lumière et qui en masque et en obscurcit les détails. Cet aspect est dû à un épanchement, qui est d'autant mieux marqué, que le tissu conjonctif est en plus grande abondance. Il suit principalement la direction des fibres nerveuses et des vaisseaux, que l'on aperçoit comme à travers un nuage; on ne peut plus alors distinguer leur double contour.

Les vaisseaux d'ailleurs ne présentent, en général, que peu de symptômes. Les veines sont peu tortueuses et peu hypérémiées; les artères sont, en général, peu rétrécies. Mais, cependant, c'est dans la forme de rétinite qui nous occupe, que s'observe, sur les vaisseaux, sur les veines surtout, un signe qui pour moi est d'une haute valeur. Bien que peu tortueuses, les veines présentent, par places, des variations de coloration; d'un rouge foncé, quelque peu diffus, dans de certains points, elles sont d'un brun noirâtre ou violacé, dans d'autres. Ces variétés de coloration tiennent à ce que le gonflement du tissu rétinien, variable par places, fait subir aux vaisseaux des variations de plan, de sorte que, dans un point le vaisseau est vu *à plat*, tandis que dans d'autres il est vu presqu'*en bout*.

Le pourtour de la macula, de son côté, est louche et voilé, sa coloration, plus rouge qu'à l'état normal, pourrait, dans quelques cas, faire croire à une hémorrhagie. En outre, on y observe souvent une réunion, une sorte d'agrégat de petits points arrondis, blanchâtres ou plus souvent grisâtres.

Il ne faut pas confondre ces petits points avec ceux que l'on rencontre dans cette même région, comme signe caractéristique de la rétinite de Bright, et qui ont un éclat brillant, caractéristique. Quant à la macula elle-même, elle est rarement atteinte, quoique cependant il existe une forme spéciale de rétinite spécifique qui se localise essentiellement dans la région du pôle postérieur et qui est caractérisée surtout par des récidives nombreuses (de Græfe). Quelquefois l'altération, au lieu de s'étendre circulairement et en rayonnant autour du disque optique, se localise, de préférence, sur un des côtés de celui-ci, sous forme de stries rayonnantes, d'aspect métallique, s'étendant quelquefois jusqu'au voisinage de l'équateur et qui forment autour de l'entrée du nerf optique, la figure d'un panache ou d'une queue de pigeon. D'autres fois encore, l'altération reste bornée au voisinage immédiat de l'extrémité intra-oculaire du nerf. Celle-ci semble entourée par une sorte de bourrelet épais et grisâtre, gonflé, de sorte que le disque optique, lui-même, semble situé dans un enfoncement (Schweigger). Tout ce bourrelet présente, au plus haut degré, l'éclat métallique dont il était question plus haut. J'ai observé moi-même deux cas de ce genre, et chaque fois les sujets étaient manifestement syphilitiques. A part ces modifications, relativement fréquentes, il est rare d'observer, pendant le cours de la rétinite spécifique, de notables altérations sur le disque du nerf optique lui-même. Le gonflement de celui-ci, analogue à celui que l'on observe dans le cas de névro-rétinite franche, par exemple, est particulièrement rare; il est donc permis de se demander comment on a pu parler d'une névrite ou d'une névro-rétinite spécifiques.

Le point où s'arrête la lésion, peut être brusque; mais dans d'autres cas, au contraire, on voit la coloration anormale disparaître graduellement, pour n'être bientôt plus appréciable que sur le trajet des vaisseaux et finir même, par disparaître au-delà de l'équateur du globe.

Les hémorrhagies sont rares; mais lorsqu'elles surviennent elles résultent, comme dans la rétinite albuminurique, du tiraillement des vaisseaux par le gonflement de la rétine. Aussi est-ce, en général, au voisinage des veines qu'on les rencontre. Lorsqu'elles se résorbent, elles laissent à leur place, surtout vers l'équateur du globe, point dans lequel elles se montrent de préférence, des taches blanchâtres, mates, qu'il ne faut pas confondre avec les plaques de sclérose ou de dégénérescence graisseuse, que l'on rencontre dans la rétinite albuminurique. Ici, ces plaques blanches ne sont que les résidus des hémorrhagies. Elles sont constituées, à peu près uniquement, par de la fibrine. Nous étudierons d'ailleurs ces plaques avec plus de détails, lorsque nous nous occuperons de la rétinite glycosurique et de la rétine hémorrhagique.

L'aspect louche, trouble, grisâtre de la rétine que nous venons de signaler, est parfois si peu accusé, qu'il pourrait arriver que l'on fût tenté de croire, qu'il s'agit ici d'une simple opacité diffuse et délicate du corps vitré, qui serait étendue comme une gaze légère au-devant de la rétine (Mauthner). C'est alors que l'état tortueux des veines, leur hypérémie et leur coloration variable par places, ainsi que la présence d'hémorrhagies, peuvent devenir de précieux signes diagnostiques.

Pour ce qui est de la valeur séméiologique de la rétinite spécifique, au point de vue du diagnostic de l'affection générale, je ne puis mieux faire que de rapporter le cas cité par Mauthner, d'une femme arrivée au neuvième mois d'une grossesse, et atteinte de rétinite, dont il affirma la spécificité, malgré les dénégations les plus formelles de la malade. La malade ayant succombé quelques jours après, l'autopsie montra, en effet, que la mort était due à la présence de gommes syphilitiques dans le cerveau.

En terminant, il nous paraît utile de dire encore quelques mots de la rétinite centrale à récidive (de Græfe), dont il a déjà été question plus haut. Elle est caractérisée par une opacité au niveau de la macula, contrastant notablement avec les parties saines voisines, et par la présence, à ce même niveau, de petites taches blanchâtres pointillées, peu éclatantes. Cette variété peut paraître et disparaître un nombre illimité de fois, avec une rapidité vraiment surprenante. Au bout d'un certain nombre de récidives, on voit subsister dans l'intervalle des rechutes, sur le tissu de la macula, un léger trouble grisâtre, à la suite duquel persiste une diminution de l'acuité visuelle centrale, une sorte de scotôme central.

Symptômes subjectifs. — Les symptômes subjectifs ne diffèrent pas ici sensiblement de ce qu'ils sont dans les autres formes de rétinite. A part la rétinite centrale à récidives, qui est très-caractéristique, il ne faudrait pas croire qu'à la forme de l'amblyopie, ou à la présence des photopsies ou des chromopsies, il soit permis de diagnostiquer la rétinite spécifique. C'est surtout dans cette maladie que l'on voit l'acuité baisser avec une telle rapidité, qu'en quelques jours, la lecture des caractères, même les plus gros, devient impossible.

Anatomie pathologique. — Nous n'avons pas à insister beaucoup sur l'anatomie pathologique de la maladie ; la syphilis étant rarement une maladie mortelle, à cette période, et le nombre des cas de rétinite spécifique très-rare, par rapport à ceux de syphilis, on a fort peu fait d'autopsies d'yeux atteints de cette lésion. Signalons cependant que, lorsque l'occasion s'en est présentée, on a constaté, dans le tissu conjonctif de la rétine, des lésions analogues à celles de la rétinite albuminurique ; seulement les lésions sont moins prononcées et ce qui domine surtout, c'est l'hypertrophie du tissu conjonctif.

Marche, durée, terminaison. — La marche de cette forme de rétinite est essentiellement chronique ; on peut voir les altérations, que nous venons de décrire, persister très-longtemps sans changement notable, ou, au contraire, elles peuvent s'accroître très-rapidement. Inversement, la rétinite spécifique peut parfois durer très-longtemps, quatre, six et même huit mois et finir par guérir, sans laisser de traces ; néanmoins ce fait est rare. En général, sur un œil qui a été atteint de cette dangereuse maladie, on retrouve toujours, au moins comme trace de son passage, une diminution persistante de l'acuité visuelle, très-analogue à ce qu'on a appelé la *torpeur de la rétine.*

Lorsque le mal dure depuis un temps très-long, et que la maladie s'est montrée rebelle au traitement, les vaisseaux subissent de notables modifications, ils diminuent de calibre, et la maladie se termine par l'atrophie de la rétine (Mauthner). Pour ce qui est de la coïncidence de la rétinite spécifique avec d'autres accidents syphilitiques secondaires, je partage complétement l'opinion de Mooren, surtout pour ce qui est d'autres accidents oculaires. Je n'en ai jamais observé. Il me semble que ce que l'on a décrit, dans bien des cas, comme rétinite spécifique et où on a parlé de *trouble du corps vitré* et d'exsudats, *en arrière des vaisseaux*, n'est que la choroïdite. Pour moi, en effet, dès qu'on constate le trouble du corps vitré, celui-ci doit être rapporté à une altération de la choroïde, qui seule, chargée qu'elle est de la nutrition de ce milieu, peut, en état de maladie, entraver cette nutrition au point d'y faire naître des opacités.

Traitement. — Le traitement est suffisamment indiqué par la nature de la maladie : on devra s'occuper surtout de la syphilis, et on recommandera au malade quelques précautions, telles que l'emploi de lunettes bleu foncé, et enfin la cure d'inonction. Pour cette dernière, il ne faut pas craindre d'aller dans l'administration du mercure jusqu'aux doses de 4, 6, 8, 10 et même 12 grammes d'onguent napolitain par jour, même si une stomatite se déclarait (Fournier). Dans ce cas il faudrait se borner à administrer simultanément le chlorate de potasse. Enfin, les sudations abondantes sont un fort précieux adjuvant. C'est ici surtout que les injections sous-cutanées de chlorhydrate de pilocarpine, se montrent d'une grande efficacité. Quant aux émissions sanguines, elles se sont toujours montrées inutiles.

Consultez : Mooren, *Ophthalmiatrische Beobachtungen*, Berlin, 1867, p. 287. — A. von Græfe, *Ueber centrale recidivirende Retinitis*, A. f. O. Bd. XII, Abt. 2, p. 211-215. — C. Schweigger, *Vorlesungen über den Gebrauch des Augenspiegels*, Berlin, 1863. — C. Schweigger, *Handbuch der Speciellen Augenheilkunde*, p. 460 et 469-471, Berlin, 1875.

c. — Rétinite glycosurique.

Comme sous l'influence de l'albuminurie, on observe souvent des troubles visuels, dans le cours de la glycosurie. Mais il convient de faire remarquer que l'altération de la vue reconnaît des causes diverses, et que ce n'est pas toujours sur la rétine que se localisent les phénomènes morbides. Il semblerait, au contraire, que, suivant que le diabète montrera une prédominance marquée de certains éléments morbides, ou, si on préfère, lorsque le diabète sera caractérisé principalement par un symptôme pathogénique plutôt que par un autre, l'altération de la vue sera différente dans chaque cas.

Ces troubles sont de trois ordres, et dans chacun d'eux, la lésion déterminant l'altération de la fonction visuelle est différente. Ainsi, tantôt la glycosurie provoquera une rétinite, lorsque l'altération de l'urine est d'origine rénale; tantôt elle entraînera le développement d'une cataracte, si c'est le foie qui est atteint; tantôt, enfin, elle sera la cause de la dégénérescence atrophique du nerf optique, si le diabète est dû à une affection cérébrale.

Nous ne voulons nous occuper ici que de la première de ces trois affections. Quant aux deux autres, elles trouvent naturellement leur place à côté des affections de même nature, mais de causes diverses, qui sont décrites autre part.

Symptômes objectifs. — La rétinite glycosurique n'est, à proprement parler, qu'une variété de la rétinite hémorrhagique. En effet, le symptôme dominant ici tout le tableau clinique de la maladie, est le développement, dans la rétine, d'un plus ou moins grand nombre d'hémorrhagies, presque toujours striées, plus rarement ponctuées ou étalées. Les hémorrhagies sont, pour la plupart, localisées au voisinage des veines et les recouvrent en partie. En de certains points, elles permettent de reconnaître qu'elles siégent dans les couches les plus internes de la rétine, précisément dans celles où rampent, à l'état normal, les gros troncs vasculaires. Cette tendance qu'ont les hémorrhagies à se faire du côté des couches des plus internes de la rétine a encore une autre conséquence. Si le sang est épanché en quantité un peu considérable, il perfore les couches internes de la rétine, décolle ou déchire la membrane limitante et fuse dans la cavité du corps vitré, où il détermine la présence d'hémorrhagies plus ou moins considérables et sur lesquelles nous reviendrons en traitant des hémorrhagies du corps vitré.

En même temps qu'on observe ces hémorrhagies, on reconnaît une violente hyperémie passive de la rétine, caractérisée par des veines beaucoup plus grosses et plus tortueuses qu'à l'ordinaire. C'est surtout dans ce cas que l'on peut constater les symptômes que nous avons mentionnés comme l'un des meilleurs signes de l'hyperémie rétinienne.

En effet, outre que les veines rétiniennes sont plus gorgées et plus tortueuses, qu'elles décrivent à la surface rétinienne de nombreuses sinuosités, on remarque également que, dans leur parcours, elles présentent des sortes d'interruptions, et apparaissent comme fortement voilées ou même comme complétement interrompues.

Nous n'insisterons pas davantage sur ce phénomène, dont nous avons déjà donné l'explication dans un précédent article. Nous nous contenterons de répéter qu'il est ici poussé à son comble.

L'hyperémie veineuse atteint du reste un tel degré, que, sous son influence, le disque optique perd plus ou moins ses contours, se confond avec la teinte du fond de l'œil environnant, et que, n'était l'aspect caractéristique de l'émergence des vaisseaux, il serait absolument impossible d'en reconnaître le lieu.

A côté de ces lésions si prononcées, sur les veines, il est vraiment surprenant de voir les artères se comporter comme elles le font dans cette affection. Elles conservent leurs caractères en tout point normaux, et l'œil le plus exercé ne saurait y découvrir d'altérations.

Mais outre les altérations vasculaires, on en rencontre d'autres, fort intéressantes, dont nous allons nous occuper maintenant.

Elles sont caractérisées par la présence, sur différents points du fond de l'œil, de taches blanchâtres, de deux ordres différents.

Les unes, d'un blanc jaunâtre, crémeux, brillant, réfléchissant fortement la lumière, présentent des contours arrondis bien délimités, tranchant fortement sur le fond de l'œil environnant; quelques-unes d'entre elles sont entourées d'une zone brunâtre ou brun noirâtre, mais plus diffuse, moins granuleuse et d'une coloration moins foncée que lorsqu'on a affaire à des agrégats pigmentaires venus de la choroïde. Les altérations que l'on observe là ne sont, à proprement parler, que la régression graisseuse des globules sanguins épanchés avec les hémorrhagies, s'accompagnant aussi de dégénérescence graisseuse du tissu conjonctif de la rétine, et les traces pigmentaires qui entourent ces altérations ne sont que la transformation de l'hématine et de l'hématoïdine du sang primitivement extravasé. Il est, du reste, facile de se convaincre qu'on n'a pas là affaire à des exsudats, ainsi que cela a été dit, en examinant, dans de semblables cas, la surface rétinienne à l'aide du miroir de Giraud-Teulon, ou à l'aide d'un miroir ordinaire, en s'aidant des mouvements parallactiques. Impossible en effet de reconnaître ici la moindre différence de niveau entre les parties environnantes et les taches que nous venons de signaler.

On observe, en outre, d'autres taches blanchâtres d'une coloration plus pâle et plus matte, en même temps que d'un blanc plus franc. Ces taches sont nuageuses, leurs contours sont déchiquetés. Elles présentent quelques petits prolongements irréguliers et offrent souvent une apparence réticulée. En outre, sur leurs bords ou à leur centre, et cela même plus généralement, on reconnaît des vestiges d'anciennes hémorrhagies. Pas plus que les premières, ces taches blanches ne sont de nature exsudative. Ce ne sont que les traces d'anciennes hémorrhagies résorbées, ayant perdu leur matière colorante, réduites actuellement à leur fibrine et qui laissent, dans le lieu qu'elles occupaient, une sorte de cicatrice dans le tissu rétinien. Ces cicatrices sont parfois aussi atteintes par la dégénérescence graisseuse comme les éléments du tissu conjonctif de la rétine. Il ne se passe là rien d'autre que ce qui a lieu au sein de la substance de l'encéphale à la suite d'hémorrhagies cérébrales.

C'est à la présence de ces différentes taches ou plaques blanchâtres qu'est due l'opinion, non moins erronée, qui voudrait établir entre la rétinite glycosurique et la rétinite néphrétique un lien de parenté, de sorte qu'il serait permis de se demander si la rétinite appartient en propre à la glycosurie elle-même, ou si elle n'est pas la conséquence d'une néphrite qui s'y serait ajoutée (Leber). Contre cette hypothèse crient, à la fois, et la nature différente des deux affections primordiales, et la différence des lésions anatomiques dans les deux espèces de rétinite.

Contrairement encore à l'opinion de certains auteurs, les caractères de la rétinite glycosurique que nous venons d'esquisser sont tellement typiques, qu'ils suffisent souvent pour poser le diagnostic de la maladie.

Symptômes subjectifs. — Ces symptômes varient beaucoup suivant le degré de l'affection rétinienne; mais toujours on observe une amblyopie très-prononcée qui ne présente, en général, rien de bien marqué. Cependant on peut dire que ce qui frappe le plus l'observateur, c'est la présence presque constante, dans ce cas, d'un scotome central plus ou moins accusé, qui voile la vue du malade. Ce trouble de la vue peut varier depuis le simple nuage jusqu'à la cécité absolue. Mais, dans tous les cas, il y a une évidente prédominance de la vue excentrique sur la vue centrale, de sorte que les malades peuvent encore lire excentriquement des caractères relativement petits, tels que 1,25 à 2,25 de Snellen, tandis qu'ils ne peuvent souvent pas reconnaître les traits de leurs amis ou de leurs parents placés en face d'eux. Ces faits s'expliquent du reste fort bien par la prédominance de l'hyperémie centrale.

Pathogénie et anatomie pathologique. — Jusqu'ici la corrélation entre la rétinite spéciale qui nous occupe et l'altération de la santé générale n'a pas encore été établie d'une façon satisfaisante. Nous l'avons déjà dit, certains auteurs se demandent si la cause de la rétinite ne résiderait pas dans une néphrite qui viendrait s'ajouter à la maladie (Leber). Nous ne le pensons pas, car sur plusieurs cas que nous avons observés, nous l'avons trouvée une fois sur un diabétique chez lequel l'affection générale était nettement liée à une chute sur l'hypochondre droit, chute qui avait été accompagnée de violente contusion du foie et probablement de rupture ou de déchirure de la capsule de Glisson ou de la glande elle-même. Une autre fois, nous l'avons rencontrée sur un sujet atteint de glycosurie et d'hépatite. Néanmoins, avant de pouvoir affirmer un fait aussi important et qui est en contradiction non-seulement avec l'opinion d'auteurs justement estimés, mais encore avec nos prémisses mêmes, il faut attendre que l'expérience permette de s'appuyer sur un nombre de faits plus nombreux que ceux que nous possédons jusqu'ici. Quoi qu'il en soit, un fait fort intéressant, c'est que la rétinite, ou mieux les apoplexies qui en signalent le début surviennent toujours lorsque la maladie générale est déjà fort avancée et que l'état du malade est grave. En outre, jamais la rétinite n'a, comme dans l'albuminurie, servi à faire découvrir la maladie générale, et toujours celle-ci avait produit des troubles très-accusés, non douteux, lorsque se sont produits les phénomènes d'amblyopie (Leber).

Ce qui contribue à obscurcir la question de la pathogénie de la rétinite glycosurique, c'est que souvent, en analysant l'urine au moment où survient la rétinite, on y constate la présence simultanée du sucre et de l'albumine. Comment établir alors à quelle lésion revient l'altération rétinienne? Certes cette question est difficile, et je ne me sens pas en possession des éléments nécessaires pour y répondre.

Un autre phénomène tient encore une large place ici. C'est l'altération du sang. Celle-ci, comme dans la leucémie, est même considérée par certains auteurs (Larrieu, Leber) comme un des principaux facteurs, parce qu'elle amènerait une certaine altération des parois vasculaires qui faciliterait la diapédèse, si ce mot peut être employé quand il n'y a pas intégrité des parois vasculaires. On le voit donc, l'histoire de la rétinite glycosurique présente encore bien des points obscurs, et pour se prononcer à leur égard, il faut encore attendre de nouvelles recherches.

Marche, durée, terminaison. — La rétinite glycosurique, comme son nom l'indique, est intimement liée à l'affection dont elle dépend. Il est donc naturel qu'elle soit solidaire de celle-ci. Or, en effet, la rétinite ne s'améliore que si l'affection générale rétrograde, ce qui peut arriver quelquefois. Il faut reconnaître qu'à cause de la tendance aux rechutes et à cause de cette sorte d'*hémophilie rétinienne* qu'on observe ici, il faut être toujours très-réservé sur le pronostic. Cependant la terminaison par la cécité, bien que constituant en grande partie la règle, quand la maladie générale est abandonnée à elle-même, n'est pas, à proprement parler, la règle absolue. On connaît quelques cas, sinon de guérison, du moins d'amélioration notable. Toutefois, ceux-ci sont encore peu nombreux, et il n'est guère possible d'en tirer des conclusions bien rigoureuses.

Traitement. — En disant que c'est à l'affection générale qu'il faut s'adresser, nous satisferions certainement beaucoup de nos lecteurs, car ce conseil semble d'une logique parfaite. Pourtant nous devons dire qu'il est bon d'aider le traitement antidiabétique par des moyens antihémorrhagiques, tels que les ventouses sèches à la nuque, aux épaules, derrière les oreilles, les révulsifs vigoureux à distance, les acides minéraux, l'eau de Rabel, entre autres, à l'intérieur. Enfin et surtout éviter la trop vive lumière, par l'emploi de verres bleu de cobalt aussi foncés que possible.

Néanmoins, on ne devra pas trop compter sur l'efficacité de ce traitement, si ce n'est lorsque la glycosurie sera nettement entrée dans une voie de décroissance. A cet égard, je recommande particulièrement, pour le traitement général, le camphre du Japon dissous dans l'essence d'absinthe, qui, ainsi que l'a démontré brillamment, au congrès de l'association française pour l'avancement des sciences, à Bordeaux, en 1873, Peyraud de Libourne, jouit de la curieuse propriété d'anéantir les facultés glycogéniques du foie.

Consultez : Lécorché, *De l'amblyopie diabétique.* (*Gaz. hebdom.*, 1861.) — Courtois, *De la valeur séméiologique des apoplexies rétiennes.* Thèse de doctorat, Paris, 1868. — Larrieu, *Des hémorrhagies rétiniennes.* Thèse de doctorat, Paris, 1870. — Haltenhoff, *Rétinite hémorrhagique dans le diabète sucré*, Ann. d'ocul., t. LXX, p. 20. — Leber, *Ueber die Erkrankungen des Auges bei Diabetes mellitus*, A. f. O. Bd. XXI, Abt. 3, p. 206 et seq., 1875.

d. — Rétinite hémorrhagique.

Synonymie. — Rétinite apoplectique; hémorrhagies rétiniennes.

Sous la dénomination de rétinite hémorrhagique, nous comprendrons les épanchements sanguins qui se produisent dans la rétine, soit que ces épanchements se fassent dans le tissu rétinien lui-même, soit qu'ils se fassent entre la rétine et la choroïde, soit enfin qu'ils s'étalent entre la rétine et le corps vitré.

Symptômes objectifs. — Les symptômes objectifs, nuls à l'extérieur, semblent facilement saisissables à l'ophthalmoscope, pour qui se contenterait d'un examen superficiel. Mais c'est bien peu que de constater la présence d'apoplexies; en déterminer le nombre, la forme, l'étendue, la teinte, et surtout le siége, l'origine et le développement, telle est la tâche la plus importante et la plus difficile à remplir. Ce sont là, en effet, autant de caractères spéciaux qui, variant dans chaque cas particulier, révèlent la cause et le mode pathogénique de la maladie.

Quand les hémorrhagies proviennent de la rupture des troncs artériels, elles siégent sur le trajet même de ces vaisseaux.

Leur couleur est d'un rouge vif; leur dimension, sans avoir rien de fixe, est fréquemment en rapport avec le volume que présente le vaisseau au point lésé. Par exemple, au niveau des grosses artères, elles sont considérables, d'un aspect plus ou moins rubané; d'autres fois, elles sont polygonales ou irrégulières, occupant une région assez étendue du fond de l'œil, et principalement le pôle postérieur. Généralement isolées, on peut cependant les observer réunies par groupes de deux ou trois au maximum. Cette variété de rétinite apoplectiforme est plus habituellement en rapport avec l'insuffisance mitrale.

Au voisinage des artères de calibre moyen, elles présentent des proportions un peu moindres, mais encore assez notables. Leurs contours sont mal accusés : elles sont déchiquetées, dentelées, irrégulières de forme et de dimension. C'est avec ces caractères surtout qu'on les rencontre dans les rétrécissements de l'aorte.

Proviennent-elles des artérioles, les apoplexies sont disséminées par groupes, sous forme de pointillé ou de piqueté, en forme d'archipel. Leur lieu d'élection est à l'extrême périphérie de la rétine, et sur les côtés de la macula, qui elle-même est rarement atteinte. L'insuffisance aortique et l'artério-sclérose en fournissent les plus beaux types.

Ce que nous venons de dire des hémorrhagies artérielles est, en grande partie, applicable aux hémorrhagies veineuses. De plus, on reconnaîtra ces dernières à leur teinte foncée, rouge violacé ou rouge brunâtre. D'ailleurs elles offrent des rapports intimes avec les troncs veineux, auxquels on doit par suite les rapporter. Néanmoins, ces distinctions sont parfois délicates ou même impossibles, toutes les fois que le sang, épanché en trop grande abondance, masque toute l'épaisseur du tissu rétinien et dérobe à la vue les veines et les artères.

Après avoir différencié les hémorrhagies suivant leur provenance, il reste encore à déterminer le siége qu'elles occupent dans l'épaisseur de la membrane nerveuse.

Dans les couches les plus internes de la rétine, dans la couche des fibres nerveuses notamment, elles affectent une forme allongée ou oblongue; elles ont une apparence striée, c'est-à-dire qu'elles sont composées de la juxtaposition de lignes fines plus ou moins foncées, constituant de véritables hachures en forme d'aigrette ou d'éventail. Ces hachures sont dues, en partie, à ce fait que le tissu conjonctif intrafibrillaire se laisse plus facilement imprégner par le sang épanché que les fibres nerveuses elles-mêmes. La distribution rayonnante de ces dernières rend aussi parfaitement compte de la forme triangulaire de certaines petites extravasations sanguines qui, prenant leur point de départ tout près du disque optique ou sur celui-ci même, poussent des prolongements irréguliers et divergents vers l'équateur de l'œil. Du reste, il est facile de constater que ces aigrettes rougeâtres se trouvent sur le plan même des gros troncs veineux ou artériels qu'elles côtoient habituellement d'un seul côté. Cette disposition en aigrette est, du reste, propre à la névro-rétinite ainsi qu'à une certaine lésion de la rétinite de Bright; on se souvient, en effet, que, dans ces deux affections, nous avons fait remarquer que cette variété d'hémorrhagie reconnaissait pour cause le tiraillement et la déchirure des vaisseaux, par suite du gonflement et de l'infiltration du tissu rétinien.

Il arrive parfois que les épanchements sanguins s'étalent en nappe, et, par leur abondance, débordent et entourent les gros vaisseaux. Mais ces faits sont rares. En effet, si les apoplexies de moyenne dimension restent dans les couches antérieures, celles qui sont considérables tendent à se porter vers les couches externes, qu'elles désorganisent ou perforent pour former des épanchements sous-rétiniens.

Dans la couche moyenne ou ganglionnaire, les hémorrhagies se présentent sous forme de taches arrondies, non striées, emprisonnées par les fibres perpendiculaires de la rétine (fibres de Müller) qui leur servent en quelque sorte de palissade; on les voit rarement alors se réunir pour former de larges plaques, irrégulièrement arrondies. La position des vaisseaux rétiniens sur un plan antérieur achève de caractériser leur situation profonde. On les trouve surtout au pôle postérieur.

Suivant que l'une ou l'autre de ces formes d'apoplexie prédominera dans un œil, l'image ophthalmoscopique se modifiera dans ses éléments accessoires. Si l'hémorrhagie se localise près de la macula ou à la périphérie, le disque du nerf optique et la rétine, dans le reste de son étendue, peuvent conserver un aspect à peu près normal. La lésion ne sera reconnue que par une inspection directe. Mais à mesure que les hémorrhagies augmentent de nombre et d'étendue, leur retentissement sur l'état des vaisseaux et de la membrane nerveuse deviendra de plus en plus manifeste. Les veines, plus ou moins variqueuses, deviendront volumineuses et turgescentes : par suite de leurs flexuosités, elles s'enfoncent ici dans la profondeur de la membrane. Plus loin elles se relient par des zigzags tortueux. Les artères minces et pâles sont difficilement visibles; leur double contour s'efface çà et là. Parfois elles participent à l'état flexueux des veines, par exemple dans le rétrécissement aortique, ou surtout dans l'artério-sclérose. Dans cette dernière affection, on peut en outre distinguer, disséminées au voisinage des hémorrhagies et du vaisseau, des plaques jaunâtres ou blanchâtres, réfléchissant plus ou moins la lumière; ces plaques sont dues à la régression des hémorrhagies. Les blanches représentent les éléments incolores du sang, la fibrine; les autres, plus jaunâtres et plus brillantes à la fois, représentent la régression graisseuse des éléments sanguins. Une fois le vaisseau rompu et les hémorrhagies produites, il n'est pas rare de voir une partie du trajet du vaisseau remplacée par un cordon blanchâtre plus ou moins étendu. Ceci provient de ce que dans cette portion l'artère, ne recevant plus de sang, reste vide, et ses parois, plus opaques que la rétine, masquent les tissus sous-jacents. Quand les désordres sont considérables, la rétine offre autour des lésions des zones grisâtres et infiltrées. Le disque optique est mal accusé, légèrement rougeâtre et présente une fine rayure se dirigeant, à la manière de rayons, du centre à la circonférence. A mesure qu'on se rapproche de l'équateur, les désordres du globe sont moins sensibles.

Ce n'est pas tout; sur plusieurs points apparaissent des taches jaunâtres qui ne sont que des apoplexies en voie de régression. Contentons-nous d'indiquer ici leur présence; leur évolution spéciale sera traitée plus loin, à propos de la marche de la maladie.

Symptômes subjectifs. — Les prodromes, quand ils existent, se montrent quelque temps ou seulement quelques heures avant l'attaque. Ils se traduisent par de la photopsie, de la céphalalgie, de la somnolence et du vertige. La vue s'obscurcit subitement, et les objets apparaissent à travers un nuage rougeâtre, surtout en fermant l'œil sain. Si les lésions n'existent qu'à la périphérie de la rétine, elles laissent à peu près intacte la vision centrale, et seule la vision excentrique est plus ou moins altérée, présentant des scotomes d'étendue et d'opacité variable. Chaque hémorrhagie de la rétine détermine, en effet, dans le champ visuel un scotome exactement moulé sur la forme de l'apoplexie elle-même; au voisinage de la macula, elles abolissent en grande partie la faculté visuelle.

Marche, durée, terminaison. — Dans l'hypothèse de non-récidive, la marche de la maladie est assez bien connue, si bien qu'il est en quelque sorte possible de la tracer d'avance. Ainsi les petites hémorrhagies peuvent se résorber en quelques jours sans laisser de traces appréciables. Les épanchements un peu considérables ont une durée bien plus longue, qui varie de trois à six mois, et voici les phases successives qu'ils traversent. Les taches commencent à pâlir sur leurs bords, alors que les stries ont déjà en grande partie disparu, et là elles affectent une teinte jaunâtre qui marche graduellement de la périphérie au centre. Ces phénomènes de régression commencent parfois le long des vaisseaux; si la résorption n'est pas complète, il restera une teinte grisâtre produite par de la fibrine décolorée. Les dépôts rouge brunâtre d'hématoïdine sont bien rares, de même que la dégénérescence graisseuse, dont nous avons parlé tout à l'heure (de Græfe, Liebreich).

Chaque apoplexie, en particulier, devra donc passer par l'un ou l'autre de ces divers modes de terminaison. Mais la maladie, dans son ensemble, sera toujours dominée par la cause générale qui l'a produite; si celle-ci est passagère (aménorrhée, suppression d'hémorrhoïdes), il est permis d'espérer une guérison définitive, autant du moins que l'étendue de la lésion n'a pas déterminé de trop graves désordres. Mais dans un organisme soumis à des influences maladives incurables (lésion mitrale, athérome) une première manifestation du côté du globe oculaire doit mettre en garde contre des récidives malheureusement trop fréquentes. Ainsi on assiste à des alternatives de mieux et de pire, se succédant quelquefois à de longs intervalles. Ici une tache jaunâtre déjà commence à se désagréger et à s'effacer, puis tout à coup une nouvelle hémorrhagie se fait à ses côtés et vient retarder son évolution. De là un aspect du fond de l'œil changeant, varié, étrangement riche en teintes diverses qui se surajoutent ou se confondent. De là aussi épuisement de la vitalité rétinienne, lenteur des modifications curatives; et, si la compression est trop forte ou prolongée, atrophie des éléments nerveux par places ou en totalité. Il est consolant de dire que la cécité est une terminaison tout à fait exceptionnelle; mais en revanche, tout épanchement un peu considérable laisse dans le champ visuel, sinon un scotome absolu, du moins un obscurcissement marqué dans le point correspondant. Enfin une terminaison assez fréquente des hémorrhagies rétiniennes est leur transformation en pigment plus ou moins foncé. L'apparition de ce pigment est due à une évolution particulière appartenant en propre aux matières colorantes du sang.

Étiologie et valeur séméiologique. — Les hémorrhagies peuvent se rattacher à trois causes générales bien délimitées.

1. Elles sont sous la dépendance d'une altération du sang : nous n'admettons qu'avec réserve les hémorrhagies par diapédèse, c'est-à-dire par transsudation au travers des vaisseaux, sans déchirure de la paroi. Dans les fièvres graves, les apoplexies rétiniennes sont puissamment favorisées sans doute par l'état de dissolution du sang, mais nous croyons à la nécessité d'une cause adjuvante, la dégénérescence concomitante des artérioles, signalée d'ailleurs par certains auteurs comme une complication dont la fréquence est loin d'être exceptionnelle. A cette classe appartiennent les hémorrhagies qu'on observe dans la fièvre typhoïde, dans le typhus, le scorbut et le purpura, dans la leucémie même et le diabète.

2. Il peut exister une exagération *effective* de la tension intravasculaire, soit locale, soit générale; et alors la poussée sanguine, devenant plus considérable que celle pour laquelle la résistance de la paroi vasculaire a été calculée, celle-ci cède tout à coup sous l'effort brusque de l'exagération de tension, lentement, au contraire, si la cause efficiente augmente par gradation et persiste quelque temps. Ici donc nous sommes face à face avec toutes les causes capables de déterminer, par exemple, une stase veineuse dans la rétine. Au premier rang, les maladies du cœur, les lésions du ventricule droit, auraient une action plus directe et plus efficace; mais leur rareté est telle que nous aurons le plus souvent affaire aux rétrécissements et insuffisances mitrales. C'est par un mécanisme analogue qu'agissent les tumeurs intra-orbitaires, les tumeurs et les hémorrhagies cérébrales. Là, je le sais, aussi bien que dans la méningite ou la méningo-encéphalite, les extravasations sanguines seront, le plus souvent, entées sur une névrite ou névro-rétinite, mais le mode pathogénique en est toujours le même. Nous ne ferons que signaler les maladies du poumon; leur influence est facile à saisir, mais peu constatée encore. Enfin, les efforts, les vomissements, les quintes de toux, les convulsions, l'accouchement ont eu leur part dans les observations; mais toutes ces causes ne peuvent être efficaces que sur un terrain préparé. Une cause très-fréquente des hémorrhagies rétiniennes est sans contredit l'altération de l'orifice aortique. Qu'il y ait insuffisance ou rétrécissement, peu importe. La lésion rétinienne est souvent la même, et cela s'explique. Ne voit-on pas généralement ces deux lésions coexister sur un même sujet? Mais, bien entendu, les hémorrhagies rétiniennes ne se produiront ici qu'à une période bien déterminée de la maladie : au début, alors qu'il n'existe pas encore d'hypertrophie, ou mieux de dilatation compensatrice. A ce moment, en effet, le cœur, pour vaincre la résistance que l'obstacle oppose à son libre cours à travers l'orifice, est obligé à un effort anormal qui détermine l'exagération *effective* de la tension intravasculaire, qui, à son tour, fait céder les parois vasculaires. On le voit donc, la tension intra-artérielle exagérée est le plus souvent la cause des apoplexies artérielles. Aussi dans les diverses variétés d'affections cardiaques rencontre-t-on la rétinite hémorrhagique. Je rattacherai au même mode pathogénique l'atrophie rénale dans la maladie de Bright, qui, elle aussi, provoque l'exagération de tension intravasculaire (Traube).

3. Les extravasations sanguines peuvent encore résulter d'une altération de la paroi vasculaire, qui, ne présentant plus une résistance suffisante, cède sous l'effort; elles peuvent encore être dues à une diminution de la consistance des parties voisines, à une altération du milieu (Larrieu), qui, à l'état normal, servent de soutien aux parois des vaisseaux. Il y aura dans ces deux cas une exagération *relative* de la tension intravasculaire.

Mais la cause la plus puissante de la rétinite hémorrhagique est sans contredit l'athérome, l'artério-sclérose, ainsi que les dilatations anévrysmales (Liouville). Ces derniers sont infiniment plus rares que les autres. La valeur séméiologique de ces trois espèces de lésions, qui toutes trois ont pour conséquence la rétinite hémorrhagique généralisée sur toutes les artères, est immense. En effet, lorsque survient sur un sujet la rétinite apoplectique, c'est-à-dire la rétinite hémorrhagique caractérisée par des épanchements sanguins de quelque importance, disséminés sur toute ou presque toute la rétine, on peut affirmer que l'apoplexie cérébrale n'est pas éloignée.

Bien que ce ne soit plus le lieu de parler de symptômes objectifs, les anévrysmes miliaires de la rétine offrent un aspect si caractéristique, que leur valeur séméiologique est énorme, car on sait que la majeure partie des hémorrhagies cérébrales sont dues au développement de ces lésions dans le cerveau (Charcot), bien plus qu'à la simple dégénérescence graisseuse des parois vasculaires.

Ceci une fois établi, il serait néanmoins illusoire de penser que ces trois ordres de causes agissent isolément; le plus souvent elles se combinent, et nous avons eu seulement l'intention de montrer la prédominance de causalité qui se rattache à chaque cas particulier.

En terminant, nous devons dire un mot des hémorrhagies supplémentaires qui surviennent dans la ménopause, la grossesse, la dysménorrhée, l'aménorrhée, ou par suite de la suppression d'hémorrhoïdes fluentes; enfin le traumatisme, qui amène des ruptures de la rétine le plus souvent par contre-coup, dans un point opposé à l'endroit où le choc a porté : ainsi s'explique la présence des épanchements au voisinage du disque optique ou aux environs du pôle postérieur.

Enfin, et pour ne pas être incomplet, rappelons encore les hémorrhagies qui se produisent dans la rétine pendant le cours du glaucome, sous l'influence de l'abaissement brusque de la tension intra-oculaire, consécutif à l'iridectomie ou à la paracentèse de la chambre antérieure. Ce sont là des hémorrhagies mécaniques, et nous en avons suffisamment indiqué le mode de production en traitant du glaucome (p. 533), pour qu'il nous suffise de les indiquer à cette place.

Diagnostic. — Les hémorrhagies de la choroïde peuvent simuler à s'y méprendre les apoplexies des couches externes de la rétine. Cependant ces dernières ont une couleur plus uniformément rouge; elles siégent sur le parcours des vaisseaux, et presque toujours il existe, dans la couche des fibres nerveuses, d'autres épanchements facilement localisables. L'état des vaisseaux, plus ou moins altérés, est aussi un caractère précieux; dans les lésions d'origine choroïdienne, en effet, ils sont absolument sains.

Un œil inexpérimenté prendra souvent pour du sang ces plaques irrégulières de pigment qu'une aberration de développement jette au hasard au fond de quelques yeux. Mais à supposer même que ce pigment côtoie les gros troncs des vaisseaux, ce qui est rare, on le reconnaîtra à sa couleur noire, à sa forme irrégulière, à son état indélébile : il affecte habituellement une forme concentrique autour du disque nerveux; or à ce niveau même les apoplexies sont presque toujours striées et sont en général placées en travers sur la limite de l'anneau sclérotical.

A leur période de régression, les hémorrhagies, transformées en plaques jaunâtres, pourraient être confondues avec les plaques de la choroïdite disséminée. Mais celles-ci semblent creusées dans le fond de l'œil; à l'image droite on pourra peut-être y remarquer des traces de vaisseaux choroïdiens dénudés, et surtout le cercle de pigment qui les entoure sera un point de repère infaillible. Il n'est jamais permis de négliger l'état du cœur ou du système artériel en général. Nous devons les examiner au même titre qu'un médecin en face d'une hémorrhagie ou d'une embolie cérébrale; et en faveur du diagnostic, nous y puiserons une présomption de plus.

Pronostic. — Le pronostic découle, en partie, de ce qui a été dit plus haut sur les divers modes de terminaison de la maladie. Si la cause a été passagère, il est sans gravité; dans tous les cas il variera avec le siége et l'abondance des hémorrhagies. Au voisinage de la macula, la plus petite apoplexie peut apporter des troubles irrémédiables, et c'est là du reste que la résorption est la plus lente. D'autre part, des épanchements sanguins même considérables, surtout à la périphérie, laisseront, il est vrai, des lacunes dans le champ visuel, mais ne compromettront jamais la vue au point que l'orientation devienne impossible. Et ce n'est pas seulement pour la vision, c'est pour la vie elle-même que les apoplexies rétiniennes affectent fréquemment un pronostic grave. Manifestation évidente d'une atteinte profonde portée à l'organisme, elles doivent éveiller les craintes d'une terminaison prochainement fatale. Qu'elles surviennent dans une affection des reins, du cœur ou du cerveau, ou dans la glycosurie, elles doivent toujours apparaître comme un symptôme de mauvais augure; et la fausse apparence d'un état général encore assez bon ne doit rien enlever au caractère presque absolu de cette proposition.

Traitement. — Dans le cas d'apoplexie accidentelle, on a conseillé l'usage des vésicatoires volants répétés, sur la tempe, et le bandeau compressif. Le repos absolu des yeux est une règle générale. On doit en même temps déterminer une dérivation légère sur le tube digestif, par des purgatifs légers et de préférence par des eaux minérales.

Au début, et surtout si l'hémorrhagie est abondante, on aura recours aux déplétions sanguines locales par les ventouses à la tempe. Chez les personnes robustes, la soustraction de 200 à 300 grammes de sang par la ventouse de Heurteloup diminuera la congestion rétinienne. Le malade, à la suite de ce traitement, devra rester dans l'obscurité pendant 36 ou 48 heures. Chez les malades affaiblis et anémiques, on emploiera de préférence les ventouses sèches, les bains de pied sinapisés et un régime tonique. C'est qu'en effet, il ne faut jamais perdre de vue que la meilleure façon de guérir cette rétinite elle-même est de s'adresser directement à la cause générale qui l'a produite.

Et pour ne pas nous perdre dans des détails de thérapeutique générale, disons tout d'un mot en terminant.

Appliquer à l'affection générale le traitement approprié; qu'il s'agisse d'albuminurie, de glycosurie, d'affections cardiaques, de tumeurs cérébrales, de suppression d'hémorrhoïdes ou de menstrues, etc. Cette règle est d'une rigueur absolue.

Consultez : R. Liebreich, A. f. O. Bd. I, abt. 2, p. 346-351. — Heymann, A. f. O. Bd. VIII, abt. 1, p. 173-191. — Charcot et Bouchard, *Archives de physiologie*, 1868. — H. Liouville, *De la coexistence d'altérations anévrysmales dans la rétine, avec l'anévrysme des petites artères de l'encéphale*, note lue à l'Institut, mars 1870. — H. Liouville, Thèse de doctorat, Paris, 1871. — E. Larrieu, Thèse de doctorat, Paris, 1870.

e. — Rétinite leucémique.

C'est Liebreich qui le premier (1861) décrivit une forme particulière d'altération de la rétine coïncidant avec la curieuse maladie que, depuis Virchow, on désigne sous le nom de *leucémie*. Lorsque Liebreich décrivit pour la première fois ces altérations, il n'en avait observé que trois cas. Quelque temps après, dans son atlas d'ophthalmoscopie, deuxième édition (1870), il annonçait en avoir observé trois nouveaux cas. Depuis lors, quatre autres observations en ont été publiées, ce qui donne en tout huit faits. On peut donc se demander, avec O. Becker, comment il se fait que la rétinite leucémique n'ait pas été plus souvent observée. A cela on peut répondre que, d'une part, la leucémie elle-même est une maladie rare, et que, d'autre part, dans l'albuminurie elle-même, où la rétinite est considérée comme très-fréquente, nous avons vu qu'on ne la rencontre guère que dans 6 à 7 p. 100 des cas (Förster). Il n'est donc pas étonnant que dans la leucémie on n'observe pas plus souvent les troubles de la vue, d'autant plus que, comme le fait remarquer O. Becker lui-même, il est probable que les troubles fonctionnels échappent le plus souvent à l'attention du médecin, parce qu'ils ne sont bien prononcés que lorsque les lésions du fond de l'œil siégent en partie dans la région de la tache jaune.

Quoi qu'il en soit, ce qui caractérise particulièrement la rétinite leucémique, ce sont les phénomènes suivants :

Symptômes objectifs. — Tout le fond de l'œil présente un aspect œdémateux, une couleur opaline, jaune-orangé, surtout frappante lorsqu'au lieu d'explorer à la lumière artificielle, on examine le fond de l'œil à la lumière diurne (O. Becker). Les contours du disque optique sont effacés, voilés, diffus. Ce trouble du tissu rétinien est surtout frappant au voisinage des vaisseaux et particulièrement des veines. Cette décoloration du fond de l'œil tient évidemment à ce que le sang contenu dans les vaisseaux de la chorio-capillaire, et que nous savons être la principale cause de la coloration rouge du fond de l'œil, contiennent ici un sang pauvre en globules rouges, ou du moins un sang dans lequel, comme on le sait, les globules blancs sont en trop grande proportion. En effet, tandis qu'à l'état normal les globules blancs sont aux globules rouges dans la proportion de 1/350, dans la leucémie on peut les trouver dans la proportion de 1/19, de 1/15 et même de 2/3 (Jaccoud).

Les artères tranchent faiblement sur cette coloration générale du fond de l'œil; elles sont étroites, d'un jaune pâle, presque sans mélange de rouge. Les veines, très-larges et très-tortueuses, présentent çà et là des inégalités de calibre remarquables; elles offrent une coloration d'un rouge bleuâtre, violet ou d'un lilas rosé; leurs contours sont diffus. Ces caractères sont surtout très-accusés au voisinage du disque optique.

Il convient toutefois de faire remarquer que cette coloration particulière des veines peut faire défaut, même dans des cas de leucémie très-prononcée (Sämisch).

En outre, dans une zone circulaire située principalement au voisinage du disque optique déformé et dans la région de la macula lutea, par conséquent dans le segment postérieur du fond de l'œil, on voit de petites taches d'un blanc grisâtre ou jaunâtre, brillant, disséminées au voisinage des veines, ainsi que des traînées de même couleur au voisinage de leurs arborisations. Ces petites taches sont entourées d'un limbe hémorrhagique qui se révèle à l'ophthalmoscope comme une zone frangée, à contours diffus, et d'une teinte rougeâtre ou violacée, proéminant au-dessus du niveau du fond de l'œil.

Symptômes subjectifs. — Ils sont généralement peu accusés, ou tout au moins passent-ils inaperçus, en présence des autres symptômes plus graves de l'affection générale, et c'est à cela que tient probablement, comme nous le disions tout à l'heure, la rareté des observations de rétinite leucémique. Cependant, les troubles visuels peuvent être très-marqués lorsque la macula est le siége des altérations. On observe alors un scotome central plus ou moins étendu, comme aussi les symptômes décrits par Förster sous le nom de métamorphopsie (O. Becker). En outre, lorsqu'il s'est fait une transsudation œdémateuse abondante, celle-ci s'infiltre entre la limitante interne et la couche des fibres optiques, de sorte qu'il en résulte une sorte de trouble du corps vitré qui donne lieu à une amblyopie variable. Dans ce cas, on observe un affaiblissement graduel de la vue, pouvant aller jusqu'à un point voisin de la cécité. Mais on a rarement observé celle-ci, les malades ayant presque toujours succombé, avant son apparition, aux progrès de la maladie générale.

Anatomie pathologigue. — La rétinite leucémique est caractérisée par la présence, dans le pôle postérieur de l'œil principalement, d'une foule de petites extravasations sanguines, véritables hémorrhagies distribuées presque régulièrement autour du disque optique en rayonnant. Ces petites hémorrhagies, composées en majeure partie de globules blancs, sont situées dans l'épaisseur du tissu conjonctif, qu'elles soulèvent et distendent, sous forme de petites masses arrondies, ainsi que cela a été constaté par Virchow pour d'autres organes (Leber, Poncet). Leur siége de prédilection est la rétine: 1° sous la limitante interne, où elles amènent une prolifération des cellules périphériques du corp vitré par irritation pure; 2° sous les fibres optiques, dans la gaîne des vaisseaux, constituant à ceux-ci une sorte de manchon et en rétrécissant la lumière; enfin 3° sous la rétine, entre elle et la choroïde, dans la région de la tache jaune (Poncet). Ces amas ne seraient donc que des leucocytes passés dans la rétine par migration directe à travers les parois vasculaires (O. Becker). Ce fait semble donc confirmer encore puissamment la théorie de l'inflammation de Conheim, théorie qui du reste a déjà reçu une brillante confirmation par les recherches de Hayem.

Un fait remarquable, c'est que dans tous les cas on a constaté l'intégrité des éléments nerveux (Leber, Poncet), fait d'autant plus curieux que dans toutes les autres formes de rétinite, la dégénérescence de ces éléments survient de bonne heure. Aussi est-il permis de douter de la nature inflammatoire de l'affection qui nous occupe.

Du côté de la choroïde, la chorio-capillaire est gorgée de leucocytes. Ceux-ci sont tous contenus à l'intérieur des parois vasculaires, et on n'observe pas d'extravasations sanguines sous le tissu de l'uvée.

Le *pronostic* de la maladie s'efface complétement en présence de la gravité de l'affection générale dans laquelle la lésion rétinienne joue un rôle tout à fait secondaire et dont elle suit les alternatives de mieux et de pire.

Quant au traitement, il n'y a qu'à suivre les indications du traitement général, aucun traitement local n'amenant d'amélioration si l'état général reste stationnaire ou s'aggrave.

Consultez : O. BECKER, *Ueber Retinitis Leucämica*, Arch. f. Augen und Ohren Heilkunde, Bd. I, Abt. 1, p. 94, 1869. — TH. LEBER, *Ret. Leucämica*, Klin. Monatsbl. für Augenheilk., 1869, p. 312. — R. LIEBREICH, *Deutsche Kl.*, 1851, n° 50 et *Atlas d'ophthalmoscopie*, pl. X, fig. 3, 1870. — M. PERRIN, *Rétinite leucocythémique*. Gaz. des hôp., 1870, n° 48. — F. PONCET, *Rétinite leucocythémique*, Bulletins de la Société de biologie, séance du 5 juillet 1874.

ART. 2. — DÉGÉNÉRESCENCE SCLÉREUSE CONCENTRIQUE DE LA RÉTINE.

Synonymie. — Morbus Arianus; Dégénérescence pigmentaire de la rétine; Retinitis pigmentosa; Rétinite pigmentaire; Rétinite tigrée; Atrophie de la rétine avec pigmentation; Torpor retinæ.

Presque tous les auteurs qui ont écrit sur l'affection que nous allons essayer de décrire à notre tour, ont pris pour caractère essentiel de la maladie la présence anormale du pigment dans la rétine. De là les dénominations de *rétinite* ou *dégénérescence pigmentaire* de la rétine sous lesquelles on la décrit en général.

Si nous proposons de la dénommer *dégénérescence scléreuse concentrique de la rétine*, c'est que, comme nous le verrons en traitant de l'anatomie pathologique de la maladie, c'est bien plutôt là le caractère essentiel de l'affection, que la présence du pigment, qui peut manquer dans un certain nombre de cas.

Cette dégénérescence de la rétine s'accompagne en outre d'un certain nombre de symptômes objectifs et subjectifs constants, tellement caractéristiques, que, même lorsqu'on n'observe pas de pigment dans la rétine, mais que l'ensemble symptomatique en question existe, on doit conclure en faveur de l'affection dont nous parlons. Et de même que dans certaines varioles ou rougeoles anomales, il n'y a point d'exanthème, fait connu sous le nom de *variola sine variolis, sive rubeola sine rubeolis* (Sydenham), on devrait ici parler d'une *rétinite pigmentaire sans pigment*. Or dénommer une maladie d'après un symptôme qui peut manquer, nous semble un errement qu'il est inutile de suivre.

Symptômes objectifs. — A part une légère dilatation de la pupille, aucun signe extérieur ne révèle à l'observateur la présence de la maladie. Seul l'examen à l'ophthalmoscope fournit les signes suivants :

Dans une zone du fond de l'œil, comprise entre l'équateur du globe et l'ora serrata, on observe de nombreuses taches présentant une coloration d'un noir d'ébène. Elles sont de forme étoilée, présentant des appendices ou des extrémités pointus, déliés, constituant des sortes de prolongements qui s'anastomosent les uns avec les autres de sorte que, par là, les taches ressemblent quelque peu à des ostéoplastes vus à un fort grossissement. Ces taches noires montrent une remarquable tendance à se grouper dans de certains points déterminés du fond de l'œil, particulièrement au voisinage des vaisseaux, où elles s'accumulent dans les angles des divisions dychotomiques.

D'autres fois, le pigment constitue, autour des vaisseaux, et particulièrement des veines, une sorte de *manchon* duquel partent des prolongements qui accompagnent le vaisseau pendant un certain trajet.

D'abord déposés à la périphérie du fond de l'œil, les agrégats pigmentaires, en se développant, gagnent de plus en plus les parties reculées du fond de l'œil, tout en se rangeant toujours concentriquement autour de la macula lutea, *qu'ils n'atteignent cependant jamais.*

Dans quelques cas, encore, tandis que la périphérie et le pôle postérieur du fond de l'œil sont libres, on voit le pigment groupé circulairement, sous forme d'une zone de largeur variable, mais à peu près égale partout, au niveau de l'équateur du globe, ou autour de la macula, à laquelle il constitue une sorte de ceinture.

Presque toujours tous les agrégats finissent par se réunir les uns aux autres par leurs prolongements et par constituer une sorte de réseau à mailles losangiques, qui donne au fond de l'œil un aspect réticulé analogue à celui que produirait *un filet noir tendu sur un fond rouge* (Leber).

Quoique fort saisissant, le tableau fourni par la présence de ce pigment n'est pas constant. Ainsi, au début de l'affection, il peut n'exister que quelques rares petites taches noires situées dans une partie très-périphérique du fond de l'œil et qu'un observateur même très-exercé peut avoir quelque difficulté à reconnaître. En outre, comme nous le disions au début de cet article, *le pigment manque même totalement* dans un certain nombre de cas.

En même temps que cette pigmentation anormale, et même en son absence, on constate des lésions tout aussi saisissantes sur les artères de la rétine. Celles-ci, même sur le disque nerveux, présentent une notable diminution de leur calibre. Parcourues par une faible colonne sanguine, elles ne sont représentées que par une mince ligne rosée qui devient bientôt filiforme, à peine, visible et qui ne peut guère être suivie que jusqu'à une distance de quatre à cinq fois le diamètre du disque, et dans quelques cas même seulement jusqu'à une distance de deux ou trois fois ce diamètre. Souvent on ne peut en poursuivre les ramifications au delà de l'équateur du globe. A partir de ce moment, les artères sont remplacées par un filet blanchâtre, opaque, réfléchissant assez fortement la lumière et qui côtoie les veines. Cette transformation, partielle sur les branches de deuxième ordre, est, en général, totale sur celles de troisième ou de quatrième ordre.

Cette dégénérescence scléreuse des artères marche d'une façon continue en sens centripète, de sorte qu'elle finit par atteindre la branche principale de l'artère centrale, non-seulement sur le disque du nerf optique, mais dans son épaisseur. A partir de ce moment survient une ischémie absolue de la rétine, et on a sous les yeux le tableau représenté dans la figure 5 de la planche LXXIX de l'Iconographie ophthalmologique de mon père.

Quant aux veines, à part les aglomérations de pigment que l'on constate à leur voisinage ou le long de leurs parois, et dont nous parlions tout à l'heure, elles ne présentent, en général, pas d'autres altérations, de sorte qu'on peut suivre leur trajet jusqu'à l'ora serrata.

A une période plus avancée de la maladie, d'autres désordres s'observent, en outre, sur le disque du nerf optique. Celui-ci a notablement changé d'aspect; ses contours sont devenus irréguliers; lui-même et la zone avoisinante de la rétine sont le siége d'un trouble diffus, de sorte qu'au lieu de l'éclat brillant, rosé, caractéristique, réfléchissant fortement la lumière, on observe un éclat mat, grisâtre, particulier, absorbant la lumière et en tout comparable à l'aspect bien connu des figures de cire.

Cette altération du disque nerveux et celle des vaisseaux qui en partent ont pour moi, comme nous le verrons plus loin, une valeur bien plus grande que celle du pigment, dont l'existence n'est pas constante, qui manque complétement dans quelques cas et qui, au début de la maladie, alors que déjà les artères et le disque présentent les modifications dont nous venons de parler, n'existe qu'en si petite quantité, qu'il faut une exploration des plus minutieuses et une grande habitude de l'ophthalmoscope pour en découvrir quelques rares agrégats à l'extrême périphérie du fond de l'œil.

A ces différents phénomènes viennent bientôt s'ajouter, en raison du trouble profond apporté à la nutrition de la rétine, d'abord un trouble diffus du corps vitré, dans les parties de ce milieu qui confinent à la rétine. A ce trouble diffus s'ajoutent bientôt des éléments floconneux ou filamenteux, opaques, plus ou moins développés. Ces désordres entraînent à leur suite le développement d'opacités radiées à la face postérieure du cristallin, opacités très-semblables à la cataracte corticale postérieure. Petit à petit ces opacités deviennent confluentes, et l'observation du fond de l'œil devient, par conséquent, d'abord très-difficile et finalement impossible, lorsque le cristallin tout entier devient opaque.

Symptômes subjectifs. — Le premier et le plus frappant symptôme dont se plaignent les malades est une diminution particulière et considérable de l'acuïté visuelle qui ne se manifeste tout d'abord que lorsque les objets sont faiblement éclairés, comme cela a lieu à l'aube ou au crépuscule. Dans quelques cas cette diminution de l'acuïté visuelle peut se transformer, dans la soirée, en une cécité véritable, au point de ne plus même permettre aux malades de se conduire seuls. Cette amblyopie et cette cécité apparente sont désignées sous le nom d'*héméralopie*. Ce trouble particulier de la vue résulte d'un défaut de conductibilité des éléments percepteurs de la rétine, sorte d'engourdissement des éléments nerveux, qui a reçu le nom de *torpor retinæ* (Donders). Pour qu'elle se produise en plein jour, il suffit de placer les malades dans un endroit éclairé par une lumière artificielle, dont on pourra faire varier l'éclat.

Le champ visuel, de son côté, subit un rétrécissement d'autant plus prononcé que la maladie est plus ancienne. Ce rétrécissement atteint, d'une façon presque régulièrement concentrique, d'abord la périphérie extrême du champ visuel ; petit à petit il va en se resserrant de plus en plus, jusqu'à arriver à limiter le champ de vision à un tout petit espace régulièrement et circulairement disposé autour du point de fixation. Il arrive alors fréquemment que le malade, encore parfaitement en état de reconnaître avec une certaine facilité les petits caractères d'imprimerie placés immédiatement en face de lui, est extrêmement gêné pour s'orienter, parce que les objets, même les plus gros, situés excentriquement, lui échappent plus ou moins complétement.

Une autre conséquence, non moins intéressante, de ce rétrécissement du champ visuel, est un *nystagmus* particulier, ne se montrant que pendant la marche ; le malade, obligé pour se guider de fixer une assez grande étendue de l'espace situé devant lui, est forcé de projeter rapidement, dans diverses directions, la portion restée libre de son champ visuel ; sans cela il se trouverait dans une situation analogue à celle dans laquelle serait un individu sain qui essayerait de se conduire, en regardant à travers le petit orifice d'un entonnoir. Tous ces symptômes, nous le répétons, peuvent manquer à la lumière du jour, mais ils se montrent avec des caractères saisissants à la lumière artificielle.

On observe encore quelquefois, mais plus rarement, une autre altération du champ visuel, connue sous le nom de *scotome annulaire* (Ringscotom, de Græfe) et qui est intimement liée à cette variété de pigmentation de la rétine où, comme nous le disions plus haut, le pigment est déposé sous forme d'une zone étendue circulairement et régulièrement autour du pôle postérieur, laissant la périphérie et le pourtour de la macula lutea, dans une étendue variable, absolument libre. Il semblerait qu'ici, les *éléments conducteurs* de la rétine, les fibres nerveuses, restent intactes dans l'étendue de la zone pigmentée, tandis que les *éléments percepteurs*, les bâtonnets et surtout les cônes, sont détruits (Th. Leber).

Au fur et à mesure que le rétrécissement du champ visuel s'accentue davantage, il se développe une sorte de *myopie apparente*, car, chez un certain nombre de sujets, la vue à distance semble notablement améliorée par l'emploi de verres concaves à court foyer. Cette amélioration est due à ce que le verre biconcave amenant une réduction des dimensions des images, une plus grande partie de l'espace, et partant un plus grand nombre des objets qui y sont situés, entre dans la portion conservée du champ visuel.

Fait digne de remarque, ces symptômes fonctionnels existent dans toute leur saisissante intégrité, même dans les cas où le pigment fait complétement défaut, mais où les autres symptômes objectifs, fournis par l'altération des artères et l'aspect louche et diffus, si caractéristique du disque nerveux, que nous avons décrit plus haut, existent seuls. De là résulte un ensemble de symptômes objectifs et subjectifs tellement caractéristiques, que, lorsqu'on les observe, le doute sur la nature de la maladie n'est pas permis. C'est à cela que nous faisions allusion, au début de cet article, en soutenant que la dénomination de *rétinite pigmentaire*, qui a été imposée à la maladie, était impropre. Je préfère donc celles de *torpor retinæ* (Donders) ou de *dégénérescence scléreuse concentrique de la rétine*, sous lequel elle est décrite ici.

Anatomie pathologique. — Les phénomènes capitaux, ceux qui constituent, pour ainsi dire, les caractères essentiels de la maladie, sont : « *Une hypergénèse interstitielle chronique du tissu conjonctif de toutes les couches de la rétine, avec atrophie des éléments nerveux et immigration de pigment* » (Th. Leber). A ces caractères essentiels, il convient, nous semble-t-il, d'ajouter une dégénérescence hyaline, une sorte de sclérose des artères.

Au point de vue histologique, les lésions semblent donc, au premier abord, être les mêmes que celles de la chorio-rétinite, avec cette différence, cependant, qu'ici les lésions *ne restent pas bornées* aux couches externes et moyennes de la rétine, comme dans la chorio-rétinite, mais qu'elles s'étendent à toute son épaisseur.

On pourrait donc admettre, ainsi que le font la plupart des auteurs modernes, que l'affection qui nous occupe et la chorio-rétinite, loin de constituer *deux maladies distinctes*, ne sont que *deux formes différentes* d'une seule et unique maladie. Nous verrons plus loin si cette opinion est rigoureusement justifiée.

De toutes les lésions qui atteignent la rétine, dans cette curieuse affection, la présence du pigment et la disposition particulière qu'il affecte sont celles qui frappent le plus. A l'origine, il se rencontre surtout vers la périphérie de la rétine. Petit à petit, il s'approche de l'hémisphère postérieur, mais ne dépasse que rarement, et lorsque la maladie est fort ancienne, l'équateur du globe. Quelquefois, la périphérie de la rétine et l'hémisphère postérieur restent libres, et seule la région de l'équateur est occupée par les agrégats qui y sont distribués dans une zone circulaire, formant une sorte de ceinture (de Græfe). D'autres fois, mais plus rarement encore, les agglomérations de pigment occupent exactement le pôle postérieur, où elles sont groupées autour de la tache jaune, qu'elles laissent néanmoins libre, ainsi que j'en ai observé un remarquable exemple.

Le siége de prédilection du pigment, excepté le cas où celui-ci se trouve localisé dans le pôle postérieur, est le voisinage des vaisseaux, principalement des veines, autour desquelles il est aggloméré sous forme de petits points placés surtout en avant, mais quelquefois aussi en arrière des vaisseaux et occupant, par conséquent, le voisinage de la couche des fibres optiques de la rétine. Souvent alors le pigment se réunit sous forme de stries ou de plaques, le long des parois vasculaires, principalement du côté externe, et leur constitue une sorte de manchon (Rudenew). Fréquemment on en rencontre des amas considérables réunis au sommet de l'enfourchement des branches vasculaires.

Mais la présence du pigment ne constitue pas l'altération la plus importante, puisqu'il peut manquer totalement, comme nous le savons. Les vaisseaux artériels, même dans le cas où le pigment n'existe qu'en fort petite quantité ou manque totalement, montrent constamment une dégénérescence particulière de leurs parois, qui subissent un notable épaississement hyalin, une sorte de sclérose, d'où résulte une diminution du calibre pour les artères principales, et l'oblitération à peu près complète de celles de troisième ou de quatrième ordre. Cette sclérose fait des progrès continus et peut atteindre un tel degré, que toutes les branches artérielles se trouvent remplacées par des cordons absolument oblitérés et exsangues.

A côté de ces altérations des parois des artères, il est vraiment curieux de voir les veines présenter les caractères normaux de volume et d'épaisseur de leurs parois. La seule lésion que l'on y rencontre est le pigment qui, lorsqu'il existe, est déposé sur la tunique adventice.

Dès le début de la maladie, la rétine présente un ramollissement marqué de ses couches externes. Ce ramollissement est quelquefois poussé si loin que les cônes et les bâtonnets, dans la région périphérique, sont complétement détruits. Ce ramollissement et cette altération des couches externes est concomitant de la pigmentation. Les deux lésions débutent à l'ora serrata et marchent vers l'équateur.

Les lésions les plus importantes consistent d'abord dans un épaississement du tissu conjonctif réticulé des couches des grains, de sorte que les grains eux-mêmes, éléments nerveux intermédiaires aux cellules ganglionnaires et aux cônes et aux bâtonnets, disparaissent bientôt.

Les fibres radiées, ou fibres de Müller, s'épaississent à leur tour, et peu après, ce sont les cônes et les bâtonnets qui disparaissent.

Peu à peu, sous l'influence de l'hyperplasie toujours croissante du tissu conjonctif, les cellules ganglionnaires et les fibres d'expansion du nerf optique s'atrophient et disparaissent, quoique cependant ce soient ces dernières qui, de tous les éléments nerveux, résistent le plus longtemps (Th. Leber). L'atrophie des éléments nerveux peut être portée à un tel degré, que les vaisseaux arrivent au contact avec l'épithélium pigmentaire.

Enfin la rétine se transforme peu à peu, lentement et progressivement, en une masse réticulée presque uniforme, dans laquelle on ne retrouve plus les traces de ses diverses couches.

Lorsque la maladie existe déjà depuis longtemps, on voit le disque du nerf optique en proie à une dégénérescence analogue à celle qui a d'abord atteint la rétine. Ici, l'altération est caractérisée par l'hyperplasie de la névroglie, qui étreint et comprime les fibres nerveuses, en détermine l'atrophie et finit par prendre leur place. Cette atrophie s'étend, en général, jusqu'au chiasma et même quelquefois plus loin.

Toutes les altérations dont il vient d'être question, *sauf celle qui atteint les artères*, ne se rencontrent, dans quelques cas, que sur une zone circulaire de la rétine, aux environs ou un peu en arrière de l'équateur, tandis qu'à la périphérie et dans la région du pôle postérieur, la membrane nerveuse présente une intégrité presque absolue de tous ses éléments nerveux.

Presque toujours on constate sur la lame vitreuse ou membrane anhiste de la choroïde, des épaississements globuleux de cette couche, très-analogues à des globes colloïdes. Dans la forme typique de la maladie, ce sont même là les seules altérations que l'on observe sur la membrane vasculaire.

La choroïde peut donc *être et rester complétement intacte* (Schweigger). Mais fort souvent on voit coïncider avec les lésions de la dégénérescence scléreuse concentrique, celles de la chorio-rétinite disséminée. Il peut devenir fort difficile alors de faire la part, même à l'aide du microscope, de ce qui appartient à la rétinite pigmentaire et de ce qui revient à la chorio-rétinite. Ce sont ces cas qui sont cause de la tendance qu'on a aujourd'hui à considérer ces deux états comme deux formes d'une même maladie.

Le corps vitré, malgré l'altération fréquente de la choroïde, peut rester fort longtemps intact. Mais lorsque la maladie est arrivée à une période avancée, il se développe, au voisinage de la membrane limitante interne et surtout dans la portion de cette membrane qui correspond à l'ora serrata, d'abondantes cellules opaques de nouvelle formation, qui déterminent l'épaississement du corps vitré et son adhérence plus intime à la rétine. De là partent des prolongements opaques, des sortes de tractus néo-membraneux, filiformes, qui traversent le corps vitré dans différentes directions. D'autres cellules de même nature, réunies sous forme de flocons plus ou moins volumineux, flottent au sein de la partie postérieure du corps vitré plus ou moins ramolli.

Au niveau du corps ciliaire on a rencontré des lésions remarquables. En cherchant à enlever le corps vitré, certaines masses pigmentaires restent adhérentes à sa surface, et, examinées à un grossissement de 100 diamètres, celles-ci se montrent sous la forme d'un réseau vasculaire de nouvelle formation, à mailles allongées, disposées en arcades, et dont les plus grosses branches sont dirigées vers la périphérie de la rétine (Schweigger.)

Sous l'influence de ces désordres du corps vitré, le cristallin ne tarde pas à présenter des troubles manifestes de nutrition. D'abord apparaît à son pôle postérieur une opacité circonscrite. De cette *cataracte polaire postérieure* ne tardent pas à partir des prolongements plus ou moins déliés, présentant une disposition en étoile, dont les branches vont en s'élargissant petit à petit, pour constituer d'abord une *cataracte corticale complète*, qui se transforme finalement en une opacité totale du cristallin. Il n'est pas rare de voir alors la cristalloïde elle-même s'opacifier et s'épaissir, et il en résulte une *cataracte boursée*.

Pathogénie. — Maintenant que nous connaissons les lésions anatomiques multiples qui caractérisent la maladie dont nous nous occupons, nous devons essayer de rechercher quelle est l'origine du pigment qui se trouve si souvent dans la rétine, question fort intéressante, mais encore très-controversée.

Nous l'avons dit tout à l'heure, l'altération qui semble avoir le plus frappé l'esprit et les yeux des observateurs, c'est la présence, dans la rétine, d'agrégats de pigment noir. C'est là un fait regrettable, car ce pigment, nous venons de le voir, peut manquer dans certains cas où, néanmoins, la maladie existe. Quoi qu'il en soit, l'idée qui devait venir la première à l'esprit des observateurs, était que le pigment pathologique qui se rencontre dans la rétine devait venir de l'épithélium pigmentaire. Nous savons, en effet, que cet épithélium, pendant longtemps rattaché à la choroïde, appartient en réalité à la rétine, dont il constitue la couche la plus externe. Sur ce point, tout le monde est d'accord.

Mais le mode suivant lequel se ferait la migration des cellules pigmentaires de l'épithélium, à travers les diverses couches de la rétine, *pour arriver dans ses couches les plus internes* et y donner lieu aux figures particulières, si caractéristiques, que nous connaissons, est diversement interprété. Pour les uns, il se forme à la face externe de la rétine des excroissances papilliformes, qui englobent les cellules du pigment et qui, en se rétractant, les entraînent dans l'épaisseur du tissu rétinien (Bolling Pope). Pour d'autres, au contraire, ces cellules arriveraient dans la rétine, poussées par des excroissances verruqueuses de la choroïde, ou même en vertu de leur contractilité propre, et cette migration serait encore favorisée par le ramollissement de la membrane de Jacob, dont nous avons parlé plus haut.

Quelques savantes que soient les raisons sur lesquelles s'appuient les divers défenseurs de cette théorie, elle ne me paraît pas fondée sur l'examen *rigoureux* des faits, car les observations sur lesquelles elle repose ne se rapportent pas à des *rétinites pigmentaires typiques*, mais à des cas où on avait affaire à des altérations plus ou moins étendues de la choroïde et de l'épithélium pigmentaire, accompagnées de lésions concomitantes de la membrane de Jacob; il y avait en un mot, *chorio-rétinite*.

Tous les auteurs qui ont donné des relations micrographiques de prétendues rétinites pigmentaires, sont restés muets quant à une explication plausible de la raison pour laquelle le pigment, lors de la migration, vient, avec cette prédilection si marquée, *s'accumuler au pourtour des vaisseaux rétiniens*. Il nous paraît donc plus rationnel d'admettre que le pigment est déposé, dans les divers points où on en constate la présence, par les vaisseaux eux-mêmes : aussi, tout en reconnaissant que dans l'état actuel de la science, il est impossible de se prononcer catégoriquement sur cette question, nous rangeons-nous de préférence à l'opinion de Schweigger, comme étant celle qui nous semble se rapporter le plus exactement aux faits observés, et en donner la meilleure explication.

Le professeur de Berlin, aussi habile histologiste qu'observateur attentif, a eu l'occasion de faire l'examen d'un œil sur lequel il ne s'agissait pas, à la vérité, d'une *rétinite pigmentaire typique*, mais où la disposition du pigment était exactement celle qu'on rencontre de coutume dans ce cas.

Ce qui frappait tout d'abord était l'absence de toute lésion de la choroïde. Mais dans le corps ciliaire existait un développement anormal de pigment et une sorte de réseau de très-fins capillaires, établissant une relation intime entre les vaisseaux de la zone ciliaire et ceux de la rétine, au niveau de l'ora serrata. Cependant Schweigger, tout en pensant que cette circonstance a dû servir de point de départ à la pigmentation de la rétine, est loin de vouloir soutenir que tout le pigment, rencontré dans la rétine, y ait pénétré par migration.

Pour lui donc, le pigment part primitivement de l'épithélium pigmentaire, puis il s'en fait une véritable hypergénèse au sein même de la rétine, car, dit-il, « *on rencontre souvent dans la rétine plus de pigment qu'il n'en existe en tout dans l'épithélium* ». Enfin, comme je l'ai dit, on observe quelquefois des cas où, non-seulement au début, mais même à une période reculée de la maladie, il est impossible à l'œil le plus exercé de constater la présence de la moindre parcelle de pigment dans la rétine, alors que tous les autres symptômes, objectifs ou subjectifs, existent sous la forme la plus parfaite. Ces cas seuls, auxquels se rapporte si bien la dénomination de *torpor retinæ* (Donders), établissent bien mieux, suivant moi, que la pigmentation le caractère de la maladie.

La différence de siége du pigment qui, dans la chorio-rétinite, occupe presque uniquement les couches externes de la rétine, tandis qu'il occupe ici le plus souvent les couches internes, serait, semble-t-il, encore une raison de plus pour admettre que, quoi qu'on en dise, ce ne sont pas là *deux formes différentes* d'une même maladie, mais que ce sont bien *deux maladies distinctes*.

Marche, durée, terminaison. — Le développement de cette curieuse affection est, en général très-lent ; il peut s'écouler une longue période entre le moment où se manifestent les premiers symptômes d'héméralopie, qui signalent toujours le début, et celui où la cécité devient complète. Malgré la lenteur habituelle de la maladie, on peut voir survenir, à certains moments, des aggravations brusques coïncidant avec l'apparition de phénomènes généraux, tels que céphalalgie persistante, troubles gastro-intestinaux, aménorrhée ou dysménorrhée, etc.

La durée de la maladie est toujours très-longue ; elle débute, le plus souvent, entre 6 et 10 ans et se termine généralement par la cécité, vers l'âge de 45 à 50 ans (de Græfe). Mais dans quelques cas, heureusement fort rares, cette triste terminaison survient pourtant plus tôt. C'est à cette maladie qu'il convient, sans contredit, de rapporter les cas d'héméralopie congénitale qui ont été décrits dans la période préophthalmoscopique de l'ophthalmologie (Sichel père).

Étiologie. — L'hérédité paraît devoir été placée en première ligne parmi les causes de la dégénérescence scléreuse concentrique de la rétine (de Græfe). On l'observe souvent sur plusieurs sujets d'une même famille, et, chose remarquable, qui vient bien confirmer l'identité que nous avons dit exister entre la forme avec pigmentation et la forme sans pigment, on a vu des cas où deux membres d'une même famille présentaient ces deux variétés de la maladie.

Cette affection semblerait, en outre, coïncider fréquemment avec la surdi-mutité, l'idiotisme, le crétinisme (de Græfe) ou d'autres vices de conformation congénitaux, comme les doigts ou les orteils surnuméraires (Höring), le bec-de-lièvre, le colobome, etc.

On a voulu aussi invoquer, comme cause de la dégénérescence concentrique de la rétine, l'influence des mariages consanguins (Liebreich, Mooren); mais je dois avouer que, jusqu'à ce jour, un grand nombre de faits observés par moi ne me permettent pas de corroborer cette assertion; je n'ai pu m'assurer de la consanguinité des parents que chez un petit nombre des individus observés par moi, ce qui est loin de la proportion de 60 à 65 pour 100, indiquée par les auteurs que je viens de citer.

Une circonstance étiologique bien autrement fréquente, c'est que, dans la plupart des cas, la maladie, comme je le disais tout à l'heure, est congénitale. On peut lui attribuer, en effet, à peu près tous les sujets qui naissent héméralopes, ou qui du moins commencent à être affectés d'une certaine imperfection de la vision à la lumière artificielle, vers l'âge de 6 à 10 ans.

Presque tous les sujets atteints de l'affection qui nous occupe et qui viennent consulter vers l'âge de 20 à 30 ans et même plus tard, s'accordent à affirmer qu'aussi loin qu'ils se souviennent, leur vue avait toujours été pénible à la lumière artificielle.

Le plus souvent les deux yeux sont attaqués à la fois.

Diagnostic. — Nous avons vu que certaines affections du fond de l'œil, que nous avons étudiées dans une autre partie de cet ouvrage (p. 476-491), présentaient, comme l'un de leurs plus importants symptômes objectifs, la présence d'agrégats pigmentaires, ayant pénétré par migration immédiate, de l'épithélium pigmentaire dans les couches externes de la rétine. C'est là ce que nous avons décrit sous le nom de *choroïdite* ou mieux de *chorio-rétinite circonscrite ou disséminée.*

A priori, un observateur inexpérimenté ou inattentif pourrait donc être tenté de considérer le fait de la présence de pigment libre dans la rétine comme un fait unique et constituant toujours le même type de maladie, puisque, dans la maladie que nous étudions ici, on observe aussi, comme fait le plus frappant, une pigmentation anormale de la rétine.

C'est ce qui eut lieu, en effet, au moment de l'entrée de l'ophthalmoscope dans la pratique ophthalmologique, et il suffisait alors qu'on constatât la présence du pigment dans la rétine, pour qu'on portât le diagnostic : *rétinite pigmentaire.*

Pour qu'on soit en droit de poser ce diagnostic, il faut absolument, et c'est pour nous une condition SINE QUA NON, *que le stroma choroïdien d'abord et l'épithélium pigmentaire lui-même ne présentent aucune altération.* Sans cela, il ne s'agit plus d'une rétinite pigmentaire *absolument typique*, mais bien d'une chorio-rétinite ou d'une transition de l'une à l'autre.

La différence caractéristique, frappante, des deux maladies dont nous parlons, réside tant dans l'aspect et le mode de distribution du pigment, en de petits agrégats de forme étoilée, dans la rétinite pigmentaire, et en plaques de dimension et de forme irrégulière dans la chorio-rétinite, que dans l'intégrité de l'épithélium pigmentaire et du tissu de la choroïde, dans le premier cas, et leur altération dans le second.

Cette différence a été admirablement mise en lumière par Liebreich dans la deuxième édition de son atlas d'ophthalmoscopie. Il ne me paraît pas possible qu'il vienne à l'esprit de n'importe quel observateur judicieux, de soutenir que deux tableaux aussi dissemblables que les figures 1 et 2 de la planche VI de cet ouvrage, figures d'une vérité si saisissante, ne représentent que deux formes d'une même maladie.

Mais, à part les signes tirés de l'aspect du pigment, il y a dans l'ensemble symptomatique, tant objectif que subjectif, comme dans les circonstances étiologiques des deux affections, de telles différences, qu'il me paraît bien difficile, pour ne pas dire impossible, de ne pas les considérer comme deux maladies distinctes, et d'accepter sans réserves, dans l'état actuel de la science, les théories nouvelles, qui voudraient n'en faire que deux formes d'une seule et même maladie, en s'appuyant sur l'unité d'origine du pigment.

A part donc les difficultés du diagnostic différentiel de la rétinite pigmentaire et de la chorio-rétinite, les cas de *dégénérescence concentrique pure de la rétine*, c'est-à-dire ceux où le pigment fait défaut, ne me paraissent pas devoir arrêter longtemps. Les autres signes objectifs, tels que la sclérose des artères et l'atrophie du disque, les symptômes subjectifs, héméralopie et rétrécissement concentrique du champ visuel, les circonstances étiologiques, constituent un ensemble caractéristique n'appartenant à aucune autre affection et qui suffit à assurer le diagnostic.

Pour terminer ce paragraphe relatif au diagnostic, il me paraît utile de résumer, sous forme de tableau synoptique, les caractères distinctifs de la chorio-rétinite et de la dégénérescence scléreuse concentrique de la rétine.

TABLEAU SYNOPTIQUE.

CHORIO-RÉTINITE.	DÉGÉNÉRESCENCE CONCENTRIQUE DE LA RÉTINE.
1. *Pigment* réuni par plaques, ou sous forme d'aréoles irrégulièrement disséminées dans toute la périphérie du fond de l'œil.	1. *Pigment* réuni sous forme de corpuscules étoilés, isolés ou se réunissant entre eux, sous forme de filet ou de réseau à mailles irrégulières.
2. *Pigment* situé dans les parties externes de la rétine, en arrière des vaisseaux et sans prédilection pour le voisinage de ceux-ci, sans prolongement le long de leur trajet.	2. *Pigment* situé au voisinage intime des vaisseaux, aussi bien au-devant qu'en arrière d'eux et leur fournissant des prolongements.
3. A côté des agrégats pigmentaires, *plaques* plus ou moins étendues d'*atrophie choroïdienne*, laissant plus ou moins voir, par transparence, le reflet sclérotical.	3. Le long des parois vasculaires, *aucune trace d'altération dans le tissu choroïdien.*

4. *Artères* absolument normales.	4. *Artères* rétrécies, peu étendues et dépassant rarement l'équateur.
5. *Disque nerveux* absolument normal, tout au plus, dans quelques cas rares, traces de sclérectasie.	5. *Disque nerveux* aplati, présentant un trouble diffus grisâtre, ne réfléchissant plus la lumière, mais l'absorbant d'une façon analogue à la cire.
6. *Héméralopie* rare.	6. *Héméralopie* presque constante.
7. *Champ visuel* de dimensions normales, présentant des scotomes ou des obscurcissements partiels, ou parfois des rétrécissements irréguliers.	7. *Rétrécissement concentrique* du champ visuel, sans obscurcissement et sans scotome.
8. *Lecture* très-souvent impossible, à cause de la présence, dans la région de la macula, d'altérations qui donnent lieu à un scotome central.	8. Jusque vers la période ultime de la maladie, *lecture* des plus fins caractères encore possible ; jamais aucune altération au niveau du pôle postérieur de l'œil.
9. *Métamorphopsie* fréquente.	9. *Jamais* de déformation des objets.

Pronostic. — Il ressort assez clairement de l'étude entière de la maladie que, dans tous les cas, la dégénérescence concentrique constitue une des affections les plus graves dont puisse être atteinte la rétine. La gravité du pronostic est encore augmentée par cette particularité, qu'on ne connaît pas de fait où le traitement ait pu l'enrayer d'une façon définitive, et que, dans les cas les plus heureux, tout ce qu'on a pu obtenir, a été de voir reculer quelque peu l'échéance fatale de la terminaison par la cécité.

Traitement. — Il n'est pas de moyens, quels qu'ils soient, qui puissent guérir, dans le sens propre du mot, la maladie dont nous parlons ici. Combattre les complications ou les phénomènes généraux intercurrents qui semblent déterminer son aggravation ; soustraire l'œil atteint à toutes les causes d'irritation, telles que l'exposition à une lumière trop vive, la lecture, l'écriture ou la couture assidues ; combattre les affections ou les mauvaises dispositions constitutionnelles, telles que la syphilis, la scrofule, la constipation habituelle, la chlorose : telles sont à peu près les seules ressources dont nous disposons. Ajoutons, du reste, que tous les efforts, de quelque ordre qu'ils soient et à quelque éléments qu'ils s'adressent, sont vains et de nul effet, lorsque la maladie est héréditaire, qu'elle résulte de la consanguinité des parents ou qu'elle coïncide avec l'idiotisme, le crétinisme ou d'autres vices de conformation.

Consultez : F.-C. Donders, *Pigmentbildung in der Netzhaut.* A. f. O. Bd. III, Abt. 1, p. 139-150, 1857. — A. von Græfe, *Exceptionelles Verhalten des Gesichtsfeldes bei Pigmententartung der Retina*, A. f. O. Bd. IV, Abt. 2, p. 250-253. 1858. — R. Liebreich, *Abkunft aus Ehen unter Blutsverwandten als Grund von Retinitis pigmentosa*, Deutsche Klinik, nº 6, 1861. — R. Liebreich, *Atlas d'ophthalmoscopie*, pl. IV, fig. 1 et 2, 2e éd., 1870.—H. G. Maes, *Over torpor retinæ*, Tweede Jaarlijksch Verslag van het Nederlandsch Gasthuis voor ooglijders, p. 143-275, Utrecht, 1861. —Bolling Pope, *Ueber Retinitis pigmentosa, insbesondere der Meckamismus des Entstehens von Pigment in der Retina*, Würtzb. med. Zeitschr. Bd. III, p. 244 et seq., 1862. — Mooren, *Ueber Retinitis pigmentosa*, Klinische

Monatsblätter für Augenheilkunde, p. 93 et seq., 1863. — RÜDNEW, *Retinitis chronica, mit Pigmentablagerung in der Retina*, Arch. f. path. Anat., Bd. XLVIII, p. 494-501, 1869. — ED. LANDOLT, *Anat. Untersuchungen über typische Retinitis pigmentosa*, A. f. O. Bd. XVIII, Abt. 1, p. 325-348. 1872. — L. DE WECKER et ED. DE JAEGER, *Traité des maladies du fond de l'œil et atlas d'ophthalmoscopie* : traité, p. 133-143; atlas, p. 122-129 et pl. XVII, fig. 77-79. Paris et Vienne, 1870. — C. SCHWEIGGER, *Handbuch der speciellen Augenheilkunde*, p. 452-461. 3te Aufl. Berlin, 1875. — TH. LEBER, *Die Pigmentdegeneration der Netzhaut*, in Handbuch der gesammt. Augenheilkunde, ALF. VON GRÆFE und TH. SAEMISCH, Bd. V, Cap. VIII, p. 633-662, 1877. — A. SICHEL jun., *Ein Fall. von Ringskotom bei Retinitis pigmentosa*, Centralblatt für praktische Augenheikunde nº 4, April 1877. — A. SICHEL, *le Scotome annulaire, comme symptôme de la dégénérescence pigmentaire de la rétine*, Année médicale, nº 5, Caen, 2 avril 1877.

ART. 3. — TROUBLES DE LA CIRCULATION DE LA RÉTINE.

A. — *Ischémie de la rétine.*

Sous le nom d'*ischémie de la rétine* on doit entendre l'état dans lequel se trouve cette membrane lorsqu'elle est privée de la quantité de sang normalement nécessaire à son fonctionnement.

Cet état, très-rare, a été peu observé.

Symptômes objectifs. — Lors d'examen à l'ophthalmoscope, l'ischémie rétinienne se révèle par un changement dans la coloration du disque nerveux. Celui-ci perd cette teinte rosée qui dépend de la plénitude de ses vaisseaux capillaires, pour prendre une teinte légèrement violacée et plus pâle vers le centre.

Les vaisseaux rétiniens présentent tous un certain degré d'amincissement; les principales branches artérielles sont filiformes, tandis que les vaisseaux de second ordre ont complétement disparu. Ce changement ne s'observe pas du côté des veines, qui, ainsi que cela s'observe surtout dans l'ischémie qui survient pendant la période algide du choléra, sont foncées, d'un rouge bleuâtre, lie de vin, mais sans sinuosités, sans dilatation exagérée semblable à celle qu'on observe lorsqu'il y a obstacle à la circulation en retour (de Græfe).

Symptômes subjectifs. — Les troubles fonctionnels, qui peuvent faire défaut ou tout au moins être fort peu prononcés, lorsque c'est graduellement que se produit la diminution dans l'apport du sang, sont très-nets dans le cas contraire, lors de syncope ou au moment de l'aura épileptique.

C'est surtout dans les cas de syncope que l'on peut les étudier le plus favorablement, l'aura épileptique ne laissant généralement pas aux malades le temps d'exprimer les sensations qu'ils éprouvent.

Tout d'abord, c'est un brouillard qui passe devant les yeux et ne permet plus de distinguer les contours des objets. Ce brouillard augmente plus ou moins rapidement, et se termine, dans quelques cas, par une cécité absolue. Mais cette cécité, et cela suffirait pour faire rejeter l'idée de lésion d'une des parties essentielles de l'organe de la vue, peut cesser brusquement, lorsque la circulation de la rétine se rétablit.

Étiologie et pathogénie. — L'ischémie rétinienne peut résulter d'un état anémique généralisé, d'une hémorrhagie abondante, ou survenir à la suite d'une syncope; mais ce n'est pas dans ces circonstances qu'on la rencontre à un degré suffisant pour qu'il soit permis de la considérer comme une affection distincte.

Elle peut résulter de la difficulté qu'éprouve le sang à pénétrer dans l'œil, soit parce que les impulsions cardiaques sont insuffisantes pour vaincre la résistance que la tension intra-oculaire oppose à l'ondée sanguine, soit parce que cette tension est augmentée.

La première condition se trouverait remplie dans certaines affections cardiaques, lors d'asystolie prononcée, ou dans la période algide du choléra. Il faudrait ajouter, comme cause adjuvante, dans ce dernier cas, l'obstacle qu'apporte à la circulation un changement dans la densité du sang (de Wecker).

La seconde condition peut résulter d'une compression énergique exercée sur le globe. On peut l'obtenir artificiellement sur soi-même. C'est en effet à l'ischémie qu'il faut attribuer les troubles visuels, pouvant aller jusqu'à la cécité absolue, que l'on observe lorsque l'on presse fortement avec le doigt sur le globe oculaire.

Peu avant que se produise l'ischémie, survient, sur le disque du nerf optique, la pulsation spontanée des artères, dont il a été question à propos du glaucome, et que nous avons vue indiquer à elle seule un premier degré d'anémie du globe.

Enfin l'ischémie peut être la conséquence de la diminution de calibre des vaisseaux, résultant de la contraction de leurs fibres musculaires.

Le type le plus parfait de ces diverses espèces d'ischémie est celle signalée, par quelques auteurs, au moment de l'aura épileptique (Hughlings Jackson). Il est facile de se rendre compte du mécanisme qui produit l'ischémie, si l'on se rappelle, d'une part, que la rétine ne constitue, à proprement parler, qu'une dépendance du cerveau, et si l'on admet, d'autre part, avec Brown-Séquard et la plupart des auteurs modernes, que l'attaque d'épilepsie est produite par des contractions des vaisseaux de l'encéphale et surtout de ceux du bulbe rachidien.

Notons, cependant, que les variétés d'ischémie dont nous venons de parler ne sont pas admises par tous les auteurs.

Les uns, par exemple, ne veulent voir dans celle qui succède à une affection cardiaque, qu'une apoplexie du nerf optique ou une embolie de l'artère centrale (de Wecker).

D'autres (Stelwag von Carion, de Græfe), veulent que les cas décrits jusqu'à ce jour, sous le nom d'ischémie rétinienne, ne soient que le résultat d'une névrite rétro-bulbaire, dont l'ischémie ne serait qu'une conséquence, liée qu'elle serait à la compression des vaisseaux due à l'hyperplasie inflammatoire du nerf.

Les cas d'ischémie double, ainsi que ceux dans lesquels on a pu constater une amélioration notable dans la vision, à la suite d'une paracentèse ou d'une iridectomie, montrent que l'opinion des auteurs que nous venons de citer est, pour le moins, trop absolue, et que, dans certaines circonstances, qu'il est impossible de préciser nettement, l'ischémie de la rétine doit être considérée comme une affection idiopathique.

Diagnostic. — S'il est vrai que l'ischémie se reconnaît aux signes que nous avons indiqués, l'important serait de la distinguer de l'apoplexie du nerf optique ou de l'embolie de l'artère centrale. Mais on comprendra combien ce diagnostic est incertain, puisque les auteurs ne sont pas encore d'accord sur les relations qui existent entre ces états et l'ischémie proprement dite.

Traitement. — On a conseillé et même pratiqué l'iridectomie pour guérir l'ischémie rétinienne (Alf. Græfe). Le but que l'on se proposait, par cette opération, était de diminuer la tension intra-oculaire et de rendre, par suite, plus facile l'accès du sang dans l'intérieur du globe. La paracentèse, qui a été pratiquée dans le même but, nous paraît préférable, mais nous croyons que le mieux serait, dans ces cas, de traiter, autant que la chose serait possible, l'affection à laquelle se trouve liée l'ischémie rétinienne, et de ne recourir à l'opération que lorsqu'on n'aurait constaté aucune amélioration sous cette influence. Enfin, on pourrait peut-être appliquer, avec plus de raison, aux cas d'ischémie rétinienne, les inhalations de nitrite d'amyle déjà proposées, ainsi que nous l'avons vu plus haut, contre l'atrophie des nerfs optiques (Steinheim). Ici, en effet, ce gaz, en congestionnant les vaisseaux de l'encéphale, pourrait peut-être produire le même effet sur la rétine.

Consultez : ALF. GRÆFE, *Ueber Ischæmia retinæ*, A. f. O. Bd. VIII, Abt. 1, p. 143-159, 1861 — A. VON GRÆFE, *Ueber Neuro-retinitis und gewisse Fälle fulminirender Erblindung*. A. f. O. Bd. XII, Abt. 2, p. 114-149, 1866. — A. VON GRÆFE, *Ophthalmologische Beobachtungen bei Cholera*, A. f. O. Bd. XII, Abt. 2, p. 198-211, 1866. — STELLWAG VON CARION, *Lehrbuch der praktischen Augenheilkunde*, p. 247-250. Wien, 1870. — L. DE WECKER et ED. DE JÆGER, *Traité des maladies du fond de l'œil et atlas d'ophthalmoscopie*, Paris et Vienne, 1870.

B. — *Oblitération de l'artère centrale de la rétine.*

La connaissance des oblitérations brusques et spontanées des artères, on le sait, est de date relativement récente. Sans vouloir entrer ici dans des détails historiques, nous devons cependant mentionner ce fait que, si l'embolie, en général, a été entrevue par d'autres observateurs à une date antérieure, et notamment par notre regretté maître feu Legroux père, c'est néanmoins à Virchow qu'il appartient en propre d'avoir décrit et expliqué les premiers faits de ce genre, relatifs à la partie spéciale qui nous intéresse.

C'est lui, en effet, qui a démontré le premier que certains faits de cécité subite et de troubles oculaires plus ou moins graves devaient être rapportés à des oblitérations des troncs artériels de l'œil.

Jusqu'alors on n'avait constaté que *post mortem* la présence de caillots obturateurs dans les différentes artères de l'œil et surtout dans l'artère centrale de la rétine, sans avoir observé, du côté des yeux, pendant la vie, autre chose que *des troubles visuels*.

Mais il était évident, ainsi que l'avait énoncé Virchow dès 1854, que, tôt ou tard, l'admirable instrument de Helmholtz devait infailliblement nous fournir l'explication des troubles visuels en question.

Comme pour presque tous les progrès importants de l'ophthalmologie, réalisés pendant les vingt années de sa carrière, c'était à de Græfe qu'était réservé d'observer pendant la vie, à l'aide de l'ophthalmoscope, et de décrire avec le talent remarquable qui le caractérisait, le premier cas évident d'embolie de l'artère centrale de la rétine. C'est lui qui nous fit connaître tous les signes de cette intéressante et funeste lésion, en même temps qu'il en donnait le premier dessin, malheureusement gravé sur bois et imprimé en noir. Quelque temps après, Schweigger publiait de nouveau ce cas en l'accompagnant, cette fois, d'un dessin représentant une coupe longitudinale du disque du nerf optique, de l'artère centrale et de l'embolus, faite sur l'œil du malade, qui avait succombé, un an et demi après son observation par de Græfe, aux suites de l'affection cardiaque dont il était atteint. Nous avons été assez heureux, pendant notre dernier séjour à Berlin, en 1867, pour pouvoir examiner la préparation représentée par Schweigger, et nous pouvons affirmer qu'elle est absolument concluante. Nous y reviendrons plus loin, en traitant de l'anatomie pathologique.

Les symptômes subjectifs ayant ici une très-grande valeur, puisque ce sont eux qui attirent d'abord l'attention du malade et l'engagent à venir réclamer les conseils du médecin, c'est par eux que nous commencerons la description de la maladie, contrairement à l'ordre que nous avons adopté dans les autres parties de cet ouvrage.

Symptômes subjectifs. — Le premier et le plus important symptôme, celui qui ne manque dans aucun cas, c'est la perte subite et complète de la vue de l'œil atteint. Plusieurs fois cette perte subite de la vision avait été précédée, quelque temps auparavant, par une cécité passagère, se dissipant peu de temps après son apparition (Mauthner, Schneller, Knapp, de Wecker).

Au bout de quelques jours, la vue peut s'améliorer, soit pour les parties excentriques du champ visuel (Sichel), soit au contraire pour les parties centrales (Steffan). Malheureusement cette amélioration, difficile à expliquer d'une façon satisfaisante, n'est pas de longue durée. Bientôt l'amblyopie fait de nouveaux progrès, et la vue s'affaiblit de nouveau et petit à petit, jusqu'à la cécité complète et définitive (Sichel, Steffan). Quelquefois la vision, complètement abolie dès le principe, reste telle et ne présente aucune variation. D'autres fois, au contraire, la vue peut se rétablir, du moins en partie et d'une façon durable.

Symptômes objectifs. — Si on examine l'œil atteint, peu de temps après l'accident, c'est-à-dire dans les vingt-quatre ou trente premières heures après que le trouble visuel est survenu, on observe une certaine pâleur du disque nerveux (de Græfe, Knapp). D'autres fois, cette tranche nerveuse ne révèle aucun changement dans sa couleur ou son éclat, et est identique, sous ce rapport, à celui de l'autre œil (Blessig, Steffan, Sichel, Schmidt). Les contours sont nettement tranchés. On le voit donc, de ce côté, les signes seraient pour ainsi dire négatifs, si du côté des vaisseaux ne se présentaient pas des phénomènes bien plus frappants.

Les artères présentent tantôt une notable diminution de leur calibre, qui peut être rétréci au point que le vaisseau ne soit plus représenté que par un mince filet rouge (de Græfe); tantôt, au contraire, et depuis son point d'émergence jusqu'à une distance du disque pouvant aller jusqu'à mesurer deux fois le diamètre de celui-ci, ces artères, d'ordinaire rouges, sont remplacées par un mince cordon, absolument exsangue, de couleur grisâtre ou jaunâtre sale. Ces cordons sont bordés par une fine ligne de couleur plus grise et même ardoisée. Ils tranchent nettement sur le fond rouge de l'œil. Çà et là, lorsque le vaisseau est exsangue, on y observe, de place en place, de petites portions de liquide sanguin, qui semblent se mouvoir en oscillant de la périphérie vers le centre ou inversement (de Græfe, Sichel).

Arrivées sur la rétine, à une distance mesurée par un diamètre et demi du disque, les artères présentent le plus souvent leur maximum de rétrécissement, et là elles sont presque impossibles à suivre. Mais à partir de ce point, ou bien les artères restent normales, ou bien, au contraire, elles vont en s'élargissant de façon que, vers les parties excentriques, elles présentent leur calibre normal (Sichel).

En général, les veines aussi sont plus minces qu'à l'état normal et semblent, sur le disque, être réduites à leur minimum (de Græfe). A partir d'une certaine distance du disque, elles vont en s'élargissant vers l'équateur (de Græfe, Knapp), ou bien encore elles présentent une disposition inverse et vont en augmentant de volume, de la périphérie vers le centre du disque (Sichel, Schmidt). Leur état de réplétion peut du reste varier notablement dans différents points, de sorte qu'on voit alors, dans une certaine étendue, les vaisseaux veineux ne contenir qu'une faible colonne sanguine, tandis que, dans d'autres, ils présentent leur réplétion normale. D'autres fois encore on voit des parties exsangues alterner avec d'autres remplies par du sang.

Outre ces phénomènes, il en est un qui peut avoir une grande valeur pour permettre de se rendre compte si l'oblitération est absolue ou seulement partielle.

Si l'oblitération est complète, il est évident que l'on doit voir sur la rétine le plus haut degré d'ischémie. La pression sur le globe, à l'aide de la pulpe de l'un des doigts, ne pourra plus provoquer le phénomène du pouls, dont nous avons parlé à propos du glaucome.

Si, au contraire, l'oblitération n'est que partielle, on pourra, par une pression suffisante, provoquer les battements de l'artère centrale. Mais là ne se bornent pas les lésions. Peu de temps après l'accident, quelques heures après celui-ci (Blessig), le lendemain (Liebreich) ou seulement au bout de deux ou trois semaines (de Græfe), on voit apparaître sur la rétine, dans toute la région du pôle postérieur, un trouble diffus, opalescent, présentant dans quelques cas les caractères d'une véritable infiltration, d'une teinte grisâtre ou blanchâtre. Ce trouble cache les contours du disque dans une étendue variable, mais surtout du côté temporal; s'étendant à toute la région jusques et au delà même de la macula lutea, il masque la coloration rouge jaunâtre du fond de l'œil. Sur cette teinte grisâtre et légèrement rosée, on est frappé de voir apparaître, exactement au niveau de la macula lutea, une petite tache arrondie, nettement circonscrite, d'une coloration rouge cerise éclatante, qui coïncide exactement avec le centre de la macula, c'est-à-dire avec la fovea centralis.

Peu de temps après l'apparition de cette tache rouge, prise à tort par quelques observateurs pour une hémorrhagie, et qui n'est due qu'à un effet de contraste, sur lequel nous reviendrons tout à l'heure, se montre une série de petits points blanchâtres distribués presque régulièrement en rayonnant autour de la macula, de façon à donner lieu à l'apparition d'une figure analogue à celle qui se produit, dans la même région, lors de rétinite de Bright, mais sans présenter toutefois des dimensions et des caractères aussi accusés.

Ces phénomènes ne sont pas les seuls qu'on ait l'occasion d'observer ici. À la périphérie de la rétine, et principalement sur le trajet des artères (Sichel), ou sur tout le trajet d'une grosse branche artérielle (Knapp), se montrent des hémorrhagies isolées et disséminées ou, au contraire, réunies en groupe. Ces hémorrhagies sont le produit de l'infarctus hémorrhagique, qui n'est que la conséquence de l'oblitération de l'artère (Conheim).

Dans un certain nombre de cas (Fano, Blessig, Sichel, Schmidt), on a, en outre, constaté la présence d'une véritable hémorrhagie de dimensions variables, dans la région de la macula. C'est ce fait qui a fait croire que la tache rouge, arrondie, qu'on y observe constamment, était de nature hémorrhagique. Il n'en est rien. Il s'agit là, ainsi que nous le disions tout à l'heure, d'un simple effet de contraste (Liebreich) dû à ce que, dans la macula, le tissu rétinien, dépourvu ou à peu près, de ses éléments conjonctifs, n'est pas en état de s'infiltrer comme dans le reste du fond de l'œil. Il en résulte que, dans cette région, où la rétine est en outre d'une extrême minceur, la coloration rouge du fond de l'œil paraît avec une netteté d'autant plus accusée que les régions voisines, infiltrées et opaques, masquent précisément le reflet rouge d'une façon plus ou moins complète.

Dans quelques cas, les altérations siégeant dans la région de la macula lutea, aussi bien la tache rouge que l'infiltration diffuse, disparaissent complétement en quelques jours (de Græfe), seule la figure pointillée, rayonnante, persiste plus longtemps.

Peu à peu, aux phénomènes d'ischémie rétinienne se joignent les signes de l'anémie du disque nerveux lui-même. Celui-ci pâlit de plus en plus, devient blanchâtre, mate, absorbe la lumière, et bientôt on constate tous les signes de son atrophie, mais non pas de l'atrophie simple ou de l'atrophie grise, mais de cette forme particulière de dégénérescence qu'on a désignée sous le nom d'*atrophie de cause intra-oculaire*, et qu'on rencontre particulièrement dans la rétinite pigmentaire, que nous avons décrite plus haut sous le nom de *dégénérescence scléreuse concentrique de la rétine*.

Cette atrophie, de cause intra-oculaire, diffère de l'atrophie grise par l'aspect des vaisseaux. Elle diffère de l'atrophie consécutive à la névrite par la régularité des contours du disque, et surtout par l'aspect des veines, qui, même lorsqu'elles sont dilatées, ainsi qu'on l'a observé plusieurs fois (Sichel, Schmidt), offrent toujours leur direction et leur trajet normaux, tandis que, lorsque l'atrophie a succédé à la névrite, on peut toujours, et même quelquefois bon nombre d'années plus tard, voir les veines présenter l'aspect tortueux caractéristique.

En outre, la teinte, l'aspect du disque tout entier rappellent ceux de la cire; il absorbe la lumière au lieu de la réfléchir plus ou moins fortement, comme dans les autres variétés d'atrophie.

Anatomie pathologique et pathogénie. — Chez tous les sujets sur lesquels l'embolie rétinienne a été constatée, il existait une affection cardiaque, le plus souvent une altération des valvules, ou une dégénérescence plus ou moins avancée des parois des grosses artères. De là résulte que, pour qu'on soit en droit de l'admettre, en se basant uniquement sur les symptômes objectifs décrits plus haut, il faut qu'en même temps on constate la présence d'une altération cardiaque ou d'une altération bien accusée des parois des artères. Il peut, en effet, arriver alors que soit des concrétions valvulaires du cœur, soit quelques particules du tissu altéré des parois vasculaires, soient entraînées par l'ondée sanguine, jusqu'à ce qu'elles pénètrent dans une branche artérielle de calibre assez faible pour qu'elles ne puissent aller au delà. Une fois enchâssées dans la lumière du vaisseau, ces particules peuvent oblitérer celui-ci complétement ou seulement en partie.

Dans le premier cas, la circulation est complétement suspendue dans la région à laquelle se distribue l'artère. Dans le second cas, elle n'est que plus ou moins entravée.

Remarquons, en outre, qu'il n'est pas toujours nécessaire que le corps obturant vienne d'un point éloigné d'où il aura été lancé dans l'artère en question. Une endartérite peut se développer sur place et produire le même résultat, c'est-à-dire l'oblitération de l'artère. Et ceci semble d'autant plus facile à admettre que, l'embolie proprement dite ne peut être démontrée d'une façon irréfragable que par la nécropsie. Or, sur les nombreux cas d'embolie de l'artère centrale publiés jusqu'ici, l'examen anatomique n'a pu être pratiqué que trois ou quatre fois, et n'a pas toujours été concluant. De là résulte qu'à mon sens, pour le cas particulier qui nous occupe ici, on peut, ainsi que nous l'avons fait en tête de cet article, substituer à la dénomination d'*embolie* celui d'*oblitération de l'artère centrale*, qui a l'avantage de ne rien préjuger de la cause de la suspension de la circulation dans la rétine.

Conheim a récemment démontré à l'évidence que, lorsqu'une artère embolisée ou oblitérée est une artère terminale, deux faits se présentent presque fatalement : l'infarctus hémorrhagique et la gangrène de la région à laquelle se distribue cette artère terminale.

L'infarctus hémorrhagique de la région à laquelle se distribue l'artère est une conséquence du processus, et l'artère centrale de la rétine, personne ne le contestera, représente certainement l'un des types des plus parfaits d'artère terminale. Précisément dans le cas qui nous occupe, l'infarctus a été observé par un grand nombre d'observateurs (Blessig, Steffan, Knapp, Sichel, Schmidt, etc.).

Quant au second fait, à la gangrène, jamais il ne s'est produit pour la rétine, et on serait peut-être en droit d'en demander la raison. Il ne faut pas perdre de vue pour cela, et Conheim a bien insisté sur ce fait, qu'on ne peut considérer comme réellement terminale, qu'une artère qui ne reçoit pas sur son trajet, en avant de l'embolie, d'anastomoses capables de rendre, à la partie à laquelle se distribue l'artère, une partie du sang nécessaire à la nutrition de l'organe. Eh bien, c'est précisément ce qui a lieu pour la rétine. Il existe, en effet, au pourtour du nerf optique, une série d'anastomoses entre les artères choroïdiennes et les vaisseaux du nerf optique et de la région avoisinante de la rétine. Il faut donc, quoi qu'on en ait dit, que cette circulation anastomotique, trop faible pour rendre à la rétine sa *vie fonctionnelle*, soit néanmoins suffisante pour lui assurer sa *vie organique*. Steffan a même été jusqu'à prétendre que ces anastomoses entre la choroïde et le disque du nerf optique, au moyen du cercle de Haller, étaient parfaitement suffisantes pour ramener les fonctions de la rétine en vingt-quatre heures! Pour lui, les cas décrits comme embolie de l'artère centrale ne seraient que des embolies de l'artère ophthalmique. Cette théorie, on le voit de suite, se réfute d'elle-même, car l'embolie de l'artère ophthalmique entraînerait à la fois l'oblitération des artères ciliaires et de l'artère centrale, de sorte qu'on ne tarderait pas à voir survenir, du côté de la choroïde et du corps vitré, des phénomènes de la plus haute gravité. Du reste, Leber a fait remarquer que les anastomoses, dont il vient d'être parlé, sont absolument insuffisantes pour amener une circulation supplémentaire capable de rendre à la rétine ses fonctions. L'oblitération complète et définitive de l'artère ne survient pas toujours tout d'un coup; elle se fait souvent graduellement, parce que le caillot obturateur se transforme ultérieurement en thrombus. De même, on ne peut pas admettre une thrombose définitive, car on n'a pas pu constater (Schweigger, Sichel, Schmidt) d'altérations des parois artérielles, au niveau du point où siégeait l'oblitération.

Zublin, cité par H. Magnus, avait déjà fait remarquer que l'altération de la rétine, dans la région de la macula, dans le cas d'embolie de l'artère centrale, ne doit pas être considérée comme une conséquence de la suspension de l'afflux sanguin. D'autre part, dans les cas d'ischémie rétinienne les plus prononcés, on n'a jamais constaté d'altération de la macula. Il faut donc, pour que l'altération rétinienne se produise, un autre facteur que l'ischémie;

cet autre facteur, c'est la stase veineuse, résidant dans l'oblitération ou simplement dans le rétrécissement de la veine centrale, et survenant soit simultanément avec l'altération artérielle, soit consécutivement par le développement de l'endartérite. Par des expériences sur des animaux (grenouilles, lapins) on a pu, par la section complète du nerf optique dans l'orbite, provoquer sur la rétine le développement des mêmes phénomènes que ceux que l'on observe sur l'homme à la suite de l'embolie. Même infiltration diffuse de la rétine, même aspect de la macula. L'examen histologique a fait reconnaître là les signes de la dégénérescence granulo-graisseuse (Berlin, H. Magnus).

Mais on ne doit pas oublier que Conheim a montré que, toujours, dans le point où siége l'embolie, l'artère présente constamment une dilatation, tandis qu'elle est retrécie en avant et en arrière.

De là résulte que la veine, qui, dans le tronc du nerf optique, est contenue dans un canal commun avec l'artère, subit, dans le point où siége l'oblitération artérielle, une compression telle que celle-ci peut, non-seulement être oblitérée elle-même (Schmidt), mais avoir disparu totalement dans ce point (Sichel). Cette oblitération doit produire nécessairement un degré plus ou moins marqué de stase veineuse, ainsi que cela avait lieu dans le cas relaté par moi. Il me semble donc qu'une partie du trouble du tissu rétinien dans la région du pôle postérieur et au niveau de la macula doit aussi être mise sur le compte d'une infiltration séreuse, d'un véritable œdème du tissu rétinien, suite de la compression veineuse, tout comme se produit l'anasarque par suite de compression de la veine cave inférieure, pendant la grossesse ou lors de tumeur abdominale volumineuse.

La raison pour laquelle l'opacité du tissu rétinien, dans le pôle postérieur de l'œil, ne se produit, dans la plupart des cas, que quelque temps après la perte subite de la vision, réside, suivant moi, dans ce fait que, si l'artère a été primitivement oblitérée, il s'est déclaré plus tard, au pourtour du caillot obturateur, une endartérite qui a provoqué la dilatation du vaisseau, la compression et l'aplatissement de la veine, pouvant aller jusqu'à son oblitération complète et même jusqu'à sa disparition absolue, ainsi que cela s'est produit dans le cas publié par moi.

Diagnostic différentiel. — Au début, l'embolie rétinienne pourrait être confondue avec une apoplexie dans la gaîne du nerf optique, et par suite avec une névrite rétro-bulbaire (de Græfe, H. Magnus), dont les symptômes présentent, avec ceux de l'embolie, une très-frappante analogie (H. Magnus). Mais deux points importants peuvent faire éviter l'erreur. D'abord, dans le cas d'oblitération de l'artère centrale, le trouble diffus de la rétine, on se le rappelle, ainsi que la tache rouge caractéristique, n'apparaissent le plus souvent que plusieurs jours et quelquefois même plusieurs semaines après la perte subite de la vision. Dans l'apoplexie du nerf optique, au contraire, ces phénomènes apparaissent dès les premières heures après l'accident (H. Magnus). Le second point, c'est que lors d'oblitération complète de l'artère, on ne peut d'aucune façon provoquer, par la pression, les pulsations de l'artère centrale, tandis que, dans les cas d'apoplexie, on peut souvent les faire apparaître, puisqu'il n'y a pas oblitération, mais simple compression de l'artère; ce signe n'est cependant pas absolu, car il peut arriver que l'apoplexie ait précisément pour point de départ l'artère centrale elle-même. De même, la compression du globe peut encore servir à distinguer l'embolie de l'ischémie pure et simple (de Græfe), car, dans ce cas, il est toujours tout au moins possible de provoquer, de cette façon, le phénomène du pouls veineux, tandis que, lors d'embolie, il ne se produit pas plus que le pouls artériel.

Quant à l'atrophie suite de l'embolie, nous avons suffisamment insisté plus haut sur ses caractères, pour qu'il soit inutile de revenir ici sur son diagnostic différentiel avec l'atrophie proprement dite du nerf optique.

Pronostic. — Le caractère des lésions, et surtout l'inutilité de tous les moyens médicaux ou chirurgicaux qu'on pourrait être tenté d'employer ici, permettent de dire que l'embolie de l'artère centrale est une affection incurable. Son pronostic *quoad cecitatem* est donc absolument mauvais.

En outre, cette affection a une haute valeur séméilogique parce qu'elle est souvent le phénomène précurseur d'une lésion analogue sur d'autres points de l'économie, lésion qui peut devenir mortelle. D'autre part, elle peut souvent mettre sur la trace d'une affection cardiaque passée inaperçue jusque-là.

Consultez : A. von Græfe, *Ueber Embolie der Arteria centralis retinæ als Ursache plotzlicher Erblindung.* A. f. O. Bd. V, Abt. 1, p. 136-157, 1859. — R. Liebreich, *Deutsche Klinik*, n° 50, 1861. — C. Schweigger, *Vorlesungen über den Gebrauch des Augenspiegels*, p. 140. Tafel III, fig. 10. Berlin, 1864. — A. Sichel, *Note sur un cas d'oblitération subite de l'artère centrale de la rétine*, Arch. de phys. normale et pathol. p. 83-89 et 207-218, Paris, 1872. — H. Schmidt, *Beiträge zur Kenntniss der Embolie der Arteria centralis retinæ* A. f. O. Bd. XX, Abt. 2, p. 287-307, 1874. — Conheim, *Untersuchungen über die Embolischen Processen*, Berlin, 1872.

ART. 4. — LÉSIONS VITALES DE LA RÉTINE.

A. — *Plaies de la rétine.*

Ce n'est que pour ne pas paraître incomplet, que nous consacrons ici quelques lignes aux *plaies de la rétine*. Celles-ci, en effet, à cause de la situation profonde de la membrane nerveuse, ne sont jamais produites isolément par des agents venant de l'extérieur. Aussi, lorsque ce fait survient, il y a en même temps des désordres tels, que presque toujours la perte de l'organe lésé survient fatalement.

On peut cependant, ainsi que cela nous est arrivé une fois, voir un corps étranger pénétrer dans le globe oculaire en traversant la cornée et l'iris, se frayer une route entre le bord du cristallin et les procès ciliaires, *sans blesser ni l'un ni les autres*, et, franchissant tout le corps vitré, venir s'implanter dans la rétine et la choroïde, dans une partie excentrique du fond de l'œil.

Il s'agissait ici d'un cantonnier qui, en piochant sur une route, avait tout à coup ressenti une vive douleur dans le globe oculaire gauche. Il se présenta à moi le surlendemain. Il existait une violente iritis avec trouble prononcé de l'humeur aqueuse, synéchies postérieures multiples, photophobie et douleurs ciliaires. Sur le bord externe de la cornée et sur le limbe sclérotical, existait une petite plaie de 1 millimètre de long, transversale et déjà cicatrisée. Le trouble de l'humeur aqueuse était tel, qu'il était impossible de voir le fond de l'œil. Du reste, dans la pupille existait, en outre, un léger exsudat.

Par un traitement approprié, nous fûmes assez heureux pour faire tomber les symptômes inflammatoires au bout de quelques jours : la pupille se dilata, l'exsudat pupillaire se résorba et le trouble de l'humeur aqueuse s'éclaircit. Il fut facile de voir alors, à la périphérie de l'iris et dans un point exactement correspondant à la cicatrice de la plaie de la cornée, une petite perte de substance de l'iris.

L'examen à l'ophthalmoscope montrait, dans la perte de substance iridienne, le reflet rouge du fond de l'œil.

En même temps, par la pupille, on voyait un peu au-dessous et en dehors de la macula lutea, une tache noire, irrégulièrement triangulaire, faisant fortement relief au-dessus du niveau du fond de l'œil et entourée, dans une certaine étendue, d'un large limbe hémorrhagique.

Le malade se plaignait d'un certain degré d'amblyopie et, en outre, d'une *métamorphopsie* très-accusée et très-gênante. Ces symptômes disparurent au bout de six semaines, ainsi que les symptômes objectifs extérieurs, et le malade put reprendre ses occupations. Il ne subsistait plus que la perte de substance dans l'iris, deux synéchies postérieures dans la pupille, et, dans le fond de l'œil, la tache noire triangulaire, mais entourée maintenant d'un limbe blanc présentant un prolongement en haut et un autre en bas.

Quoi qu'il en soit, les faits de ce genre sont rares, et c'est le seul qu'il m'ait été donné d'observer pendant vingt années d'études ophthalmologiques.

Mais si les plaies isolées de la rétine par des agents extérieurs sont rares, il n'en est pas de même des plaies par rupture, occasionnées par une cause mécanique quelconque, telle que le passage dans le corps vitré d'un épanchement sous-rétinien ou d'un entozoaire. Nous étudierons ces deux faits plus loin et avec plus de détail. Qu'il nous suffise de dire ici que, lorsque l'examen à l'ophthalmoscope devient possible, on constate d'abord une lacune dans le champ rouge du fond de l'œil, lacune dans laquelle se voit la couche vasculaire propre de la choroïde, mise à nu, tout comme cela s'observe au début de la choroïdite atrophique, ou à la troisième période de la chorio-rétinite circonscrite.

Un peu plus tard, les bords de la plaie rétinienne se rapprochent, se cicatrisent par interposition d'un tissu fibreux qui apparaît, à l'ophthalmoscope, sous forme d'une bande d'un gris blanchâtre, trouble, diffus, d'étendue variable, et qui occupe la place de la solution de continuité.

Les plaies de la rétine ne sont pas *en elles-mêmes d'une grande gravité*. Mais comme elles résultent, en général, d'affections qui compromettent gravement l'avenir de l'organe, il est rare que l'œil qui en est atteint, ne se perde pas au bout de peu de temps.

B. — Décollement de la rétine.

Synonymie. — Hydropisie sous-rétinienne ou sous-choroïdienne (Sichel père); Épanchement sous-rétinien ou sous-choroïdien (Sichel père); Netzhaut Ablösung (allemand); Detachement of the retina (anglais).

Toutes les fois que par une cause ou par une autre la rétine perd ses rapports intimes avec la choroïde, on dit qu'il y a *décollement de la rétine*. Ce changement de rapport, ce *soulèvement* de la rétine a pour conséquence de rapprocher la membrane nerveuse du centre optique de l'œil, de sorte qu'au lieu d'être lisse et tendue, elle est maintenant plissée.

Symptômes objectifs. — A l'œil nu on peut, dans certaines circonstances, mais surtout lorsque la pupille a été dilatée par l'atropine et que la lésion siége sur les parties antérieures de la membrane nerveuse, constater le décollement de la rétine. J'ai revu, il y a quelques années, un malade sur lequel mon père, il y a plus de vingt-cinq ans, et par conséquent à une époque où l'instrument de Helmholtz n'était pas encore entré dans la pratique, avait reconnu la présence d'un décollement partiel. Lorsque je vis le malade, la lésion était encore telle que mon père l'avait constatée.

Dans les conditions que nous venons d'indiquer, on peut en effet voir, en arrière du cristallin, une opacité jaunâtre, grisâtre, blanchâtre ou simplement opaline, donnant lieu à un aspect analogue à celui connu sous le nom d'*œil de chat amaurotique*. Ce reflet présente à chaque déplacement de l'œil en examen un mouvement oscillatoire, sur lequel mon père a, le premier, attiré l'attention. Mais il est clair que ce mode d'examen ne peut faire acquérir qu'une idée fort imparfaite de la lésion.

L'ophthalmoscope seul est en état de nous renseigner, d'une façon exacte et précise, à l'égard de la raison et du siége du reflet qu'on observe alors. Le mieux est, dans ce cas, de commencer l'examen en n'utilisant le miroir oculaire que comme une simple source d'éclairage (voy. p. 58). Ce qui frappe tout d'abord dans ce cas, c'est le changement de coloration du champ pupillaire qui, au lieu de présenter sa couleur rouge franche, offre maintenant une teinte plus pâle, blanchâtre, jaunâtre ou grisâtre.

En second lieu, on pourra voir, dans le fond de l'œil, un reflet d'un gris cendré ou ardoisé, ou encore bleuâtre ou verdâtre, dû à une membrane bosselée, mamelonnée ou franchement convexe. Si, ainsi que cela a lieu fréquemment, le corps vitré présente en même temps un certain degré de ramollissement, on constatera, en outre, que la membrane soulevée et convexe, sous l'impulsion des mouvements oculaires, se déplace, flotte, change de forme et d'aspet à la manière d'un morceau d'étoffe ou d'une voile de navire agités par le vent. Ce phénomène caractéristique a reçu le nom de *mouvement de drapeau*.

Au début, c'est-à-dire dans les vingt-quatre ou quarante-huit premières heures qui suivent son développement, la membrane, soulevée et flottante, peut être observée dans les points les plus variables du fond de l'œil. Mais, au bout de ce temps, on est parfois fortement surpris de voir que la lésion a changé de siége du tout au tout, et que tandis, par exemple, qu'on en avait constaté la présence à la partie supérieure de la cavité oculaire, on la voit maintenant en occuper la partie inférieure.

A cette même période, et s'il n'y a encore que peu de soulèvement, la rétine perd seulement sa diaphanéité; elle est blanchâtre, opaline, comme infiltrée. Ce changement de coloration tient à plusieurs causes. D'abord, n'étant plus aussi tendue, la membrane nerveuse est moins transparente. D'autre part, le regard de l'observateur ne l'atteint plus directement, mais plus ou moins obliquement, et une partie de la lumière transmise se réfléchit à sa surface. En troisième lieu, le substratum est opaque et masque le reflet rouge de la choroïde.

Après une durée de quelques jours, surtout si le décollement augmente de dimensions, si, comme on a coutume de dire, il est progressif, la teinte de la rétine détachée et soulevée peut varier du blanc laiteux au gris, au gris ardoisé ou au gris verdâtre.

Outre les changements de coloration, le décollement de la rétine se caractérise encore par des plis et des sinuosités qui la sillonnent en différents sens.

Lorsque le décollement est très-prononcé ou ancien, et que par conséquent la rétine est soulevée par un abondant épanchement de liquide, les caractères que nous venons d'indiquer sont très-prononcés, la membrane, bombée et plissée, fait en général franchement relief sur le reste du fond de l'œil, et il est facile de reconnaître la lésion. Si maintenant on veut voir distinctement les sinuosités et les replis, il est indispensable de recourir à l'examen par l'image renversée. Celui-ci n'est pas toujours des plus faciles, car il faut, à chaque instant, changer la position de la lentille objective, l'avancer, la reculer ou l'incliner, suivant qu'on veut examiner, en détail, tel ou tel point. De plus, pour voir l'ensemble de la lésion, il faut placer le verre convexe dans un plan de beaucoup plus antérieur que pour voir le restant du fond de l'œil demeuré intact.

D'autre part, s'il n'existe encore que peu de liquide, ainsi qu'il arrive au début, l'examen à l'image renversée est encore plus nécessaire. Les mouvements parallactiques seuls, en effet, sont capables alors de faire apprécier nettement le relief variable et toujours peu prononcé que font les divers plis ou mamelons.

Les signes que nous venons d'indiquer sont déjà fort importants en eux-mêmes, mais ils ne suffiraient pas à montrer seuls que la membrane flottante et bosselée qui s'observe dans le fond de l'œil est bien réellement la rétine. Le signe propre à donner cette certitude est fourni par la présence, sur différents points de la membrane soulevée, fluctuante et bosselée, d'un certain nombre de lignes d'un rouge brunâtre ou noirâtre, exécutant les méandres les plus capricieux et qui accompagnent la membrane dans ses différents mouvements. En observant la limite entre la membrane soulevée et les parties saines du fond de l'œil, il est facile de constater que ces lignes, d'un rouge brunâtre, sont en continuité directe avec les vaisseaux du fond de l'œil. Ce sont par conséquent ces mêmes vaisseaux de la rétine qui, se continuant sur la partie soulevée, paraissent plus foncés qu'à l'état normal, parce qu'à leur teinte rouge vient s'ajouter la teinte grise de la rétine décollée. Cette coloration des vaisseaux sera donc toujours d'autant plus foncée, que celle de la portion de la rétine soulevée le sera elle-même davantage. Outre ces changements de leur coloration, les vaisseaux de la rétine fournissent encore des renseignements très-utiles, surtout pour un examen rapide. Obligés qu'ils sont d'accompagner la rétine dans tous les plis qu'elle présente, ils suivent un parcours très-irrégulier, très-sinueux. Certaines de leurs parties disparaissent même totalement aux regards de l'observateur, en s'enfonçant dans les plis de la rétine, de sorte que, par places, ils semblent interrompus.

Ce sont encore les vaisseaux qui, par leur changement subit de direction et de teinte à la limite du décollement et des parties saines, permettent d'apprécier assez exactement et l'étendue et le siége de la lésion. Cette limite entre le décollement et la rétine saine se fait, tantôt sans transition, tantôt, au contraire, elle est marquée par une ligne d'ombre foncée.

Il est rare que le décollement atteigne d'emblée jusqu'au disque du nerf optique. Mais lorsqu'il est progressif, sa limite supérieure ne tarde pas à en atteindre les bords, qu'il ne dépasse cependant que très-rarement. La forme sous laquelle se montre, le plus souvent, l'image du décollement est celle d'un croissant plus ou moins délié, dont la concavité est tournée vers le disque et dont les deux cornes s'avancent en dehors et en dedans et atteignent, ou dépassent même, le plan du méridien horizontal.

Dans quelques cas, le décollement ne porte que sur un point limité de la rétine et se présente alors sous forme d'une sorte de pli qui suit fréquemment le parcours d'un vaisseau. D'autres fois, le décollement, plus étendu que dans le cas précédent, ne porte pourtant que sur une partie de la rétine comprise entre deux branches d'un même vaisseau : il a alors l'apparence d'un triangle dont le sommet est dirigé vers le disque nerveux.

Lorsque le décollement est récent ou qu'il s'est fait brusquement, et qu'en même temps la quantité du liquide épanché sous la rétine, est un peu considérable, il n'est pas rare de constater sur la membrane nerveuse la présence d'une déchirure dont les lèvres sont d'abord nettes et juxtaposées, mais qui, au bout de peu de temps, semblent quelque peu enroulées en dehors et entrebâillées. Dans le premier cas, elles se montrent sous l'aspect d'une ligne ou traînée grisâtre, pourvue d'un léger filet rougeâtre au centre et située en dehors de la zone du décollement; dans le second cas, au contraire, entre les bords grisâtres de la déchirure et toujours en dehors du décollement, se voit nettement la couche vasculaire propre de la choroïde. Mais les phénomènes qui précèdent ne s'observent que très-rarement sur les décollements anciens et progressifs, parce que le liquide sous-rétinien a naturellement, en vertu des lois de la pesanteur, la tendance à se diriger vers les parties déclives de la cavité du globe oculaire. Une pression capable de provoquer la déchirure de la rétine ne pourra donc se produire que si le décollement, quel que soit le point où il se produit, survient brusquement ou s'il siége à la partie supérieure du fond de l'œil, ce qui ne s'observe que tout à fait au début.

Tous les caractères que nous venons d'indiquer sont encore plus frappants lorsqu'on examine par le procédé de l'image droite, à cause de la notable amplification de l'image que donne ce procédé d'examen. Mais la petitesse du champ d'observation fait qu'il n'est utile de l'employer que pour apprécier particulièrement les caractères d'un point limité.

Un dernier symptôme important et qu'il ne faut jamais négliger de rechercher est que *toujours*, dans le décollement idiopathique de la rétine, le globe oculaire montre un certain degré d'hypotonie, tandis que dans le décollement symptomatique il y a, en général, tension normale ou même exagération de tension.

Symptômes subjectifs. — Le décollement prochain de la rétine s'annonce souvent par certains phénomènes subjectifs qui ont la valeur de véritables prodromes : ce sont notamment des visions de boules blanches, de gouttes d'eau, d'étincelles ou de croissants lumineux et brillants, voltigeant au pourtour du champ visuel. Ces phénomènes semblent dus à la tension équatoriale de la rétine (de Græfe).

Pendant quelque temps, au début de l'affection, la rétine décollée ne perd pas immédiatement ses fonctions. Les malades perçoivent encore les objets, mais vaguement, comme à travers un nuage ou plutôt *dans l'eau*. Tous les objets semblent *noyés*, leurs contours ne sont pas arrêtés; ils sont légèrement flous.

Au moment où le décollement vient de se produire, survient d'abord l'apparition de nuages allant et venant, se déplaçant dans les points variables, suivant que telle ou telle partie de la rétine se soulève, la première, puis d'autres ensuite. A ces nuages succède bientôt un véritable brouillard, puis un scotome occupant d'abord un point limité du champ de vision. Ce scotome est presque aussitôt suivi par le plus frappant symptôme du décollement de la rétine, la perte des fonctions de la portion de rétine soulevée. De là résulte, sinon une abolition complète, du moins une obnubilation très-prononcée de la région du champ visuel exactement correspondante à la portion de la rétine décollée. L'abolition complète de la partie correspondante du champ visuel ne se produit, en réalité, que lorsque surviennent, dans la portion de la rétine détachée, des désordres de nature inflammatoire, qui altèrent la structure des éléments nerveux.

Dès que le décollement est définitivement confirmé, lorsque le malade considère les objets, il les voit privés de certaines de leurs parties. C'est ainsi que les personnes lui paraissent privées de l'un de leurs bras, de leurs jambes et le plus souvent de la tête. Ce phénomène est connu sous le nom de *visus dimitatus*. Il porte, en général, comme je le disais à l'instant, sur la partie supérieure des objets, parce que le siége de prédilection du décollement franc est à la partie inférieure de la rétine.

L'étendue du champ visuel conservée et l'affaiblissement de la vue dans le reste de son étendue varient de la façon la plus saisissante avec l'intensitè de l'éclairage. Tel malade qui, à la lumière du jour, peut encore distinguer certains caractères d'imprimerie un peu gros, ceux des numéros 8 à 12 des échelles de Snellen par exemple, est pour ainsi dire atteint de cécité absolue à la lumière artificielle.

L'étendue du décollement exerce encore une autre influence. Dès que la limite de la partie soulevée dépasse la macula lutea, la fixation devient excentrique. Et, comme nous le savons, le décollement occupant dans la majorité des cas la partie inférieure de la rétine, tandis que la partie supérieure reste plus ou moins conservée, il en résulte que le malade tourne l'œil en haut pour regarder devant lui.

Quant aux objets dont les images se peignent sur le fond de l'œil, à la limite du décollement, à la fois sur les bords de celui-ci et sur les parties saines de la rétine, ils semblent brisés ou déformés et il survient une variété particulière très-caractéristique de *métamorphopsie*.

La partie du champ visuel abolie peut, dans certains cas, paraître plus étendue qu'on ne serait en droit de le supposer, d'après les renseignements fournis par les symtômes objectifs. Il se peut en effet que la rétine, proéminant à l'intérieur de l'œil à la façon d'un sac et ayant perdu ses fonctions, arrête une partie des rayons lumineux qui pénètrent dans l'œil. Seuls les rayons tangents au sommet du décollement arriveront alors à atteindre une partie saine de la rétine, plus ou moins au delà des limites réelles du décollement. C'est à cela que sont dues les améliorations *apparentes* et *passagères*, spontanées ou provoquées par le traitement chirurgical.

La présence d'un décollement proéminant ainsi à l'intérieur de la cavité oculaire peut encore, dans des circonstances déterminées, donner lieu à un autre phénomène très-intéressant. Si le liquide épanché sous la rétine est d'origine hémorrhagique, certains des rayons de lumière *blanche* qui entrent dans l'œil, avant d'atteindre la portion de rétine restée saine, traverseront la partie supérieure de la poche du décollement et là se dépouilleront, dans le liquide qu'elle contient, de leurs rayons *rouges*, de sorte que ce seront des rayons de couleur complémentaire *verte* qui atteindront la rétine. Les points des objets d'où seront émanés les rayons blancs dont il s'agit sembleront donc au malade plus ou moins colorés en vert. J'en ai observé un remarquable exemple à la clinique de de Græfe en 1867.

Aux progrès du décollement correspond, on le conçoit aisément, l'abolition d'une partie de plus en plus étendue du champ visuel, de sorte que, lorsque le décollement devient total, l'œil malade est absolument aveugle. Mais même avant que le décollement n'en soit arrivé là, la cécité absolue peut survenir si la portion de rétine décollée s'étend au delà du disque du nerf optique et *embrasse* celui-ci. Alors, en effet, survient bientôt une interruption dans la conductibilité des éléments nerveux de la rétine. Heureusement, cette circonstance ne se produit que rarement.

Il est surprenant que le décollement de la rétine, lorsqu'il est idiopathique, ne s'accompagne, pour ainsi dire, d'aucunes douleurs. Celles-ci au contraire ne tardent pas à survenir, lorsque la maladie reconnaît pour cause la présence d'une tumeur de la choroïde ou d'un cysticerque sous la rétine. Lorsque les douleurs surviennent alors, elles tiennent au développement de la période glaucomateuse, dans le premier cas, ou au passage du cysticerque à travers la rétine dans le corps vitré, ainsi que j'en ai observé un très-bel exemple.

Enfin, on voit parfois, lors de décollement complet de la rétine, survenir, à un moment donné, de violentes douleurs ciliaires, imitant à s'y méprendre la période glaucomateuse d'un sarcome de la choroïde. Ces douleurs ont pour cause le développement d'une cataracte molle, qui ne manque jamais alors. Le cristallin, gonflé et augmenté de volume, comprime les procès ciliaires et la base de l'iris et les refoule en avant. De là résulte l'oblitération plus ou moins complète de l'espace de Fontana et la diminution de la filtration, d'où développement de phénomènes glaucomateux.

Anatomie pathologique. — Ainsi que nous l'avons dit à propos des symptômes, le décollement de la rétine peut, au début, porter sur les points les plus différents du fond de l'œil. Mais au bout d'un temps très-court, le liquide épanché sous la membrane nerveuse, obéissant aux lois de la pesanteur, fuse *au devant de la choroïde* et vient se colliger à la partie inférieure.

Dans les premiers temps, l'espace compris entre la rétine soulevée et la choroïde est souvent peu considérable ; mais le plus souvent la partie soulevée proémine dans la partie postérieure de la cavité du corps vitré, sous forme d'un sac à collet plus étroit que la partie qui fait saillie (Stellwag von Carion).

La portion décollée de la rétine présente toujours de nombreux plis. Ceux-ci résultent de ce que la membrane nerveuse, naguère étalée sur la surface concave de la choroïde, est maintenant contrainte d'occuper une surface moindre (Schweigger).

Au fur et à mesure que le décollement augmente, sa limite postérieure s'avance de chaque côté vers le pourtour du disque du nerf optique, en même temps que la rétine tout entière se plisse de plus en plus. Bientôt toute la rétine, complétement soulevée par le liquide, ne conserve plus d'adhérence qu'en deux points : 1° en arrière, au pourtour du disque du nerf optique; 2° en avant, au niveau de l'ora serrata. Elle présente alors une disposition offrant une grande ressemblance avec un *entonnoir* à large ouverture dirigée en avant. Le liquide continuant à soulever la rétine, les parties antérieures tendent à se rapprocher des procès ciliaires et du cristallin, tandis que les parties latérales s'accolent plus ou moins. Le décollement prend alors la forme d'un *convolvulus*. Enfin, lorsque le décollement arrive à sa période ultime, l'ora serrata vient s'accoler étroitement aux procès ciliaires, tandis que la rétine embrasse complétement le cristallin. Elle acquiert ainsi un aspect analogue à celui d'un *parapluie fermé.*

Au bout de peu de temps la structure intime de la rétine ne tarde pas à s'altérer sensiblement. Au début elle présente des traces manifestes d'inflammation, caractérisées par le développement de vaisseaux de nouvelle formation. La charpente du tissu conjonctif et les éléments nerveux eux-mêmes sont hypertrophiés. Quelque temps après, ces derniers éléments, troublés dans leur vitalité, sont détruits ; les cônes et les bâtonnets se désagrégent, en raison de la macération à laquelle ils sont soumis, et les couches les plus internes elles-mêmes subissent la dégénérescence graisseuse (Stellwag von Carion).

Souvent enfin le décollement de la rétine se combine avec cette forme particulière de rétinite nommée rétinite séreuse ou œdème de la rétine, dont nous avons parlé plus haut (p. 673-676), et qui entraîne la dégénérescence cystoïde de la membrane nerveuse (Iwanoff).

Un fait digne de remarque et qui n'est pas très-facile à expliquer, c'est que dans la majorité des cas de décollement de la rétine et à quelque période qu'on les examine, on trouve constamment l'épithélium pigmentaire resté adhérent à la choroïde. C'est là sans doute un des motifs qui ont le plus contribué à répandre l'erreur, dans laquelle on a été pendant si longtemps, de ranger cet épithélium au nombre des couches constituantes de la choroïde.

Le liquide qui décolle et soulève la rétine peut être sanguin, ainsi que cela s'observe dans les cas d'origine traumatique ou dans certains de ceux qui succèdent à la myopie. Mais en général ce liquide est séreux et assez fortement chargé de fibrine et d'albumine, de sorte que dans presque toutes les autopsies d'yeux atteints de décollement de la rétine, qui ont séjourné un certain temps dans le bichromate de potasse ou dans tout autre liquide durcissant, on trouve l'espace existant entre la rétine décollée et la choroïde, occupé par une masse solide amorphe.

Au début, le liquide est très-analogue au sérum. Il est transparent, incolore, ou légèrement jaunâtre ou roussâtre. L'analyse chimique y démontre pourtant déjà une grande quantité d'albumine se coagulant très-facilement. Outre l'albumine, le liquide sous-rétinien contient de l'eau, de la fibrine, des masses colloïdes, des sels, des globules sanguins blancs ou rouges, et, dans nombre de cas, de l'hématine dissoute qui lui donne une coloration roussâtre. On y trouve en outre de nombreux débris organiques, des gouttelettes graisseuses, des tables de cholestérine, des grains de pigment libres ou emprisonnés dans des cellules granuleuses de dimensions variables, et enfin de nombreux cônes et bâtonnets rompus et déformés.

La présence des cônes et des bâtonnets nageant au sein du liquide sous-rétinien s'explique facilement, ainsi que l'altération elle-même de la couche de ces éléments nerveux, par la séparation pathologique de la membrane de Jacob et de l'épithélium pigmentaire, séparation qui ne peut se faire sans que les éléments de ces deux couches, engainés les uns dans les autres, ne soient violemment désunis. Il se produit donc là une séparation analogue à celle qui survient entre le derme et l'épiderme dans les ampoules, les brûlures ou les vésicatoires.

Le corps vitré présente toujours, et dans tous les cas, des altérations sensibles qui, tout d'abord, portent sur sa transparence. Mais en outre, dans le décollement idiopathique, il renferme des opacités floconneuses, filamenteuses ou membraneuses, en plus ou moins grand nombre. Souvent le corps vitré est lui-même décollé de la rétine par la transsudation, à travers cette dernière, d'une certaine partie du liquide primitivement situé au-dessous d'elle. Il en résulte que la membrane nerveuse flotte ainsi entre deux liquides (Iwanoff).

En outre, sa consistance diminue d'abord, puis il se résorbe petit à petit devant l'envahissement de la rétine, et lorsque le décollement arrive à sa dernière période on ne trouve plus, dans la cavité de l'infundibulum rétinien, que quelques débris filamenteux, derniers vestiges du corps vitré.

Par suite de la résorption du corps vitré, le cristallin, auquel ce milieu fournit la majeure partie de ses éléments nutritifs, s'opacifie petit à petit, et il finit par se développer une cataracte complète.

Pathogénie. — Le décollement de la rétine peut se produire par trois mécanismes différents :

1° Tantôt, c'est une pression qui s'exerce de dehors en dedans sur la face externe de la rétine.

2° Tantôt, c'est une traction qui agit sur la face interne.

3° Tantôt enfin, l'agent provocateur est l'extension des membranes externes, choroïde et sclérotique, pendant que la rétine conserve sa position normale.

De là la classification du décollement de la rétine en trois espèces :

1° Le décollement *par soulèvement;*

2° Le décollement *par attraction;*

3° Le décollement *par distension.*

1° Le décollement par soulèvement est toujours la conséquence de l'épanchement direct d'un liquide de nature quelconque, sérosité, sang ou pus au devant de la choroïde et en arrière de la rétine.

C'est ce qui a lieu dans un grand nombre d'affections locales, telles qu certaines rétinites ou choroïdites, l'irido-choroïdite, la cyclite, ou dans quel ques affections générales à tendance marquée aux hydropisies, telles que le affections du cœur, du foie, des reins, ou pendant la grossesse. Il en est d même dans le cas de plaies pénétrantes de la sclérotique et de la choroïd n'intéressant pas la rétine; dans les contusions violentes du globe oculaire et enfin dans le cas de tumeurs ou d'entozoaires sous-rétiniens.

2° Pour que le décollement de la rétine se produise par attraction, il fa toujours et d'abord que l'adhérence normale entre le corps vitré et la me brane limitante d'une part, et entre la limitante et la rétine ne soit pas altéré Dans ces conditions, l'attraction peut se produire sous l'influence de brid fibreuses unissant les parois opposées de la face interne de la rétine. Cett condition est remplie par la présence, au sein du corps vitré, de tractus néo-membraneux qui s'organisent, ou de cicatrices rétractiles, ainsi que cela a lieu après la pénétration d'un corps étranger dans le globe. D'autre part, les plaies portant sur l'hémisphère antérieur du globe et amenant une brusque perte du corps vitré peuvent agir d'une façon analogue; c'est sous ce chef que doivent être rangés les décollements de la rétine consécutifs aux opérations de cataracte par extraction. Enfin, on a encore signalé comme pouvant amener le décollement de la rétine, par le mécanisme dont nous parlons, la résorption plus ou moins complète du corps vitré (Iwanoff).

3° On a admis, pendant longtemps, que lorsque par un travail pathologique quelconque les enveloppes externes de l'œil subissent une distension lente et continue, la rétine obéit pendant un certain temps à cette distension et accompagne les deux autres membranes oculaires. Mais bientôt elle résiste et prend la direction de la corde qui sous-tend l'arc que forment la sclérotique et la choroïde. Il se fait un vide entre cette dernière et la membrane nerveuse, et ce vide se remplit de liquide. Ce serait là ce qui se produit dans le staphylôme postérieur. Remarquons cependant qu'une pression agissant de dedans en dehors ne peut agir de la sorte. Bien au contraire, une semblable pression aurait pour conséquence de maintenir la rétine plus intimement appliquée sur la choroïde, de la repousser en dehors et de la distendre, action à laquelle la rétine obéirait au moins aussi bien que la sclérotique, beaucoup plus rigide qu'elle et qui se laisse cependant distendre au point de présenter parfois les déformations totales ou partielles les plus marquées et que nous connaissons (voy. Scléro-choroïdite, p. 184-197).

Mais si la *distension* de la sclérotique *de dedans en dehors* ne peut provoquer le développement du décollement de la rétine, il n'en est plus de même de la *compression* du globe *de dehors en dedans*, entre la paroi externe de l'orbite et le muscle droit interne, pendant l'adduction. Tout le monde est d'accord sur ce point, que la majorité des cas de décollement de la rétine par distension s'observent sur les sujets atteints de myopie forte et qui, par leurs occupations, sont astreints à des efforts constants de convergence, comme les bureaucrates par exemple. Nous reviendrons du reste sur ce point en traitant de la myopie. Toujours est-il que le staphylôme postérieur, lésion si fréquente dans la myopie, est considéré, lorsqu'il est quelque peu étendu, comme l'une des causes les plus fréquentes du décollement de la rétine.

Du reste, dans le décollement par distension, celle-ci n'est pas le seul agent de production. Il y a presque toujours alors des phénomènes inflammatoires plus ou moins marqués du côté de la choroïde, lesquels ont pour conséquence l'épanchement d'un liquide séreux. D'autre part, la distension de la choroïde amène des ruptures vasculaires donnant lieu à une hémorrhagie sous-rétinienne, qui peut être assez abondante pour soulever celle-ci et la décoller.

Quel que soit du reste le mécanisme suivant lequel se sera produit le décollement, deux conditions sont nécessaires pour qu'on perçoive nettement, à l'ophthalmoscope, le mouvement oscillatoire ou de flottement : *Il faut qu'aussi bien en avant qu'en arrière de la rétine se trouve un liquide peu consistant*, c'est-à-dire qu'il faut que, d'une part, le *corps vitré soit ramolli*, et que, d'autre part, *toute la poche du décollement soit remplie par du liquide*. C'est pourquoi le décollement symptomatique, ainsi que nous l'avons fait remarquer à propos du sarcome de la choroïde, ne s'accompagne que de fort peu de flottement. C'est même là une circonstance de la plus haute valeur diagnostique, sur laquelle nous reviendrons plus loin.

Marche, durée, terminaison. — Le décollement de la rétine, nous l'avons vu à propos des symptômes subjectifs, est en général précédé par quelques prodromes. Mais, souvent aussi, il se produit tout à coup. Le malade voit subitement surgir devant son œil un nuage qui lui masque une partie des objets. La position de ce nuage, correspondant à la portion de la rétine qui lui est diamètralement opposée, fournit donc de suite un renseignement sur la situation qu'occupe le décollement. En général, au bout de quarante-huit heures, quel qu'ait été le siége primitif du décollement, le liquide rétinien vient se réunir à la partie inférieure. Une fois colligé dans cette région, l'épanchement n'a malheureusement que trop souvent la tendance à l'accroissement, de sorte que le décollement, augmentant petit à petit, peut finir par atteindre toute la rétine et amener la perte absolue de la vision. On peut donc s'estimer déjà heureux lorsqu'on le voit rester stationnaire.

La guérison spontanée, avec réapplication de la portion de rétine décollée et rétablissement des fonctions, est des plus rares ; même lorsqu'elle survient, il ne faut pas se hâter de se réjouir, car il n'est malheureusement que trop probable que, les causes de sa production persistant, le décollement se reproduira, et cela avec d'autant plus de facilité, de rapidité et d'étendue, que la résistance à vaincre sera alors moins grande.

Bien que le décollement en se produisant entre la membrane de Jacob et l'épithélium entraîne presque toujours la lacération des éléments percepteurs de la rétine, la partie primitivement détachée, ainsi que celles qui le sont ultérieurement, quand le liquide fuse sous la rétine, pour venir s'accumuler à la partie inférieure, peuvent cependant reprendre leurs fonctions. Mais pour cela une condition est indispensable, c'est que l'œil soit normal, c'est-à-dire qu'il n'y existe pas d'ectasie.

Mais, même lorsque la guérison survient, elle n'a jamais lieu *ad integrum*. L'acuité visuelle reste toujours diminuée et ne s'élève plus au delà du tiers ou de la moitié de celle à l'état normal.

Étiologie. — Le décollement de la rétine n'est en général le résultat que de trois ordres de causes :

En première ligne se place la myopie forte, surtout lorsque celle-ci s'accompagne de sclérectasie postérieure un peu étendue. La fréquence du décollement de la rétine est si grande dans ce cas, que tous les auteurs s'accordent à établir ici une relation nette et précise de cause à effet, surtout lorsque l'ectasie scléroticale envahit notablement la région du pôle postérieur. On peut même énoncer, sous forme d'aphorisme, la proposition suivante : « *Toutes les fois que sur un œil très-myope existe une sclérectasie très-développée, surtout si celle-ci atteint la région de la macula lutea ou son voisinage immédiat, le décollement de la rétine est pour ainsi dire fatal.* » (Giraud-Teulon.)

A mon avis, après la myopie forte, la cause la plus fréquente du décollement de la rétine est la présence d'une tumeur de la choroïde. Ceci est pour moi une telle conviction, que je considère que *toutes les fois que l'ophthalmoscope montre en même temps le décollement de la rétine et l'œil en examen de construction hypermétropique ou même emmétropique*, sans que le malade affirme avoir été victime d'un traumatisme direct du globe, *on doit poser le diagnostic de tumeur de la choroïde et proposer l'énucléation.* C'est sans doute à cela qu'est due la riche collection de tumeurs de la choroïde, *toutes diagnostiquées avant l'énucléation des yeux qui les portaient*, que je possède et qui s'élève aujourd'hui à plus de 20 pièces.

Ici, le mécanisme qui produit le décollement est la stase veineuse suivie d'exsudation séreuse, produite par la compression exercée par la tumeur sur les veines de la choroïde.

Dans ce même ordre de causes, c'est-à-dire dans les décollements par *exsudation séreuse*, se rangent les différentes affections inflammatoires profondes de l'œil. Telles sont : l'irido-choroïdite, la cyclite, certaines choroïdites, certaines rétinites. Il en est de même de quelques décollements par attraction, produits par des altérations du corps vitré, telles que le synchisis, la formation de tractus membraneux, etc.

Enfin, quelques maladies générales, présentant de la tendance aux hydropisies, peuvent aussi produire le décollement par exsudation séreuse. Telles sont les affections du foie ou du cœur et surtout l'albuminurie, même en l'absence de phénomènes inflammatoires dans la rétine, ainsi que j'en ai observé deux remarquables exemples sur des femmes arrivées l'une au huitième mois, l'autre presque au terme de la grossesse.

En troisième lieu se placent, parmi les causes du décollement de la rétine, les traumatismes directs du globe oculaire par des corps contondants, tranchants ou piquants. En général, le décollement est alors produit par du sang qui, sorti des vaisseaux de la choroïde déchirée, s'épanche sous la rétine. C'est à cette catégorie de causes qu'appartiennent les décollements de la rétine consécutifs à la perte du corps vitré, après l'opération de la cataracte par extraction. Très-souvent alors il s'agit d'un décollement produit par une hémorrhagie *ex vacuo*.

Le décollement de la rétine causé par un traumatisme aura naturellement d'autant plus de chance de se produire, si précédemment l'œil était myope et atteint de sclérectasie. Aussi, lorsqu'à la suite d'un traumatisme, l'ophthalmoscope montrera à la fois un décollement de la rétine et une sclérectasie sur un œil myope, il pourra être très-difficile d'établir quelle part revient, dans la production du décollement, à la sclérectasie et au traumatisme. C'est là un point qu'il ne faudra pas perdre de vue dans le cas d'expertise médico-légale.

Les plaies de la sclérotique, même lorsqu'elles ne donnent pas lieu immédiatement à un épanchement sous-rétinien, peuvent ultérieurement devenir la cause du décollement de la rétine, par la rétraction cicatricielle dont elles sont suivies (de Græfe).

La recherche soigneuse de la cause est incontestablement très-utile, car souvent c'est la connaissance exacte de celle-ci qui dicte la conduite à suivre, au point de vue thérapeutique.

Diagnostic. — Le diagnostic du décollement de la rétine n'est en général pas très-difficile, excepté au début. Le changement de coloration du fond de l'œil, les différences de niveau très-prononcées qu'on y observe, et surtout les mouvements oscillatoires ou de flottement sont des caractères si saisissants qu'ils suffisent, en général, à établir le diagnostic sur des bases solides. Ce n'est donc qu'avec certaines opacités grisâtres, vascularisées et assez étendues du corps vitré, généralement consécutives à des hémorrhagies dans la cavité du globe oculaire, qu'on pourrait le confondre. Mais nous verrons bientôt que les anamnestiques d'une part, et plusieurs autres considérations, d'autre part, suffisent pour lever le doute. Nous renvoyons donc, pour cette partie du diagnostic, aux affections du corps vitré que nous étudierons dans le chapitre suivant.

Le seul point important, dans le diagnostic du décollement de la rétine, est de savoir si celui-ci est idiopathique ou symptomatique. Nous croyons avoir suffisamment insisté sur les caractères propres à établir ce point, pour qu'il soit inutile d'y insister davantage ici.

Pronostic. — Le pronostic du décollement de la rétine est toujours grave, et cela à quelque période qu'on l'observe, car il est presque toujours progressif et reste rarement stationnaire. D'autre part, même dans les cas où s'observe une amélioration, ou, fait encore plus rare, lorsque la guérison survient, c'est une utopie de croire que la rétine puisse reprendre complétement ses fonctions.

Le pronostic est surtout fâcheux chez les sujets myopes, parce que, reconnaissant la myopie pour cause productrice, il est toujours à craindre, ainsi qu'il n'arrive que trop souvent, qu'après être survenu sur un œil il ne survienne sur l'autre et rende le malade absolument aveugle (Schweigger).

Traitement. — Dans l'état actuel de la science, il est permis de dire que le décollement de la rétine est une des affections oculaires les plus difficiles à guérir. Aucun moyen, en effet, n'est d'une efficacité absolue contre lui. Les moyens prônés contre le décollement de la rétine peuvent être groupés sous deux chefs principaux : les moyens médicaux et les moyens chirurgicaux.

Parmi les premiers, ceux qui réussissent le mieux sont ceux qui ont pour but de soustraire rapidement une grande quantité de liquides à l'organisme. Les purgatifs répétés, les diurétiques, les sudorifiques, sans le secours de la chaleur, et les sialagogues, sont les moyens à conseiller en premier lieu.

A cet égard, la pilocarpine peut rendre quelques services, puisqu'en l'employant en injection hypodermique, on peut produire les effets sudorifiques gogues du jaborandi, en évitant l'action nauséeuse, si désagréable, que ce dernier exerce sur l'estomac.

Les révulsifs, tels que les vésicatoires volants ou les frictions d'huile de croton tiglium au front, aux tempes, à la nuque ou derrière les oreilles, méritent également d'être recommandés, en insistant sur leur emploi coup sur coup.

Enfin les émissions sanguines locales répétées, au moyen de la sangsue artificielle de Heurteloup ou à l'aide des ventouses anglaises, amènent également, en peu de temps, une amélioration facile à constater, mais presque toujours passagère.

Le traitement diététique, quels que soient les moyens médicaux auxquels on aura recours, ne doit pas être négligé. Il consistera dans le séjour à l'obscurité absolue et au lit, dans le décubitus dorsal, peut-être même avec adjonction du bandage compressif. Mais, je le répète encore à dessein, tous ces moyens n'amènent, tout au plus, qu'une amélioration passagère.

En présence de l'inutilité du traitement médical, il devait tout naturellement venir à l'esprit des ophthalmologistes d'appliquer, au traitement du décollement de la rétine, la méthode de l'évacuation par la ponction. C'est ce qui eut lieu en effet.

Mon père le premier (1859) eut l'idée d'évacuer *à l'extérieur*, au moyen d'une ponction faite à la sclérotique et à la choroïde, avec un couteau lancéolaire, dans la région de ces membranes correspondante à celle du décollement, le liquide soulevant la rétine. Mais la vérité m'oblige à avouer qu'il n'eut jamais que des améliorations passagères par ce procédé.

C'est alors que de Græfe, remarquant, avec sa grande sagacité, que le décollement de la rétine s'accompagnait toujours d'hypotonie du globe, pensa qu'en faisant la ponction de la rétine *de dedans en dehors* et en évacuant l'épanchement à l'extérieur, on augmentait encore la diminution de la tension intra-oculaire, ce qui devait favoriser la reproduction de l'épanchement et même son augmentation. D'autre part, il avait remarqué que, dans certains décollements de la rétine, une notable amélioration se montrait quand survenait une rupture spontanée de la rétine, avec passage, dans le corps vitré, du liquide épanché sous la rétine. De plus, dans ce cas, il n'y avait pas de diminution des contenta.

Il songea alors à provoquer la rupture de la rétine artificiellement, en pratiquant, à l'aide d'une aiguille à deux tranchants et à collet très-mince et très-long, une incision à la poche du décollement, en pénétrant par la partie du globe oculaire exactement opposée au décollement. Il eut ainsi quelques brillants résultats.

Après lui Bowman a exécuté la même opération, mais au moyen de deux aiguilles, à l'aide desquelles on déchire plus largement la rétine.

En 1871, au moment où la question de l'évacuation des épanchements pleuraux eut reçue une nouvelle impulsion par les travaux de Dieulafoy, je songeai moi-même à appliquer les mêmes principes au traitement des épanchements sous-rétiniens. Je fis alors construire par Mathieu un petit aspirateur spécial, au moyen duquel on pouvait soustraire le liquide épanché sous la rétine. Mais j'abandonnai bientôt cette méthode pour revenir à celle de de Græfe, car, comme la simple ponction de dehors en dedans, si elle produit une amélioration passagère, l'aspiration est suivie très-rapidement de la reproduction du liquide sous la rétine et généralement en plus grande quantité.

Enfin, dans ces derniers temps, de Wecker a eu l'idée d'appliquer au traitement du décollement, le drainage chirurgical, au moyen d'une anse de fil d'or vierge ou de cat-gut. Mais ce moyen n'a pas donné à son auteur toute la satisfaction qu'il en attendait et a été promptement abandonné par lui-même.

Somme toute, il nous semble qu'à l'heure actuelle, le traitement doit être basé sur l'emploi des moyens suivants : purgatifs, diurétiques, diaphorétiques, sialagogues, émissions sanguines, révulsifs répétés, séjour à l'obscurité, repos au lit dans le décubitus dorsal ; dans quelques cas, ponction intra-oculaire du décollement, par le procédé de de Græfe.

Mais le point le plus important est de rechercher la cause et de s'attaquer à celle-ci. C'est ainsi que lorsqu'on sera à peu près certain de la présence d'une tumeur ou d'un cysticerque sous la rétine, la seule conduite à tenir sera de pratiquer l'énucléation du globe oculaire.

Il en sera de même lorsqu'un décollement de la rétine se présentera à la période glaucomateuse. L'énucléation sera alors formellement indiquée. L'œil est en effet perdu et inutile, et il peut exister une tumeur qui exige une prompte intervention.

Consultez : A. von Græfe, *Notiz über die Ablösung der Netzhaut von der Chorioidea*, A. f. O. Bd. I, Abt. 1, p. 362-371, 1854. — J. Sichel père, *Des épanchements sous-choroïdiens et sous-rétiniens*, Iconogr. ophthal., p. 498-501 et 811-815, pl. LXXX, fig. 4, Paris, 1859. — J. Sichel père, *De la curabilité du décollement de la rétine*, Clinique européenne, n° 9, Paris, 1859. — R. Liebreich, *Atlas d'ophthalmoscopie*, pl. VII, fig. 1 et 2, 2e éd., Paris, 1870. — Stellwag von Carion, *Lehrbuch der prakt. Augeinheilkunde*, p. 216-224, Wien, 1870. — L. de Wecker et Éd. de Jaeger, *Traité des maladies du fond de l'œil et atlas d'ophthalmoscopie* (traité, p. 150-158, et atlas, pl. XVIII, fig. 81 et 82), Paris et Vienne, 1870. — C. Schweigger, *Handbuch der speciellen Augenheilk.* 3te Aufl., p. 446-452, Berlin, 1875. — F. Poncet, *Des décollements spontanés et complets de la rétine*, Gaz. méd., nos 19, 20, 23, 29 et 31, Paris, 1874.

ART. 5. — TUMEURS DE LA RÉTINE.

Jusqu'ici le seul néoplasme dont on ait constaté primitivement la présence dans la rétine, est le *gliome*. Le nom de gl*i*ome et non gl*y*ome, comme on l'a écrit, a été donné par Virchow à une catégorie de tumeurs, non à cause de leur ressemblance avec la glu (Cornil et Ranvier), mais parce que ces tumeurs prennent naissance dans le tissu conjonctif des éléments nerveux auquel le professeur de Berlin a donné le nom de *neuroglia* (νευρον, nerf, et γλια, ciment) ou ciment nerveux (*nerven Kitt*) (1), expression traduite si exactement par celle de *gangue unissante* des éléments nerveux (Charcot).

D'autres tumeurs néoplasiques peuvent, il est vrai, envahir la rétine, mais elles n'y surviennent jamais que secondairement.

D'autre part, la présence du cysticerque ladrique, entre la rétine et la choroïde, donne également lieu au soulèvement de la rétine, et simule, jusqu'à un certain point, une tumeur.

On pourrait, en troisième lieu, parler aussi ici des kystes rétiniens. Mais comme nous avons déjà traité en partie cette question à l'article *Rétinite séreuse*, et que, d'autre part, les kystes rétiniens sont encore peu connus, nous nous contenterons de réunir dans cet article : A, le *gliome* de la rétine, et B, le *cysticerque* sous-rétinien.

A. — *Gliome de la rétine.*

Synonymie. — Sarcome ou fongus médullaire de la rétine; Fongus hématode de l'œil; Encéphaloïde ou pseudencéphaloïde de la rétine (Sichel père); Hypertrophie des myélocytes (Robin); Sarcome névroglique de la rétine (Cornil et Ranvier).

Presque toutes les affections cancéreuses de l'intérieur du globe sont des encéphaloïdes débutant dans la rétine ou le nerf optique (Sichel père).

Cette définition, excellente à l'époque où on considérait *la cellule cancéreuse* comme l'élément spécifique du cancer, ne saurait être conservée de nos jours, où la connaissance plus exacte de l'anatomie normale et pathologique a fait disparaître le mot de cancer de la nomenclature nosologique.

Mais on reconnaîtra que l'auteur de la définition ci-dessus avait bien constaté le point de départ des tumeurs que l'on désigne aujourd'hui sous le nom de *gliomes* (Virchow), et qu'à l'époque où mon père écrivait (1858), on désignait encore sous le nom d'*encéphaloïdes*. L'anatomie pathologique moderne est venue donner une éclatante confirmation à l'opinion de mon père.

Aujourd'hui donc, l'on désigne sous le nom de *gliome de la rétine* une néoplasie qui, débutant dans la membrane nerveuse de l'œil, ne tarde pas à en envahir tous les tissus, pour de là s'étendre, en avant comme en arrière, à toutes les parties voisines et même à certains organes éloignés.

Symptômes objectifs. — Mon père, le premier encore, a établi dans l'évolution de la néoplasie dont nous nous occupons, trois périodes qui, bien qu'elles aient été conservées par l'universalité des auteurs, ont cependant reçu des limites différentes, basées sur une connaissance plus exacte de l'anatomie pathologique et de la marche de la maladie.

Première période. — Au début de l'affection, l'examen de l'œil montre la pupille plus dilatée et moins mobile qu'à l'état normal.

(1) Voy. VIRCHOW, *Gesammelte Abhandlungen*, p. 890; *Cellular Pathologie*, 3te Aufl., p. 257; *Die Krankhaften Geschwülste*, B. II, p. 126.

L'iris est décoloré et on aperçoit profondément, dans la cavité du corps vitré, une opacité plus ou moins concave, offrant un reflet blanchâtre, jaunâtre ou rouge pâle. Cette opacité ne présente ni oscillations, ni flottement, et ceci montre de suite qu'il ne s'agit pas d'un décollement de la rétine. Un peu plus tard, cette opacité prend un aspect doré, chatoyant, métallique tout particulier, connu généralement sous le nom d'*œil de chat amaurotique* (Beer). Nous savons déjà que dans certaines affections du fond de l'œil, on observe un phénomène analogue.

Ce n'est donc pas, comme on pourrait le croire, un signe pathognomonique du gliome de la rétine. Mais, outre que ce reflet s'observe dans certains cas de décollement et dans une forme particulière de choroïdite, toute altération qui réfléchira la lumière d'une façon différente que le fond de l'œil et qui, dans la cavité du globe, occupera un point situé en deçà du centre optique, pourra donner lieu à un phénomène analogue, surtout si la surface de cette altération est un peu lisse (Zehender). Mais dans aucun cas, ce reflet n'a l'aspect jaune doré, *l'apparence métallique* qu'il offre ici.

Si dès le début, et avant que l'œil de chat amaurotique se produise, on examine à l'ophthalmoscope, on constate sur la rétine des taches irrégulièrement arrondies, blanchâtres, opaques, miroitantes, situées, en général, en arrière des vaisseaux. Les déplacements parallactiques de la lentille montrent que ces taches font plus ou moins relief. L'examen à l'image droite ou l'ophthalmoscope binoculaire rend ce relief encore plus évident.

Jusqu'ici la consistance du globe est restée normale. Il n'est ni plus ni moins dur qu'à l'état normal.

Deuxième période. — Après quelque temps de durée, tous les symptômes ci-dessus s'accentuent davantage, le reflet métallique semble maintenant partir de la face postérieure du cristallin lui-même. Tout à coup, la tension intra-oculaire s'élève subitement et le globe prend une consistance éburnée.

En outre, et comme signe extérieur, injection conjonctivale et sous-conjonctivale très-marquée ; les vaisseaux sont tortueux, presque variqueux, et un chémosis séreux en résulte bientôt. La pupille se dilate de plus en plus, se déforme et devient absolument immobile. Le cristallin et l'iris sont propulsés en avant, la chambre antérieure est rétrécie, et souvent, au bout d'un temps très-court, le cristallin commence à devenir opaque.

Si, à ce moment, on peut encore arriver à éclairer le fond de l'œil avec l'ophthalmoscope, on constate la présence de quelque chose d'analogue à un décollement de la rétine, mais avec cette différence que celui-ci est immobile.

De son côté, l'éclairage oblique montre une masse bosselée et chatoyante plus ou moins rougeâtre et réfléchissant assez fortement la lumière.

Petit à petit, le cristallin devient totalement opaque. L'œil augmente de volume; la sclérotique se distend et prend une teinte gris bleuâtre ou ardoisée, comme dans l'ectasie simple; en même temps se montre souvent un léger exophthalmos, de 1 ou 2^{mm}, accompagné de restriction de la mobilité du globe dans toutes les directions. La cornée, enfin, paraît plus bombée et plus grande; elle s'amincit, se trouble, particulièrement au centre, qui devient opaque, s'ulcère et s'exfolie, par un processus analogue à celui de la kératite névro-paralytique.

Troisième période. — Petit à petit tous ces derniers symptômes s'accusent davantage, et tout à coup la coque oculaire se rompt. Tantôt c'est la cornée, ulcérée et exfoliée, qui cède la première; tantôt c'est la sclérotique, devenue de plus en plus bleuâtre, qui s'amincit sous la pression de la tumeur. Quelquefois encore, la rupture se produit au niveau de l'union de la sclérotique et de la cornée, pour livrer passage au néoplasme.

Celui-ci se montre alors sous forme d'une masse plus ou moins volumineuse, d'abord recouverte par la conjonctive. Bientôt celle-ci, malgré son extensibilité, se rompt ou est envahie à son tour, et laisse passer la tumeur rosée ou rougeâtre, fongueuse, mollasse, creusée de dépressions ulcéreuses; elle saigne au moindre contact et laisse suinter un liquide ichoreux.

La tumeur, à partir de ce moment, semble recevoir une nouvelle impulsion. La conjonctive, l'orbite sont envahis. Bientôt après, ce sont les parties voisines de la face, paupières, joues, lèvres, etc. Si, en même temps, la tumeur a fusé en arrière, des phénomènes de compression cérébrale, coma, hémiplégie, contracture, viennent indiquer que la tumeur a gagné l'encéphale, et, après un temps généralement très-court, le malade succombe dans un état de marasme complet.

Symptômes subjectifs. — Le gliome de la rétine est, nous le verrons tout à l'heure, une affection essentiellement propre à la première enfance. Aussi ne s'étonnera-t-on pas que les symptômes subjectifs échappent presque toujours à l'observation, lors du début de l'affection, de sorte que le médecin n'est guère consulté que lors de l'apparition dans l'œil du petit malade, du reflet particulier qui éveille l'attention des parents.

Mais il n'en est plus de même lorsque la maladie atteint des sujets suffisamment avancés en âge, pour se plaindre des troubles divers dont s'accompagne le début du mal. Tout d'abord se montre un scotome, qui s'agrandit progressivement avec l'accroissement successif du néoplasme. Bientôt le scotome envahit la totalité du champ visuel.

En même temps survient une légère douleur oculaire, sourde, profonde, peu intense, du moins au début. Cette douleur s'accompagne souvent de céphalalgie frontale. Ces symptômes, du reste, sont presque toujours peu intenses.

Il n'en est plus ainsi dès que survient l'exagération de la tension intra-oculaire. La douleur du début va d'abord en augmentant et ne tarde pas à se transformer en cette terrible névralgie hémicranienne que nous connaissons, pour l'avoir rencontrée dans le glaucome. La douleur a une intensité de plus en plus grande, jusqu'au moment où la mort vient faire cesser les cruelles souffrances des malheureux malades.

Mais celle-ci se fait souvent attendre longtemps. Aux symptômes subjectifs se joignent, dès que la maladie arrive à la deuxième et surtout à la troisième période, des symptômes généraux attristants. La fièvre s'allume et présente des exacerbations irrégulières. L'appétit se perd, la soif est vive, le dépérissement augmente rapidement. Enfin surviennent des vomissements qui, coïncidant avec les phénomènes de coma, d'hémiplégie ou de contracture, indiquent l'envahissement de l'encéphale qui termine la scène.

Anatomie pathologique. — Dans les premiers temps de l'évolution du gliome, on constate, à l'œil nu, sur la rétine, la présence de bosselures ayant une certaine analogie avec des boutons hémisphériques. Ces bosselures correspondent aux taches arrondies, blanchâtres et opaques, que l'ophthalmoscope avait montrées sur la rétine.

Ces bosselures présentent un aspect assez analogue à celui de la masse cérébrale ou de la moelle; elles ont, en général, une coloration blanchâtre, légèrement rosée, tant qu'elles n'ont pas été au contact de l'air. C'est ce qui avait fait donner à cette espèce de tumeur le nom d'*encéphaloïde*, de *sarcome* ou de *fongus médullaire*, sous lequel on l'a décrite jadis, notamment en Allemagne.

Déjà Robin avait soutenu que ce qu'on désignait habituellement sous le nom d'encéphaloïde de la rétine ou de cancer de l'œil, n'appartenait pas à proprement parler au cancer. Pour lui, il ne s'agissait ici que de l'*hyperplasie des myélocytes*, éléments cellulaires normaux de la couche des grains de la rétine et de la substance grise corticale du cervelet.

Après Robin, Virchow démontra que, sans être absolument vraie, l'opinion de Robin reposait cependant sur des faits bien observés. En même temps, il proposa de donner à ces tumeurs le nom de gliome, parce qu'elles prennent naissance dans le *ciment* (γλια) ou tissu conjonctif des éléments nerveux.

Ce serait dans les couches externes et moyennes des grains de la rétine que débuterait l'altération. Elle serait occasionnée par l'hyperplasie, par la prolifération des grains, qui sont analogues à la névroglie des centres nerveux. L'élément essentiel du gliome est constitué par des amas de cellules quelquefois rondes, mais le plus souvent déchiquetées et pourvues de fins prolongements semblables aux cellules normales du tissu conjonctif, qui sont l'origine de la plupart des néoplasmes de nature sarcomateuse ou fongueuse (Virchow).

Mais on sait aujourd'hui que les grains de la rétine ne sont pas des éléments conjonctifs, mais bien des éléments nerveux (M. Schultze). Il n'en est pas moins vrai que les éléments du gliome leur sont très-analogues, et cela explique l'erreur dans laquelle sont tombés certains anatomo-pathologistes (Robin, Virchow, Schweigger). Cette confusion tenait en partie à l'altération qu'avaient subie les éléments constitutifs par les réactifs durcissants, car les éléments du gliome n'ont ni l'homogénéité ni la striation des grains de la rétine. Il ne s'agit donc, dans le gliome, que d'une hyperplasie des noyaux de la névroglie (Iwanoff).

Les éléments du gliome mesurent de 6 à 12 μ de diamètre. Ils ont un noyau tellement volumineux qu'il touche presque les parois de la cellule. Quelques-unes de ces cellules sont munies de prolongements qui s'anastomosent entre eux pour former un réticulum qui augmente encore l'analogie. Mais à vrai dire, ce réticulum ne s'observe jamais à l'état frais, mais seulement sur des pièces durcies par l'alcool ou l'acide chromique (Cornil et Ranvier). Les cellules sont enchâssées les unes à côté des autres dans le tissu nerveux, comme les grains de maïs sur leur épi, unies entre elles par une substance fondamentale amorphe, finement granuleuse. On se rend bien compte de cette disposition, à l'aide d'un microscope binoculaire, qui permet de distinguer les différents plans de la préparation en examen (Knapp).

En général, la dégénérescence glieuse n'atteint pas la rétine d'une façon diffuse. Ce ne sont, tout d'abord, que des petits foyers circonscrits, au niveau desquels la membrane nerveuse est épaissie et soulevée par des bosselures plus ou moins inégales. Bientôt ces petits foyers se réunissent, soit par leur propre accroissement en largeur, soit par le développement et l'interposition entre eux de foyers analogues. Il en résulte, petit à petit, une tumeur unique, plus ou moins volumineuse, occupant une partie plus ou moins étendue du fond de l'œil.

Ce serait dans la couche externe des grains que le développement de ces éléments cellulaires de nouvelle formation semblerait le plus souvent prendre naissance (Schweigger). Dans quelques cas cependant l'affection paraît prendre son origine dans les couches internes de la rétine, dans le tissu conjonctif de la couche des fibres optiques, ou dans la membrane adventice des vaisseaux (Iwanoff).

L'opinion d'Iwanoff a besoin d'être confirmée, car il semblerait qu'il y a là une regrettable confusion occasionnée par ce fait, que l'on a considéré comme appartenant au gliome des produits de rétinite interstitielle, interposés entre les fibres optiques (Hirschberg). Du reste, Iwanoff lui-même reconnaît que, dans les cas où le gliome débute dans les couches internes de la rétine, il existe toujours, en même temps, des traces manifestes de rétinite.

Mais c'est en réalité dans la névroglie de la couche interne des grains que débute le gliome; de là il atteint la couche externe des grains et les éléments morbides s'entremêlant aux grains normaux, de sorte qu'il devient très-difficile, à un moment donné, de dire quel en est le véritable point de départ (Hirschberg) (1).

(1) A propos de l'anatomie de la rétine (voy. p. 611-612, note), nous avons signalé la très-intéressante communication faite par H. Kuhnt au congrès de la Société d'ophthalmologie de Heidelberg, en 1877, sur la structure de la charpente conjonctive de la rétine. H. Kuhnt a démontré que les fibres conjonctives sont pourvues, *dans la couche* INTERNE (et non externe, voy. aux *errata*) des grains, de *grains spéciaux munis de nombreux angles*. H. Kuhnt a donné à ces cellules le nom de *Gliacellen*, cellules spéciales de la névroglie rétinienne.

Dans une communication verbale, H. Kuhnt me fit part que, pour lui, le rôle de ces cellules serait immense dans la genèse et l'évolution du gliome. Ces cellules, on l'a vu plus haut, sont surtout abondantes *dans la couche* INTERNE *des grains*, mais on les rencontre aussi, en plus ou moins grand nombre, principalement chez le nouveau-né et chez l'enfant, *dans la couche des fibres optiques*, ainsi que *dans la couche externe des grains;* elles sont très-rares dans les couches granuleuses. Elles deviennent, en outre, de plus en plus rares avec les progrès de l'âge et disparaissent presque complétement chez l'adulte. Pour H. Kuhnt, tout ceci expliquerait donc, de la façon la plus claire, les divergences entre les opinions de

La couche des cônes et des bâtonnets peut rester très-longtemps intacte, ce qui s'explique par le lieu où le néoplasme prend son origine. Mais, par la suite, les éléments nerveux de cette couche sont refoulés, aplatis et détruits par la compression que leur fait subir la prolifération toujours croissante des couches granuleuses, en même temps que par l'obstacle, qu'apporte à leur nutrition l'oblitération des ramuscules vasculaires qui viennent, à l'état normal, les entourer après avoir traversé la membrane nerveuse tout entière. Cette oblitération des ramuscules vasculaires est due aussi bien à l'hyperplasie cellulaire qu'à l'épaississement des fibres de Müller.

Au bout d'un certain temps, la choroïde est atteinte à son tour. Ce sont d'abord des altérations de nature inflammatoire, dues au contact du néoplasme, qui ont pour résultat soit l'adhérence intime entre la rétine et la choroïde, soit, ce qui est plus fréquent, une hypertrophie du tissu conjonctif de la choroïde et l'atrophie des cellules de l'épithélium pigmentaire. A ces deux transformations succède, un peu plus tard, l'envahissement de la choroïde tout entière par le néoplasme. Cette extension du gliome de la rétine à la choroïde est extrêmement intéressante. Elle peut avoir lieu de deux façons différentes : d'une part, la choroïde subissant le voisinage du gliome, ses éléments normaux subissent à leur tour une prolifération de même nature. D'autre part, au contraire, par suite du contact direct, les cellules glieuses s'implantent dans la choroïde et, grâce à un ramollissement inflammatoire qui reconnaît pour cause la destruction des cellules étoilées, elles progressent dans toutes les directions, cheminent même entre la choroïde et la sclérotique, pour aller jusque dans la chambre antérieure, après avoir repoussé ou décollé le corps ciliaire. Au bout de quelque temps, il devient impossible de reconnaître le point de départ réel de la maladie, et c'est à cela qu'il faut attribuer l'opinion, soutenue autrefois, que le gliome se développait entre la choroïde et la rétine (Knapp). Cependant, bien que constituées, en général, de la même façon, les tumeurs de la choroïde ont un aspect vitreux et une consistance plus ferme que celle des tumeurs de la rétine (Knapp).

Souvent il se produit, entre la choroïde et la rétine, l'épanchement d'un liquide séreux qui décolle les deux membranes et pousse la rétine vers les parties centrales, refoulant le corps vitré, qui se résorbe au fur et à mesure. On peut voir, dans ces cas, le phénomène que nous avons décrit à propos du décollement simple. La rétine n'adhère plus qu'au nerf optique en arrière et au niveau de l'ora serrata en avant, de sorte qu'elle présente la forme d'une figue ou d'un entonnoir à grosse extrémité antérieure, sur les parois duquel sont disséminées, çà et là, une série de plicatures irrégulières. Dans de telles

Schweigger Knapp, Iwanoff et Hirschberg. Tous, en effet, peuvent avoir raison : les différents points de départ attribués au gliome par ces divers observateurs, résultent de ce que chacun d'eux a examiné des tumeurs prises sur des yeux de sujets d'âge différent. Disons cependant que c'est l'opinion de Hirschberg qui est la plus exacte.

En même temps, H. Kuhnt nous a donné l'explication de ce fait, incompréhensible jusqu'ici : le développement de ce néoplasme exclusivement sur de jeunes sujets et sa rareté de plus en plus grande avec les progrès de l'âge.

conditions, le corps vitré ne peut rester normal. Il se résorbe en partie, et ce qui en reste devient floconneux et opaque.

Cependant la tumeur continue sa marche envahissante et ne tarde pas à repousser les parties qui lui font obstacle, pour se frayer une route vers l'extérieur. L'iris, le cristallin sont repoussés en avant, en même temps qu'il se développe une cataracte.

La masse glieuse détermine bientôt la luxation du cristallin. Celui-ci peut même disparaître par absorption ou par compression. Le néoplasme envahit la chambre antérieure, soit à travers la pupille, soit en décollant l'iris ou le corps ciliaire en un point de son attache à la sclérotique.

Bientôt la chambre antérieure s'efface d'abord, puis est envahie à son tour. La sclérotique, distendue, finit par se rompre au voisinage de la cornée, ou bien la cornée elle-même s'ulcère, s'exfolie et se perfore. Que cette perforation succède aux efforts de la tumeur, ou qu'elle soit le résultat de la compression de ses vaisseaux et nerfs trophiques, peu importe : toujours est-il que la masse néoplasique fait irruption au dehors; de sa surface suinte un liquide sanieux séro-purulent.

Le gliome de la rétine est peu vasculaire au début. Les rares vaisseaux qu'on y observe, ne sont qu'une dépendance des vaisseaux normaux de la rétine. Petit à petit il s'en forme de nouveaux, surtout à partir du moment où la tumeur, ayant rompu la coque oculaire, proémine à l'extérieur et est soumise à l'action irritante de l'air. La tumeur prend alors une apparence fongueuse, et saigne au moindre contact. De là le nom de *fongus hématode* sous lequel le gliome a été aussi décrit autrefois, surtout en Angleterre.

Dans d'autres circonstances, l'accroissement de la tumeur a lieu du côté du nerf optique, avant même que l'œil ne soit complétement rempli (Knapp). La substance glieuse s'insinue entre les faisceaux de fibres du nerf, dans le tissu conjonctif interfasciculaire, ainsi que dans l'espace intervaginal, le long de la gaîne interne. Le volume du nerf devient de la sorte double ou triple de celui à l'état normal et la dégénérescence progresse d'une façon continue ou par foyers disséminés, jusqu'au chiasma. Arrivé là, le néoplasme peut gagner l'autre œil en suivant l'autre nerf optique, ou, au contraire, gagner l'encéphale.

Il convient de remarquer cependant que, lorsque le gliome de la rétine se montre sur les deux yeux, on ne doit pas toujours admettre que la dégénérescence s'est transmise d'un œil à l'autre par l'intermédiaire du chiasma. Les deux yeux peuvent, en effet, être atteints simultanément, sans que les nerfs optiques montrent la moindre trace d'altération.

Il peut, du reste, arriver aussi que le néoplasme ait déjà fait irruption hors du globe, et ait donné lieu à une énorme tumeur oculaire, sans que le nerf optique soit envahi en quoi que ce soit. De même, dès le début, le gliome envahit parfois le nerf optique, qui se trouve déjà profondément atteint, quoique les désordres intra-oculaires soient relativement peu considérables (Knapp).

Il n'est pas rare de voir, lorsqu'elle remonte déjà à une époque un peu éloignée, la tumeur subir la dégénérescence graisseuse ou calcaire, avant d'avoir fait irruption au dehors. Dans ce cas, la tumeur prend une coloration jaunâtre, offrant un aspect analogue à une masse de pus concret. Petit à petit, la tumeur s'atrophie ainsi que le globe, et le néoplasme semble disparaître. Malheureusement cette terminaison heureuse est si rare, qu'elle est même niée par la plupart des auteurs. Généralement, en effet, le gliome continue son accroissement le long du nerf optique, pour finalement gagner le cerveau et amener la mort du sujet.

Enfin, lorsque la maladie a eu une durée exceptionnellement longue, on trouve à l'autopsie les preuves irréfragables d'une infection générale. On constate tout d'abord, ainsi que cela m'est arrivé une fois, la dégénérescence glieuse des ganglions préparotidiens ou sous-maxillaires. Les paupières, les joues, les lèvres, les sourcils sont envahis très-souvent. Puis, et cela très-fréquemment, on rencontre des métastases à distance, notamment dans le diploé des os du crâne, dans le foie, l'ovaire et le péritoine (Knapp).

Marche, durée, terminaison. — J'ai déjà dit plus haut que mon père le premier avait établi dans la marche de l'encéphaloïde de la rétine, comme on disait alors, ou du gliome de la rétine, comme nous disons aujourd'hui, trois périodes nettes et tranchées.

Pour lui, la première période est étendue depuis le début, c'est-à-dire depuis le moment où on constate le reflet particulier du fond de l'œil, jusqu'au moment où la tumeur intra-oculaire gagne le voisinage du cristallin et où celui-ci devient opaque.

La seconde période est étendue depuis la fin de la première jusqu'au moment de la rupture des enveloppes de l'œil.

La troisième dure depuis la rupture de la coque oculaire jusqu'à la mort.

Aujourd'hui, on a bien conservé cette division de la marche du gliome de la rétine en trois périodes, mais on leur a assigné des limites un peu différentes.

La première période est étendue du début, c'est-à-dire depuis le moment où l'ophthalmoscope fait reconnaître la présence, sur la rétine, des petites taches arrondies et blanchâtres, jusqu'au moment où survient l'exagération de la tension intra-oculaire.

La seconde période a pour durée, depuis l'exagération de la tension intra-oculaire jusqu'au moment où le néoplasme fait irruption à l'extérieur. Le temps qui s'écoule depuis ce moment jusqu'à la mort constitue la troisième période.

On a rarement l'occasion de constater le gliome tout à fait à son début, car, en général, il s'agit de très-jeunes enfants qui n'accusent pas les symptômes subjectifs. Ce n'est que lorsque se produit le reflet particulier du fond de l'œil, que l'attention des parents est éveillée (Schweigger). On comprend, dès lors, qu'il est souvent difficile, lorsque la deuxième période survient, de dire depuis combien de temps la première durait.

La seconde période est la plus courte des trois. Quant à la troisième, elle est quelquefois la plus longue, d'autant plus qu'il est souvent très-difficile,

PLANCHE III

RÉCIDIVE D'UN GLIOME DE LA RÉTINE

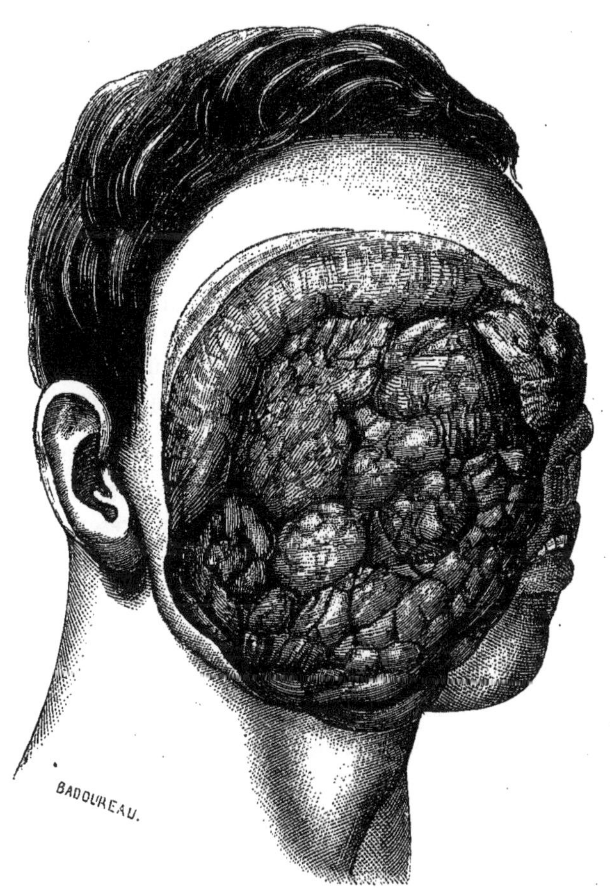

(D'après J. Sichel, *Iconographie ophthalmologique*, pl. LVII. Obs. 204, p. 574-582.)

pour ne pas dire impossible, de reconnaître objectivement les premiers symptômes de la dégénérescence du nerf. Cependant, lorsque la cavité du globe tout entière est occupée par le néoplasme et que la maladie existe déjà depuis longtemps, on a de graves raisons de soupçonner l'envahissement du nerf. Ce soupçon devra presque se transformer en certitude lorsque l'on constatera un léger exophthalmos de 1 à 2^{mm} tout au plus, et qu'en même temps il y aura restriction de la mobilité du globe dans toutes les directions. Cela indique, en effet, que le nerf optique est plus volumineux et plus rigide, et que, par conséquent, il est en partie envahi par la dégénérescence (de Græfe).

D'autre part, lorsque la tumeur, ayant déjà envahi le nerf, on vient à faire l'énucléation de l'œil, il peut se produire des récidives locales qui peuvent faire durer la maladie, en favorisant son extension en avant et en retardant ainsi quelque peu son accroissement en arrière.

La durée totale de la maladie peut varier entre 18 et 30 mois. On l'a vue même atteindre 3 ans et demi (Hirschberg).

Par l'énucléation du globe, pratiquée à la première période, on a à peu près la certitude d'obtenir la guérison, et j'ai revu, il y a deux ans, un enfant opéré par mon père en 1864, à l'âge de 4 ans, et qui est aujourd'hui dans un état de santé florissante. Mais lorsque l'opération est pratiquée à la seconde ou à la troisième période, des récidives locales, qui peuvent atteindre les plus épouvantables proportions (voy. pl. III), d'une part, ou des récidives à distance, amènent toujours la mort du sujet.

Étiologie. — Le gliome de la rétine appartient essentiellement à l'enfance; on ne le rencontre guère au delà de l'âge de 12 à 15 ans. A cet âge même, il semble être toujours uni au sarcome et se présenter sous l'aspect du glio-sarcome (Virchow, Knapp, Hirschberg). Cette circonstance a une certaine valeur diagnostique, si on se souvient qu'au contraire le sarcome de la choroïde ne s'observe guère avant l'âge de 20 à 25 ans (Knapp, Brière).

Les garçons sont aussi souvent atteints que les filles (Hirschberg), et le plus souvent l'affection est congénitale.

Une autre circonstance étiologique très-intéressante est l'hérédité, qui, dans un certain nombre de cas, semble avoir joué un grand rôle dans le développement de la maladie. Mon père a rapporté dans son *Iconographie ophthalmologique* (p. 574-582) une remarquable observation où *quatre enfants des mêmes père et mère* furent emportés par le gliome ayant débuté dans la rétine. Cette remarque a depuis lors été confirmée par tous les auteurs. De Græfe cite un cas où, sur 6 ou 7 enfants de la même famille, deux d'entre eux avaient été victimes de la dégénérescence glieuse. Dans une autre observation, plusieurs frères et sœurs de la mère de l'enfant qui en fait le sujet, avaient succombé, dans les premières années de la vie, à des « *cancers de l'œil* ».

Il existe, en outre, une observation de Lerche, citée par Virchow, où quatre enfants, sur sept de la même famille, succombèrent au gliome parti de la rétine.

Quant aux autres causes de la maladie, elles sont absolument inconnues.

Diagnostic. — Le gliome de la rétine pourrait être confondu : 1° avec le décollement simple de la rétine, mais l'absence de flottement, qui ne manque jamais dans ce dernier, suffit à le distinguer.

2° Toute autre affection du fond de l'œil, donnant lieu à un reflet profond, pourrait induire en erreur. Il suffira de se rappeler que, dans aucun cas, ce reflet particulier du fond de l'œil ne se montre avec un éclat métallique, jaune doré et brillant comme dans le gliome.

3° Le sarcome blanc pourrait, il est vrai, amener la confusion la plus facile. Mais l'âge du sujet et la présence constante au-devant du sarcome, qui toujours, nous le savons, prend son origine dans la choroïde, d'un décollement de la rétine, reconnaissable à la présence des vaisseaux, lèveront le doute.

D'autre part, si les signes étaient par trop obscurs, on pourrait, avant de se prononcer, attendre quelque temps. L'exagération de la tension intra-oculaire, qui ne tarderait pas à se produire, dans le cas de gliome, donnerait alors la clef du diagnostic, car la rareté des phénomènes glaucomateux chez les enfants doit immédiatement faire conclure à un gliome de la rétine (Schweigger). Il faut cependant chercher à établir le diagnostic le plus promptement possible, car cette terrible affection réclame une intervention des plus rapides.

Pronostic. — Le pronostic du gliome de la rétine est, en général, absolument mauvais, non-seulement quant à l'œil atteint, mais même quant à la vie du sujet, que l'énucléation de l'œil est loin de garantir sûrement, à moins d'opérer tout à fait au début.

Les récidives locales sont très-facilitées et surviennent rapidement quand l'énucléation a été incomplète et que le nerf a été envahi. Dans ce cas même on a cru remarquer que l'énucléation ou l'extirpation de tout le contenu de l'orbite pouvaient hâter la terminaison fatale. Mais nous l'avons déjà dit, ce fait n'est pas constant.

Les métastases, bien qu'on les ait observées un certain nombre de fois (Knapp, Hirschberg), sont beaucoup moins à craindre que pour le sarcome. Ceci tendrait donc à établir que le gliome de la rétine est une affection locale, tandis que, dans mon opinion, je l'ai déjà dit (p. 573), le sarcome de la choroïde est toujours une manifestation oculaire d'une diathèse générale.

Traitement. — Aucun moyen médical, de quelque nature qu'il soit et quelque but qu'on se propose d'atteindre par son emploi, n'est capable non-seulement de guérir, mais même d'arrêter la dégénérescence glieuse de la rétine dans sa marche. Et bien qu'il nous en coûte, nous devons avouer que dans l'état actuel de nos connaissances, on est obligé de penser que, dans les cas de prétendues guérisons spontanées ou provoquées qui ont été cités (Sichel père), la constatation de cette terminaison heureuse reposait sur des erreurs de diagnostic.

Le seul moyen qui ait quelques chances de sauver la vie du malade est l'énucléation de l'œil faite le plus près possible du début. Mais, vu la fré quence de la dégénérescence simultanée, primitive ou secondaire, du nerf optique, l'opération ne devra pas être pratiquée ici d'après le mode ordinaire. On devra y adjoindre *la névrotomie du nerf optique* (voy. p. 671-672). Une fois cette névrotomie exécutée, on pratiquera l'énucléation par le procédé ordinaire.

Une fois la coque oculaire rompue, si, *à la demande expresse des parents*, on se décidait à une intervention chirurgicale, il faudrait à l'énucléation substituer l'extirpation du globe et de tout le contenu de l'orbite.

Si, à la suite d'une semblable opération, survenait une récidive locale, toute nouvelle intervention chirurgicale serait formellement contre-indiquée.

Consultez : J. SICHEL, *De l'encéphaloïde et du pseudencéphaloïde de la rétine et du nerf optique*, Icongr. ophthalm., p. 562-588, pl. LV, LVI, LVII et LXV, fig. 8-15. 1859. — R. VIRCHOW, *Die Krankhaften Geschwülste*, 18te Vorlesung, Bd. II, p. 151-167, Berlin, 1864-1865. — A. VON GRÆFE, *Zusätze über intraoculare Tumoren*, A. f. O. Bd. XIV, Abt. 2, p. 103-144, 1867. — H. KNAPP, *Die intraocularen Geschwülste*, Carlsruhe, 1868. — J. HIRSCHBERG, *Der Markschwamm der Netzhaut*, Berlin, 1870. — TH. LEBER, *Die Geschwulstbildungen der Netzhaut*, in Handb. der Gesamm. Augenheilk., VON ALF. GRÆFE und TH. SÆMISCH Bd. V, cap. 8, p. 714-744, Leipzig, 1877.

B. — Cysticerque sous-rétinien.

La présence du cysticerque ladrique (*cysticercus cellulosæ*, Rudolphi), dans les parties profondes de l'œil est, dans notre pays surtout, relativement très-rare. Nous verrons bientôt, à propos des maladies du corps vitré, que tandis que la présence de cet entozoaire dans le corps vitré a été observée environ 80 fois sur 80000 malades par de Græfe, on n'en connaît de publiées, en France, que quelques observations, 20 tout au plus, dont deux appartiennent à Desmarres père, une à de Wecker, et une à moi-même.

Quant au cysticerque sous la rétine, il se montrerait, d'après de Græfe, au moins deux fois plus souvent que dans le corps vitré. Néanmoins, je ne connais qu'un cas de ce genre publié en France, par Poncet (de Cluny). N'en ayant jamais observé moi-même, j'emprunte ce qui suit à la description de Th. Leber.

Symptômes objectifs. — Au début, la vésicule du cysticerque, encore très-petite, repose entre la choroïde et la rétine, et celle-ci n'est que légèrement soulevée dans le point correspondant. Dans tout le reste de son étendue, la membrane nerveuse est normale. A ce moment il est facile de reconnaître l'entozoaire, car un petit cysticerque est déjà un volumineux objet pour l'examen ophthalmoscopique. L'examen par le procédé de l'image renversée doit surtout être recommandé ici, à cause du champ plus vaste qu'il fournit et qui permet d'embrasser d'un seul coup d'œil la vésicule et son voisinage. Celle-ci se montre sous l'aspect d'un corps d'un blanc bleuâtre, à contours bien limités, à bords jaunâtres, chatoyants, au-devant duquel les vaisseaux rétiniens passent librement. Dans un lieu déterminé de ce corps, on observe un point plus brillant, qui correspond à la tête de l'animal, qui, dans ces conditions, est toujours rétractée et invisible. Mais il serait souvent possible alors de constater, en outre, les mouvements ondulatoires de retrait et d'extension de la vésicule caudale.

Au bout de quelque temps, le cysticerque se déplace souvent de son siége primitif, et il en résulte constamment alors un décollement progressif. La portion de rétine contiguë à la vésicule ne tarde pas à devenir opaque et dissimule alors plus ou moins celle-ci.

En même temps, il se développe dans le corps vitré des opacités floconneuses tout à fait spéciales, qui, pendant les mouvements de l'œil, sont peu mobiles et présentent des déplacements simultanés si caractéristiques, que lorsqu'on les a vus une fois, ils suffisent ultérieurement pour donner l'éveil sur la présence d'un cysticerque.

Souvent, en effet, on arrive à apercevoir dans le point correspondant du fond de l'œil, soit le reflet particulier, soit l'entozoaire tout entier, parce que la rétine aura conservé toute sa transparence ou qu'au contraire, déjà en partie détruite ou perforée par la pression qu'elle subit du fait de l'animal, celui-ci commence à proéminer dans le corps vitré. Exceptionnellement on pourra même voir alors proéminer à l'intérieur de l'œil la tête et le col du cysticerque (Ed. de Jaeger).

Mais si l'animal n'arrive pas à se frayer une route vers le corps vitré, il se produit un décollement plus ou moins étendu de la rétine, et la vésicule de l'entozoaire s'y enkyste, tout comme dans d'autres points de l'économie.

Une fois l'entozoaire enkysté, si la rétine est restée transparente, il peut en résulter un aspect qui induit facilement en erreur en provoquant des symptômes objectifs semblables à ceux d'une tumeur, surtout si les parois du kyste sont formées par un tissu de néoformation riche en vaisseaux (J. Jacobson).

Symptômes subjectifs. — Au début de l'affection, ce n'est que lorsque le cysticerque siége dans la région de la macula lutea que sa présence donne lieu à des symptômes pouvant éveiller l'attention du malade. Il en résulte, en effet, alors un scotome central fort gênant, pour lequel le malade vient consulter. Lorsqu'au contraire l'entozoaire occupe un point plus excentrique, le scotome qu'occasionne sa présence peut facilement passer inaperçu.

Ce scotome se montre toujours, du reste, nettement limité et exactement correspondant aux dimensions de la vésicule. Peu à peu, avec l'accroissement de la vésicule, mais surtout avec l'extension du décollement symptomatique de la rétine, la vue s'altère de plus en plus. Ces phénomènes sont d'autant plus marqués que l'entozoaire occupe un point plus rapproché du pôle postérieur de l'œil.

Lorsqu'au contraire son siége est plus périphérique, la vue peut être conservée, au moins en partie, pendant un temps beaucoup plus long; elle ne commence à s'altérer sensiblement que lorsque surviennent les opacités du corps vitré.

La présence du cysticerque sous la rétine n'est en général pas douloureuse.

Ce n'est qu'au moment où l'animal passe brusquement dans le corps vitré, ou lorsque l'affection est fort ancienne, que surviennent des douleurs ciliaires plus ou moins intenses, accompagnées de tous les phénomènes de l'irido-choroïdite ou de la cyclite aiguë. Nous reviendrons sur ce point, à propos du cysticerque dans le corps vitré.

Anatomie pathologique. — On ne sait encore au juste par quelle voie le cysticerque peut pénétrer dans l'intérieur du globe oculaire. Cependant tout porte à croire que c'est par suite d'ingestion d'œufs du ténia solium que se fait la transmission. Une fois ingérés, les ovules pénètrent dans les vaisseaux chilifères, et de là, sont versées dans le torrent circulatoire, entraînées par celui-ci et, pénétrant dans les artères cilaires ou dans l'artère centrale de la rétine, elles s'arrêtent et donnent naissance au scolex qui se développe alors sur place (Leuckart).

Lorsqu'on ouvre un œil atteint de cysticerque sous-rétinien, on trouve en général la vésicule de celui-ci logée dans une petite cavité cystoïde, constituée par du tissu fibreux.

La rétine présente tantôt un épaississement général, tantôt celui-ci ne se montre qu'au voisinage du cysticerque, et là, la rétine est soudée aux parois du kyste. La rétine subit alors, petit à petit, des transformations telles qu'il devient parfois très-difficile de constater la présence du kyste. Généralement on observe également des proliférations conjonctives du côté de la choroïde.

Quoique enkysté, le cysticerque ne périt pas pour cela, car on a rencontré de ces entozoaires encore vivants après deux ans d'enkystement, et on a même cité un cas où, au bout de dix ans, l'animalcule était encore viable (Sämisch). L'entozoaire atteint alors en général des dimensions considérables. Il peut atteindre jusqu'à 15^{mm} de long.

Marche, durée, terminaison. — Comme nous venons de le dire, le cysticerque sous la rétine peut, soit s'y enkyster, soit passer dans le corps vitré. Nous reviendrons sur ce dernier point à propos des affections de ce milieu. Mais il est rare que, tôt ou tard, ne surviennent pas des phénomènes inflammatoires qui se montrent alors sous la forme d'une iritis, avec développement de synéchies ou d'une cyclite ou d'une irido-choroïdite, en général peu aiguës, présentant pourtant de temps à autre des exacerbations. Ces phénomènes ne tardent pas alors à amener la phtisie du globe avec sensibilité à la palpation, tout comme dans le cas de corps étranger intra-oculaire. D'autres fois, ces phénomènes inflammatoires se montrent avec un caractère particulier d'acuité, ainsi que je l'ai observé moi-même.

Il est rare que les symptômes inflammatoires se fassent attendre au delà de un an ou quinze mois après le début des troubles visuels (de Græfe). Ils peuvent cependant se montrer au bout de quelques mois. Une fois l'animal enkysté, il peut cependant se faire que l'œil le supporte un temps très-long, dix ans même, sans symptômes inflammatoires (Sämisch), surtout lorsque l'animal périt.

Étiologie. — Il est certain que le cysticerque intra-oculaire est plus fréquent dans certains pays que dans d'autres, et là, sa présence semble liée avec l'habitude qu'à la population de ces contrées, de manger de la viande de porc crue ou simplement fumée. A cet égard l'Allemagne du nord jouit d'un privilége tout spécial (de Wecker).

En Autriche, au contraire, comme du reste en France, sa présence est extrêmement rare. De Græfe l'a observé à Berlin, environ 80 fois sur 80000 malades et a fait remarquer que le cysticerque sous-rétinien est le plus fréquent, tandis que de Wecker sur 60 000 malades ne l'a observé qu'une fois à Paris. De même Mauthner, sur 30000 malades, n'en a observé aucun cas à Vienne. Seul Ed. de Jæger en a observé un cas qu'il a même représenté dans son atlas d'ophthalmoscopie. Nous reviendrons encore sur ce point à propos du cysticerque dans le corps vitré.

Diagnostic. — Excepté au début, où on peut voir l'entozoaire lui-même, le diagnostic du cysticerque sous-rétinien peut être très-difficile, car on peut le confondre avec un décollement simple, avec une tumeur de la choroïde, ou avec un corps étranger intra-oculaire. Dans ce dernier cas même, le diagnostic ne peut se faire que par voie d'exclusion. L'erreur n'est du reste pas très-grave, puisque dans l'un comme dans l'autre cas la vision de l'œil atteint est toujours irrémissiblement perdue, et que le pire qu'on ait à craindre est d'être porté à pratiquer un peu plus tôt qu'on ne l'aurait dû l'énucléation de l'œil atteint.

Pronostic. — Le pronostic de l'affection qui nous occupe est peu favorable. Abandonnée à elle-même l'affection entraîne toujours la perte de l'œil. Cependant si l'entozoaire se fraye de bonne heure une route vers le corps vitré, et s'y enkyste, on peut espérer conserver, du moins en partie, la vue de l'organe malade. Aussi ne faut-il pas trop se hâter d'intervenir et attendre qne des phénomènes sympathiques menacent l'autre œil, s'il survenait des symptômes inflammatoires sur le premier, ou que, le cysticerque étant passé dans le corps vitré, il soit possible d'en tenter l'extraction.

Traitement. — Le seul traitement rationnel consiste à pratiquer l'énucléation de l'œil atteint, aussitôt que surviennent des phénomènes inflammatoires.

On a essayé par des moyens pharmaceutiques de provoquer la mort de l'entozoaire dans l'espoir qu'alors il serait inoffensif pour l'œil qui le contient. Mais outre qu'on n'a jamais constaté ce résultat, on ne doit pas perdre de vue qu'il resterait encore alors un corps étranger intra-oculaire, sur les dangers de la présence duquel il est inutile d'insister. Comme l'œil est toujours très-compromis et que la persistance des phénomènes inflammatoires peut rendre l'énucléation indispensable, il est toujours permis de tenter l'extraction de l'entozoaire. Celle-ci pourra se faire par divers procédés suivant le siége de l'animal. Nous y reviendrons à propos du cysticerque dans le corps vitré, cas où cette opération est bien mieux justifiée.

Consultez : Th. Leber, *Cysticercus cellulosæ hinter der Netzhaut*, in Handb. der gesamm. Augenhk. von Alf. Græfe und Th. Sæmisch. Bd. V, p. 708-713. Leipzig, 1877. — Poncet (de Cluny), *Note sur un cas de cysticerque de l'œil logé entre la choroïde et la rétine*, Gaz. méd. de Paris, nº 10. 1874.

ART. 6. — ANOMALIES CONGÉNITALES DE LA RÉTINE.

Nous avons déjà dit, en parlant des anomalies de développement de la choroïde (p. 587), que celles-ci devraient être rangées parmi les affections de la rétine, puisqu'elles portent principalement sur l'épithélium pigmentaire, qui, nous le savons, est aujourd'hui rattaché, à juste titre, à la membrane nerveuse. Nous n'y reviendrons par conséquent pas ici.

De même, nous passerons aussi sous silence dans cet article les altérations congénitales de la rétine qui accompagnent toujours certains vices de conformation du globe oculaire, nous réservant d'en faire la description dans un article spécial, consacré aux vices de conformation congénitaux qui atteignent le globe oculaire dans son entier (microphthalmos, anophthalmos, cyclopie, etc.).

Il ne nous reste donc à parler que d'une anomalie congénitale de la rétine fort intéressante, et qui est caractérisée par la présence au milieu des fibres d'expansion du nerf optique, de fibres encore pourvues de leur gaîne de myéline opaque.

Il est facile de se rendre compte de cette altération en se rappelant ce qui a été dit à propos de l'anatomie de la rétine. Nous avons vu, en effet, que le nerf optique, après avoir franchi la lame fenêtrée de la sclérotique, subit dans sa texture une modification très-importante. Toutes les fibres nerveuses se recourbent brusquement, pour ainsi dire à angle droit, et, en même temps, elles perdent tout à coup leur gaîne médullaire, pour donner naissance à la rétine, et principalement à la couche la plus interne de celle-ci, la couche des fibres optiques. Ces fibres nerveuses restent donc ainsi bornées au cylindre axile, d'une transparence parfaite, condition indispensable, car si ces fibres nerveuses conservaient leur enveloppe médullaire *opaque*, les rayons lumineux seraient arrêtés par une couche de tissu opaque, et ne pourraient plus, dès lors, traverser la rétine dans toute son épaisseur pour venir faire, sur les cônes, seuls organes percipients de la membrane nerveuse, une image susceptible de les impressionner.

Bien que chez la plupart des sujets les fibres du nerf optique se dépouillent de leur enveloppe de myéline de la façon que nous venons de rappeler, tantôt avant de franchir la lame criblée, tantôt au moment même où elles la franchissent, il est des cas où la gaîne médullaire, après avoir disparu au moment de la naissance de la rétine, reparaît de nouveau autour des fibres nerveuses, à une petite distance du bord du disque, et les accompagne pendant un certain trajet. De là résultent deux symptômes importants, l'un objectif, l'autre subjectif, qui sont les seuls qui caractérisent cette anomalie.

Le symptôme objectif, appréciable seulement à l'examen ophthalmoscopique, se traduit par la présence, au voisinage du bord du disque du nerf optique, de plaques d'un blanc éclatant, nacrées, réfléchissant fortement la lumière et présentant un aspect nettement strié, en même temps que leur extrémité périphérique ou libre est déchiquetée et finement dentelée. De là résulte, pour ces plaques, un aspect très-analogue à celui d'une aigrette, dont la partie la plus étroite est tournée vers le disque, et qui, dans certains cas, peut présenter plusieurs lobes, en forme de feuille de trèfle. Jamais la plaque n'est absolument contiguë au bord du disque du nerf. Un étroit limbe, présentant la couleur du reste du fond de l'œil, les sépare l'une de l'autre. Le disque du nerf est rarement entouré dans sa circonférence tout entière.

Souvent il n'existe qu'un seul faisceau à la partie supérieure ou à la partie inférieure du disque, mais plus généralement on en observe deux plus ou moins symétriquement disposés, l'un en haut, et l'autre en bas. Dans un cas on a même constaté la présence de quatre faisceaux presque semblables de forme et de dimensions, qui donnaient ainsi, à l'entrée du nerf optique, un aspect analogue à celui d'une croix grecque dont les bras se dirigeaient dans les quatre directions cardinales du fond de l'œil. Cette disposition est du reste exceptionnelle. Dans quelques cas encore, l'anomalie se présente sous forme de deux longs panaches, suivant exactement la direction des gros troncs vasculaires, en haut et en bas. Jamais l'anomalie n'atteint la macula, ce qui ne devra pas surprendre, puisque dans ce point de la rétine la couche des fibres optiques fait défaut.

Comme nous venons de le dire, ces fibres opaques suivent souvent le trajet des vaisseaux. Tantôt ceux-ci passent librement au devant de l'anomalie, tantôt, au contraire, ils paraissent plonger plus ou moins profondément dans son épaisseur. Quelquefois encore, dans le champ du faisceau de fibres opaques, les vaisseaux paraissent et disparaissent tour à tour. Là où les vaisseaux sont recouverts par les fibres opaques, ils ne sont pas toujours complétement dissimulés; ils ne présentent même, en général, qu'un aspect voilé, dans une portion plus ou moins étendue de leur parcours, et on les aperçoit toujours plus ou moins par transparence.

Toutes ces particularités de forme, d'étendue et d'aspect, résultent de ce que les tubes nerveux conservent leur enveloppe médullaire à une plus ou moins grande distance du point de départ de leur épanouissement, et il en est qui deviennent transparentes bien avant leurs voisines.

Une disposition plus rare et non moins intéressante est celle où les fibres nerveuses, après être devenues transparentes, au moment de leur épanouissement dans la rétine, reprennent leur gaîne de myéline à une certaine distance du disque. Il en résulte alors une sorte d'îlot blanchâtre, dans un point quelconque du fond de l'œil, îlot qui pourrait en imposer, au premier abord, pour une plaque d'atrophie choroïdienne. Mais l'aspect frangé des bords, ainsi que l'absence de pigment sur les limites de la plaque, doivent déjà éveiller l'attention et déterminer l'observateur à pratiquer l'examen soit par le procédé de l'image droite (p. 47) soit par celui de Donders (p. 58) qui, grâce à l'amplification très-suffisante qu'ils fournissent, permettront de reconnaître l'aspect strié, alternativement blanc grisâtre et rosé, qui appartient en propre à l'anomalie de développement et qui fait défaut sur les plaques d'atrophie choroïdienne. Ces deux modes d'exploration sont du reste bien supérieurs à celui conseillé par quelques auteurs (Mauthner, de Wecker) de se contenter de faire l'examen avec une lentille objective + 9 D (ancien + 4), qui est loin de fournir un grossissement comparable à celui que donnent les deux modes d'exploration que nous recommandons.

Afin d'étudier l'aspect si caractéristique de ces fibres à double contour, et afin de ne pas être tenté de les prendre pour un produit pathologique lorsqu'on les rencontrera sur l'homme, on examinera avec avantage à l'ophthalmoscope, par l'un des procédés que je viens d'indiquer, l'œil d'un lapin vivant. Chez ce rongeur, en effet, cette anomalie est physiologique. Elle se présente constamment, sous un aspect et avec des dimensions remarquables. Les fibres opaques rayonnent autour de l'extrémité intra-oculaire du nerf, dans toutes les directions, mais principalement dans le sens du diamètre horizontal du disque.

Cet exercice aura en outre l'avantage de permettre de se rendre compte, avec la plus grande facilité, de l'aspect qu'offre une excavation physiologique du nerf optique, autre anomalie qui se rencontre également à un degré très-marqué sur l'œil du lapin.

Le seul *symptôme subjectif*, auquel la présence de fibres à double contour dans la rétine puisse donner lieu, consiste dans un agrandissement de la tache de Mariotte ou punctum cœcum, dû au disque du nerf optique sur lequel les éléments percepteurs font défaut (p. 67).

L'agrandissement de la tache de Mariotte résulte de ce que les rayons lumineux sont arrêtés par les fibres à double contour et ne peuvent pas, dans ces points, atteindre les cônes de la membrane de Jacob. L'agrandissement de la tache de Mariotte se présente alors sous forme d'un scotôme, dont la forme reproduit rigoureusement la disposition des plaques vues dans le fondde l'œil.

Cet agrandissement du punctum cœcum n'a du reste point d'inconvénients, à moins que l'anomalie des fibres optiques ne soit fort étendue; aussi n'est-ce jamais que par hasard que celle-ci est découverte pendant la vie, et alors seulement que l'on pratique l'examen ophthalmoscopique pour une tout autre cause. Nous-même, qui écrivons ces lignes, portons sur nos deux rétines des fibres opaques de ce genre. A droite, l'anomalie se présente sous forme d'une aigrette bilobée, à la partie supérieure du disque nerveux, et en forme de frange occupant le tiers de sa circonférence à la partie inférieure. A gauche, il n'existe qu'une petite frange occupant un cinquième environ de la circonférence du disque.

Nous ne sommes devenu conscient de cette anomalie que par le plus grand des hasards, un jour que, pendant notre dernier séjour à Berlin, nous faisions, à l'instigation de de Græfe, des expériences sur la micropie mydriatique. Nous nous étions, dans ce but, soumis à plusieurs instillations de sulfate d'atropine et le professeur, voulant en profiter pour montrer aux élèves qui fréquentaient la clinique un œil normal, constata la présence des fibres à enveloppes médullaires, qui lui servirent immédiatement de sujet pour une de ses brillantes improvisations cliniques. Un des élèves fit alors un dessin de l'œil droit, dessin que j'ai conservé.

L'anomalie, très-régulière sur l'œil gauche, ne donne pour ainsi dire lieu à aucun symptôme. A droite, on constate un agrandissement de la tache de Mariotte, parfaitement conforme à l'image fournie par l'ophthalmoscope.

Consultez : R. VIRCHOW, *Zur path. anat. der Netzhaut und des Sehnerven.* Arch. f. path. anat. Bd. X, p. 170-193, 1856. — O. BECKER, *Ueber Opticus-ausbreitung in der Retina*, Wiener med. Wochenschrift, n° 28 und 29, 1861. — L. DE WECKER et ED. DE JAEGER, *Traité des maladies du fond de l'œil et atlas d'ophthalmoscopie*, (traité) p. 96-97 et (atlas) p. 44-48, pl. VI, fig. 34-36, 1870.

APPENDICE

I. — Amblyopie et amaurose.

Le nom d'*amblyopie* (de ἀμβλύς, *obtus* et ὄψις, *vue*) a été donné, par les anciens ophthalmologistes, à *l'affaiblissement* de la vue, tandis que celui d'*amaurose* (de ἀμαυρόω, *j'obscurcis*) avait été réservé par eux à la *cécité* ou *perte totale* de la vision. On employait aussi comme synonymes de ce dernier mot ceux de *goutte sereine* ou de *cataracte noire*.

L'amblyopie et l'amaurose *ne sont donc que deux symptômes* communs à un grand nombre d'affections oculaires, la première surtout.

Autrefois données au cas où l'examen objectif ne révélait aucune lésion des parties de l'œil accessibles aux regards, un grand nombre des anciennes amblyopies et amauroses ont aujourd'hui disparu du cadre de la pathologie oculaire, depuis l'immortelle découverte de Helmholtz. L'ophthalmoscope, en effet, en permettant au regard l'accès des parties profondes du globe oculaire, révèle dans bien des cas, où à l'œil nu on ne peut rien découvrir, des lésions internes suffisantes pour expliquer l'affaiblissement ou la perte de la vision.

De là résulte que, de nos jours, *on doit réserver les noms d'amblyopie et d'amaurose aux cas d'affaiblissement ou de perte de la vue, dans lesquels on ne peut, par les moyens dont la science dispose, constater* AUCUNE LÉSION MATÉRIELLE *capable d'expliquer l'altération de la vision.*

Il ne faudrait pas croire, cependant, qu'ainsi réduit, le cadre des amblyopies et des amauroses soit extrêmement restreint. Un bon nombre d'affections générales, en effet, s'accompagnent de troubles de la vue, sans qu'il soit permis, à l'œil même le plus exercé, de constater, sur l'organe atteint, la raison de l'altération fonctionnelle. « *Les excès alcooliques, l'usage fréquent et immodéré du tabac, la constipation habituelle, le froid aux pieds, la suppression ou l'irrégularité de sécrétions physiologiques ou pathologiques, telles que les menstrues, le flux hémorrhoïdaire ou la miction, les excès vénériens, l'irrégularité du sommeil, les excès de travail ou l'exposition à une lumière trop vive : voilà autant de causes qui se présentent quelquefois isolées, mais bien plus souvent réunies ou combinées, et il devient alors très-difficile de faire la part de chacune* » (de Graefe).

Dans quelques cas d'amblyopie cependant, il peut se faire qu'au moment où l'on observe le malade pour la première fois, on ne constate aucuns phénomènes objectifs, mais qu'au cours de la maladie, ceux-ci apparaissent progressivement et montrent ainsi qu'en réalité il existait primitivement une lésion matérielle, cause de l'altération de la vue; tels sont l'atrophie du nerf optique, la névrite rétrobullaire, certains cas de glaucôme chronique simple, etc. A mon avis, ces cas doivent être rejetés du cadre de l'amblyopie et de l'amaurose. Ne doivent pas non plus figurer parmi les amblyopies proprement dites, celles qui reconnaissent pour cause une anomalie de la réfraction statique du globe ou une altération de son pouvoir d'accommodation. De là résulte que l'amblyopie qui survient souvent après bon nombre d'affections générales, entraînant à leur suite une perte sensible des forces, telles que la diarrhée chronique, le diabète, la diphtérie, l'hématémèse, la parturition, ne devront pas non plus prendre place ici.

Il nous restera néanmoins un cadre assez vaste encore, dans lequel il nous faudra établir des divisions, sous peine de ne pouvoir étudier avec fruit ces intéressantes affections.

Avant l'entrée de l'ophthalmoscope dans la pratique, ces divisions étaient encore plus indispensables, et on avait divisé les amblyopies et les amauroses en *idiopathiques*, *symptomatiques* ou *sympathiques*. Mais ces divisions, pour les raisons déjà exposées plus haut, ne sauraient être conservées aujourd'hui. On ne saurait proposer une division qu'à la condition que celle-ci soit basée sur *l'origine* ou *la nature* de l'affection. Tantôt ce sont les influences dues au milieu dans lequel vit le malade, ses habitudes ou son genre de vie qui influent d'une façon manifeste, et on a alors les amblyopies et les amauroses que je désigne sous le nom de *toxiques*. D'autres fois, le malade est en proie à une affection générale qui, provoquant des accidents nerveux variés, peut aussi en produire sur l'organe de la vision. Ce sont là, pour moi, les amblyopies et les amauroses *nerveuses*. En troisième lieu enfin, certaines amblyopies sont la conséquence d'une conformation particulière, congénitale ou acquise, de l'organe de la vue. Celles-ci constituent pour moi les amblyopies ou amauroses *diaplasiques*.

Nous aurons donc à étudier, dans les pages qui vont suivre : *A. Les amblyopies ou amauroses toxiques; B. Les amblyopies ou amauroses nerveuses; C. Les amblyopies ou amauroses diaplasiques*. A ces trois catégories d'amblyopie et d'amaurose, nous ajouterons : quelques lignes sur *D. la simulation* et *l'exagération* de l'amblyopie et de l'amaurose, et sur les moyens de les découvrir.

A. — Amblyopies et amauroses toxiques.

Un certain nombre d'agents extérieurs ou propres, c'est-à-dire étrangers à l'organisme ou fournis par lui-même, en se mêlant au sang ou en agissant directement sur les organes, peuvent provoquer l'affaiblissement et même la perte de la vue, d'une façon passagère ou durable.

1. Au premier rang de ces agents se placent *l'alcool et le tabac*, agissant tantôt isolément, tantôt simultanément.

Les symptômes objectifs de l'amblyopie d'origine *alcoolique*, décrite pour la première fois par mon père en 1837 sous le nom *d'amaurose symptomatique du delirium tremens*, sont absolument nuls. L'exploration la plus minutieuse ne permet, en général, de reconnaître, soit sur les membranes externes, soit sur les internes, la moindre lésion qui puisse mettre sur la voie du diagnostic. Jusqu'au moment où la cause déterminante est découverte, l'affection peut laisser le médecin dans l'incertitude, l'hésitation et le doute les plus complets. Tout au plus est-il possible de constater un peu de pâleur du disque du nerf optique, mêlée à un aspect très-légèrement diffus; rien d'anormal du côté des vaisseaux sanguins, si ce n'est sur les veines qui, dans quelques cas très-rares, sont quelque peu élargies.

Les symptômes subjectifs, eux non plus, ne présentent rien de particulier. Il existe un trouble de la vue plus ou moins prononcé, aussi bien pour la vue de loin que pour celle de près.

Aucune amélioration ne se produit par l'usage des verres convexes ou concaves. Le champ visuel est normal, aussi bien au centre qu'à la périphérie. Si on examine alors l'état général du malade, on est frappé tout d'abord par l'odeur particulièrement répugnante de l'haleine; le malade présente un tremblement des membres, très-facile à constater aux membres supérieurs, lorsqu'on fait étendre ceux-ci horizontalement et les doigts de la main écartés. En même temps, le malade accuse des nausées ou des vomituritions de liquide spumeux et acide se produisant le matin à jeun (vomitus matutinus, pituite des buveurs), point d'appétit, sommeil très-irrégulier et surtout entrecoupé par des rêves, des cauchemars ou des soubresauts nerveux.

On est contraint d'admettre alors que c'est à l'action de l'accumulation de l'alcool au sein de l'organisme, au véritable empoisonnement du sang et à l'action de l'agent toxique sur le système nerveux, qu'est due l'amblyopie que l'on constate. Et qu'on ne croie pas que c'est sur les grands buveurs et sur les sujets qui ont l'habitude de s'enivrer fréquemment que se montre le plus souvent l'amblyopie dont nous parlons; elle est bien plus fréquente, au contraire, sur les individus qui ont depuis longtemps l'habitude de boire *tous les jours*, et d'une *façon régulière*, de petites doses de boissons spiritueuses, surtout le matin à jeun. Aussi est-ce sur les sujets des classes laborieuses, chez lesquels cette habitude est presque générale, que l'amblyopie alcoolique s'observe le plus souvent. Presque toujours, il suffit, de la part du malade, d'un peu de force de volonté pour arriver à la guérison. Non pas qu'on doive lui conseiller de cesser brusquement et complétement l'usage de l'alcool; il suffit de diminuer la quantité de boisson spiritueuse ingérée chaque jour pour obtenir une prompte amélioration d'abord, bientôt suivie de la guérison complète, Et à cet égard, la suppression de la boisson prise le matin à jeun est suffisante. La suppression totale, au contraire, de toute boisson alcoolique, conduirait rapidement à une variété de delirium tremens très-curieuse, en tout analogue au délire famélique, très-justement nommé : *délire par inanition alcoolique* (Lasègue) dont j'ai observé tout récemment un remarquable exemple.

2. A côté de l'amblyopie par l'alcool se place celle par l'usage immodéré du tabac, signalée d'abord par Mackenzie et plus tard par mon père. « *J'ai acquis la conviction que peu de personnes peuvent consommer pendant longtemps plus de 20 grammes de tabac à fumer par jour, sans que leur vision et souvent même leur mémoire s'affaiblissent.* » (Sichel père.)

Pour moi, non-seulement je partage entièrement cette opinion de mon père, mais encore je vais plus loin et j'affirme que tandis qu'il est des sujets qui peuvent consommer pendant fort longtemps 30, 40 et même 50 grammes de tabac par jour, sans en éprouver le moindre inconvénient, il en est qui, avec 10 ou au plus 15 grammes de tabac par jour, arrivent, non-seulement à la saturation, mais même à l'intoxication. Je sais bien qu'on objectera à cela que le nombre des fumeurs s'accroît chaque jour et que cependant les accidents toxiques sont fort rares. Cela est vrai, mais l'intoxication nicotienne ne produit pas toujours des troubles de la vue. L'action de la nicotine se fait sentir aussi sur bien d'autres organes et je reviendrai sur ce point tout à l'heure. On a objecté aussi que, en Allemagne et en Turquie, où presque tout le monde fume, les amblyopies nicotiennes sont extrêmement rares. Cela peut encore être vrai; mais cela ne veut pas dire que l'amblyopie toxique produite par l'action du tabac à fumer n'existe pas.

Comme pour l'action de l'alcool, on ne doit pas croire que la façon de consommer le tabac, et l'espèce de celui-ci, soient indifférentes. Les cas d'amblyopie nicotienne sont surtout nombreux en France, et aux Antilles. Et si on me demande à quoi est dû ce triste privilége de notre pays, la réponse me sera facile. En France, le tabac que l'on consomme en plus grande quantité est celui que la régie débite sous le nom de *scaferlati*, plus généralement connu sous le nom de *caporal*. Composé en majeure partie de tabac d'Alsace, du département du Lot ou de celui de la Dordogne, ce *caporal* est celui de tous les tabacs qui contient le plus de nicotine. La proportion de cet alcaloïde organique y varie, en effet, de 7 à 8, 5 pour 100! Les tabacs que l'on consomme en Allemagne et en Turquie ne renferment, au contraire, guère plus de 2, 5 à 4 pour 100 de nicotine. En France, en outre, un grand nombre de fumeurs consomment le tabac sous forme de cigarettes et ont la détestable habitude *d'avaler la fumée*. De là une absorption de nicotine plus considérable, et aussi plus certaine.

Après les tabacs communs de France, ce sont les tabacs des Antilles qui, *à l'état frais*, contiennent le plus de nicotine. La proportion y varie, en effet, de 6 à 7 pour 100. Or, aux Antilles, où on fume surtout des cigares, les véritables amateurs se garderaient bien de fumer les cigares *secs*, comme nous le faisons en Europe. Bien loin de là, on fume avec prédilection le cigare tout frais, au moment même ou il vient d'être confectionné et, en outre, les vrais amateurs, pour mieux savourer le cigare, déglutissent la fumée, afin de la rejeter par les fosses nasales. De là aussi, la plus grande fréquence aux Antilles de l'amblyopie toxique nicotienne et des autres phénomènes produits par l'action de la nicotine sur les centres nerveux.

Dans l'amblyopie nicotienne, même absence de signes objectifs ou, du moins, symptômes très-vagues, comme dans l'amblyopie alcoolique. Les symptômes subjectifs sont pourtant un peu plus probants, notamment l'exploration du champ visuel. Au centre de celui-ci, en effet, existe toujours un scotôme central, d'intensité variable, mais toujours manifeste; si l'observateur se contente, pour l'exploration, de faire fixer au malade l'une de ses mains, pendant qu'il promène la seconde dans les diverses régions du champ visuel, il constate que la main fixée par le malade est moins distinctement vue que la main présentée excentriquement. Si encore on fait fixer au malade le cadran d'une horloge, le sujet déclare qu'il distingue moins bien les chiffres du cadran qu'il regarde, que ceux situés à côté.

Quelquefois cependant, il y a une grande difficulté à reconnaître la présence de ce scotôme; le meilleur moyen est alors de présenter au sujet de petits carrés de papier de couleur de quelques millimètres de côté, placés de préférence sur un fond noir.

Presque constamment alors, il y a ici une *dyschromatopsie* très-manifeste, allant même, dans quelques cas, jusqu'à *l'achromatopsie*, de sorte que tous les carrés ainsi présentés semblent blancs.

Les symptômes généraux ne sont pas moins caractéristiques. Affaiblissement ou perte plus ou moins complète de la mémoire, palpitations et intermittences des battements cardiaques; perte de l'appétit; phénomènes gastralgiques, insomnie plus ou moins accentuée : tous ces phénomènes se montrent, soit simultanément, soit, au contraire, partiellement; mais jamais l'un ou l'autre n'existe sans qu'il soit accompagné de l'un des autres ou de plusieurs d'entre eux.

A la suite du siége de Paris, en 1871, les phénomènes d'amblyopie alcoolique ou nicotienne ont été particulièrement fréquents, et on s'expliquera facilement ce fait en songeant que, pendant cette triste période, beaucoup de sujets suppléaient au manque de nourriture par l'usage immodéré du tabac et de l'alcool.

Pour moi, ma conviction est faite, et il n'est pas de mois où je n'observe au moins un cas d'amblyopie nicotienne. A l'appui de ce que j'avance je me permets de rapporter en note deux observations typiques d'amblyopie causée par l'usage du tabac *seul* (1).

(1) *Observation I.* — Le 1er octobre 1869 se présente à moi M. P..., âgé de 52 ans, officier supérieur dans l'armée de l'île de Haïti. Ce malade se plaint d'un trouble de la vue survenu progressivement depuis cinq mois et qui, aujourd'hui, a atteint un tel degré, que le malade ne peut même pas reconnaître les caractères n° 20 de l'échelle de Snellen, présentés à 30 centimètres de distance. L'examen à l'ophthalmoscope, par le procédé de l'image renversée, ne montre aucune lésion du fond de l'œil, si ce n'est une très-légère hypérémie passive A l'image droite, on constate une construction hypermétropique des yeux. L'image du fond de l'œil se voit facilement à 7 à 8 pouces (20 à 22 cent.) de distance. A mon grand étonnement, les verres convexes (anciens) de + 1/24 à + 1/8, n'apportent aucune amélioration à la vue. Cependant avec + 1/8 (ancien), le malade peut difficilement épeler

Aux faits ci-dessous rapportés, qui me paraissent absolument probants, je pourrais en ajouter bien d'autres. Peut-être aujourd'hui, pour des cas de ce genre, tout en exigeant d'abord la suppression de la cause, conseillerais-je les injections sous-cutanées de strychnine, pour hâter le retour à la santé.

Le pronostic, cela ressort des faits ci-dessous relatés, est toujours absolument bon, puisqu'il suffit de supprimer la cause et que ce n'est là qu'une affaire de volonté.

3. Tout le monde connaît aujourd'hui, depuis les recherches si concluantes

quelques caractères du n° 12 des échelles de Snellen. Je questionne alors M. P... sur ses habitudes au point de vue de l'alcool et du tabac : le malade affirme de la façon la plus catégorique n'avoir *jamais de sa vie* bu ni tafia, ni spiritueux quelconques, et ne prendre, comme boisson, que de l'eau pure. Quant au tabac, il avoue fumer chaque jour de 18 *à* 20 *cigares frais*, et cela depuis près de 40 ans!! L'appétit est presque nul. A peine 3 heures de sommeil la nuit et une sieste de 1 heure et demie dans le milieu de la journée, pendant la grande chaleur. Pour tout traitement, je conseille quelques frictions aromatiques sur le front et les tempes et 4 à 5 gouttes de teinture amère de Baumé, un quart d'heure avant le repas. Mais le malade devra cesser complétement l'usage du tabac. M. P... promet de suivre mes conseils. Au bout de 15 jours le malade revient me voir : malgré l'horrible privation qui en résultait pour lui, il n'a pas fumé une fois depuis sa première visite. Il déclare avoir constaté de jour en jour une amélioration considérable et manifestement croissante de sa vue. En effet, il distingue maintenant à l'œil nu le caractère n° 12 de Snellen et avec + 1/10 le caractère n° 7. Je conseille de continuer le même traitement pendant deux nouvelles semaines. Au jour convenu M. P... revient. Il lit maintenant le n° 8 à l'œil nu et avec + 1/16 le n° 5. Au bout de six semaines, la guérison est complète. Le malade lit couramment le n° 1 de Snellen à 30 cent. de distance avec + 1/16.

Observation II. — M. B..., officier d'infanterie de la marine, âgé de 28 ans, vint me consulter, au commencement de juin 1872. Jusqu'en mars dernier, il a été en mission pendant sept années au Sénégal, et s'y est toujours bien porté. Mais il y a dix mois, il a été atteint, dans cette colonie, d'une amblyopie qui a augmenté rapidement. Rentré, pour cette cause, en France, il a été soumis à un traitement qui n'a amené aucune amélioration, si bien qu'aujourd'hui il ne peut lire aucun caractère, même les plus gros. L'examen à l'ophthalmoscope ne révèle aucune lésion et montre les yeux emmétropes. Aucune amélioration par les verres concaves ou convexes. Le champ visuel présente un scotôme central, peu étendu, mais très-nettement délimité. Questionné sur ses habitudes alcooliques, le malade affirme être d'une sobriété absolue. Pendant tout son séjour il n'a jamais usé pour boisson que de l'eau rougie. Il constate un grand affaiblissement de la mémoire, si bien que ses fonctions militaires lui sont devenues très-difficiles, obligé qu'il est de tout faire écrire et lire par des tiers, pour pouvoir se souvenir de ce qu'il a à faire. Le pouls présente quelques intermittences, mais il n'y a au cœur aucuns bruits anormaux. L'appétit est presque nul. Pendant les sept ans qu'il a passés au Sénégal, il a constamment fumé 50 *grammes de tabac par jour, en cigarettes*, et en avalant toujours la fumée. Je n'hésite dès lors pas à attribuer tous les phénomènes à l'action du tabac. Je conseille d'en cesser complétement l'usage, et je ne prescris que des verres teintés au bleu de cobalt. Le malade quitte Paris pour aller aux environs de Tours, passer, dans sa famille, un congé de convalescence. Au bout de six semaines, le malade revient me faire constater son amélioration. Il a complétement cessé de fumer depuis le jour où il m'a consulté. Déjà il peut lire sans fatigue une demi-colonne d'un journal. Il peut écrire et se livrer à quelques occupations. L'appétit est revenu; la mémoire est plus fidèle; plus d'intermittences du pouls. Pour hâter la guérison, je conseille maintenant quelques frictions, sur le front et les tempes, avec une solution alcoolique de strychnine. Le malade repart dans sa famille et revient, à l'expiration de son congé de convalescence, c'est-à-dire au bout de trois mois, me faire constater sa guérison complète.

de mon maître A. Delpech, la fâcheuse influence qu'exerce, sur les centres nerveux, *le sulfure de carbone*, employé en si grande quantité par les ouvriers en caoutchouc. Cet agent provoque également des accidents amblyopiques. Mais un fait intéressant, c'est qu'à l'amblyopie pure vient se joindre une véritable dyschromatopsie, accompagnée de rétrécissement plus ou moins exactement concentrique du champ visuel.

Ici encore, le pronostic est absolument bon et la suppression de la cause déterminante est, en général, suffisante pour amener le retour à la santé. Néanmoins, certains moyens peuvent hâter considérablement cette heureuse terminaison. En premier lieu se place le phosphore, qui, Delpech l'a démontré, est un puissant agent pour combattre certains symptômes, l'agénésie en particulier. Cet agent est également très-favorable au rétablissement des fonctions du nerf optique et nous avons plusieurs fois constaté une amélioration rapide sous son influence. En outre, les injections sous-cutanées de sulfate de strychnine agissent également d'une façon fort utile.

4. Les *préparations de plomb*, de même qu'elles provoquent des phénomènes de parésie et même de paralysie sur d'autres organes, amènent aussi des accidents analogues sur les organes de la vision.

Tantôt, ces accidents sont brusques et se montrent d'emblée sur les yeux, lorsqu'il s'agit d'une action subite du poison sur l'économie, et sans qu'il coexiste de phénomènes morbides sur d'autres organes; tantôt, au contraire, les phénomènes ne se montrent qu'après que d'autres symptômes d'intoxication saturnine sont survenus dans d'autres points.

A cet égard, il semble que les phénomènes d'amblyopie se montrent surtout là où se produit, par suite de l'action du poison, une variété particulière de néphrite accompagnée d'albuminurie (Ollivier, Desmarre père).

Mais on doit convenir, cependant, que, dans la majorité des cas d'amblyopie ou d'amaurose saturnine, les signes objectifs restent à peu près nuls.

Enfin, on a signalé des faits où, par suite de l'intoxication saturnine, on avait observé soit l'atrophie, soit la névrite du nerf optique (Ed. Meyer).

Malheureusement ici, le prosnostic n'est pas toujours aussi favorable que dans les autres intoxications, et souvent, malgré un traitement énergique, on n'a observé qu'une faible amélioration, quelquefois même seulement passagère.

Le traitement doit consister dans l'emploi des moyens classiques recommandés contre les phénomènes saturnins. Mais ceux qui se recommandent surtout sont les purgatifs répétés, soit par l'emploi du *traitement de la Charité*, soit au moyen d'une cure par l'eau de Friederichshall à laquelle on voudrait même reconnaître une sorte d'action spécifique. La faradisation, et mieux l'emploi des courants continus, pourraient également rendre quelques services.

5. Pour ne pas être incomplets, nous devons signaler les amblyopies survenues *à la suite de l'emploi du sulfate de quinine* à haute dose, comme on a coutume de l'administrer, surtout dans les pays chauds ou paludéens, contre les accès de fièvre pernicieuse. Ici encore les phénomènes objectifs font complétement défaut.

On doit autant que possible chercher à éviter ici une erreur facile à commettre.

Celle-ci consisterait à inscrire au compte de l'affection fébrile ce qui revient de droit à l'usage de la quinine. En effet, on doit à de Græfe de nous avoir fait connaître deux faits extrêmement probants à cet égard. Dans l'un, les phénomènes d'amblyopie ne se montrèrent que lorsque les accidents fébriles étaient passés et pendant la continuation de l'usage de la quinine. Dans l'autre, les troubles de la vue coïncidèrent avec l'élévation subite et considérable de la dose quotidienne de quinine.

Ici la guérison survint rapidement sous l'influence d'émissions sanguines locales, au moyen de la ventouse de Heurteloup, répétées tous les jours.

On comprendra du reste que nous soyons bref à ce sujet, car ces faits sont presque isolés dans la science et nous n'avons aucune expérience personnelle à leur égard.

6. Enfin on serait peut-être en droit de rattacher aux amblyopies toxiques les troubles de la vue qui surviennent quelquefois très-rapidement pendant le cours de la néphrite et qui seraient le résultat de l'*intoxication urémique*, c'est-à-dire la conséquence de la présence, dans le sang, de produits qui devraient être excrétés et dont l'influence entraîne la suspension, plus ou moins passagère, des fonctions des centres de perception des facultés visuelles. Cependant il est bon de faire remarquer que les troubles de la vue sont rares dans ce cas, et que, presque toujours, on constate, lors d'intoxication urémique, les signes non équivoques de la rétinite de Bright. Néanmoins nous ne devons omettre de signaler, comme devant être rattachés à ce genre d'amblyopie, les troubles de la vue qui surviennent brusquement pendant les attaques d'éclampsie. Ici encore l'ophthalmoscope ne fournit aucun signe objectif.

B. — Amblyopies et amauroses nerveuses.

Sous le nom d'amblyopies et d'amauroses nerveuses, nous comprenons tous les troubles de la vue qu'il est impossible de rattacher à une cause déterminée et qui tous sont caractérisés par une absence complète de symptômes objectifs. Tel sont les états désignés sous les noms d'*anesthésie rétinienne*, *d'amblyopie* ou *d'amaurose hystérique*, *d'hyperesthésie* ou *d'asthénopie rétinienne* et enfin l'*héméralopie idiopathique*.

1. Sous le nom d'*anesthésie rétinienne* de Græfe a décrit, le premier, une forme d'amblyopie ou d'amaurose bénigne sans symptômes objectifs, qui, survient le plus souvent chez les enfants, aux environs de l'âge de la puberté, ou chez les individus, principalement chez ceux du sexe féminin, d'un tempérament nerveux ou hystérique. Elle est en général caractérisée par une diminution très-légère, pour ainsi dire inappréciable de l'acuité de la vue centrale (S ou V). Mais en revanche elle est presque toujours accompagnée d'un rétrécissement plus ou moins marqué du champ visuel, avec conservation des phosphènes.

Dans un travail antérieur, nous avons déjà fait remarquer qu'ainsi caractérisée, on doit entendre par les mots *anesthésie rétinienne*, non le manque de *perceptivité* de la rétine, mais le manque de *transmission au cerveau* des impressions perçues par elle. En un mot, la rétine perçoit les impressions, mais le sujet en reste inconscient.

L'affection débute d'ordinaire brusquement à la suite d'une impression violente ayant troublé, pendant un temps plus ou moins long, les facultés morales du sujet. On la rencontre généralement sur des sujets faibles et nerveux. Tantôt c'est une vive frayeur, tantôt une perte de connaissance, d'autres fois une attaque hystérique, des excès vénériens ou l'exposition prolongée à la chaleur ou au contraire au froid excessifs, qui en sont l'occasion. Elle ne se produit pas toujours au moment même de l'accident, mais bien plus souvent quelques heures ou plutôt quelques jours après, tantôt plus tôt, tantôt plus tard. Quelquefois on voit survenir des troubles analogues de la vue, amblyopie ou amaurose, à la suite d'un traumatisme (Testelin), sans qu'on observe de lésion qui puisse expliquer, d'une façon satisfaisante, le trouble fonctionnel. C'est cet état qui a été désigné sous le nom d'*anesthésie rétinienne traumatique* (Th. Leber). Mais les faits de ce genre sont encore trop peu nombreux et surtout trop peu connus, pour qu'on soit autorisé à en faire une espèce à part.

Les symptômes objectifs, ainsi que nous l'avons déjà dit, sont absolument négatifs. L'ophthalmoscope ne révèle aucune lésion du fond de l'œil; les phosphènes existent dans toutes les directions; les pupilles, et c'est là un fait des plus importants, présentent leurs contractions et leurs dilatations alternatives normales, soit sympathiques soit isolées, que l'on expose l'un ou l'autre œil à la lumière, et suivant les variations de l'intensité lumineuse. Lors d'examen avec les prismes, les yeux effectuent leurs rotations compensatrices, adductrices ou abductrices qui, à l'état normal, sont provoquées par *l'horreur pour la diplopie*, c'est-à-dire que les yeux effectuent un mouvement destiné à éviter la diplopie qui résulte du regard à travers ces prismes.

Mais si les symptômes objectifs restent négatifs, il n'en est plus de même des phénomènes subjectifs. Ils peuvent, en effet, varier d'une simple amblyopie légère, à une amaurose absolue. Mais le symptôme le plus important est fourni par l'exploration du champ visuel, soit de l'œil réputé malade, soit de l'œil sain. Lorsqu'il ne s'agit que d'une simple amblyopie, il est cependant rare que l'acuité de la vue centrale descende au-dessous de 1/2 ou 1/3.

En effet, on observe tantôt un rétrécissement concentrique, tantôt des scotômes, mais bien plus souvent, je dirai même presque dans tous les cas, des variations multiples, fait bien plus intéressant et plus caractéristique que j'ai signalé le premier en 1870; mais pour observer ces variations, des explorations méthodiques du champ visuel doivent être pratiquées chaque jour. Bien entendu c'est toujours sur le second œil que se montrent ces variations du champ visuel, lorsque l'autre œil est atteint d'une cécité absolue. D'autres fois, on les observe sur les deux yeux. Förster a de nouveau appelé l'attention sur ces faits au congrès de la société d'ophthalmologie de Heidelberg en 1877. En même temps que ces symptômes, survient, tantôt une simple dyschromatopsie ou difficulté de percevoir les couleurs, surtout à la périphérie du champ visuel, tantôt au contraire une achromatopsie plus ou moins accusée, mais qui cependant n'est, semble-t-il, jamais complète. D'autre part, surviennent aussi quelquefois des phénomènes lumineux subjectifs, des *photopsies*, qui ne tardent pas à se compliquer d'hyperesthésie rétinienne et de photophobie.

Contrairement à ce qui arrive pour les amblyopies et les amauroses graves, telles que celles qui se montrent comme phénomène initial de la dégénérescence du nerf optique (voy. p. 642-644), les variations de l'éclairage, c'est-à-dire les modifications de l'intensité lumineuse, ne semblent pas exercer d'ordinaire d'influence sur les symptômes subjectifs proprement dits. Au contraire, la vue semble gagner quelque peu lorsque la lumière du jour est atténuée, soit par l'emploi de lunettes munies de verres colorés en bleu de cobalt ou en noir, soit par l'apparition du crépuscule. Il y a donc là une sorte de *nyctalopie*. De même les verres colorés de différentes teintes, jaune, rouge, vert, violet, exercent aussi une certaine influence sur l'acuité de la vue; néanmoins, pour ne pas s'exposer à des erreurs venant de ce chef, c'est-à-dire résultant d'examens faits à des jours où l'intensité de la lumière varie avec l'état du ciel et de l'atmosphère, c'est ici surtout qu'il sera bon de toujours pratiquer l'exploration du champ visuel ou de l'acuité de la vue, à la clarté d'une lumière artificielle d'une intensité constante (v. p. 62).

En présence de symptômes aussi singuliers, celui qui les observe pour la première fois pourrait être tenté de croire à la simulation ou tout au moins être quelque peu embarrassé, si dans l'état général ne se rencontraient pas une série de symptômes caractéristiques qui sont d'un puissant secours pour asseoir le diagnostic. Telles sont les anesthésies ou des anodynies cutanées ou au contraire des hyperesthésies. Celles-ci s'étendent tantôt à toute une moitié du corps (hémi-anesthésie), tantôt, au contraire, seulement à des régions circonscrites et variables. Quelquefois encore, ce sont des convulsions partielles des muscles de différentes régions, tantôt continuelles et simulant la chorée, tantôt ne survenant qu'à certains moments. Les facultés morales ou affectives peuvent présenter les perversions les plus accusées; tantôt se montre de l'agénésie ou, au contraire, des appétits vénériens exagérés ou pervertis. D'autres fois c'est la mémoire qui s'émousse ou se perd plus ou moins complétement. Le sommeil est agité et troublé par des cauchemars, en général, très-pénibles. Tous ces symptômes ne tardent pas à mettre le malade dans un état de prostration qui augmente encore les troubles de la vue.

Comme chez tous les sujets nerveux, les influences atmosphériques exercent aussi une action sur l'état général qui réagit à son tour sur l'état de la vision. Ceci s'observe surtout lorsque l'atmosphère est chargée de vapeur d'eau ou d'électricité.

Tous ces phénomènes peuvent, après une durée variable, disparaître petit à petit ou brusquement, pour se reproduire de nouveau et disparaître encore à des intervalles plus ou moins éloignés, séparés par des périodes de retour complet à la santé. Mais quoi qu'il en soit, la marche de la maladie est en général chronique. Elle peut durer un temps variable et surtout présenter des alternatives d'amélioration et d'aggravation, ainsi que les variations constantes du champ visuel en donnent la preuve. Souvent aussi, une fois l'amblyopie déclarée, elle peut persister pendant des mois ou même des années. Mais quelque longue qu'en soit la durée, *jamais on n'arrive à constater*, A UNE ÉPOQUE QUELCONQUE, des phénomènes objectifs. La terminaison la plus ordinaire est la guérison brusque, sous l'influence d'une cause morale ou sans raison appréciable, même lorsque la maladie existe déjà depuis longtemps.

La persistance des phosphènes, de forme parfaitement ronde, montre que ce genre d'amblyopie ne reconnaît pas pour cause une altération des couches externes de la rétine, ainsi que le supposait de Græfe ; car s'il en était ainsi, et si les phosphènes étaient dus à l'irritation des fibres optiques de la rétine, restées intactes, ces phosphènes devraient présenter une forme triangulaire à sommet arrondi (Schweigger). Au contraire, la forme parfaitement ronde des phosphènes conservés, montre que la couche externe percipiante de la rétine, la membrane de Jacob, doit être absolument intacte.

La conservation des mouvements de l'iris, lors d'amaurose absolue, tend, de son côté, à prouver qu'il n'y a pas interruption de conductibilité dans le nerf optique, mais que le processus qui occasionne le trouble de la vue doit siéger dans le cerveau, au delà du point de départ des fibres qui transmettent les excitations réflexes à l'iris (Charcot, Leber).

Un autre caractère important de cette maladie, c'est qu'elle est une des rares amblyopies vraies qui se montrent, avec une prédilection marquée, sur les femmes ou sur les jeunes sujets, tandis que les hommes, et surtout les adultes, sont plus prédisposés à toutes les autres formes d'amblyopies.

D'après ce que nous avons dit plus haut, l'absence absolue de perception lumineuse, même quantitative, dans le cas de cécité subite, ne doit pas anéantir nécessairement tout espoir de guérison, même lorsqu'elle persiste une ou plusieurs semaines. Les chances de guérison sont, en effet, plus grandes, pour les troubles visuels qui se développent rapidement, à la suite de secousses morales et s'accompagnent de variations notables du champ visuel, avec conservation complète des phospènes (de Græfe).

De tout ce qui précède, il résulte que le pronostic est, dans la grande majorité des cas, absolument favorable, puisqu'en règle générale, la maladie guérit toujours et que la guérison est toujours possible, même après plusieurs années de durée. Dans tous les cas observés jusqu'ici, la maladie s'est toujours terminée par le retour à la santé, soit lentement et progressivement, soit brusquement.

Le traitement doit consister surtout en moyens dirigés contre l'état général. Les reconstituants, les antispasmodiques, l'hydrothérapie peuvent rendre de grands services. Contre l'état local, c'est le séjour prolongé et continu à l'obscurité, ou tout au moins l'emploi méthodique de verres bleu foncé, noirs, ou jaunes, qui, en soustrayant l'organe malade à l'influence fâcheuse de la lumière, semblent devoir être plus spécialement recommandés.

2. *L'amblyopie* et *l'amaurose hystérique,* ou plus exactement les troubles de la vue qui se rencontrent chez les femmes atteintes d'hystérie grave et surtout d'hystéro-épilepsie, peuvent être rapprochés de très-près des phénomènes analogues, que nous venons de décrire sous le nom d'anesthésie rétinienne. Il y a, en effet, une analogie frappante : début brusque, persistance pendant des mois ou des années, siége sur le même côté du corps que les autres phénomènes morbides, tels qu'anesthésie, paralysie ou contracture.

Ici encore, même absence de phénomènes objectifs. Intégrité des membranes profondes, conservation des mouvements de l'iris et des rotations compensatrices lors d'examen avec les prismes.

Mais il n'en est pas de même des symptômes subjectifs.

Dans les cas les plus légers, il ne s'agit, du côté malade, que d'une amblyopie avec rétrécissement concentrique du champ visuel et simple dyschromatopsie, c'est-à-dire diminution de la faculté de percevoir les couleurs. Lorsque celles-ci sont présentées à un éclairage un peu intense et en quantité suffisante, elles sont encore bien perçues, mais cette perception diminue avec l'intensité de l'éclairage et avec celle de la couleur, comme aussi avec l'ouverture de l'angle visuel (Landolt).

Dans quelques cas, rares à la vérité, mais toujours très-graves d'hystéro-épilepsie, on observe même parfois non-seulement la dyschromatopsie, mais même une véritable achromatopsie plus ou moins accusée.

C'est sur quoi j'ai, un des premiers, appelé l'attention dans un cas d'anesthésie rétinienne publié par moi et auquel je faisais allusion plus haut; le malade ne pouvait reconnaître que le vert et le jaune. Ici toutes les autres couleurs, *même le blanc,* donnaient la sensation du vert.

En général, l'acuïté centrale est peu altérée; même alors que le champ visuel montre un rétrécissement considérable, l'acuïté centrale peut rester absolument normale. Mais, en revanche, il se présente aussi des cas où la cécité est absolue, sans conservation de la moindre trace de perception quantitative. Presque toujours cette cécité ne siége que sur un œil; j'ai cependant observé un cas dans lequel la cécité était absolue sur les deux yeux.

Lorsque la vision est totalement abolie sur un œil, comme dans les cas d'hémiplégie et d'hémianesthésie hystériques, c'est sur le second œil, considéré à tort comme sain, que se montrent les phénomènes morbides. *Jamais il n'y a véritable amaurose unilatérale et, par conséquent, jamais on n'est en droit de conclure à une amblyopie croisée pure.*

Lorsque la vision est plus ou moins conservée sur l'œil correspondant au côté hémiplégique, ce qui est particulièrement intéressant, c'est le rétrécissement, parfois très-accusé, du champ visuel, lequel constitue, à proprement parler, le symptôme caractéristique de l'affection. Et ceci est tellement vrai que, même dans les cas où il semble n'y avoir qu'une amblyopie sur un seul œil, on retrouve constamment, à un examen scrupuleux, ce rétrécissement sur le second œil. C'est ici que l'examen pratiqué plusieurs jours de suite, ou tout au moins à des intervalles peu éloignés, est nécessaire, car il montre toujours les variations les plus extraordinaires et les plus inattendues. Bien que ce rétrécissement se montre, en général, sous la forme concentrique, il n'en est pas toujours ainsi. Quelquefois le rétrécissement ne se montre que dans une ou plusieurs directions.

On peut donc dire, d'une façon générale, que toujours les deux yeux sont atteints, non au même degré, mais l'un plus que l'autre. Un fait digne de remarque, c'est que, chez les hystéro-épileptiques, l'œil le plus sérieusement atteint d'amblyopie, ou affecté même d'amaurose, est toujours celui du côté correspondant à celui de l'ovaire qui présente cette hyperesthésie si intéressante qui a reçu le nom d'*ovarie* (Charcot). Mais à côté de cela, il est à remarquer que, tandis que la compression de l'ovaire hyperesthésié fait cesser immédiatement les accès épileptoïdes (Charcot), cette compression n'exerce aucune influence sur l'amblyopie, pas plus que sur les phénomènes d'anesthésie, de paralysie ou de contracture permanente.

La meilleure preuve à invoquer pour prouver que le siége de cette affection n'est pas périphérique, c'est que, dans les cas les plus accusés, même après plusieurs années de durée, on est dans l'imposibilité de constater la plus légère lésion, soit sur la rétine, soit sur le disque du nerf optique lui-même.

La marche de cette amblyopie suit absolument celle de l'affection générale, et lorsque la guérison de l'hémianesthésie survient, celle de l'amblyopie et de l'amaurose en est la conséquence (Charcot). Le pronostic est donc en somme favorable. Souvent cette guérison survient, comme le début, d'une façon absolument brusque, ainsi que cela eut lieu dans un cas de Charcot et dans un autre observé par moi-même. Quant au traitement, nous ne connaissons pas de moyen réellement propre à hâter la terminaison, et on doit se borner au traitement de l'affection générale, contre laquelle, du reste, on est bien contraint d'en convenir, nous ne disposons que de bien faibles ressources.

3. Sous le nom d'*hyperesthésie rétinienne*, on désigne une sensibilité exagérée des yeux pour la lumière du jour et surtout pour une lumière intense. Cet état rend les fonctions des yeux très-difficiles, sinon impossibles, car il se complique souvent de sensations lumineuses subjectives, de chromopsies qui sont la conséquence d'une irritation de la rétine ou mieux d'une irritation de tout l'appareil nerveux de la vision et qui ne sont, à proprement parler, que des *images persistantes*, de durée exagérée, des objets lumineux qui ont impressionné cet appareil.

Lorsque l'hyperesthésie rétinienne persiste quelque temps, il n'est pas rare de la voir se compliquer de *mouches volantes*, de *myédésopsie*, qui inquiète singulièrement les malades. Elle devient, en effet, souvent la cause du développement d'une hypochondrie particulière, contre laquelle on a beaucoup de peine à lutter. Du reste, comme pour presque toutes les amblyopies nerveuses, les hypochondriaques sont tout spécialement prédisposés à l'hyperesthésie rétinienne.

Il est à peine nécessaire de faire remarquer que l'apparition de la myédésopsie n'a aucun rapport avec l'amaurose. Elle s'explique, en partie, par des circonstances optiques, telles que des anomalies ou des modifications de la réfraction ou de l'accommodation, des irrégularités des milieux réfringents, qui offrent des conditions favorables à la formation des ombres entoptiques; elle est due, d'autre part, à la concentration de l'attention du malade sur ces ombres qui, peu sensibles d'ordinaire et existant chez presque tout le monde, deviennent ainsi plus apparentes (de Græfe).

Les sujets atteints d'hyperesthésie rétinienne recherchent le séjour à l'obscurité ou au demi-jour; ils sont incapables de se livrer à aucun travail assidu, surtout à la lumière vive. Petit à petit, cette sorte de photophobie devient tellement intense, qu'elle ne tarde pas à dégénérer en un état particulier désigné sous le nom de *nyctalopie* ou amélioration de la vision au crépuscule ou à l'obscurité. C'est donc l'état inverse de l'*héméralopie*, état dont nous avons déjà parlé à propos de la dégénérescence scléreuse concentrique de la rétine (rétinite pigmentaire) et sur lequel nous reviendrons tout à l'heure.

La nyctalopie constitue, dès lors, une variété de l'hyperesthésie rétinienne. Ici, ce n'est pas l'irritabilité de l'œil à la lumière qui joue le principal rôle, c'est bien plutôt la diminution de l'acuïté visuelle qui en est la conséquence.

Ce qui distingue la nyctalopie de l'hyperesthésie rétinienne simple, c'est que, dans celle-ci, il ne s'agit à vrai dire que d'une fatigue extrême de la rétine, occasionnée par une irritation longtemps prolongée de ses éléments nerveux, fatigue qui disparaît avec la suppression de la cause déterminante. Dans la nyctalopie, au contraire, il s'agit d'un état d'irritation où la sensibilité exagérée persiste, même après la suppression de la cause et où les malades éprouvent une amélioration de la vue lorsque l'intensité lumineuse est diminuée.

On peut encore rapprocher de l'hyperesthésie rétinienne, l'*asthénopie rétinienne* ou *nerveuse*. Celle-ci consiste en une fatigue qui survient rapidement pendant l'usage assidu des yeux, et qui a pour cause l'impossibilité qu'a la rétine, ou mieux l'appareil nerveux de la vision, de persévérer quelque temps dans une occupation soutenue. Il convient de distinguer cette variété d'asthénopie de l'*asthénopie accommodative* et de l'*asthénopie musculaire*. Le diagnostic n'en est possible que par exclusion; lorsqu'on est convaincu que les muscles adducteurs jouissent bien de leur force normale, et que l'on constate que l'accommodation et la réfraction sont normales, on doit songer à l'asthénopie rétinienne. Ici, comme dans les deux autres formes d'asthénopie, les malades se plaignent de ce que, pendant toute occupation, les objets deviennent rapidement indistincts ou confus et que *tout se brouille et s'obscurcit devant leurs yeux*.

Comme l'hyperesthésie, l'asthénopie rétinienne atteint de préférence les sujets débiles ou nerveux. Mais une de ses causes les plus fréquentes est l'*anisométropie* ou différence entre la réfraction des deux yeux. A ce point de vue, c'est particulièrement l'astigmatisme d'un seul œil qui est le plus gênant. L'image confuse, appartenant à l'œil améthrope, trouble la vision binoculaire et amène la fatigue. En nous occupant des troubles de l'accommodation et de la réfraction, nous reviendrons du reste sur ce sujet et nous insisterons plus particulièrement sur le diagnostic différentiel.

Comme causes prochaines de l'hyperesthésie rétinienne, on doit noter l'emploi exagéré des yeux, le travail assidu sur de petits objets ou sur des objets brillants ou de couleur éclatante, et, enfin, l'exposition longtemps prolongée des yeux à une vive lumière. Rien d'étonnant, dès lors, qu'elle soit plus fréquente chez les ouvriers de certains corps d'état, tels que les bijoutiers, les graveurs, les polisseurs, les forgerons ou les verriers. De même, on la voit aussi survenir fréquemment chez les individus de certaines professions, tels que les acteurs, les astronomes, les micrographes.

A part quelques cas, où il se montre comme conséquence de certaines affections inflammatoires de la rétine et du nerf optique, et à part aussi les cas où il accompagne certains vices de conformation du globe oculaire, le degré d'hyperesthésie rétinienne que nous avons indiqué sous le nom de nyctalopie, est très-rare. On l'observe le plus souvent sur les habitants ou les voyageurs des régions boréales, par suite de l'exposition, longtemps prolongée, des yeux à l'éclat de la neige, dont la surface blanche et miroitant au soleil provoque facilement des phénomènes très-prononcés d'hyperesthésie rétinienne. On ne doit pas non plus perdre de vue que, dans les régions boréales, les nuits sont courtes, les jours très-longs, et que même, pendant une certaine période de l'année, il n'y a point de nuit du tout, circonstance qui peut bien favoriser aussi le développement de l'hyperesthésie rétinienne.

On voit souvent aussi se développer un état très-analogue à la nyctalopie, par suite d'une cause absolument inverse de la précédente, c'est-à-dire par suite d'un séjour prolongé à l'obscurité. C'est ce qui s'observe sur les prisonniers longtemps tenus au cachot, et surtout chez les mineurs. Lorsque ces individus arrivent au jour, ils sont dans l'impossibilité d'en supporter l'éclat. De là un habitus particulier de ces individus, habitus tout à fait analogue à celui des albinos.

Les causes éloignées de l'hyperesthésie rétinienne, de la nyctalopie, comme aussi de l'asthénopie rétinienne, résident souvent dans une irritabilité exagérée du système nerveux en général.

Nous avons déjà vu plus haut qu'elles compliquent presque invariablement l'état désigné sous le non d'anesthésie rétinienne. De là résulte qu'elles sont très-fréquentes chez les hystériques, les chlorotiques et les anémiques, mais surtout chez les sujets nerveux.

En outre, l'hyperesthésie rétinienne subsiste souvent comme conséquence de la photophobie qui accompagne certaines ophthalmies, et particulièrement les kératites compliquées d'irritations des nerfs ciliaires.

Enfin, elle se développe quelquefois pour ainsi dire par action réflexe, notamment dans les cas de prosopalgie ou même de simple névralgie de la cinquième paire, et surtout dans le cas où celle-ci s'accompagne de sensibilité à la pression, sur les points d'émergence des différentes branches de ce nerf (Leber).

Le traitement de l'hyperesthésie rétinienne, de la nyctalopie et de l'asthénopie rétinienne, doit consister, tout d'abord, dans l'éloignement des causes prochaines ou éloignées. Si le sujet est anémique ou chlorotique, il faut, par des toniques et par un régime appropriés, chercher à combattre ces deux états. Il en est de même de l'état nerveux, et, à cet égard, le bromure de sodium rend parfois des services signalés.

D'autre part, une hygiène oculaire raisonnée et rigoureuse est absolument indispensable. On évitera le séjour et surtout le travail à une lumière vive. Le malade portera, dans le jour et hors des occupations, des lunettes munies de larges verres plans, teintés en bleu de cobalt, en noir, ou mieux encore, en jaune. Pour le travail indispensable, il pourra être très-utile de prescrire des verres convexes faibles de 1D à 1, 5D de puissance réfringente qui, en augmentant les dimensions des objets et en faisant fonction de loupe, faciliteront le travail.

Les préparations martiales, le quinquina, la noix vomique et, encore mieux, les injections sous-cutanées de sulfate de strychnine, à la dose d'un demi à 1 milligramme, pourront être très-utiles. De même, les applications de courants continus pourront rendre quelques services. Une hygiène générale sévère, le repos longtemps prolongé, le séjour dans les montagnes ou à la campagne, l'hydrothérapie, sont également de puissants auxiliaires.

Enfin, et en dernier ressort, une cure méthodique par les instillations de sulfate neutre d'atropine et le séjour prolongé au demi-jour, pourront être employés dans les cas rebelles.

4. Le type le plus parfait peut-être d'amblyopie nerveuse est constitué par le *scotome scintillant* (*Flimmer scotom*, Listing), phénomène optique particulier, qui accompagne si souvent la migraine, qu'il est permis de le considérer comme une conséquence ou même comme une forme particulière de celle-ci, car il en est souvent le seul symptôme. Le mal de tête qui caractérise la migraine et qui, comme nous le verrons bientôt, succède au scotome scintillant chez la plupart des malades, manque, au contraire, chez un certain nombre d'autres (Liveing).

Le phénomène commence par un léger obscurcissement de la vue; la moitié supérieure, ou plutôt une portion quelque peu inclinée vers un des côtés du champ visuel, semble obscurcie comme par un objet blanc et lumineux tenu très-près de l'œil (Liveing). Il se produit là quelque chose de complétement analogue à ce qu'on observe lorsqu'on a fixé pendant quelque temps le soleil (Tissot). Rien d'étonnant, dès lors, que le scotome se montre aussi bien lorsque les yeux sont ouverts, que lorsqu'ils sont fermés ou lorsque le sujet se trouve dans l'obscurité.

Cependant, la vision générale n'est jamais atteinte. Il n'y a qu'un scotome qui couvre une partie des objets; aussi lorsqu'on veut, pendant l'accès, considérer un objet de petites dimensions, est-il nécessaire de regarder à côté

(Liveing). En général, le centre du champ visuel est épargné, quoique, cependant, il soit envahi quelquefois.

Mais, dans le plus grand nombre des cas, il semble seulement se développer dans le champ visuel un nouveau *punctum cæcum* (Wollaston). Quelquefois, l'affection occupe réellement deux parties du champ visuel tournées vers une même partie de l'espace, tout comme s'il s'agissait d'une *hémiopie véritable*, par anesthésie momentanée de l'une des bandelettes optiques. D'autres fois encore, on observe sur chaque œil un scotome symétrique, dépourvu de scintillation.

La forme du scotome est le plus souvent celle d'un croissant ou d'un fer à cheval, à concavité tournée vers la ligne médiane. En général, après quelques minutes de durée, le scotome se transforme en un demi-cercle irrégulier, dont la ligne extérieure est composée d'une série de zigzags formant une ligne brillante, offrant des reflets colorés des plus vives couleurs du prisme. Les dentelures sont tantôt très-serrées l'une contre l'autre, se réunissant sous des angles aigus; tantôt, au contraire, les angles sont plus ouverts et la ligne extérieure acquiert l'aspect d'une fortification, ce qui a valu au phénomène le nom de *teichopsie* (Airy).

Parfois, la ligne dentelée manque et le scotome reste immobile sans s'accroître. D'autres fois, c'est un brouillard quelque peu brillant, à contours mal arrêtés, qui est étendu, pendant quelques minutes, au-devant de tout le champ visuel, et c'est sans doute ce qui lui a valu le nom d'*amaurosis partialis fugax* (Förster). D'autres fois encore, c'est une simple tache arrondie, obscure, présentant de nombreuses étincelles, et qui occupe exactement, dans le champ visuel, le point de fixation ou son voisinage immédiat. Mais il y a de grandes différences dans le degré de brillant que présente cette tache chez différents individus. Du reste, les phénomènes varient suivant les individus et diffèrent même, d'un accès à l'autre, chez le même sujet.

Un fait digne de remarque, c'est que la portion de la rétine à laquelle correspond le scotome est encore susceptible d'être excitée directement, puisqu'on peut y provoquer le phosphène (Leber). Se déplaçant petit à petit, le phénomène finit par atteindre, au bout de 20 à 30 minutes, la limite du champ visuel. Il commence alors à s'effacer au centre, la scintillation diminue et le champ visuel s'éclaircit en proportion. Au bout de trois quarts d'heure, et plus rarement d'une heure, le phénomène cesse et est remplacé par un violent mal de tête. Celui-ci arrive soudain, en même temps qu'une nausée ou qu'un vomissement qui termine la crise. Le mal de tête affecte souvent alors la forme de l'hémicranie, surtout lorsque le scotome avait la forme hémiopique; dans ce cas, l'hémicranie siége du même côté que celui où se montrait l'hémiopie. La douleur occupe toute la région frontale, avec prédominance au-dessus de l'un ou de l'autre sourcil. Ce mal de tête peut occuper l'un ou les deux côtés de la tête, de sorte que, conséquemment, le trouble visuel occupe seulement la moitié ou l'étendue tout entière du champ visuel (Liveing).

Le *scotome scintillant* est un phénomène initial de la migraine. C'est le premier degré des phénomènes sensoriaux qui constituent le paroxysme. Il survient dans environ deux tiers des cas (Liveing). Cependant les personnes sujettes à la migraine et chez lesquelles s'observe le scotome scintillant, sont loin d'être affectées par celui-ci à chaque accès d'hémicranie. Du reste, sa fréquence est très-variable. Quelques personnes n'en ont que deux ou trois accès dans le cours de leur existence; chez d'autres, les accès se répètent à des intervalles d'un ou de plusieurs mois, d'une semaine ou seulement de quelques jours. Certaines personnes peuvent même avoir plusieurs accès dans la même journée (Leveing).

Nous venons de voir que le vomissement fait toujours cesser le phénomène optique. Il en est de même du sommeil. La durée moyenne de l'accès hémiopique est d'ordinaire de 20 à 30 minutes; rarement il dure trois quarts d'heure, et n'atteint pour ainsi dire jamais une heure de durée.

Quoi qu'il en soit, le scotome scintillant appartient essentiellement à la forme grave de la migraine; on pourrait même presque dire à la forme cérébrale, car bon nombre des sujets qui en sont affectés présentent souvent des phénomènes nerveux variés, tels que vertiges, fourmillement ou engourdissement des extrémités, hémiplégie passagère (Mauthner), déformation de la bouche, trouble de la parole ou de la mémoire. Mais tous ces phénomènes ont alors un caractère essentiellement transitoire (Leber).

L'examen objectif, à l'aide de l'ophthalmoscope, cela se conçoit, est toujours fort difficile pendant les accès. Il est, en effet, quelque peu cruel de soumettre les malades à cet examen, souvent très-pénible pour eux. De là résulte une di ficulté qui est encore augmentée par l'impossibilité de fixer, et le besoin presque invincible où sont les malades de clore les yeux et de se soustraire à la lumière. Lorsqu'on parvient à explorer le fond de l'œil, l'ophthalmoscope ne révèle généralement aucune lésion, soit pendant, soit après l'accès (Mauthner, Förster). Ni hyperémie, ni anémie du disque; aucune différence entre les deux yeux. Du reste, les difficultés mêmes de l'examen ophthalmoscopique, aussi bien que la brusque apparition et la courte durée du phénomène, sont cause que l'exploration du fond de l'œil a rarement été tentée. Cependant Liveing rapporte une remarquable observation de Möllendorff, où, dans l'état de santé, il était impossible de remarquer la moindre différence entre les deux yeux. Pendant l'attaque, le fond de l'œil du côté malade était d'un rouge écarlate intense, le disque du nerf optique rouge et œdématié, l'artère et la veine dilatées. La veine était fortement tortueuse et présentait une coloration beaucoup plus foncée qu'en temps ordinaire. En présence de cette hyperémie, Möllendorff pensa qu'il s'agissait, pendant l'accès, d'une hyperémie active de l'encéphale. Ceci serait, du reste, parfaitement admissible, car on a noté, de différents côtés, l'injection, la turgescence des vaisseaux de l'épisélère et du cercle perikératique pendant l'accès (Liveing). Quoi qu'il en soit, il est permis de faire quelques réserves quant à cette observation, surtout en présence des affirmations si catégoriques d'observateurs aussi compétents que Mauthner et Förster, et qui sont parfaitement d'accord pour déclarer l'examen objectif complétement négatif.

En tous cas, le caractère passager des accès tend à prouver qu'il n'y a pas ici de lésions notables, et que l'on constate les signes donnés par Möllendorff ou, au contraire, qu'il soit impossible d'observer le moindre symptôme objectif, il n'en reste pas moins certain qu'à coup sûr l'affection a une cause extra-oculaire siégeant dans le cerveau (Leber).

Le scotome scintillant paraît être surtout fréquent chez les savants et chez tous ceux qui se livrent à des travaux intellectuels assidus ou exagérés. Souvent, le phénomène apparaît sous l'influence d'une activité cérébrale exagérée ou du manque de sommeil régulier.

De même, l'irrégularité des repas, le jeûne ou les troubles digestifs en sont souvent l'occasion. Aussi arrive-t-il souvent, lorsque le scotome s'est développé sous l'influence d'une mauvaise digestion ou de troubles stomacaux, qu'il disparaisse par l'éructation. De même une légère collation empêche parfois l'accès de se développer.

Chez les femmes, le phénomène, ainsi que la migraine du reste, apparaît souvent aux environs du retour des menstrues.

L'occlusion des yeux et le séjour à l'obscurité semblent raccourcir l'accès, mais, en tout cas, de bien peu, car la durée reste toujours à peu près invariable, quoi qu'on fasse.

Du reste, le médecin est rarement consulté pour ce fait, hormis pour le premier accès, qui effraye le malade, puis celui-ci s'habitue à son mal.

On n'a trouvé jusqu'ici aucun remède capable de faire cesser le phénomène ou le mal de tête qui l'accompagne. La quinine, le fer, le bromure de sodium, la caféine ont été tour à tour préconisés, mais sans grands résultats. Seules les injections hypodermiques de morphine sont capables d'apporter du soulagement en procurant le sommeil.

5. Nous devons encore, comme amblyopie nerveuse, citer le trouble de la vue désigné sous le nom d'*héméralopie ou cécité de nuit, cœcitas nocturna moon blindness* (cécité au clair de lune) des Anglais.

L'héméralopie est caractérisée par une diminution de l'excitabilité de la rétine, par suite de laquelle les malades, au crépuscule ou à la nuit, deviennent plus ou moins aveugles. Il est facile de concevoir, dès lors, que cette amblyopie ne se montre pas seulement la nuit ou au crépuscule, mais qu'elle survient toutes les fois que, par une cause ou par une autre, l'intensité lumineuse est diminuée.

Nous savons déjà que l'héméralopie est l'un des symptômes les plus importants de l'affection de la rétine que nous avons décrite sous le nom de *dégénérescence scléreuse concentrique*, plus généralement connue sous le nom de rétinite pigmentaire. De même, nous savons aussi qu'elle se montre encore comme symptôme du décollement de la rétine. Or ce n'est pas de cette héméralopie dont il s'agit ici, puisqu'elle est suffisamment expliquée par tous les autres symptômes, objectifs ou subjectifs, qui accompagnent ces affections. Nous ne devons nous occuper, dans les lignes qui suivent, que de l'*héméralopie idiopathique*. Celle-ci se divise encore en deux espèces : 1° l'*héméralopie congénitale*, à marche chronique, très-rare et qui doit être considérée comme la conséquence d'une malformation de la rétine, quand bien même on ne constaterait pas de signes ophthalmoscopiques; et 2° l'*héméralopie proprement dite*, à marche aiguë, survenant souvent brusquement, et qui a été aussi décrite sous le nom de *torpeur de la rétine*.

Dans l'état actuel de la science, il est impossible de se rendre exactement compte du siége et de la nature de l'affection. C'est pour cette raison qu'elle doit prendre place parmi les amblyopies nerveuses.

Ce qui caractérise essentiellement cette amblyopie, comme celle qui survient dans la dégénérescence scléreuse concentrique de la rétine, c'est que, dès que survient le crépuscule, ou lorsque l'intensité lumineuse diminue, la vision s'affaiblit de plus en plus, tandis qu'à la lumière du jour, la vue est parfaite ou à peu près. Lorsque la maladie est peu accusée, elle ne se montre que pendant quelque temps, au moment où survient la diminution de l'intensité lumineuse; puis, petit à petit, l'œil s'adapte à l'obscurité (Leber). C'est du reste, ce qui a lieu en partie, pour l'œil sain, lorsqu'on passe *brusquement* d'un lieu très-éclairé à un autre très-sombre. Pendant quelques instants, l'obscurité est absolue, puis, petit à petit, l'œil s'habitue à cette obscurité, la vue revient et on commence à distinguer les gros objets. On peut même hâter le retour de la vue en fermant les yeux pendant quelques instants.

A l'éclairage artificiel, les malades reconnaissent bien encore les objets et peuvent encore lire des caractères d'imprimerie relativement petits, à condition toutefois que ces objets ou ces caractères soient très-près de la source lumineuse et partant fortement éclairés. Mais les autres objets qui sont dans la pièce et qui ne sont que faiblement éclairés, ne sont, pour ainsi dire, perçus que quant à leur masse. Il en est de même au clair de lune. De là le nom de moon blindness (Leber).

Lorsqu'on fait volontairement varier l'intensité lumineuse, on remarque, tout d'abord, qu'au fur à mesure qu'on diminue cette intensité, l'acuïté visuelle de l'œil malade diminue d'abord proportionnellement à celle de l'œil sain. Mais, arrivée à un certain degré, l'acuïté, sur l'œil malade, diminue brusquement et d'une façon disproportionnée.

Ce qui distingue encore l'héméralopie idiopathique de l'héméralopie symptomatique, c'est que, contrairement à ce qui arrive pour cette dernière, elle atteint d'abord les parties centrales du champ visuel, pour de là s'étendre à la périphérie. De même, lorsqu'elle disparaît, c'est la vision périphérique qui revient la première. Le champ visuel, même à la lumière du jour, peut présenter un léger rétrécissement, soit qu'il ne s'agisse que d'un simple obscurcissement à la périphérie, soit qu'il s'agisse, au contraire, d'un rétrécissement proprement dit.

Il en est de même de la perception des couleurs. Le carmin et le bleu sont pris pour le noir, tandis que le jaune et le vert sont mieux perçus. Pour le jaune, cependant, il est souvent pris pour le blanc, lorsque sa teinte n'est pas très-saturée.

A la lumière du jour, les pupilles sont d'ordinaire de dimensions normales. Mais dès que survient le degré de diminution de l'éclairage, avec lequel coïncide la diminution de l'acuïté, les pupilles se dilatent largement. Elles sont aussi paresseuses, c'est-à-dire que lorsqu'on fait varier brusquement l'intensité lumineuse, leur contraction ne survient que lentement.

Bien qu'on ne soit pas parfaitement d'accord sur les résultats fournis par l'examen à l'ophthalmoscope, un point est universellement admis, c'est qu'on ne constate jamais d'altérations matérielles parfaitement évidentes. On a seulement constaté parfois une largeur exagérée des veines, une sorte de réplétion considérable de celles-ci (Förster). D'autre part, on a signalé aussi l'amincissement des artères, accompagnant la dilatation des veines. Ces phénomènes varieraient souvent et on observerait alors une relation directe entre l'état du fond de l'œil et l'acuïté visuelle (Poncet).

La cause la plus fréquente du développement de l'héméralopie idiopathique est l'exposition répétée et prolongée du sujet à une lumière intense. L'héméralopie surviendrait donc par un mécanisme analogue, mais inverse, à celui qui amène l'hyperesthésie rétinienne. Aussi survient-elle souvent, sous forme d'épidémie, sur un certain nombre d'individus ayant mené la même existence, tels que les soldats, les matelots, les prisonniers. Pour les soldats, chez lesquels elle survient le plus fréquemment, la cause semble être l'exposition à une lumière intense et réfléchie, comme celle qui se produit sur les routes poussiéreuses, dans les cours des casernes, dans les déserts ou les steppes, ou lorsque la terre est couverte de neige. Pour les matelots, chez lesquels, après les soldats, on voit le plus souvent survenir l'héméralopie, elle semble être le résultat de l'influence exercée par la réverbération du soleil à la surface de la mer, particulièrement dans les régions tropicales, où le ciel reste souvent pendant plusieurs semaines sans présenter de nuages.

L'héméralopie aura d'autant plus de chances de survenir, dans les conditions précédentes, que la nutrition sera insuffisante et l'hygiène défectueuse. Aussi ces deux causes se combinent-elles fréquemment. Il est bien connu, du reste, que l'héméralopie épidémique coïncide souvent avec le scorbut, lequel reconnaît généralement pour cause, la chose est hors de doute, une nourriture insuffisante ou mal appropriée.

C'est ce qui s'observe sur les navires, dans les prisons ou dans certaines contrées. Peut-être même l'influence du scorbut est-elle plus grande que celle de l'éblouissement.

Au point de vue du traitement, il convient avant tout d'éloigner les causes. Ensuite on doit protéger les yeux contre l'action de la lumière. A ce point de vue le séjour dans un endroit modérément éclairé se place au premier rang. On a même préconisé le séjour à l'obscurité absolue (Netter), et cette méthode a donné des résultats incontestablement excellents.

D'autre part, une bonne hygiène et une nourriture saine et substantielle hâtent également le retour à la santé. Avec ces moyens si simples, la guérison ne se fait d'ordinaire pas attendre; mais les récidives sont fréquentes dès que les causes déterminantes reparaissent.

C. — *Amblyopies dioplasiques.*

Sous ce titre, nous l'avons déjà dit, nous rangeons les amblyopies qui reconnaissent pour cause une malformation, congénitale ou acquise, de l'organe de la vue, et qui, par conséquent, entrave ou altère plus ou moins les fonctions régulières de l'œil.

La plus fréquente de ces amblyopies est celle qui est connue sous le nom d'*amblyopie par anopsie* ou d'*amblyopie ex non usu*. Elle ne se rencontre guère sans malformation du globe oculaire, ou, ce qui est encore plus fréquent, sans fixation excentrique, c'est-à-dire sans strabisme. Il résulte de là qu'on doit en distinguer deux espèces, dont l'une reconnaît pour cause un vice de conformation de l'œil, tel que le microphthalmos, la cataracte congénitale, le calobome, la cyclopie. Nous renvoyons donc à la fin de la deuxième partie de ce livre (tome II), où nous traiterons, dans un chapitre spécial, des vices de conformation de l'œil, et où les détails dans lesquels nous devrions entrer ici, seront bien mieux à leur place, lorsque ces vices de conformation nous seront connus.

Il en est de même de la seconde espèce, de l'amblyopie qui résulte de la déviation de l'un des yeux, c'est-à-dire du strabisme survenu pendant les premières années de la vie. Comme l'amblyopie est liée dans ce cas à la déviation de l'œil, nous y reviendrons avec tous les détails que comporte ce sujet très-intéressant et encore quelque peu obscur, quand nous traiterons du strabisme vrai ou concomitant.

Enfin, parmi les amblyopies diaplasiques, la plus intéressante est celle dont on s'est le plus particulièrement occupé dans ces dernières années et qui consiste dans l'imperfection de la faculté de l'œil à percevoir les couleurs. Elle est connue sous les noms d'*achromatopsie*, de *dyschromatopsie*, de *chromatopseudopsie*, d'*acyanoblepsie* (Gœthe).

Mais pour pouvoir étudier avec fruit cette amblyopie particulière, il nous faudrait, avant tout, connaître ce qu'est, à l'état normal, la faculté que possède l'œil de percevoir les couleurs. C'est là un des points des plus difficiles de l'optique physiologique, et comme nous ne nous occuperons de celle-ci que dans la troisième partie de cet ouvrage, nous renvoyons, pour l'étude de la perversion de cette faculté, à la fin de notre troisième partie (tome II).

Pour en avoir fini avec les amblyopies et les amauroses, il ne nous reste plus qu'à nous occuper de la *simulation* et de l'*exagération* de l'amblyopie ou de l'amaurose, qu'accusent quelques sujets, dans un but le plus souvent coupable, afin de surprendre la bonne foi du médecin et obtenir de lui un certificat ou une attestation dont ils espèrent tirer bénéfice.

Il peut, à cet égard, se présenter deux cas : ou bien le sujet, sur les parties extérieures des yeux duquel on ne peut constater aucune lésion, simule une amblyopie ou une amaurose absolue ; ou bien il existe une amblyopie résultant de la présence d'anciennes taies ou de l'exclusion de l'œil par suite d'amétropie, et le sujet prétend ne rien voir du tout. Dans le premier cas, il y a ce qu'on désigne sous le nom de *simulation;* dans le second, il y a *exagération*.

Il faut donc savoir se mettre en garde contre de semblables allégations. Tout d'abord, remarquons que la *cécité absolue,* sans lésion appréciable, soit externe, soit interne, est excessivement rare. Lors donc qu'un sujet prétendra, dans ces conditions, ne rien voir du tout, ce sera déjà une raison presque suffisante de suspecter sa bonne foi. Mais cela ne suffit pas, et il faut pouvoir convaincre le simulateur d'imposture. Pour cela, plusieurs moyens s'offrent à nous.

En premier lieu, un signe précieux nous est fourni par les mouvements pupillaires. Dans un œil atteint de cécité, l'action réflexe de l'excitation de la rétine sur l'iris n'existe pas. D'un autre côté, nous savons que les mouvements réflexes de la pupille, provoqués sur un œil, entraînent des mouvements sympathiques sur la pupille de l'autre œil. Il convient donc, tout d'abord, les deux yeux du sujet étant tenus ouverts, de placer un corps opaque, la main par exemple, au-devant de l'œil prétendu atteint de cécité, puis de la retirer brusquement. Si le sujet dit vrai, aucun mouvement ne se produira sur l'iris de l'œil *sain.* Si, au contraire, il simule, les contractions sympathiques de l'iris de l'œil sain nous montreront la fausseté de ses allégations.

Mais ce moyen d'examen n'est cependant pas d'une très-grande valeur, car il suffit qu'il y ait seulement *perception quantitative* de lumière sur l'œil en expérience, pour que les contractions iridiennes sympathiques se produisent sur l'autre œil.

Le moyen le plus pratique et en même temps le plus saisissant de découvrir la simulation, consiste à placer *devant l'œil prétendu sain,* un prisme à réfraction verticale, c'est-à-dire tenu l'arrête dirigée directement en haut ou en bas, et de présenter alors au sujet une feuille de papier sur laquelle on aura, au préalable, marqué, à l'encre, un gros point noir. De deux choses l'une alors : ou bien le sujet n'accusera *qu'un point noir* et son dire est exact; ou bien, au contraire, et c'est ce qui arrive presque dans tous les cas, le sujet accuse la présence de *deux points noirs* situés à des hauteurs différentes. Dès lors, la supercherie est manifeste : l'un des points noirs appartient à l'œil prétendu atteint de cécité.

Il est surtout important ici de placer le prisme devant l'œil réputé sain, car le sujet, ignorant l'action du prisme, supposera que la diplopie est un effet de la présence de celui-ci, tandis que, si on le mettait devant l'autre œil, son attention serait immédiatement éveillée. En outre, pendant cette expérience, il faut se placer au-devant du sujet, et l'exhorter à tenir les deux yeux largement ouverts, car l'occlusion d'un œil, en faisant disparaître l'une des images, lui montrerait de suite le piége qui lui est tendu (de Græfe).

Ce moyen n'est donc pas absolument irréprochable.

On peut adresser le même reproche à l'instrument de Fless. Celui-ci se compose d'une petite boîte de 15 à 18 cent. de long sur 8 à 10 de profondeur, contenant deux petits miroirs inclinés à 120° l'un sur l'autre. Dans les deux angles antérieurs sont collés deux pains à cacheter, dont l'un, *situé à droite*, fournit une image dans le miroir *de gauche*, tandis que celui situé *à gauche* se peint dans le miroir *de droite*. Sur la face antérieure de la boîte sont ménagées deux ouvertures écartées de 6 centimètres par lesquelles le sujet doit regarder. Ajoutons que les miroirs sont placés de telle sorte que celui qui regarde dans la boîte se trouve par là atteint d'une diplopie croisée telle que, croyant voir l'*image de gauche* avec *l'œil gauche*, le simulant doit être immédiatement convaincu d'imposture, porté qu'il est à supprimer précisément l'image qui appartient à l'œil réputé sain. Mais il suffit au sujet de clore un instant l'un des yeux pour découvrir le piége grossier qui lui est tendu. Ce moyen ne vaut donc pas l'examen par le prisme à réfraction verticale, car il a l'inconvénient d'exiger un instrument spécial.

Un moyen beaucoup plus infaillible de découvrir la supercherie est basé sur l'expérience suivante : lorsque, pendant la lecture à une distance de trente centimètres environ, on interpose entre les yeux et le livre la main ou une planchette de quelques centimètres de largeur, tenue de champ et perpendiculairement au plan du livre, voici ce qui se passe : placé dans de semblables conditions, le sujet lit la *partie gauche* de la page avec *l'œil gauche* et la *partie droite* avec *l'œil droit*, et cela sans s'en rendre compte, les lignes ne paraissant nullement interrompues ; mais qu'il vienne à fermer l'un des yeux, immédiatement toute la partie de la page correspondante à l'œil fermé disparaît, et la lecture courante n'est plus complète, le regard de l'œil resté ouvert étant arrêté par la main qui limite le champ visuel en dedans.

On voit de suite le parti qu'on peut tirer de cette expérience dans le cas qui nous occupe.

Si le malade est réellement borgne, il se trouvera dans le même cas que l'expérimentateur qui, à l'état normal, ferme l'un de ses yeux, c'est-à-dire qu'il ne verra et ne pourra lire qu'une partie du texte qui lui est présenté ; si, au contraire, le sujet simule une amaurose, il lira couramment tout le texte, inconscient qu'il est de notre expérience, et se figurant ne lire qu'avec le prétendu bon œil. Il est utile dans ce cas de choisir un texte un peu fin, l'expérience n'en acquerra que plus d'éclat (Javal).

Un dernier moyen enfin, plus sûr encore que les précédents, de reconnaître la simulation, est basé sur l'horreur que nous avons pour la diplopie, et la tendance invincible que nous avons à nous débarrasser des doubles images.

Si donc, devant l'un des yeux sains d'un sujet, on présente un prisme placé de façon à provoquer des doubles images, l'arrête tournée du côté du nez, par exemple, l'œil correspondant exécutera, presque immédiatement et involontairement, sous le prisme, une rotation compensatrice destinée à fusionner les doubles images. Si l'œil au-devant duquel le prisme est placé, est au contraire atteint de cécité, aucun mouvement ne se produira, la diplopie n'étant pas provoquée dans ce cas.

Nous avons dit tout à l'heure qu'il y avait des cas où les malades atteints d'amblyopie réelle accusaient une véritable cécité, c'est-à-dire qu'ils exagéraient.

Il est important, et pour les mêmes raisons, de se mettre en garde contre cette autre supercherie qu'on rencontre bien plus fréquemment encore que la précédente.

Nous avons dit aussi que dans tous les cas d'amblyopie un peu prononcée, l'examen objectif ou les anamnestiques permettent presque toujours d'acquérir des renseignements à peu près certains sur la cause de cette amblyopie. On doit donc s'assurer, par tous les moyens possibles, que les allégations du malade concordent exactement avec les faits observés.

Tantôt, en effet, il s'agit de taches, de taies ou d'anomalies de courbure de la cornée ; tantôt, ce sont les milieux réfringents qui sont le siége d'opacités ou d'autres anomalies (absence ou luxation du cristallin, décollement ou flocons du corps vitré) ; tantôt encore, ce sont les parties profondes de l'œil qui présentent des anomalies ou des altérations pathologiques ; tantôt, enfin, la diminution de la vue est due à une anomalie de la réfraction.

Dans tous ces différents cas, il faut, avons-nous dit, que les phénomènes objectifs soient suffisants pour expliquer le degré de l'amblyopie. Toutes les fois que la vision semblera en désaccord avec l'état apparent, on devra suspecter l'exagération. A ce point de vue, ce sont sans contredit les anomalies de la réfraction, et surtout les différences dans la réfraction des deux yeux (anisométropie), qui fournissent le plus gros contingent. Il faut donc qu'à son tour le médecin cherche à tromper le malade, et à cet égard il faut qu'il ait soin de s'assurer que le malade n'accuse pas une amélioration de la vue lors d'examen à l'aide d'un verre plan ou verre à vitre.

Encore ici, la lecture avec interposition de la main, dont nous avons parlé plus haut, sera d'un utile secours, le malade ne pouvant pas, s'il dit vrai, lire couramment avec deux yeux d'inégale portée, à moins de faire varier la distance de vision. On peut aussi appliquer à ces cas l'exploration à l'aide du prisme à réfraction verticale. Sur une feuille de papier parfaitement blanc, on marque un tout petit point noir, et, plaçant le prisme, l'arrête en bas devant l'œil sain, on fait regarder au malade le petit point noir. Si la vue du second œil est aussi bonne que celle de l'autre, le malade verra de suite deux points noirs, tandis que s'il y a réellement forte amblyopie, il se pourra que le petit point noir ne soit pas perçu par cet œil.

II. — HÉMIOPIE.

On donne le nom d'*hémiopie* à un trouble particulier de la vue, caractérisé par la perte ou l'abolition, sur chaque œil, d'une partie du champ visuel, de forme et de dimensions sensiblement identiques et symétriques, et cela *sans altération apparente des rétines ou des nerfs optiques*.

Le plus souvent, c'est une moitié assez régulière du champ visuel qui a disparu, et dans ces circonstances elle peut présenter les variétés suivantes :

Tantôt ce sont les deux moitiés, droites ou gauches, du champ visuel qui sont abolies, et alors, ou bien le malade ne voit pas les objets placés *à sa droite*, ce qui indique l'insensibilité des deux moitiés *gauches* de chaque rétine, ou bien ce sont les objets placés *à sa gauche* qui cessent d'être perçus, ce qui indique l'insensibilité des moitiés *droites* de chaque rétine.

Cette variété est désignée sous le nom d'*hémiopie latérale ou homonyme*.

D'autres fois c'est la moitié *externe* de chaque champ visuel qui a disparu, ce qui indique l'insensibilité des moitiés *internes* de chaque rétine, et le malade, regardant avec ses deux yeux, ne voit que les objets placés sur la ligne médiane.

Cette variété est désignée sous le nom d'*hémiopie temporale*.

D'autres fois c'est la moitié *interne* de chaque champ visuel qui a disparu, ce qui indique l'insensibilité des moitiés *externes* de chaque rétine, et le malade, regardant avec ses deux yeux, ne voit que les objets placés en dehors de lui ; il ne voit pas ceux qui sont placés devant lui. C'est l'inverse du cas précédent.

Cette variété est désignée sous le nom d'*hémiopie nasale*.

La première variété est, de beaucoup, la plus fréquente ; la dernière est, au contraire, très-rare. Sur 30 cas d'hémiopie, Förster en a observé 23 homonymes et 7 temporales ; il n'a pas vu d'hémiopie nasale.

Quelques auteurs, sous le nom d'hémiopie, veulent comprendre non-seulement les cas où toute une moitié du champ visuel fait défaut, mais encore ceux, bien plus nombreux, où il ne manque que deux parties plus ou moins grandes, mais absolument symétriques des deux champs visuels, en un mot deux *scotomes* plus ou moins étendus (Schön, Förster).

Lorsque ces scotomes existent, ils sont le plus souvent situés dans deux moitiés homonymes du champ visuel, ce qui les rapproche plus spécialement de la première variété d'hémiopie que nous avons indiquée, l'hémiopie latérale.

Pathogénie. — La pathogénie de l'hémiopie est un des points les plus controversés de la pathologie oculaire et cérébrale, et cela résulte de l'incertitude de nos connaissances sur la distribution des fibres nerveuses à l'intérieur des nerfs optiques.

L'opinion la plus généralement admise aujourd'hui, celle qui, sans contredit, séduit le plus, est celle de la *semi-décussation* (Wollaston, J. Müller).

Cette opinion, indiquée déjà par Newton, a été soutenue et développée surtout par Wollaston, qui était atteint lui-même d'hémiopie.

Voici en quoi elle consiste :

Ainsi que nous l'avons déjà indiqué avec détail, en traitant de l'anatomie du nerf optique, chaque bandelette optique, arrivée au niveau du chiasma, se diviserait en deux faisceaux de fibres. Les unes, non entre-croisées, viendraient se terminer dans la moitié externe de la rétine de l'œil du côté correspondant. Les autres fibres, entre-croisées sur la ligne médiane avec celles du côté opposé, viendraient constituer la moitié interne de la rétine du côté opposé.

Il résulte de cette disposition, quelque peu hypothétique, il est vrai, mais probable, que la lésion de la bandelette optique d'un côté, du côté *gauche* par exemple (L fig. 93), amènera l'insensibilité de la moitié *externe* E de la rétine *gauche*, et celle de la moitié *interne* I de la rétine *droite*. Le champ visuel sera aboli *à droite*, et l'on aura une *hémiopie latérale droite*.

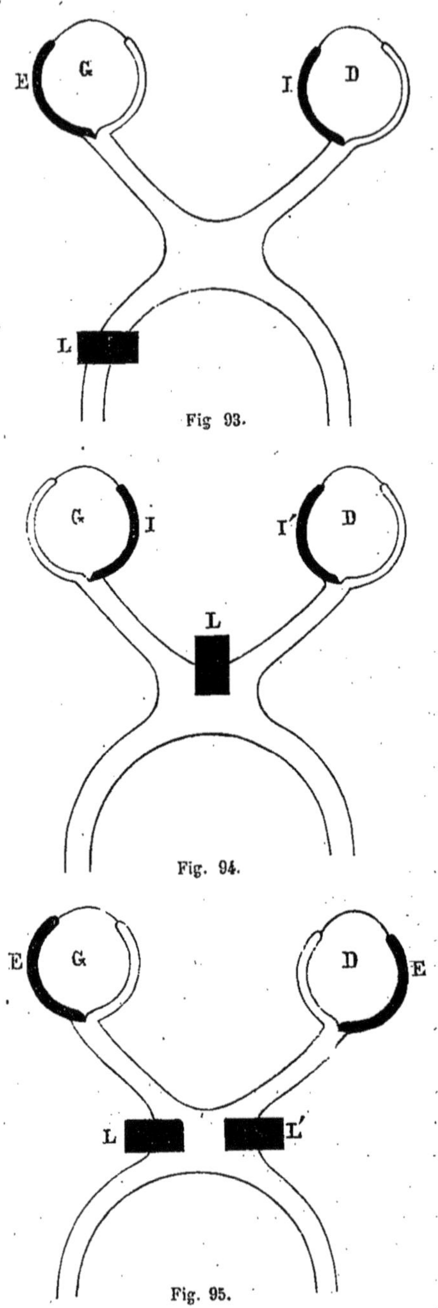

Fig 93.
Fig. 94.
Fig. 95.

La lésion de la bandelette *droite* amènerait l'*hémiopie latérale gauche*.

Une lésion du chiasma lui-même, au niveau de sa partie médiane ou dans son angle antérieur, avec intégrité des fibres externes (L fig. 94), amènera l'insensibilité des moitiés *internes*, I et I', de chaque rétine, avec conservation, par conséquent, du champ visuel dans la partie médiane, puisque les fonctions des moitiés externes de chaque rétine sont conservées. On aura dans ce cas une *hémiopie temporale* (Sämisch).

La lésion du chiasma, au niveau de sa partie externe, et de chaque côté, par une lésion symétrique (L et L' fig. 95), sera nécessaire pour provoquer l'insensibilité des moitiés externes de chaque rétine, E et E', avec conservation, par conséquent, de la vision dans les parties externes du champ visuel commun, résultant de la persistance des fonctions des moitiés internes de chaque rétine. Il se produira dans ce cas une *hémiopie nasale* (Knapp).

Quelque séduisante que soit cette théorie, des objections lui ont été faites. On lui a reproché d'abord d'être en contradiction formelle avec la loi générale de l'entre-croisement. Mais cette objection n'a pas grande valeur, parce qu'il n'y a rien d'étonnant à ce qu'un nerf, pourvu de fonctions aussi spéciales que celles du nerf optique, présente une disposition spéciale. D'ailleurs cette contradiction n'est qu'apparente, car si on se figure le plan médian du corps prolongé à travers le point de fixation binoculaire, tout ce qui est situé *à droite* de ce plan est vu par la bandelette optique *gauche*, tout ce qui est situé à *gauche* est vu par la bandelette optique *droite* (Förster).

Une autre objection, plus sérieuse, est tirée de l'anatomie même : non-seulement, en effet, on n'a jamais pu démontrer d'une façon rigoureuse cette « *semi-décussation* », mais il est certains faits qui semblent parler contre.

C'est d'abord l'anatomie comparée qui montre le nerf optique complétement entre-croisé sur la ligne médiane et d'une façon indiscutable, chez certains animaux. Mais ces animaux, tels que les poissons, les oiseaux, les lapins, ayant un champ visuel distinct pour chaque œil, il serait très-naturel que l'entre-croisement ait une disposition absolument contraire chez l'homme et chez les animaux doués d'un champ visuel binoculaire (Gudden).

Une objection plus sérieuse est celle tirée de l'examen des bandelettes optiques des individus auxquels l'énucléation du globe avait été faite longtemps avant leur mort.

On sait que la suppression du globe amène l'atrophie des fibres du nerf optique correspondant, et que cette atrophie, qui peut s'arrêter au chiasma, s'étend quelquefois au delà.

Si la semi-décussation est une réalité, on devra trouver, dans tous les cas de ce genre, l'atrophie partielle ou totale, non-seulement de la bandelette correspondant à l'œil énuclé, mais aussi de celle du côté opposé. Or les résultats des quelques autopsies de ce genre sont contradictoires.

Tantôt l'atrophie se continuait au delà du chiasma, sur la bandelette optique du côté correspondant et du côté opposé (Woïnow). D'autres fois, seule la bandelette correspondante était atrophiée.

Sans doute l'objection tirée de ces faits est considérable, et il faut en tenir grand compte; mais elle n'est pas absolue, la divergence même des résultats constatés le montre suffisamment.

On peut faire encore à la doctrine que nous venons d'indiquer les deux objections suivantes :

La première, c'est que jamais la limite entre la partie conservée et la partie abolie n'est fournie par une ligne *absolument verticale* passant par le point de fixation. C'est toujours un zigzag qui empiète sur la moitié abolie (Cohn, Förster, Zehender, Sichel).

La seconde, c'est que la moitié conservée du champ visuel ne l'est jamais dans son intégrité. Il y a toujours un rétrécissement ou des échancrures à la périphérie, ce qui prouve que si l'une des bandelettes optiques est atteinte, l'autre l'est aussi, et il faudrait admettre qu'elle le soit par des lésions homologues, ce qui est possible, mais exige un concours de circonstances tellement singulier, qu'on a peine à en comprendre la réalisation fréquente.

Une dernière objection enfin est celle tirée de la considération de l'hémiopie nasale, pour la production de laquelle il faut un concours de circonstances dont il est difficile, sinon impossible, d'admettre la réalisation. Cette objection aurait sans doute une grande valeur si l'hémiopie nasale avait le degré de fréquence des autres hémiopies; mais cette valeur est bien moindre, si l'on considère qu'elle est, au contraire, extrêmement rare.

Il n'y a rien d'étonnant, en effet, à ce qu'un phénomène exceptionnel soit lié à des causes exceptionnelles, mais possibles.

D'ailleurs le cas de Knapp, cité par Charcot, achève de détruire cette objection.

Knapp, en effet, a vu l'hémiopie nasale produite par l'altération des deux parties externes du chiasma. Cette altération était le résultat d'une compression produite par les artères cérébrales antérieures et communiquante postérieure, augmentées de volume et indurées par le fait de l'altération athéromateuse.

Quoi qu'il en soit, les considérations qui précèdent ont paru suffisantes à certains auteurs pour leur faire rejeter la doctrine de la semi-décussation et leur faire admettre la décussation complète.

C'est surtout Mandelstamm qui s'est montré le plus chaud défenseur de cette théorie, dont le principal, nous pourrions dire le seul mérite, est de chercher à répondre à l'objection tirée de la difficulté qu'il y a à expliquer l'hémiopie nasale par la doctrine de la semi-décussation.

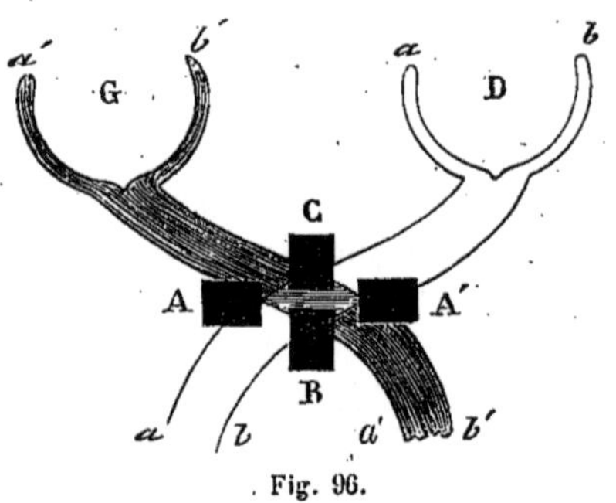

Fig. 96.

D'après cette théorie, l'hémiopie latérale s'expliquerait par une lésion en A (fig. 96). Cette lésion anéantirait la sensibilité des fibres *a' a'* destinées à la moitié externe de la rétine de l'œil gauche, et *a a* destinées à la moitié interne de la rétine du côté opposé.

La lésion symétrique en A' produirait, on le comprendra sans peine, une hémiopie latérale inverse par lésion des fibres *b' b'* et *b b*.

L'hémiopie temporale s'expliquerait par une lésion en C qui détruirait la sensibilité des fibres *a a* et *b' b'*, destinées à pourvoir aux fonctions de la moitié interne de chaque rétine.

Quant à l'hémiopie nasale, celle-ci s'expliquerait par une lésion en B qui altérerait la sensibilité des fibres *a' a'*, et *b b*, destinées à fournir la moitié externe de chaque rétine. C'est cette dernière variété qui, dans la théorie précédente, exigeait la présence de lésions symétriques sur les angles latéraux du chiasma.

Mais il faut le reconnaître, cette théorie, à côté de ce mince avantage, rend beaucoup moins bien compte des phénomènes observés, et les objections qui peuvent lui être faites sont nombreuses.

Sans parler de celles qui lui sont communes avec la théorie précédente, nous dirons, tout d'abord, qu'il ne paraît pas logique de chercher à établir une théorie nouvelle pour expliquer des cas exceptionnels, très-peu nombreux, très-contestables pour la plupart, et qui, lorsqu'ils sont positifs, comme celui de Knapp, s'expliquent, au contraire, ainsi que l'autopsie le montra pour ce dernier cas, d'une façon éclatante par la semi-décussation.

Mais ce n'est pas tout, et une seconde objection, qui nous paraît beaucoup plus probante, se présente de suite. Si la doctrine de Mandelstamm peut expliquer, au besoin, toutes les hémiopies résultant de la lésion du chiasma, comment peut-elle expliquer les hémiopies latérales, si fréquentes et consécutives, non à une lésion du chiasma lui-même, mais à une lésion de la bandelette optique? Sans doute, chez quelques animaux dont nous avons déjà fait mention, ceux à champ visuel séparé, la destruction de ce cordon nerveux détermine l'atrophie du nerf optique du côté opposé; mais chez l'homme, il n'en est pas ainsi.

Les cas abondent, dans la science, où la destruction d'une bandelette a produit l'hémiopie latérale, et si ce trouble de la vision est une conséquence légitime de la semi-décussation, il est impossible à expliquer par la doctrine de la décussation complète, même en admettant les coïncidences les plus invraisemblables.

A l'hémiopie se rattache un autre ordre de phénomènes, dont nous dirons quelques mots; ce sont les cas d'*amblyopie croisée*, c'est-à-dire les cas de cécité complète d'un seul œil, qui s'observeraient quelquefois à la suite d'une lésion de l'hémisphère cérébral du côté opposé (Charcot).

Si ce que nous venons de dire des conséquences de la semi-décussation, est vrai, ces amblyopies ne seraient pas faciles à expliquer. Il paraît étrange, en effet, d'admettre que la lésion d'une bandelette optique détermine un trouble fonctionnel partiel des deux yeux, tandis que la lésion des fibres qui entrent dans la composition de ces bandelettes, avant qu'elles soient réunies en faisceaux, provoque une altération absolument différente, la cécité absolue d'un seul œil. En d'autres termes, tout à fait à leur origine, les fibres nerveuses qui doivent former la bandelette, lorsqu'elles sont lésées, détermineraient des troubles fonctionnels absolument conformes aux règles habituelles de la pathologie, tandis que les lésions de la bandelette elle-même présenteraient une exception unique dans l'économie. Disons, tout d'abord, que pour quelques auteurs (de Græfe), l'amblyopie croisée, dans les conditions que nous venons d'indiquer, n'existerait pas. Cette opinion est à peu près celle de tous les ophthalmologistes et paraît très-vraisemblable, car il est bien démontré que lors de soi-disant cécité complète d'un seul œil, il existe toujours des troubles plus ou moins accusés sur le second œil, tels que diminution de l'acuïté visuelle, rétrécissement du champ visuel, trouble dans la perception des couleurs, surtout vers la périphérie de la zone normale de perception de celles-ci (Landolt).

La question qui nous occupe en ce moment n'infirme donc pas la théorie de l'hémiopie comme conséquence de la semi-décussation; elle pourrait même être simplifiée par là, comme nous le verrons tout à l'heure.

Déjà de Græfe avait soutenu l'opinion qu'il n'existait pas dans la science un seul cas dans lequel une hémorrhagie cérébrale, siégeant d'un côté du cerveau, aurait déterminé la cécité d'un seul œil, *sans participation de l'œil du côté opposé.* Sans aucun doute il existe dans la science des observations où l'on a signalé des faits de ce genre, et de Græfe n'en nie pas l'authenticité; mais il déclare l'interprétation erronée.

Les apoplexies cérébrales coïncident souvent avec des apoplexies rétiniennes, par suite des liens vasculaires étroits qui existent entre la rétine et la pulpe cérébrale. De même l'encéphalite, qu'elle soit ou non la conséquence d'une apoplexie, se combine parfois avec certaines formes de rétinite, et rien ne dit que les cas signalés par les auteurs n'aient été le résultat de semblables coïncidences.

De Græfe cite un certain nombre de cas de cécité dans lesquels les phénomènes encéphaliques concomitants auraient permis de rattacher ces cas à une lésion centrale, si l'examen ophthalmoscopique du fond de l'œil n'y avait démontré la présence de lésions caractéristiques.

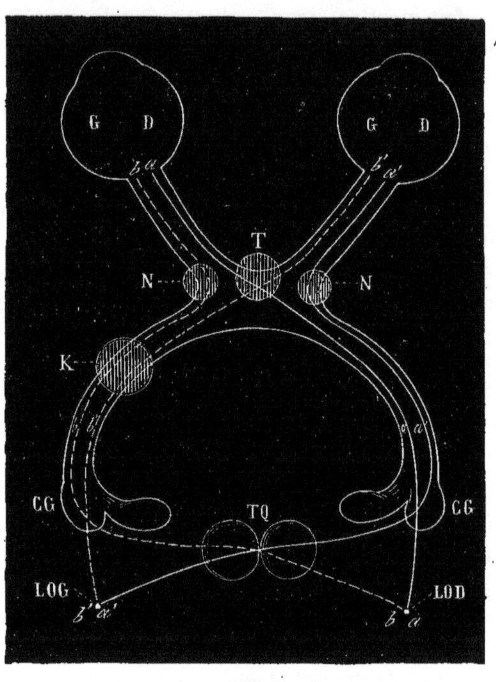

Fig. 97.
(Empruntée à J.-M. Charcot, *Leçons sur les localisations dans les maladies du cerveau*, Paris 1876.)

L'opinion de de Græfe n'est pas celle de Charcot. L'opinion de ces deux auteurs est même en contradiction formelle. Tout d'abord Charcot fait observer, avec juste raison, que ce qu'il désigne sous le nom d'amblyopie croisée ne doit se rapporter qu'aux cas dans lesquels l'examen ophthalmoscopique est incapable de démontrer aucune lésion du fond de l'œil, comme dans les cas d'hémiopie pure. En outre, voici comment s'exprime Charcot :

« Il n'existe pas, quant à présent, une seule observation montrant inévitablement l'hémiopie latérale développée en conséquence d'une lésion intracérébrale, en dehors de toute participation des bandelettes, tandis que des faits existent où une lésion de la partie postérieure de la capsule interne ou du pied de la couronne rayonnante a, en même temps que l'hémianesthésie, déterminé l'amblyopie croisée. »

Charcot, tout en se déclarant partisan de la théorie de la semi-décussation, et tout en reconnaissant que la majeure partie des faits ne peut être expliquée d'une façon satisfaisante que par cette théorie, cherche à expliquer l'amblyopie croisée par une disposition anatomique qu'il est le premier à considérer comme essentiellement hypothétique. Pour lui, *toutes les fibres nerveuses doivent être entre-croisées*, c'est-à-dire que, tandis que l'entre-croisement n'a lieu que pour les seules fibres *internes* des bandelettes optiques au niveau du chiasma (semi-décussation), celui des fibres *externes* aurait lieu *au delà des corps genouillés*, avant leur pénétration dans la profondeur de l'hémisphère, sur un point de la ligne médiane, peut-être dans les tubercules quadrijumeaux (fig. 97).

Certes cette théorie est ingénieuse et séduisante; mais est-elle fondée? Là est la question. Pour nous, nous devrions nous abstenir de conclure, car notre but, en écrivant cet article, est d'essayer de présenter l'histoire de l'hémiopie sous un jour aussi clair que possible, et rien de plus. Pourtant nous devons mentionner que Meynert, dans le traité de Stricker (p. 747, fig. 250), donne une figure très-intéressante à ce point de vue, figure sur laquelle on peut voir deux faisseaux de fibres partant de chacun des tubercules quadrijumeaux antérieurs, s'entre-croisant sur la ligne médiane. On le voit donc, dans l'état actuel de la science, il est impossible de formuler une opinion catégorique sur la question qui nous occupe ici, et pour se prononcer, on doit attendre de nouvelles recherches qui donnent raison au savant clinicien.

Le fait capital, celui qui, suivant Mandelstamm, devrait donner raison à la théorie de la décussation complète, c'est, avons-nous dit, l'impossibilité où l'on est d'expliquer par la théorie de la semi-décussation les faits d'hémiopie nasale, ceux dans lesquels le champ visuel manque, sur chaque œil, dans la moitié interne. Eh bien, même cette objection n'est pas fondée, car nous avons eu occasion d'observer un cas de ce genre que nous avons publié ailleurs et où nous avons cherché, en nous appuyant sur les recherches anatomiques les plus modernes, à démontrer que l'hémiopie nasale pourrait parfaitement s'expliquer au moyen de la semi-décussation.

Huguenin a en effet cherché à démontrer récemment que les tubercules quadrijumeaux inférieurs (*testes*) n'étaient pas exclus de l'appareil de la vision et qu'ils étaient en connexion avec les corps genouillés internes. Or, chez notre malade, l'ensemble des phénomènes morbides permettait de conclure en faveur d'une lésion siégeant au voisinage du plancher du quatrième ventricule, et pouvant, en s'étendant en profondeur, gagner soit les tubercules quadrijumeaux inférieurs, soit leurs fibres d'expansion au sein de la substance cérébrale elle-même. Quoi qu'il en soit, nous nous contentons de renvoyer ici le lecteur à cette observation.

Pronostic. — D'une manière générale on peut dire que le pronostic de l'hémiopie *quoad restitutionem* est mauvais, car la guérison est très-rare. Elle a cependant été observée, mais il est probable qu'il s'agissait, dans ces cas, de lésions intracraniennes passagères ou curables, et parmi ces dernières il faut ranger surtout les affections d'origine syphilitiques.

Mais si le pronostic quant à la guérison est rare, par contre le pronostic *quoad cæcitatem* est, pour ainsi dire, absolument bon, car l'hémiopie est d'ordinaire complétement stationnaire, tandis que le rétrécissement concentrique du champ visuel se termine toujours par la cécité complète.

Ceci s'explique du reste facilement par ce fait que l'hémiopie reconnaît, en général, pour cause une lésion en foyer, telle que tumeur ou hémorrhagie, tandis que le propre des dégénérescences blanche ou grise, qui produisent l'atrophie des nerfs optiques, est d'être envahissantes et progressives.

La bénignité relative du pronostic n'est pas la même pour toutes les variétés d'hémiopie. Les hémiopies nasales ou temporales, qui paraissent indiquer une lésion du chiasma ou des centres d'origine des nerfs optiques, ainsi que nous l'avons dit plus haut, pourraient être suivies de cécité, les progrès de la lésion, le plus souvent une tumeur ou la dégénérescence grise, ayant pour conséquence l'envahissement progressif et finalement total de ces portions des nerfs optiques.

Les hémiopies latérales sont au contraire très-rarement suivies de cécité, ce qui résulte de ce que la lésion, située d'un seul côté de l'encéphale, pourra bien, par suite de ses progrès, déterminer des troubles variables suivant son siége, mais n'atteindra que rarement l'hémisphère du côté opposé.

Consultez : I AMBLYOPIE ET AMAUROSE : J. SICHEL, *Traité de l'ophthalmie, la cataracte et l'amaurose*, p. 711, Paris, 1839. — NETTER, *Considérations sur l'héméralopie*, Gaz. méd. de Paris, n° 9, 1845. — MACKENZIE, *Practical treatise on the diseases of the eye*, 4th ed.. London, 1854. — A. VON GRÆFE, *Ueber ein einfaches Mittel Simulation einseitiger Amaurose zu entdecken*, etc., A. f. O. Bd. II, Abt. 1, p. 271, 1855. — A. VON GRÆFE, *Fälle von Amaurose nach Chinin Gebrauch*, A. f. O. Bd. III, Abt. 2, p. 396, 1857. — BARDINET, *De l'héméralopie observée en Limousin, sous ses différentes formes, endémique et épidémique*, Monit. des hôpit., nos 36-41, 1859. — BAIZEAU, *De l'héméralopie épidémique*, Paris, 1861. — J. SICHEL, *Nouvelles Recherches pratiques sur l'amblyopie et l'amaurose causées par l'abus du tabac à fumer*, etc., Ann. d'ocul., t. LIII, p. 122-136, 1865. — A. VON GRÆFE, *Vorlesungen über Amblyopie und Amaurose*, mitgetheilt von Dr Engelhardt, Klin. Monatsblät. f. Augenheilk., Bd. III, 1865. — RÉAU, *Des amblyopies toxiques*, thèse de doctorat, Paris, 1868. — ED. MEYER, *Deux cas d'amaurose saturnine*, Union méd., 1868. — TH. LEBER, *Amblyopia hysthérica*, A. f. O. Bd. XV, Abt. 3, p. 57, 1869. — A. SICHEL fils, *De l'anesthésie rétinienne*, Ann. d'ocul., t. LXIII, 1870. — NETTER, *Traitement de l'héméralopie épidémique par les cabinets ténébreux*, Gaz. des hôp., nos 41 et 42, 1872. — EDW. LIVEING, *On megrim sick headache and some allied disorders*, London, 1873. — J.-M. CHARCOT, *Leçons sur les maladies du système nerveux*, t. 1, Paris, 1873. — SNELLEN und LANDOLT, *Eidoptometrie*, in Handb. der Gesamm. Augenheilk. ALF. VON GRÆFE und TH. SÆMISCH, Bd. III, cap. I, p. 8-9, Leipzig, 1874. — ALF. VON GRÆFE, *Motilitätsstörungen des Auges*, in Handb. der Gesamm. Augenheilk. ALF. VON GRÆFE und TH. SÆMISCH, Bd. VI, cap. IX, p. 174-179, Leipzig, 1875. — FŒRSTER, *Beziehungen der Augenkrankheiten zu Allgemein-Erkrankungen*, in Handb. des gesamm. Augenheilk. ALF. VON GRÆFE und TH. SÆMISCH, Bd. VII, cap. XIII, Leipzig, 1879. — TH. LEBER, *Erkrankungen der Retina und des Sehnerven*, in Handb. der gesamm. Augenheilk., ALF. VON GRÆFE und TH. SÆMISCH, Bd. V, cap. VIII, Leipzig, 1877.

II. HÉMIOPIE : WOLLASTON, *On semi-decussation of the optic nerves*, Philosop. transact., vol. I, p. 222, 1824. — A. VON GRÆFE, *Hemiopische Gesichtsfeldbeschränkungen*, A. f. O. Bd. II, Abt. 2, p. 286-288, 1856. — A. VON GRÆFE, *Ueber Halbsehen durch Paralyse einer Netzhauthälfte auf beiden Augen bedingt*, Deutsche Klin., n° 7, 1861. — L. MAUTHNER, *Zur Casuistik der Amaurose*, Œstr. Zeitschrift f. prakt. Heilk., Bd. XVIII, n°s 11, 20, 24-26, 39, 1872. — MANDELSTAMM, *Ueber Sehnervenkreuzung und Hemiopie*, A. f. O. Bd. XIX, Abt. 2, p. 39-58, 1873. — H. COHN, *Ueber Hemiopie bei Hirnleiden*, Klin. Monastblät. f. Augenheilk., Bd. XII, p. 203-228, 1874. — SCHŒN, *Die Lehre vom Gesichtsfelde*, p. 49-75, Berlin, 1874. — SCHŒN, *Die Verwerthung der Augenaffectionen für Diagnose und Localisation grober Hirnerkrankungen*, Arch. der Heilk., Bd. XVI, p. 1, 1875. — R. LÉPINE, *De la localisation dans les maladies cérébrales*, thèse de concours d'agrégation, Paris, 1875. — J.-M. CHARCOT, *Leçons sur les localisations dans les maladies du cerveau*, faites à la faculté de médecine en 1875, Paris, 1876. — HUGUENIN, *Arch. für Psychiatrie*, Bd. V. Heft, 2, p. 344, 1875. — C. SCHWEIGGER, *Hemiopie und Sehnervenleiden*, A. f. O. Bd. XXII, Abt. 3, p. 276-323, Berlin, 1876. — FŒRSTER, *Bebziehungen der Augenkrankheiten zu Allgemein-Erkrankungen*, in Handb. der gesamm. Augenheilk. ALF. VON GRÆFE und TH. SÆMISCH, Bd. VII, cap. XIII, Leipzig, 1875. — TH. LEBER, *Die Krankheiten der Retina und des Sehnerven*, in Handb. der gesamm. Augenheilk. ALF. VON GRÆFE und TH. SÆMICH, Bd. V, cap. VIII, Leipzig, 1877.

CHAPITRE V

MALADIES DU CORPS VITRÉ ET DU CRISTALLIN

ANATOMIE ET PHYSIOLOGIE

Anatomie. — Le corps vitré et le cristallin constituent la partie essentielle de l'appareil dioptrique de l'œil. Sous ce rapport il conviendrait, il est vrai, de leur adjoindre encore la cornée et l'humeur aqueuse. Mais la cornée ayant déjà été étudiée dans une autre partie de cet ouvrage, nous n'avons pas à y revenir ici. Suivant en cela l'exemple de Sappey, et contrairement à l'ordre généralement suivi, nous commencerons notre description par le corps vitré et nous terminerons par le cristallin.

A. *Corps vitré.* — Le corps vitré est le plus volumineux des milieux réfringents de l'œil, de la cavité duquel il occupe environ les 2/3 postérieurs. Le cristallin le déborde en avant, à peu près comme la cornée déborde la sclérotique (Sappey). Sa forme est à peu de chose près sphéroïdale, sauf en avant, où il est légèrement aplati. Dans ce point il est, en outre, creusé d'une petite dépression en forme de cupule, qui a reçu le nom de *fossa patellaris* ou *fossette hyaloïdienne*, destinée à recevoir le cristallin. Dans toute sa partie postérieure, le corps vitré est appliqué à la face interne de la rétine, sur la concavité de laquelle il se moule exactement.

Du fond de la fossette hyaloïdienne au centre de la tache jaune, l'épaisseur du corps vitré est de 12 à 14 millimètres en moyenne; son diamètre transverse est presque invariablement de 20 millimètres. Son poids varie entre 7 gr. 48 (Krause) et 5 gr. 51 (F. Petit).

Le nom de corps vitré a été donné à ce milieu à cause de sa consistance et de sa transparence, analogues à celles du verre fondu, avec lequel on l'a comparé. Mais cette comparaison est loin d'être exacte, car sa consistance, à l'état frais et pendant la jeunesse, est plutôt analogue à une solution assez concentrée de gélatine. Lorsqu'on incise sa membrane d'enveloppe, il ne s'écoule que quelques gouttes de liquide. Mais sous l'influence de l'altération cadavérique cette consistance diminue rapidement. Dans ces conditions, c'est-à-dire peu d'heures après la mort, si on vient à jeter le corps vitré sur un filtre, la majeure partie traverse celui-ci et il ne reste sur le filtre que quelques éléments solides. Il en est de même des progrès de l'âge, qui en amènent la liquéfaction, sans en altérer toutefois sensiblement les propriétés physiologiques.

Le corps vitré, lorsqu'on l'extrait en entier du globe oculaire, est entouré d'une membrane fine, délicate, extrêmement transparente, intimement adhérente pendant la vie, et à l'état normal, à toute la surface interne de la rétine, dont elle ne peut alors être détachée. Cette enveloppe a reçu le nom de *membrane hyaloïde* (de ὕαλος, verre, et εἶδος, ressemblance).

Après la mort, cette adhérence intime cesse, sauf au niveau de l'entrée du nerf optique et au pourtour de l'ora serrata. A partir de ce dernier point, jusqu'au pourtour du cristallin, l'hyaloïde, sous le nom de *membrane* ou *zonule de Zinn*, a été considérée par certains auteurs comme une membrane distincte, ou comme un ligament désigné sous le nom de *ligament suspenseur du cristallin* (Retzius, Bowman). Loin de constituer une membrane distincte, ce n'est que l'hyaloïde qui, renforcée d'une couche qui lui est fournie par la charpente conjonctive de la rétine, se divise en deux feuillets dont l'un, antérieur, passe sur la capsule antérieure du cristallin, avec lequel il se soude, et l'autre, postérieur, se réfléchit à l'intérieur de la fossette hyaloïdienne pour s'unir à la capsule postérieure du cristallin, d'une façon si intime, qu'il est absolument impossible de l'en séparer.

La largeur de la zonule est de 5 à 6 millimètres du côté temporal, tandis que, du côté nasal, elle n'est que de 4 à 5 millimètres (Sappey).

Dans son trajet depuis l'ora serrata jusqu'à la capsule du cristallin, le feuillet antérieur de l'hyaloïde, que quelques auteurs désignent seul sous le nom de zonule de Zinn (Henke, Henle, Iwanoff, Merkel), s'applique intimement en avant au corps et aux procès ciliaires. Il acquiert de la sorte, comme ces derniers, un aspect ondulé, assez semblable à celui d'une collerette à fraise, composée de lignes radiées, alternativement incolores ou noires, à cause du pigment épithélial qui y reste en partie adhérent. Les lignes noires représentent les plis saillants, les autres les dépressions correspondant aux intervalles de ces plis; ceux-ci forment, avec les procès ciliaires, un assemblage analogue à celui de deux roues d'engrenage, de sorte qu'il est permis de penser que les plis de la zonule ne sont que l'empreinte des procès ciliaires sur le corps vitré.

D'autres auteurs admettent la présence dans la zonule de deux feuillets distincts (Schwalbe). En se portant, l'un en avant, l'autre en arrière, les deux feuillets de l'hyaloïde limiteraient un espace prismatique et triangulaire, une sorte de canal facile à injecter par la chambre antérieure (Schwalbe), canal dont la paroi antérieure est formée par la zonule, la paroi postérieure par l'hyaloïde proprement dite, la base par la portion équatoriale de la capsule du cristallin et l'arête par les procès ciliaires. F. Petit, qui décrivit le premier cette disposition anatomique, pensait qu'il existait là une sorte de canal circulaire. Cette pensée lui avait été suggérée par ce fait que, lorsqu'on pique la paroi antérieure de ce prétendu canal et qu'on l'insuffle, on voit se produire une série d'ondulations ou de bosselures; aussi lui avait-il donné le nom de *canal gaudronné*. De nos jours, on le désigne plus généralement sous le nom de *canal de Petit*. La présence de ce canal est du reste un des points les plus controversés de l'anatomie du corps vitré.

Tandis que Henke, Henle, Iwanoff, Merkel et Sappey en nient la présence et ne le considèrent que comme ne survenant qu'après la mort, Schwalbe, au contraire, se prononce de la façon la plus catégorique en faveur de sa présence. Mais les importants travaux embryologiques de Liberkühn et d'Arnold ont démontré, d'une façon irréfutable, que la zonule appartient en propre au corps vitré, et que, dès lors, le canal de Petit n'est qu'un produit artificiel. Quant aux dépressions qui se produisent sur la zonule, lorsqu'on tente l'injection du prétendu canal de Petit, elles ne sont que le résultat de la présence d'une série de fibres plus résistantes, correspondant chacune au sommet d'un procès ciliaire et en grande partie destinées à renforcer la zonule (Merkel).

De cette disposition anatomique résulte que la tension de la zonule de Zinn, en produisant, dans de certaines conditions, une traction excentrique sur la circonférence du cristallin, augmenterait la longueur de ses diamètres et ferait diminuer la convexité de ses faces.

Dans toute sa longueur, le corps vitré est traversé, d'arrière en avant, par un canal d'environ 1 à 2 millimètres de diamètre, qui n'en occupe pas exactement l'axe, mais est étendu du disque du nerf optique au centre de la face postérieure de la capsule du cristallin (J. Cloquet, Stilling). Ce canal, pendant la vie intra-utérine, est parcouru par l'*artère capsulaire* ou *artère hyaloïde*, qui s'atrophie, en général, aux environs de la naissance, mais qui cependant peut persister pendant la vie. On le désigne sous le nom de *canal hyaloïdien* ou de *J. Cloquet*.

Les avis sont encore fort partagés sur l'existence d'une membrane hyaloïde proprement dite. Un certain nombre d'auteurs, et précisément ceux qui nient l'existence du canal de Petit, prétendent également que la soi-disant membrane hyaloïde n'est que la membrane limitante interne de la rétine, doublée d'un mince feuillet anhiste qu'on ne saurait en détacher. D'autres auteurs, et surtout Schwalbe, prétendent, au contraire, qu'il y a une membrane limitante interne et une hyaloïde. Quoi qu'il en soit, cette membrane hyaloïde adhère partout intimement aux parties voisines, c'est-à-dire en avant à la capsule du cristallin et à la zonule de Zinn, et dans le reste de son étendue à la membrane limitante interne de la rétine, de laquelle on ne peut aucunement le séparer *à l'état frais*. Mais ces conditions changent du tout au tout peu d'heures après la mort (Merkel).

Structure histologique. — Nous devons examiner maintenant quelle est la structure microscopique du corps vitré lui-même, de sa membrane d'enveloppe et de la zonule. La structure du corps vitré peut être considérée comme la partie de l'anatomie de l'œil la plus difficile à exposer clairement.

On ne comprend que difficilement qu'une partie aussi importante de l'œil ait pu donner lieu à des opinions aussi divergentes. Certains auteurs, en effet, refusent au corps vitré toute structure, et ne le considèrent que comme une sorte de gelée homogène; d'autres, au contraire, lui reconnaissent une structure très-compliquée. De là un certain nombre de théories plus ou moins ingénieuses, mais toutes plus ou moins controversées, qui ne permettent pas encore de se prononcer d'une façon définitive. Nous nous bornerons donc à exposer ici, aussi sommairement et aussi clairement que possible, l'état actuel de la science sur ce sujet.

Le corps vitré est entouré à l'extérieur et séparé de la rétine par la membrane hyaloïde; celle-ci appartient au corps vitré, ainsi que cela a été démontré par les travaux récents d'embryologie (Lieberkühn); mais elle est en connexion intime avec la limitante interne de la rétine, ou mieux avec la surface limitante de la rétine (Schwalbe). L'hyaloïde, dans toute la moitié postérieure du globe, est à peu près d'égale épaisseur, tandis qu'à partir de l'ora serrata elle commence à devenir plus épaisse et plus fibrillaire, pour donner naissance à la zonule de Zinn. Dans ce point, l'hyaloïde se diviserait de nouveau, de façon qu'en arrière du canal de Petit se trouverait un second canal (Hannover), canal auquel on a même donné le nom de *Hannover* (Finkbeiner).

Cette opinion n'a pas été confirmée par les recherches modernes, et aujourd'hui on est à peu près d'accord pour admettre que la zonule ne se divise pas au niveau des procès ciliaires, mais qu'elle se dirige directement vers le bord du cristallin, en formant la paroi antérieure du canal de Petit (Iwanoff, Schwalbe).

Le microscope ne permet de reconnaître que fort peu de chose sur l'hyaloïde, extrêmement transparente; il ne serait même possible de la reconnaître que très-difficilement, si elle ne présentait pas un certain nombre de plis, et s'il ne se trouvait pas à sa surface un certain nombre de cellules aplaties et inégalement distribuées, auxquelles on a donné le nom de cellules *sous-hyaloïdiennes* (Ciaccio). Ces cellules ne présentent, du reste, rien de particulier. Elles ne sont constituées que par une masse de protoplasma mal limitée, finement granuleuse, renfermant un ou deux noyaux. Elles sont plus abondantes chez l'embryon que chez l'adulte. Elles sont plus rapprochées les unes des autres dans la région de l'ora serrata et au pourtour du disque du nerf optique, que dans le reste de la partie postérieure du globe (Schwalbe). Ces cellules présentent des mouvements amiboïdes et pourraient être considérées dès lors comme des organes producteurs de la substance gélatineuse du corps vitré (Iwanoff). Dans ces derniers temps, elles ont été considérées, et à juste titre suivant nous, comme de simples corpuscules blancs du sang (Schwalbe).

L'hyaloïde n'est pas pourvue, ainsi qu'on le croyait naguère (Ritter), d'un épithélium propre. Ce qui a été considéré comme des cellules épithéliales n'est que les impressions produites par les fibres radiées de la rétine sur la membrane limitante interne, qu'elles contribuent à constituer. De même, on ne peut pas admettre que l'hyaloïde présente une structure finement fibrillaire, ainsi que l'avaient pensé certains auteurs (Bowman, Finkbeiner, Ciaccio).

A l'intérieur de l'hyaloïde se trouve le corps vitré proprement dit. Celui-ci présente une consistance variable suivant l'âge du sujet. De même sa constitution chimique diffère suivant l'espèce animale; mais il représente toujours une sorte de gelée absolument transparente. Il nous est impossible d'entrer ici dans des détails circonstanciés sur ces différences. Nous nous contenterons de faire remarquer que le corps vitré de l'embryon et des jeunes sujets est plus consistant que celui de l'adulte, et par conséquent que celui du vieillard. Chez l'homme, le corps vitré contient une proportion notable de mucine (Schwalbe); il renferme des filaments et est gluant, caractères qui manquent chez les autres mammifères et ne se rencontrent, du reste, dans toute la série animale, que chez les poissons.

En général, le corps vitré renferme 98,5 pour 100 d'eau et 0,78 pour 100 de chlorure de sodium. On y trouve, en outre, des traces d'albuminate de soude, de graisse, des matières extractives, chlorure de calcium, sulfate de potasse, phosphate de chaux, de magnésie et de fer (Lohmeyer).

La consistance particulière du corps vitré, ainsi que cette circonstance que, lorsqu'on en laisse évaporer l'eau, ou qu'on le jette sur un filtre, il subsiste toujours une certaine quantité, quelque petite qu'elle soit, de substance membraneuse, avait déjà conduit à penser autrefois que le corps vitré était divisé par des cloisons membraneuses constituant des espaces cellulaires dans lesquels le liquide proprement dit se trouverait contenu (Demours). On démontra, un peu plus tard, que ces espaces étaient rangés concentriquement, ce qui permit d'en comparer la structure assez exactement à celle d'un oignon (Zinn, Brücke, Finkbeiner). Mais bientôt on constata que les espaces cellulaires du corps vitré n'étaient pas disposés de la sorte, mais qu'ils représentaient plutôt une disposition analogue à celle d'une orange, et qu'ils étaient constitués par des segments rayonnants (Hannover, Brücke).

Dans ces derniers temps, on a décrit au corps vitré une portion centrale ou noyau, et une portion périphérique ou substance corticale. Toutes deux sont traversées, suivant leur axe, par un canal central qui, chez l'embryon, renferme l'artère hyaloïde.

Ce canal, connu sous le nom de *canal central*, de *canal hyaloïdien* ou *de J. Cloquet*, présente en moyenne un diamètre de 2 millimètres. Il naît au niveau du disque du nerf optique et se termine, en présentant une disposition analogue à trois cornes, au voisinage de la capsule postérieure du cristallin (Stilling). A son extrémité postérieure, le canal présente un enfoncement infundibuliforme qui porte le nom d'*Area Martegiani*. Les bords de cet infundibulum répondent, à peu de chose près, à la circonférence du disque du nerf optique, de sorte que son diamètre répond à celui du disque. Les parois du canal sont formées par une membrane fine, délicate et extrêmement transparente, qui, au niveau de la circonférence du disque nerveux, semble se continuer directement avec l'hyaloïde (Stilling). Une injection poussée sous la gaîne fournie au nerf optique par la pie-mère, produit l'injection de ce canal et démontre que celui-ci est en connexion avec les voies lymphatiques de cette gaîne (Schwalbe). On n'est pas encore fixé sur la façon dont le canal se termine en avant, et notamment il n'a pas été possible jusqu'ici de certifier sa terminaison sous forme de trois cornes (Schwalbe).

Pour ce qui est de la disposition des cloisons au sein du corps vitré et des membranes qui les constituent, la couche corticale périphérique, très-épaisse au niveau du disque du nerf optique, va, en s'amincissant, se terminer au niveau de l'ora serrata. Après macération dans le liquide de Müller, on y reconnaît la présence de couches concentriques, tandis que le noyau, beaucoup moins consistant et souvent presque liquide, occupant à lui seul la partie antérieure, présente une structure rayonnante autour du canal central, et rappelle une coupe horizontale d'une orange (Bowman, Stilling, Iwanoff, Schwalbe).

Outre ces membranes constituant les cloisons sur lesquelles on est encore loin d'être d'accord quant à leur nature et à leur disposition, on rencontre encore, dans le corps vitré, des fibres considérées, les unes comme des vestiges des vaisseaux de l'embryon (Lieberkühn), les autres comme des faisceaux donnant naissance, dans la région de l'ora serrata, aux fibres de la zonule (Iwanoff). On a décrit, en outre, un réseau particulier de fibres (Ciaccio); mais cette opinion n'a pas encore été confirmée.

Le corps vitré renferme, en outre, un certain nombre de cellules qui, toutes, peuvent être ramenées à trois types principaux (Iwanoff, Schwalbe):

1° De petites cellules rondes, pourvues d'un ou de plusieurs noyaux et très-analogues à celles que l'on rencontre à la face interne de l'hyaloïde. Elles sont uniformément distribuées dans tout le corps vitré;

2° Des cellules étoilées ou fusiformes, pourvues de longs prolongements peu ramifiés et contenant deux ou trois noyaux. Elles se rencontrent surtout dans la substance corticale;

3° Des cellules très-abondantes chez le vieillard, principalement dans le noyau, et manquant totalement chez l'enfant. Elles sont étoilées, analogues aux cellules ganglionnaires de la rétine, et présentent deux à trois prolongements ramifiés. Presque toujours elles sont munies de petites vésicules résultant de l'existence, au sein de la cellule même, de véritables vacuoles, comme pour les cellules nommées *physalides* par Virchow. Aussi leur a-t-on donné le nom de *cellules physaliphores* (Iwanoff).

Toutes ces cellules sont animées de mouvements, fait qui avait amené à penser que ces divers corps cellulaires n'étaient que des changements de forme d'une seule et unique espèce de cellules (Lieberkühn). Cette hypothèse paraît aujourd'hui avoir été mise hors de doute par voie expérimentale (Schwalbe). Il semblerait que toutes ces cellules ne sont que des corpuscules blancs du sang, immigrés dans le corps vitré et qui revêtent les formes les plus variables, par suite de segmentation de la cellule mère.

B. *Cristallin.*—Le *cristallin* ou mieux *crystallin* (de χρυσταλλος, glace), sépare le corps vitré de l'humeur aqueuse; sa situation est telle, qu'il est immédiatement en contact, par l'intermédiaire de sa capsule, avec la face postérieure du bord pupillaire. Ce rapport est tellement intime, qu'il repousse même légèrement, dans ce point, l'iris en avant. La prétendue chambre postérieure, c'est-à-dire une cavité communiquant largement avec la chambre antérieure, n'existe donc pas, à moins qu'on ne veuille donner ce nom à une sorte de canal circulaire qui existe entre l'iris, le corps ciliaire et le cristallin.

Le cristallin est un petit corps biconvexe, assez semblable à une lentille de microscope, dont les deux faces se réunissent sous un angle assez aigu, par l'intermédiaire d'un bord arrondi. Les deux faces ne présentent pas des surfaces exactement sphériques et identiques. L'antérieure est engendrée par un ellipsoïde, la postérieure par un paraboloïde de révolution (Brücke, Helmholtz). De là résulte que la courbure de la face antérieure est moindre que celle de la face postérieure. Le rayon de courbure de la face antérieure est de 8 millimètres, celui de la face postérieure de 6 millimètres en moyenne (Knapp). Ces rayons de courbure, surtout celui de la face antérieure, varient en outre pendant la vision à distance et pendant la vision de près.

Les courbures du cristallin ne sont pas les mêmes à tous les âges de la vie. Elles sont plus convexes pendant l'enfance que pendant l'âge mûr et que pendant la vieillesse (Zinn). Pendant la vie fœtale, le diamètre antéro-postérieur du cristallin atteint déjà la longueur qu'il aura pendant le reste de l'existence, de sorte qu'ultérieurement son accroissement n'a lieu que vers la périphérie (Sappey, Ed. von Jæger).

Le cristallin, à l'état physiologique, est toujours absolument transparent. Complétement incolore pendant l'enfance et la jeunesse, il prend, vers l'âge de vingt-cinq à trente ans, une coloration jaunâtre (Zinn), coloration qui, à partir de ce moment, augmente de plus en plus avec les progrès de l'âge et s'étend du centre, dans lequel elle débute, vers la périphérie. Lorsqu'on examine le cristallin *in situ*, cette coloration jaunâtre donne, en se mêlant à la couleur noire qu'elle présente d'ordinaire, une teinte d'un gris verdâtre à la pupille. Cette modification devient surtout apparente à partir de l'âge de cinquante ans, particularité qu'il est bon de ne pas perdre de vue, car elle pourrait faire prendre, *a priori*, cet état physiologique pour un état pathologique.

Le poids du cristallin varie de 20 à 25 centigrammes; son poids spécifique varie également entre 1,044 et 1,079.

On considère au cristallin une face antérieure, une face postérieure, une circonférence, un diamètre, un axe et deux pôles. Nous savons déjà que des deux faces, la postérieure est plus convexe que l'antérieure; nous y reviendrons tout à l'heure. La circonférence porte le nom d'*équateur*. Bien que cet équateur atteigne le voisinage des procès ciliaires, il n'arrive jamais à un contact intime avec eux. Il subsiste toujours, dans ce point, un intervalle qui n'est rempli que par la zonule de Zinn, étendue du corps ciliaire à la lentille.

Le diamètre, de 9 à 10 millimètres en moyenne, n'est pas constant; il dépend des variations individuelles, *mais il est*, ainsi que cela résulte de mes propres recherches, *dans un rapport constant avec le diamètre horizontal de la cornée, qui lui est toujours supérieur de 2 millimètres environ.* La longueur de son axe, ou diamètre antéro-postérieur, varie de 4 à 5 millimètres; il est donc de 4^{mm},5 en moyenne. Les points où cet axe atteint les faces antérieure et postérieure portent le nom de *pôles*. Le pôle antérieur répond sensiblement au centre de la pupille et se trouve, par conséquent, un peu en dedans et légèrement au-dessous du centre de la cornée. Le pôle postérieur répond exactement au centre de la tache jaune. L'axe du cristallin coïncide donc avec l'*axe visuel*, qu'il ne faut pas confondre avec l'*axe optique* ou ligne qui unit le centre de la fovea centralis au centre de la cornée.

Dans l'état ordinaire de la pupille, la face antérieure du cristallin est en partie visible à travers la cornée et l'humeur aqueuse. Lorsque la pupille est fortement dilatée par l'atropine, presque toute la face antérieure devient visible.

Sur la face antérieure du cristallin on remarque, en général, trois lignes analogues aux sutures des os du crâne. De ces sutures, l'une est dirigée

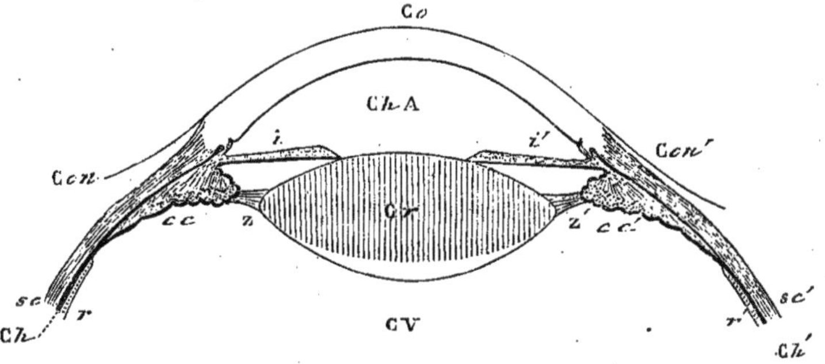

Fig. 99. — *Co*, cornée. — *sc*, *sc'*, sclérotique. — *Ch*, *Ch'*, choroïde. — *r*, *r'*, rétine. — *cc*, *cc'*, corps ciliaire. — *i*, *i'*, iris. — *Con*, *Con'*, conjonctive. — *Ch. A*, Chambre antérieure. — *Cr*. cristallin. — *z*, *z'* zonule de Zinn. — CV. cavité du corps vitré.

directement en haut, et les deux autres en bas et latéralement en dehors et en dedans, de sorte qu'il résulte de l'assemblage de ces trois lignes une figure analogue à un Y renversé ⅄. Sur la face postérieure on retrouve les mêmes sutures, mais elles y présentent une disposition inverse, c'est-à-dire qu'elles présentent absolument l'aspect d'un Y.

La consistance du cristallin est assez considérable, quoiqu'il possède pourtant une notable élasticité. Mais cette consistance et cette élasticité dépendent, en grande partie, de la capsule dans laquelle la lentille est contenue. Lorsque cette capsule a été enlevée, le cristallin représente une masse facile à écraser, quelque peu résistante, mais qui n'a pas la même consistance dans toutes ses parties. Les parties centrales sont beaucoup plus consistantes; aussi a-t-on considéré le cristallin comme formé par plusieurs couches ou lames à peu près concentriques, très-nombreuses. Ces couches sont superposées ou emboîtées comme celles de l'oignon. Elles sont cependant assez difficiles à séparer. Les couches centrales, plus compactes et plus denses, portent le nom de *noyau;* les couches périphériques, plus molles et plus faciles à désagréger, sont désignées sous le nom de *substance corticale.*

Dans leur ensemble, ces différentes couches, noyau et substance corticale, représentent une masse tout à fait ou presque incolore, visqueuse, gluante, collante, dont la densité s'accroît de la périphérie au centre.

Par l'intermédiaire de sa capsule et par celle-ci elle-même, le cristallin est parfaitement maintenu en position, d'une part, au moyen de l'hyaloïde, en arrière, et par la zonule de Zinn vers son équateur. De la sorte, il ne peut guère se déplacer latéralement, ou en arrière ou en avant. Cependant nous verrons plus loin, à propos de la physiologie, que la face antérieure du cristallin jouit d'une mobilité relative.

La distance qui sépare la face antérieure de la lentille de la face postérieure de la cornée est de $2^{mm},5$ environ. Celle qui sépare sa face postérieure de la tache jaune est d'environ 14 millimètres. Bien entendu, ces chiffres ne sont que des moyennes, la longueur de l'axe optique variant chez l'emmétrope, l'hypermétrope et le myope.

Le cristallin, avons-nous dit, est contenu dans une enveloppe qui est désignée sous le nom de *capsule* ou de *cristalloïde.* La cristalloïde est intimement en contact, par sa face interne, avec le cristallin. L'humeur de Morgagni, qu'on croyait exister entre la face interne de la capsule et la surface du cristallin, n'existe pas pendant la vie. On ne la rencontre qu'après la mort ou dans certaines conditions pathologiques. Bien qu'il n'y ait pas de limites tranchées entre les deux parties de la capsule qui recouvrent chacune des faces du cristallin, et que leur réunion se fasse insensiblement, suivant un bord arrondi, certaines particularités de structure hystologique, sur lesquelles nous reviendrons tout à l'heure, sont cause qu'en ophthalmologie on distingue les deux faces sous les noms de *cristalloïde antérieure* et de *cristalloïde postérieure.*

La cristalloïde est parfaitement transparente, résistante et très-élastique. Bien qu'elle supporte assez facilement le contact des instruments mousses, elle se déchire, en revanche, assez facilement sous l'action des instruments piquants ou tranchants. Et encore, dans ce dernier cas, un certain effort est toujours nécessaire. Après la section, les lèvres de la plaie s'écartent et circonscrivent une ouverture sensiblement losangique. Lorsqu'on arrache un morceau de la cristalloïde, celui-ci s'enroule en spirale sur lui-même, preuve manifeste de l'élasticité de la membrane. La coction, les acides étendus, l'alcool, etc., n'altèrent en aucune façon les propriétés de la capsule. L'épaisseur de la cristalloïde antérieure est environ de 10 μ; celle de la cristalloïde postérieure de 5 μ seulement.

Structure du cristallin. — Au point de vue de sa structure histologique, nous devrons examiner successivement les différentes parties constitutives du cristallin, c'est-à-dire sa capsule, l'épithélium de celle-ci, ses fibres et son ligament suspenseur ou zonule de Zinn. Cette dernière a, du reste, déjà été étudiée en partie avec le corps vitré.

La capsule du cristallin, ou cristalloïde, est une membrane homogène, absolument transparente et élastique. Son épaisseur comporte, en moyenne, environ 7 μ, mais varie cependant sensiblement dans différents points. Elle atteint sa plus grande épaisseur vers les parties centrales de sa face antérieure, où elle mesure environ 10 μ, tandis qu'au niveau du pôle postérieur, elle n'atteint guère que 5 μ. (Arnold). L'épaisseur, du reste, semble augmenter sensiblement avec les progrès de l'âge (Arnold).

Si on vient à déplisser et à étaler avec précaution un fragment de cette membrane, on ne peut y reconnaître aucune structure déterminée; elle paraît homogène. Sur la coupe, cependant, apparaissent de fines stries, parallèles à la surface (Frey, Robinski, Arnold).

Nous avons dit qu'en ophthalmologie on a coutume de considérer séparément, sous le nom de cristalloïde antérieure et de cristalloïde postérieure, les parties de la capsule qui recouvrent la face antérieure et la face postérieure de la lentille.

La face interne de la cristalloïde antérieure seule est pourvue, dans l'œil de l'adulte, d'un épithélium polygonal simple, dont les éléments consistent d'ordinaire en des cellules hexagonales pourvues d'un noyau nettement délimité renfermant un nucléole. Ces cellules sont connues sous le nom de *cellules intra-capsulaires*. Les cellules sont réunies entre elles par une substance intercellulaire qui se colore en noir par l'action du nitrate d'argent. Ces éléments se comportent d'une façon quelque peu différente dans la région de l'équateur de la lentille, où les noyaux des cellules augmentent sensiblement et où les éléments eux-mêmes sont moins distinctement séparés, tandis qu'au niveau de l'équateur lui-même, on ne rencontre que des éléments granuleux renfermant un noyau (von Becker, Arnold). Les travaux embryologiques de Kessler, Lieberkühn et Arnold ont démontré que ce qui avait été décrit autrefois par Finkbeiner, Robin et Nunnley, et primitivement aussi par Henle, comme un épithélium, à la face interne de la cristalloïde postérieure, n'est que le résultat d'une erreur.

Les cellules que l'on a cru rencontrer ici chez l'embryon, donnent en réalité naissance aux fibres du cristallin, et ce qu'on a pris pour des éléments cellulaires n'est que l'empreinte des extrémités des fibres cristalliniennes, dont le contenu se coagule après la mort. Du reste, le manque de noyaux au sein de ces cellules suffirait à lui seul à montrer l'erreur (Arnold).

Tout le reste du cristallin, à l'exception de l'épithélium, est constitué par une masse facile à comprimer, constituée par un grand nombre de lamelles qui, à leur tour, résultent de la réunion d'un grand nombre de fibres.

Il convient de distinguer d'abord, pour la fibre du cristallin, véritable élément constitutif propre de la lentille, la structure en général, le mode de réunion des différentes fibres entre elles, et enfin les différences qu'elles présentent suivant qu'elles appartiennent au centre ou à la périphérie de la lentille.

Toutes les fibres présentent, sur la coupe, une forme hexagonale dont les deux côtés, tournés vers les faces du cristallin, sont sensiblement plus larges et les quatre autres, dirigés vers les bords de la lentille, plus étroits. De là résulte que chaque fibre isolée apparaît comme une bandelette, soit étroite, soit plus large, d'après le sens suivant lequel on la regarde. Les fibres présentent parfois une série de fines stries longitudinales, serrées les unes contre les autres et parallèles au contour de leurs bords (Kölliker, Frey, Babuchin, Robinski, Arnold), ainsi que des stries tranversales, présentant de nombreuses variations (Henle, Kölliker, Babuchin, Robinski, Arnold).

En général, les extrémités de chaque fibre sont plus larges que le reste de la fibre elle-même; mais celle-ci, du reste, présente des variations fréquentes quant à ses dimensions.

Les fibres de la périphérie et celles du centre présentent entre elles certaines différences : premièrement, les fibres du noyau sont plus compactes, fait dont on peut déjà s'assurer par la simple section d'un cristallin. Tandis que les fibres périphériques, à l'état frais, sont molles, tendres et faciles à écraser, les fibres centrales, plus étroitement unies entre elles, opposent une plus grande résistance à l'écrasement. D'autres fois, les fibres périphériques sont de dimensions supérieures, dans tous les sens, à celles des fibres centrales, fait que montre déjà la comparaison de coupes prises sur ces deux régions.

La façon dont les bords des fibres se comportent diffère aussi sensiblement. Dans les parties centrales, les fibres sont pourvues, sur leur côté plus étroit, de dentelures plus ou moins prononcées et qui, du reste, présentent de nombreuses variations. Ces dentelures tendent de plus en plus à disparaître au fur et à mesure qu'on se rapproche du bord du cristallin, de sorte que, dans ce point, les fibres deviennent presque lisses.

Enfin, une autre différence doit être signalée : c'est l'absence de noyaux dans les fibres du centre, et, au contraire, la présence de ceux-ci sur les fibres de la périphérie. Les noyaux sont situés à peu près au centre de la fibre ou quelque peu à sa partie antérieure (zone des noyaux de Meyer); ils sont légèrement granuleux, sont pourvus d'un nucléole très-apparent, et distendent légèrement la fibre dans son sens le moins épais. Quelques-unes de ces fibres sont pourvues de deux noyaux (Frey); en se basant sur la présence de ces noyaux multiples, on a même cru pouvoir admettre que chaque fibre serait constituée par la réunion de plusieurs cellules (Moriggia, Fubini); mais ceci a besoin d'être confirmé par de nouvelles recherches.

Les fibres, entre elles, sont réunies au moyen d'une gangue unissante qui existe en plus grande quantité du côté le moins large de chaque fibre et qui, au contraire, est moins abondante sur le côté le plus large (Arnold). De la sorte, les fibres sont plus intimement unies par leurs côtés les plus étroits; les dentelures s'implantent d'ordinaire dans la substance interfibrillaire, et ce n'est qu'exceptionnellement qu'elles s'implantent les unes dans les autres.

La gangue unissante est très-facilement rendue apparente, lorsqu'on traite le cristallin par le nitrate d'argent (Arnold).

De tout temps on a considéré la détermination du parcours des fibres du cristallin comme le point le plus difficile de sa structure.

Ce n'est que dans ces derniers temps que, par les progrès de l'embryologie, la question a pu avancer quelque peu. Nous savons déjà que le centre de chacune des faces du cristallin coïncidant avec le lieu ou l'axe de celui-ci, les atteint par ses deux extrémités, porte le nom de pôle antérieur et de pôle postérieur. Chacun de ces pôles est le lieu de réunion d'une figure étoilée dont la disposition diffère suivant l'âge et suivant chaque sujet. Chez le nouveau-né, chez lequel ces rapports sont les plus simples, on voit d'ordinaire, au pôle antérieur et au pôle postérieur, une étoile à trois branches. L'étoile antérieure présente deux prolongements dirigés en bas et un en haut, tandis que l'inverse se produit pour l'étoile postérieure. Les branches de ces deux étoiles délimitent des portions à peu de chose près égales de la face correspondante du cristallin, en se réunissant entre elles sous des angles d'environ 120°.

Les branches de ces étoiles ne restent pas bornées à la surface, mais elles pénètrent dans la profondeur en se dirigeant vers le centre du cristallin. Elles n'atteignent jamais le bord de la lentille. Souvent on observe plus de trois branches, chaque branche principale se divisant en branches secondaires, disposition qu'on doit considérer comme de règle chez l'adulte.

A l'état frais, ces branches sont constituées par des lignes déliées, très-ondulées, mais qui deviennent larges et béantes par la macération dans l'eau, ou après l'action de l'alcool bouillant ou des acides.

Après ces diverses manipulations, les portions comprises entre les branches se renversent en dehors en s'exfoliant, comme les couches d'un oignon, et il est facile de constater alors que chaque couche se subdivise en plusieurs lamelles. Lorsque les conditions sont simples, comme chez le nouveau-né, on voit les fibres se diriger, suivant l'axe, d'un pôle vers l'autre; mais bientôt elles prennent une direction méridienne d'avant en arrière, donnant lieu à des arcs d'autant plus étendus qu'elles sont plus éloignées de l'axe (Henle). Seules les fibres absolument voisines du bord de la lentille montrent un parcours inverse. Ce n'est plus leur concavité qui est tournée vers l'axe, mais bien leur convexité.

Entre les fibres qui atteignent l'axe par leur extrémité antérieure et postérieure, c'est-à-dire entre les fibres méridiennes proprement dites, distribuées en six groupes également distants l'un de l'autre, se trouvent d'autres fibres qui n'atteignent pas l'axe par leurs deux extrémités. Situées entre les précédentes, ces fibres se réunissent l'une à l'autre par leurs extrémités plus larges et coupées obliquement, de façon à former des zigzags. De là résultent les branches de l'étoile (Henle).

Lorque la forme de l'étoile devient plus compliquée, le parcours des fibres devient naturellement plus difficile à saisir et est, en général, asymétrique.

Lorsqu'on examine le cristallin après l'action de réactifs durcissants, et notamment après l'action de l'acide chromique, on remarque, au voisinage des pôles, ainsi que dans les branches de l'étoile, une masse homogène, finement granuleuse, dont la surface est recouverte par le contenu des extrémités des fibres, qui apparaît sous forme de globules d'albumine à contours délicats et vésiculeux.

Cette substance unissante est identique au liquide de Morgagni, que l'on trouve dans le cristallin à l'état frais. On considère généralement aujourd'hui ce liquide comme un produit cadavérique, qu'on ne rencontre jamais pendant la vie. De même, les espaces interfibrillaires décrits par von Becker (de Helsingfors) et qui, suivant cet anatomiste, constitueraient un système de canalicules entre les fibres, n'existeraient pas non plus pendant la vie (Kölliker, Hensen, Zernoff, Babuchin, Arnold).

Au point de vue chimique, le cristallin contient environ 60 p. 100 d'eau, 35 p. 100 d'éléments protéiques solubles (globuline), 2,5 p. 100 d'éléments protéiques insolubles, 2 p. 100 d'éléments gras avec quelques traces de cholestérine, et enfin 0,5 p. 100 de cendres (Berzelius, Lohmeyer, Arnold).

Physiologie. — Afin que la sphère creuse, représentée par les enveloppes du globe oculaire, pût conserver sa forme régulière, condition essentielle pour que les images des corps extérieurs se peignent d'une façon exacte et sans déformation sur la rétine, il était nécessaire que ces enveloppes fussent maintenues par un corps de soutien. C'est à ce but que répond principalement le corps vitré.

Mais outre ce rôle de soutien, le corps vitré a encore pour usage d'augmenter la réfraction des rayons lumineux qui s'étaient déjà rapprochés de l'axe visuel après avoir traversé la cornée, l'humeur aqueuse et le cristallin. On se rendra assez exactement compte du rôle joué par cet ensemble dioptrique, en se rappelant les petits cylindres de verre, convexes à l'une de leurs extrémités et portant à l'autre une petite photographie microscopique. En regardant à travers ces petits cylindres, on voit, considérablement grossie, la photographie dont ils sont munis.

Le corps vitré ne se reproduit pas. Lorsque, par suite d'un traumatisme, il s'en est échappé une certaine portion hors de la cavité oculaire, elle est remplacée soit par l'humeur aqueuse, soit par une sérosité plus ou moins liquide fournie par la séreuse intra-oculaire ou membrane sus-choroïdienne.

La seule et unique fonction du cristallin est d'être le principal agent de la réfraction des rayons lumineux dans l'œil et de la formation des images des corps extérieurs sur la rétine. Aussi, pour répondre à la nécessité de reproduire toujours sur la rétine une image *parfaitement nette* des corps extérieurs, *à quelque distance* que ceux-ci soient placés, le cristallin est-il pourvu d'un appareil de *mise au point* ou d'*adaptation* admirable, qui lui permet de modifier sa convexité suivant les besoins. Cette faculté, connue sous le nom d'*accommodation*, fera le sujet d'un chapitre spécial, dans la troisième partie de cet ouvrage; nous n'y insisterons par conséquent pas plus longuement ici.

Nous avons dit que la cornée, l'humeur aqueuse, le cristallin et le corps vitré formaient, au point de vue dioptrique, un ensemble continu. Mais ces diverses parties sont de consistance très-différente et d'indices de réfraction différents. Il est donc utile de connaître ces différents indices de réfraction : l'indice de réfraction de l'air étant 1,0000, celui de l'eau distillée est de 1,3351, celui de l'humeur aqueuse est de 1,3365, celui du corps vitré 1,3382, et enfin celui du cristallin 1,4189.

Or il est connu en physique qu'une lentille composée de plusieurs substances d'indices de réfraction différents, a un pouvoir réfringent supérieur à celui de la substance dont l'indice de réfraction est le plus élevé. Il résulte de là que la longueur focale des milieux de l'œil est moindre que ne serait celle d'une masse réfringente égale à l'ensemble de ces milieux et d'un indice de réfraction égal à celui du cristallin seul. Nous replaçons ici, sous forme de tableau, les divers indices de réfraction dont il vient d'être question, ainsi que la densité de quelques-uns des milieux :

MILIEU.	D	$\frac{Sin\ i}{Sin\ r} = n$
Air	......	1,0000
Eau	1,0000	1,3351
Cornée	......	1,3507
Humeur aqueuse	1,005	1,3365
Corps vitré	1,005	1,3382
Cristallin	1,079	1,4189

C'est aux changements séniles dont le cristallin et le corps vitré sont atteints à partir d'une certaine époque, qu'est due une modification particulière de la vue, connue sous le nom de *presbyopie* ou *presbytie*, et qui sera également étudiée plus loin.

Consultez : A. *Corps vitré.* — DEMOURS, *Observation anatomique sur la structure cellulaire du corps vitré*, Mém. de Paris, 1741. — ZINN, *Descriptio anatomica oculi humani*, 1755. — J. CLOQUET, *Mémoire sur la membrane pupillaire et sur la formation du petit cercle art. de l'iris*, Paris, 1818. — E. BRÜCKE, *Ueber den inneren Bau des Glasskörpers*, Müller's Archiv, 1843. — E. BRÜCKE, *Nachträgliche Bemerkung über den inneren Bau des Glasskörpers*, Müller's Archiv, 1845. — E. BRÜCKE, *Anatomische Beschreibung des menschlichen Augapfels*, 1847. — A. HANNOVER, *Entdeckung des Baues des Glasskörpers*, Müller's Arch., 1845. — W. BOWMAN, *Observations on the structure of the vitreous humor*, Dublin Quart. Journ. of medic. science, 1848. — A. HANNOVER, *Das Auge*, 1852. — R. VIRCHOW, *Notiz über den Glasskörper*, Arch. f. Path. Anat., 1852. — R. VIRCHOW, *Ueber den menschlichen Glasskörper*, Arch. f. Path. Anat., 1853. — DONCAN, *De corporis vitrei structura*, Utrecht, 1854. — LOHMEYER, *Beiträge zur Histologie und Ætiologie der erworbenen Linsenstaare*, Zeitschrift für ration. Medicin, 1854. — FINKBEINER, *Vergleichende Untersuchung der Structur des Glasskörpers bei den Wirbelthieren*, Zeitschrift für wissenschaftliche Zoologie, 1855. — RITTER, *Das Epithel der Hyaloïdea*, A. f. O. Bd. XI, 1865. — IWANOFF, *Zur normalen und pathol. Anatomie des Glasskörpers*, A. f. O. Bd. XI, 1865. — L. HIRSCHFELD, *Névrologie*, Paris, 1866. — IWANOFF, *Beiträge zur normalen und pathol. Anatomie des Glasskörpers*, Medici, Centralblatt, 1868. — IWANOFF, *Die Ablösung des Glasskörpers*, A. f. O. Bd. XV, 1869. — STILLING, *Eine Studie über den Bau des Glasskörpers*, A. f. O. Bd. XV, abth., 1869. — CIACCIO, *Beobachtungen über den inneren Bau des Glasskörpers im Auge des Menschen und der Wirbelthiere im aelgemeinen*, Moleschott's Untersuchungen, 1870. — PH.-C. SAPPEY, *Corps vitré*, in Traité d'anatomie descriptive, 2e éd., t. III, p. 760-765, 1871. — IWANOFF, *Glasskörper*, in STRICKER'S, Handbuch der Lehre von den Geweben, Bd., II, Leipzig, 1872. — G. SCHWALBE, *De canali Petiti et de zonula ciliari*, Habilitationsschrift, 1870. — G. SCHWALBE, *Untersuchungen über die Lymphbahnen des Auges und ihre Begrenzungen*, Arch. f. Microscop. Anat., 1870. — G. SCHWALBE, *Ueber Lymphbahnen der Netzhaut und des Glaskörpers*, Berichte der Königl. sächs. Gesellschaft der Wissenschaften, 1872. — LIEBERKÜHN, *Ueber das Auge des Wirbelthierembryo*, Cassel, 1872. — FR. MERCKEL, *Makroscopische anatomie des Auges*, in Handb. der Gesammten Augenheilk., ALF. VON GRÆFE und TH. SÆMISCH, Bd. I, p. 39-47. Leipzig, 1874. — G. SCHWALBE, *Der Glasskörper*, in Handb. der Gesam. Augenheilk., ALF. VON GRÆFE und TH. SÆMISCH, Bd. I, p. 457-479. Leipzig, 1874.

B. *Cristallin.* — ZINN, *Descriptio anatomica oculi humani*, 1755. — E. BRÜCKE, *Anatomische Beschreibung des menschlichen Augapfels*, 1847. — HENLE, Zeitschrift f. ration. Med. Bd. II, 1852. — FINKBEINER, Zeitschrift für wissenschaftliche Zoologie, Bd. VI, 1858. — NUNNLEY, Journal of microscop. science, april 1858. — CH. ROBIN, Arch. d'ophthalmologie de Jamain, t. V. — VON BECKER, *Ueber der Bau der Linse*, A. f. O. Bd. IX, abt. 2, 1863. — L. HIRSCHFELD, *Névrologie*. Paris, 1866. — HELMHOLTZ, *Handb. der physiol. Optik*, Leipzig, 1867. — KÖLLIKER, *Histologie*, 1867. — ZERNOFF, *Der mikroscopische Bau der Linse bei Menschen und Wirbelthieren*, A. f. O. Bd. XIII, abt. 2, 1867. — FREY, *Histologie*. Leipzig, 1870. — MORIGGIA, Moleschott's Untersuchungen, Bd. X, 1870. — KESSLER, *Entwickelung des Auges*, Diss. inaug. Dorpat, 1871. — PH.-C. SAPPEY, *Cristallin*, in Traité d'anatomie descriptive, 2e éd., t. III, p. 765-778, 1871. — ROBINSKI, Arch. f. Anatomie und Physiol., 1871 und 1873. — BABUCHIN, *Die Linse*, in STRICKER'S Handbuch. der Lehre von den Geweben, Bd. II, Leipzig, 1872. — LIEBERKÜHN, *Ueber das Auge des Wirbelthierembryo*, Cassel, 1872. — FR. MERCKEL, *Makroscopische Anatomie*, in Handbuch der Gesamm. Augenheilk. ALF. VON GRÆFE und TH. SÆMISCH, Bd. I, cap. I, pag. 35-39, Leipzig, 1874. — JUL. ARNOLD, *Die Linse und das Strahlenplätchen*, in Handb. der Gesamm. Augenheilk. ALF. VON GRÆFE und. TH. SÆMISCH, Bd. I, cap. III, p. 288-320, Leipzig, 1874.

SECTION I

MALADIES DU CORPS VITRÉ.

ART. 1er — INFLAMMATION DU CORPS VITRÉ. HYALITIS.

Sous le nom d'*hyalitis* on désigne en ophthalmologie l'inflammation du corps vitré. Il est à remarquer, toutefois, que, dans l'état actuel de la science, il est encore très-difficile d'affirmer la possibilité pour ce milieu, dépourvu de vaisseaux propres et auquel on a été jusqu'à refuser toute structure, d'une inflammation, non-seulement dans le sens attribué à ce mot par Broussais et son école, mais encore dans celui qu'on lui donne depuis Virchow, c'est-à-dire dans le sens d'une prolifération spontanée des cellules par voie d'endogénèse.

Ajoutons, en outre, que les connexions du corps vitré avec la rétine, et surtout avec la choroïde, qui seule semble lui fournir ses matériaux nutritifs, sont tellement intimes, qu'il est aisé de concevoir qu'une altération de l'une ou de l'autre de ces membranes doit facilement avoir pour conséquence le trouble de la transparence de ce milieu.

Symptômes objectifs. — Les premiers symptômes et le moindre degré d'hyalitis ne peuvent être reconnus que par l'examen au moyen de l'ophthalmoscope, surtout lorsque la pupille est étroite. Si on examine l'œil atteint d'hyalitis à l'ophthalmoscope, on remarque la présence d'un léger nuage qui cache les détails du fond de l'œil, masque les vaisseaux rétiniens et le disque du nerf optique, en ne les laissant apparaître que comme à travers un brouillard. La plupart du temps, cette opacité, quoique généralisée, présente pourtant des points où elle est plus compacte; c'est à cet état qu'on a donné le nom de *corps vitré jumenteux* (Desmarres père). D'autres fois ces opacités, fines et délicates, constituent une sorte de réticulum; peu colorées, elles ne tranchent que faiblement sur le fond de l'œil. Il n'est pas toujours facile de les apercevoir alors, et c'est là surtout qu'un examen à l'aide de sources de lumières différentes, peut rendre de très-grands services. Il n'est pas rare, en effet, d'observer que ces opacités délicates se laissent traverser facilement par une lumière intense, tandis qu'à un faible éclairage elles se détachent en silhouette sur le fond de l'œil. C'est ici surtout que l'ophthalmoscope de Coccius est particulièrement appréciable, puisqu'il a l'avantage, suivant qu'on l'utilise avec ou sans lentille collective, de nous fournir presque instantanément un éclairage intense ou, au contraire, une lumière faible.

Bien entendu, on ne doit pas chercher à explorer ici par le procédé de l'image renversée, qui, par suite de la concentration des rayons lumineux, laisserait ces opacités passer inaperçues. L'ophthalmoscope ne doit être employé que comme simple source éclairante. L'examen à un faible éclairage a encore pour avantage de faire dilater la pupille d'une quantité suffisante pour permettre d'apercevoir ces opacités qui, lorsque la pupille est étroite, se présentent dans le champ pupillaire en trop petit nombre pour être distinguées.

Pour ce qui est des opacités membraneuses ou floconneuses qui résultent de la prolifération tumultueuse des cellules du corps vitré, soit par immigration spontanée des globulins au sein du milieu, soit par l'accumulation mécanique de ces mêmes organismes autour d'un corps étranger, il est facile de les observer à l'ophthalmoscope, soit par le procédé de l'image droite, soit par celui de l'image renversée. Elles se présentent comme des corps opaques d'un gris bleuâtre ou blanchâtre, réfléchissant fortement la lumière et masquant en partie le fond de l'œil. Pour les voir à l'image renversée, il ne faut pas oublier qu'elles sont sur un plan antérieur et qu'il faut, par conséquent, écarter la lentille objective de l'œil en examen, jusqu'à ce que l'opacité puisse être nettement saisie dans ses détails. Néanmoins, nous devons dire que jamais, par ce procédé, on n'arrive à voir les opacités aussi nettement, quant à leurs détails, que par le procédé de l'image droite, le cristallin faisant fonction de loupe, surtout après dilatation préalable de la pupille, par l'instillation d'une solution mydriatique.

Après avoir existé un certain temps, ou lorsque la prolifération des cellules est très-abondante dès le principe, ainsi que cela a lieu à la suite de certaines affections du tractus uvéal (irido-choroïdite, cyclite purulente, choroïdite suppurative), on peut parfois percevoir à l'œil nu l'existence de l'hyalitis. En arrière du cristallin se montre, dans la cavité du corps vitré, un reflet jaune verdâtre, *profond*, chatoyant, qu'on voit manifestement sous certaines inclinaisons de l'œil comme sous certaines incidences déterminées de la lumière. Cependant, ce mode d'exploration ne peut servir que de renseignement, car les phénomènes que l'on observe peuvent être communs à plusieurs affections, telles que le décollement de la rétine ou une tumeur intra-oculaire, par exemple.

Symptômes subjectifs. — Le premier symptôme que le malade remarque, est souvent une douleur sourde, pongitive ou gravative, profonde, dans l'œil atteint d'hyalitis; en même temps survient une photophobie plus ou moins intense, ou, au contraire, un simple obscurcissement de la vue, qui est troublée comme par la présence d'une légère fumée autour des objets. Au bout de quelques jours, ces premiers symptômes font place soit à un brouillard plus intense, soit à une variété particulière de *myiodèsopsie*, due à la présence dans le corps vitré d'opacités déjà réunies en foyer et faisant, au-devant de la rétine, l'office d'écrans qui interceptent partiellement les rayons lumineux. Lorsque le trouble du corps vitré est général, qu'il s'agit, par exemple, de l'état désigné sous le nom de corps vitré jumenteux, le malade ne voit les objets que confusément, comme à travers un nuage de poussières ou à travers une mousseline. Si, au contraire, les opacités sont réunies en foyer, le malade aperçoit, flottant dans le champ visuel, des ombres dont les dimensions, la forme et la position répondent à celles des produits de néoformation siégeant au sein du corps vitré, c'est-à-dire aux opacités dont nous avons parlé plus haut. Lorsque l'hyalitis existe déjà depuis longtemps, les phénomènes dont nous venons de parler deviennent surtout appréciables pendant les mouvements du globe oculaire; lorsque le globe reste, au contraire, au repos, on est surpris de constater que la vue est très-bonne, et surtout qu'après quelques mouvements, le globe se fixant dans une position déterminée, la vue s'améliore au point de permettre au malade de reconnaître et de lire assez facilement des caractères d'imprimerie relativement petits.

Cette amélioration apparente de la vue résulte de ce que, l'altération du corps vitré ayant amené un certain degré de ramollissement de ce milieu, les opacités, déplacées par les mouvements du globe oculaire, se précipitent, en vertu des lois de la pesanteur, vers les parties déclives et permettent le libre cheminement des rayons lumineux vers la rétine.

Anatomie pathologique. — Sans pouvoir admettre l'inflammation propre du corps vitré, il suffit qu'il soit bien établi que ce milieu renferme en réalité des cellules. Or nous avons vu plus haut qu'il en est ainsi et qu'il y existe même des cellules de différentes formes :

1° Des cellules épithéliales décrites par Ritter et considérées par Finkbeiner et Coccius comme tapissant la membrane d'enveloppe du corps vitré, l'hyaloïde ;

2° Des cellules fusiformes ou étoilées, à deux ou trois noyaux et dont le contenu est finement granulé (Virchow, Weber, Iwanoff) ;

3° Des cellules contenant une petite vésicule et de conformation analogue aux physalides de Virchow (Iwanoff).

Admettant la présence de ces cellules dans l'intérieur du corps vitré, nous sommes forcés d'admettre l'hyalitis. Mais il nous semble que même les cas les plus favorables, comme ceux signalés par de Wecker, c'est-à-dire lors de la présence d'un corps étranger dans le corps vitré ou lors de l'issue de ce milieu hors du globe oculaire, à la suite d'une plaie de celui-ci, sont insuffisants pour permettre la localisation de l'affection.

On n'a que très-rarement l'occasion de faire l'autopsie d'yeux atteints d'hyalitis, aussi Pagenstecher a-t-il cru devoir étudier l'anatomie pathologique de cette lésion, en déterminant la suppuration dans les yeux de lapins, en provoquant artificiellement la prolifération du corps vitré, soit en le traversant avec un fil, soit en y introduisant, par un procédé fort ingénieux, un corps étranger.

Dans ces conditions, on a constamment vu du pus se former dans la chambre postérieure, et, gagnant les parties déclives de l'œil, s'y réunir en quantité plus ou moins considérable, par un mécanisme analogue à celui qui amène la formation de l'hypopyon antérieur, lors de certaines formes de kératite ou d'iritis. C'est surtout cette circonstance qui a le plus contribué à faire considérer l'hyalitis comme une conséquence directe d'une altération de la rétine et surtout de la choroïde.

Quelque intéressantes que soient ces recherches de pathologie expérimentale, pour faire comprendre ce qui se passe dans le cas de formation de pus dans le corps vitré ou de présence d'un corps étranger dans l'œil, il faut avouer qu'elles sont insuffisantes pour expliquer ce qui se passe dans le cas d'hyalitis spontanée.

Il paraît probable, cependant, que le début de l'affection est caractérisé ici, comme dans tous les autres organes, par une prolifération rapide et tumultueuse de cellules fusiformes analogues à celles qui existent à l'état normal. On a pu d'ailleurs constater dans certains cas le développement, au bout de quelque temps, de vaisseaux de néoformation partant de la face interne de la rétine et atteignant le voisinage du cristallin. Il ne faut néanmoins pas confondre ces vaisseaux avec celui qui, pendant la vie intra-utérine, parcourt le canal hyaloïdien et qui, sous forme d'anomalie, persiste quelquefois après la naissance.

Ce qui constitue le caractère anatomique fondamental de l'hyalitis, c'est, avons-nous dit, l'immigration, au sein du corps vitré, de nombreux leucocytes, de globules blancs (globulins). Partis des vaisseaux des membranes vasculaires de l'œil, et en particulier des vaisseaux de la chorio-capillaire, les leucocytes ne tardent pas à entrer en prolifération et à entraîner celle des cellules propres du corps vitré.

L'hyalitis est souvent partielle, et se localise alors, le plus souvent, sur les parties périphériques du corps vitré; mais il arrive aussi quelquefois qu'elle est générale. Dans le premier cas, les produits de nouvelle formation se rencontrent surtout dans les parties qui sont en connexion avec le corps et les procès ciliaires, ou avec la rétine et principalement avec l'entrée du nerf optique. Souvent ces produits s'accumulent en arrière de la zonule, vers le canal de Petit ou derrière la fossette hyaloïdienne.

Quelle que soit la forme qu'affecte l'affection, les caractères de l'hyalitis sont très-variables, et souvent les produits épanchés prennent le caractère purulent, en donnant lieu à ce que les anciens nommaient l'hypopyon postérieur. Souvent aussi il n'y a qu'une simple hyperplasie des éléments cellulaires, donnant lieu à la genèse de tissu conjonctif de nouvelle formation. Cette forme hyperplasique est celle qui est le plus souvent partielle. Son principal caractère est fourni, au début, par des groupes de cellules arrondies, enveloppées dans un nuage d'opacités plus légères, constituées, en grande partie, par des globulins ayant subi la dégénérescence graisseuse et qui donnent à la substance du corps vitré un aspect finement granuleux ou légèrement strié. De la sorte, toute la masse en paraît trouble. Dans les groupes de cellules, les unes sont de simples petites cellules rondes analogues aux leucocytes; quelques-unes, plus grandes, contiennent un ou plusieurs noyaux; d'autres sont polygonales ou fusiformes, tandis que d'autres, au contraire, présentent tous les caractères de celles du tissu conjonctif et montrent des cellules munies de longs prolongements, s'anastomosant entre eux. Ces dernières cellules à prolongement se rencontrent en nombre variable, mais ne manquent jamais dans les cas d'inflammation du corps vitré (Poncet).

Dans la forme suppurative, le corps vitré semble être atteint entièrement, et les produits de néoformation sont toujours très-abondants. Cependant, les produits pyoïdes peuvent se réunir en foyer circonscrit, et c'est ce qui s'observe souvent au voisinage d'un corps étranger (de Græfe, Donders).

Au milieu des corpuscules de pus qui caractérisent cette forme d'hyalitis, se rencontrent des éléments graisseux, des cellules adipeuses, et un grand nombre de noyaux libres, en voie de régression graisseuse ou de nécrobiose. En même temps, on rencontre des cellules plus développées et des faisceaux de tissu cellulaire néoplasique au milieu desquels on voit parfois quelques vaisseaux qui sont en connexion avec ceux de la rétine.

Les masses de tissu conjonctif donnent quelquefois lieu à la formation, à la périphérie du corps vitré, principalement dans son segment antérieur, de véritables fausses membranes assez épaisses, qui recouvrent la face postérieure des procès ciliaires et du cristallin, ainsi que la partie antérieure de la face interne de la rétine.

Dans la plupart des cas, le tissu conjonctif de nouvelle formation est sillonné par de nombreux vaisseaux qui sont en connexion intime avec les organes environnants, et il semble, dans quelques cas, pénétrer dans le corps vitré de dehors en dedans. Ce qui prouve bien, du reste, l'intime rapport qui existe entre ces masses de tissu conjonctif et les organes du voisinage, c'est qu'elles contiennent souvent une notable quantité de pigment ayant pénétré, par migration directe, dans l'intérieur des cellules elles-mêmes qui constituent ces masses.

Mais parce que le corps vitré subit la transformation conjonctive, ce n'est pas une raison immédiate pour que le ramollissement en soit la conséquence; on voit même quelquefois des opacités floconneuses, filamenteuses ou même membraneuses, subsister pendant longtemps, au sein même du corps vitré, sans que celui-ci présente d'autres transformations. Ces opacités ont généralement alors des contours nets et limités; elles présentent souvent un éclat tendineux.

Lorsque ces opacités membraneuses ont existé pendant longtemps, il n'est pas rare de les voir subir la rétraction, et souvent alors elles deviennent la cause du décollement de la rétine, par le mécanisme que nous avons décrit sous le nom de *décollement par attraction* (voy. p. 733). Fréquemment aussi les opacités consécutives à l'hyalitis viennent adhérer intimement à la cristalloïde postérieure, pour y donner lieu à la formation d'une variété de fausse cataracte connue sous le nom de *cataracte polaire postérieure.*

Quelquefois même, elles arrivent à revêtir la face postérieure de la lentille dans toute son étendue, et sont faciles à confondre alors avec une cataracte corticale postérieure vraie.

Du reste, cette cataracte polaire postérieure fausse n'est pas toujours d'origine inflammatoire; bien qu'elle soit souvent liée à d'autres altérations du globe, on la rencontre cependant fréquemment sur des yeux où il est impossible de démontrer la préexistence d'un état inflammatoire quelconque. C'est surtout dans les cas de dégénérescence concentrique de la rétine qu'on la rencontre, liée à des opacités membraneuses du corps vitré, et généralement alors elle existe sur les deux yeux. Elle est souvent liée au nystagmus, affection que nous verrons compliquer fréquemment les altérations de la vue qui se rencontrent pendant la première période de la vie. On pourrait même peut-être admettre que, dans ces cas, le développement de cette variété d'opacités doit être reporté à une persistance, plus ou moins prononcée, des vestiges de l'artère hyaloïde et de ses ramuscules qui se distribuent à la face postérieure du cristallin, pendant la vie intra-utérine.

Marche, durée, terminaison. — L'hyalitis atteint rarement un très-haut degré de développement. Souvent, après avoir atteint un certain degré, elle rétrograde et ses produits, après s'être d'abord dissous, se résorbent ensuite. D'autres fois, ils se transforment en produits persistants, et contiennent alors une grande quantité d'éléments graisseux, plus ou moins pigmentés, souvent brillants, formés de cristaux de cholestérine ou de dépôts de carbonate de chaux. Ces produits doivent être considérés comme des productions régressives. Quant aux éléments conjonctifs, ils persistent longtemps et restent à l'état primitif, malgré les différentes transformations cellulaires, jusque dans la période la plus avancée. La seule transformation qu'ils présentent est une sorte de condensation. Enfin, souvent on y rencontre aussi des corpuscules sanguins, soit à l'état primitif, soit à l'état de métamorphose pigmentaire.

On voit quelquefois le corps vitré, après avoir présenté quelques troubles, s'épaissir en masse et se rétracter, en abandonnant la paroi postérieure du globe et en entraînant la membrane limitante interne de la rétine.

Tantôt le vide qui en résulte se remplit d'un liquide séreux, riche en fibrine, qui contient parfois quelques rares cellules pourvues de longs prolongements. D'autres fois le retrait du corps vitré est suivi d'un décollement de la rétine, au-dessous de laquelle s'épanche alors le liquide dont nous venons de parler. C'est encore là un des modes de développement de cette variété de décollement de la rétine à laquelle a été donné le nom de *décollement par attraction*.

Quoi qu'il en soit, la terminaison la plus habituelle de l'hyalitis est le développement d'opacités circonscrites, avec ramollissement général du corps vitré. Cette terminaison est même relativement favorable.

Une terminaison plus fâcheuse, et heureusement plus rare, est celle où le corps vitré tout entier conserve un trouble diffus et lactescent et où, sa nutrition étant profondément altérée, il reste impénétrable aux rayons lumineux.

Étiologie. — Il faut reconnaître que les causes de l'hyalitis sont généralement fort obscures et qu'en dehors des actions traumatiques, comme l'introduction d'un corps étranger, ou l'issue du corps vitré à la suite d'une blessure ou des opérations pratiquées sur l'œil, il nous est impossible d'indiquer rien de précis. Néanmoins on peut dire que l'hyalitis est, la plupart du temps, en relation directe avec des états inflammatoires des organes vasculaires qui enveloppent le corps vitré. Sous ce rapport, l'irido-choroïdite, la cyclite, mais surtout la choroïdite séreuse, tiennent incontestablement la première place. De même certaines formes de rétinite jouent souvent un rôle pathogénétique important dans le développement de l'hyalitis. La forme suppurative de ces diverses affections surtout, entraîne, avec la plus grande facilité, l'infiltration purulente du corps vitré.

La cause la plus fréquente de l'infiltration diffuse du corps vitré, de cet état nommé *corps vitré jumenteux*, est sans contredit la choroïdite séreuse ; les détails dans lesquels nous sommes entré à propos de cette affection (voy. p. 495-498) nous dispenseront d'y revenir ici.

Quoi qu'on en ait dit, et bien qu'on ait prétendu que les traumatismes n'ont que peu d'influence sur le développement de l'hyalitis, le corps vitré réagit parfois très-violemment contre les traumatismes, et il n'est pas toujours nécessaire que les organes vasculaires voisins soient très-sérieusement atteints pour provoquer la dégénérescence pyoïde des cellules de celui-ci.

Du reste, les symptômes inflammatoires sur les membranes voisines sont souvent peu développés. Ainsi, nous avons vu fréquemment la procidence du corps vitré, ainsi qu'on l'observait si souvent, il y a quelques années, à la suite de l'opération de la cataracte par extraction, être la cause du développement d'un trouble diffus ou membraneux du corps vitré, sans avoir observé dans la rétine ou dans le tractus uvéal des symptômes inflammatoires.

Les causes de l'inflammation du corps vitré doivent principalement être recherchées, nous l'avons déjà fait pressentir, dans les affections de la choroïde et de la rétine, peut-être même est-ce là la raison pour laquelle on s'est accoutumé à diagnostiquer certaines choroïdites par l'apparition des opacités dans le corps vitré, même lorsque l'ophthalmoscope ne permet de reconnaître aucune modification dans l'aspect de la membrane vasculaire. C'est principalement dans la choroïdite séreuse que se montrent les opacités du corps vitré, et nous avons vu que c'est précisément dans cette forme de choroïdite que l'examen objectif ne montre aucune lésion de la membrane vasculaire.

Le développement des opacités semble résulter, dans la majeure partie des cas, de la transformation cellulaire du corps vitré, et la nature de ces productions, ainsi que leur coïncidence avec d'autres affections inflammatoires, permettent parfaitement de les considérer comme le résultat de l'inflammation du corps vitré.

Diagnostic. — Le signe principal de l'inflammation du corps vitré serait, d'après certains auteurs, le trouble de celui-ci; mais ce trouble peut également survenir dans les cas de choroïdite aiguë, par l'épanchement d'un exsudat facilement coagulable.

Dans les cas d'irido-choroïdite qui provoquent le décollement complet de la rétine et l'atrophic du globe oculaire, on trouve le corps vitré atrophié, réduit à une masse fibrineuse, résistante, situé en arrière du cristallin.

Le trouble du corps vitré, lors de son inflammation, est quelquefois diffus, très-fin, peu mobile et donne au fond de l'œil un aspect trouble qui masque le contour du nerf optique et peut faire croire à une affection de la rétine. Mais pour pouvoir constater facilement les altérations propres à l'hyalitis, il faut que la partie antérieure du corps vitré soit transparente. Aussi n'est-ce, en général, qu'au début que l'exploration est facile. Dans la forme suppurative, un autre obstacle à l'examen direct est encore fourni par l'infiltration de la cornée et de la chambre antérieure, ainsi que par le développement des synéchies. Lorsque l'inflammation du corps vitré survient d'une façon lente et chronique, il se fait souvent des dépôts à la face postérieure de la cristalloïde, et ces dépôts empêchent les rayons lumineux de pénétrer jusqu'à la rétine.

En somme, les symptômes de l'hyalitis sont rarement précis : presque toujours ils sont accompagnés de phénomènes appartenant à l'inflammation de la choroïde, du corps ciliaire ou de la rétine.

Outre cela, l'hyalitis est caractérisée par la présence, au sein du corps vitré, de certaines opacités dont le développement et l'épaisseur dépendent des caractères généraux du processus qui leur a donné naissance.

Néanmoins, les difficultés du diagnostic ne sont réellement sérieuses que lorsqu'il s'agit de différencier l'hyalitis de certaines formes de rétinite, la rétinite spécifique surtout. Mais ici l'état des vaisseaux, et particulièrement des veines, tortueuses et gorgées, suffit à distinguer la rétinite; l'hyalitis franche ne s'accompagnant pour ainsi dire jamais de changement appréciable sur les membranes internes de l'œil.

Pronostic. — Le pronostic de l'hyalitis n'est, souvent, pas très-défavorable. Les opacités, diffuses ou peu épaisses, consécutives à une altération des membranes du voisinage, choroïde ou rétine, peuvent disparaître à la longue ou sous l'influence d'un traitement approprié. La plupart du temps, il est vrai, il en reste toujours quelques traces qui, sous forme de flocons opaques, persistent toujours. On peut en dire autant de l'opacité du corps vitré qui reconnaît pour cause la pénétration d'une hémorrhagie, partie de la rétine, au sein du corps vitré. Les produits inflammatoires du corps vitré sont d'autant moins susceptibles de transformation qu'ils se sont organisés à un plus haut degré. Aussi la terminaison la plus fréquente de l'hyalitis est-elle le ramollissement du corps vitré.

On ne doit pas oublier, du reste, que l'hyalitis étant souvent liée à une affection des membranes internes de l'œil, la guérison est subordonnée, dans ce cas, à la guérison de l'affection qui lui a donné naissance.

Traitement. — D'après ce que nous venons de dire, il est facile de prévoir que les ressources thérapeutiques dont nous disposons contre l'hyalitis sont assez restreintes. On doit tout d'abord chercher à écarter autant que possible les causes efficientes, prochaines ou éloignées. En outre, tous les efforts de la thérapeutique doivent tendre à diminuer, le plus possible, l'opacité diffuse, l'état jumenteux, de façon qu'au pis aller, il ne subsiste que les opacités floconneuses et circonscrites, qui, flottant dans le corps vitré, toujours plus ou moins ramolli vers les dernières périodes de la maladie, sont lancées en diverses directions par les mouvements oculaires et qui, lorsque l'œil se remet au repos, se plongent vers les parties déclives de la cavité oculaire et en dégagent le centre.

Deux méthodes thérapeutiques sont ici d'un puissant secours. La première est basée sur l'emploi des antiplastiques, parmi lesquels le mercure et l'iode tiennent incontestablement la première place. Aussi les onctions d'onguent napolitain (1 à 4 grammes matin et soir) et le sirop de Gibert (Giraud-Teulon) rendent souvent de précieux services.

La seconde méthode consiste à chercher à soustraire, le plus rapidement possible, la plus grande quantité possible de liquide à l'organisme. Aussi les purgatifs et les diurétiques sont-ils parfaitement indiqués. Les eaux minérales telles que celles de Bude (Hunyadi-Janos) ou de Friederichshall, et surtout celles de Kissingen, paraissent les plus convenables. Dans un même but, les applications, répétées coup sur coup, de petits vésicatoires volants, au front, à la tempe, à la nuque ou derrière l'oreille, sont également fort utiles.

On a préconisé, il y a quelque temps, l'emploi des courants continus contre l'hyalitis (Léon Le Fort). Nous-même avons, un des premiers, essayé ces applications, mais nous devons avouer que nous les avons trouvées peu efficaces. Aussi pensons-nous que les cas heureux qui ont été signalés étaient plutôt le résultat d'autres circonstances que la conséquence de l'emploi de la pile.

Mais le médicament par excellence, celui qui, depuis que nous l'employons, nous a donné des résultats vraiment surprenants, c'est le chlorhydrate de pilocarpine en injections sous-cutanées, à la dose de 1 à 3 centigrammes. Nous n'avons pas encore vu un seul cas d'opacité diffuse spontanée du corps vitré, qui ait pu résister à ce puissant moyen.

Consultez : COCCIUS, *Ueber das Gewebe und die Entzündung des menschlichen Glasskörpers*, Leipzig, 1860. — C. O. WEBER, *Ueber den Bau und die Pathologie des Glasskörpers, namentlich die entzündlichen Verändrungen desselben*, Arch. f. Path. Anat., Bd. XIX, p. 367, 1860. — RITTER, *Entstehen des Eiters in der Glasskörperhöhle*, A. f. O. Bd. VIII, Abt. 1, p. 52, 1861. — IWANOFF, *Zur normalen und patologischen Anatomie des Glasskörpers*, A. f. O. Bd. XI, Abt. 1, p. 55, 1865. — LÉON LE FORT, *De la guérison de la cécité due à l'opacité du corps vitré, par l'application des courants continus faibles et permanents*, Gaz. des hôp., nº 79, 1874. — G. VON ŒTTINGEN, *Ueber diffuse Glassökrpertrübung*, Dorpater medic. Zeitschrifft, N. 3 und 4, 1873.

ART. 2. — OPACITÉS DU CORPS VITRÉ.

L'étude des opacités du corps vitré pourrait être rattachée à celle de l'hyalitis, dont elles sont le plus souvent une conséquence; mais la possibilité de les voir se développer sous l'influence d'autres causes que l'inflammation du corps vitré, nous a engagé à imiter les auteurs modernes, en leur consacrant un article spécial.

Symptômes objectifs. — Les opacités se présentent dans l'œil sous les formes les plus variables : tantôt ce sont de petits corps allongés, munis de plusieurs prolongements déliés, répandus irrégulièrement dans l'intérieur du corps vitré, transparent et liquifié, le plus souvent extrêmement mobiles, mais fixés cependant quelquefois par leurs extrémités.

On ne les observe pas toujours avec facilité, et pour y arriver il faut avoir soin, en examinant à l'image renversée, de déplacer lentement le centre optique de la lentille, jusqu'à ce que l'une des opacités se trouve exactement au foyer.

Encore faut-il se hâter dans cet examen, en raison de la mobilité, souvent excessive, de ces corpuscules. Une autre condition indispensable pour apercevoir les opacités du corps vitré, surtout lorsque celles-ci sont peu prononcées, consiste dans un faible éclairage, car les rayons lumineux peu intenses sont facilement arrêtés par des objets ténus, tandis que, si les rayons lumineux sont très-concentrés, ils traversent facilement les opacités du corps vitré, et laissent apercevoir la rétine, même lorsque ces opacités sont un peu considérables. Pour se rendre compte de leur présence, il est donc préférable de faire exécuter quelques mouvements latéraux rapides au globe oculaire, pendant qu'on observera avec le miroir seul. Se déplaçant sous l'impulsion des mouvements oculaires, les opacités passent alors dans le champ pupillaire et sont facilement reconnues.

En se réunissant plusieurs entre elles, les opacités constituent de minces membranes, analogues à de la mousseline, généralement fixées, par l'une de leurs extrémités, à la limitante interne, et flottant, dans le reste de leur étendue, dans le corps vitré, ramolli et liquéfié. Dans ces conditions, elles siégent, en général, au voisinage du nerf optique.

Le nombre et la dimension des opacités est quelquefois tel, que l'on ne peut distinguer le reflet rouge du fond de l'œil, qu'à la condition de faire exécuter à l'œil en examen des mouvements brusques dans différents sens.

Dans d'autres circonstances, les opacités ont l'aspect d'un léger voile qui empêche de distinguer nettement le contour des vaisseaux rétiniens, mais qui n'est pas assez opaque pour s'opposer complétement à l'exploration du fond de l'œil. Ce sont ces opacités qui ont reçu le nom d'*état jumenteux* (Desmarres père). Nous y avons assez longuement insisté dans l'article précédent, pour qu'il soit inutile d'y revenir ici avec de nouveaux détails.

Il peut se faire enfin, que l'on ne soit en présence que de légers flocons disséminés, qui apparaissent, sous forme de filaments ou de points noirs, isolés ou réunis comme les grains d'un chapelet et à direction irrégulière. Quelques-uns de ces points sont souvent si petits, qu'on ne peut les apercevoir à l'aide de l'ophthalmoscope, et que leur présence n'est révélée que par les signes subjectifs.

Ils donnent alors lieu à différents spectres, connus sous le nom de *mouches volantes*, phénomènes sur lesquels nous reviendrons tout à l'heure.

On voit souvent encore, nageant au sein du corps vitré, des opacités floconneuses, déchiquetées, plus ou moins noirâtres. Tantôt isolées, tantôt, au contraire, se présentant en nombre variable, ces opacités sont faciles à observer. Lorsqu'elles sont isolées, il est souvent facile de constater que, libres par l'une de leurs extrémités, elles adhèrent par l'autre à la surface du fond de l'œil, ou elles sont en connexion intime, par une sorte de petit pédicule, avec l'un des vaisseaux de la rétine. Dans ces conditions, on les voit même parfois former une sorte de petit sac qui, adhérant à la limitante interne, exécute des mouvements de va-et-vient, sous l'impulsion des déplacements du globe.

Symptômes subjectifs. — Les troubles de la vue occasionnés par les opacités du corps vitré sont toujours dans un rapport parfait avec les signes ophthalmoscopiques : ainsi, par exemple, il est extrêmement rare que la vue soit totalement abolie, même dans les cas où le nombre de ces opacités remplira presque complétement la cavité du corps vitré. Presque toujours il persiste, soit une perception quantitative, soit même une vue relativement satisfaisante lorsque, sous l'influence et à la suite des mouvements latéraux du globe oculaire, les opacités se trouveront déplacées et viendront, en vertu des lois de la pesanteur, se réunir vers les parties déclives du globe.

D'autres fois, l'ombre portée sur la rétine n'est pas suffisante pour arrêter complétement les rayons lumineux émanés des objets, mais ceux-ci sont entourés d'un voile plus ou moins épais qui fait disparaître la netteté de leurs contours.

Ces deux variétés de trouble de la vue appartiennent en réalité plutôt à l'hyalitis qu'aux véritables flocons du corps vitré.

Dans ce dernier cas, si les opacités sont en petit nombre, le malade n'observe que des ombres passagères, des scotomes mobiles, quelquefois même de simples *mouches volantes*, très-gênantes, il est vrai, et qui, quelquefois, l'obligent à mouvoir les yeux dans différentes directions, pour permettre que, sous l'influence de ces mouvements, les opacités se déplacent et que le centre du champ visuel redevienne libre.

Ce phénomène, connu sous le nom de *myiodésopsie* (μυιώδης, semblable aux mouches; ὄψις, vue) ou *myédésopsie*, est surtout sensible lorsque l'œil exécute des mouvements brusques; mais dès que le regard redevient fixe, les mouches volantes, suivant les lois de la pesanteur, se plongent dans les parties les plus déclives du corps vitré où elles semblent même disparaître.

Mais il ne faut pas confondre ces mouches volantes avec celles qui se montrent dans presque tous les cas de fatigue de l'accommodation et sur lesquelles nous avons déjà appelé l'attention à propos de l'hyperesthésie rétinienne (voy. p. 771); nous y reviendrons encore, dans la troisième partie de cet ouvrage, à propos des troubles de l'accommodation.

Ces dernières mouches volantes ne donnent, en effet, lieu qu'à des symptômes subjectifs, et jamais on ne peut reconnaître objectivement la cause de leur présence.

Marche, durée, terminaison. — La marche des opacités du corps vitré dépend de plusieurs circonstances et notamment de leur mode de production. Sous l'influence de l'hyalitis, leur apparition peut être progressive, c'est-à-dire qu'elles ne surviennent que lorsque la maladie existe déjà depuis longtemps. Elles en sont alors un phénomène pour ainsi dire terminal, puisqu'elles résultent, comme nous l'avons dit, de la réunion en foyer des opacités diffuses.

Les opacités qui résultent de l'épanchement d'une petite quantité de sang surviennent d'ordinaire brusquement. Après un certain temps, les parties liquides du sang se résorbant, les éléments fibrineux subsistent seuls et persistent alors comme corps opaques définitifs.

Les opacités membraneuses, enfin, résultant de la transformation progressive des éléments cellulaires du corps vitré en tissu conjonctif, ont, au contraire, une marche progressive, et peuvent, à un moment donné, prendre de telles dimensions, qu'elles constituent, au sein du corps vitré, de véritables cloisons opaques, contre lesquelles l'intervention chirurgicale peut devenir nécessaire.

Étiologie. — La nature des opacités du corps vitré varie suivant la cause qui les a produites. Parfois elles sont constituées par des éléments détachés des parties voisines, comme cela a lieu, par exemple, dans la dégénérescence scléreuse concentrique de la rétine, pour les cellules de l'hyaloïde dégénérées ou altérées dans leur nutrition. De même, sous l'influence de l'irido-choroïdite ou de la cyclite, elles sont dues à l'infiltration progressive du corps vitré par des globules de pus partis de la choroïde ou du corps ciliaire. A ce même ordre appartiennent également les opacités résultant de l'épanchement d'une petite quantité de sang, par suite de la rupture brusque d'un vaisseau rétinien ou choroïdien. Ce dernier phénomène coïncide alors souvent avec l'athérome généralisé des artères ou avec des altérations de la santé générale, telles que la goutte ou le rhumatisme chronique.

Sans qu'il y ait toujours et nécessairement épanchement ou infiltration de matières étrangères dans le corps vitré, comme cela a lieu dans les maladies des parties voisines, surtout dans le cours de la rétinite spécifique, de l'irido-choroïdite ou de la cyclite, un certain nombre d'affections profondes de l'œil, telles que la scléro-choroïdite antérieure ou postérieure, l'épisclérîtis, etc., en provoquant la désorganisation des membranes sur lesquelles elles siégent, sont cause que des débris floconneux ou filamenteux de leur tissu sont éliminés et pénètrent dans le corps vitré sous forme de flocons. C'est ce qu'il est si fréquent d'observer chez les myopes sur les yeux desquels la myopie a provoqué le développement de la choroïdite atrophique ou de la sclérectasie postérieure.

Les opacités du corps vitré peuvent encore se développer sous l'influence d'un corps étranger qui a pénétré dans l'intérieur de l'œil, et quelquefois même on peut suivre la marche de ce dernier dans le corps vitré. On voit une ligne opaque partant de l'endroit par lequel a pénétré le corps étranger et allant jusqu'au lieu où siége celui-ci. Ce dernier est entouré d'une opacité plus ou moins considérable, en général pseudo-membraneuse, présentant un éclat grisâtre, réfléchissant fortement la lumière. Dans le cas où la pénétration du corps étranger a donné lieu à la formation d'un semblable tractus, il n'est pas rare de constater, à l'examen anatomique, que ce tractus est composé d'un canal creux, à parois fibreuses, sur lesquelles se trouvent, du côté du corps vitré, des cellules proliférées.

Du reste, la cause incontestablement la plus fréquente de la présence des opacités siége dans le corps vitré lui-même. Elle consiste dans la prolifération des cellules de ce milieu, pour ceux qui admettent la théorie cellulaire avec Virchow, ou dans l'organisation d'une lymphe plastique amorphe épanchée des parties voisines, pour ceux qui, avec Robin, n'admettent pas complétement la théorie allemande. Dans ce cas, les opacités devraient être considérées comme résultant d'un trouble de nutrition du corps vitré.

C'est là ce qui se produit dans les affections du tractus uvéal en général, et surtout dans la choroïdite séreuse, qui, pour moi, constitue la cause la plus fréquente de l'opacification du corps vitré, soit en masse (hyalitis), soit sous forme de flocons.

Pronostic. — Variable comme la cause qui a produit les opacités, le pronostic de celles-ci est très-difficile à préciser d'une manière absolue. Il varie en raison directe de la gravité de la maladie primordiale. On peut dire, cependant, que les opacités qui reconnaissent pour cause une affection curable des parties voisines, sont moins graves que celles qui sont dues à la pénétration d'un corps étranger ou à l'épanchement d'une certaine quantité de sang. Dans ce dernier cas, la terminaison la plus habituelle est la persistance de parties solides au sein du corps vitré. Une des conditions *sine quâ non* de guérison est que le corps vitré lui-même n'ait pas subi une profonde altération. Quelquefois les opacités, en disparaissant, amènent une rétraction occasionnant l'atrophie des cellules du corps vitré et le décollement de la rétine. Mais heureusement cette rétraction du corps vitré s'accompagne presque toujours d'une sécrétion supplémentaire d'humeur aqueuse qui le remplace. Quant au décollement de la rétine, il est presque toujours la conséquence de la rétraction d'opacités membraneuses.

Traitement. — Il convient ici d'avoir surtout devant les yeux les causes, souvent éloignées, de la maladie, et de s'enquérir avec soin de toutes les complications générales, avant de rien entreprendre du côté de l'œil. C'est ainsi que si les opacités du corps vitré résultent d'une hémorrhagie due à la suppression d'un flux menstruel ou hémorrhoïdal, il faudra commencer par chercher à rétablir celui-ci.

Lorsque les opacités membraneuses sont très-étendues et très-épaisses, on pourrait tenter, à l'exemple de de Græfe, la discision de ces membranes au moyen d'une aiguille spéciale très-tranchante. Cette opération a même été exécutée à plusieurs reprises par lui avec succès. Néanmoins je crois que son exemple a été peu suivi, car ce procédé ne saurait être applicable, ainsi que le fait remarquer de Wecker, que dans les cas où les opacités forment des cloisons réelles, tendues et résistantes.

Contre les autres opacités, le seul traitement à employer est celui qui doit tendre à éclaircir le corps vitré dans son ensemble, et que nous avons indiqué à propos de l'hyalitis.

Consultez : A. von Græfe, *Notiz über die im Glasskörper vorkommenden Opacitäten*, A. f. O. Bd. I, Abt. I, p. 35, 1854. — Sichel père, *Des corps flottants de l'humeur vitrée*, Gaz. des hôp., n° 4, 1862. — A. von Græfe, *Ueber das aucte Entstehen von Glasskörpertrübungen bei Irido-Choroiditis*, A. f. O. Bd. II, Abt. 1, p. 230. — A. von Græfe, *Perforation von abgelösten Netzhäuten und Glasskörpermembranen*, A. f. O. Bd. IX, Abt. 2, p. 85, 1863. — H. Pagenstecher, *Zur Pathologie des Glasskörper*, Centralbl. für die med. Wissenschaft, n° 43, 1869. — H. Pagenstecher, *Zur Pathologie des Glasskörper*, Arch. f. Augen und Ohrenheilk. Bd. I, Abt. 2, p. 1, 1870.

ART. 3. — RAMOLLISSEMENT DU CORPS VITRÉ.

Le ramollissement du corps vitré ou *synchysis* (de σύγχυσις, confusion), en quelque sorte normal chez le vieillard, où il est une conséquence des troubles multiples qui caractérisent la sénilité, se rencontre aussi accidentellement pendant l'âge mûr, comme résultat de diverses affections du tractus uvéal qui s'accompagnent de troubles sécrétoires.

D'autre part, des traumatismes ou des opérations peuvent encore être le point de départ de l'altération qui nous occupe.

Il convient, toutefois, de faire remarquer que, dans ces diverses circonstances, le ramollissement peut être général ou, au contraire, seulement partiel.

Le ramollissement général du corps vitré est presque toujours la conséquence d'une affection des parties voisines, telles que l'iritis, l'irido-choroïdite, la cyclite ou la rétinite. Mais c'est surtout la choroïdite séreuse franche (voy. p. 495-498) qui est le plus souvent le point de départ d'une transsudation qui, en pénétrant dans le corps vitré ou en entravant la nutrition de celui-ci, amène l'altération de consistance. Le plus souvent alors le ramollissement coïncide avec la présence d'opacités, et c'est même aux déplacements, souvent d'une extrême rapidité, qu'exécutent celles-ci, que se reconnaît le plus sûrement, au moyen de l'ophthalmoscope, le changement de consistance. On conçoit, en effet, que dès que la trame celluleuse ou plutôt les cloisons du corps vitré sont détruites, les opacités, s'il en existe, n'y sont plus maintenues et doivent se déplacer dans différents sens, sous l'impulsion des mouvements, même les plus légers, du globe oculaire.

Avant la découverte de l'ophthalmoscope, on considérait comme signe pour ainsi dire pathognomonique du ramollissement du corps vitré le tremblement de l'iris, sur lequel nous avons déjà appelé l'attention dans un autre article de cet ouvrage, sous les noms d'*iridodonesis* et *d'iris tremulans* (voy. p. 390 et 391). Mais depuis la découverte de Helmholtz, on sait que rien n'est moins fréquent que la relation de cause à effet entre le ramollissement du corps vitré et le tremblement de l'iris. Nous renvoyons, du reste, sous ce rapport, à ce que nous en avons dit dans le lieu indiqué. — On doit reconnaître, néanmoins, que, lorsque le tremblement de l'iris survient sur des yeux atteints d'ectasie partielle ou totale, et sur lesquels une cataracte ou une fausse membrane pupillaire empêche l'exploration de la cavité oculaire à l'aide de l'ophthalmoscope, on a quelques présomptions de songer au ramollissement du corps vitré, point fort important à connaître, s'il s'agit, par exemple, d'une cataracte qu'on serait dans l'intention d'opérer.

Le ramollissement sénile, très-fréquent, mérite par cela même que nous y revenions pour y insister quelque peu. Malgré sa fréquence, il est loin de se montrer chez tous les sujets. Mais il survient surtout chez ceux atteints d'athérome des artères, et principalement chez ceux où on remarque, dans la sclérotique, l'une ou l'autre et quelquefois même l'une et l'autre des altérations séniles très-analogues, du reste, à l'athérome, dont nous avons déjà parlé à propos du glaucome. On se rappellera, en effet, qu'à propos de l'anatomie pathologique de cette dernière maladie, nous avons signalé le rôle qu'on a cherché à faire jouer aux transformations graisseuses (Coccius) ou calcaires (Donders) que l'on constate sur la tunique fibreuse de l'œil et qui diminueraient son élasticité ou mettraient même obstacle à la transsudation.

Il est à remarquer, en outre, que l'on observe souvent alors, au pourtour du disque nerveux, un anneau d'atrophie choroïdienne, que nous avons vu d'ailleurs survenir également à la suite du glaucome et qui présente une frappante analogie avec la sclérectasie postérieure annulaire. Ces diverses particularités ont fait penser que le ramollissement du corps vitré pourrait bien ne reconnaître pour cause que l'infiltration de ce milieu par le liquide séreux intra-oculaire, dont les voies de transsudation sont insuffisamment ouvertes (de Wecker). Cette théorie nous paraît difficile à admettre et nous nous sentons plutôt porté à penser que le principal agent du ramollissement du corps vitré est une nutrition insuffisante qui porte les éléments celluleux vers l'atrophie et ne laisse subsister que la partie aqueuse du corps vitré, partie qui, comme nous le savons, en forme les 98/100.

On est d'autant plus fondé à conclure dans ce sens, que le ramollissement du corps vitré se rencontre très-fréquemment comme phénomène accompagnant cette curieuse variété de tumeurs choroïdiennes, décrite par Donders sous le nom d'*excroissances verruqueuses* (voy. p. 566-567), tumeurs qu'on ne peut considérer que comme des produits séniles résultant d'une altération de la nutrition. Presque toujours, du reste, on rencontre ici, comme dans le cas précédent, comme lésion pouvant avoir motivé l'altération de la consistance du corps vitré, des traces non équivoques de dégénérescence graisseuse de ses éléments cellulaires.

Nous devons encore signaler ici, comme susceptible de produire le ramollissement du corps vitré, l'opération de l'abaissement de la cataracte qui, par les manœuvres que l'on est contraint d'exercer avec l'aiguille, peut être cause de la destruction des cloisons et des cellules de la région de ce milieu, sur lesquelles portent ces manœuvres. Mais il est beaucoup plus vraisemblable d'admettre que, dans ce cas, le ramollissement doit être consécutif à l'irritation qui se produit sur la choroïde par suite du déplacement du cristallin qui, dès qu'il a quitté son emplacement normal, devient un véritable corps étranger intra-oculaire. Du reste, la fréquence des accidents glaucomateux, comme conséquence de l'opération de l'abaissement, tend à confirmer cette opinion, et c'est en grande partie à cela qu'est dû le juste abandon dont est frappée aujourd'hui cette détestable méthode opératoire.

Un autre fait digne de remarque, c'est qu'il est fort rare que le ramollissement du corps vitré provoque la diminution de la tension intra-oculaire. Bien au contraire, il y a presque toujours hypertonie, et ce n'est que dans de très-rares cas de sclérectasie antérieure, sur de jeunes sujets, qu'on constate l'hypotonie; du reste, ce sont précisément ces cas qui, plus tard, se transforment en glaucome, et ceci montre encore la relation qui existe entre le ramollissement du corps vitré et les affections sécrétoires du tractus uvéal.

Le ramollissement du corps vitré, avons-nous dit au début de cet article, peut aussi n'être que partiel. C'est, en général, sur sa partie postérieure et plus rarement sur sa partie antérieure qu'on le rencontre d'ordinaire.

Ce sont les cas d'atrophie choroïdienne compliquant ou accompagnant d'ordinaire la scléro-choroïdite postérieure ou antérieure, qui donnent le plus souvent occasion d'observer ce ramollissement partiel. La fréquence de ce ramollissement partiel est même si grande qu'on a pensé pouvoir établir que la sclérectasie était la cause la plus fréquente du synchysis (Arlt). Mais nous devons faire observer qu'il ne s'agit pas là d'un ramollissement proprement dit du corps vitré, mais plutôt de l'exsudation, entre la membrane hyaloïde et les enveloppes du globe, d'un liquide séreux qui refoule le corps vitré vers le centre du globe, de sorte qu'on pourrait admettre que, dans ce cas, il n'y a non-seulement pas ramollissement proprement dit du corps vitré, mais que ce milieu devient plutôt plus compacte (de Wecker). Nous reviendrons, du reste, sur ce point, en traitant du décollement du corps vitré.

Consécutivement à certains traumatismes ou à certaines opérations suivies de procidence du corps vitré, le ramollissement partiel véritable s'observe bien plus souvent. Il résulte, dans ce cas, de ce que la portion du corps vitré qui s'est échappée de l'œil se trouve presque aussitôt remplacée par du liquide séreux, analogue à l'humeur aqueuse, qui vient en prendre la place; si ce liquide s'épanche en avant, il se mêle, au bout d'un certain temps, au reste du corps vitré, et de là résulte, plus tard, un ramollissement complet. Mais souvent ce liquide s'épanche dans le point diamétralement opposé à celui par où le corps vitré s'est échappé, d'où résulte la lésion que nous étudierons tout à l'heure sous le nom de décollement du corps vitré.

Sous le nom de *spinthéropie* (ςπινθερ, étincelle, et οψις, vue, Sichel père), de *synchysis étincelant* (Desmarres père), de *scintillatio pupillæ* (Blasius), on a décrit une variété fort intéressante de ramollissement du corps vitré, caractérisée par la présence, au sein de ce milieu entièrement liquéfié, de petites paillettes brillantes, d'un éclat métallique, se déplaçant avec une rapidité considérable. On ne saurait se faire une idée de cette curieuse affection qu'en se rappelant l'aspect d'une bouteille d'eau-de-vie de Dantzig que l'on vient d'agiter.

Bien étudiée déjà par les anciens ophthalmologistes, qui l'avaient observée consécutivement à certaines opérations de cataracte, la spinthéropie a fait le sujet de nombreux travaux, et on n'a pas tardé à reconnaître que, comme l'avait supposé le premier, Malgaigne, les paillettes brillantes et dorées qu'on apercevait flottant dans l'espace pupillaire et miroitant sur le fond noir de celui-ci, étaient dues à la présence, au sein du corps vitré, d'innombrables petits cristaux de cholestérine.

Un œil atteint de spinthéropie est un des plus jolis sujets d'examen à l'ophthalmoscope. En utilisant simplement le miroir comme source éclairante, on peut déjà voir se déplacer dans tous les sens, sous l'impulsion de légers mouvements du globe, d'innombrables petits corpuscules brillants et chatoyants. Mais ce spectacle devient encore plus remarquable lorsqu'on examine par le procédé de l'image renversée. En procédant ainsi que nous l'avons déjà recommandé pour les opacités du corps vitré, c'est-à-dire en écartant de de plus en plus la lentille objective de l'œil en examen, on voit successivement apparaître, dans le champ d'observation, les différentes paillettes, vues à un notable grossissement, et qui brillent d'autant plus que la lumière est plus intense. Une observation attentive ne tarde pas à faire remarquer que les paillettes sont de deux espèces, reconnaissables à leur éclat et à leurs dimensions différents. Les unes, plus petites, ont un éclat blanchâtre, tandis que les autres, plus grandes, présentent plus particulièrement le reflet doré dont nous parlions tout à l'heure. Lorsqu'à la lumière artificielle on substitue, pour l'examen à l'ophthalmoscope, la lumière diurne, l'aspect et la couleur de ces deux ordres de corpuscules brillants présentent une différence encore plus tranchée.

Ainsi que nous l'avons dit, on avait constaté, il y a déjà longtemps, que, comme l'avait supposé Malgaigne, les paillettes brillantes observées dans le corps vitré lors de spinthéropie, étaient dues à des tables de cholestérine (Stout). Aussi a-t-on également décrit cette curieuse affection sous le nom de *cholestérie de l'œil* (Chassaignac). On admit dès lors que la spinthéropie était due à la dégénérescence graisseuse du corps vitré. Ce n'est qu'il y a peu de temps qu'il a été démontré que lors de synchysis étincelant, il existait, dans le corps vitré, plusieurs produits morbides, et que c'était à ces éléments différents qu'étaient dues les deux espèces de paillettes brillantes que l'ophthalmoscope y faisait reconnaître. On rencontre, en effet, un certain nombre de tables de cholestérine, mais en nombre relativement petit. Ce sont elles qui se montrent à l'ophthalmoscope comme les paillettes les plus grandes et les plus brillantes. En second lieu se voient des cristaux de tyrosine, soit isolés, soit réunis sous forme de houppes. Celles-ci constituent les paillettes les plus nombreuses, celles qui, à l'ophthalmoscope, paraissent blanchâtres et plus petites. Enfin, on y rencontrerait aussi un certain nombre de masses volumineuses de phosphates, agglomérées sur certaines cellules du corps vitré, proliférées et dégénérées.

Ces divers phénomènes permettraient donc de considérer le synchysis étincelant comme une dégénérescence sénile du corps vitré, très-analogue à l'athérome des artères (Poncet). Lorsque le synchysis étincelant surviendrait au contraire sur de jeunes sujets, il coïnciderait souvent avec des lésions hépatiques et notamment avec la présence de calcules biliaires (Ed. von Jæger).

Il est curieux de constater que le synchysis simple ou étincelant n'amène pour ainsi dire pas de troubles de la vue. Presque toujours les sujets qui en sont atteints ne présentent qu'une diminution de l'acuïté visuelle en parfait rapport avec l'âge, fait dont on peut s'assurer chez certains sujets qui présentent sur un œil le synchysis simple et sur l'autre le synchysis étincelant, et en comparant les résultats à ceux obtenus sur des sujets du même âge et ne présentant pas de lésions intra-oculaires.

C'est à cette absence de symptômes subjectifs qu'est dû que le nom de spinthéropie, que mon père avait proposé pour le synchysis étincelant, n'a pas prévalu, car il semblait indiquer que c'était le malade qui apercevait les étincelles, tandis qu'au contraire il en est inconscient, et que l'observateur seul peut en constater la présence.

Le ramollissement du corps vitré, de quelque nature qu'il soit, échappe constamment à tout traitement.

Consultez : DESMARRES père, *Synchisis étincelant; ramollissement du corps vitré avec étincelles apparentes au fond de l'œil*, Ann. d'ocul., t. XIV, p. 220, 1845.

— Sichel père, *Recherches sur la formation des étincelles morbides et luisantes dans le corps vitré*, Ann. d'ocul., t. XV, p. 167, 1846. — Stout, *Nouvelles Recherches, à l'aide du microscope, sur un cas de synchysis étincelant*, Gaz. méd. de Paris, p. 72, 1847. — Blasius, *Ueber scintillatio pupillæ*, Deutsche Klinik, 1849. — Poncet (de Cluny), Comptes rendus de la Société de chirurgie, 10 mai 1876.

ART. 4. — VASCULARISATION ANORMALE DU CORPS VITRÉ.

A. — Développement de vaisseaux de nouvelle formation dans le corps vitré.

Le développement de vaisseaux de nouvelle formation au sein du corps vitré est excessivement rare; aussi ne nous y arrêterons-nous pas longtemps et n'y consacrerons-nous que quelques lignes.

La possibilité du développement de vaisseaux de nouvelle formation dans le corps vitré, n'a d'abord été démontrée objectivement que par l'examen microscopique sur des yeux perdus, soit par suite de diverses affections de la choroïde (Schweigger), soit à la suite de différentes autres affections (Ar. Pagenstecher).

Mais bientôt on parvint à provoquer ces mêmes phénomènes expérimentalement sur des animaux (C.-O. Weber). Dès lors, quoiqu'il soit parfois nécessaire que l'irritation du tractus uvéal soit fort prolongée et violente, pour arriver à provoquer le développement des vaisseaux nouveaux (H. Pagenstecher), il n'était plus difficile d'assister, au moyen de l'ophthalmoscope, à l'évolution des phénomènes qui devaient se terminer par les lésions dont il est question ici.

Ce sont les parties du corps vitré qui avoisinent le plus immédiatement le disque du nerf optique, qui sont le siége le plus habituel des vaisseaux de nouvelle formation. Ces derniers sont, du reste, toujours en connexion plus ou moins intime avec les vaisseaux du disque nerveux lui-même, ou, lorsque les nouveaux vaisseaux siégent sur d'autres points du corps vitré, avec les vaisseaux de la rétine ou du corps ciliaire (Coccius, Ed. von Jæger, Wedl).

Le corps vitré lui-même, cela est quelque peu surprenant, est parfois peu altéré. Mais, en général, on y observe des altérations notables qui attestent une désorganisation plus ou moins avancée, caractérisée par un développement de tissu conjonctif qui s'organise au moyen de vaisseaux de nouvelle formation (O. Becker). Du reste, chacun sait combien le développement de tissu conjonctif nouveau et de vaisseaux de nouvelle formation sont intimement unis. Rien d'étonnant qu'ici, dans le corps vitré, qui présente une si grande facilité à subir la transformation conjonctive, le développement des vaisseaux se fasse fort aisément.

Dans quelques cas d'hémorrhagies graves dans le corps vitré, surtout chez les jeunes sujets, ainsi que chez certains diabétiques ou sur d'autres malades atteints d'hémophilie, on voit, une fois l'hémorrhagie résorbée, subsister la fibrine. Celle-ci subit les transformations conjonctives avec une extrême facilité, et comme les résidus hémorrhagiques, ainsi que nous l'avons dit à propos des hémorrhagies rétiniennes, restent en connexion avec le point d'où est parti l'épanchement sanguin, il s'y développe bientôt des vaisseaux d'abord ténus, rares et anastomosés en arcades, qui sont en connexion intime avec les vaisseaux de la rétine auxquels ils se réunissent. J'ai observé un remarquable fait de ce genre et je me réserve d'en faire le sujet d'une publication ultérieure.

On n'arrive guère à saisir, au moyen de l'ophthalmoscope, les détails d'une semblable vascularisation anormale du corps vitré, qu'en utilisant un procédé d'exploration capable de fournir un fort grossissement.

Le procédé de l'image droite, le cristallin du malade faisant fonction de loupe, ou le procédé de Donders, sont donc préférables. On peut voir alors sur les fausses membranes, plus ou moins grisâtres, des stries rougeâtres ou brunâtres, plus ou moins déliées ou, au contraire, plus ou moins accusées, suivant l'âge de la lésion. Mais quoiqu'on puisse affirmer qu'il s'agit là d'une néomembrane pourvue de vaisseaux de nouvelle formation, il faut que ces produits siégent sur le centre du corps vitré et non sur les côtés.

Il est facile, en effet, de confondre le développement de ces fausses membranes vascularisées, lorsqu'elles se produisent dans les portions latérales du corps vitré, avec le décollement partiel de la rétine au début. La confusion est d'autant plus facile alors que le corps vitré est plus trouble et la néomembrane plus opaque. Elle empêche en effet, alors, de préciser strictement quels sont les vaisseaux qui appartiennent à la néomembrane elle-même et quels sont ceux, au contraire, qui dépendent de la rétine (de Wecker).

Au point de vue de la thérapeutique, le développement des vaisseaux au sein du corps vitré est peu satisfaisant. Non-seulement nous ne possédons aucun agent capable de lui être opposé, mais encore les fausses membranes qui portent les vaisseaux de nouvelle formation sont, de tous les produits susceptible de se développer au sein du corps vitré, ceux qui présentent la plus grande tendance à la contraction ou à la rétraction et qui, par conséquent, sont la cause la plus fréquente de la deuxième variété de décollement de la rétine, ou décollement par attraction (voy. p. 732-733.)

B. — Artère hyaloïde persistante.

Nous avons vu que, pendant la vie intra-utérine, le corps vitré est parcouru, de l'entrée du nerf optique au pôle postérieur du cristallin, par l'artère hyaloïde renfermée au sein d'un canal spécial, nommé canal hyaloïdien ou de J. Cloquet. Mais, tandis que le canal persiste pendant toute la durée de l'existence (Stilling), l'artère qui y est incluse s'atrophie d'ordinaire aux environs de la naissance ou pendant les premières semaines de la vie.

Quelquefois, cependant, l'artère, au lieu de s'atrophier et de disparaître, persiste pendant toute la vie. On n'a encore observé qu'un très-petit nombre de cas *authentiques*, certains, de ce fait, car dans plusieurs cas relatés comme des faits de persistance de l'artère hyaloïde, il ne s'agissait, en réalité, que de la persistance du canal hyaloïdien qui, soit par suite d'opacification, soit par suite de vascularisation de ses parois (Sæmisch), devenait visible à l'examen ophthalmoscopique.

On constate alors, sous certaines inclinaisons, la présence, au sein du corps vitré, soit de fins filaments, soit de légers tractus opaques, offrant un aspect tendineux ou fibreux, étendus du centre du disque du nerf optique au pôle postérieur du cristallin. Arrivés là, ces tractus se terminent sous forme d'une opacité occupant une partie plus ou moins étendue de la face postérieure de la lentille (Sæmisch, Mooren).

En général, l'impression produite par le canal hyaloïdien, lorsqu'il est visible à l'ophthalmoscope, est celle que causerait un petit tube de verre qui traverserait le corps vitré d'avant en arrière.

L'artère hyaloïde persistante se présente, au contraire, sous l'aspect d'un cordon noirâtre, qui parcourt le corps vitré depuis le disque du nerf optique jusqu'au pôle postérieur du cristallin. Ce cordon se fixe, soit exactement au pôle postérieur du cristallin, soit un peu en dehors de celui-ci, par une insertion parfaitement ronde. Dans son trajet l'artère est légèrement tortueuse; elle offre une inflexion en forme d'S majuscule, et flotte dans le corps vitré, sous l'impulsion des mouvements de l'œil (de Wecker). Toujours le corps vitré, dans le reste de son étendue, est parfaitement transparent.

A son extrémité postérieure, c'est-à-dire sur le disque du nerf optique, le cordon s'insinue entre l'artère et la veine centrale, et pénètre dans l'épaisseur du disque, au centre du foramen central.

Le cordon présente un diamètre à peu près uniforme et égal à celui d'une artère rétinienne de premier ordre. Une fois l'artère hyaloïde persistante a été vue contenant du sang (Zehender).

La persistance de l'artère hyaloïde ne peut pas être considérée comme un état pathologique. C'est plutôt un vice de conformation ou, mieux encore, une anomalie de développement. Aussi ne s'accompagne-t-elle que de troubles visuels peu accusés.

Il ne s'agit, en général, que d'une légère diminution de l'acuïté visuelle, qui n'empêche pas les sujets qui en sont porteurs de se livrer à toutes les occupations possibles. Bien entendu, ce vice de conformation, comme la plupart de ceux qui atteignent le globe oculaire lui-même, échappe à toute thérapeutique.

ART. 5. — LÉSIONS VITALES DU CORPS VITRÉ.

A. — *Hémorrhagies dans le corps vitré.*

Les hémorrhagies dans le corps vitré ne sont pas d'une très-grande fréquence, mais, en revanche, elles sont parfois rebelles et assez graves, parce que, alors même qu'elles se résorbent, elles se reproduisent avec une extrême facilité.

La possibilité de reconnaître objectivement les épanchements de sang dans le corps vitré, dépend, en grande partie, du siége de ceux-ci. Lorsque l'épanchement se fait dans les parties antérieures et qu'il est peu abondant, l'éclairage oblique suffit quelquefois pour permettre de reconnaître sa présence, à un reflet rouge plus ou moins accusé, qui se montre en arrière ou sur les côtés du cristallin, surtout lorsque la pupille est dilatée. Lorsque l'épanchement est plus considérable et qu'il se fait dans une partie plus reculée de la cavité intra-oculaire, on ne peut le reconnaître qu'à l'aide de l'ophthalmoscope. Il se montre alors comme un flocon plus ou moins volumineux, présentant des bords frangés ou déchiquetés, de coloration brunâtre ou noirâtre, plus ou moins foncés, se déplaçant ou flottant dans l'épaisseur du corps vitré. Lorsque enfin l'épanchement, considérable, s'est fait entre la rétine et la membrane hyaloïde et à la partie postérieure de la cavité oculaire, ce n'est que par l'absence de reflet que montre le champ pupillaire, lors d'éclairage par l'ophthalmoscope, qu'on peut en poser le diagnostic.

Les épanchements de sang dans le corps vitré se présentent sous différentes formes. Souvent il se produit une hémorrhagie lente et progressive qui, s'épanchant au-devant de la rétine en décollant la membrane limitante et en la refoulant devant elle, fuse entre celle-ci et la rétine et peut ainsi arriver à occuper toute l'étendue du fond de l'œil, sous forme d'une nappe peu épaisse, mais très-large. Ce sont là les hémorrhagies que je désigne sous le nom d'*épanchement en masse*, ou d'*apoplexie dans le corps vitré*. Il est bon de faire remarquer toutefois que ces dénominations sont quelque peu impropres, l'hémorrhagie ne se produisant pas *dans le corps vitré*, mais bien *entre lui et la rétine*. D'autres fois, l'épanchement se fait d'une façon plus brusque, déchire la membrane hyaloïde et pénètre dans le corps vitré lui-même, où il apparaît comme un gros flocon brunâtre ou noirâtre, se déplaçant lentement sous l'influence des mouvements oculaires. Ce sont là les formes les plus graves, mais heureusement les moins fréquentes.

Une variété très-curieuse d'hémorrhagies dans le corps vitré est celle qui est connue sous le nom d'*hémorrhagies sacciformes*. Sur les sujets athéromateux, on voit quelquefois se produire, vers le corps vitré, une petite hémorrhagie qui, survenant brusquement, refoule devant elle la membrane limitante et l'hyaloïde et les invagine à l'intérieur du corps vitré. On voit alors proéminer dans celui-ci un petit sac à collet rétréci, adhérent à la rétine, au voisinage d'un vaisseau le long duquel il se balance sous l'influence des mouvements de l'œil.

Quelquefois ces hémorrhagies sacciformes sont multiples. Elles se produisent le plus ordinairement au voisinage du disque ou dans des points où les vaisseaux rétiniens sont le plus rapprochés de la surface interne de la membrane nerveuse.

Au bout de quelque temps, toutes les parties liquides ou colorées du sang contenu dans le sac se résorbent et il ne subsiste plus, à l'intérieur de la cavité oculaire, qu'une petite poche membraneuse, conservant exactement sa forme primitive, mais offrant maintenant une coloration grisâtre ou légèrement brunâtre. Quelques jours après le début et dès que commence la résorption des parties séreuses et colorées du sang épanché, on voit se produire autour du sac une opacité diffuse dans le corps vitré. Celle-ci ne tarde pas à disparaître à son tour, dès que la résorption du sang contenu dans la poche est complète.

Un troisième ordre d'hémorrhagies dans le corps vitré, présentant également un certain intérêt, est celui qui est constitué par de petites hémorrhagies se produisant sous forme de gouttelettes, sur les sujets athéromateux ou goutteux. Elles se montrent alors, à l'examen ophthalmoscopique, sous l'apparence de flocons de petites dimensions, arrondis, assez cohérents, de coloration brunâtre ou noirâtre. Tantôt ces flocons sont libres, tantôt, au contraire, ils adhèrent, au moyen d'un filament de même nature, à un point quelconque du fond de l'œil. Pour que ces hémorrhagies se produisent, il faut que le corps vitré soit ramolli et que l'hémorrhagie se fasse assez brusquement pour pouvoir rompre la membrane limitante, car sans ces deux conditions il se produirait bien plutôt une hémorrhagie sacciforme.

Les *symptômes subjectifs* auxquels les hémorrhagies intra-oculaires donnent lieu varient avec l'espèce de celle-ci. Dans les hémorrhagies abondantes, dans celles qui se font entre l'enveloppe du corps vitré et la rétine, le trouble de la vue, au moment où l'hémorrhagie vient de se produire, est souvent tellement prononcé, qu'il peut amener la cécité complète. De même, lorsqu'il s'agit d'une hémorrhagie considérable en flocon, il survient un épais nuage, masquant la plus grande partie du champ de vision, mais n'abolissant pas complétement la perception quantitative et pouvant même permettre au malade de reconnaître, dans certaines directions, l'ombre ou la masse des objets. Le trouble de la vue est, du reste, en relation directe avec la quantité de sang extravasé. Aussi, lors d'hémorrhagies sacciformes ou d'hémorrhagies en gouttelettes, les symptômes subjectifs se bornent-ils, soit à un léger scotome fixe, soit à une variété de myiodésopsie analogue à celle que produisent les corps flottants du corps vitré.

Quelquefois, mais très-rarement, les malades ressentent, au moment où se produit l'hémorrhagie, une douleur plus ou moins aiguë, accompagnée de photopsie. Mais toujours ces deux symptômes sont des plus passagers.

Les hémorrhagies en masse, ou celles qui se montrent sous forme de gros flocons, amènent quelquefois la résorbtion partielle du corps vitré. De là il résulte, cela se conçoit, qu'elles ont une grande tendance à se reproduire, au fur et à mesure que l'épanchement primitif se résorbe. En effet, lorsque la résorption a atteint un certain degré, celle-ci amène un abaissement de la tension intra-oculaire, de sorte que l'épanchement se reproduit sous forme d'*hémorrhagie ex vacuo*. Quoi qu'il en soit, les hémorrhagies dans le corps vitré disparaissent souvent complétement dans l'espace de quelques semaines, sans laisser de traces bien appréciables de leur présence. D'ordinaire, elles ne tardent pas à se coaguler au sein du corps vitré. Bientôt elles se résorbent partiellement; les parties colorantes et séreuses disparaissent plus ou moins, mais les parties fibrineuses subsistent et donnent lieu, dans la majorité des cas, à des opacités membraneuses ou floconneuses, plus ou moins pigmentées, de forme et de nature variables, que l'on voit se mouvoir sous l'impulsion des déplacements du globe oculaire. Quelquefois encore leur présence donne lieu, au moment où commence la résorption, à une infiltration diffuse qui entraîne la dégénérescence du corps vitré. D'autres fois, lorsque l'épanchement se résorbe et ne se reproduit pas, il subsiste un décollement du corps vitré. Enfin, lorsqu'il ne s'agit que d'une de ces hémorrhagies en gouttelettes, il n'est pas rare de voir celle-ci reliée à un point du fond de l'œil, principalement à un vaisseau, par l'intermédiaire d'un mince filament opaque, à l'extrémité duquel l'hémorrhagie se balance sous l'influence des mouvements de l'œil.

Quelle que soit la quantité de sang épanché, celui-ci peut disparaître dans l'espace de quelques semaines à plusieurs mois. Mais ce fait est extrêmement rare, parce que, nous l'avons déjà dit, au fur et à mesure que l'épanchement se résorbe, il s'en reproduit d'ordinaire un nouveau.

L'*étiologie* des hémorrhagies dans le corps vitré est assez peu connue.

Un fait digne de remarque, cependant, c'est qu'elles se produisent le plus souvent, soit chez de jeunes sujets de dix-huit à vingt-cinq ans, soit, au contraire, sur des sujets ayant dépassé la cinquantaine.

Les apoplexies en masse sont surtout fréquentes chez les jeunes sujets, chez lesquels elles surviennent avec tous les caractères des hémorrhagies supplémentaires. J'en ai observé un certain nombre d'exemples sur des jeunes filles aménorrhoïques ou sur des femmes en gestation. On les a signalées aussi comme pouvant se produire chez certains sujets présentant des épistaxis habituelles (de Græfe) ou chez des individus atteints d'hémophilie. De même, au moment de la ménopause, on les voit souvent survenir à l'époque précise où aurait dû se montrer l'écoulement menstruel (Stellwag von Carion).

Les hémorrhagies floconneuses sont fréquentes dans certaines affections générales, provoquant, sur les membranes internes de l'œil, des phénomènes hémorrhagiques. La rétinite spécifique et la rétinite glycosurique, cette dernière surtout, tiennent, à cet égard, la première place. Dans cette affection, il n'est même pas rare de voir ces hémorrhagies, après avoir disparu, laisser subsister dans le corps vitré des néomembranes sur lesquelles se développent bientôt des vaisseaux qui, à leur tour, peuvent provoquer l'apparition d'hémorrhagies nouvelles.

Quant aux hémorrhagies sacciformes ou en forme de gouttelettes, elles se produisent surtout sous l'influence de ruptures vasculaires, ainsi que cela s'observe si souvent chez les vieillards athéromateux ou goutteux. Il n'est pas rare de voir l'épanchement sanguin disparaître et se reproduire alternativement, sous forme périodique et parfois même être en relation avec des attaques apoplectiformes (Rothmund).

Enfin, notons encore que chez les sujets athéromateux, la cause productrice de l'épanchement dans le corps vitré peut être un traumatisme direct sur le globe oculaire (Stellwag von Carion); mais nous devons penser que ce cas doit être fort rare, car nous n'en avons jamais observé aucun exemple.

Il est bon de ne pas perdre de vue, du reste, que dans bon nombre de cas, les épanchements sanguins dans le corps vitré coïncident avec les hémorrhagies de la rétine, surtout dans la région équatoriale de celle-ci. On est donc en droit de considérer, avec grande probabilité, celles-ci comme le point de départ de l'épanchement sanguin du corps vitré. On a cherché à localiser ce point de départ dans la choroïde (de Græfe). Mais il est bien plus logique de penser que ce point de départ doit être dans la rétine, car une hémorrhagie choroïdienne aura bien plus de tendance, si elle vient à perforer la membrane anhiste de la choroïde, à détacher et à soulever la rétine, qu'à continuer sa route en perforant celle-ci pour arriver dans le corps vitré (Schweigger).

Du reste, dans presque tous les cas d'hémorrhagie dans le corps vitré où ce milieu conserve encore une transparence suffisante, de même que si l'épanchement s'est déjà coagulé ou résorbé suffisamment pour qu'on puisse arriver à éclairer le fond de l'œil, on peut presque toujours constater la connexion de l'épanchement dans le corps vitré, soit avec une hémorrhagie, soit avec un vaisseau de la rétine.

D'après tout ce qui précède on doit voir que le *diagnostic* des hémorrhagies dans le corps vitré ne présente pas de difficultés. Ce n'est que dans le cas de petites hémorrhagies en gouttelettes qu'on pourrait avoir quelque hésitation dans le sens d'un simple flocon membraneux. Mais la fréquence des hémorrhagies concomitantes de la rétine, et le début brusque, suffisent généralement pour faire cesser les doutes.

Au point de vue du *pronostic*, on doit reconnaître que les hémorrhagies dans le corps vitré ont une certaine gravité. Cette gravité dépend, d'une part, de la tendance qu'elles présentent à se reproduire, et d'autre part, des traces indélébiles qu'elles laissent presque toujours de leur passage. Les apoplexies ou épanchements en masse se résorbent difficilement, et même ce résultat se produirait-il, qu'il subsisterait toujours des résidus fibrineux indélébiles, ayant une grande facilité d'organisation. Il en est de même des épanchements floconneux. Presque toujours leurs résidus s'organisent, donnent lieu à la formation, au sein du corps vitré, de néomembranes plus ou moins étendues et épaisses, sur lesquelles ne tardent pas à se développer des vaisseaux de nouvelle formation, dont il est facile de constater la connexion manifeste avec les vaisseaux de la rétine.

Les autres épanchements sanguins, les hémorrhagies sacciformes, ou les hémorrhagies en gouttelettes, subissent naturellement les mêmes modifications. Mais ces dernières, à cause du ramollissement du corps vitré, qui, on s'en souvient, se montre toujours en même temps qu'elles, persistent en donnant lieu aux phénomènes de myiodésopsie que nous connaissons déjà. Quant aux hémorrhagies sacciformes, elles ne donnent lieu, en subsistant, qu'à un petit scotome qui sera d'autant moins sensible qu'elles siégeront dans un point plus rapproché du disque du nerf optique et que, par conséquent, ce scotome se confondra davantage avec le *punctum cæcum* ou scotome physiologique.

Le *traitement* des hémorrhagies dans le corps vitré se confond, pour ainsi dire, avec le traitement des hémorrhagies rétiniennes : s'opposer au retour des accidents et en combattre les causes, telles sont à peu près les indications à remplir. Nous pourrions donc ne pas y insister davantage et renvoyer au traitement des hémorrhagies rétiniennes (voy. p. 699), s'il ne nous semblait pas indispensable de signaler deux indications importantes à remplir. La première, c'est, au moyen de la compression méthodique, de provoquer une exagération artificielle de la tension intra-oculaire ; la seconde, d'obtenir le plus rapidement possible, au moyen des injections hypodermiques de pilocarpine, la disparition du trouble du corps vitré qui accompagne toujours la résorption des hémorrhagies.

B. — Décollement du corps vitré.

Les signes objectifs, c'est-à-dire les signes ophthalmoscopiques du décollement du corps vitré, sont si peu accusés et partant si difficiles à saisir, qu'ils sont encore aujourd'hui presque inconnus. De là résulte que cette affection est plutôt intéressante au point de vue anatomo-pathologique qu'au point de vue clinique.

Ici, nous retrouvons tout entière la question de savoir si, oui ou non, le corps vitré possède une membrane d'enveloppe propre, une véritable hyaloïde, capable d'être séparée de la rétine, ou si, au contraire, cette enveloppe ne fait qu'un avec la membrane limitante interne de la rétine.

Si on admet avec Schwalbe la présence d'une enveloppe propre, on est forcé de reconnaître que ce qu'Iwanoff a le premier décrit sous le nom de décollement du corps vitré, est loin de pouvoir être accepté sous ce nom. Jamais, en effet, on ne trouve, sur la partie du corps vitré refoulée vers les parties centrales de la cavité oculaire, la présence de la membrane d'enveloppe. Il n'existe là qu'une couche plus ou moins abondante et épaisse de liquide, qui s'interpose entre le corps vitré et la rétine. Si, au contraire, on accepte, au point de vue anatomique, l'opinion la plus généralement répandue de la non-existence d'une hyaloïde propre, on ne peut pas plus accepter, et cela pour les susdites raisons, la dénomination de *décollement* du corps vitré, au sens propre du mot, et c'est *refoulement* qu'il faudrait dire.

Quoi qu'il en soit, et l'expression de décollement du corps vitré une fois acceptée avec ces restrictions, cette lésion peut se produire dans tous les cas où survient rapidement une perte du contenu du globe oculaire, qui motive une brusque rupture d'équilibre de la tension intra-oculaire dans les parties postérieures du globe. Il peut encore se produire dans les cas où, par des circonstances diverses, la capacité du globe oculaire augmente.

Le caractère essentiel du décollement du corps vitré est que ce milieu, au lieu de présenter une masse régulièrement sphéroïdale, présente maintenant une forme irrégulière et bosselée. Au lieu d'être adhérent à tout le pourtour de la cavité oculaire, il est maintenant refoulé vers l'intérieur du globe et ne conserve d'adhérences que dans le segment antérieur, jusqu'au voisinage ou un peu au delà de l'équateur du globe.

Suivant Iwanoff, qui, nous l'avons déjà dit, a le premier décrit la lésion qui nous occupe ici, le décollement du corps vitré peut se produire dans deux circonstances absolument différentes :

1° Par suite de la transsudation, entre la rétine et le corps vitré, d'une certaine quantité de liquide au niveau d'une ectasie des membranes d'enveloppe, ainsi que cela se produit si souvent sur certains yeux myopes ;

2° Par suite d'une blessure du globe oculaire, amenant la sortie brusque du cristallin et du corps vitré (opérations de cataracte).

Le décollement du corps vitré peut donc être primitif ou secondaire. Le décollement primitif a généralement pour cause la transsudation, dans les parties postérieures de la cavité oculaire, d'une sécrétion séreuse, peu riche en fibrine, qui refoule le corps vitré en avant. Au début, ce décollement est en général peu étendu, et le corps vitré lui-même ne subit que peu de modifications. C'est dans les cas de staphylome postérieur ou de staphylome scléro-choroïdien, et par conséquent sur les yeux myopes, que survient le plus fréquemment ce décollement primitif. Il semblerait donc résulter de la distension des enveloppes du globe de l'œil, qui augmente la capacité de celui-ci, et provoque une diminution relative du contenu. Il se forme alors un vide qui devra nécessairement être comblé par du liquide. Ce liquide transsude lentement sous l'influence de phénomènes inflammatoires chroniques. Le liquide qu'on trouve là est dépourvu de cellules et est extrêmement fluide.

Il peut se faire aussi qu'une maladie non purulente du corps vitré en amène la résorption à un plus ou moins haut degré. Dans ce cas, comme dans le précédent, l'altération pourra facilement se compliquer de décollement de la rétine, qu'elle précède du reste toujours. C'est peut-être la raison pour laquelle le décollement du corps vitré n'a pas encore été observé en clinique. On comprendra facilement, en effet, que, tant qu'il n'existe encore, entre le corps vitré et la rétine, qu'un liquide transparent, il ne peut se produire de symptômes visuels suffisants pour éveiller l'attention du malade. Ces symptômes ne surviennent qu'alors que se produit le décollement de la rétine. Le même raisonnement peut s'appliquer à la nullité des symptômes objectifs.

Le décollement secondaire du corps vitré résulte le plus souvent de la perte brusque d'une quantité plus ou moins abondante du corps vitré, ainsi que cela se produisait si fréquemment naguère, et ainsi que cela survient encore quelquefois aujourd'hui, après l'opération de la cataracte par extraction (de Guvea, O. Becker). De même aussi, il peut survenir à la suite de traumatismes divers ou de perforations étendues de la cornée (Iwanoff).

On voit donc que la perte du corps vitré après les opérations n'a pas seulement d'importance au point de vue d'un danger immédiat, celui du décollement brusque de la rétine, mais que celui-ci peut se produire ultérieurement, par suite du décollement du corps vitré. On peut du reste s'assurer de ce fait en suivant avec attention, pendant un certain nombre d'années, des malades chez lesquels la perte du corps vitré, au moment de l'opération, avait semblé ne pas provoquer d'inconvénients immédiats. Toujours ou presque toujours, on voit, au bout d'un certain nombre d'années, la vue de ces malades, satisfaisante jusque-là, s'abaisser progressivement et leur faire perdre le bénéfice de l'opération.

L'absence de symptômes objectifs et subjectifs est cause que le décollement du corps vitré échappe, en général, à l'attention du médecin, de sorte qu'il est impossible de formuler une règle thérapeutique quelconque à son égard.

Consultez : IWANOFF, *Beitrag zur Ablösung des Glaskörpers*, A. f. O. Bd. XV, Abt. 2, p. 1, 1869. — H. DE GUVEA, *Ueber die Entstehung der Glaskörperablösung in Folge von Glaskörperverlust*, A. f. O. Bd. XV, Abt. 1, p. 224, 1869. — IWANOFF, *Glaskörper Ablösung*, Klinische Monatsblätter für Augenheilkunde. Bd. V., p. 297, 1867 et *Compte rendu du congrès international d'ophthalmologie*. Paris, 1868.

C. — Corps étrangers du corps vitré.

On peut rencontrer dans le corps vitré deux variétés bien distinctes de corps étrangers : *a. des corps étrangers inorganiques* et *b. des corps étrangers organiques.*

a. Corps étrangers inorganiques. — Les corps étrangers de cette espèce que l'on rencontre le plus souvent dans le corps vitré sont, par ordre de fréquence : des éclats de capsules fulminantes, des grains de plomb de chasse, des éclats de métal, de pierre, de verre ou de bois.

Pendant longtemps, la présence d'un corps étranger ne pouvait être constatée objectivement. Seuls les signes rationnels permettaient de conclure en faveur de sa présence, et ce n'est que depuis l'introduction de l'ophthalmoscope dans la pratique qu'on a pu constater le fait et se rendre compte des phénomènes inflammatoires ou autres qui en sont la conséquence.

Lorsqu'un corps étranger a traversé les membranes de l'œil et qu'il a pénétré dans le corps vitré, il vient se placer, en vertu des lois de la pesanteur, dans les parties les plus déclives, et ordinairement il se forme le long de son trajet, dans le corps vitré, de véritables canaux ou tractus.

Lorsque des corps étrangers ont pénétré dans la profondeur du corps vitré, ils ne tardent pas à s'envelopper de masses purulentes ou de membranes de néo formation, qui, pendant un certain temps, semblent n'avoir aucune connexion avec les organes environnants.

Les corps étrangers qui pénètrent dans le globe oculaire traversent rarement la paroi postérieure de celui-ci; ils restent souvent enclavés dans cette paroi et peuvent être aperçus pendant un certain temps à l'aide de l'ophthalmoscope. Mais, dans le plus grand nombre des cas, ils pénètrent dans la rétine et la choroïde, trouvent dans la sclérotique une résistance trop grande, et alors, ricochant à sa surface, ils tombent dans les parties déclives de la cavité oculaire. C'est là la raison pour laquelle on les rencontre le plus fréquemment dans la partie inférieure du fond de l'œil, un peu en avant de l'équateur.

Le lieu dans lequel se montre le corps étranger dépend de son poids, de sa vitesse et de sa force de propulsion, au moment où il pénètre. Lorsque ces trois conditions sont considérables, le corps étranger, après avoir traversé les parois antérieures, traverse tout le corps vitré, vient heurter la paroi postérieure du globe, et là ricoche et tombe dans la cavité du corps vitré.

Au contraire, lorsque le poids la vitesse et la force de propulsion sont faibles, le corps étranger peut demeurer dans un point voisin du lieu de sa pénétration ou, arrivé à la paroi opposée des enveloppes, s'y fixer et y demeurer.

Le point où le corps étranger se fixera définitivement dépend aussi de la consistance du corps vitré. Lorsque celui-ci est normal, le cheminement du corps étranger y est plus difficile, tandis que lorsqu'il est liquéfié, il suffit qu'il ait franchi les tuniques oculaires pour qu'il tombe dans la profondeur de ce milieu. Il en résulte alors des épanchements sanguins plus ou moins considérables, provenant de la plaie rétinienne ou choroïdienne déterminée par le corps étranger, soit au moment de sa pénétration, soit au moment de sa répercussion sur la paroi opposée. Le sang traverse le corps vitré dans des directions variables, mais généralement suivant le chemin parcouru par le corps étranger. Lorsque le sang vient ultérieurement à se résorber, les parties fibrineuses de l'épanchement subsistent néanmoins et laissent dans le corps vitré des tractus néo membraneux, étendus de la plaie des enveloppes au lieu où siége le corps étranger, et, en subissant la rétraction cicatricielle, ceux-ci deviendront ultérieurement la cause de l'atrophie du corps vitré et du décollement de la rétine par attraction.

Pour pouvoir étudier avec fruit les modifications auxquelles la pénétration d'un corps étranger dans l'œil donne lieu, il faut pouvoir observer les malades peu de temps après l'accident. Il faut, en outre, que la pénétration du corps étranger n'ait pas donné lieu à des phénomènes inflammatoires trop violents, qu'il ne se soit pas fait d'hémorrhagie trop considérable, de façon que l'humeur aqueuse, le cristallin et le corps vitré restent suffisamment transparents.

Presque toujours, dès les premières heures après l'accident, il se fait une infiltration du corps vitré par des corpuscules lymphoïdes partis du point des membranes internes qui ont été atteintes par le corps étranger au moment de sa pénétration, et qui donnent lieu soit à un trouble diffus, soit à une opacité qui suit exactement le chemin parcouru par le corps étranger à travers le corps vitré.

Par suite du processus que provoque la présence du corps étranger dans le corps vitré, il se forme bientôt des néo membranes à son pourtour, et il ne tarde pas à s'enkyster définitivement. Cet enkystement était même jadis la principale condition de succès de l'opération de la cataracte par abaissement. Mais ces faits sont exceptionnels. Dans la majeure partie des cas, le altérations inflammatoires, qui se font au pourtour du corps étranger, ont pour conséquence la plus ordinaire de provoquer soit une choroïdite suppurative d'emblée, soit une suppuration du corps vitré qui amène, par résorption du pus et atrophie du corps vitré, le décollement de la rétine, l'irido-choroïdite, quelquefois même la panophthalmite et, consécutivement, la terminaison par la phthisie et l'atrophie du globe. D'autre part, le développement d'abondantes masses de tissus conjonctifs dans le corps vitré peut en amener ultérieurement l'ossification.

Le pronostic des corps étrangers intra-oculaires est donc toujours extrêmement grave. Non-seulement la présence de ceux-ci, comme nous venons de le voir, provoque des phénomènes inflammatoires qui amènent la perte de l'organe, mais trop souvent ces phénomènes deviennent le point de départ de l'ophthalmie sympathique sur le second œil.

Le signe ophthalmoscopique le plus important consiste, tout d'abord, dans un trouble généralisé du corps vitré auquel succèdent un ou plusieurs noyaux opaques au centre desquels on trouve, le plus souvent, le corps étranger qui est cause de la maladie. De ces noyaux partent une série de petits prolongements filamenteux qui traversent le corps vitré dans différents sens et forment un véritable réseau au travers duquel on aperçoit, plus ou moins distinctement, le fond de l'œil.

Lorsque la lésion siége dans les parties antérieures du corps vitré, le réseau peut s'apercevoir à l'éclairage latéral. On constate quelquefois alors, en même temps, de légères opacités du cristallin.

La conjonctive et le tissu conjonctival participent également à l'altération; ils sont injectés de sang et gonflés par l'épanchement d'une petite quantité de sérosité.

b. Corps étrangers organiques. — Les corps étrangers organiques observés jusqu'à ce jour dans le corps vitré, sont des entozoaires : le cysticerque ladrique (*cysticercus cellulosæ*) (Rudolphi), la filaire de l'homme (*filaria oculi humani, sive spiralis*) et le *trichosomum* (Schöler).

Le cysticerque ladrique seul a été observé un si grand nombre de fois, que son histoire est aujourd'hui établie sur des bases absolument certaines.

Quant aux autres entozoaires, les quelques cas cités sont douteux, sauf celui de Schöler, qui, bien qu'unique et pourtant insuffisant pour qu'on puisse se prononcer d'une façon catégorique, présente cependant une certaine vraisemblance.

C'est à de Graefe (1854) qu'appartient la première observation précise de cysticerque dans le corps vitré.

Symptômes objectifs. — Le cysticerque ladrique, dans la cavité du globe oculaire, ne provoque pas d'ordinaire de symptômes sur les membranes externes. Ce n'est qu'au moment où il pénètre dans le corps vitré, en quittant le lieu dans lequel il s'est primitivement développé, que ce passage peut occasionner des phénomènes inflammatoires sur lesquels nous reviendrons plus loin. Sauf à ce moment, on n'observe donc aucun signe extérieur qui puisse faire soupçonner sa présence.

L'exploration de l'œil au moyen de l'ophthalmoscope seule est en mesure de renseigner à cet égard. Les phénomènes ophthalmoscopiques diffèrent, en outre, d'une part, suivant le procédé d'exploration employé, et, d'autre part, suivant la voie qu'aura suivie l'entozoaire pour arriver, du lieu où il s'est primitivement développé, au sein du corps vitré. Toujours est-il qu'il est bon de demander ici à l'instrument de Helmholtz tout ce qu'il peut donner, c'est-à-dire qu'il faut l'employer d'abord seul, comme simple source éclairante (voy. p. 59), puis seul encore pour observer par le procédé de l'image droite (voy. p. 60); puis, enfin, avec le secours d'une lentille objective, pour explorer par le procédé de l'image renversée.

Lorsqu'on utilise le miroir seul, comme simple source éclairante, ce qu'il est toujours bon de faire au préalable, on remarque presque toujours, tout d'abord, un certain degré de trouble du corps vitré, soit général, ce qui est rare, soit partiel et occasionné par un amas plus ou moins volumineux et plus ou moins épais d'opacités floconneuses, nuageuses ou membraneuses, ce qui est infiniment plus fréquent. Nous reviendrons du reste tout à l'heure sur ces opacités.

Souvent on aperçoit aussi, dans un point quelconque du fond de l'œil, le mouvement de flottement ou de drapeau qui caractérise le décollement de la rétine.

Outre ces opacités et ces traces de décollement rétinien, on ne tarde pas à voir, sous l'influence des mouvements de l'œil, passer dans le champ pupillaire un petit corps blanc, arrondi ou légèrement ovalaire, opalescent, réfléchissant fortement la lumière, de dimensions très-variables, et terminé, dans quelques cas, par un petit prolongement offrant lui-même une extrémité légèrement renflée. Il est toujours utile alors de prolonger l'examen, en faisant exécuter, de temps à autre, des mouvements variés au globe de l'œil; on ne tarde pas à remarquer alors que le petit corps dont je viens de parler modifie sa forme et son aspect. Le prolongement, notamment, change de forme et de direction; il peut même disparaître complétement et n'être remplacé que par un petit point arrondi, plus brillant et cependant plus opaque que le reste de la masse tout entière.

Si on vient maintenant à examiner l'œil, encore au moyen du miroir seul, mais en se rapprochant jusqu'au foyer antérieur du cristallin, de façon à explorer par le procédé de l'image droite, tout en ayant soin de faire toujours exécuter des mouvements au globe oculaire, on peut, par une observation prolongée, arriver à voir l'entozoaire dans les diverses attitudes représentées par mon père, sur la figure 6 de la pl. LXXII de son *Iconographie ophthalmologique*.

Mais dans les deux cas que nous venons d'indiquer, les diverses attitudes de l'entozoaire ne peuvent être aperçues qu'à la condition que celui-ci soit libre dans le corps vitré, et que ce dernier soit resté transparent dans la majeure partie de sa masse. Si, au contraire, il existe des opacités plus ou moins opaques ou épaisses, il peut arriver que le cysticerque, en se déplaçant, vienne se loger soit derrière, soit au sein de ces opacités, ou qu'il s'y trouve primitivement maintenu; dans ces deux derniers cas, sa présence n'est plus révélée que par l'existence, dans une partie déterminée de ces opacités, d'un point plus blanchâtre et plus brillant, de sorte que le diagnostic peut en être quelque peu entravé.

En n'utilisant que le miroir seul, on peut donc avoir de fortes présomptions pour la présence du cysticerque, mais l'exiguïté du grossissement ne permettant pas de saisir les détails caractéristiques de l'animalcule, on ne peut en diagnostiquer la présence avec certitude qu'au moyen de l'examen par le procédé de l'image renversée. Il est bon même de chercher à obtenir ici le plus fort grossissement possible, c'est-à-dire d'employer une lentille d'au plus 12 D de pouvoir réfringent positif (ancien + 1/3), et même, ce qui est préférable, une lentille de + 9 D (ancien + 1/4). Le moyen même qui donne le plus beau grossissement et qui permet le mieux de saisir les détails est le procédé d'examen de Donders (voy. p. 58-59). Enfin, il est indispensable d'employer un miroir fournissant beaucoup de lumière, un miroir concave, par exemple, et de dilater la pupille *ad maximum*, au moyen de l'atropine. En se plaçant dans ces conditions, et si, en outre, l'animal est dans une position favorable, ce qui ne manquera pas de se présenter si on persévère quelque peu dans l'examen ou si on le répète un nombre de fois suffisant, on peut voir, dans un point variable de la cavité oculaire, un corps globuleux, de coloration gris verdâtre, dont le centre laisse passer en partie la lumière, mais sur les bords duquel se produit une dispersion spectrale des rayons lumineux, absolument analogue à celle qui se produit sur le bord des lentilles biconvexes, et qui atteste, à n'en pas douter, que les rayons lumineux traversent là un corps transparent, d'indice de réfraction différent de celui du corps vitré.

L'ophthalmoscope binoculaire de Giraud-Teulon est précieux ici, car il permet de saisir le relief de l'objet en examen et d'en reconnaître la forme sphérique. Sur différents points de la surface de ce corps sphéroïdal se voient encore nettement, grâce au grossissement, de petits points d'un blanc éclatant, opaques, réfléchissant fortement la lumière, isolés ou groupés en plaques. Ce sont les corpuscules calcaires de la vésicule.

Quelquefois du premier coup, d'autres fois en prolongeant suffisamment l'examen, on ne tarde pas à voir, proéminant hors de cette vésicule, le corps, le col et la tête de l'animal, et à reconnaître sur celle-ci les petites saillies latérales, les ventouses ou vésicules, ainsi que le petit renflement terminal, le rostre ou rostellum. Malgré la plus grande attention, dans les trois cas observés par moi, il ne m'a jamais été possible d'arriver à distinguer, pendant l'examen à l'ophthalmoscope, la couronne de crochets, le grossissement n'étant pas suffisant.

Quelquefois aussi on peut voir, pendant l'examen à l'ophthalmoscope, le cestoïde soit changer de place dans son entier, soit n'exécuter que quelques mouvements d'inflexion du corps, du col et de la tête. Quant aux mouvements alternatifs de contraction et d'expansion de la vésicule qu'on a dit voir observés, je n'ai jamais pu arriver à les saisir avec certitude, et je serais tenté de croire que ces prétendus mouvements alternatifs ne sont que le produit d'une illusion, causée par de légers mouvements du globe oculaire, se communiquant à l'entozoaire, ainsi que le fait, du reste, remarquer Schweigger.

En observant un semblable cas pendant plusieurs semaines de suite, on ne tarde pas à reconnaître qu'aux opacités membraneuses du corps vitré, qui précèdent ou accompagnent toujours la présence de l'entozoaire, vient bientôt se joindre cette opacité diffuse de ce milieu, désignée sous le nom d'état jumenteux. Bientôt les opacités membraneuses elles-mêmes augmentent sensiblement et peuvent finir, en entourant le parasite, par le masquer

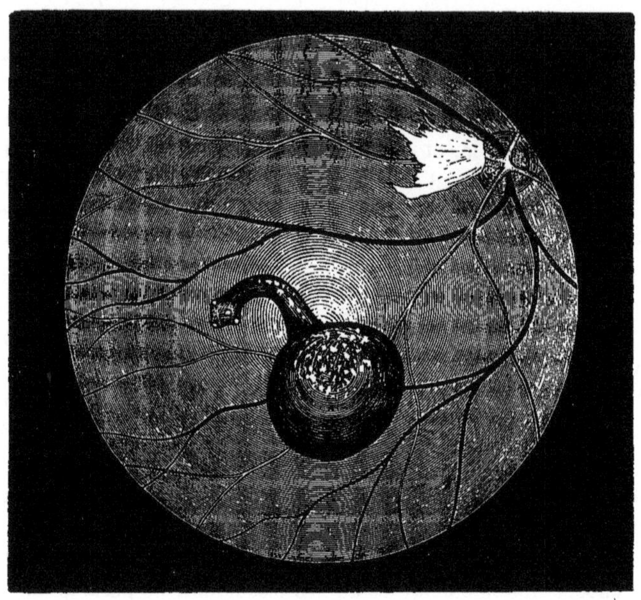

Fig. 98.
Cysticerque dans le corps vitré, dessiné d'après nature.

complétement et définitivement aux regards. C'est ce qu'on désigne sous le nom d'*enkystement* du cysticerque.

Nous avons dit que les signes ophthalmoscopiques de la présence du cysticerque dans le corps vitré variaient aussi suivant la voie qu'a prise le parasite pour pénétrer au sein de la cavité oculaire. En effet, le cestoïde peut y arriver par deux voies différentes : soit par l'artère centrale de la rétine, soit par les artères ciliaires. Dans le premier cas, il arrivera directement dans le corps vitré, sans léser sensiblement la rétine; on observera alors tout au plus, dans la membrane nerveuse, une cicatrice plus ou moins accusée, soit sur le disque du nerf optique, soit sur la rétine au voisinage immédiat du disque. Dans un cas de ce genre, que l'obligeance de Desmarres père nous a permis d'observer, on voyait sur le bord du disque, dans la rétine, une cicatrice blanchâtre qui semblait attester ce mode de pénétration de l'entozoaire dans le corps vitré (voy. fig. 98).

Dans le second cas, au contraire, c'est-à-dire lorsque l'entozoaire a pénétré par la voie des artères ciliaires, il devra d'abord se développer entre la choroïde et la rétine, décoller et soulever celle-ci, et n'arrivera dans le corps vitré qu'en perforant la membrane nerveuse. Il y aura donc toujours alors un décollement concomitant de la rétine. Ce décollement pourra bien disparaître en partie ultérieurement, mais il en subsistera toujours des traces non équivoques.

Le moment où l'animal, primitivement situé entre la choroïde et la rétine, pénètre dans le corps vitré, en perforant la membrane nerveuse, s'annonce, en général, par les symptômes d'une irido-choroïdite plus ou moins violente, accompagnée de douleurs hémicraniennes parfois intolérables. A ce moment, l'œil est le siége d'une injection conjonctivale des plus violentes; les veines de l'épisclère sont gorgées et tortueuses. L'humeur aqueuse se trouble, et il se développe parfois des synéchies plus ou moins nombreuses. Quelquefois, ces phénomènes retentissent sur l'autre œil sain et déterminent une irritation sympathique plus ou moins violente, avec photophobie et myosis.

Symptômes subjectifs. — Ces symptômes varient suivant que le cysticerque, siégeant primitivement entre la choroïde et la rétine, provoque d'abord, avant de passer dans le corps vitré, le décollement de la membrane nerveuse, ou qu'au contraire, situé dès le principe dans la rétine, il passe d'emblée dans la cavité de l'œil.

Dans le premier cas, ce sont les symptômes du décollement de la rétine qui attirent surtout l'attention du malade, nous n'avons donc pas à y revenir ici.

Dans le second cas, tout peut se borner, dans le principe, à un scotome dont les dimensions et l'emplacement dans le champ visuel varieront avec le lieu où se trouve l'animalcule au moment de l'exploration. Le passage d'emblée du cysticerque, de la rétine dans le corps vitré, ne survenant guère que dans la moitié des cas, on serait fondé à croire que le cysticerque, dans le corps vitré, doit donner lieu, à peu près dans les mêmes proportions, soit aux symptômes du décollement de la rétine, soit seulement au scotome dont nous venons de parler. Il n'en est cependant rien. Il ne faut pas oublier, en effet, que la présence du ver cestoïde dans le corps vitré est presque toujours précédée ou accompagnée de la présence, au sein de ce milieu, d'opacités plus ou moins diffuses et opaques qui font varier le degré du trouble de la vue.

Du reste, la diminution de l'acuité visuelle varie sensiblement suivant l'époque, plus ou moins éloignée du début, à laquelle on observe le parasite. Plus on s'éloigne, en effet, du moment où il a pénétré dans le corps vitré, et plus les opacités sont abondantes et opaques. C'est là un point important sur lequel nous attirerons encore l'attention, lorsque nous parlerons des indications thérapeutiques.

Outre les troubles visuels, signalons encore les douleurs. Celles-ci sont parfois d'une violence extrême et précisent le moment exact où le parasite se fraye un passage vers le corps vitré. Naturellement, c'est lorsque l'animal, situé sous la rétine, doit, pour arriver dans le corps vitré, perforer la membrane nerveuse, que les douleurs sont le plus violentes. Dès le moment où le cysticerque est passé dans le corps vitré, les symptômes inflammatoires peuvent tomber complétement. C'est, du reste, ce qui arrive dans la grande majorité des cas. Cependant ces phénomènes peuvent reparaître. Mais même lorsque les symptômes inflammatoires cessent, les douleurs, au contraire, se montrent de nouveau et peuvent alors persister fort longtemps.

Enfin, remarquons qu'en général la tension intra-oculaire est sensiblement abaissée, point qu'il ne faut pas perdre de vue, car il est d'une haute valeur, lorsque surviennent les symptômes inflammatoires qui, quelquefois, peuvent simuler une attaque de glaucome aigu.

Marche, durée, terminaison. — Le cysticerque dans le corps vitré, abandonné à lui-même, finit toujours, tôt ou tard, par s'y enkyster. Mais ce n'est pas une raison pour qu'avec son enkystement coïncide la mort du parasite. On a vu des cas où, au bout de cinq et même dix ans d'enkystement, on trouvait encore l'entozoaire vivant au centre du kyste pseudo-membraneux (Hirschberg).

Quoi qu'il en soit, que le cysticerque reste libre ou qu'il s'enkyste, sa présence au sein du corps vitré amène toujours, à un moment quelconque, des désordres de la plus haute gravité. En admettant même, en effet, que l'animal, une fois enkysté, périsse, il n'en subsiste pas moins alors un véritable corps étranger intra-oculaire, sur les dangers duquel il est inutile d'insister.

Abandonné ainsi à lui-même, le cysticerque intra-oculaire finit toujours par entraîner la phthisie du globe, qui peut, à son tour, avoir pour l'autre œil les plus funestes conséquences, en y motivant le développement d'une ophthalmie sympathique proprement dite.

Étiologie. — La présence du cysticerque ladrique dans le corps vitré, comme du reste dans n'importe quel point de l'organisme, semble dépendre de deux circonstances principales : d'une part, l'habitude, régnant dans la population de certains pays, de manger de la chair de porc crue ou simplement fumée, et d'autre part, la prépondérance, parmi la population de ces pays, du *tænia solium* sur le *tænia mediocanellata*.

A ces points de vue, aucun pays ne saurait disputer à l'Allemagne du Nord le privilége dont elle jouit. Nous avons déjà dit que de Graefe, sur 80 000 malades observés par lui pendant sa courte carrière, en avait rencontré 80 cas environ, et encore ajoutait-il que la fréquence du cysticerque sous la rétine, comparativement à celle du cysticerque dans le corps vitré, était comme 2 : 1. D'autre part, on a vu quelquefois de véritables séries de ces faits (de Graefe, Hirschberg).

En France, la fréquence du cysticerque intra-oculaire est loin d'atteindre de semblables proportions. Il en existe à peine une dizaine de cas dans les annales ophthalmologiques de notre pays, parmi lesquels deux de Desmarres père, un de Follin, un de moi-même, un de Poncet, un de de Wecker et un de Landolt. Cette rareté du cysticerque intra-oculaire dans notre pays, où on consomme cependant beaucoup de viande de porc, aurait peut-être lieu de surprendre, si on ne se rappelait pas le contrôle sévère auquel est soumise la vente de cette viande et la prohibition absolue dont est frappé le débit de celle atteinte de ladrerie.

En Autriche, le cysticerque ladrique, dans l'organe de la vue, semble être encore plus rare qu'en France (Mauthner). Dans plusieurs des cas de cysticerque intra-oculaire, on a constaté la présence du tænia dans l'intestin, par le rejet fréquent de cucurbitins.

Diagnostic. — Nous ne nous y arrêterons pas longtemps, aucune autre affection et aucun autre objet ne pouvant donner lieu aux phénomènes ophthalmoscopiques décrits plus haut. Un seul point mérite d'être signalé : c'est la difficulté qu'on éprouve quelquefois à différencier le cysticerque enkysté dans le corps vitré, de certaines opacités membraneuses spontanées. Mais cette erreur est peu préjudiciable, car, s'il s'agit d'un cysticerque, la phthisie du globe, qui ne tarde pas à survenir, fixe le diagnostic, et la conduite à tenir est alors dictée par la façon dont se comporte le second œil.

Pronostic. — De tout ce qui précède il est facile de conclure que la présence du cysticerque dans le corps vitré est un fait d'une extrême gravité. Si on abandonne l'œil à lui-même, l'organe se perd fatalement et irrévocablement. Au contraire, par une intervention sage, raisonnée et tempestive, on peut non-seulement espérer sauver la forme de l'œil, mais encore, dans quelques cas, conserver en plus ou moins grande partie les fonctions de l'organe. Mais si la présence du cysticerque devient, à un moment donné, une menace, un danger même pour l'autre œil, non-seulement l'œil où siége le parasite est perdu, mais il en faut faire le sacrifice le plus tôt possible.

Traitement. — La gravité de la présence du cysticerque dans le corps vitré est cause que, dès le principe, on a songé à en débarrasser l'organe qui le renferme. Bien entendu, nous ne nous arrêterons pas aux moyens divers proposés pour provoquer la mort du parasite, soit par des préparations pharmaceutiques, soit en cherchant à le tuer en le piquant au moyen d'une aiguille ou d'un autre instrument acéré, poussé à travers les diverses tuniques du globe. Ce sont là des moyens puérils, car on ne doit pas oublier que, même atteindrait-on le but désiré, ce qui est douteux, il n'en subsisterait pas moins un corps étranger intra-oculaire, dont la présence occasionne des dangers sur lesquels nous n'avons pas besoin d'insister.

La seule conduite rationnelle à tenir est donc d'en tenter l'extraction. Mais pour atteindre ce but, quelle voie doit-on suivre de préférence? Doit-on chercher à extraire l'animal à la faveur d'une plaie cornéenne, ou, au contraire, doit-on chercher à l'extraire par une incision faite à la sclérotique?

L'une et l'autre voie peuvent être suivies. Cela dépend de trois circonstances principales : 1° le siége ordinaire de l'animal; 2° sa mobilité dans le corps vitré et, par conséquent, le degré de développement plus ou moins considérable des opacités concomitantes, et 3° l'état fonctionnel de l'organe atteint.

Si le corps vitré est peu opaque, que l'entozoaire siége dans ses parties antérieures et que la vue soit, par conséquent, suffisamment conservée, il sera préférable de suivre le premier mode opératoire. On n'aura alors qu'à suivre les préceptes si admirablement posés par de Graefe et, après s'être très-exactement rendu compte de la position de l'entozoaire dans le corps vitré, de pratiquer une large iridectomie exactement au niveau du lieu où est situé l'animalcule. Cette iridectomie permettra alors de voir facilement le cysticerque, même à la faveur de l'éclairage diurne, s'il est placé dans une portion suffisamment antérieure du corps vitré. Huit, dix ou quinze jours après, on pratiquera l'extraction du cristallin, absolument comme s'il s'agissait d'un cas de cataracte. Cette extraction du cristallin fera encore avancer le cysticerque vers les parties antérieures de la cavité oculaire, par suite de l'effacement de la fossette hyaloïdienne. Cela fait, on pourra, quinze à vingt jours plus tard, au moyen d'une pince fine, et à la faveur d'une très-petite incision linéaire faite à la cornée, dans une direction diamétralement opposée à celle qu'occupe l'entozoaire, extraire rapidement celui-ci, de façon à ne provoquer qu'une minime perte de corps vitré. Certes ce mode opératoire est long. Mais il a le grand avantage de ne pas provoquer un violent traumatisme et de ne pas entraîner une perte sensible du corps vitré, qui exposerait l'œil à un danger de plus.

Si, au contraire, le cysticerque siége dans les parties reculées du corps vitré, qu'il s'accompagne d'abondantes opacités membraneuses et que la vue soit déjà sensiblement altérée, il ne s'agira plus que de conserver au globe sa forme extérieure et de le soustraire à l'influence funeste de ce dangereux corps étranger. Il vaudra donc mieux suivre encore dans ce cas les prescriptions de de Graefe et tenter l'extraction de l'entozoaire à la faveur d'une plaie scléroticale.

Pour cela, après avoir excisé un large lambeau de conjonctive et d'épisclère, au niveau du point sur lequel on veut faire porter l'incision sclérienne, et s'être rendu compte, au moyen d'un examen scrupuleux, à l'aide de l'ophthalmoscope, de la position exacte de l'entozoaire, on fixera le globe au niveau du diamètre horizontal et vers l'angle interne, au moyen d'une pince à fixation à mors larges et à point d'arrêt. On fera ensuite, à l'aide d'un couteau à cataracte de de Graefe et par ponction et contre-ponction, une incision de 8 à 10 millimètres de longueur à la sclérotique, dans le sens et aussi près que possible de l'équateur du globe ; la plaie devra porter sur la région de la sclérotique comprise entre le muscle droit externe et le muscle droit inférieur. Une précaution importante sera de pratiquer cette incision très-rapidement, parce que le brusque abaissement de la tension intra-oculaire pourra avoir pour effet de faire évacuer immédiatement, et sans le secours d'aucune manœuvre d'extraction, le cysticerque enveloppé des fausses membranes au milieu desquelles il est situé. Mais ceci ne réussira pas toujours. On devra donc aller à la recherche de l'animal à l'aide d'une pince. Pour cela, le mieux sera d'y procéder à la faveur de l'éclairage ophthalmoscopique en suivant les préceptes donnés par de Wecker, c'est-à-dire en se servant d'un large miroir adapté au front, comme ceux dont certains praticiens font usage pour l'examen laryngoscopique, procédé qui aura l'avantage de laisser à l'opérateur l'usage de ses deux mains. Mais quel que soit le procédé d'extraction auquel on aura recours, que ce soit par la cornée ou par la sclérotique, dès qu'on fera usage de la pince, tous les efforts devront tendre à saisir l'animal par le col ou le corps, en évitant de toucher la vésicule, extrêmement délicate et facile à déchirer. En outre, dans l'un et l'autre cas, au moment de l'extraction, le malade devra être couché et non assis, afin d'éviter ou tout au moins de réduire autant que possible la perte du corps vitré.

Enfin, dans l'un comme dans l'autre cas, le traitement consécutif devra être surtout basé sur l'emploi méthodique du bandage contentif, mais non compressif.

Consultez : A. VON GRAEFE, *Vier Fälle von Cysticercus in den tieferen Theilen des Auges*, A. f. O. Bd. I, Abt. 1, p. 457, 1854. — A. VON GRAEFE, *Fall von Cysticercus im Innern des Auges*, A. f. O. Bd. II, Abt. 1, p. 259, 1855. — A. VON GRAEFE, *Ein Fall von Cysticercus im Glasskörper, extrahirt*, A. f. O. Bd., III, Abt., 2, p. 312, 1857. — A. VON GRAEFE, *Cysticercus im Glasskörper durch die Hornhaut extrahirt*, A. f. O. Bd. IV, Abt. 2, p. 171, 1858. — A. VON GRAEFE, *Extirpation fremder Körper, reclinirter Linsen und Entozoon aus dem Glasskörperraume*, A. f. O. Bd. IX, Abt. 2., p. 79, 1863. — A. SICHEL fils, *Note sur un cas de cysticerque ladrique intra-oculaire. Extraction de l'entozoaire intact et vivant hors du corps vitré*, Gaz. hebd., n° 2, p. 21, 1872. — DESMARRES père, *Cysticerque vivant dans le corps vitré d'un jeune homme de 22 ans*, Gaz. des hôp., n° 33, 1875. — H. SCHÖLER, *Entozoon im Glaskörper*, Jahresbericht über die Wirksamkeit der (früher Ewers'schen) Augenklinik zu Berlin, p. 39-47, 1876. — L. VON WECKER, *in Handbuch der Gesamm. Augenheilk.*, von ALF. GRAEFE und TH. SÆMISCH, Bd. IV, Cap. V, p. 707-713. Leipzig, 1877.

SECTION II

MALADIES DU CRISTALLIN.

Généralités. — Nous avons vu que le cristallin est enveloppé d'une capsule et maintenu en position par un dédoublement de la membrane hyaloïde qui, sous le nom de *zonule de Zinn*, s'étend des régions de l'ora serrata et du corps ciliaire, aux deux surfaces du cristallin. C'est de l'intégrité de ces deux parties importantes que dépend la nutrition du cristallin, sujet peu étudié jusqu'ici et qui cependant, par son importance, mériterait presque une place à part dans la nosologie de la lentille oculaire.

Seul jusqu'ici O. Becker a appelé l'attention d'une façon spéciale sur ces deux points. Aussi suivrons-nous son exemple en indiquant en quelques mots quelle importance la zonule de Zinn et la cristalloïde possèdent relativement au libre exercice des fonctions du cristallin.

Tout d'abord, c'est de l'intégrité et du développement régulier de la zonule de Zinn que dépend la position normale du cristallin. C'est à cause de cela que les anciens, auxquels cette importance n'avait pas échappé, avaient donné à la zonule le nom de *ligament suspenseur du cristallin* (Adams, Retzius).

Nous savons quelles connexions intimes la zonule a, d'autre part, avec le corps vitré. Ainsi lorsque, par suite de circonstances quelconques, le corps vitré vient à se ramollir, on voit souvent survenir un relâchement de la zonule qui se traduit par le tremblement de l'iris, résultant des mouvements qui lui sont communiqués par le cristallin, lors des déplacements du globe oculaire.

Pour que ces mouvements d'oscillation du cristallin puissent se produire, il est indispensable que la zonule soit relâchée. Malgré cela, elle n'en continue pas moins à maintenir le cristallin, qui, bien que mobile, n'en reste pas moins parfaitement centré. La chambre antérieure semble seule un peu plus profonde qu'à l'état normal, de sorte qu'on serait fondé à croire que le cristallin est, dans ce cas, simplement situé plus profondément qu'à l'état normal (O. Becker).

Les conditions dans lesquelles ce relâchement de la zonule se produit sont encore mal connues, car nous avons vu que le ramollissement du corps vitré n'entraîne pas nécessairement l'iridodonésis et encore moins la mobilité du cristallin.

Une lésion beaucoup mieux connue, et qui a sur le cristallin une influence bien plus marquée, est la déchirure de la zonule. Cette lésion ne survient guère que comme conséquence d'une action mécanique. La cause la plus fréquente de la déchirure ou de la rupture du ligament suspenseur du cristallin est incontestablement la contusion du globe oculaire. Celui-ci subit une brusque modification de ses courbures, qui détermine, au moment où les enveloppes reprennent leur forme normale, un violent tiraillement de la zonule en deux sens opposés, si bien que celle-ci cède sous l'effort.

Le même phénomène se produit lorsque la contusion est assez forte pour rompre les enveloppes du globe. Presque toujours, alors, le cristallin est luxé, et il est facile de concevoir que ce déplacement de la lentille ne peut se produire qu'à la condition que son ligament suspenseur soit plus ou moins largement rompu. En outre, il est d'observation que, lors de rupture du globe oculaire, par suite d'une contusion, la solution de continuité se produit, en général, au voisinage de la région ciliaire.

De même, la déchirure de la zonule peut être la conséquence d'un processus ectatique ; cette déchirure sera plus ou moins étendue, suivant la rapidité avec laquelle la déformation du globe surviendra.

C'est là ce qu'on observe souvent dans l'ectasie totale (voy. p. 188-197), dans l'ectasie antérieure, ainsi que dans la cornée globuleuse. Cependant, lorsque le processus est lent, la zonule peut rester intacte et ne présenter qu'un certain degré d'allongement.

Un point qu'il ne faut pas perdre devue, c'est *qu'une fois la zonule rompue, la nutrition du cristallin est compromise* et celui-ci ne tarde pas à devenir opaque. Nous reviendrons du reste sur ces divers points à propos de la luxation traumatique du cristallin.

Au point de vue pathologique, la capsule du cristallin offre un non moins grand intérêt que la zonule de Zinn. Nous savons qu'à l'état normal, la capsule est plus épaisse au pôle antérieur et plus mince au niveau du centre de la fossette hyaloïde. Ces conditions se modifient souvent à l'état pathologique ; la capsule peut, en effet, s'épaissir ou s'amincir. Par exemple, lorsque après l'opération de la cataracte, il se forme une cataracte capsulaire secondaire, ce sont les parties équatoriales de la capsule qui, en s'épaississant, lui donnent surtout naissance. D'autre part, dans certains cas de cataracte calcaire, la capsule présente souvent des traces évidentes d'atrophie (O. Becker).

L'intégrité de la capsule est aussi importante pour la nutrition du cristallin que celle de la zonule. Nous connaissons déjà les rapports intimes qui existent entre la cristalloïde et les fibres du cristallin. Or, dès que la capsule est ouverte, les liquides intra-oculaires ont libre accès à son intérieur et, en provoquant l'imbibition et le gonflement des éléments constitutifs du cristallin, ils en amènent l'altération et la dégénérescence. Nous aurons occasion de revenir sur ce point et de l'étudier avec détail, à propos de la *cataracte traumatique.*

Pour se rendre compte des phénomènes morbides dont le cristallin peut être le siége, il est nécessaire de connaître les différents aspects sous lesquels ses diverses parties se présentent à l'examen objectif, ainsi que les modifications d'aspect que ces parties peuvent présenter dans certaines circonstances.

Nous avons vu que, chez le nouveau-né, le cristallin, s'il est plus petit que celui de l'adulte, présente néanmoins un diamètre antéro-postérieur à peu près égal, à cause de sa forme sensiblement sphérique. Sa consistance, en outre, est, à peu de chose près, uniformément molle.

Pendant le cours de la vie, le cristallin subit des transformations de deux ordres différents. Tant que le sujet s'accroît, c'est-à-dire jusque vers l'âge de vingt cinq ans environ, de nouvelles fibres viennent s'ajouter aux fibres primitives. Cet accroissement porte surtout sur les parties équatoriales, d'où les nouvelles fibres s'étendent quelque peu, aussi bien vers la face antérieure que vers la postérieure. Aussi la lentille perd-elle peu à peu sa forme sphérique, par allongement du diamètre transversal. De là résulte que les rayons de courbure du cristallin de l'adulte sont moindres que ceux de la lentille du nouveeau-né et de l'enfant. Aussi le pouvoir réfringent du cristallin est-il moindre chez l'adulte que chez l'enfant.

Les jeunes fibres, qui viennent s'ajouter par accroissement, sont plus épaisses, plus molles, contiennent plus de liquide et sont plus transparentes. En vieillissant, elles perdent de leur eau, s'aplatissent, deviennent plus compactes et prennent une teinte jaunâtre analogue à celle de l'ambre. En outre, les parties centrales deviennent plus denses, par suite d'un processus particulier de sclérose qui, suivant les progrès de l'âge, continue jusqu'à l'âge le plus avancé et ne prend fin qu'avec la mort du sujet. Ce processus est analogue aux transformations cornées de la peau, avec cette différence toutefois que, tandis que, pour l'épiderme, les plus anciennes cellules se trouvent par-dessus, c'est-à-dire en dehors, pour le cristallin, les éléments les plus anciens se trouvent repoussés en dedans par les nouveaux qui se forment sans cesse (O. Becker).

La sclérose dont nous venons de parler marche donc du centre à la périphérie. Aussi les parties centrales sclérosées sont-elles communément désignées sous le nom de *noyau*, tandis que les parties périphériques encore molles, portent celui de *substance corticale*. Il ne faudrait pas croire cependant que ces parties aient des limites tranchées. Cela n'a lieu que dans certaines circonstances où, aux phénomènes normaux dont il vient d'être question, viennent se joindre des altérations pathologiques.

Chez le nouveau-né, l'axe antéro-postérieur de l'œil mesure environ $17^{mm},5$; chez l'adulte, il est de $2^{mm},5$ environ. Malgré cette augmentation de l'axe antéro-postérieur, les rayons de courbure des deux faces du cristallin augmentant, par l'adjonction des nouvelles couches de fibres, la rétine, tout en s'éloignant du point nodal postérieur du cristallin, pourra néanmoins rester dans le plan focal principal de la lentille, et les fonctions optiques de l'organe ne subiront pas d'altération. Mais, en revanche, lorsque l'accroissement du sujet sera complet, la limite la plus rapprochée de la vision distincte, le *punctum proximum*, s'éloignera progressivement de l'œil, à cause de la sclérose du noyau et de la condensation continue de tous les éléments du cristallin.

Cet éloignement du *punctum proximum* constitue ce que l'on désigne sous le nom de *diminution de l'amplitude de l'accommodation*. Progressive avec l'âge, elle fournit une mesure des plus exactes du processus de sclérose ; elle seule montre que cette altération débute dès la plus tendre enfance, car, à partir du moment où les enfants sont en état de répondre exactement aux questions qu'on leur adresse, on peut constater l'éloignement, d'abord presque insensible, mais bientôt très-manifeste, de la limite la plus rapprochée de la vision distincte.

Ce n'est cependant guère qu'à partir de l'âge de vingt-cinq à trente ans que, sur l'œil emmétrope, à ces signes subjectifs viennent se joindre les signes objectifs de la coloration ambrée du noyau. En même temps que cette coloration se montre, la consistance du noyau augmente, et on éprouve une certaine résistance lorsqu'on cherche à l'écraser. Cependant, on ne rencontre que rarement, dans le cristalin, un noyau bien constitué avant l'âge de quarante-cinq à cinquante ans. Aussi ce noyau est-il d'autant plus dur, plus coloré et plus volumineux que le sujet qui le porte est plus âgé. La sclérose peut aller au point que le cristallin, dans son entier, se présente comme une lentille très-dure, très-aplatie et offrant une couleur qui peut varier du jaune d'ambre foncé au brun d'acajou. La sclérose une fois arrivée à ce degré, il n'y a plus de différence entre le noyau et la substance corticale : celle-ci a été totalement absorbée par celui-là.

L'augmentation de la consistance du cristallin, avec les progrès de l'âge, entraînant la diminution de l'amplitude de l'accommodation, celle-ci disparaît à peu près complétement vers l'âge de soixante à soixante-cinq ans. Nous reviendrons, du reste, sur ce sujet, avec les détails qu'il comporte, quand nous traiterons, dans la troisième partie de cet ouvrage, de l'accommodation et de la réfraction de l'œil.

On pourrait être tenté de croire que la coloration de plus en plus foncée que prend le cristallin en se sclérosant, doit, en en altérant quelque peu la transparence, être la cause principale de la diminution de l'acuité visuelle, qui survient avec le progrès de l'âge (voy. page 62). Si cela était vrai, on devrait presque toujours, après l'opération de la cataracte chez les vieillards, pouvoir leur rendre une acuité pour ainsi dire parfaite, en corrigeant l'aphakie, l'absence du cristallin, d'une façon absolument exacte, au moyen de verres appropriés. Nous verrons plus loin qu'on n'obtient, au contraire, ce résultat désirable que dans l'immense minorité des cas.

Lors d'examen à l'œil nu, la sclérose du cristallin se reconnaît à une teinte d'un gris jaunâtre ou verdâtre que prend la pupille, qui perd de la sorte sa teinte noire d'ébène et son aspect brillant. Cette teinte apparaît déjà lorsqu'on examine à la lumière diffuse du jour. Mais c'est surtout à la lumière artificielle et en examinant à l'éclairage oblique (voy. page 39) que s'observent les phénomènes les plus frappants. Tandis que sur un jeune sujet, c'est-à-dire avant l'âge de vingt ans, le faisceau des rayons lumineux projetés par la lentille traverse le cristallin sans donner lieu au moindre reflet, on voit, au contraire, se produire, à partir de l'âge de vingt-cinq à trente ans, un reflet de plus en plus accusé. La production de ce reflet particulier résulte de ce que la lumière traverse ici un cristallin composé de couches superposées d'inégal pouvoir réfringent. Chez le vieillard, c'est-à-dire après l'âge de cinquante ans, ce reflet est parfois même tellement accusé, qu'un œil peu exercé pourra être facilement induit en erreur et sera tenté de conclure en faveur d'une altération pathologique.

Tandis que le centre du cristallin, à l'état normal, est toujours accessible aux regards dans le champ pupillaire, son bord ne devient visible qu'à la condition que l'iris soit rétractée. Ce n'est donc que dans le cas de dilatation *ad maximum* de la pupille, d'iridérémie ou de colobome, spontané ou artificiel de l'iris, qu'on arrivera à apercevoir ce bord. Celui-ci se présente à l'examen, à l'éclairage oblique, comme une ligne courbe brillante, grisâtre ou jaunâtre. A l'examen à l'aide de l'ophthalmoscope, cette ligne courbe paraît, au contraire, d'un brun noirâtre, opaque, tranchant fortement sur la couleur rougeâtre du restant du champ pupillaire. Cette ligne opaque est due à ce que, sur le bord du cristallin, il se produit une réflexion totale des rayons lumineux. Elle a une haute importance à connaître exactement, car c'est d'après le lieu où elle se montre, qu'on juge de la position exacte occupée par la lentille elle-même. On voit, dès lors, quel important signe diagnostique cette ligne peut fournir, dans le cas d'ectopie ou de luxation du cristallin. Nous y reviendrons du reste plus loin.

Nous devons toutefois rappeler ici que, le bord du cristallin ne touchant pas au corps ni aux procès ciliaires, il doit toujours rester, à l'état physiologique, un espace libre entre ce bord et les procès ciliaires, espace occupé par la zonule de Zinn. Dans le cas d'iridérémie, cet espace se montre sous forme d'un cercle rougeâtre, étroit, de même éclat que le centre de l'espace pupillaire et séparé de celui-ci, par la ligne courbe opaque, que nous venons de signaler tout à l'heure. Le cercle rouge, lorsque le cristallin occupe sa position normale, doit être d'égale largeur dans toute son étendue et ne pas dépasser en largeur un demi à deux tiers de millimètre. Toutes les fois que, dans un point quelconque de son étendue, ce cercle est plus large et plus étroit, dans le point diamétralement opposé, ou bien lorsqu'il existe d'un côté et qu'on ne le voit pas de l'autre, on doit en conclure que la lentille est déplacée.

Lorsque le cercle rouge présente une plus grande largeur que celle ci-dessus indiquée, on doit conclure à une diminution des dimensions normales du cristallin.

Enfin, lorsque la ligne opaque, représentant le bord du cristallin, ne se présente pas comme absolument circulaire, on doit conclure à une anomalie de forme du cristallin.

ART. 1er. TROUBLES DE NUTRITION DU CRISTALLIN. — CATARACTE.

Synonymie : Γλαύχωσιες (Hippocrate); Ὑπόχυσις (Galien); Suffusio (Celse); Catarrhacta; Cataracta; Cataract (Anglais); Grauer Staar (Allemand).

On donne le nom de *Cataracte* à toute opacité d'une partie quelconque de l'appareil cristallinien, ou de plusieurs d'entre elles.

C'est à Brisseau (1705) qu'appartient d'avoir, le premier, démontré que tel était bien le siége de l'affection, connue depuis la plus haute antiquité, sous les divers noms cités plus haut. Avant lui, on avait toujours cru que la cataracte résultait du développement, dans l'espace pupillaire, d'une membrane opaque ou de l'épanchement d'une humeur se solidifiant ultérieurement et qui empêchaient le passage des rayons lumineux. Presque en même temps que Brisseau (1707), Maître-Jean faisait la même remarque.

La nature et surtout l'aspect sous lequel se montrent les opacités que le cristallin est susceptible de présenter, sont essentiellement variables; aussi a-t-on divisé les cataractes en un nombre considérable d'espèces différentes. Toutes ne méritent cependant pas d'être conservées. Au point de vue anatomique, pourtant, il est indispensable d'établir une division basée sur le siége précis de l'opacité ; celle-ci peut, en effet, occuper le cristallin lui-même ou sa capsule; de là résulte la division en *cataracte lenticulaire* et en *cataracte capsulaire*. Ces deux parties, du reste, peuvent être atteintes simultanément, ce qui constitue la *cataracte capsulo-lenticulaire*. A ce propos, nous devons faire observer que, aujourd'hui, où les méthodes d'exploration sont arrivées à un si haut degré de perfection, on ne saurait conserver l'ancienne division en *cataractes vraies*, c'est-à-dire siégeant dans l'appareil cristallinien lui-même, et en *cataractes fausses*, ou ayant leur siége au-devant de la lentille, dans l'espace pupillaire. Nous décrirons donc d'abord, A, *la cataracte lenticulaire* et ensuite, B, *la cataracte capsulaire.*

A. *Cataracte lenticulaire.*

La cataracte lenticulaire, nous l'avons dit tout à l'heure, est celle qui occupe le cristallin lui-même. Mais, les diverses couches de la lentille ne sont pas toujours atteintes simultanément. Telles ou telles parties peuvent être prises alors que les parties voisines ont conservé toute leur transparence. Au contraire, il peut se faire qu'au moment où on observe le malade, toutes les parties du cristallin, aussi bien les couches centrales, le noyau, que les parties périphériques, la substance corticale, soient également atteintes. De là résulte encore une importante distinction : dans le premier cas, il s'agit d'une *cataracte incomplète*; dans le second, on a une *cataracte complète.* Mais cette distinction, au point de vue pratique, n'a pas une grande valeur; elle ne représente que deux périodes différentes de l'affection, bien plutôt que deux variétés, car il tombe sous le sens que toute cataracte, avant de devenir complète, a dû d'abord être incomplète.

Mais, suivant le point où l'opacité constituant la cataracte incomplète a débuté, on peut avoir sous les yeux un grand nombre de variétés, dont les principales sont les deux suivantes :

Si le noyau seul est atteint, et que les parties périphériques restent relativement saines, on aura la *cataracte nucléaire.* Si, au contraire, les parties centrales restent transparentes et que la substance corticale périphérique présente seule des opacités, il existera une *cataracte corticale* (Sichel père).

Au point de vue de l'époque de la vie à laquelle l'opacité du cristallin survient, on a encore divisé les cataractes en *congénitales, juvéniles* et *séniles.* Les premières sont celles qui existent déjà au moment de la naissance, soit à l'état complet, soit à l'état partiel. Elles ne doivent pas être considérées comme un trouble de nutrition, mais plutôt comme une anomalie de développement du cristallin. Aussi seront-elles décrites à part, en même temps que d'autres anomalies de la lentille. Les secondes ne sont, à proprement parler, que des cataractes congénitales incomplètes, qui finissent par envahir le cristallin, dans son entier, à une époque plus ou moins avancée de la vie, *mais au moins avant l'âge de 40 ans.* Elles seront, par conséquent, décrites comme variétés de la cataracte congénitale. Les dernières sont les cataractes qui surviennent, *après l'âge de 40 à 50 ans,* sur des sujets n'ayant présenté jusque-là aucune altération du cristallin. Nous ne nous occuperons dans cet article que de cette dernière espèce.

Au point de vue pratique, cette distinction a une haute importance; les cataractes congénitales ou juvéniles ont, en effet, une consistance essentiellement différente de celle des cataractes séniles. Les premières sont toujours plus ou moins molles, parfois même liquides; les secondes, au contraire, sont toujours plus ou moins dures.

En prenant ce point pour base, la consistance de la cataracte avait même fait admettre autrefois trois variétés : la cataracte molle ou *phakomalacie;* la cataracte dure ou *phakosclèrose* et la cataracte liquide ou *phakohydropisie.* La limite qui sépare la phakomalacie de la phakosclèrose étant souvent mal tranchée, on avait encore admis des cataractes *demi-molles* ou *demi-dures* (Sichel père). Ces distinctions avaient leur raison d'être autrefois, alors que les méthodes opératoires étaient quelque peu incertaines et que l'on avait remarqué que certaines opérations donnaient de meilleurs résultats, dans tel cas que dans tel autre, suivant la consistance de la cataracte. Aussi avait-on cherché, de tout temps, à perfectionner les méthodes d'exploration, de façon à arriver à peu près sûrement au diagnostic de la consistance, afin de peser judicieusement les raisons qui devaient faire opter en faveur d'un procédé opératoire et faire rejeter les autres. Mais aujourd'hui où nous disposons de méthodes opératoires, pour ainsi dire sûres dans leur résultat, le diagnostic de la consistance de la cataracte a singulièrement perdu de sa valeur et ne présente plus guère qu'un intérêt purement scientifique. Nous reviendrons, du reste, plus loin sur ce point de diagnostic, avec les développements qu'il comporte, tant au point de vue des symptômes, qu'au point de vue des indications opératoires.

La troisième variété admise autrefois, la cataracte liquide ou *phakohydropisie*, ne mérite pas une place à part; elle ne résulte, en effet, comme nous le verrons en traitant de l'anatomie pathologique, que du ramollissement extrême de la substance lenticulaire, par imbibition lente de l'humeur aqueuse, agissant par endosmose à travers la capsule. Cette variété ne se rencontre donc que sur des cataractes anciennes et qui, à partir du moment où elles sont devenues complètes, ont subi un processus régressif. Ce n'est pas le lieu de décrire ici ce processus, ni d'indiquer quelles en sont les conséquences. Il nous suffira de dire, nous réservant d'y revenir plus loin, avec les détails que ce sujet comporte, que la cataracte liquide est l'origine, suivant l'âge du sujet sur lequel elle se produit, des autres variétés connues sous les noms de *cataracte morgagnienne*, de *cataracte membraneuse* et de *cataracte aride-siliqueuse.*

On a encore décrit la *cataracte calcaire* ou *pierreuse.* Cette variété, elle aussi, n'est qu'une transformation régressive de la cataracte complète, qui ne se produit que sur les cristallins très-anciennement cataractés. Celle-ci aussi, sera étudiée plus loin en traitant de l'anatomie pathologique.

Disons encore que la cataracte peut être *simple*, c'est-à-dire bornée à une altération isolée du cristallin, ou bien *compliquée*, c'est-à-dire exister concurremment avec une autre affection oculaire, dont elle peut même être la conséquence, comme dans le cas de décollement de la rétine, par exemple (voy. p. 732).

Une des plus fréquentes cataractes compliquées est celle qui a contracté des adhérences avec les parties voisines, c'est-à-dire, avec l'iris ou les procès ciliaires, ou avec des produits de nouvelle formation du corps vitré. Au point de vue clinique, cette variété a une certaine importance, car ces adhérences sont toujours l'expression de phénomènes inflammatoires. Aussi a-t-elle été décrite sous un nom spécial, celui de *cataracte adhérente* (*cataracta accreta*).

La cataracte adhérente aux procès ciliaires ou au corps vitré est assez rare et toujours grave, parce qu'elle est la conséquence de désordres profonds, tandis que la cataracte adhérente à l'iris seule, par des synéchies plus ou moins nombreuses, est, relativement, très-fréquente et ne présente pas une très-grande gravité. Il n'est, cependant, pas aisé de déterminer si la cataracte s'est développée la première, ou si ce sont les adhérences qui ont précédé. Les adhérences de l'iris au cristallin, les synéchies postérieures, amènent, d'ailleurs, presque infailliblement l'opacification du cristallin. Aussi le nom de *cataracte adhérente* doit-il être appliqué à toute opacité de la lentille accompagnée d'adhérence de l'iris.

Enfin, on a encore décrit, sous le nom de *cataracte secondaire*, les opacités de la capsule qui surviennent souvent après l'opération de la cataracte.

Pour nous résumer, nous dirons que toutes ces divisions, à part celle en cataracte molle et cataracte dure, n'ont pas une grande importance clinique. On pourrait, sans risquer une hérésie, dire qu'elles ne constituent que des curiosités scientifiques.

Ceci dit, voici le plan que nous adopterons pour décrire la cataracte :

Nous exposerons d'abord, dans un seul paragraphe, l'*anatomie pathologique* de l'affection, indiquant, chemin faisant, les particularités anatomiques, qui distinguent les diverses variétés les unes des autres. Puis, nous étudierons, également d'une manière générale, les troubles fonctionnels, les *symptômes subjectifs*, produits par la cataracte. Ces troubles, résultant tous des modifications survenues dans la transparence de la lentille et dans la cessation de ses fonctions, comme organe principal de la réfraction et de l'accommodation sont sensiblement les mêmes, quelle que soit la variété ; ce serait donc s'exposer à de nombreuses redites que de les décrire à propos de chacune d'elles. D'ailleurs, nous indiquerons, encore chemin faisant, les modifications apportées à ces symptômes, suivant la nature de la cataracte.

Cela fait, nous étudierons isolément les deux espèces principales, la cataracte molle et la cataracte dure, principalement au point de vue des *symptômes objectifs*, les seuls qui présentent des différences marquées et qui aient une véritable importance clinique.

Enfin, nous terminerons notre article par des paragraphes généraux sur la marche, l'étiologie, le diagnostic, le pronostic et le traitement de la maladie, comme nous l'aurons fait pour l'anatomie pathologique, nous astreignant encore à exposer en chemin ce qui est spécial à chaque variété.

C'est là, à notre avis, la méthode de description la plus logique, celle qui, tout en tenant compte des variétés admises par les auteurs, ne nous exposera pas à attacher à ces divisions une importance qu'elles ne méritent pas.

Anatomie pathologique. — Si l'on examine le cristallin qui vient d'être extrait d'un œil cataracté, mais dont l'affection ne remonte pas à une date très-ancienne, on constate, tout d'abord, que son aspect est mat, terne. Quant à sa coloration, elle est sensiblement la même qu'avant qu'il fût extrait, c'est-à-dire qu'elle varie, suivant chaque cas particulier, du blanc au gris, au jaune ou même au brun d'acajou, suivant l'âge du sujet qui la portait et suivant l'état de sclérose plus ou moins avancée, dans lequel se trouve le cristallin. Les stries que présente toujours la lentille opaque, lorsqu'on l'examine *in situ*, bien qu'un peu moins manifestes, peuvent néanmoins être encore nettement distinguées à la loupe.

La consistance, elle aussi, est excessivement variable et ce caractère physique a joué, comme nous l'avons dit plus haut, un très-grand rôle auprès des auteurs anciens, qui en avaient fait la base de leur classification, en *cataracte molle* et en *cataracte dure*. Cette variabilité de la consistance de la cataracte ne tient, du reste, uniquement qu'à la condensation, plus ou moins grande, des fibres, à l'état de sclérose plus ou moins prononcée auquel elles étaient arrivées, avant de devenir opaques, ou pendant qu'elles subissaient cette altération. On conçoit, en effet, que dans le cas où ces fibres seront abondantes, serrées les unes contre les autres et qu'elles auront perdu une grande partie de leur contenu liquide, elles présenteront, à la pression du doigt, ou même d'un instrument tranchant, une résistance bien plus considérable que dans le cas où chaque fibre sera séparée de sa voisine, par une substance interfibrillaire, molle, gélatiniforme, provenant de la transsudation des liquides du voisinage, au travers de la capsule. Les auteurs anciens, et mon père en particulier, admettaient que cette diminution de consistance résultait de l'imbibition de la substance du cristallin, par le prétendu liquide de Morgagni, auquel ils faisaient jouer un très-grand rôle dans le développement de la cataracte.

On peut trouver tous les intermédiaires entre ces deux degrés extrêmes de consistance, entre la cataracte molle et la cataracte dure, et ce sont ces différents degrés qui ont donné lieu aux anciennes sous-espèces de *cataracte demi-molle* et *cataracte demi-dure*.

La cause déterminante principale de ces variétés, est l'âge du sujet. Chez le vieillard, surtout lorsqu'il aura atteint ou dépassé la soixantaine, la condensation des fibres, la sclérose sénile, et par conséquent l'augmentation de la consistance du cristallin, est en quelque sorte normale ; toutes les parties centrales de la lentille sont déjà moins transparentes ; le processus morbide n'aura donc qu'à exagérer légèrement les conditions physiologiques, en opacifiant les couches corticales, peu abondantes maintenant, pour produire une cataracte dure.

Dans la jeunesse, au contraire, le cristallin, dans son entier, est mou ; ses éléments, saturés de liquide, se laissent facilement imbiber, de la périphérie vers le centre, par les liquides du voisinage. S'il s'opacifie, si, par suite d'une cause quelconque, il s'y développe une cataracte, il ne paraîtra pas étonnant qu'il conserve ces propriétés. Les éléments, les fibres, gorgées de liquide, se transformeront très-rapidement en une masse trouble, lactescente, très-analogue à la colle de pâte et donneront, à la cataracte, le caractère des cataractes molles.

Cette imbibition peut même amener, alors, un tel ramollissement que, dans quelques cas, en même temps que les éléments deviennent opaques, ils se métamorphosent en un liquide laiteux, contenant quelques flocons opaques, grumeux ou graisseux. Ils se liquéfient alors complétement, de sorte qu'il n'est pas rare, chez les très-jeunes sujets, de rencontrer une cataracte absolument liquide. Suivant l'âge de l'individu sur lequel se développe la cataracte, on comprendra sans peine, si l'on tient compte des transformations que nous avons dit être apportées par l'âge à la consistance du cristallin normal, que l'on puisse rencontrer les degrés les plus variables de consistance, depuis la cataracte liquide, si fréquente chez les enfants en bas âge, jusqu'à la cataracte complétement dure des vieillards.

Nous devons, cependant, mentionner un caractère particulier que présente parfois la cataracte demi-molle, caractère sur lequel mon père a tout particulièrement insisté, en le décrivant sous le nom de *déhiscence*. Nous savons qu'à l'état normal, le cristallin est divisé en trois segments principaux dont la réunion se fait, à la face antérieure de la lentille, sous forme d'une étoile à trois branches, analogue à un Y renversé (voy. p. 800). Lorsque les couches corticales, devenues opaques, subissent l'imbibition par endosmose, à travers la capsule, il en résulte que tout le cristallin, se gonflant, les différentes couches, mais surtout les superficielles, s'écartent l'une de l'autre et on voit se produire, en général, trois, d'autres fois un plus grand nombre de fragments triangulaires, qui s'écartent peu à peu les uns des autres, suivant les segments normaux, se séparent ensuite en feuillets, en se recourbant sur leur bord libre et particulièrement vers le sommet du triangle, c'est-à-dire vers le pôle antérieur du cristallin.

Le volume et la forme du cristallin opaque sont soumis aux mêmes conditions de variations que sa consistance. Aplati, raccourci dans le sens antéro-postérieur, lorsque la cataracte est dure, il est gonflé, présente un diamètre antéro-postérieur quelque peu plus considérable qu'à l'état normal, ce qui lui donne une forme en quelque sorte globuleuse, lorsque la cataracte est molle. On peut dire, en thèse générale, que plus le noyau est aplati et plus sa circonférence équatoriale est grande. En outre, plus le noyau est large et plat et plus la cataracte est dure. Plus le noyau est convexe et petit, et moins la cataracte est consistante. Tout ceci tient à ce que les dimensions du noyau s'accroissent au détriment de la substance carticale, avec les progrès de l'âge du sujet.

De même, la densité est notablement plus grande dans les cataractes dures que dans les cataractes molles.

Mais la partie la plus intéressante de l'anatomie pathologique de la cataracte est celle qui nous est fournie par l'examen histologique de la lentille opaque, en nous aidant du microscope, seul procédé qui puisse permettre de se rendre compte de la nature de l'altération et de constater que, selon toutes probabilités, elle peut être rapportée à des troubles de nutrition.

Ce qui frappe au premier abord, lors de cet examen, c'est que les fibres cristalliniennes nucléées ont perdu leurs noyaux (Robin). Elles sont parsemées de stries transversales et présentent un aspect finement pointillé et grenu, dû à la présence de gouttelettes analogues à la myéline (Virchow), résultant de la coagulation du liquide qu'elles renferment. Au début de la maladie, la forme des éléments n'est pas modifiée ; mais, au bout d'un temps variable, leurs bords s'altèrent ; ils ne sont plus nettement linéaires et leurs contours deviennent moins distincts. Si l'on examine quelques-unes de ces fibres sur une coupe transversale, on peut constater, en outre, dans les points les moins altérés, qu'elles ont perdu leur aspect rubané et sont devenues cylindriques. Lorsque les granulations moléculaires sont en certain nombre, elles réfractent plus fortement la lumière et il est alors facile de les prendre pour des gouttelettes graisseuses. Elles sont, en effet, mêlées alors à des cristaux de cholestérine en nombre variable ; ceux-ci peuvent même acquérir de telles dimensions, qu'on les reconnaisse à l'œil nu, brillant et miroitant à la lumière, sous forme de petits points jaunes dorés. Le plus souvent, la coloration du liquide, dans lequel nagent ces granulations, est louche, opaque ; mais, dans quelques cas rares, elle peut être légèrement rougeâtre, ce qui, par l'agglomération des fibres, donne lieu à la coloration foncée des cataractes nommées *cataractes noires*, dans lesquelles on n'a cependant jamais distingué d'éléments pigmentaires proprement dits (C. Schweigger). Nous devons mentionner, cependant, un cas où de Græfe a constaté, à l'intérieur de la capsule, la présence de pigment qu'il dit positivement être le résultat de la pénétration d'hématine à travers la capsule. Jusqu'ici ce cas semble, du reste, être unique. La teinte du cristallin, dans le cas de cataracte noire, n'est jamais d'un noir foncé véritable ; elle varie du brun sucre d'orge au brun d'acajou foncé.

Les modifications que présentent les fibres cristalliniennes elles-mêmes varient, du reste, suivant que la cataracte est dure ou molle. Dans le premier cas, une portion du contenu de la fibre a disparu ; ses parois sont rapprochées, ratatinées, se touchant presque. Leur désagrégation est plus facile qu'à l'état normal ; souvent même, elles sont séparées, et entre elles se trouvent déposées des granulations moléculaires fines, des matières grasses véritables, souvent en très-grande quantité, ainsi que des cristaux de cholestérine. Ces dernières modifications sont surtout évidentes lorsque la cataracte est déjà de date ancienne.

Dans la cataracte molle, le contenu des fibres, loin d'avoir diminué, a, au contraire, augmenté, par l'addition d'un liquide trouble, louche, au milieu duquel se rencontrent des granulations analogues à celles qui se voient dans la cataracte dure. Les fibres sont gonflées, ramollies, dégénérées, au point que, bientôt, elles se déchirent, sous l'influence de la pression qu'elles supportent, laissent échapper leur contenu, qui vient diminuer encore la cohérence et la consistance des fibres du voisinage.

Les modifications dont nous venons de parler sont propres à la cataracte de date récente. Mais, si la maladie est abandonnée à elle-même, on observe, au bout d'un certain temps, une série de modifications qui vont nous occuper maintenant.

Ce qui frappe le plus, dans quelques cas, c'est la consistance glutineuse, poisseuse, de la substance corticale, qui a fait désigner ces cataractes sous le nom de *cataractes gluantes*. Elles s'observent surtout lorsqu'il se produit une opacité du cristallin, sur des sujets âgés de trente-cinq à quarante ans. En outre, il est curieux de constater que, bien que tous les éléments propres du cristallin subissent petit à petit, avec le développement de la cataracte, une altération progressive, on n'observe que très-rarement des altérations de l'épithélium de la face interne de la cristalloïde antérieure. Les cellules de celui-ci restent, en effet, presque toujours inaltérées et, à quelque époque que l'on examine un cristallin cataracté, c'est tout au plus si on y observe une légère altération moléculaire ou graisseuse de ces cellules. Pour que la capsule s'altère réellement, il faut des circonstances particulières, sur lesquelles nous reviendrons, à propos de la *cataracte capsulo-lenticulaire*.

Il peut se faire qu'à la longue, les modifications revêtent des caractères inflammatoires et que l'on finisse par avoir sous les yeux un processus analogue à une véritable *phakite*. Dans ce cas, on reconnaît, entre les fibres, les traces d'une prolifération et d'une segmentation active des éléments normaux qui, le plus souvent, ont subi, à leur tour, la dégénérescence graisseuse. Ils sont rétractés, infiltrés d'éléments graisseux, auxquels s'ajoutent même, après quelque temps, des sels calcaires qui sont souvent abondants au point de constituer de véritables concrétions (*cataracte calcaire*).

Ces altérations sont plus manifestes dans la substance corticale périphérique et, principalement, au voisinage de la cristalloïde antérieure. Celle-ci présente même, quelquefois, des altérations manifestes de ses cellules intra-capsulaires. Bien que plus rarement atteintes, les parties voisines de la cristalloïde postérieure n'en sont cependant pas toujours complétement indemnes. Mais, lorsqu'elles sont altérées, il y a presque toujours des complications du côté du corps vitré et, en particulier, adhérence d'opacités floconneuses ou membraneuses, à la face externe de la cristalloïde postérieure.

Un autre processus intéressant est celui qui amène le développement de la cataracte liquide et que l'on peut expliquer de la façon suivante :

Sous l'influence des courants endo-exosmotiques qui ont lieu entre les liquides de la chambre antérieure et le liquide contenu à l'intérieur de la capsule, dans l'épaisseur des fibres du cristallin, la cavité de la capsule peut recevoir une quantité de liquide plus considérable qu'elle n'en perd, d'où il résulte que les fibres cristalliniennes sont peu à peu imbibées, ramollies, puis détruites. De la sorte, la lentille, dans son entier, se ramollit, ses parties périphériques prennent l'aspect d'un liquide laiteux (*cataracte lactée*), analogue à un lait de chaux, au milieu duquel nagent, parfois, une série de flocons qui se déposent dans les parties déclives de la cavité de la capsule, du moins pendant le repos de l'œil, et qui flottent çà et là pendant les mouvements qu'il exécute (*cataracte grumeuse*).

Tout se borne là, lorsqu'il s'agit d'un jeune sujet, dont le cristallin a, à peu près, la même consistance dans toutes ses parties. Mais il n'en est plus de même lorsque ces phénomènes se produisent sur un sujet ayant dépassé la cinquantaine et chez lequel il existe déjà, par conséquent, au centre du cristallin, un noyau volumineux et sensiblement sclérosé. Ce noyau, de couleur jaune d'ambre plus ou moins foncée, résiste plus longtemps à l'imbibition; il persiste même parfois, pendant de longues années, tantôt presque aussi volumineux qu'à l'état normal, établissant ainsi la transition entre la cataracte molle et la cataracte dure; tantôt, au contraire, les phénomènes de ramollissement et d'absorption s'étendant à ce noyau lui-même, celui-ci diminue petit à petit de volume et se trouve alors mêlé aux opacités floconneuses, dont il est entouré, lorsque l'œil qui le porte est au repos.

Dans d'autres circonstances, l'imbibition des parties étant beaucoup plus avancée, le noyau se désagrége à son tour et vient ajouter de nouvelles opacités à celles qui existaient déjà. Mais alors, la cataracte n'est plus réellement liquide; sa consistance est un peu plus grande et toute la masse du cristallin, émulsionnée, paraît formée d'une matière caséeuse.

Les auteurs anciens, croyant que ces différentes modifications se produisaient sous l'influence de l'hypersécrétion de l'humeur de Morgagni, avaient donné à ces cataractes, mi-solides, mi-liquides, contenant un noyau mobile, le nom de *cataracte morgagnienne*. Bien qu'aujourd'hui nous sachions que l'humeur de Morgagni n'existe pas, et bien que nous connaissions, à peu près exactement, le processus en vertu duquel se produisent les modifications dont nous venons de parler, on n'a pas moins conservé à ces cataractes leur nom de *morgagnienne*, parce que ce nom désigne, d'un seul mot, une variété précise de cataracte.

Il s'écoule généralement un temps très-long avant qu'une cataracte devienne morgagnienne. Aussi, cette variété se complique-t-elle très-souvent d'altérations de la capsule. Cette dernière s'épaissit petit à petit plus ou moins, au point de présenter, parfois, une grande résistance à l'action des instruments tranchants, à cause de sa consistance analogue à celle du parchemin. Dès lors, elle constitue une véritable poche, très-solide, contenant la substance cristallinienne émulsionnée, de sorte qu'on a donné à cette variété de cataracte morgagnienne, capsulo-lenticulaire, le nom de *cataracte boursée*.

Les cataractes liquides ou très-molles de l'enfance subissent souvent une résorption secondaire plus ou moins complète, de sorte que les deux parois de la capsule arrivent, pour ainsi dire, au contact, séparées seulement par un faible amas de substance cristalline, tantôt encore transparente, tantôt, au contraire, devenue en partie graisseuse ou calcaire et renfermant quelques cristaux de cholestérine. La cataracte se présente alors sous l'aspect d'une membrane plus ou moins épaisse et résistante, légèrement convexe, tendue en arrière de la pupille. Lorsque le contenu de la capsule est, pour ainsi dire, nul, comme dans le premier cas, la cataracte est dite *cataracte membraneuse*. Dans le second cas, au contraire, s'il y reste les débris graisseux ou calcaires dont nous venons de parler, et que ceux-ci soient en quantité appréciable, la cataracte prend le nom de *cataracte aride-siliqueuse.*

L'une et l'autre de ces deux variétés s'accompagnent souvent de relâchement ou de déchirure de la zonule de Zinn. De là résulte une certaine mobilité de la cataracte; c'est là ce que l'on désigne d'ordinaire sous le nom de *cataracte branlante.*

Mais, cette prédilection du courant de liquide, à se porter vers l'intérieur de la capsule, est loin d'être constante. Le plus souvent, surtout chez le vieillard, c'est l'inverse qui se produit. Les éléments liquides du cristallin passent dans l'humeur aqueuse, en telle abondance, que la quantité de matières solides que contient la lentille, devient proportionnellement plus grande qu'à l'état normal; sa densité et sa dureté augmentent, au point qu'elle finit par présenter un aspect en quelque sorte cartilagineux.

La distance entre les deux faces antérieure et postérieure est diminuée et la lentille n'est bientôt plus qu'un simple disque, de $1^{mm},5$ à 2 millimètres d'épaisseur.

Il ne tarde pas à se former, principalement dans le voisinage de la capsule, des dépôts calcaires de carbonate et de phosphate de chaux. Cette dégénérescence calcaire, qui se rencontre surtout dans les cataractes qui ont débuté pendant la jeunesse, peut être très-abondante, de sorte que la cavité de la cristalloïde en soit entièrement remplie (*cataracte crétacée*). Mais, le plus souvent, les dépôts calcaires affectent une disposition variable, suivant l'ancienneté de la cataracte et, partant, du processus et suivant que les fibres cristalliniennes auront été plus ou moins détruites par les phénomènes pathologiques, ou qu'elles auront, au contraire, plus ou moins conservé leurs rapports normaux.

Dans le premier cas, la matière calcaire sera irrégulièrement disséminée au milieu du cristallin et lui donnera un aspect grenu amorphe; dans le second cas, elle sera inégalement distribuée au pourtour des éléments desséchés et donnera à la lentille l'aspect d'une masse pierreuse à stries régulières (*cataracte pétrifiée*).

Entre ces deux extrêmes, on pourra retrouver tous les degrés possibles, suivant chaque cas particulier. Parmi tous ceux-ci, un seul mérite d'être signalé spécialement: c'est celui dans lequel, l'incrustation calcaire étant restée bornée aux couches périphériques, le noyau central se trouve enveloppé par une coque dure, écailleuse, qui suit exactement ses contours et lui forme une sorte de carapace.

Ces concrétions calcaires peuvent, dans quelques cas, atteindre un tel degré de dureté et de résistance, que certains auteurs anciens les avaient considérées comme des ossifications du cristallin. Mais, ainsi que l'a fait remarquer mon père, le premier, ces prétendues *ossifications* ne sont que des *pétrifications*, puisqu'on n'y constate pas de corpuscules osseux ni de canalicules de Havers.

Cependant, on a pu constater, paraît-il, dans quelques cas de cataracte compliquée, telle que celle qui survient à la suite de la cyclite, les caractères histologiques distinctifs du tissu osseux. Dans ces cas, on a constaté, dans la substance du cristallin, des corpuscules étoilés caractéristiques, atrophiés ou en voie de développement, et, chose plus surprenante, ces modifications commençaient d'abord par le noyau, de sorte qu'elles étaient séparées de la capsule par des couches corticales transparentes (Pagenstecher, Hosch).

Si ces observations sont exactes, et on n'a pas de raisons pour ne pas les considérer comme telles, il y a donc lieu d'admettre avec quelques auteurs, outre la cataracte pétrifiée, une *cataracte ossifiée* véritable; cependant, comme ces observations sont encore isolées, on doit se tenir en garde contre les résultats qu'elles fournissent et attendre, pour se prononcer d'une façon définitive, que de nouveaux faits analogues aient été relatés par d'autres observateurs.

Symptômes subjectifs. — Les symptômes fonctionnels occasionnés par la présence d'une cataracte sont presque tous le résultat des troubles visuels que détermine l'opacité du cristallin; aussi sont-ils de beaucoup les plus anciennement connus. Ce sont eux seuls qui, pendant bien longtemps, ont fourni aux anciens maîtres, les éléments du diagnostic. Mais, il est vrai que ce sont eux aussi qui, par le fait que certains d'entre eux se rencontrent dans une foule d'autres maladies profondes de l'œil, ont permis de commettre les erreurs les plus grossières : l'amaurose, le glaucome, ont été autrefois bien souvent pris pour des cataractes et la nature même de cette dernière a été, à cause de cela, méconnue jusqu'au commencement du siècle dernier, époque à laquelle on reconnut son siége véritable dans le cristallin et non dans la cornée ou l'espace pupillaire, ainsi qu'on l'avait cru jusque-là.

Quelque imparfaits que soient les signes qui ont occasionné ces erreurs, ils n'en ont pas moins leur valeur puisqu'ils déterminent souvent le malade à venir consulter le médecin, et qu'ils servent à mettre immédiatement celui-ci sur la voie du diagnostic. Nous verrons même, à ce propos, qu'aujourd'hui encore, ce sont ces signes seuls, qui permettent de distinguer la cataracte simple de la cataracte compliquée, point dont l'importance est capitale, lorsqu'il s'agit de discuter l'opportunité d'une intervention chirurgicale.

Le premier phénomène observé, au début d'une cataracte, est une altération de la vue à distance, et ce signe a d'autant plus d'importance que chez les personnes âgées, chez lesquelles la cataracte se rencontre le plus fréquemment, c'est habituellement le contraire qu'on observe : l'acuïté à distance reste sans changement, tandis que, à partir de l'âge de 48 à 50 ans et souvent même plus tôt, c'est la vision de près qui se trouble, sous l'influence de la modification sénile connue sous le nom de *presbyopie* ou *presbytie.*

Cet état peut durer fort longtemps, puis, peu à peu, les objets même rapprochés deviennent incertains; ils sont vus comme à travers un nuage et perdent leur netteté. A un degré plus avancé, le malade ne peut plus distinguer les objets qui l'entourent; la lecture devient d'abord difficile, puis impossible et, petit à petit, le trouble de la vue augmentant toujours, la faculté d'orientation elle-même se perd.

Mais, et c'est là un point sur lequel on ne saurait trop insister, quelque avancée que soit la cataracte et à quelque degré que l'opacité soit arrivée, *la sensation de lumière n'est jamais complétement perdue*, s'il n'y a pas, au delà du cristallin, une complication quelconque qui rende, en outre, l'œil amblyopique. Bien plus, le malade qui, dans le cas de cataracte sénile demi-dure ou dure complète, ne reconnaît plus aucun objet, conserve cependant encore la faculté de distinguer la couleur de ces objets. Seulement, comme le noyau sclérosé du cristallin, présente toujours dans ces cas, une teinte jaunâtre, le cataracté voit ces couleurs modifiées par leur passage au travers des couches corticales opaques et du noyau sclérosé et se trouve dans les conditions d'un individu qui regarderait les objets colorés au travers d'un verre coloré en jaune plus ou moins foncé et, en même temps, plus ou moins dépoli. Pour savoir quelle est la teinte perçue, il suffit donc de se rappeler ce que devient une couleur combinée avec le jaune. Cependant, lorsqu'on fait diriger la vue d'un cataracté vers une lumière, au travers d'un verre teinté en bleu de cobalt, la flamme lui en paraît violette ou même rouge (O. Becker).

Tout ceci se comprend sans peine. Lorsque le cristallin, de transparent qu'il était, devient opaque, le sujet qui le porte se trouve dans les mêmes conditions que celles dans lesquelles se trouverait un individu sain qui, après avoir regardé pendant quelque temps à travers un verre poli, regarderait à travers un verre *douci* ou *dépoli*. Dans ces conditions, il est certain que la vision distincte serait rendue impossible, mais jamais le passage des rayons de lumière diffuse ne serait empêché.

Il va sans dire que les différents phénomènes visuels provoqués par le développement d'une cataracte sont en raison directe du degré de développement de la lésion. Bien avant même que toutes les couches du cristallin soient devenues opaques, la possibilité de reconnaître les caractères d'imprimerie, même les plus gros, disparaît. On peut alors faire compter les doigts au malade et ce n'est que lorsque les doigts ne sont plus comptés qu'à une très-faible distance, moment où la cataracte peut être considérée comme complète, qu'on doit se contenter de l'examen de la perception quantitative de lumière et de la projection. Ces différents modes d'exploration doivent du reste être mis en usage de temps à autre, pendant la période de développement de toute cataracte, car ce sont les résultats fournis par des examens successifs, qui constituent le moyen le plus sûr et le plus rationnel, pour suivre les progrès de l'altération du cristallin.

La nature de l'opacité fait varier aussi la perception lumineuse. Dans les cataractes molles, comme dans les cataractes laiteuses des jeunes sujets, la perception est, en général, moins bonne; mais, c'est surtout dans les cataractes liquides ou morgagniennes, qui surviennent chez les sujets âgés, que la perception semble le plus défectueuse. Dans ce cas, la lumière d'une bougie peut ne pas être perçue à une distance de 8 à 10 mètres.

Les cataractes calcaires ou pétrifiées sont, naturellement, absolument opaques et le malade serait complétement aveugle, si quelques rayons de lumière ne pénétraient pas, soit directement à travers la sclérotique, soit entre les procès ciliaires et l'équateur du cristallin, après avoir traversé l'iris. Aussi les malades atteints de cette variété de cataracte peuvent-ils bien distinguer un très-fort éclairage; mais, c'est là bien peu de chose et la perception, chez eux, est en général tout à fait défectueuse. Elle l'est, du reste, d'autant plus que ces cataractes, à part quelques rares exceptions, où elles ne sont que le terme ultime d'une cataracte très-ancienne et, partant, très-régressive, ne se développent, dans la majorité des cas, que consécutivement à d'autres affections profondes de l'œil, qui rendent celui-ci plus ou moins amblyopique.

Les modifications régressives, apportées par le temps à certaines cataractes, peuvent, dans quelques cas, faire presque disparaître la perception lumineuse. Par contre, on voit souvent, dans le cas d'anciennes cataractes, primitivement presque molles à leur début, et devenues, par suite de condensation régressive, demi-molles ou demi-dures, par augmentation de volume du noyau, la perception s'améliorer légèrement. C'est ainsi que certains malades qui, à un moment donné étaient absolument aveugles, peuvent recommencer à compter les doigts, à une certaine distance. Ce fait est important à connaître, car il fournit l'explication des prétendues améliorations de l'état de certains cataractés, par un soi-disant traitement sans opération.

S'il est des variétés de cataracte dans lesquelles la perception lumineuse devient très-faible, dans d'autres, au contraire, elle reste longtemps intacte. Telles sont les cataractes qui débutent par la périphérie du cristallin (*cataracte corticale*). Les rayons lumineux trouvant le centre du cristallin transparent, le traversent sans difficulté et le malade, ne s'apercevant de rien, ce n'est que par hasard, lorsqu'il viendra consulter pour une affection intercurrente ou concomitante, que l'altération du cristallin sera reconnue, lors d'un examen à l'ophthalmoscope.

Toutefois, lorsqu'une cataracte de cette nature est assez avancée dans son évolution, la réfringence des couches opaques se modifiant, tandis que celle des parties saines reste normale, il en résulte un certain degré d'astigmatisme qui, entraînant une incertitude de la vue de près, simule une presbyopie précoce ou tout au moins disproportionnée à l'âge du malade.

Un autre inconvénient spécial à certaines opacités peu avancées de la substance corticale, c'est l'apparition d'une variété particulière de *mouches volantes*, produites par les points opaques qui, en arrêtant les rayons lumineux, provoquent la formation d'ombres sur la rétine et produisent l'impression de corps opaques, se déplaçant avec le regard, dans le champ visuel. Ces mouches, visibles lorsque la pupille est quelque peu dilatée, diffèrent des mouches volantes véritables, résultant d'opacités du corps vitré (voy. p. 817-818), par leur fixité. On pourrait donc, par opposition aux précédentes, leur donner le nom de *mouches fixes*. Elles ne se déplacent pas, en effet, dans le champ visuel. Elles accompagnent, au contraire, exactement le regard dans toutes les directions et restent immobiles, lorsque celui-ci reste fixe.

D'autre part, la vision des malades atteints de cataracte corticale périphérique ou d'*arc sénile du cristallin* (geron toxon lentis, von Ammon) est sensiblement meilleure lorsqu'ils ont les yeux tournés vers la lumière, que lorsque, au contraire, la source lumineuse se trouve derrière eux. Les opacités corticales, en effet, outre les phénomènes dont nous venons de parler, ont encore l'inconvénient de diffuser plus ou moins la lumière, à la manière des opacités ou taies de la cornée (voy. p. 284). Aussi, lorsque les malades, dans ces cas, ont les yeux tournés vers la lumière, leur vision s'améliore-t-elle, parce que, la pupille se resserrant, les rayons lumineux ne passent plus que par le centre du cristallin encore transparent (J.-A. Schmidt).

Un symptôme tout aussi important, mais qui, inverse du précédent, est spécial aux cataractes nucléaires ou débutant par les couches centrales, voisines du noyau, c'est ce fait que le malade voit plus nettement les objets lorsqu'il se place dans une obscurité relative; ainsi, il verra mieux le soir que dans le jour, le dos tourné à la lumière que le visage en face de celle-ci.

Rien de plus facile à expliquer, en effet; à la lumière la pupille étant resserrée, la partie du cristallin en voie de devenir opaque, est seule utilisée pour le passage des rayons lumineux, lesquels sont en partie arrêtés dans leur trajet; dans une demi-obscurité, au contraire, la pupille se dilatant plus ou moins, les parties encore transparentes du cristallin sont démasquées, les rayons lumineux retrouvent en partie libre passage et le malade voit d'autant mieux, que l'opacité nucléaire est moins développée.

Toutefois, si ce phénomène est plus spécial aux cataractes nucléaires, on constate cependant, dans toutes les variétés de cataracte complète, quelqu'ait été leur mode de début, que la vue des malades est relativement moins mauvaise lorsqu'ils tournent le dos à la lumière, que lorsqu'ils l'ont en face d'eux; que la vision est meilleure le matin, à l'aube, ou le soir, après le coucher du soleil, que dans le milieu de la journée. Ici encore, ce fait s'explique par des considérations analogues à celles que nous venons d'indiquer. Lorsque la lumière est intense, le resserrement de la pupille en est la conséquence et il entre dans l'œil une plus petite quantité de rayons lumineux. Au contraire, au demi-jour, la pupille se dilatant leur livrera bien plus largement passage et la vue s'améliorera (J.-A. Schmidt).

C'est encore à ce phénomène qu'il faut attribuer l'attitude spéciale, caractéristique, des cataractés, attitude qui permet bien souvent de faire, à distance, le diagnostic de leur maladie. Obligés d'éviter, pour les raisons que nous venons de dire, la trop vive lumière, les sujets atteints de cataracte marchent la tête baissée en avant, parfois même, en se faisant de leurs mains une sorte d'abat-jour. L'amaurotique, au contraire, chez lequel le trouble de la vision résulte d'une diminution de la sensibilité de la rétine, recherche la lumière et cela d'autant plus, que son affection est plus avancée. Aussi marche-t-il la tête renversée en arrière et recherche-t-il de préférence les endroits fortement éclairés (Sichel père).

Ces caractères, de peu d'importance aujourd'hui, par suite des perfectionnements apportés aux méthodes d'exploration et de la possibilité d'explorer le fond de l'œil, avaient une très-grande valeur pour les anciens qui, ne possédant pas de moyens d'exploration objective suffisants, étaient contraints de s'en tenir, le plus souvent, aux signes rationnels et confondaient, sous le nom commun d'amaurose, les maladies dans lesquelles la perception lumineuse était plus ou moins atteinte, sans qu'on pût constater de lésions dans les parties de l'œil accessibles au regard.

Les phénomènes que nous venons de décrire résultent du trouble apporté à la transparence du cristallin; mais il ne faut pas oublier que le cristallin n'a pas seulement pour but de permettre aux rayons lumineux d'acquérir un degré de convergence supérieur à celui qu'ils ont acquis en traversant la cornée; le cristallin étant, en outre, le principal et le plus important agent de l'accommodation, cette dernière fonction ne pourra pas rester normale.

L'opacification des éléments fibrillaires du cristallin détermine une augmentation notable de la consistance de la lentille et diminue son élasticité, il lui devient de plus en plus difficile d'obéir à l'action du muscle ciliaire, qui doit augmenter ses courbures pendant la vision de près. Il se passe là, mais d'une façon exagérée, ce que l'on observe pendant le développement de la presbyopie. La conséquence de cet inconvénient est facile à comprendre : il restreindra d'abord et anéantira enfin complétement la faculté de voir distinctement les objets rapprochés. Ce symptôme, de peu de valeur pour les personnes âgées, puisqu'il n'est pour elles que l'exagération des phénomènes produits par la sclérose sénile simple du cristallin, devra, au contraire, être pris en sérieuse considération, lorsqu'on l'observera chez les jeunes sujets.

Lorsqu'une cataracte débute par le centre du cristallin (*cataracte nucléaire*), les choses ne se passent pas de la même manière : le premier phénomène observé est une tendance à la myopie, qui résulte, en partie, de ce que les rayons réfractés par les portions périphériques de la lentille, sont les seuls, ou à peu près, qui arrivent dans l'œil (Arlt). Or, l'image qui en résulte est, d'une part, moins éclairée, plus diffuse et moins distincte, et, d'autre part, elle se trouve située plus près du cristallin que si elle était fournie par les rayons réfractés par le centre de la lentille et, par conséquent, quelque peu en avant du fond de l'œil. En dernier lieu, cette myopie apparente résulte aussi de ce que, la vision devenant indistincte, les malades sont obligés de se rapprocher davantage des objets pour les apercevoir, fait commun, du reste, à toutes les amblyopies (O. Becker).

a. Cataracte molle.

La *cataracte molle* ne se rencontre que sur les jeunes sujets, alors qu'il n'existe pas encore de noyau dur dans le cristallin, c'est-à-dire, avant l'âge de trente ans et, exceptionnellement, avant celui de quarante ans.

Sauf de très-rares exceptions, la cataracte molle n'est que le terme ultime d'altérations de la lentille, existant déjà à l'état partiel, au moment de la naissance, ou survenues pendant les premières années de l'enfance. Son mode de développement habituel, fait donc qu'elle peut débuter dans les points les plus divers du cristallin, sous l'une des formes qui seront décrites plus loin, sous le nom de *cataractes congénitales partielles.*

Exceptionnellement, la cataracte molle peut débuter de toutes pièces, à un âge relativement avancé, c'est-à-dire vers trente ou trente-cinq ans. Les premières traces se montrent alors, dans la substance corticale, sous forme de stries opaques, triangulaires, à sommet rayonnant vers le pôle du cristallin et à base tournée vers l'équateur de celui-ci. Dans ces conditions, son développement peut être très-rapide, souvent même brusque. Les stries opaques augmentent rapidement de dimensions, s'étendent d'abord aux couches voisines, puis gagnent la profondeur du cristallin qu'elles finissent par envahir totalement. Mais ce fait est rare et n'est, le plus souvent, que la conséquence de la *phakite,* ou inflammation de la lentille. Ce sont là les cataractes que les ophthalmologistes désignent d'ordinaire par le nom de *cataracte gluante,* parce que, le plus souvent, la substance corticale adhère très-intimement à la capsule et présente une consistance poisseuse. Il n'est pas rare, du reste, de voir ces cataractes se compliquer d'altérations de la capsule, preuve de leur origine inflammatoire.

Le plus souvent on voit peu à peu, avec les progrès de l'âge, les portions de la lentille restées transparentes jusque là, diminuer d'abord d'étendue par suite de l'augmentation des dimensions des opacités partielles qui existaient primitivement, et la cataracte devient finalement totale.

Cependant, toutes les cataractes ayant débuté dans les premières années de la vie n'offrent pas une marche identique. Quelques-unes arrivent à être complètes, à être mûres, comme on dit d'ordinaire, bien plus tôt que les autres ; d'autres, au contraire, ont une marche tellement lente, que jamais elles n'arrivent à maturité, sous forme de cataractes molles. En effet, presque toujours dans ce cas, en même temps que la cataracte progresse, le noyau subit la transformation sénile de la sclérose et, lorsque la cataracte devient mûre, on a devant soi une *cataracte demi-molle* ou *demi-dure.*

La cataracte molle débute, en général, par la périphérie du cristallin, sous forme de stries, de points ou de taches opaques qui, suivant leur disposition, ont fait donner à ces variétés de forme, des noms particuliers. Nous y reviendrons plus loin. D'autres fois, mais plus rarement, l'altération se montre d'abord dans le centre du cristallin, mais cela est exceptionnel.

Quelquefois, et dans des cas spéciaux, comme lorsque la cataracte se développe sous l'influence d'une diathèse, telle que la glycosurie par exemple, on voit le cristallin se prendre, pour ainsi dire, en masse et l'opacité devenir rapidement complète.

Quel que soit le mode de début sur lequel, nous l'avons dit, nous reviendrons plus loin, une fois la cataracte molle devenue complète, on observe, dans toute l'étendue du champ de la pupille, que celle-ci soit dilatée ou non, une opacité grisâtre, assez claire, blanchâtre, laiteuse ou blanc bleuâtre, à reflets chatoyants, surtout dans les parties périphériques. Dans les premiers temps de la maturité de la cataracte, on reconnaît encore, mais parfois avec difficulté, la disposition des secteurs, par les caractères que nous avons indiqués, sous le nom de déhiscence, à propos de l'anatomie pathologique. Mais, la cataracte molle, subissant de plus en plus l'imbibition, ce caractère s'efface rapidement. De même, on peut aussi voir subsister, pendant un temps très-court, les stries qui caractérisaient la cataracte, lorsqu'elle débutait sous forme de cataracte corticale. Ces caractères sont rendus plus manifestes par l'éclairage latéral. En faisant tomber le faisceau de lumière concentrée sur le centre de la face antérieure de la lentille opaque, on constate que, dans son entier, celle-ci *se laisse traverser complétement* par les rayons lumineux, et que, *dans aucun point, ils ne subissent de réflexion.* On ne distingue pas non plus la plus légère différence de teinte dans toute l'étendue du cristallin opaque. L'examen à l'ophthalmoscope n'est plus possible, et on est absolument incapable d'éclairer le fond de l'œil.

La face antérieure du cristallin est fortement convexe et bombée en avant. Lorsqu'on l'examine avec attention et de profil, on la voit faire quelque peu saillie dans l'espace pupillaire. De là résulte un effacement relatif de la chambre antérieure, qui paraît moins spacieuse. En outre, et comme autre signe de la saillie que fait le cristallin, on voit souvent, sur le grand cercle de l'iris, près de son insertion ciliaire, se produire un pli circulaire dans ce diaphragme.

L'iris, repoussée en avant par la face antérieure du cristallin lui est intimement appliquée. De là résulte une compression des nerfs de l'iris qui, bien que légère, n'en est pas moins suffisante pour provoquer une mydriase permanente. Aussi, la dilatation de la pupille, sous l'influence des variations d'éclairage ou des mydriatiques, est-elle, parfois, très-lente à se produire, sans toutefois devenir jamais impossible.

Nous verrons tout à l'heure, à propos de la cataracte dure, qu'il se produit souvent, surtout lorsque la cataracte, ayant débuté par le centre de la lentille, est encore incomplète, une ombre portée de l'iris sur le cristallin. Ici, cette ombre portée fait totalement défaut. L'ourlet uvéen, au contraire, semble très-accusé; il se présente sous forme d'un anneau noir ou brun noirâtre, d'autant plus accusé que l'iris tout entière est de couleur plus claire; ce bourrelet est saillant, pour ainsi dire renversé en dehors dans l'espace pupillaire.

Lorsque la cataracte molle est déjà un peu ancienne, elle se transforme facilement, ainsi que nous l'avons déjà dit, en cataracte liquide. Les caractères de celle-ci sont peu différents de ceux de la cataracte molle proprement dite. On doit reconnaître, cependant, que, dans quelques cas, la couleur n'est plus uniformément grise, mais qu'elle est parsemée de petits points d'un blanc plus éclatant, comme crayeux. Cette transformation peut n'affecter que l'un des deux yeux, pendant que l'autre, encore à une période un peu plus voisine de son début, conserve tous les caractères de la cataracte molle, ou bien qu'au contraire, déjà plus avancée en âge, elle est encore plus régressive et s'est déjà transformée en cataracte membraneuse ou aride-siliqueuse.

D'autre part, la cataracte liquide peut ne se produire que partiellement. Ceci est surtout vrai pour les cataractes qui mettent fort longtemps à devenir complètes et sur lesquelles, pendant que l'opacité marche vers la maturité, se développe, concurremment, un noyau plus ou moins dur. C'est là un des modes de développement de la cataracte morgagnienne. Mais ce n'est pas le plus fréquent. Quoi qu'il en soit, lorsque cette transformation régressive s'est produite, on voit la teinte de l'opacité se modifier avec les diverses attitudes de la tête du sujet. Lorsque l'œil reste immobile, les diverses parties composant le magma cristallinien se superposent par ordre de densité. On peut alors voir, à la partie inférieure de la cavité capsulaire, le noyau du cristallin, lorsqu'il existe, sous forme d'un disque plus ou moins volumineux et de coloration variable. Il se montre sous l'aspect d'une opacité plus saturée, occupant la partie inférieure de la pupille, de forme ellipsoïde, bornée en haut par une ligne courbe un peu plus foncée, qui tranche sur la couleur grise du restant du champ pupillaire, et en bas par le bord pupillaire. Lorsqu'on fait pencher la tête du malade en avant, cette opacité, plus condensée, devient encore plus apparente ; au-dessus de cette opacité se trouve une couche franchement laiteuse, et enfin, dans la partie supérieure de la pupille, une partie presque translucide.

Pendant les mouvements du globe, ces trois couches se mêlent intimement et il est difficile de les distinguer, de sorte que la pupille acquiert un aspect des plus variables. Lorsque au contraire le malade porte la tête en arrière, ou pendant le decubitus dorsal, la teinte de l'opacité semble s'éclaicir dans son entier.

L'éclairage oblique montre la partie supérieure de la cataracte translucide, tandis que, dans la partie inférieure, il se produit une réflexion plus ou moins accusée des rayons lumineux.

La chambre antérieure et l'iris, au début de la cataracte liquide, ne diffèrent en rien de ce qu'elles étaient lorsque la cataracte était simplement molle ; mais lorsque, par la suite, le travail endo-exosmotique aura fait diminuer la quantité du liquide contenu dans la cavité de la capsule, augmentant ainsi la proportion des éléments solides, pour arriver à la formation d'une cataracte membraneuse ou aride-siliqueuse, la chambre antérieure reprendra sa capacité normale et pourra même, dans quelques cas, devenir plus profonde. L'iris reprendra donc sa position normale ou deviendra même infundibuliforme, par suite du développement de synéchies entre elle et la cristalloïde. Ces adhérences sont souvent très-résistantes. La dilatation de la pupille deviendra donc très-difficile, sinon impossible, et, dans tous les cas, fort irrégulière.

La *cataracte traumatique*, qui sera étudiée plus loin, à propos des lésions du cristallin, est presque toujours une cataracte molle. Elle n'en diffère que par la cause qui l'a produite et par la rapidité de son développement.

De même la *cataracte congénitale*, à cause de l'époque de la vie à laquelle elle se développe, est aussi toujours une cataracte molle et souvent même liquide. Elle fera également l'objet d'un article spécial.

b. Cataracte dure.

La *cataracte dure* ne se montre généralement que sur les vieillards, c'est-à-dire sur les sujets ayant atteint ou dépassé la cinquantaine. Aussi la désigne-t-on assez communément sous le nom de *cataracte sénile*, qui lui est pour ainsi dire synonyme. On lui a donné encore les noms de *phakosclérose* ou de *phakoscléroma* (Paulli).

La condition essentielle pour qu'une cataracte dure se développe, c'est que le cristallin ait déjà subi, en partie du moins, la transformation spéciale aux vieillards, la sclérose des parties centrales, et que, par suite, il s'y soit développé un noyau. On doit donc bien se pénétrer de ce fait, c'est que dès qu'une cataracte renferme un noyau compacte, elle appartient par cela seul aux cataractes dures. Ce que nous disons là s'applique donc aux cataractes demi-molle et demi-dure. Une fois ce noyau développé, il deviendra le centre de l'altération; c'est autour de lui que se grouperont les parties opaques; mais, quant à lui-même, il ne subira aucune altération. Bien que d'une couleur jaune d'ambre plus ou moins foncée, il n'en reste pas moins toujours transparent.

C'est donc dans la substance corticale et dans la substance corticale périphérique, que débute et que siége uniquement la cataracte sénile. Chez les myopes, surtout lorsque la myopie est prononcée, il arrive souvent que le processus, au lieu de commencer dans les couches corticales périphériques, débute dans celles qui avoisinent immédiatement le noyau. Il semblerait donc, à première vue, que c'est le noyau lui-même qui devient opaque. Ce n'est là qu'une illusion résultant du siége spécial de l'opacité.

Quoi qu'il en soit, lorsqu'une cataracte dure débute ainsi par les couches centrales péri nucléaires, on observe d'abord une légère teinte opaline apparaissant nettement dans l'espace pupillaire et qui y produit un reflet variant du gris verdâtre au jaune d'ambre foncé, ressemblant tout à fait aux altérations séniles normales du cristallin, décrites dans les généralités. Nous avons même fait remarquer que, dans quelques cas, on a parfois une certaine difficulté à distinguer ces deux états, essentiellement différents par leur nature et leur marche ultérieure.

Ce mode de début est, du reste, loin d'être fréquent. Chez le plus grand nombre de sujets, la maladie commence par le développement, dans la région équatoriale du cristallin, de petites opacités triangulaires, à sommet tourné vers le pôle du cristallin et à base dirigée vers son équateur, sur lequel elles s'enfourchent même souvent, pour se replier sur la face postérieure de la lentille. Ces opacités sont tantôt isolées, tantôt agglomérées par groupe.

Cet état initial, pour le distinguer des opacités capsulaires, avec lesquelles on le confondait souvent autrefois, a été décrit sous le nom de *cataracte corticale* (Sichel père), excellente dénomination qui a le grand avantage de préciser de suite le siége exact des opacités. Celles-ci sont le plus souvent situées à la face antérieure de la lentille (*cataracte corticale antérieure*); quelquefois, mais plus rarement, à sa face postérieure (*cataracte corticale postérieure*), ou, ce qui est le plus fréquent, sur les deux faces à la fois. C'est dans ce dernier cas que les opacités, confondues par leur base, se trouvent *enfourchées* sur l'équateur du cristallin. De là le nom de *cataracte corticale enfourchée*, que j'ai proposé pour cette forme.

Ces différences de siége sont faciles à apprécier, par la situation plus ou moins rapprochée ou plus ou moins éloignée qu'elles présentent relativement à l'iris, ainsi que par la teinte plus ou moins foncée des stries, qui sont grisâtres, blanchâtres, brillantes et rapprochées de l'iris, dans la cataracte corticale antérieure, foncées, jaunâtres, chatoyantes, en quelque sorte métalliques et éloignées de l'iris, dans la cataracte corticale postérieure.

Comme la plus grande partie du cristallin est encore transparente, il sera facile de distinguer les stries qui siégeront à la fois sur les deux faces.

Ces opacités corticales peuvent quelquefois affecter les formes les plus diverses et les plus bizarres. C'est ainsi qu'on les voit souvent dessiner sur la face antérieure du cristallin l'Y renversé, résultant de la jonction des trois secteurs normaux du cristallin. C'est à cette disposition qu'a été donné le nom de *cataracte étoilée* ou à *trois branches*. Dans ce cas, il est rare que les stries atteignent l'équateur par leur base. D'autres fois, on ne voit dans la pupille que deux stries opaques triangulaires, opposées par leur sommet, au niveau du pôle antérieur et se dirigeant transversalement vers l'équateur, qu'elles atteignent plus ou moins par leur base. C'est là ce qu'on a désigné sous le nom de *cataracte barrée*. Au point de vue pratique, ces différentes espèces n'ont point d'intérêt. Il suffit donc de les mentionner.

Cependant, une variété de cataracte corticale postérieure mérite d'être signalée à part : c'est celle où, au voisinage du pôle postérieur, plusieurs opacités sont réunies de façon à constituer une sorte de plaque opaque, très-analogue à celle qui constitue la variété de cataracte congénitale incomplète, connue sous le nom de *cataracte polaire postérieure*, et qui sera étudiée plus bas avec les autres variétés de la cataracte congénitale. La cataracte corticale postérieure dont nous voulons parler, est celle qui affecte une disposition analogue à celle de la cataracte à trois branches, dont nous parlions tout à l'heure. Elle simule, parfois à s'y méprendre, une cataracte capsulaire postérieure. Mais il faut surtout se garder de la confondre avec les dépôts qui se font parfois à la face externe de la cristalloïde postérieure et qui, le plus souvent, sont la conséquence d'affections inflammatoires des parties profondes de l'œil, telles que les maladies du corps vitré ou de la choroïde.

Nous avons dit plus haut que, souvent, les opacités corticales passaient, en s'enfourchant sur l'équateur du cristallin, de la face antérieure sur sa face postérieure. C'est là une disposition très-fréquente sur les sujets très-avancés en âge, et on peut même dire qu'il n'est, pour ainsi dire, pas d'individu atteignant un âge élevé, celui de quatre-vingts ans par exemple, chez lequel on ne rencontre pas cette disposition particulière. Bien que ces opacités, au point de vue strict, constituent bien un début de cataracte, comme leur accroissement est infiniment plus lent que celui des autres formes de cataracte corticale, et comme leur fréquence est très-grande, on les a désignées sous le nom de *gerontoxon lentis*, ou *arc sénile du cristallin* (von Ammon), les comparant avec l'arc sénile de la cornée (voy. p. 321).

Bien entendu, quoique ces deux altérations, celle du cristallin et celle de la cornée soient toutes deux des résultats de la sénilité, il ne faudrait pas croire qu'elles ont une même origine. Loin de là. Elles diffèrent non seulement au point de vue histologique, mais encore au point de vue de la marche et des circonstances dans lesquelles elles se développent. Et de ceci je ne veux pour preuve que ce fait, qu'il est rare de voir coïncider les deux altérations.

La lenteur du développement du gerontoxon lentis est telle, qu'il est bon, dans la pratique, de ne pas révéler au malade qui en est porteur la nature de sa maladie. Le mot de cataracte effraye toujours encore plus ou moins certains malades pusillanimes. Aussi, pour notre compte personnel, nous masquons toujours, dans la consultation écrite que nous remettons au malade, le nom de *cataracte commençante* par une expression synonyme, incompréhensible pour lui, mais facile à saisir pour un homme de l'art. Tels sont les mots, « *stries opaques dans la substance corticale du cristallin* ».

Quelque lent qu'il soit, le développement progressif de l'arc sénile du cristallin n'en est pas moins manifeste. Les opacités de forme triangulaire, à base tournée vers l'équateur, s'accroissent par la progression de leur sommet vers le pôle, tandis que leur base s'élargit petit à petit et se confond bientôt avec les opacités voisines. A quelque période qu'on les examine, qu'elles soient presque imperceptibles ou qu'elles aient une étendue notable, elles restent toujours disposées suivant la direction des fibres du cristallin, de sorte que, dans certains cas, elles donnent une très-bonne idée de la disposition anatomique de ces fibres. Au bout d'un temps très-long, et qui peut atteindre plusieurs années, les stries opaques finissent par se confondre complétement, et, en dernier lieu, elles envahissent toute la substance corticale du cristallin.

Quel que soit le mode de début et de développement des opacités du cristallin, les divers degrés de l'altération cataracteuse ont reçu, dans la pratique, des noms différents plus ou moins arbitraires, mais uniquement destinés à faciliter l'entente, dans le langage scientifique. Aussi, tant qu'il n'y a que quelques fibres opaques, on dit que la cataracte est *commençante*. Quand les opacités sont plus nombreuses, on dit que la cataracte est *incomplète*. Enfin, lorsque la substance corticale est tout entière opaque, la cataracte est dite *complète* ou *mûre*. Cette dernière expression avait été imaginée par les anciens opérateurs, pour indiquer qu'à cette époque, *mais seulement alors*, la cataracte pouvait être opérée sans danger. Les méthodes opératoires dont disposaient, en effet, les anciens chirurgiens, étaient fort imparfaites ; aussi ne voulaient-ils pas, en opérant une cataracte incomplète, laissant encore au malade un certain degré de vision, s'exposer au reproche, l'opération ayant échoué, d'avoir transformé l'affaiblissement de la vue en une cécité complète. Nous verrons plus loin, à propos du traitement de la cataracte, quel compte on doit tenir en pratique, au point de vue rationnel, de cette prétendue maturité de la cataracte.

Les divers degrés d'opacité dont nous venons de parler, lorsqu'ils sont encore peu développés, ne sont pas toujours faciles à distinguer à l'œil nu. Il peut être utile alors, parfois même nécessaire, pour y arriver, d'instiller dans l'œil une goutte ou deux d'une solution faible de sulfate neutre d'atropine (voy. p. 72-73). Il n'en est plus de même lorsque la cataracte est arrivée à un degré avancé ou lorsqu'elle est complète. A ce moment, quel qu'ait été son mode de début et de développement, elle revêt les caractères suivants :

La coloration, variable suivant chaque cataracte, est généralement d'autant plus foncée que le développement en aura été moins rapide et qu'elle sera de date plus ancienne. Le plus souvent, lorsqu'elle n'est complète que depuis peu de temps, l'opacité est d'un gris verdâtre ou légèrement jaunâtre. A partir du moment où elle commence à se condenser, à devenir régressive, la teinte en devient d'un gris jaunâtre foncé, sale, brunâtre; parfois même elle devient d'un brun rougeâtre, et dans quelques cas, rares il est vrai, presque noire. Cette dernière coloration est même quelquefois tellement prononcée, que les cataractes *dites* noires ont pu, nombre de fois, passer inaperçues jadis, lorsqu'on ne pratiquait l'examen qu'à la lumière du jour, et faire croire à une amaurose, le champ pupillaire n'étant troublé par aucune opacité.

Parmi les cataractes dures, on a signalé aussi des cataractes vertes qui, à cause du reflet particulier qui se produit dans la pupille dans le glaucome chronique (voy. p. 512), ont été prises, plus d'une fois, pour cette dernière affection. Inutile d'insister sur ces faits. Il suffit de les signaler, car il est impossible qu'ils se reproduisent aujourd'hui où nous disposons de moyens d'exploration si nombreux et si délicats.

Aussi bien pour la cataracte complète que pour la cataracte incomplète ou même commençante, l'examen à l'œil nu est, en effet, très-imparfait, bien qu'il suffise cependant quelquefois pour permettre à un œil exercé de porter un diagnostic presque certain. L'examen à l'éclairage oblique donne des résultats plus précis. Lorsque l'on projette obliquement, par les procédés connus (voy. p. 39), un faisceau de rayons lumineux sur un cristallin normal, les rayons, traversant sans difficulté la lentille, ne peuvent l'éclairer, et la pupille reste complétement noire. Il n'en est plus de même lorsque le cristallin commence à être envahi par la sclérose sénile. Dans le point où celle-ci commence, par conséquent au centre du noyau, la lumière n'est plus complétement réfractée, mais bien en partie réfléchie, de telle sorte qu'on aperçoit, au centre de l'espace pupillaire, un reflet chatoyant particulier. Le phénomène est encore plus frappant lorsque au lieu de n'avoir affaire qu'à la sclérose simple, on se trouve en face de la dégénérescence cataracteuse au début. Les faisceaux de fibres devenus opaques apparaissent avec la plus grande netteté dans le champ pupillaire, sous forme de taches plus ou moins régulièrement triangulaires, de couleur blanc grisâtre, lorsqu'elles siégent dans la substance corticale antérieure, ou, au contraire, de couleur gris jaunâtre, lorsqu'elles occupent la substance corticale postérieure.

De la sorte, on peut reconnaître, avec infiniment plus d'assurance qu'à l'œil nu, la forme, l'étendue, la couleur de ces opacités, à la condition toutefois qu'elles atteignent la partie du cristallin visible dans l'espace pupillaire. Suivant que les espaces noires qui les séparent sont plus ou moins larges, la cataracte est aussi plus ou moins avancée.

Une fois la cataracte devenue complète, ces espaces noirs ont totalement disparu ; tout le cristallin est devenu d'un gris jaunâtre, et l'éclairage oblique montre, dans le centre, un reflet jaune plus ou moins brillant, dû à la réflexion des rayons lumineux sur le noyau sclérosé.

L'examen à l'aide de l'ophthalmoscope est encore bien plus précieux que celui à l'éclairage oblique. Impossible, avec lui, que la moindre opacité, quelque petite qu'elle soit, échappe aux regards de l'observateur. Et encore suffit-il ici de l'instrument de Helmholtz réduit à sa plus simple expression, c'est-à-dire du miroir seul ! Les résultats qu'il fournit sont faciles à comprendre. Lorsqu'on examine un œil sain au moyen de l'ophthalmoscope, le champ de la pupille paraît éclairé en rouge, parce que la lumière, arrivée au fond de l'œil, éclaire celui-ci qui réfléchit à son tour, vers l'œil de l'observateur, des rayons de lumière diffuse. Mais que sur le chemin de ces rayons réfléchis se trouve un corps opaque, celui-ci arrêtera les rayons réfléchis par le fond de l'œil, et l'opacité se montrera comme une tache noire ou brun noirâtre, sur le champ rouge de la pupille éclairée. Plus les opacités seront nombreuses et plus nombreuses aussi seront les taches noires sur le fond rouge. Quelque excentriquement placées que soient les opacités, fussent-elles même exactement sur l'équateur de la lentille, il suffira de faire regarder le malade de côté et de plonger soi-même le regard dans l'œil, tangentiellement au bord pupillaire, du côté vers lequel regarde le malade, et en se plaçant du côté opposé, pour que l'opacité se montre immédiatement avec la plus grande netteté. Ainsi, par exemple, une opacité existe-t-elle sur l'équateur du cristallin, du côté interne, on fera regarder le malade en dedans, et en même temps, se plaçant en dehors, on regardera soi-même dans l'œil, en rasant le plus obliquement possible le bord pupillaire. Nous reviendrons du reste encore sur ce point à propos du diagnostic.

Lorsque la cataracte sera assez avancée pour qu'à l'éclairage oblique on ne voie plus de reflet dans la pupille, lorsque la cataracte déjà très-ancienne sera régressive, on pourra, par un artifice, s'en assurer facilement. Au lieu de faire tomber le faisceau de rayons lumineux collectés par la lentille d'exploration, sur la pupille, on le fera tomber sur la sclérotique, tout près du bord de la cornée. On arrivera de la sorte, surtout si le sujet est peu pigmenté, à faire pénétrer un certain nombre de rayons lumineux dans l'œil. En s'y prenant adroitement, on pourra faire atteindre à ces rayons le fond de l'œil où ils seront réfléchis, de sorte que, le noyau étant resté translucide et la substance opaque étant peu abondante, on verra la cataracte s'éclairer faiblement en rouge.

Si on vient maintenant à se servir de l'ophthalmoscope, le fond de l'œil paraîtra d'un rouge brunâtre ou d'un brun noirâtre, car, pour les mêmes raisons que nous venons de dire, un certain nombre de rayons lumineux pourront encore atteindre le fond de l'œil et être réfléchis par lui, de sorte que la teinte rouge se montrera masquée par un nuage plus ou moins prononcé. Mais si la cataracte est complète, aucun reflet du fond de l'œil ne pourra être perçu et l'espace pupillaire conservera la couleur plus ou moins grisâtre qu'il avait lorsqu'on l'examinait à l'œil nu.

Dans le cas de cataracte noire, à l'éclairage oblique et à l'œil nu, le champ pupillaire restant noir, l'ophthalmoscope, en montrant l'absence de reflet, permettra de conclure en faveur d'une semblable altération du cristallin et fera exclure l'idée d'une amaurose. Dans ce dernier cas, il est encore un autre signe fourni par l'examen des images de Purkinje, et que Samson a mis le premier en pratique. Ce signe, dont la valeur est très-grande encore aujourd'hui pour étudier les phénomènes de l'accommodation, a bien perdu de son importance lorsqu'il s'agit du diagnostic de la cataracte noire, d'abord à cause du haut degré de perfection auquel sont arrivés nos autres moyens d'exploration, et ensuite parce que sa constatation est souvent très-difficile. Déjà, à propos des différents modes d'exploration de l'œil, nous avons parlé de ces images de Purkinje (voy. p. 36). Eh bien, dans le cas de cataracte noire, on constatera que, la face postérieure du cristallin étant masquée par l'opacité de la lentille, l'image qui doit se faire sur cette face fera défaut. Nous n'insisterons pas davantage sur ce signe peu important aujourd'hui.

Un autre signe propre à la cataracte dure est la présence, dans la pupille, sur le cristallin, d'un anneau noirâtre connu sous le nom d'*ombre portée*. Voici en quoi il consiste : sur un œil normal, si on examine le rebord de la pupille, on y remarque un cercle noir foncé, de peu de largeur, mais très-distinct. Ce cercle n'est autre chose que le pigment uvéen qui se réfléchit de la face postérieure de l'iris sur son bord libre. Si on examine un œil atteint de cataracte dure, on aperçoit, derrière ce petit cercle, un second cercle plus profondément situé, moins foncé, qui n'est autre chose que l'ombre portée par l'iris sur le cristallin. Sa présence résulte de ce que le cristallin, dans la cataracte dure, est en même temps condensé et n'est plus en contact aussi intime avec la face postérieure de l'iris. Dans la cataracte molle, nous avons vu que c'est l'inverse qui se produit. Cette ombre portée sera d'autant plus prononcée que la distance entre l'iris et le cristallin opaque sera plus considérable.

L'explication que nous venons de donner de ce phénomène est empruntée aux œuvres des anciens oculistes, qui admettaient entre l'iris et le cristallin un espace libre. Mais aujourd'hui que, depuis les recherches de Giraldès, on sait pertinemment que cet espace n'existe en réalité pas, on doit admettre que le phénomène dont nous parlons ne reconnaît pour cause que la présence, à la périphérie du cristallin, d'une couche de substance corticale non encore opacifiée et qui paraît noire, par comparaison avec les couches plus profondes et opaques. Cette ombre portée ne se rencontre donc que dans les cataractes dures incomplètes. Quoi qu'il en soit, pour bien saisir le phénomène dont nous parlons, il importe de placer le malade un peu obliquement par rapport à la lumière, pendant qu'on l'observe soi-même de face.

Pour finir ce qui a rapport à la cataracte dure, il ne nous reste plus qu'à dire que, dans quelques circonstances, elle peut devenir morgagnienne. Cette transformation est ici absolument identique à celle dont nous avons parlé à propos de la cataracte molle, avec cette différence qu'ici, la liquéfaction de la substance corticale est survenue alors que le noyau dur existait déjà et alors que la cataracte était demi-molle ou demi-dure. Ici, du reste, comme là, la cataracte ne devient morgagnienne qu'après avoir longtemps existé à l'état complet, et cette transformation est également ici une métamorphose régressive.

Au point de vue des symptômes, nous n'avons rien à ajouter à ce que nous en avons dit, à propos de la cataracte molle. Ils sont absolument identiques.

Marche, durée, terminaison. — Rien n'est variable comme la marche de la cataracte. Très-rapide dans certains cas, comme cela a lieu pour les cataractes diabétiques, qui parviennent à leur complet développement en quelques semaines, elle est, au contraire, très-lente dans les cataractes séniles, qui n'arrivent à maturité que quelques années après leur début.

On doit reconnaître, du reste, que la marche de la cataracte diffère beaucoup suivant l'âge du sujet sur lequel elle se développe. Plus celui-ci est jeune et plus le développement est rapide. Ceci s'explique facilement par l'état physiologique du cristallin à ces différents âges et par la facilité plus ou moins grande que la lentille a, conséquemment, à subir la dégénérescence.

De toutes les cataractes, celle qui met incontestablement le temps le plus long pour arriver à l'état complet, est la cataracte dure, lorsque celle-ci débute sous forme de gerontoxon lentis. Je puis citer, à cet égard, le cas remarquable d'une femme âgée de 92 ans, sur les deux yeux de laquelle j'ai pratiqué, avec succès, mes deux premières opérations de cataracte sur le vivant. Chez elle, l'opacité n'était pas encore absolument complète, ni à un œil ni à l'autre, et cependant elle avait été vue par mon père pour la première fois, pour cette même affection, alors qu'elle n'avait que 65 ans. La cataracte avait donc mis près de 30 ans pour arriver à un état assez voisin de la maturité pour permettre l'opération.

Mais, bien que les faits de ce genre doivent être regardés comme des exceptions, il n'en est pas moins vrai que l'évolution d'une cataracte dure, depuis le moment où on a constaté les premières stries opaques dans le cristallin, jusqu'au moment de sa maturité, peut durer plusieurs années.

Les cataractes demi-molles ou demi-dures marchent, en général, plus vite, et cela, précisément, à cause de la présence de la substance corticale molle, qui se laisse plus facilement envahir par la dégénérescence.

Un fait intéressant, c'est que ce n'est pas une raison absolue, parce que la cataracte se sera développée sur un œil, pour qu'elle survienne aussi sur le second. En outre, alors même que les deux yeux seront atteints des premiers vestiges presque simultanément, il est rare que l'altération marche parallèlement dans tous les deux. Presque toujours, la cataracte de l'un des yeux devient complète avant celle du second. Dans quelques circonstances même, bien que le début ait coïncidé dans les deux yeux, on voit la cataracte devenir rapidement complète sur l'un des yeux, tandis que le processus semble rester stationnaire sur l'autre. C'est là ce qui explique comment il se fait que, assez souvent, on voit se présenter des malades chez lesquels on constate la présence sur un œil d'une cataracte demi-dure ou dure, et sur l'autre œil d'une cataracte morgagnienne ou calcaire. Cela tient à ce que l'altération cataracteuse ayant amené la perte de la vue de l'un des yeux, le malade aura attendu, pour venir demander conseil, que la vue de l'autre œil ait commencé à faire défaut à son tour. Ceci est surtout vrai pour les malades des classes laborieuses, car venir consulter est, pour eux, un dérangement coûteux auquel ils ne se décident que lorsque la vue leur fait absolument défaut.

Abandonnée à elle-même, la cataracte subit, suivant sa nature, des transformations variables. Tandis que la cataracte molle des jeunes sujets subit soit la transformation liquide, soit la régression graisseuse d'abord, puis calcaire, la cataracte demi-dure ou dure n'éprouve que la diminution progressive du volume de sa substance corticale qui disparaît, tant par l'abandon de ses parties liquides que par l'accroissement, sans cesse progressif, de son noyau.

Nous avons vu que ce n'est que dans l'extrême minorité des cas que la cataracte dure devient morgagnienne, et encore faut-il, pour cela, que l'altération ait débuté sous forme de cataracte demi-molle, ou tout au moins demi-dure.

Étiologie. — L'étiologie de la cataracte, sauf quelques exceptions peu nombreuses, est, sans contredit, un des sujets les plus obscurs du domaine de l'ophthalmologie. Nous n'examinerons ici que l'étiologie de la cataracte spontanée ou simple. La cataracte consécutive ou compliquée, c'est-à-dire succédant à une des nombreuses affections de l'œil, susceptibles de provoquer son développement, a été indiquée, chemin faisant, lorsque nous nous sommes occupés des diverses affections qui peuvent la déterminer.

Quant à la cataracte traumatique, son origine est extrêmement simple, et elle sera, du reste, ultérieurement l'objet d'un article spécial.

La cataracte dure se rencontrant surtout chez les vieillards, on serait tenté, *à priori*, de la considérer comme une altération sénile du même ordre que la décoloration en blanc des cheveux ou que leur perte, l'augmentation de volume de la prostate, l'incrustation calcaire des cartilages, l'athérome des artères, l'épaississement et le durcissement de la peau, etc. Mais comme la cataracte ne se produit pas sur tous les sujets, que, d'autre part, elle survient à des âges extrêmement variables, on est immédiatement forcé d'admettre que d'autres causes doivent s'adjoindre à la sénilité pour contribuer au développement de la cataracte.

Si nous examinons avec soin les conditions dans lesquelles se développe la cataracte dite spontanée, nous voyons que les deux yeux ne sont que rarement atteints simultanément, et qu'il existe toujours un intervalle, quelquefois peu éloigné, il est vrai, entre l'altération de chaque œil. L'œil qui le premier est atteint semble aussi être celui qui l'est le plus sérieusement, car, en général, la cataracte paraît se développer plus rapidement sur ce premier œil. De là la différence, presque constante, que présente la cataracte sur chaque œil, au point de vue de la maturité. De cette circonstance paraît résulter que la cataracte spontanée est bien plutôt la conséquence d'une maladie de tout l'organisme, que d'une affection du globe oculaire seul. On pourrait même dire que le trouble de la santé, dont dépend le développement de la cataracte, est surtout dans sa véritable période d'état au moment où l'opacité cataracteuse se manifeste sur le premier œil, car cet œil présente, presque toujours, les chances les moins favorables pour l'opération (O. Becker).

Mais quelle est exactement la nature de cette maladie générale? C'est là une question qu'on ne saurait résoudre, dans l'état actuel de la science, et il est malheureusement fort à craindre qu'il en soit encore longtemps de même, tant qu'on ne connaîtra pas plus exactement les conditions de la nutrition du cristallin. Voici cependant quelques données qui, sans être une véritable solution de la question, n'en sont pas moins intéressantes à connaître, en ce sens qu'elles rendent compte du phénomène dans une certaine mesure.

Le cristallin puise les matériaux de sa nutrition dans l'humeur aqueuse et dans l'humeur vitrée, qui elles-mêmes sont sous la dépendance directe des vaisseaux de la rétine, et surtout de ceux de la choroïde. Le cristallin se trouve donc très-éloigné des régions qui le nourrissent, et les matériaux nutritifs contenus dans le sang ne lui parviennent que longtemps après que leur présence a pu être constatée dans d'autres parties du corps (Zehender).

Il résulte de là que la nutrition du cristallin se trouvera entravée, sous l'influence de l'altération de la choroïde, de la rétine ou des humeurs de l'œil, et cela alors que la lésion principale sera assez peu prononcée pour rester inaperçue. Cette influence des altérations de voisinage sur le développement de la cataracte est, nous le savons, des plus manifestes dans les cataractes symptomatiques des affections du fond de l'œil. Telle est, par exemple, la cataracte corticale particulière qui se rencontre, le plus souvent, à la face postérieure du cristallin, lors de dégénérescence scléreuse concentrique de la rétine (rétinite pigmentaire), et qui survient à une période avancée de la maladie, alors que le corps vitré présente déjà lui-même des opacités et que les vaisseaux de la rétine et de la choroïde sont déjà considérablement altérés.

Les mêmes résultats se produisent lors de décollement de la rétine, de glaucome absolu, d'irido-choroïdite, de cyclite, de scléro-choroïdite et même de synéchies postérieures, etc. Ces cataractes consécutives se montrent avec une telle constance, elles se développent tellement rapidement, qu'on ne peut y voir qu'une simple coïncidence et qu'il faut bien admettre l'influence des troubles de voisinage sur leur production.

Les cataractes qui se développent sous l'influence des traumatismes, sans que ceux-ci intéressent la capsule, peuvent être rangés sans difficulté dans la même catégorie. Ces faits sont rares, il est vrai, mais ils sont indéniables, et, pour ma part, j'en ai observé un certain nombre. Parmi ceux-ci je ne citerai que celui d'un de nos confrères, le docteur G..., âgé de cinquante-cinq ans, chez lequel une cataracte s'était développée assez rapidement, trois ans auparavant, sur l'œil droit, à la suite d'une chute sur la tempe droite. Opéré par moi, sur sa demande, il en obtint un fort bon résultat, et depuis cette époque, c'est-à-dire depuis dix ans, la conservation de la transparence du cristallin gauche, qui du reste ne présentait aucune lésion au moment de l'opération, est venue me confirmer dans mon opinion première, à savoir que c'était à une cataracte traumatique que j'avais eu affaire, et non, comme on eût pu le croire, vu l'âge du malade, à une cataracte sénile.

On pourrait expliquer les cas de ce genre, en admettant qu'il y a eu désunion entre la substance propre du cristallin et l'épithélium intracapsulaire, dont les cellules donnent naissance aux fibres cristallines (O. Becker). Mais, il est possible aussi d'admettre qu'il y a eu déchirure de la zonule de Zinn. Je dois dire, cependant, que, pour moi, le cas que je viens de relater est loin de me porter à accepter cette dernière opinion, car s'il en avait été ainsi, il est plus que probable que le corps vitré eût fait procidence pendant l'opération, complication qui, heureusement, ne se produisit pas.

Si la cause première est facile à reconnaître dans les cataractes dont nous venons de parler, il en est d'autres où elle est un peu plus difficile à saisir, mais où elle n'est cependant pas douteuse. Ce sont les cataractes où la lésion locale doit être considérée comme manifestement produite par des altérations de la nutrition générale. Nous voulons parler, par conséquent, ici, des cataractes qui surviennent comme conséquence de certains troubles de la santé générale.

La cataracte dure, par exemple, se manifeste à un âge où la nutrition de l'organisme tout entier ne se fait plus avec la même facilité, où les éléments de la peau, les muscles, les os, ne se renouvellent qu'avec peine, où ces derniers, en particulier, perdent une partie de leur substance, deviennent poreux, friables. Quoi d'étonnant que le cristallin dont la nutrition est si mal assurée, soit un des premiers à souffrir de cet état de choses ?

Toutes les autres causes, susceptibles d'entraver la nutrition générale, produisent le même résultat que la sénilité : telle serait, par exemple, l'influence du rachitisme, dans certaines cataractes congénitales sur lesquelles nous reviendrons plus loin.

Mais, parmi les causes résidant dans la santé générale, il n'en est pas dont l'influence soit aussi manifeste que celle de l'albuminurie et surtout du diabète sucré, affections qui, pas plus d'ailleurs que la sénilité, ne déterminent forcément le développement d'une cataracte. Cependant l'altération du cristallin se montre si fréquemment dans ce cas, qu'il ne saurait venir à l'esprit de qui que ce soit aujourd'hui, de nier ici la relation de cause à effet. La cataracte diabétique surtout est tellement fréquente, qu'on ne devrait, pour ainsi dire, jamais soumettre un cataracté à l'opération, sans avoir, au préalable, examiné scrupuleusement ses urines (de Græfe), et cela d'autant plus que, dans bien des cas, aucun signe extérieur ne permet de la distinguer des autres variétés. Une seule circonstance la distingue peut-être, c'est qu'elle survient presque toujours simultanément dans les deux yeux, ou du moins, si les deux yeux sont affectés l'un après l'autre, c'est à peu de distance l'un de l'autre. Le diabète pouvant survenir à tout âge, on voit par là que cette variété de cataracte est possible à tous les âges de la vie et se montre sous les formes les plus variables. Molle chez les jeunes sujets, elle sera demi-dure chez les sujets plus âgés, mais se distinguera cependant presque toujours de la cataracte vulgaire, par une consistance moindre et plus glutineuse.

Il convient, d'ailleurs, de faire remarquer que la cataracte diabétique ne se montre pas au début de cette affection; pour moi, sur douze à quinze cas bien confirmés que j'ai observés, il m'a semblé que ce développement ne survenait qu'alors que la quantité de sucre excrétée était considérable et alors que, par conséquent, l'amaigrissement, l'*autophagie*, était déjà fort avancée. Mais c'est là un point encore obscur, et cela d'autant plus, qu'un diabétique peut fort bien être atteint de cataracte comme tout autre individu, sans que, forcément, il soit nécessaire de faire intervenir la glycosurie comme cause déterminante de l'altération du cristallin. Aussi ferons-nous ici les mêmes réserves que celles que nous avons faites à propos de l'iritis syphilitique (voy. p. 359), et nous dirons qu'une cataracte diabétique n'est pas seulement une cataracte développée sur un diabétique, mais que c'est une cataracte qui doit contenir du sucre, ainsi qu'on l'a déjà constaté (H. Schmidt, Th. Leber, R. Berlin). Nous-même en avons observé un cas manifeste, avec l'aide bienveillante du professeur Würtz.

Les troubles généraux de la nutrition ne sont peut-être pas seuls cause de la cataracte diabétique, et il est probable qu'à leur action vient s'adjoindre, tout au moins comme cause adjuvante, la soustraction de l'eau occasionnée par la présence du sucre. Ce qui semble le démontrer, c'est surtout cette intéressante expérience qui consiste à injecter de l'eau chargée de sel ou de sucre à des grenouilles ou à des cobayes, et à constater que, de la sorte, l'on produit chez ces animaux un trouble du cristallin qui disparaît dès que l'on cesse les injections. Pour les grenouilles, il suffit même de les replonger dans l'eau pour que le trouble du cristallin, provoqué par les injections, disparaisse (Kunde, Kühnhorn). Dans tous ces cas, la présence du sel ou du sucre n'a, il est vrai, pas été constatée dans le cristallin; mais cependant il ne peut venir à l'esprit de personne de nier que l'altération du cristallin, quoique passagère, n'ait été causée par l'action du sel ou du sucre introduits tout à coup dans l'économie.

En résumé, l'opacification du cristallin, sous l'influence du diabète sucré, est un phénomène complexe ; c'est d'abord un trouble de nutrition, et, sous ce rapport, la cataracte diabétique ressemble à la cataracte sénile, sans constituer une espèce à part ; mais, elle est aussi le résultat direct de l'élimination excessive et rapide de l'eau contenue normalement dans les tissus.

Une autre question intéressante de l'étiologie de la cataracte, est celle de savoir si la cataracte est ou non héréditaire. L'expérience démontre, à cet égard, que l'hérédité n'a rien d'absolu, mais qu'elle est une cause prédisposante très-certaine. Il existe, dans la science, d'assez nombreux exemples de cataractes survenues sur des sujets dont les parents ou les grands parents, avaient été atteints de cette affection. Il m'est arrivé déjà plusieurs fois, pour mon compte, d'opérer des malades dont le père ou la mère, le grand-père ou la grand'mère, avaient été opérés par mon père. Parmi ces cas je n'en veux citer que deux : le premier est celui de deux jeunes gens, frère et sœur, âgés l'un de treize, l'autre de neuf ans, que j'opérai en 1872 de cataractes congénitales devenues complètes. Le père de ces enfants, avait été opéré, à l'âge de quarante-six ans, en 1865, par mon père, de deux cataractes demi-molles. Le père de celui-ci, grand-père par conséquent des enfants opérés par moi, avait été également opéré par mon père de deux cataractes dures, à l'âge de soixante-deux ans, en 1854.

Le second cas est celui d'une demoiselle que j'opérai l'année dernière et dont la grand'mère, la mère et une tante maternelle, avaient été opérées par mon père.

Ces exemples ne sont certainement pas rares, et je ne doute pas que tout ophthalmologiste quelque peu occupé n'en possède un certain nombre dans ses annales.

En dernier lieu, on doit encore se demander quelle influence le sexe peut exercer. Tout le monde s'accorde à peu près, sous ce rapport, pour attribuer une plus grande prédisposition au sexe masculin qu'au sexe féminin (de Jæger, de Arlt, Horner, O. Becker). Mais ces auteurs ont omis de nous dire, par des chiffres, quelle est la proportion exacte. Bien que, pour une telle question, on ne puisse raisonner qu'en se basant sur un très-grand nombre de cas, je dois cependant faire observer que sur 659 yeux opérés par moi, j'en trouve, au contraire, 302 seulement sur des hommes et 357 sur des femmes, ce qui semblerait légèrement en contradiction avec l'opinion des auteurs précités.

Diagnostic. — Le diagnostic de la cataracte présente deux points à élucider : 1° déterminer si, oui ou non, il y a opacité du cristallin ; 2° rechercher quelle est la consistance de la cataracte, et s'assurer si elle est simple ou compliquée.

La première question se résout généralement avec facilité et par le seul examen des signes objectifs, surtout à l'aide des moyens d'exploration dont s'est enrichie la science depuis une vingtaine d'années et, en particulier, par la dilatation artificielle de la pupille, l'éclairage oblique et l'ophthalmoscope. Les caractères que l'on découvre par ces divers modes d'examen, sont ceux qui ont été décrits dans la symptomatologie, et leur netteté est telle qu'il est bien difficile de se tromper, du moins dans l'immense majorité des cas.

Il convient, toutefois, de remarquer que si l'erreur est difficile chez les jeunes sujets, dont le cristallin est absolument invisible, il n'en est plus de même pour les hommes de trente ou quarante ans. Chez ceux-ci, en effet, on découvre dans les profondeurs du cristallin un léger reflet jaunâtre ou verdâtre, entouré d'une zone noire, qui augmente avec les progrès de l'âge.

On ne saurait trop se mettre en garde contre une erreur facile à commettre ici, erreur qui consiste à considérer ce reflet comme un commencement de trouble de la transparence du noyau, c'est-à-dire comme une cataracte nucléaire. Nous avons, du reste, déjà appelé l'attention, à plusieurs reprises, sur ce point important. Si l'on se sert alors de l'ophthalmoscope, l'erreur n'est pas de longue durée : cet instrument, en effet, lorsque le cristallin est normal, permet de voir, avec la plus parfaite netteté, les parties profondes du globe, tandis que, lorsque le noyau commence à s'opacifier, il fait voir, dans le lieu où se montrait, à l'œil nu ou à l'éclairage oblique, le reflet en question, une opacité qui masque les détails du fond de l'œil, ou tout au moins les fait voir comme à travers un nuage. Il arrive même, lorsque l'opacité est assez avancée, que l'espace pupillaire, au lieu d'apparaître rouge foncé, présente, çà et là des taches noirâtres ou grisâtres.

Lorsque l'opacité est complète, l'instrument de Helmholtz ne permettant plus de voir le fond de l'œil, perd une partie de sa valeur, puisqu'un grand nombre d'affections du globe peuvent déterminer le même résultat. Mais alors les signes de l'affection sont tellement prononcés, que l'éclairage oblique et même l'examen à la lumière directe ne permettent plus de se tromper. Le diagnostic peut cependant être douteux même dans ce cas, lorsqu'on est en présence d'une cataracte noire, qui empêche bien l'éclairage du fond de l'œil, mais n'offre pas la coloration caractéristique du cristallin cataracté. Néanmoins, même dans cette circonstance, le diagnostic n'est pas très-difficile. On constate, en effet, à l'éclairage oblique, que la lentille reflète la lumière d'une façon complétement différente qu'à l'état normal et qu'elle a perdu sa transparence. En cas de doute, on pourrait, du reste, rechercher les images de Purkinje, qui, dans ce cas, pourraient rendre quelque service.

Une autre erreur, assez facile à éviter, est celle qui consiste à prendre des opacités du cristallin pour des opacités du corps vitré. Mais il suffit de se souvenir que les opacités du corps vitré, flottant au milieu d'un liquide, se déplacent lorsque l'œil exécute des mouvements, tandis que les opacités cristalliniennes, fixées à la lentille, n'ont d'autre mobilité que celle de l'œil lui-même.

Le diagnostic de la cataracte présente, avons-nous dit, un second point à élucider : c'est celui de savoir quelle est la consistance de la cataracte et, en outre, si elle est simple ou compliquée. En traitant des symptômes des diverses variétés de cataracte, nous avons suffisamment indiqué à quels signes se reconnaissait la consistance de la cataracte. D'autre part, nous avons déjà dit que le diagnostic de cette consistance avait, aujourd'hui, bien perdu de sa valeur. Il nous paraît donc inutile d'y revenir ici.

La question de savoir si la cataracte est simple ou compliquée, est bien autrement importante. Un point essentiel et qu'il ne faut pas perdre de vue, c'est que, même lorsque la cataracte est absolument complète, la perception quantitative et la faculté de reconnaître les couleurs ne disparaissent jamais. Le cristallin cataracté ne devient, en effet, jamais absolument *opaque;* s'il perd sa *transparence*, il reste toujours *translucide*. L'œil cataracté voit donc comme verrait un œil sain, à travers un verre plus ou moins dépoli.

Autrefois, on se contentait d'examiner la mobilité de la pupille et la faculté que devait avoir le malade de reconnaître le passage d'un corps opaque entre son œil et la lumière. Il devait même pouvoir dire dans quel sens celui-ci passait. Certes ce moyen peut, dans bien des cas, être suffisant; mais il n'arrivait que trop souvent qu'après l'opération, la vue était loin d'être aussi bonne qu'on s'y attendait, et on parlait alors d'*amblyopie* ou d'*amaurose imprévue*. Aujourd'hui, on peut dire que ces amblyopies ou amauroses imprévues *ne sont pas imprévoyables* (de Græfe).

Quoique cataracté, le cristallin n'en continue pas moins à agir comme une lentille collective, qui concentre les rayons lumineux, d'une façon variable avec la position de la source de lumière, sur une région déterminée de la rétine. Il ne suffit donc pas de se contenter d'examiner si l'œil perçoit la lumière, mais il faut encore se rendre compte que toutes les régions de la membrane nerveuse la perçoivent exactement. Si on arrive à acquérir la certitude que la lumière, présentée au-devant de l'œil, dans une direction quelconque, n'est pas exactement perçue, comme dans les autres positions, on peut en conclure que, dans sa région correspondant à cette position, la rétine ne perçoit pas ou perçoit mal. En général, on se contente d'examiner si la périphérie de la rétine est intacte, parce que c'est à la périphérie que l'on rencontre les lésions les plus fréquentes.

Pour arriver à un diagnostic exact, on peut recourir à divers modes d'exploration. Tout d'abord, un assez bon moyen, mais qui, aujourd'hui, a bien perdu de sa valeur, c'est la recherche des phosphènes (Serrès, d'Uzès). Nous avons dit (p. 71) à quoi sont dus ces phosphènes, et nous avons indiqué la façon de les provoquer. Il est donc inutile d'y revenir, et il suffit de rappeler ici que leur absence indiquerait une altération quelconque dans les fonctions de la rétine et serait une contre-indication à l'opération. De même, l'absence de l'un d'eux devra faire supposer que, dans la région correspondante, la rétine est altérée. C'est ce qui arrive toujours dans le décollement de cette membrane, affection qui est souvent cause, nous le savons, du développement d'une cataracte. Ici, bien que la rétine soit décollée dans une partie périphérique, la perception peut encore être suffisante dans les parties centrales, pour que la pupille réagisse encore assez bien à la lumière.

Mais la difficulté que l'on éprouve quelquefois à provoquer les phosphènes, même sur un œil normal, notamment chez les sujets à intelligence bornée, rend ce moyen bien imparfait. Aussi lui préfère-t-on généralement, aujourd'hui, l'examen de la perception lumineuse à l'aide d'une source de lumière artificielle. Un moyen fort simple est de se servir, pour cette exploration, d'un ophthalmoscope. On place le malade auprès d'une lampe allumée et un peu en avant de celle-ci, et on lance vers l'œil cataracté le reflet de l'ophthalmoscope, tenu dans diverses positions. De la sorte, le malade ne peut deviner la situation de la source de lumière, et on peut être certain de ses réponses. Mais il est vrai que ce moyen ne donne des renseignements qu'à l'égard de la perception et de la projection, *grosso modo*. Il vaut donc mieux employer une lampe à l'huile, dont, en faisant varier la hauteur de la flamme, on modifie comme on le veut l'intensité lumineuse (voy. p. 70-71). Pour avoir une appréciation absolument exacte, il serait néanmoins préférable de faire usage de l'un des appareils spéciaux connus sous le nom de photomètres, dont les deux plus importants sont ceux de Förster et de de Græfe. Construits d'après des principes mathématiques, ces appareils donnent des renseignements absolument exacts ; mais, très-dispendieux et peu maniables pour tout le monde, ils ne sont guère entrés dans la pratique.

Le moyen le plus simple et en même temps le plus précis, celui qu'on a partout à sa disposition, c'est une simple bougie stéarique ordinaire. La distance à laquelle la lueur de celle-ci est perçue, peut très-bien servir de mesure.

Pour explorer la perception quantitative et la projection à l'aide de ce moyen, il suffit de faire regarder le malade droit devant lui, pendant que, plaçant la main au-devant de l'œil et la retirant alternativement, on fait mouvoir dans différentes directions, et à des distances variables, la bougie que tient un aide.

Il ne faudrait pas croire, cependant, que, dans toutes les cataractes, la perception quantitative et même la projection existent toujours au même degré. Il existe, en effet, de nombreuses variations en rapport avec l'espèce et la nature de la cataracte dont est atteint le sujet. « *Plus le noyau d'une cataracte sénile sera volumineux et, par conséquent, plus la couche de substance corticale opaque sera mince, plus grande aussi sera la distance à laquelle la lueur de la flamme de la bougie sera perçue. Mais la nature de l'opacité de la substance corticale elle-même a également une certaine influence. Si cette opacité ne s'est développée que très-lentement, si, par conséquent, la coloration en est foncée, si les stries radiées qu'elle présente sont très-fines, elle laissera passer plus de lumière que lorsque la substance corticale est devenue rapidement opaque et qu'elle offre une coloration blanc bleuâtre, nacrée ou satinée, présentant de larges stries. Pour de semblables cataractes, la distance de perception varie entre 6 et 8 mètres. Dans les cataractes molles complètes, dans celles qui, à cause de l'âge du sujet, ne renferment pas encore de véritable noyau, la perception n'est d'ordinaire pas aussi bonne. Ce n'est cependant pas une raison pour songer, dans cette forme, à une complication du côté de la rétine, lorsque la lueur de la bougie n'est pas perçue à plus de* 5 *ou* 6 *mètres. C'est dans les cataractes liquides émulsionnées, tant dans la cataracte morgagnienne des vieillards que dans la cataracte lactée des jeunes sujets, que la distance de perception est la plus courte. Dans ces cas, il arrive que la lueur de la flamme de la bougie cesse d'être perçue entre* 3 *et* 4 *mètres de distance, bien que l'acuité visuelle montre, après l'opération, que la rétine est intacte. Lorsque, la cataracte ayant dépassé la maturité, la substance corticale, primitivement gonflée, vient à se condenser et devient plus homogène, la distance à laquelle la lueur est perçue peut augmenter de nouveau. Dans certaines circonstances, c'est même là un excellent signe pour reconnaître que la cataracte a dépassé la maturité. Dans quelques cas exceptionnels, cette amélioration apparente peut même aller si loin, que le malade recommence à compter les doigts.*

» *Les cataractes calcaires ou pétrifiées ne laissent naturellement passer aucune lumière. Toute la lumière qui arrive à la rétine doit donc passer à côté de la cataracte, et par conséquent, pour la plus grande partie, à travers la sclérotique. Aussi, quand bien même la rétine serait encore impressionnable, cette impressionnabilité serait exprimée par un chiffre très-faible. Mais la cataracte calcaire ne survient guère que sur des yeux amaurotiques.* » (O. Becker.)

Pronostic. — Le pronostic de la cataracte ressort assez clairement du reste de son histoire, pour que nous n'y insistions pas longuement. Abandonnée à elle-même, la cataracte amène forcément la cécité. A ce point de vue, il est donc permis de dire que c'est une affection grave. Mais quand on considère les progrès réalisés, depuis quelques années, dans les méthodes de traitement qui peuvent lui être opposées, la question change du tout au tout.

Les cataractes simples, les cataractes séniles notamment, guérissent en moyenne 96 à 98 fois sur 100 par l'opération (97,54), c'est-à-dire dans l'immense majorité des cas. De toutes les variétés de cataracte, la cataracte complétement dure est celle qui guérit le plus facilement par l'opération. Mais il est, en revanche, une autre variété qui, inversement, doit toujours faire faire des réserves au point de vue opératoire. C'est la variété qui survient, sans cause connue et sans que le cristallin ait jamais présenté jusque-là la moindre trace de trouble, vers l'âge de 40 à 45 ans, variété que nous avons signalée sous le nom de *cataracte glutineuse* ou *gluante*. Il est rare, en effet, que, pour ces cataractes, l'opération ne soit pas suivie d'accidents inflammatoires entraînant la perte de l'œil. On peut, du reste, dire, au point de vue du succès de l'opération, que plus le sujet est âgé et plus l'opération présente de chances de réussite. Ceci s'explique facilement, si on songe que, précisément, plus le sujet est âgé et plus la cataracte est dure. On peut donc dire qu'aujourd'hui la cataracte sénile est devenue une affection sans grande gravité.

Il n'en est pas de même des cataractes compliquées, quelle que soit la nature de la complication. L'opération, dans ce cas, ne doit bien souvent pas même être proposée au malade, et si, dans quelques circonstances exceptionnelles, on peut essayer d'améliorer l'état du malade, cela ne doit être qu'à sa demande expresse et formelle, et en l'avertissant toujours qu'il est probable qu'on n'obtiendra pas le résultat qu'il désire.

Il ne nous reste plus qu'à dire quelques mots des cataractes qui se montrent pendant le cours de certaines affections générales. Parmi celles-ci, les deux seules dont nous ayons à nous occuper sont la cataracte qui survient, non comme conséquence, mais pendant le cours de l'albuminurie chronique, et la cataracte *dite* diabétique. Pour la première, la guérison, loin d'être la règle, comme pour la cataracte sénile simple, est, au contraire, une extrême exception. Pour mon compte, je n'ai pas encore vu une seule cataracte, sur un sujet albuminurique, guérir par l'opération. Pour moi, ceci a donné lieu à une telle conviction, qu'aujourd'hui je considère ces malades comme de véritables *noli me tangere.*

Quant à la cataracte diabétique, je n'ai, par contre, pas vu jusqu'ici un seul cas où l'opération ait échoué. J'en ai même publié ailleurs un remarquable exemple, dans lequel l'opération eut lieu sur les deux yeux, dans la même séance, chez un malade qui, au moment de l'opération, excrétait 75 *grammes de sucre pour* 1 000 *grammes* d'urine, et qui, au moment où il quitta ma clinique, le 12e jour après l'opération, en rendait 105 *grammes pour* 1 000 *grammes* d'urine !

Je ne crois donc pas qu'il y ait lieu de faire, pour la cataracte diabétique, un pronostic différent de celui de la cataracte sénile en général.

Traitement. — Le traitement de la cataracte doit être divisé en deux parties distinctes : 1° le traitement médical, et 2° le traitement chirurgical.

Pour ce qui est du premier, il est bien avéré, malgré toutes les assertions contraires, que, dans l'état actuel de la science, nous ne disposons d'*aucun moyen pharmaceutique, quel qu'il soit,* capable de guérir la cataracte. Tous ceux qui ont prôné certains remèdes ont parlé de *prétendues améliorations*, mais aucun n'a jamais voulu accepter le défi, proposé plus d'une fois, de traiter, sous les yeux d'un ophthalmologiste consciencieux, des cataracte avérées et dûment constatées. Les améliorations, car c'est à cela que se bornent les prétendus succès, ne diffèrent en rien des améliorations spontanées qui se produisent lorsque la cataracte arrive à la période régressive. On peut donc dire, sans être taxé de partialité, qu'il en est du traitement de la cataracte sans opération, comme de celui du cancer.

Mais s'il est malheureusement certain que nous ne disposons d'aucun moyen pharmaceutique capable, non-seulement de guérir la cataracte, mais même d'en arrêter le développement, est-ce à dire qu'il n'y ait absolument aucun conseil à donner aux cataractés, et qu'il ne soit pas en notre pouvoir de les soulager et de leur faire atteindre, avec la moindre somme d'inconvénients, le terme fatal de l'opération? Évidemment non. Il est, au contraire, toute une série de moyens diététiques et hygiéniques qui peuvent parfois rendre de grands services aux malades.

Mais, ici encore, ce qui doit dicter la conduite du médecin, c'est la variété de la cataracte, l'âge du sujet et le degré de développement de la lésion du cristallin. Cependant, il est toute une série de moyens qui doivent être employés en tout cas. Tel est l'emploi des verres de lunettes teintés en bleu de cobalt, afin d'éviter l'influence fâcheuse de la lumière vive. A ce point de vue encore, il sera utile de faire voiler le tiers inférieur des fenêtres de la pièce où se tient habituellement le malade, avec une étoffe bleue, afin d'éviter les reflets de la lumière venant du sol ou de face. On recommandera encore au malade, pendant les occupations indispensables et qui lui seront encore possibles sans fatigue, de se placer, pour cela, de telle façon qu'il ait le jour à gauche et légèrement derrière lui. Pour ces mêmes occupations, on pourra permettre au malade l'emploi de tels verres à foyers positifs qui lui rendront ses travaux plus faciles; éventuellement, on pourra l'autoriser à faire usage d'un appareil sténopéique ou même d'une loupe, à la condition qu'il ne s'en serve que de temps à autre et toujours pour un temps très-court. Bien entendu, ce que nous venons de dire ne s'applique qu'aux malades presbyopes ou hypermétropes. Pour les myopes, surtout pour les myopes forts, on devra leur interdire formellement l'usage des verres à foyer négatif, et encore plus toutes les occupations qui nécessiteraient le rapprochement des objets, des efforts de vision, et qui, partant, provoqueraient la congestion des membranes profondes de l'œil. Ceci est surtout vrai pour ceux de ces myopes chez lesquels il existe des lésions du fond de l'œil.

La variété de la cataracte doit modifier, disions-nous tout à l'heure, la conduite à tenir. En effet, celle-ci doit différer du tout au tout, suivant que la cataracte débute sous la forme corticale périphérique ou sous la forme périnucléaire. Dans cette dernière, l'instillation, tous les 4 à 5 jours, d'une goutte d'une solution faible de sulfate neutre d'atropine, en provoquant la dilatation de la pupille, favorisera la vision par les parties périphériques encore transparentes de la lentille. On devra, en même temps, par le séjour au demi-jour et par l'emploi de lunettes à verres teintés en bleu de cobalt foncé ou même en noir, combattre les phénomènes d'éblouissement et de diffusion de la lumière résultant de la dilatation et de l'immobilité de la pupille.

Lorsque au contraire il s'agira d'une cataracte corticale périphérique, c'est la conduite inverse qu'il conviendra de tenir. A cet égard, les instillations d'une solution de sulfate neutre d'ésérine, en faisant contracter la pupille, favoriseront la vision à travers les parties centrales encore transparentes du cristallin.

Malgré tous ces moyens, la cataracte arrivera néanmoins à se compléter, et cela plus ou moins vite, suivant sa consistance et suivant l'âge du sujet. Une fois la cataracte devenue complète, le rôle du médecin est terminé et celui du chirurgien commence : l'opération est devenue nécessaire, inévitable même, sous peine, pour le malade, de rester frappé de cécité.

Mais, une fois l'opération décidée, il reste plusieurs questions secondaires à résoudre tout d'abord.

A. A quel degré de son évolution faut-il qu'une cataracte soit arrivée, pour qu'on puisse l'opérer? Ou, en d'autres termes, *faut-il attendre, pour pratiquer l'opération, que la cataracte soit* MÛRE?

Certes on ne saurait contester que l'opération est infiniment plus facile quand tout le cristallin est opaque. On ne s'expose pas, en effet, à laisser de la sorte, dans l'œil, des débris de substance corticale, encore transparente, capables de provoquer les accidents les plus fâcheux. Mais, d'autre part, que l'on considère dans quelle situation se trouve un malade appartenant aux classes laborieuses de la société, qui, obligé de travailler pour vivre, est atteint d'une cataracte incomplète, suffisamment développée pour l'empêcher de se livrer à aucun travail rémunérateur, mais encore trop loin de la maturité pour qu'on puisse l'opérer. Évidemment on devra ici opter entre laisser le malade dans une situation des plus précaires, ou tanter, en l'opérant, de le remettre assez rapidement en état de gagner sa vie. Ce raisonnement ne s'applique pas aux cataractes molles ou demi-molles, dont l'évolution est généralement assez rapide. Mais que dire de ces cataractes qui, souvent, mettent plusieurs années pour arriver à la maturité?

Ce raisonnement m'a, depuis longtemps, fait adopter pour principe d'opérer dès que la vue du malade est insuffisante pour lui permettre de gagner son pain. J'ai donc bravement opéré, dans ce cas, les cataractes incomplètes, et n'ai pas remarqué, contrairement à ce que j'avais appris et entendu dire, que ces cataractes guérissent moins souvent que les autres. Il est, du reste, un moyen excellent pour l'opération des cataractes incomplètes, ainsi que pour les cataractes dites *gluantes*. Ce moyen, c'est de décomposer l'opération en deux, et, quinze jours ou trois semaines avant l'extraction du cristallin, de pratiquer, au préalable, une iridectomie directement en haut (Mooren). Cette manière de faire a, d'une part, le grand avantage de diminuer le traumatisme, et, d'autre part, par une opération peu vulnérante, l'iridectomie, d'habituer, pour ainsi dire, l'œil au traumatisme. Ce qui est vrai pour les gens laborieux ne peut être faux pour les autres sujets. On peut donc prendre pour règle d'opérer dès que le malade ne peut plus travailler ou lire. Jusqu'ici, je n'ai pas trouvé de raison pour modifier cette conduite.

Ajoutons à cela que le préjugé, encore très-répandu dans le public, qu'on ne peut opérer une cataracte avant qu'elle ne soit *mûre*, résulte, comme nous l'avons déjà dit, de ce que ce sont les anciens opérateurs qui, à cause de l'imperfection de leurs méthodes opératoires et pour ne pas s'exposer au reproche d'avoir causé la cécité de leur malade en l'opérant, alors qu'il y voyait encore plus ou moins, ont imaginé cette *maturité* de la cataracte. C'est là une de ces idées surannées dont, à mon avis, le temps doit faire justice.

B. Lorsqu'un seul œil est cataracté, convient-il de l'opérer de suite, ou vaut-il mieux attendre?

Cette question se subdivise encore en trois autres secondaires :

a. L'un des yeux est atteint d'une cataracte, et l'autre œil, malgré le soin le plus minutieux apporté à son examen, ne présente aucune lésion capable d'être considérée comme un début de la même altération.

Dans ce cas, nous conseillons de ne pas intervenir immédiatement et d'attendre, pour opérer, des circonstances absolument favorables. Le malade qu'on opérerait dans ces conditions ne retirerait, en effet, qu'un mince bénéfice de l'opération. Seule, l'orientation serait légèrement facilitée. Pour tous les autres actes de la vie, le malade n'en tirerait aucun bénéfice, car, malgré la correction la plus exacte, par des verres appropriés, la différence entre la vision de chaque œil serait telle que le malade ne pourrait les utiliser simultanément. Contraint d'en tenir constamment un fermé, il préférerait, en effet, se priver de la vision binoculaire pour gagner en netteté.

b. L'un des yeux est cataracté, et l'autre présente des signes non équivoques de la même affection.

Dans ce cas, non-seulement on peut, mais *on doit* opérer l'œil cataracté, car on ne sait pas quel sera le temps que mettra la cataracte à se développer sur le second œil, de façon qu'il soit possible, comme on le voulait encore naguère, de débarrasser les deux yeux à la fois (Sichel père). Il peut, en effet, s'écouler un temps très-long avant la maturité de la cataracte du second œil et le moment présent, et, de plus, il arrivera forcément une époque où la seconde cataracte sera tellement développée, que toute occupation deviendra impossible. Cet état pourra même se prolonger longtemps. Le malade sera donc dans une situation fort triste, alors qu'on aurait pu, en opérant de suite l'œil cataracté, lui éviter ces longues angoisses. Nous conseillons donc, en semblable occurrence, d'opérer d'abord l'œil cataracté et d'attendre, pour le second, que l'opacité du cristallin soit devenue complète à son tour.

c. Au moment où le malade se présente, il est atteint d'une cataracte complète sur un œil, et suffisamment avancée sur l'autre, pour que la vision de ce second œil ne lui permette que de se conduire.

Ici, et pour des raisons qu'il sera facile de déduire des différents cas discutés jusqu'ici, nous donnons le conseil de suivre la pratique conseillée ci-après :

C. Lorsque les deux yeux sont atteints de cataractes complètes, doit-on opérer les deux yeux dans la même séance, ou doit-on, de préférence, diviser l'acte opératoire en deux et opérer chaque œil séparément ?

Il est incontestable qu'au point de vue de la prudence, opérer d'abord un œil, puis, à quelque temps de là, le second, est infiniment préférable. Mille circonstances imprévues peuvent, en effet, faire échouer l'opération. Ces circonstances sont inhérentes au malade, telles que son indocilité, son état de santé générale, ou elles sont en dehors de lui, telles que les conditions climatériques ou atmosphériques, l'état du local où il séjournera après l'opération, etc. Nous donnons donc le conseil à celui qui n'opère que rarement et pour lequel les insuccès ne se perdent pas dans le nombre, surtout au débutant, qui a une réputation à asseoir, de ne pas agir autrement.

Mais, pour nous personnellement, nous préférons de beaucoup, bien que cela soit un peu plus pénible pour l'opéré et pour l'opérateur, opérer les deux yeux immédiatement, dans la même séance. Pour l'opéré, on lui évite de repasser deux fois par les mêmes péripéties, et pour l'opérateur, il ne lui en coûte pas beaucoup plus de peine et de dérangement pour l'opération et les soins consécutifs, qu'il s'agisse d'un seul œil ou des deux yeux. Cette pratique est, du reste, à peu près généralement adoptée aujourd'hui, à cause du degré de perfection qu'ont acquis les méthodes opératoires, tandis qu'autrefois, il y a une quinzaine d'années environ, la pratique inverse, c'est-à-dire l'opération en deux séances, était à peu près universellement suivie, à cause des chances aléatoires que présentaient les méthodes opératoires d'alors. On pouvait, de la sorte, si l'opération échouait par une méthode, sur l'un des yeux, en choisir une autre pour le second œil.

Maintenant que nous avons discuté longuement la question de poser les indications de l'opération, nous devons examiner quelle est la méthode opératoire que l'on doit choisir.

Autrefois, où on pratiquait les opérations les plus diverses, une semblable discussion nous eût entraîné fort loin. Mais nous verrons plus loin, lorsque nous nous occuperons de l'opération de la cataracte elle-même, qu'un grand nombre de ces méthodes sont aujourd'hui tombées dans l'oubli.

A notre époque, deux méthodes seulement restent en présence pour opérer la cataracte : *la discission* et *l'extraction*. Dans la première, on fait en sorte de transformer la cataracte en une cataracte traumatique, que l'on abandonne ensuite à l'absorption. Mais, nous le verrons bientôt, les cataractes traumatiques sont en général molles. Elles n'ont pas de conséquences trop fâcheuses, à cette condition seulement qu'il n'existe pas dans le cristallin, de noyau susceptible, en s'imbibant du liquide intra-oculaire et en se gonflant, de provoquer des accidents inflammatoires sur lesquels nous reviendrons plus loin. *L'opération de la discission s'appliquera donc et sera exclusivement réservée aux cataractes liquides ou molles* NE CONTENANT AUCUN NOYAU. On sera à peu près sûr de se trouver en présence d'une semblable cataracte, toutes les fois que le sujet qui la portera n'aura pas dépassé l'âge de 20 ou de 25 ans tout au plus.

La méthode par extraction sera réservée et s'appliquera, de préférence, aux cataractes demi-molles, demi-dures ou complètement dures, A TOUTES LES CATARACTES, EN GÉNÉRAL, QUI CONTIENDRONT UN NOYAU. On devra donc y avoir recours toutes les fois que le sujet à opérer aura dépassé l'âge de 30 ans environ.

On voit, par les deux derniers alinéas, que le diagnostic de la consistance de la cataracte n'a pas une grande importance, puisque, par l'âge du sujet seul, on acquiert assez exactement les connaissances strictement nécessaires pour un choix judicieux de la méthode opératoire.

Quant aux cataractes adhérentes, il est, à mon avis, indispensable de toujours décomposer l'opération et de pratiquer d'abord l'iridectomie préalable. Pour moi, c'est une condition *sine quâ non* de l'opération de toute cataracte compliquée de la présence d'un plus ou moins grand nombre de synéchies.

On ne doit, en effet, pas perdre de vue que les *cataractes adhérentes* sont toujours dangereuses à opérer, et que celles-là surtout, qui ont eu la cyclite pour origine, motivent, en général, des réserves dans le pronostic. En pratiquant l'iridectomie préalable, on a, d'une part, la possibilité de détacher ou de déchirer même, au besoin, un certain nombre de synéchies, et, d'autre part, on fait son possible pour éviter le retour d'une poussée d'iritis. Cette dernière considération surtout a une grande valeur, parce que l'iritis, qui déjà est une complication possible de l'opération de la cataracte, aura d'autant plus de chances de se produire, sous l'influence du traumatisme, qu'elle aura déjà existé.

A mon sens, lorsque l'on doit opérer une cataracte adhérente, on doit non-seulement pratiquer l'iridectomie préalable, mais il faut encore, entre l'iridectomie et l'extraction du cristallin, laisser s'écouler au moins six semaines à deux mois, quelquefois même davantage, pour n'avoir pas à redouter le retour d'accidents inflammatoires qui, cette fois, auraient des conséquences fatales.

Je dirai même plus, c'est que si des malades pouvaient ou voulaient, *dans tous les cas*, se soumettre à cette pratique, je suis convaincu que le nombre des résultats favorables s'accroîtrait encore. Malheureusement, et c'est là le grand écueil, il est bien difficile de faire comprendre au malade atteint de cécité que l'intervention chirurgicale n'est pas destinée à lui rendre immédiatement la vue. Aussi, bien des malades, après l'iridectomie préalable, ne se représentent-ils pas, et c'est là, je crois, la raison qui empêchera cette excellente pratique d'être adoptée d'une façon générale.

Consultez : P. BRISSEAU, *Traité de la cataracte et du glaucoma*, Tournay, 1706. — MAITRE JEAN-ANTOINE, *Traité des maladies des yeux*, Paris, 1707. — MAITRE JEAN, *Sur les cataractes des yeux*, Histoire de l'Académie royale des sciences, p. 32, 1707. — NANNONI, *Dissertazione sulla cataratta*, Milani, 1780. — PELLIER DE QUENGSY, *Recueil de mémoires et d'observations sur les maladies qui attaquent l'œil*, Montpellier, 1783. — J.-G. BEER, *Praktische Beobachtungen über den grauen Staar und die Krankheiten der Hornhaut*, Wien, 1791. — HIMLY, *Ist es rathsam, die Staaroperation zugleich auf beiden Augen vorzunehmen?* Ophthalmologische-Beobachtungen und Untersuchungen, Bremen, 1801. — HIMLY, *Soll man den Staar nicht operiren, solange der Kranke noch mit dem anderen Auge gut sieht?* Bibliot. von Himly, Bd. I, p. 148, 1801. — VON WALTHER, *Ueber die Krankheiten der Kristallinse und die Bildung des grauen Staares*, Abhandlungen aus dem Gebiete der prakt. Medicin, Landshut, 1810. — BENEDICT, *Monographie des grauen Staares*, Breslau, 1814. — WARNATZ, *Die schwarzgefärbte Cataract (C. nigra) und ihre Diagnose von anderen ähnlichen Augenkrankheiten*, Zeitschrift f. die Ophtalmologie Bd. II, p. 295, 1833. — J. SICHEL, *Traité de l'ophthalmie, la cataracte et l'amaurose*, Paris, 1837. —

MALGAIGNE, *Opinion sur la nature et le siége de la cataracte*, Ann. d'ocul., t. VI, p. 62, 1841. — J. SICHEL, *Lettre sur la nature et le siége de la cataracte*, Ann. d'ocul., t. VI, p. 64 1841. — J. SICHEL, *Etudes cliniques et anatomiques sur quelques espèces peu connues de la cataracte lenticulaire*, Ann. d'ocul. t. VIII, p. 127 et 169, 1842-43. — SANSON, *Traité de la cataracte*, Paris, 1842. — RÜTE, *Zur Genese der Cataract und des Nystagmus*, VON WALTHER'S und VON AMMON'S Journal, Bd. II, p. 4, 1743. — HASNER, *Ueber die Aetiologie der Cataract*, Prager Vierteljahrschrift, Jahrg. VIII, 1851. — ARLT, *Die Krystallinse und ihre Kapsel*, in Die Krankheiten des Auges, Bd. II, Prag, 1855. — ED. VON JÆGER, *Ueber Staar und Staaroperationen*, Wien, 1854. — J. SICHEL, *Mémoire sur la cataracte noire*, Arch. d'ophthalmol. de Jamain, t. IV, p. 31, 1855. — TESTELIN, *Note sur quelques points de la structure du cristallin et de sa capsule, à l'état normal et à l'état pathologique*, Ann. d'ocul., t. XXXIV, p. 109, et t. XXXV, p. 61, 1855. — MALGAIGNE, *Mémoire sur le siége et les principales variétés de la cataracte*, lu à l'Académie des sciences, Revue médico-chirurg., p. 18-27 et 85-95, 1855. — CH. ROBIN, *Anatomie pathologique des cataractes en général*, Arch. d'ophthalmologie de Jamain, t. V, 1856. — KUNDE, *Ueber Künstliche Cataract*, Zeitschrift für wissenschaftl. Zoologie, Bd. VIII, p. 466, 1857. — J. SICHEL et CH. ROBIN, *De la cataracte noire*, Gaz. méd. de Paris, n° 51, 1858. — A. VON GRÆFE, *Ueber die mit Diabetes mellitus vorkommenden Sehstörungen*, A. f. O. Bd. IV, Abth. 2, p. 230. — KÜHNHORN, *De cataracta acquæ inopia effecta*, Gryphiæ, 1858. — FRANCE, *The cataract in association with diabetes*, Ophth. Hosp. Rep., vol. I, p. 272, 1859. — J. SICHEL, *De la cataracte*, Iconogr. ophthal., § 228-286, pl. VIII, XII et XIV à XVII, obs. 48 à 61, p. 153 à 185, 1856-59. — CH. ROBIN, *De l'anatomie des diverses formes de cataracte*, Bulletin de l'Académie de médecine, t. XXIV, p. 843, 1859. — LECORCHÉ, *De la cataracte diabétique*, Arch. gén. de médecine, mai 1861. — ZEHENDER, *Die Krankheiten des Linsensystems*, in Handb. der Augenheilk. von E. ZEISS., Erlangen, 1861. — MŒRS, *Beiträge zur pathologischen Anatomie der Linse nach Versuchen an Thieren*, Arch. f. path. Anatomie, Bd. XXX, p. 45, 1865. — M. PERRIN, *Observations de cataractes chez les diabétiques*, Gaz. des Hôp., p. 63 et 70, 1870. — BERTHOLD, *Ueber Verknöcherung der Krystallinse des menschlichen Auges*, A. f. O. Bd. XVIII, Abth., p. 104. — WARLOMONT, *Cataracte*, in Dictionnaire encyclopédique des sciences médicales de DECHAMBRE, prem. série, t. XIII, Paris, 1873. — O. BECKER, *Pathologie und Therapie des Linsensystems*, in Handb. der gesam. Augenheilk. VON ALF. GRÆFE und TH. SÄMISCH, Bd. V, Cap. VII, p. 157-521, Leipzig, 1875. — A. SICHEL FILS, *Opération de cataracte, pratiquée avec succès sur les deux yeux, chez un diabétique. Énorme quantité de sucre; guérison*. Bulletin de thérapeut., 30 janvier 1877.

B. — *Cataracte capsulaire.*

La *cataracte capsulaire* a été niée pendant longtemps. Malgaigne a même pu, à une certaine époque, la nier d'une façon absolue, par une sorte d'aphorisme resté célèbre : « *Examinez*, dit-il, *la capsule, chez tel cataracté que vous voudrez, lavez-la avec précaution, vous la trouverez toujours aussi transparente que Dieu l'a faite.* » Cette opinion, vraie en partie, était néanmoins trop absolue, et son auteur lui-même dut reconnaître qu'il existait des cas où la capsule pouvait devenir opaque, mais jamais, prétendit-il alors, sans que le cristallin lui-même n'eût simultanément perdu sa transparence.

Depuis cette époque, le perfectionnement des méthodes d'exploration de l'œil, ainsi que les progrès de l'anatomie pathologique, aidée du microscope, ont encore fait modifier cette opinion, de sorte qu'il est bien avéré aujourd'hui que non-seulement la capsule peut être ou devenir opaque, dans bon nombre de cataractes lenticulaires, et qu'on peut être en présence d'une *cataracte capsulo-lenticulaire,* mais qu'elle peut seule être altérée de façon à constituer une *cataracte capsulaire* proprement dite.

Outre cela, après l'opération de la cataracte, la capsule devient souvent, pour ne pas dire toujours, opaque, et il se développe ainsi une *cataracte capsulaire secondaire.*

Nous allons donc étudier ci-après : *a. La cataracte capsulo-lenticulaire* et *la cataracte capsulaire proprement dite,* et *b. la cataracte capsulaire secondaire.*

a. — Cataracte capsulo-lenticulaire et cataracte capsulaire proprement dite.

Nous avons déjà vu, à propos de la cataracte sénile, que, dans certains cas, lorsque celle-ci est fort ancienne, et par conséquent régressive, la capsule devient souvent le siége d'altérations qui peuvent aller jusqu'au développement de cellules, d'origine pathologique, sur la face interne de la capsule postérieure, qui en est cependant dépourvue à l'état normal. Peu importe qu'il s'agisse, dans ce cas, d'une cataracte dure, molle ou liquide.

En effet, la *cataracte capsulaire,* sauf quelques rares exceptions, complique presque tous les cas de cataracte lenticulaire sénile, lorsque celle-ci a dépassé ce que nous avons indiqué comme la *maturité,* c'est-à-dire lorsqu'elle devient régressive. Ceci est tellement vrai, cela constitue une règle tellement absolue que, même dans les cas, fort rares à la vérité, où la cataracte capsulaire se développe isolément chez le vieillard, la cataracte lenticulaire ne tarde pas à venir s'y associer.

L'altération de la capsule se reconnaît à la présence, immédiatement en arrière du plan de l'iris, d'une opacité d'un blanc éclatant ou légèrement bleuâtre, brillante, peu transparente, uniforme, ou présentant parfois quelques points plus opaques. Elle débute généralement, dans le centre de la face antérieure, *au pôle antérieur* du cristallin et s'étend de là irrégulièrement vers la périphérie de la lentille. Les contours de cette opacité sont, en général, frangés, dentelés, quelquefois même régulièrement polygonaux. Le plus souvent, ces contours coïncident avec le bord pupillaire, *auquel ils n'adhèrent cependant que très-exceptionnellement;* c'est même là un signe diagnostique précieux, pour distinguer l'opacité de la capsule, de certaines variétés de fausses cataractes.

D'autre part, l'opacité capsulaire se distingue de celle de la lentille, par l'absence de stries en forme de secteurs. C'est même en se basant sur ce signe que mon père a, le premier, montré que les opacités commençantes du cristallin, auxquelles il a donné le nom de *cataracte corticale*, n'étaient pas des opacités de la capsule, ainsi qu'on l'avait prétendu avant lui.

La cataracte capsulaire proémine, en outre, dans l'espace pupillaire; ses bords sont anguleux et déchiquetés; sa surface est rugueuse, chagrinée ou plissée. Lorsqu'on essaye de la déchirer, on voit qu'elle a perdu son élasticité; les bords de la solution de continuité restent rigides et ne s'enroulent plus sur eux-mêmes, ainsi que cela a lieu pour la capsule normale.

Nous disions, tout à l'heure, que certaines cataractes fausses pouvaient être confondues avec l'opacité capsulaire. C'est qu'en effet, dans un certain nombre de cas, les opacités de la capsule ne sont qu'apparentes. Elles proviennent de dépôts à la surface externe de la cristalloïde, lesquels font, en quelque sorte, corps avec elle. Ces dépôts dérivent de l'iris et sont constitués par des épanchements fibrineux ou fibro-albumineux, mêlés de cellules épithéliales pouvant, au bout d'un certain temps, revêtir les caractères du tissu conjonctif. Souvent même, et alors l'analogie n'en devient que plus trompeuse, ces dépôts s'incrustent d'une croûte calcaire et peuvent, à la longue, amener des altérations de la capsule et de sa couche épithéliale interne elle-même; mais, néanmoins, ce ne sont pas alors des altérations capsulaires proprement dites.

En réalité, la cataracte capsulaire proprement dite est celle qui n'est constituée que par l'altération des cellules de l'épithélium de la face interne de la cristalloïde antérieure, ou cellules intracapsulaires. Quant à la capsule elle-même, elle n'y participe, pour ainsi dire, jamais. On peut donc dire que : « *Ce qu'on désigne communément sous le nom de cataracte capsulaire, ne consiste, à proprement parler, que dans le développement, à l'intérieur de la capsule, de cellules de néo-formation, sans que la capsule elle-même présente d'altérations.* » (O. Becker.)

Ceci mérite cependant une explication. Sans doute la membrane fibreuse, élastique, anhiste, qui enveloppe le cristallin, reste toujours transparente, même dans les cas les mieux caractérisés de cataracte capsulaire. Néanmoins, la capsule proprement dite présente, dans certains cas, quelques légers plis. Ces plis ne se voient, du reste, que dans les cataractes capsulo-lenticulaires, qui accompagnent certaines cataractes lenticulaires très-régressives, de celles qui se compliquent précisément d'ordinaire d'opacités de la capsule. Ces plis de la capsule sont dus à la diminution du contenu de celle-ci, par suite de l'exosmose lente et progressive des parties liquides de la lentille opaque à travers la capsule. Quelquefois même, outre ces plis, la capsule présente à la coupe un notable épaississement. Cet épaississement est, du reste, loin d'être régulier. Il est plus accusé ici, à peine sensible là.

En s'aidant du microscope, on découvre deux ordres d'altérations :

Dans un premier groupe, on voit la face interne de la capsule doublée de dépôts sensiblement distincts de la capsule primitive. Ces dépôts sont striés ou ponctués, se continuant, sans ligne de démarcation tranchée, avec le tissu normal. Au milieu d'eux sont disséminés des produits nucléaires ou granuleux de néo-formation, mêlés de débris de différente nature, tels que débris corticaux, cellules épithéliales, gouttelettes graisseuses, cristaux de cholestérine, concrétions calcaires, etc. Lorqu'on fait macérer une capsule ainsi altérée dans une solution de potasse, on constate que les produits de néoformation résistent mieux que les autres.

Dans un autre groupe, les opacités capsulaires sont dues à la prolifération des cellules de l'épithélium de la face interne de la cristalloïde antérieure, dites cellules intra capsulaires. Dans la plupart des cas, cette variété d'opacité capsulaire reconnaît une cause inflammatoire, dans le sens attribué à ce mot depuis les travaux de Virchow. Dans ce cas, le développement primitif de la cataracte capsulaire est le type le plus parfait de l'inflammation de la lentille, désignée en ophthalmologie sous le nom de *phakite*, inflammation que nous verrons plus loin se produire dans certains cas de lésions du cristallin ou de sa capsule. L'inflammation de la capsule est alors un type encore plus approprié que celle de la cornée, pour étudier l'inflammation des membranes non vasculaires, la cornée étant susceptible, dans certains cas, de se couvrir de vaisseaux. Nous ne reviendrons pas, du reste, ici sur ces phénomènes inflammatoires que nous avons déjà étudiés en détail, à propos des généralités sur la kératite (voy. p. 204-210).

Les altérations qui se montrent ici sur l'épithélium de la face interne de la cristalloïde antérieure, sont les suivantes : Les cellules se gonflent, se distendent, se déforment, changent de place, augmentent en nombre et en dimensions, en un mot elles prennent une part active à l'altération. Elles ne tardent même pas à entrer en prolifération, si bien qu'elles atteignent la région équatoriale de la capsule et la dépassent même souvent. Dans quelques cas, l'hypergenèse peut même aller si loin, que les cellules de néo-formation gagnent la face interne de la cristalloïde postérieure, où il n'en existe pas trace à l'état normal. Mais, à la vérité, ces cas sont exceptionnels.

Au bout d'un certain temps, les cellules de néo-formation subissent le phénomène de la dégénérescence régressive. Elles s'infiltrent de granulations graisseuses, de dépôts calcaires, se gonflent et éclatent, de sorte qu'on ne trouve plus qu'un magma amorphe, composé de débris des cellules et du contenu de celles-ci, mêlé à une certaine quantité de fibres cristallines émulsionnées. Aussi est-il, le plus souvent, très-difficile de décider si toutes les cellules de néo-formation qui prennent leur origine dans les cellules intracapsulaires sont, de prime abord, opaques, ou si, au contraire, elles ne le deviennent que lorsqu'elles sont arrivées à la période d'atrophie et de retrait.

On le voit donc, on ne peut parler, en réalité, de cataracte capsulaire, au sens propre du mot, que lorsque les cellules de néo-formation *ont en même temps perdu leur transparence* (O. Becker).

Nous avons dit plus haut que la cataracte capsulaire survenait, le plus souvent, à la période régressive de la cataracte lenticulaire, qu'elle compliquait ainsi. Néanmoins, elle peut aussi survenir isolément et, dans ce cas, se montrer à tous les âges de la vie. Elle peut alors rester ainsi isolée pendant longtemps, même pendant de nombreuses années.

A ce point de vue, une variété de cataracte capsulaire fort curieuse et, partant, très-intéressante, est celle qui est connue sous le nom de *cataracte pyramidale*. Elle est constituée par des dépôts, tant entre la face antérieure du cristallin et la cristalloïde antérieure, qu'à la surface externe de celle-ci. Elle se présente sous forme d'une petite éminence pyramidale ou conique, à bords taillés à pic, d'un blanc crayeux, nettement limitée au centre de l'espace pupillaire, dans lequel elle fait saillie. Dans quelques cas, elle est adhérente, par un léger tractus fibreux ou filamenteux, à la face postérieure de la cornée. Dans le point de cette dernière auquel aboutit le tractus, on remarque, en général, une opacité, une taie, de dimensions variables, mais quelquefois si petite, qu'il faut alors une grande attention pour arriver à la découvrir.

Pendant longtemps on a considéré la cataracte pyramidale comme une variété de cataracte congénitale, parce qu'en effet elle s'observe, le plus souvent, sur les jeunes sujets. Mon père, le premier, chercha à établir que la *cataracte centrale congénitale* des auteurs n'était qu'un dépôt fibro-albumineux qui se produisait, sur la face antérieure de la capsule, par le mécanisme suivant : lors de perforation, peu étendue et centrale, de la cornée, l'humeur aqueuse s'écoulant, la chambre antérieure s'efface et la cristalloïde antérieure vient au contact avec la face postérieure de la cornée et, partant, avec les bords de la perforation. Par suite du peu de consistance du cristallin, extrêmement mou chez l'enfant, la pression des muscles sur le globe pousse la lentille en avant, et celle-ci vient obturer la perte de substance. Dans les premières heures, cette obturation n'est pas complète et l'humeur aqueuse peut filtrer ; mais bientôt, les bords de la perforation fournissent de la *lymphe plastique*, qui se dépose sur la cristalloïde, remplit tout l'espace de la perte de substance et ne tarde pas à s'y organiser. La matière déposée sur la cristalloïde, encore peu solide, suit la cristalloïde à laquelle elle adhère ; mais, comme elle adhère également à la cornée, tout en s'écartant de celle-ci, elle s'allonge en prenant une forme plus ou moins conique. Il peut se faire, alors, qu'elle reste unie à la cornée par un filament ou, au contraire, que celui-ci fasse défaut. D'autre part, cette variété n'est pas toujours centrale. On l'observe quelquefois sur un point excentrique de la capsule, *mais toujours en rapport avec la position de l'opacité de la cornée.*

Cette explication, fort ingénieuse, régna pour ainsi dire sans partage et fut même défendue par d'autres ophthalmologistes d'une haute valeur (Arlt), jusqu'à l'époque où l'anatomie pathologique, aidée du microscope, se fut emparée de cette question. Il fut démontré alors que, loin d'être situées à la surface de la cristalloïde, les petites masses qui constituent l'opacité sont situées à l'intérieur de la capsule et toujours revêtues par celle-ci, qui les accompagne dans toutes leurs anfractuosités, ainsi que le démontre, avec la plus grande évidence, l'examen histologique (H. Müller, C. Schweigger, Goldzieher). En outre, dans un petit nombre de cas, et ceci s'observe même à l'examen clinique, il est impossible de constater la présence de la plus légère opacité de la cornée. Enfin, dans quelques cas, bien que la cornée présente une cicatrice, *mais une cicatrice excentrique, l'opacité capsulaire n'en est pas moins centrale.* De plus, il existe, dans la sience, des observations incontestables où l'opacité existait manifestement au moment de la naissance et où il était impossible de constater la moindre trace d'altération de la cornée.

Il faut donc, ajourd'hui, abandonner l'opinion de mon père et chercher, pour la pathogénie de la cataracte pyramidale, une autre explication. Si, à une époque rapprochée de la naissance, il se forme une fistule à la chambre antérieure, il peut en résulter, il est vrai, une agglutination entre la face postérieure de la cornée et la face antérieure de la cristalloïde. Lorsque la cornée, la perforation étant guérie, s'éloigne de la lentille, la portion adhérente de la capsule est entraînée sous forme de prolongement pointu, et c'est entre la face interne de la capsule et la surface antérieure du cristallin, que se produit le dépôt opaque (C. Schweigger). Ce dépôt serait constitué par des éléments graisseux ou même calcaires. On voit par là qu'on ne saurait ici songer à rompre les adhérences entre la cornée et la capsule, pour détruire l'opacité, sans s'exposer à ouvrir celle-ci, ce qui déterminerait fatalement l'opacification totale du cristallin, qui jusque-là avait conservé un certain degré de transparence au delà de l'opacité centrale.

Nous avons dit que le développement primitif de la cataracte capsulaire était le type le plus parfait de l'inflammation de la capsule ou phakite. On doit donc admettre que les yeux sur lesquels elle survient sont atteints d'une autre affection, quand bien même, dans un cas particulier, on ne peut arriver à démontrer quelle est cette affection (O. Becker). La cataracte capsulaire ne surviendrait donc jamais que comme complication d'autres affections oculaires, qui ont souvent pour conséquence le développement d'une cataracte, et cela dans des circonstances déterminées. Ces complications sont, le plus souvent, très-fâcheuses pour la vision, de sorte que la présence d'une semblable altération de la capsule, doit, à elle seule, porter à rechercher avec soin s'il n'y a pas de complications (C. Schweiggeı). Néanmoins, on doit reconnaître que cette dernière opinion est un peu trop absolue, car, dans un certaine nombre de cas, très-petit il est vrai, mais incontestables, la cataracte capsulaire est primitive, se montre à tous les âges de la vie et est exempte de complications (O. Becker).

Au point de vue du traitement, la cataracte capsulaire isolée ne peut être attaquée que par l'extraction simultanée de la lentille. On peut alors circonscrire, au moyen du kystitome, l'opacité de la capsule, puis l'enlever avec une pince, soit la pince de de Græfe, dépourvue de dents, soit la pince de Lüer, pourvue de dents sur le côté. L'extraction du lambeau de capsule sera alors suivie de l'extraction du cristallin.

b. — Cataracte capsulaire secondaire.

On désigne sous le nom de *cataracte capsulaire secondaire*, les transformations que subissent les vestiges de la capsule du cristallin, après l'extraction de celui-ci, quand il est atteint de cataracte. Le mot *secondaire* est destiné à faire voir que cette cataracte capsulaire ne se développe qu'*après* l'opération de la cataracte.

Il n'est pour ainsi dire pas de cas de cataracte opérée, où on ne voit survenir cette cataracte secondaire, car, sauf les cas où l'extraction du cristallin se fait avec la capsule, cette dernière reste toujours presque tout entière dans l'œil.

La nécessité de déchirer la cristalloïde, dans toute opération de cataracte, *quelle qu'elle soit*, détermine toujours une irritation des cellules intracapsulaires, qui les porte à entrer en prolifération. Or, nous savons que cette prolifération est toujours suivie d'opacification de ces cellules. D'autre part, au moment où on déchire la capsule pour déchatonner le cristallin, les bords de la plaie capsulaire s'enroulent sur eux-mêmes et entraînent toujours quelques débris de la substance corticale périphérique du cristallin. Ce sont ces parties, lambeaux de capsules, cellules intracapsulaires proliférées, débris de substance corticale qui, par suite de l'irritation opératoire, se transforment en partie en fausses membranes plus ou moins résistantes, et constituent la *cataracte capsulaire secondaire.*

Lorsque les fragments de la capsule s'enroulent et que la substance corticale périphérique du cristallin est encore en partie transparente, il peut arriver que quelques fragments de cette substance corticale encore transparente, se trouvant emprisonnés dans les lambeaux de capsule et mis à l'abri de l'action de l'humeur aqueuse, restent transparents pendant le reste de l'existence. C'est sur ce fait qu'on a basé la prétendue reproduction du cristallin (Milliot), erreur pardonnable pour celui qui n'a pas une grande expérience clinique. Cette erreur a encore été fortifiée par les expériences sur des animaux auxquels on avait enlevé, par les procédés d'extraction ordinaires, le cristallin transparent.

Par suite de l'irritation opératoire, avons-nous dit, les cellules intracapsulaires entrent toujours en prolifération après l'opération. Cette prolifération peut être rapide, tumultueuse, comme on dit, ou lente. Dans le premier cas, il peut en résulter une violente irritation inflammatoire qui s'étend aux parties voisines, et il survient une iritis ou une irido-phakite, avec formation de pus. Ce pus devient l'origine de véritables fausses membranes qui ne tardent pas, en s'étendant de proche en proche, à remplir le champ pupillaire et à l'oblitérer. Ces phénomènes se produisent dans l'espace d'une à plusieurs semaines. Nous y reviendrons, du reste, encore à propos des complications de l'opération de la cataracte.

Si, au contraire, le processus est lent, les cellules intracapsulaires ne prolifèrent que sur les parties de la capsule rétractées derrière l'iris. Néanmoins, cette prolifération provoque toujours une certaine irritation qui se traduit par le développement, dans le champ pupillaire, d'une fine membrane, analogue à une toile d'araignée délicate, qui obstrue, petit à petit, la pupille, libre jusque-là. Plusieurs mois, un an même peuvent s'écouler entre l'époque de l'opération et le moment où cette toile devient gênante pour la vision, et surtout pour la vision rapprochée. Dans un certain nombre de cas, on observe sur cette fine membrane quelques points plus opaques et plus brillants, qui en décèlent immédiatement la présence. Mais, en général, elle se présente sous forme d'une membrane fine et délicate, grisâtre, qu'on ne peut distinguer qu'à l'éclairage oblique, qui la fait miroiter.

La cataracte capsulaire secondaire, détermine naturellement un trouble de la vue plus ou moins accusé. Nous n'insisterons pas ici sur ceux qui sont dus à la première variété, dans laquelle la cataracte capsulaire ou la fausse membrane sont tellement prononcées, qu'elles peuvent être aisément reconnues à l'œil nu. Nous ne voulons appeler l'attention que sur les troubles de la vue provoqués par la cataracte secondaire mince, sur ce que, dans le public même, on nomme la *toile d'araignée*. Souvent des malades qui, après l'opération, s'étaient réjouis de retrouver une vue excellente, reviennent, au bout d'un certain temps, auprès du chirurgien, en se plaignant que, depuis quelque temps, leur vue semble baisser. Ils constatent, disent-ils, la présence d'un très-léger nuage, d'une sorte de brume qui entoure les objets, mais qui les gêne surtout pour la vision rapprochée, notamment pour la lecture ou la couture.

Le mieux est alors d'analyser l'acuité visuelle, avec les verres correcteurs de l'aphakie, et si on constate que la portée de la vue, même en changeant les verres, ne peut être ramenée à ce qu'elle était au moment de la première détermination, il faut prendre le parti d'attaquer la cataracte capsulaire secondaire par la voie opératoire.

Il est préférable alors de ne s'attaquer qu'à la fine membrane et de se contenter de la déchirer avec une aiguille à discission. Cependant, ces cataractes secondaires sont parfois très-élastiques, de sorte qu'elles fuient sous l'aiguille. Pour éviter cet inconvénient, on peut alors suivre la pratique de Bowman et faire la discission avec deux aiguilles (*tow needles operation*). Celles-ci sont introduites dans la chambre antérieure par deux points diamétralement opposés de la cornée, et leur pointe est poussée vers un même point de la membrane à déchirer. En faisant alors rapprocher les manches, les pointes s'écartent et déchirent la membrane, sans exercer de tractions sur les parties latérales.

Quant aux cataractes secondaires épaisses, il ne faut pas les attaquer inutilement. Généralement, elles ont contracté avec l'iris des adhérences qui font qu'il est très-facile d'exercer sur celle-ci des tractions, ainsi que sur le corps ciliaire, de sorte que ces manœuvres ne deviennent que trop souvent le point de départ d'une irido-choroïdite ou d'une cyclite purulentes.

Pour la même raison, nous rejetons d'une façon absolue toute tentative d'extraction de ces capsules opaques, que ce soit au moyen d'un crochet ou d'une pince.

Le mieux est, en cas de nécessité absolue, comme aussi dans les cas de fausse membrane pupillaire, d'avoir recours à la capsulotomie, soit au moyen des petits ciseaux-pince de Weiss (de Londres) ou, mieux encore, au moyen de mon petit couteau iridotome.

Nous reviendrons, du reste, avec les détails qu'il comporte, sur ce sujet, quand nous traiterons des accidents consécutifs à l'opération de la cataracte et des moyens d'y remédier.

Consultez : J. SICHEL, *Cataracte capsulo-lenticulaire centrale et taie de la cornée*, Clinique de M. Bérard jeune à l'hôpital Saint-Antoine, Gaz. des Hôp., n° 24, p. 94-95, 1833. — ARLT, *Zur Nosogenie der Cataracta capsularis anterior und der Cataracta pyramidalis*, Oesterr. med. Wochenschrift., n° 10 und 11, 1845. — MALGAIGNE, *Des diverses espèces de cataractes*, Gaz. des Hôp., n° 140, p. 561, 1848. — MALGAIGNE, *Mémoire sur le siège et les principales variétés de la cataracte*, lu à l'Académie des sciences le 18 décembre 1854, Rev. méd. chirurg., p. 18-27 et 85-96, 1855. — H. MÜLLER, *Ueber die anatomischen Verhältnisse des Kapselstaares*, A. f. O., Bd. III, Abth. I, p. 55-92, 1857. — H. MÜLLER, *Ueber den Sitz des Kapselstaares; Mittheilung neuer Fälle*, Verhandl. der physik. med. Gesellschaft zu Würzburg. Bd. VII, 1857. — J. SICHEL, *Iconogr. ophthalm.*, § 317-318, p. 208-210, 1859. — C. SCHWEIGGER, *Ueber Entstehung des Kapselstaares*, A. f. O., Bd. VIII, Abth. I, p. 227-238, 1861. — C. SCHWEIGGER, *Handb. der speciellen Augenheilk.*, 1te Aufl., p. 351-353, 1871. — O. BECKER, *Pathologie und Therapie des Linsensystems*, in Handb. der gesamm. Augenheilk., ALF. VON GRÆFE und TH. SÄMISCH, Bd. V, cap. VII, p. 157-520, Leipzig, 1877.

ART. 8. — LÉSIONS DU CRISTALLIN.

Le cristallin peut, par suite de différentes circonstances, subir des lésions plus ou moins graves. Tantôt, par des causes inhérentes ou extérieures à l'œil, il peut changer de place et perdre ses rapports avec les parties voisines. D'autres fois, ce sont des contusions ou des plaies qui lui font perdre sa transparence. En dernier lieu, des corps étrangers, inorganiques ou organiques, peuvent venir s'y fixer. Les premières de ces lésions constituent ce qu'on désigne sous le nom de *luxations du cristallin*. Les secondes portent le nom de *cataractes traumatiques*. Les dernières sont suffisamment désignées par leur nature.

A. — Luxation du cristallin.

Par les mots *luxation du cristallin*, on doit entendre toute anomalie de position de la lentille oculaire, survenue après coup, c'est-à-dire postérieurement à la naissance, que ce soit spontanément, c'est-à-dire par suite de l'action d'une cause inhérente à l'œil, ou, au contraire, consécutivement à l'intervention d'un agent extérieur. Toute anomalie de position de la lentille, existant au moment de la naissance, doit, au contraire, être considérée comme un vice de conformation, et, pour éviter la confusion, on la désigne aujourd'hui sous le nom d'*ectopie du cristallin*. Cette dernière fera donc l'objet d'une description spéciale.

Ceci posé, on doit comprendre que, selon la cause qui aura produit la luxation, celle-ci sera *spontanée*, c'est-à-dire provoquée par une cause résidant dans l'œil, ou *traumatique*, c'est-à-dire consécutive à l'action d'un agent extérieur.

a. — Luxation spontanée du cristallin.

C'est à mon père qu'appartient d'avoir donné la première description exacte et méthodique de la luxation du cristallin, affection qu'il a décrite, dans un mémoire resté classique, sous le nom de luxation spontanée ou sous ceux, pour lui synonymes, de *déplacement* ou d'*abaissement spontanés* du cristallin.

Pathogénie. — On a admis pendant longtemps, et on admet même encore aujourd'hui en partie, que la principale cause pathogénétique de la luxation spontanée du cristallin était le ramollissement du corps vitré. Mais cette lésion est loin d'être suffisante. Pour que la luxation spontanée se produise, il est de toute nécessité que le ligament suspenseur du cristallin, la zonule de Zinn, soit altérée d'une façon quelconque. On doit pourtant reconnaître que les mêmes causes qui amènent le plus communément le ramollissement et la liquéfaction du corps vitré, entraînent très-fréquemment, pour ne pas dire presque toujours, la destruction de la zonule, qui, au point de vue histogénétique, n'en est qu'une partie constituante.

Mais, d'un autre côté et inversement, une lésion de la zonule n'aura pas toujours pour conséquence immédiate le déplacement du cristallin. Une semblable lésion peut, en effet, ne provoquer que la mobilité de la lentille, toujours plus ou moins opaque alors, altération décrite par les auteurs sous le nom de *cataracte branlante*.

La luxation spontanée du cristallin ne se produit jamais que vers les parties inférieures du globe, c'est-à-dire directement en bas, en bas et en dedans ou en bas et en dehors. Il y a à cela la raison que c'est la pesanteur qui, dans ce cas, est le principal agent. Tout déplacement de la lentille *en haut* ne peut donc pas être considéré comme spontané.

La luxation, cela se conçoit, peut atteindre aussi bien le cristallin transparent qu'opaque. Cependant, le premier cas est moins rare qu'on serait en droit de s'y attendre, car nous avons vu (p. 845) que les altérations de la zonule ont généralement pour cause la perte de la transparence du cristallin. La conservation de la transparence de la lentille déplacée est une preuve que la lésion de la zonule peut n'être qu'un simple allongement et non forcément une déchirure.

Le déplacement de la lentille ne se fait pas toujours dans le corps vitré. Elle peut aussi se déplacer vers la chambre antérieure ; mais pour cela il faut que la zonule soit, pour ainsi dire, absolument détruite.

Un état très-intéressant et qui présente une grande connexité, avec la luxation spontanée du cristallin, est celui qui est connu sous le nom de *mobilité du cristallin* (Heymann). Suivant les différentes attitudes de la tête, la lentille transparente prend les positions les plus diverses, suivant les lois de la pesanteur. Tantôt, elle se déplace vers le corps vitré, tantôt elle se place dans la pupille ou passe même tout entière dans la chambre antérieure. Ceci n'est naturellement possible qu'à la condition que la zonule soit non-seulement relâchée, mais allongée. A cet égard on pourrait rapprocher ces cas aussi bien de l'ectopie du cristallin que de la luxation. Nous y reviendrons encore plus loin.

Ces cas sont du reste fort rares. Jusqu'ici je n'en ai observé qu'un seul, au début de mes études, sur un client de mon père, jeune homme de 22 ans. Ici, pour faire passer le cristallin dans la chambre antérieure, le malade portait la tête fortement en avant et se donnait une légère tape derrière l'occiput. Pour faire repasser le cristallin derrière l'iris, il devait se placer dans le décubitus dorsal et imprimer à la tête quelques secousses, de façon à produire des chocs inverses du précédent.

Symptômes objectifs. — Souvent, le seul signe objectif qu'on observe à l'œil nu est la forme bombée partielle que le cristallin déplacé imprime à l'iris. Mais, en général, il y a surtout des mouvements de flottement et d'oscillation de l'iris qui, en même temps, bombe de temps à autre en avant, d'une façon plus ou moins irrégulière. Ces mouvements de flottement et de tremblement sont communiqués à l'iris par des mouvements analogues du cristallin.

D'autre part, la profondeur de la chambre antérieure varie à chaque instant. Lorque la tête est portée en avant, le cristallin vient en contact avec l'iris, et la chambre antérieure paraît plus étroite. Lorsque au contraire la tête est portée en arrière, le cristallin se déplaçant vers le corps vitré, la chambre antérieure devient plus profonde.

Quand, en même temps, le cristallin est opaque, il est plus facile de constater son déplacement, car, à un moment donné, on voit la partie inférieure de la pupille présenter une coloration grisâtre, bornée en haut par un bord convexe, tandis que la partie supérieure présente l'aspect d'un croissant noir plus ou moins délié, à concavité inférieure. Mais pour cela, il faut que la luxation soit déjà assez prononcée.

Dans les dernières périodes de la maladie, le cristallin, s'abaissant totalement derrière l'iris, disparaît du champ pupillaire, tout en présentant des mouvements plus ou moins étendus, en rapport avec ceux de la tête. C'est ainsi qu'on le voit quelquefois passer rapidement dans le champ pupillaire, projeté dans le corps vitré par les mouvements brusques du globe.

Lorsque la luxation se fait dans la chambre antérieure, on voit dans celle-ci un corps arrondi, présentant une circonférence brillante, concentrique à la base de la cornée. Ce corps présente, en outre, toujours quelques lignes ou stries radiées ou rayonnées, qui éveillent immédiatement la pensée du cristallin.

Le cristallin luxé ne pénètre pas toujours en totalité dans la chambre antérieure. Au moment où il tend à franchir la pupille, le sphincter de l'iris peut lui offrir suffisamment de résistance pour qu'il y reste enchâssé. Il se présente alors là comme un corps arrondi et aplati, qui proémine dans la chambre antérieure et qui présente un bord brillant et réfléchissant la lumière. Cette luxation partielle n'est du reste pas durable et on peut la faire cesser par les instillations d'atropine. Le cristallin peut alors reprendre en partie sa place, ou tomber complétement dans la chambre antérieure.

Lorsque le cristallin devient mobile, on voit celui-ci passer dans la chambre antérieure, puis repasser dans la chambre postérieure, lorsque le malade panche la tête en avant, puis en arrière.

Les symptômes les plus importants de la luxation du cristallin sont fournis par l'examen au moyen de l'ophthalmoscope. Nous avons dit (p. 848) comment devait se présenter le bord du cristallin transparent, ainsi que la place qu'il occupe dans le champ pupillaire éclairé en rouge. Nous avons aussi fait remarquer qu'on ne pouvait l'apercevoir qu'à la condition qu'il y ait iridérémie, ou que la pupille soit dilatée *ad maximum* par l'atropine. Il est facile, dès lors, de se rendre compte que, dans les cas peu prononcés ou au début de la luxation du cristallin, la dilatation artificielle de la pupille est de toute nécessité. On voit alors apparaître, sur le champ de couleur rouge, la ligne courbe noirâtre ou brunâtre, représentant le bord du cristallin. Mais cette ligne n'occupe pas sa position normale. Elle divise le champ éclairé en deux portions d'inégale dimension. La plus grande partie semble d'un rouge quelque peu diffus, tandis que la seconde, plus petite, présentant exactement la forme d'un croissant, est d'un rouge vif et éclatant. Cette seconde partie, semblable à un croissant, est limitée par le bord de la pupille, qui en forme la convexité, tandis que la ligne brune ou noire en forme la concavité.

Mais le signe certainement le plus frappant est fourni par l'examen ophthalmoscopique à l'image droite. Pour apercevoir nettement les détails du fond de l'œil, en regardant par le centre de la pupille, on doit s'aider d'un verre concave, comme on le ferait pour un œil myope, tandis qu'en examinant à travers la portion de la pupille imitant le croissant, on ne peut saisir nettement les détails du fond de l'œil qu'en faisant usage d'un verre à cataracte. De là on tire la conclusion que, dans la portion de la pupille en forme de croissant, le cristallin fait défaut (O. Becker).

Symptômes subjectifs. — Les symptômes subjectifs ont ici une importance encore plus grande que les symptômes objectifs. C'est en effet toujours à un trouble particulier de la vue, d'abord peu intense, mais qui augmente progressivement, que le malade devient conscient de son affection. La vue semble, tout d'abord, devenir incertaine et moins perçante. Les malades se plaignent de ne plus si bien voir de loin. En outre, les objets leur semblent être animés de mouvements d'oscillation extrêmement gênants, qui peuvent aller jusqu'à causer une sorte de vertige.

On peut se rendre compte très-facilement de ces mouvements, en faisant osciller, à plusieurs reprises, devant son propre œil, un verre convexe auquel on imprime des déplacements parallactiques. Dans le cas qui nous occupe, c'est le cristallin qui, sous l'influence des mouvements oculaires, exécute ces déplacements de parallaxe.

L'examen de la réfraction montre que le point le plus éloigné de la vue distincte, le *punctum remotum*, s'est rapproché de l'œil. Il semble donc survenir une myopie. Mais celle-ci présente cela de particulier, qu'elle ne peut être corrigée d'une façon satisfaisante par les verres, qu'ils soient sphériques, cylindriques ou sphéro-cylindriques. De même, les verres convexes altèrent encore davantage la vision.

Dès que le cristallin déplacé dépasse le champ pupillaire, ou n'en occupe plus qu'une partie, en se plongeant dans le corps vitré, il se produit un symptôme important. Il survient de la diplopie monoculaire, par suite d'une double réfraction. L'une se fait par le bord du cristallin et donne lieu à la myopie, dont nous venons de parler; l'autre se produit par la partie libre de la pupille et donne lieu aux symptômes de l'aphakie. On constate alors que les verres à cataracte améliorent sensiblement la vision (Sichel père, O. Becker).

Parfois, le malade a la vision entoptique de son cristallin. Celle-ci se présente comme le bord sombre, arrondi, d'un corps semi-lunaire. Le plus souvent, il est vu comme un disque grisâtre, mobile, ou comme un segment de cercle. Ces phénomènes sont surtout frappants pendant le décubitus dorsal, ou lorsque la tête est portée en avant. Le disque se montre alors en haut. Ce symptôme s'accuse surtout lorsque le cristallin, déplacé, commence en même temps à devenir opaque (Sichel père). On le voit donc, la vue peut varier avec les diverses attitudes du corps ou de la tête.

Dans un certain nombre de cas, mais surtout lorsque le cristallin est luxé dans la chambre antérieure, à ces symptômes objectifs et subjectifs viennent se joindre, à un moment donné, des phénomènes d'irritation de l'iris et de la choroïde, accompagnés de photopsies, de photophobie, de larmoiement et de douleurs ciliaires.

Marche, durée, terminaison. — La luxation spontanée du cristallin est une affection essentiellement progressive. On ne connaît pas de cas où la luxation ne se soit terminée, tôt ou tard, par l'abaissement complet. La rapidité du processus de liquéfaction du corps vitré et de relâchement de la zonule, est la seule cause qui puisse hâter plus ou moins la marche et la terminaison.

Dès que le cristallin est luxé, il a une tendance continue à se plonger dans les parties inférieures du corps vitré, en obéissant aux lois de la pesanteur. Arrivé dans les parties déclives de celui-ci, le cristallin, toujours contenu dans sa capsule, ne se trouble que lentement, ne se gonfle pas et se rapetisse plutôt petit à petit et à la longue.

Lorsque le cristallin, en se déplaçant, devient opaque, c'est que presque toujours alors la capsule participe à cette opacité. Cette cataracte capsulaire, en se développant, hâte la transformation de la luxation en abaissement complet.

Lors de luxation du cristallin dans la chambre antérieure, l'œil semble, pendant les premiers temps, supporter assez facilement la présence de ce véritable corps étranger. Cette tolérance peut même, dans quelques cas exceptionnels, s'établir pendant assez longtemps. En général, cependant, il ne tarde pas à survenir des phénomènes inflammatoires accompagnés de violentes douleurs, revêtant tous les caractères de l'attaque aiguë de glaucome.

Ces cas de luxation du cristallin dans la chambre antérieure donnent un puissant appui à la théorie de la pathogénie du glaucome, aujourd'hui presque universellement adoptée. Le cristallin, en passant dans la chambre antérieure, bouche plus ou moins complétement, par son bord équatorial, l'espace de Fontana, l'angle de l'iris; de là, entrave à la filtration du liquide intra-oculaire, rétention de celui-ci et phénomènes glaucomateux. Cependant, la luxation du cristallin dans la chambre antérieure ne provoque pas toujours des phénomènes de glaucome aigu. On constate seulement la perte progressive de la vision, par suite d'un processus qui présente la plus grande analogie avec le glaucome chronique simple.

Étiologie. — Les causes de la luxation spontanée du cristallin sont assez obscures. Tout ce qu'on peut dire à cet égard, c'est que le ramollissement, la liquéfaction même du corps vitré en est la condition, pour ainsi dire, *sine quâ non.* En outre, cette lésion est toujours favorisée par des transformations pathologiques de la zonule de Zinn. Cependant il intervient souvent des causes occasionnelles, telles que les vomissements opiniâtres et violents, les convulsions ou les commotions du corps ou de l'œil. Souvent aussi la cataracte capsulaire peut favoriser le déplacement.

En effet, l'abaissement spontané du cristallin, devenu préalablement opaque, est quelquefois l'une des terminaisons de la cataracte sénile, lorsque celle-ci, devenue régressive, se complique de cataracte capsulaire. Ce sont, en grande partie, les tractions que la capsule, en se contractant, par suite du processus pathologique dont elle est le siége, exerce sur la zonule de Zinn, qui, en allongeant celle-ci, détruisent ses rapports et disloquent la lentille. De deux choses l'une alors : ou bien, la cataracte, déplacée de son siége normal, peut exercer les mêmes influences qu'un véritable corps étranger; ou bien, si le corps vitré est liquéfié, le cristallin se plonge dans la cavité de celui-ci et laisse l'espace pupillaire libre. La vue peut alors se rétablir presque parfaitement.

Quant à la luxation du cristallin dans la chambre antérieure, les causes en sont encore moins connues. Tout ce qu'il est permis de supposer, c'est qu'elle est la conséquence du relâchement et de l'allongement démesurés de la zonule, sans que le corps vitré soit ramolli.

Diagnostic. — Le diagnostic de la luxation spontanée du cristallin peut, au début, présenter quelques difficultés, surtout si la lentille est encore transparente. La dilatation artificielle de la pupille, est le seul moyen dont on dispose pour assurer ce diagnostic. Mais celui-ci est bien plus facile lorsque le cristallin est opaque, ou lorsqu'il le devient rapidement. D'une part, la vue, souvent plus ou moins défectueuse jusque-là, redevient bonne dès que la luxation s'est complétée. Mon père, dans son mémoire cité, en a rapporté un remarquable exemple. Mais, dans ce cas, la vue ne redevient réellement bonne que par l'emploi de lunettes à cataracte, et ceci affermit le diagnostic.

D'autre part, le fait que, dans ce cas, la pupille peut être divisée en deux parties de coloration différente, contribue puissamment à lever les doutes. Du reste, ce n'est qu'avec l'ectopie, ou position vicieuse congénitale, que la luxation du cristallin pourrait être confondue. A cet égard, il est important de s'assurer, par le commémoratif, que pendant une certaine période de la vie, la vue a été normale. Dans l'ectopie, en effet, ainsi que nous le verrons bientôt, la vue, dès la plus tendre enfance, est toujours plus ou moins défectueuse, tandis que, dans la luxation spontanée, comme nous le disions plus haut, c'est précisément à un trouble particulier de la vue, qui survient à un moment donné, que le malade s'aperçoit de son infirmité.

Pronostic. — En somme, par tout ce qui précède, on voit que la luxation spontanée du cristallin, sauf le cas où celui-ci, par sa position vicieuse, devient l'occasion de phénomènes inflammatoires graves, n'est pas une affection très-grave. Elle guérit même dans la majorité des cas, en ce sens que le trouble de la vue qu'elle provoque disparaît pour faire place à une vue relativement très-satisfaisante.

Il n'y a d'exception à ce pronostic que lorsqu'il s'agit de luxation du cristallin dans la chambre antérieure, car ici, même lorsqu'on peut intervenir promptement, la nécessité de faire subir à l'œil une opération d'une certaine gravité doit engager à faire des réserves.

Traitement. — La luxation spontanée du cristallin, cela ressort de ce que nous avons dit de la marche de la maladie, ne réclame pas une intervention immédiate. Il suffit, en effet, dans la majorité des cas, de remédier au vice de réfraction par des verres appropriés. Si on se trouvait en présence d'un malade chez lequel la luxation incomplète ne permît pas la correction par les verres et chez lequel il y eût, cependant, nécessité de hâter la terminaison, pour lui permettre de continuer des occupations absolument indispensables, on pourrait, ainsi que nous l'avons fait une fois, chercher à rendre la luxation complète, en déprimant le cristallin au moyen d'une aiguille à discission, introduite par la cornée. Néanmoins il faudrait, pour cela, être bien certain que le corps vitré soit totalement liquéfié.

La seule conduite à tenir, lors de luxation du cristallin dans la chambre antérieure, est d'en pratiquer l'extraction le plus tôt possible, afin, si faire se peut, de ne pas donner aux accidents glaucomateux le temps de se produire. Pour cela, le mieux est de faire à la cornée une section absolument analogue à celle qu'on pratique pour l'extraction de la cataracte, mais en procédant très-lentement, car le corps vitré, toujours plus ou moins ramolli, peut facilement faire procidence pendant l'opération. Une fois la section faite, nous conseillons d'extraire le cristallin au moyen du crochet à extraction de de Græfe, dont on implantera la pointe dans la face postérieure de la lentille; puis, par une traction directement parallèle au plan de l'iris, on fera sortir le cristallin de la plaie. Quelle que soit, du reste, la méthode opératoire qu'on aura choisie, celle-ci ne saurait être mise en œuvre sans le secours du chloroforme, afin d'éviter la fâcheuse influence que les contractions des muscles oculaires pourraient exercer sur les contenta du globe.

b. — Luxation traumatique du cristallin.

De même que la luxation spontanée, la luxation consécutive à des traumatismes ne se produit jamais sans une lésion de la zonule. Mais il est loin d'être démontré que la zonule soit susceptible de n'être que distendue par des traumatismes. Le fait que, lorsque l'humeur aqueuse s'écoule, le cristallin se porte en avant, pour venir, pour ainsi dire, s'accoler à la cornée, en exécutant ainsi un mouvement de progression de $2^{mm},5$ environ, n'est pas une preuve suffisante de la possibilité de cet allongement (O. Becker). En effet, ce changement de position de la lentille peut ne se produire que par suite de la propulsion des procès ciliaires et de l'iris, sous l'influence de la pression extra-oculaire due aux muscles qui modifient la forme générale du globe.

On peut donc dire, sans courir grand risque de se tromper, que la lésion de la zonule, nécessaire pour qu'une luxation du cristallin puisse se produire, doit être une déchirure.

Le mécanisme suivant lequel se produisent les déchirures de la zonule, n'est du reste pas mieux connu que celui suivant lequel se produisent les autres lésions internes de l'œil, par suite de contusion. L'œil, placé dans l'orbite, ne peut guère être atteint par des contusions dans son hémisphère postérieur. En avant, l'hémisphère antérieur est garanti en haut par la saillie de l'arcade orbitaire, en dedans par le dos du nez, et en bas par le bord orbitaire de l'os malaire. Mais, en dehors, il existe, au contraire, un plan déclive qui laisse l'œil en partie à découvert et le rend accessible à des contusions venant de ce côté. Par suite du peu de compressibilité des milieux de l'œil, à cause de la minime extensibilité de ses enveloppes et à cause de la résistance qu'offre la paroi interne de l'orbite, une contusion, atteignant le globe en bas et en dehors, déterminera un brusque changement des courbures de l'œil, principalement dans la région équatoriale. Nous avons déjà appelé l'attention sur les conséquences de semblables contusions, au point de vue de la rupture de la sclérotique (voy. p. 197-201). Cette rupture, en effet, a généralement lieu en haut et en dedans, tout près du bord de la cornée, à 2 à 4 millimètres de ce bord, et c'est précisément là aussi que se trouve, à peu près, la zonule de Zinn.

En semblable occurrence, c'est-à-dire lorsque la membrane fibreuse de l'œil se rompt, le cristallin est toujours luxé, soit qu'il se déplace à l'intérieur de l'œil, soit qu'il soit poussé vers l'extérieur. Suivant la violence du choc, si celui-ci est suffisant pour déchirer la conjonctive, on ne retrouvera pas trace de la lentille. Il peut arriver, cependant, et il arrive même assez fréquemment, que la conjonctive, à cause de son extensibilité, n'est que soulevée par le cristallin, au moment où il s'échappe de l'œil, et on le voit alors formant sous la muqueuse une petite tumeur arrondie, hyaline, au voisinage de la solution de continuité des enveloppes. Enfin, il peut arriver encore, mais ceci est bien plus rare, que, par suite de l'insuffisance des dimensions de la plaie des enveloppes, le cristallin ne s'échappe pas complétement hors de l'œil et qu'il reste enclavé dans la plaie, ne soulevant qu'en partie la conjonctive. Mon père, dans son Iconographie, a décrit et représenté un exemple de chacune de ces variétés, sous le nom *de luxation complète* et de *luxation incomplète du cristallin sous la conjonctive*.

Une contusion directe, portant en plein sur l'hémisphère antérieur de l'œil, sera moins redoutable, parce que l'œil, en fuyant en arrière sous l'impulsion de la contusion, ne rencontrera qu'une minime résistance de la part de la capsule de Ténon et du coussinet graisseux de l'orbite. Aussi ne sont-ce que des corps de forme particulière ou de petit volume qui peuvent atteindre le globe oculaire de cette façon. De là provient, en partie aussi, leur gravité relativement moindre.

Quoi qu'il en soit, la luxation traumatique du cristallin ne peut se produire qu'à la condition que la zonule de Zinn soit plus ou moins largement déchirée. Quant à la cristalloïde, elle est, au contraire, toujours intacte.

La première conséquence de la déchirure de la zonule est de faire cesser l'accommodation. Lorsque en effet la zonule est déchirée, ne fût-ce que dans un point limité, elle exerce dans ce lieu une pression moindre que de coutume sur la capsule du cristallin. Celui-ci devient là plus épais et, partant, plus réfringent. Il en résulte un certain degré de myopie ou plutôt d'astigmatisme myopique irrégulier, non susceptible de correction par les verres cylindriques, parce que l'altération de la réfraction n'atteint pas le méridien correspondant dans son entier, puisque dans le point opposé à celui sur lequel a porté la lésion, le cristallin a, le plus souvent, sa forme et sa position normales (O. Becker).

Dès que le cristallin n'est plus fixé dans toute son étendue par son ligament suspenseur, les mouvements du globe lui communiquent, comme dans le cas de déplacement spontané, des mouvements d'oscillation qu'il transmet lui-même à l'iris. Cependant, l'iridodonésis n'est pas plus ici que là, un signe de certitude. C'est un signe de probabilité, et voilà tout.

La zonule peut, du reste, n'être que partiellement déchirée. Il en résulte alors, non pas toujours immédiatement, mais, à coup sûr, au bout de quelques temps, une position oblique du cristallin dans deux directions. Dans le point où la zonule est rompue, la lentille se porte en avant, tandis que, dans le point opposé, elle est attirée plus fortement en arrière par la partie de la zonule restée intacte. Ceci se reconnaît à ce que, dans le point correspondant à celui de la déchirure, l'iris est portée en avant et la chambre antérieure plus étroite (O. Becker).

Dans ces conditions, le cristallin prend une position oblique et son axe antéro-postérieur ne coïncide plus avec celui de l'œil, mais forme avec lui un angle. En dilatant alors la pupille par l'atropine, on observe, lors d'examen à l'ophthalmoscope, l'arc brunâtre dû au bord du cristallin, dans un point quelconque, *mais limité*, de l'espace pupillaire. C'est à la situation de cet arc qu'on reconnaît la position vicieuse du cristallin.

On a réservé le nom de *subluxation*, par opposition à celui de luxation totale, aux cas où le cristallin n'a pas complétement perdu ses rapports et où il est encore, jusqu'à un certain point, en contact avec la fossette hyaloïdienne. Cette luxation partielle a néanmoins toujours pour conséquence une altération durable de la vue. En outre, elle se transforme presque toujours en luxation ou en déplacement complets.

Contrairement à ce que nous avons noté, à propos de la luxation spontanée, le cristallin, dès qu'il est déplacé par suite d'un traumatisme, devient toujours opaque, et cela assez rapidement. Dans ce cas aussi, le cristallin, dès qu'il n'occupe plus sa position normale, devient un véritable corps étranger qui, tôt ou tard, amène des phénomènes d'irritation plus ou moins marqués. Ceux-ci se traduisent par les symptômes de l'iritis, de l'irido-choroïdite, de la cyclite ou du glaucome.

Quant aux troubles de la vision liés à la subluxation traumatique du cristallin, il ont, toutes choses égales d'ailleurs, une très-grande analogie avec ceux que l'on observe dans la luxation spontanée et l'ectopie. Nous ne nous y appesantirons donc pas. Les altérations, au contraire, qui surviennent à la suite de la luxation totale sont infiniment plus graves, non par elles-mêmes, mais à cause des désordres quelquefois considérables que le traumatisme provoque toujours simultanément sur les autres parties de l'œil.

Les traumatismes qui sont le plus souvent la cause du déplacement du cristallin, sont des contusions avec ou sans rupture des enveloppes de l'œil, ou des plaies de ces dernières produites par des instruments piquants ou tranchants. En outre, des corps étrangers peuvent, en pénétrant dans l'œil, atteindre la zonule de Zinn.

Les contusions peuvent aussi amener la distension et la déchirure de la zonule, sans produire pour cela de solutions de continuité aux enveloppes. Aussi, ces déplacements peuvent-ils, suivant le cas, être passagers ou durables.

Lors de traumatisme de l'hémisphère antérieur du globe par des corps de forme spéciale ou de petit volume, c'est, en grande partie, de la violence du choc que dépend la gravité de la lésion consécutive. Un coup de fouet ou de bâton, une balle à jouer ou un grain de plomb de chasse, peuvent, par suite du brusque changement de courbure qu'ils provoquent sur les membranes de l'œil, amener la déchirure de la zonule, et partant la subluxation du cristallin, sans que pourtant il y ait d'autres lésions internes. Mais ces cas sont rares. La conséquence la plus fréquente de ces contusions, celle qui a, en même temps, une haute gravité, est la déchirure de la choroïde, qui se produit le plus généralement dans la région équatoriale et dans le point opposé à celui sur lequel a porté la contusion. Cette lésion amène des hémorrhagies à la surface de l'hyaloïde, accident décrit et représenté par Ed. de Jæger, sous le nom d'*épanchement sanguin dans le canal de Petit.*

Jusqu'ici on ne connaît pas un seul cas où une déchirure de la zonule se soit cicatrisée. On peut donc dire que la luxation traumatique du cristallin ne saurait être guérie, au sens propre du mot. Mais on peut, dans quelques cas, rares à la vérité, améliorer quelque peu et pour quelque temps la vision, au moyen de verres. Cependant, même dans ce cas, on ne doit pas se hâter de faire un bon pronostic, car on doit toujours avoir présent à l'esprit que, presque fatalement, il se développera une cataracte. Or, cette cataracte ne doit pas être considérée comme une complication sans importance. De Græfe, dans son immortel mémoire sur le glaucome consécutif, a appelé l'attention, d'une façon particulière, sur les conséquences fatales des luxations du cristallin, au point de vue du glaucome consécutif. Et qu'on n'oublie pas qu'ici on n'a le choix qu'entre l'iridectomie, qui ne s'adresse qu'au symptôme et n'est que d'une efficacité très-contestable, puisqu'elle ne fait pas cesser la luxation cause du mal, et l'extraction du cristallin qui, à cause de la lésion de la zonule, peut avoir les plus graves conséquences. Du reste, précisément à cause de cette lésion de la zonule et de la procidence du corps vitré, dont elle sera fatalement l'occasion, ni l'iridectomie, ni l'extraction du cristallin ne sauraient être pratiquées sans le secours de l'anesthésie chloroformique, *poussée jusqu'à résolution complète.*

Lors de luxation complète ou incomplète du cristallin sous la conjonctive, la seule conduite à tenir est d'en pratiquer l'extraction. Cette opération ne présente du reste pas de difficultés. Lorsque la luxation est complète, il suffit de soulever la conjonctive avec une pince, au-devant du cristallin, et d'y pratiquer, avec des ciseaux droits, une boutonnière, qui permettra d'extraire la lentille. Lorsque la luxation sera incomplète, on agira de même quant à la conjonctive, mais avec précaution, pour ne pas repousser le cristallin à l'intérieur du globe; puis on extraira le cristallin, au moyen du crochet de de Græfe. Dans l'un et l'autre cas, un bandage contentif sera appliqué sur l'œil, pour tâcher d'obtenir ou pour favoriser la cicatrisation de la plaie des enveloppes de l'œil.

Consultez : J. Sichel, *Ueber die freiwillige Dislocation und Niedersenkung der Crystallinse*, Oppenheim's Zeistchrift für die gesamm. Med., Bd. XXXIII, p. 280-309 et 409-431, Hamburg, 1846. — J. Sichel, *Des cataractes luxée et branlante et de la procidence du cristallin en général*, Iconogr. ophthalm., § 293-305, obs. 68, 69, 70 et 71, p. 191-201, pl. XIX, fig. 1-4, 1852-59. — A. von Græfe, *Beiträge zur Pathologie und Therapie des Glaucoms*, A. f. O. Bd. XV, Abth. 3, p. 159, 1869. — Ed. Jæger, *Beiträge zur Pathologie des Auges*, p. 8-10, Taf. II, fig. 1,

Wien, 1855.—O. Becker, *Erworbene Lagenanomalien der Linse. Luxatio lentis*, in Handb. der gesamm. Augenheilk., Alf. von Græfe und Th. Sämisch, Bd. V., cap. vii, p. 287-303. Leipzig, 1875.

B. — Blessures du cristallin. — Cataracte traumatique.

Les blessures du cristallin, qu'elles résultent de l'action d'un corps piquant, tranchant ou contondant, ont toutes pour conséquence la perte de la transparence de la lentille; il en résulte une cataracte. Pour distinguer celle-ci de la cataracte spontanée et de la cataracte consécutive aux affections internes de l'œil, ainsi que pour indiquer d'un mot son origine, on la désigne sous le nom de *cataracte traumatique.* « *Par les mots cataracte traumatique on entend toute opacité du cristallin qui résulte de l'action vulnérante d'un corps piquant, tranchant ou contondant.* » (Sichel père.)

La cristalloïde peut être considérée, pour ainsi dire, comme *la matrice* du cristallin (Sichel père). Lorsque la capsule est déchatonnée ou qu'elle éprouve une solution de continuité, la lentille ne tarde pas à devenir opaque, parce que les rapports entre la lentille et les autres parties de l'œil sont détruits, ou parce que les rapports entre la capsule et le cristallin sont altérés. Lorsque l'opacité du cristallin résulte d'une plaie de la capsule, la rapidité avec laquelle la cataracte se développe dépend, d'une part, de l'étendue de la lésion de la capsule, et de l'autre, de l'âge du sujet.

L'aspect de la cataracte traumatique est, en général, celui de la cataracte molle, parce qu'elle survient, le plus fréquemment, sur de jeunes sujets, qui sont plus exposés aux blessures que les sujets plus âgés, et que chez eux la consistance normale du cristallin est moindre.

Il me paraît difficile d'admettre, ainsi que le dit O. Becker, en s'appuyant sur des expériences faites sur les animaux (Berlin), que la contusion du globe seule puisse provoquer le développement d'une cataracte. D'après ce que j'ai vu jusqu'ici, toutes les fois qu'une cataracte s'est développée à la suite d'une contusion directe du globe, c'est que celle-ci avait donné lieu à une déchirure de la zonule. J'ai observé, il y a quelques années, un garde-chasse qui, en passant sous bois, avait été *cinglé* violemment par une branche d'arbre. Dès les premiers moments il y eut un épanchement de sang assez considérable dans la chambre antérieure. Quelques jours après, le sang étant résorbé et la pupille dilatée par l'atropine, je pus constater que le cristallin était légèrement poussé en avant et la chambre antérieure quelque peu plus étroite; je pus m'assurer alors, par un examen à l'ophthalmoscope, qu'en haut et en dehors existait une légère opacité du cristallin dans sa région équatoriale. Quinze jours après, cette opacité s'était transformée en une cataracte complète. Cependant, je dois à la vérité de dire que le cas rapporté par moi, page 876, à propos de l'étiologie de la cataracte, plaide en faveur de l'opinion de O. Becker.

Il est bon de se souvenir, toutefois, que le trouble du cristallin peut très-bien ne pas se produire aussi rapidement, et plusieurs mois peuvent s'écouler avant que cette opacité survienne (O. Becker). Aussi doit-on, au point de vue médico-légal, être très-prudent, quant au pronostic, dans les cas de contusion du globe. Mais si la contusion du globe produit presque toujours la rupture de la zonule, il est extrêmement rare, pour ne pas dire que cela n'arrive jamais, que la contusion simple du globe amène la rupture de la capsule. Le plus souvent, cependant, la cataracte traumatique, dans le cas de contusion, succède à la fois à la rupture de la zonule et de la capsule, dans la région équatoriale du cristallin, ce qui se reconnaît à ce que le trouble du cristallin commence dans cette région de la lentille. Je dois faire observer toutefois que, dans le cas relaté plus haut, il me fut impossible de découvrir la moindre lésion de la cristalloïde.

Lorsque la cataracte traumatique succède à une plaie directe de la zonule de Zinn ou de la capsule, il est facile de concevoir que ces lésions ne peuvent se produire sans qu'il y ait simultanément lésion d'autres parties de l'œil. Celle des membranes de l'œil qui est le plus souvent atteinte en même temps que les parties constituantes de l'appareil cristallinien, est la cornée.

On peut dire, d'une façon presque absolue, que jamais des corps piquants ou tranchants, après avoir traversé la cornée, n'atteignent la capsule du cristallin seule, toujours la lentille est lésée en même temps. Les symptômes, la marche et le pronostic d'une semblable blessure diffèrent suivant les dimensions de la plaie capsulaire et suivant la profondeur à laquelle le corps vulnérant a pénétré dans la substance du cristallin. De même, les lésions que subissent, de ce même chef, les parties voisines du globe, méritent une sérieuse prise en considération. L'âge du sujet doit également attirer l'attention; car, pour que les phénomènes consécutifs soient simples, il ne faut pas qu'il y ait dans le cristallin un noyau susceptible de se gonfler et de provoquer des phénomènes d'exagération de la tension intra-oculaire.

Lorsque le corps vulnérant, en pénétrant à travers la cornée, n'atteint pas d'autres parties du globe que celle-ci et la lentille, les phénomènes consécutifs sont, en général, assez simples. Si la lésion de la capsule n'est pas trop étendue, la plaie peut se refermer. Mais on ne saurait dire si cette cicatrisation se fait par des matériaux fournis directement par la capsule, ou si ceux-ci sont fournis par une prolifération des cellules intracapsulaires. Cependant, la seconde hypothèse paraît la plus probable, à cause du peu de vitalité de la capsule elle-même. Toujours est-il que, lorsque la capsule se referme ainsi, l'opacité du cristallin, qui se produit presque aussitôt après la lésion, peut s'effacer en partie. En outre, il est bon de savoir que les petites plaies de la cristalloïde se referment d'autant plus facilement que l'iris est en contact avec cette plaie, car elle lui sert alors d'obturateur.

Lorsque la plaie capsulaire est, au contraire, quelque peu étendue, la cicatrisation n'est guère possible, parce que, en vertu de l'élasticité de la cristalloïde, les bords de la solution de continuité se rétractent et s'enroulent sur eux-mêmes. De là résulte que le contenu de la capsule, par suite du contact avec l'humeur aqueuse, s'imbibe, se gonfle, se fragmente et tombe, en partie, dans la chambre antérieure où il se dissout dans l'humeur aqueuse et s'y résorbe. Ces phénomènes d'élimination du contenu de la cristalloïde peuvent même, dans quelques cas, atteindre un si haut degré, que le feuillet antérieur et le feuillet postérieur de la cristalloïde arrivent au contact et se soudent d'une façon complète et définitive.

Dans ce cas, la capsule reste en grande partie transparente. Pourtant, on ne doit pas oublier qu'il peut se produire ici les mêmes phénomènes qu'à la suite de l'opération de la cataracte : les cellules intracapsulaires peuvent être prises de prolifération, et il se développe alors une cataracte capsulaire secondaire.

Lorsque l'agent vulnérant produit à la cornée et à la capsule une plaie d'une certaine étendue, il peut se faire que, dès le principe, ou du moins très-peu de temps après l'accident, une certaine quantité de la substance cristalline s'échappe par la plaie. C'est là une circonstance favorable, car elle peut hâter considérablement les phénomènes de résorption. D'ordinaire, lorsque le cristallin a été blessé par un instrument piquant ou tranchant, voici ce qui se passe : tout d'abord, il y a une plaie de la capsule et, en vertu de l'élasticité propre de celle-ci, les lèvres de la plaie tendent à s'écarter. Par cette plaie, les liquides intra-oculaires ont libre accès à l'intérieur de la lentille et ne tardent pas à déterminer d'abord l'opacité, et bientôt après le gonflement de la substance corticale du cristallin. Alors, de deux choses l'une : si la plaie capsulaire n'est pas très-étendue, il en résulte une simple cataracte qui peut, si la plaie de la cristalloïde se referme, persister pendant un temps variable, sans subir de modifications. Si, au contraire, la plaie capsulaire a une certaine étendue, les liquides intra-oculaires ont librement accès à l'intérieur de la lentille, de sorte que le gonflement des masses cristallines se produit avec bien plus de rapidité. Ce gonflement, en distendant la capsule, tend, en outre, à augmenter les dimensions de la plaie capsulaire. L'imbibition et le gonflement des masses corticales sont poussés à leur comble, et bientôt, ces masses se désagrégeant, on en voit une certaine portion tomber dans la chambre antérieure, où elles se dissolvent dans l'humeur aqueuse et sont éliminées par les voies de filtration du globe. Petit à petit, l'humeur aqueuse continue ainsi son action sur tout le cristallin, qui finit par disparaître complétement.

Lorsque d'autres parties de l'œil que la cornée sont atteintes en même temps que le cristallin, le pronostic de la lésion dépend bien plutôt des altérations subies par ces autres parties que de celles de la lentille elle-même. Les plus graves de toutes sont celles qui intéressent en même temps la région du corps ciliaire. Nous avons déjà suffisamment appelé l'attention sur la gravité des blessures de cette région (voy. p. 439-440), pour qu'il soit inutile d'y insister de nouveau ici.

Une des complications les plus fréquentes de la cataracte traumatique est, lorsque la plaie de la cornée est quelque peu excentrique, de voir l'iris y venir faire procidence. Contrairement à ce qui arrive pour les autres complications, celle-ci n'est pas très à redouter, surtout si on voit le malade peu de temps après l'accident. Si, au contraire, il s'écoule un laps de temps plus ou moins long entre l'accident et le moment où on est consulté, il peut en résulter tous les accidents que nous avons dit pouvoir être la conséquence des synéchies antérieures (voy. p. 313-314) et qui ont souvent une si fâcheuse influence au point de vue du développement du glaucome consécutif (voy. p. 537-538).

Outre les blessures par des corps tranchants, piquants ou contondants, le cristallin peut encore être atteint, comme nous le verrons tout à l'heure, par des corps étrangers qui, après l'avoir lésé, peuvent s'y loger, ou continuer leur chemin vers les parties profondes du globe. Dans ce dernier cas, il en résulte toujours des plaies de la lentille qui se compliquent de phénomènes d'une haute gravité, résultant des lésions simultanées des parties profondes. Cependant nous avons vu plusieurs fois un corps étranger pénétrer à travers la périphérie de la cornée, traverser la portion ciliaire de l'iris et se diriger vers les profondeurs du globe, à travers la zonule, en ne faisant qu'effleurer le cristallin, au niveau ou en arrière de sa région équatoriale. Dans tous ces cas, il en résultait une cataracte corticale périphérique, beaucoup plus développée dans la partie postérieure du cristallin qu'au niveau du point lésé.

D'après ce que nous venons de dire, il est facile de se rendre compte de la conduite à tenir, en présence d'une cataracte traumatique. Cette conduite doit être une expectation attentive, c'est-à-dire qu'il faut surveiller de près les phénomènes consécutifs. Si les phénomènes d'imbibition et de gonflement du cristallin ne revêtent pas le caractère tumultueux, s'il ne se montre pas de symptômes d'irritation ou d'exagération de la tension intra-oculaire, et surtout s'il ne survient pas de douleurs ciliaires, il suffira d'abandonner les choses à elles-mêmes et de se contenter, par des instillations d'une solution de sulfate neutre d'atropine, de faciliter la résorption et d'empêcher des synéchies postérieures de se former entre le bord pupillaire et la plaie de la capsule.

Si, au contraire, les phénomènes de résorption deviennent tumultueux, il suffira, presque dans tous les cas, d'évacuer, à la faveur d'une petite ponction de la cornée pratiquée au moyen de l'aiguille à paracenthèse de Desmarres père, la plus grande partie des masses corticales ramollies ou émulsionnées. Cette petite opération n'offre pas de difficulté ; mais on pourra cependant, si l'on veut, pour simplifier encore, évacuer cette portion des masses cristallines par l'ancienne plaie de la cornée, si celle-ci a des dimensions suffisantes, et si la date de l'accident est encore assez rapprochée pour que la disjonction des lèvres de la plaie ne présente pas d'inconvénients. C'est du reste là, nous l'avons dit plus haut, une pratique empruntée à ce qui se fait, dans quelques cas, par les seules forces de la nature.

Enfin, lorsqu'il se sera fait, en même temps que la cataracte traumatique, une procidence de l'iris, par la plaie quelque peu excentrique de la cornée, on devra chercher à réduire celle-ci et à la maintenir réduite par les instillations d'une solution de sulfate neutre d'ésérine, instillations qui auront le double avantage de faire contracter la pupille et de tendre l'iris, de façon à empêcher son accolement à la cornée, ainsi que, en diminuant la tension intra-oculaire, de favoriser la cicatrisation de la plaie cornéenne. Mais, bien entendu, cette pratique ne pourra être fructueuse qu'à la condition qu'elle soit mise en œuvre pendant les 48 premières heures. Passé ce délai, la procidence iridienne ayant déjà contracté des adhérences assez résistantes, on s'exposerait à des accidents assez sérieux, et mieux vaudrait recourir de suite à son excision, pratique qu'on devra toujours suivre lorsqu'on verra échouer les tentatives de réductions du prolapsus de l'iris.

Si, enfin, on se trouvait en présence d'une cataracte traumatique, avec une très-petite plaie capsulaire, il suffirait de surveiller les accidents, et à un moment donné, la plaie capsulaire s'étant refermée et toutes traces d'irritation ayant disparu, on soumettrait la cataracte à l'opération, en choisissant la méthode opératoire, conformément aux indications que nous donnerons plus loin, à propos de l'opération de la cataracte en général.

Bien entendu, au moment de l'accident, de quelque nature que soit la lésion de la lentille, qu'elle soit simple ou compliquée, l'application méthodique du bandage contentif est de rigueur.

Consultez : J. Sichel, *De la cataracte traumatique*, Iconogr. opthalm., § 328-335, p. 215-220, obs. 76, pl. XXII, fig. 1, 1852-59. — R. Berlin, *Zur sogenannten Commotio retinæ*, Klinische Monatsblätter f. Augenheilk. Bd. XI, 1873. — O. Becker, *Linsen Verletzungen. Wundstaar. Cataracta traumatica;* in, Handb. der gesamm. Augenheilk. Alf. von Græfe und Th. Sämisch, Bd. V, cap. VII, § 76-79, p. 275-278, Leipzig, 1875.

C. — *Corps étrangers du cristallin.*

Ainsi que nous l'avons dit plus haut, on peut rencontrer dans le cristallin deux ordres différents de corps étrangers ; les uns, venus du dehors, sont, le plus souvent, des fragments de métal, de pierre ou de verre ; ce sont des *corps inorganiques*. Les autres se sont développés dans l'organe lui-même ou dans son voisinage, pour y pénétrer ensuite. Dans ce cas, ce sont des parasites qui élisent domicile dans le cristallin ; ce sont par conséquent *des êtres organisés*. De là deux classes de corps étrangers se présentant à l'étude : *a. les corps étrangers inorganiques, et b. les corps étrangers organiques.*

a. — Corps étrangers inorganiques du cristallin.

Nous venons de le dire, les corps étrangers les plus divers peuvent pénétrer du dehors dans le cristallin. Les plus communément rencontrés sont des fragments de fer, de cuivre, de pierre ou de verre. Ces corps étrangers, peuvent même y demeurer pendant fort longtemps sans donner lieu à des accidents aussi graves qu'on serait en droit de le supposer. Ces accidents, du reste, dépendent de la nature, de la forme, des dimensions et du mode de pénétration de ces corps. Il est évident qu'un corps étranger venu du dehors ne saurait pénétrer dans le cristallin sans léser en même temps la cristalloïde; suivant ses dimensions, cette plaie aura des conséquences variables. Si elle est petite, elle peut se refermer presque ausitôt. Si, au contraire, elle est large, elle restera béante. Dans le premier cas, les liquides intra-oculaires n'auront qu'une action passagère sur le cristallin; dans le second, leur action sera durable. Nous retrouverons alors, dans l'un et l'autre cas, les phénomènes dont nous avons parlé à propos des plaies du cristallin: opacité partielle, qui pourra même disparaître en partie par la suite, dans le premier cas; cataracte complète, puis peut-être résorption du cristallin, dans le second. Peu importe pour cela que le corps étranger soit demeuré ou non dans le cristallin.

La présence du corps étranger dans le cristallin n'entraîne pas *nécessairement* le développement d'une cataracte; il peut se faire qu'il s'enchâsse dans la capsule et dans les couches corticales superficielles, à la façon d'un coin, en n'y pratiquant qu'une petite plaie qu'il bouche ensuite hermétiquement. C'est alors surtout qu'il ne se développe qu'une légère opacité au voisinage du corps étranger.

Le plus souvent, cependant, la présence d'un corps étranger dans le cristallin amène d'emblée une caracte qui deviendra bientôt complète; car, même dans le cas où de prime abord et pendant un temps variable on ne constatait qu'une opacité partielle, il se développe ultérieurement une opacité totale.

Un autre facteur, au point de vue des conséquences de la pénétration du corps étranger dans le cristallin, est fourni par le mode de pénétration lui-même, c'est-à-dire par ce fait que le corps étranger, avant d'atteindre le cristallin et sa capsule, aura nécessairement lésé d'autres parties du globe oculaire. Les cas les plus simples sont ceux où le corps étranger aura atteint le cristallin en pénétrant par l'espace pupillaire, en ne traversant, par conséquent, au préalable, que la cornée seule.

D'autre part, la composition chimique du corps étranger a aussi son importance. Les éclats de verre sont certainement ceux qui sont le mieux tolérés, tandis qu'au contraire, les accidents inflammatoires consécutifs atteignent, en général, leur summum d'intensité lorsque le corps étranger est du cuivre. Sous ce rapport, les éclats de capsule fulminante sont les plus dangereux de tous.

Lorsque le corps étranger, en venant s'implanter dans le cristallin, reste en même temps fixé dans la cornée et dans l'iris, il est assez facile d'en reconnaître la présence. Il en est de même, mais à un moindre degré, lorsque, après avoir atteint la cornée, il la franchit pour venir se fixer à la fois dans l'iris et le cristallin. Il n'en est plus de même lorsque le corps étranger est entièrement plongé dans le cristallin. Les difficultés du diagnostic augmentent encore considérablement ici lorsque, par la suite, le cristallin devient complétement opaque. La position et la couleur du corps étranger ont alors une grande importance. Suivant sa nature, il peut, dans certains cas, donner lieu à une anomalie de coloration de la cataracte qu'il a occasionnée. Aussi, toutes les fois qu'on observera sur un sujet une cataracte d'une coloration anormale, devra-t-on soupçonner la présence d'un corps étranger (O. Becker). Ce soupçon sera d'autant plus fondé que la cataracte n'existera que sur un œil, et devra se transformer en certitude si on observe, outre ces deux signes, la présence d'une cicatrice irrégulière sur la cornée de l'œil en examen.

Lorsqu'à la suite de la pénétration et du séjour d'un corps étranger dans le cristallin, on voit survenir sur l'œil atteint des phénomènes d'iritis, d'irido-choroïdite ou de cyclite, on ne tarde pas à voir s'adjoindre aux altérations de la capsule et des fibres du cristallin la présence de véritable pus, en plus ou moins grande quantité, à l'intérieur de la cristalloïde. Ce pus environne, souvent complétement, le corps étranger, de façon à simuler à l'intérieur de la capsule une sorte de petit abcès qui peut même soulever les parties voisines de la capsule. Ce pus ne se trouve cependant qu'entre les fibres cristallines, et jamais on n'en rencontre à l'intérieur de celles-ci (Iwanoff). Bien qu'on puisse admettre qu'une partie du pus ait pris naissance par la prolifération tumultueuse des cellules intra-capsulaires, nous admettrons très-volontiers, ainsi que cela a été avancé par d'autres auteurs, que ce pus tire, en général, son origine des parties voisines, iris, corps ciliaire ou choroïde (O. Becker).

La conduite à tenir, lors de pénétration d'un corps étranger dans le cristallin, varie suivant la date de l'accident et suivant que le corps étranger aura déterminé ou non des complications.

La première de toutes les indications doit naturellement être d'extraire le corps étranger, car serait-il même d'un très-petit volume, il pourrait ultérieurement devenir une source de grands dangers pour l'œil. On ne voit que trop souvent de petits corps étrangers, après avoir traversé la cornée, atteint et blessé la cristalloïde, ricocher, pour ainsi dire, sur la substance du cristallin lui-même et tomber dans la chambre antérieure, où ils deviennent, on pourrait dire fatalement, cause de la perte de l'œil (Stellwag von Carion). Mais l'extraction du corps étranger n'est pas toujours immédiatement praticable, parce qu'il faudrait faire subir à l'œil qui en est atteint des délabrements peut-être plus dangereux que les conséquences du corps étranger lui-même. On ne doit donc intervenir que lorsque la chose ne sera pas entourée de trop grandes difficultés.

Il y a cependant lieu de ne pas tergiverser trop longtemps, car on pourrait s'exposer à un autre danger presque aussi grand, celui de voir, le cristallin se résorbant par la suite, le corps étranger demeurer dans la capsule et y déterminer des phénomènes d'irritation pernicieux pour l'avenir de l'œil.

Pour ce qui est des corps étrangers siégeant à la fois dans la cornée, l'iris et le cristallin, ou dans l'iris et le cristallin seuls, l'extraction n'en est pas difficile. Dans le premier cas, une simple pince suffit, mais il est préférable de la choisir dépourvue de dents, telle que la pince capsulaire de de Græfe, par exemple. Dans le second cas, une petite plaie pratiquée à la cornée, au voisinage du corps étranger, éventuellement même, celle que celui-ci aura faite pour atteindre l'iris et le cristallin, suffira pour qu'il soit possible d'introduire la pince et de saisir le corps étranger. Cette manœuvre est cependant parfois difficile et il faut agir avec une grande prudence, afin de ne pas faire tomber le corps étranger dans la chambre antérieure.

Lorsque le corps étranger siégera dans le cristallin lui-même, on devra, suivant la consistance de celui-ci, varier sa tactique. Si le sujet est jeune et le cristallin mou, et si le corps étranger est peu volumineux, on devra chercher à évacuer *en bloc*, à la faveur d'une plaie cornéenne pratiquée le plus près possible du lieu où siége le corps étranger, le cristallin et le corps qu'il recèle. Si, au contraire, toutes choses égales d'ailleurs, le corps étranger présente un certain volume, il sera préférable d'en tenter l'extraction au moyen de la pince, introduite par une plaie cornéenne identique à celle dont nous venons de parler.

Lorsque au contraire le sujet sera âgé, que le cristallin sera dur, on devra préférer attendre, en les surveillant attentivement, que les phénomènes de réaction se soient effacés. A ce moment, on procédera, comme il sera dit plus loin, à l'extraction du cristallin, comme pour une cataracte sénile pure et simple, en ayant soin de faire précéder ou suivre immédiatement la kystotomie, ou ouverture de la capsule, de l'extraction du corps étranger.

b. — Corps étrangers organiques du cristallin.

Les entozoaires du cristallin sont rares. On n'en connaît jusqu'à présent que six cas. Presque toutes les observations sont de date ancienne et remontent aux années de 1831 à 1834. Une seule observation est de date relativement récente; elle est de l'année 1866.

Les parasites observés jusqu'ici dans le cristallin sont : la *filaria lentis* (Diesing); le *monostomum lentis* (Nordmann); le *distomum ophthalmobium* (Diesing) et le *cysticercus cellulosæ* (Rudolphi).

Trois de ces cas ont été observés par Nordmann sur un malade de de Græfe père et sur deux de Jüncken. Deux autres l'ont été par Gescheidt, sur des malades de von Ammon. De 1834 à 1860, aucun nouveau cas n'a été publié, et on n'avait pas encore observé alors le cysticerque dans le cristallin, bien qu'il eût été rencontré, à cette époque, dans toutes les parties de l'œil (Davaine). C'est à de Græfe encore qu'était réservé le rare bonheur d'observer le premier cas de cysticerque dans le cristallin.

Bien entendu, la présence d'entozoaires dans le cristallin est inséparable de celle d'une cataracte. On ne s'étonnera donc pas que nous passions sous silence les signes auxquels la présence de ces parasites se reconnaît. Ces signes ne sont, en effet, pas connus. Le hasard seul a fait découvrir ceux qui ont été décrits jusqu'à présent. Ce n'est que lors de l'examen des cristallins extraits que les entozoaires furent reconnus.

Dans le cas de cysticerque de de Græfe, c'est après avoir extrait le cristallin opaque que le maître, voyant subsister dans l'œil, une opacité volumineuse et la prenant pour des débris de la lentille, expulsa un corps que, vu sa forme arrondie, il soupçonna aussitôt être un cysticerque encore peu développé; le microscope montra qu'il en était bien ainsi. Cependant il est difficile de préciser, dans ce cas, si l'entozoaire s'était primitivement développé dans le cristallin même ou dans le corps vitré, à la face postérieure de la lentille. Toujours est-il qu'au moment de l'opération, le parasite était logé dans une petite cavité communiquant avec celle de la capsule.

De ce qui précède ressort clairement qu'on ne saurait fixer de règle pour la conduite à tenir, afin de débarrasser les malades de ces hôtes incommodes. Ce n'est que si on se trouvait en présence d'un cas analogue à celui de de Græfe, qu'on pourrait, soit imiter sa conduite, soit chercher à saisir l'animal au moyen d'une pince, pour l'extraire plus sûrement.

Consultez : IWANOFF, *Beitrag zur pathol. Anat. des Hornhaut und Linsenepithels*, in PAGENSTECHER'sKlin. Beobacht., p. 144, 1866. — STELLWAG VON CARION, *Lehrbruch der präktischen Augenheilk.* 4te Aufl., Wien, 1870. — O. BECKER, *Fremdkörper in der Linse*, in Handb. der gesamm. Augenheilk. ALF. VON GRÆFE und TH. SÄMISCH, Bd. V, cap. VII, Leipzig, 1875. — H. DAVAINE, *Vers de l'œil chez l'homme*. Traité des Entozoaires, p. 733-735, Paris, 1860. — A. VON GRÆFE, *Bemerkungen bei Cysticercus*. A. f. O. Bd. XII, Abth. 2, p. 191-194, 1866. — LEUKART, *Die menschlichen Parasiten*, Bd. I, p. 610-613 und 633-634, Bd. II, p. 622-624, Leipzig, 1862-67.

ART. 3. — ANOMALIES DE DÉVELOPPEMENT DU CRISTALLIN.

Les anomalies de développement du cristallin peuvent porter sur trois points différents. Tantôt, c'est la transparence de la lentille qui est altérée; tantôt, c'est sa position qui est vicieuse; tantôt, enfin, c'est sa conformation qui n'est pas régulière. Nous aurons donc à examiner ici : A. l'opacité congénitale du cristallin, ou *cataracte congénitale;* B. sa position vicieuse, ou *ectopie du cristallin,* et enfin C. l'irrégularité de sa forme, ou *colobome du cristallin.*

A. — Cataracte congénitale.

On observe assez souvent chez les enfants, au moment de la naissance, ou chez les jeunes sujets, dans les premières années de la vie, toute une série d'opacités du cristallin différentes, tant par leur forme que par leur degré de développement. Ce sont toutes ces variétés d'opacité de la lentille que l'on comprend, dans le langage ophthalmologique, sous le nom générique de CATARACTE CONGÉNITALE.

Certaines de ces opacités du cristallin sont, les unes complètes et quelquefois même déjà régressives; les autres, au contraire, partielles et très-lentement progressives. D'autre part, les unes s'observent dès les premiers moments de la vie; les autres ne sont reconnues qu'un peu plus tard, lorsque les parents, s'apercevant de l'imperfection de la vue de l'enfant, viennent demander conseil au médecin.

En ce qui concerne les formes incomplètes, il est souvent difficile de trancher la question de savoir si le sujet en a apporté les premiers vestiges en venant au monde, ou si ces opacités n'ont débuté qu'un temps variable après la naissance. Ce qui augmente encore la difficulté de se prononcer ici, c'est que l'exploration de l'œil au moyen de l'ophthalmoscope étant indispensable pour reconnaître certaines formes partielles peu accusées, celles-ci pourront, dans bien des cas, passer inaperçues pendant les premiers temps de la vie, parce qu'on n'a pas l'occasion de pratiquer l'exploration ophthalmoscopique tant qu'on n'est pas consulté par les parents, au sujet de l'imperfection de la vue de l'enfant.

Dans de semblables conditions, il peut très-bien se faire qu'une opacité dont on constate la présence remonte déjà à l'époque de la vie intra-utérine, ou inversement, qu'elle n'ait commencé à se développer que postérieurement à la naissance. C'est cet embarras où l'on se trouve en semblable occurrence, qui a fait décrire toutes ces variétés d'opacités de l'appareil cristallinien sous le nom collectif de *cataracte congénitale.*

Mais, au sens propre du mot, on ne doit entendre par ces mots que les cataractes, totales ou partielles, dont on peut constater la présence *au moment même de la naissance.*

Quoi qu'il en soit, il existe une série d'opacités du cristallin parmi lesquelles certaines sont incontestablement congénitales, tandis que, pour les autres, on ne saurait l'affirmer. Il est cependant très-rationnel de les compter au nombre de celles-ci, parce qu'elles sont stationnaires. Celles de ces opacités qu'on a le plus souvent l'occasion d'observer sont, par ordre de fréquence: *a.* la *cataracte congénitale totale* ou *complète ; b.* la *cataracte disséminée* ou *ponctuée ; c.* la *cataracte zonulaire* ou *stratifiée ; d.* la *cataracte centrale ; e.* la *cataracte polaire antérieure* ou *pyramidale ; f.* la *cataracte polaire postérieure.*

Maintenant que nous avons énuméré les différentes formes de cataractes *dites* congénitales, nous devons entrer dans quelques détails relativement à chaque forme en particulier.

a. Cataracte congénitale totale. — Cette forme de cataracte congénitale est certainement la plus fréquente de toutes. Déjà, à propos de la cataracte sénile, nous avons appelé l'attention sur ce fait que, bien qu'aucun âge ne soit, à vrai dire, absolument à l'abri de la cataracte lenticulaire, cette affection, assez rare de quinze à quarante ans, est plus fréquente aux deux âges extrêmes de la vie, c'est-à-dire pendant la première enfance et dans la vieillesse (Sichel père). Malgré ce rapprochement, la cataracte congénitale diffère essentiellement de la cataracte sénile, non-seulement par le moment où elle débute, mais encore par son mode de début et par sa marche. En premier lieu, la cataracte congénitale est toujours molle, souvent même liquide. Quelquefois, pourtant, mais par exception, elle a une plus grande consistance, sans que jamais, cependant, on y rencontre de noyau. Elle ressemble donc complétement à une cataracte acquise, se développant sur un individu jeune encore.

Du reste, la consistance et l'espèce de la cataracte molle congénitale dépendent de l'époque de la vie intra-utérine à laquelle l'opacité a commencé à se développer, ainsi que de la rapidité de son évolution. Aussi observe-t-on, au moment de la naissance, la *cataracte commençante*, la *cataracte molle complète*, la *cataracte gonflée* ou *déhiscente*, toutes variétés que nous avons déjà signalées pour la cataracte molle de l'adulte. De même que, chez le vieillard, une cataracte commençante devient rapidement complète et subit ensuite les métamorphoses régressives, la cataracte congénitale complète se transforme rapidement en cataracte liquide ou régressive. Aussi lorsque, sur un enfant chez lequel la cataracte s'était montrée dès la naissance, on ne pratique l'examen des yeux que quelques années plus tard, on constate presque toujours une cataracte liquide. Souvent même, lorsque l'âge d'une semblable cataracte dépasse trois à quatre ans, elle perd petit à petit de son volume, se condense, mais ce n'est qu'exceptionnellement qu'elle devient membraneuse. Dans ce cas, elle est fréquemment adhérente à l'iris.

Lorsque la cataracte congénitale subsiste longtemps, elle peut aussi ne pas rester purement lenticulaire. On voit souvent la capsule participer à l'altération et la cataracte devenir capsulo-lenticulaire.

La cataracte congénitale totale est toujours double, c'est-à-dire qu'elle survient toujours sur les deux yeux à la fois; ceci s'explique facilement, si on songe que l'opacité du cristallin étant, en général, le résultat d'un trouble de nutrition, celui-ci doit agir également sur les deux yeux. C'est du reste ce que nous avons déjà noté pour la cataracte sénile.

Le peu de consistance que présente, en général, la cataracte congénitale s'explique facilement aussi par ce fait qu'elle se produit sur le fœtus, dont le cristallin normal est, nous le savons, complétement mou et tout au plus gélatineux. Du reste, toutes les variétés de cataracte congénitale ne commencent d'ordinaire à se développer que lorsque le cristallin est arrivé à son évolution complète.

La cataracte congénitale complète, contrairement à ce qui s'observe pour certaines autres formes partielles, ne se montre guère que sur des enfants bien constitués d'ailleurs. Il est également rare de constater la coïncidence de cette forme de cataracte avec d'autres imperfections oculaires. Il n'y a d'exception que pour le *nystagmus*, ou oscillation choréiforme du globe oculaire, et pour le *microphthalmos*, ou exiguïté des dimensions de l'œil dans toutes ses parties. Ces deux imperfections de l'œil s'observent, en effet, quelquefois sur des sujets atteints de cataracte congénitale complète; mais le fait est rare. Le nystagmus n'est pas ici, comme on serait tenté de le croire, la conséquence du trouble de la vue résultant de l'opacité du cristallin, ainsi que cela s'observe dans un certain nombre d'autres affections, telle que certaines amblyopies et l'astigmatisme. Il serait peut-être plus juste de dire que la cataracte et le nystagmus sont la conséquence du développement incomplet de l'œil en général. Cette opinion est fortement corroborée par la présence simultanée du microphthalmos dans tous les cas de coïncidence de la cataracte congénitale avec le nystagmus. Nous verrons du reste, tout à l'heure, que le nystagmus se montre bien plus fréquemment lié à certaines formes partielles de la cataracte congénitale, qui elles-mêmes coïncident toujours avec des malformations d'autres parties du corps, qu'avec la cataracte congénitale complète.

S'il est, dans la pathologie du cristallin, une forme de cataracte sur le développement de laquelle l'hérédité semble exercer une influence, c'est bien la cataracte congénitale complète. J'ai opéré, il y a maintenant quatre ans, les deux enfants, fille et garçon, d'un ancien malade de mon père, que celui-ci avait opéré en 1865 de deux cataractes demi-molles séniles, après avoir déjà opéré, en 1854, le père de ce même malade, de deux cataractes séniles dures (voy. p. 878).

Cette hérédité peut parfois sauter une génération; mais alors on trouve souvent, parmi les collatéraux, des cas de cataracte. En voici un remarquable exemple : J'ai opéré en 1869, 1872 et 1877, de cataractes congénitales, dans le cours de leur seconde année, les trois enfants d'un jardinier des environs de Paris. Le père de ces enfants jouissait d'une excellente vue; mais son père et sa sœur avaient été opérés par mon père, le premier de deux cataractes dures, en 1845, et la seconde, en 1862, de deux cataractes molles, devenues complètes à l'âge de dix-huit ans.

Je connais peu d'exemples aussi probants que les deux que je viens de citer.

Le traitement de la cataracte congénitale complète ne peut consister que dans l'opération pratiquée le plus tôt possible. Il importe, en effet, de rendre à l'œil sa faculté visuelle le plus promptement possible, afin d'éviter que, par une durée trop longue de la cataracte, la sensibilité de la rétine ne vienne à s'émousser. C'est aux cataractes congénitales complètes que s'adresse par excellence la méthode opératoire de la *discission*. Dans le cas de cataracte congénitale devenue membraneuse, on aura recours avec avantage à la méthode de discission à l'aide de deux aiguilles (Bowman).

Comme on opère sur de très-jeunes sujets dont les mouvements sont impossibles à maîtriser, il importe de les mettre hors d'état de remuer. Pour une opération aussi peu importante, il est inutile de recourir à l'anesthésie. Il suffit toujours de fixer solidement les petits malades sur une planchette, au moyen d'une bande large et longue qui immobilise le corps et les bras, pendant qu'un aide fixe solidement la tête.

b. Cataracte disséminée ou ponctuée.— Cette variété d'opacité du cristallin, quoique assez fréquente, passe souvent inaperçue, parce que, n'occasionnant, pour ainsi dire, pas de gêne de la vision, on ne la découvre que lorsque le sujet qui la porte vient consulter pour une tout autre raison. Aussi la rencontre-t-on sur des sujets d'âge très-différent.

La cataracte disséminée est constituée par la présence, dans toute la substance corticale du cristallin, mais surtout à sa surface, de très-petits points arrondis ou ovalaires, d'un blanc grisâtre ou bleuâtre, nacrés, réfléchissant assez fortement la lumière. Ces petits points, en général très-nombreux, le sont surtout au voisinage de l'équateur de la lentille. Pour les bien voir, la dilatation artificielle de la pupille est indispensable. On les voit aussi devenir très-apparents lorsque, pour une cause ou pour une autre, on pratique une iridectomie.

D'autres fois, les petits points opaques se réunissent ou se juxtaposent aux environs des deux pôles, de façon à constituer une sorte d'étoile qui suit la disposition des secteurs de la lentille. Aussi les voit-on souvent, à la face antérieure, constituer une sorte d'Y renversé ʎ.

Nous avons dit que ce qui a fait classer bon nombre d'opacités partielles du cristallin parmi les cataractes congénitales, c'est qu'elles sont stationnaires, et que partant on est en droit de supposer qu'elles ont existé de tout temps sur le sujet. Aucune forme de cataracte partielle ne fournit, sous ce rapport, de type plus parfait que la cataracte disséminée. Sur un grand nombre que j'ai observées depuis le début de mes études ophthalmologiques, je n'en ai pas encore vu une seule arriver à un degré de développement suffisant pour fournir l'indication d'une intervention chirurgicale.

La cataracte disséminée coïncide souvent avec d'autres anomalies de développement de l'œil. J'en ai observé un cas, lié à une persistance de la membrane pupillaire, sur une jeune femme de vingt-cinq ans, qui venait me demander conseil pour une légère affection externe des yeux.

Mais la complication la plus fréquente de la forme de cataracte qui nous occupe est fournie par les vices de la réfraction. Les plus fréquents sont l'hypermétropie et surtout l'astigmatisme hypermétropique. L'amplitude de l'accommodation est aussi, souvent, assez restreinte, et cela ne doit pas surprendre, car la présence des points opaques dans la substance périphérique du cristallin doit évidemment faire perdre à ses fibres une partie de leur élasticité, indispensable au libre exercice de l'accommodation.

Au point de vue du traitement, comme cette forme est pour ainsi dire stationnaire, il n'y a pas lieu d'intervenir. Ce n'est que lorsque avec les progrès de l'âge l'opacité viendrait à se compléter, qu'il conviendrait d'agir ici comme en cas de cataracte sénile ordinaire. Aussi donnons-nous le conseil, lorsqu'on découvrira fortuitement une cataracte disséminée, de cacher ce diagnostic au malade, le mot cataracte ayant le don d'alarmer souvent les sujets, fait d'autant plus regrettable que, comme ceux-ci sont en général jeunes, c'est pour ainsi dire suspendre au-dessus de leur tête une sorte d'épée de Damoclès qui peut troubler considérablement la quiétude de leur existence.

c. Cataracte zonulaire ou *stratifiée*. — Cette forme d'opacité partielle du cristallin, la plus intéressante de toutes, désignée encore sous le nom de *cataracte périnucléaire*, est surtout bien connue depuis que de Græfe l'a décrite sous le nom de *cataracte stratifiée* (*Schichtstaar*).

La première description exacte, résultant d'une étude très-soigneuse, que nous en possédions, appartient à Ed. de Jæger, qui l'a décrite comme due à la présence d'une couche de substance opaque embrassant le noyau du cristallin et entourée elle-même par la substance corticale transparente. Peu de temps après, de Græfe en donna une description complète, dans laquelle il montra qu'elle était très-fréquente, peut-être même la plus fréquente de toutes les formes de cataracte se développant pendant la première enfance.

Depuis lors, les observations se sont multipliées, de sorte que l'on en connaît aujourd'hui plusieurs variétés. La première, celle qui se rencontre le plus fréquemment, est caractérisée par la présence autour du noyau transparent d'une couche de substance opaque d'épaisseur variable. C'est à cette variété que s'applique surtout le nom de périnucléaire. A l'œil nu, il est parfois difficile de la distinguer d'une cataracte nucléaire. Mais cette difficulté disparaît si l'on examine avec l'ophthalmoscope.

En effet, la cataracte nucléaire est caractérisée par la présence, au centre du cristallin, d'une opacité plus intense et plus saturée au centre que sur ses bords. Ici, au contraire, c'est l'inverse. Cette différence est surtout facile à apprécier, après dilatation de la pupille par l'atropine. On voit alors, confinant à l'iris et embrassé par elle, un cercle rouge dont l'intensité varie, du reste, comme sur l'œil sain, avec l'intensité de la pigmentation du sujet. Au milieu de ce cercle on en voit un second, concentrique, plus ou moins foncé et opaque ; enfin, au centre de ce second cercle, une petite portion du champ pupillaire, colorée en rouge brunâtre, d'une teinte beaucoup plus foncée que le cercle confinant à l'iris. Par là, on acquiert la certitude que l'opacité partielle du cristallin est plus intense sur les bords que dans le centre. L'opacité d'ailleurs varie d'intensité avec l'épaisseur de la couche altérée.

La seconde variété avait déjà été décrite par mon père. Mais c'est encore de Græfe qui a fixé nos connaissances à son égard. Ici, il y a non-seulement une couche opaque embrassant le noyau transparent du cristallin et entourée elle-même de substance corticale transparente, mais encore, au sein de cette dernière, il existe une seconde couche opaque, de sorte que les différentes couches se succèdent dans l'ordre suivant : le noyau transparent, une première couche opaque, une première couche transparente, une seconde couche opaque, et enfin la substance corticale transparente. Mais disons de suite qu'il est rare que la seconde couche opaque soit complète. Généralement il n'y a que quelques opacités plus ou moins étendues, disséminées dans la portion transparente. Quelquefois même ces opacités sont reliées à la couche opaque périnucléaire par quelques stries rayonnantes suivant la direction des fibres du cristallin. C'est à cette variété que s'applique donc surtout le nom de *cataracte stratifiée*. Il est important, dans un cas semblable, de pouvoir déterminer si la seconde couche opaque s'est développée simultanément avec la première périnucléaire, ou postérieurement à elle. Dans ce dernier cas, en effet, on en pourrait conclure que la cataracte est nettement progressive, tandis que la cataracte zonulaire ou périnucléaire vraie est sensiblement stationnaire.

Quelle que soit la variété de cataracte stratifiée dont il s'agisse, le volume du cristallin, dans son entier, est souvent réduit (Liebreich). Mais ceci s'observe surtout dans la première variété.

Comme dans toutes les espèces de cataractes stationnaires, la vue, dans la cataracte zonulaire, peut rester à peu près sans changements durant toute l'existence du sujet, ou du moins elle peut ne s'altérer que très-lentement. Il est donc bon, dans ces cas, de faire de temps à autre, et de la façon ordinaire, l'examen de l'acuité visuelle, de l'état de la réfraction et de l'accommodation. Ce sont, en effet, là les seuls moyens dont on dispose pour acquérir une notion exacte de la marche, progressive on non, de ces cataractes. Ces examens pourront, par exemple, être répétés tous les trois à six mois.

L'état de la vue, dans la cataracte zonulaire, dépend de la condensation de la couche opaque, de son épaisseur et de son diamètre. Malgré la gêne qu'elle apporte à la vision, certains enfants peuvent néanmoins faire leurs études. Mais, le plus souvent, c'est pendant le cours des études qu'on s'aperçoit de l'imperfection de la vue, imperfection qui va croissant au fur et à mesure que ces études, devenant plus complètes, demandent de plus grands efforts d'application.

L'imperfection de la vue se montre sous forme d'un certain degré de myopie joint à une acuité visuelle plus ou moins défectueuse. La myopie résulte, en partie, de ce que ce ne sont que les rayons lumineux qui passent par les bords transparents de la lentille, qui concourent à la formation des images rétiniennes. D'autre part, elle résulte aussi des efforts que les malades sont obligés de faire pour reconnaître les objets, en s'en rapprochant toujours plus ou moins.

Pendant l'enfance, les malades voient relativement mieux, bien que, plus tard, tant que le sujet grandit, la cataracte reste stationnaire ou se condense même quelque peu. A partir du moment où le sujet a atteint son complet développement, c'est, au contraire, l'opacité qui commence à s'accroître d'une façon manifeste, quoique très-lente, aux dépens de la couche transparente périphérique. Malgré cela, ces cataractes deviennent rarement complètes plus tôt qu'une cataracte sénile ordinaire, c'est-à-dire avant l'âge de cinquante à soixante ans. Il y a certes des exceptions, mais elles sont rares.

J'ai opéré en 1872, pour une cataracte zonulaire non encore complète, mais cependant assez gênante pour l'empêcher de se livrer à aucune occupation, une femme de cinquante-trois ans chez laquelle, en 1860, à mon retour de Berlin, j'avais pratiqué une iridectomie en bas, qui lui avait permis, pendant douze années, de subvenir à son existence par son travail. Cette femme consultait déjà mon père depuis fort longtemps lorsque je la vis pour la première fois. Mon père lui avait conseillé des instillations d'une solution faible d'atropine, instillations qu'on avait dû suspendre parce qu'elles avaient fini par amener la saturation. Cette femme disait avoir eu toujours une vue quelque peu imparfaite.

L'imperfection de la vue, comme nous le disions déjà tout à l'heure, semble tout d'abord tenir à une myopie apparente. Mais, ce qui est remarquable, c'est que l'acuité visuelle augmente lorsqu'on fait placer les sujets le dos tourné à la lumière, de façon à permettre à la pupille de se dilater. Ceci est surtout frappant lorsque la zone opaque est très-petite. Néanmoins, il y a toujours un certain degré de myopie véritable avec une amplitude d'accommodation extrêmement restreinte (O. Becker).

La cataracte zonulaire se montre, pour ainsi dire, toujours sur les deux yeux. Les seuls cas connus où il n'y avait cataracte zonulaire que sur l'un des yeux, se rapportent à des sujets sur le second œil desquels il existait une autre forme de cataracte. Mais jamais on n'a vu le second œil absolument sain. Ceci est déjà une preuve que la cause du développement de la forme de cataracte qui nous occupe réside dans des conditions générales inhérentes au sujet tout entier. En outre, on trouve souvent les traces les plus manifestes d'hérédité.

Il est bien démontré aujourd'hui que la cataracte zonulaire appartient aux cataractes congénitales, fait resté longtemps douteux (O. Becker). On a même cité un cas où on l'a vue se développer non-seulement après la naissance, mais longtemps après celle-ci (de Wecker). Mais s'il est bien démontré que, dans la majeure partie des cas, les premiers vestiges de la cataracte zonulaire se montrent dès la naissance, il n'est pas moins certain qu'elle s'accroît d'abord pendant les premières années après la naissance, pour ensuite rester longtemps stationnaire (de Græfe).

Contrairement à ce qui a lieu pour la cataracte congénitale totale, la cataracte zonulaire n'atteint, en général, que des enfants porteurs d'autres vices de conformation, soit de l'œil lui-même, ce qui est rare, soit d'autres parties du corps, notamment de la tête, ce qui est relativement fréquent.

On sait que la cataracte congénitale se rencontre souvent sur des enfants qui ont ou ont eu des convulsions (Arlt). D'autre part, on a cru pouvoir admettre que le développement de la cataracte zonulaire serait lié à un trouble de l'évolution des dents (H. Schmidt). Eh bien! il est hors de doute que la cataracte zonulaire ne se rencontre guère que sur des enfants qui, outre les convulsions, présentent le plus souvent des difformités des dents, des anomalies de la conformation de la tête, une intelligence insuffisamment développée, et surtout des signes manifestes de rachitisme (Horner). J'en ai moi-même observé un remarquable exemple au commencement de 1878.

Au point de vue du traitement, la cataracte zonulaire est peut-être un des sujets les plus délicats à aborder. C'est ici qu'il importe surtout de mesurer l'opportunité de l'intervention aux nécessités de chaque cas en particulier.

Une circonstance qu'il importe avant tout de ne pas perdre de vue, c'est que les yeux atteints de cataracte zonulaire sont, en général, fort susceptibles et ne supportent que difficilement une intervention chirurgicale quelque peu vulnérante. Pour juger de celle qu'on doit choisir, on procédera avec frui de la façon suivante : après avoir instillé de l'atropine, on cherchera, à l'aide d'un appareil sténopéique, dans quelle mesure l'acuité visuelle est susceptible d'être améliorée.

On devra choisir alors entre une iridectomie très-étroite ou une iridotomie, en ayant soin de faire porter l'une ou l'autre de ces opérations sur le diamètre de la chambre antérieure dans le sens duquel l'appareil sténopéique donnait tout à l'heure le meilleur résultat. L'iridectomie, il faut le reconnaître, malgré tout le soin qu'on y apportera, pourra, dans un bon nombre de cas, être trop considérable, de sorte que, loin d'être améliorée par l'opération, la vision du sujet sera troublée par des cercles de diffusion trop considérables, surtout si la zone opaque du cristallin n'est pas très-épaisse. L'irodotomie devra donc être préférée, parce que la perte de substance qu'elle occasionne est toujours infiniment moindre que celle de l'iridectomie. Mais, pour ne pas risquer de léser le cristallin, l'anesthésie par le chloroforme s'impose ici d'une façon inéluctable.

Si, au moyen de la fente sténopéique, on n'obtenait pas d'amélioration, il vaudrait mieux attaquer directement l'opacité du cristallin, en choisissant pour cela, suivant l'âge du sujet, la discission simple ou modifiée, ou l'extraction du cristallin.

d. Cataracte centrale. — Cette variété d'opacité du cristallin est constituée par une petite opacité d'une blancheur éclatante, sphérique, située dans le noyau du cristallin, précisément au point de jonction des trois segments de celui-ci. La façon dont cette opacité réfléchit la lumière prouve qu'elle doit être très-intense.

Pour cette variété, nulle contestation possible sur son origine intra-utérine, car on a, à plusieurs reprises, constaté sa présence au moment de la naissance. En revanche, on ne connaît aucun fait de développement de cette variété de cataracte pendant la vie ultérieure. En outre, elle constitue, pour ainsi dire, le type des opacités stationnaires du cristallin.

En général, le cristallin, dans le reste de son étendue, est absolument transparent. Aussi la vue est-elle presque toujours à peu de chose près parfaite. On peut cependant admettre que la présence de ce genre d'opacité doit déterminer la présence d'une sorte de scotome, au moins dans le principe. Mais ce point est difficile à déterminer, car les malades ne s'en plaignent guère ultérieurement, sans doute parce qu'ils en font abstraction. Aussi est-ce, le plus souvent, par un pur hasard, alors que le malade vient consulter pour une tout autre raison, qu'on découvre l'opacité en question.

De là est née aussi la pensée que cette cataracte pouvait se développer à toutes les périodes de la vie, parce qu'on ne la découvre souvent qu'à un âge avancé.

La cataracte centrale est peut-être de toutes les opacités congénitales celle qui se complique le plus souvent de nystagmus, et, dans ce cas, on constate toujours un certain degré d'amblyopie congénitale. Pour ce qui est du nystagmus, il est difficile de dire si c'est à l'imperfection de la vision, résultant de l'affection elle-même, ou à un vice de conformation général de l'œil, qu'il doit être rapporté, ou bien s'il n'y aurait pas, en même temps, un défaut d'innervation ou une anomalie de structure des muscles, déterminant une sorte de chorée de ceux-ci (Rüte).

Pendant un certain temps, on a cru que la cataracte centrale était un arrêt de développement du cristallin, parce que, disait-on, pendant la vie intra-utérine, le cristallin était d'abord opaque dans son entier et ne devenait transparent, de la périphérie au centre, qu'avec l'approche du moment de la naissance (Fr. Arnold). Mais les recherches récentes ont montré que cette interprétation est erronée et que le cristallin, transparent pendant la vie intra-utérine, ne devient opaque qu'après l'expulsion hors du sein de la mère. L'opacité serait d'autant plus prononcée qu'on examinerait à une date plus éloignée de la naissance. De là résulte que la cataracte centrale devrait être considérée comme une anomalie et non comme un arrêt de développement.

La perfection de la vision et le peu de tendance à se compléter que présente cette variété de cataracte, font qu'il n'y a jamais lieu d'intervenir dans ce cas.

e. Cataracte polaire antérieure. — Cette variété se présente, en général, sous forme d'une petite opacité brillante, refléchissant fortement la lumière et située dans la région du pôle antérieur du cristallin. Ses dimensions varient d'un très-petit point à une opacité de $2^{mm},5$ de diamètre. La base en est généralement parfaitement arrondie.

Cette opacité est tantôt aplatie, tantôt légèrement saillante dans le champ pupillaire. Lorsque la pupille est contractée, les bords de celle-ci embrassent l'opacité. Quand, au contraire, la pupille est dilatée, l'opacité en occupe exactement le centre. Lorsqu'elle fait saillie, elle constitue ce qu'on a désigné sous le nom de *cataracte pyramidale*. Elle se complique souvent d'opacités de la cornée et de la capsule. Nous avons déjà insisté sur ce point, à propos de la cataracte capsulaire ; nous n'y reviendrons pas.

Comme nous l'avons dit à l'article cataracte capsulaire, la cataracte polaire antérieure, pyramidale ou non, n'est pas toujours franchement congénitale. Elle se développe souvent après la naissance. Mais qu'elle se développe à un moment ou à un autre, on doit la considérer comme le résultat d'une inflammation de la cornée, avec ou sans perforation (O. Becker).

A propos de la cataracte capsulaire, nous avons dit aussi que, le plus souvent, l'acuité visuelle est très-satisfaisante dans le cas de cataracte pyramidale. Nous avons fait remarquer également, qu'il fallait bien se garder d'intervenir dans ce cas. Nous n'avons donc à rien ajouter ici.

f. Cataracte polaire postérieure. — On rencontre quelquefois, tantôt combinée avec les deux formes précédentes, tantôt aussi isolée, une opacité circonscrite et stationnaire, siégeant au pôle postérieur du cristallin. Elle est également d'un blanc éclatant, réfléchissant fortement la lumière. Sa forme est, en général, parfaitement arrondie, mais parfois aussi elle présente des prolongements allongés.

De là, également, la facilité avec laquelle elle pourrait être confondue avec la cataracte corticale postérieure, avec celle, notamment, qu'on rencontre dans certaines affections du corps vitré ou de la choroïde, ainsi que dans la dégénérescence scléreuse concentrique de la rétine (rétinite pigmentaire).

Ce qui la distingue, c'est son aspect blanc, brillant et sa surface polie; d'autre part, tandis qu'on observe toujours, pour la cataracte corticale, l'accroissement progressif et la transformation constante en cataracte complète, la cataracte polaire postérieure est presque toujours absolument stationnaire.

L'expérience apprend, du reste, qu'il ne s'agit pas là d'une cataracte au sens propre du mot, mais d'un dépôt à la face postérieure de la capsule. C'est donc, à vrai dire, une cataracte fausse. On doit la considérer comme les vestiges de l'artère hyaloïde, et de fait on la voit parfois coïncider avec cette anomalie.

Les phénomènes optiques que provoque cette variété de cataracte sont ceux d'un petit scotome central, en général peu gênant. Ce n'est que lorsqu'il existe en même temps une artère hyaloïde persistante, que ces phénomènes peuvent être quelque peu accusés.

Pas plus que pour les deux formes précédentes, une intervention ne serait justifiée ici.

Consultez : Ed. von Jæger, *Ueber Staar und Staar Operationen*, p. 17 et seq. Wien, 1854. — Ed. von Jæger, *Angeborener Faserschichten-Staar*, in Beiträge zur Pathologie des Auges, Taf. II, fig. 2 und Taf. III, Wien, 1855. — A. von Græfe, *Uebersicht der verschiedenen Staarformen, nach dem Lebensalter, in Beziehung auf deren Consistenz und die Wahl der Operationsmethode*, A. f. O., Bd. I. Abth. 2, p. 235-256, 1855. — A. von Græfe, *Notiz ueber Schichtstaar*, A. f. O., Bb. II, Abth. 1, p. 272-273, 1855. — J. Sichel, *de la Cataracte congéniale*, Iconogr. ophthalm., § 286-291, obs. 63-64, pl. XVIII, fig. 1-1, p. 185-188, 1852-59. — Arlt, *Die Cristallinse und ihre Kapsel*, in Die Krankheiten des Auges, Bd. II, Wien, 1855. — Horner, *Zur Lehre vom Schichtstaar*, in Sophus Davidsen, Diss. Inaug., Zürich, 1865. — L. Wecker, *Cataracte stratifiée, zonulaire*, etc. Traité, t. II, p. 131-134, 1868. — R. Liebreich, *Du diagnostic de la cataracte*, etc., Nouveau Dictionnaire de méd. (Baillière et fils), t. IV, p. 480 et suiv., 1867. — O. Becker, *Angeborener Staar. Cataracta congenita*, in Handb. der gesamm. Augenheilk., Alf. von Græfe und Th. Sämisch, Bd. V, cap. VII, §§ 51-62, p. 228-251, Leipzig, 1875.

B. — Ectopie du cristallin.

Nous avons déjà vu plus haut que le cristallin pouvait, par suite de certaines circonstances acquises, être déplacé de la position qu'il occupe à l'état normal dans l'œil. Mais outre cela, au moment de la naissance, le cristallin peut aussi occuper, dès le principe, une position anormale. Tantôt ce fait se produit isolément, tantôt, au contraire, il se montre concurremment avec d'autres vices de conformation de l'œil, tels que la corectopie, par exemple (voy. p. 376).

Aussi, afin de pouvoir distinguer les déplacements congénitaux du cristallin de ceux qui sont acquis, a-t-on proposé de désigner les premières sous le nom d'*ectopie*, et de conserver le nom de *luxation*, sous lequel ces états, pourtant si différents, étaient confondus jadis, aux déplacements consécutifs, afin de bien faire voir que ces deux états différaient essentiellement, la luxation résultant toujours d'une altération pathologique, tandis que l'ectopie est un véritable vice de conformation (Sippel).

La cause la plus prochaine de l'ectopie du cristallin réside, en général, dans une anomalie ou une irrégularité de développement de la zonule de Zinn. Aussi arrive-t-il souvent que la position du cristallin se modifie avec celle de la tête du malade. Cette mobilité de la lentille est, du reste, très-variable. Nous avons déjà appelé l'attention sur ce point à propos de la luxation spontanée du cristallin, et nous avons parlé de ce qu'on a nommé la mobilité spontanée du cristallin (Heymann).

L'ectopie du cristallin n'est donc possible qu'à la condition qu'il y ait, en même temps, une anomalie de développement de la zonule. Cette anomalie doit nécessairement consister en un allongement total ou partiel. L'allongement total produira la mobilité spontanée; l'allongement partiel provoquera l'ectopie.

L'ectopie du cristallin étant toujours congénitale, il n'est pas surprenant qu'elle soit souvent héréditaire (Horner). Elle se montre presque toujours sur les deux yeux, et alors elle est souvent symétrique. J'ai cité, à propos de la corectopie (p. 377), l'observation de deux frères que j'ai eu l'occasion d'observer, chez l'un desquels on constatait, en même temps que l'anomalie de la pupille, la position vicieuse de la lentille dans le même sens que celle de la pupille. J'ajouterai seulement ici que chez l'un des deux frères, l'ectopie s'était transformée, à un moment donné, en abaissement spontané du cristallin, et que, chez le second, le cristallin était devenu opaque. Un autre fait remarquable d'ectopie du cristallin a été observé sur une mère et sur ses trois fils (Dixon).

Il serait assez naturel de supposer que le déplacement de la lentille en bas doive être le plus fréquent. Nous avons déjà dit, en effet, que pour la luxation spontanée, il en était toujours ainsi. Mais ici il n'en est cependant rien. Dans le plus grand nombre de cas observés jusqu'ici, le cristallin était déplacé en haut et en dedans, et parfois aussi en haut et en dehors. Dans le cas observé par moi, le cristallin était déplacé dans le même sens que la pupille, c'est-à-dire en haut et en dedans.

L'ectopie du cristallin semble, du reste, être en rapport avec une anomalie de position de la fente oculaire de l'embryon, et, de plus, tout le système lenticulaire semble presque toujours être plus petit (O. Becker).

Les symptômes objectifs sont, en général, peu prononcés, et il faut, dans les cas où il n'existe pas d'autre anomalie qui attire l'attention, une grande habitude pour arriver à reconnaître que la chambre antérieure n'est pas d'égale profondeur dans toute son étendue. Dans un certain point, en effet, et ceci était très-frappant chez l'un des deux malades observés par moi, l'iris semble plus proéminente, tandis qu'elle semble quelque peu enfoncée dans la partie opposée. L'iris est, en outre, animée de quelques mouvements de flottement, d'une légère trémulation, pendant les mouvements du globe.

Les symptômes les plus frappants sont fournis par l'examen à l'éclairage oblique et par l'exploration au moyen de l'ophthalmoscope. Ils sont, pour ainsi dire, identiques à ceux que l'on observe lors de luxation spontanée du cristallin (voy. p. 900). Aussi n'y reviendrons-nous pas ici. Il n'y a qu'une très-légère différence en ce que le cristallin, dans l'ectopie, sans être opaque de prime abord, semble, dans quelques cas, n'avoir pas sa limpidité normale absolue. Ceci est surtout très-marqué lorsque la pupille est dilatée par l'atropine.

Mais les symptômes les plus frappants sont fournis par l'examen subjectif. Je dirais volontiers que ce sont ceux qui, tout d'abord, font soupçonner l'anomalie.

En premier lieu, le sujet lui-même, ou ses proches, font remarquer que la vue a, de tout temps, été défectueuse. Déjà, à propos de la luxation spontanée du cristallin, nous avons fait voir que ce signe avait une haute valeur au point de vue du diagnostic différentiel. Si on examine alors l'acuïté visuelle, on constate que, bien qu'il existe un certain degré de myopie, c'est-à-dire que, bien que le sujet soit obligé de se rapprocher des objets pour les distinguer, on n'obtient aucune amélioration bien marquée de la vue de loin, par l'emploi de verres de lunettes, qu'ils soient convexes ou concaves, sphériques ou cylindriques.

Si maintenant on vient à dilater la pupille par l'atropine, alors la scène change. On peut obtenir une amélioration de la vue par deux procédés différents. Si le malade regarde par le centre de sa pupille, les verres concaves améliorent la vue. Au contraire, ce résultat s'obtient au moyen de verres convexes, dits à cataracte, lorsque la ligne de visée passe par la portion de la pupille derrière laquelle ne se trouve pas le cristallin.

Pour les objets situés à une distance déterminée, il se produit, en outre, une diplopie monoculaire. Dans toutes les autres positions, cette diplopie ne se produit pas, parce que l'une des images, la moins éclatante, est neutralisée. Mais lorsqu'on a exactement déterminé le degré de ces deux états de réfraction différents, il est facile de préciser la distance à laquelle la diplopie doit se produire (O. Becker). La diplopie tient, du reste, à ce que, par la portion de la pupille derrière laquelle ne se trouve pas le cristallin, il se produit une image directe, exactement projetée dans l'espace, tandis qu'à travers le cristallin il se produit une seconde image déviée par suite de l'action, analogue à celle d'un prisme, que produit le cristallin déplacé. Naturellement, cette seconde image subit une fausse projection, dans le sens opposé à celui dans lequel le cristallin est déplacé. On peut utiliser cette circonstance pour indiquer au malade dans quel point ou dans quelle région de l'espace il doit chercher la seconde image (O. Becker).

Il est on ne peut plus difficile de venir efficacement en aide aux sujets atteints d'ectopie du cristallin. Lorsque l'anomalie est peu prononcée, le mieux est de chercher à corriger, aussi parfaitement que possible, le vice de réfraction par des verres concaves. Si, au contraire, le cristallin est fortement déplacé, les verres à cataracte peuvent rendre service. On n'a pas à craindre de provoquer de la sorte la diplopie monoculaire, car l'image par correction l'emporte tellement en netteté sur la seconde, que celle-ci est promptement neutralisée. Le seul inconvénient, c'est qu'il peut arriver qu'on ne puisse obtenir cette correction que par l'emploi prolongé de l'atropine.

Nous avons déjà appelé l'attention sur ce point que, dans le cas d'ectopie, le cristallin montre, souvent, une moindre transparence qu'à l'état normal. Cette opacité, généralement progressive, se termine souvent par une cataracte, qu'il devient ultérieurement nécessaire d'opérer. L'opération de ces cataractes est, le plus souvent, fort difficile, à cause de l'altération de la zonule de Zinn qui amène, presque fatalement, la procidence du corps vitré. Sous ce rapport, il en est, du reste, de l'ectopie comme de la luxation spontanée du cristallin.

Comme nous l'avons dit, l'ectopie se complique souvent de corectopie. Dans ce cas, le corps vitré est généralement ramolli ou même liquéfié, de sorte qu'il n'est pas rare de voir survenir, à un moment quelconque, l'abaissement spontané du cristallin.

Consultez : A. VON GRÄFE, *Fälle von Linsendislokation*, Fall III, A. f. O., Bd. I, p. 346-350, Taf. II, fig. 3-4, 1854. — STELLWAG VON CARION, *Ein Fall von Ectopie der normwidrig kleinen Krystallinse*, Wiener med. Wochenschrift, nº 49-50 1856. — DIXON, *Abnormal position of the cristalline lens, occuring in four members of the same familly*, Ophth. Hosp. Report, p. 54-57, 1857. — SIPPEL, *Die spontane Luxation der Linse und ihre angeborene Ectopie*, Marburg, 1859. —O. BECKER, *Angeborene Lagenanomalien der Linse. Ectopia lentis*, in Handb., der gesamm. Augenheilk. von ALF. GRÄFE und TH. SÄMISCH. Bd. V, cap. VII, § 86, p. 285-287, 1877.

C. *Colobome du cristallin.*

Nous avons vu (p. 374 et 587), que l'iris et la choroïde présentent quelquefois, par suite d'un arrêt de développement pendant la vie fœtale, une sorte de perte de substance, résultant de la non-réunion des deux bords de la fente oculaire primitive. Mais nous avons vu aussi qu'il est très-rare que le corps ciliaire présente également ce vice de conformation. Or, on a constaté aussi, dans ce dernier cas, sur le cristallin, une anomalie de forme qu'on a désignée sous le nom de *colobome du cristallin*.

Ne survenant que dans ces conditions, il ne paraîtra pas surprenant que ce vice de conformation soit lui-même fort rare. Quoi qu'il en soit, lorsqu'il existe, le colobome du cristallin est caractérisé par une sorte d'encoche, ou, au contraire, par un léger prolongement que présente la lentille, dans le point correspondant à celui dans lequel les procès ciliaires font défaut.

Lorsqu'il s'agit d'une encoche, celle-ci se montre sous forme d'une légère échancrure dans l'anneau noir, qui représente le bord du cristallin, lorsqu'on l'examine à l'ophthalmoscope. En outre, dans ce point, cet anneau noir semble plus large que dans le reste de son étendue.

Lorsque le cristallin présente cette encoche, la zonule de Zinn montre également une déformation particulière, consistant en une véritable fente (Stellwag von Carion). Il peut arriver, mais cela est extrêmement rare, que le corps vitré participe lui-même à l'anomalie. On y voit une sorte de fente ou de rigole, dirigée d'avant en arrière, de la zonule au disque du nerf optique. Cette rigole contient alors l'artère hyaloïde qui, persistante, semble y être couchée (Hannover).

Nous n'insisterons pas plus longtemps sur ce vice de conformation, qui ne présente d'intérêt qu'au point de vue tératologique, car, au point de vue pratique, les yeux sur lesquels cette anomalie se présente sont amblyopiques au plus haut degré, et l'on ne dispose d'aucune ressource pour en améliorer la vision.

Nous avons passé sous silence, dans cet article, l'*aphakie congénitale*, ou absence congénitale du cristallin, qu'on n'a rencontrée que dans les cas où l'œil, dans son ensemble, présentait de telles altérations que, borné seulement à quelques vestiges, cet état a été désigné sous le nom d'*anophthalmos congénital*.

Consultez : Manz, *Die Missbildungen des menschlichen Auges* in Handb. der gesamm. Augenheilk., von Alf. Gräfe und Th. Sämisch, Bd. II, cap. VI, p. 75-76; Leipzig, 1875.

ART. 4. — OPÉRATIONS QUI SE PRATIQUENT SUR LE CRISTALLIN. OPÉRATION DE LA CATARACTE

L'idée de remédier, par une opération, au trouble de la vue occasionné par la présence de la cataracte, est fort ancienne. Bien qu'il soit impossible de préciser à quelle époque on a substitué, au grossier empirisme de l'antiquité, un traitement rationnel, il n'en est pas moins certain que déjà

Celse, vers le milieu du Ier siècle de l'ère chrétienne, Aétius, vers 480, et Paul d'Égine, vers le VIIe siècle, ont donné des descriptions fort satisfaisantes de l'opération par *abaissement.* D'autre part, dans un passage fort clair, Galien, vers la fin du IIe siècle de notre ère, indique nettement qu'on peut *extraire* la cataracte, et il se réserve de décrire le procédé, dans un livre de chirurgie qui ne nous est malheureusement pas parvenu (Anagnostakis).

Enfin, depuis une date assez reculée, les Arabes connaissaient déjà la méthode d'opérer les cataractes complétement molles ou liquides, par *succion* ou *aspiration*. Albucasis cite cette méthode comme un procédé de traitement dont il a entendu parler, et quant au procédé lui-même, il est rapporté tout au long dans un manuscrit de la Bibliothèque nationale, n° 1100, dû à Isa-Ben-Ali, médecin oculiste à Bagdad vers le commencement du Xe siècle de notre ère (Sichel père).

Cependant, l'opération de la cataracte n'est réellement entrée dans la pratique, qu'à une époque beaucoup plus rapprochée de nous. C'est à Bartisch, célèbre oculiste du grand électeur de Saxe, qu'est due la première description magistrale de l'opération par abaissement. Dans sa célèbre ΟΦΘΑΛΜΟΔΟΥΛΕΙΑ, premier traité complet des maladies des yeux que nous possédions (1583), il donne, non-seulement une description de l'opération, mais encore il accompagne celle-ci de superbes figures et d'une planche gravées sur bois, représentant, les unes, l'aiguille à abaissement, et l'autre, les positions du chirurgien, de l'aide et du malade.

Quoi qu'il en soit, la véritable ère scientifique de l'opération de la cataracte n'a commencé, à vrai dire, qu'à partir de l'époque du célèbre Traité de Brisseau (1706), lorsqu'on connut le siége exact de cette affection. Cette connaissance devait nécessairement amener l'idée de guérir l'œil de la cécité dont il était atteint, en éliminant le cristallin. C'est ce qui eut lieu quelques années plus tard, lorsque Daviel (1748) publia son célèbre mémoire, qui restera comme une des plus belles créations de la chirurgie française.

Les procédés d'opération imaginés depuis cette époque sont tous basés sur ces mêmes principes : *débarrasser le champ pupillaire de l'opacité qui l'obstrue, en éloignant le cristallin,* soit qu'on le laisse dans l'œil (abaissement ou broiement), soit qu'on le sorte hors de celui-ci (extraction). Bien des méthodes ont été imaginées pour atteindre l'un ou l'autre de ces buts, toutes plus ou moins ingénieuses, mais aussi toutes plus ou moins incertaines ou dangereuses. Aussi, de nos jours, où l'ophthalmologie est entrée dans la véritable voie scientifique, bon nombre de procédés sont, ou abandonnés, ou tombés dans l'oubli. Les décrire tous nous entraînerait trop loin. Il nous suffira de dire que les procédés de l'abaissement, du broiement par la sclérotique, de la succion et de l'extraction à grand lambeau de Daviel, sont aujourdhui abandonnés par la plupart des ophthalmologues, et qu'on n'a conservé, comme méthodes usuelles, que : A. la *discission du cristallin* (Conradi, Buchhorn, Hüllverding, Bowman), et B. l'*extraction du cristallin* (Daviel, Beer, Gibson, de Græfe).

A. Discission du cristallin.

La *discission*, et non discision, comme on l'écrit d'ordinaire (de *discissio*, déchirure, comme son nom l'indique), est une opération par laquelle on se propose de faire à la cataracte, ou plutôt à la capsule du cristallin, une *incision* qui, permettant à l'humeur aqueuse l'accès de la cavité capsulaire, provoque l'imbibition, le gonflement et finalement l'*absorption* des masses corticales, ramollies par le contact du liquide. C'est donc un dérivé de la méthode plus ancienne du *morcellement, broiement* ou *division* de la cataracte, déjà pratiquée longtemps auparavant.

Autrefois, le morcellement de la cataracte se pratiquait au moyen d'une aiguille introduite derrière l'iris, à travers la sclérotique (scléroticonyxis); mais, comme on voyait souvent des accidents inflammatoires, parfois très-violents, se montrer à la suite de cette opération, on les attribua à la blessure inévitable de la choroïde et, peut-être même, de l'iris. De là l'idée de pratiquer cette opération en introduisant l'aiguille à travers la cornée (kératonyxis, de κέρας, cornée, et νυσσειν, percer). Bien qu'on trouve des traces de ce procédé, mais comme méthode exceptionnelle, dans le courant du XVIIIe siècle, ce n'est que depuis les travaux de Conradi (1797), Buchhorn (1806) et Saunders (1808) qu'elle entra dans la pratique. Mais c'est à Hüllverding (1824) qu'appartient d'avoir, le premier, proposé le nom de *discission*. Réservée presque exclusivement aux cataractes complétement molles ou liquides de l'enfance, elle fut abandonnée, puis reprise par Bowman, qui, se basant sur les connaissances anatomiques exactes et sur l'observation attentive de ce qui se passe dans certains cas de blessures du cristallin amenant le développement d'une cataracte traumatique, montra que l'opération était exempte de danger, lorsqu'on la pratiquait suivant des indications précises et en s'entourant de certaines précautions, que nous indiquerons chemin faisant.

Instruments. — Les instruments nécessaires pour pratiquer cette opération, sont :

1° Une paire d'élévateurs de Desmarres père ou un écarteur à ressorts, se repliant vers la tempe, pour maintenir les paupières ;

2° Une pince à fixer, sans ressort, de Waldau ou de Weber ;

3° Une aiguille à discission de Bowman ou de de Græfe.

L'aiguille de Bowman est construite d'après des principes particuliers. La pointe, taillée à deux biseaux et quelque peu *camarade*, ne doit pas avoir une longueur de plus d'un millimètre. Les deux biseaux doivent être absolument tranchants. En outre, dans une longueur d'un centimètre environ, la pointe de l'instrument doit être suivie d'un collet, qui, de forme légèrement conique, présente un diamètre tel qu'il *bouche hermétiquement* la plaie faite, à la cornée, par la pointe. A un centimètre de celle-ci, le collet s'arrête brusquement à un talon faisant ressaut et qui est destiné à empêcher l'instrument de pénétrer au delà de cette limite. C'est à cause de cet arrêt que Bowman a donné à son aiguille le nom de *stop-needle*. Cette dernière disposition n'est du reste pas nouvelle. La première idée en remonte à Saunders et, dans son ouvrage, publié en 1811, après sa mort, survenue en 1810, par ses élèves et notamment par Farre, on en trouve une représentation très-exacte.

L'aiguille de de Græfe, construite à peu près d'après les mêmes principes, ne présente pas de point d'arrêt; elle est plus large, de façon qu'en la tournant légèrement de biais, au moment de la retirer de la cornée, on puisse faire légèrement bâiller les lèvres de la petite plaie cornéenne résultant de sa pénétration, de façon à faire écouler une partie du contenu de la chambre antérieure.

La veille de l'opération, comme le matin de celle-ci, le malade sera soumis à des instillations répétées d'une solution de sulfate neutre d'atropine à 1/200 et mieux à 1/100, de façon à amener la pupille à son maximum de dilatation.

Opération. — Le malade peut être assis ou couché, car, l'opération étant très-rapide et peu douloureuse, il n'est pas rigoureusement nécessaire de le forcer au décubitus. Cependant, nous avons dit (p. 400) les raisons pour lesquelles nous préférons toujours coucher les malades pendant les opérations. Nous n'y reviendrons donc pas. A cette même place, nous avons indiqué les mesures générales à prendre, dans l'intérêt du succès de l'opération. Nous renvoyons donc purement à cette place. De même, pour ce qui est de la main dont on doit se servir, nous renvoyons à ce que nous avons dit à propos de l'iridectomie (p. 401). Le malade étant donc couché sur le lit, le côté droit tourné vers la lumière, le chirurgien prend place sur le bord du lit, au côté gauche du malade, qu'il s'agisse d'opérer l'un ou l'autre œil. Il place alors l'écarteur ou les élévateurs, confie ceux-ci à l'aide et procède au :

1er *Temps.* — Au moyen de la pince à fixer, le chirurgien saisit un pli de conjonctive et d'épisclère, comme il est dit pour l'iridectomie (p. 401), afin de fixer le globe oculaire et de porter la cornée un peu en bas. Puis, tenant l'aiguille de Bowman sur le plat, comme une plume à écrire, mais les ongles en dessous, il enfonce cet instrument à travers la cornée, dans la chambre antérieure, en pénétrant par la partie supérieure, dans le point correspondant à celui qui se trouve vis-à-vis de l'extrémité supérieure du diamètre vertical de la pupille dilatée.

Dès que l'instrument est arrivé dans la chambre antérieure, le chirurgien en porte la pointe vers le bord inférieur de la pupille, au niveau du point où aboutit le diamètre vertical.

2e *Temps.* — A ce moment, le chirurgien, qui jusque-là a tenu l'instrument sur le plat, imprime à celui-ci *un quart de rotation*, de façon que, maintenant, les deux biseaux tranchants regardent, l'un en avant, l'autre en arrière. Le chirurgien appuie légèrement celui des biseaux qui est tourné en arrière, sur le cristalloïde, au niveau du bord pupillaire et, en faisant subir à l'aiguille un léger mouvement de retrait, il fait, à la capsule antérieure, une incision qui mesurera environ 3 millimètres de longueur.

3e *Temps.* — Au lieu de retirer l'instrument, le chirurgien porte celui-ci de nouveau en bas, jusqu'au niveau du diamètre horizontal de la pupille. Là, il exécute, suivant ce diamètre et de la droite du malade à sa gauche, une seconde incision sur la capsule, incision qui doit se croiser à 90° sur la première.

4e *Temps.* — Les deux incisions capsulaires étant exécutées, il ne reste plus qu'à retirer l'instrument hors de l'œil. Mais, il importe qu'à ce moment, comme pendant toute l'opération, du reste, pas une goutte d'humeur aqueuse ne s'écoule hors de l'œil. Pour atteindre ce but, le chirurgien fait d'abord exécuter à l'aiguille un nouveau quart de révolution, mais en sens inverse du premier, de façon à lui faire reprendre sa position première. Dès que ce but est atteint, l'instrument est rapidement et brusquement retiré de l'œil et, en même temps, la fixation doit aussitôt cesser.

Il ne reste plus qu'à enlever l'écarteur ou les élévateurs. Quelques gouttes de solution de sulfate neutre d'atropine sont instillées et un bandage appliqué sur l'œil. L'opération est alors terminée.

Six heures après l'opération, le bandage est enlevé et on instille, à plusieurs reprises, quelques gouttes d'atropine. On replace le bandage ; le lendemain de l'opération il est enlevé et des instillations d'atropine sont faites régulièrement, à partir de ce moment, jusqu'à guérison.

Les temps de cette opération sont trop simples et trop exempts de dangers pour que nous ayons à revenir sur chacun d'eux en particulier. Mais, nous devons faire remarquer, cependant, que l'incision cruciale, faite à la cristalloïde, a toujours pour effet de provoquer l'imbibition et le gonflement rapides de la substance corticale du cristallin. Pour que les suites de l'opération soient régulières, il importe qu'au fur et à mesure que cette imbibition se produit les couches corticales se ramollissent et se dissolvent dans l'humeur aqueuse, afin de pouvoir être éliminées avec elle par les voies de filtration du globe. Mais, pour que ce résultat se produise, il faut que l'absorption des couches ramollies marche parallèlement avec le gonflement et l'imbibition successifs des différentes couches du cristallin. On comprend facilement que ceci ne peut avoir lieu que sur les jeunes sujets, chez lesquels le cristallin a une minime consistance, de façon à permettre à la dissolution des couches corticales dans l'humeur aqueuse d'être aussi rapide que possible.

D'autre part, l'imbibition et le gonflement des couches du cristallin, par l'humeur aqueuse, sont proportionnés aux dimensions de l'ouverture capsulaire. Plus cette ouverture sera large et plus cette action sera rapide. Il est donc facile de saisir qu'on ne doit suivre, *à la lettre*, le mode opératoire que nous avons indiqué, que sur les sujets assez jeunes pour qu'il n'existe pour ainsi dire pas de différence de consistance entre les couches centrales et les couches corticales du cristallin.

L'observation journalière et attentive apprend, à cet égard, qu'on ne peut rencontrer ces conditions favorables que jusqu'à la quinzième année environ. Plus tard, les couches centrales du cristallin sont déjà plus compactes, et il serait à redouter que leur imbibition et leur gonflement fussent plus rapides que leur ramollissement et leur absorption. Ceci pourrait avoir pour conséquence de faire développer des symptômes d'exagération de la tension intra-oculaire, avec toutes leurs fâcheuses conséquences. Si l'ouverture faite à la cristalloïde avait de trop larges dimensions, il y aurait de grandes chances qu'il en fût ainsi. Il vaut donc mieux alors se borner à ne faire tout d'abord à la cristalloïde que l'une des deux incisions ci-dessus indiquées, celle dans le sens vertical, par exemple, afin de tâter la susceptibilité du sujet, quitte à pratiquer la seconde incision quelques jours après, si le résultat de la première se faisait trop attendre et, surtout, si cette incision n'était pas suivie de réaction trop violente. Il ne faut pas perdre de vue, du reste, qu'en vertu de l'élasticité propre de la capsule, les incisions que l'on y fait ne restent pas linéaires. Les lèvres s'en écartent plus ou moins et la plaie devient toujours d'autant plus béante qu'elle est plus longue.

Si, au contraire, et malgré cette précaution, l'imbibition, le gonflement et le ramollissement marchaient trop rapidement, qu'on vit des masses corticales, émulsionnées par l'humeur aqueuse, tomber dans la chambre antérieure et provoquer des symptômes d'irritation, il serait incontestablement préférable d'évacuer les débris du cristallin, à la faveur d'une petite ponction faite à la cornée, au moyen d'un couteau lancéolaire étroit ou d'une aiguille à paracentèse de Desmarres père. Il suffirait alors d'avoir le soin de faire la paracentèse dans un point suffisamment éloigné de la marge pupillaire et de la faire suivre de quelques instillations d'une solution de sulfate neutre d'ésérine, afin d'éviter, consécutivement, le développement d'un enclavement de l'iris ou d'une synéchie antérieure.

C'est en se basant sur l'observation des phénomènes fâcheux qui accompagnent la discission chez les sujets d'un certain âge, que de Græfe avait proposé de substituer, à la discission simple, la *discission modifiée*. La modification consistait à pratiquer, quelques semaines avant l'opération de la discission, une iridectomie directement en haut. Une fois l'œil remis de cette première opération, il abordait le cristallin à l'aide de l'aiguille, par le procédé décrit plus haut. L'iridectomie préalable devait, selon lui, avoir pour avantage de diminuer les chances d'accidents par exagération de la tension intra-oculaire, résultant, pour lui, de la pression exercée par le cristallin gonflé sur l'iris ; en même temps, elle devait diminuer les chances d'iritis, puisque, dans certains cas, l'iridectomie est essentiellement propre à la combattre. Mais de Græfe, lui-même, avait, dans les dernières années de sa trop courte carrière, renoncé, en grande partie, à cette pratique, alors qu'il avait imaginé son admirable opération d'extraction. Aussi, la discission modifiée, est-elle, elle-même, tombée, pour ainsi dire, dans l'oubli.

Mais, si la discission simple peut quelquefois avoir des inconvénients lorsque le cristallin est un peu consistant, il n'en est plus de même dans les cas de cataracte liquide ou lactée, que l'on observe sur les très-jeunes sujets, chez les enfants au-dessous de dix ans, par exemple. Souvent il suffit, dans ces cas, de faire la première incision, la verticale par exemple, pour voir immédiatement, le contenu liquide de la capsule s'échappant et se mêlant à l'humeur aqueuse, la pupille devenir absolument noire.

Lorsque la cataracte est purement liquide, cela n'a pas d'inconvénients. Presque toujours, dès le lendemain de l'opération, l'humeur aqueuse, qui s'était montrée quelque peu trouble au moment de l'opération, est redevenue absolument claire et on n'observe aucun phénomène d'irritation. Mais il n'en est plus de même dans le cas de cataracte semi-liquide émulsionnée. Ici, le brusque mélange du contenu de la capsule avec l'humeur aqueuse peut ne pas être exempt de dangers. Aussi est-ce pour ces cas que de Græfe, avec sa grande sagacité, a proposé l'emploi de son aiguille à discission, plus large, avons-nous dit, que celle de Bowman. Lorsqu'on se sert de cette aiguille il est facile, après avoir fait l'incision capsulaire, au moment où le contenu de la capsule se mêle à l'humeur aqueuse, au lieu de la retirer brusquement après l'avoir replacée sur le plat, de ne la retirer que lentement et en laissant le tranchant tourné en avant, de telle façon que, lorsque l'extrémité large arrivera dans la plaie, elle fera bâiller les lèvres de celle-ci, manœuvre qui sera suivie de l'évacuation d'une partie du mélange d'humeur aqueuse et de masses corticales émulsionnées. Cette évacuation provoquera une heureuse déplétion qui évitera, presque toujours, les phénomènes inflammatoires si redoutés.

Une autre modification importante, apportée à la discission par Bowman lui-même, est celle de la discission avec deux aiguilles à laquelle il a donné le nom de *two needles operation*. Mais celle-ci ne s'applique, avec fruit, que dans certains cas de cataracte capsulo-lenticulaire, capsulaire membraneuse, aride, siliqueuse ou capsulaire secondaire. Cette opération ayant été décrite à propos du traitement de cette dernière affection (voy. p. 896), nous croyons inutile d'y revenir ici.

B. — *Extraction du cristallin.*

L'opération de la cataracte par extraction, imaginée par Daviel, nous l'avons déjà dit, est certainement une des plus belles créations de la chirurgie française. Mais, bien que de date plus récente que les autres opérations par abaissement ou par broiement, aucune de ces dernières n'a subi de vicissitudes, de modifications et de perfectionnements, comme l'opération de l'extraction.

Daviel, qui l'imagina vers 1745-46, faisait, à la partie inférieure de la cornée, une plaie au moyen d'un instrument très-analogue au couteau lancéolaire droit, dont on se sert encore aujourd'hui pour l'iridectomie, dans certains cas.

Quelques années après, Richter (1772), pratiquait l'opération à peu près comme Daviel, mais en plaçant la section obliquement, au côté externe et inférieur de la cornée. Wenzel père (1779), modifiant un peu l'instrument tranchant de Daviel, adopta la section oblique en dehors et en bas de Richter.

La modification la plus importante, celle qui plaça définitivement l'extraction au nombre des opérations usuelles de la cataracte, fut celle introduite par Beer (1805). Ce fut lui, en effet, qui imagina le premier couteau triangulaire, le *kératotome* ou *kératome*, qui porte son nom. Ce fut Beer, également, qui, le premier, donna à l'incision de la cornée la forme dite *à lambeau*, lambeau qu'il taillait dans la partie *inférieure* de la cornée. L'instrument de Beer est, pour ainsi dire, celui qui fut exclusivement adopté par tous les opérateurs qui, jusqu'à il y a douze ans environ, cultivèrent avec prédilection l'extraction à lambeau.

Quelques années plus tard Fr. Jæger père (1825) imagina, pour des raisons trop longues à exposer ici, de tailler toujours le lambeau à la partie supérieure de la cornée, ainsi que Wenzel l'avait déjà fait, mais dans des cas exceptionnels. Comme il était parfois difficile d'exécuter ainsi cette opération, au moyen du couteau de Beer, il imagina un kératome double, composé de deux lames triangulaires glissant l'une sur l'autre, sous l'impulsion du pouce de la main qui opérait. Mais cet instrument, qui restera comme une des curiosités de l'arsenal de l'oculiste, fut presque immédiatement abandonné, même par son auteur, et on en revint au kératome de Beer.

Fr. Jæger avait donné à la kératotomie à lambeau un tel degré de perfection, qu'aucune modification importante ne lui fut plus apportée. Seules, des modifications de détail furent imaginées par différents auteurs, et parmi toutes celles-ci je me contenterai de citer celle de mon père, qui consistait, lorsque les 5/6 de l'incision étaient faits, de faire subir à l'opération un temps d'arrêt, pour permettre à l'opéré de se calmer, et l'incision était terminée *par rétraction*, c'est-à-dire en retirant le couteau, de sorte qu'elle se terminait très-doucement et sans provoquer de contraction des muscles oculaires, de la part du malade.

Cette petite manœuvre, d'une haute valeur pratique, fut à peu près universellement adoptée, par tous les opérateurs et notamment par de Græfe.

Cependant de Græfe, dans les derniers temps où il pratiquait l'extraction à lambeau, avait abandonné la kératotomie supérieure et était revenu au lambeau inférieur de Beer, plus facile et plus sûr dans son exécution.

Mais, vers 1858, de Græfe imagina, dans quelques cas restreints et spéciaux, de pratiquer, quelques semaines avant l'opération de la cataracte par extraction, une iridectomie à la partie supérieure. Bientôt (1862), Mooren (de Dusseldorf) étendit cette pratique exceptionnelle de de Græfe à presque tous les cas de cataracte.

En avril 1862, de Wecker, analysant dans les *Annales d'oculistique* le travail de Mooren, proposait de réunir les deux opérations en une seule. C'est ce que fit bientôt après (1863) le professeur Jacobson (de Kœnigsberg), en y ajoutant, toutefois, une autre modification, consistant à tailler le lambeau vers les limites les plus reculées de la chambre antérieure, de façon que l'incision tombât tout entière dans l'anneau sclérotical ; ce *modus faciendi* rendait la sortie du cristallin beaucoup plus facile ; mais, pour éviter la procidence du corps vitré, le malade devait être chloroformé jusqu'à résolution complète.

A partir de ce moment, le nombre des succès augmenta rapidement: les avantages de l'iridectomie combinée à la kératotomie devenaient évidents, et le procédé de Jacobson fut universellement adopté.

Un seul point restait encore comme *desideratum*. C'était la réduction des dimensions du lambeau, afin d'éviter, autant que possible, les chances de soulèvement et de suppuration de celui-ci.

C'est ici le lieu de dire que, déjà Gibson (1811) avait imaginé, pour certains cas de cataracte liquide, de faire à la cornée une petite incision, à la faveur de laquelle on pourrait, après avoir ponctionné la cristalloïde, évacuer le contenu de la capsule. Fr. Jæger (1825) avait repris et perfectionné cette opération, mais en avait restreint les indications aux cas de cataractes membraneuses, arides, siliqueuses et capsulaires secondaires. En 1855, de Græfe eut l'heureuse idée d'appliquer cette opération aux cas de cataractes molles, et, bientôt après (1859), en y adjoignant encore l'iridectomie, aux cataractes demi-molles des sujets âgés de moins de 40 ans, chez lesquels le noyau a de très-petites dimensions.

Peu de temps après (1860), Waldau (Schuft), l'un des aides de de Græfe, chercha à généraliser l'extraction linéaire combinée de son maître à tous les cas de cataractes, en ajoutant à l'arsenal chirurgical de cette opération des curettes, de forme spéciale, à cause desquelles il donna à la méthode ainsi modifiée le nom d'*extraction à la cuillère* (*Ausslöfflung*). Mais, cette opération n'eut que peu de succès auprès des ophthalmologistes et fut bientôt rejetée, à cause des accidents, souvent funestes, que les introductions répétées et indispensables des curettes dans l'œil provoquaient presque toujours.

Cependant, quelques années après (1865), Critchett d'abord, et quelques mois après Bowman, remirent ce procédé en honneur, en modifiant la forme des curettes, ainsi que les dimensions de la plaie et de l'iridectomie. La méthode, ainsi modifiée, donna, entre les mains de ces habiles opérateurs, des résultats inattendus et, sous le nom de *Scoop-Extraction* (extraction à grande cuiller), elle allait être adoptée universellement par tous les ophthalmologues, lorsque de Græfe fit exprès le voyage de Londres (octobre 1865) pour constater, *de visu*, les résultats de nos confrères du Royal ophthalmic Hospital.

Ce voyage acheva de rendre mûres les idées qui déjà, par suite des résultats obtenus par la méthode de Jacobson, germaient dans la tête de ce grand génie. A peine rentré à Berlin, après son voyage à Londres, il se mit à expérimenter une nouvelle méthode et, une fois sûr que l'enfant nouveau-né était assez solide pour faire son chemin, il le baptisa du nom d'*extraction linéaire périphérique* et le lança dans le monde (1866).

Sujet de nombreuses critiques dans le principe, la nouvelle méthode ne tarda cependant pas à trouver de nombreux partisans, surtout après que de Græfe lui-même, et plusieurs autres opérateurs de mérite après lui, eurent fait subir à la méthode primitive quelques modifications de détail qui, sans en altérer les principes, la rendaient, cependant, plus sûre dans ses résultats et moins dangereuse dans son exécution. L'*extraction linéaire périphérique*, depuis lors, fit son chemin tant et si bien, qu'aujourd'hui elle règne, pour ainsi dire sans partage, dans l'ophthalmologie, car toutes les opérations employées par les différents chirurgiens, n'en sont que des dérivés.

Après les lignes qui précèdent, le lecteur ne s'étonnera donc pas de ne pas voir figurer ici une description de la kératotomie à lambeau, aujourd'hui abandonnée par le plus grand nombre des ophthalmologistes. Le manuel opératoire de cette opération se trouve, du reste, dans l'*Iconographie ophthalmologique* de mon père, ainsi que dans tous les traités modernes de médecine opératoire.

Après cet historique, un peu long peut-être, mais nécessaire pour montrer par quelles phases l'opération de cataracte est successivement passée, avant d'atteindre le degré de perfection qu'elle a acquis de nos jours, nous devons décrire le manuel opératoire de la belle opération à laquelle le nom de Græfe restera attaché d'une façon aussi impérissable qu'à sa brillante découverte de la curabilité du glaucome par l'iridectomie.

Opération. — Comme pour l'iridectomie (voy. p. 401), la pièce où devra séjourner le malade, après l'opération, sera munie de volets intérieurs ou de rideaux suffisamment opaques pour permettre d'y faire l'obscurité absolue. Mais, le jour même, le malade devra rester dans une pièce suffisamment éclairée pour lui éviter les éblouissements, au moment de l'opération. Le malade sera, en outre, tenu à jeun, afin de permettre l'administration du chloroforme, si celle-ci était jugée nécessaire.

A ce propos, il y a lieu de nous poser ici la question de savoir si l'on doit, oui ou non, anesthésier le malade pendant l'opération de la cataracte. Par ce moyen, sans doute, on obtient l'avantage d'opérer en quelque sorte sur un cadavre, ce qui facilite l'opération elle-même ; mais, d'autre part, on expose le malade à tous les dangers qui peuvent tenir en propre à l'administration de l'anesthésique, accidents d'autant plus à craindre que, le plus souvent, l'opération de la cataracte se pratique sur des vieillards sujets, à cause de leur âge, à des affections chroniques, pulmonaires ou cardiaques qui, comme on le sait, sont une contre-indication absolue de l'anesthésie. D'autre part, on se prive d'une aide puissante, celle que fournit le malade lui-même. Néanmoins, on peut, à cet égard, formuler les principes suivants :

Lorsque l'introduction du blépharostat se fait sans provoquer des contractions trop violentes des paupières et sans que le malade s'en plaigne, on a tout lieu de croire qu'il supportera résolûment l'opération, qu'il sera maître des mouvements de ses yeux et que, loin de gêner l'opérateur, il pourra le servir utilement, en portant l'œil dans les directions qui lui seront indiquées. Dans ce cas, on le conçoit, l'emploi des anesthésiques doit être proscrit d'une façon absolue.

Dans le cas, au contraire, où l'introduction du blépharostat déterminera de la douleur et provoquera des mouvements réflexes violents, soit par suite de la pusillanimité du malade, soit par suite de la trop grande sensibilité de sa conjonctive, ainsi que cela a lieu, par exemple, lorsqu'elle est hypérémiée ou même inflammée, il faudra employer le chloroforme, et cela sans crainte d'aller jusqu'à la résolution complète. Agir autrement serait s'exposer à avoir, au milieu de l'opération, alors que le relâchement des muscles droits est le plus utile, des contractions violentes de ces muscles, contractions qui peuvent amener les accidents les plus redoutables.

Il va sans dire qu'en cas d'anesthésie, une personne habituée à manier le chloroforme devra entretenir le sommeil pendant tout le temps de l'opération, en profitant habilement des moments où, sans gêner l'opérateur, elle pourra placer le cornet à chloroforme à l'entrée des voies respiratoires du malade.

Lorsque l'on devra opérer les deux yeux dans la même séance, si l'administration du chloroforme était nécessaire, celui-ci devra être donné avant le commencement de la première opération, et on n'en cessera l'emploi qu'après que la seconde opération aura été exécutée.

Quoi qu'il en soit, il ne faut pas perdre de vue que l'administration du chloroforme a pour grave inconvénient de provoquer souvent des vomissements qui, dans les opérations sur les yeux, peuvent avoir de très-fâcheuses conséquences.

Instruments. — Les instruments nécessaires pour l'exécution de l'opération sont :

1° Un blépharostat à ressort, applicable du côté interne, du modèle du Dr Armaignac ou du nôtre ;

2° Une pince à fixer à ressort, de Weber (de Darmstadt) ;

3° Un couteau à cataracte, de de Græfe ;

4° Une pince à iridectomie droite ;

5° Une paire de ciseaux, de Richter, droits, pour l'œil droit, ou coudés, pour l'œil gauche ;

6° Une curette en caoutchouc durci, de de Græfe ;

7° Un kystitôme flexible, de de Græfe ;

8° Un crochet à extraction, de de Græfe.

Position du chirurgien, du malade et de l'aide. — Nous avons déjà dit, à plusieurs reprises, pour quelles raisons il était préférable d'opérer le malade couché et non assis. Nous n'y reviendrons pas.

Le malade étant donc couché sur un lit, dans le décubitus dorsal et la tête légèrement élevée, le chirurgien s'assied sur une chaise, à la tête du lit, s'il doit opérer l'œil droit, ou sur le rebord du lit, à côté du malade, lorsqu'il s'agit de l'œil gauche, de façon à se servir constamment de la main droite. Bien entendu la position serait inverse dans le cas où l'opérateur serait gaucher. Nous n'insisterons pas sur ce point, sur lequel nous nous sommes déjà suffisamment étendu (voy. p. 401).

L'aide prend la position inverse de celle du chirurgien.

Ainsi que nous l'avons déjà dit aussi, on doit toujours chercher, pendant les opérations sur les yeux, à avoir beaucoup de lumière, ni reflets, ni soleil, et, à cet égard, la lumière zénitale doit être préférée à toute autre.

Tout étant ainsi disposé, le chirurgien applique le blépharostat. Pour cela, il introduit d'abord l'une des branches sous la paupière supérieure, en recommandant au malade de regarder en bas, pendant qu'il attire légèrement la paupière supérieure en haut. Cela fait, il fait regarder le malade en haut et, serrant le bléphorostat de façon à en rapprocher les branches, il en introduit la seconde branche sous la paupière inférieure; il laisse ensuite ces branches s'écarter spontanément et, dès qu'elles sont arrivées à leur maximum d'écartement, il serre légèrement la vis d'arrêt, de façon à atténuer quelque peu l'action du blépharostat. Dès que le blépharostat est en position, le chirurgien peut procéder au :

1er *Temps*. — Le chirurgien, au moyen de la pince de Weber, tenue de la main gauche, la branche fenêtrée du côté du médius et pendant que le malade regarde en haut, saisit un large pli transversal de la conjonctive et de l'épisclère, dans la direction du diamètre vertical de la cornée et à 2 ou 3 millimètres du bord de celle-ci.

Recommandant alors au malade de regarder en bas, il tient, à l'aide de la pince, l'œil fixé dans cette position. Au moyen du couteau, tenu de la main droite et le tranchant dirigé en haut, le chirurgien pénètre dans la chambre antérieure, par la partie supérieure de la sclérotique, à 1mm,5 du bord de la cornée et juste sur le trajet de la tangente externe, par rapport à son diamètre transverse. Il dirige alors le couteau exactement vers le centre de la chambre antérieure, comme s'il voulait faire sortir le couteau du côté diamétralement opposé.

Lorsque la pointe du couteau a atteint le centre de la chambre antérieure, le chirurgien en abaisse rapidement le manche, de façon à le rendre horizontal et à la fois parallèle au diamètre transverse de la cornée et au plan de l'iris. Il pousse alors le couteau en avant, de façon à en diriger la pointe vers le côté opposé de la chambre antérieure, afin d'exécuter une contre-ponction qui soit également située dans la sclérotique, à peu près à 1mm,5 du bord cornéen et sur la tangente à l'extrémité interne du diamètre transverse de la cornée.

Aussitôt la contre-ponction exécutée, le chirurgien imprime au couteau une série de mouvements de va et vient ou de scie, en même temps qu'un mouvement de rotation de 50 degrés environ, de façon qu'au moment où la section est terminée, le couteau se trouve dans un plan presque perpendiculaire à celui dans lequel il se trouvait au début de l'opération.

L'incision scléro-cornéenne qui doit résulter de cette manœuvre, doit être dirigée suivant une ligne courbe qui, à ses deux extrémités, sera distante de 1mm,5 du bord de la cornée, et à, sa partie supérieure, sera à 1 millimètre environ de ce bord. La direction donnée au couteau, pendant cette section, est telle, qu'il en résulte, du côté de la conjonctive, un petit lambeau dont les deux angles, interne et externe, relevés vers la sclérotique, sont distants d'environ 2 millimètres du bord cornéen, tandis qu'à sa partie moyenne il est presque tangent à ce même bord. Cette incision conjonctivale décrit donc une courbe à concavité supérieure.

2e *Temps.* — Aussitôt l'incision terminée, l'opérateur confie la pince à l'aide, en lui recommandant de la tenir exactement dans la position qu'elle occupait jusque-là, et sans exercer la moindre pression.

Le chirurgien échange alors le couteau et la pince à fixer contre la pince à iridectomie et les ciseaux.

A l'aide de la pince tenue fermée, de la main droite, il rabat le lambeau conjonctival sur la cornée, de façon à découvrir la plaie scléro-cornéenne dans toute son étendue. Par suite de la position périphérique de la plaie et de la rupture brusque de l'équilibre entre la tension intra et extra-oculaire, l'iris est venu former, entre les lèvres de la plaie, un prolapsus de volume variable. Le chirurgien, prenant maintenant la pince à iridectomie de la main gauche, saisit le prolapsus iridien à la réunion de son tiers externe avec ses deux tiers internes et, par une douce traction directement en haut, il développe ce prolapsus et l'excise *très-exactement*, en commençant du côté de l'angle externe de la plaie. Cette excision doit être faite aussi près que possible de l'angle de la plaie. Aussitôt après le premier coup de ciseaux donné, le chirurgien, attirant très-légèrement l'iris en haut, exécute l'excision de toute l'iris prolabée, par petits coups de ciseaux, aussi près que possible de la lèvre postérieure de l'incision sclérienne, jusqu'à ce qu'il arrive à l'angle interne. Là, il déprime, autant que possible, au moyen de l'une des branches des ciseaux, la lèvre postérieure de l'incision sclérienne et achève l'excision, exactement au niveau de l'angle interne de la plaie.

3e *Temps.* — Le chirurgien dépose la pince à iridectomie et reprend, des mains de l'aide, la pince à fixer, qu'il ne devra plus quitter jusqu'à la terminaison de l'opération; la curette en caoutchouc remplace les ciseaux dans sa main droite. A l'aide de la convexité de la curette, il exerce sur la cornée, au niveau de chacun des angles de la plaie, quelques douces frictions, de la périphérie vers le centre, de façon à dégager la portion d'iris restée enclavée dans les angles du canal de la plaie, afin de faire reprendre aux deux angles du sphincter de l'iris, résultant de l'excision de ce diaphragme, leur position normale, de sorte que la pupille présente alors, aussi exactement que possible, la forme d'une entrée de serrure renversée (Arlt).

4e *Temps.* — Le chirurgien échange la curette contre le kystitome et l'introduit, la flamme tournée sur le plat, dans la chambre antérieure. Arrivé à la partie inférieure de l'espace pupillaire, il tourne très-légèrement la pointe de la flamme en arrière, de façon à l'appliquer sur la cristalloïde, le plus en dedans qu'il lui est possible, en la tenant très-obliquement; puis, par un léger mouvement de traction de bas en haut, il fait, à la cristalloïde, une déchirure qui devra suivre, aussi exactement que possible, le côté interne de la pupille, jusqu'au bord équatorial supérieur du cristallin. Reportant alors le kystitome dans sa position première, vers la partie inférieure de la pupille, il cherche à faire à la capsule une seconde déchirure transversale, dans le sens perpendiculaire à celui de la première, de façon à en atteindre le bord opposé. Arrivé dans ce point, il fait une troisième déchirure qui devra suivre, aussi exactement que possible, le bord externe de la pupille jusqu'au bord équatorial supérieur du cristallin.

Dans ce point, le kystitome est porté vers l'angle interne de la plaie et le chirurgien cherche à faire, au bord équatorial du cristallin, une quatrième déchirure à la cristalloïde. Celle-ci devra, aussi exactement que possible, suivre le contour de cet équateur. Ces quatre mouvements doivent, au point de vue théorique, avoir pour résultat de détacher et d'amener vers l'angle externe de la plaie un large lambeau de cristalloïde.

5e *Temps.* — Tenant toujours la pince à fixer de la main gauche, le chirurgien exagère autant que possible, mais sans exercer, cependant, une trop forte traction sur la conjonctive, la direction du globe en bas. Il saisit alors, de la main droite et comme une plume à écrire, la curette de caoutchouc et applique la convexité du col de celle-ci sur la sclérotique, au bord de la cornée, au-dessus du point d'application de la pince. Par de douces pressions en ce point, le chirurgien essaie alors de mobiliser légèrement le cristallin vers la plaie, jusqu'à ce qu'il voie les lèvres de celle-ci s'entr'ouvrir au devant du bord équatorial de la lentille.

Aussitôt, le chirurgien cesse la pression et y substitue de douces frictions, avec la convexité de la curette elle-même, de façon à faire cheminer le cristallin, de bas en haut, à travers le canal de la plaie. Aussitôt le cristallin dégagé hors de la plaie, l'opération est terminée en elle-même. Le chirurgien cesse la fixation et retire le blépharostat.

Comme l'opération, par suite du passage de la section à travers les vaisseaux de l'angle de l'iris, ainsi que par suite de la présence du lambeau conjonctival, donne lieu à un léger écoulement sanguin, il faut, d'abord, faire en sorte d'arrêter celui-ci. Pour cela, le mieux est d'appliquer sur le globe oculaire, et par-dessus la paupière supérieure, une petite éponge imbibée d'eau froide; aussitôt l'hémostase obtenue, c'est-à-dire au bout de deux ou trois minutes, le chirurgien relève, à l'aide du pouce de la main gauche, la paupiere supérieure, pendant qu'il conseille au malade de regarder aussi en bas que possible.

Il exerce alors, à l'aide de l'index de la main droite, à travers la paupière inférieure, quelques douces frictions, de bas en haut, sur le globe oculaire. Ces frictions, dirigées du niveau du bord inférieur de la cornée vers le cana de la plaie, doivent avoir pour résultat d'expulser les débris corticaux qui peuvent subsister dans la chambre antérieure.

Ceux-ci se détachent d'abord de la cristalloïde et, cheminant à travers le champ pupillaire, ils ne tardent pas à sortir par la plaie. Après avoir exécuté ces manœuvres, on doit avoir le soin de débarrasser très-exactement, avec l'extrémité des mors d'une pince courbe à extrémités mousses, toute la plaie des caillots sanguins, des débris de substance corticale, etc., qui peuvent y être adhérents. Il est également indispensable, à l'aide de la convexité de cette même pince, tenue fermée, de chercher, le plus soigneusement possible, à mettre le lambeau conjonctival au contact avec la sclérotique dénudée, en veillant soigneusement à ce que les angles n'en soient pas enroulés sur eux-mêmes.

Ces petites manœuvres supplémentaires accomplies, il ne reste plus qu'à appliquer le pansement. Celui-ci consiste en un bandage de charpie et flanelle, identique à celui que nous avons décrit à propos de l'iridectomie (voy. p. 402).

Nous allons maintenant revenir sur chacun des temps de cette opération, afin de signaler les accidents qui peuvent survenir pendant chacun d'eux et afin d'indiquer les moyens propres à les éviter :

1er *Temps.* — Plusieurs accidents graves ou gênants peuvent survenir pendant le premier temps.

a. L'accident le plus redoutable est certainement celui qui consiste à donner à l'incision des dimensions insuffisantes. Le cristallin, chez l'adulte, comme nous l'avons vu à propos de l'anatomie, mesure d'ordinaire de 8^{mm},5 à 10 millimètres de diamètre, c'est-à-dire en moyenne de 9 millimètres à 9^{mm},5.

En conséquence, pour qu'un cristallin de cette dimension, en admettant qu'il s'agisse d'une cataracte dure ou demi-dure, pourvue de peu de substance corticale molle, puisse sortir en entier par l'incision périphérique et sans donner lieu à aucune contusion des lèvres de la plaie, il faudra que cette incision mesure au moins 11 à 12 millimètres. Il faut bien compter, en effet, que l'entre-bâillement des lèvres de la plaie, nécessaire au passage d'un cristallin mesurant en moyenne 3 millimètres de diamètre antéro-postérieur, fera perdre à l'incision au moins un millimètre de sa longueur.

Ensuite, remarquons bien que ce n'est pas sur les dimensions de la lèvre externe de l'incision qu'il faut raisonner et calculer les dimensions de la plaie, mais bien sur l'étendue de la lèvre interne de cette incision car, en raison de l'obliquité de la section, par rapport à la face externe de la cornée, la lèvre interne de l'incision mesure environ 1^{mm},5 de large en moins que la lèvre externe de cette incision. Par la façon de faire la ponction à la chambre antérieure, on peut sensiblement gagner 0^{mm},5, et c'est la seule raison pour laquelle de Græfe a recommandé cette manière d'agir.

Si, au lieu de faire la ponction en dirigeant la pointe du couteau, d'abord vers le centre de la cornée, pour la relever ensuite, on la faisait par simple transfixion, en visant directement le point de la sclérotique où on veut faire la contre-ponction, la lèvre interne de l'incision perdrait environ 0^{mm},5 de longueur. On le voit donc : pour donner à la lèvre interne de l'incision une longueur de 11 millimètres d'étendue, il faut que la lèvre externe de cette incision mesure de 12 millimètres à 12^{mm},5.

On obtiendra, de la sorte, une plaie par laquelle les plus gros cristallins pourront passer, sans heurter ni contusionner les lèvres de la plaie, qui porte sur la région du globe la plus éminemment sensible à tout traumatisme.

Nous avons dit qu'il existe constamment un rapport exact entre le diamètre du cristallin et celui de la cornée. Or, ce rapport est parfaitement représenté par la courbe que nous avons décrite comme étant l'étendue normale à donner à l'incision. Ce rapport est exactement mesuré par une ligne courbe, suivant la direction d'un méridien de la sphère oculaire, comprise entre les deux tangentes au diamètre transverse de la cornée et passant au sommet de celle-ci, à 1 millimètre de son bord supérieur. Toutes les fois donc que l'incision ne sera pas exactement comprise dans les limites susdites, il conviendra de l'élargir vers l'un des deux angles, à l'aide des ciseaux dont on introduira l'une des branches dans la chambre antérieure. Il est, cependant, quelques exceptions à ce principe. Si, par exemple, on s'est assuré, par l'éclairage oblique, que le cristallin n'est pas complétement sclérosé, qu'il renferme un noyau entouré de masses corticales molles plus ou moins abondantes, ou, si on aime mieux, lorsque l'on sera certain d'avoir affaire à une cataracte demi-molle ou demi-dure, on pourra réduire légèrement les dimensions de l'incision. Cependant, il ne faut pas perdre de vue qu'il est toujours de beaucoup préférable d'avoir une incision plutôt trop grande que trop petite, ne fût-ce que d'un demi ou d'un quart de millimètre.

Nous ne parlons naturellement pas ici des cataractes pour ainsi dire complétement molles, qui se montrent avant l'âge de quarante ans et qui, à cause de leur noyau peu volumineux, seront facilement extraites à travers une plaie même très-petite.

b. Au moment où la ponction et la contre-ponction sont terminées, il n'est pas rare de voir l'humeur aqueuse s'infiltrer sous la conjonctive qui n'est pas encore sectionnée et soulever celle-ci, sous forme d'une vésicule plus ou moins volumineuse et transparente. Il faut, alors, rapidement pousser le couteau en avant, de façon à perforer cette vésicule conjonctivale et à la diviser par un premier mouvement de scie, afin de permettre au liquide épanché de s'écouler immédiatement, après quoi on termine l'opération comme si de rien n'était.

c. — Il peut arriver aussi, qu'une fois la ponction et la contre-ponction terminées, le chirurgien s'aperçoive que l'instrument a été introduit le tranchant en bas. On doit alors retirer le couteau et le remplacer par un petit bistouri boutonné de Desmarre père, à l'aide duquel on terminera la section, comme avec le couteau ordinaire.

d. — Il se peut, qu'une fois la ponction faite, le couteau subisse un mouvement de retrait, ce qui permet à une partie de l'humeur aqueuse de s'écouler et provoque l'effacement partiel de la chambre antérieure. De là résulte, qu'au moment où le couteau est dirigé transversalement, pour aller exécuter la contre-ponction, il rencontre l'iris qui se renverse par-dessus et vient le masquer en partie. Il faut alors agir, ou bien comme si cet accident ne s'était pas produit, quitte à faire, avec le couteau, une iridectomie partielle, ou bien, confiant la pince à l'aide, le chirurgien cherchera, au moyen d'une douce pression faite, de bas en haut, par l'index de la main gauche, à refouler l'iris en arrière et à la faire repasser derrière le couteau.

Du reste, il est rare que, même dans ce cas, l'iris reste intacte et qu'une partie, plus ou moins étendue de ce diaphragme, ne soit excisée.

e. — Enfin, un dernier accident résulte de ce que la direction du canal de la plaie est trop déclive en arrière, et que la plaie elle-même passe, par conséquent, en grande partie, à travers le plexus veineux de l'angle de l'iris. De là résulte une hémorrhagie qui peut être fort gênante, pour terminer l'opération. On doit, alors, interrompre celle-ci pendant quelques minutes et appliquer par-dessus la paupière supérieure, une éponge fine, imbibée d'eau froide, sur le globe. Cette simple manœuvre arrête presque toujours l'hémorrhagie et, dès que celle-ci aura cessé, on reprendra l'opération, en ayant soin d'expulser, au préalable, le sang épanché dans la chambre antérieure.

2e *Temps.* — *a.* — Un accident, fort gênant, mais, cependant, sans gravité, est l'absence de prolapsus de l'iris, une fois la section terminée. En général, après l'achèvement de l'incision, l'iris vient immédiatement faire largement procidence. Le sommet du prolapsus doit correspondre, à peu près exactement, au point culminant de la courbe de l'incision.

Cette procidence résulte, d'une part, de la position périphérique de la plaie et, d'autre part, de la rupture brusque de l'équilibre entre la tension intra-oculaire et la pression extra-oculaire, due aux muscles droits et obliques. Dès que la continuité de la coque oculaire est rompue, la résistance se trouvant anéantie, les deux agents se combinent pour provoquer l'expulsion, vers l'extérieur, des parties contenues dans la coque oculaire. De la sorte, le cristallin se rapproche de la face postérieure de la cornée et l'iris tend à s'échapper au dehors, à travers le canal de la plaie. Ajoutons à cela, que la douleur, causée par l'opération, sollicite le malade à des contractions de ses muscles droits, qui tendent encore à exagérer la propulsion des parties contenues dans le globe oculaire vers l'extérieur. Les choses se passent ainsi d'ordinaire ; mais, il peut arriver, qu'il ne se fasse aucune procidence de l'iris. On est, alors, dans la nécessité d'exagérer artificiellement la pression extra-oculaire, en exerçant, avec la pince à iris fermée, une légère pression sur le milieu de la lèvre postérieure de l'incision. Ceci suffit, en général, pour déterminer la procidence désirée. Parfois, cependant, cette simple pression, avec la pince, peut rester sans effet. L'opérateur doit alors introduire, dans le canal de la plaie, la pince à iris, tenue fermée et, lorsque l'extrémité des mors de celle-ci est arrivée au niveau du sphincter iridien, il doit l'entr'ouvrir légèrement, saisir le bord pupillaire, l'attirer au dehors, puis faire l'excision de l'iris, comme de coutume. C'est là une manœuvre un peu délicate, car on est exposé, en effet, ou bien à déchirer trop tôt la cristalloïde, avec les dents de la pince, ou encore, par une traction immodérée, à provoquer un décollement de l'iris, soit dans un point voisin, soit dans un point éloigné de la partie saisie. C'est surtout alors qu'il faut que l'aide tienne la pince à fixer avec un soin méticuleux, car un mouvement intempestif du malade, pourrait être cause de ce décollement de l'iris, malgré tout le soin qu'aurait mis l'opérateur à l'éviter.

b. — Un autre accident à redouter est l'enclavement partiel de l'iris, dans les angles de la plaie. Cet accident donnerait ultérieurement lieu au développement de petits staphylômes iridiens, qui auraient de nombreux inconvénients et pourraient devenir la cause du développement, au moment le plus inattendu, des accidents consécutifs à l'enclavement et au tiraillement de l'iris. Pour éviter ces enclavements de l'iris, il suffit, d'ordinaire, lorsqu'on saisit le prolapsus iridien avec la pince, de n'exercer *aucune traction* sur l'iris et de se contenter de développer la procidence. On procède alors à l'excision, par un premier coup de ciseaux, au niveau de l'angle externe de la plaie, et dans le sens d'un rayon de la cornée, puis le prolapsus est excisé par un ou deux coups de ciseaux donnés à plat, le long de l'incision et on termine par un dernier coup de ciseaux, au niveau de l'angle interne de la plaie, également dans le sens d'un rayon de la cornée.

c. — Il peut arriver que, par suite d'une fausse manœuvre des ciseaux, la pointe de l'un des mors soit introduite dans la chambre antérieure, pendant l'excision iridienne. On s'expose ainsi à voir cette pointe rencontrer la zonule de Zinn, qui, à cause de la position périphérique de l'incision et par suite de la propulsion du cristallin en avant, se trouve maintenant immédiatement en arrière de la lèvre interne de l'incision, du côté de la sclérotique. La zonule, si délicate, ainsi rencontrée par la pointe des ciseaux, est aussitôt déchirée et cette fausse manœuvre a fatalement pour conséquence, la procidence du corps vitré. Le seul moyen d'éviter cet accident, est de tenir les ciseaux *bien à plat* et, lors de l'excision dans les angles, d'éviter d'introduire les ciseaux dans le canal de la plaie. Lorsque, pourtant, l'accident dont nous parlons se produit, il faut aussitôt retirer le blépharostat et attendre quelques minutes avant de continuer l'opération.

3e *Temps.* — Ce temps tout entier, n'étant destiné qu'à éviter l'enclavement de l'iris dans les angles de la plaie, on n'a à redouter que de voir les manœuvres de friction rester sans efficacité. On peut alors, avec le bec de la curette, ou au moyen d'un stylet mousse, introduit dans le canal de la plaie, chercher à dégager le bord pupillaire. Puis, recommençant les frictions avec le dos de la curette, on fait reprendre aux angles incisés du sphincter, leur place normale.

4e *Temps.* — *a.* — La kystitomie est, incontestablement le temps le plus délicat de l'opération. C'est de la façon dont en auront été exécutés les différents actes, que dépendra, en grande partie, la sortie plus ou moins facile du cristallin et la netteté ultérieure de la pupille. Il ne faut pas se figurer, en effet, que, par les quatre incisions que nous avons recommandées, on parvienne à circonscrire une sorte de lambeau quadrangulaire de la capsule. Il n'en est rien. La première incision produit bien, à la vérité, une fente à peu près rectiligne; mais les deux bords de cette incision ne restent pas accolés. En vertu de l'élasticité de la cristalloïde, ils s'écartent, au contraire, l'un de l'autre, de telle sorte que chacune des lèvres de l'incision présente une direction courbe, dont les deux concavités se regardent. La seconde incision transforme cette fente elliptique en une perte de substance triangulaire, par suite de l'enroulement du lambeau central de la cristalloïde sur lui-même, en vertu de cette même élasticité. La troisième incision transforme la déchirure triangulaire en une autre quadrangulaire et le lambeau de la cristalloïde s'enroule, vers la partie supérieure du champ de la pupille, légèrement agrandie. Si on le laissait là, ce lambeau, enroulé sur lui-même, formerait une sorte de bourrelet, qui pourrait gêner la sortie du cristallin ou s'enclaver, ultérieurement, entre les lèvres de la plaie, pendant la cicatrisation. Aussi, la quatrième incision est-elle destinée à refouler, vers l'angle externe de la pupille, ce bourrelet cristalloïdien, de façon à laisser à découvert et libre, le bord équatorial supérieur du cristallin. Ces différentes manœuvres sont facilitées par ce fait que le kystitome, bien construit, ne doit pas être tranchant. Il ne doit présenter qu'une pointe parfaitement acérée, pénétrant franchement au canepin. Quant au bord de la flamme de l'instrument, il doit être mousse, de façon qu'une fois la pointe de l'instrument pénétrée à travers la cristalloïde, la portion mousse de la flamme, enchâssée dans la capsule, la *déchire* et ne l'*incise* pas, à proprement parler.

Mais, ces quatre incisions, assez compliquées, sont souvent fort difficiles à exécuter dans les cas de cataracte dure ou de cataracte incomplète. Dans le premier cas, si la flamme du kystitome est trop longue, ou si l'on n'a pas le soin d'appliquer celle-ci *très à plat*, dès que la pointe aura pénétré au-delà de la capsule, cette flamme s'enchâssera dans les parties périphériques du cristallin sclérosé, et toute tentative d'incision de la capsule déterminera une luxation plus ou moins prononcée de la lentille. Dans le second cas, les masses corticales périphériques, non encore opacifiées, ont généralement une consistance glutineuse et sont plus ou moins adhérentes aux cellules intracapsulaires. De là résulte qu'après les incisions, le lambeau capsulaire s'enroulant difficilement, la sortie du cristallin sera gênée et, de plus, il restera infailliblement, dans l'œil, des masses corticales qu'il sera d'autant plus difficile d'extraire, que, non encore opaques, elles échapperont aux regards de l'opérateur. D'autre part, elles ne tarderont pas à devenir opaques, et deviendront, infailliblement, le point de départ d'une cataracte secondaire ou d'accidents inflammatoires, sur lesquels nous reviendrons plus loin.

La luxation du cristallin, dont nous venons de parler, est un accident fort redoutable, car il peut facilement avoir de funestes conséquences. En effet, si la luxation se fait vers la partie supérieure, l'équateur du cristallin dépasse la lèvre sclérienne de l'incision et peut venir plus ou moins en contact avec la région du corps ciliaire, accident funeste auquel, selon nous, doivent être rapportés la majeure partie des insuccès et sur lequel nous reviendrons bientôt. Si, au contraire, la luxation se fait en bas, la zonule vient faire hernie au-dessus de l'équateur du cristallin, entre les lèvres de la plaie, et il suffit alors, puisque c'est elle qui en supporte tout l'effort, de la plus légère contraction des muscles droits pour la rompre. Cette rupture entraîne la procidence du corps vitré, à la suite de laquelle le cristallin fuit vers les parties inférieures du globe. Dans ces conditions, la sortie de la lentille peut devenir fort difficile ; il peut même arriver qu'on ne parvienne à l'extraire qu'au moyen du crochet de de Græfe, dont nous parlerons tout à l'heure, à propos du 5e temps de l'opération.

b. Au moment où on retire le kystitome, il peut se faire, surtout si la lentille a été quelque peu luxée en bas pendant la kystitomie, ainsi que lorsque la plaie a de la tendance à s'entre-bâiller, que la zonule se trouve près de la lèvre interne de la plaie et, par conséquent, sur le chemin du kystitome, lorsqu'on voudra le retirer de la chambre antérieure. On doit donc éviter que la pointe de l'instrument regarde vers la cavité oculaire et qu'elle ne rencontre la zonule dont la déchirure, nous le répétons, serait irrémédiablement suivie de la procidence du corps vitré. Pour éviter ce fâcheux accident, il faut avoir le soin, dès que la quatrième incision de la cristalloïde est faite, de tourner la pointe du kystitome en avant et de le sortir de l'œil en rasant la face postérieure de la cornée.

5e *Temps*. — Le cinquième temps de l'opération d'extraction est incontestablement, au point de vue du but qu'on se propose, le point le plus important. D'abord, dans son premier mémoire, de Græfe avait conseillé, pour provoquer l'expulsion de la lentille, de faire, sur la lèvre postérieure de l'incision, au moyen d'une curette d'argent ayant à peu près les dimensions et la forme de la curette en caoutchouc actuelle, une série de frictions dirigées de l'angle externe vers l'angle interne de la plaie et réciproquement, de façon à exercer, sur l'ensemble du corps vitré, une pression qui, en vertu du principe de l'égalité de transmission de la pression en tous sens dans les liquides, se transmettait à la partie inférieure du corps vitré et, de là, sur le bord inférieur du cristallin.

Mais il reconnut bientôt que, dans bon nombre de cas, ces manœuvres n'étaient pas suffisantes, et il conseilla de recourir, dans ce cas, à l'emploi d'un crochet tracteur, qu'on introduisait derrière le cristallin, et dont le bec était enchâssé dans la face postérieure de la lentille. Une simple traction de bas en haut devait suffire, alors, pour sortir le cristallin hors de l'œil.

Cette manœuvre et l'emploi du crochet furent cause, en majeure partie, de la répugnance qu'inspira, au début, le procédé de de Græfe à un grand nombre d'ophthalmologistes. Aussi, dans un second mémoire sur cette opération, de Græfe proposa immédiatement de remplacer cette manœuvre de *glissement* (*Schlittenmanöver*) par ce qu'il appela la manœuvre d'*expulsion* (*Surtzmanöver*). C'est elle que nous avons décrite, comme cinquième temps de l'opération.

La pression à exercer sur le bord inférieur de la cornée, au-dessus du point d'application de la pince sur la conjonctive, doit être modérée. Elle est destinée à déplacer le cristallin directement de bas en haut et à engager son équateur entre les lèvres de la plaie. Mais, par suite de la position périphérique de la plaie, c'est la zonule de Zinn qui supporte tout l'effort de la pression exercée sur le globe. Aussi, la procidence du corps vitré, avant l'engagement du bord équatorial du cristallin dans le canal de la plaie, est-il l'accident le plus à redouter de ce cinquième temps. Pour l'éviter, il faut que la pression de la curette soit très-modérée et, surtout, qu'elle s'exerce bien exactement au-dessous du bord inférieur du cristallin. Si, néanmoins, le corps vitré venait à s'échapper, il faudrait extraire le cristallin au moyen de la curette ou du crochet tracteur. Mais on ne saurait trop redouter ces introductions d'instruments dans l'œil. Elles peuvent avoir les plus fâcheuses conséquences, entre autres celle de provoquer des proliférations cellulaires qui amènent, alors, le développement d'opacités et, parfois même, la formation de pus dans le corps vitré.

Un autre accident à craindre, surtout lorsqu'il s'agit d'une cataracte demi-molle, c'est de voir la pression de la curette expulser d'abord la substance corticale. Le noyau reste alors, pour ainsi dire seul, et il est parfois fort difficile de le faire sortir. Dans l'opération normale, il faut que le noyau se déplace d'abord par glissement, sur la substance corticale. Puis la substance corticale est expulsée par de douces frictions, soit avec la curette, soit avec l'indicateur de la main droite.

Nous l'avons dit, à partir du moment où de Græfe avait modifié la manœuvre d'expulsion dans son procédé, cette modification avait eu pour résultat de le faire adopter par un grand nombre de praticiens, réfractaires jusque-là.

Cependant on reconnut bientôt qu'à cette méthode était attaché un autre inconvénient, celui de la situation périphérique de la plaie, qui favorisait la procidence du corps vitré. Aussi, tous les opérateurs reconnurent-ils la nécessité de donner à la section une situation moins périphérique. On fit d'abord l'incision, toujours dans la sclérotique par ses deux extrémités, mais tangente au bord supérieur de la cornée (Artl) ; puis même, abaissant encore la hauteur du lambeau, la plaie devint rectiligne (Critchett).

Bientôt on reprocha à l'opération de de Græfe la nécessité de l'iridectomie. Déjà, peu de temps après l'apparition du mémoire de de Græfe, on avait proposé de faire l'extraction de la cataracte, sans iridectomie, au moyen d'une incision transversale, presque rectiligne, partant de la sclérotique pour traverser toute la cornée, un peu au-dessus de son diamètre transverse (Küchler).

Puis vint un autre procédé, également destiné à éviter la position excentrique de la plaie et l'iridectomie, procédé dans lequel, pour pouvoir faire sortir le cristallin, il fallait gagner en hauteur ce qu'on perdait en longueur, en ne prenant, pour extrémités de l'incision, que les bords de la cornée, aux deux extrémités d'un même diamètre. On taillait ainsi un petit lambeau curviligne, dont le sommet se trouvait à distance égale, à peu près, du diamètre transverse de la cornée et de son bord supérieur (Lebrun). Ce procédé reçut le nom de procédé *à petit lambeau médian*, par opposition au procédé de Daviel ou de Jæger, auquel était réservé le nom de procédé *à grand lambeau* (Warlomont).

Vint ensuite une autre modification, dans laquelle on taillait un lambeau à peu de chose près identique à celui de Lebrun, mais où, au contraire, le lambeau était taillé à la partie inférieure de la cornée. Ici également, l'iridectomie était supprimée (Liebreich).

En dernier lieu, on proposa de tailler, à la périphérie de la cornée, un petit lambeau qui ne se distinguait du lambeau de Jæger que par des dimensions un peu réduites. Ici, pas d'iridectomie non plus. Le procédé était désigné sous le nom de procédé *à petit lambeau périphérique*, pour le distinguer de celui à *petit lambeau médian* (de Wecker).

Mais tous ces procédés ont deux défauts communs et capitaux : 1° la facilité avec laquelle se produisent les enclavements de l'iris ou les synéchies antérieures et 2° l'absence de l'iridectomie. Les inconvénients de l'enclavement de l'iris et des synéchies antérieures sont connus de tout le monde. Nous avons appelé à plusieurs reprises, et notamment à propos du glaucôme consécutif (voy. p. 538), l'attention sur eux. Il est donc inutile d'y revenir. Quant à l'iridectomie, il est bien démontré aujourd'hui, pour tout esprit dépourvu de parti pris que, si elle constitue une *mutilation*, au point de vue opératoire esthétique, elle n'a aucun inconvénient au point de vue *optique*, et qu'en outre elle donne une grande sécurité pour opérer la sortie de la lentille et pour faciliter l'expulsion des débris du cristallin, qui, sans cela, resteraient dans l'œil. Aujourd'hui donc, on doit considérer l'iridectomie, en tant qu'adjuvant de l'opération de la cataracte, comme indispensable. Cette utilité de l'iridectomie a même déjà été entrevue, il y a longtemps, car, pour faciliter la sortie de la cataracte et l'expulsion des débris, on avait proposé, une fois le lambeau taillé et avant de faire la kystitomie, d'inciser simplement l'iris (Courserant père).

Jusqu'ici je n'ai pas parlé du procédé de Weber (de Darmstadt). Celui-ci ne se distingue de celui de de Græfe que par deux points de détail : 1° La façon de faire l'incision qui occupe exactement la situation que celle que de Græfe, dans les derniers temps de sa carrière, avait donnée à la sienne, d'après les conseils de de Arlt, c'est-à-dire, qu'elle est tangente au bord supérieur de la cornée et a ses deux extrémités dans la sclérotique. L'incision ne diffère donc pas comme situation ni comme genre; comme dans le procédé de de Græfe, elle est scléro-kératique et linéaire, mais, et c'est là la seule différence, elle s'exécute au moyen d'un instrument spécial, large couteau lancéolaire, concave sur le plat. L'incision est ainsi *plus facile*, et voilà tout.

2° La seconde différence consiste dans la façon de faire sortir le cristallin. Ici, on se sert d'une large curette en écaille, de la forme d'une pelle, mesurant de 7 à 8 millimètres de largeur à bord antérieur droit et à fond plat. Après avoir fait la kystitomie, cette curette est appliquée sur la lèvre postérieure de l'incision, et celle-ci déprimée par une douce pression. Cette pression se transmet dans tous les sens au corps vitré, et le cristallin, *devant lequel le canal de la plaie est rendu béant*, est évacué avec la plus grande facilité.

Malgré ces avantages, le procédé de Weber ne s'est pas fait de nombreux partisans, surtout à cause de son couteau spécial, très-difficile à construire et à affiler, et aussi parce que, dans ces derniers temps, on a démontré qu'il suffisait d'un très-large couteau lancéolaire pour faire l'incision de Weber et que son instrument était inutile (Hirschberg).

Pour moi, deux points seulement me semblent dignes d'attention dans l'opération de la cataracte : 1° la position et la forme de l'incision, 2° le mode d'expulsion du cristallin,

Voyons d'abord le premier point.

Une fois l'incision cornéenne faite, l'humeur aqueuse s'écoulant, tout le système cristallinien, poussé en avant, n'est plus séparé de la cornée que par l'iris. Pour expulser le cristallin hors de l'œil, on devra donc, suivant la position donnée à l'incision, faire exécuter au cristallin *un mouvement de*

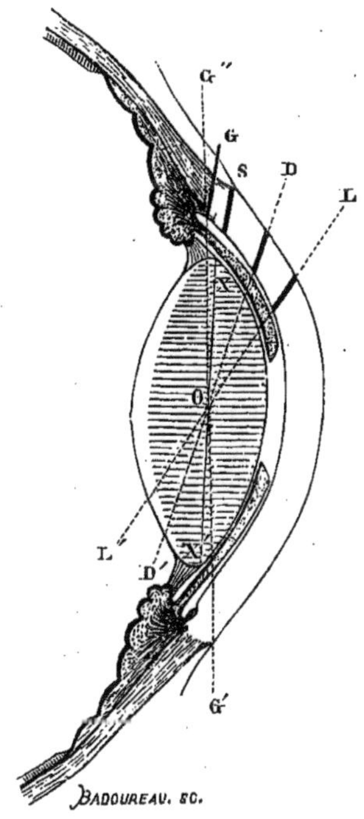

Fig. 99. — Coupe théorique du segment antérieur de l'œil, destinée à montrer l'emplacement de la section de la cornée dans les différents procédés d'extraction du cristallin.

G, section suivant de Græfe. — S, section suivant Jacobson, de Wecker et l'auteur. — D, section suivant Daviel, Beer et Jæger père. — L, section suivant Lebrun et Liebreich.

bascule variable, pour que son plan équatorial, dans lequel est situé l'axe XX' (fig. 99), vienne coïncider avec le plan de la section. Ainsi cet axe XX', dans le procédé de Lebrun ou de Liebreich, devra prendre la direction LL'. Dans celui de Daviel, la direction de l'axe XX' devra être DD'. Dans le procédé de Weber ou de de Græfe, ce même axe XX' doit venir coïncider avec la ligne GG'. Donc, dans les deux premiers cas, mouvement de bascule *en avant ;* dans le second, mouvement de bascule *en arrière*. Une section qui remplirait les conditions les plus favorables, à la sortie facile du cristallin, serait donc celle qui, *une fois l'iridectomie faite, se trouverait sur le prolongement du plan équatorial de la lentille.* Cette position est celle qui est représentée, sur la figure 99, par la ligne au gros trait S. Dans une section semblable, le cristallin serait donc éliminé *parallèlement à lui-même,* ou, si l'on préfère, dans le plan même de son équateur. CETTE SECTION SERA CELLE QUI COÏNCIDERA EXACTEMENT AVEC LA RÉUNION DE LA SCLÉROTIQUE ET DE LA CORNÉE.

Voyons maintenant le second point.

Nous avons vu, tout à l'heure, qu'il arrive souvent, pendant la kystitomie, surtout dans les cas de cataracte dure, dépourvue de substance corticale ou seulement entourée d'une très-mince couche de cette substance, que la flamme du kystitôme, trop longue, ou appliquée trop normalement à la surface de la lentille, s'implante dans le cristallin même. En cherchant à déchirer la cristalloïde, il se produit une luxation plus ou moins prononcée du cristallin, qui en porte le bord équatorial en haut et en arrière. Si alors, on veut faire sortir le cristallin par la simple manœuvre d'expulsion (Schlittenmanöver), la pression exercée, à la partie inférieure de la cornée, *exagère* cette luxation du cristallin et en porte le bord équatorial supérieur entre la zonule de Zinn et le corps ciliaire. Il faut alors, pour expulser le cristallin, exagérer la pression avec la curette, de façon à faire dégager son bord équatorial et déterminer l'engagement de celui-ci dans le canal de la plaie. Pour cela, il faut que le bord équatorial du cristallin frôle, et qu'on me passe l'expression, *qu'il racle* le corps ciliaire, d'une façon plus ou moins violente, ce qui détermine une contusion de degré variable, de cette région éminemment sensible. Une observation rigoureuse m'a démontré depuis longtemps, la vérité de ce qui précède, et j'ai déjà consigné ces observations autre part, il y a maintenant plus de six ans (mars 1873).

Or, le moyen sûr, infaillible même, d'éviter cette contusion du corps ciliaire, c'est d'employer, pour l'expulsion du cristallin, la manœuvre de Weber. En déprimant la lèvre postérieure de l'incision, au moyen de la curette d'écaille, recommandée par cet habile chirurgien, de façon à refouler très-légèrement et à écarter du champ de l'opération, le corps ciliaire, on ouvre au cristallin une large voie de sortie, de façon que quelques légères pressions suffisent toujours pour en provoquer l'expulsion.

Bien que j'aie dit que l'iridectomie, considérée, par certains chirurgiens, comme une mutilation inutile ou comme une complication du mode opératoire, ne présente non-seulement pas d'inconvénients, mais offre, au contraire, de si sérieux avantages qu'il me semble difficile d'admettre que dorénavant elle soit abandonnée, l'impartialité me fait, cependant, un devoir de reconnaître que les dimensions qu'on lui donne, en général, sont souvent trop considérables.

Nous avons dit que, suivant nous, l'iridectomie était indispensable, d'abord pour favoriser la sortie du cristallin, et surtout pour permettre une expulsion complète et rigoureuse des masses corticales, une fois le cristallin éliminé ; toute perte de substance iridienne qui permettra d'atteindre ces deux buts pourra, par conséquent, être considérée comme suffisante. Or, remarquons bien qu'à l'époque ou de Græfe conseillait l'excision très-exacte de l'iris, surtout au niveau des angles de la plaie, il n'avait pas entre les mains des moyens myotiques aussi puissants que ceux que nous fournissent aujourd'hui la pilocarpine, et surtout l'ésérine. En effet, et le mérite de l'avoir démontré revient tout entier à de Wecker, si on a le soin, avant comme après l'opération de la cataracte, de faire des instillations répétées d'ésérine et de n'appliquer un pansement définitif que lorsqu'on aura vu l'iris ne pas présenter la moindre trace d'enclavement dans la plaie, on pourra réduire sans danger et de beaucoup, les dimensions de l'iridectomie.

Pour toutes les raisons qu'on vient de lire, nous avons emprunté à différents procédés, ce que chacun d'eux a de bon, pour arriver à établir une méthode d'extraction à laquelle, à cause de cela, nous voudrions donner le nom de *méthode éclectique*. C'est cette méthode d'opérer que nous allons décrire maintenant.

Instruments. — Les instruments nécessaires pour l'opération par le procédé éclectique, sont :

1° Un blépharostat à appliquer par-dessus le nez, modèle du docteur Armaignac, de Bordeaux (Mathieu).

2° Une pince à fixer à verrou, de Weber (de Darmstadt).

3° Un petit couteau à cataracte de forme spéciale (fig. 100) (Lüer).

4° Une pince à iridectomie droite ordinaire (Mariaud).

5° Une paire de ciseaux-pinces fins, coudés, à extrémités mousses, de Dowell (Collin).

6° Une curette en caoutchouc, munie à l'autre extrémité de son manche, d'un kystitome de de Græfe, *recuit*, de façon à en modifier la courbure à volonté (Lüer).

7° Un petit stylet d'écaille, mousse et flexible (Mathieu).

8° Une grande curette en écaille de Weber (Lüer ou Mariaud).

9° Une pince à nettoyer de notre modèle (Mariaud).

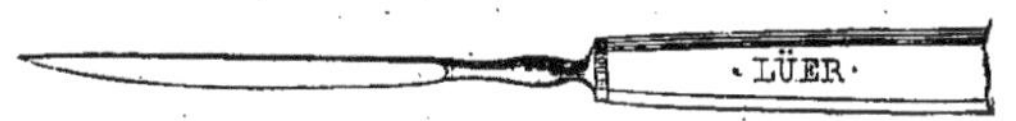

Fig. 100. — Couteau à cataracte de l'auteur.

Opération. — Le malade étant couché sur un lit, le chirurgien et son aide prennent place sur le lit et au voisinage de celui-ci, comme pour l'opération par la méthode de de Græfe ; la veille de l'opération, on aura, au préalable, fait, le soir, une ou deux instillations d'une solution de sulfate neutre d'ésérine à 1/100.

1er *Temps.* — Le chirurgien place le blépharostat par-dessus le nez du malade, puis il s'arme du couteau et de la pince à fixer. Cela fait, de la main gauche, il saisit, au moyen de la pince à fixer, un large pli de conjonctive et d'épisclère, dans le sens et sur le prolongement du méridien vertical de la cornée, et le plus près possible du bord de celle-ci. Il porte alors l'œil en aussi forte rotation en bas que possible. Tenant le couteau à cataracte de la main droite comme une plume à écrire, mais le dos des quatrième et cinquième doigts appuyés sur la tempe du malade, du côté de l'œil correspondant, le chirurgien *présente* le couteau au-devant de la cornée et prend des points de repère, tels qu'il n'ait qu'à *transfixer* la cornée suivant son bord sclérotical, *pour obtenir une section qui mesure exactement le tiers de la circonférence de celle-ci.* Lorsque, par la ponction et la contre-ponction, la section a atteint environ les 4/5 de cette circonférence, le chirurgien cesse de pousser le couteau en avant, lui fait même subir un très léger mouvement de retrait et finit la section, en portant légèrement le manche de l'instrument en bas, dans la direction de l'arcade zygomatique. *Grâce à la forme convexe du tranchant* (*Zehender*) *et, à sa situation exactement concordante avec la périphérie de la cornée, la section de la cornée s'exécute aussi doucement que possible; de plus, à cause des instillations d'ésérine et de la façon lente dont se fait la section,* IL NE SE FORME PAS DE PROCIDENCE DE L'IRIS.

Ce temps, on le voit, est en partie emprunté aux procédés de Jacobson et de de Wecker.

2e *Temps.* — Le chirurgien confie la pince à fixer à l'aide et échange cette pince et le couteau, contre la pince à iridectomie, tenue de la main gauche et contre les ciseaux, tenus de la main droite, *la courbure des mors tournée du coté opposé au point sur lequel doit porter la section.* Au moyen de l'extrémité des branches de la pince, tenue fermée, il soulève légèrement le lambeau cornéen, pénètre dans la chambre antérieure et, entr'ouvrant très-légèrement la pince, il saisit l'iris à l'union du grand et du petit cercle, dans le point correspondant au sommet de l'arc de la section cornéenne. Il attire alors l'iris entre les lèvres de la plaie et en excise une partie au moyen de deux coups de ciseaux dirigés, l'un par rapport à l'autre, sous un angle de 30 à 35 degrés, se réunissant, autant que possible, vers le bord ciliaire, mais s'écartant de 2mm,5 à 3 millimètres du côté du bord pupillaire. Pour donner ces deux coups de ciseaux, il faut, pour le premier, que l'angle formé par la réunion des mors et des branches des ciseaux, soit tourné du côté du nez et, pour le second, que cet angle regarde du côté de la tempe. On obtient ainsi une iridectomie de forme sensiblement triangulaire.

3e *Temps.* — Le chirurgien reprend la pince à fixer de la main gauche et, au moyen de la curette de caoutchouc, tenue de la main droite, il fait, à la surface de la cornée, des angles de la plaie vers la région pupillaire, les quelques frictions douces, recommandées par de Græfe. Dès que l'iris et les angles du sphincter ont repris leur place, le chirurgien, au moyen du kystitome fixé à l'autre bout de la curette, incise la capsule comme dans le procédé de de Græfe. On le voit, nous avons entièrement conservé ce temps tel que le faisait de Græfe.

4e *Temps.* — Le chirurgien, continuant à fixer le globe au moyen de la pince, saisit, de la main droite, la curette d'écaille de Weber et en applique le plat sur la lèvre scléroticale de l'incision. Introduisant alors très-légèrement, d'un demi-millimètre environ, le bord libre de cette curette dans le canal de la plaie, il déprime hardiment la lèvre postérieure de celle-ci, de façon à la faire bâiller. Aussitôt, le bord équatorial du cristallin, *qui est exactement situé en arrière de l'incision*, C'EST LA UN POINT FORT IMPORTANT, s'engage dans le canal de la plaie et le chirurgien n'a plus, au moyen de douces pressions sur la lèvre scléroticale de l'incision, qu'à faciliter la sortie du cristallin. Le plus souvent ce dernier, rien que par les contractions des muscles droits, monte de lui-même se placer dans la curette, sur laquelle, grâce à la couleur sombre de celle-ci, il tranche par sa couleur claire. Il est alors facile de l'examiner et de s'assurer qu'il est sorti en entier (Weber).

L'opération est maintenant terminée, en elle-même. Il ne reste plus qu'à nettoyer le champ pupillaire et les lèvres de la plaie, en éloignant de celles-ci les débris corticaux et capsulaires, ainsi que les petits caillots sanguins qui peuvent y être restés. Pour cela, notre pince spéciale a de grands avantages, à cause de sa forme courbe, de ses mors mousses et dépourvus de dents, ainsi qu'à cause d'une série de cannelures obliques que présentent ces mors, sur leur face interne.

Dès que l'opération est terminée, on s'assure que l'iris est bien rentrée et on instille quelques gouttes d'une solution d'ésérine à 1/100. Il ne reste plus qu'à appliquer le bandage de charpie et bande de flanelle de de Græfe, auquel je reste absolument fidèle.

Revenons maintenant, sur chacun des temps de l'opération, mais en quelques mots seulement, pour ne pas étendre ces détails outre mesure, malgré l'importance du sujet.

1er *Temps.* — Il est de première nécessité ici, que le couteau, pendant tout le temps qu'en dure la propulsion, exécute le mouvement d'une façon continue et dans une position exactement parallèle au plan de l'iris. Sans cela il peut arriver :

a. — Si le mouvement de propulsion n'est pas parfaitement régulier, que l'humeur aqueuse s'écoule en partie et que l'iris vienne se placer sur le couteau. De là une section de ce diaphragme qui empêcherait de donner la forme souhaitée à la pupille.

b. — Si le couteau n'est pas tenu parallèlement au plan de l'iris, que la contre-ponction tombe au-delà ou en deçà du limbe cornéen. Dans le premier cas, la section sera en partie trop périphérique et l'iris aura de la tendance à s'enclaver dans l'angle correspondant de la plaie. Dans le second cas, au contraire, la section sera irrégulière et, peut-être, un peu trop petite, de sorte que la sortie du cristallin sera quelque peu gênée. *Une section bien faite doit,* dans notre procédé, *être exactement comprise dans le bord cornéen,* ce qui se reconnaît à ce que la section *ne donne pas lieu au moindre écoulement sanguin.*

2e *Temps.* — L'iridectomie a ici une grande importance ; elle doit être suffisante pour permettre une sortie facile du cristallin et un nettoyage rigoureux du champ pupillaire. Mais elle doit, cependant, avoir des dimensions assez restreintes, pour être *totalement cachée par la paupière supérieure.*

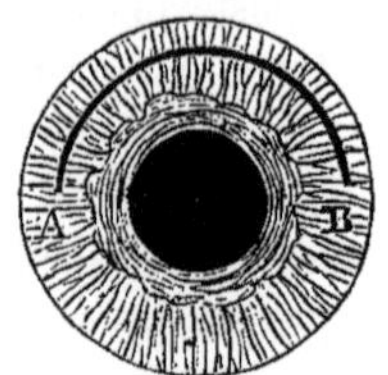

Fig. 101.
Procédé de Daviel-Jæger.

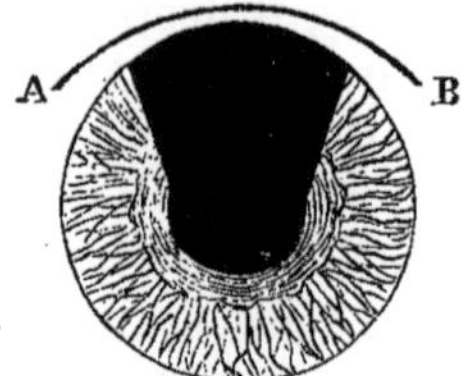

Fig. 102.
Procédé de de Græfe.

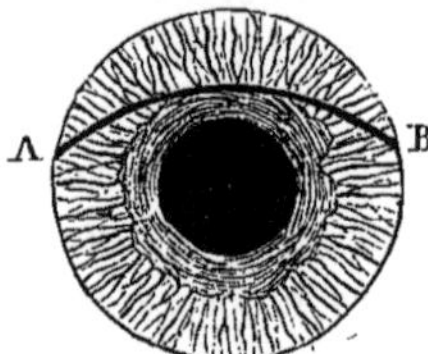

Fig. 103.
Procédé de Lebrun-Liebreich.

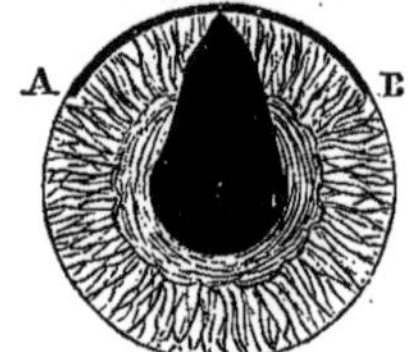

Fig. 104.
Procédé de l'auteur.

L'excision doit se faire avec l'extrémité des mors des ciseaux, et en deux fois. Il est donc indispensable que l'extrémité de ces mors soit quelque peu émoussée ou arrondie. En général, l'iris rentre d'elle-même dans la chambre antérieure. Les figures 101, 102, 103 et 104 sont destinées à montrer en quoi se distinguent entre eux, les quatres procédés de Daviel-Jæger, de de Græfe, de Lebrun-Liebreich et le nôtre, et surtout à montrer, par les figures 102 et 104, les différences entre l'emplacement et la forme de la section et de l'iridectomie, dans le procédé de de Græfe et dans le nôtre.

3e *Temps.* — Nous n'avons rien à dire de ce temps, il est absolument conforme aux 3e et 4e temps de l'opération de de Græfe.

4e *Temps.* — Celui-ci remplace le 5e temps de l'opération de de Græfe. La seule entrave qui puisse être apportée à son exécution ne peut venir que de l'iris. Il peut se faire que celle-ci, à cause des dimensions restreintes de l'iridectomie, vienne *coiffer* l'équateur du cristallin et empêcher le dégagement de la lentille. Il est facile d'y remédier. Au moyen des angles, parfaitement mousses et arrondis, du bord libre de la curette d'écaille, on repousse légèrement les deux bords de l'iridectomie sur les côtés, vers les angles de l'incision, et l'on fait passer ainsi l'iris en arrière du cristallin. Quant à la procidence du corps vitré, elle n'est pas à craindre ici. La zonule de Zinn est, en effet, soutenue pendant toute l'opération par un plan résistant qui lui est fourni par l'anneau sclérotical et, en outre, pendant l'expulsion du cristallin, par le dos large et plat de la curette qui la soutient et la refoule même légèrement en arrière.

Par ce mode d'expulsion, et j'appelle particulièrement l'attention sur ce point, la sortie du cristallin se fait toujours en masse, de sorte qu'on *peut se permettre d'opérer des cataractes incomplètes, sans plus d'inconvénients que si elles étaient complètes.*

Une fois l'opération terminée en elle-même, il y a encore un acte important à remplir. Il faut s'assurer que le champ pupillaire est bien net, qu'il n'y reste aucun débris, et, pour cela, il peut être utile de faire cette inspection au moyen de l'éclairage oblique, à la faveur d'une lumière artificielle (de Wecker). S'il reste quelques débris corticaux ou capsulaires, que les manœuvres digitales d'expulsion ne puissent pas faire sortir, on cherchera à les extraire, soit avec le petit stylet d'écaille, soit avec la pince à nettoyer dont l'extrémité des branches sera introduite fermée et manœuvrée avec précaution.

D'autre part, il faut s'assurer que les angles de l'iris sont bien rentrés, et qu'il n'y a pas d'enclavement de l'iris. Si on reconnaît que l'iris n'a pas repris exactement sa place, plusieurs moyens peuvent être employés pour obtenir ce résultat indispensable.

a. — On peut, tout d'abord, se contenter de faire, par-dessus la paupière supérieure, sur le globe oculaire, quelques douces frictions avec la pulpe du médius, ainsi qu'on le faisait souvent autrefois pour faire rentrer une procidence de l'iris, après la kératotomie à lambeau (Sichel père).

b. — Si ce moyen ne suffit pas, on peut, à l'aide du petit stylet mousse d'écaille, introduit entre les lèvres de la plaie, dégager l'iris et la refouler vers le centre de la chambre antérieure. Bien que cette manœuvre n'offre pas de danger, elle doit cependant être exécutée avec précaution, d'une part, pour ne pas froisser l'iris et d'autre part, pour éviter de blesser et de rompre la fossette hyoloïdienne. En dernier lieu, il faut prendre sur soi de n'appliquer le bandage définitif qu'alors que l'on est sûr de la rentrée exacte de l'iris et, pendant tout le temps qui sépare la fin de l'opération de cette application du bandage, on doit instiller de 10 en 10 minutes, ou au moins de quart d'heure en quart d'heure, une ou deux gouttes de la solution d'ésérine et ne pas s'étonner ni s'arrêter si les instillations provoquaient des nausées ou même des vomissements. Ces vomissements cessent, en effet, d'eux-mêmes dès qu'on suspend les instillations du myotique.

Quant au nettoyage de la plaie, il suffit d'enlever les petits caillots avec l'extrémité des pinces. Il en est de même des lambeaux de capsule qui s'y présentent quelquefois d'eux-mêmes.

Pour terminer ce qui a trait à l'opération de la cataracte, il ne nous reste plus qu'à parler brièvement des soins consécutifs et des accidents qui peuvent survenir pendant la convalescence, ainsi que des conséquences de ces accidents et des moyens d'y remédier. Une première question se pose ici tout naturellement. Le pansement antiseptique doit-il être appliqué au traitement de la cataracte? Nous ne le pensons pas. Les raisons à invoquer seraient trop longues, et nous nous contenterons de renvoyer le lecteur à l'excellent article de Hirschberg. Tout ce qu'on peut conseiller ici, c'est, dans certains cas, notamment lorsqu'il existe des symptômes de catarrhe conjonctival, de s'en tenir à l'emploi de l'acide borique, comme le conseille O. Just (de Zittau).

J'étais d'avis, autrefois, de changer fréquemment le bandage, et *notamment six ou huit heures après l'opération*, ainsi que le conseillait de Græfe. J'insiste plus que jamais aujourd'hui sur cette pratique, car il est nécessaire d'instiller encore de l'ésérine au bout de ce temps, pour éviter l'enclavement de l'iris après l'opération. De même, il peut être utile de changer le bandage, si le malade souffre. Toutes sensations, autres que celle d'une légère cuisson ou de picotements, doivent, en effet, avoir disparu, 4 à 5 heures après l'opération, si les suites en sont normales. Parfois cependant, mais rarement, je me contente de changer le bandage 24 heures seulement après l'opération. Mais il est de toute importance que le malade dorme. On fera donc bien d'administrer, le soir de l'opération, 3 à 4 grammes d'hydrate de chloral, *d'un seul coup*, ou 10 à 15 milligrammes de sulfate de morphine, en injection hypodermique.

Au bout de 24 heures, le bandage est changé et presque toujours, ou du moins à de très-rares exceptions près, la chambre antérieure est rétablie et la cicatrisation faite. Ce résultat heureux, est incontestablement dû, suivant moi, à l'emploi de l'ésérine, qui, par son action hypotonisante, favorise la juxtaposition des lèvres de la plaie. Ce qui le prouve c'est qu'on constate souvent ce résultat, après n'importe quelle méthode d'extraction, lorsque l'opération a été accompagnée de perte du corps vitré. Cet accident a toujours pour conséquence l'abaissement de la tension intra-oculaire qui amène la cicatrisation rapide.

Si la cicatrisation n'est pas complète, c'est-à-dire, si l'on voit sourdre l'humeur aqueuse de la plaie, et, à plus forte raison, si la chambre antérieure, ainsi que cela se voit quelquefois, s'efface au moment du pansement, on réitère les instillations d'ésérine.

Lorsque les suites sont normales, c'est-à-dire quand la cicatrisation de la plaie est faite au bout de 24 heures, on n'a qu'à replacer purement et simplement le bandage, car cette cicatrice n'est pas encore solide et la moindre imprudence du malade pourrait la rompre. On change de nouveau le bandage au bout de 24 nouvelles heures, c'est-à-dire 48 heures après l'opération; la cicatrisation doit alors être complète. A ce moment, il est bon de commencer les instillations méthodiques d'atropine. On en fait 3 à 4, à 10 ou 15 minutes de distance, puis on replace le bandage et le malade peut se lever.

Le lendemain, c'est-à-dire au bout de 72 heures, le bandage est supprimé dans le jour et replacé seulement pour la nuit. Après 5 ou 6 jours, les yeux peuvent rester constamment découverts, mais on doit continuer les instillations d'atropine, environ toutes les deux heures, jusqu'à ce que la pupille se dilate largement et régulièrement. Au bout de 10 jours environ, le malade peut quitter la chambre ; il n'aura pas d'autres précautions à prendre qu'à continuer, encore pendant quelques jours, des instillations d'atropine, 2 ou 3 fois par jour et à se garantir contre la lumière trop vive, au moyen de conserves à verres bleus.

Un point mérite encore l'attention : c'est le régime alimentaire auquel doit être soumis le malade, après l'opération. Je suis tout à fait d'avis de le sustenter largement. Je crois même que c'est là une condition de succès. Néanmoins, il faut éviter les mouvements de mastication, tant que les yeux sont couverts par le bandage, c'est-à-dire pendant les 48 ou 72 premières heures après l'opération. Les mouvements de mastication ont, en effet, pour résultat de déplacer le bandage et de le faire passer *par-dessus l'oreille*. Non-seulement le bandage devient alors inutile, mais il peut même devenir nuisible, parce qu'il comprime irrégulièrement le globe oculaire.

En outre, on doit, à mon avis, s'assurer des habitudes de tempérance du malade et, s'il est habitué à absorber de l'eau-de-vie, en particulier le matin à jeun, on doit lui en administrer chaque jour, afin d'éviter, par la privation brusque de l'alcool, l'apparition soit du *delirium tremens*, soit du *délire par inanition alcoolique* (Lasègue), auxquels est dû, dans la majorité des cas, le soi-disant *délire sénile, consécutif à l'opération*, signalé à tort, suivant moi, comme une conséquence exclusive de l'occlusion des yeux et du séjour prolongé à l'obscurité (Sichel père). J'ai, en effet, déjà vu plusieurs fois ce délire cesser immédiatement, après l'administration de quelques centilitres d'eau-de-vie.

Mais les suites de l'opération ne sont pas toujours aussi simples que nous venons de le dire. D'une part, la réunion de la plaie peut ne pas se faire aussi rapidement et la chambre antérieure peut rester effacée pendant plusieurs jours. Tant qu'elle n'est pas reformée, les instillations d'ésérine et le maintien du bandage sont de rigueur. Il ne faut pas croire, pourtant, que la cicatrisation lente de la plaie soit un danger. Je n'ai, en effet, jamais vu d'accident survenir dans ce cas, et je considère tout danger comme disparu lorsqu'il ne survient pas de complications passé le troisième jour.

D'autre part, lorsque des complications doivent survenir, elles s'annoncent, en effet, toujours dès le soir ou la nuit même de l'opération, ou, tout au moins, dès le matin du lendemain. Le signe prémonitoire le plus important est incontestablement la *douleur*. Nous avons dit, tout à l'heure, que toute douleur vive doit avoir cessé 4 à 5 heures après l'opération. Si donc, au bout de ce temps, il s'en montrait de nouveau, on ne devrait néanmoins se préoccuper que de celles qui revêtiraient le type dit *ciliaire*, c'est-à-dire celles qui sont caractérisées par des sensations plus ou moins pénibles sur le trajet des branches de la cinquième paire. Il faut particulièrement être en garde contre les douleurs, plus ou moins aiguës, lancinantes, persistantes, à forme névralgique, siégeant dans le sourcil et la tempe. Celles-là sont particulièrement redoutables, car elles sont presque toujours prémonitoires de l'iritis ou de l'irido-choroïdite traumatiques. Il n'existe, pour les calmer, d'autre ressource que l'injection hypodermique de morphine.

Un autre signe prémonitoire important de l'iritis ou de l'irido-choroïdite, celui qui ne manque, pour ainsi dire, jamais, est une tuméfaction particulière du bord ciliaire de la paupière supérieure. Celui-ci se gonfle, devient rouge, luisant et présente une certaine élévation de température. Ces signes, joints à la douleur, ne permettent plus le doute : l'iritis ou l'irido-choroïdite sont imminentes. On doit, alors, toucher superficiellement, après l'avoir légèrement mouillée, la face externe de la paupière supérieure à l'aide d'un crayon de nitrate d'argent mitigé (de Græfe). En même temps, il survient, le plus souvent, un commencement de chémosis, qui doit immédiatement être incisé vers les deux angles de l'œil, d'un coup de ciseaux courbes. Il convient, en outre, de débrider, par une série de petits mouvements latéraux des ciseaux, le tissu cellulaire sous-conjonctival voisin, de façon à permettre l'écoulement de l'épanchement chémotique.

Lorsque ces différentes indications auront été remplies, on placera un nouveau bandage, mais cette fois *compressif*, en appliquant, directement sur la paupière, une rondelle de *lint* trempé, quelques jours avant, dans une solution, saturée à chaud, d'acide borique. Cette rondelle doit être bien sèche et cependant souple. Ce pansement est renouvelé toutes les six heures pendant le jour. Le soir, on fait une injection de morphine et le pansement est laissé en place pendant douze heures.

En général, nous l'avons dit, les complications fâcheuses ne se montrent guère avant la 18e ou la 24e heure après l'opération. Si, malgré les précautions que nous venons d'indiquer, l'iritis ou l'irido-choroïdite se montrent, on voit l'humeur aqueuse présenter un trouble plus ou moins accusé ; en même temps que la chambre antérieure devient plus profonde, la pupille, de noire qu'elle était, devient grisâtre ou jaunâtre, et on voit bientôt descendre, de la partie supérieure de la nouvelle pupille, une sorte de rideau purulent, qui vient occuper tout l'espace pupillaire. En quelques heures, l'infiltration purulente gagne la plaie ; les bords de celle-ci présentent un liséré grisâtre, jaunâtre ou verdâtre ; les bords s'en écartent et la chambre antérieure s'efface. A partir de ce moment, il faut supprimer complétement le bandage et faire appliquer, en permanence, sur l'œil opéré, soit des cataplasmes de poudre de guimauve chauds, soit des compresses imbibées d'une solution chaude d'acide borique à 1 ou 1,5 p. 100. Toutes les heures, ces compresses seront suspendues pendant vingt ou trente minutes, afin de laisser un peu de repos au malade, que ces applications topiques fatiguent parfois énormément. En même temps, on devra prescrire l'administration, aussitôt que possible, d'un purgatif énergique. On a conseillé, au début de la complication que nous signalons, de pratiquer une saignée de 3 à 400 grammes, ou de prescrire une application locale de 15 à 20 sangsues. Nous ne saurions trop nous élever contre une semblable pratique. Nous l'avons mise nombre de fois en usage, au commencement de notre pratique et, non-seulement nous n'avons pu en constater les bons effets, mais il nous a semblé, même, qu'elle aggravait la situation des malades, plutôt que de la modifier favorablement. Il n'en est pas de même de l'administration des mercuriaux, soit du calomel à dose fractionnée, soit des onctions, sur différents points de la surface du corps, d'onguent napolitain, à la dose de 2 à 3 grammes par jour. Souvent, lorsqu'au lieu d'une irido-choroïdite, il ne se développe qu'une iritis simple et bénigne, caractérisée par un léger trouble de l'humeur aqueuse, on peut retirer de grands avantages de la paracentèse et de l'évacuation du liquide de la chambre antérieure. Cette pratique est du reste conforme à l'observation, dont nous parlions tout à l'heure, que les complications d'iritis ou d'irido-choroïdite ne se montrent jamais tant que la chambre antérieure reste effacée.

Bien que, par ce traitement et par les moyens divers que nous venons d'indiquer, on arrive à sauver un certain nombre d'yeux, surtout dans les cas d'iritis, il n'en est pas moins vrai que, toujours, une réopération deviendra nécessaire. Malheureusement ces cas, les plus favorables, sont aussi les moins nombreux. Nous y reviendrons plus loin.

Quoi qu'on fasse, quelques moyens que l'on emploie, l'irido-choroïdite résiste le plus souvent à tout traitement et elle dégénère fréquemment en cyclite qui, parfois, peut réclamer l'énucléation de l'œil, si on voit cette maladie amener les prodromes de l'ophthalmie sympathique sur l'autre œil. Il n'est malheureusement que trop fréquent de voir ainsi l'opération de la cataracte, suivie d'insuccès, devenir la cause de cette épouvantable affection. Jusqu'ici on en connaît 22 cas bien observés et décrits (O. Becker). A ceux-ci, je puis en ajouter un, observé par moi, où j'ai été obligé, pour faire cesser les atroces douleurs qu'endurait la malade, de pratiquer successivement, à treize mois d'intervalle, l'énucléation des deux yeux, pour arrêter l'altération de la santé, qui, sous l'influence de douleurs presque continues, empêchant la malade de prendre aucune nourriture ni aucun repos, avait amené la patiente à un état de marasme indescriptible. Je publierai du reste, sous peu, cette observation *in extenso*.

Il arrive souvent, quatre ou cinq jours après l'opération, alors que le malade commence à être débarrassé de son bandage, qu'il se montre, tout à coup, une douleur oculaire plus ou moins violente, accompagnée de douleurs ciliaires plus ou moins intenses. Si l'on examine alors l'œil, on reconnaît facilement qu'il s'est fait un léger épanchement sanguin dans la chambre antérieure. C'est là une variété d'hémorrhagie *a vacuo*, qui a son origine dans les vaisseaux de l'angle de l'iris et qui résulte de la suppression de la compression. Aussi, ces hémorrhagies sont-elles un bon signe pour indiquer que la compression doit encore être continuée pour éviter que cet accident se reproduise. Parfois, néanmoins, il se renouvelle à plusieurs reprises, sans avoir jamais la moindre gravité, et il n'a, tout au plus, pour inconvénient, que de retarder de quelques jours la guérison définitive, la résorption de l'épanchement sanguin ayant toujours lieu au bout de peu de temps, sans laisser de traces.

L'issue du corps vitré, pendant l'opération, est souvent le point de départ de différents accidents, sur lesquels nous devons dire aussi quelques mots. Le plus redoutable d'entre eux est l'hypergénèse des cellules hyaloïdiennes, dont le développement tumultueux donne lieu à une production analogue au pus. On voit alors le champ pupillaire se troubler, devenir grisâtre, et l'éclairage focal fait reconnaître, dans la cavité du corps vitré, des amas de matière blanc-jaunâtre.

En second lieu, il peut arriver, lorsque le corps vitré a fait procidence pendant l'opération, surtout s'il s'agit d'un sujet relativement jeune, chez lequel ce milieu réfringent a encore une consistance normale ou presque normale, que certaines portions de celui-ci restent enclavées entre les lèvres de la plaie, qu'elles maintiennent écartées et dont elles empêchent la réunion. Tous les soins doivent tendre, alors, à obtenir cette réunion, afin d'éviter les cicatrices cystoïdes, qui pourraient aussi bien se produire dans ce cas que dans certains cas de glaucome, ainsi que nous l'avons signalé à propos de cette dernière affection. Dès qu'on reconnaît la présence du corps vitré entre les lèvres de la plaie, il faut d'abord chercher, à l'aide d'une compression méthodique et plus énergique, à affronter aussi exactement que possible les bords de la plaie et à les amener au contact, en favorisant, de la sorte, l'étranglement, la mortification et l'élimination de la portion du corps vitré herniée. Dans quelques cas même, on devra, pour obtenir le résultat souhaité, exciser la portion de corps vitré enclavée entre les lèvres de la plaie et continuer, très-exactement, la compression.

Les inconvénients de la procidence du corps vitré ne sont, en outre, pas toujours immédiats. Abstraction faite des cas où cet accident peut être suivi de décollement hémorrhagique ou non de la rétine, immédiatement après l'opération, on voit souvent le décollement de la rétine ou du corps vitré survenir à une époque plus ou moins reculée après l'opération (Iwanoff, de Gouvea, voy. p. 833).

Nous devons signaler, enfin, que, dans tous les cas de procidence plus ou moins abondante du corps vitré, la tension intra-oculaire est sensiblement diminuée. Aussi, la chambre antérieure se rétablit-elle presque immédiatement après l'opération, ainsi que nous l'avons dit plus haut.

Pour en terminer avec les accidents consécutifs à l'opération, il nous reste à parler des cataractes secondaires et des fausses membranes qui succèdent toujours à l'iritis consécutive.

L'un des inconvénients capitaux de l'opération de la cataracte par extraction, on pourrait même dire le principal, a, de tout temps, été la nécessité de l'ouverture de la capsule. C'est là la véritable pierre d'achoppement des divers procédés d'extraction, et c'est là aussi ce qui a motivé, à différentes reprises, depuis les premiers temps de l'extraction jusqu'à nos jours, les tentatives réitérées d'*extraction du cristallin dans sa capsule* (Richter, Beer, Pagenstecher, de Wecker).

Il est certain que, lorsqu'on agit de la sorte et qu'il ne s'est produit aucun accident provenant du mode opératoire, l'acuité de la vue qui en résulte est souvent préférable à celle que l'on obtient après ouverture préalable de la cristalloïde.

Mais, on doit reconnaître également que l'issue du corps vitré, pour ainsi dire inséparable de ce mode opératoire, est une raison suffisante pour motiver son abandon. Nous savons, en effet, que la cristalloïde postérieure est intimement adhérente à l'hyaloïde et qu'on ne saurait extraire la capsule postérieure sans déchirer, soit la zonule de Zinn, soit la membrane d'enveloppe du corps vitré elle-même. De là l'issue de ce milieu et toutes ses fâcheuses conséquences. Ceci est du reste tellement vrai, les accidents qui peuvent en résulter sont tellement sérieux, que pas un des opérateurs qui ont essayé de remettre le procédé de Beer en honneur, n'a persisté à le mettre en pratique, et tous y ont renoncé après un temps variable.

Pour éviter les nombreux inconvénients de la kystitomie, différents opérateurs (Weber, Ed. Meyer, Maurice Perrin, de Wecker), ont proposé des instruments spéciaux, plus ou moins ingénieux, destinés à extraire, au dehors, un lambeau de cristalloïde.

C'est qu'en effet, le plus grand inconvénient de l'ouverture de la cristalloïde est que la kystitomie, telle qu'on la pratique, occasionne toujours une plaie de la capsule. Celle-ci détermine souvent une prolifération, plus ou moins tumultueuse, des cellules intra-capsulaires, qui, lorsqu'elle ne provoque pas de phénomènes inflammatoires d'irido-phakite, a toujours, au moins, pour conséquence, de provoquer, au bout d'un temps variable, de quelques jours à plusieurs mois, le développement, dans le champ pupillaire, d'opacités membraneuses plus ou moins épaisses. D'autre part, ces opacités peuvent, dans certains cas, être encore augmentées par l'emprisonnement, au moment de l'enroulement des lambeaux de la capsule pendant la kystitomie, de masses, plus ou moins abondantes, de substance corticale qui y sont restées adhérentes au moment de la sortie du cristallin. Devenus opaques par la suite, ces différents débris constituent ce que l'on a nommé les *cataractes capsulaires secondaires* (voy. p. 895-897).

Quoi qu'il en soit, il est parfaitement avéré que les phénomènes dont la cristalloïde divisée et laissée dans l'œil devient le point de départ, peuvent être considérés comme le véritable desideratum de tous les procédés actuels d'extraction. Pour obtenir des résultats parfaits, il faudrait arriver à pouvoir éviter ces phénomènes, qui, dans bien des cas, donnent lieu à de véritables accidents inflammatoires, parfois très-intenses et pernicieux pour l'avenir de l'œil. Déjà, de louables tentatives ont été faites à cet égard et notamment, dans ces derniers temps, par Knapp. Mais on doit avouer que ce qu'on a trouvé de mieux encore, c'est l'extraction, au moyen d'une pince quelconque, toutes les fois que cela est possible, d'un lambeau, aussi large que possible, de la cristalloïde antérieure. On doit avouer, cependant, que cette pratique n'est pas toujours suffisante pour empêcher la prolifération des cellules intra-capsulaires des portions rétro-iridiennes ou équatoriales de la capsule, et qu'outre cela les introductions de la pince dans le champ pupilaire, pour saisir et extraire les débris capsulaires, sont loin d'être exemptes de dangers, puisqu'elles exposent à léser la fossette hyaloïdienne et à amener ainsi la procidence du corps vitré, sur la gravité de laquelle nous n'avons pas à insister davantage.

Pour en avoir fini avec les accidents consécutifs à l'opération de la cataracte, tout au moins dans les limites que comporte le cadre d'un ouvrage comme celui-ci, il ne nous reste plus qu'à parler des fausses membranes pupillaires consécutives à l'iritis, résultant du traumatisme de l'opération elle-même, ou des proliférations capsulaires.

Nous ne voulons pas parler ici des cataractes capsulaires secondaires, constituées par des membranes fines et délicates qu'il suffit, en général, de déchirer. Nous avons dit quelle conduite on devait tenir à leur égard, en traitant de la cataracte capsulaire secondaire (voy. p. 896).

Nous ne nous occuperons ici que des fausses membranes résistantes, que nous avons dit ne devoir pas être extraites ou déchirées, mais dont les inconvénients, pour la vue du sujet, réclament cependant une intervention. De même, nous voulons parler aussi, à cette place, des fausses membranes consécutives à l'iritis.

Pendant longtemps, et dans ces derniers temps même (Panas), on a proposé de faire l'extraction de ces fausses membranes secondaires par différents procédés préconisés dans ce but. Mon père avait proposé l'extraction de ces capsules ou fausses membranes opaques à la faveur d'une plaie linéaire faite à la sclérotique. Mais cette opération offrait de tels inconvénients, qu'elle fût abandonnée même par son auteur. On a encore conseillé de pratiquer l'extraction de ces fausses membranes par la cornée, soit à l'aide de pinces diverses, soit à l'aide de petits crochets. Mais ces opacités sont tellement dures et résistantes, elles adhèrent d'ordinaire si intimement à l'iris, que, tantôt les instruments destinés à les saisir glissent à leur surface, de sorte qu'on ne peut parvenir à les amener au dehors, ou que, tantôt, si elles se laissent saisir et extraire, ce n'est qu'au prix de tractions des plus violentes, qui peuvent avoir les plus funestes conséquences pour l'iris et le corps ciliaire.

Déjà, de Græfe avait appelé l'attention sur ce point et avait recommandé, dans l'un et l'autre cas, de se contenter de leur simple division. Mais, c'est à de Wecker qu'appartient le mérite de nous avoir mis en possession d'un procédé opératoire réellement efficace pour remédier aux inconvénients des deux variétés de fausses membranes pupillaires dont il s'agit ici. Ce procédé, est celui que cet auteur estimé a décrit primitivement sous le nom d'*iridotomie* ou de *capsulotomie*, dénominations auxquelles il a, dans ces dernières années, substitué, bien à tort, suivant nous, la dénomination d'*iritomie*.

Pour exécuter cette opération, de Wecker a proposé de faire à la cornée une petite plaie linéaire, puis de ponctionner la fausse membrane et, suivant les cas, que l'on trouvera très-soigneusement exposés dans son mémoire, de diviser la fausse membrane par un ou deux coups de petits ciseaux-pinces spéciaux.

Nous avons cherché à montrer, en nous appuyant sur des faits et non sur des vues théoriques, que le procédé d'iridotomie de de Wecker était très-vulnérant, et que l'inconvénient inséparable de ce procédé, de provoquer l'issue du corps vitré, comme aussi l'action des ciseaux, qui produit une incision compliquée de contusion, au lieu de ne faire qu'une simple section, devait faire préférer aux ciseaux de de Wecker un petit couteau spécial, auquel nous avons donné le nom d'*iridotome* (figure 106).

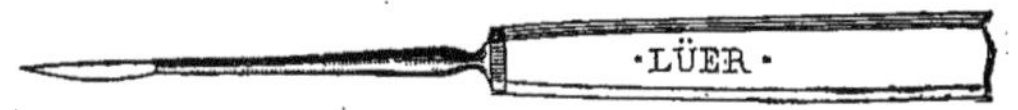

Fig. 105. — Iridotome de l'auteur.

Sans vouloir répéter ici les raisons que nous avons données dans une note, dont on trouvera l'indication plus bas, pour préférer notre procédé à celui de de Wecker, nous devons dire que, malgré les objections faites à notre procédé par cet auteur, dans deux ouvrages postérieurs à notre note, nous persistons à recommander, de préférence, notre procédé, appuyés que nous sommes, pour en agir ainsi, sur l'opinion de plusieurs auteurs des plus compétents en cette matière, parmi lesquels il nous suffira de citer Horner (de Zurich), Ed. Meyer et Solberg Wells (de Londres).

Nous ne décrirons pas ici le procédé opératoire lui-même, nous nous contenterons de renvoyer le lecteur à notre mémoire sur ce sujet.

CHOIX DES LUNETTES.

Nous devrions placer ici ce qui est relatif au choix des lunettes nécessaires pour procurer aux malades opérés de cataracte une vue satisfaisante. Mais, pour cela, il nous faudrait supposer le lecteur parfaitement au courant des différentes questions relatives à l'optique physiologique et à la réfraction de l'œil. Cette question trouvera donc bien plus naturellement sa place dans un article spécial, que nous lui consacrerons, à l'exemple de Donders, sous le nom d'*Aphakie*, en traitant des vices de la réfraction.

Nous aurons là à examiner différentes questions, pour lesquelles les connaissances générales de la réfraction sont essentielles et indispensables, et nous éviterons ainsi l'écueil de tomber dans des redites ou de donner ici des explications qui ne seraient pas bien comprises.

Il nous suffira de dire que, *quel que soit le procédé d'opération de la cataracte*, on ne saurait éviter l'inconvénient, inhérent à cette opération, d'entraîner la perte du cristallin, organe principal de la réfraction de la lumière dans l'œil et organe essentiel de l'accommodation de la vue aux différentes distances.

Le seul moyen de remédier à ces inconvénients, est l'emploi de lunettes appropriées. Mais, comme malgré celles-ci l'accommodation n'en reste pas moins abolie dans tous les cas, la correction de la réfraction ne peut pas être complète. On doit donc tourner la difficulté, en prescrivant des lunettes pour les deux occupations principales de la vie : l'orientation et le travail, ou, en d'autres mots, en prescrivant des lunettes pour la vue de loin et d'autres pour la vue de près.

D'autre part, on ne doit pas oublier que tous les procédés d'extraction ont ceci de commun, une plaie cornéenne, qui présente deux inconvénients principaux : celui d'être sujette, comme toutes les plaies, à la rétraction cicatricielle et celui de déterminer une déformation plus ou moins accusée des courbures de la cornée. Pour parer au premier de ces inconvénients, on n'a d'autre ressource que de ne prescrire les lunettes correctrices aux opérés, que lorsque la rétraction cicatricielle est à peu près arrivée à son terme, c'est-à-dire cinq ou six semaines après l'opération, sous peine de s'exposer, si on les prescrivait trop tôt, à obliger les malades à en changer ultérieurement, considération qui a bien son importance, lorsqu'il s'agit de malades indigents ou habitant la campagne, loin de centres de population impor tants où ils puissent facilement trouver de l'aide. En ce qui concerne le second inconvénient, la seule ressource dont on dispose est l'adjonction, aux verres de lunettes sphériques, ordinairement employés, de verres cylindriques. Et encore, ne doit-on pas perdre de vue que l'astigmatisme résultant de la déformation des courbures de la cornée, par l'opération, n'est jamais absolument régulier, de sorte qu'il est très-rare que, même par l'emploi de verres sphéro-cylindriques, on arrive à rendre aux opérés une acuité visuelle comparable à l'acuité normale. D'autre part, on doit aussi ne pas perdre de vue que, chez presque tous les hommes, il existe un certain degré d'astigmatisme cornéen qui, dans la majeure partie des cas, est, il est vrai, compensé par un astigmatisme inverse du cristallin. De là résulte que, même dans le cas où l'opération de la cataracte aura été faite par une autre méthode que l'extraction, par la discission, par exemple, on aura encore à compter, au moment du choix des lunettes, avec cet astigmatisme cornéen physiologique, qui, malheureusement, n'est souvent qu'imparfaitement susceptible de correction. C'est là la raison pour laquelle espérer rendre toujours aux opérés de cataracte une acuité visuelle normale, est une illusion qu'on pourrait volontiers qualifier d'utopie.

Nous reviendrons, du reste, avec tous les détails qu'il comporte, sur ce sujet si intéressant, dans la deuxième partie du second volume de cet ouvrage.

Consultez : POURFOUR DU PETIT, *Dissertation sur l'opération de la cataracte;* in Mémoires de l'Académie des sciences de Paris, 1725. — JACQUES DAVIEL, *Sur une nouvelle méthode de guérison de la cataracte, par l'extraction du crystallin*; in Mémoires de l'Académie de chirurgie de Paris, t. II, p. 337, 1753. — P. DEMOURS, *Sur une maladie des yeux, où l'on indique la véritable cause des accidents qui surviennent à l'opération bien faite de la cataracte par extraction et l'on propose un moyen d'y remédier;* Journal de méd., t. XVI, 1762. — A. G. RICHTER, *De variis extrahendi cataractam modis*; Gœttingen, 1766. — A. G. RICHTER, *Abhandlung von der Ausziehung des grauen Staars;* Gœttingen, 1773. — WENZEL fils, *Dissert. de extractione cataractæ;* Paris 1779. — F. R. SIGERIST, *Beschreibung und Erklärung des Staarnadelmessers und Gegenhalters;* Gratz und Wien, 1782. — A. P. DEMOURS fils, *Mémoire sur l'opération de la cataracte*, Paris, 1784. — WENZEL, *Traité de la cataracte, avec des observations*, etc., Paris 1786. — CONRADI, *Vorschlag einer einfachen Methode den Staar zu stechen*; Arnemann's Magasin für die Wundarzeneikunst; Gœttingen, 1797. — G. J. BEER, *Praktische Bemerkungen über den Nachstaar;* Salzburger med. chirurg. Zeitung, 1799. — G. J. BEER, *Methode den grauen Staar sammt der Kapsel auszuziehen;* Wien, 1799. — BUCHHORN, *Dissert. de Keratonyxide;* Halæ, 1806. — WARDROP, *Practical observations on the mode of making the incision of the cornea for the extraction of the cataract*; Edinborough med. and surg. Journal, 1806. — BUCHHORN, *Die Keratonyxis, eine gefahrlose Methode*; Magdeburg, 1811. — LANGENBECK, *Prüfung der Keratonyxis, einer neuen Methode, den grauen Staar durch die Hornhaut zu recliniren oder zu zerstücken;* Gœttingen, 1811. — GIBSON, *Practical observations on the formation of an artificial pupil, in several deranged states of the eye, to which are annexed remarks on the extraction of soft cataract and there of membranous kind, through a puncture of the cornea*; London, 1811. — FARRE, *Treatise on some pratical points relating to the diseases of the eye*, by the late SIR J. C. SAUNDERS; London, 1811. — FR. JÆGER, *Dissert. de Keratonyxidis usu;* Viennæ, 1812. — G. J. BEER, *Lehre von den Augenkrankheiten;* Bd. II, Wien, 1817. — S. HÜLLVERDING, *Dissert. sistens quasdam circa cataractae discissionem observationes;* Viennæ, 1824. — PAMARD, *De la cataracte et de son extraction par un procédé particulier;* Paris, 1825. — J. SICHEL, *Traité de l'ophthalmie, la cataracte et l'amaurose;* p. 530-641, Paris, 1837. — J. SICHEL, *De quelques accidents consécutifs à l'extraction de la cataracte, et en particulier de la fonte purulente de la cornée et du globe oculaire; des moyens de prévenir ces accidents;* Bulletin génér., de Thérapeut., 1846. — LAUGIER, *Nouvelle méthode d'opérer la cataracte, ou méthode par aspiration*; Annales d'ocul., t. XVII, 1847. — J. SICHEL, *Recherches historiques sur l'opération de la cataracte par succion ou aspiration;* Annales d'ocul., t. XVII, 1847. — J. SICHEL, *De la sortie du corps vitré pendant ou après l'opération de la cataracte;* Bulletin génér. de Thérapeut., 1848. — BOWMAN, *Lectures on the parts concerned in the operations on the eye*, etc., London, 1849. — NÉLATON, *Parallèle des divers modes opératoires dans le traitement de la cataracte;* Thèse de Concours, Paris, 1850. — BOWMAN, *New operation for the division and removal of false membrane or opaque capsule, from the axis of vision;* Med. Times and Gazette, vol. II, p. 438, 1852. — DINGÉ, *Statistique des résultats de l'opération de la cataracte pratiquée d'après des indications rationnelles;* Thèse inaugurale, Paris, 1853. — ED. JÆGER, *Ueber Staar und Staaroperationen;* Wien, 1854. — A. VON GRÆFE, *Ueber die lineare Extraction der Linsenstaare;* A. f. O., Bd. I, Abth. 2, p. 219, 1855. — A. DOUMIC, *De l'opération de la cataracte par kératotomie supérieure;* Thèse inaugurale, Paris, 1855. — J. SICHEL, *De l'opération de la cataracte;* in Iconogr. Ophthalm., p. 250-263, Pl. VIII, XII, XVI et XX, Paris, 1856-59. — AD. SCHUFT, *Die Ausslöfflung des Staares. Ein neues Verfahren;* Berlin, 1860. — MOOREN, *Die verminderten Gefahren einer Hornhautvereiterung bei der Staar extraction;* Berlin, 1862. — COURSERANT père, *Incision de l'iris, dans la Kératotomie supérieure;* Gaz. des Hop., nº 132, Paris, 1862. — JACOBSON, *Ein neues gefahrloses Operationsverfahren zur Heilung des grauen Staares;* Berlin, 1863. — J. SICHEL, *Sur une espèce particulière de délire sénile, qui survient quelquefois après l'extraction de la cataracte;* Union méd., janvier 1863. — A. VON GRÆFE, *Ueber die Zweckmässigkeit einer breiten Discisionsnadel bei Operation flüssiger Cataracten;* A. f. O., Bd. IX, Abth. 2, p. 43. 1863. — A. von Græfe, *Ueber den Druckverband bei Augenkrankheiten;* A. f. O., Bd. IX, Abth. 2, 1863. — Zehender, *Ueber die Zweckmässigste Schneideform der, zur Lappenschnittextraction dienenden Messer;* Klin. Monatsblätt. f. Augenheilk., Bd. II, p. 73, 1864. — E. Bauzon, *De l'extraction linéaire;* Thèse inaugurale, Paris, 1864. — J. Sichel, *Ueber Druckverband nach Staaroperationen;* Deutsche Klinick, n° 4, 1864. — Jacobson, *Ueber die Zulessigkeit des Chloroforms bei Staaroperationen;* A. f. O., Bd. XI, Abth. I, p. 114, 1865. — L. Wecker, *Extraction de la cataracte sans ouverture de la capsule;* Gaz. Hebd., n° 30; Paris, 1865. — W. Zehender, *Ueber Staarmesserformen;* Klin. Monatsblätt. f. Augenheilk., Bd. III, p. 122, 1865. — Critchett, *On the removal of cataract bei the « scoop-method », or the method by traction;* Oph. Hosp. Rep., Vol. IV, p. 315, London, 1865. — Bowman, *On extraction of cataract by a traction-instrument with iridectomy, with remarks on capsular obstruction and their treatment;* Oph. Hosp. Rep., Vol. IV, p. 332, 1865. — A. von Græfe, *Ueber modificirte Linearextraction;* A. f. O., Bd. XI. Abth. 3, p. 1, 1865. — Arlt, *Ueber von Græfe's Linearextraction*; Wiener med. Wochenschrift, n° 24, 1866. — Pagenstecher, *Ueber die extraction des grauen Staars bei uneröffneter Kapsel, durch den Scleralschnitt;* Klin. Beobachtungen aus der Augenheilanstalt zu Wiesbaden, Heft III, p. 1, 1866. — A von Græfe, *Nachträgliche Bemerkungen über die modificirte Linearextraction;* A. f. O., Bd. XII, Abth. 1, p. 150, 1866. — Stephan, *Erfahrungen und Studien über die Staaroperationen;* Erlangen, 1867. — Knapp, *Bericht über hundert Staarextractionen nach der neuen von Græfe'schen Methode ausgeführt;* A. f. O., Bd. XIII, Abth. I, p. 85, 1867. — A. Weber, *Die normale Linsenentbindung, der modificirten Linearextraction gewidmet*; A. f. O. Bd. XIII, Abth. I, p. 549, 1867. — A. von Græfe, *Notiz über die Linsenentbin dung bei der modificirten Linearextraction, und vereinzelte Bemerkungen über das Verfahren;* A. f. O., Bd. XIII, Abth. 2, p. 549, 1867. — Ed. Meyer, *Du nouveau procédé de M. de Græfe pour l'extraction de la cataracte;* Union méd., n°s 99 et 101, 1867. — Hasner von Artha, *Die neue Phase der Staaroperation;* Prag, 1868. — A. von Græfe, *Ueber von Hasner's Kritik der Linearextraction;* Klin. Monatsblätt. f. Augenheilk., Bd. VI, p. 1, 1868. — Küchler, *Die Querextraction des grauen Staars der Erwachsenen;* Erlangen, 1868. — L. Wecker, *Des nouveaux procédés opératoires de la cataracte; parallèle et critique;* Ann. d'ocul., t. LIX, 1868. — A. von Græfe, *Ueber das Verfahren des peripheren Linearschnittes;* A. f. O. Bd. XIV, Abth. 3, p. 106, 1868. — J. Sichel, *Historische Notiz über die Operation des grauen Staars durch die Methode des Aussaugen oder Adspiration;* A. f. O., Bd. XIV, Abth. 3, p. 1, 1868. — A. von Græfe, *Ueber den peripheren Linearschnitt;* Klin. Monatsblätt. f. Augenheilk. Bd. VIII, p. 1, 1870. — R. Liebreich, *Eine neue Methode der Cataractextraction;* Berlin, 1872. — Driver, *Bericht über 50 Staarextractionen nach der A. Weber'schen Methode;* A. f. O. Bd. XVIII, Abth. 2, p. 200, 1872. — Anagnostakis, *Contributions à l'histoire de la Chirurgie oculaire chez les anciens;* Athènes, 1872. — Notta, *Note sur un nouveau procédé d'extraction linéaire par la cornée, sans excision de l'iris;* Société de Chirurgie, et Union méd., n°s 20 et 28, 1873. — Chassaignac, Desprès, Dolbeau, Duplay, Lefort, Perrin, Trélat, *Discussion sur les divers procédés d'opération de la cataracte;* Société de chirurgie de Paris, 1873. — Lebrun, *Nouvelle méthode d'extraction de la cataracte par un procédé à lambeau médian, sphéro-cylindrique*; Compte rendu du Congrès d'ophthalmologie de Londres en 1872, p. 215-227, Paris, 1873. — E. WARLOMONT, *Quelques considérations sur les procédés de l'extraction de la cataracte et une nouvelle méthode de pratiquer cette opération;* Compte rendu du Congrès d'ophthalmologie de Londres en 1872, p. 16-31, Paris 1873. — A. SICHEL fils, *Considérations pratiques sur l'opération de la cataracte par extraction;* Arch. gen. de méd., mars 1873. — E. WARLOMONT, *Cataracte*, in Dictionnaire encyclopédique des Sciences médicales de DECHAMBRE, 1re série, t. XIII, Paris, 1873. — L. DE WECKER, *De l'Iridotomie;* Ann., d'ocul. t. LXX, p. 123-155, 1873. — ARLT, *Operationslehre; Staaroperationen;* in Handb. der gesam. Augenheilk., von ALF. GRÆFE und TH. SÆMISCH, Bd. III, cap. II, p. 249-332, Leipzig, 1874. — O. BECKER, *Therapie der Krankheiten des Linsensystems; Die Kataraktoperationen;* in Handb. der gesam. Augenheilk., von ALF. GRÆFE und TH. SÆMISCH; Bd. V, cap. VII, Abth. II, p. 311-423, Leipzig, 1875. — L. DE WECKER, *Sur un nouveau procédé opératoire de la cataracte* (*extraction à lambeau périphérique*) Ann. d'Ocul., t. LXXIII, p. 264-268, 1875. — H. PAGENSTECHER, *Die operation des grauen Staars, in geschlossener Kapsel;* Wiesbaden, 1877. — A. SICHEL jun., *Zur Iridotomie;* Klin. Monatsblätt. f. Augenheilk., Bd. XV, 1877. — A. SICHEL fils, *De l'iridotomie;* Bull. gén. de thérapeut., 15 août 1877. — J. HIRSCHBERG, *Ueber das antiseptische Verfahren in der Augenheilkunde;* Centralbl. für prakt. Augenheilk., Juli-Heft, 1878. — O. JUST, *Der Borsaüre-Verband, bei Ulcus Corneæ serpens;* Centralbl. f. prakt. Augenheilk., October-Heft, 1878. — KNAPP, *Ueber periphere Kapselspaltung*, Arch. f. Augen und Ohrenheilkunde, Bd. VII, p. 203-208, 1878.

FIN DU TOME PREMIER.

PARIS. — IMPRIMERIE ÉMILE MARTINET, RUE MIGNON, 2.

TRAITÉ ÉLÉMENTAIRE

D'OPHTHALMOLOGIE

PAR

LE DR A. SICHEL FILS

Deux volumes très-fort in-8° avec figures dans le texte. Prix : 34 fr.

On paye 18 francs en retirant le premier volume

De toutes les branches des sciences médicales, aucune dans ces vingt dernières années n'a certainement réalisé d'aussi grands progrès que l'ophthalmologie.

De là sans doute la prédilection dont cette spécialité est aujourd'hui l'objet, et dont on ne saurait donner une meilleure preuve que la création récente de chaires d'ophthalmologie dans toutes nos Facultés de médecine.

Les élèves et les praticiens ont donc plus que jamais besoin d'un ouvrage qui résume aussi succinctement que possible l'état actuel de la science, tout en donnant à chaque affection le développement nécessaire. C'est ce livre que M. le docteur Sichel a voulu faire. Son œuvre n'est pas une compilation; c'est un ouvrage en grande partie original, et les opinions qu'il émet sont le fruit de plus de vingt années d'études spéciales faites soit sous la direction de son regretté père, soit dans les cliniques oculaires les plus justement célèbres de l'Europe.

L'auteur s'est attaché à présenter toutes les affections oculaires avec ordre et méthode, en suivant aussi rigoureusement que possible l'ordre anatomique.

Le tome premier, que nous présentons aujourd'hui au public, renferme la description des affections du globe oculaire. C'est donc celui dont l'étude offrira les applications pratiques les plus fréquentes.

M. Sichel a cru devoir commencer l'exposition des affections oculaires en remettant d'abord sous les yeux du lecteur les lois fondamentales de l'optique dont les applications sont d'un usage journalier en ophthalmologie, et dont la connaissance ne peut être négligée par personne.

Puis vient immédiatement une description rapide et précise des différents modes d'exploration de l'œil et de ses annexes. Ce chapitre, comme le précédent, rendra les plus grands services aux élèves et surtout aux praticiens, qui, déjà éloignés du temps des études, ont pu perdre de vue ces divers points importants.

Ajoutons enfin que les nombreux dessins qui accompagnent l'ouvrage ont été exécutés par l'auteur lui-même. Ils ont donc un caractère de précision et d'exactitude tout particulier, et sont en concordance intime avec le texte qu'ils doivent illustrer.

Le tome II est dès à présent sous presse; la publication en aura lieu dans le courant de la présente année.

Le tome Ier actuellement en vente comprend environ 1000 pages. Il est accompagné de 104 figures dans le texte et de 3 planches. Prix : 18 fr.

PARIS. — IMPRIMERIE ÉMILE MARTINET, RUE MIGNON, 2.

notions préliminaires de physique générale et de donner aux élèves, en s'appuyant exclusivement sur l'expérience et l'observation, une idée nette et précise des phénomènes les plus complexes. C'est en m'inspirant de cette pensée que j'ai entrepris la publication de ces *Éléments de physique appliquée à la médecine et à la physiologie.*

Pour faciliter ce travail, il m'a paru utile de scinder le vaste sujet que j'avais à traiter et de consacrer un petit volume spécial à chacun des grands chapitres de cette science. L'optique, l'électricité, la chaleur, l'acoustique, etc., constitueront une série de publications distinctes, complètement indépendantes, dans lesquelles j'ai cherché à réunir les notions de physique les plus indispensables à l'intelligence des phénomènes de la vie.

Mon seul désir est d'offrir à nos élèves un livre utile à leurs études; mon ambition sera largement satisfaite si je puis atteindre le but que je me propose.

PARIS. — IMPRIMERIE ÉMILE MARTINET, RUE MIGNON, 2

G. MASSON, ÉDITEUR
LIBRAIRE DE L'ACADÉMIE DE MÉDECINE
120, Boulevard Saint-Germain et rue de l'Éperon
EN FACE DE L'ÉCOLE DE MÉDECINE

ATLAS
DES
MALADIES PROFONDES DE L'ŒIL

COMPRENANT

L'OPHTALMOSCOPIE

PAR

MAURICE PERRIN
Médecin principal d'armée, médecin en chef et professeur au Val-de-Grâce
Membre de l'Académie de médecine et de la Société de chirurgie

DEUXIÈME ÉDITION, AUGMENTÉE DE 2 PLANCHES

ET

L'ANATOMIE PATHOLOGIQUE

PAR

F. PONCET (de Cluny)
Agrégé du Val-de-Grâce, médecin-major de première classe, membre de la Société de biologie, membre correspondant de la Société de chirurgie.

(Extrait du *Bulletin de l'Académie de médecine.*) — *Séance du* 10 *décembre* 1878.

M. Maurice Perrin :

« Au nom de M. Poncet, ancien agrégé au Val-de-Grâce, et au mien propre, j'ai l'honneur de faire hommage à l'Académie d'un ouvrage ayant pour titre : *Atlas des maladies profondes de l'œil.*

» Cet ouvrage se compose de deux parties : la première, consacrée à l'ophtalmoscopie, est une seconde édition de mon atlas, augmentée des additions que comporte l'état actuel de la science ; la seconde est relative à l'anatomie pathologique du fond de l'œil. Elle est l'œuvre personnelle de M. Poncet. C'est lui qui a fait les préparations, les dessins, qui a exécuté la mise sur pierre, de façon à obtenir la plus grande exactitude jusque dans les détails.

» Je ne crois pas m'avancer trop en disant que c'est l'œuvre la plus importante que nous possédions sur la question si difficile, si délicate et si obscure encore de l'histologie pathologique du fond de l'œil. Le bel atlas de Pagenstecher avait fait faire un pas très important dans cette voie; mais celui de M. Poncet a l'avantage d'être plus complet et plus facile à lire, même pour les personnes peu familiarisées avec les études histologiques, parce que l'auteur a eu la bonne pensée de recourir à la chromolithographie, qui lui a permis, au lieu d'une teinte noire uniforme, de représenter les différents éléments anatomiques de chaque préparation avec la couleur propre que leur donnent les réactifs appropriés.

» Les sujets abordés par M. Poncet sont l'anatomie pathologique de la choroïde, du corps vitré, de la papille optique, de la rétine, et enfin des manifestations oculaires qui sont sous la dépendance d'un état diathésique.

» Les dix-sept premières planches sont consacrées à l'anatomie pathologique de la choroïde : elles traitent de la congestion, de l'œdème simple et purulent, de l'atrophie de cette membrane, de la dégénérescence verruqueuse de sa limitante interne, et enfin de la nature et du siège des ossifications intra-oculaires, considérées pendant longtemps comme des dégénérescences de la rétine, mais dues effectivement à la transformation ultime des exsudats antéchoroïdiens. On trouve à la planche 2 la preuve que ces transformations s'opèrent exceptionnellement dans le stroma de la choroïde. Je signalerai encore sur le même sujet deux planches consacrées à la choroïdite tuberculeuse et à l'aide desquelles il est aisé de suivre les phases successives du processus tuberculeux, depuis la première prolifération périvasculaire jusqu'à la fonte granuleuse.

» L'anatomie du corps vitré comprend sept planches, dans lesquelles se trouve clairement exposée la pathogénie du synchisis, du synchisis étincelant, ainsi que le mode de formation des éléments organisés que l'on y rencontre.

» Vient ensuite l'anatomie pathologique de la papille, qui comprend treize planches, parmi lesquelles je signalerai celles qui sont relatives à l'excavation glaucomateuse et à la névrite optique.

» A l'anatomie de la rétine sont affectées seize planches, toutes remarquables par le haut intérêt scientifique qu'elles présentent et la netteté de leur exécution. Qu'il me soit permis de citer en particulier celle dans laquelle se trouve tracée la genèse du pigment polygonal choroïdien, son incrustation dans les couches externes de la membrane nerveuse, qui sont, comme on sait, privées de vaisseaux, et enfin sa migration de dehors en dedans en suivant le trajet des vaisseaux, ce qui donne aux dépôts pigmentaires, dans cette affection, leur disposition caractéristique.

» Enfin, la dernière partie, que je ne puis que signaler, est celle qui offre le plus d'intérêt au médecin, parce qu'elle traite des manifestations intra-oculaires d'origine diathésique. »

L'Atlas des Maladies profondes de l'œil forme 92 planches. — Les 26 premières sont consacrées à l'*Ophtalmoscopie*; elles contiennent ensemble 156 figures. Les 66 autres sont consacrées à l'*Anatomie pathologique*; toutes dessinées d'après nature et reproduites avec le plus grand soin par la chromolithographie.

En regard de chaque planche se trouve une explication détaillée.

Un volume très-grand in-8 jésus . . . . 100 francs.

Le même, relié demi-maroquin, tranche supérieure dorée, planches montées sur onglet . . . . 110 —

PARIS. — IMPRIMERIE ÉMILE MARTINET, RUE MIGNON, 2.

BULLETIN DES PUBLICATIONS NOUVELLES

DE

G. MASSON, ÉDITEUR

LIBRAIRE DE L'ACADÉMIE DE MÉDECINE

120, BOULEVARD SAINT-GERMAIN ET RUE DE L'ÉPERON

en face de l'École de médecine.

Mai 1879

Atlas des maladies profondes de l'œil, comprenant : **Ophthalmoscopie,** par M. Maurice PERRIN, médecin principal de l'armée, médecin en chef et professeur au Val-de-Grâce ; — **Anatomie pathologique,** par M. F. PONCET (de Cluny), agrégé au Val-de-Grâce, médecin-major de 1re classe.

L'Atlas des maladies profondes de l'œil, forme 92 planches du format grand in-8° jésus. — Les 26 premières sont consacrées à *l'Ophthalmoscopie ;* elles contiennent ensemble 156 figures. Les 66 autres sont consacrées à *l'Anatomie pathologique ;* toutes dessinées d'après nature et reproduites avec le plus grand soin par la chromolithographie.

En regard de chaque planche se trouve une explication détaillée.

Prix de l'ouvrage : en carton. . . . . 100 fr.

Relié demi-maroquin, tranche supérieure dorée, planches montées sur onglet 110 fr.

La syphilis du cerveau, par M. Alfred FOURNIER, professeur agrégé à la Faculté de médecine de Paris, médecin de l'Hopital Saint-Louis. Leçons cliniques recueillies par M. E. BRISSAUD, interne des hopitaux. 1 vol. in-8° de 650 pages . . . . 10 fr.

(Extrait du *Bulletin de l'Académie,* séance du 28 janvier 1879) :

M. RICORD . . . .

Cet ouvrage peut être considéré comme la monographie la plus complète de la syphilis cérébrale. C'est en effet un résumé de tout ce qui a été fait jusqu'à ce jour dans cette partie si intéressante de la pathologie du cerveau, que M. FOURNIER a enrichie de recherches nouvelles et de nouvelles et précieuses observations.

Tout, dans ce livre, est traité avec un soin particulier : étiologie, anatomie pathologique, symptomatologie (avec l'étude si difficile du diagnostic différentiel), pronostic et traitement. L'auteur n'a rien laissé d'inachevé, afin que son œuvre soit utile aux praticiens en général, et aux spécialistes, en particulier, qui y trouveront des points nouveaux élucidés ou à élucider.

Jean Fernel, d'Amiens. — Le meilleur traitement du mal vénérien, 1579. Traduction, préface et notes, par M. le Dr L. LE PILEUR, lauréat de la Faculté de médecine de Paris. 1 vol. de XXXIII-394 pages, avec portrait et autographe . . . . 12 fr.

Sur papier de Hollande. . . . . 15 fr.

(Extrait du *Bulletin de l'Académie de médecine,* séance du 28 janvier 1879) :

M. Alph. GUÉRIN. . . . .

Ce livre, qui a été écrit il y a plus de trois cents ans, a été consulté par la plupart des médecins qui ont étudié la syphilis ; mais, comme il est en langue latine, sa lecture était difficile ou au moins fatigante pour les personnes qui comprennent moins facilement le latin que le français. Aussi devons-nous des remercîments à M. LE PILEUR pour le soin qu'il a mis à nous faire mieux apprécier un ouvrage qui devra être, à l'avenir, dans toutes les bibliothèques.

Je tiens, en déposant ce livre sur le bureau, à complimenter le traducteur pour sa notice sur Fernel et ses notes.

J'ajouterai enfin que l'œuvre de M. LE PILEUR forme un charmant volume qui figurera avec honneur dans le cabinet des amateurs de beaux livres.

Fragments d'études pathologiques et cliniques, par le Dr Ch. SCHÜTZENBERGER, professeur de clinique de l'ancienne Faculté de médecine de Strasbourg. 1 vol. gr. in-8° de 751 pages, avec 15 pl. en couleur. . . . . 15 fr.

L'ouvrage est vendu au profit de l'Association de prévoyance des Médecins du Bas-Rhin.

Fragments de philosophie médicale. Leçons d'introduction aux études cliniques. Discours et notes, par M. le Dr SCHÜTZENBERGER, professeur de clinique de l'ancienne Faculté de médecine de Strasbourg. 1 volume gr. in-8° de 656 pages . . . . 10 fr.

L'ouvrage est vendu au profit de l'Association de prévoyance des Médecins du Bas-Rhin.

Dictionnaire Encyclopédique des Sciences médicales, publié sous la direction du Dr A. DECHAMBRE, par demi-volumes en quatre séries simultanées, la première commençant par la lettre **A**, la seconde par la lettre **L**, la troisième par la lettre **Q**, et la quatrième par la lettre **F**.

Il a paru à ce jour : 43 volumes et demi, savoir :

1re *Série*, 22 volumes : **A.** — **Crèches**,
2e *Série*, 12 volumes et demi : **L.** — **Neyrac**,
3e *Série*, 6 volumes : **Q.** — **Sarcode**,
4e *Série*, 3 volumes : **F.** — **Fracassine**.

Chaque volume paraît en deux fascicules de 400 pages chacun gr. in-8° avec figures dans le texte. Prix de chaque fascicule. . . . . 6 fr.

Leçons sur la Physiologie et l'Anatomie comparée de l'homme et des animaux, faites à la Faculté des sciences de Paris, par M. MILNE-EDWARDS, membre de l'Institut, doyen de la Faculté des sciences de Paris. Tome XIII, première partie : **Actions nerveuses excito-motrices.** 1 vol. gr. in-8° . . . . 7 fr.

Les 3 premiers volumes des **Leçons sur** la Physiologie sont entièrement épuisés. Chacun des volumes IV à XII est vendu séparément . . . . 15 fr.

Archives de physiologie normale et pathologique, dirigées par MM. BROWN-SÉQUARD, CHARCOT et VULPIAN. *Tome VI, fasc. I* (commencement de l'abonnement à l'année 1879).

Ce cahier contient :

1° Recherches expérimentales sur quelques mouvements reflexes déterminés par l'excitation de la dure-mère, par M. ROCHEFONTAINE (avec 3 figures dans le texte); — 2° Recherches expérimentales sur les effets des vapeurs du sulfure de carbone, par M. L. POINCARRÉ; — 3° Note sur un cas d'énorme dilatation des voies biliaires, avec périangiocholite chronique et hypertrophie des glandes péricaniculaires, par MM. Maurice RAYNAUD et Charles SABOURIN (avec 2 planches), — 4° Contribution à l'étude des angiomes du foie par M. A. JOURNIAC (avec 1 planche); — 5° Prolongation extraordinaire des principaux actes de la vie après la cessation de la respiration, par M. BROWN-SÉQUARD.

Les Archives de physiologie paraissent tous les deux mois par fascicules gr. in-8° avec planches noires et coloriées. Chaque année forme un beau volume d'environ 800 pages. Prix de l'abonnement annuel : Paris 20 fr., Départements 22 fr.

Revue d'hygiène et de police sanitaire. Rédacteur en chef, M. E. VALLIN, professeur d'hygiène à l'Ecole du Val-de-Grâce. Membres du Comité de rédaction : MM. J. BERGERON, H. BOULEY, A. FAUVEL, PROUST, WURTZ ; membres du Comité consultatif d'hygiène, A. GUBLER, professeur à la Faculté de médecine, A. DURAND-CLAYE, ingénieur des ponts et chaussées, H. NAPIAS, secrétaire général de la Société de médecine publique.

Cette nouvelle publication périodique s'adresse à la fois aux **Médecins**, aux **Architectes**, aux **Membres du Congrès d'hygiène**, aux **Municipalités**, et en général à tous ceux qu'intéressent les questions si graves de l'hygiène publique et privée ; elle paraît le 15 de chaque mois depuis le 15 janvier 1879.

Chaque numéro comprend 96 pages in-8° et donne, outre les matières habituelles du journal, les travaux de la Société de médecine publique.

Prix de l'abonnement annuel : Paris 20 fr. ; Départements 22 fr

Revues scientifiques publiées par le journal « La République française », sous la direction de M. Paul Bert, professeur à la Faculté des sciences, membre de la Chambre des députés. Première année. 1 vol. in-8°, avec figures dans le texte. Prix. . . . . 6 fr.

Ce volume contient les Revues suivantes :

L'acclimatation. — La vitesse de la pensée. — La chaleur solaire : appareils Mouchot. — Des sels de cuivre. — Le téléphone. — Le calcul des quaternions. — Nouvelles recherches sur les tœnias. — L'ébullition dans l'air. — La natalité en France. — La statistique à l'Exposition universelle. — La production artificielle des pierres précieuses : MM. Hautefeuille, Frémy et Feil. — Sensation et perceptions colorées : MM. Charcot, Galezowski, Paul Bert. — La nouvelle pile de M. Jablochkof. — Les satellites de mars. — Le daltonisme et les accidents de chemin de fer. — Il n'y a plus de gaz permanents : liquéfaction des gaz, de l'air et de l'eau. — Production du sucre dans les végétaux, la lumière et la végétation. — Nitrification par fermentation. — Claude Bernard (nécrologie). — L'isolement des maladies contagieuses dans les hôpitaux : MM. Besnier, Laborde, Vidal. — Nouvelles photographies du soleil : M. Janssen. — Le salicylate de soude. — La gravure sur verre par l'électricité : M. G. Planté. — L'évolution historique du sens de la couleur : MM. Geiger, Gladstone, Hugo, Magnus et Javal. — La dissolution de l'oxygène dans l'argent soluble : M. Dumas. — Une nouvelle méthode pour l'étude du pouls : M. Mosso. — La conservation des blocs erratiques : M. Daubrée. — La mort par l'oxygène : M. Paul Bert. — Les nouvelles applications et les perfectionnements du téléphone : MM. de Champvallier, d'Arsonval, Salet, Du Moncel, G. Trouvé. — Le téléphone à mercure : M. Antoine Bréguet. — Le phonographe de M. Edison : M. Du Moncel. — Les poussières ferrugineuses de l'atmosphère : MM. Gaston Tissandier et Stanislas Meunier. — Trace de l'homme pliocène en Toscane. — Instruments de pierre taillée dans les terrains quaternaires de l'Amérique. — Gravure et sculpture avec le silex. — Réalité et grande durée de l'âge de bronze. — Le prétendu chronomètre du bassin de Penhoüet. — Origine du fer. — La température du soleil. — Une nouvelle théorie du daltonisme : MM. Delbœuf et Spring. — La station du navire à la mer : MM. Yvon Villarceau et de Magnac. — Les mouvements du camphre à la surface de l'eau : M. Casamajor. — Les plantes carnivores : MM. Francis Darvin, Kellermann et von Raumer. — Le microphone : M. Hughes. — Les indiscrétions du téléphone : M. Izarn. — La soirée scientifique du 1er mai à la Société royale de Londres. — La soirée scientifique du 8 mai à la Société des ingénieurs télégraphistes anglais. — Les maladies charbonneuses : MM. Pasteur et Joubert, Paul Bert, Toussaint. — Le nouvel infusoire générateur du pus : MM. Pasteur, Joubert et Chamberland. — Les races bivoltines de vers à soie : M. Duclaux. — La composition de l'eau des mers des âges géologiques : M. Dieulafait. — Etudes sur le phylloxera : M. Maxime Cornu. — L'oxyde de carbone : M. Gréhant. — L'électricité atmosphérique et la végétation : M. Grandeau. — La lésion anatomique de la rage : MM. Gombault et Nocard. — La microtasimètre et l'électromotographe : M. Edison. — Le microphone explorateur : MM. Chardin et Berjot, Ducretet. — La planète Vulcain : MM. Watson, Gaillot. — Les explosions des moulins à farine et des poussières dans les mines de charbon : MM. Laurence Smith, Dumas, Maumené, Berthelot. — Le Congrès de démographie. — Le chemin de fer funiculaire de Lausanne-Ouchy. — Les signaux explosifs le long des côtes et en mer. — Etat actuel des travaux de percement du Saint-Gothard. — Le volume et la forme de la tête dans leurs rapports avec l'intelligence et le travail intellectuel : MM. Lacassagne et Cliquet. — Les dépôts quaternaires du mont Dol : MM. Sirodot. — La rapidité de transmission dans les différents nerfs moteurs : M. Chauveau. — Le suc de l'arbre à lait : M. Boussingault. — La dépopulation de l'Alsace-Loaraine : M. Charles Grad. — L'origine de l'acide carbonique de l'atmosphère : MM. Sterry-Hunt et Stanislas Meunier. — L'utilisation directe de la chaleur solaire : M. Mouchot. — Les mouvements des plantes et l'héliotropisme : MM. Paul Bert et Heckel. — La vessie natatoire des poissons : M. Armand Moreau. — Le Congrès international d'hygiène de Paris. — Les Sociétés d'hygiène et de médecine publique. — L'enseignement de l'hygiène. — Le transformisme. Son rôle politique. Etat actuel. — Le placenta des lémuriens. Généalogie de l'homme de Hæckel renversée par M. Alphonse Milne-Edwards. — La pression atmosphérique et l'évolution organique. — La production artificielle du froid et les nouvelles machines à glace. — Influence de l'électricité atmosphérique sur la végétation : MM. Grandeau, Celi. — Le percement du tunnel de Saint-Gothard : M. Colladon. — La partie du spectre solaire indispensable à la vie végétale . M. Paul Bert. — Statistique du mariage.

École pratique des hautes études. Laboratoire d'histologie, tome IV, travaux de 1877-1878, publiés sous la direction du professeur RANVIER. 1 vol. gr. in-8°, avec 11 planches dont 5 en couleur. 20 fr.

CE VOLUME CONTIENT : I. De la structure et des fonctions du cœur des crustacés, par M. J. DUGIEL. — II. Sur la richesse en hémoglobine des globules rouges du sang, par M. L. MALASSEZ. — III. Contribution à l'étude des lésions histologiques du foie consécutives à la ligature du canal cholédoque. Altérations des cellules hépathiques, par M. E. CHAMBARD. — IV. Sur la structure, l'origine et le développement des kystes de l'ovaire, par MM. DE SINETY et MALASSEZ. — V. Note sur la structure et la signification morphologique des glandes stomacales de la cistude d'Europe, par MM. MOTTA-MAÏA et J. RENAUT. — VI. Note sur la mesure des grossissements microscopiques, par M. L. MALASSEZ. — VII. Sur la structure, l'origine et le développement des kystes de l'ovaire, 2e partie, par MM. L. MALASSEZ et de SINÉTY. — VIII. Sur les tumeurs à myélophalaxes (sarcomes angioplastiques), par MM. L. MALASSEZ et CH. MONOD. — IX. Correction des déformations produites par les chambres claires de Milne-Edwards et de Nachet, par M. L. MALASSEZ. — X. Recherches histologiques et physiologiques sur les noctiluques, par M. W. VIGNAL.

Étude sur l'hygiène oculaire, au Lycée de Lyon, par M. le Dr H. DOR, professeur honoraire de l'Université de Berne. Brochure in-8°. Prix . . . . 2 fr. 50

Contribution à l'étude de la contrefluxion dans la phthisie pulmonaire. De l'utilité du tœnia dans cette maladie, par M. le Dr G. ANDRÉ, médecin en chef à l'Hôtel-Dieu de Toulouse. . . 2 fr.

Des mesures sanitaires et des moyens préventifs nécessités par le Daltonisme. Conférence faite le 15 mars 1878 dans la chaire de M. le professeur ROLLET à la Faculté de médecine de Lyon, par M. le Dr A. FAVRE. Brochure in-8°. . . . . 1 fr. 50

Recherches sur la digestion, l'assimilation et l'oxydation organique ou vitale, par M. le Dr MIALHE, professeur agrégé à la Faculté de médecine de Paris (Ouvrage récompensé d'une médaille d'or par l'Académie des sciences). In-8° de 100 pages . . . . 2 fr.

Doctrines relatives aux principales actions des centres nerveux. Leçon d'ouverture du cours de médecine au Collège de France, faite le 2 décembre 1878, par M. BROWN-SÉQUARD. Brochure in-8°. 1 fr.

De l'évolution historique du sens des couleurs. Réfutation des théories de GLADSTONE et de MAGNUS, par M. le Dr H. DOR, professeur honoraire de l'Université de Berne. Brochure in-8° . . . 1 fr. 50

Remarques sur un cas de ligature de l'artère carotide primitive, nécessitée par une hémorrhagie consécutive à l'ouverture spontanée d'un flegmon de l'amygdale, par M. le Dr EHRMANN (de Mulhouse). Brochure in-8° . . . . 1 fr.

Le M'Boundou du Gabon. Etude de physiologie expérimentale, par le Dr TESTUT, ancien interne et premier interne des hôpitaux de Bordeaux. Brochure in-8°, avec figures dans le texte. . . . . . 2 fr.

Hippocrate et la Lithotomie. Histoire sommaire des opérations tentées pour guérir les calculeux, par M. le Dr René BRIAU, bibliothécaire de l'Académie de médecine. Seconde édition revue et augmentée (La première édition de ce Mémoire a été publiée en 1873 sous ce titre : *Le Serment d'Hippocrate et la Lithotomie*). Gr. in-8° de 32 pages . . . . 2 fr.

PARIS. — IMPRIMERIE ÉMILE MARTINET, RUE MIGNON, 2.

www.ingramcontent.com/pod-product-compliance
Ingram Content Group UK Ltd.
Pitfield, Milton Keynes, MK11 3LW, UK
UKHW020257200726
13857UKWH00001B/8

9 782012 4683